E. Mayatepek (Hrsg.)

Pädiatrie

Ertan Mayatepek (Hrsg.)

Pädiatrie

Grundlagen, Klinik und Praxis

2. Auflage

Mit Beiträgen von Fuat Aksu, Datteln; Markus Bettendorf, Heidelberg; Markus Blankenburg, Stuttgart; Hans Martin Bosse, Düsseldorf; Knut Brockmann, Göttingen; Carl Friedrich Classen, Rostock; Birgit C. Donner, Basel; Gregor Dückers, Krefeld; Jörg M. Fegert, Ulm; Thomas Fischbach, Solingen; Henning Hamm, Würzburg; Thomas Höhn, Düsseldorf; Frank Jochum, Berlin; Markus Knuf, Worms; Ertan Mayatepek, Düsseldorf; Thomas Meißner, Düsseldorf; Tim Niehues, Krefeld; Hanna Petersen, Berlin; Burkhard Rodeck, Osnabrück; Franz Schaefer, Heidelberg; Dirk Schramm, Düsseldorf; Ulrike M. E. Schulze, Ulm; Lothar Schweigerer, Rostock; Christian Vogelberg, Dresden; Thomas Wirth, Stuttgart; Marion Wobser, Würzburg; Johannes Zschocke, Innsbruck

ELSEVIER

Elsevier GmbH, Bernhard-Wicki-Str. 5, 80636 München, Deutschland
Wir freuen uns über Ihr Feedback und Ihre Anregungen an kundendienst@elsevier.com

ISBN 978-3-437-21662-6
eISBN 978-3-437-05057-2

2. Auflage 2024

Wichtiger Hinweis
Die medizinischen Wissenschaften unterliegen einem sehr schnellen Wissenszuwachs. Der stetige Wandel von Methoden, Wirkstoffen und Erkenntnissen ist allen an diesem Werk Beteiligten bewusst. Sowohl der Verlag als auch die Autorinnen und Autoren und alle, die an der Entstehung dieses Werkes beteiligt waren, haben große Sorgfalt darauf verwandt, dass die Angaben zu Methoden, Anweisungen, Produkten, Anwendungen oder Konzepten dem aktuellen Wissensstand zum Zeitpunkt der Fertigstellung des Werkes entsprechen.
Der Verlag kann jedoch keine Gewähr für Angaben zu Dosierung und Applikationsformen übernehmen. Es sollte stets eine unabhängige und sorgfältige Überprüfung von Diagnosen und Arzneimitteldosierungen sowie möglicher Kontraindikationen erfolgen. Jede Dosierung oder Applikation liegt in der Verantwortung der Anwenderin oder des Anwenders. Die Elsevier GmbH, die Autorinnen und Autoren und alle, die an der Entstehung des Werkes mitgewirkt haben, können keinerlei Haftung in Bezug auf jegliche Verletzung und/oder Schäden an Personen oder Eigentum, im Rahmen von Produkthaftung, Fahrlässigkeit oder anderweitig übernehmen.

Für die Vollständigkeit und Auswahl der aufgeführten Medikamente übernimmt der Verlag keine Gewähr.
Geschützte Warennamen (Warenzeichen) werden in der Regel besonders kenntlich gemacht (®). Aus dem Fehlen eines solchen Hinweises kann jedoch nicht automatisch geschlossen werden, dass es sich um einen freien Warennamen handelt.

Bibliografische Information der Deutschen Nationalbibliothek
Die Deutsche Nationalbibliothek verzeichnet diese Publikation in der Deutschen Nationalbibliografie; detaillierte bibliografische Daten sind im Internet über https://www.dnb.de abrufbar.

24 25 26 27 28 5 4 3 2 1

In ihren Veröffentlichungen verfolgt die Elsevier GmbH das Ziel, genderneutrale Formulierungen für Personengruppen zu verwenden. Um jedoch den Textfluss nicht zu stören sowie die gestalterische Freiheit nicht einzuschränken, wurden bisweilen Kompromisse eingegangen. Selbstverständlich sind **immer alle Geschlechter** gemeint.

Planung: Dr. Andreas Dubitzky, München
Projektmanagement: Martha Kürzl-Harrison, München
Redaktion: Karin Beifuss, Ohmden
Bildrechteklärung: Andrea Ispan, München
Bildredaktion und Herstellung: Ute Landwehr-Heldt, Bremen
Satz: Thomson Digital, Noida/Indien
Druck und Bindung: EGEDSA, Sabadell (Barcelona)/Spanien
Umschlaggestaltung: SpieszDesign, Neu-Ulm
Titelfotografie: Hauptbild © Rawpixel.com – stock.adobe.com / Mädchen links oben © skif – stock.adobe.com / Junge links unten © olezzo – stock.adobe.com

Aktuelle Informationen finden Sie im Internet unter **www.elsevier.de**

Vorwort

Seit dem Erscheinen der ersten Auflage des vorliegenden Lehrbuchs „Pädiatrie - Grundlagen, Klink und Praxis" hat es eine Reihe von Neuerungen, Ergänzungen und Aktualisierungen von Leitlinien in vielen Bereichen der Kinder- und Jugendmedizin gegeben. Diesen Umständen trägt die neue Auflage umfassend Rechnung. Alle Kapitel wurden auch unter Berücksichtigung der bisherigen Rückmeldungen aus der Leserschaft aktualisiert und ergänzt.

Die erste Auflage dieses Lehrbuchs ist noch vor Beginn der Corona-Pandemie erschienen. Seitdem ist viel passiert. So sind z. B. nach Angaben des Robert Koch-Instituts allein von Oktober bis Ende Dezember 2022 bei 12 Millionen Kindern insgesamt 24 Millionen Atemwegsinfektionen aufgetreten. Zusätzlich zu SARS-CoV-2 hätten sich vorrangig zeitgleich, ungewöhnlich früh und ungewöhnlich stark sowohl RS-Viren als auch Grippeviren verbreitet. Als möglicher Grund wurde angegeben, dass diese Erreger in den ersten zweieinhalb Jahren der Pandemie nicht in üblichem Maße vorgekommen seien. Dem zum Zeitpunkt der Erstauflage noch unbekannten Thema „SARS-CoV-2 und COVID-19" wird nun sowohl durch ein neues und ausführliches Unterkapitel im Kapitel „Infektiologie" als auch innerhalb des Kapitels „Sozialpädiatrie" Raum gegeben.

Für die neue Auflage konnten mit Herrn Prof. Dr. Christian Vogelberg und Herrn Dr. Dirk Schramm zwei in ihren Bereichen hochgeschätzte Experten für die Kapitel Allergologie bzw. Pneumologie gewonnen werden, da der bisherige Autor der beiden Kapitel, Herr PD Dr. Volker Stephan, aus dem aktiven Berufsleben ausgeschieden ist. Ich danke ihm an dieser Stelle sehr herzlich für die aktive und kollegiale Zusammenarbeit.

Mit dem vorliegenden Lehrbuch wird weiterhin ein didaktisch klares Konzept verfolgt. Für alle Leitlinien, auf die im Text hingewiesen wird, ist ein QR-Code platziert, den man einfach scannen kann.

Auch die neue Auflage verfolgt das Ziel, sämtliche Themen für die Facharztweiterbildung Kinder- und Jugendmedizin umfassend abzubilden. Aufgrund seiner Inhalte und Aktualität ist dieses Buch daher für Kolleginnen und Kollegen in Weiterbildung in besonderer Weise geeignet. Da das Buch auch alle Inhalte der aktuellen Approbationsordnung für die Kinder- und Jugendmedizin abbildet, ist es ebenso für Studierende mit Interesse am Fach Pädiatrie geeignet. Aber auch Allgemeinmedizinerinnen und -mediziner sowie Kolleginnen und Kollegen anderer Fächer, die ihre Kenntnisse in der Pädiatrie vertiefen oder auffrischen wollen, werden von diesem Buch profitieren.

Allen Autorinnen und Autoren sei für ihre Mitarbeit an diesem Lehrbuch und die Schwerpunktlegung auf klinische Relevanz sowie praktische Aspekte gedankt. Den Mitarbeitenden des Elsevier-Verlags, die an der Erstellung dieser neuen Auflage beteiligt waren, danke ich für hervorragende Zusammenarbeit und Ausgestaltung. Hier gilt mein Dank ganz besonders Frau Martha Kürzl-Harrison, Frau Karin Beifuss und Herrn Dr. Andreas Dubitzky.

Für Anregungen und Verbesserungsvorschläge sind alle Autorinnen und Autoren sowie der Verlag stets dankbar und offen. Bitte zögern Sie daher nicht, jederzeit mit uns in Kontakt zu treten.

Ich wünsche allen Leserinnen und Lesern viel Freude und Erfolg mit diesem Buch und am Studium der Pädiatrie.

Düsseldorf, im Herbst 2023
Prof. Dr. med. Ertan Mayatepek

Benutzerhinweise

MERKE
Knappe Zusammenfassung wichtiger Aspekte im jeweiligen Textabschnitt

Praxistipp
Nützliche, praxisrelavante Hinweise und Informationen

CAVE
Wichtige (Warn-)Hinweise, die unbedingt beachtet werden sollten

DEFINITION
Kurze Erklärung wichtiger Begriffe

Box X.Y
Nummerierte Kästen enthalten hervorgehobene Aufzählungen zu einzelnen wichtigen Aspekten von Krankheitsbildern (Indikationen, Differenzialdiagnosen etc.) oder interessante Zusatzinformationen.

LEITLINIEN, EBM
Direkter Zugriff auf aktuelle Leitlinien und Empfehlungen der AMWF/Fachgesellschaften über einen Link oder einen QR Code. Links und QR Codes wurden bei Drucklegung geprüft, für Änderungen nach Druck kann der Verlag keine Gewähr übernehmen.

Fehler gefunden?

An unsere Inhalte haben wir sehr hohe Ansprüche. Trotz aller Sorgfalt kann es jedoch passieren, dass sich ein Fehler einschleicht oder fachlich-inhaltliche Aktualisierungen notwendig geworden sind.
Sobald ein relevanter Fehler entdeckt wird, stellen wir eine Korrektur zur Verfügung. Mit diesem QR-Code gelingt der schnelle Zugriff.

https://else4.de/978-3-437-21662-6

Wir sind dankbar für jeden Hinweis, der uns hilft, dieses Werk zu verbessern. Bitte richten Sie Ihre Anregungen, Lob und Kritik an folgende E-Mail-Adresse: kundendienst@elsevier.com

Adressen

Herausgeber

Prof. Dr. med. Ertan Mayatepek
Universitätsklinikum Düsseldorf
Klinik für Allgemeine Pädiatrie,
Neonatologie und Kinderkardiologie
Moorenstr. 5
40225 Düsseldorf

Beitragsautorinnen und -autoren

Prof. em. Dr. med. Fuat Aksu
Vestische Kinder- und Jugendklinik Datteln
Zentrum für Neuropädiatrie, Entwicklungsneurologie und Sozialpädiatrie
Körtlingstr. 7
45711 Datteln

Prof. Dr. med. Markus Bettendorf
Universitätsklinikum Heidelberg
Zentrum für Kinder- und Jugendmedizin
Pädiatrische Endokrinologie und Diabetologie
Im Neuenheimer Feld 430
69120 Heidelberg

Prof. Dr. med. Markus Blankenburg
Klinikum Stuttgart – Olgahospital
Pädiatrie 1 – Pädiatrische Neurologie, Psychosomatik und Schmerztherapie
Kriegsbergstr. 62
70176 Stuttgart

PD Dr. med. Hans Martin Bosse, MME
Universitätsklinikum Düsseldorf
Klinik für Allgemeine Pädiatrie,
Neonatologie und Kinderkardiologie
Moorenstr. 5
40225 Düsseldorf

Prof. Dr. med. Knut Brockmann
Universitätsmedizin Göttingen
Klinik für Kinder- und Jugendmedizin
Sozialpädiatrisches Zentrum
Robert-Koch-Str. 40
37075 Göttingen

Prof. Dr. med. Carl Friedrich Classen
Universitätsmedizin Rostock
Univ.-Kinder- und Jugendklinik
Sektion Pädiatrische Onkologie und Palliativmedizin
Ernst-Heydemann-Str. 8
18057 Rostock

Prof. Dr. med. Birgit C. Donner
Universitäts-Kinderspital beider Basel (UKBB)
Kardiologie
Spitalstrasse 33
CH-4056 Basel

Dr. med. Gregor Dückers
HELIOS Klinikum Krefeld
Zentrum für Kinder- und Jugendmedizin
Lutherplatz 40
47805 Krefeld

Prof. Dr. med. Jörg M. Fegert
Universitätsklinikum Ulm
Klinik für Kinder- und Jugendpsychiatrie/
Psychotherapie
Steinhövelstr. 5
89075 Ulm

Dr. med. Thomas Fischbach
Kinderarztpraxis Solingen
Focher Str. 20
42719 Solingen

Prof. Dr. med. Henning Hamm
Universitätsklinikum Würzburg
Klinik und Poliklinik für Dermatologie,
Venerologie und Allergologie
Josef-Schneider-Str. 2
97080 Würzburg

Prof. Dr. med. Thomas Höhn
Universitätsklinikum Düsseldorf
Klinik für Allgemeine Pädiatrie. Neonatologie und Kinderkardiologie
Moorenstr. 5
40225 Düsseldorf

PD Dr. med. Frank Jochum
Ev. Waldkrankenhaus Spandau
Klinik für Kinder- und Jugendmedizin
Stadtrandstr. 555
13589 Berlin

Prof. Dr. med. Markus Knuf
Klinikum Worms
Klinik für Kinder- und Jugendmedizin
Gabriel-von-Seidl-Str. 81
67550 Worms

Prof. Dr. med. Thomas Meißner
Universitätsklinikum Düsseldorf
Klinik für Allgemeine Pädiatrie. Neonatologie und Kinderkardiologie
Moorenstr. 5
40225 Düsseldorf

Prof. Dr. med. Tim Niehues
HELIOS Klinikum Krefeld
Zentrum für Kinder- und Jugendmedizin
Lutherplatz 40
47805 Krefeld

Dr. med. Hanna Petersen
Ev. Waldkrankenhaus Spandau
Klinik für Kinder- und Jugendmedizin
Stadtrandstr. 555
13589 Berlin

PD Dr. med. Burkhard Rodeck
Christliches Kinderhospital Osnabrück GmbH
Johannisfreiheit 1
49074 Osnabrück

Prof. Dr. med. Franz Schaefer
Universitätsklinikum Heidelberg
Sektion Pädiatrische Nephrologie
Im Neuenheimer Feld 430
69120 Heidelberg

Dr. med. Dirk Schramm
Universitätsklinikum Düsseldorf
Klinik für Allgemeine Pädiatrie, Neonatologie und Kinderkardiologie
Moorenstr. 5
40225 Düsseldorf

Prof. Dr. med. Ulrike M. E. Schulze
Universitätsklinikum Ulm
Klinik für Kinder- und Jugendpsychiatrie/ Psychotherapie
Steinhövelstr. 5
89075 Ulm

Prof. Dr. med. Lothar Schweigerer
Universitätsmedizin Rostock
Univ.-Kinder- und Jugendklinik Rostock
Ernst-Heydemann-Str. 8
18057 Rostock

Prof. Dr. med. Christian Vogelberg
Universitätsklinikum Carl Gustav Carus
Klinik und Poliklinik für Kinder- und Jugendmedizin
Fetscherstr. 74
01307 Dresden

Prof. Dr. med. Thomas Wirth
Klinikum Stuttgart – Olgahospital
Orthopädische Klinik
Kriegsbergstr. 62
70174 Stuttgart

Prof. Dr. med. Marion Wobser
Universitätsklinikum Würzburg
Klinik und Poliklinik für Dermatologie, Venerologie und Allergologie
Josef-Schneider-Str. 2
97080 Würzburg

Prof. Dr. med. PhD Johannes Zschocke
Medizinische Universität Innsbruck
Zentrum Medizinische Genetik
Institut für Humangenetik
Peter-Mayer-Str. 1
A-6020 Innsbruck

Abkürzungen

A

A(a).	Arteria, -ae
a.-p.	anterior-posterior
Abs.	Absatz
ABS	Antibiotic Stewardship
ACC	Aplasia cutis congenita
ACE	angiotensin-converting enzyme
AChE	Acetylcholinesterase
ACR	American College of Rheumatology
ACTH	adrenokortikotropes Hormon
ADEM	akute demyelinisierende Enzephalomyelitis
ADH	antidiuretisches Hormon
ADHS	Aufmerksamkeitsdefizit-Hyperaktivitätsstörung
ADPKD	autosomal dominant polycystic kidney disease
aEEG	amplitudenintegriertes Elektroenzephalogramm
AEP	akustisch evozierte Potenziale
AFP	Alpha-Fetoprotein
AGA	appropriate for gestational age
AGN	akute postinfektiöse Glomerulonephritis
AGS	adrenogenitales Syndrom
AICD	automatic implantable cardioverter defibrillator
AID	automated insulin delivery
AIH	Autoimmunhepatitis
AIS	Amnioninfektionssyndrom
AIT	Allergen-Immuntherapie
AK	Antikörper
ALI	acute lung injury
ALL	akute lymphatische Leukämie
ALT	Alanin-Aminotransferase
ALV	akutes Leberversagen
AMA	antimitochondriale Antikörper
AMH	Anti-Müller-Hormon
AML	akute myeloische Leukämie
ANA	antinukleäre Antikörper
ANCA	antineutrophile zytoplasmatische Antikörper
ANV	akutes Nierenversagen
AOM	akute Otitis media
AP	alkalische Phosphatase
APC	aktiviertes Protein C
APL	akute Promyelozytenleukämie
aPTT	aktivierte partielle Thromboplastinzeit
ARDS	acute respiratory distress syndrome
ARPKD	autosomal recessive polycystic kidney disease
ASD	Atriumseptumdefekt (Vorhofseptumdefekt)
ASL	Anti-Streptolysin
ASMD	acid sphingomyelinase deficiency
ASS	Acetylsalicylsäure
AST	Aspartat-Aminotransferase
AT	Antithrombin; Antitrypsin
ATP	Adenosintriphosphat
AV	atrioventrikulär
AVM	arteriovenöse Malformationen
AVNRT	AV-nodale Reentry-Tachykardie
AVSD	atrioventrikulärer Septumdefekt
AWMF	Arbeitsgemeinschaft der Wissenschaftlichen Medizinischen Fachgesellschaften
AZ	Allgemeinzustand

B

BAL	bronchoalveoläre Lavage
BCG	Bacillus Calmette-Guérin
BE	Base Excess
BGA	Blutgasanalyse
BGB	Bürgerliches Gesetzbuch
BMI	Body-Mass-Index
BNP	brain natriuretic peptide
BNS	Blitz-Nick-Salaam
BPD	bronchopulmonale Dysplasie
BSG	Blut(körperchen)senkungsgeschwindigkeit
BT	Blalock-Taussig(-Anastomose)
BTX	Botulinumtoxin
BWK	Brustwirbelkörper
BWS	Brustwirbelsäule
BZgA	Bundeszentrale für gesundheitliche Aufklärung

C

CCD	Centrum-Collum-Diaphysen(-Winkel)
CCP	cyclische citrullinierte Peptide
cCT	kranielle Computertomografie
CD	Cluster of Differentiation
CDAD	*Clostridium difficile* associated disorder
CDC	Centers for Disease Control and Prevention
CDG	kongenitale Glykosylierungsstörung 1
CDH	congenital diaphragmatic hernia
CDI	zentraler Diabetes insipidus
CEA	carcinoembryonales Antigen
CED	chronisch entzündliche Darmerkrankung
CF	cystic fibrosis (Mukoviszidose)
CFTR	cystic fibrosis transmembrane conductance regulator
CFU	colony forming units
CGM	continuous glucose monitoring
CHE	Cholinesterase
CK(-MB)	Kreatinkinase (muscle-brain type)
CLD	chronic lung disease
CM	Kardiomyopathie
CML	chronische myeloische Leukämie
cMRT	kranielle Magnetresonanztomografie
CMV	Zytomegalievirus
CNI	chronische Niereninsuffizienz
CoA	Coenzym A
COPD	chronic obstructive pulmonary disease
COVID	Coronavirus disease
COX	Cyclooxygenase
CP	cerebral palsy (Zerebralparese)
CPAP	continuous positive airway pressure
CPS	Carbamoylphosphat-Synthetase
CPVT	katecholaminerge polymorphe ventrikuläre Tachykardie
CRH	Corticotropin-Realeasing-Hormon
CRP	C-reaktives Protein

CrT	Kreatintransporter
CSW	cerebral salt wasting (zerebraler Salzverlust)
CT	Computertomografie
CTG	Kardiotokogramm
CVID	common variable immunodeficiency

D

d. h.	das heißt
DAKJ	Deutsche Akademie für Kinder- und Jugendmedizin
DD	Differenzialdiagnose
DDAVP	1-Desamino-8-Arginin-Vasopressin
DEXA	Dual-Energy-X-Ray-Absorptiometrie
DGPI	Deutsche Gesellschaft für Pädiatrische Infektiologie
DHEA	Dehydroepiandrosteron
DGS	DiGeorge-Syndrom
DHPR	Dihydropteridinreduktase
DIC	disseminated intravascular coagulation
DKA	diabetische Ketoazidose
DMARDs	disease modifying antirheumatic drugs
DNA	Desoxyribonukleinsäure
DORV	double outlet right ventricle
DSD	disorders of sex development
DSM	Diagnostic and Statistical Manual of Mental Disorders
DTPa	Diphtherie, Tetanus, Pertussis (azellulär)

E

E	Einheit
EB	Epidermolysis bullosa
EBV	Epstein-Barr-Virus
ECF	Epiphyseolysis capitis femoris
ECMO	extrakorporale Membranoxygenierung
ED	Einzeldosis
EDC	endokrine Disruptoren
EDTA	Ethylendiamintetraacetat
EEG	Elektroenzephalografie
EHEC	enterohämorrhagische *E. coli*
EIA	Enzym-Immunoassay
EKG	Elektrokardiografie
ELBW	extremely low birth weight
ELISA	enzyme-linked immunosorbent assay
EMAH	Erwachsene mit angeborenem Herzfehler
EMG	Elektromyografie
EN	enterale Ernährung
EOS	Early-Onset-Sepsis/-Skoliose
EPEC	enteropathogene E. coli
EPO	Erythropoetin
ERC(P)	endoskopische retrograde Cholangio(pankreatiko)grafie
ESBL	Extended-Spectrum-Betalaktamasen
ETEC	enterotoxische *E. coli*
EUG	Extrauteringravidität
evtl.	eventuell

F

F	Faktor
FACS	fluorescence-activated cell sorting
FAP	familiäre adenomatöse Polyposis coli
FAS	fetales Alkoholsyndrom
FEIA	Fluoreszenz-Enzym-Immunoassay
FEV_1	forciertes exspiratorisches Volumen der ersten Sekunde
FFP	fresh frozen plasma
FGF(R)	fibroblast growth factor (receptor)
FHH(NC)	familiäre Hypomagnesiämie (mit Hyperkalziurie und Nephrokalzinose)
FISH	Fluoreszenz-in-situ-Hybridisierung
FraX	Fragiles X (-Syndrom)
FSGS	fokal-segmentale Glomerulosklerose
FSH	follikelstimulierendes Hormon
FSME	Frühsommer-Meningoenzephalitis
FUO	fever of unknown origin
FVC	forcierte Vitalkapazität

G

G6PD	Glukose-6-phosphat-Dehydrogenase
GABA	Gamma-Aminobuttersäure
GAG	Glykosaminoglykan
GALT	Galaktose-1-Phosphat-Uridyltransferase
GAS	Gruppe-A-Streptokokken
G-BA	Gemeinsamer Bundesausschuss
GBS	Gruppe-B-Streptokokken Guillain-Barré-Syndrom
G-CSF	Granulozyten-Kolonie-stimulierender Faktor
GCS	Glasgow Coma Scale
GdB	Grad der Behinderung
GFR	glomeruläre Filtrationsrate
GG	Grundgesetz
ggf.	gegebenenfalls
GGT	Gamma-Glutamyl-Transferase
GH	growth hormone (Wachstumshormon)
GIT	Gastrointestinaltrakt
GKJR	Gesellschaft für Kinder- und Jugendrheumatologie
GKV	Gesetzliche Krankenversicherung
GLUT	Glukosetransporter
GM-CSF	Granulozyten-Makrophagen-Kolonie-stimulierender Faktor
GN	Glomerulonephritis
GnRH(R)	gonadotropin-releasing hormone (receptor)
GÖR(E)	gastroösophageale(r) Reflux(krankheit)
GOT	Glutamat-Oxalacetat-Transaminase
GPT	Glutamat-Pyruvat-Transaminase
GTKA	generalisierte tonisch-klonische Anfälle
GvHD	graft versus host disease
GWAS	genomweite Assoziationsstudien

H

h	hora (Stunde)
HAE	hereditäres Angioödem
HAV	Hepatitis-A-Virus
Hb	Hämoglobin
HbF	fetales Hämoglobin
HBV	Hepatitis-B-Virus
HCG	humanes Choriongonadotropin
HCV	Hepatitis-C-Virus
HDL	high-density lipoprotein
HDV	Hepatitis-D-Virus
HE	hepatische Enzephalopathie
HHS	hyperglykämisch-hyperosmolares Syndrom
HHV	humanes Herpesvirus
Hib	*Haemophilus influenzae* Typ b
HIE	hypoxisch-ischämische Enzephalopathie
HIT	heparininduzierte Thrombozytopenie
HIV	humanes Immundefizienzvirus
Hkt	Hämatokrit
HLA	humanes Leukozytenantigen

HLH	hämophagozytische Lymphohistiozytose
hMPV	humanes Metapneumovirus
HMSN	hereditäre motorische und sensible Neuropathie
HNO	Hals-Nasen-Ohren
HPV	humanes Papillomvirus
HSCT	hämatopoetische Stammzelltransplantation
HSH	Hypomagnesiämie mit sekundärer Hypokalzämie
HSV	Herpes-simplex-Virus
HUS	hämolytisch-urämisches Syndrom
HWI	Harnwegsinfektion
HWS	Halswirbelsäule

I

i. c.	intrakutan
i. d. R.	in der Regel
i. m.	intramuskulär
i. v.	intravenös
ICD	International Classification of Diseases and Related Health Problems
ICF	Internationale Klassifikation der Funktionsfähigkeit, Behinderung und Gesundheit
ICR	Interkostalraum
ICS	inhalative Kortikosteroide
ICT	Intensivierte konventionelle Insulintherapie
IE	Internationale Einheiten
IEI	inborn error of immunity
IFN	Interferon
IfSG	Infektionsschutzgesetz
IFT	Immunfluoreszenztest
Ig	Immunglobulin
IGF	insulin-like growth factor
IGRA	Interferon-gamma Release Assay
IHS	International Headache Society
ILAE	International League Against Epilepsy
IVH	intraventrikuläre Hämorrhagie
IL	Interleukin
ILCOR	International Liaison Committee on Resuscitation
IME	invasive Meningokokken-Erkrankung
inf.	inferior
INH	Isoniazid
INR	International Normalized Ratio
insb.	insbesondere
IQ	Intelligenzquotient
ITP	idiopathische thrombozytopenische Purpura
IUGR	intrauterine growth retardation
IVH	intraventrikuläre Hämorrhagie
IVIG	intravenöse Immunglobuline

J

J	Jugenduntersuchung
JAK	Januskinase
JDM	juvenile Dermatomyositis
JIA	juvenile idiopathische Arthritis
JME	juvenile myoklonische Epilepsie

K

kAHF	kritischer angeborener Herzfehler
KEV	konstitutionelle Entwicklungsverzögerung
KG	Körpergewicht
KHK	koronare Herzkrankheit
KiGGS	Studie zur Gesundheit von Kindern und Jugendlichen in Deutschland
KiTa	Kindertagesstätte
KJGE	Gemeinschaftseinrichtungen für Kinder und Jugendliche
KJHG	Kinder- und Jugendhilfegesetz
KJSG	Kinder- und Jugendstärkungsgesetz
KMN	kongenitaler melanozytärer Nävus
KMT	Knochenmarktransplantation
KNS	koagulasenegative Staphylokokken
KOF	Körperoberfläche
KRINKO	Kommission für Krankenhaushygiene und Infektionsprävention
KVT	kognitive Verhaltenstherapie

L

LABA	long-acting beta agonists
LAD	Leukozyten-Adhäsionsdefekt
LCH	Langerhanszell-Histiozytose
LCM	lymphozytäre Choriomeningitis
LDH	Laktatdehydrogenase
LDL	low-density lipoprotein
LGA	large for gestational age
LGG	Lactobacillus GG
LH	luteinisierendes Hormon
LHRH	Luteinisierendes-Hormon-Releasing-Hormon
Lig.	Ligamentum
LKM	Leber-Niere-mikrosomale Antikörper gegen Antigene des endoplasmatischen Retikulums
LQTS	Long-QT-Syndrom
LSF	Lichtschutzfaktor
LTRA	Leukotrien-Rezeptor-Antagonisten
LTx	Lebertransplantation
LWS	Lendenwirbelsäule

M

M(m).	Musculus, -i
MAD	mittlerer arterieller Druck
MALT	mucosa-associated lymphoid tissue
MAS	Makrophagenaktivierungssyndrom Mekoniumaspirationssyndrom Multiaxiales Klassifikationsschema für psychische Störungen des Kindes- und Jugendalters
max.	maximal
MBL	Mannose-bindendes Lektin
MCH(C)	mean corpuscular haemoglobin (concentration)
MCT	medium chain triglycerides
MCU	Miktionszystureterografie
MCV	mean corpuscular volume
MDK	Medizinischer Dienst der Krankenversicherung
MDS	myelodysplastisches Syndrom
MEN	multiple endokrine Neoplasie
MER	Muskeleigenreflex
MHC	major histocompatibility complex
MHE	multiple hereditäre Exostosen
MIBG	Metaiodbenzylguanidin
min	Minute
Mio.	Million
MLPA	multiplex ligation-dependent probe amplification
MMC	Myelomeningozele
MMF	Mycophenolat-Mofetil
MMR(V)	Maser-Mumps-Röteln(-Varizellen)
MNS	Mund-Nasen-Schutz
MODY	maturity-onset diabetes of the young
MOG	Myelin-Oligodendrozyten-Glykoprotein

MOTT	mycobacteria other than tuberculosis
MPGN	membranoproliferative Glomerulonephritis
MPS	Mukopolysaccharidose
MRCP	Magnetresonanz-Cholangiopankreatikografie
Mrd.	Milliarde
MRE	multiresistente Erreger
MRGN	multiresistente gramnegative Erreger
mRNA	messenger-Ribonukleinsäure
MRS	Magnetresonanzspektroskopie
MRSA	Methicillin-resistenter *Staphylococcus aureus*
MRT	Magnetresonanztomografie
MRZ	Masern, Röteln, Zoster
MS	Multiple Sklerose
MSM	Männer, die Sex mit Männern haben
MSSA	Methicillin-sensitiver *Staphylococcus aureus*
MSUD	maple syrup urine disease (Ahornsirupkrankheit)
mtDNA	mitochondriale Desoxyribonukleinsäure
mTOR	mammalian target of rapamycin
MTX	Methotrexat

N

N(n).	Nervus, -i
NAA	N-Acetyl-Aspartat
NAGS	N-Acetylglutamat-Synthetase
NBO	neurofibromatosis bright object nichtbakterielle Osteitis
NCL	neuronale Zeroidlipofuszinose
NEC	nekrotisierende Enterokolitis
NF	Neurofibromatose
NGS	Neugeborenenscreening
NHL	Non-Hodgkin-Lymphom
NI	nosokomiale Infektion
NK	natürliche Killer(zellen)
NLG	Nervenleitgeschwindigkeit
NMDA	N-Methyl-D-Aspartat
NME	neuromuskuläre Erkrankungen
NMOSD	Neuromyelitis-optica-Spektrum-Erkrankungen
NNR	Nebennierenrinde
NPH	neutrales Protamin Hagedorn
NSAR	nichtsteroidale Antirheumatika
NSE	neuronenspezifische Enolase
NSSV	nichtsuizidales selbstverletzendes Verhalten
NT-proBNP	N-terminales BNP-Fragment
NTM	nichttuberkulöse Mykobakterien
NTx	Nierentransplantation
NVP	Nevirapin

O

o. Ä.	oder Ähnliches
OD	Osteochondrosis dissecans
OI	Osteogenesis imperfecta
ON	Optikusneuritis
OP	Operation
OTC	Ornithin-Transcarbamylase

P

p.-a.	posterior-anterior
p. c.	post conceptionem
p. o.	per os
PAH	Phenylalaninhydroxylase
PAN	Poly-/Panarteriitis nodosa
PANDAS	pediatric autoimmune neuropsychiatric disorders associated with streptococcal infections
PAS	periodic acid-Schiff (reaction)
pAVK	periphere arterielle Verschlusskrankheit
pCAP	pediatric community-acquired pneumonia
PCR	polymerase chain reaction (Polymerasekettenreaktion)
PCT	Porphyria cutanea tarda Procalcitonin
PD	Peritonealdialyse
PDA	persistierender Ductus arteriosus
PE	parenterale Ernährung
PEEP	positive endexpiratory pressure
PEF	peak expiratory flow (exspiratorischer Spitzenfluss)
PEG	perkutane endoskopische Gastrostomie
PEP	Postexpositionsprophylaxe
PET	Positronenemissionstomografie
PFIC	progressive familiäre intrahepatische Cholestase
PFO	persistierendes Foramen ovale
PIMS	pediatric inflammatory multisystem syndrome
PJP	*Pneumocystis-jiroveci*-Pneumonie
PKU	Phenylketonurie
PKV	Private Krankenversicherung
PLAP	plazentare alkalische Phosphatase
PN	parenterale Ernährung
PNET	primitiver neuroektodermaler Tumor
PPHN	persistierende pulmonale Hypertension des Neugeborenen
PPI	Protonenpumpen-Inhibitoren
PsAer	Pseudomonas aeruginosa
PT	Pertussistoxin
PTT	partielle Thromboplastinzeit
Proc.	Processus
PSC	primär sklerosierende Cholangitis
PSH	Purpura Schönlein-Henoch
PTBS	posttraumatische Belastungsstörung
PTH	Parathormon
PTT	partielle Thromboplastinzeit
PVK	peripherer Venenkatheter
PVL	Panton-Valentin-Leukocidin periventrikuläre Leukomalazie

R

RA	rheumatoide Arthritis
RCT	randomized controlled trial (randomisierte, kontrollierte Studie)
RDS	respiratory distress syndrome (Atemnotsyndrom)
RES	retikuloendotheliales System
RF	Rheumafaktor
Rh	Rhesus
RKI	Robert Koch-Institut
RNA	Ribonukleinsäure
ROP	retinopathy of prematurity (Frühgeborenenretinopathie)
RPGN	rasch progrediente Glomerulonephritis
RSV	Respiratorisches Synzytial-Virus
RTA	renal-tubuläre Azidose
RT-PCR	Reverse-Transkriptase-Polymerasekettenreaktion

S

s	Sekunde
s. c.	subkutan
s. o.	siehe oben
SAB	Subarachnoidalblutung
SABA	short-acting beta agonists
SCID	severe combined immunodeficiency

SD(S) Standard Deviation (Score)
SES socio-economic status (sozioökonomischer Status)
SGA small for gestational age
SGB Sozialgesetzbuch
SHT Schädel-Hirn-Trauma
SIADH Syndrom der inadäquaten ADH-Sekretion
SIDS sudden infant death syndrome (plötzlicher Kindstod)
SIRS systemic inflammatory response syndrome
SLE systemischer Lupus erythematodes
SMA Antikörper gegen glattes Muskelaktin spinale Muskelatrophie
SNP single nucleotide polymorphism (Einzelnukleotid-Polymorphismus)
SOFA Sequential Organ Failure Assessment
SPECT single photon emission computerized tomography
spp. Spezies
SPZ Sozialpädiatrisches Zentrum
SSPE subsklerosierende Panenzephalitis
SSRI selektiver Serotonin-Wiederaufnahmehemmer
SSW Schwangerschaftswoche
StGB Strafgesetzbuch
STI sexually transmitted infections (sexuell übertragbare Erkrankungen)
STIKO Ständige Impfkommission am Robert Koch-Institut
sup. superior
SVT supraventrikuläre Tachykardie
Syn. Synonym

T

T1D Typ-1-Diabetes
T2D Typ-2-Diabetes
Tbc Tuberkulose
TGA Transposition der großen Arterien
TGF transforming growth factor
tgl. täglich
TH T-Helferzellen
THT Tuberkulin-Hauttest
TIA transitorische ischämische Attacke
TIN tubulointerstitielle Nephritis
TNF Tumornekrosefaktor
TOF tetralogy of Fallot (Fallot-Tetralogie)
TPE teilparenterale Ernährung
TPN total parenteral nutrition (totale parenterale Ernährung)
TPO Thyreoidea-Peroxidase
TRAIL tumor necrosis factor-related apoptosis-inducing ligand
Treg regulatorische T-Zellen
TRH Thyreotropin-Releasing-Hormon
TS(C) Tuberöse-Sklerose(-Komplex)
TSH Thyreoidea-stimulierendes Hormon
TSS Toxic-Shock-Syndrom
TTN transiente Tachypnoe des Neugeborenen
TTP thrombotisch-thrombozytopenische Purpura

U

U Untersuchung
u. a. unter anderem
u. U. unter Umständen
u. v. m und vieles mehr
UAW unerwünschte Arzneimittelwirkung
UDP Uridindiphosphat
UPD uniparentale Disomie
UTS Ullrich-Turner-Syndrom
UV ultraviolett

V

V(v). Vena, -ae
V. a. Verdacht auf
VAS visuelle Analogskala
VEGF vascular endothelial growth factor
VEP visuell evozierte Potenziale
VLBW very low birth weight
VLDL very low density lipoprotein
VP ventrikuloperitoneal
VRE Vancomycin-resistente Erreger
VSD Ventrikelseptumdefekt
VT ventrikuläre Tachykardie
VUR vesikoureteraler Reflux
vWF Von-Willebrand-Faktor
VWS Von-Willebrand-Syndrom
VZV Varicella-zoster-Virus

W

WHO World Health Organization
WK Wirbelkörper
WMD white matter damage
WPW Wolff-Parkinson-White(-Syndrom)

Z

z. B. zum Beispiel
Z. n. Zustand nach
z. T. zum Teil
ZDV Zidovudin
ZNS zentrales Nervensystem
ZVD zentraler Venendruck
ZVK zentraler Venenkatheter

Abbildungsnachweis

Der Verweis auf die jeweilige Abbildungsquelle befindet sich bei allen Abbildungen im Werk am Ende des Legendentextes in eckigen Klammern.

E282	Kanski JJ. Clinical Ophthalmology – A Systematic Approach. 5th ed. Elsevier, Butterworth-Heinemann, 2003
E499-002	Ralstone SH, et al. Davidson's Principles and Practice of Medicine. 23rd ed. Elsevier Ltd., 2018
E539	Shah BR,. Laude TA. Atlas of Pediatric Clinical Diagnosis. 5th ed. W.B. Saunders Company, 2000
E1202	Louten J. Essential Human Virology. 2nd ed. Elsevier, 2023
F705-011	Niehues T. C-reaktives Protein und andere immunologische Biomarker. Monatsschrift Kinderheilkunde 2017; 165(7): 560–571
F941-002	Reinken L, van Oost G. Longitudinale Körperentwicklung gesunder Kinder von 0 bis 18 Jahren. In: Klinische Pädiatrie, Georg Thieme Verlag KG, Januar 1992
F1031-001	Scheffer IE, et al. ILAE-Klassifikation der Epilepsien: Positionspapier der ILAE-Kommission für Klassifikation und Terminologie. Zeitschrift für Epileptologie 2018; 31(4): 296–306. Springer Nature
G116	Medizinisch-Literarische Verlagsgesellschaft, Imprint der Mediengruppe Oberfranken – Fachverlage GmbH & Co. KG, Verlagsleiter Bernd Müller
G515	Turnpenny P, Ellard S. Patterns of Inheritance. 14th ed. In: Emery's Elements of Medical Genetics. Churchill Livingstone, 2011
G623	Hochberg MC,et al. Rheumatology. 7th ed. Elsevier, 2019
G759	Lissauer T, Carrol W. Illustrated Textbook of Pediatrics. 5th ed. Elsevier, 2017
G773	Cross S. Underwood's Pathology: A clinical approach. 7th ed. Elsevier, 2018
H087-001	Voigt M, Schneider KTM, Jährig K. Analyse des Geburtengutes des Jahrgangs 1992 der Bundesrepublik Deutschland. Teil 1: Neue Perzentilwerte für die Körpermaße von Neugeborenen. Analysis of the total number of births in 1992, in the Federal Republic of Germany. In: Geburtshilfe Frauenheilkunde 1996; 56(10): 550–558
H090-001	Magalhães SP, Moreno N. Anomalous pulmonary venous connection: An underestimated entity. Rev Port Cardiol 2017; 36: 327
H092-001	Be NA, et al. Pathogenesis of central nervous system tuberculosis. Current Molecular Medicine 2009; 9: 94
J787	Colourbox.com
L141	Stefan Elsberger, Planegg
L157	Susanne Adler, Lübeck
L238	Sonja Klebe, Löhne
L255	Irina Kart, Berlin
M552	Prof. Dr. med. Ertan Mayatepek, Düsseldorf
M772	Prof. Dr. Joachim Lotz, Göttingen
M1231	Prof. Dr. med. Christian Vogelberg, Dresden
O530	Prof. Dr. med. Dr. sci. nat. Christoph Klein, München
O1081	Andrea Sander und Maik Röder, Großenhain
P504	Dr. med. Gregor Dückers, Krefeld
P512	Prof. Dr. Thomas Wirth, Stuttgart
P513	Prof. Dr. med. Knut Brockmann, Göttingen
P514	PD Dr. med. Winfried Göbel, Würzburg
P515	Prof. Dr. med. Lothar Schweigerer, Berlin
P516	Prof. Dr. med. Markus Knuf, Worms
P517	Prof. Dr. med. Birgit Donner, Basel
P518	PD Dr. med. Burkhard Rodeck, Osnabrück
P519	Prof. Dr. med. Jörg M. Fegert, Ulm
P523	Prof. Dr. med. Fuat Aksu, Witten
R232	Mayatepek E. Pädiatrie. 1. Auflage, Elsevier Urban & Fischer Verlag, 2007
T127	Prof. Dr. Dr. Peter Scriba, München
T409	Fotosammlung des Dr. von Haunerschen Kinderspitals, München
T551	Prof. Dr. med. Markus Bettendorf, Heidelberg
T699	Prof. Dr. med. Thomas Höhn, Düsseldorf
T993	Helios-Klinik, Krefeld, Zentrum für Kinder und Jugendmedizin
T933-1	Mit freundlicher Genehmigung von Dr. Utz, Krefeld
T1006	PD Dr. Thekla von Kalle, Stuttgart
T1007	Mit freundlicher Genehmigung von Herrn Prof. Dr. Grellner, Göttingen
T1008	Prof. Dr. med. Fred Zepp, Mainz
V786	Thomson Digital, Noida, India
V1013	BVKJ Service GmbH, Köln
W193	© Statistisches Bundesamt, Wiesbaden
W867-005	© ÄZQ, BÄK, KBV und AWMF. Nationale VersorgungsLeitlinie Asthma – Langfassung, 4. Auflage. Version 1. 2020. AWMF-Register-Nr.: nvl-002
W1020	Deutsche Gesellschaft für Pädiatrische Infektiologie (DGPI), München (abgerufen April 2023)
W1054	Heinz Zeichhardt, INSTAND-Ringversuch Virusimmunologie Röteln (341) (Teste auf Anti-Röteln-IgG/gesamt und Anti-Röteln-IgM) Juni 2008 und den dazugehörigen Link: https://www.instand-ev.de/uploads/tx_nfextinstandpdf/341_Roeteln_Juni_2008_20080819_01.pdf

W1068 Deutsche Akademie für Kinder- und Jugendmedizin e. V. (DAKJ), Dachverband der kinder- und jugendmedizinischen Gesellschaften

X354 Gemeinsamer Bundesausschuss (G-BA), juristische Person des öffentlichen Rechts, Wegelystr.8, 100623 Berlin

X221-042 Empfehlungen der Ständigen Impfkommission (STIKO) beim Robert Koch-Institut 2023. In: Epid Bull 2023; 4: 3–68

X368/L141 Claviez A et al.: Lymphknotenvergrößerung. In: S1-Leitlinie der Gesellschaft für Pädiatrische Onkologie und Hämatologie, 2012

Inhaltsverzeichnis

KAPITEL 1

Ertan Mayatepek, Thomas Fischbach und Hans Martin Bosse

Anamnese, Untersuchung, Arbeitstechniken und Besonderheiten im Umgang mit Patienten und Eltern

1.1 Anamnese

1.1.1 Erhebung der Anamnese

Eine professionell erhobene Anamnese ist der Schlüssel zu erfolgreichem ärztlichem Handeln. Bei der Anamnese von Kindern bis zum Schulalter handelt es sich zum überwiegenden Teil um eine Fremdanamnese, d. h., nicht das Kind selbst gibt Auskunft, sondern die Eltern oder andere Bezugs- oder Begleitpersonen. Bedingt durch die nahezu regelhafte Doppelberufstätigkeit der Eltern erscheinen Kinder und Jugendliche oftmals in Begleitung weiterer Bezugspersonen wie z. B. der Großeltern. Kinder mit institutioneller Betreuung werden entsprechend von einer Betreuungsperson zum Arzt begleitet. Beides erschwert oftmals die Anamneseerhebung. Analog gilt das für sprachliche Kommunikationsbarrieren, die einen Dolmetscher erfordern. *In praxi* wird zumeist auf deutschkundige Familienangehörige, oftmals Geschwister, zurückgegriffen. Hier muss sich der Arzt darüber Gewissheit verschaffen, dass die dolmetschende Person über Sachverständnis verfügt, die ärztlichen Fragen erfassen und in korrekten Worten gegenüber dem Patienten oder der Bezugsperson verlässlich kommunizieren kann. Die Anwesenheit insbesondere kleiner Geschwisterkinder kann die Anamneseerhebung stark beeinträchtigen, weil die Bezugsperson oftmals abgelenkt und durch das Störverhalten des Geschwisters gestresst ist. Wünschenswert ist daher eine Vermeidung solcher Situationen, was sich allerdings oftmals nicht realisieren lässt.

Die Fremdanamnese spielt für die Stellung der Diagnose oft eine entscheidende Rolle. In der Regel sind von der Mutter die zuverlässigsten Angaben über die Vorgeschichte zu erhalten. Ab dem Vorschulalter kann man die Fremdanamnese i. d. R. durch die direkte Befragung des Kindes ergänzen.

Es ist selbstverständlich und gehört zum guten Umgangston, dass der Arzt sich zunächst mit Namen und Funktion vorstellt. Es ist darauf zu achten, dass Störungen durch Telefonanrufe oder Unterbrechungen durch andere Mitarbeitende möglichst vermieden werden. Für die Erhebung einer zielgerichteten und vollständigen Anamnese muss der Kinder- und Jugendarzt über ein besonderes Maß an Geschick, Takt und Feingefühl verfügen. Abhängig vom Alter und Vorstellungsanlass bedarf es einer angemessenen „Aufwärmphase“, innerhalb derer sich der Patient an die Untersuchungssituation gewöhnen und dem Arzt öffnen kann. Grundsätzlich sollte man sich dem Kind behutsam, langsam, freundlich und mit aufmerksamem Interesse nähern. In der Regel spricht der Untersucher zunächst mit den Eltern bzw. der Begleitperson und nimmt dabei erst einmal Blickkontakt zum Kind auf, der im Verlauf über Mimik und Ansprache erweitert wird. Ruhe, Geduld, richtiges Timing und geschicktes, spielerisches Einbeziehen des Kindes in die Untersuchung sollten mit zielgerichtetem Handeln gepaart sein. Dabei können kleine Stofftiere oder Spielzeuge, die z. B. in die Kitteltasche passen, hilfreich sein. Ältere Kinder und Jugendliche sollte man namentlich ansprechen, ihnen die Möglichkeit des Gesprächsbeginns geben („Was stört dich am meisten?“) und dazu eine empathische Atmosphäre schaffen. Nonverbale Signale sind hier im positiven wie negativen Sinn entscheidend.

Die Anamnese soll von Anfang an möglichst vollständig erhoben und nicht erst im Verlauf der Abklärungsuntersuchungen ergänzt werden. Sie soll direkt in entsprechend strukturierten Anamnesebögen schriftlich fixiert werden. Die Anamnese erfolgt, wenn möglich, in Anwesenheit des Kindes. Es gibt jedoch Situationen, in denen es besser ist, wenn das Kind nicht dabei ist. Eine Trennung des Kindes von seinen Eltern kann bei bestimmten psychischen oder sozialen Problemen von Vorteil sein. Dies kommt natürlich auch auf das Alter und die Umstände an. Es ist wichtig, sich stets bewusst zu machen, dass Kinder häufig mehr verstehen oder erahnen, als man meint. Wenn ein Teil der Anamnese in Abwesenheit des Patienten erfolgen soll, darf dieser keineswegs das Gefühl vermittelt bekommen, dass etwas hinter seinem Rücken geschieht, da andernfalls das erforderliche Vertrauensverhältnis zwischen Arzt und Patient leiden kann.

Während der Anamneseerhebung sollte der Arzt auf der Basis seiner allgemeinen Menschenkenntnis und Erfahrung versuchen, die Zuverlässigkeit der Person, mit der die Anamnese aufgenommen wird, zu beurteilen. Es gibt Gesprächspartner, die Symptome aggravieren (z. B. beim fiebernden Kleinkind), und andere, die bagatellisieren (z. B. bei Komplikationen bisher eher blande verlaufener chronischer Erkrankungen). Auch können wesentliche Angaben vergessen werden, wenn nicht ausdrücklich danach gefragt wird. Es ist die Kunst des Arztes, das Gespräch immer auf eine „sachliche Ebene" zu führen.

1.1.2 Aktuelle Anamnese

Gezielte Fragen

Es empfiehlt sich, zunächst gezielt nach den Beschwerden zu fragen, die zum Aufsuchen des Arztes geführt haben. Dies beinhaltet Angaben zu Fragen, wann die ersten Beschwerden aufgetreten sind, wie sich die Symptome beim Kind bemerkbar machen und ob früher bereits einmal ähnliche Symptome aufgefallen sind.

Offene Fragen

Die weiteren Auskünfte können dann zum Teil durch freies Erzählen der Begleitperson oder durch gezielte Fragen eingeholt werden. Das Vorgehen muss individuell gestaltet werden und richtet sich nach dem jeweiligen Gesprächspartner. Dabei ist es wichtig, keine Antworten zu suggerieren. Zu jedem Leitsymptom sollten dessen Qualität (Ausmaß, Farbe etc.) sowie die zeitliche Dimension (Seit wann? Crescendo? Verlauf in den letzten Stunden etc.) erfragt werden.

Eigenanamnese

Nach Möglichkeit sollte man auch das Kind selbst befragen. Hierbei ist zu beachten, dass Kleinkinder und jüngere Schulkinder Schmerzen anders beschreiben, als man es von Erwachsenen kennt. Fast alle Schmerzen unterschiedlichster Körperregionen werden bei jüngeren Kindern auf den Bauch projiziert. Schmerzangaben können zeitlich verfälscht oder verschwiegen werden, um weitere Untersuchungen oder gar einen stationären Aufenthalt zu umgehen. Jugendliche in der Pubertät sollten stets auch in Abwesenheit der Eltern gehört werden. Diese Eigenanamnese kann dann später durch Befragung der Eltern ergänzt werden. Zu beachten ist, dass bei wiederkehrenden diffusen Beschwerdebildern wie Kopf-, Bauch- und Gelenkschmerzen ebenso wie Schwindel, Herz-Kreislauf-Symptomen oder Verdauungsbeschwerden, bei denen sich kein organisches Korrelat findet, in allen Altersstufen bereits bei der Anamneseerhebung an psychoemotional verursachte Somatisierungsstörungen gedacht werden muss.

MERKE

Jüngere Kinder wissen meist genau, *dass* es ihnen weh tut, aber oft nicht, wo genau: Sie deuten bei der Frage nach Schmerzen fast immer auf den Bauch. Um die tatsächliche Lokalisation festzustellen, müssen Sie sehr genau nachfragen. Häufig haben die Kinder Angst vor weiteren Untersuchungen oder fürchten, dass sie im Krankenhaus bleiben müssen. Sie könnten ihre Schmerzen zeitlich falsch angeben oder sogar ganz verschweigen.

Folgende Angaben sind je nach Vorstellungsgrund im Kindes- und Jugendalter häufig von besonderer Relevanz:

- Höhe und Verlauf der Körpertemperatur
- Häufigkeit und Art der Nahrungsaufnahme
- Frequenz und Beschaffenheit des Stuhlgangs
- Auftreten von Hautausschlägen
- Auffällige Verhaltensänderungen des Kindes
- Wurde bereits ein Arzt konsultiert und wenn ja, wann und mit welchem Ergebnis?
- Werden aktuell Medikamente eingenommen?
- Sind in der Umgebung andere Personen mit ähnlichen Symptomen erkrankt?
- Gibt es ansteckende Erkrankungen im häuslichen und näheren sozialen Umfeld (z. B. Tuberkulose)?
- Reiseanamnese
- Impfstatus
- Gibt es Kontakt zu Tieren (z. B. Vögel, Katzen)?
- Bei Mädchen ggf. nach der Menarche, nach Dauer, Regelmäßigkeit und Datum der letzten Menstruation fragen

MERKE

Im Rahmen der Anamneseerhebung sollten Jugendliche auch in Abwesenheit der Eltern befragt werden.

1.1.3 Familienanamnese

Im Kindesalter spielt die Frage nach erblichen Erkrankungen eine wichtige Rolle. Es ist daher zu erfragen, ob ähnliche Symptome oder Erkrankungen in der Familie bereits bekannt sind und ob Konsanguinität vorliegt, besonders wenn eine Verbindung mit der aktuellen Problematik bestehen könnte (z. B. bei angeborenen Fehlbildungen, Stoffwechselstörungen, Störungen der Blutgerinnung, degenerativen Erkrankungen des zentralen Nervensystems [ZNS], Krampfleiden, auffälliger Längen- und Gewichtsentwicklung, Entwicklungsverzögerungen oder Neigung zu allergischen Reaktionen).

Des Weiteren sind zu erfragen:

- Alter, Herkunft, Gesundheitszustand und frühere Erkrankungen der leiblichen Eltern
- Alter, Geschlecht und Gesundheitszustand der Geschwister
- Anzahl von Fehl- und Totgeburten sowie verstorbener Geschwister (in chronologischer Reihenfolge)

1.1.4 Persönliche Anamnese

In ➤ Tab. 1.1 sind die verschiedenen Bestandteile und Inhalte der persönlichen Anamnese aufgelistet.

Am Ende der Anamnese sollte man den Gesprächspartner noch um etwaige Ergänzungen bitten, z. B. um seine Einschätzung der aktuellen Situation. Gegebenenfalls ist eine telefonische Rückfrage beim betreuenden Arzt notwendig. Bei bestimmten Vorstellungsanlässen kann eine Erweiterung der Fremdanamnese auf andere Bezugspersonen wie Erzieher bzw. Lehrer erforderlich sein. Zuvor ist die Einwilligung der Sorgeberechtigten schriftlich einzuholen.

1.2 Klinische Untersuchung

Kinder und Jugendliche zeigen viele Besonderheiten, die sie von Erwachsenen unterscheiden. Kinder und Jugendliche sind keine kleinen Erwachsenen! Sie weisen jeweils eigene, altersspezifische Merkmale auf, die erkannt werden müssen. Dieses Kapitel beschränkt sich auf solche Aspekte, die sich von den Routineuntersuchungen des Erwachsenen unterscheiden.

MERKE
Kinder und Jugendliche sind keine kleinen Erwachsenen!

1.2.1 Grundprinzipien der Untersuchung

Untersuchung von Säuglingen und Kleinkindern

Wichtig ist es, neben dem Alter die psychische Verfassung des Kindes ausreichend zu berücksichtigen. Säuglinge und Kleinkinder können meist besser zunächst auf dem Arm oder Schoß einer Vertrauensperson untersucht werden. Die Untersuchung sollte ohne äußere Störeinflüsse erfolgen. Insbesondere Säuglinge und Kleinkinder sollten möglichst weder in hungrigem noch in müdem Zustand untersucht werden.

In der Regel sollten Kinder zumindest kurzfristig entkleidet untersucht werden, um keine Befunde zu übersehen, die bei der Anamnese evtl. nicht angesprochen wurden.

Die Untersuchungsschritte sollten angekündigt werden. Dabei sind negative Formulierungen zu vermeiden, z. B. „Das tut nicht weh" bei der abdominalen Untersuchung, weil das Kleinkind die dann unmittelbare Assoziation „wehtun" = Schmerz hätte. Geeigneter sind positive Formulierungen, z. B. „Ich klopfe jetzt auf den Bauch". Erst Schulkinder sind in der Lage, in einer solch angespannten, zumindest aufregenden Situation die negative Formulierung kognitiv zu erfassen.

Untersuchung von Schulkindern und Jugendlichen

Gerade bei älteren Kindern und Jugendlichen darf das Schamgefühl nicht verletzt werden. Häufig wollen Jugendliche, besonders in der Pubertät, lieber nicht in Anwesenheit der Eltern untersucht werden. Vor allem bei adoleszenten Patienten sollte bei der Untersuchung immer eine Pflegekraft anwesend sein; das gilt vor allem dann, wenn Patient und Untersucher nicht das gleiche Geschlecht haben. Besonders wichtig ist es, Aussagen ehrlich zu fassen und unangenehme Dinge anzusprechen, statt falsche Versprechungen zu machen („Das tut nicht weh"). Unehrlichkeit schafft beim Kind berechtigtes Misstrauen und kann weitere Untersuchungen unmöglich machen. Untersuchungen können individuell stark variierend etwa ab dem 4. Lebensjahr verstanden werden und sollten dem Kind daher immer kurz erklärt bzw. demonstriert werden. Der spielerische Zugang zum Stethoskop oder Reflexhammer erleichtert oft die Untersuchung. Manche Untersuchungen lassen sich zuvor auch an einer Puppe demonstrieren.

Der Untersuchungsgang sollte prinzipiell einem bestimmten Schema folgen. Bei Neugeborenen, jungen Säuglingen und älteren Schulkindern ist dies häufig möglich, jedoch meist nicht bei Kleinkindern. Daher ist in diesem Alter ein Maximum an Flexibilität des Untersuchers gefordert, ggf. sich spontan bietende Untersuchungsschritte vorzuziehen. Die Gelegenheit zu einer ruhigen Untersuchung sollte genutzt werden, wenn sich eine solche gerade bietet, auch unabhängig von einem Schema. Da z. B. die Untersuchung des Abdomens und des Herzens Ruhe verlangt, ist es vorteilhaft, diese zu Beginn durchzuführen. Das Exspirium kann durchaus auch durch ein dünnes Kleidungsstück auskultiert werden, was bei einem später entkleideten, aber schreienden Kind vorteilhaft sein kann – das Inspirium ist so allerdings nicht verlässlich beurteilbar. Die Untersuchung läuft umso besser, je selbstverständlicher die nötigen Handgriffe ausgeführt werden: Kinder spüren eine mögliche Unsicherheit beim Gegenüber! Gerade im Kleinkindalter sollten instrumentelle Untersuchungen wie z. B. Racheninspektion oder Ohrenspiegelung erst am Schluss des Untersuchungsgangs erfolgen.

Es ist darauf zu achten, dass der Untersuchungsraum und der Untersuchungstisch warm (Wärmelampe!) und ausreichend groß sind. Die Hände des Untersuchers wie auch das Stethoskop dürfen nicht kalt sein. Bei Kindern, die sich jedoch trotz vielfältiger Bemühungen weiterhin sträuben, ist die Untersuchung zielstrebig vorzunehmen, da die Abwehrhaltung sonst oft noch größer wird. Bei massiver Abwehr und fehlender Dringlichkeit sollte die Untersuchung zurückgestellt oder verschoben werden (spätere Arztkontakte, anderes Geschlecht des Untersuchenden).

MERKE
Die Racheninspektion und Ohrenspiegelung sollten erst am Ende der Untersuchung erfolgen.

Sollte aufgrund der Anamnese der Verdacht auf eine bestimmte Erkrankung (z. B. Meningitis) bestehen, ist diese zunächst auszuschließen. Es ist von besonderer Bedeutung, immer eine gründliche und vollständige Untersuchung durchzuführen, gerade auch bei der Vorstellung von akut fiebernden Kindern. Die meisten Fehler passieren

Tab. 1.1 Einteilung und Inhalte der persönlichen Anamnese

Einteilung der persönlichen Anamnese	Inhalte
Schwangerschaftsanamnese, pränatale Störungen	• Alter der Mutter bei Geburt • Vorbestehende Erkrankungen der Mutter • Gesundheit während der Schwangerschaft • Alkohol- oder Nikotinabusus • Drogen, Medikamente • Röntgenstrahlen • Psychosoziale Situation in der Schwangerschaft • Zeitpunkt der ersten Kindsbewegungen • Dauer der Schwangerschaft • Verlauf (Blutungen, Infektionskrankheiten) • Ergebnisse der Vorsorgeuntersuchungen • Ggf. Mutterpass (z. B. Hepatitis-B-Titer)
Geburtsanamnese, Neonatalperiode	• Geburtsgewicht, Länge • Kopfumfang • Prophylaktische Maßnahmen vor der Geburt (z. B. zur Lungenreifung) • Dauer und Verlauf der Geburt • Lage, Art der Entbindung • Komplikationen (Zyanose, Krämpfe, Hypoglykämie, Beatmung/CPAP, Reanimation etc.) • Apgar-Score • Ikterus • Vitamin-K-Gabe • Gabe von Vitamin D, Fluoridprophylaxe • Ausscheidungsfunktionen (Windel nass? Stuhlgang?)
Ernährungsanamnese	• Stillen (Vollgestillt/teilgestillt wie lange?) • Flaschennahrung (Welche?) • Trinkschwierigkeiten • Erbrechen/Speien • Technik der Ernährung • Beginn der Beikost • Zahl der Mahlzeiten • Nahrungsunverträglichkeiten • Stuhlbeschaffenheit
Entwicklungsanamnese	• Motorische, neurologische, intellektuelle, sprachliche und soziale Entwicklung • Regression in allen Entwicklungsbereichen (z. B. erneutes Bettnässen)
Impfungen	• Von der STIKO empfohlene Impfungen (➢ Kap. 10.1.1; Vollständigkeit, Zeitpunkt, letzte Applikation) • Ggf. Impfausweis
Kontakt mit Infektionskrankheiten	• In Kindergarten, Schule etc. • Auslandsaufenthalt
Frühere Krankheiten	• „Typische Kinderkrankheiten", falls keine Impfung erfolgt (z. B. Windpocken, Masern, Mumps etc.) • Frühere Krankenhausaufenthalte, Unfälle • (Ggf. radiologische Untersuchungen?)
Besonderheiten des Kindes	• Hyperaktivität, gesteigerte Aggressivität mit oder ohne körperliche Übergriffigkeit; oppositionelles, delinquentes, dissoziales, zwanghaftes oder autistisches Verhalten • Zurückgezogenheit • Depressivität • Schlafstörungen • Enuresis, Enkopresis
Fragen nach Systemerkrankungen	Je nach Vorstellungsgrund mehr oder weniger ausführliche organspezifische Anamnese
Sozialanamnese	• Familien- oder Wohnverhältnisse • Beruf der Eltern • Betreuungssituation der Kinder • Ggf. Nachfragen zu möglichen Erziehungsschwierigkeiten

nicht aus Unwissenheit, sondern viel häufiger durch fehlende Sorgfalt und Vergesslichkeit.

1.2.2 Ablauf der allgemeinen pädiatrischen Untersuchung

Inspektion

Bei der Inspektion sind generelle Eindrücke zu erfassen, die je nach Befund näher untersucht werden müssen. Folgende Kriterien zur allgemeinen Beurteilung sind dabei zu berücksichtigen:

- Bewusstseinslage (z. B. Ansprechbarkeit, Apathie, Koma)
- Allgemeinzustand (z. B. gesunder, leicht oder schwer kranker Eindruck, eher akute oder chronische Beeinträchtigung)
- Motoskopie (Säuglinge, Kleinkinder)
- Psychisches Verhalten (z. B. ängstlich, kooperativ, schreiend, ruhig)
- Ernährungszustand (z. B. Dystrophie, Adipositas)
- Körper (z. B. klein, groß, dysproportioniert, Asymmetrien, abnorme Haltung, schmerzhafte oder zwanghafte Bewegungen, Dysmorphien, Fehlbildungen)
- Haut (z. B. Ikterus, Zyanose, Blässe, Exanthem, Turgor, Ödeme, Hämatome)
- Auffällige Symptome (z. B. Tachydyspnoe, Dyspnoe, Husten, Stridor, auffälliger Geruch)

Spielende und sich für ihre Umwelt interessierende Kinder sind häufig nicht sehr schwer krank. Bei schwerer Erkrankung sind Kinder oft apathisch. Dies gilt auch für die Bewegung und den Aktivitätsgrad, unabhängig davon, ob das Kind erst krabbeln oder bereits laufen kann. Ein aktives Kind ist meist nicht in einem bedrohlichen Allgemeinzustand. In der Regel trifft dies auch für Mimik, Gestik und Akustik zu: Wenig Mimik und wenig Lärm (Apathie!) sind ein größeres Alarmzeichen als wild gestikulierende und lärmende Kinder. Schreien im Säuglings- bzw. Kleinkindalter kann manchmal einfach Ausdruck von Angst, manchmal aber auch von Schmerzen sein. Muskelhypotone Kinder fallen häufig durch ein relativ leises Schreien auf, während für Kinder mit Enzephalopathien eher ein schrilles Schreien typisch ist. Säuglinge mit einer Meningitis liegen oft ruhig im Bett und schreien besonders beim Aufnehmen bzw. bei der Untersuchung. Kinder mit einer Invagination (➤ Kap. 16.3.12) fallen typischerweise durch intermittierendes heftiges Schreien mit klar erkennbaren längeren schmerz- und schreifreien Pausen auf. Für eine operationalisierte Beurteilung der Motorik dient die im Folgenden dargestellte Motoskopie.

Motoskopie

Motoskopie ist die einfache Beobachtung von qualitativen Merkmalen der kindlichen Bewegung und damit einfach durchzuführen – im Gegensatz zur objektiveren Erfassung als **Motometrie** (objektive, vergleichende Leistungstests) oder **Motografie** als Videoauswertung. Dabei wird der Säugling oder das Kind in seiner ganzen Person – also mit etwas Abstand – betrachtet, mit seinem Bewegungsrepertoire in allgemeinen Bewegungssituationen oder auch in standardisierten Situationen. Es werden nicht nur negative Bewegungsmuster (Schwächen oder Störungen), sondern auch Stärken oder Begabungen erfasst.

Die Ergebnisse der motoskopischen Beobachtung sollten so beschrieben werden, dass sie für andere Personen nachvollziehbar sind. Zu beachten ist das Risiko des Halo-Effekts (ein auffälliger Befund drängt andere, wichtige in den Hintergrund) oder des Rosenthal-Effekts (Erwartungen des Untersuchers werden erfüllt).

Beispiele für den Einsatz der Motoskopie:

- 3 Monate alter Säugling – Vorstellung im Rahmen der U4, unbeeinträchtigt und ohne Risikofaktoren für eine Entwicklungsstörung: Kopfhaltung etwas nach links; der Säugling exploriert die Umgebung aufmerksam in dieser Richtung. Es zeigt sich ein facettenreiches motorisches Bewegungsmuster („fidgety movements“) aller vier Extremitäten unabhängig voneinander. Die Beine werden bereits ausdauernd von der Untersuchungsliege angehoben. Das Bewegungsmuster ist weder stereotyp noch synchron.
- 5 Monate alter Säugling mit Risikofaktoren für eine infantile Zerebralparese nach intraventrikulärer Hirnblutung (➤ Kap. 20): Insgesamt ist der Muskeltonus am Rumpf und am Hals (Kopfkontrolle) eher hypoton, an den Extremitäten aber gesteigert. Die Hände werden durchgehend geschlossen gehalten. Es zeigt sich ein reduziertes motorisches Bewegungsmuster, wenig facettenreich und mit stereotypen Bewegungen.

Auxologie

Auxologische Daten wie z. B. Körperhöhe und-gewicht werden wie folgt gemessen: Die **Körperhöhe** wird bei Kindern über 2 Jahren im geraden Stehen, Knöchel aneinander mit geeichtem Stadiometer bestimmt. Bei Kindern, die nicht stehen können, wird die Körperlänge im Liegen bestimmt. Das **Körpergewicht** muss auf einer geeichten Waage gemessen werden – eine Haushaltswaage gibt einen Anhalt, ist aber nicht die Grundlage im professionellen Arbeiten. Der **Kopfumfang** wird als größtmöglicher Umfang bestimmt. Dafür wird das Maßband erst im Stirnbereich platziert und dann am Hinterkopf für den größten Umfang entsprechend angepasst.

Perzentilenkurven

Die Körpergröße und das Wachstum sind im späteren Kindes- und Jugendalter zum großen Teil familiär (d. h. ethnisch bzw. genetisch) festgelegt, in den ersten 3–4 Jahren dagegen (noch) nicht. In dieser Zeit – so zeigen es die Daten der WHO-Perzentilen – ist die Körperlänge in den verschiedenen Teilen der Erde überraschend gleich. Kinder „suchen sich“ in den ersten Lebensjahren „ihre“ Perzentile, wachsen also in den ersten Jahren in den stark genetisch determinierten familiären Zielbereich hinein. Dieser Perzentile bleiben sie nach dem 3. bis 4. Lebensjahr ein Leben lang treu – ein perzentilenparalleles Wachstum. Mit Perzentilenkurven, in denen die auxologischen Daten eines Kindes eingetragen werden, kann man das Wachstum von Kindern abbilden und Abweichungen frühzeitig erkennen (Beispiele dazu in ➤ Kap. 8: ➤ Abb. 8.2 und ➤ Abb. 8.8). Im deutschsprachigen Raum werden unterschiedliche Referenzwerte verwendet – durchaus mit relevanten Unterschieden. Ein Konsens hinsichtlich der Festlegung auf ein bestimmtes Perzentilensystem besteht aktuell nicht. Generell gilt: Perzentilen als Vergleich zu den Altersgenossen sind so gut wie das Kollektiv hinter den Perzentilen. Es gibt neben der unten dargestellten Auswahl von Perzentilen aus dem deutschsprachigen Raum auch spezielle Perzentilen, u. a. für Menschen mit dem Ulrich-Turner-Syndrom (➤ Kap. 8) oder einer Trisomie 21 (➤ Kap. 4).

Die in Deutschland gebräuchlichen **Perzentilenkurven nach Kromeyer-Hauschild** basieren auf gepoolten Daten aus zahlreichen sehr unterschiedlichen epidemiologischen Studien und Selbstangaben aus den 1980er- und 1990er-Jahren sowie unterschiedlichen Regionen in Deutschland. Sie sind damit zwar repräsentativ, aber die Datengrundlage ist heterogen. Sie bilden die Grundlage für die Perzentilen im Gelben Heft des GB-A (➤ Abb. 2.1). Sie stellen den Konsens zur Beurteilung des BMI in der aktuellen S3-Leitlinie zu Adipositas im Kindes- und Jugendalter dar.

S3-Leitlinie Prävention und Therapie der Adipositas im Kindes- und Jugendalter. AWMF-Registernummer 050-002. Stand: 31.8.2019, gültig bis 30.8.2024; https://register.awmf.org/de/leitlinien/detail/050-002

Die **Perzentilenkurven der WHO** basieren auf den in der Multicentre Growth Reference Study (MGRS) erhobenen Daten ausschließlich gesunder, gestillter Kinder von 0–5 Jahren. Für diese Studie legte die WHO zunächst fest, in welchem Setting gesunde Kinder zu erwarten sind (4 Monate lang vollgestillt und gutes sozioökonomisches Setting), und wirkte so dem Trend in Industrieländern entgegen, mit dem tatsächlichen Kollektiv das stetig zunehmende Übergewicht als neue Norm festzusetzen. Die Daten waren repräsentativ (Kinder aus aller Welt: Brasilien, Ghana, Indien, Norwegen, Oman und USA), stammen allerdings aus den 1960er- bis 1980er-Jahren.

Die **KIGGS-Perzentilenkurven** stammen aus einer sehr großen Querschnittstudie des Robert Koch-Instituts (RKI) aus dem Jahr 2003. Sie unterscheiden sich wenig von älteren deutschen Referenzdaten (Kromeyer-Hauschild), aber deutlich von den (älteren) Perzentilenkurven der WHO in den ersten Lebensjahren.
Weitere Perzentilenkurven im Gelben Heft des GB-A:

- BMI-Perzentilen nach Kromeyer-Hauschild (2001)
- Kopfumfang-Perzentilen nach Prader (1982)

Erfassung von weiteren Körpermaßen

In der Regel sollte gerade bei akut kranken Kindern und Jugendlichen auch die **Körpertemperatur** gemessen werden. Bei Säuglingen ist eine rektale Messung am zuverlässigsten. Darüber hinaus müssen je nach Situation auch **Puls** und **Blutdruck** gemessen werden. Aus technischen Gründen wird die Blutdruckmessung häufig vergessen. Bei jedem stationär aufgenommenen Kind sollte zumindest einmal der Blutdruck gemessen werden. Zu beachten ist, dass insbesondere im Säuglings- und Kleinkindalter zur Blutdruckmessung entsprechend schmale Manschetten verwendet werden, da ansonsten der Blutdruck falsch niedrig gemessen wird.

MERKE
Bei der Beurteilung der Körpermaße ist vor allem die individuelle Abweichung von der eigenen Perzentile des Kindes im Verlauf wichtig.

Systematischer Untersuchungsgang

Wie bereits ausgeführt, ist es oftmals nicht möglich, bei der klinischen Untersuchung die gleiche systematische Reihenfolge einzuhalten. Für die Fälle, in denen systematisch untersucht werden kann, sollten nach der oben ausführlich beschriebenen Inspektion und allgemeinen Beurteilung zunächst Kopf, Gesicht, Hals, Herz und Lungen, Abdomen sowie Extremitäten untersucht werden. Im Anschluss daran wird der neurologische Entwicklungsstatus erhoben. Abschließend werden Anal- und Genitalregion untersucht. Wie oben bereits betont, sind instrumentelle Untersuchungen wie Racheninspektion, Ohren- bzw. Augenspiegeln (➤ Kap. 2) ganz am Ende der klinischen Untersuchung durchzuführen.

Praxistipp
Es gibt zahlreiche klinische Scores, die Untersuchungsbefunde systematisch zusammenführen. Die gängigen Scores haben eines gemeinsam: Der positive prädiktive Wert ist gut – d. h. ein auffälliger, hoher Score sagt relativ gut z. B. eine schwere bakterielle Infektion voraus. Meist ist aber in diesen Fällen die Beeinträchtigung offensichtlich, sodass ein Score wenig zusätzlichen Nutzen bietet. Subtile Krankheitszeichen werden nicht erfasst, z. B. etwas vermindertes Trinkverhalten, verminderte Nahrungsaufnahme, Müdigkeit und etwas verminderte Aktivität. In einer großen prospektiven Studie konnten daher weder der *Yale Observation Score* (YOS) noch ein nichtoperationalisiertes, also individuelles Vorgehen erfahrener Kliniker Säuglinge mit einer invasiven bakteriellen Infektion zuverlässig genug identifizieren.
Zweitens ist der negative prädiktive Wert von rein klinischen Scores meist schlecht. Etwas besser geeignet ist dafür die **Kombination von klinischen Befunden mit Laborwerten,** um z. B. das Risiko einer schweren bakteriellen Infektion zu senken und damit Krankenhausaufenthalte, Lumbalpunktionen und die Gabe von Breitspektrumantibiotika zu reduzieren. So lassen sich mit der Kombination aus unauffälligen klinischen Befunden, unauffälliger Anamnese und normwertigen Laborwerten (negativer Urinstatus, normale Leukozytenzahl) diejenigen fiebernden Säuglingen sicher genug identifizieren, die ambulant versorgt werden können („Rochester low-risk criteria"). Vergleichbar ist die Kombination aus unauffälligen klinischen Befunden und normwertigen Entzündungsparametern wie C-reaktives Protein (CRP) oder Procalcitonin (PCT).

Die klinische Risikostratifizierung von fiebernden Kindern, insbesondere von jungen Säuglingen, bleibt eine klinische Herausforderung! ‖

1.2.3 Spezielle Untersuchungstechniken

Einzelheiten zur Untersuchung bestimmter Körperregionen bzw. Organe finden sich in den entsprechenden Kapiteln. Die neurologische Untersuchung (inkl. physiologischer Reflexe, Lagereaktionen, Muskeleigenreflexen, Fremdreflexen, Motorik und Kraftprüfung etc.) und Beurteilung der statomotorischen und mentalen Entwicklung wird ausführlich in ➢ Kap. 20.2 abgehandelt. Die Untersuchung von Früh- und Neugeborenen und deren spezielle Aspekte werden in ➢ Kap. 5.7.6 beschrieben.

Bei den Untersuchungstechniken gelten grundsätzlich die gleichen Regeln wie beim Erwachsenen. Je jünger jedoch ein Kind ist, desto mehr bedarf es spezieller Handgriffe und Techniken. Dies gilt insbesondere für die Untersuchung von Säuglingen. Im Folgenden werden einige gerade für Säuglinge und Kleinkinder spezielle Untersuchungstechniken bzw. besondere Handgriffe aufgeführt.

Haut und Hautanhangsgebilde

Ein Anhaltspunkt für Flüssigkeitsverluste ist die Beurteilung des **Hautturgors** (➢ Abb. 1.1). Zur Feststellung des Hautturgors schiebt man am Bauch oder an den Oberschenkeln eine Hautfalte zusammen und beurteilt, ob diese prall (guter Hautturgor) oder schlaff (schlechter Hautturgor) ist. Die Hautfalte wird zwischen Daumen und Zeigefinger angehoben und dann abrupt losgelassen. Unter normalen Bedingungen verstreicht sie blitzartig, bei einer verminderten Elastizität kann man das Verstreichen aber deutlich sehen; in ausgeprägten Fällen von starker Exsikkose bleibt die Falte sogar stehen.

Das Vorhandensein von **Petechien** kann ein Hinweis auf das Vorliegen einer Thrombopenie oder als (dunklere) septische Einblutungen Hinweis auf eine Meningokokkensepsis sein. Isoliert im Kopf- und Halsbereich auftretende Petechien sind oftmals durch Erbrechen oder exzessiven Husten verursacht. **Hämatome** können auf einen Gerinnungsfaktorenmangel oder -verbrauch hinweisen (z. B. bei einer Verbrauchskoagulopathie im Rahmen einer Sepsis, bei einer Leukämie) oder auch (bei Blutungen an untypischen Stellen wie am Rücken) Zeichen einer Kindesmisshandlung sein. Das Mischbild von Petechien und flächigen Blutungen weist auf eine Vaskulitis hin (z. B. Purpura Schönlein-Henoch, ➢ Kap. 12.5.2 und ➢ Kap. 19.6.1). **Exantheme** finden sich u. a. häufig im Rahmen infektiöser Erkrankungen oder z. B. nach Einnahme von Arzneimitteln (➢ Abb. 1.2). Alopezie und strukturelle **Haarstörungen** werden z. B. bei einigen angeborenen Stoffwechselkrankheiten (z. B. Biotinidasemangel, Argininbernsteinsäure-Krankheit; ➢ Kap. 7.5.2) beobachtet. **Trommelschlegelfinger** und/oder **Uhrglasnägel** können Ausdruck einer chronischen Hypoxämie sein (z. B. bei Herzvitien, zystischer Fibrose und chronischen Lungenkrankheiten).

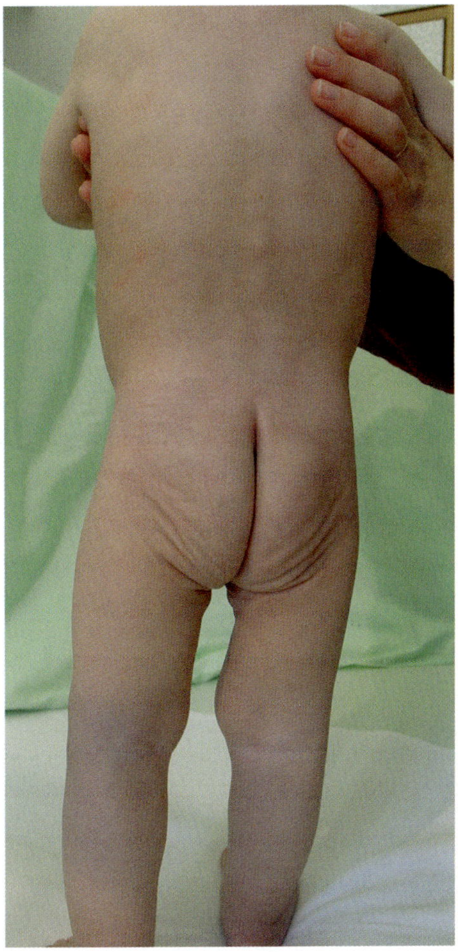

Abb. 1.1 Patient mit Tabaksbeutelgesäß als Ausdruck einer ausgeprägten Gedeihstörung als Grunderkrankung [R232]

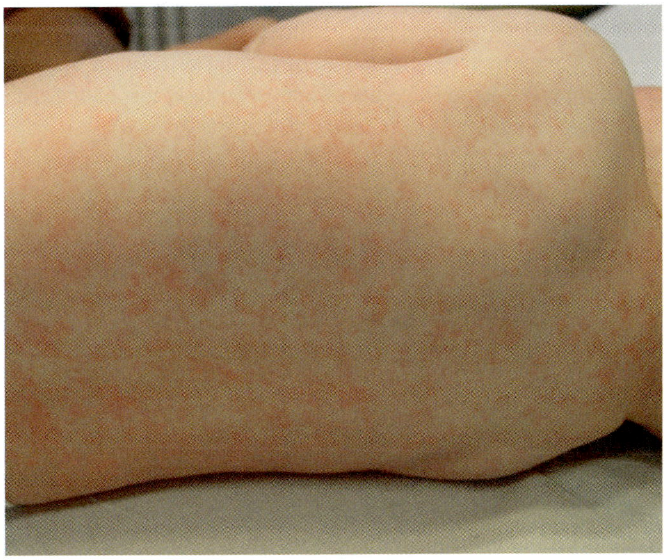

Abb. 1.2 Durch Arzneimittel verursachtes Exanthem (hier einige Tage nach Einnahme von Amoxicillin) [R232]

MERKE

Petechien können z. B. auf das Vorliegen einer Purpura Schönlein-Henoch, einer Thrombopenie oder einer Sepsis hinweisen.

Kopf und Hals

Untersuchung der Fontanellen und Schädelnähte

Von klinischer Bedeutung sind die vordere (anteriore) und hintere (posteriore) Fontanelle. Die **hintere Fontanelle** liegt zwischen Scheitel- und Hinterhauptsbeinen, misst im Durchmesser etwa 0,5–1 cm und ist von dreieckiger Form. Sie kann bereits bei Geburt geschlossen sein, spätestens schließt sie sich jedoch bis zum 3. Lebensmonat. Die **vordere Fontanelle** befindet sich zwischen Stirn- und Scheitelbein, misst im Durchmesser etwa 2–3 cm und ist rautenförmig. Sie schließt sich i. d. R. zwischen dem 9. und 18. Lebensmonat, kann aber selten und ohne Hinweis für eine Pathologie auch bis deutlich nach dem zweiten Geburtstag noch offen sein. Bei frühzeitigem Verschluss ist differenzialdiagnostisch an eine Kraniosynostose bzw. Mikrozephalie zu denken, bei verzögertem Verschluss u. a. an einen Hydrozephalus, chronischen Hirndruck, ein subdurales Hämatom, eine Hypothyreose oder Rachitis, eine kleidokraniale Dysostose bzw. andere metabolische Knochenerkrankungen (➤ Abb. 1.3).

Bei der klinischen Untersuchung ist von besonderer Bedeutung, ob die Fontanelle im Niveau liegt oder nicht. Bei intrakranieller Drucksteigerung (z. B. Hydrozephalus, Ödem, Blutung, Meningitis) ist die Fontanelle häufig gespannt und vorgewölbt, während sie bei Exsikkose eingesunken ist. Bei Säuglingen mit Meningitis ist die Fontanelle allerdings nicht immer typisch gespannt!

Ein Klaffen der **Schädelnähte** kann ebenfalls Ausdruck einer intrakraniellen Drucksteigerung sein. Ein perzentilenschneidender Kopfumfang kann ebenfalls auf einen länger bestehenden intrakraniellen Druck hinweisen. Bei einem frühzeitigen Verschluss von z. B. Kahn- oder Turmnaht bzw. bei einseitiger Nahtverknöcherung kann ein Schiefschädel entstehen. Ein schief verformter Schädel (Plagiozephalus) kann Folge einer Kraniosynostose, aber häufig auch lagerungsbedingt sein.

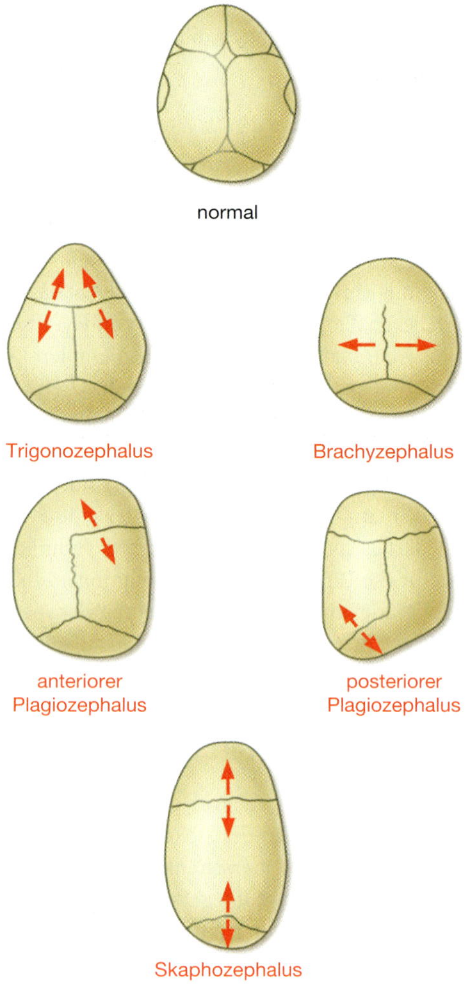

Abb. 1.3 Schematische Übersicht der Entstehung von charakteristischen Schädeldeformierungen durch vorzeitigen Verschluss einzelner Schädelnähte [L238]

MERKE

Bei Säuglingen mit Meningitis ist der Meningismus nicht immer positiv und die Fontanelle nicht immer typisch gespannt. Ein negativer Meningismus und eine Fontanelle im Niveau schließen bei Säuglingen eine Meningitis nicht sicher aus.

Kraniotabes

Eine Kraniotabes ist ein frühes klinisches Zeichen für eine Rachitis (➤ Kap. 8.4.3) beim Säugling. Für die klinische Untersuchung tastet man bei fest an den Schädel angelegten Händen die Umgebung der Lambdanaht mit den Fingerkuppen ab und prüft, ob der Knochen eindrückbar ist (Gefühl wie beim Eindrücken eines Tischtennisballs).

Meningismus

Meningismus ist die allgemeine Bezeichnung für meningeale Reizerscheinungen. Ein Meningismus tritt vor allem bei den verschiedensten Formen der infektiösen Meningitis, aber auch bei Subarachnoidalblutungen oder einer Intoxikation auf. Häufig liegt ein Symptomkomplex mit Nackensteifigkeit, Kopfschmerzen und Erbrechen vor. Bei bakteriellen Meningitiden werden diese Symptome noch durch Fieber, Bewusstseinstrübung bzw. Hirnnervenausfälle (bei Beteiligung der Hirnbasis) ergänzt. Jedes fiebernde Kind mit Kopfschmerzen und unklaren neurologischen Symptomen ist auf das Vorliegen eines Meningismus zu prüfen. Bei Säuglingen und auch älteren Kindern kommt es bei Nackensteifigkeit zu Schmerzen beim passiven Anheben des Kopfes in Rückenlage. Darüber hinaus ist ein sogenannter Kniekuss, bei dem der Säugling in Kniekehlen und Nacken gefasst und durch passive Bewegung versucht wird, die Stirn mit den Knien zu berühren, nicht möglich. Zu den Untersuchungsverfahren des Meningismus zählen des Weiteren, insbesondere ab dem späteren Säuglingsalter bzw. bei älteren Kindern:

- **Brudzinski-Zeichen** (im Liegen werden bei passiver Beugung des Nackens Hüfte und Knie gebeugt) (➤ Abb. 1.4)
- **Kernig-Zeichen** (befindet sich die Hüfte im Liegen im rechten Winkel, kann das Knie nicht voll gestreckt werden)
- **Lasègue-Zeichen** (Schmerzen in der Lendenwirbelsäule, wenn ein Bein im Liegen nach oben gestreckt wird)

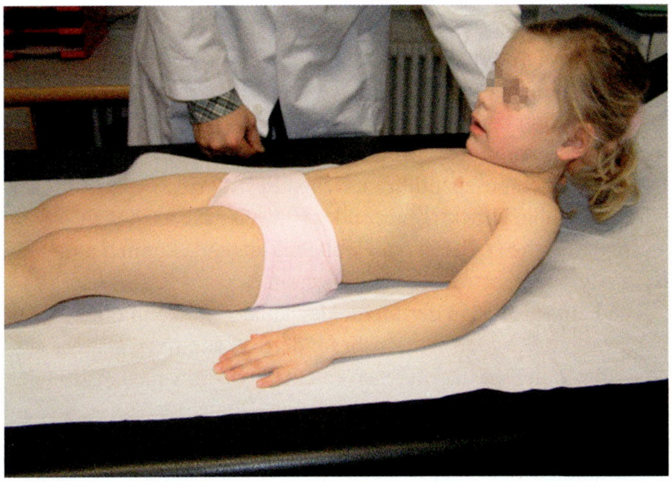

Abb. 1.4 Untersuchung auf Meningismus bei einem liegenden Kleinkind [R232]

Eine positive Testung eines oder mehrerer dieser Zeichen deutet bei entsprechendem klinischem Verdacht auf das Vorliegen einer Meningitis hin. Mitunter lässt sich bei Säuglingen trotz des Vorliegens einer Meningitis bei der klinischen Untersuchung kein Meningismus nachweisen, d. h., auch bei negativem Ergebnis dieser Untersuchungen kann eine Meningitis nicht mit Sicherheit ausgeschlossen werden.

Tragusschmerz

Zur Prüfung wird mit dem Zeige- oder Mittelfinger auf den Tragus gedrückt bzw. dieser in den Gehörgang hineingedrückt. Wird dabei eine Schmerzreaktion ausgelöst, kann diese (vorwiegend im Säuglingsalter) ein Hinweis auf eine Otitis media sein.

Mund- und Racheninspektion

Die **Mund- und Racheninspektion** sollte, wie bereits erwähnt, am Ende der Untersuchung erfolgen. Neugeborene und Säuglinge sollten am besten in liegender Position untersucht werden. Bei älteren Säuglingen und Kleinkindern kann die Untersuchung sitzend auf dem Schoß einer Begleit- oder Hilfsperson durchgeführt werden, die zur Sicherheit Stirn sowie Beine und Arme des Kindes mit ihren Händen am eigenen Körper fixieren kann (➤ Abb. 1.5). Vor Beginn der Untersuchung kann man je nach Alter und Situation das Kind vorher mit Spatel und Lampe spielen lassen. Bei Säuglingen lässt sich oftmals bereits beim spontanen Schreien der Rachen einsehen. Zu achten ist u. a. auf Soor (weißliche, flache Beläge), der nicht mit Milchresten nach Trinken oder mit harmlosen, hoch am Gaumen gelegenen infantilen gingivalen Retentionszysten (Bohn-Knötchen) verwechselt werden sollte, einen geröteten Rachenring bzw. Pharynx (z. B. bei viralen Infekten), vergrößerte Tonsillen (z. B. bei Infektionen; bei einseitiger Vergrößerung an Retrotonsillarabszess, Leukämie bzw. Tumor denken), Retentionszysten entlang der Kieferleiste und auch Koplik-Flecken (hellrote, punktförmige Flecken mit zentralem weißem Punkt gegenüber den Molaren, die einem Masernexanthem 1–3 Tage vorausgehen).

Die **Zungeninspektion** kann ebenfalls Hinweise auf verschiedene Erkrankungen liefern: z. B. eine Erdbeer- und Himbeerzunge auf Scharlach oder ein Kawasaki-Syndrom. Häufig findet sich eine an eine Landkarte erinnernde Veränderung des Zungenreliefs. Diese als *Lingua geographica* bezeichnete Veränderung ist harmlos, wahrscheinlich infektassoziiert und kann gelegentlich mit Brennen einhergehen. Genetische Ursachen sind anzunehmen, da sie familiär gehäuft auftritt. Bei der schwarzen Haarzunge (Melanoglossie) kommt es zu einer Verlängerung der Fadenpapillen im hinteren und mittleren Zungendrittel. Durch Lebensmittel und Besiedelung mit Mikroorganismen verfärbt sich die Zunge schwarz-bräunlich. Mundgeruch und Geschmacksstörungen sind oft Begleitsymptome. Die genaue Ursache ist weitgehend unbekannt. Bei Neugeborenen können zudem die Größe und Form der Zunge in manchen Fällen auf ein zugrunde liegendes Syndrom hinweisen.

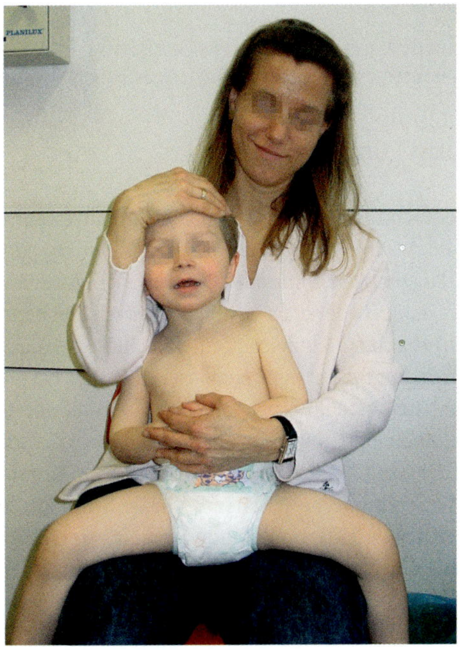

Abb. 1.5 Haltung eines Kleinkinds auf dem Schoß der Mutter zur Mund- und Racheninspektion [R232]

In jedem Fall sollte auch ein zumindest orientierender **Zahnstatus** erhoben werden (z. B. Karies, Zahnzahl, Zahnstruktur). Der Durchbruch der Milchzähne (insgesamt 20 Zähne, je 10 im Ober- und Unterkiefer) beginnt etwa zwischen dem 6. und 8. Lebensmonat und ist häufiger von Schlafstörungen, Fieber, Durchfällen, Hautausschlag und Hypersalivation begleitet. Im Alter von 2–3 Jahren ist das Milchgebiss komplett. Der Zahnwechsel beginnt i. d. R. im 6. Lebensjahr. Die Durchbruchsfolge und der jeweilige Zeitpunkt der zweiten Dentition (bleibende Zähne, insgesamt 32 Zähne, je 16 im Ober- und Unterkiefer, wenn alle Weisheitszähne vorhanden sind) sind genetisch determiniert. Für die Beurteilung einer Durchbruchsverzögerung ist das dentale bzw. biologische Alter wichtiger als das chronologische Alter.

Ein recht häufiges Symptom ist **Mundgeruch** (Halitosis), der vielfältige Ursachen haben kann. Neben ernsthaften wie Diabetes mellitus und Exsikkose bei acetonartig riechendem Fötor (Ketonkörper) gibt es viele eher harmlose Ursachen wie mangelhafte Mundhygiene, Zahnschäden, Hyperplasie der Rachen- und Gaumenmandeln sowie Entzündungen der Mundschleimhaut.

MERKE

Bei einseitiger Vergrößerung der Tonsillen ist an das Vorliegen eines Retrotonsillarabzesses, einer Leukose bzw. eines Tumors zu denken.

Thorax und Lunge

Bei der **Untersuchung des Thorax** ist auf die Atemfrequenz (Tachypnoe bei Pneumonie), auf Einziehungen (z. B. bei akuter Dyspnoe), das Exspirium (verlängert bei Asthma oder Bronchitis), Deformierungen (z. B. bei kardialen Vitien) oder auch eine Skoliose (z. B. bei neurologischen Grundleiden) zu achten. Als Zeichen einer Rachitis (➤ Kap. 8.4.3) kann sich ein rachitischer Rosenkranz (aufgetriebene, zunächst tast- und später auch sichtbare Rippenknorpel-Knochen-Grenze) finden. Invertierte Mamillen können ein Hinweis auf eine kongenitale Glykosylierungsstörung (CDG) sein (➤ Kap. 7.11). Ein großer Mamillenabstand kann auf genetische Syndrome hinweisen (z. B. Turner-Syndrom, ➤ Kap. 8.2).

Ein in der **Auskultation** lokal oder einseitig verschärftes Atemgeräusch deutet oftmals auf eine Pneumonie oder eine Fremdkörperaspiration hin. Ein normales, seitengleiches Bronchialatmen bei jungen Säuglingen (pueriles Atemgeräusch) ist physiologisch und sollte nicht mit einer Pneumonie verwechselt werden. Eine **Perkussion** der Lunge sollte bei seitendifferentem Atemgeräusch oder mit der Frage nach einem Pneumothorax bzw. Pleuraergüssen erfolgen; es kann bei Säuglingen und Kleinkindern unter Umständen schwierig sein, damit diskrete Abweichungen zu erkennen. Für die Auskultation sollte ein kindgerechtes Stethoskop mit kleinem und wegen der Kälte nichtmetallischem Mikrofon verwendet werden. Es ist besonders auf einen symmetrischen Seitenvergleich zu achten.

MERKE

Ein großer Mamillenabstand kann auf ein genetisches Syndrom hinweisen (z. B. Turner-Syndrom).

Herz und Kreislauf

Ausführliche Hinweise zur Auskultation des Herzens finden sich in ➤ Kap. 15. Von besonderer Bedeutung ist neben der allgemeinen Pulspalpation gerade im Neugeborenen- bzw. Säuglingsalter die Palpation der **Femoralis- bzw. Fußpulse** (z. B. zur frühzeitigen Erkennung einer Aortenisthmusstenose, bei der eine Diskrepanz zwischen sehr gut palpierbaren Pulsen der oberen Körperhälfte und fehlenden oder schlecht spürbaren, verzögerten Pulsen der unteren Körperhälfte besteht). In Analogie dazu findet sich auch eine Diskrepanz zwischen einem hohen **Blutdruck** an den oberen und einem tiefen bis nicht messbaren Blutdruck an den unteren Extremitäten. Zur Erfassung eines dieser Befunde und auch eines evtl. sonst über viele Jahre nicht erkannten Hypertonus muss der Blutdruck technisch korrekt gemessen werden. Altersspezifische Puls- und Blutdruckwerte sind bei der Beurteilung jeweils zu berücksichtigen.

Abdomen

Die **Palpation des Abdomens** bei Säuglingen gelingt am besten bei im Hüftgelenk gebeugten Beinen, da sich der Bauch dann entspannt. Zudem sollte man die Phase des Luftholens bei etwaigem Schreien zur Palpation nutzen. Eine gründliche, tiefe Palpation des Abdomens ist vor allen Dingen bei Säuglingen und Kleinkindern wichtig, um z. B. einen sich längere Zeit entwickelnden symptomlosen Wilms-Tumor oder ein Neuroblastom (➤ Kap. 18) frühzeitig zu erkennen und einer Therapie zuzuführen. Neben Resistenzen ist auch auf Abwehrspannung, Druckschmerz oder Hinweise auf Aszites zu achten. Darmgeräusche (z. B. fehlend, lebhaft, klingend) können auf einen Ileus oder eine Gastroenteritis hinweisen.

Die **Lebergröße** (in der Medioklavikularlinie) kann differenzialdiagnostisch hilfreich sein. Insbesondere ist darauf zu achten, dass eine Hepatomegalie bei Vorliegen einer Obstruktion und tiefsitzenden Zwerchfellen nur vorgetäuscht sein kann. Demgegenüber kann eine bis in das kleine Becken vergrößerte Leber (z. B. bei Glykogenspeicherkrankheiten, ➤ Kap. 7.4.6) leicht übersehen werden, da sich kein Leberrand palpieren lässt. Neben der Lebergröße sollten ggf. auch Angaben zur Konsistenz und zum Rand der Leber gemacht werden.

Die **Milz** sollte physiologischerweise nur bei tiefer Inspiration palpabel sein. In Analogie zur stark vergrößerten Leber kann auch eine stark vergrößerte Milz in der vorderen Axillarlinie (z. B. bei Leukosen) übersehen werden, da bei der Palpation die Finger schon direkt auf die Milz aufgesetzt werden und daher der Rand nicht bemerkt wird. Die Größen sowohl der Leber als auch der Milz können mit einer Kratzauskultation bestimmt werden. Bei chronisch obstipierten Patienten lassen sich oftmals insbesondere im Unterbauch links Kotballen (Skyballa) tasten, die nach der Darmentleerung nicht mehr nachweisbar sind.

MERKE

Von besonderer Bedeutung ist die Erfassung einer vergrößerten Leber und/oder Milz.

Extremitäten

Bei der Untersuchung der Extremitäten ist vor allem auf Bewegungseinschränkungen, Asymmetrien, Varus- und Valgusdeformitäten sowie Gelenkschwellungen oder Verletzungen zu achten. Viele Kinder zeigen im Kleinkindalter einen physiologischen Innenrotationsgang, der sich später bei Änderung des Antetorsionswinkels im Hüftgelenk verliert. Im Kleinkindalter auftretende Knicksenkfüße sind i. d. R. physiologisch. Barfußlaufen unterstützt die Entwicklung des Fußgewölbes. Auch Schmerzen bei der Palpation oder bei Bewegung sind zu beachten. Beim Säugling ist die Hüftabduktion zu prüfen. Dazu werden bei dem auf dem Rücken liegenden Kind die Oberschenkel in den Hüften rechtwinklig gebeugt und dann abduziert. Eine Hemmung der Abduktion kann ein Hinweis auf das Vorliegen einer Hüftdysplasie sein.

Neurologische Untersuchung einschließlich Beurteilung der statomotorischen Entwicklung

Die neurologische Untersuchung (inkl. physiologischer Reflexe, Lagereaktionen, Muskeleigenreflexen, Fremdreflexen, Motorik und Kraftprüfung etc.) und die Beurteilung der statomotorischen und mentalen Entwicklung ist – abhängig vom jeweiligen Alter und Fall – individuell orientierend oder sehr ausführlich vorzunehmen. Eine zuverlässige Aussage ist nur beim ruhigen Kind sicher möglich. Die Untersuchungstechniken werden ausführlich in ➤ Kap. 20.2 abgehandelt.

HNO-Untersuchung

Grobe Testungen der **Hörfähigkeit** sind im Säuglingsalter möglich, indem z. B. geprüft wird, ob das Kind auf das Anschlagen einer Glocke oder das Rascheln eines Schlüsselbunds bzw. das Zusammendrücken von Papier reagiert. Sinnvoll ist die Anwendung einer Hochtonrassel. Die Geräusche sollten außerhalb seines Blickfelds und ohne Erzeugung eines Luftstroms ausgelöst werden. Wichtig ist eine Früherfassung von Hörschäden (siehe Hörscreening, ➤ Kap. 2.4.2).

Ophthalmologische Untersuchung

Im Rahmen der Inspektion ist z. B. auch auf das Vorliegen eines Nystagmus zu achten, der zentral u. a. im Rahmen von entzündlichen Prozessen oder bei Hirntumoren auftreten kann. Schielende Kinder sollten zeitnah einem Augenarzt vorgestellt werden. Die Prüfung der **Gesichtsfelder** und der **Bulbomotorik** wird durch eine direkte Beleuchtung der **Pupille** (Transillumination) ergänzt. Bei fehlendem Aufleuchten besteht der Verdacht auf eine Katarakt. Eine **Augenspiegelung** (z. B. bei Hirndruck, Pseudotumor cerebri oder Optikusatrophie) bzw. eine **Spaltlampenuntersuchung** (z. B. bei Katarakt oder Hornhauttrübungen) kann differenzialdiagnostisch wertvolle augenärztliche Hinweise liefern. Bei weißem Aufleuchten des Augenhintergrunds (Leukophorie, sogenanntes Katzenaugenphänomen) muss ein Retinoblastom ausgeschlossen werden.

Zu Augenuntersuchungen im Rahmen der Vorsorgeuntersuchungen wird auf das Sehscreening (➤ Kap. 2.4.3) verwiesen.

MERKE
Bei direkter Beleuchtung der Pupille ist das fehlende Aufleuchten ein Hinweis auf das Vorliegen einer Katarakt.

Psychologische Untersuchung

Eine ausführliche psychologische Untersuchung bzw. Diagnostik wird in den Fällen notwendig, bei denen u. a. eine Leistungsdiagnostik zur kognitiven Beurteilung bei neurologischen oder metabolischen Krankheiten (z. B. Retardierung, Epilepsie) erfolgen muss. Auch im Rahmen der differenzialdiagnostischen Abklärung, ob eine psychosomatische Erkrankung vorliegt, ist eine psychologische Untersuchung erforderlich.

1.3 Einfache Arbeitstechniken

1.3.1 Venöse, arterielle und kapilläre Punktionen

Venöse Punktionen

Eine der häufigsten Maßnahmen im klinischen Alltag ist die Durchführung einer Blutentnahme. Die venöse Blutentnahme ist dabei die bevorzugte Technik zur Gewinnung von Blut für klinisch-chemische, mikrobiologische, molekulargenetische und andere Laboruntersuchungen. Die Abnahme einer Blutkultur (z. B. bei V. a. Sepsis oder Endokarditis) muss stets vor Beginn einer antibiotischen Therapie erfolgen.

Grundsätzlich sollte die Indikation für eine Punktion immer kritisch geprüft werden. Notwendige Laboruntersuchungen müssen gründlich geplant werden, damit nichts Wesentliches vergessen wird. Es sollte so wenig Blut wie möglich abgenommen werden. Bei Unklarheiten, insbesondere bei sehr schwierigen Blutentnahmen und Neugeborenen bzw. Säuglingen, ist zuvor mit dem Labor abzuklären, welche Mindestmenge für die geplanten Untersuchungen benötigt wird. Es empfiehlt sich auch, eine Prioritätenliste im Kopf zu haben, falls die gesamte Blutmenge nicht ausreichen sollte. Zudem ist zu prüfen, ob z. B. bei neu aufgenommenen stationären Patienten Blutentnahme und Venenverweilkanüle zusammengefasst werden können (➤ Abb. 1.6). Bei sehr ängstlichen Kindern kann z. B. bei elektiven Punktionen der Schmerz beim Einstich ggf. durch die Anwendung einer anästhesierenden Creme gemindert werden.

In der Regel werden Gefäße an Armen, Beinen und Kopf punktiert. Die Kubitalvenen sollten möglichst für Notfälle, bei denen dringend ein venöser Zugang gebraucht wird, geschont werden. Dies gilt insbesondere für Früh- und Neugeborene.

Eine kurzzeitige Infusion von isoosmolaren Lösungen oder intravenöse (i. v.) Medikamentengaben können mittels Verweilkanülen oder Butterfly-Kanülen erfolgen. Der Punktionsort sollte idealerweise möglichst distal liegen. Auch in diesen Fällen ist eine Punktion der Kubitalvenen, wenn irgend möglich, zu vermeiden. Ein möglicher

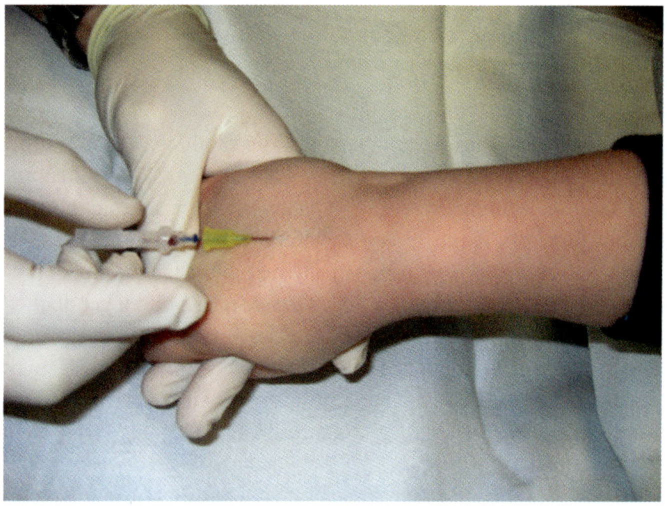

Abb. 1.6 Venöse Punktion einer Handrückenvene [R232]

Fehler ist die Punktion einer Arterie. Dies ist vor allem im Bereich der Kopfhautgefäße zu beachten, da die Gefahr von Nekrosen droht. Im Unterschied zu den Venen pulsieren die Kopfhautarterien. Zudem verfärbt sich die Umgebung des punktierten Gefäßes nach Spritzen einer geringen Menge von NaCl 0,9 % oder Glukose 5 % weiß.

MERKE
Im Rahmen venöser Punktionen sollten die Kubitalvenen möglichst für Notfälle geschont werden.

Detaillierte Ausführungen zu zentralvenösen Punktionen finden sich in ➢ Kap. 6.1.1.

Arterielle Punktionen

Arterielle Punktionen sind i. d. R. seltener, meist im Bereich der pädiatrischen Intensivmedizin, durchzuführen. Gelegentlich erfolgt eine solche bei sehr schlechten Venenverhältnissen, häufig zur Bestimmung des Säure-Basen-Haushalts bzw. zur Gewinnung einer Blutkultur. Zu den am häufigsten punktierten Arterien gehören die A. temporalis superficialis und die A. radialis, des Weiteren die A. tibialis posterior sowie die A. dorsalis pedis. Zu beachten ist, dass im Anschluss an die Punktion ausreichend lange abgedrückt wird, damit kein Hämatom entsteht.

Falls sehr häufige Blutgasanalysen oder blutige Blutdruckmessungen erforderlich werden, ist das Legen eines arteriellen Zugangs notwendig (bei Früh- und Neugeborenen: Nabelarterienkatheter; ansonsten: A.-radialis-Verweilkatheter; alternativ: A. dorsalis pedis; wegen der Gefahr der zerebralen Embolie ist die A. temporalis superficialis unbedingt zu meiden!). Über arterielle Zugänge dürfen wegen der Gefahr der Nekrosebildung keinesfalls hypertone Lösungen oder Medikamente verabreicht werden. Ein arterieller Katheter sollte, wie alle anderen Zugänge auch, nur so lange wie unbedingt nötig liegen.

MERKE
Eine Punktion der A. temporalis superficialis sollte wegen der Gefahr einer zerebralen Embolie vermieden werden.

Kapilläre Punktionen

Wesentlich einfacher zu handhaben ist die kapilläre Blutentnahme, z. B. für Blutgasanalysen, Blutzucker, Elektrolyte, Laktat, Bilirubin- und das Neugeborenenscreening auf endokrinologische und metabolische Störungen (Guthrie-Test, ➢ Kap. 7.3.1). Abnahmeort ist bei Neugeborenen und Säuglingen vor allem der laterale Bereich der hinteren Fußsohle (➢ Abb. 1.7). Bei älteren Kindern und Jugendlichen wird bevorzugt die laterale Fingerbeere des 3., 4. oder 5. Fingers oder das Ohrläppchen punktiert. Wichtig ist es, die Punktionsstelle zuvor anzuwärmen, da z. B. die Abnahme aus einer kühlen, schlecht perfundierten Stelle die Messwerte des Säure-Basen-Status verfälschen kann.

In der ambulanten Praxis lassen sich bei entsprechender Geräteausstattung im Präsenzlabor insbesondere das große Blutbild, CRP,

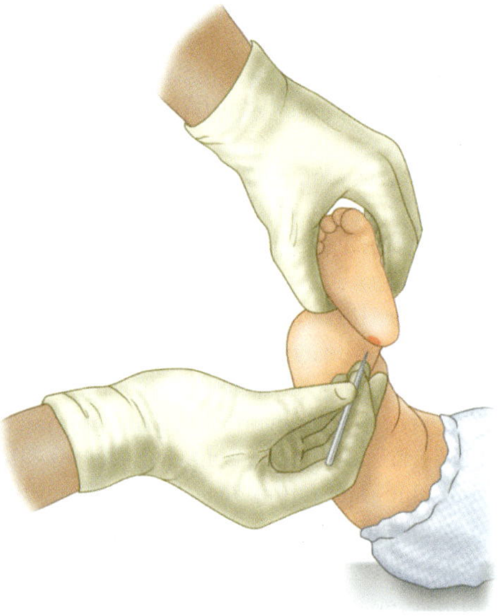

Abb. 1.7 Kapilläre Blutentnahme an der hinteren Fußsohle eines Neugeborenen [L238]

Blutglukose sowie Bilirubin bestimmen, was für die Beurteilung akuter Krankheitsbilder hilfreich sein kann.

1.3.2 Injektionen

Injektionen können je nach Indikation entweder intravenös, intrakutan (z. B. Tuberkulintestung, Allergietestung), subkutan (z. B. Insulin-, Wachstumshormon- oder Heparinapplikation) oder intramuskulär (z. B. Impfungen, Prämedikation) erfolgen.

Subkutane (s. c.) Injektionen werden bevorzugt am lateralen Oberschenkel, Oberarm oder in die Bauchhaut vorgenommen. Vor der Injektion ist zu prüfen, dass kein Blut aspiriert werden kann. Bei regelmäßiger Gabe sind die Injektionsorte häufig zu wechseln.

Die **intramuskuläre (i. m.) Injektion** erfolgt gemäß STIKO meist in das mittlere, vordere Drittel des M. vastus lateralis (ventrolaterale Quadrizepsinjektion) bzw. ventrogluteal oder in den M. deltoideus. Zu den Kontraindikationen für i. m. Injektionen zählen Gerinnungsstörungen und eine Verabreichung von Antikoagulanzien.

Praxistipp

Vorgehen bei Impfung

Nachdem Indikation und Kontraindikation geprüft sind und die Aufklärung *lege artis* erfolgt ist:
- Ruhe ausstrahlen, Worte klug wählen, um keine Angst zu verstärken.
- Impfstoff prüfen, Dosierung kontrollieren.
- Impfstoff aufziehen, dann trockene, neue Nadel aufsetzen. Der Impfstoff sollte die Kanüle nicht benetzen!
- Injektionsstelle festlegen (s. o.).
- Desinfektion trocknen lassen.
- Einstich rasch in entspannte Muskulatur.

- Keine Aspiration! An den Körperstellen, die zur Injektion verwendet werden, verlaufen keine großen Blutgefäße. Außerdem verlängert eine Aspiration die Injektionszeit und ist schmerzhaft!
- Langsame Injektion des Impfstoffs; den Patienten dabei beobachten.
- Anschließend Dokumentation der Impfung mit Name, Datum und Dosis im Impfpass.
- Verhaltenshinweise nach Impfung erläutern.

1.3.3 Lumbalpunktion

Die häufigste Indikation zur Durchführung einer Lumbalpunktion ist der Verdacht auf das Vorliegen einer Meningitis oder Enzephalitis. Weitere Indikationen umfassen neben einigen anderen Erkrankungen vor allem die Diagnostik neurometabolischer Erkrankungen, das Guillain-Barré-Syndrom und Leukämien.

Eine Hirndruckerhöhung stellt wegen der Gefahr der Einklemmung eine absolute Kontraindikation zur Durchführung einer Lumbalpunktion dar. Vor der Durchführung einer Punktion sollte der Augenhintergrund zum Ausschluss einer Stauungspapille gespiegelt werden.

Zur Vorbereitung der Punktion zieht man eine Verbindungslinie zwischen beiden Darmbeinkämmen und punktiert einen Interspinalabstand tiefer (entspricht L4 und L5). Beim Säugling wird die Punktion bevorzugt in Seitenlage mit stark gekrümmten Beinen (➤ Abb. 1.8), bei Kleinkindern und älteren Kindern i. d. R. im Sitzen durchgeführt. Bei der Vorbereitung und Durchführung der Punktion ist auf **gründliche Desinfektion und Sterilität** zu achten! Eine mikroskopische Untersuchung mit Bestimmung der Zellzahl im Liquor sollte möglichst zeitnah im Anschluss an die Punktion erfolgen. Im Rahmen einer Lumbalpunktion ist es neben der diagnostischen Gewinnung von Liquor auch möglich, intrathekale Injektionen vorzunehmen, z. B. die Gabe von Methotrexat zur Behandlung einer Leukämie.

MERKE
Eine Erhöhung des Hirndrucks ist eine Kontraindikation für die Durchführung einer Lumbalpunktion.

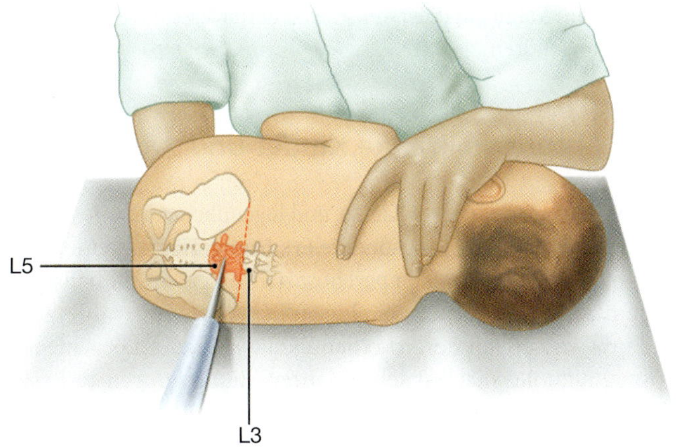

Abb. 1.8 Durchführung einer Lumbalpunktion beim Säugling [L238]

1.3.4 Uringewinnung

Bei Verdacht auf das Vorliegen einer Harnwegsinfektion (HWI) oder Pyelonephritis und bei jedem Kind mit Fieber unklarer Genese sollte der Urin untersucht werden. Es ist dafür Sorge zu tragen, dass eine frisch gewonnene Probe zeitnah zur Zellbestimmung mikroskopiert (Fuchs-Rosenthal-Zählkammer) und für weitere Untersuchungen direkt in das Labor transportiert wird.

Die Gewinnung von Urin kann bei Neugeborenen und Säuglingen mithilfe eines selbstklebenden Beutels über der Harnröhrenöffnung erfolgen. Dabei besteht jedoch die Gefahr eines falsch positiven Ergebnisses durch eine Kontamination. Eine Mischkultur oder ein mikroskopischer Bakteriennachweis bei fehlender Leukozyturie spricht z. B. für eine Kontamination. Das Ergebnis eines Beutelurins ist kritisch zu hinterfragen: Der negative prädiktive Wert ist hoch, der positive prädiktive Wert wegen potenzieller Kontamination niedrig. Ein Beutelurin ist daher nur als Screeningmethode zum Ausschluss einer HWI anzusehen (hoher negativer prädiktiver Wert); bei einem positiven Befund muss sich weitere Diagnostik anschließen.

Genereller Standard ist dafür die Gewinnung von **Mittelstrahlurin,** die auch bereits bei Säuglingen und Kleinkindern möglich ist. Dazu wird das äußere Genitale gründlich gereinigt und die Spontanmiktion geduldig abgewartet. Die erste Urinportion sollte verworfen werden; die zweite Portion wird im Becher aufgefangen und für die weitere Diagnostik verwendet.

Die genaueste Methode zur sicheren Diagnostik einer HWI ist die Durchführung einer **Blasenpunktion** (➤ Abb. 1.9). Hierbei wird die gefüllte Blase nach Desinfektion unter sterilen Bedingungen in der Mittellinie 1–2 cm oberhalb der Symphyse punktiert. Der Einstichwinkel sollte 90° zur Bauchhaut betragen. Bei anderen Einstichwinkeln besteht

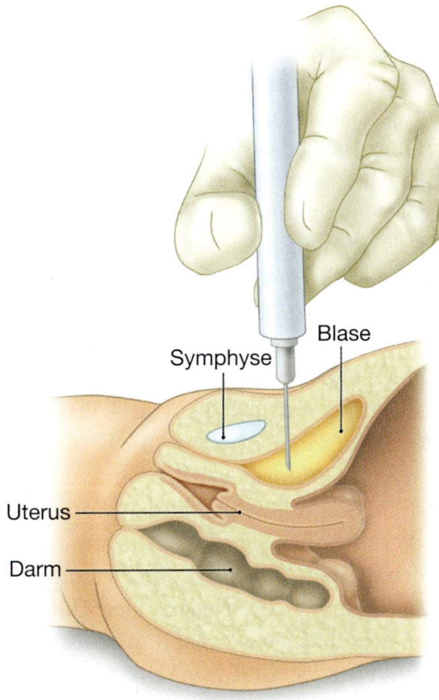

Abb. 1.9 Durchführung einer Blasenpunktion [L238]

die Gefahr einer Punktion des retropubischen Raums. Bei Unsicherheiten kann die Punktion auch unter sonografischer Kontrolle erfolgen.

Eine Gewinnung von Urin durch Katheterisierung erfolgt i. d. R. in Rückenlage. Dabei sollte immer ein Gefäß zum Auffangen von Mittelstrahlurin bereitgehalten werden, falls es im Rahmen der Vorbereitung zu einer spontanen Miktion kommen sollte. Neben einer gründlichen Desinfektion ist auch ein steriles, anästhesierendes Gleitmittel zu verwenden.

1.4 Besonderheiten im Umgang mit Patienten und Eltern

1.4.1 Das Informations- und Aufklärungsgespräch mit Patienten und Eltern

Jedes Kind bzw. jeder Jugendliche und dessen Eltern haben einen gesetzlichen Anspruch auf umfassende Information über sämtliche diagnostischen und therapeutischen Maßnahmen sowie über die Diagnose und Prognose der zugrunde liegenden Erkrankung. Alle diagnostischen und therapeutischen Eingriffe bedürfen grundsätzlich der **Einwilligung des Erziehungsberechtigten.**

Der Arzt ist verpflichtet, den Patienten bzw. seine Sorgeberechtigten **in verständlicher Form** aufzuklären. Dies gilt auch für Patienten mit eingeschränkten kognitiven Fähigkeiten (§ 630c, e BGB: Informations- und Aufklärungspflichten). Eine Vertrauensbasis kann nur hergestellt werden, wenn das Gespräch in verständlicher Form geführt wird und alle Fragen gestellt und, soweit möglich, auch beantwortet werden. Von besonderer Bedeutung sind Gespräche, in denen erstmals über eine schwere Erkrankung (z. B. Fehlbildungen, onkologische Erkrankung), Behinderungen, unerwartete Komplikationen oder etwaige Nebenwirkungen diagnostischer oder therapeutischer Maßnahmen gesprochen werden muss. Voraussetzungen für solche Gespräche sind neben der Fach- und Sachkompetenz des Arztes ausreichend Zeit, Verständnis und Empathie für das Kind und seine Eltern. Der Arzt muss sich bewusst sein, dass durch die Inhalte des Gesprächs mit der Übermittlung neuer schwerwiegender Diagnosen oder Komplikationen die ganze Familie zunächst massiv belastet und beeinflusst wird. Es ist empfehlenswert, auf vorbereitetes Text- und Bildmaterial zurückzugreifen und medizinische Fachausdrücke, wenn notwendig, verständlich zu erklären. In der Regel muss am Ende eines solchen Gesprächs das Angebot einer Gesprächswiederholung stehen.

Zu Beginn eines Gesprächs sollte sich der Arzt nach der Eröffnung zunächst einen Überblick über die aktuelle Verfassung und den Wissensstand der Eltern verschaffen. Im Anschluss daran empfiehlt es sich, die bisherigen Maßnahmen und den Verlauf kurz zusammenzufassen. Danach sollte er mit verständlichen Worten die aktuellen Befunde und, sofern möglich, eine klare Diagnose erläutern. Anschließend werden, wenn möglich, präzise Therapieempfehlungen gegeben bzw. Behandlungskonzepte oder andere Hilfsangebote vorgestellt. Das gesamte Gespräch muss vom Arzt mit einem hohen Maß an **Empathie** geführt werden. Gerade in kritischen Situationen oder bei Uneinigkeit muss es aber auch von **Sachlichkeit** geprägt sein. Dabei ist auf die nonverbalen Zeichen (z. B. Körpersprache, Mimik, Gestik, Ton und Klang der Stimme) zu achten. Vor Beendigung des Gesprächs muss sich der Arzt unbedingt vergewissern, dass die Eltern alle Fragen, die sie beschäftigen, stellen konnten und dass in Bezug auf das festgelegte diagnostische bzw. therapeutische Vorgehen Einigkeit besteht.

Die wesentlichen Gesprächsinhalte und -teilnehmer sollten **schriftlich dokumentiert** werden. Zwischen dem Gespräch und den diagnostischen oder therapeutischen Eingriffen muss ein angemessener Zeitraum liegen – i. d. R. 24 h, Notfälle ausgenommen. Dabei müssen die Verhältnismäßigkeit und die Entscheidungsfreiheit immer gewahrt sein.

MERKE

Zwischen einem aufklärenden Gespräch und einem diagnostischen oder therapeutischen Eingriff sollte i. d. R. ein Zeitraum von 24 h liegen (Notfälle ausgenommen).

1.4.2 Kinder und Jugendliche mit Migrationshintergrund

Der Anteil von Kindern und Jugendlichen aus anderen, insbesondere nicht deutschsprachigen Herkunftsländern kann je nach regionaler Lage und in den Notfallambulanzen sehr hoch sein. In diesen Fällen sind die Sprachkenntnisse und der soziale sowie kulturelle Hintergrund ausreichend zu berücksichtigen.

Ein geschulter und medizinisch erfahrener Dolmetscher steht nicht immer zur Verfügung. Vor allem bei Gesprächen von grundsätzlicher Bedeutung und einer gewissen Tragweite (z. B. vor operativen Eingriffen, bei schweren akuten oder chronischen Erkrankungen, Schulungen etc.) ist es aber zwingend notwendig, dass ein Dolmetscher beim Gespräch anwesend ist. Ausländische Krankenunterlagen und Berichte sollten ebenfalls immer von einem geschulten Fachmann mit ausreichenden medizinischen Kenntnissen übersetzt werden, da es ansonsten zu schwerwiegenden Missverständnissen kommen kann.

Gesprächsführung und Wortwahl bei der Erklärung von Sachverhalten und Krankheiten erfordern auch bei ausreichendem Sprachverständnis die besondere Berücksichtigung der kulturellen und sozialen Besonderheiten. Bei der körperlichen Untersuchung von Mädchen bzw. Jugendlichen bedarf es generell eines speziellen Taktgefühls; in besonderem Maße gilt dies, wenn sie anderen Kulturkreisen als dem eigenen angehören.

1.4.3 Chronisch kranke Kinder und Jugendliche

Die Zahl chronisch kranker Kinder und Jugendlicher nimmt stetig zu. Ihre Betreuung erfordert besondere Erfahrung. Häufig werden diese Patienten und ihre Familien psychosozial von einem spezialisierten Team betreut. Die Kinder, die Jugendlichen und/oder ihre Eltern sind im Umgang mit der Erkrankung und speziell zu beachtenden Maßnahmen meist selbst sehr erfahren. Bemerkungen zu Besonderheiten oder ungewöhnlichen Abläufen vonseiten der Kinder und Jugendlichen bzw. ihren Eltern müssen immer sehr ernst genommen werden. Gespräche z. B. über Prognose, Komplikationen oder neue

Behandlungsformen sollten i. d. R. immer mit dem betreuenden bzw. einem sehr erfahrenen Arzt oder Team erfolgen. Grundsätzlich gilt, dass gerade Aufklärungsgespräche mit Jugendlichen von einem hohen Maß an Einfühlungsvermögen und Ehrlichkeit geprägt sein müssen. Da gerade bei chronischen Erkrankungen oft eine Vielzahl an speziellen Fragen gestellt wird, sind Sachkenntnis und Vorbereitung nötig. Falsche Aussagen lassen sich hinterher nur schwer korrigieren und können den Aufbau eines Vertrauensverhältnisses schwer beschädigen.

MERKE
Chronisch kranke Kinder, Jugendliche und ihre Eltern sind meist sehr erfahren im Umgang mit der Erkrankung. Bemerkungen zu Veränderungen und Auffälligkeiten müssen stets sehr ernst genommen werden.

Frühzeitig sollte auch daran gedacht werden, dass Jugendliche mit einer chronischen Erkrankung erwachsen werden und rechtzeitig aus der Betreuung durch einen Kinder- und Jugendarzt an einen Erwachsenenmediziner abgegeben werden sollten (Transition). Dies betrifft z. B. angeborene Stoffwechselerkrankungen (u. a. Mukoviszidose, Glykogenspeicherkrankheiten), neurologische Krankheiten (u. a. Epilepsie), Diabetes mellitus, aber auch onkologische Erkrankungen oder komplexe angeborene Herzfehler. Daher muss eine qualifizierte und möglichst ortsnahe Betreuung in der Erwachsenenmedizin vorbereitet und sichergestellt werden. Das Angebot von **Übergangssprechstunden** (etwa ab einem Alter von 16–18 Jahren) gemeinsam mit z. B. Internisten oder Neurologen bietet eine gute Voraussetzung dafür. Der Übergang muss schonend und unter Berücksichtigung der individuellen Voraussetzungen erfolgen, da gerade diese Patienten einer intensiven persönlichen Betreuung auch über das Kindes- und Jugendalter hinaus bedürfen.

1.4.4 Umgang mit sterbenden Kindern und Jugendlichen

Glücklicherweise können mehr als 99 % der Kinder und Jugendlichen, die stationär in einer Kinderklinik aufgenommen werden, meist gesünder als vorher entlassen werden. Der Umgang mit dem geringen Anteil an schwer kranken und sterbenden Kindern und Jugendlichen erfordert ein hohes Maß an sozialer und emotionaler Kompetenz. Dabei kann es einen Unterschied machen, ob das Kind schon kurz nach der Geburt oder erst im späteren Kindesalter schwer erkrankt bzw. verstirbt. Früh- und Neugeborene sind die Gruppe von Kindern, die am häufigsten in der Klinik versterben, da sie z. B. durch Fehlbildungen, extreme Unreife, Asphyxie oder aus anderen Gründen nicht lebensfähig sind. Im Kleinkindalter gehören Unfälle bzw. onkologische Erkrankungen zu den häufigsten Todesursachen. Darüber hinaus kommt es auch bei einigen chronischen Erkrankungen zu Todesfällen.

Für die verschiedenen Situationen – Erkrankung und/oder Tod kurz nach Geburt oder plötzliche Erkrankung und/oder Tod im Kindes- bzw. Jugendalter im Rahmen einer chronischen Erkrankung – ist es notwendig, ein professionell geschultes Palliativteam aus Ärzten, Psychologen und Sozialarbeitern vor Ort zu haben, um eine optimale und abgestimmte medizinische und psychosoziale Betreuung zu gewährleisten. Weitere Mitglieder eines solchen Teams können Pflegekräfte, Lehrer, Erzieher, Physiotherapeuten und Geistliche sein. Der gemeinsame Dialog der verschiedenen Professionen muss dabei zur individuellen Unterstützung des Patienten, der Eltern und anderer Familienangehöriger genutzt werden, um die anstehende Situation bewältigen zu können und um entsprechende Hilfestellung zu geben. Im Rahmen einer Sterbebegleitung von schwer kranken Kindern und Jugendlichen muss die Möglichkeit gegeben sein, zeitnah Gespräche mit den verschiedenen Professionen führen zu können. Diese Gespräche müssen von Offenheit und Ehrlichkeit geprägt sein. Soweit es die Klinikstruktur erlaubt, sollte dem Wunsch der Kinder, der Jugendlichen und ihrer Familien entsprochen werden, dass die Begleitung durch diejenigen Personen erfolgt, die sie bereits lange kennen und denen sie vertrauen. Es wird vorausgesetzt, dass eine individuell ausgerichtete Schmerztherapie die Grundlage für eine optimale Betreuung und Begleitung von sterbenden Kindern und Jugendlichen ist.

KAPITEL

2

Hans Martin Bosse, Thomas Fischbach und Ertan Mayatepek

Vorsorgeuntersuchungen

2.1 Hintergrund

Vorsorgeuntersuchungen sollen die gesunde Entwicklung von Kindern und Jugendlichen aus ihren eigenen Ressourcen heraus fördern (primäre Prävention). Dazu gehört gemäß der Definition von Gesundheit durch die Weltgesundheitsorganisation (WHO) eine normale körperliche, geistige und soziale Entwicklung.

Die SARS-CoV2-Pandemie ist vermutlich an keinem Kind und keiner Jugendlichen spurlos vorübergegangen: geschlossene KiTas und Schulen, reduzierte Sozialkontakte, Lernlücken, weniger Bewegung, ausgefallene Klassenfahrten, Familienferien oder Abiturfeiern. In den aktuellen Studien dazu finden sich u. a. deutliche Lernrückstände und eine Zunahme von psychischen Erkrankungen bei Kindern und Jugendlichen. In diesem Kontext kommt den Vorsorgeuntersuchungen eine noch wichtigere Bedeutung zu, bei Kindern und Jugendlichen diejenigen Bereiche zu identifizieren, in denen ihre Stärken und Ressourcen liegen bzw. in denen sie Unterstützung und Förderungsbedarf haben.

MERKE

Artikel 24 der UN-Kinderrechtskonvention garantiert *„das Recht des Kindes auf das erreichbare Höchstmaß an Gesundheit"* und dass *keinem* Kind das Recht auf Zugang zu derartigen Gesundheitsdiensten vorenthalten wird.

In Deutschland werden Vorsorgeuntersuchungen für Kinder seit 1971 als medizinische Pflichtleistungen der gesetzlichen Krankenversicherung (GKV) durchgeführt. Die Rechtsgrundlage für die Durchführung der Vorsorgeuntersuchung für Kinder U2 bis U9 bildet die Richtlinie zur Früherkennung von Krankheiten bei Kindern (kurz: Kinder-Richtlinie) des Gemeinsamen Bundesausschusses (G-BA). Seit den 1970er-Jahren sind die Anzahl und der Umfang der Kindervorsorgeuntersuchungen mehrfach ausgeweitet worden. Erst seit 2016 haben mit der Neufassung der Kinder-Richtlinie primärpräventive Aufgabenstellungen Eingang in das Kindervorsorgeprogramm gefunden (G-BA 2016). Ursprünglich handelte es sich bei den Kindervorsorgen ausschließlich um „Früherkennungsuntersuchungen", d. h. um das Erkennen schon bestehender oder angelegter Störungen (Sekundärprävention).

Abgebildet sind die Leistungen der Vorsorgeuntersuchungen im Kinderuntersuchungsheft („Gelbes Heft") des G-BA (➤ Abb. 2.1). Dieser Rechtsrahmen hat im Bereich der privaten Krankenversicherungen (PKV) keine Gültigkeit; dort haben die Kinder und Jugendlichen bis zum 14. Lebensjahr einen Anspruch auf jährliche Vorsorgeuntersuchungen.

Für Kinder und Jugendliche werden von der Geburt bis zur Volljährigkeit bisher elf Vorsorgeuntersuchungen von den GKV übernommen: die U1 bis U9 im Gelben Heft sowie die J1 auf einem eigenen Dokumentationsbogen. Empfohlen werden drei zusätzliche Vorsorgeuntersuchungen: U10, U11 und J2 (➤ Tab. 2.1), die nicht zum Leistungskatalog der GKV zählen, aber von vielen Krankenkassen als sogenannte Satzungsleistungen im Rahmen von Selektivverträgen übernommen werden. Eine Überführung in den Leistungskatalog der GKV ist beabsichtigt.

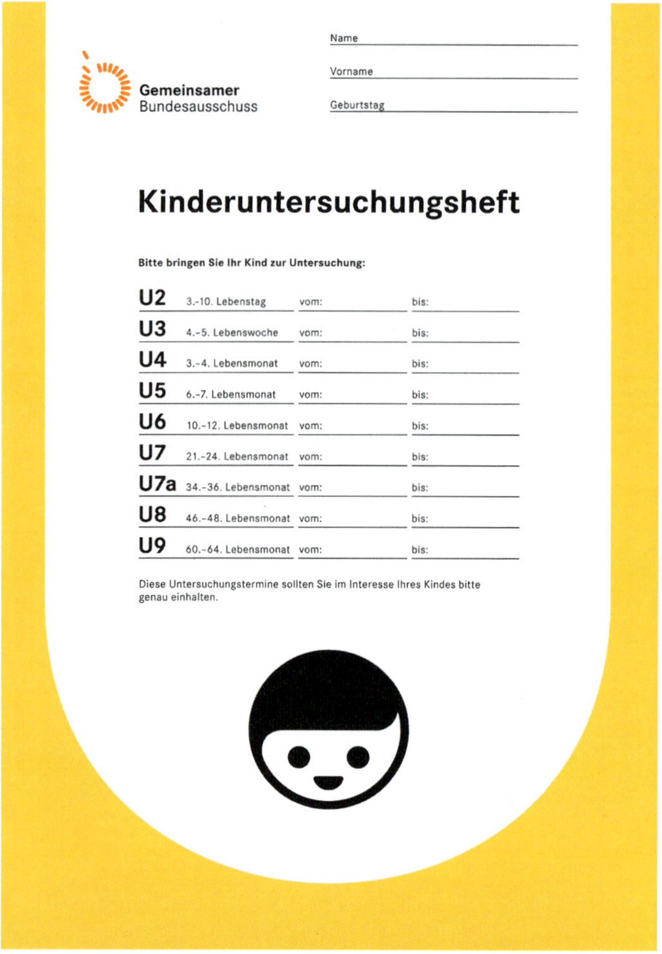

Abb. 2.1 Kinderuntersuchungsheft© („Gelbes Heft") des Gemeinsamen Bundesausschusses (G-BA) [X354]

Tab. 2.1 Zeitpunkte und Toleranzgrenzen der Durchführung von Vorsorgeuntersuchungen*

Untersuchung	Zeitraum	Toleranzgrenze
U1	**1. Lebenstag, unmittelbar nach Entbindung**	
U2	**3.–10. Lebenstag**	3.–14. Lebenstag
U3	**4.–5. Lebenswoche**	3.–8. Lebenswoche
U4	**3.–4. Lebensmonat**	2.–4. Lebensmonat
U5	**6.–7. Lebensmonat**	5.–8. Lebensmonat
U6	**10.–12. Lebensmonat**	9.–14. Lebensmonat
U7	**21.–24. Lebensmonat**	20.–27. Lebensmonat
U7a	**34.–36. Lebensmonat**	33.–38. Lebensmonat
U8	**46.–48. Lebensmonat**	43.–50. Lebensmonat
U9	**60.–64. Lebensmonat**	58.–66. Lebensmonat
U10	**7–8 Jahre**	7. Geburtstag bis 1 Tag vor 9. Geburtstag
U11	**9–10 Jahre**	9. Geburtstag bis 1 Tag vor 11. Geburtstag
J1	**13 Jahre**	12. Geburtstag bis 1 Tag vor 15. Geburtstag
J2	**16–17 Jahre**	16. Geburtstag bis 1 Tag vor 18. Geburtstag

* Gemeinsamer Bundesausschuss (U2–U9, J1), Berufsverband der Kinder- und Jugendärzte (BVKJ) e.V. (U10, U11 und J2)

Für die der Kinder-Richtlinie unterliegenden Kindervorsorgen U2 bis U9 besteht in vielen Bundesländern inzwischen ein „verbindliches Einladungswesen" der Gesundheitsbehörden, um säumige Eltern zur Teilnahme am Kindervorsorgeprogramm zu bewegen. Die Toleranzgrenzen sind hierbei i. d. R. ausgesetzt.

2.2 Ziele der Vorsorgeuntersuchungen

Kindervorsorgeuntersuchungen sind als Screeninguntersuchungen angelegt und können weitere vertiefende Untersuchungen nach sich ziehen. Jeder Vorsorgeuntersuchung ist im Gelben Heft eine einseitige Elterninformation sowie eine Seite vorangestellt, auf der sich Eltern vorher Beobachtungen, Auffälligkeiten und Fragen notieren können. Die Ziele und Schwerpunkte der Vorsorgeuntersuchungen sind:

- Umfangreiche Anamnese erheben
- Vollständige körperliche Untersuchung durchführen (mit definierten altersentsprechenden Schwerpunkten)
- Interaktion zwischen Kind und primärer Bezugsperson beurteilen (U3–U6)

- Orientierend die Entwicklung beurteilen (U3–U9)
- Antizipatorisch beraten als primäre Prävention (u. a. zu Motorik, Sprache, Impfungen)
- Einen möglichen „erweiterten Beratungsbedarf" erfassen und Hilfsangebote formulieren

In ihrem Ursprung in den 1970er-Jahren zielten diese Untersuchungen vor allem auf eine Früherkennung von körperlichen Erkrankungen und Entwicklungsstörungen, um dann als sekundäre Prävention entsprechende Maßnahmen einzuleiten. Auch heute bestimmt das noch einen Großteil der Vorsorgeuntersuchungen: Als Entwicklungsscreening werden grundlegende Basisfertigkeiten mit einem zeitlichen Aufwand von etwa 30 min nach dem „Grenzsteinprinzip" geprüft (Befragung der Eltern). Allen abgefragten Entwicklungsständen ist gemein, dass sie von mindestens 90 % der Altersgruppe erfüllt werden. Als auffällig gilt also, wer zu den 10 % gehört, die das abgefragte Item (noch) nicht erfüllen. Die individuelle Entwicklung verläuft sehr variabel, daher sind Abweichungen nicht mit einer Entwicklungsstörung gleichzusetzen.

Von der U3 bis zur U6 werden die Untersuchungen durch die „Beobachtung der Interaktion zwischen Kind und Bezugsperson" ergänzt. Ziel ist es, Familien, wenn nötig, frühzeitig zu unterstützen („Frühe Hilfen"). Bei Auffälligkeiten entscheidet der Untersucher, ob das Kind zeitnah zu einer Nachuntersuchung einbestellt werden soll oder ob bei einem Hinweis auf eine Entwicklungsstörung weitere Untersuchungen stattfinden müssen. In einem nachgeschalteten, validierten Entwicklungstest werden dann Ressourcen und Defizite detailliert bestimmt, allerdings auch mit deutlich höherem Zeitaufwand. Diese Leistungen sind nicht Bestandteil der Vorsorgeuntersuchung.

Der traditionelle Schwerpunkt in der Kinder- und Jugendmedizin liegt darauf, eine gesunde körperliche Entwicklung der Kinder und Jugendlichen zu begleiten und zu fördern. Mittlerweile liegt der Fokus zudem auch darauf, eine gesunde geistige und soziale Entwicklung durch eine antizipatorische Beratung zu fördern. Ziel ist es, Stärken des Kindes offenzulegen und einer Überforderung der Eltern, einer Vernachlässigung des Kindes oder gar einem Missbrauch vorzubeugen. In seiner neuesten Version der „Kinder-Richtlinie" von 2016 fokussiert der G-BA bei den einzelnen Vorsorgeuntersuchungen daher stärker auf einen sozialpädiatrischen präventiven Ansatz durch eine antizipatorische Beratung im Sinne von: Brauchen die Eltern Hilfe? Kennen sie z. B. „Frühe Hilfen" in ihrem Umfeld? Um diesen Ansatz weiter zu unterstützen, haben einige deutsche Bundesländer ein verbindliches Einlade- und Meldewesen zu den Vorsorgeuntersuchungen eingeführt.

Des Weiteren hat der Bundesgesetzgeber bei der 2021 erfolgten Novellierung des SGB VIII (Kinder- und Jugendstärkungsgesetz, KJSG) eine Beteiligung von Berufsgeheimnisträgern bei der Einschätzung hinsichtlich einer möglichen Kindeswohlgefährdung konkretisiert. In § 8a SGB VIII Absatz 1 in Verbindung mit § 4 Absatz 3 des Gesetzes zur Kooperation und Information im Kinderschutz (KKG) wird eine „angemessene Beteiligung" von Berufsgeheimnisträgern, zu denen auch Ärzte zählen, festgeschrieben, ohne dass der Gesetzgeber konkrete Vorgaben zur Umsetzung macht.

2.3 Besonderheiten bei der klinischen Untersuchung bei Vorsorgeuntersuchungen

Bei jeder Vorsorgeuntersuchung erfolgt eine vollständige körperliche Untersuchung. Darüber hinaus legt der Untersucher ein besonderes Augenmerk auf die nachfolgend erläuterten Auffälligkeiten bei der **motorischen, geistigen, sprachlichen** und **sozialen Entwicklung** (➤ Tab. 2.2).

2.3.1 Motorische Entwicklung

Es gibt zur motorischen Entwicklung im Kindesalter (noch) keine allgemein anerkannte, alle Bereiche umfassende Theorie, und insofern ist auch kein einzelner allgemeingültiger Test vorgesehen. Ein wesentlicher Bestandteil der Untersuchung motorischer Kompetenzen ist die Motoskopie, bei der das Kind hinsichtlich seiner motorischen Aktivitäten, mit seinen Fähigkeiten und Ressourcen sowie potenziellen Auffälligkeiten beobachtet wird.

Eine **umschriebene Entwicklungsstörung der motorischen Funktion** findet sich bei etwa 5 % der Kinder. Eine erkennbare Schädigung des zentralen oder des peripheren Nervensystems liegt nicht vor. Die Kinder sind motorisch ungeschickt: Sie verfügen über eine mangelhafte Koordination komplexer Bewegungsabläufe (spätes Laufen, Probleme beim Hüpfen, Werfen oder Fangen, Anziehen) und/oder wenig feinmotorisches Geschick (Stifthaltung). Diese Ungeschicklichkeit führt zu Schulproblemen und schlechten Leistungen im Sport und sekundär zu einem verminderten Selbstwertgefühl bzw. zu Mobbing mit resultierender psychischer Morbidität. Eine Entwicklungs*störung* bedeutet, dass sich mit zunehmendem Alter und mit Unterstützung die Symptome vermindern; geringere Defizite bleiben aber oft im Erwachsenenalter bestehen. Für die Grobmotorik sowie die Fein- und Graphomotorik stehen gezielte, validierte Testungen zur Verfügung.

Davon schwer abzugrenzen sind generell schlechtere motorische Leistungen durch einen zunehmenden Bewegungsmangel in unserer Gesellschaft, besonders bei Adipositas und in sozial schwachen Kreisen, was sinkende durchschnittliche Testleistungen widerspiegeln.

2.3.2 Sprachentwicklung

Als Störungen der Sprachentwicklung werden erwartet:

- **Umschriebene Entwicklungsstörungen des Sprechens und der Sprache:**
  - Reine Artikulationsstörungen in etwa 5–10 %
  - Rezeptive bzw. expressive Sprachstörungen in etwa 5–8 %
- Kombinierte Sprachbeeinträchtigung bei kognitiver Beeinträchtigung in etwa 3 %

Bei einer **Artikulationsstörung,** also einer phonetischen Störung des Sprechens, werden bestimmte Laute fehlgebildet und durch andere Laute ersetzt, die motorisch einfacher zu bilden sind. Wortschatz, Grammatik und Sprachverständnis sind normal. Häufig sind Sigmatismen (Fehllaute des „S" oder „Z") oder Rhotazismen (Fehllaute oder

Tab. 2.2 Besonderheiten im Rahmen einiger Vorsorgeuntersuchungen* [255]

Untersuchung (Alter)	Grobmotorik	Feinmotorik	Perzeption/ Kognition	Sprache	Soziale und emotionale Kompetenz	Checkliste (Auswahl)	Tipps
U3 (4.–5. Lw) 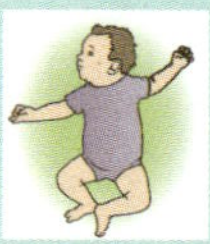	Kopf wird in schwebender Bauchlage für wenigstens 3 Sekunden gehalten und in Rumpfebene/Rückenlage mindestens 10 Sekunden in Mittelstellung gehalten	Hände werden spontan geöffnet, sind jedoch meist geschlossen	Folgt mit den Augen einem Gegenstand nach beiden Seiten bis mindestens 45°		Aufmerksames Schauen auf nahe Gesichter nächster Bezugspersonen	Impfberatung inkl. Impfstatus der Bezugspersonen Perzentilen inkl. Kopfumfang Hörscreening Augen: u. a. Transillumination Stuhlkartenfarbe? Beratung zu: Stillen, Ernährung, SIDS, Unfallverhütung, Regulationsstörungen, Rachitis- und Vitamin-K-Prophylaxe, Interaktionsbeobachtung, ggf. Frühe Hilfen?	Hinweise auf Wochenbettdepression? Erforderliche Trinkmenge und Gewichtszunahme erörtern
U4 (3.–4. Lm) 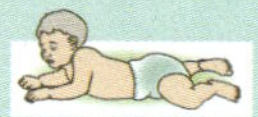	Kräftiges alternierendes und beidseitiges Beugen und Strecken der Arme und Beine Kopf wird in Sitzhaltung mindestens 30 Sekunden aufrecht gehalten Bauchlage wird toleriert Unterarmstütz Kopf wird in Bauchlage zwischen 40 und 90° mindestens 1 min gehoben	Mittellinienkontakt möglich	Fixiert ein bewegtes Gesicht und folgt ihm Wendet sich einem bekannten Geräusch zu	Differenziertes intentionelles Schreien (z. B. Hunger, Schmerz)	Freut sich über Zuwendung und hält Blickkontakt Reaktives Lächeln, („soziales Lächeln")	Perzentilen inkl. Kopfumfang Hoden deszendiert? Augen: u. a. Brückner-Test Beratung: Ernährung, Impfungen, Unfallvermeidung, Rachitisprophylaxe, Sprache, SIDS, ggf. Frühe Hilfen	Nur seriöse Informationsquellen und Beratungsportale nutzen Besondere Hinweise auf die Gefahr des Schütteltraumas und bzgl. des Passivrauchens
U5 (6. Lm) 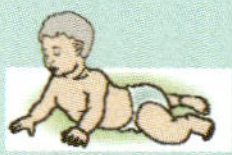	Handstütz mit Kopf 90°, Arme gestreckt Traktion: Kopf bleibt symmetrisch in Verlängerung der Wirbelsäule Drehen aus der Bauch- in die Rückenlage	Wechselt Spielzeug (z. B. Würfel) zwischen beiden Händen (Transferieren)	Ergreift und hantiert mit Spielzeug Orales und manuelles Erkunden von Objekten	Verschiedene Laute als Silbenketten („gagaga", „mamamam") Spontanes Vokalisieren für sich allein Auf Ansprache „Dialog"	Freut sich über Zuwendung, Ansprache oder Anlachen	Impfungen Perzentilen inkl. Kopfumfang Hörscreening Augen: u. a. Brückner-Test Beratung zu: Ernährung, SIDS, Sprachentwicklung, ggf. Frühe Hilfen	Das Wachstum verläuft nicht linear, es gibt Wachstumsschübe. Das muss bei der Interpretation einer Perzentilenkurve berücksichtigt werden. Erläuterung des anstehenden Übergangs der ersten in die zweite Lallphase mit Silbenkettenbildung. Ein Ausbleiben kann Hinweis auf eine Hörstörung sein. Das Kind wird mobiler! Unfallverhütung besprechen, Sicherung der Wohnung (Treppenauf- und -abgänge, Steckdosen, Haushaltschemikalien, Kleinteile).

Tab. 2.2 Besonderheiten im Rahmen einiger Vorsorgeuntersuchungen* [255] *(Forts.)*

Untersuchung (Alter)	Grobmotorik	Feinmotorik	Perzeption/ Kognition	Sprache	Soziale und emotionale Kompetenz	Checkliste (Auswahl)	Tipps
U6 (10.–12. Lm) 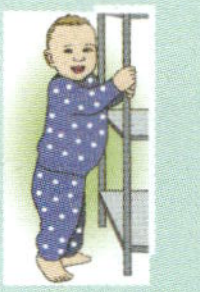	Freies Sitzen mit geradem Rücken und locker gestreckten Beinen (Langsitz) Freies Aufsetzen, Hochziehen in den Stand Stehen mit Festhalten	Pinzettengriff: greift kleinen Gegenstand mit Daumen und Zeigefinger Lässt Gegenstände in kleine Schachtel fallen Klopft zwei Würfel aufeinander	Gibt z. B. der Mutter ein Objekt nach Aufforderung	Befolgt einfache Aufforderungen („Komm her", „Gib mir") Gezieltes Einsetzen von Doppelsilben mit „a" („mama, papa")	Enge emotionale Bindung an Bezugspersonen	Perzentilen inkl. Kopfumfang Hoden deszendiert? Augen: u. a. Brückner-Test Beratung zu: Ernährung, Sprache, Unfallvermeidung, kindliche Mundhygiene (Zähneputzen starten), ggf. Frühe Hilfen	Auf die Normvarianzen der physiologischen kindlichen Entwicklung hinweisen, z. B. Poporutscher, fehlendes Krabbeln. Die Möglichkeit des sekundären Hodenhochstands erwähnen, daher ist bei jeder Vorsorge der Genitalstatus ein Muss! Geeignete Kinderzahnbürste verwenden. Wenn fluoridhaltige Kinderzahnpasta verwendet wird, keine systemische (orale) Fluoridsubstitution!
U7 (21.–24. Lm) 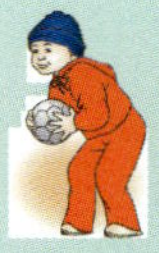	Freies Aufrichten aus Hocke Kann über längere Zeit frei und sicher gehen Geht 3 Stufen im Kinderschritt (Beistellschritt) hinunter und hält sich mit einer Hand fest Beim Laufen sicheres Ausweichen von Hindernissen	Malt flache Spirale Kann eingewickelte Bonbons oder andere kleine Gegenstände auswickeln oder auspacken Baut Turm mit 4–9 Klötzchen Brückenbauen Perlen auf Schnur auffädeln	Stapelt drei Würfel Zeigt im Bilderbuch auf bekannte Gegenstände	Kombiniert sicher zwei Wörter, Wortschatz > 20 Wörter Versteht und befolgt einfache Aufforderungen Zeigt auf mindestens drei benannte Körperteile Drückt durch Gestik oder Sprache Ablehnung aus	Bleibt und spielt etwa 15 min allein, auch wenn die Bezugsperson nicht im Zimmer, jedoch in der Nähe ist Kann mit dem Löffel essen Interessiert sich für andere Kinder	Impfungen Perzentilen inkl. Kopfumfang Augen: u. a. Brückner-Test Beratung zu: Mundhygiene und Kariesprophylaxe, Unfallverhütung, Bewegung und Ernährung, Sprachentwicklung, ggf. Frühe Hilfen	Bei stark unkooperativem Kind Wiedereinbestellung Eltern über die Wichtigkeit des Kindergartenbesuchs aufklären und eine frühzeitige Anmeldung empfehlen
U7a (34.–36. Lm) 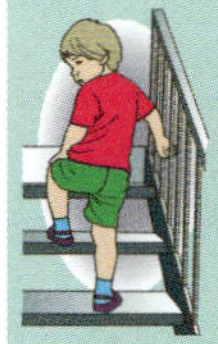	Beidseitiges Abhüpfen von der untersten Treppenstufe mit sicherer Gleichgewichtskontrolle Steigt 2 Stufen im Erwachsenenschritt („Wechselschritt"), hält sich mit der Hand fest Fährt Dreirad, ggf. Laufrad	Präziser Dreifinger-Spitzgriff auch bei sehr kleinen Gegenständen	Kann zuhören und konzentriert spielen „Als-ob-Spiele" Öffnet große Knöpfe	Spricht mindestens Dreiwortsätze Spricht in der Ich-Form Kennt und sagt seinen Rufnamen	Kann sich gut über einige Stunden trennen, wenn vertraute Person in der Nähe ist Beteiligt sich an häuslichen Tätigkeiten Rollenspiele	Perzentilen inkl. Kopfumfang Hoden deszendiert? Stereotest, Hornhautreflexbildchen, Sehtest durch nonverbale Formenwiedererkennungstests Beratung zu: Ernährung, Sprache, Unfallvermeidung, kindliche Mundhygiene (Zähneputzen starten und Verweis Zahnarzt), Impfstatus, ggf. Frühe Hilfen	Notwendigkeit des Kindergartenbesuchs (falls ausstehend) Kontinenzberatung (Belohnungsprinzip, keinen Druck aufbauen, Kontinenzentwicklung als Reifungsprozess)

2

Tab. 2.2 Besonderheiten im Rahmen einiger Vorsorgeuntersuchungen* [255] *(Forts.)*

Untersuchung (Alter)	Grobmotorik	Feinmotorik	Perzeption/ Kognition	Sprache	Soziale und emotionale Kompetenz	Checkliste (Auswahl)	Tipps
U8 (46.–48. Lm) 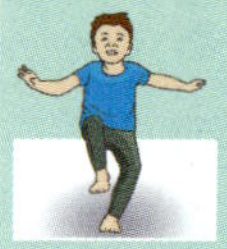	Beidseitiges freihändiges Stehen auf einem Bein (> 5 Sekunden) Hüpfen mit geschlossenen Beinen > 20–30 cm vorwärts Fersen- und Zehenspitzengang Fährt Laufrad zielgerichtet und sicher	Malstift wird richtig zwischen den ersten drei Fingern gehalten Zeichnet geschlossene Kreise und Kreuze, oft Rechtecke Malt einen „3-Teile-Menschen" und einen Kreis nach Vorlage aus bzw. nach „Kopffüßler")	Fragt die „5 Ws": Warum, Wie, Wo, Wieso, Woher?	Spricht Sechswortsätze in Kindersprache Gibt Geschichten in zeitlichem und logischem Verlauf wieder Korrekter Satzbau mit Nebensätzen Versteht Artikel, Mehrzahl, Gegensätze und Zeit	Spielt mit Gleichaltrigen Rollenspiele Hält sich an Regeln Bereit zu teilen Toleriert meist leichtere Enttäuschungen, Freude, Ängste und Stresssituationen	Impfungen Perzentilen inkl. Kopfumfang Beratung zu: Ernährung und Bewegung, Unfallverhütung, Sprachentwicklung, Medienkonsum: Der dysfunktionale Medienkonsum hat in der Pandemiezeit erheblich zugenommen. Ggf. Frühe Hilfen	Unbedingt Kindergartenbesuch, falls noch nicht der Fall Kinderturngruppen Sprachförderung Deutsch in der KiTa, wenn Deutsch Fremdsprache ist Tagsüber sichere Blasen- und Darmkontrolle?
U9 (60.–64. Lm) 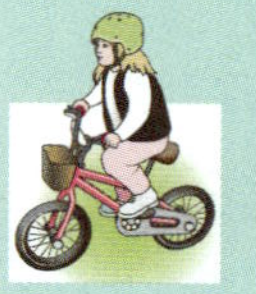	Hüpft auf einem Bein rechts wie links, kann ca. 10 Sekunden auf einem Bein stehen Fängt größere Bälle mit beiden Händen Kann Treppen auf- und abwärts im Wechselschritt sicher laufen Sicherer Zehen-Hacken-Gang beidseits Fährt Laufrad oder Fahrrad	Malt nach Vorlage Kreis, Quadrat und Dreieck Kann mit der Schere anhand einer geraden Linie schneiden Malt einen „6-Teile-Menschen"	Erkennt und benennt mindestens drei Farben	Erzählt Geschichten und Ereignisse im richtigen zeitlichen wie logischen Ablauf Beginnt im Zahlenraum bis 10 zu zählen Zeichnet erste Figuren (Haus, Mensch)	Kann sich mit anderen Kindern im Spiel gut abwechseln Versteht emotionale Äußerungen anderer Kinder und kann darauf reagieren (Trösten, Helfen) Lädt Kinder zu sich nach Hause ein und wird eingeladen Intensive Rollenspiele mit Verkleiden und Verwandlung	Perzentilen inkl. Kopfumfang Hoden deszendiert? Beratung zu: Impfungen, Ernährung und Bewegung inkl. Adipositasprävention, Unfallvermeidung, Mundhygiene, Medienkonsum, ggf. Frühe Hilfen	Kindersport. Ab ca. 5 Jahren gibt es geeignete Sportangebote der Sportvereine Schwimmenlernen Vollständige Blasen-Darm-Kontrolle, kommt auf der Toilette selbst zurecht?

Lw: Lebenswoche; Lm: Lebensmonat
* Alle Abbildungen: [L255]

Fehlen des „R“), weiter können u. a. „g“, „k“, „l“ und „sch“ (Gammazismus, Kappazismus, Lambdazismus und Schetismus) betroffen sein. Je mehr Laute betroffen sind, desto unverständlicher wird die Sprache, und man spricht von multipler Dyslalie.

Bei einer **expressiven Sprachstörung** fallen die Kinder mit einer verzögerten Sprachentwicklung, geringem Wortschatz und kurzen Sätzen mit grammatikalischen Fehlern auf. Häufig findet sich auch eine Störung der Artikulation.

Bei einer **rezeptiven Sprachentwicklung** haben Kinder häufig Defizite in der auditiven Wahrnehmung und im Sprachverständnis, im Kurzzeitgedächtnis und im passiven Wortschatz. Viele entwickeln im Verlauf Probleme beim Lesen und Schreiben, vor allem im Lesesinnverständnis. Es bestehen Elternfragebögen zum Screening und gezielte validierte Testungen.

In Deutschland leben etwa 20 % der Kinder in einem mehrsprachigen soziokulturellen Kontext. Auch bei ihnen zeigt sich insgesamt ein „robuster“, grundsätzlich ungestörter Spracherwerb, aber im bilingualen Erstspracherwerb werden die gleichen Fehler gemacht wie im einsprachigen Spracherwerb. Als Faustregel darf gelten, dass bei Schulkindern und nach etwa einem Jahr intensiven Sprachkontakts die korrekte Wortstellung oder z. B. das korrekte Beugen von Verben beherrscht werden soll und andernfalls eine Förderung notwendig ist. Mehrsprachig aufwachsende Kinder, die ihre Muttersprache altersgerecht und Deutsch als Fremdsprache erlernen, benötigen keine Logopädie, sondern eine intensive Sprachförderung in ihrer Lebenswelt, also zumeist in der Kindertageseinrichtung.

2.4 Spezielle Screeninguntersuchungen

2.4.1 Erweitertes Neugeborenenscreening

Das flächendeckende erweiterte Neugeborenenscreening (Entnahme von kapillärem Fersenblut i. d. R. zwischen der 36. und 72. Lebensstunde; Näheres in ➤ Kap. 1.3.1) mittels Filterpapierkarte untersucht gemäß den aktuellen Empfehlungen eine größere Anzahl an angeborenen Stoffwechselkrankheiten (➤ Kap. 7), zwei Endokrinopathien (➤ Kap. 8), Mukoviszidose (➤ Kap. 14), SCID (➤ Kap. 11), Sichelzellkrankheit (➤ Kap. 17) und spinale Muskelatrophie (SMA) (➤ Kap. 20). Es ist absehbar, dass es in der Zukunft eine Ausweitung des Screenings im Hinblick auf weitere Zielerkrankungen einerseits und den Einsatz genetischer Methoden andererseits geben wird.

2.4.2 Hörscreening

Etwa eines von 1.000 Kindern hat eine Hörstörung von mehr als 35 dB Hörverlust. Ein generelles Neugeborenen-Hörscreening mit nichtinvasiven Verfahren, otoakustischen Emissionen bzw. im zweiten Schritt mit einer Hirnstammaudiometrie kann viele der betroffenen Kinder frühzeitig identifizieren.

Betroffene Neugeborene bzw. Säuglinge und Kleinkinder profitieren vor allem auch in ihrer Sprachentwicklung von einer frühzeitigen Behandlung. Unbehandelt können sich zudem sekundäre kognitive, emotionale und psychosoziale Entwicklungsstörungen entwickeln.

Eine Therapie erfolgt je nach Befund und Ursache mit einem Hörgerät, bei angeborener Innenohrtaubheit mit einem Cochlea-Implantat bzw. mit begleitenden Fördermaßnahmen. Die Teilnahme sowie die ggf. erforderliche Konfirmationsdiagnostik und Therapie werden im Rahmen der U2 bis U5 überprüft.

Auch nach unauffälligem Neugeborenen-Hörscreening können Hörstörungen auftreten. Daher erfolgt ein weiteres Hörscreening im Kleinkindalter. Weitere audiologische Untersuchungen schließen sich an, wenn bei 30 dB mindestens zwei von vier Frequenzen auf einem Ohr nicht gehört werden und wenn Senken im Tief-, Mittel- oder Hochtonbereich vorliegen.

2.4.3 Sehscreening

In Deutschland liegt bei etwa 5 % aller Kinder und Jugendlichen eine Schwachsichtigkeit (Amblyopie) vor. Diese ist irreversibel, wenn die Ursachen nicht rechtzeitig identifiziert und behoben werden. In über 90 % findet sich dafür ursächlich ein Strabismus oder eine Fehlsichtigkeit.

Im Rahmen der U2 und U3 erfolgt eine klinische Prüfung der Augen inkl. Transillumination auf Nystagmen, Kolobome oder Unterschiede der Bulbusgrößen sowie auf das Vorliegen einer konnatalen Katarakt (etwa 1 : 3.500). Eine Katarakt muss frühzeitig (bei beidseitigem Auftreten bis zur 8. Lebenswoche) operiert werden, um eine irreversible und schwere Amblyopie zu verhindern.

Im Rahmen der U4 bis U7 können mithilfe des **Brückner-Tests** (➤ Abb. 2.2) Schielen, Anisometropien sowie das Vorliegen einer Katarakt erkannt werden. Im abgedunkelten Raum werden mit einem lichtstarken direkten Ophthalmoskop beide Pupillen des Kindes gleichzeitig durchleuchtet. Die Blickrichtung des Arztes und die Beleuchtungsrichtung sollten genau übereinstimmen. Getestet wird einmal aus kürzerer (20–50 cm) und dann aus weiterer Distanz (3–4 m). Für einen unauffälligen Befund erscheint der rote Retinareflex beider Augen in beiden Distanzen deutlich hell und seitengleich, wenn das Kind auf die Lichtquelle schaut. Bei manifestem Schielen erscheint der Rotreflex des schielenden Auges heller. Bei einer Katarakt erscheinen die Lichtreflexe aus naher Distanz getrübt, und bei einer Myopie erscheinen die Pupillen aus der weiteren Distanz dunkler. Generell gilt, dass jede Ungleichheit zwischen linkem und rechtem Auge weiter ophthalmologisch abgeklärt gehört. Zum Beispiel leuchtet bei einer Fehlsichtigkeit die Pupille des betroffenen Auges weniger hell bzw. bleibt sogar dunkel, und erst beim Annähern erscheint sie heller. Bei einer Kurzsichtigkeit erscheinen die Pupillen aus der Ferne dunkel.

Ab der U7a wird mittels eines Stereotests (z. B. Lang-Test II) das räumliche Sehen untersucht (z. B. Test auf Vorliegen eines Mikrostrabismus). Dabei müssen drei Figuren auf speziell geprägten Karten mit winzigen (dreidimensionalen) Zylindern erkannt werden. Ein viertes Objekt wäre auch nur mit einem Auge erkennbar – was die aktive Mitarbeit bei jungen betroffenen Kindern ermöglicht.

Im Rahmen der U7a, U8 und U9 erfolgt jeweils eine Visusprüfung. Es wird dabei ein seitengleicher Visus von mindestens 0,5 zur U7a bzw. von 0,8 zur U9 erwartet.

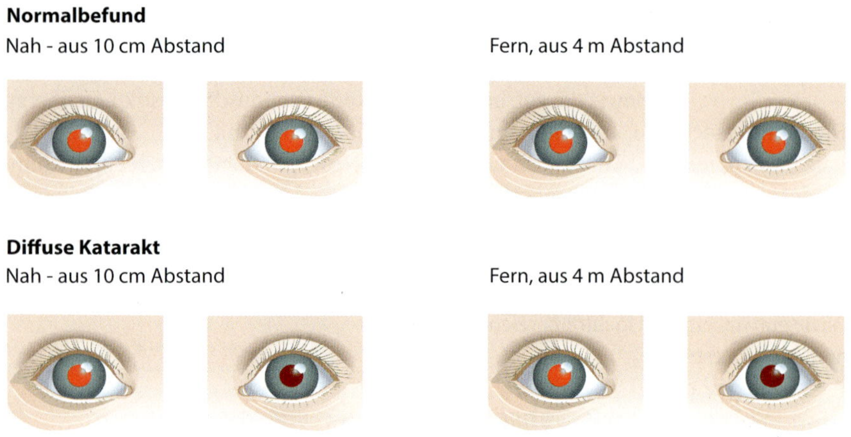

Abb. 2.2 Brückner-Test: Die Transillumination des kindlichen Auges mit dem Ophthalmoskop ermöglicht die frühzeitige Erkennung angeborener Sehstörungen wie Hyperopie, Astigmatismus, Myopie und Katarakt. **Oben:** Normalbefund aus 10 cm und 4 m Abstand; **unten:** typischer Befund einer Cataracta congenita des linken Auges [L255]

2.4.4 Screening auf Gallengangsfehlbildungen

Von der U2 bis zur U4 wird die Stuhlfarbe mithilfe einer Farbtafel erfragt (➤ Abb. 2.3). Bei einer Entfärbung im Rahmen der U2 oder U3 muss eine Gallengangsatresie ausgeschlossen werden (➤ Kap. 16.7.2). Die Integration dieser Stuhlfarbkarte in das Gelbe Heft wird ist in Planung.

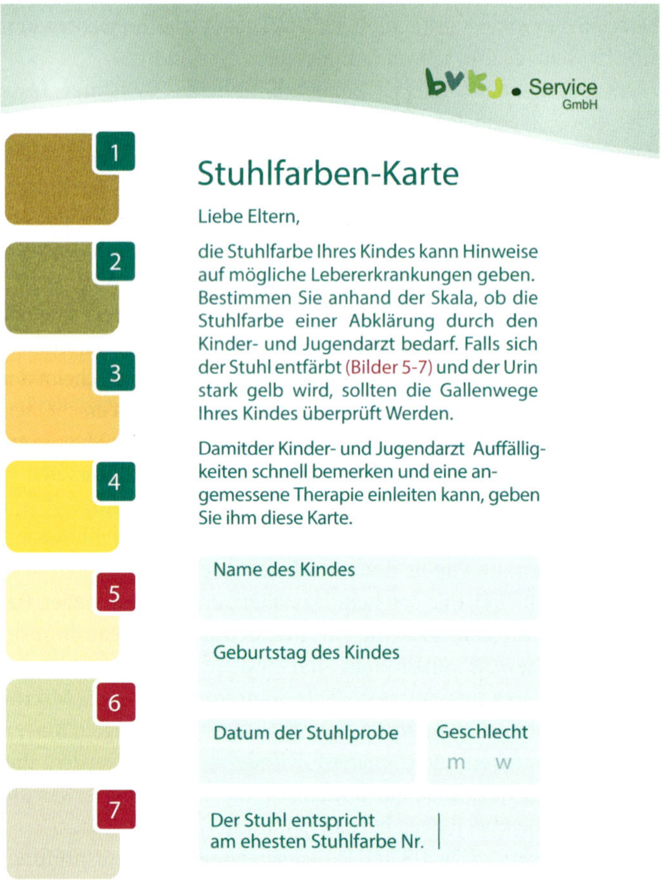

Abb. 2.3 Stuhlfarbenkarte: Beispiele für mögliche Färbungen des Säuglingsstuhls. Die rot gekennzeichneten hellen Färbungen können ein Hinweis auf eine Gallengangsatresie sein. Im klinischen Einsatz sollte die Originalfarbenkarte verwendet werden. [V1013]

2.4.5 Sonografie-Screening der Säuglingshüfte

Das Risiko einer Hüftdysplasie liegt in Deutschland bei etwa 2 %; deutlich höher ist es für Mädchen sowie nach Beckenendlage (etwa 6 %) und bei anamnestisch familiärer Disposition (bekannter Hüftdysplasie). Im Rahmen der U3 erfolgt das Sonografiescreening des Hüftgelenks zur Frühdiagnose der resultierenden Luxation bzw. zur Prävention, um ein luxationsgefährdetes Hüftgelenk rechtzeitig zu erkennen. Die Formdifferenzierung bzw. knöcherne Entwicklung des Hüftgelenks bzw. Pfannendachs ist in den ersten Lebenswochen sehr hoch, sodass bei frühzeitiger Therapie mit konsequenter biomechanischer Behandlung (Abduktionsbehandlung mit Spreizhose) eine vollständige Ausheilung vor dem Ende des 3. Lebensmonats möglich ist. Daher wird diese Untersuchung bei positiver Anamnese (s. o.) oder bei auffälligem klinischem Befund (z. B. sichtbare Stellungsanomalien oder Fehlbildungen) bei der U2 vorgezogen. Der früher angewandte Ortolani-Handgriff ist inzwischen obsolet und sollte wegen möglicher Komplikationen nicht mehr durchgeführt werden.

Lumbosakrale Faltenasymmetrien, die vor der Ära der Sonografie mit einer Dysplasie in Verbindung gebracht wurden, sind in den meisten Fällen völlig harmlose Befunde ohne Assoziation mit einer geschädigten Hüfte.

Die Untersuchung erfolgt in Seitenlagerung des Kindes mit Spontanhaltung des Beines in leichter Innenrotation und fixiert in einer Schale. Dokumentiert werden Alpha- (zwischen Grundlinie und Pfannendachlinie) und Beta-Winkel (zwischen Grundlinie und Ausstelllinie) je Gelenkseite und der sich ergebende Hüfttyp nach Graf je Gelenkseite (➤ Abb. 2.4).

2.4.6 Pulsoxymetrie-Screening

Kritische angeborene Herzfehler (kAHF) sind pränatal bereits in ca. 60 % aller Fälle bekannt, ca. 20 % werden klinisch rasch erkennbar. Bei den verbliebenen 20 % fehlen (noch) typische Zeichen wie

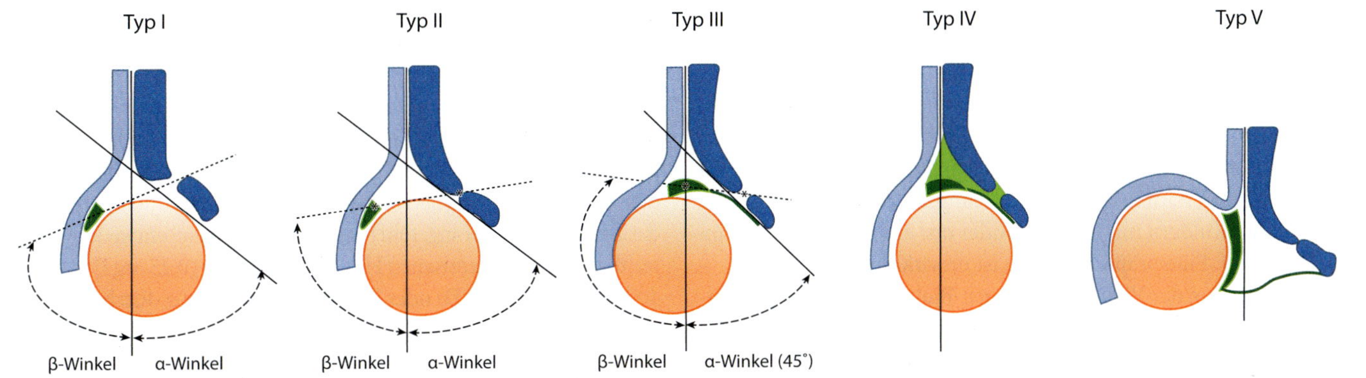

Abb. 2.4 Schematische Darstellung der Hüfttypen modifiziert nach Graf. Erläuterungen: a–c: zentrierte Gelenke; d–e: dezentrierte Gelenke. Durchgehende Linie senkrecht: Grundlinie; durchgehende Linie schräg: Pfannendachlinie, tangential angelegt; gepunktete Linie: Ausstelllinie, durch die Mitte des Labrum acetabulare. IIIa: mit eckigem knöchernem Erker; IIIb: mit stumpfem knöchernem Erker [L255]

ein auskultierbares Herzgeräusch, Zeichen einer Herzinsuffizienz oder eine sichtbare Zyanose. Um diese „diagnostische Lücke“ zu verringern, erfolgt das pulsoxymetrische Screening am 2. Lebenstag (➤ Abb. 2.5). Mit einer Sensitivität von etwa 80 % und einer sehr hohen Spezifität werden so noch unerkannte kAHF identifiziert, z. B. duktusabhängige kAHF (unterbrochener Aortenbogen, Aortenisthmusstenose, kritische Pulmonalstenose), welche die Gabe von Prostaglandin E erfordern, um den physiologischen Verschluss des Ductus arteriosus zu verzögern.

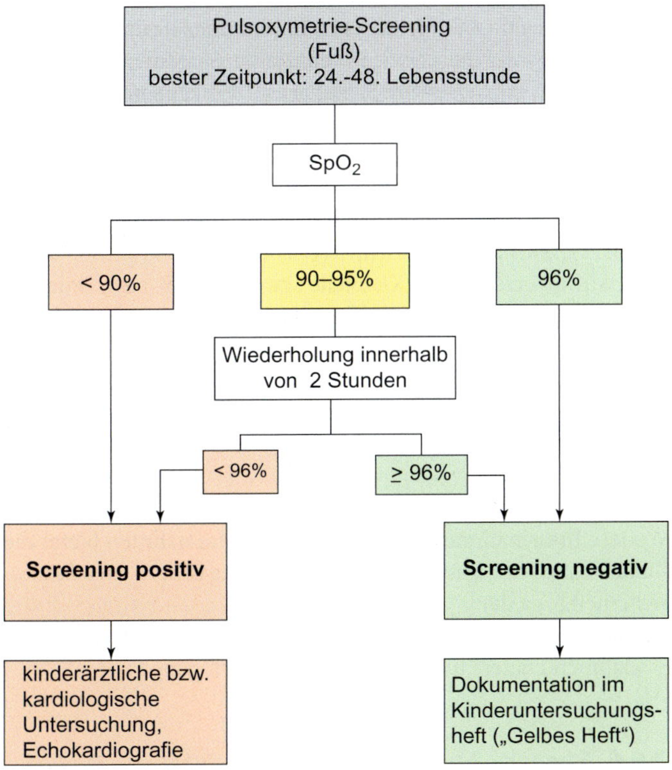

Abb. 2.5 Empfehlung zur Durchführung des Pulsoxymetrie-Screenings bei Neugeborenen (gemäß der Deutschen Gesellschaft für Pädiatrische Kardiologie) [V786]

2.5 Interaktionsbeobachtung

Nach der aktuell gültigen Kinder-Richtlinie ist die Interaktionsbeobachtung im 1. Lebensjahr verpflichtender Leistungsbestandteil der Kindervorsorgeuntersuchungen U3 bis U6. Ziel ist eine altersbezogene Einschätzung von Stimmung, Kommunikations- und Regulationsmöglichkeiten des Kindes im Kontakt mit seiner primären Bezugsperson (Bonding) als Grundlage für das Arzt-Eltern-Gespräch (U3, ➤ Kap. 2.7.3).

2.6 Antizipatorische Beratung

Was kann eine antizipatorische Beratung bewirken? Eine frühzeitige und vorausschauende, also *antizipatorische* Beratung soll Eltern mit erwarteten, normalen Phasen der Entwicklung vertraut machen und vorausschauend beraten, welche Probleme entstehen könnten. So soll Konflikten, Fehlentwicklungen oder Erkrankungen vorgebeugt werden. Im Folgenden werden exemplarisch Beispiele einer antizipatorischen Beratung dargestellt.

2.6.1 Prävention des plötzlichen Kindstodes (U2–U5)

Der plötzliche Kindstod (Säuglingstod) oder das Sudden Infant Death Syndrome (SIDS) ist definiert als plötzlicher, unerwarteter Tod eines zuvor gesunden Säuglings im Schlaf, auch in einer Autopsie ohne definierbare Ursache. Die pathophysiologischen Ursachen dafür sind nicht abschließend geklärt. Der Altersgipfel liegt zwischen 2 und 4 Monaten.

Die „3R-Faustregel“ zur Prävention des SIDS lautet: **Rauchfrei – Rückenlage – Richtig betten.** Der größte einzelne Risikofaktor ist Rauchen: In der Schwangerschaft bzw. im 1. Lebensjahr des Kindes nicht zu rauchen senkt dessen Risiko für ein SIDS um den Faktor 4. Empfohlen wird auch das Schlafen in Rückenlage im Schlafsack ohne weiche Kissen bei etwa 16–18 °C. Stillen über mindestens 2 Monate reduziert das Risiko weiter.

2.6.2 Vitamin-K-Mangel-Blutungen

Ein Vitamin-K-Mangel bei Neugeborenen ist häufig: Es bestand eine geringe plazentare Übertragung, der Metabolismus ist noch unreif, die Besiedelung des Darms mit Vitamin K produzierenden Bakterien ist noch nicht erreicht, und Muttermilch enthält (zu) wenig Vitamin K. Heute treten Vitamin-K-Mangel-Blutungen fast ausschließlich bei vollgestillten Kindern mit fehlender oder nur einer oralen Gabe von Vitamin K auf. Eine präpartale Gabe ist unwirksam.

Zur Prävention der Vitamin-K-Mangel-Blutungen von reifen Neugeborenen wird eine Prophylaxe mit Vitamin-K_1-Gaben 3 × 2 mg oral (2 mg jeweils zur U1–U3) empfohlen. Sie senkt die Rate an Vitamin-K-Mangel-Blutungen von gestillten Kindern von etwa 25 auf 0,8/100.000. Noch wirksamer wäre die einmalige Gabe von 1 mg Vitamin K_1 i. m. rasch nach der Geburt (0,2/100.000).

Reifgeborene mit Resorptionsstörungen (Cholestase), in schlechtem Allgemeinzustand oder bei mütterlicher Einnahme von Enzyminduktoren (z. B. Barbiturate, Rifampicin) erhalten einmalig Vitamin K_1 1 mg i. m. oder i. v. nach der Geburt. Frühgeborene erhalten Vitamin K_1 200 µg/kg/ED i. m. oder i. v. nach der Geburt plus einmal nach 1 Woche.

Zum Vergleich: Der tägliche Bedarf an Vitamin K eines Schulkindes liegt bei ca. 30 µg/Tag p. o. Die in den 1990er-Jahren beschriebene Assoziation zwischen i. m. Vitamin-K_1-Gaben und der Entwicklung von Leukämien bzw. soliden Tumoren im Kindesalter konnte in späteren Metaanalysen nicht bestätigt werden.

2.6.3 Rachitisprophylaxe (U2–U6)

Zur Vorbeugung einer Rachitis (➤ Kap. 8.4.3) wird in den ersten 12 Lebensmonaten bzw. verlängert bis zum folgenden Frühsommer die Gabe von Vitamin D_3 als Tabletten oder Tropfen täglich mit 400–500 IE (10–12,5 µg) p. o. empfohlen. Ebenso sollte die Prophylaxe bei bestimmten Risikogruppen erwogen werden, z. B. bei Jugendlichen mit antiepileptischer Therapie, strikt vegan bzw. makrobiotisch ernährten Kindern, Personen mit eingeschränkter Sonnenlichtexposition sowie Adoleszenten aus Einwandererfamilien mit dunkler Hautpigmentierung. Ohne Prophylaxe sollte bei ihnen ggf. eine jährliche Bestimmung des 25-OH-Vitamin D im Serum erfolgen. Frühgeborene mit einem Geburtsgewicht < 1.500 g erhalten in den ersten Lebensmonaten die doppelte tägliche Dosis. Eine Sonnenexpositionsdauer in den Sommermonaten von etwa 30 min 2 ×/Woche mit unbedecktem Kopf, freien Armen und Beinen – natürlich unter Vermeidung eines Sonnenbrands – führt effektiv zu einer ausreichenden Vitamin-D-Produktion.

2.6.4 Kariesprophylaxe und Mundhygiene (U2–U6)

Die Familie soll zu Mundhygiene, zahnschonender Ernährung, behutsamer Gewöhnung des Kindes an die Zahnpflege und korrekt dosierter Anwendung ggf. verwendeter fluoridhaltiger Zahnpasta aufgeklärt, fachlich beraten und geschult werden. Vertreterinnen und Vertreter der relevanten Fachgesellschaften und -gruppen haben in einem vom Netzwerk Gesund ins Leben koordinierten Prozess die wissenschaftliche Evidenz unter Berücksichtigung der Umsetzbarkeit und Erreichbarkeit auch von Familien mit erhöhtem Kariesrisiko bewertet und gemeinsame Empfehlungen formuliert. Von der Geburt bis zum Durchbruch des ersten Milchzahns sollen Säuglinge täglich ein Supplement mit 0,25 mg Fluorid und 400–500 IE Vitamin D erhalten. Nach dem Zahndurchbruch soll das Kind von den Eltern behutsam und allmählich an das Zähneputzen herangeführt werden. Es soll dabei entweder die Weiterführung der systemischen Fluoridanwendung (0,25 mg Fluorid und 400–500 IE Vitamin D) oder die Fluoridanwendung durch Zahnpasta mit 1.000 ppm Fluorid (bis zu 2 ×/Tag, jeweils bis zu 0,125 g, reiskorngroße Menge) gewählt werden; das Vitamin-D-Supplement wird bis zum zweiten Frühsommer weitergeführt. Ab dem Alter von 12 Monaten wird das 2-mal tägliche Zähneputzen mit einer fluoridhaltigen Zahnpasta (1.000 ppm Fluorid) für alle Kinder empfohlen – zunächst mit einer geringen Zahnpastamenge (jeweils bis zu 0,125 g, reiskorngroße Menge), ab dem Alter von 24 Monaten dann mit einer größeren Menge (jeweils bis zu 0,25 g, erbsengroße Menge). Eine korrekte Dosierung der Zahnpasta ist besonders wichtig, um eine zu hohe Fluoridaufnahme zuverlässig zu vermeiden. Es sollen geschmacks- und farbneutrale Zahnpasten (kein süßer Geschmack, keine süßen Aromen) bevorzugt werden, um ein unerwünschtes Verschlucken zu vermeiden.

2.6.5 Unfälle

Der Großteil an Unfällen von Kindern ereignet sich im Haushalt. Eine Beratung, wie Unfälle im Haushalt vermieden werden können, kann die Anzahl von Vorstellungen in Notambulanzen bzw. stationären Aufnahmen entscheidend reduzieren. Spätestens ab dem 10. Lebensmonat müssen giftige Substanzen, Medikamente, Zigaretten und Haushaltschemikalien unzugänglich, ab dem Kleinkindalter verschlossen aufbewahrt werden. Der Gesundheit des Kindes, aber auch der eigenen Gesundheit zuliebe sollte am besten komplett auf Tabakkonsum verzichtet werden. Weitere Gefahrenquellen sind Herd und Wasserkocher, Steckdosen, Treppen, Balkon und Fenster sowie für das Kind erreichbare „Kleinteile", zu denen z. B. auch Erdnüsse zählen. Sogenannte Lauflernhilfen sind der kindlichen Entwicklung abträglich und stellen ein erhebliches Unfallrisiko dar.

Entscheidende Barrieren für eine erfolgreiche Beratung sind mangelndes Verständnis der Eltern für Risikomechanismen, besondere kulturelle Hintergründe und schwierige Wohnverhältnisse.

Praxistipp

Weitere Informationen zu Projekten und Maßnahmen bietet die Bundeszentrale für gesundheitliche Aufklärung (BZgA, www.kindersicherheit.bzga.de).
Der Verband der Ersatzkassen stellt unter www.vdek.com praktische „Unfallmerkblätter" für die U2 bis U9 zur Verfügung.

2.6.6 Sprachentwicklung und Lesen

Die Empfehlung des Kinder- und Jugendmediziners, im Vorschulalter vorzulesen und zu singen, verbessert die Sprachkompetenz der

Kinder. Zu Störungen der Sprachentwicklung wird auf ➤ Kap. 20.1.3 verwiesen. Die Aufklärung, wie bedeutsam gemeinsames Lesen ist, und das Ausgeben von Büchern bei der Vorsorgeuntersuchung führen beide zu häufigerem Lesen, gerade in bildungsfernen Schichten, und zu einer besseren Sprachentwicklung im Kleinkindalter. In der Pandemiezeit ist die Sprachkompetenz der Kinder erheblich abgefallen. Leider lesen immer weniger Eltern ihren Kindern vor („**Vorlesemonitor**" der Bundesregierung).

Eine Lese-Rechtschreib-Störung findet sich bei etwa 5 % der Kinder; bei Jungen tritt sie häufiger auf als bei Mädchen und meist deutlich gehäuft in den betreffenden Familien. Die Schreib- und Lesefertigkeiten der betroffenen Kinder sind deutlich schlechter als die anderen Leistungen. Initial fällt es den Kindern schwer, Buchstaben zu benennen, später Silben mit Konsonant-Vokal-Verbindungen flüssig zu erlesen. Beim Lesen werden Buchstaben ausgelassen oder ergänzt, die Lesegeschwindigkeit ist langsam. Bei Diktaten werden außergewöhnlich viele Fehler gemacht. Die Diagnosestellung erfolgt bei einer Diskrepanz der erzielten Leistungen in einem Schreib- und Lesetest gegenüber einem Intelligenztest sowie nach Ausschluss einer Hör- oder Sehstörung. Gezielte Förder- und Behandlungsmaßnahmen sind dann erforderlich.

Eine frühzeitige Diagnose ist wichtig, da ungeförderte Kinder überproportional häufig an sekundären Störungen des Sozialverhaltens und der Emotionen, an psychosomatischen Beschwerden sowie weiteren Schulproblemen leiden, die ihre weitere Entwicklung nachhaltig negativ beeinflussen können. Gemäß § 35a SGB VIII gelten diese Kinder als von Behinderung bedroht und haben Anspruch auf Maßnahmen der Eingliederungshilfe.

2.6.7 Schlafen

Eine Beratung zum Schlaf von Säuglingen verbessert deren Schlafverhalten (zu exzessivem Schreien ➤ Kap. 2.6.10). Wichtig sind eine geeignete Schlafhygiene mit festen Regeln und bei jüngeren Kindern individuelle Einschlafrituale (Singen, Vorlesen etc.).

Etwa 20–30 % aller Kinder im Vorschulalter haben eine Einschlaf- oder Durchschlafstörung. Dabei bestehen große interindividuelle Unterschiede im Schlafbedarf in jedem Alter; es existieren keine allgemeingültigen Normwerte. Maßgeblich ist daher das morgendliche Ausgeschlafensein. Perzentilenkurven helfen, bei Kindern mit Schlafstörungen elterliche Fehlannahmen zu korrigieren: Einschlafstörungen und nächtliches Erwachen können ihre Ursache durchaus in *zu langer* Zeit im Bett haben. Bei Jugendlichen ist eine intensive körperliche Aktivität tagsüber bzw. ausdrücklich vor dem Schlafengehen förderlich für einen effizienten Schlaf mit kürzeren Einschlafphasen, tieferem Schlaf und weniger nächtlichem Erwachen. Eine intensive Nutzung von elektronischen Geräten am Abend und vor dem Schlafengehen ist dagegen hinderlich.

Bei übermäßig langem oder sehr kurzem Schlaf ist bei anamnestischem Schnarchen, nächtlichen Atempausen und Tagesmüdigkeit oder Leistungsabfall eine weitere Diagnostik erforderlich.

2.6.8 Ernährung

(Siehe auch ➤ Kap. 3).

Die Familie ist Vorbild beim Essen und Ausprobieren neuer Lebensmittel. Kinder übernehmen oft gute wie schlechte Gewohnheiten der Familie fürs Leben, die später oft nur noch schwer modifizierbar sind. Insgesamt ist aber die Datenlage zur Effektivität einer Ernährungsberatung unsicher; eine antizipatorische Ernährungsberatung (ab der U6) scheint aber langfristig die Ernährungsgewohnheiten von Kindern positiv zu beeinflussen.

Stillberatung (U2–U4) Muttermilch ist die maßgeschneiderte Nahrung für fast alle Säuglinge in den ersten 4–6 Lebensmonaten und bietet einem reifen Kind alle notwendigen Nährstoffe, ist leicht verdaulich, stets verfügbar, richtig temperiert und hygienisch einwandfrei. Stillen fördert die Nähe, das Bonding von Mutter und Kind. Auch Zwillinge und prinzipiell nach einiger Zeit auch Frühgeborene können gestillt werden.

Auch kürzeres oder teilweises Stillen ist sinnvoll. Wird aus medizinischen oder persönlichen Gründen nicht oder nur z. T. gestillt, erhält das Kind bis zum Zufüttern mit 4–6 Lebensmonaten eine Säuglingsanfangsnahrung (Pre-Nahrung oder 1-Nahrung).

Flaschennahrung Die betreffenden Fachgesellschaften raten davon ab, Flaschennahrung selbst zuzubereiten. Bei allergischen Erkrankungen in der Familie sollte eine Hydrolysatnahrung (HA-Nahrung) bis zur Einführung der Beikost erwogen werden. Zugesetzte langkettige, mehrfach ungesättigte Fettsäuren (LC-PUFA) könnten für die Entwicklung vorteilhaft sein; für den Zusatz von Prä- oder Probiotika konnte (noch) kein Nutzen nachgewiesen werden.

Beikost Ab dem Beginn des 5. bis spätestens mit Ende des 6. Lebensmonats sollte die Beikost parallel zum Stillen eingeführt werden, auch mit potenziell starken Nahrungsmittelallergenen. Eine weitverbreitete spätere Einführung bzw. eine nur schrittweise, verzögerte Einführung von Beikost und potenziellen Allergenen bei familiärem Allergierisiko ist unbegründet und bezüglich einer Allergieprävention sogar kontraproduktiv! Eine erste Beikostmahlzeit kann ein Brei aus Kartoffeln mit Gemüse und Fleisch (Eisen, Zink) sein. Eine ovolaktovegetarische Ernährung von Säuglingen ist möglich, bedeutet aber das Risiko eines Eisenmangels. Von einer veganen Ernährung sollte dringend abgeraten werden. Mutter und Kind bestimmen, wann schließlich abgestillt wird.

Praxistipp

Kinder sollten generell selbst ein gutes Hunger- und Sättigungsgefühl entwickeln und selbst entscheiden dürfen, wie viel sie essen. Empfohlen wird, viel auszuprobieren – vieles wird anfangs abgelehnt und dann gern gegessen – und eine (auch geschmacklich) vielfältige Auswahl an Nahrungsmitteln mit geringer Energiedichte anzubieten. Mit Geduld und über einen längeren Zeitraum ernähren sich die meisten Kleinkinder intuitiv erstaunlich ausgewogen.

Ernährungsempfehlungen Es existiert eine Reihe von wissenschaftlich begründeten klaren Empfehlungen zur Ernährung. Dabei

2

müssen familiäre, gesellschaftliche und kulturelle Gewohnheiten berücksichtigt werden. In unserem kulturellen Setting sollten Kinder und Jugendliche generell

- mehr Gemüse, Obst, Vollkornprodukte,
- gesündere Fettsäuren (z. B. Rapsöl),
- insgesamt weniger Fett (z. B. durch fettreduzierte Milch- und Fleischprodukte),
- weniger Salz und
- weniger Zucker

zu sich nehmen. Die Kalorienzufuhr über Getränke wird vielfach unterschätzt. So ist z. B. Milch als Durstlöscher ungeeignet; sie ist ein vollwertiges Nahrungsmittel. Nicht zu empfehlen sind auch alle Softdrinks mit einem hohen Zuckeranteil. Koffeinhaltige Limonaden sollten bis zum Grundschulalter tabu und danach äußerst sparsam erlaubt werden. Koffeinhaltige Energydrinks sind grundsätzlich nicht zu empfehlen; hier wird über z. T. erhebliche Nebenwirkungen berichtet. Stattdessen sollte man den Kindern als Getränke vorzugsweise Wasser sowie Schorlen mit einem geringen Saftanteil anbieten.

Süßigkeiten und Fastfood sollten nicht grundsätzlich verboten sein, weil das deren Attraktivität erhöht, aber auch nicht als Belohnung eingesetzt werden. Umfangreiches Material zur Ernährung ist bei der Deutschen Gesellschaft für Ernährung erhältlich (www.dge.de).

2.6.9 Fieber

Unter Fieber ist eine Erhöhung der Körperkerntemperatur auf mindestens 38,5 °C zu verstehen. Im Bereich zwischen 37,5 und 38,4 °C liegt eine erhöhte Temperatur vor. Fieber ist der häufigste einzelne ambulante Vorstellungsgrund in der Kinder- und Jugendmedizin. Im Schnitt wird jedes Kleinkind einmal pro Jahr wegen Fieber ärztlich vorgestellt. Gleichzeitig ist es zwar oft Symptom einer harmlosen, selbstlimitierenden Infektion, Eltern und Ärzte müssen aber die wenigen, potenziell schwer verlaufenden Erkrankungen identifizieren. Für Eltern ist wichtig:

- Fieber als natürliche und nützliche Reaktion des Körpers auf Erkrankungen zu erkennen, die zeigt, dass der Körper gerade seine Abwehrkräfte mobilisiert und
- dass deswegen Fieber nicht zwingend gesenkt werden muss.
- Fiebersenken sollte erfolgen, wenn es dem Kind nicht gut geht, z. B. als ein bedeutsames diagnostisches Mittel, wenn es dem Kind nach Entfiebern deutlich besser geht.

Eltern sollten das fiebernde Kind grundsätzlich ärztlich vorstellen, wenn:

- sie sich Sorgen machen („So krank kenne ich mein Kind gar nicht"),
- wenn das Kind nach der Antipyrese (weiter) deutlich beeinträchtigt ist, wenn es teilnahmslos wirkt oder nicht angemessen reagiert,
- das Kind sehr jung ist, vor allem in den ersten 3 Lebensmonaten,
- weitere Krankheitszeichen Sorge bereiten (Kopfschmerzen, Erbrechen, Durchfall, Bauchschmerzen, Hautausschlag etc.),
- wenn das Kind nichts mehr trinkt und/oder
- wenn das Fieber länger anhält, z. B. bei Kleinkindern mehr als 1 Tag, bei Schulkindern mehr als 3 Tage.

2.6.10 Exzessives Schreien in den ersten 3 Monaten

Ausgeprägte Schrei- und Unruheepisoden sind häufig: 10–25 % aller gesunden Säuglinge schreien in den ersten 3 Monaten über längere Zeit (Wochen) an mehr als 3 Tagen der Woche jeweils länger als 3 h und lassen sich von den Eltern kaum beruhigen. Häufig finden die Säuglinge (noch) nicht selbst zur Ruhe bzw. in den Schlaf oder sind überreizt. Verdauungsprobleme werden häufig angenommen, weil die Kinder beim Schreien die Beine anziehen – einen Beleg dafür gibt es nicht. Bei unauffälligem Untersuchungsbefund ist eine somatische Abklärung – wenn die Kinder zwischendurch völlig unbeeinträchtigt sind – meist nur bei zusätzlichen Symptomen, bei einer Trinkschwäche oder Gedeihstörung notwendig.

Wichtig ist, die Eltern mit ihren Sorgen und ihren schlaflosen Nächten ernst zu nehmen und ihnen Schuldgefühle zu nehmen. Es sollte gemeinsam nach einer Entlastung der Eltern durch Mobilisation des unmittelbaren sozialen Umfelds gesucht werden. Für den Säugling ist bedeutsam, eine Reizreduktion, eine Strukturierung seines Tagesablaufs mit regelmäßigen Schlafphasen am Tag sowie die Wachphasen für gemeinsame Spiele und Dialoge zu nutzen. Viele Säuglinge beruhigen sich durch Ablegen, auch wenn das Schreien den Eltern zunächst nicht beeinflussbar erscheint.

Eltern sollten sich abwechseln und sich bei Überlastung zurückziehen, bevor „die Sicherung durchbrennt". Es muss ausdrücklich vor der Gefahr eines Schütteltraumas („shaken baby syndrome", ➢ Kap. 20.11, ➢ Kap. 24.6.5) gewarnt werden!

Sollte das exzessive Schreien nach dem 3. Lebensmonat und auch nach einer Beratung anhalten, darf von einer Störung im eigentlichen Sinne mit dem Risiko einer gestörten Langzeitentwicklung ausgegangen werden. Weitere Diagnostik sowie Unterstützung (Frühe Hilfen) und in Einzelfällen eine Eltern-Kind-Psychotherapie sollten sich anschließen.

2.6.11 Impfungen

Impfungen zählen zu den effektivsten und sichersten präventiven Maßnahmen in der Medizin. In Deutschland werden Impfungen von der Ständigen Impfkommission (STIKO), einem multiprofessionellen Expertengremium am Robert Koch-Institut (RKI, vormals Bundesgesundheitsamt), auf der Basis infektionsepidemiologischer Erkenntnisse wissenschaftlich bewertet. Nach einem positiven Votum der STIKO und Bestätigung durch den G-BA ist dieser mit der praktischen Umsetzung durch Aufnahme der jeweiligen Impfung in die Schutzimpfungs-Richtlinie beauftragt. Nach Veröffentlichung im Bundesanzeiger und der Übernahme in die Impfvereinbarungen der jeweiligen föderalen Landesstrukturen hat der Versicherte einen Anspruch auf diese Impfleistung erworben (vgl. § 92 Absatz 1 Satz 2 SGB V). Zu den von der STIKO empfohlenen Impfungen ➢ Kap. 10.

2.6.12 Medienzeiten und -gewohnheiten (ab U7a)

Medien spielen in der Lebenswelt von Kindern und Jugendlichen eine zentrale, wenn nicht *die* zentrale Rolle. Angesichts der rasanten Entwicklung der Medien und des z. T. erheblich zugenommenen dysfunktionalen Medienkonsums in der Pandemiezeit gilt es für alle Eltern, gemeinsam mit ihren Kindern eine Regelung zur kompetenten Mediennutzung zu finden. Das betrifft das *Was* und das *Wieviel:* Medienzeiten, Surfen (Lesezeichen, Sicherheitseinstellungen, Jugendschutzprogramme), kindgerechte Suchmaschinen und Netzwerke, z. B. www.seitenstark.de, www.tivi.de, www.kidsville.de, www.knipsclub.de, www.juki.de (alle ab 8 Jahren) oder www.kika.de und www.helles-koepfchen.de/forum (alle ab 10 Jahren), sowie das gemeinsame Einrichten von Konten. Eine Hilfe dabei kann z. B. www.schau-hin.info sein, ein Medienratgeber für Familien, herausgegeben vom Bundesministerium für Familie, Senioren, Frauen und Jugend und den beiden deutschen öffentlich-rechtlichen Fernsehsendern. Hilfreich sind die „Pädiatrischen Empfehlungen für Eltern zum achtsamen Bildschirmmediengebrauch" (www.kinderaerzte-im-netz.de/mediathek/empfehlungen-zum-bildschirmmediengebrauch/).

2.6.13 Seelische Gesundheit

Kinder und Jugendliche sollen nicht nur körperlich, sondern auch seelisch gut und sicher aufwachsen. Viele Kinder und Jugendliche leiden aber unter Gewalt, die sie in ihrem Selbstwertgefühl schwächt und ein seelisch gesundes Aufwachsen erschwert. Es besteht eine Reihe von relevanten psychischen Problemen, z. B. Störungen des Sozialverhaltens oder emotionale Probleme, oft auch als sekundäre Morbidität bei Behinderung oder Aufmerksamkeitsdefizitsyndromen.

Praxistipp

Der Deutsche Kinderschutzbund hat zusammen mit dem Bundesministerium für Gesundheit ein Programm zur „Stärkung der psychischen Gesundheit von Kindern und Jugendlichen" entwickelt, dessen Material online abrufbar ist (www.bundesgesundheitsministerium.de/service/publikationen.html).
Die BZgA stellt in Kooperation mit dem Deutschen Jugendinstitut e. V. unter www.fruehehilfen.de praxisorientierte und laienverständliche Merkblätter von der U1 bis zur U9 zur Verfügung.

2.7 Besonderheiten der einzelnen Vorsorgeuntersuchungen

Zu jeder Untersuchung werden eine vollständige Anamnese sowie eine Sozial- und Familienanamnese erhoben, zudem wird das Kind vollständig körperlich untersucht.

2.7.1 U1 (unmittelbar nach der Entbindung)

(Siehe auch ➤ Kap. 5)

Unmittelbar nach der Geburt erfolgt ein rascher Check: Hat das Neugeborene die Geburt gut überstanden? Sind äußerliche Fehlbildungen zu erkennen? Muss sofort behandelt werden? Wenn es dem Kind gut geht, bleibt es gleich warm eingepackt bei der Mutter zum frühen Bonding. Die U1 nimmt ein Arzt, eine Hebamme oder ein Entbindungspfleger vor.

Anamnese

- Vorerkrankung der Mutter (→ Mutterpass): Diabetes mellitus bzw. Gestationsdiabetes (Hypoglykämie, Makrosomie und relative Unreife des Neugeborenen)
- Einnahme von Medikamenten, Alkohol, Drogen, Nikotin (Entzugssyndrom des Neugeborenen; Hepatitis-B- oder HIV-Exposition bei i. v. Drogenabhängigen?)
- Screening der Mutter: Hepatitis-B-Status, Antikörpersuchtest, B-Streptokokken-Status, ggf. CMV-, Parvovirus-B19- oder Toxoplasmose-Infektion
- Vorzeitiger Blasensprung, Hinweis für akute Infektionen/Amnioninfektionssyndrom in der Schwangerschaft (Neugeborenensepsis)
- Poly- oder Oligohydramnion (Atemnotsyndrom)
- Weitere Besonderheiten

Untersuchung

- APGAR (**A**tmung, **P**uls, **G**rundtonus, **A**ussehen, **R**eflexe) (➤ Kap. 5.6.2)
- Äußerlich erkennbare Fehlbildungen: Hals, Rücken, Extremitäten u. a.
- Auskultation des Herzens, Tasten der Femoralispulse: Herzfehler kann man hören (Auskultation) oder sehen (Zyanose, Pulsoxymetrie-Screening 24.–36. Lebensstunde)
- Atmung (Norm: ca. 40/min) und Atemmuster (Atemnotsyndrom)
- Körperlänge, -gewicht und Kopfumfang (Perzentilen eintragen)

Diagnostik/Screening

- Pulsoxymetrie-Screening am 2. Lebenstag.
- Neugeborenen-Hörscreening.
- Arterielles Nabelschnurblut (Umbilikalarterie; direkt post partum analysiert): Der mittlere pH ist 7,25, ein pH < 7,10 ist Zeichen einer schweren perinatalen Maladaptation; der mittlere Base Excess (BE) beträgt –4 mmol/l.

Beratung

- Stillen und Ernährung
- Erweitertes Neugeborenenscreening
- Neugeborenen-Hörscreening
- Erste Vitamin-K-Gabe zur Vorbeugung von Hirnblutungen

2.7.2 U2 (3.–10. Lebenstag)

Das Neugeborene ist inzwischen gut in seinem Umfeld angekommen. Ziel ist es nun, Krankheiten zu vermeiden oder behandlungsbedürftige Erkrankungen zu identifizieren: Ist das Neugeborenenscreening 36. bis 72. Lebensstunde erfolgt? War das Pulsoxymetrie-Screening unauffällig? Gibt es einen Anhalt für ein duktusabhängiges Vitium (Ductus verschließt sich spätestens in diesen Tagen)? Ist die Gewichtsabnahme nachgeburtlich im physiologischen Bereich (bis zu 10 % des Geburtsgewichts)? Wird die Familie von einer Hebamme besucht? Gibt es ausreichende Unterstützung im Lebensumfeld der Mutter?

Anamnese

- Schwierigkeiten beim Trinken, Schluckstörungen
- Stuhlfarbe mit Farbtafel erfragen (Gallengangsatresie)
- Ist das erweiterte Neugeborenenscreening erfolgt und dokumentiert? Sonst jetzt nachholen!
- Gibt es Hinweise auf psychosoziale Risikofaktoren/Belastungen?
- Ist das Pulsoxymetrie-Screening erfolgt? Sonst jetzt nachholen!
- Passivrauchen oder Medikamenteneinnahme?
- Impfstatus der Eltern erfragen bzw. überprüfen, ggf. Pertussis- und Masern-Auffrischungsimpfung empfehlen

Familienanamnese

- Risikofaktoren für Hüftdysplasie? Dann Sonografie vorziehen!
- Augenerkrankungen oder angeborene Hörstörungen
- Erbkrankheiten
- Gesundheitliche Risikofaktoren im familiären Umfeld (z. B. Rauchen etc.)

Untersuchung

- Gewicht: Geburtsgewicht sollte spätestens am 10. Lebenstag wieder erreicht sein
- Eingehende Untersuchung u. a. der Haut (Ikterus, auffallende Blässe, Zyanose, Fehlbildungen), Thorax und Leistenpulse (Herzfehler)
- Sehen (Transillumination der Augen zum Ausschluss einer Katarakt)
- Fehlbildungen?

Diagnostik/Screening

- Neugeborenen-Hörscreening
- Erweitertes Neugeborenenscreening ggf. nachholen

Beratung

- Vitamin D zur Rachitisprophylaxe ab 10. Lebenstag
- Zweite Vitamin-K-Gabe zur Vorbeugung von Hirnblutungen
- Fluorid zur Zahnhärtung und Kariesprophylaxe (spätestens nach Zahndurchbruch)
- Risiko eines plötzlichen Kindstods vermindern
- Ggf. Informationen zu regionalen Unterstützungsangeboten (z. B. Frühe Hilfen)

Bei früh- und/oder mangelgeborenen Kindern ist zusätzlich insbesondere auf die Temperaturregulation und die ausreichende Nahrungsaufnahme (häufigere Mahlzeitenfolge, Spezialnahrung) zu achten. Frühgeborene mit einem Geburtsgewicht < 1.500 g sollten täglich 1.000 IE Vitamin D peroral erhalten.

Praxistipp

Viele Mütter erleben kurz nach der Geburt, meist in den ersten 3–5 Tagen, den sogenannten Baby Blues („Heultage“). Ursächlich sind hormonelle Schwankungen, die zu Stimmungslabilität und hoher emotionaler Empfindlichkeit führen. Der Baby Blues ist nicht zu verwechseln mit einer echten postpartalen Depression, die zumeist zwischen der 4. und 6. Woche nach Entbindung auftritt (➤ Kap. 2.7.3 Praxistipp). Der entscheidende Unterschied ist, dass die Beschwerden des Baby Blues nach wenigen Tagen vorübergehen und die Beziehung von Mutter und Kind nicht gefährden. Oftmals offenbaren die jungen Mütter in der Praxis ihre Probleme eher der medizinischen Fachangestellten oder der Hebamme als dem Arzt!

2.7.3 U3 (4. bis 5. Lebenswoche)

Die junge Mutter hat sich inzwischen zumeist schon gut an ihre neue Rolle gewöhnt und entwickelt langsam Routine bei der Versorgung ihres Kindes. Die Mutter-Kind-Interaktion ist empathisch-feinfühlig, und die Mutter kann die Bedürfnisse ihres Babys schnell erkennen und ihnen adäquat entsprechen. So wird das Spiel zwischen Mutter und Kind zu einer Erfahrung positiver Gegenseitigkeit („Engelskreis“ nach Papousek). Im Idealfall wird die Mutter durch eine Hebamme und ihr familiäres Umfeld unterstützt. Im Vordergrund stehen die Ernährung und die Pflege sowie die empathische Zuwendung zum Kind. Das Baby selbst kann zu diesem Zeitpunkt bereits den Kopf in Bauchlage kurz anheben und nach links und rechts drehen, öffnet die Hände spontan und schaut aufmerksam in nahe Gesichter.

Anamnese

- Ernsthafte Erkrankungen seit der Geburt?
- Ernährungsprobleme? Stillen, Flaschenernährung oder Zwiemilch (die Kombination aus beidem)?
- Wird die Familie von einer Hebamme besucht?
- Wird die Vitamin-D-Prophylaxe verlässlich durchgeführt?
- Stuhlgang und Miktion (Stuhlfarbe mit Stuhlkarte erfragen; Windel regelmäßig nass?)
- Rauchen oder Medikamenteneinnahme der Mutter?
- Augenerkrankungen bzw. Hörstörungen in der Familie?
- Erbkrankheiten in der Familie?
- Hinweise auf frühkindliche Regulationsstörungen (z. B. exzessives Schreien, Fütterstörungen, Schlafstörungen) erfragen
- Psychosoziale Belastungsfaktoren und ggf. Unterstützungsbedarf
- Impfstatus der Eltern erfragen bzw. überprüfen, ggf. Pertussis- und Masern-Auffrischungsimpfung empfehlen

Untersuchung

- Ganzkörperuntersuchung inkl. Körpermaße am unbekleideten Kind; auf perzentilengerechtes Wachstum achten bzw. dokumentieren
- Untersuchung auf Haltungs- und Lagerungsasymmetrien, ggf. einschließlich Vojta-Diagnostik
- Untersuchung des Muskeltonus und Motoskopie
- Interaktionsbeobachtung: Kind wirkt zufrieden in Anwesenheit der Bezugsperson, lässt sich beruhigen und wirkt offen und ausgeglichen

Diagnostik/Screening/Maßnahmen

- Transillumination der Augen
- Ggf. Hörscreening nachholen/wiederholen
- Sonografie der Säuglingshüfte inkl. Dokumentation; neben Anamnese und klinischem Befund: Alpha- und Beta-Winkel und resultierender Hüfttyp nach Graf je Gelenkseite, mögliche diagnostische und/oder therapeutische Konsequenzen und ob eine Überweisung veranlasst wurde
- Durchführung der Vitamin-K-Prophylaxe

Beratung

- Plötzlichen Kindstod (SIDS) vermeiden
- Unfallverhütung (ggf. Unfallmerkblätter verwenden)
- Frühkindliche Regulationsstörungen
- Vitamin-D- und Fluoridprophylaxe
- Vitamin-K-Prophylaxe
- Ernährungsberatung
- Impfberatung gemäß STIKO-Empfehlungen und Vereinbarung eines ersten Impftermins in der 9. Lebenswoche
- Ggf. Information zu regionalen Unterstützungsangeboten (z. B. Frühe Hilfen)

Den Eltern müssen die erforderlichen Trinkmengen (etwa ein Sechstel bis ein Siebtel des Körpergewichts, aufgeteilt auf die Anzahl der Mahlzeiten) sowie die zu erwartende Gewichtszunahme (mindestens 20 g/Tag) erläutert werden.

Praxistipp

Etwa 15 % der Mütter entwickeln in dieser Zeit eine postpartale Depression (Wochenbettdepression). Das ruft oftmals Schamgefühl bei den Betroffenen hervor und erfordert vom Kinder- und Jugendarzt viel Fingerspitzengefühl und Empathie. Symptome wie sozialer Rückzug, Energielosigkeit und Antriebsmangel, Empathieverlust auch gegenüber dem Baby, aber auch Aggressivität und Versagensängste sind wegweisend. Postnatale Depressionen führen häufig zu einer Störung der Mutter-Kind-Beziehung und bergen die Gefahr von langfristigen Entwicklungsstörungen beim Kind.

2.7.4 U4 (3.–4. Lebensmonat)

Mutter und Kind sind jetzt ein eingespieltes Team; die Mutter erkennt die Bedürfnisse ihres Babys sofort und hat die erforderliche Kompetenz erworben, um ihnen adäquat zu genügen. Das Baby ist immer aktiver und mobiler geworden, greift nach Dingen und reagiert auf das Lächeln der Bezugsperson (meist auch des Untersuchers) ebenfalls mit einem Lächeln. Die Entwicklung der Sprache beginnt mit der Bildung von Lauten.

Anamnese

- Schwerwiegende Erkrankungen seit der letzten Vorsorgeuntersuchung?
- Ernährungsprobleme
- Abnorme Stühle (Stuhlfarbkarte verwenden)
- Hinweise auf Regulationsstörungen
- Psychosoziale Belastungsfaktoren und ggf. Unterstützungsbedarf
- Verträglichkeit der ersten Impfung (falls durchgeführt)
- Vitamin-D-Prophylaxe erfragen

Untersuchung

- Ganzkörperuntersuchung inkl. der Körpermaße am unbekleideten Kind; auf perzentilengerechtes Wachstum achten und dokumentieren
- Untersuchung auf Haltungs- und Lagerungsasymmetrien inkl. Vojta-Diagnostik
  Untersuchung des Muskeltonus und Motoskopie
- Interaktionsbeobachtung: Kind wirkt zufrieden in Anwesenheit der Bezugsperson, lässt sich beruhigen und wirkt offen und ausgeglichen

Diagnostik/Screening/Maßnahmen

- Ggf. Durchführung des Neugeborenen-Hörscreenings veranlassen (falls noch nicht erfolgt)
- Transillumination der Augen und Brückner-Test
- Durchführung der 2. Impfserie gemäß STIKO

Beratung

- Ernährungsberatung und ggf. Beratung über die Einführung von Beikost (ab dem 5. Lebensmonat)
- Plötzlichen Kindstod (SIDS) vermeiden
- Unfallverhütung (ggf. Unfallmerkblätter verwenden)
- Ggf. Beratung zu frühkindlichen Regulationsstörungen und Vermittlung von Hilfsangeboten (z. B. Schreiambulanz)
- Ggf. Information zu regionalen Unterstützungsangeboten (z. B. Frühe Hilfen)
- Sprachberatung (Vorlesen, Vorsingen, Bevorzugung der Muttersprache bei Bilingualität)
- Vitamin-D-Prophylaxe
- Impfberatung gemäß STIKO-Empfehlungen

Praxistipp

Es sollten nur seriöse Informationsquellen und Beratungsportale genutzt werden. Als primärer Ansprechpartner sollte ein Arzt dienen. Es sollte ausdrücklich auf die Gefahr des Schütteltraumas hingewiesen werden. Eltern wissen oft auch nicht, dass „Tabakqualm" einer der gefährlichsten und bedeutendsten vermeidbaren Innenschadstoffe ist.

2.7.5 U5 (6.–7. Lebensmonat)

Der Nachwuchs ist nun schon ½ Jahr alt, und Mutter und Kind bilden ein eingespieltes Team. Die anfängliche Unsicherheit ist weitgehend verschwunden. Das Kind hat sein Geburtsgewicht etwa verdoppelt, deutliche Entwicklungsschritte gemacht und gewinnt zunehmend Handlungskompetenz. Es beobachtet aufmerksam, z. B. die Zubereitung der Nahrung. Beikost ist eingeführt. Es greift nach Gegenständen und führt sie in der Mittellinie zusammen, spielt mit den Beinen/Füßen (➤ Abb. 2.6), dreht sich über beide Seiten vom Rücken auf den Bauch und ggf. auch schon zurück, kommt in den Handwurzel- bzw. Handstütz (➤ Abb. 2.7), beginnender Vierfüßlerstand. Es lässt sich necken, lautiert und bildet evtl. bereits Silbenketten; dialogisches Lautieren erfolgt.

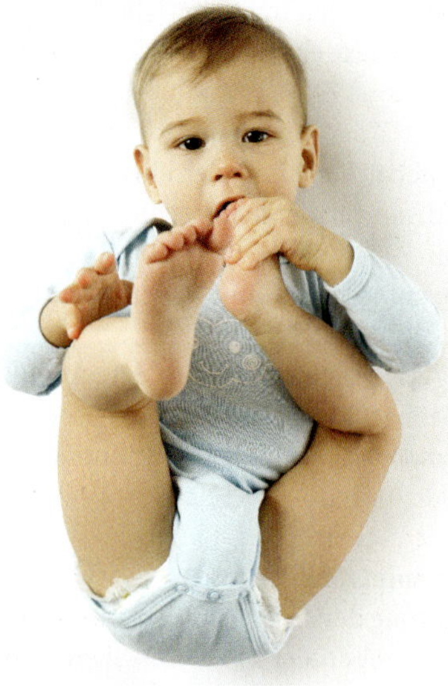

Abb. 2.6 Motorische Entwicklung zur U5: ein 6 Monate alter Säugling, der mit seinen Zehen spielt [J787]

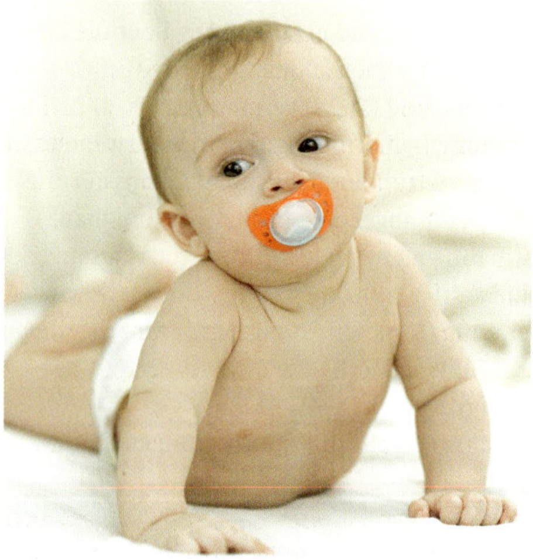

Abb. 2.7 Motorische Entwicklung zur U5: ein 6 Monate alter Säugling, der auf gestreckte Arme gestützt Kopf und Brust in 90° hält [J787]

Anamnese

- Schwerwiegende Erkrankungen seit der letzten Vorsorgeuntersuchung
- Ernährungsverhalten und ggf. Ernährungsprobleme. Beikost eingeführt?
- Stuhlgang und auffällige Stühle
- Frühkindliche Regulationsstörungen
- Impfungen nach STIKO durchgeführt?
- Vitamin-D- und Fluoridprophylaxe erfolgt?
- Psychosoziale Belastungsfaktoren und ggf. Unterstützungsbedarf

Untersuchung

- Ganzkörperuntersuchung inkl. Körpermaße am unbekleideten Kind; auf perzentilengerechtes Wachstum achten und dokumentieren
- Untersuchung auf Haltungs- und Lagerungsasymmetrien, ggf. einschließlich Vojta-Diagnostik
- Untersuchung des Muskeltonus und Motoskopie
- Interaktionsbeobachtung: Kind wirkt zufrieden in Anwesenheit der Bezugsperson, lässt sich beruhigen und wirkt offen und ausgeglichen

Diagnostik/Screening/Maßnahmen

- Überprüfung des Sehvermögens mittels Brückner-Test und Transillumination
- Überprüfung des Hörvermögens, z. B. mit Hochtonrassel
- Durchführung der 3. Impfserie nach STIKO, falls noch nicht erfolgt

Beratung

- Ernährungsberatung inkl. Probleme bei der Beikosteinführung
- Stuhlgang
- Unfallverhütung (ggf. Unfallmerkblätter verwenden)
- Ggf. Beratung zu frühkindlichen Regulationsstörungen und Vermittlung von Hilfsangeboten (z. B. Schreiambulanz)
- Ggf. Information zu regionalen Unterstützungsangeboten (z. B. Frühe Hilfen)
- Sprachberatung (Vorlesen, Vorsingen, Bevorzugung der Muttersprache bei Bilingualität)
- Vitamin-D-Prophylaxe
- Impfstatus überprüfen, Impfberatung gemäß STIKO-Empfehlungen

Praxistipp

Eltern müssen jetzt auf die erhöhte Unfall- und Verletzungsgefahr aufgrund der zunehmenden kindlichen Mobilität hingewiesen werden. Diese stellt sich für die Eltern manchmal urplötzlich ein, typisch z. B. eigenständiges Drehen und Fallen vom Wickeltisch. Die Wohnung muss nun gesichert werden: Steckdosen, Treppenauf- und -abgänge, Haushaltschemikalien, Kabel von z. B. Wasserkochern, Erdnüsse und Kleinteile unerreichbar halten.
Der Verband der Ersatzkassen stellt dafür unter www.vdek.com praktische „Unfallmerkblätter" für die U2 bis U9 zur Verfügung.

Den Eltern werden Beratungsmaterialien über die mit 12 Monaten anstehenden Impfungen mitgegeben (z. B. vom Grünen Kreuz), oder Verweis auf die Webseiten des RKI (www.rki.de). Weitere Themen sind Sonnenschutz und Passivrauchen (→ U4, ➤ Kap. 2.7.4).

Praxistipp

→ U5 (➤ Kap. 2.7.5). Bei extremem Kooperationsmangel wird das Kind zur Nachuntersuchung wiedereinbestellt, z. B. zur nächsten Impfung. Eltern werden über die Wichtigkeit des Kindergartenbesuchs aufgeklärt, und eine frühzeitige Anmeldung wird empfohlen.

2.7.6 U6 (10.–12. Lebensmonat)

Das Kind hat inzwischen sein Geburtsgewicht etwa verdreifacht und sich in seinem Autonomieverhalten beständig weiterentwickelt,

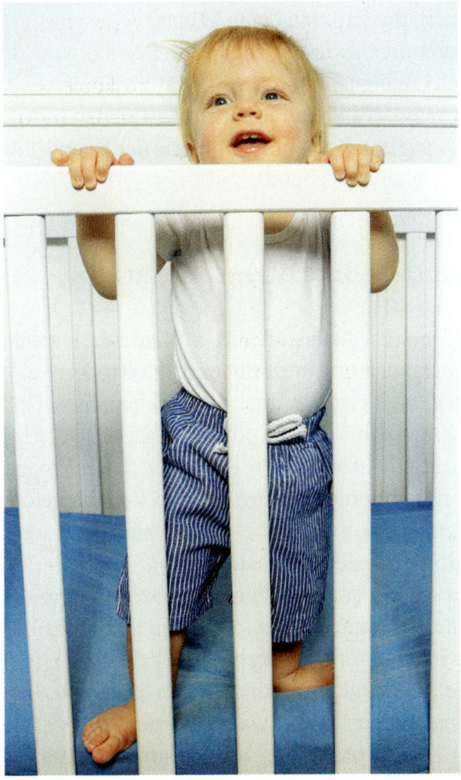

Abb. 2.8 Grobmotorische Entwicklung zur U6: Ein 12 Monate altes Kleinkind zieht sich aus eigener Kraft hoch und steht dann mit Festhalten. [J787]

was seinen Bewegungsraum und sein Erleben enorm erweitert: Es krabbelt, evtl. robbt es, geht im Bärengang als Vorbote des Laufens oder läuft bereits frei, setzt sich auf und zieht sich in den Stand hoch (➤ Abb. 2.8). Die Bewegungsübergänge sind flüssig. Seine Fingerfertigkeit ist viel feiner geworden (Pinzettengriff von kleinen Gegenständen). Versteckte Objekte sind nicht mehr „verschwunden", sondern werden z. B. nach Bedecken mit einem Becher darunter erwartet (Objektpermanenz).

Die Sprache besteht zumindest aus Doppelsilben, viele Kinder sprechen auch schon erste Wörter und reagieren auf ihren Namen. Das Kind klatscht in die Hände und imitiert gestikulierend Bezugspersonen (z. B. „so groß bin ich"). Es isst mittlerweile vom Tisch der Eltern mit, wird zuweilen noch teilgestillt, Formulanahrung hingegen wird entbehrlich.

Die Beratung bezieht sich darauf, die ersten Zähne zu pflegen und mögliche neuartige Unfälle durch den Bewegungsspielraum zu verhüten (→ U5, ➤ Kap. 2.7.5).

Anamnese

- Schwerwiegende Erkrankungen
- Hörvermögen, Schnarchen
- Besondere Belastungssituationen
- Essverhalten und Ernährungsprobleme
- Stuhlverhalten
- Psychosoziale Belastungen und ggf. Inanspruchnahme von Hilfsangeboten (z. B. Frühe Hilfen)
- Betreuungssituation

Untersuchung

- Ganzkörperstatus inkl. Gewicht und Körperlänge auf fortgeführten Perzentilen zum Gedeihen
- Motorische, sprachliche und kognitive Entwicklung
- Soziale und emotionale Kompetenz, Interaktion von Bezugsperson und Kind beurteilen

Diagnostik/Screening/Maßnahmen

- Sinnesorgane: Sehtest, Brückner-Test
- Impfberatung und Fortsetzung der Grundimmunisierung

Beratung

- Ernährung, Rachitisprophylaxe; Empfehlung einer zahnärztlichen Untersuchung
- Unfallverhütung (ggf. Unfallmerkblätter verwenden)
- Ggf. Beratung zu frühkindlichen Regulationsstörungen und Vermittlung von Hilfsangeboten (z. B. Schreiambulanz)
- Ggf. Information zu regionalen Unterstützungsangeboten (z. B. Frühe Hilfen)
- Sprachberatung (Vorlesen, Vorsingen, Bevorzugung der Muttersprache bei Bilingualität)
- Mundhygiene
- Nächste Impfungen: 6-fach-Impfung (erste mit 11–14 Lebensmonaten, zweite mit 24 Lebensmonaten), Mumps/Masern/Röteln/Varizellen (mit 11–14 Lebensmonaten), Meningokokken (ab 12. Lebensmonat)

Praxistipp

Spätestens bei der U6 sollten die Eltern darauf hingewiesen werden, dass Fernsehen für ihr Kind in diesem Alter schädlich ist und die Sprachentwicklung ausdrücklich nicht fördert, da keine dialogische Kommunikation stattfindet.

Sonnenschutz und Vermeiden von Passivrauchen sind wichtige Punkte (➤ Kap. 2.7.4). Die U6 ist zuweilen erschwert durchführbar, da die Kinder oft abwehrend sind, insbesondere wenn sie müde oder hungrig sind. Dann müssen Teile der Vorsorge bei der nächsten Impfung nachgeholt werden; sie steht bald an.

2.7.7 U7 (21.–24. Lebensmonat)

Bis zur U7 hat die Entwicklung einen weiteren Quantensprung vollzogen. Das Kind ist noch autonomer geworden, es kann sich frei bücken, um Gegenstände hochzuheben, Bonbons auswickeln, auf einem Rutscherauto fahren, die Tür öffnen, und es dirigiert die Bezugsperson an bestimmte Orte.

Es lehnt Hilfen ab, stapelt fünf Bauklötze übereinander (➤ Abb. 2.9), räumt Schubladen ein und aus, betätigt den Lichtschalter und bewältigt Holzpuzzles. Es kann die Treppe im Beistellschritt hoch- und an der Hand oder dem Geländer vorwärts hinuntergehen.

Die Ich-Identifikation ist fortgeschritten, das Kind erkennt sein Spiegelbild und folgt einfachen Aufforderungen. Die sprachliche Kommunikation hat sich deutlich fortentwickelt, sodass ca. 20 Einzelwörter gesprochen und beginnend Zweiwortsätze gebildet werden.

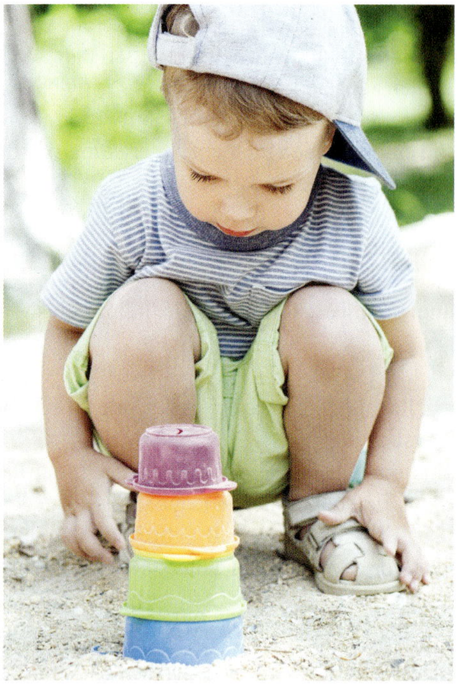

Abb. 2.9 Feinmotorische Entwicklung zur U7: Ein 2 Jahre altes Kleinkind baut einen Turm aus mehreren Förmchen. [J787]

Die Sauberkeitserziehung beginnt und muss seitens der Eltern umsichtig und ohne Druck erfolgen.

Anamnese
- Schwerwiegende Erkrankungen seit der letzten Kindervorsorgeuntersuchung? Auffällige Infektanfälligkeit?
- Essverhalten und ggf. Ernährungsprobleme
- Stuhlgang und ggf. Auffälligkeiten
- Kariesprophylaxe
- Hörvermögen und Sprachentwicklung
- Regelmäßiges Schnarchen
- Betreuungssituation
- Psychosoziale Belastungsfaktoren und ggf. Inanspruchnahme von Hilfsangeboten

Untersuchung
- Ganzkörperstatus inkl. Gewicht und Körperlänge auf fortgeführten Perzentilen: Gedeihen, motorische, sprachliche und kognitive Entwicklung. Soziale und emotionale Kompetenz
- Interaktion von Bezugsperson und Kind beurteilen

Diagnostik/Screening/Maßnahmen
- Überprüfung des Sehvermögens (Brückner-Test)
- Überprüfung des Hörvermögens (z. B. Hochtonrassel)
- Impfberatung und Fortsetzung der Grundimmunisierung

Beratung
- Hinweise zur Zahnpflege, Fluoridprophylaxe und Empfehlung einer zahnärztlichen Vorstellung
- Unfallverhütung (z. B. Unfallmerkblätter)
- Ggf. Merkblätter zum Mediengebrauch
- Sprachberatung (Vorlesen, Vorsingen, Bevorzugung der Muttersprache bei Bilingualität)
- Bewegungsförderung und Ernährung
- Impfberatung und ggf. Komplettierung der Grundimmunisierung (falls noch ausstehend)

2.7.8 U7a (34.–36. Lebensmonat)

Das Kind ist jetzt ca. 3 Jahre alt und im Kindergartenalter. Es spricht mit Bezugspersonen und auch mit anderen Kindern und Erwachsenen, vielleicht bei Letzteren noch etwas scheu. Es hat einen großen Bewegungsdrang, fährt Dreirad oder Laufrad, steigt die Treppe frei im Wechselschritt hinauf und hinab, es malt noch wenig gegenständlich, spielt gern mit anderen Kindern auch in Rollenspielen, kann sich von der Bezugsperson auch über einige Stunden trennen und sich teilweise selbst an- und ausziehen.

Das Kind spricht Drei- bis Fünfwortsätze, redet in der Ich-Form und kann seinen Namen sagen. Zuweilen tritt aufgrund der Autonomieentwicklung eine Trotzphase auf, die den Eltern und dem Untersucher viel Geduld abverlangen kann. Die Sauberkeitserziehung verläuft manchmal erschwert, da gerade der Stuhl gern eingehalten wird, was zu Verstopfung und Bauchschmerzen führen kann. Mit 3 Jahren sind ca. 90 % der Kinder stuhlkontinent, hingegen ist nur etwa die Hälfte der Kinder sowohl tagsüber als auch nachts trocken.

Die meisten Kinder können sich im Alter von 3 Jahren auf eine Untersuchungssituation einlassen.

Anamnese
- Schwerwiegende Erkrankungen seit der letzten Kindervorsorgeuntersuchung? Auffällige Infektanfälligkeit?
- Essverhalten und ggf. Ernährungsprobleme
- Stuhlgang und ggf. Auffälligkeiten
- Kariesprophylaxe
- Hörvermögen und Sprachentwicklung, Stottern
- Regelmäßiges Schnarchen
- Betreuungssituation
- Psychosoziale Belastungsfaktoren und ggf. Inanspruchnahme von Hilfsangeboten

Untersuchung
- Ganzkörperstatus inkl. Gewicht und Körperlänge auf fortgeführten Perzentilen: Gedeihen, motorische, sprachliche und kognitive Entwicklung. Soziale und emotionale Kompetenz
- Interaktion von Bezugsperson und Kind beurteilen

Diagnostik/Screening/Maßnahmen
- Ggf. Komplettierung der Grundimmunisierung, falls noch nicht erfolgt
- Überprüfung des Sehvermögens (Lang-, Titmus-, Lea-Hyvärinen-Test)
- Überprüfung der Sprachentwicklung (z. B. anhand von Kottmann-Bogen, evaluiert ab 3½ Jahren)

Beratung
- Hinweise zur Zahnpflege, Fluoridprophylaxe und Empfehlung einer zahnärztlichen Vorstellung.
- Unfallverhütung (z. B. Unfallmerkblätter).
- Sprachberatung (Vorlesen, Vorsingen, Bevorzugung der Muttersprache bei Bilingualität).
- Bewegungsförderung und Ernährung.
- Rehabilitationssport kann aufgrund einer Diagnose eine sinnvolle Therapieergänzung darstellen. Die Verordnung („Muster 56") belastet das Budget des Arztes nicht.
- Kindergartenbesuch, ggf. einschließlich Sprachförderung bei Bilingualität.

Praxistipp
Eltern werden über die Wichtigkeit des Kindergartenbesuchs – falls ausstehend – aufgeklärt, und spätestens jetzt wird eine Anmeldung empfohlen. Für die Kontinenzerziehung wird das Belohnungsprinzip empfohlen, ohne Druck aufzubauen: Kontinenzentwicklung ist ein Reifungsprozess.

- Medienkonsum (➢ Kap. 2.6.12): Der dysfunktionale Medienkonsum hat in der Pandemiezeit erheblich zugenommen!

Praxistipp
Ausdrücklich nach Qualität und Dauer des Medienkonsums fragen: In der Pandemiezeit ist der dysfunktionale Medienkonsum bei Kindern und Jugendlichen erheblich angestiegen.

2.7.9 U8 (46.–48. Lebensmonat)

Mit 4 Jahren ist die Selbstständigkeit schon weit fortgeschritten. Das Kind kann sich selbst an- und ausziehen, kann frei mit anderen Kindern sprachlich kommunizieren und erzählt kleine Geschichten in korrekter zeitlicher und logischer Reihenfolge. Es ist das typische Fragealter nach dem Warum, Was, Wie, Wo und Wann. Die meisten Kinder können Laufrad oder auch bereits Fahrrad fahren und auch Hindernissen ausweichen. Das Auffangen eines größeren Balls gelingt mit Händen, Armen und Körper. Die Feinmotorik ist fortentwickelt und das Kind malt Kopffüßler, aber auch Häuser, Bäume o. Ä. Ein Rechteck und ein Kreis können gezeichnet werden (➢ Abb. 2.10). Die Kinder beherrschen die Darm- und Blasenfunktion, wobei nachts noch etwa ein Drittel nicht trocken ist. Die emotionale Verfassung ist jetzt meist ausgeglichen, das Kind versteht Spielregeln und kann sich in Kindergruppen angemessen einordnen.

Anamnese
- Schwerwiegende Erkrankungen seit der letzten Kindervorsorgeuntersuchung? Auffällige Infektanfälligkeit?
- Kariesprophylaxe
- Hörvermögen und Sprachentwicklung, Stottern
- Regelmäßiges Schnarchen
- Betreuungssituation
- Psychosoziale Belastungsfaktoren und ggf. Inanspruchnahme von Hilfsangeboten
- Kindergartenbesuch

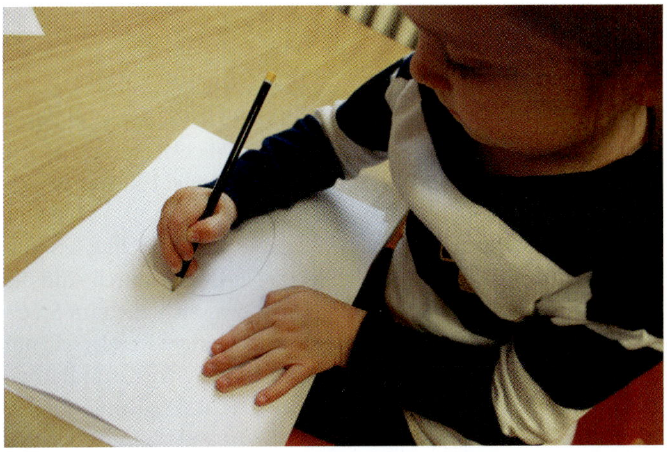

Abb. 2.10 Feinmotorische Entwicklung zur U8: Ein 4 Jahre altes Kind zeichnet einen Kreis vollständig geschlossen und mit korrekter Handhaltung. [M552]

Untersuchung
- Ganzkörperstatus inkl. Gewicht und Körperlänge auf fortgeführten Perzentilen: Gedeihen, motorische, sprachliche und kognitive Entwicklung. Soziale und emotionale Kompetenz
- Interaktion von Bezugsperson und Kind beurteilen

Diagnostik/Screening
- Ggf. Komplettierung der Grundimmunisierung, falls noch nicht erfolgt
- Überprüfung des Sehvermögens (Lang-Test, E-Haken oder Landolt-Ringe)
- Durchführung einer 5-Ton-Frequenz-Audiometrie
- Überprüfung der Sprachentwicklung (z. B. anhand von Kottmann-Bogen, evaluiert ab 3½ Jahren)
- Urinstatus und -sediment

Beratung
- Hinweise zur Zahnpflege, Fluoridprophylaxe und Empfehlung einer zahnärztlichen Vorstellung
- Unfallverhütung (z. B. Unfallmerkblätter)
- Sprachberatung (Vorlesen, Vorsingen, Bevorzugung der Muttersprache bei Bilingualität)
- Bewegungsförderung und Ernährung
- Rehabilitationssport kann aufgrund einer Diagnose eine sinnvolle Therapieergänzung darstellen
- Medienkonsum (➢ Kap. 2.6.12): Der dysfunktionale Medienkonsum hat in der Pandemiezeit erheblich zugenommen!

Praxistipp
Unbedingt den Kindergartenbesuch anraten, sofern noch nicht der Fall. Auch Kinderturngruppen sind motorisch und sozial förderlich. Falls Deutsch Fremdsprache ist, sollte bei Bedarf eine Sprachförderung in Deutsch erfolgen.

2.7.10 U9 (60.–64. Lebensmonat)

Das Kind ist jetzt etwa 5 Jahre alt, und das Schulalter naht. Der Bewegungsdrang ist meist stark ausgebildet, und die Kinder profitieren sehr von einer Förderung der Bewegungsmöglichkeiten, z. B. in der KiTa oder im Sportverein. Fahrgeräte wie Lauf- oder Fahrrad werden beherrscht, Klettern und Ballfangen gelingt.

Die Sprachentwicklung ist im Wesentlichen abgeschlossen und (bis auf zuweilen leichte Lispelfehler) fehlerfrei. Dadurch sind die Kommunikationsmöglichkeiten optimal, was sich auch im Spielverhalten zeigt, wo inzwischen auch kompliziertere Regelspiele mit oftmals großer Fantasie gespielt werden können. Die Grundfarben und der Zahlenraum bis 10 werden beherrscht. Die Kinder malen gegenständlich, können Rechteck, Kreis, Kreuz und Dreieck zeichnen. Oftmals gelingt schon das Schreiben des Namens.

Die Kontinenzentwicklung ist bei den meisten Kindern ebenfalls erfolgreich verlaufen, lediglich ca. 15 % der Altersstufe benötigen nachts noch eine Windel.

Anamnese

- Schwerwiegende Erkrankungen seit der letzten Kindervorsorgeuntersuchung? Auffällige Infektanfälligkeit?
- Kariesprophylaxe
- Hörvermögen und Sprachentwicklung, Stottern
- Regelmäßiges Schnarchen
- Betreuungssituation
- Psychosoziale Belastungsfaktoren und ggf. Inanspruchnahme von Hilfsangeboten
- Kindergartenbesuch

Untersuchung

- Ganzkörperstatus inkl. Gewicht und Körperlänge auf fortgeführten Perzentilen: Gedeihen, motorische, sprachliche und kognitive Entwicklung. Soziale und emotionale Kompetenz
- Interaktion von Bezugsperson und Kind beurteilen

Diagnostik/Screening

- Überprüfung des Sehvermögens (Lang-Test, E-Haken oder Landolt-Ringe)
- Überprüfung der Sprachentwicklung (z. B. anhand von Kottmann-Bogen, evaluiert ab 3½ Jahren)
- Urinstatus und -sediment

Beratung

- Hinweise zur Zahnpflege, Fluoridprophylaxe und Empfehlung einer zahnärztlichen Vorstellung
- Unfallverhütung (z. B. Unfallmerkblätter)
- Sprachberatung (Vorlesen, Vorsingen, Bevorzugung der Muttersprache bei Bilingualität)
- Bewegungsförderung und Ernährung; Adipositasprävention
- Medienkonsum (➤ Kap. 2.6.12) inkl. Suchtverhalten: Der dysfunktionale Medienkonsum hat in der Pandemiezeit erheblich zugenommen!
- Impfberatung (Auffrischung DTPa mit 6 Jahren)

Praxistipp

Kindersport ist u. a. motorisch und sozial förderlich!

Mit großer Regelmäßigkeit wird der Untersucher auf die **Schulreife** des Kindes angesprochen. Diese unterliegt neben kognitiven aber auch physischen und sozialen Befähigungen, wobei viele Eltern nur Erstere im Blick haben. Unsere Empfehlung: Es ist auf das harmonische Zusammenspiel zwischen dem Wunsch des Kindes und der Eltern, der Meinung des Kindergartens und dem Ergebnis der U9 zu achten. Im Zweifelsfall lieber später einschulen.

Mit der Vorsorgeuntersuchung U9 endet das Kindervorsorgeprogramm des G-BA nach der Kinder-Richtlinie, nicht jedoch die weitere, potenziell durchaus störanfällige Entwicklung des Kindes bis zum Erwachsensein. Von Experten der Kinder- und Jugendmedizin wurden daher weitere **Zusatzvorsorgen im Schulalter (U10 und U11)** sowie eine **im Jugendalter (J2)** entwickelt, die den besonderen Problemen in diesem Entwicklungsabschnitt Rechnung tragen. Im Vordergrund stehen Krankheiten des Stütz- und Bewegungsapparats, Essstörungen, Allergien, Erkrankungen der Schilddrüse und insbesondere Schulprobleme, emotionale, psychosomatische und Sozialverhaltensstörungen. Unter psychischen Erkrankungen leiden ca. 20 % aller Kinder und Jugendlichen, wobei Angststörungen am häufigsten auftreten. Nur etwa ein Drittel der Betroffenen befindet sich in ärztlicher Behandlung.

Mit dem Mannheimer Elternfragebogen (MEF) wurde ein Frageninventar in diese Vorsorgen implementiert, das der Anbahnung eines zielgerichteten Arzt-Patient-Gesprächs dient und seit vielen Jahren erfolgreich eingesetzt wird. Diese Vorsorgen gehören bisher nicht zum Leistungskatalog der GKV, werden jedoch als Satzungsleistungen im Rahmen selektivvertraglicher Regelungen von den meisten Krankenkassen übernommen.

2.7.11 U10 (7. Geburtstag bis 1 Tag vor 9. Geburtstag)

Der Eintritt vom Kindergarten- ins Schulalter bedeutet zunächst einmal eine Zäsur im Leben eines Kindes. In der Schule wird vom Schulkind neben kognitiven Leistungen ein hohes Maß an mitgebrachter Persönlichkeitsstruktur sowie die Fähigkeit zur Regelakzeptanz und sozialer Eingliederungsfähigkeit erwartet. Auch proaktives Mitarbeiten und Kritikfähigkeit gehören dazu. Manche Kinder erleben hier Anpassungsstörungen, entwickeln emotionale Störungen, psychosomatische Beschwerden oder Störungen des Sozialverhaltens bzw. bereits vor der Einschulung vorhandene Störungsbilder verstärken sich.

Anamnese durch Elternfragebogen und gezieltes Nachfragen

- Zwischenanamnese, Ernährung, Bewegung, Allergien, Schlafstörungen, Harn-/Stuhlverhalten, Obstipation
- Außerfamiliäre Betreuung, Kinderkontakte, Freizeitgestaltung
- Risikofaktoren Misshandlung (häusliche Gewalt u. a.)
- Familiensituation (Eltern getrennt, Patchwork u. a.)
- Spezielle Förderung erfolgt oder als notwendig erachtet
- Impfstatus: Impfungen nach STIKO? Impflücken schließen!

Untersuchung und Befragung

- Entwicklung:
  - Kognitive Entwicklung: Anhalt für Lernstörungen, Lese-Rechtschreib-Störungen, Rechenstörungen?
  - Verhalten: Aufmerksamkeit, Impulsivität, oppositionelles Verhalten
  - Emotionale Entwicklung: Ängste, Depressionen
  - Soziale Entwicklung: Schule, Soziales, Autonomie, geht gern zur Schule, Schüler-Lehrer-Beziehung, keine Probleme auf dem Schulweg, kein Mobbing, kann sich wehren, vor Gewalt schützen
  - Familie und Freunde: Beziehung zu Eltern unproblematisch; hat Freunde, keine Tendenz zu Rückzug
- Umgang mit Medien (➢ Kap. 2.6.12)
- Körperliche Untersuchung ausgewählter Befunde:
  - Zahn-, Mund- und Kieferanomalien
  - Augen, Hören
  - Haut
  - Genitale, Stadien nach Tanner (➢ Kap. 8.6)
  - Rücken, Beinachsen, Körperwachstum
  - Adipositas
- Überprüfung auffälliger Befunde aus der U9

Diagnostik Blutdruck: Familiäre Belastung? Risikofaktoren?

Beratung

- Gesunde Ernährung und Bewegung, ggf. auf Präventionsangebote der Krankenkassen verweisen
- Unfallprävention (Verkehr, Sport)
- Rehabilitationssport kann aufgrund einer Diagnose eine sinnvolle Therapieergänzung darstellen
- Erziehungsstil
- Kariesprophylaxe
- Rauchfreie Umgebung
- Umgang mit Medien: TV, Internet, soziale Netzwerke, Spielkonsolen, Dauerbeschallung (➢ Kap. 2.6.12)
- Gewaltprävention
- Sonnenschutz
- Tertiärprävention: vorausschauende Beratung zur weiteren Betreuung bei chronischen Krankheiten

2.7.12 U11 (9. Geburtstag bis 1 Tag vor dem 11. Geburtstag)

Diese zweite zusätzliche Vorsorgeuntersuchung soll die große zeitliche Lücke zwischen der U10 und der J1 (➢ Kap. 2.7.13) schließen. In diesem Alter können häufig Schulschwierigkeiten auftreten, weshalb die U11 u. a. auch dem Erkennen von Schulleistungs-, Sozialisations- und Verhaltensstörungen dient. Zudem sollen auch Zahn-, Mund- und Kieferanomalien oder gesundheitsschädigendes Medienverhalten erkannt und, falls erforderlich, entsprechende Maßnahmen eingeleitet werden. Die U11 soll u. a. auch der Bewegungs- und Sportförderung dienen, den problematischen Umgang mit Suchtmitteln erkennen und verhindern helfen sowie gesundheitsbewusstes Verhalten unterstützen, z. B. mithilfe von Ernährungs-, Bewegungs-, Stress-, Sucht- und Medienberatung – je nach Bedarf.

Anamnese (Elternfragebogen und gezieltes Nachfragen zur psychischen Entwicklung)

- Zwischenanamnese
- Ernährung und Bewegung
- Allergien
- Schlafstörungen
- Harn-/Stuhlverhalten, Obstipation
- Akzeptanz des eigenen Körpers
- Ist über bevorstehende Pubertät aufgeklärt?
- Außerfamiliäre Betreuung, Kinderkontakte
- Familiensituation (Eltern getrennt, Patchwork u. a.)
- Ist eine spezielle Förderung erfolgt, oder wird sie als notwendig erachtet?
- Impfstatus: Impfungen nach STIKO? Impflücken schließen!

Untersuchung und Befragung

- Entwicklung:
  - Kognitive Entwicklung: Anhalt für Lernstörungen, Lese-Rechtschreib-Störungen, Rechenstörungen?
  - Verhalten: Aufmerksamkeit, Impulsivität, oppositionelles Verhalten
  - Emotionale Entwicklung: Ängste, Depressionen
  - Soziale Entwicklung: Schule, Soziales, Autonomie, geht gern zur Schule, Schüler-Lehrer-Beziehung, keine Probleme auf dem Schulweg, kein Mobbing, kann sich wehren, vor Gewalt schützen
  - Familie und Freunde: Beziehung zu Eltern unproblematisch; hat Freunde, keine Tendenz zu Rückzug
- Umgang mit Medien
- Körperliche Untersuchung ausgewählter Befunde:
  - Zahn-, Mund- und Kieferanomalien
  - Augen, Hören
  - Haut
  - Genitale, Stadien nach Tanner (➢ Kap. 8.6)
  - Rücken, Beinachsen, Körperwachstum
  - Adipositas
- Überprüfung auffälliger Befunde aus der U10

Beratung

- Gesunde Ernährung und Bewegung
- Unfallprävention (Verkehr, Sport)
- Rehabilitationssport kann aufgrund einer Diagnose eine sinnvolle Therapieergänzung darstellen
- Erziehungsstil
- Kariesprophylaxe
- Rauchfreie Umgebung
- Umgang mit Medien: TV, Internet, Soziale Netzwerke, Spielkonsolen, Dauerbeschallung (➢ Kap. 2.6.12)
- Gewaltprävention
- Sonnenschutz
- Tertiärprävention: vorausschauende Beratung zur weiteren Betreuung bei chronischen Krankheiten

2.7.13 J1 (12. Geburtstag bis 1 Tag vor 15. Geburtstag)

Jugendliche gelten als die am schlechtesten gesundheitlich untersuchte und betreute Altersgruppe. Die Gründe sind vielfältig. Die Akzeptanz von Kranksein ist in diesem Alter denkbar gering, denn es kommt in der Selbstwahrnehmung, besonders in der Peergroup, gerade auf Kraft, Coolness und Außenwirkung an. Selbst wenn Jugendliche erkennbar krank sind, erhält der Arzt bei der Frage nach dem subjektiven Befinden nahezu regelhaft die Auskunft, dass es „ganz okay“ sei. Daher kommt der genau in dieser Altersstufe stattfindenden Jugendgesundheitsuntersuchung ein ganz besonderer Stellenwert zu.

Seit 1998 ist diese Untersuchung im Leistungskatalog der GKV enthalten, wird aber nur von ca. 40 % der Anspruchsberechtigten wahrgenommen. Sie dient dazu, Gesundheitsstörungen oder Fehlentwicklungen rechtzeitig zu erkennen und dann gezielt zu behandeln. Sie gibt Jugendlichen die Möglichkeit, Fragen zur Gesundheit und zur körperlichen Entwicklung zu stellen, mit denen sie sich häufig bereits lange beschäftigen. Ein weiterer wichtiger Punkt ist die Überprüfung des Impfschutzes und ggf. die Beseitigung von Impflücken, die in dieser Altersstufe nach wie vor sehr groß sind.

Anamnese

- Zwischenanamnese
- Ernährung (Zusammensetzung, Essstörung) und Bewegung
- Allergien
- Schlafstörungen
- Körperliche Leistungsfähigkeit, funktionelle Beschwerden, Gemütsschwankungen, Suchtmittel
- Akzeptanz des eigenen Körpers
- Ist über Pubertät aufgeklärt? Stimmbruch, Menarche
- Freunde
- Risikofaktoren Misshandlung (häusliche Gewalt, Gewalterfahrungen u. a.)
- Familiensituation (Eltern getrennt, Patchwork u. a.)
- Freizeitgestaltung
- Spezielle Förderung
- Bewertung des Jugendlichen-Fragebogens und gezieltes Nachfragen
- Impfstatus: Impfungen gemäß STIKO erfolgt? Ggf. Impflücken schließen!

Untersuchung/Befragung

- Entwicklung/Kompetenzen:
  - Kognitive Entwicklung: Schulleistungen zufriedenstellend, Anhalt für Lernstörungen, Lese-Rechtschreib-Störungen, Rechenstörungen?
  - Verhalten: Aufmerksamkeit, Impulsivität, oppositionelles Verhalten, Rückzug, Isolation
  - Emotionale Entwicklung: Ängste, Depressionen
  - Soziale Entwicklung: Schule, Soziales, Autonomie, geht gern zur Schule, Schüler-Lehrer-Beziehung, keine Probleme auf dem Schulweg, kein Mobbing, kann sich wehren, vor Gewalt schützen
  - Familie und Freunde: Beziehung zu Eltern unproblematisch, hat Freunde, keine Tendenz zu Rückzug
- Umgang mit Medien
- Körperliche Untersuchung ausgewählter Befunde:
  - Zahn-, Mund- und Kieferanomalien
  - Augen, Hören
  - Haut
  - Schilddrüse
  - Genitale, Stadien nach Tanner (➤ Kap. 8.6)
  - Haltung, Skoliose, Hüfte, Wachstum
  - Adipositas
- Überprüfung auffälliger Befunde aus der U10

Diagnostik

- Blutdruck: familiäre Belastung? Risikofaktoren?
- Ggf. Cholesterin bei familiärer Belastung

Beratung

- Impfstatus: Impfungen nach STIKO? Impflücken schließen!
- Gesunde Ernährung und Bewegung
- Unfallprävention (Verkehr, Sport)
- Kariesprophylaxe
- Rauchfreie Umgebung, Suchtmittelgebrauch
- Umgang mit Medien: TV, Internet, Soziale Netzwerke, Spielkonsolen, Dauerbeschallung (➤ Kap. 2.6.12)
- Gewaltprävention
- Sonnenschutz
- Sexualität, Antikonzeption, Infektionsschutz
- Tertiärprävention: vorausschauende Beratung zur weiteren Betreuung bei chronischen Krankheiten

Praxistipp

Zumindest ein ausreichender Teil der Befragung und Untersuchung sollte regelhaft in Abwesenheit der Bezugspersonen erfolgen, um dem Jugendlichen die Möglichkeit zu eröffnen, seine innersten Sorgen bzw. auch ihm unangenehme Fragen im geschützten Raum zu stellen.

2.7.14 J2 (16. Geburtstag bis 1 Tag vor 18. Geburtstag)

Die Jugendgesundheitsuntersuchung J2 ist eine letzte Zusatzvorsorge, die wie die U10 und U11 ebenfalls keine Pflichtleistung der GKV ist. Viele gesetzliche Krankenkassen bieten diese Untersuchung jedoch als freiwillige Leistung an und haben zu diesem Zweck Selektivverträge abgeschlossen. Die privaten Krankenversicherungen (PKV) übernehmen die Kosten der Untersuchung regelhaft. Das wesentliche Ziel der J2 ist die Gestaltung des Übergangs des Jugendlichen vom Kinder- und Jugendarzt zur Erwachsenenmedizin. Die Inanspruchnahme ist gering, genaue Zahlen liegen nicht vor. Insbesondere für chronisch kranke Jugendliche ist die J2 eine wichtige Vorsorgeuntersuchung, um eine harmonische Transition zur Erwachsenenmedizin sicherzustellen.

Anamnese

- Zwischenanamnese
- Ernährung (Zusammensetzung, Essstörung) und Bewegung

- Allergien
- Schlafstörungen
- Körperliche Leistungsfähigkeit
- Funktionelle Beschwerden, Gemütsschwankungen, Suchtmittel
- Impfstatus: Impfungen gemäß STIKO erfolgt? Ggf. Impflücken schließen!
- Akzeptanz des eigenen Körpers
- Menstruationsanamnese, Antikonzeption
- Freunde
- Risikofaktoren Misshandlung (häusliche Gewalt, Gewalterfahrungen direkt und über Medien)
- Familiensituation (Eltern getrennt, Patchwork u. a.)
- Freizeitgestaltung
- Berufswunsch
- Bewertung des Jugendlichen-Fragebogens und gezieltes Nachfragen

Untersuchung/Befragung

- Entwicklung/Kompetenzen:
  - Kognitive Entwicklung: Schulleistungen bzw. Ausbildungsweg zufriedenstellend?
  - Verhalten: aggressives, oppositionelles Verhalten, Rückzug, Isolation
  - Emotionale Kompetenz: Ängste, Depressionen, psychische Stabilität
  - Soziale Entwicklung: Schule/Arbeitsplatz, Soziales, Autonomie, geht gern zur Schule/zur Arbeit, Schüler-Lehrer-/Ausbilder-/Kollegen-Beziehung, kein Mobbing, kann sich wehren, vor Gewalt schützen
  - Familie und Freunde: Beziehung zu Eltern unproblematisch, hat Freunde, keine Tendenz zu Rückzug
- Angemessener Umgang mit Medien
- Körperliche Untersuchung ausgewählter Befunde:
  - Augen, Hören
  - Haut
  - Schilddrüse
  - Genitale, Stadien nach Tanner (➤ Kap. 8.6)
  - Skelett, Haltung, Skoliose, Hüfte, Körperwachstum
  - Adipositas
- Überprüfung auffälliger Befunde aus der J1

Diagnostik

- Blutdruck: familiäre Belastung? Risikofaktoren?
- Ggf. Cholesterin bei familiärer Belastung
- Ggf. für arbeitende bzw. in Ausbildung befindliche Jugendliche: Jugendschutz-Untersuchung nach Jugendarbeitsschutzgesetz (➤ Kap. 2.7.15)

Beratung

- Impfstatus: Impfungen nach STIKO? Ggf. Impflücken schließen!
- Gesunde Ernährung und Bewegung; ggf. auf Präventionsangebote der Krankenkassen hinweisen. Inanspruchnahme jedoch von eigener Einsichtsfähigkeit und Änderungsbereitschaft abhängig!
- Unfallprävention (Verkehr, Sport)
- Kariesprophylaxe
- Rauchfreie Umgebung, Suchtmittelgebrauch
- Umgang mit Medien: Fernsehen, Internet, Soziale Netzwerke, Spielkonsolen, Dauerbeschallung (➤ Kap. 2.6.12)
- Gewaltprävention
- Sonnenschutz
- Sexualität, Antikonzeption, Infektionsschutz
- Tertiärprävention: vorausschauende Beratung zur weiteren Betreuung bei chronischen Krankheiten; ggf. vorbereiten: Transition in die Erwachsenenmedizin

Praxistipp

Harmonische Transition in die Erwachsenenmedizin rechtzeitig planen!

2.7.15 Jugendschutz-Untersuchung nach Jugendarbeitsschutzgesetz (JArbSchG)

Die Jugendschutz-Untersuchung soll verhindern, dass arbeitende Jugendliche durch die Art ihrer Beschäftigung bzw. angestrebten Ausbildung gesundheitlichen Schaden nehmen. Arbeitende Jugendliche dürfen für eine gewerbliche Tätigkeit als Arbeitnehmer nur eingestellt werden, wenn ihrem Arbeitgeber diese ärztliche Bescheinigung vorliegt *(Erstuntersuchung)*. Ist der Jugendliche anschließend nach dem ersten Beschäftigungsjahr noch nicht volljährig, muss eine *Nachuntersuchung* erfolgen. Werden in diesem Zeitraum gesundheitliche Schäden oder Gefahren für die Gesundheit vermutet, erfolgt ggf. eine weitere, sog. *außerordentliche Nachuntersuchung*. Bei erkannten Gefahren für die Gesundheit oder die Entwicklung des Jugendlichen darf dieser mit solchen Arbeiten nicht weiter beschäftigt werden.

Die Fragen an den Arzt sind:

- Wie ist der Untersuchungsbefund des Jugendlichen (s. u.)?
- Gefährdet die geplante Arbeit die Gesundheit oder die Entwicklung des Jugendlichen?
- Sind spezifische Maßnahmen erforderlich?
- Ist ggf. eine *außerordentliche Nachuntersuchung* erforderlich?

Dafür wird dokumentiert:

- Ganzkörperuntersuchung:
  - Genereller aktueller Gesundheitszustand.
  - Sehkraft (Nah- und Fernsicht): als Ausgangsbefund für Nachuntersuchungen.
  - Farbensehen: als potenzielle Gefahrenquelle bei Grünschwäche bzw. Grünblindheit mit geringer funktioneller Bedeutung (Deuteranomalie bzw. Deuteranopie) bzw. bei entsprechender Rotstörung als potenzielles Problem beim Autofahren (Protanomalie und Protanopie); beides ist X-chromosomal vererbt und damit bei Männern 10-mal häufiger als bei Frauen.
  - Orientierender Hörtest–als Ausgangsbefund für Nachuntersuchungen.
  - Beurteilung des Körperbaus und des Bewegungsapparats: Eine ausgeprägte Skoliose wäre ein Risiko für weitere berufsbedingte Haltungsschäden.
- Krankheitsvorgeschichte: bekannte Allergien auf inhalative Antigene, ggf. relevant für eine geplante Ausbildung zum Bäcker

- Screening:
  - Urinuntersuchung auf mögliche Erkrankungen
  - Blutdruck
  - Gewicht und Größe zur Berechnung des Body-Mass-Index (BMI)
  - Ggf. weitere, spezifische Ergänzungsuntersuchungen.

Bei dieser Gelegenheit sollte der Impfstatus kontrolliert werden, z. B. eine anstehende TDaP-Impfung (Tetanus-Diphtherie-Impfstoff mit verringertem Diphtherietoxoid-Gehalt und verringerter azellulärer Pertussiskomponente).

Die Kosten der Jugendschutz-Untersuchung werden vom Gewerbeaufsichtsamt getragen. Jugendliche erhalten einmal pro Jahr den erforderlichen Untersuchungsberechtigungsschein beim Meldeamt bzw. im Bürgerbüro ihres Hauptwohnsitzes.

INTERNETQUELLE

G-BA – Gemeinsamer Bundesausschuss. Tragende Gründe zum Beschluss des Gemeinsamen Bundesausschusses über eine Änderung des Beschlusses zur Neufassung der Richtlinie über die Früherkennung von Krankheiten bei Kindern bis zur Vollendung des 6. Lebensjahres (Kinder-Richtlinie): Maßnahmen der Qualitätssicherung sowie Anforderungen an die Dokumentation und Evaluation sowie Anlage 1 Untersuchungsheft für Kinder. Stand: 19.5.2016; www.g-ba.de/downloads/40-268-3787/2016-05-19_Kinder-RL_Massn-QS_Eval_Anl-1-KinderU-Heft-Aenderung-2015-06-18_TrG.pdf (letzter Zugriff: 14.4.2023).

KAPITEL

3

Frank Jochum und Hanna Petersen

Ernährung

Die Zufuhr von Nährstoffen ist die Grundlage für Wachstum und Entwicklung und daher von besonderer Bedeutung für die Kinder- und Jugendmedizin. Im Gegensatz zum Erwachsenenalter variiert der Bedarf an Energie und Nährstoffen im Kindesalter stark. Neben dem Lebensalter wird die Variabilität des Nährstoff- und Energiebedarfs zusätzlich durch metabolische Unreife und/oder reduzierte regulative Fähigkeiten im Säuglings- und Kleinkindalter durch das breite Spektrum von Erkrankungen des Kinder- und Jugendalters beeinflusst. Ein weiterer Unterschied zu Erwachsenen besteht in den Auswirkungen von (früh-)kindlicher Ernährung auf die langfristige Gesundheit (**„metabolische Programmierung“**, ➤ Kap. 3.1.2).

3.1 Physiologie

3.1.1 Regulation der Nahrungsaufnahme

Die **Regulation der Nahrungsaufnahme** anhand von Durst, Hunger und Sättigungsgefühl gilt, trotz genauerer Aufklärung verschiedener daran beteiligter Regulationsmechanismen in der jüngeren Vergangenheit, als nur in Teilen aufgeklärt. Das Verständnis, aber auch die Komplexität der beschriebenen Mechanismen nehmen durch die neueren Erkenntnisse in diesem Bereich zu. So wurde zuletzt eine Reihe von Regulationsmechanismen und Interaktionen z. B. zwischen Botenstoffen beschrieben, die zwischen Hypothalamus und Nahrungszufuhr, Nahrungsspeichern, Grundumsatz, Stoffwechselsituation und der Kontrolle von Wachstum und Wohlbefinden kommunizieren und ein komplexes Regulationssystem bilden.

Hierbei spielt das überwiegend in Fettzellen gebildete **Leptin** (niedrige Spiegel begünstigen eine überschießende Nahrungsaufnahme) zusammen mit dem im Magen gebildeten und orektisch wirkenden Peptid **Grehlin** eine wichtige Rolle. Grehlin und Leptin nehmen im Zusammenspiel mit vielen weiteren Mechanismen zur Entwicklung eines an die jeweilige Ernährungs- und Stoffwechselsituation angepassten Durst- und Hungergefühls eine Schlüsselstellung ein. Viele der auch bei der Ernährung relevanten Regulationsmechanismen gelten bereits zu Beginn der Fetalperiode grundsätzlich als funktionstüchtig. Der limitierende Faktor bei Frühgeborenen ist oft durch die Unreife des Zielorgans bedingt.

Ausgelöst wird die „Durstempfindung" durch einen Reiz von Osmorezeptoren, die eine erhöhte Elektrolytkonzentration in der Körperflüssigkeit detektieren. Im Weiteren sind Baro- und Volurezeptoren beteiligt, die den Füllungszustand der intravasalen Flüssigkeitskompartimente messen. Ein „Durstreiz", ausgelöst durch Aktivierung der genannten Rezeptoren, erhöht neben dem „Durstgefühl" auch die Sekretion des antidiuretischen Hormons (ADH). ADH hemmt die renale Flüssigkeitsausscheidung. Das Aldosteron-Angiotensin-System wird direkt durch Durst und die Aktivität der Barorezeptoren reguliert und führt zu vermehrter renaler Natrium(rück)resorption und Vasokonstriktion. Auch bei Frühgeborenen gelten diese Regulationsmechanismen bereits als funktionstüchtig. Limitierend ist aber bis ins Kleinkindalter insbesondere die funktionelle Unreife der Nieren mit reduzierter Filtrations- bzw. Konzentrierungsfähigkeit.

CAVE

- Bei Neugeborenen und Kleinkindern ist zur Ausscheidung der harnpflichtigen Substanzen ein größeres Flüssigkeitsvolumen notwendig als bei älteren Kindern oder Erwachsenen.
- Insbesondere Neugeborene und Kleinkinder haben daher bei geringeren Regulationsmechanismen ein erhöhtes Risiko für das Auftreten einer Elektrolytimbalance.

3.1.2 Frühkindliche Programmierung

Es gilt heute als bewiesen, dass insbesondere die Ernährung im frühen Kindesalter langfristige, oft lebenslange gesundheitliche Auswirkungen haben kann. Für diese sog. **Programmierungseffekte** gelten die ersten 1.000 Tage nach Konzeption als besonders vulnerabler Zeitraum. Sowohl die Ernährungssituation der Schwangeren (z. B. BMI, Ernährungsverhalten, Gewichtsentwicklung) als auch Komponenten der extrauterinen Ernährung können die „Justierung" von Regulationsmechanismen (z. B. des Insulin-/Glukose-Systems) modifizieren (**frühkindliche Programmierung**) und dadurch Einfluss auf die langfristige Gesundheit nehmen.

Als beispielhaft aufgeklärt (und gleichzeitig stärkste bisher identifizierte singuläre Einflussgröße der Adipositasentstehung) gilt hierbei die langfristige Ernährung mit eiweißreicher Formulanahrung, die zu einer leicht erhöhten Insulinsekretion als Reaktion auf die jeweiligen Blutzuckerspiegel führen kann. Das dadurch – bei geringfügig reduzierten Blutglukosespiegeln – leicht vermehrte Hungergefühl führt u. a. zu einer signifikant höheren Übergewichts- und Adipositasinzidenz mit ggf. langfristigen Auswirkungen. Der Proteingehalt von Formulanahrung wurde nach Aufklärung dieser Zusammenhänge (European-Childhood-Obesity-Projekt/CHOP-Studie) entsprechend reduziert.

3.1.3 Auswirkungen von enteraler bzw. teilparenteraler/parenteraler Ernährung auf die Regulation

Während die **orale Ernährung** eine individuelle Kontrolle der Nahrungsaufnahme durch Hunger und Durst ermöglicht, wird die Eigenregulation bei **enteraler Ernährung (EN)** mittels Magen- oder Jejunal- oder PEG-Sonde weitgehend ausgeschaltet. Lediglich für wenige Nährstoffe besteht weiterhin eine in Bezug auf die Kapazität beschränkte Regulationsmöglichkeit (Modifikation der Adsorption). Diese entfällt bei **parenteraler Ernährung (PN)** zusätzlich, sodass bei PN die Gefahr für das Entstehen von Imbalancen am stärksten ausgeprägt ist und die bedarfsgerechte Nährstoffzufuhr komplett durch denjenigen organisiert werden muss, der die PN verordnet. Muss für längere Zeit mittels PN ernährt werden, so nimmt die Wahrscheinlichkeit zu, dass Körperspeicherdiskrepanzen zwischen Zufuhr und Bedarf nicht mehr ausgeglichen werden können. Um wenigstens einen Teil der Eigenregulation zu erhalten, sollte bei PN geprüft werden, ob nicht zumindest in kleinem Umfang Nährstoffe oral und/oder enteral zugeführt werden können (**teilparenterale Ernährung**). Auch in Situationen, in denen keine ernährungsrelevanten Nährstoffmengen enteral zugeführt werden können, sollten zur Vorbeugung der Atrophie der Darmmukosa und deren Folgen (und in Anpassung an die jeweilige klinische Situation) zumindest kleine Mengen enteraler Nahrung verabreicht werden (**„trophic feeding"**). Diese Maßnahme ist sicher und geht nicht mit einem erhöhten Risiko für eine nekrotisierende Enterokolitis (NEC) einher. Trophic Feeding kann Behandlungskomplikationen wie z. B. die Inzidenz von Infektionen durch Bakterientranslokation reduzieren, den enteralen Nahrungsaufbau beschleunigen und die Krankenhausverweildauer verkürzen.

Bei allen Ernährungsformen mit eingeschränkter Eigenregulation bekommt das **„Monitoring"** der jeweiligen Ernährungssituation entscheidende praktische Bedeutung, um eine bedarfsgerechte Zufuhr zu ermöglichen und die Eigenregulation (Durst, Hungergefühl) so gut wie möglich zu ersetzen.

Praxistipp

- Die Wahl zwischen oraler, enteraler, oder parenteraler Ernährung sollte jeweils unter dem Leitgedanken „so wenig invasiv wie möglich“ erfolgen.
- Wenn keine komplette orale oder enterale Ernährung möglich ist, sollte geprüft werden, ob zumindest eine teilparenterale Ernährung (TPE) durchgeführt werden kann.
- Ist keine enterale Ernährung angezeigt, so sollte zur Reduktion von Komplikationen und zur Prophylaxe der Atrophie der Darmmukosa zumindest eine kleine Nahrungsmenge zur Ernährung des Darms (**„trophic feeding“**) zugeführt werden.

3.1.4 Physiologische Besonderheiten von Kindern und Jugendlichen mit Relevanz für die klinische Ernährung

Zusätzlich zu den oben beschriebenen physiologischen Zusammenhängen besteht bei Kindern und Jugendlichen eine Vielzahl von reife- und altersabhängigen Besonderheiten. Sie erlangen nicht nur im Vergleich zu Erwachsenen praktische Relevanz, sondern sind auch Grundlage der unterschiedlichen Empfehlungen für verschiedene Altersgruppen, die in Ernährungsleitlinien für Kinder und Jugendliche zu finden sind. Die hier kurz beschriebenen ausgewählten physiologischen Besonderheiten sollen helfen, den Hintergrund für die unterschiedlichen Bedarfsangaben in Ernährungsleitlinien zu verstehen, und sensibilisieren gleichzeitig für Situationen, in denen Nährstoffimbalancen bei pädiatrischen Patienten verschiedenen Alters auftreten können.

- **Flüssigkeitshaushalt:** Besonders ausgeprägt und gleichzeitig von praktischer Relevanz sind altersabhängige Effekte des Flüssigkeitshaushalts, der Flüssigkeitskompartimente und deren Regulation.
- **Körperwassergehalt:** Während sehr unreife Frühgeborene noch einen Anteil von mehr als 90 % Flüssigkeit aufweisen (in Bezug auf die Gesamtkörpermasse), nimmt der Flüssigkeitsanteil bis zum jungen Erwachsenenalter auf ca. 60 % ab. Nach der Pubertät ist der Körperwassergehalt bei Mädchen/Frauen im Vergleich zu gleichaltrigen Jungen/Männern reduziert.
- **Körperkompartimente:** Unter Berücksichtigung praktischer Aspekte ist insbesondere zwischen Intra- und Extrazellularraum zu unterscheiden. Die Verteilung der Körperflüssigkeit auf die beiden genannten Kompartimente erfolgt im Wesentlichen passiv durch Flüssigkeitsshift. Die unterschiedlichen Elektrolytkonzentrationen in den beiden Kompartimenten werden den Elektrolytgradienten zwischen Extra- und Intrazellularraum folgend durch verschiedene aktive energie-, sauerstoff- und temperaturabhängige Prozesse hergestellt. Die in Zellmembranen fast aller Gewebe lokalisierten „Elektrolytpumpen“ (Natrium/Kalium-ATPasen) nehmen dabei eine herausragende Stellung ein.

Zusätzlich ist auch der **Flüssigkeitsumsatz** pro Kilogramm (kg) Körpergewicht (KG) und Zeiteinheit bei Frühgeborenen, Säuglingen, Kleinkindern und Jugendlichen größer als bei Erwachsenen. Hierzu tragen die größere Körperoberfläche (KOF) bei gleichzeitig höherer Perspiratio insensibilis (Haut, Atmung) bei noch **reduzierter Konzentrierungsfähigkeit** (größeres Urinvolumen pro kg KG) der **Niere** und der **höhere Energieumsatz** bei. Unterschiede des Flüssigkeitshaushalts bleiben bis in das späte Jugendalter bestehen und können, trotz ihres geringeren Ausmaßes, in dieser Altersgruppe in kritischen Situationen praktische Relevanz erlangen (z. B. Intensivtherapie).

Da Kinder im Vergleich zu Erwachsenen über eine eingeschränkte Temperaturregulation, kleinere Sauerstoff- und Energiespeicher bei gleichzeitig höherem Energieumsatz verfügen, ist die Verteilung der Flüssigkeit auf die genannten Kompartimente besonders vulnerabel (➤ Abb. 3.1). Aus diesem Grund tritt bei Kindern (besonders häufig bei Säuglingen und Kleinkindern) ein peripheres Ödem häufiger auf als bei Erwachsenen. Eine moderate Hypothermie kann bereits zu einer signifikanten Hemmung der Aktivität der Na/K-ATPase in den unterkühlten Geweben führen. Zusätzlich besteht bei Frühgeborenen eine erhöhte **Kapillarpermeabilität.** Die Regulation des Füllungszustands des **extrazellulären Kompartiments** erfolgt überwiegend über die renale Ausscheidung und nur in vergleichsweise geringem Maße über die Regulation der Aufnahme über den Darm.

Weitere Besonderheiten im Kindesalter betreffen den **Energie- und Nährstoffbedarf.** Resultierend aus der hohen Stoffwechselaktivität und dem Aufwand für das Körperwachstum weisen Kinder und Jugendliche pro kg KG einen höheren Nährstoff- und Energiebedarf auf als Erwachsene. Parallel zur Stoffwechselaktivität und Wachstumsgeschwindigkeit sind Energie- und Nährstoffbedarf bei Frühgeborenen am höchsten und nehmen mit zunehmendem Lebensalter ab. Die Unterschiede sind ähnlich wie beim Flüssigkeitsbedarf so groß, dass die Zufuhr in Leitlinien altersbezogen angegeben werden muss.

Die **Umstellungsreaktionen nach der Geburt** stellen eine physiologische Sondersituation dar. Sie lassen sich in drei Phasen untertei-

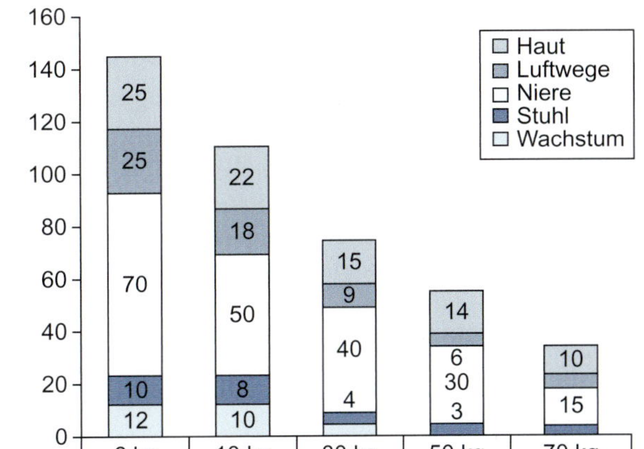

	6 kg	10 kg	30 kg	50 kg	70 kg
Haut	25	22	15	14	10
Luftwege	25	18	9	6	5
Niere	70	50	40	30	15
Stuhl	10	8	4	3	2
Wachstum	12	10	4	-	0

Abb. 3.1 Flüssigkeitsverluste bei Kindern und Jugendlichen (in ml) im Altersverlauf und der Anteil der verschiedenen „Verlustwege“ [V786]

len, deren besondere Physiologie zu praktischen Auswirkungen bei der Ernährung führt:

- **Phase 1** (Transitionsphase): Die unmittelbare postnatale Phase ist von einer relativen Oligurie sowie hohen insensiblen Flüssigkeitsverlusten über die unreife Haut geprägt. Es folgen eine diuretische Phase und ein rückläufiger insensibler Flüssigkeitsverlust durch die zunehmende Verhornung der Epidermis. Durch Kontraktion des extrazellulären Flüssigkeitskompartiments kommt es zu einer Reorganisation der Körperflüssigkeitskompartimente. Die Transitionsphase endet in der Regel mit dem maximalen Gewichtsverlust.
- **Phase 2** (Zwischenphase): Sie entspricht dem Zeitraum zwischen minimalem Gewicht (max. Gewichtsverlust) und Rückkehr zum Geburtsgewicht. In dieser Phase können Diurese und Natriumausscheidung in der Gruppe der VLBW- und ELBW- Frühgeborenen noch hoch sein.
- **Phase 3** (stabiles Wachstum): Es schließt sich die Phase des stabilen Wachstums mit täglicher Gewichtszunahme an.

Der beschriebene physiologische Ablauf führt dazu, dass für Neugeborene nach der Geburt eine Situation entsteht, in der die Flüssigkeitszufuhr in besonderer Weise erfolgen muss.

Insbesondere bei Neugeborenen und Kleinkindern muss eine größere Menge Flüssigkeit pro kg KG bei höherem Flüssigkeitsumsatz pro Zeiteinheit mit schwächeren Regulationsmechanismen reguliert werden als bei Erwachsenen. Hierdurch ist bedingt, dass

- bei pädiatrischen Patienten eine bedarfsgerechtere Flüssigkeits- und Elektrolytzufuhr erfolgen muss als bei Erwachsenen,
- es schneller zu Flüssigkeits- und Elektrolytimbalancen kommt als bei Erwachsenen und
- Frühgeborene, Säuglinge, Kinder und Jugendliche (in absteigender Reihenfolge) einen höheren Flüssigkeitsbedarf pro kg KG haben als Erwachsene.

Bei älteren Kindern und Jugendlichen haben die beschriebenen physiologischen Besonderheiten eine abnehmende Bedeutung. Besondere Belastungssituationen des Stoffwechsels führen aber auch bei dieser Patientengruppe bis zum Ende des Jugendalters schneller an die Grenzen der Regulationsmechanismen.

Praxistipp

Wegen der besonderen Physiologie von pädiatrischen Patienten ist es notwendig, die Flüssigkeits-, Energie- und Nährstoffzufuhr eng an den altersentsprechenden Bedarf und wegen der kleineren Körperspeicher und Regulationsmöglichkeiten an die aktuelle Stoffwechselsituation anzupassen.

3.2 Nahrungsbestandteile

In Abhängigkeit vom jeweiligen regionalen Nährstoffangebot unterscheidet sich die **durchschnittliche „Nährstoffzusammensetzung“** der aufgenommenen Nahrung in verschiedenen Klimazonen der Welt signifikant, zusätzlich zu einer in vielen Regionen vorhandenen jahreszeitlichen Variabilität. Eine weitere Diversifizierung kann durch unterschiedliche **Ernährungsgewohnheiten** verschiedener Bevölkerungsgruppen entstehen. Darum ist es schon schwierig, allgemeingültige Angaben über mittlere Verzehrmengen von Nahrungsbestandteilen für eine Bevölkerung zu machen.

Die Anforderungen werden noch potenziert, wenn es um Angaben zum menschlichen **Nährstoffbedarf** geht. Hierzu müssen zusätzlich die physiologischen Anforderungen (z. B. Stoffwechsel, Ausscheidung, Verbrauch, Speicherfähigkeit usw.) in der Betrachtung berücksichtigt werden. Für Patienten der Kinder- und Jugendmedizin ist es notwendig, Bereiche für den Energie- und Nährstoffbedarf gesondert nach Altersgruppen anzugeben.

Für den **Umgang mit Ernährungsleitlinien** bleibt festzuhalten, dass aufgrund der oben angeführten Limitierungen die jeweiligen Angaben nur als grober Hinweis bezüglich der Behandlung individueller Patienten betrachtet werden können. Zusätzlich darf nicht vergessen werden, dass die Angaben sich an gesunden Kindern und Jugendlichen orientieren und bei Kranken entsprechend modifiziert werden müssen. Ausgehend von Ernährungsempfehlungen muss darum, unter Berücksichtigung von altersbezogenen Empfehlungen, der tatsächliche Energie- und Nährstoffbedarf in einer spezifischen Lebens- und Behandlungssituation individuell ermittelt und an bestehende Verluste adaptiert und die Zufuhr entsprechend angepasst werden.

3.2.1 Hauptnahrungsbestandteile

Wasser (Energiegehalt 0 kcal) ist die Basis aller bekannten Lebensformen und in Bezug auf das Gewicht der vom Menschen verzehrten Nahrung die von der Menge her größte Nahrungskomponente. Gleichzeitig ist Wasser auch Hauptbestandteil des menschlichen Körpers (in Bezug auf das Körpergewicht). Wasser erfüllt umfangreiche Transport- (Nährstoffe, Atemgase, Wärme, Abfallprodukte) und Stoffwechselfunktionen im menschlichen Körper und weist die größte Variabilität im Vergleich zu allen anderen Nahrungskomponenten auf.

Zur Gruppe der **Kohlenhydrate (Energiegehalt ca. 4 kcal pro Gramm Kohlenhydrate mit Variation je nach Zusammensetzung)** gehört eine Vielzahl von nach ihrer chemischen Struktur unterschiedlich aufgebauten Zuckermolekülen, von denen Glukose und Fruktose den größten Anteil bei der Ernährung des Menschen ausmachen. Zumindest eine geringe Zuckeraufnahme ist für den menschlichen Stoffwechsel unverzichtbar. **Glukose** ist u. a. auch das für die parenterale Ernährung von Kindern bevorzugte Kohlenhydrat. Sie kann auch vom ZNS des Frühgeborenen direkt verstoffwechselt werden und dient als erste Energiereserve bei Katabolie. Kohlenhydrate sind im Weiteren auch Baustein z. B. für die immunologische Kennzeichnung von Membranstrukturen (z. B. als Glykolipide). Sie können, zu Glykogen verstoffwechselt, als schnell aktivierbare Energiereserve (z. B. in der Leber) gespeichert werden. In Lösung gebrachte Kohlenhydrate tragen signifikant zur Erhöhung der Osmolarität von z. B. (par-) enteralen Ernährungslösungen bei (5 %: ca. 278 mosmol/l; 10 %: ca. 555 mosmol/l; 20 %: ca. 1.010 mosmol/l).

Proteine lassen sich in **Aminosäuren** aufspalten und haben wie Kohlenhydrate einen **Energiegehalt von ca. 4 kcal pro Gramm Protein,** der je nach dem Anteil der Aminosäuren an der Proteinstruktur variiert. Proteine sind vor allem als Baustein für das Körperwachstum (endogene Proteinsynthese) und als Ausgangssubstrat verschiedener

Stoffwechselmetaboliten relevant. Je nach Reife bzw. Lebensalter und Wachstumsgeschwindigkeit ist ein unterschiedlicher Anteil an essenziellen vs. nichtessenziellen Aminosäuren für den Stoffwechsel notwendig, sodass Aminosäurelösungen die Anforderungen der jeweiligen Altersgruppe erfüllen sollten. Aminosäuren, die aufgrund der metabolischen Unreife eines Säuglings noch nicht endogen gebildet werden können, werden als **konditionell essenzielle Aminosäuren** bezeichnet (z. B. Cystein, Tyrosin, Histidin, Taurin, Arginin, Glutamin). **Aminosäureimbalancen** werden neben **Lipidemulsionen** für die Entstehung von **Cholestase** bei langfristig parenteral ernährten Patienten mitverantwortlich gemacht.

Lipide haben einen mehr als doppelt so hohen Energiegehalt (**ca. 9 kcal pro Gramm Lipid**) wie Proteine oder Kohlenhydrate, mit Variation je nach molekularer Zusammensetzung. Aufgrund ihrer Molekülgröße senken sie üblicherweise die Gesamtosmolarität von Ernährungslösungen deutlich (z. B. 20 % Lipidlösung: Osmolarität 285 mosm/l). In Form von Lipiden lassen sich darum – bei im Vergleich zu Kohlenhydraten oder Proteinen geringem Eigengewicht – Energiereserven effektiv speichern. Lipide dienen neben ihrer Funktion als Energiequelle und Substrat für verschiedene Stoffwechselfunktionen als wichtiger Baustein z. B. für die Entwicklung des ZNS oder von Zellmembranen. Analog zu den Aminosäuren können zusätzlich zu den für den reifen Stoffwechsel essenziellen Fettsäuren bei Frühgeborenen andere Fettsäuren nicht oder nicht bedarfsdeckend hergestellt werden (**konditionell essenzielle Fettsäuren**). **Moderne Lipidemulsionen** mit einer Kombination von Lipiden verschiedenen Ursprungs (Olive, Soja, Fischöl) weisen bessere metabolische Eigenschaften auf und reduzieren das Entstehen einer Cholestase im Vergleich zu „Monopräparaten". Der Zusatz von **mittelkettigen Fettsäuren (MCT)** entlastet den durch **Carnitin** vermittelten Aufnahmeprozess in die Mitochondrien, da MCT ohne zusätzlichen Transportmechanismus an den Ort der Metabolisierung (Mitochondrien) gelangen.

3.2.2 Elektrolyte

Natrium ist das dominierende Kation des Extrazellularraums und in Kombination mit den Osmorezeptoren von großer Bedeutung für den Füllungszustand des extrazellulären Flüssigkeitskompartiments.

Kalium ist das wichtigste intrazelluläre Kation. Die Kaliumkonzentration im Extrazellularraum (ca. 2 % des Gesamtkörperkaliums) korreliert mit den intrazellulären Kaliumspeichern (ca. 98 %) nicht immer eng (z. B. pH-abhängiges Gleichgewicht).

Praxistipp

Kaliumspeicher befinden sich zu 98 % intrazellulär. Daraus folgt:

- Da bei Blutentnahmen die Elektrolyte üblicherweise im Extrazellularraum (Plasma, Serum) gemessen werden, lassen sich Rückschlüsse auf den Füllungszustand der Kaliumspeicher ungleich ungenauer ziehen als für Natrium.
- Eine Blutprobe mit geringer Hämolyse kann das Analyseergebnis signifikant verfälschen.

Für die funktionelle Integrität fast aller Zellen ist das durch Natrium und Kalium dominierte **Membranpotenzial** von entscheidender Bedeutung. **Elektrolytimbalancen** können die Zellfunktionen verschiedener Gewebe stark beeinträchtigen und im Extrem auch strukturelle Schäden hervorrufen. Veränderungen der extrazellulären Kaliumkonzentration korrelieren mit typischen EKG-Veränderungen (z. B. mit der Form und Höhe der T-Welle). Kaliumspiegel < 3 mmol/l korrelieren mit einer Kaliumdefizienz von etwa 10 % des Gesamtkörperkaliums (bei physiologischem pH).

Praxistipp

Eine Hypokaliämie geht häufig mit gastrointestinalen Symptomen einher (vor allem Obstipation, Minderperistaltik, Atonie bis zum paralytischen Ileus).

Phosphat ist das dominierende Anion im Extrazellularraum und Baustein für Membranen, Nukleinsäuren, Knochen und Zähne. Frühgeborene mit „intrauteriner Wachstumsverzögerung" (IUGR) haben aufgrund ihres hohen Phosphatbedarfs für das Wachstum ein erhöhtes Risiko für eine Hypophosphatämie. Diese kann sich durch Muskelschwäche, Atemnotsyndrom und myokardiale Dysfunktion äußern. Die Phosphataufnahme insbesondere beim Frühgeborenen sollte in Relation zur Kalziumzufuhr stehen.

Eine physiologische Konzentration von freiem **Kalzium** ist Voraussetzung für eine normale Zellfunktion sowohl der Muskel- und Nervengewebe als auch des Gerinnungssystems. Der größte Teil des Kalziums (99 %) mineralisiert Knochen und Zähne und kann durch Osteoklastenaktivität mobilisiert werden. Etwa 47 % des freien Kalziums liegen in ionisierter Form vor (bei physiologischem pH). Änderungen des ionisierten Anteils führen schnell zu klinischen Symptomen wie z. B. Krämpfen, Parästhesien und Muskelschwäche.

Magnesium liegt extra- und intrazellulär vor und besitzt membranpotenzialstabilisierende Wirkung. Ferner ist Magnesium Coenzym bei verschiedenen Stoffwechselprozessen (Glykolyse, Atemkettenphosphorylierung, Zitronensäurezyklus).

Die bekanntesten Aufgaben von **Eisen** im menschlichen Organismus sind die Sicherstellung des **Sauerstofftransports** in Verbindung mit **Hämoglobin** und die Bereitstellung von Sauerstoff für die quergestreifte Muskulatur in Verbindung mit **Myoglobin.** Seine Bedeutung für den Stoffwechsel als Coenzym in vielen Metalloenzymen ist hingegen weniger bekannt. Nur etwa 10 % der aufgenommenen Menge an Eisen wird adsorbiert. Die Adsorption wird durch **Phytate** (und Kuhmilch) signifikant reduziert. Bei **Eisenmangel** kann die Aufnahme aus dem Darm bis auf 30 % gesteigert werden.

3.2.3 Vitamine

Als **Vitamine** werden Substrate bezeichnet, die zur Funktion des Stoffwechsels gebraucht werden, aber vom humanen Metabolismus nicht (oder nicht bedarfsdeckend) hergestellt werden können. Es wird zwischen wasserlöslichen (geringere Speicherfähigkeit) und fettlöslichen Vitaminen (Vit. A, D, E, K) unterschieden. Aufgrund der langen Speicherdauer fettlöslicher Vitamine ist die Gefahr einer Überdosierung im Vergleich zu den wasserlöslichen Vitaminen größer.

Fettlösliche Vitamine

- **Vitamin A** ist insbesondere für seine Funktionen in Verbindung mit den Retinsäurerezeptoren und deren Bindung bekannt (scharfes Sehen).
- Aktives **Vitamin D** (1–25-(OH)-Vitamin D_3) wird aus dem essenziellen 7-Dehydrocholesterol vom menschlichen Metabolismus gebildet. Bei niedrigen Vitamin-D-Spiegeln kommt es besonders bei Kindern mit hoher Wachstumsgeschwindigkeit zu einer unzureichenden Mineralisierung der Knochen (Rachitis, ➤ Kap. 8.4.3). Die in aktuellen Studien in Mitteleuropa gemessenen Vitamin-D-Konzentrationen haben eine bis heute anhaltende wissenschaftliche Diskussion über den Vitamin-D-Bedarf und die optimale Vitamin-D-Zufuhr (nicht nur bei Kindern) ausgelöst.
- **Vitamin E** (α-Tocopherol) ist bekannt für seine Funktionen im antioxidativen Stoffwechsel (Reduktion von **freien Sauerstoffradikalen**). Wegen dieser Eigenschaft wird es häufig konfektionierten Nahrungsmitteln oder auch medizinischen Ernährungslösungen (z. B. Lipidemulsionen) zugesetzt, um Zersetzungsprozesse bei der Lagerung zu reduzieren.
- **Vitamin K** (Phyllochinon) ist im Wesentlichen im Zusammenhang mit der Bildung der Gerinnungsfaktoren bekannt. Zur **Prophylaxe von Neugeborenenblutungen** (Gefahr bei unzureichender plazentarer Vitamin-K-Zufuhr) wird in Deutschland die 3-malige Gabe von 2 mg Vitamin K p. o. empfohlen.

Wasserlösliche Vitamine

Wie oben beschrieben, leeren sich die Speicher der wasserlöslichen Vitamine schneller als die der fettlöslichen. Dadurch bedingt treten aber auch weniger schnell Überdosierungen auf. Trotz dieser Eigenschaften kann eine unphysiologisch hohe Zufuhr kurz- und langfristige negative Auswirkungen haben (**Vitaminintoxikation**). Bei langfristiger supranormaler Zufuhr wie z. B. bei dauerhafter Einnahme von **Multivitaminpräparaten** kann es zusätzlich zu einer Reduktion der Adsorption kommen.

Bei den **„B"-Vitaminen (B_1, B_2, B_6, B_{12})** werden bei Kindern und Jugendlichen am häufigsten Mangelerscheinungen von Vitamin B_6 und B_{12} berichtet (s. u.). Während **Vitamin B_6** u. a. von zentraler Bedeutung für den Aminosäurestoffwechsel ist, wurde für **Vitamin B_{12}** (nach Resorption in Gegenwart von **Intrinsic Factor**) eine Beteiligung (Cofaktor bei der Remethylierung von Homocystein zu Methionin, einem Methylgruppendonor) an der Hämatopoese nachgewiesen (perniziöse Anämie).

Durch die Geschichte der frühen Seefahrt (**Skorbut**) nimmt **Vitamin C (Ascorbinsäure)** in der Familie der wasserlöslichen Vitamine einen prominenten Platz ein. Vitamin C wirkt als **Antioxidans** im Intermediärstoffwechsel und erfüllt u. a. auch Funktionen bei der Kollagenbiosynthese. Neben den bekannten Mangelerscheinungen des Skorbuts (u. a. subperiostale Hämatome, typische Verdickung der Knochen-Knorpel-Grenzen der Rippen, Zahnfleisch- und Gastrointestinalblutungen) gibt es erste Evidenz, dass auch eine unphysiologisch hohe Zufuhr von Vitamin C negative Auswirkungen haben könnte.

Auch die **Folsäure** (enterohepatischer Kreislauf) zählt zu den wasserlöslichen Vitaminen und dient als Methylgruppendonor bei verschiedenen metabolischen Prozessen, z. B. bei der DNA-Synthese. Als bewiesen gilt der Zusammenhang bezüglich der gesteigerten Inzidenz von Neuralrohrdefekten bei Folsäuremangel der Schwangeren, sodass bei Kinderwunsch und zur Abdeckung des erhöhten Bedarfs während einer Schwangerschaft eine **Folsäureprophylaxe** empfohlen wird. Die **Folsäuremangelanämie** gehört zur Gruppe der **megaloblastären Anämien.** Zu den wasserlöslichen Vitaminen zählen im Weiteren **Niacin, Biotin und Pantothensäure.**

3.2.4 Spurenelemente

Unter **Spurenelementen** werden Elemente verstanden, die in sehr geringer Konzentration im menschlichen Körper vorkommen (z. B. mit einem Anteil an der Körpermasse von < 0,01 % oder 10^{-3}–10^{-6} pro kg KG oder < 50 mg/kg KG). Mit einem Anteil von 50–60 mg/kg KG kann Eisen, je nach Definition, sowohl den Spuren- als auch den **Mengenelementen** zugeordnet werden. Von den Spurenelementen lassen sich wiederum die **Ultraspurenelemente** mit einer Masse von < 10^{-6} g/kg/KG abgrenzen.

Spurenelemente lassen sich in essenzielle (Zink, Kupfer, Selen, Chrom, Molybdän, Mangan, Jod) und **nichtessenzielle Spurenelemente** einteilen. Sie können nicht im menschlichen Organismus hergestellt werden und werden nicht „verbraucht". Ihre Funktion erfüllen sie i. d. R. als Coenzym oder als Bestandteil von prosthetischen Gruppen. Bei ausgewogener mitteleuropäischer Ernährung und Lebensführung besteht bei Gesunden keine Gefahr für die Entstehung eines Spurenelemente-Mangels oder einer -Intoxikation. Die Resorption erfolgt über unterschiedliche Mechanismen im Duodenum, die Ausscheidung über Stuhl, Urin (Schwellenprinzip) und Schweiß.

Praxistipp

Für den sicheren Nachweis von Spurenelementen sind besondere Vorkehrungen zu treffen. So sind hierzu spurenelementfreie Probenröhrchen und Blutentnahmematerialien essenziell (**cave:** Desinfektionsmittel).

Von den essenziellen Spurenelementen hat **Zink** (Zn) die größte Bedeutung für den Stoffwechsel des Menschen. Zink ist Cofaktor von mehr als 200 Enzymen. Im letzten Drittel der Schwangerschaft werden die fetalen Zinkspeicher gefüllt (Leber). Üblicherweise treten in den ersten beiden Lebenswochen auch bei Frühgeborenen keine klinischen Zinkmangelzustände auf. Die Zinkresorption aus der Nahrung wird durch **Phytate** reduziert. Aus humaner Milch ist die Resorption höher als aus Formula- und daraus wiederum höher als aus hydrolysierter **Formulanahrung.** Die geringere Adsorption wird durch eine entsprechend höhere Anreicherung von Formulanahrungen kompensiert. Bei Säuglingen oder Kleinkindern mit unklarem schlechtem Gedeihen und gegen übliche Therapieversuche resistenten Hauteffloreszenzen (z. B. Windelbereich, Akren, mechanisch belastete Haut) sollte als mögliche Ursache an einen **Zinkmangel** gedacht werden. Die **alkalische Phosphatase (AP)** kann dabei als einfach bestimmbares Zn-abhängiges Enzym helfen, einen Zinkmangel zu sichern. Eine unphysiologisch niedrige Aktivität der AP deutet in Verbindung mit der oben beschriebenen klinischen Situation zusätzlich auf einen **Zinkmangel** hin.

Jod ist als Baustein für funktionstüchtige Schilddrüsenhormone bekannt. Dem in Deutschland besonders im Süden endemischen Jodmangel wird u. a. durch den Verkauf von jodiertem Speisesalz zur Nahrungszubereitung entgegengewirkt.

Praxistipp

Jodhaltige Desinfektionsmittel können beim Einsatz an Neugeborenen oder Säuglingen durch hohe Aufnahme von Jod zu einer klinisch relevanten reflektorischen Hypothyreose führen.

Kupfer, das Transportprotein **Coeruloplasmin** (→ Morbus Wilson, ➤ Kap. 16.7.5) und Selen (Coenzym der **Glutathionperoxidase** und verschiedener **Dejodasen**) sind weitere Spurenelemente mit klinischer Relevanz für die Kinder- und Jugendmedizin. Klinische Symptome sind im Zusammenhang mit **Chrom, Mangan, Molybdän und Kobalt** nur äußerst selten berichtet worden. **Fluorid kann** zur **Kariesprävention** genutzt werden (➤ Kap. 2.6.4).

3.2.5 Ballaststoffe

Als **Ballaststoffe** werden Bestandteile der Nahrung bezeichnet, die keinen nutritiven Stoffwechseleffekt erfüllen (z. B. Pektine, Zellulose, resistente Stärke). Sie bestehen überwiegend aus Monosacchariden in polymerer Verknüpfung, die dem menschlichen Verdauungssystem nicht zugänglich sind. Heute ist aber bekannt, dass ein Teil der Ballaststoffe eine Metabolisierung durch Darmbakterien erfährt und einzelne dabei entstehende Abbauprodukte (z. B. kurzkettige Fettsäuren) in kleinem Umfang aus dem Darm in den menschlichen Organismus aufgenommen werden können. Die Wirkungen der Ballaststoffe sind vielfältig (Wasserbindung, Stuhlkonsistenz, Modifikation von Magenentleerungs- bzw. Darmpassagezeiten, Veränderung der Resorptionsgeschwindigkeit und der Darmflora). Insbesondere die Auswirkungen von Ballaststoffen auf die **Darmflora (Mikrobiom) und mögliche Effekte** auf Bakterientranslokation und die Inzidenz nosokomialer Infektionen stehen gegenwärtig im Fokus des wissenschaftlichen Interesses.

3.3 Empfehlungen für die Nährstoffzufuhr

3.3.1 Flüssigkeitszufuhr

Früh- und Reifgeborene im Verlauf der postnatalen Umstellungsreaktion

Um die Flüssigkeitszufuhr mit den physiologischen Anpassungsvorgängen nach der Geburt in Einklang zu bringen, sollte die Flüssigkeitsmenge – entsprechend dem zunächst geringen Bedarf – stufenweise bis zur Zielflüssigkeitsmenge gesteigert werden. Dieses Vorgehen reflektiert die postnatalen Adaptationsphasen Neugeborener (➤ Tab. 3.1).

Der Flüssigkeitsbedarf von Früh- und Reifgeborenen in der stabilen Wachstumsphase ist, proportional zum Körpergewicht, höher als bei älteren Kindern und Jugendlichen (➤ Tab. 3.2).

In allen postnatalen Anpassungsphasen sind physiologisch oder therapeutisch bedingte Zu- und Abschläge zu berücksichtigen.

Beispiele:

- +20 % bei Fieber
- +20 % bei Phototherapie bei Kindern mit einem Körpergewicht < 2.000 g
- + 20 % bei SGA-Kindern bzw. Mangelgeburt
- −20 % bei Respiratortherapie mit angefeuchtetem Atemgas

3.3.2 Energiezufuhr

Früh- und Reifgeborene im Verlauf der postnatalen Umstellungsreaktion

Eine möglichst an den Bedarf angepasste Energieversorgung bereits in den ersten Lebenstagen hilft, einem Energiedefizit vorzubeugen. Begründet durch die hohe Wachstumsrate und die hohe Stoffwechselaktivität ist der Energie- und Nährstoffbedarf bei Neugeborenen pro kg KG höher als bei älteren Patienten.

Tab. 3.1 Flüssigkeitszufuhr für Früh- und Reifgeborene im Verlauf der postnatalen Umstellungsreaktion[1] (Daten nach ESPGHAN Guideline: Jochum al. 2018)

Flüssigkeitszufuhr [ml/kg/Tag]	Lebensalter in Tagen (LT)						
	1. LT	2. LT	3. LT	4. LT	5. LT	Phase 2[3]	Phase 3[4]
Frühgeborene							
< 1.000 g[2]	80–100	100–120	120–140	140–160	160–180	140–160	140–160
1.000–1.500 g[2]	70–90	90–110	110–130	130–150	160–180	140–160	140–160
> 1.500 g[2]	60–80	80–100	100–120	120–140	140–160	140–160	140–160
Reife Neugeborene	40–60	50–70	60–80	60–100	100–140	140–170	140–160

[1] Im Einzelfall soll die Flüssigkeitszufuhr dem individuellen Bedarf angepasst werden.
[2] Geburtsgewicht (Berechnungsgrundlage bis aktuelles Gewicht > Geburtsgewicht).
[3] Phase 2: Zwischenphase (Zeitraum zwischen minimalem Gewicht und Rückkehr zum Geburtsgewicht).
[4] Phase 3: stabiles Wachstum.

Tab. 3.2 Empfehlungen für die Flüssigkeitszufuhr (Früh- und Reifgeborene in der Phase des stabilen Wachstums/Phase 3) (Daten nach ESPGHAN Guideline: Jochum al. 2018)

Alter	Flüssigkeitszufuhr[ml/kg/Tag]
Frühgeborene	140–160
Reifgeborene	140–160
< 1 Jahr	120–150
1–2 Jahre	80–120
3–5 Jahre	80–100
6–12 Jahre	60–80
13–18 Jahre	50–70

In der Transitions- und Zwischenphase ist der Energiebedarf im Vergleich zur Phase des stabilen Wachstums zunächst niedrig und sehr variabel. Daher ist es unter klinischen Bedingungen praktikabel, die Energiezufuhr (analog der Zunahme des durchschnittlichen physiologischen Trinkvolumens gesunder Neugeborener in der Transitions- und Zwischenphase) anhand der Flüssigkeits- und Ernährungssubstratzufuhr zu steuern. Dabei sollte Frühgeborenen am 1. Lebenstag mindestens 45–55 kcal/kg/Tag zugeführt werden, um den minimalen Energiebedarf zu decken.

In der Phase des stabilen Wachstums wird eine Gewichtszunahme von 17–20 g/kg/Tag angestrebt. Dazu wird bei VLBW-Frühgeborenen eine intravenöse Energieaufnahme von 90–120 kcal/kg/Tag empfohlen. Aber auch in der Phase des stabilen Wachstums kann es zu deutlichen Abweichungen des Energiebedarfs kommen. Bei kritisch kranken Neugeborenen führt eine akute metabolische Stressreaktion zunächst zu einem reduzierten Metabolismus, gefolgt von einer längeren Phase mit erhöhter kataboler Stoffwechselaktivität (➤ Tab. 3.3).

3.3.3 Nährstoffzufuhr

Makronährstoffe

Zu den Makronährstoffen gehören Wasser, Kohlenhydrate, Proteine und Lipide.

Früh- und Reifgeborene im Verlauf der postnatalen Umstellungsreaktion

Bei Neugeborenen wird die Energie- und **Kohlenhydratmenge** postnatal über die ersten 2–3 Tage schrittweise bis zu 10 mg/kg/min gesteigert. An den klinischen Verlauf angepasste wiederholte Blutzuckermessungen helfen, die Glukosezufuhr zu steuern.

Zur Vermeidung einer negativen Stickstoffbilanz ist eine minimale Zufuhr von ca. 1,5 g/kg KG/Tag **Aminosäuren** ab dem 1. Lebenstag erforderlich. Ab dem 2. Lebenstag sollte bei Frühgeborenen mit sehr niedrigem Geburtsgewicht eine Aminosäurezufuhr von 2,5–3,5 g/kg/Tag angestrebt werden. Bei Reifgeborenen sollte die parenterale Aminosäurezufuhr 3,0 g/kg/Tag nicht übersteigen.

Bei Frühgeborenen < 1.500 g oder bei protrahiertem Nahrungsaufbau ist eine parenterale **Lipidzufuhr** bereits ab dem 1., spätestens ab dem 2. Lebenstag von mindestens 1 g/kg/Tag sinnvoll. Lipidinfusionen werden zur Verminderung der Entstehung freier Radikale über lichtgeschützte Infusionsleitungen und i. d. R. über 24 h gegeben. Dabei kann der Einsatz von 20-prozentigen Mehrkomponenten-Lipidemulsionen (Lipidemulsionen der 3. Generation) als Standardvorgehen angesehen werden (➤ Tab. 3.4).

Tab. 3.3 Empfehlungen für die parenterale Energiezufuhr für Früh- und Reifgeborene (Daten nach ESPGHAN Guideline: Joosten al. 2018)

Lebensalter	Mittlere Energiezufuhr [kcal/kg KG und Tag]		
	Akute Phase[1]	Stabile Phase[2]	Erholungsphase[3]
Frühgeborene	45–55	90–120	90–120
Reifgeborene	45–50	60–65	75–85

[1] Intensivmedizinische Maßnahmen (z. B. invasive Beatmung und Katecholamine) erforderlich
[2] Stabilisierung der Situation, Entwöhnung intensivmedizinischer Maßnahmen.
[3] Keine intensivmedizinischen Maßnahmen erforderlich.

Tab. 3.4 Empfohlene parenterale Zufuhr von Makronährstoffen bei Frühgeborenen und Reifgeborenen (Daten nach ESPGHAN-Guideline 2018, mod. nach Konsensuspapier 2020)

Makronährstoff	Einheit	Phase	Frühgeborenes < 1.500 g	Reifgeborenes
Glukose	mg/kg KG und min	1. LT	4–8	2,5–5
		nach dem 1. LT	schrittweise 8–10 (mind. 4 bis max. 12)	schrittweise 5–10 (mind. 2,5 bis max. 12)
Aminosäuren	g/kg KG und Tag	1.LT	1,5	1,5
		nach dem 1. LT	2,5–3,5	max. 3
Lipide	g/kg KG und Tag	1. LT	1–3	spätestens ab 2. LT
		nach dem 1. LT	max. 4	max. 4

Praxistipp
Bei erhöhtem Hyperlipidämierisiko (z. B. bei Sepsis) sollten die Plasma-Triglyzeridspiegel gemessen werden. Liegen die Plasmaspiegel unter laufender Infusion bei Säuglingen > 265 mg/dl bzw. bei älteren Kindern > 400 mg/dl, muss eine Reduktion der Lipidzufuhr erwogen werden.

3.3.4 Elektrolyte

Natrium
- 2–5(–7) mmol/kg KG/Tag
- Zufuhr als NaCl 5,85-prozentig
- 1 ml = 1 mmol
- Um Imbalancen zu vermeiden (z. B. bei hoher Protein- und Kalorienzufuhr), kann auch bei Frühgeborenen mit sehr niedrigem Geburtsgewicht (< 1.500 g) ab dem 1. Lebenstag eine primäre Substitution von Natrium sinnvoll sein.

Kalium
- 1–3(–5) mmol/kg KG/Tag
- Zufuhr als KCl 7,46-prozentig
- 1 ml = 1 mmol
- Um Imbalancen zu vermeiden (z. B. bei hoher Protein- und Kalorienzufuhr), kann auch bei Frühgeborenen mit sehr niedrigem Geburtsgewicht (< 1.500 g) ab dem 1. Lebenstag eine primäre Substitution von Kalium sinnvoll sein. Dabei müssen die Diurese sowie die Gefahr durch eine nonoligurische Hyperkaliämie berücksichtigt werden.

Es wird empfohlen, bei Frühgeborenen mit parenteraler Ernährung Kalzium (Ca), Phosphat (P) und Magnesium (Mg) zuzuführen, um ein optimales Wachstum und eine gute Knochenmineralisierung zu gewährleisten. Dabei gilt es, eine Hypo- und Hyperkalzämie sowie eine Hypo- und Hyperphosphatämie zu vermeiden. Hierbei müssen die Vorteile einer Kalzium-Phosphat-Zufuhr in den ersten Tagen einer parenteralen Ernährung sorgsam gegenüber den ZVK-assoziierten Risiken bzw. den Risiken einer Paravasatentstehung bei peripherem Zugang abgewogen werden. Die enterale Zufuhr ist hierbei zu berücksichtigen.

Magnesium
- 0,1–0,3 mmol/kg KG/Tag
- Zufuhr als Magnesiumsulfat, 10-prozentig
- 1 ml = 0,315 mmol

Phosphat
- 1,0–3,5 mmol/kg KG/Tag
- Zufuhr als Natrium-Glycero-Phosphat (306,1 mg pro ml)
- 1 ml = 1,0 mmol Phosphat, 2 mmol Natrium

CAVE
1 ml Natrium-Glycero-Phosphat enthält 2 mmol Natrium.

Kalzium
- 0,8–3,5 mmol/kg KG/Tag
- Zufuhr als Ca-Glukonat, 10-prozentig
- 1 ml = 0,22 mmol

CAVE
Die routinemäßige Zufuhr von Kalzium sollte bevorzugt über einen zentralen Venenkatheter (ZVK) erfolgen und nicht über einen peripheren Venenkatheter (PVK), da aufgrund der starken Endothelreizung durch die Molekülstruktur von Kalzium die Gefahr einer Gewebsnekrose bei einem Paravasat besteht. Ohne ZVK ist die Supplementation von Kalzium bei pathologisch ansteigender alkalischer Phosphatase, Hypokalzämie, langfristiger parenteraler Ernährung oder klinischen Sondersituationen zu erwägen, und es sind besondere Maßnahmen zur Vermeidung eines Paravasats zu treffen.

3.3.5 Vitamine/Spurenelemente

Die Datenlage der Vitamin- und Spurenelementsupplementation bei Kindern ist dünn. Die Angaben beruhen im Wesentlichen auf Expertenempfehlungen. Unumstritten haben Frühgeborene mit einem sehr niedrigen Geburtsgewicht reduzierte Vitaminspeicher bei einem aufgrund der hohen Wachstumsgeschwindigkeit erhöhten Bedarf. Dennoch ist unklar, ob alle Frühgeborenen von einer Vitaminsupplementation ab dem ersten Tag der (teil-)parenteralen Ernährung profitieren. Bei Frühgeborenen mit einem zu erwartenden parenteralen Nahrungsanteil von > 50 % (bezogen auf den Energiebedarf) über 3–7 Tage, sollte ab dem Beginn der parenteralen Ernährung wegen des erhöhten Substratbedarfs supplementiert werden. Die Dosierung der wasserlöslichen und fettlöslichen Vitamine sollte nach den Angaben der einschlägigen Literatur erfolgen. Bei der (totalen) parenteralen Ernährung sollte eine Supplementation von Vitaminen zusammen mit der Lipidemulsion verabreicht werden (Reduktion des Radikalmetabolismus und von Adsorptionseffekten an Infusionsleitungen). Zu welchem Zeitpunkt der (teil-)parenteralen Ernährung Spurenelemente zugeführt werden sollen, ist unklar.

3.3.6 Bedarf von Kindern und Jugendlichen

Die Zusammenstellung einer längerfristigen (teil-)parenteralen Ernährung erfolgt bei älteren Kindern nach dem gleichen Prinzip wie bei Früh- und Neugeborenen in der stabilen Wachstumsphase: Steigerung der Nahrungssubstrate gewöhnlich nicht höher als bis zum oberen Richtwert des physiologischen Bedarfs und Adaptation entsprechend den Laborwerten und der Gewichtsentwicklung des jeweiligen Patienten (➤ Tab. 3.5, ➤ Tab. 3.6). Um Imbalancen zu vermeiden, sollten bei Kindern mit parenteraler Ernährung 1–2 g/kg Aminosäuren zugeführt werden. Die maximale parenterale Fettzufuhr sollte 3,0 g/kg KG/Tag nicht übersteigen.

Tab. 3.5 Empfehlung zur parenteralen Energiezufuhr bei Kindern und Jugendlichen (Daten nach ESPGHAN Guideline: Joosten al. 2018)

Lebensalter [Jahre])	Mittlere Energiezufuhr [kcal/kg/Tag]		
	Akute Phase [1]	Stabile Phase [2]	Erholungsphase [3]
0–1	45–50	60–65	75–85
1–7	40–45	55–60	65–75
7–12	30–40	40–55	55–65
12–18	20–30	25–40	30–55

[1] Intensivmedizinische Maßnahmen (z. B. invasive Beatmung und Katecholamine) erforderlich
[2] Stabilisierung der Situation, Entwöhnung von intensivmedizinischen Maßnahmen
[3] Keine intensivmedizinischen Maßnahmen erforderlich

Tab. 3.6 Empfehlung zur parenteralen Glukosezufuhr bei Kindern und Jugendlichen (Daten nach ESPGHAN Guideline: Mesotten al. 2018)

	Zufuhr [mg/kg/min] {g/kg/Tag}		
	Akute Phase [1]	Stabile Phase [2]	Erholungsphase [3]
28 Tage bis 10 kg KG	2–4 {2,9–5,8}	4–6 {5,8–8,6}	6–10 {8,6–14}
11–30 kg KG	1,5–2,5 {2,2–3,6}	2–4 {2,8–5,8}	3–6 {4,3–8,6}
31–45 kg/KG	1–1,5 {1,4–2,2}	1,5–3 {2,2–4,3}	3–4 {4,3–5,8}
> 45 kg/KG	0,5–1 {0,7–1,4}	1–2 {1,4–2,9}	2–3 {2,9–4,3}

[1] Intensivmedizinische Maßnahmen (z. B. invasive Beatmung und Katecholamine) erforderlich
[2] Stabilisierung der Situation, Entwöhnung von intensivmedizinischen Maßnahmen
[3] Keine intensivmedizinischen Maßnahmen erforderlich

3.3.7 Umgang mit Empfehlungen für die Nährstoffzufuhr

CAVE

Die vorliegenden Empfehlungen beziehen sich, soweit möglich, auf publizierte Evidenz. Der Bedarf für Nahrungssubstrate kann aber situationsbedingt inter- und intraindividuell sehr stark variieren. Entscheidend ist die Anpassung an die aktuelle Situation des individuellen Patienten. Eine unangepasste (insbesondere parenterale) Nährstoffzufuhr kann zu schweren und bleibenden gesundheitlichen Schäden mit potenziell tödlichem Ausgang führen.

3.4 Enterale Ernährung

3.4.1 Säuglingsernährung

Muttermilch/Stillen

Prolaktin wird im Hypophysenvorderlappen gebildet und stimuliert die Milchbildung. Die Regulation der Milchvolumina hängt von der täglich angeforderten Milchmenge ab. Bei regelmäßigem Anlegen kommt es unmittelbar nach der Geburt oder spätestens innerhalb von 3 Tagen postnatal zum Einsetzen der Laktation. Die Stimulation der Brust führt zur Freisetzung von Prolaktin aus der Adenohypophyse und von Oxytocin aus der Neurohypophyse. Die Ausschüttung von Oxytocin initiiert den Milchspendereflex. Im Einklang mit dem verminderten Flüssigkeitsbedarf in den ersten Lebenstagen weist Kolostrum eine höhere Konzentration an Nährstoffen auf als reife Muttermilch und erfüllt zusätzlich eine Vielzahl von Funktionen bei der Erstbesiedelung des Darms für die Ausbildung einer physiologischen Darmflora. Für die Milchbildung ausschlaggebend ist ein frühes und regelmäßiges Anlegen postnatal. Dabei gleicht das Trinken an der Brust weniger einem Saug- als einem „Melkvorgang". Entscheidend ist ein korrektes Anlegen mit weit geöffnetem kindlichem Mund und nach außen geöffneter Unterlippe; die Zunge soll die Zahnleiste bedecken, und kindliches Ohr, Schulter und Hüfte bilden eine Linie.

Die physiologischen Effekte von Muttermilch sind vielfältig und beinhalten u. a. nutritive und entwicklungsfördernde Aspekte sowie die Prävention von Krankheiten. Nach den Empfehlungen der Weltgesundheitsorganisation (WHO) sollen Kinder bis zu einem Alter von 6 Monaten ausschließlich mit Muttermilch ernährt werden. Unter den europäischen Lebensbedingungen (z. B. Verfügbarkeit von sauberem Trinkwasser) ist in vielen Ländern empfohlen, Beikost frühestens nach Vollendung des 4. Lebensmonats (nach Etablierung einer ausreichenden Schluckkoordination) und spätestens bis zur Vollendung des 6. Lebensmonats (Vermeidung von unzureichender Energie- und Nährstoffzufuhr) unter Weiterführung des Stillens einzuführen. Unter Beikosteinführung soll weiter gestillt werden.

Muttermilch gilt als der Goldstandard für die Ernährung von Säuglingen. Sie ist hinsichtlich ihrer Inhaltsstoffe auf die Bedürfnisse des reifen Säuglings und in vielen Aspekten auch des Frühgeborenen in den ersten Lebensmonaten abgestimmt. Der hohe Anteil an Molkeprotein macht Muttermilch leichter verdaulich als kuhmilchproteinbasierte Formulanahrung mit ihrem hohen Anteil an Kasein. Muttermilch enthält eine Vielzahl an immunprotektiven Faktoren (u. a. Lymphozyten, Makrophagen, Leukozyten, IgA, IgG, Lactoferrin, Lysozym, Komplement C3/C4). Gestillte Kinder haben eine niedrigere Inzidenz an Otitis media und Infektionen der oberen Atemwege. Auch mit Muttermilch ernährte Frühgeborene haben im Vergleich zu mit Formula ernährten Frühgeborenen, unabhängig vom Gestationsalter, eine niedrigere Inzidenz an Infektionen und nekrotisierender Enterokolitis (NEC). Zusätzlich gilt die Ernährung mit Muttermilch als protektiv, z. B. gegen Retinopathia praematurorum (ROP) oder bronchopulmonale Dysplasie (BPD).

Die entwicklungsfördernde Wirkung des Stillens beruht auf psychologischen und physiologischen Faktoren. Frauenmilch ist reich an Wachstumsfaktoren und Hormonen, die sich positiv auf die Differenzierung von Geweben und die Entwicklung des gesamten Organismus auswirken. Es konnte gezeigt werden, dass mit Muttermilch ernährte Kinder bis ins Schulalter eine bessere kognitive Entwicklung aufweisen. Zusätzlich kann Stillen protektiv gegenüber Adipositas, Allergien, Diabetes mellitus Typ 1, Morbus Crohn und Zöliakien für das Kind wirken. Für die Mutter fördert es postpartal die Rückbildung des Uterus und wirkt sich positiv auf die Gewichtsreduktion aus. Zudem wirkt Stillen protektiv gegenüber der Entwicklung eines Mamma- und Ovarialkarzinoms bei der Mutter sowie gegenüber Diabetes mellitus Typ 2 und Herz-Kreislauf-Erkrankungen. Stillen fördert zudem eine gute Mutter-Kind-Bindung, wirkt sich positiv auf die seelische Stabilität des Kindes aus und begünstigt eine bessere neurologische Entwicklung bis in das Schulalter hinein. Um einen dauerhaften Stillerfolg zu erzielen, sind eine pränatale Beratung, eine umgehende qualifizierte Unterstützung postnatal für die stillende Mutter sowie ein stützendes soziales Netzwerk nach der Entlassung erforderlich.

Stillhindernisse

Mütterliche Stillhindernisse Mütterliche Stillhindernisse sind überwiegend infektiöser, medikamentöser oder psychiatrischer Natur. In Deutschland gelten u. a. allgemein als Stillhindernisse:

- HIV-Infektion und AIDS
- Unbehandelte offene Lungentuberkulose
- Hepatitis D, E (bei chronischer Hepatitis C kann, sofern keine Verletzung oder Entzündung der Mamille vorliegt, in Abhängigkeit der Viruslast gestillt werden)
- Psychosen mit Wahnvorstellung
- Bei Frühgeborenen < 32 SSW eine akute maternale CMV-Infektion

Die Konzentration von Umweltschadstoffen in der Muttermilch war in den letzten Jahren rückläufig und erfordert keine Einschränkung des Stillens.

Praxistipp
Informationen zum Stillen unter maternaler Medikation sind bei der Beratungsstelle für Embryonaltoxikologie zu erhalten (www.embryotox.de).

Kindliche Stillhindernisse Wenige seltene Stoffwechselstörungen des Kindesalters sind eine strikte Kontraindikation zur Ernährung mit Muttermilch (z. B. klassische Galaktosämie).

Der Stillvorgang kann durch anatomische Fehlbildungen wie Lippen-Kiefer-Gaumen-Spalten erschwert sein. In diesem Fall kann zunächst abgepumpte Muttermilch über einen Löffel oder einen adaptierten Sauger gefüttert werden. Mit angepasster Trinkplatte können auch Kinder mit Gaumenspalten an der Brust trinken.

Formulaernährung und Nahrungszusätze

Wenn mütterliche Stillhindernisse bestehen oder eine Mutter sich gegen das Stillen entscheidet, ist eine Formulanahrung die sicherste Alternative zur Muttermilch.

Säuglingsanfangsnahrung und Folgenahrung

- **Säuglingsanfangsnahrungen** für die Ernährung im 1. Lebensjahr (Muttermilchersatz, Pre- oder 1er-Nahrung):
  - Pre-Nahrung: enthält ausschließlich das Kohlenhydrat Laktose.
  - 1er-, 2er-Nahrung: Zusätzlich zu Laktose sind auch andere Kohlenhydrate enthalten.

  Teilgestillte Säuglinge ohne erhöhtes Atopierisiko sollen mit Pre- oder 1-er Nahrung zugefüttert werden.
- **Folgenahrung:** enthält neben Laktose weitere, z. T. auch komplexere Kohlenhydrate und kann nach der Einführung von Beikost verwendet werden, ist jedoch nicht zwingend erforderlich.
- **HA-Nahrungen:** auf Basis teilhydrolysierter Kuhmilchproteine für Neugeborene und Säuglinge mit atopischer Familienanamnese zur Allergieprävention bis zur Einführung von Beikost.
- **Starke Hydrolysate und Aminosäurenmischungen:** z. B. bei Kuhmilchproteinallergie oder seltenen Stoffwechselerkrankungen. Geschmack und Geruch dieser stark hydrolysierten Nahrung können als unangenehm empfunden werden, wobei die Beurteilung in abstoßend und angenehm erst im späteren Säuglingsalter beginnt.
- **Sojanahrung:** Sojaproteinisolate, kuhmilch- und laktosefrei. Indikation z. B. bei der klassischen Galaktosämie.
- **Heilnahrung:** keine evidenzbasierte Indikation.

Zubereitung von Säuglingsflaschennahrung

Säuglingsflaschennahrung sollte stets frisch mit Wasser aus der Kaltwasserleitung oder Mineralwasser mit dem Vermerk „Geeignet für die Zubereitung von Säuglingsnahrung" zubereitet werden. Dafür sollte das Wasser auf 30–40 °C erwärmt und die Dosierempfehlung eingehalten werden. Reste sollten verworfen werden. Säuglingsflaschen und Sauger müssen gründlich gespült und trocken gelagert werden.

3.4.2 Ernährung des Klein- und Schulkindes

Beikost

Feste Nahrung sollte frühestens nach dem 4. und spätestens nach dem 6. Lebensmonat zugefüttert werden. Nach ca. 6 Monaten deckt eine alleinige Ernährung mit Muttermilch den Bedarf an Ernährungssubstraten nicht mehr vollständig. Auch zur Allergieprävention sollte Beikost bevorzugt unter Fortführung der Muttermilchnahrung eingeführt werden. Dafür können sukzessive einzelne Muttermilchmahlzeiten durch Beikost ersetzt werden. Die Wahl der Beikost ist stark durch das regionale Angebot und kulturelle Einflüsse geprägt.

- Ein möglicher Weg ist der Beginn mit einem Gemüse-Kartoffel-Fleisch-Brei.
- Nach ungefähr 1 Monat Fortsetzung mit einem Vollmilch-Getreide-Brei, der später durch eine Brot-Milch-Mahlzeit ersetzt wird.
- Etwa 1 Monat später Beginn mit einem Getreide-Obst-Brei, der ab dem ca. 10. Lebensmonat durch zwei Zwischenmahlzeiten ersetzt wird.

Um die Akzeptanz neuer Lebensmittel zu fördern, sollte die Beikost so vielfältig wie möglich gestaltet werden. Zur Zubereitung von Milchbreien können täglich ca. 200 ml Kuhmilch verwendet werden. Als Getränk sollte Kuhmilch erst gegen Ende des 1. Lebensjahres angeboten werden (z. B. wegen der Hemmung der Eisenabsorption).

Stufenweise sollte dann Familienkost eingeführt werden, wobei Salz und scharfe Gewürze nur sparsam verwendet werden sollten. Mit der Umstellung auf Familienkost und zunehmend flüssigkeitsarmer Nahrung sollte Trinkwasser (oder ungesüßter Tee) angeboten werden.

Empfehlung für eine bedarfsgerechte Kinderernährung

Gemäß „Optimix“, einem Konzept der optimierten Mischkost anhand einer Lebensmittelpyramide des Forschungsinstituts für Kinderernährung (Forschungsdepartment Kinderernährung [FKE] der Universitätskinderklinik Bochum), sollten **drei** wesentliche **Regeln** beachtet werden:

- Pflanzliche Lebensmittel und kalorienarme Getränke (Wasser oder ungesüßter Tee) sollten reichlich verzehrt werden.
- Tierische Lebensmittel sollten mäßig konsumiert werden.
- Fett- und zuckerreiche Lebensmittel sollten sparsam eingesetzt werden.

Die **Lebensmittelauswahl** von Kindern und Jugendlichen unterliegt vielen Einflüssen. Familiäre Sozialisation, Peergroups und Produktwerbung scheinen eine prägendere Rolle zu spielen als genetische Faktoren. Den Leitsätzen von „Optimix“ folgend sind Rohkost und natürliche, unverarbeitete Lebensmittel bei der Nahrungszubereitung konfektionierten Produkten vorzuziehen. Um einer unkritischen Übernahme von Werbebotschaften entgegenzuwirken, sollten Kinder und Jugendliche dazu ermutigt werden, selbstständig und aufgeklärt über ihre Auswahl an Lebensmitteln zu entscheiden. Als Snacks zwischendurch sind Obst und Nüsse geeignet. Riegel o. Ä. in engen Maßen können die Ernährung ergänzen, sollten aber nicht routinemäßig und als fester Bestandteil des Ernährungskonzepts konsumiert werden.

Mit Ausbau der Ganztagsbetreuung spielt die **Gemeinschaftsverpflegung** eine wichtige Rolle. Dabei gelten grundsätzlich dieselben Empfehlungen wie für die Ernährung in der Familie. Das Konzept der optimierten Mischkost „Optimix“ kann auch für die Ernährung von Kindern in Schulen und Kindertagestätten herangezogen werden. Empfohlen werden fünf Mahlzeiten täglich, davon eine warme Mahlzeit. Aus gesundheitlichem Blickwinkel spielt es keine Rolle, ob die warme Mahlzeit mittags oder z. B. abends eingenommen wird.

Spezielle Kostformen

Der Diversität von Ernährungs- und Kostformen kommt zunehmende Bedeutung zu. Grundsätzlich ist festzustellen, dass parallel zur Anzahl der vom Verzehr ausgeschlossenen Lebensmittel bzw. Lebensmittelgruppen das Risiko für das Entstehen eines Nährstoffmangels und die Entwicklung von Mangelsymptomen zunimmt.

- **Fasten:** Auch in Verbindung mit religiösen Vorstellungen gilt die Reduktion der Nahrungsaufnahme für einen definierten Zeitraum bei der heute eher bedarfsüberschreitenden Nahrungsaufnahme für Erwachsene als grundsätzlich nützlich. Übertragen auf Kinderernährung birgt Fasten jedoch Gefahren (unzureichende Deckung des höheren Energie- und Nährstoffbedarfs pro kg KG im frühen Lebensalter). Fastenkuren sind frühestens ab dem Schulalter medizinisch vertretbar und sollten auch dann bei Kindern nur unter fachkundiger Anleitung erfolgen.
- **Lakto-Ovo-Vegetarismus** (pflanzliche Lebensmittel plus Eier, Milch und Milchprodukte): kann unter Berücksichtigung einer ausreichenden Vitamin-B_{12}-, Kalzium-, Eisen- und Proteinzufuhr auch im Kindesalter mit entsprechender Sachkenntnis durchgeführt werden.
- **Vegane Ernährung:** Eine rein pflanzliche Ernährung ist auch im Kindes- und Jugendalter grundsätzlich möglich, jedoch nicht immer ungefährlich. Wegen der damit verbundenen großen Gefahren eines klinisch relevanten Nährstoffmangels und dessen ggf. lebenslangen, z. B. neurologischen Auswirkungen ist davon dringend abzuraten. Eine vegane Ernährung im Kindesalter muss (wenn sie trotz der beschriebenen Gefahren erfolgen soll) von einer differenzierten Ernährungsplanung begleitet werden, um die Gefahr der Entstehung eines Nährstoffmangels zu minimieren. Dazu ist es notwendig, eine kontinuierliche Ernährungsplanung durchzuführen. Zur sachgerechten Planung einer veganen Ernährung sind sowohl umfangreiche Kenntnisse als auch eine starke Disziplin bezüglich Planung, praktischer Umsetzung und Essverhalten obligatorisch (häufige Nährstoffdefizite: Vitamin B_6 und B_{12}, Eisen, Kalzium, Phosphat). Wachstum und Gewichtsentwicklung sollten zusätzlich engmaschig beobachtet und ggf. durch Laboruntersuchungen ergänzt werden.

CAVE

In einer Vielzahl von Fallberichten wird beschrieben, dass es bei gestillten Säuglingen von vegan ernährten Müttern zu dauerhaften neurologischen Schäden gekommen ist (bei dauerhaft niedrigem Vitamin-B_{12}-Gehalt der Muttermilch).

Eine rein vegane Ernährung kann eine ausreichende Nährstoffversorgung während einer Schwangerschaft nicht gewährleisten! Insbesondere für den Feten bestehen ernsthafte gesundheitliche Risiken. Vegane Ernährung in der Schwangerschaft erfordert immer eine Ernährungsberatung und die Supplementation mit Mikronährstoffen.

Praxistipp

Schwangere und **stillende Mütter** unter veganer Ernährung bedürfen einer Vitamin-B_{12}-Supplementation.

Es existiert eine große Zahl weiterer, z. T. auch ideologisch geprägter spezieller Kostformen: z. B. die Trennkost nach Hay (Trennung bestimmter Nährstoffe bei der Aufnahme), der ausschließliche Verzehr von Rohkost, die in den fortgeschrittenen Stufen nicht ungefährliche Makrobiotik (Ernährung nach der Lehre von Ohsawa in 10 Stufen) u. v. m. Bei Kenntnis über die Anwendung besonderer Ernährungsformen, die auch bei Kindern angewandt werden, sollten den Eltern im ärztlichen Gespräch die potenziellen Gefahren aufgezeigt und ihnen im Einzelfall auch von der Ernährungsform zumindest in Bezug auf ihre Kinder abgeraten werden.

3.5 Infusionstherapie

3.5.1 (Teil-)parenterale Ernährung

Die orale oder enterale Nahrungszufuhr sollte grundsätzlich gegenüber einer parenteralen Zufuhr bevorzugt werden. Unklar bleibt die Frage, wann jenseits der Frühgeborenenzeit eine parenterale Ernährung begonnen werden sollte und welche Nahrungskomponenten in welcher klinischen Situation notwendig sind. Bei kritisch kranken Reifgeborenen sowie Kindern und Jugendlichen kann erwogen werden, innerhalb der ersten 7 Tage unter Zufuhr einer Glukose-Elektrolyt-Lösung auf eine parenterale Ernährung zu verzichten. Die klinische Entscheidung kann sich auf das Monitoring von Gewicht, Blutgasanalyse, Ketonkörper im Urin usw. stützen.

Zugangswege

Aufgrund der niedrigeren Komplikationsrate sollte bei Kindern nach Möglichkeit ein periphervenöser Zugang (PVK) gegenüber einem zentralvenösen Zugang (ZVK) bevorzugt werden. Eine langfristige vollparenterale Ernährung bei Kindern ist allerdings nicht ohne ZVK zu bewerkstelligen.

Drei-Stufen-Modell

Zur Strukturierung des Vorgehens im klinischen Alltag bezüglich der verschiedenen klinischen Situationen und Bedürfnisse der Altersgruppen kann ein sog. Drei-Stufen-Modell genutzt werden.

- **Stufe I** (kurzfristige [teil-]parenterale Ernährung bis max. 48 h): Hier reicht die entsprechende Zufuhr einer bedarfsgerechten Menge an Flüssigkeit, Glukose, Natrium und Kalium.
- **Stufe II** (mittelfristige [teil-]parenterale Ernährung mit einer Dauer von 3–7 Tagen): erfordert die zusätzliche bedarfsgerechte Gabe von Lipiden, Aminosäuren und Vitaminen.
- **Stufe III** (langfristige [teil-]parenterale Ernährung für > 7 Tage): Hier sollten bis zu einem enteralen Nahrungsanteil von 50 % zusätzlich Magnesium, Phosphat und Spurenelemente zugeführt werden. Kurzanleitung zur Verordnung bzw. Berechnung einer (teil-)parenteralen Ernährung.

Nach den Empfehlungen der Deutschen Gesellschaft für Ernährungsmedizin sollten i. d. R. alle Frühgeborenen < 35 SSW und alle kranken Reifgeborenen während des enteralen Nahrungsaufbaus eine (teil-) parenterale Ernährung ([T]PE) erhalten. Unter TPE ist hier auch die Zufuhr einer Glukose-Elektrolyt-Lösung bei Frühgeborenen > 1.500 g oder bei kranken Reifgeborenen gemeint.

- Zunächst wird der Nährstoffbedarf berechnet (➤ Tab. 3.3).
- Davon ist der errechnete Anteil der enteralen Ernährung abzuziehen.
- Der ermittelte Rest wird entsprechend den Empfehlungen parenteral zugeführt.
- Gesamtflüssigkeitsmenge für Muttermilch/Formula, Aminosäuren, Lipide und Supplemente ermitteln.
- Differenz bis zum ermittelten Flüssigkeitsbedarf als Glukose 10-prozentig (12,5 %) zuführen.
- Patientenspezifische Anpassung der Zufuhrempfehlungen durch Monitoring (➤ Kap. 3.6).

Besonderheiten bei Früh- und Termingeborenen

Transitions- und Zwischenphase nach der Geburt (Phase I und II) In der Transitions- und Zwischenphase ist bei Neugeborenen gemäß den Umstellungsreaktionen auf die extrauterine Umgebung zunächst eine geringere Flüssigkeitszufuhr als in der Phase des stabilen Wachstums erforderlich. Um dennoch auf eine bedarfsgerechte bzw. empfohlene Glukosezufuhr zu kommen, sollte in den ersten Lebenstagen statt 10-prozentiger Glukoselösung 12,5-prozentige Glukoselösung verwendet werden. Nach initialer Flüssigkeitsrestriktion ist empfohlen, entsprechend ➤ Tab. 3.1 stufenweise bis zur Zielflüssigkeitsmenge zu steigern.

Phase des kontinuierlichen Wachstums (Phase III) In der 2. Lebenswoche, nach Beginn der Phase des kontinuierlichen Wachstums, sollte der enterale Nahrungsaufbau bei Früh- und kranken Reifgeborenen beendet sein. Der Energiebedarf ist in dieser Phase interindividuell sehr unterschiedlich und kann am besten anhand der Gewichtsentwicklung in Bezug zu intrauterinen Wachstumskurven beurteilt und ggf. angepasst werden.

Wahl der Infusionslösungen und Zusätze

Um den physiologischen Besonderheiten unterschiedlicher Altersgruppen gerecht zu werden, müssen Infusionslösungen für pädiatrische Patienten einen altersadaptierten Flüssigkeits- und Elektrolytgehalt aufweisen.

Im klinischen Alltag können Fertiglösungen oder individuell gemischte Lösungen verwendet werden. Altersadaptierte Standardlösungen von kommerziellen Anbietern oder aus der Krankenhausapotheke können aus infektionspräventiver Sicht sowie in puncto Anwenderfreundlichkeit und Kosten potenziell vorteilhaft sein, bieten aber Nachteile in Situationen, bei denen eine Anpassung notwendig ist.

Im Rahmen einer (T)PE sollten 20-prozentige Lipidemulsionen verwendet werden, da sie ein günstigeres Phospholipid/Triglyzerid-

Verhältnis aufweisen als z. B. 10-prozentige Lipidemulsionen. Dabei sollten wegen eines besseren Nebenwirkungsprofils Lipidlösungen mit einer Mischung aus Sojaöl und Oliven-, MCT- und Fischölen gegenüber Lipidemulsionen auf reiner Soja- oder Olivenölbasis bevorzugt werden.

Natrium und Kalium sollten bei jeglicher parenteraler Flüssigkeitszufuhr zugesetzt werden (bei Zufuhr von „freiem" Wasser besteht die Gefahr einer Wasserintoxikation). Bei langfristiger (T)PE und während des Nahrungsaufbaus von Frühgeborenen sollten wasser- und fettlösliche Vitamine sowie Spurenelemente supplementiert werden.

3

Reduktion von Nebenwirkungen einer parenteralen Ernährung

Eine minimale enterale Ernährung („trophic feeding") mit < 25 kcal/kg KG/Tag sollte immer durchgeführt werden, wenn nicht relevant enteral ernährt werden kann. Durch minimale enterale Ernährung kann die Krankenhausverweildauer reduziert werden.

Bei der Mischung von Ernährungslösungen und/oder Medikamenten ist auf mögliche Inkompatibilitäten zu achten.

3.5.2 Perioperative Infusionstherapie

Die Kenntnisse zur perioperativen Infusionstherapie bei Kindern und Jugendlichen wurden in den letzten Jahren signifikant erweitert. So wurde der traditionelle Gebrauch von hypotonen Infusionslösungen weitgehend verlassen, und auch die präoperativen Nüchternzeiten wurden evidenzbasiert modifiziert. Dieser Abschnitt gibt für die Zielgruppe Kinder- und Jugendärzte einen kurzen Überblick über einige Grundaspekte, die bei perioperativer Ernährung zu beachten sind.

Anmerkungen zum präoperativen Vorgehen Zur Vermeidung von Aspirationen gibt es seit 2022 die in ➤ Tab. 3.7 dargestellten Empfehlungen der Europäischen Gesellschaft für Anästhesiologie und Intensivmedizin zu präoperativen Nüchternzeiten.

Anmerkungen zum intraoperativen Vorgehen Ziele einer intraoperativen Infusionstherapie sind die Beibehaltung einer physiologischen Hydrierung, Elektrolytbalance sowie ein physiologischer Blutzuckerspiegel. Hierzu ist es notwendig, ein möglicherweise bestehendes **präoperatives Defizit,** den altersentsprechenden **Basis- bzw. Erhaltungsbedarf** und den **intraoperativen Korrekturbedarf** in die Berechnung des zu verabreichenden Flüssigkeits- und Elektrolytvolumens einzubeziehen. Die Supplementation erfolgt im Gegensatz zum Vorgehen bei der parenteralen Ernährung i. d. R. ausgehend von Vollelektrolytlösungen (**cave:** Hirnödem).

Tab. 3.7 Präoperative Nüchternzeiten bei elektiven Eingriffen bei Kindern zwischen 0 und 18 Jahren (nach ESAIC 2022)

Stunden	
1	Klare Flüssigkeit
3	Muttermilch
4	Formula, Milch
6	Feste Nahrung

Anmerkungen zum postoperativen Vorgehen Die sog. Fast-Track-Konzepte (kurze präoperative Nüchternzeit, früher enteraler Kostaufbau und zeitige Mobilisation) sind die Säulen eines modernen postoperativen Behandlungskonzepts auch bei Kindern. Ist postoperativ z. B. nach chirurgischen Eingriffen im Bereich des Gastrointestinaltrakts keine enterale Ernährung möglich, so sollten zumindest kleine enterale Nahrungsmengen über den Gastrointestinaltrakt verabreicht werden. Es liegt Evidenz vor, dass dadurch die Integrität des Darms gefördert wird und so die **Translokation von Bakterien** und das Entstehen von Infektionen reduziert werden können.

3.5.3 Organisation und Verordnungspraxis

Die Verabreichung insbesondere von parenteraler Ernährung bei Kindern und Jugendlichen ist eine komplexe invasive Maßnahme mit vielen Fehlermöglichkeiten und ggf. schwerwiegenden Folgen. Wegen der Individualität und Heterogenität sowie der vielfältigen klinischen Situationen pädiatrischer Patienten ist die klinische Ernährung besonders anfällig für Fehler, z. B. bei der Abschätzung des Bedarfs, der Verordnung, der Herstellung, der Hygiene oder der Verabreichung.

Durch verschiedene organisatorische Maßnahmen kann die Sicherheit signifikant erhöht und die Inzidenz von Fehlern deutlich reduziert werden. Hierbei ist die Standardisierung der gesamten Kette von der Einschätzung der klinischen Situation (Klinikleitlinien), der Verordnung (standardisierter Verordnungsbogen/ggf. elektronisches Verordnungssystem) bis hin zur Anwendung des hergestellten Produkts am Krankenbett mit einzubeziehen. Zusätzlich sollten an das festgelegte Vorgehen einer Klinik angepasste Plausibilitätskontrollen Bestandteil der Routine sein.

Praxistipp

Menge und Zusammensetzung der klinischen Ernährung müssen auf Basis einer Klinikleitlinie bzw. einer „Standard Operating Procedure" (SOP) errechnet (Taschenrechner oder Verordnungsprogramm) werden; sie dürfen nicht geschätzt werden.

3.6 Beurteilung des Ernährungszustands und Monitoring

Allgemeine Regeln für das Monitoring des Ernährungszustands während der somatischen Entwicklung und/oder diätetischer Maßnahmen bei Kindern und Jugendlichen lassen sich wegen der vielfältigen klinischen Situationen nur schwer sinnvoll formulieren. Der folgende Text versteht sich darum nur als grober Anhalt für Inhalt und Organisation des Monitorings und die zur Verlaufskontrolle von Ernährungsmaßnahmen hilfreichen Laborkontrollen.

3.6.1 Charakterisierung des Ernährungszustands

Der Ernährungszustand wird in erster Näherung mittels Messung der somatischen Daten (Gewicht, Körperlänge bzw. Höhe und Kopfumfang, BMI-Berechnung) und Eintrag in altersentsprechende Perzentilenkurven unter Berücksichtigung des zeitlichen Verlaufs charakterisiert. Durch ausgewählte Laboruntersuchungen können zusätzlich Informationen über verschiedene Nährstoffe bzw. den Füllungszustand von Nährstoffspeichern erhoben werden (s. u.). Eine darüber hinausgehende Betrachtung erfordert zusätzlich die Analyse der Körperzusammensetzung (z. B. mittels Bestimmung der Fettfaltendicke, Dual-Energy-X-Ray-Absorptiometrie [DEXA], Bodyplethysmografie oder – bei Kindern weniger exakt – durch bioelektrische Impedanzanalyse [BIA]). Verlaufsuntersuchungen über einen definierten Zeitraum können ggf. bereits vor dem Auftreten von z. B. Untergewicht eine auffällige Tendenz erkennen lassen (z. B. Gewichtsverlust mit Kreuzen von Perzentilen, aber noch unauffälligen Einzelwerten).

Für die Beurteilung akuter klinischer Ernährungsinterventionen (z. B. teilparenterale Ernährung o. Ä.) sind die oben beschriebenen Maßnahmen allein ein zu träges Maß.

3.6.2 Monitoring bei (teil-)parenteraler Ernährung und/oder Flüssigkeitstherapie

- Täglich: klinische Untersuchung und Flüssigkeitsbilanz
- Somatische Daten:
  - Körpergewicht (zunächst täglich)
  - Kopf- und Längenwachstum z. B. 1 ×/Woche
- Aufzeichnung der Messwerte in geeigneten Perzentilenkurven
- Labor: Blutzucker, Blutgasanalyse, Elektrolyte, zunächst 1 ×/Tag (bei instabilen Patienten können auch wesentlich häufigere Kontrollen notwendig sein), Blutbild, Differenzialblutbild, Retikulozyten, Protein, Triglyzeride, Bilirubin gesamt und direkt, GGT, AP, ggf. Ausgangswerte und weiter nach klinischem Verlauf
- Urin: Volumen, Eiweiß, pH-Wert, spezifisches Gewicht, Ketonkörper

3.6.3 Ergänzende Untersuchungen

- Messung der Körperzusammensetzung im Verlauf (Fettfaltendicke, Bodyplethysmografie, DEXA)
- Bestimmung des Ruheenergieumsatzes: bei schlechtem Gedeihen und Zweifel am Energiebedarf

Sowohl die Häufigkeit der Wiederholungsuntersuchungen als auch die Auswahl der verschiedenen Beobachtungsgrößen und Laboruntersuchungen sind angepasst an Reife und Alter der pädiatrischen Patienten sowie die klinische Situation zu modifizieren. Bei der Behandlung von sehr unreifen Frühgeborenen hat das Monitoring insbesondere in den ersten Tagen nach der Geburt (u. a. wegen der kleinen Körperspeicher in Verbindung mit unreifen Regulationsmechanismen und gleichzeitig hohem Energie- und Nährstoffbedarf) einen besonderen Stellenwert und weist physiologische Besonderheiten auf (z. B. kann das spezifische Uringewicht wegen der unreifen Konzentrierungsmöglichkeiten als Maß für den Hydratationszustand zunächst noch nicht herangezogen werden).

3.7 Besondere Aspekte klinischer Ernährung

3.7.1 Enteraler Nahrungsaufbau bei Früh- und reifen Neugeborenen

Die enterale Ernährung ist der parenteralen Ernährung unter dem Leitgedanken „so schonend wie möglich" vorzuziehen. Bei Frühgeborenen oder kranken Neugeborenen ist jedoch unmittelbar postnatal eine bedarfsdeckende enterale Ernährung z. B. aufgrund des unreifen Magen-Darm-Trakts meist nicht möglich. Daher erfolgt der enterale Nahrungsaufbau unter teilparenteraler Ernährung. Dabei wird der enterale Nahrungsanteil sukzessive bis zum vollständigen Übergang zur kompletten enteralen Ernährung gesteigert. Durch einen frühzeitigen Beginn des enteralen Nahrungsaufbaus kann die Inzidenz nosokomialer Infektionen, die Dauer der PE und die Notwendigkeit einer ZVK-Anlage bei Frühgeborenen reduziert werden.

Ein mögliches Vorgehen des schrittweisen enteralen Nahrungsaufbaus bei Neugeborenen kann wie folgt aussehen:

- Beginn unter parenteraler Ernährung
- Beginn des Nahrungsaufbaus je nach Klinik nach 0–12 Lebensstunden
- Menge der täglichen Steigerung 18–30 g/kg KG/Tag unter Berücksichtigung von Magenresten und Klinik
- Anzahl der Mahlzeiten:
  - < 1.500 g: 12 Mahlzeiten/Tag
  - Eutrophe Frühgeborene > 1.500 g: 8 Mahlzeiten/Tag
  - „Kranke" eutrophe Reifgeborene: 6 Mahlzeiten/Tag
  - Reife Neugeborene „zur Diagnostik": ad libitum

3.7.2 Nahrungssupplementation bei VLBW- und ELBW-Frühgeborenen

Aufgrund hoher Wachstumsgeschwindigkeit ist der Nährstoffbedarf kleiner Frühgeborener pro kg KG deutlich höher als der Nährstoffbedarf von Reifgeborenen. Daher ist meist eine Nahrungssupplementation z. B. von Muttermilch (bedarfsdeckend primär für Reifgeborene) erforderlich.

Muttermilchfortifier

Bei allen Frühgeborenen mit einem Geburtsgewicht < 1.500 g mit Muttermilchernährung sollte – bei guter Nahrungsverträglichkeit und einem enteralen Nahrungsanteil von z. B. 100 ml/kg KG – eine Anreicherung der Muttermilch mit Fortifier erfolgen.

Dosierung Beginn mit 2,1-prozentigem FMS oder 2,5-prozentigem FM 85 für 1–2 Tage, bei guter Verträglichkeit ab dem 2. Tag

Steigerung auf 4,2-prozentiges FMS oder 5-prozentiges FM 85. Bei schlechtem Gedeihen und gesteigertem Kalorienverbrauch kann die Supplementation mit 6,3-prozentigem FMS bzw. 7,5-prozentigem FM 85 erwogen werden. Je nach Gewichtsentwicklung Beendigung der Supplementation zum errechneten Termin bzw. bei Entlassung.

Prophylaxe der Frühgeborenenosteopenie

Zur Prophylaxe einer Frühgeborenenosteopenie sollte bei Frühgeborenen mit einem Geburtsgewicht < 1.500 g eine enterale Kalziumphosphatsupplementation erwogen werden. Begonnen wird nach vollständig enteralem Nahrungsaufbau z. B. mit 1 Einheit/Tag (1 Einheit = 1 Kapsel entspricht 10 mg [0,25 mmol] Ca und 7,5 mg [0,25 mmol) P/Einheit]. Anpassung der Dosierung entsprechend dem Ca-Krea-Quotienten im Urin mit einem Zielbereich von 20–35 (Kurzzeitmonitoring) und einer alkalischen Serumphosphatase (AP) < 400 IE/ml (Korrelation zur Osteoklastenaktivität). Die AP wiederum kann bei Cholestase (z. B. nach parenteraler Ernährung) erhöht oder bei Zinkmangel erniedrigt sein. In unklaren Fällen kann die Bestimmung von Phosphat und Kalzium im Serum weiterhelfen. Das zur Portionierung in Kapseln gefüllte Kalziumphosphatpulver (wird zur Dosierung aus der Kapsel direkt in die Nahrung gegeben und die Kapsel dann verworfen) kann individuell in der Krankenhausapotheke angefertigt werden.

Prophylaxe der Frühgeborenenanämie (Eisensupplementation)

Zur Prophylaxe einer Frühgeborenenanämie sollten alle Frühgeborenen z. B. mit einem Geburtsgewicht < 2.500 g eine Eisensupplementation erhalten. Bei sehr kleinen Frühgeborenen wird die Supplementation meist zwischen 2 und 6 Wochen nach der Geburt mit einer Dosierung von 2–3 mg/kg/Tag begonnen. Bei bereits bestehender Anämie können höhere Dosen notwendig sein.

Vitaminsupplementation

Es ist umstritten, ob Frühgeborene mit einem Geburtsgewicht < 1.500 g wegen des durch die hohe Wachstumsgeschwindigkeit erhöhten Bedarfs von einer Vitaminsupplementation profitieren. Ein für alle Komponenten nach ESPGHAN-Empfehlung passendes Multivitaminsupplement ist auf dem Markt nicht verfügbar. Darüber hinaus enthalten viele Supplemente Zusatzstoffe, die für die Säuglingsernährung nicht primär geeignet erscheinen (z. B. andere Kohlenhydrate als Laktose, Aromastoffe usw.).

Primäre Prophylaxe der nekrotisierenden Enterokolitis mittels Probiotika

Von manchen Autoren wird aufgrund einer in Metanalysen nachgewiesenen Risikoreduktion für das Entstehen einer NEC ein routinemäßiger prophylaktischer Einsatz von Probiotika für alle Frühgeborenen < 1.500 g auch in Deutschland empfohlen. Aufgrund mangelhafter und/oder kontroverser Daten zur Auswahl der idealen Spezies, zum Therapiezeitpunkt und zur Dauer ist es aktuell aber nicht möglich, eine evidenzbasierte Empfehlung für eine Standardtherapie abzugeben.

Als Leitgedanken können folgende Bemerkungen zu einer prophylaktischen Probiotikatherapie hilfreich sein. Die Effektivität des eingesetzten Probiotikums sollte in wissenschaftlichen Studien nachgewiesen sein. Der Beginn sollte frühzeitig, ggf. bereits mit der ersten enteralen Nahrungsexposition, erfolgen und die Dosis mindestens $1{,}5–3 \times 10^9$ CFU/Tag betragen. Kombinationspräparate (mit mehreren als effektiv erachteten Spezies) weisen in einigen Untersuchungen Vorteile auf. Die Therapie sollte fortgeführt werden, bis das NEC-Risiko deutlich reduziert ist.

Ernährung von sehr unreifen Frühgeborenen nach Entlassung

Bei Entlassung (um den errechneten Geburtstermin) gilt es vier unterschiedliche Zustände der Ernährungssituation des Frühgeborenen zu unterscheiden:

- **Szenario I:** perzentilengerechte Entwicklung, Körperspeicher gefüllt → Ernährung und Supplementation wie bei Reifgeborenen
- **Szenario II:** perzentilengerechte Entwicklung, leere Körperspeicher → Ernährung wie bei Reifgeborenen mit adaptierter Supplementation (Eisen, Kalzium/Phosphat)
- **Szenario III:** Aufholwachstum notwendig → zusätzliche Energiesupplementation durch Anreicherung der Muttermilch und Formula sowie adaptierte Supplementation
- **Szenario IV:** zu schnelles Wachstum, am häufigsten bei mit Formula gefütterten Säuglingen und z. B. regelmäßigem „Leerfüttern der Flasche“

3.8 Besondere klinische Situationen

3.8.1 Dehydratation

Definition Entsprechend dem Gehalt an Plasma-Natrium unterscheidet man drei Formen der Dehydratation:

- Hypertone Dehydratation: Na-Gehalt > 150 mmol/l
- Isotone Dehydratation: Na-Gehalt 130–150 mmol/l
- Hypotone Dehydratation: Na-Gehalt < 130 mml/l

CAVE

Stehende Hautfalten sind bei der hypertonen Dehydratation häufig maskiert → Unterschätzung des klinischen Ausmaßes.

Die Osmolarität bei hypertoner Dehydratation darf nicht zu schnell gesenkt werden (Gefahr von Hirn- und Lungenödem!).

Abschätzung des Flüssigkeitsverlusts

- Anamnestisch über den Gewichtsverlust
- Bei unklarem Gewichtsverlust durch klinische Beurteilung (➤ Tab. 3.8)

Tab. 3.8 Beurteilung des Schweregrads einer Dehydratation nach klinischen Zeichen

	Schweregrad		
	leicht	mittel	schwer
Säugling	< 5 %	5–10 %	10–15 %
> 12 Monate	< 3 %	3–6 %	6–10 %
Klinisch			
Hautturgor	↓	↓↓	↓↓↓↓
Rekapillarisierungszeit	prompt	±	verzögert
Schleimhäute	trocken	trocken	brüchig
Blutdruck	normal	±	↓
Puls	normal	↑	↑↑
Urinausscheidung	konzentriert	Oligurie	Oligo-/Anurie
Fontanelle	Niveau (↓)	↓↓	↓↓↓↓

Therapeutisches Vorgehen

1. Ermittlung des Tages-Flüssigkeits- und Elektrolytbedarfs (Natrium und Kalium)
2. Kalkulation des Korrekturbedarfs
3. Berechnung laufender Verluste (z. B. Diarrhö)

Nach Möglichkeit orale bzw. enterale (Magensonde) Rehydratation anstreben.

- **Orale oder enterale Therapie:** Volumensubstitution durch industriell hergestellte Rehydratationslösung (in Europa nach den Vorgaben der ESPGHAN 45–60 mmol/NaCl/l). Verabreichung der kühlen Lösung mit Glas, Flasche, flachem Löffel oder Spritze. Bei Trinkverweigerung oder anhaltendem Erbrechen ggf. enterale Verabreichung über eine Magensonde.
- **Parenterale Therapie:** Altersadaptierter Tagesbedarf an Flüssigkeit, Natrium, Chlorid und Kalium soll kontinuierlich über einen Zeitraum von 24 h zugeführt werden. Anpassung der verwendeten Glukoselösung, z. B. Glukose 5-prozentig/10-prozentig, an den Blutzuckerspiegel.
  - Um eine schnelle klinische Besserung zu erreichen, sollten die Verluste (Flüssigkeit/Elektrolyte) zügig ausgeglichen werden → erste Hälfte der Verlustmenge in 8 h, zweite Hälfte über 16 h zuführen.
  - Laufende Verluste sollten regelmäßig abgeschätzt und ersetzt werden (1 Liter Diarrhö → Natriumverlust 60 ± 30 mmol; Kaliumverlust 30 ± 15 mmol).

Therapiesteuerung anhand von Klinik, Labor und Bilanz.

Hypertone Dehydratation

Zum Ausgleich der Dehydratation sollte zunächst eine isoosmolare Infusionslösung mit angepasstem Natriumgehalt verwendet werden. Um eine höhere Osmolarität zu erzielen, kann NaCl 0,9 % mit einem NaCl 5,85-prozentigen Zusatz supplementiert werden. Durch entsprechende Adaptation der Osmolarität der Infusionslösung sollte der Natrium-Plasmaspiegel um max. 4 mmol/h gesenkt werden (**cave:** Hirnödem). Besteht gleichzeitig eine Hypoglykämie, muss eine Glukoselösung durch Zusatz von NaCl 5,85 % so weit angereichert werden, bis die Infusionslösung weitgehend isoosmolar zum Plasma ist.

3.8.2 Volumenmangelschock

Definition Der Volumenmangelschock ist eine schwere Kreislaufstörung des Organismus aufgrund eines intravasalen Volumenmangels.

Therapeutisches Vorgehen

- **Erstmaßnahmen:** Beruhigen, Sicherung der Vitalfunktionen nach ABC, ggf. Schocklagerung.
- **Initialtherapie (Volumensubstitution):** wiederholte Volumenboli von 10 ml balancierte Vollelektrolytlösung (z. B. Ringerlaktat, Ringeracetat) aus der Hand. Reevaluation nach jeder Bolusgabe. Volumengaben sollten entsprechend dem klinischen Zustand gegeben werden (Therapiemonitoring: Rekapillarisierungszeit, Herzfrequenz, Blutdruck, Diurese, bei schwerem Schockzustand Volumengaben nach zentralem Venendruck [ZVD]). Bei fehlendem Therapieansprechen auf 60–80 ml/kg KG kristalloide Lösung andere Schockursachen ausschließen und Katecholamintherapie und ggf., je nach Ursache, Einsatz von kolloidalen Lösungen erwägen. Blutprodukte nach Labor (z. B. Hämatokrit, Gerinnung) und Umfang des Volumenverlustes (Erythrozytenkonzentrat, Plasmaprodukte).
- **Elektrolytimbalancen:** Elektrolytimbalancen können im Rahmen von akuten Erkrankungen wie z. B. gastrointestinalen Infekten, iatrogen oder aber auch durch Verluste oder Verschiebungen von Volumina in den Körperkompartimenten entstehen. Seltenere Ursachen sind u. a. die nonoligurische Hyperkaliämie bei sehr unreifen Frühgeborenen, Niereninsuffizienz oder Untergang von Gewebe. Neben der Therapie der Elektrolytstörung ist es entscheidend, die Ursache der Elektrolytimbalance zu suchen.

3.8.3 Hyperkaliämie

DEFINITION

Plasma-Kalium > 5 mmol/l, Frühgeborene > 6 mmol/l

Therapeutisches Vorgehen Erneute Kontrolle des Plasmakaliums zum Ausschluss von Hämolyse und Fehlbestimmung. Bei symptomatischer Hyperkaliämie jegliche Kaliumzufuhr über Medikamente beenden, Umstellung auf kaliumfreie Infusionslösung. Therapeutische Maßnahmen unter EKG-Überwachung durchführen. Andere Elektrolytstörungen ausgleichen.

- **Notfallmaßnahmen mit kurzfristiger Wirkung:**
  - **Kalziumglukonat,** 10-prozentig: 0,5 ml/kg KG langsam über ca. 5 min i. v., ggf. wiederholte Gabe, Kalziumspiegel hochnormal halten. Bei einem Kalzium-Plasmaspiegel > 3 mmol/l ist die Wirkung gering. Wirkdauer ca. 10–15 min. **Cave:** hyperosmolar

- **Natriumbikarbonat,** 8,4-prozentig: (1 ml = 1 mmol) 1 : 1 mit Aqua dest. verdünnen: 1–2 mmol/kg KG über 20 min als Kurzinfusion. Wirkung nach ca. 30 min. **Cave:** keine Wirkung bei Niereninsuffizienz, hyperosmolar
- **Salbutamol:** 1–5 µg/kg KG als Kurzinfusion über 20 min, ggf. in Notfallsituationen und bei fehlendem i. v. Zugang inhalativ. Wirkungseintritt nach 10–20 min. Wirkdauer 15–60 min
- **Kurzinfusion mit NaCl 0,9 %:** 10 ml/kg KG in 20 min

- **Maßnahmen mit mittel- und langfristiger Wirkung:**
  - **Furosemid:** 1–3 mg/kg KG/Tag i. v. steigern die renale Kaliumausscheidung und senken so langsam den K-Plasmaspiegel.
  - **Glukose-Insulin-Infusion:** 0,3–0,6 g Glukose/kg KG (3–6 ml G 10 %/kg KG) + 0,05–0,3 IE Insulin/kg KG über 30 min; ggf. Fortführung als Dauerinfusion (0,5–4 ml/kg KG/h der Glukose-Insulin-Mischung). Wirkungseintritt nach 30 min Laufzeit.
  - **Resoniumeinlauf:** 0,5–1 g/kg/KG, 1 g Resonium mit 2 ml NaCl 0,9 % verdünnen. Wirkungseintritt nach ca. 1 h.
  - **Ultima Ratio:** (Peritoneal-)Dialyse.

3.8.4 Hyponatriämie

DEFINITION
Plasma-Natrium < 130 mmol/l

Therapeutisches Vorgehen Natriumdefizit + laufende Verluste + Grundbedarf zuführen.
Ermitteln des Natriumdefizits:

$$\begin{aligned}&\text{Natriumdefizit} =\\&\text{Natrium-Zielwert}(125\,\text{mmol}) - \text{Natrium-Istwert}(\text{mmol/l})\\&\times \text{Verteilungsraum}(0{,}5\,\text{Säugling},\\&0{,}4\,\text{Kleinkind}, 0{,}3\,\text{Erwachsener}) \times \text{KG}(\text{kg})\end{aligned}$$

Die erste Hälfte des Natriumdefizits sollte rasch über 8 h, der Rest über 16 h zugeführt werden. Laufende Verluste sollten zeitnah und in regelmäßigen Abständen der Infusion zugeführt werden (keine Bolusgaben).

$$\text{Grundbedarf}: 2-5(-7)\,\text{mmol/kg KG/Tag}$$

Praxistipp
Eine Hyponatriämie soll langsam (≤ 8 mmol/l/Tag) ausgeglichen werden. Keine Bolusgaben. Bei zu zügigem Ausgleich besteht die Gefahr, dass eine pontine Myelinolyse ausgelöst wird.

3.8.5 Hypernatriämie

DEFINITION
Plasma-Natrium > 145 mmol/l

Therapeutisches Vorgehen Natrium im unteren physiologischen Bereich (2–3 mmol/kg KG/Tag) mit altersadaptiertem Flüssigkeitsbedarf infundieren. Dabei sollte der Natrium-Plasmaspiegel langsam und nicht schneller als 0,5 mmol/h gesenkt werden. Engmaschige Elektrolytkontrollen, bis ein gleichmäßiges Sinken des Natrium-Plasmaspiegels erreicht ist.

Praxistipp
Natrium-Plasmaspiegel um max. 10–12 mmol/l in 24 h senken. Bei zu zügigem Ausgleich besteht die Gefahr, dass sich ein Gehirn- und Lungenödem entwickelt.

3.8.6 Hypokaliämie

DEFINITION
Plasma-Kalium < 3,5 mmol/l

Therapeutisches Vorgehen Kalium sollte nach Möglichkeit enteral supplementiert werden. Bei asymptomatischem Verlauf langsamer Ausgleich im Bereich des oberen Grundbedarfs (3 mmol/kg KG/Tag) mit Zusätzen bei bestehenden Verlusten.

Bei klinisch signifikanten Symptomen (QT-Zeit-Verlängerung, erhöhte U-Welle) Zufuhr von max. 0,5 mmol/kg KG/h. Dabei darf die Kaliumkonzentration einer peripheren Infusionslösung nicht mehr als 40 mmol/l betragen.

CAVE
Keine Kaliumzufuhr mittels Bolusgabe. Es besteht die Gefahr der Entstehung von Herzrhythmusstörungen bis zum Kammerflimmern.

3.8.7 Hypokalzämie

DEFINITION

Plasma-Kalzium	< 1,8 mmol/l
Ionisiertes Kalzium	< 0,9 mmol/l

Therapeutisches Vorgehen Bei Hypokalzämie ohne signifikante klinische Symptome: bevorzugt orale (enterale) Kalziumsupplementation, um den Kalziumspiegel langsam in einen normalphysiologischen Bereich zu bringen. Bei Säuglingen kann dies durch eine angepasste Supplementation mit Kalziumglukonat 10-prozentig zu jeder Mahlzeit, z. B. 1–2 ml/Flasche, erfolgen. Bei älteren Kindern können die handelsüblichen Kalziumzusätze verwendet werden.

Im Notfall und zur Akuttherapie einer Hypokalzämie mit schweren Symptomen Gabe von 2 ml/kg KG Kalziumglukonat 10-prozentig langsam i. v. (1 ml Kalziumglukonat = 0,22 mmol).

CAVE
Bei i. v. Bolusgabe von Kalziumglukonat 10-prozentig kann es bei Paravasat zu Gewebsnekrosen kommen, Gefahr der Entstehung von Gefäßspasmen und AV-Überleitungsstörungen. Die Entstehung von Lebernekrosen bei Applikation über einen Nabelvenenkatheter ist auch bei korrekter Katheterlage möglich.

3.9 Ernährungsstörungen (Auswahl)

Abschließend werden kurze Hinweise zu einigen Ernährungsstörungen und damit verbundenen Problemen gegeben. Als Beispiel einer Ernährungsstörung nichtsomatischen Ursprungs wird die Anorexia nervosa kurz dargestellt.

3.9.1 Anorexia nervosa

Als Anorexia nervosa wird eine Körperschemastörung verbunden mit einer Essstörung der Adoleszenz bezeichnet (Häufigkeitsgipfel 14–16 Jahre; Mädchen vs. Jungen ca. 10–15 : 1; Prävalenz 0,3–1 %), bei der die Patienten trotz zunehmenden Gewichtsverlusts von einer anhaltenden, intensiven Angst begleitet werden, zu „dick" zu sein. Erster diagnostischer Schritt nach ausführlicher Anamnese ist der Ausschluss einer somatischen Ursache des Gewichtsverlusts (➤ Kap. 3.9.2). Neben der somatischen Abklärung gilt ein BMI unterhalb der 10. Altersperzentile oder < 14 kg/m^2 als absolute Aufnahmeindikation zu einer stationären Therapie. Grundlage der Therapie ist die Psychotherapie und je nach Ausprägung auch die Behandlung der somatischen Begleiterscheinungen unter Einbeziehung der Familie. Die Mortalität ist mit etwa 15 % hoch. Weitere Details: ➤ Kap. 23.5.11.

3.9.2 Differenzialdiagnose Gedeihstörung

Das Leitsymptom einer „Gedeihstörung" ist eine negative Abweichung von der physiologischen Gewichtsentwicklung (Kreuzen von altersentsprechenden Perzentilen nach unten). Ein noch recht unspezifischer Hinweis kann sich (im Zusammenhang mit einer entsprechenden Anamnese) auch durch eine Einzelmessung des Körpergewichts ergeben, mit einem Messwert unterhalb der 3. Perzentile (bekanntlich weisen aber auch 3 % der gesunden Altersgruppe jeweils physiologisch ein Körpergewicht < 3. Perzentile auf).

Ausgangspunkt der differenzialdiagnostischen Aufarbeitung ist die genaue Anamneseerhebung inkl. ausführlicher Ernährungsanamnese und das Erheben der somatischen Daten (Körpergewicht, Körperlänge [bzw. -höhe] und Kopfumfang).

In Bezug auf die somatischen Daten können die Patienten im Säuglingsalter zwecks Systematisierung der weiteren Diagnostik orientierend in drei Gruppen eingeteilt werden:

- Vornehmliche Reduktion des Körpergewichts: primäre Suche nach z. B. Mangel- bzw. Fehlernährung, Maldigestion, Interaktionsproblemen, gesteigertem Energieumsatz (wie z. B. bei Hyperthyreose), Deprivation usw.
- Vornehmlich Körpergewicht und Körperlänge reduziert (Kopfumfang unauffällig): primäre Suche z. B. nach endokrinen Störungen, konstitutioneller Wachstumsverzögerung, Skelettdysplasien, lange bestehende Deprivation usw.
- Körpergewicht, Körperlänge (bzw. -höhe) und Kopfumfang reduziert: primäre Suche z. B. nach schwerer Asphyxie, intrauterinen Infektionen, Plazentainsuffizienz, Chromosomenanomalien, syndromalen Erkrankungen mit Kleinwuchs

Begründete Verdachtsdiagnosen werden mittels Zieldiagnostik verioder falsifiziert; nach Bestätigung wird ggf. eine kausale oder symptomatische Therapie eingeleitet. Üblicherweise sind im Anschluss Verlaufskontrollen mindestens bis zum Erreichen der genetisch determinierten Perzentile sinnvoll.

3.9.3 Übergewicht und Adipositas

Als Übergewicht bzw. Adipositas wird eine über das „Normalmaß" hinausgehende Vermehrung von Körperfett bezeichnet. Nach der Arbeitsgemeinschaft Adipositas im Kindes- und Jugendalter (ADA) wird die Diagnose Übergewicht bzw. Adipositas bei einem BMI oberhalb der 90. bzw. 97. Perzentile (erhoben an einer altersentsprechenden Vergleichsgruppe) gestellt. Übergewicht und Adipositas sind als schwer therapierbare chronische Erkrankung aufzufassen. Als „physikalische Ursache" ist die langfristige Energiezufuhr oberhalb des Verbrauchs anzugeben. Programmierungseffekte der frühkindlichen Ernährung (insbesondere der ersten 1.000 Tage nach Konzeption) können eine dauerhafte (Fehl-)Adjustierung von Regulationssystemen wie z. B. des Insulin-Glukose-Systems mit nachfolgender signifikanter Erhöhung der Inzidenz von Übergewicht bzw. Adipositas bewirken.

Die Therapie basiert auf den drei Säulen: Steigerung der Bewegungsaktivität, Ernährungsberatung und Verhaltenstherapie.

S3-Leitlinie Prävention und Therapie der Adipositas im Kindes- und Jugendalter. AWMF-Registernummer 050-002. Stand: 31.8.2019, gültig bis 30.8.2024; https://register.awmf.org/de/leitlinien/detail/050-002

3.9.4 Marasmus, Kwashiorkor und sekundäre Malnutrition

In Ländern mit chronischer Unterernährung ist auch heute noch Malnutrition eine der häufigsten Todesursachen bei Kindern und Jugendlichen, insbesondere im Zusammenhang mit begleitenden Infektionskrankheiten. Unter dem Oberbegriff **„Protein-Energie-Malnutrition"** werden verschiedene Formen zusammengefasst, z. B. der **Marasmus** (führende Ursache geringe Energie), der **Kwashiorkor** (ungenügende Proteinzufuhr bei adäquater Energiezufuhr) und Mischformen. In Europa kommt eine Mangelernährung am häufigsten im Zusammenhang mit einem gesteigerten Energie- und Nährstoffbedarf z. B. bei konsumierenden Erkrankungen vor. Diese Form wird als **„sekundäre Malnutrition"** bezeichnet.

Durch lange Unterernährung kommt es zu charakteristischen Stoffwechselveränderungen, die bei Beginn einer altersentsprechenden Energie- und Nährstoffzufuhr („Refeeding") zu einer lebensbedrohlichen metabolischen Entgleisung (bis hin zur Todesfolge) führen können (**Refeeding-Syndrom**). Der Höhepunkt des Refeeding-Syndroms ist im Verlauf der ersten Woche des Refeedings zu erwarten. Dabei spielt insbesondere Phosphatmangel eine wesentliche Rolle. Unter langsamem Ernährungsbeginn mit zunächst reduzierter Energiezufuhr sind ein engmaschiges Monitoring (Hydratation, Natrium, Kalium, Phosphat, Magnesium, Kalzium, Albumin, Glukose, Harnstoff und Kreatinin) und oft eine Supplementation mit Natrium, Kalium, Magnesium, Phosphat, Vitaminen und Spurenelementen erforderlich. Der Nahrungsaufbau sollte zur Minimierung von Komplikationen unter Beachtung evidenzbasierter Protokolle erfolgen, z. B. dem WHO-Managementplan für schwere Malnutrition.

LITERATUR

Bronsky J, Campoy C, Braegger C, et al. ESPGHAN/ESPEN/ESPR/CSPEN guidelines on pediatric parenteral nutrition: Vitamins. Clin Nutr 2018; 37: 2366–2378.

Embleton ND, Moltu SJ, Lapillonne A, et al. Enteral nutrition in preterm infants: A position paper from the ESPGHAN Committee on Nutrition and invited experts. J Pediatr Gastroenterol Nutr 2023; 76(2): 248–268.

Frykholm P, Disma N, Andersson H, et al. Pre-operative fasting in children. Eur J Anaesthesiol 2022; 39: 4–25.

Greber-Platzer S, Haiden N, Hauer AC et al. Parenterale Ernährung von Früh-, Neugeborenen, Kindern und Jugendlichen. Monatsschr Kinderheilkd 2020; 168: 634–643.

Jochum F (Hrsg.). Ernährungsmedizin Pädiatrie. Infusionstherapie und Diätetik. Heidelberg, Berlin: Springer 2013.

Jochum F, Moltu SJ, Senterre T, et al. ESPGHAN/ESPEN/ESPR/CSPEN guidelines on pediatric parenteral nutrition: Fluid and electrolytes. Clin Nutr 2018; 37: 2344–2353.

Joosten K, Embleton N, Yan W, et al. ESPGHAN/ESPEN/ESPR/CSPEN guidelines on pediatric parenteral nutrition: Energy. Clin Nutr 2018; 37: 2309–2314.

Koletzko B, Demmelmair H, Grote V, Hellmuth C, Kirchberg F, Uhl O et al. Langfristige Prägung der Gesundheit durch die Säuglingsernährung. Monatsschr Kinderheilkd 2016; 2: 114–121.

Lapillonne A, Fidler Mis N, Goulet O, et al. ESPGHAN/ESPEN/ESPR/CSPEN guidelines on pediatric parenteral nutrition: Lipids. Clin Nutr 2018; 37: 2324–2336.

Mesotten D, Joosten K, van Kempen A, et al. ESPGHAN/ESPEN/ESPR/CSPEN guidelines on pediatric parenteral nutrition: Carbohydrates. Clin Nutr 2018; 37: 2337–2343.

Mihatsch W, Fewtrell M, Goulet O, et al. ESPGHAN/ESPEN/ESPR/CSPEN guidelines on pediatric parenteral nutrition: Calcium, phosphorus and magnesium. Clin Nutr 2018; 37: 2360–2365.

Morgan J, Bombell S, McGuire W. Early trophic feeding versus enteral fasting for very preterm or very low birth weight infants. Cochrane Database Syst Rev 2013; 3: CD000504.

van Goudoever JB, Carnielli V, Darmaun D, et al. ESPGHAN/ESPEN/ESPR/CSPEN guidelines on pediatric parenteral nutrition: Amino acids. Clin Nutr 2018; 37: 2315–2323.

Young L, Oddie SJ, McGuire W. Delayed introduction of progressive enteral feeds to prevent necrotising enterocolitis in very low birth weight infants. Cochrane Database Syst Rev 2022; 1: CD001970.

KAPITEL

4

Johannes Zschocke

Genetik in der Pädiatrie

4.1 Grundlagen

Die Humangenetik ist die Lehre der genetischen Grundlagen von Gesundheit und Krankheit beim Menschen. Die Medizinische Genetik beschäftigt sich mit Anwendung der Humangenetik in der Medizin. Als „genetisch" werden Krankheiten bezeichnet, wenn sie wesentlich durch Veränderungen der Erbinformation (im Zellkern bzw. in den Mitochondrien) verursacht werden. Üblicherweise handelt es sich um **konstitutionelle** Veränderungen, die alle Zellen des Körpers betreffen und ggf. von den Eltern geerbt wurden. Allerdings sind letztlich auch Tumorerkrankungen, die auf **somatischen** (in einzelnen Zellen klonal entstandenen) genetischen Veränderungen beruhen, als genetische Krankheiten zu betrachten.

4.1.1 Genom, Chromosom und Gen

Der allergrößte Teil des Erbguts (**Genom**) ist in der DNA des Zellkerns in Form von 23 Paaren homologer Chromosomen gespeichert (**diploider Chromosomensatz**). Jeweils ein Chromosomensatz stammt von Vater und Mutter (**jeweils haploider Chromosomensatz in den Keimzellen**). 22 Chromosomenpaare liegen im männlichen und weiblichen Geschlecht gleich vor (**Autosomen**). Ein Chromosomenpaar (**Gonosomen**) unterscheidet sich zwischen den Geschlechtern: Frauen haben zwei gleiche X-Chromosomen, Männer nur ein X-Chromosom und dafür ein Y-Chromosom, das ursprünglich aus einem X-Chromosom entstanden ist. Das Y-Chromosom enthält einige geschlechtsrelevante Gene wie speziell das *SRY*-Gen, das die Entwicklung zum männlichen Geschlecht einleitet. Etwa 30–40 Gene (davon 18 proteinkodierend) finden sich homolog in den Endbereichen der X- und Y-Chromosomen in den sogenannten pseudoautosomalen Regionen, unterlaufen Rekombinationen und verhalten sich insofern wie autosomale Gene. Eines der beiden X-Chromosomen im weiblichen Geschlecht wird in der frühen Embryonalentwicklung mehrheitlich inaktiviert (**X-Inaktivierung**), sodass heterozygote X-chromosomale Varianten bei Frauen üblicherweise nur in durchschnittlich der Hälfte der Zellen exprimiert werden (25–30 % der X-chromosomalen Gene bei Frauen zeigen eine mehr oder weniger starke biallele Expression).

Die DNA-Sequenz eines haploiden Chromosomensatzes (mit den unterschiedlichen Sequenzen beider Gonosomen) umfasst ca. 3,1 Mrd. Nukleotide mit substanzieller interindividueller Variabilität. Als **Gen** wird eine lokalisierbare Region der genomischen Sequenz bezeichnet, welche die Information für ein bestimmtes Genprodukt bzw. eine bestimmte Funktion enthält. Alle Gene werden bei Bedarf in die „Arbeitskopie" RNA transkribiert. Die mRNA der knapp 20.000 proteinkodierenden Gene wird in das Zytosol transportiert und an den Ribosomen in das entsprechende Protein translatiert. Daneben gibt es ca. 26.000 nicht proteinkodierende Gene (**RNA-Gene**), bei denen das RNA-Transkript direkte regulatorische oder andere Funktionen übernimmt.

Eine Besonderheit ist die ringförmige **mitochondriale DNA (mtDNA),** die für 13 der 87 Proteine der Atmungskette kodiert; für die mitochondriale Translation enthält sie zwei rRNA-Gene und 22 tRNA-Gene. Im mitochondrialen Netzwerk jeder Zelle finden sich zahlreiche (z. T. viele Tausend) Exemplare der mtDNA. Veränderungen der Struktur oder Sequenz der mtDNA verursachen variable Störungen der zellulären Energieversorgung, wobei klinisch u. a. der Anteil der normalen bzw. mutierten mtDNA-Exemplare in einem Organ relevant ist. Liegt eine Veränderung auf allen mtDNA-Exemplaren vor, spricht man von **Homoplasmie,** ein variables Verhältnis wird als **Heteroplasmie** bezeichnet. Die meisten erblichen Störungen der Atmungskette bzw. des Energiestoffwechsels werden durch Mutationen in nukleären Genen verursacht.

4.1.2 Genetische Variabilität

Das Erbgut hat eine hohe Variabilität auf verschiedenen Ebenen. Als **Variante** wird generell eine Abweichung von der definierten Normalsequenz bezeichnet. Der Begriff **Mutation** bezieht sich entweder auf eine stattfindende genetische Veränderung oder das ggf. über viele Generationen vererbte Produkt einer solchen Veränderung, wobei der Begriff im medizinischen Sprachgebrauch generell für gesichert krankheitsrelevante seltene genetische Veränderungen verwendet wird. Ein **Polymorphismus** ist eine häufige Variante mit einer Allelfrequenz von > 1 %, d. h., sie stellt mehr als 1 % der Exemplare des entsprechenden Locus in einer Population. Als **Variante unbekannter Signifikanz (VUS)** wird eine seltene genetische Veränderung bezeichnet, deren klinische Bedeutung noch unklar ist. Eine solche Variante kann nicht für eine prädiktive Diagnostik verwendet werden. Der Begriff **Allel** kennzeichnet unterschiedliche Varianten des gleichen Genorts, wobei er sowohl für einzelne Nukleotide als auch funktionell bzw. zur Kennzeichnung der elterlichen Herkunft verwendet werden kann.

Als **strukturelle Varianten** werden alle Abweichungen von der Normsequenz bezeichnet, die eine Größe von 50 nt überschreiten. **Chromosomale Varianten** betreffen die Zahl oder Struktur der Chromosomen und insofern zahlreiche Gene. Sie werden als **submikroskopisch** bezeichnet, wenn sie in der klassischen Chromosomenanalyse nicht nachweisbar sind. Chromosomale Varianten sind **balanciert,** wenn die Gesamtmenge des genetischen Materials unverändert ist; dies kann ohne klinische Konsequenzen für die betroffene Person sein, jedoch die Wahrscheinlichkeit für das Auftreten einer Chromosomenstörung bei einem Kind erhöhen. Bei **unbalancierten** Chromosomenveränderungen liegen Teile des Erbguts in verminderter oder vermehrter Kopienzahl vor; dies führt bei größeren chromosomalen Veränderungen typischerweise zu einer Entwicklungsstörung, die sich in Fehlbildungen und körperlichen Auffälligkeiten sowie einer reduzierten Intelligenz manifestiert. In der chromosomalen Nomenklatur bezieht sich „-ploidie" auf den Chromosomensatz und „-somie" auf einzelne Chromosomen, wobei die Anzahl jeweils durch griechische Zahlwörter (z. B. Mono-, Di-, Tri-, Tetra-) ausgedrückt wird. Wichtige strukturelle chromosomale Varianten sind in ➤ Tab. 4.1 aufgeführt.

Tab. 4.1 Wichtige Typen chromosomaler Strukturveränderungen

Mikrodeletion	Mikroskopisch nicht sichtbarer Verlust eines Chromosomenabschnitts
Mikroduplikation	Mikroskopisch nicht sichtbarer Zugewinn eines Chromosomenabschnitts
Translokation	Austausch von zwei (oder mehr) Chromosomenabschnitten zwischen unterschiedlichen Chromosomen
Robertson-Translokation	Verschmelzung von zwei akrozentrischen Chromosomen (13–15, 21, 22) im Zentromerbereich mit Verlust der kurzen Arme
Ringchromosom	Ringförmige Verschmelzung der terminalen Enden eines Chromosoms
Inversion	Verdrehte Ausrichtung eines Chromosomenabschnitts im Chromosom

Sequenzvarianten verändern die Sequenzinformation einzelner Gene. **Punktvarianten** sind Veränderungen einzelner Nukleotide; dies ist der häufigste Mutationstyp bei monogenen Krankheiten. Abhängig von der funktionellen Konsequenz bei proteinkodierenden Genen werden unterschieden:

- **Missense-Varianten** führen zum Einbau einer anderen Aminosäure in das Protein.
- **Nonsense-Varianten** führen zur Umwandlung eines kodierenden Codons in ein Stoppcodon.
- **Spleißvarianten** führen zur veränderten Verknüpfung der Exone bzw. zur Entfernung der Introne aus dem primären mRNA-Transkript (wird nicht nur für Punktvarianten verwendet).
- **Stille Varianten** haben keine Auswirkungen auf das kodierte Protein.

Bei kleinen **Deletionen oder Insertionen** hängt die funktionelle Auswirkung insbesondere davon ab, ob das Leseraster erhalten bleibt (**„in frame"**) oder verschoben wird (**„frameshift"**). Ein Sonderfall sind **dynamische Mutationen,** die auf einer variablen Anzahl von Wiederholungen (Repeats) repetitiver Sequenzen (i. d. R. Trinukleotiden) beruhen. Krankheitsrelevant werden solche Veränderungen üblicherweise bei Erhöhung der Repeatzahl über einen bestimmten Grenzwert, wobei nicht selten eine Korrelation zwischen Repeatzahl und Krankheitsschwere besteht. Innerhalb von Familien kann durch zunehmende Repeatzahl von Generation zu Generation auch die Krankheitsschwere zunehmen (**Antizipation**).

4.1.3 Genotyp und Phänotyp

Zum besseren Verständnis des klinischen Bildes, der Diagnostik und der Therapie von genetischen Krankheiten ist es hilfreich, sich die verschiedenen Ebenen des pathogenetischen Weges vom Genotyp zum Phänotyp zu verdeutlichen.

Mit dem Begriff **Genotyp** wird die Gesamtheit der genetischen Information eines Organismus oder einer Zelle bzw. im engeren Sinne die Kombination der (ggf. unterschiedlichen) DNA-Sequenzen in einem Gen bzw. an einer bestimmten Position (Locus) im Erbgut bezeichnet. Bei Autosomen beschreibt der Genotyp z. B., ob eine genetische Variante **homozygot** (auf beiden Exemplaren eines Gens) oder **heterozygot** (auf einem der beiden Exemplare) auftritt. **Hemizygot** ist eine Variante, wenn es nur ein Exemplar des entsprechenden Gens gibt, z. B. eines X-chromosomalen Gens im männlichen Geschlecht. Weiterhin bezeichnet der Genotyp, ob unterschiedliche Varianten in einem Gen ***in cis*** auf dem gleichen Chromosomenstrang oder ***in trans*** auf den unterschiedlichen homologen Chromosomensträngen vorliegen. Der Begriff **Compound-Heterozygotie** bezeichnet das Vorliegen von zwei funktionellen Varianten in trans, typischerweise als Ursache einer autosomal-rezessiven Krankheit. Der Genotyp entspricht folglich der genetischen Information, die einem Organismus bzw. einer Zelle insgesamt oder für eine bestimmte Funktion zur Verfügung steht.

Der Begriff **Phänotyp** bezeichnet das Erscheinungsbild, das sich aus der Interaktion von genetischen und nichtgenetischen Faktoren ergibt. Der Phänotyp lässt sich dabei unterschiedlich definieren, je nachdem, welche Aspekte betrachtet werden:

- Wichtigster Parameter für den Patienten, seine Familie und seinen Arzt ist der **klinische Phänotyp,** also z. B. das Krankheitsbild, das die Beeinträchtigung des Patienten kennzeichnet. Er ist quasi der Endpunkt des pathogenetischen Weges und wird auch am stärksten von exogenen Faktoren beeinflusst.
- Von besonderer diagnostischer Bedeutung ist der messbare **funktionelle oder strukturelle Phänotyp,** der sich durch bildgebende Verfahren oder klinisch-chemische Laboranalysen feststellen lässt.
- Der **zelluläre oder molekulare Phänotyp** beschreibt die zelluläre Funktion eines Proteins, z. B. die Aktivität eines Enzyms oder die Funktion eines Kanalproteins. Die Proteinfunktion hängt i. d. R. sehr direkt vom Genotyp ab, die klinische Bedeutung von Veränderungen oder Varianten muss jedoch immer im Einzelfall überprüft werden.

4.1.4 Erbgänge

Die Definition der Erbgänge geht auf Gregor Mendel zurück und bezieht sich primär auf monogene Krankheiten. Die beiden relevanten Faktoren sind:

1. die Lokalisation des krankheitsrelevanten Gens (autosomal, X-chromosomal, Y-chromosomal, mitochondrial) und
2. die klinischen Auswirkungen bei Heterozygotie, also dem Vorliegen unterschiedlicher Informationen auf den beiden Exemplaren eines autosomalen Gens.

Wenn die Mutation eines autosomalen Gens bereits heterozygot regelmäßig zum Auftreten von klinischen Symptomen führt, spricht man von einem **autosomal-dominanten** Erbgang. Kinder einer Person mit einer autosomal-dominanten Krankheit werden mit einer Wahrscheinlichkeit von 50 % ebenfalls betroffen sein. Der Begriff **Semidominanz** kennzeichnet das Phänomen, dass der Phänotyp einer autosomal-dominant erblichen Krankheit bei Homozygotie für eine krankheitsrelevante Mutation i. d. R. deutlich schwerer ist als bei Heterozygotie und oft nicht mit dem Leben vereinbar ist. Nur selten findet sich eine **komplette Dominanz,** d. h., das klinische Bild ist bei Heterozygotie und Homozygotie ähnlich.

Beim **autosomal-rezessiven** Erbgang treten Symptome dagegen erst dann auf, wenn beide Exemplare eines autosomalen Gens durch eine Mutation beeinträchtigt sind. Nachfolgende Geschwister eines betroffenen Kindes werden i. d. R. mit einer Wahrscheinlichkeit von 25 % ebenfalls betroffen sein. Die Begriffe dominant und rezessiv werden nicht für **X-chromosomale** Erbgänge verwendet, da im männlichen Geschlecht keine Heterozygotie vorliegt und auch in der weiblichen Zelle meist nur eines der beiden Exemplare eines X-chromosomalen Gens verwendet wird. Die Wahrscheinlichkeit für das Auftreten von Symptomen im weiblichen Geschlecht ist jeweils variabel, u. a. abhängig davon, ob eine Mutation zum Zelluntergang führt (Letalfaktor im männlichen Geschlecht) oder lediglich die Zellfunktion beeinträchtigt (sehr variable Symptomatik im weiblichen Geschlecht) bzw. ob die fehlende Expression des mutierten Allels durch Nachbarzellen ausgleichbar ist (meist keine relevanten Symptome im weiblichen Geschlecht). Der **mitochondriale** Erbgang gilt für Mutationen der mtDNA, die von einer betroffenen Frau in variablem Anteil an alle Kinder weitergegeben werden, während ein Mann die mtDNA nicht an seine Kinder weitergibt.

MERKE

Die Begriffe dominant und rezessiv beschreiben die klinischen Konsequenzen bei Vorliegen zweier unterschiedlicher Allele des gleichen autosomalen Gens. Die Begriffe sind unpassend für Y-chromosomale und mtDNA-Gene und sollten auch für X-chromosomale Gene nicht mehr verwendet werden.

4.1.5 Funktionelle Bedeutung genetischer Varianten

Die größte Herausforderung der massiv-parallelen Sequenzierung ist die **Interpretation** der nachgewiesenen Varianten. Dabei wird mit bioinformatischen Algorithmen unter Bezug auf internationale Datenbanken eine Vielzahl von Parametern untersucht. Wesentliche Kriterien sind u. a.:

- Die Allelfrequenz der Variante in unterschiedlichen Populationen: Die Häufigkeit der Variante („minor allele frequency", MAF) sollte bei einer rezessiven Krankheit nicht über 1 % und bei einer dominanten Krankheit nicht über 0,1 % liegen.
- Der erwartete Effekt einer Variante auf Transkription (z. B. Spleißen), Translation (z. B. vorzeitiges Stoppcodon) bzw. das Protein (Struktur, Stabilität, Funktion).
- Bei Missense-Varianten die Konservierung der entsprechenden Aminosäure bei verschiedenen Spezies.
- Frühere Berichte zu einer vermuteten oder fehlenden Krankheitsassoziation.
- Passende Befunde in der Familie, z. B. erstmaliges (De-novo-) Auftreten der Variante bei einem Kind mit einer dominanten Krankheit, oder Kosegregation der Variante mit einem dominanten Phänotyp.

Eine zentrale Aufgabe der genetischen Diagnostik ist die Bewertung nachgewiesener genetischer Varianten in Bezug auf ihre klinische Bedeutung. Üblicherweise erfolgt dies über ein fünfstufiges **Klassifizierungsschema:**

- Klasse 1: sicher nicht krankheitsrelevant
- Klasse 2: sehr wahrscheinlich nicht krankheitsrelevant
- Klasse 3: klinische Bedeutung unklar („unklassifizierte Variante", UV bzw. „Variante unklarer Signifikanz", VUS)

- Klasse 4: sehr wahrscheinlich krankheitsrelevant
- Klasse 5: gesichert krankheitsrelevant

In diesem Klassifizierungsschema ist allerdings nicht ausreichend berücksichtigt, dass unterschiedliche Varianten im gleichen Gen unterschiedliche funktionelle Auswirkungen haben, also ggf. unterschiedliche Krankheitsbilder verursachen können. Es wird dabei z. B. nicht berücksichtigt, ob eine heterozygot vorliegende „neue" Variante über einen dominanten Pathomechanismus eine klinische Manifestation erklären kann oder ob dafür biallelische Varianten im Sinne eines rezessiven Erbgangs notwendig sind. Für eine kompetente Bewertung der funktionellen Auswirkungen genetischer Varianten sollten quantitative und qualitative Effekte unterschieden werden.

- **Quantitative Dosiseffekte** führen zur Änderung der Menge oder Aktivität des Genprodukts, wobei die funktionellen Eigenschaften nicht wesentlich verändert sind. Bei **Nullvarianten** („loss of function", LoF) ist das Protein bzw. die Funktion vollständig verschwunden, **hypomorphe Varianten** haben noch eine mehr oder weniger große Restfunktion.
- **Qualitative Funktionseffekte** führen zu einer veränderten Funktion, Struktur oder Regulation des Genprodukts. Voraussetzung ist dabei die stabile Expression des veränderten Genprodukts. Es gibt diverse qualitative Mechanismen wie **Funktionszugewinn** („gain of function", GoF, z. B. neue Funktionen, unkontrollierte Aktivität, inadäquate Expression etc.), **dominant-negativer Effekt** (Interferenz mit dem normalen Genprodukt z. B. in einem Multimer), **Subfunktionseffekt** (Verlust von sequenziellen oder unabhängigen Einzelfunktionen) u. a.

Der Bewertung der funktionellen Effekte kommt bei der klinischen Bewertung speziell von seltenen Missense-Varianten eine zentrale Bedeutung zu. Qualitative Varianten führen oft schon heterozygot zum Auftreten klinischer Symptome. Bei quantitativen Varianten hängen die klinischen Konsequenzen davon ab, wie genau das entsprechende Gen reguliert werden muss. Bei der Mehrheit der autosomalen Gene des Menschen kann der vollständige Verlust eines der beiden Exemplare kompensiert werden, eine heterozygote Nullvariante (haploide Konstellation) bleibt also asymptomatisch. Dies wird als **Haplosuffizienz** bezeichnet. Falls der heterozygote Funktionsverlust zum Auftreten von Symptomen führt, spricht man von **Haploinsuffizienz.** Klinische Symptome bei Duplikationen bzw. Trisomien sind auf Gene mit **Triplosensitivität** zurückzuführen, d. h. auf das Auftreten von Symptomen bei drei statt zwei normalen Genexemplaren. In Populationsdatenbanken werden Scores (pLI und LOEUF) aufgeführt, die anzeigen, mit welcher Wahrscheinlichkeit ein autosomales Gen haplosuffizient oder -insuffizient ist.

Die kompetente funktionelle und klinische Beurteilung seltener oder erstmals beobachteter Veränderungen ist eine der großen Herausforderung der genetischen Diagnostik. Gelegentlich ist es bei wissenschaftlichem Interesse notwendig, die funktionelle Auswirkung einer neu identifizierten genetischen Veränderung im Labor weiter abzuklären.

4.2 Medizinische Genetik

4.2.1 Stammbaumaufzeichnung

Beim Aufzeichnen eines Familienstammbaums sollte man sich an die international üblichen Regeln der Darstellung halten. Das Geschlecht einer Person wird durch ein Quadrat (männlich) oder einen Kreis (weiblich) bzw. eine Raute (Geschlecht unbekannt) gekennzeichnet, Partner werden durch eine horizontale Linie verbunden. Kinder werden durch eine vertikale Linie den Eltern bzw. einer Person zugeordnet, wobei Geschwister durch eine horizontale Linie oberhalb der Personenzeichen verbunden werden. Einige wichtige Zeichen bzw. Regeln sind in ➤ Abb. 4.1 dargestellt.

4.2.2 Wann wendet man sich an die Medizinische Genetik?

Die Medizinische Genetik als klinisches Fach hat drei wichtige Aufgaben:

1. Diagnose von genetischen Krankheiten durch umfassende (Familien-)Anamnese, klinische Untersuchung und genetische Laboranalysen
2. Genetische Beratung von Betroffenen und ihren Familien über die vorliegende genetische Krankheit oder Krankheitsrisiken
3. Patientenbetreuung und Koordination des interdisziplinären Managements, z. B. im Rahmen der prädiktiven genetischen Diagnostik

Für die fundierte klinisch-genetische Diagnostik ist i. d. R. eine Überweisung in die **genetische Sprechstunde** sinnvoll. Der Facharzt richtet vor dem Sprechstundentermin alle zugänglichen klinischen Befunde wie frühere Arztbriefe und die Ergebnisse von speziellen Untersuchungen. Im Rahmen der Sprechstunde wird neben der genauen Eigennamenanamnese auch eine detaillierte Familienanamnese über mindestens drei Generationen erhoben. Die körperliche Untersuchung fokussiert auf äußerlich sichtbare und ggf. messbare Auffälligkeiten wie Dysmorphien, d. h. körperliche Normabweichungen ohne eigentliche Krankheitsbedeutung, Veränderungen der Wachstumsparameter oder Körperproportionen oder z. B. Anomalien von

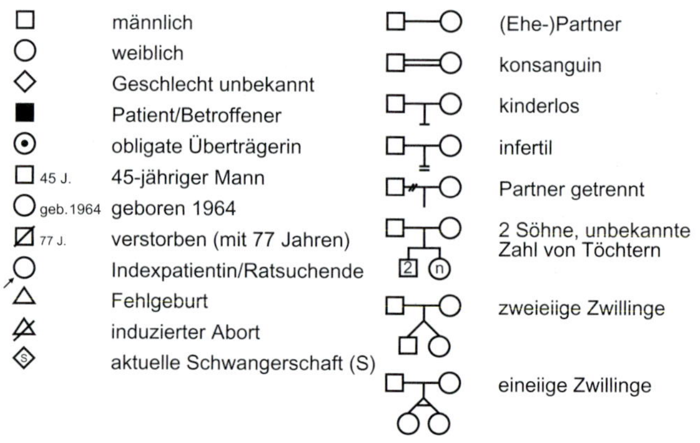

Abb. 4.1 Erstellung eines Stammbaums [V786]

Haut, Haaren oder Zähnen. Eine genaue Charakterisierung des klinischen Phänotyps ist für die anschließend ggf. veranlasste genetische Labordiagnostik sowie die Interpretation nachweisbarer genetischer Veränderungen essenziell. Für einen Sprechstundentermin muss i. d. R. eine Zeitdauer von mindestens 1 h eingeplant werden.

Auch die eigentliche genetische Beratung erfolgt am besten in der ruhigen Atmosphäre der medizinisch-genetischen Sprechstunde; oft ist ein weiterer Termin zur Mitteilung und Besprechung der Laborbefunde nach Abschluss der genetischen Untersuchungen notwendig. Den betroffenen Personen bzw. den Eltern eines betroffenen Kindes werden die biologischen Grundlagen einer diagnostizierten genetischen Krankheit oder eines genetischen Risikofaktors erläutert, und die Bedeutung eines Befunds für Therapie und Prognose bzw. bezüglich Krankheitsrisiken bei anderen Familienmitgliedern wird ausführlich besprochen. Die Sprechstunde wird immer mit einem **genetischen Beratungsbrief** an die betroffenen Personen abgeschlossen, in dem alle Befunde und Beratungsinhalte noch einmal in verständlicher Sprache zusammengefasst werden und der als langfristigere Referenz dienen soll.

Im Gegensatz dazu dient ein **genetisches Konsil** im Krankenhaus nicht der genetischen Beratung, sondern lediglich der körperlichen Untersuchung und Planung der weiterführenden Diagnostik bei Verdacht auf eine genetische Krankheit. Es kann bei Bedarf auch kurzfristig verabredet werden und wird mit einem Konsilbrief an die anfragenden Kollegen abgeschlossen. Im Gegensatz zum Sprechstundentermin besteht beim Konsil keine formelle Patient-Arzt-Beziehung, sondern das Konsil dient primär der Information der anfordernden Kollegen. Dementsprechend wird ein Konsil auch nicht mit einem Beratungsbrief an die Patienten, sondern mit einem Konsilbefund abgeschlossen, in dem das Ergebnis der körperlichen Untersuchung sowie die aktuelle Einschätzung und Empfehlungen aus genetischer Sicht zusammengefasst werden.

Viele Missverständnisse in der interdisziplinären Zusammenarbeit lassen sich vermeiden, wenn der Unterschied zwischen Sprechstundentermin und Konsil verstanden und umgesetzt wird. Wichtige Indikationen für eine Vorstellung in der medizinisch-genetischen Sprechstunde sind:

- Klinisch-diagnostische Abklärung bei einer ungeklärten (fraglich) genetisch bedingten Krankheit, z. B. bei Kindern mit unklaren Entwicklungsstörungen und ggf. Fehlbildungen oder anderen morphologischen Auffälligkeiten
- Genetische Beratung mit Erläuterung der biologischen Zusammenhänge im Rahmen einer genetischen Testung bzw. bei Nachweis einer genetisch verursachten Krankheit, mit Beratungsbrief
- Frage nach dem optimalen Management einer genetisch bedingten Krankheit oder Krankheitsdisposition
- Frage nach genetischen Krankheitsrisiken für die eigene Person bzw. zukünftige Kinder und ggf. Planung und Durchführung einer prädiktiven Diagnostik
- Besprechung und ggf. Planung einer vorgeburtlichen genetischen Diagnostik

4.3 Genetische Diagnostik

Die Zytogenetik beschäftigt sich mit der Analyse chromosomaler Varianten, also der Zahl und Struktur der Chromosomen, während in der Molekulargenetik traditionell die Sequenzinformationen einzelner Gene, also monogene Varianten, untersucht werden. Durch die neuen genomweiten Analyseverfahren verschwimmt die Grenze zwischen den beiden traditionellen Bereichen der genetischen Labordiagnostik. Die DNA-Arrays, die seit mehr als 15 Jahren primär für die Identifikation kleiner chromosomaler Kopienzahlveränderungen eingesetzt werden, liefern auch Sequenzinformationen und können für den Nachweis von krankheitsrelevanten Punktmutationen verwendet werden. Umgekehrt erlaubt auch die quantitative Auswertung massivparalleler Sequenzanalysen den Nachweis großer chromosomaler Veränderungen.

4.3.1 Zytogenetik

Klassische Chromosomenanalyse (Karyotypisierung)

Die Standardanalyse der Zytogenetik ist die lichtmikroskopische Auswertung der Anzahl und Struktur der Chromosomen. Dazu werden teilungsfähige Zellen mittels Phytohämagglutinin zur Teilung angeregt und nach einer Kulturdauer von ca. 2 Tagen mittels Colcemid (Colchicin) in der Metaphase arretiert. Die anschließend lysierten Zellen werden auf einen Objektträger aufgetropft. Nach Fixierung erlaubt die partielle Proteolyse mittels Trypsin und nachfolgender Färbung mit Giemsa (G-Bänderung) die genaue Beurteilung der einzelnen Chromosomen. Das Ergebnis der Chromosomenanalyse wird im **Karyotyp** zusammengefasst; die entsprechende Nomenklatur ist in ➤ Tab. 4.2 dargestellt.

Als relativ einfache und vergleichsweise kostengünstige genomweite Einzelzellanalyse spielt die klassische Karyotypisierung in der genetischen Diagnostik immer noch eine Rolle, speziell zum Nachweis balancierter Translokationen bei unerfülltem Kinderwunsch, von Mosaikbefunden und in der Tumorzytogenetik. Allerdings erfordert das Erkennen kleiner chromosomaler Veränderungen eine sehr große Erfahrung und konnte bislang noch nicht automatisiert werden. Die Zahl der Laboratorien, die eine klassische Karyotypisierung anbieten, nimmt daher ab.

Fluoreszenz-in-situ-Hybridisierung (FISH)

Bei der FISH-Analyse werden spezifische Chromosomenabschnitte oder ganze Chromosomen auf einem (z. B. im Rahmen der klassischen Chromosomenanalyse erstellten) Objektträger mit fluoreszenzmarkierten DNA-Sonden markiert und unter einem Fluoreszenzmikroskop ausgewertet. Dies erlaubt den Nachweis kleiner chromosomaler Deletionen (Mikrodeletionen) oder anderer quantitativer oder struktureller Veränderungen, die mit einfacher Lichtmikroskopie nicht erfasst werden. Durch eine FISH-Analyse lassen sich auch sehr komplexe strukturelle Veränderungen sehr direkt auch für einzelne Zeilen

Tab. 4.2 Beispiele für zytogenetische Nomenklatur

Abkürzung*	Erklärung
46,XX	Normaler weiblicher Chromosomensatz
46,XY	Normaler männlicher Chromosomensatz
47,XXY	Männlich mit zusätzlichem X-Chromosom: Klinefelter-Syndrom
mos 45,X[17]/46,XX[3]	Mosaik-Monosomie X (Turner-Syndrom): 17 Zellen mit Monosomie X, 3 mit normalem Chromosomensatz
47,XY, + 21	Männlich mit Trisomie 21
69,XXY	Triploidie (dreifacher Chromosomensatz, männlich)
46,XX,del(5)(p13)	Mädchen mit Deletion des kurzen Arms von Chromosom 5 (Katzenschreikrankheit)
46,XY,t(4;12)(p14;p13)	Balancierte Translokation zwischen den Chromosomen 4 und 12 mit Bruchpunkten in 4p14 und 12p13
46,XY,der(12)t(4;12)(p14;p13)	Unbalancierter Chromosomensatz nach o.g. Translokation, wobei ein verändertes Chromosom 12 anstelle eines normalen Chromosoms 12 vorliegt

* Nach internationaler Übereinkunft werden die Chromosomenarme mit **q (langer Arm)** und **p (petit, kurzer Arm)** gekennzeichnet. Dahinter folgen Region (1–4) und Bande (1–8) sowie ggf. (mit einem Punkt abgesetzt) die Subbande. Weitere wichtige Abkürzungen sind t = Translokation, rob = Robertson-Translokation, del = Deletion, dup = Duplikation, ins = Insertion, der = Derivativchromosom, mos = Mosaik, upd = uniparentale Disomie, mat = maternal, pat = paternal. Der zytogenetische Befund (Karyotyp) wird nach folgendem Schema aufgezeichnet: Zahl der Chromosomen, Konstellation der Geschlechtschromosomen, Varianten bzw. Anomalien. Bei einem Derivativchromosom einer Translokation wird zunächst (in Klammern) die Nummer (Herkunft des Zentromers) angegeben, nachfolgend wird die Translokation beschrieben, wobei jeweils in Klammern durch Semikolon getrennt zuerst die beiden Chromosomen und dann die beiden Lokalisationen aufgeführt werden.

beurteilen und ggf. auch geringgradige Mosaikbefunde eindeutig identifizieren. Allerdings ist i. d. R. nur eine gezielte Diagnostik auf wenige ausgewählte Veränderungen möglich, und die FISH-Sonden benötigen eine Mindestgröße von mehreren 1.000 nt.

DNA-Array

Bei der DNA-Array-Analyse werden auf einem Mikrochip viele hunderttausend oder mehrere Millionen kleine chromosomale Abschnitte bzw. Einzelnukleotid-Polymorphismen (SNPs) über eine Fluoreszenzmarkierung (Array-CGH) bzw. molekulargenetische Verfahren (SNP-Array) quantitativ ausgewertet. Das Verfahren liefert sehr detaillierte Informationen über Kopienzahlvarianten („copy number variants") im gesamten Genom und spielt eine zentrale Rolle in der Diagnostik, z. B. von unklaren Entwicklungsstörungen und Dysmorphiesyndromen in der Pädiatrie. Rein strukturelle Veränderungen werden allerdings nicht erfasst: So sind z. B. balancierte Translokationen als Ursache einer Infertilität oder rezidivierender Fehlgeburten mit dem DNA-Array nicht nachweisbar. Der SNP-Array liefert darüber hinaus Sequenzinformationen, die zum Nachweis der chromosomalen Lokalisierung eines unbekannten Krankheitsgens in einer Familie (genomweite Kopplungsanalyse oder Autozygotiekartierung) herangezogen werden können.

Vergleich zytogenetisch-genomischer Analyseverfahren

Welche chromosomalen Veränderungen mit welchem Verfahren erfasst werden, ist ➤ Abb. 4.2 zu entnehmen; dabei ist zum Vergleich auch die Genomsequenzierung aufgeführt, welche fast alle Veränderungen erfasst aber noch vergleichsweise kostspielig und rechenaufwendig ist. Der DNA-Array ist die Methode der Wahl für den genomweiten Nachweis kleiner konstitutioneller Veränderungen, die mit einem Verlust oder einem Zugewinn von genetischem Material einhergehen. Auch die Herkunft eines Markerchromosoms, also eines zusätzlichen kleinen strukturell veränderten Chromosoms, das sich lichtmikroskopisch nicht genau zuordnen lässt, kann durch die DNA-Array-Analyse geklärt werden, sofern es durchgehend in allen oder den meisten Zellen vorliegt. Balancierte Translokationen oder Inversionen werden allerdings nicht erfasst; dazu ist i. d. R. eine klassische Karyotypisierung notwendig. Dieses im Vergleich noch kostengünstigere Verfahren stellt auch besondere strukturelle Veränderungen einzelner Chromosomen (Isochromosom, Ringchromosom) leicht und anschaulich dar. Der

	Chromosomenanalyse	FISH	DNA-Array	Genomsequenzierung
• Translokation				
– balanciert	ja! (wenn groß)	gezielt	nein!	ja
– unbalanciert	ja (wenn groß)	gezielt	ja!	ja
– Robertson-balanciert	ja!	indirekt	nein!	nein!
• Deletion	ja (wenn groß)	gezielt	ja!	ja
• Duplikation	ja (wenn groß)	bedingt	ja!	ja
• Inversion	ja (wenn groß)	bedingt	nein!	ja
• Isochromosom	ja	gezielt	ja	ja
• Ringchromosom	ja	gezielt	ja	ja
• „Markerchromosom"	ja	gezielt	ja	ja
• Chromosomale Mosaike	ja	gezielt	bedingt	bedingt

Abb. 4.2 Vergleich zytogenetisch-genomischer Analyseverfahren. Die Methode der Wahl (i. d. R.) ist rot hervorgehoben. [V786]

rasche gezielte Nachweis kleiner struktureller Veränderungen (z. B. gezielte Diagnose charakteristischer Mikrodeletionssyndrome) bzw. die Auflösung von komplexen chromosomalen Veränderungen auf Einzelzellniveau gelingt oft am besten mit einer FISH-Analyse. Geringgradige chromosomale Mosaike können in den sequenzbasierten Analyseverfahren (DNA-Array und Genomsequenzierung) übersehen werde.

4.3.2 Molekulargenetik

Die in der Medizin verwendete molekulargenetische Diagnostik verändert sich mit einer enormen Dynamik. Während noch vor einigen Jahren die meisten Analysen über eine PCR-Amplifikation relevanter Gene und nachfolgende Sanger-Sequenzierung erfolgten, wurde diese Technologie inzwischen weitgehend durch massiv-parallele Sequenzierverfahren (Next Generation Sequencing, NGS) ersetzt. Damit verschiebt sich die Analytik von arbeitsaufwendigen Laborverfahren zu Herausforderungen der klinischen Bewertung nachgewiesener genetischer Varianten. Zur Vermeidung von Fehlinterpretationen und ggf. falschen molekularen Diagnosen gewinnen eine genaue Charakterisierung der zu untersuchenden Patienten und eine präzise Indikationsstellung wieder zunehmend an Bedeutung. Die rapide Entwicklung von neuen Technologien und Datenbanken wird weiter zunehmend dazu führen, dass genetische Analysen sehr früh und ungerichtet im differenzialdiagnostischen Prozess verwendet werden. Dadurch ergeben sich neue Herausforderungen auch in Bezug auf die genetische Beratung und den Umgang mit genetischem Wissen.

Manche diagnostischen Untersuchungen beschränken sich auf ein **Mutationsscreening,** d. h. die kostengünstige gezielte Analyse einer begrenzten Zahl von bekannten, gut charakterisierten genetischen Veränderungen. Dies gilt meist auch für das zunehmend angebotene Überträgerscreening (Carrier-Screening) bei Paaren mit Kinderwunsch. Bei diesen Ansätzen ist insbesondere die Herkunft der untersuchten Personen zu beachten, da die Sensitivität der Analytik von der Population abhängig ist. Dies muss bei der Bewertung des Befunds und bei der Berechnung von Risikozahlen berücksichtigt werden.

PCR-basierte Analysen

Bis vor einigen Jahren benötigten die meisten molekulargenetischen Analysen zunächst eine Amplifikation der relevanten genomischen Abschnitte (z. B. der kodierenden Exone eines Gens) mit der Polymerasekettenreaktion (PCR). Die wichtigsten Nachteile dieser grundsätzlich hocheffizienten Methode in der medizinischen Diagnostik sind der vergleichsweise hohe labortechnische Aufwand, wenn zahlreiche unterschiedliche Genabschnitte untersucht werden sollen, die zwar kleine, aber relevante Fehlerrate beim Vorliegen von Sequenzvarianten in den Primerbindungsstellen und die relative Insensitivität gegenüber quantitativen Veränderungen in der Ausgangs-DNA. Die mittels PCR generierten Produkte werden abhängig von der Fragestellung auf unterschiedliche Weise untersucht. Die diesbezüglich wichtigsten Verfahren sind:

- **Sanger-Sequenzierung:** Aus dem PCR-Produkt werden sequenzabhängig markierte DNA-Fragmente unterschiedlicher Länge generiert und mittels Kapillarelektrophorese mit Fluoreszenzdetektion (DNA-Sequenzierer) aufgetrennt. Dadurch lässt sich die Nukleotidsequenz im PCR-Produkt ableiten. Die Sanger-Sequenzierung wird weiterhin für die gezielte Analyse von kleinen Genen oder z. B. für den Nachweis von in einer Familie bekannten Mutationen verwendet.
- **Fragmentanalyse:** Die einfache Größenanalyse der PCR-Produkte spielt klinisch z. B. bei der Abklärung von DNA-Repeat-Erkrankungen eine wichtige Rolle. In der Regel werden fluoreszenzmarkierte PCR-Produkte auf einem DNA-Sequenzierer analysiert. Das Verfahren hat eine hohe spezifische Sensitivität, sehr große Repeat-Expansionen werden bei der PCR-Amplifikation jedoch nicht erfasst und benötigen eine Analyse mittels Southern Blot.

Massiv-parallele Sequenzierung

Die Einführung der massiv-parallelen Sequenzierung (Next Generation Sequencing, NGS) hat die genetische Diagnostik in den letzten Jahren revolutioniert. Das Grundprinzip unterscheidet sich nicht wesentlich von der Sanger-Sequenzierung, nur dass eine extrem große Zahl von Sequenzierreaktionen gleichzeitig nebeneinander auf einem Mikrochip durchgeführt und ausgewertet wird. Dies erlaubt nicht nur die gleichzeitige Sequenzanalyse einer sehr großen Zahl von Zielgenen bzw. des gesamten Genoms, sondern bei Beachtung bestimmter Voraussetzungen auch eine zuverlässige quantitative Auswertung und damit den Nachweis von Deletionen oder Duplikationen. Auch eine Hochdurchsatzanalyse von RNA („Transkriptom") ist möglich. Damit verschiebt sich die Frage von „Was kann ich" zu „Was will ich zu welchen Kosten untersuchen?"

Ein wichtiger Faktor ist die **Abdeckung (Coverage),** also wie oft (in wie vielen unabhängigen Reaktionen) eine bestimmte Zielsequenz sequenziert wurde. Üblicherweise sollte die Abdeckung mindestens 20- bis 30-fach sein, um auch heterozygote Varianten zuverlässig zu erfassen. Da die Abdeckung für unterschiedliche Zielsequenzen variabel ist, muss die durchschnittliche Abdeckung viel höher sein, um alle relevanten Sequenzen ausreichend beurteilen zu können. Eine hohe Abdeckung ist auch für den Nachweis von geringgradigen Mosaiken (postzygotisch entstandene krankheitsauslösende Mutation nur in einem kleinen Teil der Körperzellen) essenziell.

Um einerseits eine ausreichend hohe Abdeckung sicherzustellen und andererseits die Kosten zu begrenzen, wird in der medizinischen Diagnostik i. d. R. nicht das gesamte Genom untersucht, sondern vor der eigentlichen Sequenzierung werden bestimmte Bereiche angereichert (Erstellung einer **Bibliothek bzw. Library**). Dies senkt nicht nur die Kosten für die notwendigen Chemikalien, sondern erlaubt auch die Verwendung von kleineren, kostengünstigen Geräten bei gleicher oder höherer Abdeckung. Die Anreicherung erfolgt entweder über PCR-basierte Verfahren oder über Hybridisierungsverfahren; Letztere sind vorteilhafter, da sie u. a. auch eine zuverlässige Quantifizierung von Genomabschnitten erlauben. Welche DNA-Sequenzen angereichert werden, hängt von der Fragestellung ab. Für häufig analysierte Gene mit klar etablierter Fragestellung wurde früher oft ein **Panel** von 100–150 (oder mehr) Genen angereichert, was durch eine hohe Abdeckung auch eine zuverlässige Erfassung großer Deletionen oder Duplikationen erlaubt. Inzwischen wird aber meist direkt ein vollständiges **Exom** durchgeführt, d. h., alle 20.000 proteinkodierenden Gene des Erbguts werden angereichert und sequenziert. Für manche Fragestellungen, speziell für den Nachweis von Mutationen außerhalb der kodierenden Exone bzw. z. T. für die Identifikation von strukturellen Veränderungen, wird inzwischen bereits auch ein vollständiges **Genom** sequenziert.

Ungeachtet der Zahl der angereicherten Gene ist es in der Routinediagnostik üblich, die Auswertung auf lediglich diejenigen Gene zu beschränken, die für die spezifische Fragestellung infrage kommen. Dies reduziert den Auswertungsaufwand und vermeidet Nebenbefunde, die unerwünscht sind, deren Bedeutung unklar ist oder über die nicht adäquat aufgeklärt wurde. Der Begriff der Panelsequenzierung bezieht sich hier also nicht auf die Anreicherung, sondern die Auswertung. Eine weitere Option ist es, die Auswertung lediglich auf bereits gesichert krankheitsrelevante Veränderungen zu beschränken, um unklare Befunde bei wenig relevanten Genen zu vermeiden.

Die etablierten massiv-parallelen Sequenzierverfahren erfassen nur vergleichsweise kurze DNA-Abschnitte von bis zu 150 Nukleotiden (nt) (**Short-Read-Sequenzierung**); dies erschwert die Analyse von Genen mit multiplen repetitiven Segmenten bzw. Pseudogenen. Neue Technologien erlauben eine **Long-Read-Sequenzierung** von 15–20.000 nt eines DNA-Strangs; damit ist erstmals eine vollständige Analyse des gesamten Genoms einschließlich der problematischen Regionen möglich.

Für die Diagnose unklarer Krankheiten im Kindesalter kann eine **Trio-Analyse** hilfreich sein, d. h. eine gleichzeitige Exomanalyse beim betroffenen Kind und beiden Eltern. Dabei werden einerseits de-novo-Mutationen als solche erfasst, und bei fraglicher Compound-Heterozygotie für eine rezessive Krankheit kann die Herkunft der relevanten Varianten den Eltern zugeordnet werden.

Andere molekulargenetische Analyseverfahren

Zahlreiche weitere molekulargenetische Verfahren stehen für spezifische Fragestellungen zur Verfügung. In der klinischen Diagnostik relevante Techniken sind:

- **MLPA** („multiplex ligation-dependent probe amplification"): Mittels MLPA lässt sich für bis zu 40 unterschiedliche Positionen im Genom die Kopienzahl überprüfen, also ob z. B. bei einem autosomalen Gen die erwarteten zwei Exemplare eines Exons vorliegen oder eine Deletion bzw. Duplikation. Diese Methode der genomischen Quantifizierung hat in den 2000er-Jahren die FISH-Analyse z. B. bei Muskeldystrophie Duchenne abgelöst. MLPA wird noch oft für den Nachweis von großen Deletionen einzelner Exone bei monogenen Krankheiten verwendet, aber zunehmend durch die quantitative Auswertung massiv-paralleler Sequenziergebnisse ersetzt.
- **Methylierungsanalysen:** Durch Vorbehandlung der DNA mit Bisulfit vor der PCR-Amplifikation lassen sich methylierte und nichtmethylierte Cytosine in der DNA-Sequenz unterscheiden. Dieses Prinzip wird für die Testung auf epigenetische Veränderungen verwendet, z. B. zum Nachweis von Krankheiten, die auf einer gestörten genomischen Prägung (Imprinting) beruhen.
- **Southern Blot:** Bei diesem alten und relativ arbeitsaufwendigen Verfahren werden mithilfe von Restriktionsenzymen spezifische DNA-Fragmente erzeugt, die über eine Agarosegel-Elektrophorese aufgetrennt, auf eine Nylonmembran transferiert und mit spezifischen Sonden markiert werden. Diese Methode wird in der medizinischen Diagnostik zum Nachweis großer Repeat-Expansionen z. B. beim FraX-Syndrom oder bei myotoner Dystrophie herangezogen.

4.4 Morphologische Störungen

Für die Beurteilung von morphologischen Auffälligkeiten bei einem Kind kann es hilfreich sein, diese nach kausalen Gesichtspunkten einzuordnen. Daraus lassen sich nicht nur mögliche Entstehungsmechanismen, sondern ggf. auch Aussagen zur Prognose ableiten.

4.4.1 Angeborene physische Anomalien: Fehlbildung (Malformation), Dysmorphie, Variante

Strukturelle Veränderungen von Organen oder Körperteilen, die auf Anlagestörungen im Rahmen der Embryogenese zurückzuführen sind, werden allgemein als angeborene physische Anomalien bezeichnet. **Fehlbildungen oder Malformationen** (große Anomalien) beeinträchtigen die Funktion des betroffenen Organs und machen eine medizinische Korrektur notwendig. Sie können ein einzelnes Organ, Teile eines Organs oder ganze Körperregionen betreffen. Beispiele sind ein schwerer Herzfehler, eine Lippen-Kiefer-Gaumen-Spalte oder eine Omphalozele. **Primäre Fehlbildungen** haben eine genetische Ursache, während **sekundäre Fehlbildungen** durch exogene Faktoren (z. B. intrauterine Infektion, teratogene Substanzen oder Amnionstränge) hervorgerufen wurden, wobei die Abgrenzung oft schwierig bzw. akademisch ist. Fehlbildungen sind bei Neugeborenen insgesamt nicht selten; große Fehlbildungen finden sich bei bis zu 3 % aller Neugeborenen.

Kleine Anomalien bzw. **Dysmorphien** (morphologische Varianten) sind (ggf. messbare) Abweichungen von der Norm, die keinen Krankheitswert haben, aber in Kombination mit anderen Auffälligkeiten ggf. auf eine bestimmte Diagnose hindeuten können. Beispiele sind tiefsitzende Ohren, ein Epikanthus oder eine Vierfingerfurche.

4.4.2 Disruption

Eine Unterbrechung der normalen Organentwicklung durch Infektion, Ischämie, Blutung oder Adhäsion von verletztem Gewebe wird als Disruption bezeichnet. Nicht selten sind verschiedene Gewebe innerhalb einer bestimmten anatomischen Region betroffen; Beispiele sind durch **Amnionbänder** verursachte Abschnürungen auf dem Bereich der Hände und Füße oder des Kopfes oder die wahrscheinlich auf Ischämie zurückzuführende **Poland-Anomalie,** eine Hemmungsfehlbildung mit unilateraler Hypoplasie von Pektoralismuskel und Brustwarze sowie variabel ggf. Hand, Arm oder Rippen.

4.4.3 Deformation

Deformationen sind mechanisch bedingte Veränderungen meist des Skelettsystems, die durch gegengerichtete mechanische Einflüsse (teilweise) korrigierbar sind. Typische Beispiele sind die Skoliose oder (z. B. bei Oligohydramnion) Klumpfüße; der Übergang zu den sekundären Fehlbildungen kann fließend sein.

4.4.4 Dysplasie

Im Gegensatz zu den zeitlich und räumlich umschriebenen Fehlbildungen liegt bei einer Dysplasie eine andauernde zelluläre Funktionsstörung vor, die sich z. B. durch eine fehlerhafte Proliferation, Differenzierung oder Degeneration der Zellen manifestiert. Wichtige Beispiele sind Skelettdysplasien oder Hamartosen. Die Dynamik mancher Dysplasien kann sich durch zusätzliche Mutationen verändern (z. B. maligne Entartung bei Neurofibromatose). Bei manchen primär dysplastischen Störungen wie der Fanconi-Anämie finden sich variable Fehlbildungen als Ausdruck einer umschriebenen embryonalen Fehlregulation.

4.5 Genetisch verursachte Dysmorphiesyndrome

Die Ausbildung der Körpergestalt und der Organstrukturen wie auch speziell des Gehirns wird durch (oft antagonistisch wirkende) Signale für Wachstum und Zellmigration gesteuert, wobei die Konzentration dieser Moleküle genau reguliert wird. Genetisch bedingte Dysmorphiesyndrome beruhen häufig auf einer veränderten Expression eines entwicklungsregulierenden Gens bzw. vieler solcher Gene. Eine wichtige Ursache sind Chromosomenveränderungen, also Zugewinne oder Verluste ganzer Chromosomen oder größerer chromosomaler Abschnitte mit zahlreichen relevanten Genen, deren Kombination das typische klinische Bild erklären. Entsprechende klinische Konstellationen, oft mit diagnostisch richtungweisenden fazialen Dysmorphien oder Organbefunden, finden sich auch bei einer großen Vielzahl von monogenen Krankheiten. Die genetische **Diagnostik** umfasst bei fehlendem spezifischem Verdacht zunächst eine Chromosomenanalyse bzw. direkt eine DNA-Array-Analyse, mit der sich ca. 20 % der Fälle klären lassen. Für die Identifikation monogener Ursachen ist inzwischen oft eine Exomanalyse (ggf. als Trio-Analyse) die Methode der Wahl.

4.5.1 Chromosomale Dysmorphiesyndrome

Zahlenmäßige oder strukturelle Chromosomenveränderungen verursachen typischerweise eine Fehlsteuerung von Entwicklungsvorgängen aufgrund der veränderten Expression zahlreicher Gene. Die daraus resultierenden typischen **klinischen Merkmale** umfassen:

- Fehlbildungen innere Organe
- Auffälligkeiten des Aussehens (Dysmorphien)
- Psychomotorische Entwicklungsstörung und geistige Behinderung
- Häufig (aber nicht immer) veränderte Wachstumsparameter, z. B. Kleinwuchs

Generell gilt, dass klinische Probleme umso schwerer sind, je größer der deletierte oder duplizierte Abschnitt ist, wobei Monosomien (Deletionen) deutlich problematischer sind als Trisomien (Duplikationen). Dementsprechend ist die häufigste autosomale zahlenmäßige Chromosomenveränderung (Aneuploidie) beim Neugeborenen eine Trisomie des kleinsten menschlichen Chromosoms 21. Die meisten Aneuploidien sind mit dem Leben nicht vereinbar und führen zum frühen Untergang des Embryos bzw. zu einer Fehlgeburt. Andere Chromosomenveränderungen sind nur dann mit dem Leben vereinbar, wenn sich der Chromosomensatz in einem Teil der Zellen normalisiert. Zur eindeutigen Beschreibung von Chromosomenstörungen gibt es eine international akzeptierte Nomenklatur (➤ Tab. 4.2). Für die genetische Beratung und die Angabe von Wiederholungsrisiken in einer Familie ist es wichtig, reine Störungen der Chromosomenzahl (bei normaler Struktur) von solchen Störungen zu unterscheiden, bei denen die Struktur der Chromosomen verändert ist.

Trisomie 21 (Down-Syndrom)

Die für das Down-Syndrom charakteristische Kombination von kraniofazialen Dysmorphien lassen sich i. d. R. schon beim **Neugeborenen** erkennen. Wesentliche klinische Merkmale sind muskuläre Hypotonie, Brachyzephalus, flaches Gesicht mit kleiner Nase, ansteigende Lidachsen und Epikanthus, kleiner Mund und kleine Ohren etc. (➤ Abb. 4.3). Etwa die Hälfte der betroffenen Kinder hat einen Herzfehler, häufig einen atrioventrikulären Septumdefekt (AVSD, AV-Kanal bzw. Endokardkissendefekt); wiederum in etwa der Hälfte der Fälle ist eine operative Korrektur notwendig. Andere gehäuft auftretende Fehlbildungen sind eine Duodenalatresie oder -stenose und ein Morbus Hirschsprung.

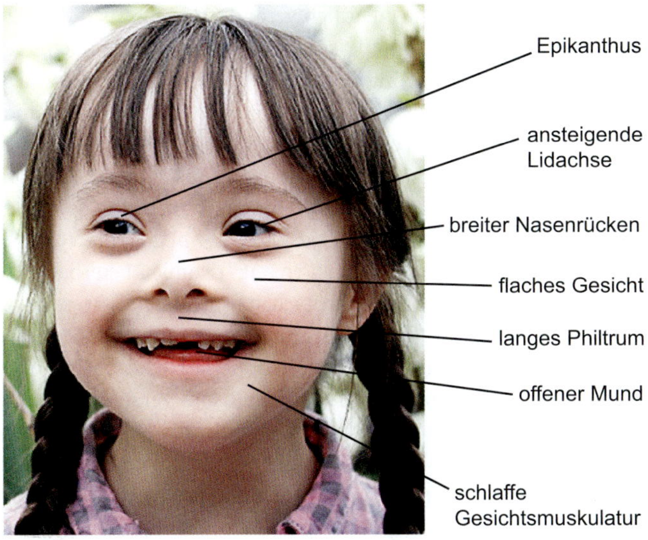

Abb. 4.3 Faziale Dysmorphien bei Trisomie 21 [J787]

Das **Wachstum** ist verzögert: Während die Körpermaße bei Geburt meist noch im (unteren) Normbereich liegen, haben Erwachsene mit Trisomie 21 einen Kleinwuchs (durchschnittliche Körpergröße ♀ 144 cm, ♂ 155 cm). Aufgrund eines reduzierten metabolischen Grundumsatzes neigen Personen mit Trisomie 21 zu Übergewicht.

Die **psychomotorische Entwicklung** ist verzögert, alle Meilensteine werden jedoch früher oder später erreicht (freies Sitzen 6–30 Monate, Gehen 1–4 Jahre, erste Wörter 1–3 Jahre, Sauberkeit 2–7 Jahre). Der durchschnittliche IQ bei Kindern und jungen Erwachsenen mit Down-Syndrom beträgt etwa 50 (30–70), mit großer Variabilität auch abhängig von anderen genetischen (familiären) Faktoren. Als Erwachsene erreichen die meisten Menschen mit Down-Syndrom eine gewisse Selbstständigkeit, und viele können mit Unterstützung selbstständig leben und arbeiten.

4

Wesentliche **Komplikationen** sind Störungen des Hörens (Schwerhörigkeit 75 %, Otitis media 50–70 %) und Sehens (schwere Fehlsichtigkeit 50 %, Katarakte 15 %), obstruktive Schlafapnoe (50–75 %), Hüftgelenkluxation (6 %, aufgrund von Kapsel- und Muskelschwäche), Parodontose, Hypothyreose (20–40 %), Zöliakie (5–7 %), früh auftretender Diabetes mellitus Typ 1 (1 %), Leukämie (1 %; transientes myeloproliferatives Syndrom bei 10 % der Neugeborenen) und zerebrale Krampfanfälle (1–10 %).

Frauen mit Trisomie 21 können schwanger werden; bis zu 50 % der Kinder haben ebenfalls eine Trisomie 21. Männer sind i. d. R. infertil. Erwachsene mit Trisomie 21 entwickeln aufgrund des Vorliegens von drei Exemplaren des *APP*-Gens auf Chromosom 21q21.3 regelmäßig eine vorzeitige Demenz vom Alzheimer-Typ (50 % der über 50-Jährigen). Die Lebenserwartung ist mit ca. 60 Jahren zwar viel höher als noch vor wenigen Jahrzehnten, aber aufgrund der vorzeitigen Alterung ab einem Alter von 40–50 Jahren im Vergleich zum Bevölkerungsdurchschnitt deutlich verkürzt.

Die Trisomie 21 ist mit einer **Inzidenz** von ca. 1 : 1.000 die häufigste Ursache einer geistigen Behinderung. Die Datenlage hat sich in den letzten Jahrzehnten einerseits durch einen Anstieg des durchschnittlichen maternalen Alters, andererseits durch die Möglichkeiten der pränatalen Diagnostik sowie die Einführung der nichtinvasiven pränatalen Testung (NIPT, quantitative Analyse von freier Plazenta-DNA im maternalen Blut) deutlich verändert. Mehr als die Hälfte der Schwangerschaften mit Trisomie 21 werden in Deutschland, Österreich und der Schweiz abgebrochen. In etwa 95 % der Fälle liegt eine **freie Trisomie 21** vor. Diese beruht in > 90 % auf einer chromosomalen Fehlverteilung in der maternalen Meiose; der Ursprung ist in ca. 5 % paternal und in ca. 2 % postzygotisch. Die Wahrscheinlichkeit für die Geburt eines Kindes mit freier Trisomie 21 steigt mit dem Alter der Mutter: Mit 35 Jahren beträgt sie ca. 0,3 %, mit 40 Jahren ca. 1 %, mit 45 Jahren ca. 4 %. Von den Zygoten mit Trisomie 21 sterben 60 % intrauterin in den ersten Schwangerschaftswochen; 20 % werden tot geboren. Bei etwa 4 % der Personen mit Down-Syndrom liegt eine **Robertson-Translokation** vor, d. h., das zusätzliche Chromosom 21 ist mit einem akrozentrischen Chromosom verschmolzen. In diesem Fall ist eine Chromosomenanalyse bei den Eltern von großer Wichtigkeit, um das Wiederholungsrisiko genauer zu bestimmen. Translokationstrisomien sind nicht vom mütterlichen Alter abhängig. Sie können familiär bedingt sein, wenn bei einem Elternteil eine balancierte Translokation vorliegt, können aber auch de novo entstehen. Bei etwa 1–2 % der Patienten findet man einen **Mosaikbefund.** Dieser kann aus einer trisomen oder einer normalen Zygote durch mitotische Non-Disjunction entstehen. Sehr selten findet sich eine **partielle Trisomie 21,** bei der ein Teil von Chromosom 21 dupliziert (meist an ein anderes Chromosom transloziert) vorliegt.

Zu den **Untersuchungen** bei Neugeborenen mit Trisomie 21 gehören ein Echokardiogramm zur Abklärung eines möglichen Herzfehlers, ein genauer Hörtest sowie eine ophthalmologische Vorstellung. Im weiteren Verlauf sind regelmäßige Gesundheitskontrollen notwendig. Besonders wichtig ist die Früherkennung von Hör- und Sehstörungen sowie von Zöliakie und Hypothyreose; entsprechende Spezialuntersuchungen sollten jährlich durchgeführt werden. Darüber hinaus ist auf Parodontitis und die Vermeidung von Übergewicht zu achten.

Trisomie 18 (Edwards-Syndrom)

Das Vorliegen einer Trisomie 18 bei einem Feten wird inzwischen meist schon während der Schwangerschaft durch ein pathologisches Ersttrimesterscreening bzw. eine Wachstumsverzögerung und multiple Fehlbildungen auffällig. Das **Neugeborene** liegt mit Gewicht (durchschnittlich 2.200 g), Körperlänge und Kopfumfang deutlich unter der 3. Perzentile. Der Kopf ist dolichozephal mit prominentem Hinterkopf; die Ohren sind dysplastisch nach oben ausgezogen; Hände und Füße zeigen charakteristische Anomalien (Fauststellung mit Überlagerung von Zeige- und Kleinfinger über Mittel- und Ringfinger, Wiegenkufenfüße, prominenter Kalkaneus) (➤ Abb. 4.4). Mehr als 90 % der Kinder haben einen Herzfehler (meist Ventrikelseptumdefekt) oder andere Fehlbildungen (ZNS, Wirbelsäule, Zwerchfell, Urogenitaltrakt). Die mediane **Lebenserwartung** beträgt 4 Tage; 5–10 % der Kinder werden jedoch älter als 1 Jahr und haben dann eine schwerste psychomotorische Entwicklungsstörung. Die wichtigste Todesursache im 1. Lebensjahr ist eine zentrale Apnoe.

Die **Inzidenz** der Trisomie 18 wird mit 1 : 7.900 Lebendgeburten angegeben, nimmt jedoch durch die zunehmenden Möglichkeiten der pränatalen Diagnostik ab. Es besteht eine Abhängigkeit vom mütterlichen Alter. Etwa 95 % der betroffenen Feten versterben intrauterin,

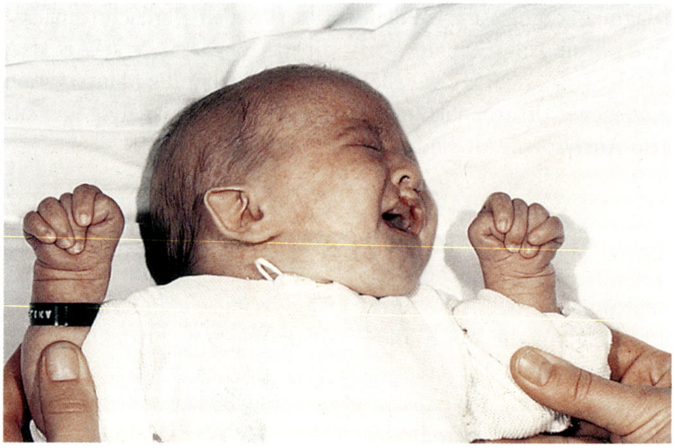

Abb. 4.4 Trisomie 18 bei einem Neugeborenen [R232]

bei den Lebendgeborenen besteht ein Geschlechterverhältnis von 4 : 1 zugunsten des weiblichen Geschlechts, wahrscheinlich aufgrund einer erhöhten Abortrate männlicher Feten. Etwa 80 % der Fälle zeigen eine freie Trisomie 18, bei 20 % liegen eine Translokationstrisomie oder Mosaike von normalen und trisomen Zellen vor.

Trisomie 13 (Pätau-Syndrom)

Die Trisomie 13 ähnelt in Schwere und Verlauf der Trisomie 18 und wird meist ebenfalls schon während der Schwangerschaft diagnostiziert. **Neugeborene** zeigen eine ausgeprägte Wachstumsstörung (durchschnittliches Geburtsgewicht 2.600 g) und häufig faziale Merkmale einer Holoprosenzephalie (Teilungsstörung des Vorderhirns und der angrenzenden Gesichtspartie), Hypo- oder Hypertelorismus mit lateral ansteigender Lidachse, Fehlbildungen der Augen (60–70 % Mikro- oder Anophthalmie, Kolobom), ein- oder doppelseitige Lippen-Kiefer-Gaumen-Spalte (60–70 %; ➢ Abb. 4.5) und typische Kopfhautdefekte. Finger und Zehen sind insbesondere in den Mittelphalangen verkürzt, mit Klinodaktylie des Kleinfingers. Die meisten Kinder haben einen Herzfehler (80 %, meist Vorhof- oder Ventrikelseptumdefekt) bzw. eine Holoprosenzephalie (60–70 %), Omphalozele und/oder Urogenitalfehlbildungen (polyzystische Nieren). Die **Lebenserwartung** hängt insbesondere von der Schwere der Fehlbildungen ab. 5–10 % der betroffenen Kinder werden älter als 1 Jahr und haben dann eine schwerste psychomotorische Entwicklungsstörung, oft mit Blindheit, Taubheit und Epilepsie.

Die **Inzidenz** der Trisomie 13 wird (bei sich stark verändernder Datenlage) mit 1 : 9.500 Lebendgeburten angegeben. In der Mehrzahl der Fälle liegt eine freie Trisomie 13 vor; bei 20 % der betroffenen Kinder findet sich eine Translokationstrisomie, bei 5 % ein Mosaikbefund. Das überzählige Chromosom 13 bei freien Trisomien zeigt in 85 % der Fälle eine mütterliche Herkunft.

Mikrodeletion 22q11.2

Eine mikroskopisch meist nicht sichtbare Deletion im Bereich von Chromosom 22q11.2 ist das häufigste Mikrodeletionssyndrom beim Menschen (➢ Abb. 4.6). Abhängig vom Symptomspektrum wurde die Krankheit u. a. als **DiGeorge-Syndrom, Shprintzen-Syndrom** bzw. **velokardiofaziales Syndrom** oder „conotruncal anomaly face syndrome" (CTAF- bzw. TAKO-Syndrom) beschrieben.

Die typischen klinischen Merkmale werden auf eine gestörte Entwicklung im Bereich des dritten und vierten Kiemenbogens (Entwicklungsfelddefekt) zurückgeführt. Richtungweisende Auffälligkeiten insbesondere bei Neugeborenen bzw. Säuglingen sind:

- **Herzfehler** (50–85 %), typischerweise konotrunkal (20 % Fallot-Tetralogie).
- **Hypokalzämie,** ggf. mit Krampfanfällen, durch Hypoplasie der Nebenschilddrüse (30–60 %).
- **Infektneigung** durch gestörte zellvermittelte Immunität (Thymusaplasie).
- **Typische Gesichtsmerkmale:** langes schmales Gesicht, Hypertelorismus bzw. Telekanthus, relativ große und langgezogene Nase mit breitem Rücken und hypoplastischen Nasenflügeln, dysplastische Ohren (überfaltete obere Helix).
- **Gaumensegelinsuffizienz** (75 %), ggf. mit Gaumenspalte (9 %, submukös 5 %); eine näselnde Sprache kann diagnostisch richtungweisend sein.

Die **geistige Entwicklung** ist variabel beeinträchtigt und reicht von normal bis zu mäßiger Lernbehinderung. Gehäuft finden sich Verhaltensauffälligkeiten oder psychiatrische Probleme.

Die **Inzidenz** wird mit 1 : 5.000 angegeben, 15 % der Fälle sind familiär. Die **Diagnose** erfolgt optimal gezielt über eine FISH-Analyse bzw. bei fehlendem klinischem Verdacht über einen DNA-Array. Angesichts des variablen klinischen Bildes sollten die Eltern eines diagnostizierten Kindes und ggf. andere Familienmitglieder ebenfalls (mittels FISH) untersucht werden.

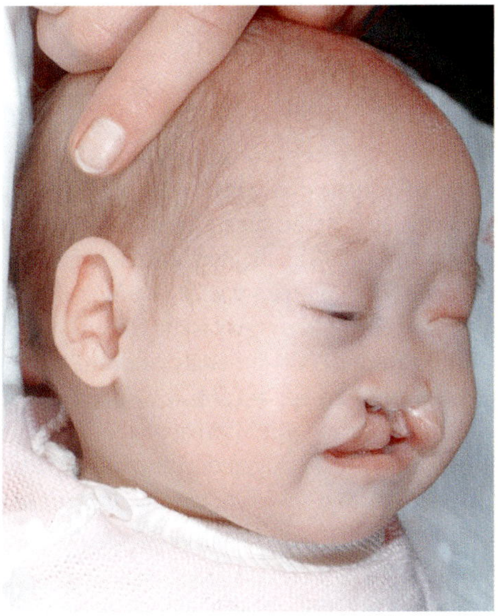

Abb. 4.5 Ausgeprägte Lippen-Kiefer-Gaumen-Spalte bei Trisomie 13 [R232]

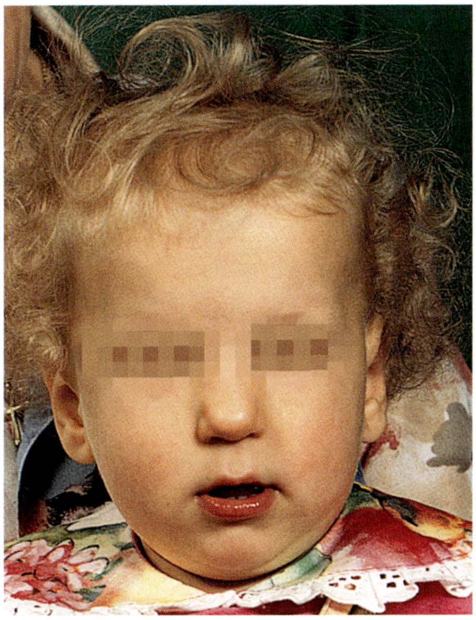

Abb. 4.6 Kleinkind mit Deletion 22q11.2 [R232]

Williams-Beuren-Syndrom (Williams-Syndrom)

Die charakteristischen Merkmale der Mikrodeletion im Bereich des Chromosoms 7q11.23 umfassen (➢ Abb. 4.7):

- **Supravalvuläre Aortenstenose,** periphere Pulmonalstenose und/oder andere Gefäßanomalien aufgrund einer Haploinsuffizienz des in der Mikrodeletion erhaltenen Elastin-Gens.
- **Faziale Auffälligkeiten,** die als „Faunsgesicht" beschrieben wurden: periorbitale Fülle, breite Stirn mit suprapalpebralen Polstern, Mittelgesichtshypoplasie, antevertierte Nares, langes Philtrum, volle Wangen und Lippen, großer Mund, hypoplastische weitstehende Zähne.
- **Wachstumsauffälligkeiten:** Gedeihstörung, Mikrozephalie und Kleinwuchs.
- **Geistige Behinderung mit typischem kognitivem Muster:** Kinder mit Williams-Beuren-Syndrom sind verbal ausdrucksstark und sozial offen, bisweilen distanzlos und hyperaktiv. Sie sind oft musikalisch und lärmempfindlich.

Wie bei allen Mikrodeletionssyndromen erfolgt die Diagnose entweder gezielt über eine FISH-Analyse oder einen DNA-Array. Therapeutisch ist eine gezielte Förderung der spezifischen kognitiven Schwächen zu berücksichtigen.

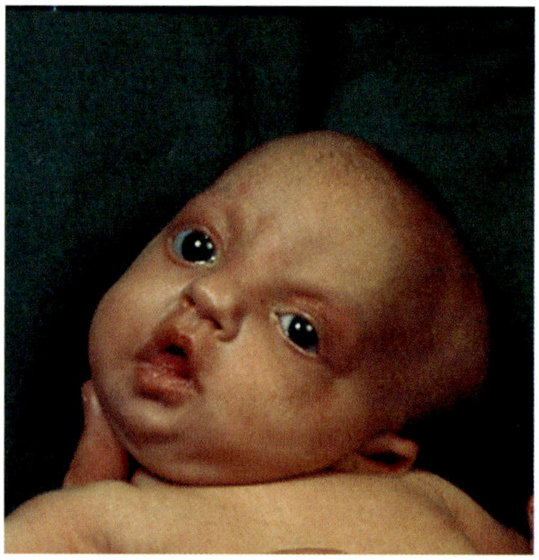

Abb. 4.8 Wolf-Hirschhorn-Syndrom [R232]

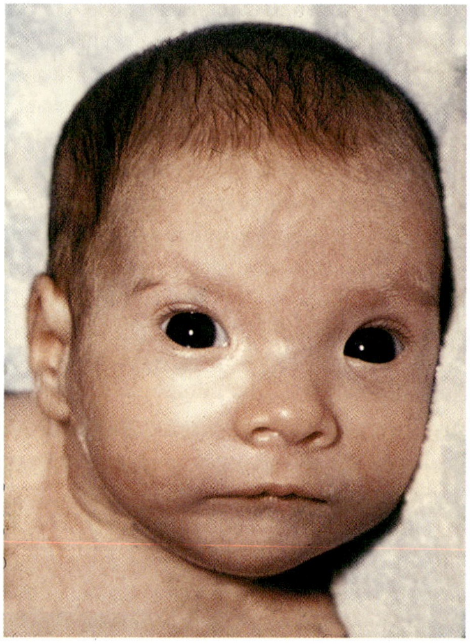

Abb. 4.9 Cri-du-chat-Syndrom [R232]

Weitere strukturelle Chromosomenveränderungen bzw. Mikrodeletionssyndrome

Zahlreiche chromosomal verursachte Dysmorphiesyndrome lassen sich aufgrund von typischen körperlichen Merkmalen bzw. Verhaltensauffälligkeiten klinisch diagnostizieren und zytogenetisch bestätigen. Dazu gehören:

- **Wolf-Hirschhorn-Syndrom** (telomerische Deletion an Chromosom 4p, ➢ Abb. 4.8): prä- und postnatale Wachstumsstörung und im Verlauf geistige Behinderung, variable Fehlbildungen, Mikrozephalie, Epilepsie und typische faziale Dysmorphien, die an einen griechischen Helmträger erinnern können (hohe Stirn, Hypertelorismus, lateral abfallende Lidachsen, Iriskolobom, breite und gebogene Nase), Lippen-Kiefer-Gaumen-Spalte, kurzes Philtrum, Mikrogenie und dysplastische Ohren.
- **Katzenschreikrankheit** (Cri-du-chat-Syndrom, telomerische Deletion an Chromosom 5p; ➢ Abb. 4.9): deutliche Wachstums- und Entwicklungsstörung mit Mikrozephalie, variablen Fehlbildungen, typischen Gesichtszügen und einem charakteristischen Wimmern bzw. schrillen Schreien, das dem junger Katzen ähnlich ist. Die Ursache ist in 10 % der Fälle eine unbalancierte familiäre Translokation.
- **Smith-Magenis-Syndrom** (Mikrodeletion im Bereich des Chromosoms 17p11.2): charakteristische Verhaltensauffälligkeiten

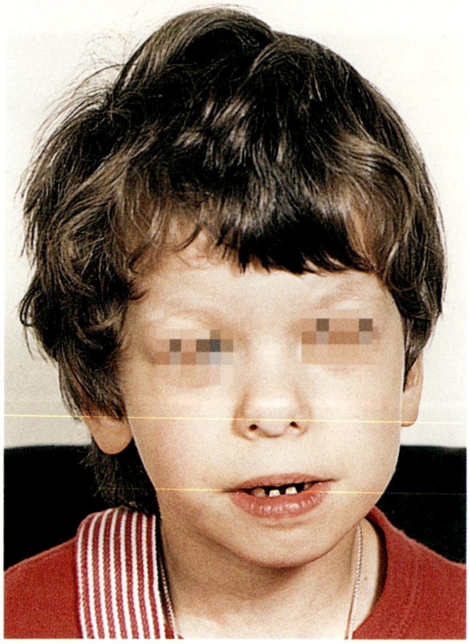

Abb. 4.7 Williams-Beuren-Syndrom [R232]

mit Hyperaktivität, gestörtem Tag-Nacht-Rhythmus, Autoaggressivität, verminderter Schmerz- und Temperaturempfindung und deutlicher geistiger Behinderung. Leichte Gesichtsdysmorphien und gelegentlich Organfehlbildungen können als ergänzende Befunde vorliegen.

4.5.2 Dysmorphiesyndrome aufgrund von epigenetischen Störungen

Mit dem Begriff der genomischen Prägung („genomic imprinting") wird das Phänomen bezeichnet, dass die Expression einiger Gene auf dem mütterlichen oder väterlichen Exemplar blockiert ist. Meist finden sich mehrere entweder maternal oder paternal geprägte Gene zusammen in einer umschriebenen chromosomalen Region (Imprinting-Cluster). Eine normale Entwicklung ist also davon abhängig, dass die beiden Exemplare der entsprechenden Gene korrekt von Mutter und Vater geerbt wurden. Störungen von maternal oder paternal geprägten Genen z. B. aufgrund von Mikrodeletionen führen zu spezifischen Krankheitsbildern, wobei die gleiche genetische Veränderung sehr unterschiedliche Auswirkungen haben kann, abhängig davon, ob das maternale oder paternale Allel betroffen ist. Klassisches Beispiel dafür ist die Mikrodeletion im Bereich von Chromosom 15q11–q13, die auf dem maternalen Allel ein Angelman-Syndrom, auf dem paternalen Allel ein Prader-Willi-Syndrom verursacht. Die genomische Prägung wird in der Keimbahn bzw. der frühen Keimentwicklung gelöscht bzw. erneuert, um eine korrekte Konstellation bei den Nachkommen sicherzustellen.

Angelman-Syndrom

Das Angelman-Syndrom wird durch den Funktionsverlust des *UBE3A*-Gens auf Chromosom 15q11.2 verursacht. Dieses Gen wird im Gehirn nur auf dem maternal geerbten Genexemplar exprimiert. Die klinischen Merkmale sind (➤ Abb. 4.10):

- Psychomotorische Entwicklungsstörung mit fehlender aktiver Sprache (meist max. 2–3 Wörter)
- Ataktisches, breitbasiges Gangbild
- Freundliches Verhalten, häufiges Lachen ohne nachvollziehbaren Anlass
- Epilepsie mit typischen EEG-Veränderungen
- Mikrobrachyzephalie und typische faziale Dysmorphien: Mittelgesichtshypoplasie, großer Mund, Progenie

Die **Inzidenz** beträgt ca. 1 : 25.000. Das Angelman-Syndrom kann durch zahlreiche unterschiedliche Mechanismen verursacht werden. Meist liegt eine **Mikrodeletion** des maternalen Chromosoms 15q11–q13 vor (70 % der Fälle). Bei ca. 10 % der Patienten findet sich eine ***UBE3A*-Genmutation** auf dem maternalen Allel; diese kann ggf. in einer Familie paternal über mehrere asymptomatische Generationen vererbt worden sein (fehlende Manifestation bei heterozygoten Kindern von heterozygoten Männern). Jeweils 5–10 % der Patienten zeigen eine **paternale uniparentale Disomie** (UPD) oder eine **Mutation im Imprinting-Zentrum,** das die epigenetische

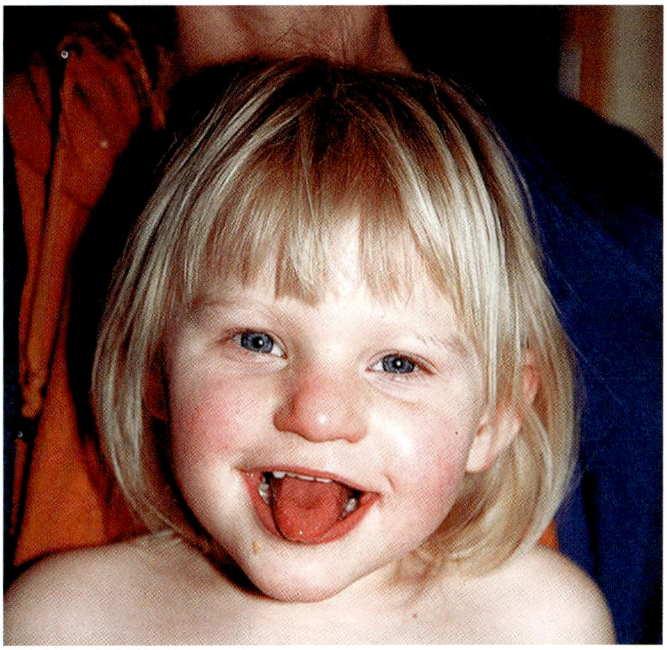

Abb. 4.10 Angelman-Syndrom [G515]

Steuerung der Region übernimmt. Bei ca. 10 % der Patienten ist die Ursache unbekannt.

Die **Diagnose** erfolgt über eine Methylierungsanalyse des Imprinting-Clusters auf Chromosom 15q11–q13 bzw. durch den Nachweis der typischen Mikrodeletion mittels MLPA, FISH oder SNP-Array. *UBE3A*-Genmutationen werden durch diese Analysen jedoch nicht erfasst, dazu ist eine Sequenzierung notwendig.

Prader-Willi-Syndrom

Das Prader-Willi-Syndrom wird durch den Funktionsverlust des paternalen Allels des Imprinting-Clusters auf Chromosom 15q11–q13 verursacht. Insofern ist es molekular das Spiegelbild des Angelman-Syndroms, das klinische Bild ist jedoch gänzlich anders (➤ Abb. 4.11). Betroffene Kinder zeigen im Neugeborenenalter eine ausgeprägte **Muskelhypotonie, Trinkschwäche und Dystrophie,** die eine Fütterung durch Magensonde notwendig macht. Ab dem 2. Lebensjahr wandelt sich die Ernährungssituation zu einer starken **Hyperphagie** mit fehlendem Sättigungsgefühl, was ungestört zu einer massiven Adipositas führt. Weitere Merkmale sind **Kleinwuchs** mit kleinen Händen und Füßen, Hypogonadismus mit kleinem Genitale sowie geistige Behinderung (IQ 60–70) und nicht selten Verhaltensauffälligkeiten.

Die **Inzidenz** des Prader-Willi-Syndroms beträgt ca. 1 : 10.000. Etwa 70 % der Patienten zeigen eine Deletion am paternalen Chromosom 15q11–q13, 20–30 % eine maternale UPD und 2–5 % eine umschriebene Imprintingstörung. Die **Diagnose** erfolgt wie beim Angelman-Syndrom über eine Methylierungsanalyse des Chromosomenabschnitts 15q11 (maternales Methylierungsmuster, Sensitivität 99 %); die genaue Ursache wird mittels MLPA, FISH oder SNP-Array (Deletionen) oder UPD-Analyse geklärt.

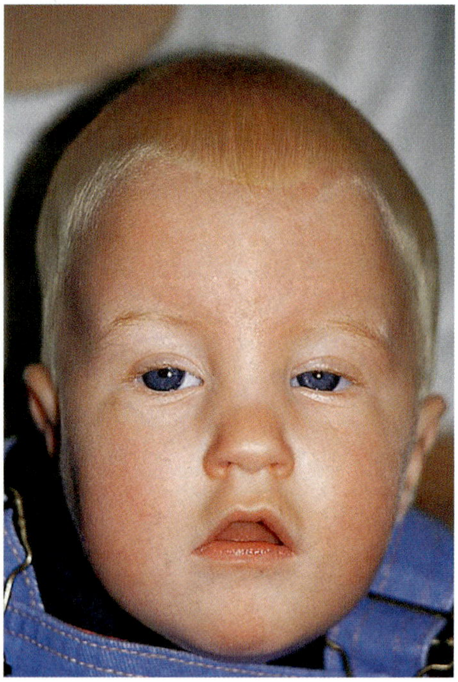

Abb. 4.11 Prader-Willi-Syndrom [G759]

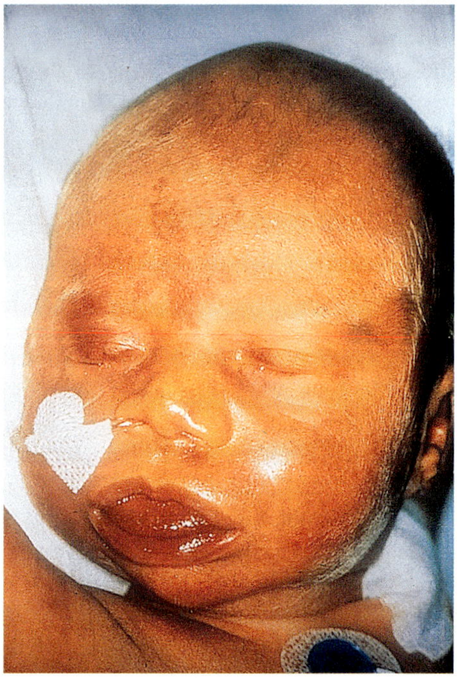

Abb. 4.12 Beckwith-Wiedemann-Syndrom [R232]

Beckwith-Wiedemann-Syndrom

Das Beckwith-Wiedemann-Syndrom ist ein Großwuchssyndrom, das durch Überwiegen der Funktion von paternal exprimierten Genen auf Chromosom 11p15 verursacht wird. Das betroffene Neugeborene liegt mit Größe, Gewicht und Kopfumfang deutlich über dem Normbereich (➤ Abb. 4.12) und zeigt nicht selten Hypoglykämien mit erhöhtem Insulinspiegel. Weitere Merkmale sind Viszeromegalie, Exomphalos, Makroglossie, Teleangiektasien im Stirnbereich, Kerben im Bereich der Ohren (➤ Abb. 4.13) sowie eine Hemihypertrophie. In den ersten Lebensjahren (vor allem bis zum Alter von 5–8 Jahren) kann ein erhöhtes Risiko für das Auftreten maligner Tumoren (z. B. Wilms-Tumor oder Hepatoblastom) bestehen.

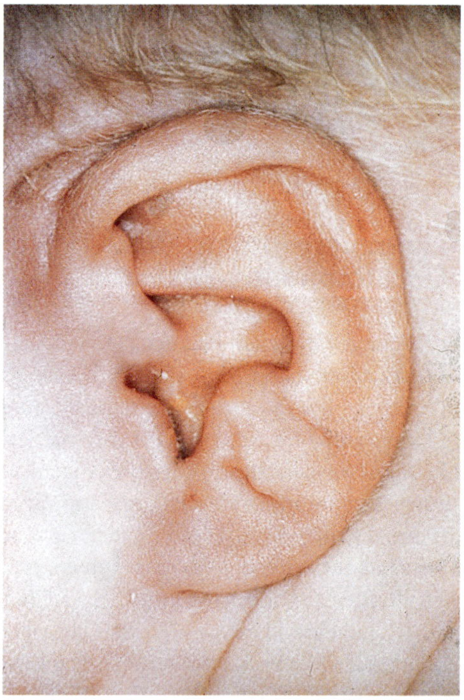

Abb. 4.13 Typisches Ohr bei Beckwith-Wiedemann-Syndrom [R232]

Die **Inzidenz** des Beckwith-Wiedemann-Syndroms liegt bei 1 : 10.000–15.000. Molekulare Ursache ist das Überwiegen von paternal geprägten Genen auf Chromosom 11p15, die über eine Vielzahl von Mechanismen (u. a. paternale Duplikation oder maternale Deletionen, paternale UPD, Imprintingstörung) auftreten kann. Die **Diagnose** erfolgt über eine Methylierungsanalyse, kombiniert mit Deletions-/Duplikationsanalyse (MLPA).

4.5.3 Monogene Dysmorphiesyndrome

Entwicklungsstörungen und morphologische Auffälligkeiten können durch Mutation in einer Vielzahl von Genen verursacht werden. Traditionell erfolgt die Diagnose über eine gezielte molekulargenetische Analyse aufgrund des spezifischen Krankheitsbildes. Die massiv-parallelen Sequenzierverfahren erlauben inzwischen eine rasche Identifizierung monogener Krankheitsbilder auch ohne genaue Verdachtsdiagnose, was jedoch eine fundierte klinische Untersuchung und Einordnung der Befunde nicht ersetzt. Beispielhaft wird hier das FraX-Syndrom aufgeführt.

FraX-Syndrom

Bereits seit dem 19. Jahrhundert ist bekannt, dass eine geistige Behinderung beim männlichen Geschlecht häufiger auftritt als beim

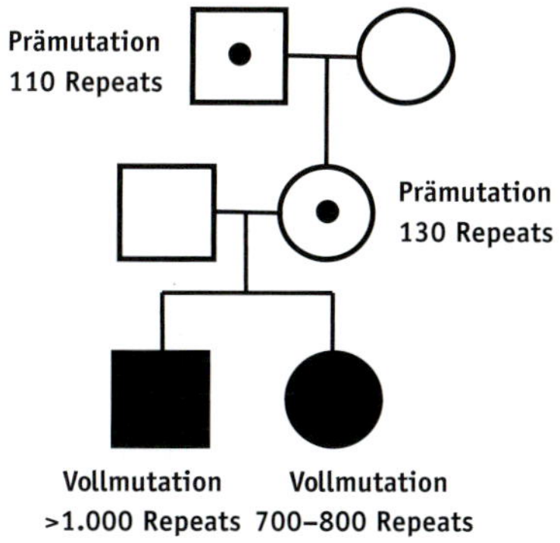

Abb. 4.14 Familienstammbaum eines Jungen mit FraX-Syndrom [R232]

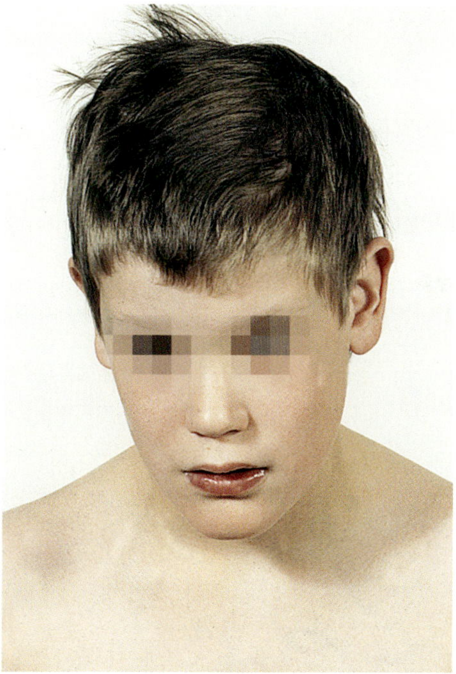

Abb. 4.15 FraX-Syndrom [R232]

weiblichen, was vor allem auf die große Zahl von X-chromosomal erblichen Formen einer geistigen Behinderung zurückzuführen ist. Das wahrscheinlich häufigste Krankheitsbild dieser Gruppe ist das Fragile-X- bzw. FraX-Syndrom, das eine Häufigkeit von ca. 1 : 4.500 bei männlichen und ca. 1 : 9.000 bei weiblichen Neugeborenen aufweist.

Das FraX-Syndrom resultiert aus einer **Expansion von CGG-Trinukleotid-Wiederholungen (Repeats)** in der 5'-untranslatierten Region des *FMR1*-Gens. Normalerweise liegen 5–50 Repeats vor; bei Patienten sind sie auf 200 bis über 1.000 Repeats expandiert. Wenn die Anzahl der Repeats 200 übersteigt, kommt es zu einer Hypermethylierung und Inaktivierung des *FMR1*-Gens. Eine Besonderheit des FraX-Syndroms (wie auch anderer Trinukleotid-Repeat-Krankheiten) ist die sogenannte Antizipation, d. h. die Vergrößerung der Repeatzahl und die zunehmende Schwere des klinischen Verlaufs in nachfolgenden Generationen (➤ Abb. 4.14). Eine CGG-Expansion mit einer Repeatzahl unter 200 führt nicht zur Hypermethylierung und darum nicht zu einer geistigen Behinderung (Prämutation), kann sich jedoch bei der Weitergabe durch die Mutter weiter ausdehnen, wodurch eine sogenannte Vollmutation entsteht. Bei Weitergabe einer Prämutation durch männliche Überträger kommt es nicht zur Repeat-Expansion. Männer mit einer Prämutation entwickeln im höheren Erwachsenenalter oft ein **FraX-assoziiertes Tremor-Ataxie-Syndrom** (FXTAS, 17 % mit 50–59 Jahren, 75 % im Alter von 80 Jahren); der Pathomechanismus ist gänzlich anders als beim FraX-Syndrom. Frauen haben ein geringeres FXTAS-Risiko, jedoch oft eine vorzeitige Menopause (20 % im Alter < 40 Jahren).

Die charakteristischen **klinischen Merkmale** des FraX-Syndrom sind (➤ Abb. 4.15):

- Langes, schmales Gesicht, hohe Stirn, supraorbitale Wülste, Progenie (mit Alter zunehmend); große Ohren
- Kopfumfang und Körpergröße eher im oberen Normbereich
- Bindegewebsschwäche mit überstreckbaren Gelenken
- Fleischige bzw. pastöse Hände und Füße mit tiefen Fußsohlenfurchen
- Feine, samtartige Haut
- Muskuläre Hypotonie, Plattfüße
- Autistisches Verhalten, Hyperaktivität, Konzentrationsschwäche, geringer Augenkontakt
- Makroorchidie ab Pubertätsalter

Die **Diagnose** des FraX-Syndroms erfolgt molekulargenetisch mittels Southern Blot bzw. Fragmentanalyse (kleinere Prämutationen). Alle Knaben mit Vollmutation haben das Vollbild des FraX-Syndroms, 50–60 % der Frauen mit Vollmutation haben eine relevante Intelligenzminderung.

LITERATUR

Allanson JE, Biesecker LG, Carey JC, Hennekam RCM. Elements of morphology: introduction. Am J Med Genet Part A 2009; 149A: 2–5.

Cassidy SB, Allanson JE. Management of Genetic Syndromes. Hoboken, NJ: Wiley-Blackwell 2010.

Firth HV, Hurst JA. Oxford Desk Reference: Clinical Genetics and Genomics. Oxford, UK: Oxford University Press 2018.

McKinlay Gardner RJ, Amor DJ. Gardner and Sutherland's Chromosome Abnormalities and Genetic Counseling. Oxford, UK: Oxford University Press 2018.

Richards S, Aziz N, Bale S, Bick D, Das S, Gastier-Foster J, et al.; ACMG Laboratory Quality Assurance Committee. Standards and guidelines for the interpretation of sequence variants: a joint consensus recommendation of the American College of Medical Genetics and Genomics and the Association for Molecular Pathology. Genet Med 2015; 17: 405–424.

Schaaf C, Zschocke J. Basiswissen Humangenetik. Berlin: Springer 2018.

Zschocke J, Byers PH, Wilkie AOM. Mendelian inheritance revisited: Dominance and recessiveness in medical genetics. Nat Rev Genet 2023; 2023 Feb 20. doi: 10.1038/s41576-023-00574-0).

4

KAPITEL

5 Neonatologie

Thomas Höhn

5.1 Definitionen

Definitionen dienen in der Neonatologie der Vereinfachung von Kommunikation und der Vergleichbarkeit von Gruppen. Dies ist einerseits für nationale und internationale Vergleiche von bestimmten Patientengruppen von Bedeutung (z. B. Inzidenzen definierter Komplikationen bei VLBW-Kindern [„very low birth weight" = Geburtsgewicht < 1.500 g]), andererseits vor allem bei Parametern, deren Bestimmbarkeit einer gewissen Ungenauigkeit unterworfen ist. Ein Paradebeispiel für Letztere ist die Bestimmung des Gestationsalters bei Früh- und Reifgeborenen.

Gestationsalter Eine Schwangerschaft in der 25. Schwangerschaftswoche (SSW) bedeutet für den Geburtshelfer eine Schwangerschaftsdauer von 24 Wochen und x Tagen. Neonatologischer Konvention entsprechend werden dagegen die abgeschlossenen kompletten Schwangerschaftswochen gezählt, in diesem Fall 24. Analog den historischen Angaben zu den 6- oder 7-Monats-Kindern sollten wir uns zu Beginn des 21. Jahrhunderts auch von ungenauen Wochenangaben trennen. Die übliche Praxis lautet: Die Schwangerschaftsdauer beträgt 24 + 4 SSW, i. e. 24 abgeschlossene Wochen und 4 Tage, wohl wissend, dass diese Angabe, selbst wenn nach bestem Wissen und Gewissen errechnet, eine nicht unerhebliche Irrtumswahrscheinlichkeit birgt. Letztere ist bei der Bestimmung des errechneten Termins anhand des ersten Tages der letzten Periode vergleichbar groß wie bei der postnatalen Reifezeichenbestimmung nach verschiedensten Scores. Lediglich der frühe (i. e. im ersten Trimenon durchgeführte) Ultraschall mittels Kopfumfangs- und Femurlängenbestimmung erreicht eine höhere Genauigkeit. Eine Bestimmung des Schwangerschaftsalters jenseits von 24 SSW mittels Messung der fetalen Nierenlänge ist als Methode zwar beschrieben, hat sich klinisch aber nicht durchgesetzt.

Das reife Neugeborene hat nach WHO-Definition eine minimale intrauterine Verweildauer von minimal 37 + 0 (259 Tagen) und max. 41 + 6 Gestationswochen (294 Tagen). Unterhalb von 259 Tagen beginnt die Frühgeburtlichkeit, oberhalb von 294 Tagen bzw. 42 SSW die Übertragung. Dabei wird vom ersten Tag der letzten Periode an gerechnet (postmenstruelles Alter).

SGA/LGA Als SGA („small for gestational age") bzw. hypotrophes Früh- oder Reifgeborenes wird ein Kind bezeichnet, dessen Geburtsgewicht unterhalb der 10. Perzentile für das entsprechende Gestationsalter liegt; oberhalb der 90. Perzentile beginnt das LGA („large for gestational age"). Das eutrophe Neugeborene wird auch als AGA („appropriate for gestational age") bezeichnet. Man muss sich darüber im Klaren sein, dass die Verwendung der 10. bzw. 90. Perzentile willkürlich definiert ist. Je nach Fragestellung kann auch die 5. und 95. Perzentile bzw. die 3. und 97. Perzentile herangezogen werden, um im Einzelfall ein Risikokollektiv zu definieren.

Lebendgeburt Eine Lebendgeburt ist als komplette Ausstoßung oder Extraktion des Produkts einer Konzeption von seiner Mutter unabhängig von der Dauer der Schwangerschaft definiert, das nach der Trennung von der Mutter atmet oder andere Lebenszeichen wie Herzschlag, Pulsationen der Nabelschnur oder definitive Bewegungen willkürlicher Muskeln zeigt, gleichgültig ob die Nabelschnur durchtrennt ist oder die Plazenta noch verbunden; jegliches Produkt einer solchen Geburt wird als Lebendgeburt betrachtet.

Totgeburt Fetaler Tod ist der Tod vor der kompletten Ausstoßung oder Extraktion des Produkts einer Konzeption von seiner Mutter unabhängig von der Dauer der Schwangerschaft; der Tod wird offensichtlich durch die Tatsache, dass das Produkt der Schwangerschaft nach der Trennung von der Mutter nicht atmet oder keine anderen Lebenszeichen wie Herzschlag, Pulsation der Nabelschnur oder definitive Bewegungen willkürlicher Muskeln zeigt.

Perinatal- und Neonatalperiode Die Perinatalperiode beginnt mit vollendeten 22 SSW (154 Tagen) und endet mit 7 vollendeten Tagen nach der Geburt. Die Neonatalperiode beginnt mit der Geburt und endet mit 28 vollendeten Lebenstagen. Bei Todesfällen innerhalb der Neonatalperiode wird zwischen frühneonatalen Sterbefällen (innerhalb der ersten 7 Lebenstage) und spätneonatalen Sterbefällen (Tag 7 bis zum Ende der Neonatalperiode) unterschieden.

5.2 Strukturen in der Neonatologie

Strukturen in der Neonatologie haben in Europa ein weites Spektrum und unterscheiden sich deutlich von denen in den USA. Das betrifft nicht nur Faktoren, die demografisch bedingt sein mögen (z. B. Besiedlungsdichte), sondern auch organisatorische Strukturen, die von den Kostenträgern in den jeweiligen Gesundheitssystemen zu verantworten sind. In Deutschland hat sich in den 1990er-Jahren der Trend zur Tür-an-Tür-Lösung von Kreißsaal und neonatologischer Intensivstation durchgesetzt, ohne dass dies allerdings überall bautechnisch bereits umgesetzt werden konnte. Der Gemeinsame Bundesausschuss (G-BA) hat derzeit vier Versorgungsstufen für die Behandlung von Früh- und Reifgeborenen definiert (➤ Tab. 5.1).

5.3 Bedeutung von Kommunikation und Interaktion in der Perinatologie

Kommunikation zwischen Geburtshelfern und Neonatologen ist von überragender Bedeutung für das Outcome der gemeinsam betreuten Patienten. Fortschritte in der Perinatologie sind neben effizienterer Tokolyse, der flächendeckenden Gabe von antenatalen Steroiden, niederschwelliger therapeutischer Surfactantgabe, nichtinvasiver Beatmung und generell weniger Invasivität vor allem auf diese verbesserte Kommunikation und das gegenseitige Verständnis zurückzuführen. Dabei ist die Determination des optimalen Entbindungszeitpunkts unter Einbeziehung aller mütterlichen Risikofaktoren und zu erwartenden kindlichen Risikokonstellationen nur ein Punkt unter mehreren. In der Perinatologie ist die Antizipation wahrscheinlicher Szenarien entscheidend, und unabdingbare Voraussetzung hierfür ist eine profunde Kenntnis geburtshilflicher Physiologie und Pathophysiologie und eine entsprechende klinische Erfahrung.

5.4 Pränatale Konsile und Strategie der antenatalen Steroidgabe

5.4.1 Pränatale Konsile

Je nach klinischem Setting haben pränatale Konsile bereits eine lange Tradition. Es sollte heutzutage selbstverständlich sein, dass die werdenden Eltern bei drohenden Frühgeburtlichkeitsbestrebungen die Gelegenheit haben, einen Pädiater vor der Geburt zu sprechen. Diese Gespräche dienen nicht ausschließlich nur der Information der werdenden Eltern, sondern sind auch für den Arzt eine wichtige Informationsquelle bezüglich der elterlichen Einstellungen zur Frage des gewünschten Prozederes bei drohender Geburt im Graubereich der Überlebensfähigkeit oder bei antenatal bekannten schwerwiegenden Fehlbildungen. Des Weiteren ist eine adäquate Sozialanamnese wichtig für die betreuenden Ärzte, die im weiteren Verlauf dann häufig über Wochen oder Monate z. B. ein Frühgeborenes auf der Station betreuen und in Kenntnis des sozioökonomischen Hintergrunds der Eltern eine vertrautere Kommunikationsbasis mit diesen, dann bereits bekannten Eltern aufbauen können.

5.4.2 Strategie der antenatalen Steroidgabe

Seit der Arbeit von Liggins (1972) ist bekannt, dass eine antenatale Steroidgabe an die schwangere Mutter zu einer Reduktion der Inzidenz des neonatalen Atemnotsyndroms (RDS) führt. Mittlerweile gibt es Daten von vielen tausenden Frühgeborenen, die zeigen, dass nicht nur das RDS, sondern auch Mortalität, Inzidenzen von Hirnblutung und den meisten klassischen Komplikationen von Frühgeburtlichkeit

Tab. 5.1 Neonatologische Versorgungslevel nach G-BA

Versorgungsstufe		Kriterien
I	**Perinatalzentrum Level I**	Schwangere mit erwartetem Frühgeborenen mit einem geschätzten Geburtsgewicht < 1.250 g oder einem Gestationsalter < 29 + 0 SSW
		Schwangere mit Drillingen mit einem Gestationsalter < 33 + 0 SSW sowie Schwangere mit mehr als drei Mehrlingen
		Schwangere mit allen pränatal diagnostizierten fetalen oder mütterlichen Erkrankungen, bei denen nach der Geburt eine unmittelbare spezialisierte intensivmedizinische Versorgung des Neugeborenen absehbar ist. Dies betrifft insbesondere den Verdacht auf angeborene Fehlbildungen (z. B. kritische Herzfehler, Zwerchfellhernien, Meningomyelozelen, Gastroschisis). Hierbei ist darauf zu achten, dass in der aufnehmenden Einrichtung die erforderliche spezialisierte Versorgung gewährleistet werden kann.
II	**Perinatalzentrum Level II**	Schwangere mit erwartetem Frühgeborenen mit einem geschätzten Geburtsgewicht von 1.250–1.499 g oder einem Gestationsalter von 29 + 0 bis 31 + 6 SSW
		Schwangere mit schweren schwangerschaftsassoziierten Erkrankungen, z. B. HELLP-Syndrom oder Wachstumsretardierung des Feten unterhalb der 3. Perzentile
		Schwangere mit insulinpflichtiger diabetischer Stoffwechselstörung mit absehbarer Gefährdung für den Feten bzw. das Neugeborene
III	**Perinataler Schwerpunkt**	Schwangere mit erwartetem Frühgeborenen mit einem geschätzten Geburtsgewicht von mindestens 1.500 g oder einem Gestationsalter von 32 + 0 bis ≤ 35 + 6 SSW
		Schwangere mit Wachstumsretardierung des Feten (zwischen der 3. und 10. Perzentile des auf das Gestationsalter bezogenen Gewichts)
IV	**Geburtsklinik**	Alle anderen Neugeborenen

reduziert sind. Es ist zusätzlich belegt, dass dies auch bei Vorliegen eines Amnioninfektionssyndroms gilt. Dabei spielt es keine Rolle, ob Betamethason oder Dexamethason verwendet wird. Andere Steroide sind allerdings nicht plazentagängig und haben nicht die erwünschten fetalen Effekte. Komplettierte Zyklen antenataler Steroide haben erwartungsgemäß mehr Effekt als nur begonnene. Trotzdem sollte ein Zyklus begonnen werden, auch wenn absehbar erscheint, dass es zeitnah zur Entbindung kommen wird. Bezüglich des Gestationsalters gilt entsprechend den amerikanischen Empfehlungen das Zeitfenster 24+0 bis 33+6 SSW, wobei es Evidenz für die Wirksamkeit antenataler Steroide bereits ab 22+0 SSW gibt. Dabei bezieht sich der protektive Effekt zwischen 22+0 und 22+6 SSW überwiegend auf eine Reduktion der Mortalität, ein entsprechender Effekt auf die Reduktion der Inzidenz von Hirnblutungen ließ sich nicht nachweisen. Dies soll den werdenden Eltern entsprechend kommuniziert werden.

Praxistipp

Bezüglich des Gestationsalters gilt entsprechend den amerikanischen Empfehlungen das Zeitfenster 24+0 bis 33+6 SSW, wobei es Evidenz für die Wirksamkeit antenataler Steroide bereits ab 23+0 SSW gibt. Dies soll den werdenden Eltern entsprechend kommuniziert werden.

5

5.5 Postnatale Adaptation

5.5.1 Pulmonale Adaptation

Die Lunge ist intrauterin mit Flüssigkeit gefüllt und im Vergleich zum postnatalen Zustand erheblich weniger durchblutet. Trotz fehlender respiratorischer Aktivität sind die Lungen sowohl mechanisch als auch metabolisch aktiv. Atemexkursionen, Surfactantproduktion und Sekretion von Flüssigkeit in später luftgefüllte Kompartimente finden lange vor der Geburt statt. Wie wichtig die ungehinderte Zirkulation von Fruchtwasser für die Entwicklung der Lunge ist, kann man daran ersehen, dass eine Abflussbehinderung des Fruchtwassers durch die Trachea ein überproportionales Wachstum der peripheren Lungenanteile und eine Verminderung der Surfactant produzierenden Typ-II-Pneumozyten nach sich zieht. Umgekehrt führt eine permanente Leckage des Fruchtwassers (z. B. bei einem sehr frühzeitigen Blasensprung) zu einer verminderten Lungengröße und einer reaktiven Vermehrung der Typ-II-Zellen. Der Übergang vom plazentaren zum pulmonalen Gasaustausch nach der Geburt erfordert ein schnelles Entfernen von Flüssigkeit aus den Atemwegen. Über viele Jahre hielt man die Kompression des Thorax beim Durchtritt durch den Geburtskanal für das Entfernen der intraluminalen Flüssigkeit verantwortlich. In den letzten Jahren hat eine Reihe von Untersuchungen gezeigt, dass dieser Vorgang jedoch wesentlich komplexer und langfristiger ist. Obwohl der eigentliche Stimulus für die Umstellung um die Geburt noch unbekannt ist, hat sich erwiesen, dass das intrauterin Chloridionen sezernierende Lungenepithel postnatal aktiv Natrium ins Interstitium transportiert und hierbei Flüssigkeit mit sich zieht. Die in den späteren Luftwegen befindliche Flüssigkeit enthält praktisch kein Protein, während die interstitielle Lungenflüssigkeit einen Proteingehalt von ca. 30 mg/ml besitzt. Deshalb kommt es zu einem transepithelialen osmotischen Druckgradienten von mehr als 10 cm H_2O in Richtung Interstitium. Dort wird die Flüssigkeit zunächst in perivaskulären Räumen gesammelt, um in den folgenden Stunden über das lymphatische System der V. cava zugeleitet zu werden.

5.5.2 Kardiovaskuläre Adaptation

Die entscheidende Änderung der Perfusionsverhältnisse ist bedingt durch die postnatal einsetzende Lungenbelüftung und die hiermit verbundene Widerstandsverminderung im pulmonalen Blutkreislauf. Hierdurch erfolgt eine Umverteilung des Blutflusses mit einer schlagartig vermehrten Lungendurchblutung, einem funktionellen Verschluss des Foramen ovale und zunächst einer Flussumkehr im Ductus arteriosus Botalli, dann im Verlauf von Stunden bis Tagen ein funktioneller Verschluss des Ductus. Ursache für eine Konstriktion des Ductus ist die Aktivierung des kontraktilen Gewebes in der Ductuswand. Der Triggermechanismus für die Vasokonstriktion ist der Anstieg der arteriellen Sauerstoffspannung, mediiert über lokale sauerstoffsensible Chemorezeptoren. Jegliche Störung, die in dieser Umstellungsphase zu einer Hypoxämie führt, kann den Prozess der Adaptation wieder umkehren und zu intrauterinen Kreislaufverhältnissen führen (persistierende pulmonale Hypertension des Neugeborenen [PPHN], ➤ Kap. 5.14.1).

5.6 Spezifische Anamnese mit neonatologisch relevanter Fragestellung

5.6.1 Schwangerschaftsanamnese

Relevante Informationen bezüglich der Risikoabschätzung bei Früh- und Neugeborenen sind überwiegend aus der mütterlichen Schwangerschaftsanamnese ableitbar. Chronische Erkrankungen wie Hypertonus oder Diabetes mellitus haben einen durchaus profunden Einfluss auf das fetale Risikoprofil. Vorhergehende Schwangerschaften können einen Hinweis auf ein genetisch determiniertes Fehlbildungsrisiko enthalten, aber auch Anlass einer Sensibilisierung z. B. im Rhesusbereich gewesen sein. Neben direkten fetalen morphologischen Auffälligkeiten, die sich im Rahmen der üblichen Pränataldiagnostik diagnostizieren lassen, gibt es funktionelle Störungen, die im Zuge veränderter Wachstumsbedingungen zu einer Wachstumsretardierung des Feten führen können. Während die Biometrie das Ergebnis einer Wachstumsperiode widerspiegelt, gibt eine Doppler-Untersuchung eine zeitnahe Auskunft über den aktuellen Perfusionsstatus des Feten zum gegebenen Untersuchungszeitpunkt.

Das Kardiotokogramm (CTG) erweitert die diagnostischen Möglichkeiten; hiermit gewinnt man in erster Linie Informationen über den Einfluss der Wehentätigkeit auf die fetale Herzfrequenz und die benötigte Zeitachse der Rückkehr zur Normofrequenz nach weheninduzierten Dezelerationen. Ergänzende Angaben über serologische Untersuchungen und Antikörpersuchtests enthält der Mutterpass. Wichtig ist hier die Information über den Hepatitis-B-Status der Mutter, da im Falle der Positivität zeitnah eine kombinierte aktive und passive Immunisierung erfolgen muss. Spezifisch zu eruieren ist auch ein etwaiger B-Streptokokken-Nachweis während der Schwangerschaft; in Kombination mit weiteren geburtshilflichen Risikofaktoren bedingt dies im Einzelfall eine engmaschigere Überwachung des Neugeborenen. Zusätzlich zu erfragen sind die Einnahme von Medikamenten und Drogen, spezifisch auch von Alkohol, und Rauchen.

5.6.2 Geburtsanamnese

Hierzu gehören Informationen über den Geburtsmodus und ggf. dessen Indikation, Wehenbeginn, Zeitpunkt des Blasensprungs, Farbe des Fruchtwassers, Dauer der Wehentätigkeit, medikamentöse Therapien inkl. Analgesie, Antibiotika und antenataler Steroide, Interpretation des CTG, ggf. das Ergebnis einer fetalen pH-Wert-Bestimmung und der Nabelschnur-pH. Das Neugeborene betreffende Informationen beinhalten Geburtszeit und Geburtsgewicht, Anzahl des Ausstreichens der Nabelschnur bzw. Zeitspanne des verzögerten Abnabelns, spontane Adaptation, etwaige Störungen der Adaptation inkl. durchgeführter Maßnahmen des Geburtshelfers, der Hebamme bzw. des Pädiaters und den Apgar-Score (➤ Tab. 5.2). Der Apgar-Score soll als objektive Zustandsbeschreibung verwendet werden, der die Geschwindigkeit einer erfolgreichen Adaptation oder das Auftreten von Adaptationsproblemen darstellen soll.

5.7 Untersuchung des Früh- und Reifgeborenen

Voraussetzungen für eine gründliche Untersuchung des Früh- und Reifgeborenen sind eine warme Umgebung, Expertise des Untersuchers und ausreichend Zeit. Ausnahmslos wird das Kind für die Untersuchung komplett ausgezogen, dies gilt auch für die Windel. Grundsätzlich empfiehlt es sich, einen immer gleichen Untersuchungsablauf einzuhalten, z. B. von oben nach unten. Dies stellt vor allem sicher, dass kein Organsystem ausgelassen wird. Da vernünftigerweise die Auskultation beim ruhigen, nicht schreienden Kind erfolgt, sind trotzdem des Öfteren Modifikationen der Reihenfolge nötig.

5.7.1 Kopf und Hals

Bereits bei der Inspektion der Lippen lässt sich die Oxygenierung des Neugeborenen beurteilen. Sind die Lippen rosig, kann keine zentrale Zyanose vorliegen. Dies gilt auch bei einem Neugeborenen mit stark gestautem Gesicht, dessen Gesichtskolorit sonst das Vorhandensein einer Zyanose nahelegen würde. Dyspnoezeichen wie Nasenflügeln sind ebenfalls leicht rein inspektorisch zu sehen. Spaltbildungen des Gaumens lassen sich entweder beim Schreien des Kindes visuell oder palpatorisch beim Abtasten des Gaumens erfassen. Die Ausdehnung der kleinen und großen Fontanelle ist erheblichen Variationen unterworfen. Bei der Palpation sind neben der Größe auch die Relation zum Neutralniveau und die Schädelnähte zu beurteilen. Das Caput succedaneum ist eine Schwellung der Kopfhaut, dessen Ausdehnung nicht an die Schädelknochen gebunden ist und nach wenigen Tagen wieder verschwunden ist. Dagegen ist ein Kephalhämatom als subperiostale Blutung an die Grenze der Schädelnähte gebunden, und die Resorption dauert Wochen. Weitere häufige Geburtsverletzungen sind ein Hämatom des M. sternocleidomastoideus und die Claviculafraktur; nach beiden sollte während der Erstuntersuchung des Neugeborenen gesucht werden.

5.7.2 Thorax

Die Inspektion offenbart bereits, ob Thoraxexkursionen symmetrisch sind. Dyspnoezeichen wie Nasenflügeln, Einziehungen interkostal, infra-, supraklavikulär oder substernal sind i. d. R. gut erkennbar. Die Auskultation gibt zusätzliche Information über die Seitengleichheit der Lungenbelüftung. Herzgeräusche werden nach ihrer zeitlichen Zuordnung zur Systole bzw. Diastole und ihrer Lautstärke bzw. Fortleitung beschrieben.

5.7.3 Abdomen

Physiologischerweise findet sich häufig eine Rektusdiastase. Die Leber kann im Normalfall unterhalb des Rippenbogens getastet werden, die Milz i. d. R. nicht. Die Palpation soll sich auf die Detektion von Raumforderungen richten, die nicht nur von intraabdominalen Organen, sondern auch von retroperitonealen Strukturen ausgehen können. So ist die am häufigsten getastete Raumforderung im Abdomen des Neugeborenen eine Hydronephrose der Niere, die bei durchgeführter Pränataldiagnostik bereits sonografisch bekannt sein sollte. Beim männlichen Genitale ist auf die Dezension beider Hoden, das Vorhandensein einer Hydrozele und Variationen der Urethramündung in Form einer Hypo- bzw. Epispadie zu achten. Beim weiblichen Neugeborenen finden sich nicht selten Hautanhängsel des Hymens oder vaginaler Ausfluss von weißlichem Sekret – beides Normvarianten ohne pathologische Bedeutung.

Tab. 5.2 Apgar-Score (nach Apgar 1953)

Kriterium	0 Punkte	1 Punkt	2 Punkte
Herzfrequenz	0	< 100	> 100
Atmung	keine	unregelmäßig	regelmäßig
Reflexe	keine	Grimassieren	kräftiges Schreien
Muskeltonus	schlaff	leichte Beugung	aktive Bewegung
Kolorit	blau, blass	zentral rosig	überall rosig

CAVE
Es gibt eine Minorform einer Omphalozele, bei der lediglich eine singuläre Darmschlinge in die Nabelschnur prolabiert. Damit besteht die Gefahr, dass diese wegen des unscheinbaren Befunds beim Anbringen der Nabelklemme inkarzeriert wird.

5.7.4 Rücken

Die Inspektion des Rückens konzentriert sich auf die Integrität der Haut im gesamten Verlauf der Wirbelsäule bis hinunter zum Anus. Ist ein Sinus pilonidalis (auch Sakralgrübchen genannt) vorhanden, sollte durch Spreizung der Haut herausgefunden werden, ob die Vertiefung blind endet oder nicht. Zur Erstuntersuchung gehört selbstverständlich auch die Identifikation einer Analöffnung und deren Lokalisation am loco typico oder ggf. an anderer Stelle.

5.7.5 Extremitäten

Neben angeborenen Fehlbildungen der Extremitäten gibt es Fehlstellungen, Hypo- und Hypertrophien, Aplasien (z. B. Radiusaplasie bei der VATER-Assoziation). Die Untersuchung des Hüftgelenks sollte dem Ultraschall vorbehalten werden, klinisch kann man allenfalls die Stabilität des Gelenks überprüfen.

5.7.6 Neurologie

Die neurologische Untersuchung des Früh- und Neugeborenen beginnt mit dem Ausziehen des Kindes und hier mit der Inspektion. Dabei werden sowohl die Seitengleichheit der Spontanbewegungen als auch der Tonus aller Extremitäten beurteilt. Von den zahlreich beschriebenen Neugeborenenreflexen eignet sich vor allem die Moro-Reaktion, um eine Plexusparese auszuschließen bzw. zu bestätigen (➤ Kap. 20.2). Dabei wird in sitzender Position des Kindes bei gestütztem Rücken der Kopf ein wenig nach hinten fallengelassen; die Arme machen hierbei eine ausfahrende Bewegung nach hinten und oben, bevor sie langsam zum Rumpf zurückkehren. Einen generellen Eindruck vom Tonus eines Neugeborenen vermittelt die Hochziehreaktion.

5.7.7 Haut

Häufige Befunde sind ein meist ubiquitäres Neugeborenenexanthem (Exanthema toxicum neonatorum), Milien auf dem Nasenrücken und der sogenannte Storchenbiss (Naevus simplex) im Kopf- oder Nackenbereich. Bei der Inspektion des Nabels sollte auf Zeichen einer Omphalitis in Form von Rötung und Sekretproduktion geachtet werden.

5.7.8 Dysmorphiezeichen

Auffällige Aspekte wie Lidachsenstellung, Augenabstand, Form der Nase und des Nasenrückens, Ohrposition und -form, Besonderheiten von Maxilla und Mandibula sollten genau dokumentiert werden. Weitere mögliche Befunde umfassen Syndaktylien, zusätzliche rudimentäre Fingeranlagen, Polydaktylien, Vier-Finger-Furche, Sandalenfurche usw. Letztlich entscheidet der klinische Gesamteindruck; bei Verdacht auf das Vorliegen einer chromosomalen Aberration ist eine Chromosomenanalyse hilfreich.

5.7.9 Reifezeichen

Die klinische Reifezeichenbestimmung kann anhand verschiedener Scores erfolgen. Am verbreitetsten sind in Deutschland derzeit die Scores von Farr, Ballard und Dubowitz. Darin gehen im Fall des Farr-Scores externe Zeichen wie Hautbeschaffenheit, Menge des Brustdrüsengewebes, Fußsohlenfalten und Ohrmuschelfaltung ein, im Falle der Scores von Ballard und Dubowitz zusätzlich neurologische Kriterien. In einer vergleichenden Untersuchung schnitt der Dubowitz-Score mit einer Anzahl von 93 % der Reifezeichenbestimmungen innerhalb einer Bandbreite von ± 2 Wochen um den errechneten Termin am besten ab.

5.8 Erstversorgung und Reanimation des Früh- und Reifgeborenen

Im Rahmen der Erstversorgung von Neugeborenen im Kreißsaal wird in ca. 10 % der Fälle eine Beatmung (Maske und Beutel, T-Piece, manuelle Inspiration am Beatmungsgerät) durchgeführt. Populationsgestützte Daten aus einem großen europäischen Kollektiv legen nahe, dass es in nur ca. 0,02 % von Spontanentbindungen oberhalb von 32 SSW zu einer Reanimationssituation mit Intubation kommt. Da es gerade in dieser Gruppe der weniger unreifen Früh- und Reifgeborenen nur bedingt vorhersehbar ist, welches Kind eine Reanimation benötigen wird (ABCD-Regel), ist es umso wichtiger, personell und apparativ jederzeit für diesen Fall gerüstet zu sein.

5.8.1 A – Atemwege

Bei wenigen reifen Neugeborenen und häufiger bei Frühgeborenen kann eine Atemwegsobstruktion durch Sekret Ursache einer fehlenden Eigenatmung sein. Dann sollte mit dem Absaugen begonnen werden, und zwar primär oral, danach nasal. Mittlerweile wird in den aktuellen ILCOR-Empfehlungen (2021) das Absaugen wieder *expressis verbis* erwähnt. Eine initiale Lungenbelüftung kann bei Vorhandensein von Sekret entweder durch das klassische Absaugen erfolgen oder alternativ durch die 5 großlumigen Atemhübe. Im Endeffekt geht es lediglich darum, Luft in eine ausreichende Anzahl von Alveolen zu bringen, um sekundär für einen Anstieg der Herzfrequenz zu sorgen. Sollte dies nicht innerhalb der ersten 30 Sekunden (s) zu einer Eigenatmung des Kindes mit einer Herzfrequenz > 100/min führen, wird mit der konventionellen Beatmung für 30 s begonnen.

5.8.2 B – Beatmung

Für eine effektive Beatmung ist es weniger wichtig, womit sie durchgeführt wird, als dass sie bei bestehender Indikation ohne Zeitverzögerung begonnen wird. So lässt sich bei fehlender Ausrüstung eine Mund-zu-Mund bzw. Mund-zu-Nase-Beatmung sehr effektiv durchführen. Im klinischen Umfeld steht i. d. R. ein Beatmungsbeutel oder ein T-Piece-System zur Verfügung; für die Effektivität sind dabei die adäquate Maskengröße und die Dichtigkeit des Systems entscheidend. Zielparameter einer angemessenen Ventilation ist hierbei das Erreichen einer sichtbaren Thoraxexkursion. Angestrebt wird eine Normoventilation mit einer Beatmungsfrequenz von 40–60/min. Alternativ kann im Rahmen einer Reanimation jederzeit eine Intubation indiziert sein. Dies hängt im Wesentlichen von der Expertise des Reanimierenden und dem zu erwartenden Verlauf der Grunderkrankung ab. Einmal begonnen wird diese Beatmung (sobald sie sicher effektiv ist!) für 30 s durchgeführt, dann erst erfolgt eine Kontrolle der Herzfrequenz. Wird das Hautkolorit im Verlauf der Beatmung rosig, ist der klinische Nachweis einer Zirkulation bereits erbracht. Ist dagegen die Herzfrequenz bei Kontrolle unter 60/min, wird nach den komplettierten 30 s Beatmung mit der Thoraxkompression begonnen.

5.8.3 C – Cardiokompression

Für die Technik der Thoraxkompression stehen im Neugeborenenalter zwei verschiedene Techniken zur Verfügung: einmal die Kompression mit zwei bis drei Fingern einer Hand von vorn auf dem unteren Sternumdrittel, alternativ mit beiden Daumen (über- oder nebeneinander) und mit beiden Händen den Thorax umfassend. Die angestrebte Frequenz der Kompression beträgt 90/min; die parallel durchgeführte Beatmung reduziert sich dann auf 30/min. Um eine effektive Druckerhöhung im Thorax zu erreichen, ist es wichtig, auf eine ausreichende Kompressionstiefe zu achten (⅓ des a.-p. Thoraxdurchmessers). Dabei sollen die Finger während der Relaxierungsphase auf dem Sternum verbleiben. Da auch während der Applikation von Thoraxkompressionen die Ventilation auf keinen Fall kompromittiert sein soll, wird empfohlen, ein striktes 3:1-Verhältnis bezüglich Kompression zu Ventilation durchzuführen. Dies bedeutet insgesamt 120 Ereignisse pro Minute oder eine Dauer von ½ s pro Ereignis. Dabei soll alle 30 s die Herzfrequenz überprüft werden; die Thoraxkompressionen werden fortgeführt, bis die Herzfrequenz > 60/min beträgt.

Praxistipp

Da alle 30 s die Effizienz der Reanimation überprüft werden soll, empfiehlt es sich, die die Ventilation durchführende Person bei jedem Atemhub zählen zu lassen. Die Frequenz der Beatmung beträgt 30/min oder 15/30 s. Wenn also bei jedem Atemhub laut bis 15 gezählt wird, sind danach idealerweise genau 30 s vergangen.

5.8.4 D – Drugs

Kommt es nach 30 s effektiver Thoraxkompression in Kombination mit Beatmung nicht zu einem Herzfrequenzanstieg auf > 60/min, erfolgt der Einsatz von Medikamenten. Das Medikament der Neugeborenenreanimation ist Adrenalin (engl. „epinephrine"). Adrenalin hat den Vorteil, dass es sowohl intravenös als auch intratracheal verabreicht werden kann. Dies ist der Zeitpunkt, zu dem zwecks Medikamentenapplikation entweder ein trachealer Tubus oder ein vaskulärer Zugang erforderlich ist. Der einfachste Zugangsweg ist die Nabelvene. Die Dosierung für Adrenalin beträgt 0,01–0,03 mg/kg KG pro Dosis, zum Zwecke der Dosierbarkeit wird üblicherweise eine Lösung 1 : 10.000 hergestellt. Diese Dosis kann alle 3–5 min wiederholt verabreicht werden, während Beatmung und Kardiokompression fortgeführt werden.

Über den Nabelvenenkatheter kann bei entsprechendem Bedarf auch Volumen in Form von kristalloider Lösung oder Blut gegeben werden. Auch eine Pufferung mit Natriumbikarbonat (wenngleich hier die Datenlage durchaus nicht eindeutig ist) kann über diesen Zugangsweg erfolgen. Diese Pufferung sollte idealerweise nach Blutgaskontrolle titriert werden und den pH-Wert in einen nicht azidotischen Bereich bringen, in dem Katecholamine auch maximal wirksam sein können.

Ein intraossärer Zugang mittels einer Knochennadel kann zumindest bei Reifgeborenen ein alternativer Zugangsweg sein, bei Frühgeborenen sind eine hohe Dislokationsrate und Nebenwirkungen wie Osteomyelitiden beschrieben.

5.8.5 E – Endotracheale Intubation

Eine Intubation kann zu verschiedenen Zeitpunkten während der neonatalen Reanimation indiziert sein:

- Zum trachealen Absaugen bei Mekoniumaspiration
- Falls Beutelbeatmung nicht effektiv ist
- Falls Kardiokompression erforderlich ist
- Bei dauerhafter Apnoe oder insuffizienter Eigenatmung
- Bei spezifischen Reanimationssituationen wie Zwerchfellhernie oder extrem niedrigem Geburtsgewicht

Der Zeitpunkt der Intubation hängt zusätzlich von den technischen Fähigkeiten und der Erfahrung des Reanimierenden ab. Die Utensilien für eine Intubation sollten an zentralen Punkten komplett und jederzeit verfügbar sein. Üblicherweise verwendete Tuben haben durchgehend einen einheitlichen Durchmesser, sind entsprechend den anatomischen Verhältnissen vorgekrümmt und haben eine röntgendichte Positionierungslinie, eine Zentimeterskala und eine Markierung des trachealen Tubusanteils zur Vermeidung bronchialer Intubationen. Von der routinemäßigen Verwendung von Führungsdrähten wird abgeraten. Ohnehin ist bei Neonaten die nasotracheale Tubusfixierung zuverlässiger; hierbei ist die Verwendung eines Führungsdrahts nicht hilfreich. Entscheidend ist das institutionelle Vorgehen (oral vs. nasal); dann können entsprechende Angaben zur idealen Position auch Anwendung finden. Eine Orientierung zum Tubusdurchmesser gibt ➤ Tab. 5.3.

Zur Intubation von Neugeborenen wird die Verwendung von geraden Spateln empfohlen, die Nomenklatur ist herstellerabhängig verschieden. Für Frühgeborene eignen sich Spatellängen von 4 cm, für reife Neugeborene werden 6 cm Spatellänge empfohlen. Der Erfolg der Intubation kann durch eine Reihe von Maßnahmen verifiziert werden:

Tab. 5.3 Geburtsgewicht, Gestationsalter und Tubusgröße

Gewicht [g]	Gestationsalter [SSW]	Tubusgröße [mm Innen-Ø]
< 1.000	< 28	2,5
1.000–2.000	28–34	3,0
2.000–3.000	34–38	3,5
> 3.000	> 38	3,5–4,0

- Sichtbare, seitengleiche Thoraxexkursion
- Atemgeräusch in beiden Axillae auskultierbar und fehlende Atemgeräusche über dem Magen
- Fehlende Magenüberblähung
- Bei durchsichtigen Endotrachealtuben: Feuchtigkeitsniederschlag im Tubuslumen während der Exspiration
- Klinische Verbesserung des kindlichen Zustands bezüglich Herzfrequenz, Hautkolorit und Aktivität
- Farbumschlag bei exhalativer CO_2-Messung

5

5.8.6 Sauerstoff

Seit den Empfehlungen des International Liaison Committee on Resuscitation (ILCOR) von 2010 wird bei der Reanimation von reifen Neugeborenen Raumluft anstelle von 100 % Sauerstoff verwendet. Bei Frühgeborenen sehen die Leitlinien die Verwendung von Raumluft oder einer Sauerstoffkonzentration bis max. 30 % vor und orientieren sich als Zielgröße der präduktalen Sättigung an der 25. Perzentile der Sättigung von Reifgeborenen (➤ Abb. 5.1). Allerdings äußert sich die ILCOR in keinster Weise zur empfohlenen Zeitachse, innerhalb derer diese Empfehlung Gültigkeit haben soll. Legt man Studienergebnisse zugrunde, nach denen im postnatalen Alter von 10 min die überwiegende Mehrzahl der Neugeborenen eine präduktale Sättigung von mehr als 90 % erreicht hat, erscheint es nicht unlogisch, ab diesem Zeitpunkt den tatsächlichen Sauerstoffbedarf durch Anheben des FiO_2 zu ermitteln.

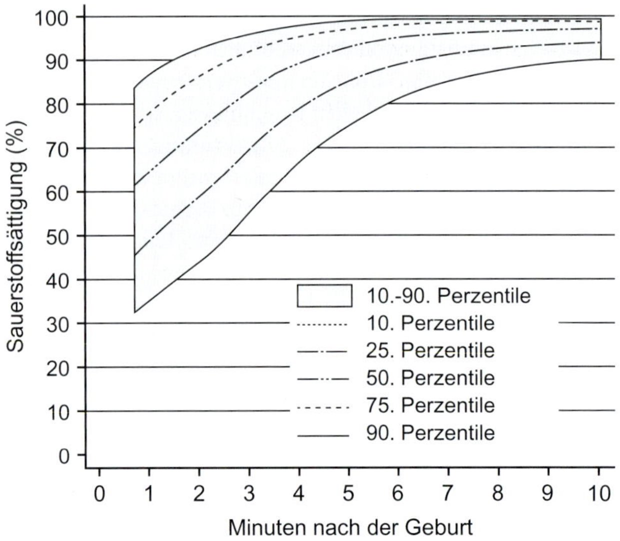

Abb. 5.1 Perzentile der präduktalen transkutanen Sauerstoffsättigung beim Reifgeborenen in den ersten 10 Lebensminuten [V786]

5.8.7 Volumenexpansion

Bei vorhandener Hypovolämie kann beim Neugeborenen eine Volumengabe notwendig werden. An einen Volumenmangel ist insbesondere dann zu denken, wenn ein Neugeborenes nicht adäquat auf die normalen Reanimationsmaßnahmen anspricht oder anamnestisch (Nabelschnurkomplikation) oder klinisch (blasses Hautkolorit, schwache Pulse) ein Hinweis auf einen Blutverlust besteht. Flüssigkeit der Wahl zur Volumensubstitution ist eine isotone Kochsalzlösung oder Ringerlaktat, bei definitiven Blutverlusten 0-negatives Blut. Albuminhaltige Lösungen sollten aufgrund der beobachteten Assoziation mit einer erhöhten Mortalität nicht verwendet werden. Die initiale Dosis bei Volumenexpansion beträgt 10 ml/kg KG über 5–10 min; dies kann bei entsprechender Klinik wiederholt werden. Zurückhaltung bezüglich großzügiger Volumengaben ist bei asphyktischen Neugeborenen und bei Frühgeborenen geboten.

5.8.8 Nach der Reanimation

Die Entscheidung, auf welchem Versorgungsniveau ein Neugeborenes nach Reanimation zu versorgen ist, hängt im Wesentlichen von der zugrunde liegenden Störung ab, die zur Reanimationssituation führte. Opioidüberhang oder Sekretverhalt können im Laufe der nächsten Stunden erneut auftreten, sodass eine kontinuierliche Überwachung angebracht ist. Die Therapie einer konnatalen Pneumonie oder Sepsis kann neben der antibiotischen Therapie auch eine Atem- oder Kreislaufunterstützung notwendig machen. Neben der Durchführung der Therapie ist auch ihre exakte Dokumentation unverzichtbar. Dabei werden neben den geburtshilflichen Basisdaten auch Zustandsbeschreibungen im Verlauf und alle Maßnahmen inkl. der verabreichten Medikamente und deren Dosierung dokumentiert. Gleichgültig in welchem Zustand sich das Neugeborene nach der Reanimation befindet, ist es wichtig, die Eltern baldmöglichst zu informieren und in die weiteren Entscheidungen einzubeziehen. Zusätzlich hat es sich als hilfreich erwiesen, Reanimationssituationen im Team nachzubesprechen.

5.9 Erstversorgung und Reanimation bei Fehlbildungen und in spezifischen postnatalen Situationen

Es gibt eine Reihe von Erstversorgungsszenarien, die ein spezifisches und damit von der Standardversorgung verschiedenes Vorgehen erfordern. Dazu gehören diverse angeborene Fehlbildungen, die per se ein mögliches Hindernis im Geburtskanal darstellen können (z. B. Omphalozele) bzw. deren Strukturen beim Durchtritt durch den Geburtskanal besonderer Gefährdung ausgesetzt sind (i. e. Spina bifida). Obwohl die Datenlage bezüglich der Frage des Geburtsmodus in diesen Fällen durchaus nicht eindeutig ist, wird in der klinischen Praxis bei Vorliegen derartiger Fehlbildungen überwiegend eine Sectio bevorzugt. Das hat u. a. mit der zeitlichen und logistischen Planbarkeit der notwendigen Eingriffe zu tun, mit tageszeitlich unterschiedlicher Personalstruktur und dem Bestreben, komplizierte Eingriffe unter optimalen Bedingungen durchzuführen. Oft von noch größerer Bedeutung als der Geburtsmodus ist allerdings die unmittelbare Primärversorgung eines Neugeborenen mit Fehlbildung. Hierzu gehört nicht nur die Vermeidung von Wärme- und Flüssigkeitsverlusten, sondern auch – sofern indiziert – die frühe Kontaktaufnahme und Kommunikation mit Anästhesie und Operateur sowie die OP-Koordination.

5.9.1 Mekoniumhaltiges Fruchtwasser

Etwa 12–18 % aller Geburten sind durch mekoniumhaltiges Fruchtwasser kompliziert. In diesen Fällen ist die – das Prozedere determinierende – Frage, ob das Neugeborene deprimiert ist oder nicht. Falls nicht, soll kein Absaugen erfolgen und das Neugeborene der Routineversorgung zugeführt werden. Falls sich das Neugeborene deprimiert präsentiert, sollte der Oropharynx abgesaugt und das Neugeborene anschließend – bei fehlender Eigenatmung – trotz möglicherweise noch vorhandenen Mekoniums beatmet werden. Hintergrund dieses Paradigmenwechsels ist die Tatsache, dass die Aspiration von Mekonium in der überwiegenden Mehrzahl der Fälle in utero stattfindet und durch postnatale Maßnahmen nicht wesentlich beeinflusst wird. Spätestens bei einer im Rahmen der Erstversorgung auftretenden Bradykardie sollte unabhängig vom Vorhandensein von Mekonium mit einer Beatmung (T-Piece, Maske und Beutel) begonnen werden.

5.9.2 Kongenitale Zwerchfellhernie

Die Standardbehandlung bei Vorliegen einer kongenitalen Zwerchfellhernie (engl.: „congenital diaphragmatic hernia" [CDH] beinhaltet unmittelbar postnatal die primäre Intubation und Beatmung mit dem Ziel der Vermeidung einer Hypoxämie und einer möglicherweise resultierenden persistierenden pulmonalen Hypertension des Neugeborenen. Die pathophysiologische Vorstellung hinter dieser Strategie ist die Vermeidung der Belüftung intrathorakaler Darmanteile bei einer nichtselektiven trachealen Beatmung, z. B. mit Maske und Beutel. Trotz einer hohen pränatalen Ultraschalldichte in Deutschland ist die intrauterine Detektion der kongenitalen Zwerchfellhernie keinesfalls in jedem Fall gegeben. Deshalb muss bei jedem reifen Neugeborenen mit ausgeprägter, sonst nicht erklärbarer Atemstörung an die Möglichkeit einer CDH gedacht werden. Klinische Hinweise ergeben sich aus einem einseitig fehlenden Atemgeräusch, dem Vorhandensein intrathorakaler Darmgeräusche, der Verlagerung des Herzspitzenstoßes und einer Tachydyspnoe, meist mit Zyanose. Da bei der CDH die Lungen i. d. R. sowohl hypoplastisch als auch dysfunktional sind, lautet das therapeutische Ziel: Normoxie bei möglichst niedrigen bis moderaten Beatmungsparametern. Weitere Details ➤ Kap. 5.15.1.

CAVE

Eine gefürchtete Komplikation bei der kongenitalen Zwerchfellhernie ist der kontralaterale Pneumothorax. Deshalb sicherstellen, dass die Ausrüstung zur Thoraxdrainage vorhanden ist.

5.9.3 Ösophagusatresie

Intrauterine Zeichen wie Polyhydramnion und nicht darstellbare Magenblase können bei der Diagnostik wegweisend sein. Die endgültige Diagnose bleibt der unmittelbaren postnatalen Präsentation vorbehalten. Versuche eines generellen Screenings mittels obligater Magensondierung bei allen Neugeborenen haben ebenfalls nur eine begrenzte Detektionsquote. Hauptziele bei Vorliegen dieser intrauterinen Verdachtsdiagnose sind die rasche radiologische Bestätigung der Diagnose und die Prävention von Mikroaspirationen. Dies kann durch Applikation einer kontinuierlichen Absaugung von Sekret im oberen Blindsack des Ösophagus („Schlürfsonde") und durch eine zeitnahe Durchführung der operativen Korrektur erreicht werden. Allerdings lassen sich Mikroaspirationen von Sekret aus der unteren Fistel (beim häufigsten Typ IIIb nach Vogt) durch gastroösophagealen Reflux nicht komplett vermeiden. Daraus folgt auch, dass Intubation und Beatmung nicht primär von Vorteil sind, weil auch diese die Aspiration über die untere Fistel nicht verhindern. In den meisten Fällen kann eine Intubation elektiv erfolgen. Die genaue Tubusposition lässt sich am elegantesten mit einer Optik bestimmen und stellt sicher, dass, bedingt durch die Tubusposition, der Ösophagus nicht überwiegend über die Fistel belüftet wird. Die Kombination von Ösophagusatresie und Frühgeburtlichkeit kann im Rahmen der Primärversorgung eine Herausforderung sein. In Abhängigkeit von der Position des Endotrachealtubus zur Fistellokalisation ist es u. U. schwierig, Surfactant adäquat in der Lunge zu verteilen, da bei geringer Compliance der Lunge eine relevante Menge von Surfactant auch den Weg in den Gastrointestinaltrakt nehmen kann. Hier hilft nur eine repetitive Dosierung von Surfactant, ggf. mit veränderter Tubusposition, bis letztendlich eine ausreichende Verbesserung der Lungencompliance erreicht ist.

5.9.4 Gastroschisis und Omphalozele

Primärziele der Erstversorgung von Neugeborenen mit beiden Fehlbildungen sind die Wahrung der Integrität und die Vermeidung einer Perfusionseinschränkung in prolabierten Darm- bzw. Organanteilen. Weiterhin wird versucht, die prolabierten Bauchinhalte keimfrei und ausreichend feucht zu halten. Hierfür empfiehlt sich die unmittelbar postnatale Lagerung in einer großen Plastiktüte, die sowohl für einen mechanischen und einen Verdunstungsschutz als auch für eine optische Beurteilbarkeit der prolabierten Organe sorgt. In diese Plastiktüte wird das Kind unmittelbar nach Entwicklung mit den Füßen voran positioniert und unterhalb der Axilla zugezogen und fixiert. Das lässt beide Hände und Arme frei für venöse Zugänge. Erfolgt die operative Korrektur des Defekts unmittelbar im Anschluss an die Entbindung, kann das Neugeborene im Rahmen der Primärversorgung intubiert und beatmet werden.

5.9.5 Spina bifida

Im Zusammenhang mit der Erstversorgung des Neugeborenen sind hier diejenigen Fälle einer Spina bifida gemeint, bei denen die Gefahr einer Schädigung des Myelons gegeben ist. Im Wesentlichen bezieht sich dies auf Myelomeningozelen (MMC); Ähnliches gilt für Enzephalozelen. Bei Vorliegen einer MMC erfolgt die Primärversorgung in Bauchlage; auch das ggf. erforderliche Anlegen eines nasopharyngealen CPAP ist so möglich. Auf den Defekt selbst werden sterile, kochsalzgetränkte Kompressen gelegt, um ein Austrocknen des darunterliegenden Gewebes zu verhindern. Tritt eine MMC in Kombination mit ausgeprägter Frühgeburtlichkeit auf oder wird aus sonstigen Gründen eine Intubation erforderlich, wird das Neugeborene von einer Person in Rückenlage so gehalten, dass kein Druck auf das Myelon ausgeübt wird. Nach der Intubation kann das Neugeborene dann weiter in Bauchlage versorgt werden.

5.9.6 Pierre-Robin-Sequenz

Die Primärversorgung dieser nicht ganz so seltenen Fehlbildung erfordert viel Erfahrung. Die assoziierte Retrognathie kann durch das Zurückfallen der Zunge in den Hypopharynx zu einer ausgeprägten Obstruktion der Atemwege führen. Oft ist eine konventionelle Intubation durch die Larynxverlagerung auch für den geübten Intubateur extrem schwierig; manchmal ist tatsächlich ein flexibles Endoskop zur Intubation erforderlich. Deshalb ist es wichtig, alternative Maßnahmen zur Vermeidung der Intubation zu kennen. Zu den primären Maßnahmen zur Freihaltung der Atemwege gehört die Bauchlage bzw. die Applikation eines Guedel- oder Wendl-Tubus. Die Alternative ist die Überwindung der Obstruktion durch die Zunge mithilfe eines ausreichend langen nasopharyngealen mononasalen CPAP-Tubus.

Praxistipp

Die Obstruktion der Atemwege bei der Pierre-Robin-Sequenz lässt sich durch Bauchlage, einen Guedel- oder Wendl-Tubus oder einen mononasalen Tubus überwinden.

5.9.7 Hydrops fetalis

Die Primärversorgung beim Hydrops fetalis erfordert in erster Linie mehrere Hände und eine gute Koordination aller Beteiligten. Dabei ist eine frühzeitige Aufgabenverteilung von besonderer Bedeutung für eine erfolgreiche Durchführung der Reanimationsmaßnahmen. Eine erste Person ist für die Atemwege zuständig; häufig wird bei bestehenden Pleuraergüssen eine endotracheale Intubation erforderlich sein. Für die Beurteilung des aktuellen Ausmaßes der Ergüsse kann ein zeitnah zur Geburt angefertigter intrauteriner Ultraschall hilfreich sein. Entsprechend dieser Information drainiert eine zweite Person die Pleuraergüsse z. B. mit Pigtail-Drainagen, die für die jeweils erforderliche Liegedauer in situ verbleiben können. Sobald mit diesen kombinierten Maßnahmen eine adäquate Lungenbelüftung erreicht ist, kann man eine Normalisierung der Kreislaufverhältnisse erwarten, ohne ggf. vorhandenen Aszites zu drainieren. Für die weitere Intensivüberwachung ist es in Fällen eines ausgeprägten Hydrops angemessen, die Nabelgefäße zu kanülieren, um so ein ausreichendes Monitoring der Vitalparameter zu gewährleisten. Je nach Ausgangswert des Hämatokrits kann zu diesem Zeitpunkt über die Nabelvene auch transfundiert werden, um der Pathophysiologie der Aufrechterhaltung des Hydrops aktiv entgegenzuwirken.

5.9.8 Perinatale Asphyxie

Das Ziel beim Neugeborenen, das bereits intrauterin bzw. sub partu eine Asphyxie erlitten hat, ist die schnelle Wiederherstellung normaler Perfusions- und Oxygenierungsverhältnisse. Dazu ist es besonders wichtig, rechtzeitig die Kommunikation zwischen Geburtshilfe und Pädiater zu etablieren und zu pflegen, um im Einzelfall die aktuellen Informationen bezüglich der Risikoeinschätzung des Feten zeitnah weiterzuleiten und den Erfordernissen des absehbaren postnatalen Notfalls gerecht werden zu können. Auch hier hat sich eine vorher festgelegte Arbeitsteilung bewährt: Ein Pädiater kümmert sich um die Atemwege, ein zweiter um den Kreislauf und ein(e) Kinderkrankenschwester/-pfleger um das Abtrocknen, die taktile Stimulation und das Monitoring. Diese Rollenteilung wird dem praktischen Reanimationsbedarf angepasst. Handelt es sich um einen nicht absehbaren Notfall oder sind in der Nachtdienstsituation nicht mehr Personen verfügbar, müssen die einzelnen Tätigkeiten zwischen zwei Personen verteilt werden. Seit der Verfügbarkeit der ILCOR-Empfehlung zur therapeutischen Hypothermie im Jahre 2010 gilt es, bereits im Rahmen der Reanimation darüber nachzudenken, ob die Kriterien für eine Kühlung erfüllt sind oder nicht. Nabelschnur-pH bzw. Base Excess stehen i. d. R. zeitnah zur Verfügung, und auch die Neurologie des Neugeborenen ist bereits früh beurteilbar. In der Kombination mit einem perinatalen Ereignis (z. B. vorzeitige Plazentalösung) reicht dies als Rechtfertigung für eine therapeutische Hypothermie bereits aus. Elegant ist es, wenn zusätzlich die Möglichkeit der Ableitung eines amplitudenintegrierten Elektroenzephalogramms (aEEG) besteht. Neben einem zusätzlichen Argument für den Beginn der Kühlung kann der Verlauf des aEEG über die Geschwindigkeit der Erholung des Hirnstrommusters wertvolle prognostische Hinweise geben.

5.10 Unreifeassoziierte Erkrankungen multikausaler Ätiologie mit besonderer Bedeutung von Perfusion und Sauerstoffpartialdruck

5.10.1 Retinopathie des Frühgeborenen

Epidemiologie Die „retinopathy of prematurity" (ROP) ist eine Erkrankung vor allem des sehr unreifen und untergewichtigen Frühgeborenen; die Inzidenz nimmt mit sinkendem Gestationsalter und Geburtsgewicht zu. Trotz einer Zunahme der Anzahl der sehr unreifen Frühgeborenen in den letzten Jahren hat die ROP in ihrer Häufigkeit abgenommen. Die Faktoren, die hierfür kausal in Betracht kommen, sind die weite Verbreitung der Pulsoxymetrie, der Einsatz von Surfactant, die antenatale Steroidgabe an die Mutter und die verbesserte Ernährungssituation der Frühgeborenen.

Pathogenese Eine entscheidende Rolle bei der Entstehung der ROP scheint dem „vascular endothelial growth factor" (VEGF) zuzukommen. Im Glaskörper wurden erhöhte VEGF-Spiegel bei Patienten mit ROP nachgewiesen; zusätzlich stimuliert die Glaskörperflüssigkeit das Wachstum von endothelialen Zellen in vitro. Aus verschiedenen Tiermodellen ist bekannt, dass hohe Sauerstoffpartialdrücke (wie im Fall der ausreifenden vaskularisierten Retina) die Expression von VEGF vermindern und zu einer Regression der retinalen Kapillaren führen. Umgekehrt führt eine relative Hypoxämie zu einer vermehrten Expression von VEGF und kann zu einer abnormalen Angiogenese beitragen. Pathogenetisch am deletärsten scheint ein beständiger Wechsel zwischen VEGF-Suppression und -Stimulation zu sein, der möglicherweise zu einem Nebeneinander von Vasoobliteration und übertriebener Vasoproliferation führen kann.

Symptome Das Grundproblem der ROP ist die inkomplette Vaskularisierung der Retina, und die ophthalmologischen Befunde zeigen die einzelnen Stadien dieser unterbrochenen Entwicklung. Der Ort der Unterbrechung der normalen Vaskulogenese hängt vom Zeitpunkt der Geburt und dem hierbei erreichten Gestationsalter ab. Die klinische Wertung der einzelnen Stadien der ROP hängt wiederum von der genauen Lokalisierung der vaskularisierten/avaskulären Grenze ab.

Diagnostik Die Diagnostik besteht aus der indirekten Ophthalmoskopie in Mydriasis. Die Einteilung der betroffenen Zonen ist ➤ Abb. 5.2 und eine Stadieneinteilung ➤ Tab. 5.4 zu entnehmen. In das Frühgeborenen-Screening werden derzeit alle Frühgeborenen mit einem Geburtsgewicht von < 1.500 g oder einem Gestationsalter von < 32 Wochen aufgenommen. Zusätzlich werden auch Frühgeborene zwischen 32 und 36 SSW untersucht, die postnatal für mehr als 3 Tage zusätzlichen Sauerstoffbedarf hatten. Die Erstuntersuchung findet in der 6. Lebenswoche statt, nicht aber vor einem postmenstruellen Alter von weniger als 31 SSW. Die Abstände zu weiteren Untersuchungen ergeben sich aus dem Untersuchungsbefund und sollten bis zur Ausreifung der Retina oder einer deutlichen Befundbesserung nach dem errechneten Geburtstermin erfolgen.

Tab. 5.4 Stadieneinteilung der ROP nach internationaler Klassifikation

Stadium	Befund
1	Demarkationslinie
2	Prominente Leiste
3	Prominente Leiste und extraretinale fibrovaskuläre Proliferationen
4	Partielle Amotio retinae
• 4a	• ohne Makulabeteiligung
• 4b	• mit Makulabeteiligung
5	Totale Amotio retinae

Prävention Es gelten die Grundsätze der Vermeidung von Frühgeburtlichkeit. Zusätzlich effektiv sind die Gabe von antenatalen Steroiden und die Vermeidung unnötiger Schwankungen der Sauerstoffsättigung. Alle weiteren Interventionen wie Lichtreduktionen auf Neugeborenen-Intensivstationen oder das Anstreben höherer Sauerstoffkonzentrationen bei bestehender ROP haben keinen positiven Effekt im Sinne einer reduzierten Inzidenz zeigen können. Sie Substitution von Tocopherol hat einer Metaanalyse zufolge zwar einen positiven Effekt auf die ROP, führt aber zu häufigerem Auftreten anderer unreifeassoziierter Komplikationen beim Frühgeborenen.

Therapie Therapeutisch lässt sich mit einer Koagulationstherapie die sonst drohende retinale Ablösung verhindern. Dies geschieht üblicherweise mittels Lasertherapie. In den letzten Jahren hat sich bei definierten Lokalisationen der ROP die intravitreale Injektion der VEGF-Antagonisten Bevacizumab und Ranibizumab etabliert.

Prognose Stark abhängig vom Ausmaß der Proliferation, vom Erfolg der Intervention und von der resultierenden Narbenbildung.

5.10.2 Nekrotisierende Enterokolitis

Epidemiologie Die nekrotisierende Enterokolitis (NEC) ist eine Erkrankung überwiegend des Frühgeborenen mit höchst variabler

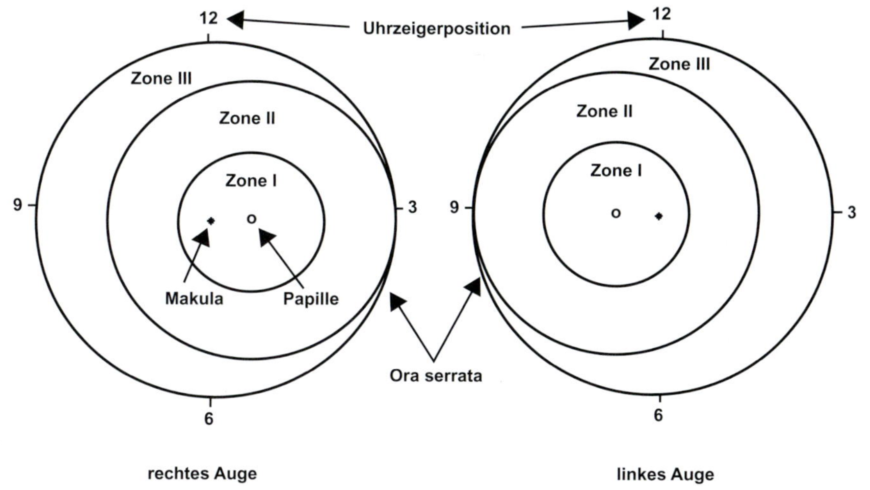

Abb. 5.2 Zoneneinteilung der ROP [V786]

Inzidenz von 2,6 bis zu 28 %. Dabei ist bekannt, dass die NEC typischerweise in sowohl räumlichen als auch zeitlichen Clustern auftritt.

Pathogenese Die Ätiologie dieser Erkrankung ist ungeklärt; ein multifaktorielles Geschehen wird angenommen. Wesentliche Faktoren in diesem Szenario sind ein unreifer Darm, dessen Mukosa nicht für die Belastung durch enterale Nahrung konzipiert ist, bzw. eine Darmwand, deren Perfusion durch die Persistenz eines Rezirkulationsvitiums (i. e. offener Ductus arteriosus Botalli) oder aus anderen Gründen eingeschränkt ist, eine verminderte intestinale Peristaltik, die häufig nur mit Mühe und über Tage zu einer Entleerung zähen Mekoniums führt, sowie die Präsenz verschiedenster potenziell pathogener Erreger in diesem Darm.

Symptome Initiale Symptome sind diskret und können vielfältig sein. Meist stehen Zeichen der Nahrungsunverträglichkeit wie hämatinhaltige oder gallige Magenreste, abdominale Distension oder gelegentlich Blutauflagerungen im Stuhl im Vordergrund. Zeichen der systemischen Reaktion folgen mit Glukoseverwertungsstörung, metabolischer Azidose und ultimativ dem Anstieg der Infektionsparameter. Gleichzeitig schreitet die abdominale Distension fort, die Perfusion in der Darmwand nimmt bedingt durch die Distension ab, die Bauchhaut wird glänzend, die Venenzeichnung nimmt zu, und die Peristaltik sistiert.

Diagnostik Entscheidend ist die klinische Präsentation; Laborparameter tragen lediglich zu einer Bestätigung der Diagnose bei. Das Röntgen des Abdomens ist hilfreich zur Bestätigung oder zum Ausschluss einer Perforation. Eine Pneumatosis intestinalis kann Zeichen einer NEC sein, aber auch im Zusammenhang mit anderen abdominalen Affektionen auftreten (➤ Abb. 5.3).

Prävention Eine effektive Prävention ist in Anbetracht der multikausalen und letztendlich ungeklärten Ätiologie schwierig. Ein Ausschalten des Risikofaktors offener Ductus arteriosus Botalli ist auch aus anderen Gründen erstrebenswert, ein gutes kontinuierliches, nichtinvasives Monitoring der intestinalen Perfusion ist nicht verfügbar. Ein protektiver Effekt konnte außer für die Muttermilchernährung für eine Therapie mit Probiotika gezeigt werden.

Therapie Die konventionelle Therapie der NEC besteht aus Nahrungskarenz und antibiotischer Therapie neben den üblichen supportiven Maßnahmen der neonatologischen Intensivmedizin. Bei erfolgter Perforation besteht die Therapie in einer Laparotomie mit einer Evaluation des betroffenen Darms, ggf. einer Resektion nekrotischer Anteile (➤ Abb. 5.4) und einer Ausleitung zwecks Entlastung.

Prognose Abhängig vom Ausmaß der erkrankten Darmabschnitte bzw. der verbleibenden Resorptionsfläche, der Komorbidität und der resultierenden Verlängerung der stationären Aufenthaltsdauer. Als Gesamtgruppe haben Frühgeborene mit einem Geburtsgewicht von < 1.000 g eine deutliche Entwicklungs- und Wachstumsverzögerung.

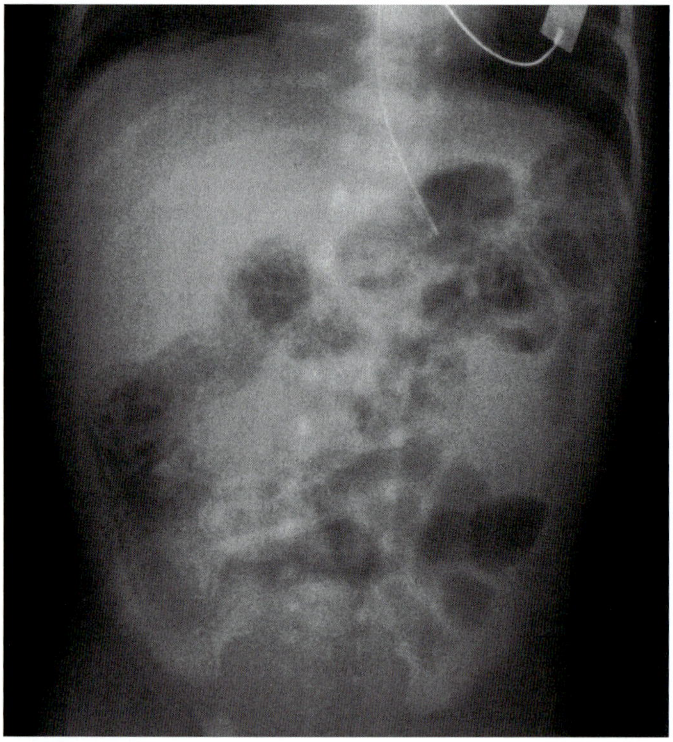

Abb. 5.3 Pneumatosis intestinalis [T699]

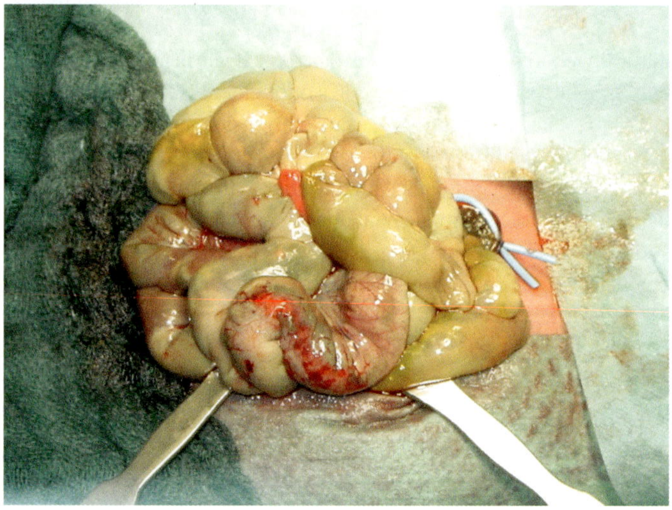

Abb. 5.4 Nekrotische Darmanteile nekrotisierende Enterokolitis [T699]

5.11 Erkrankungen des Neugeborenen als Folge einer Erkrankung, Infektion, Antikörperbildung oder Substanzabusus der Mutter

5.11.1 Plazentainsuffizienz

Die Ursachen für eine plazentare Dysfunktion lassen sich in drei Bereiche unterteilen (➤ Tab. 5.5):

- Durchblutung des intervillösen Raums, i. e. die Perfusion des Uterus

Tab. 5.5 Ursachen von IUGR („intrauterine growth retardation")

Lokalisation der Ursache	Grunderkrankung bzw. Risikofaktor
Mütterliche Ursachen	Arterieller Hypertonus, Diabetes, Anämie, Vitium cordis, Gestose, niedriges bzw. hohes mütterliches Alter, Untergewicht, vorheriges SGA, geringe Gewichtszunahme während der Schwangerschaft, körperliche Arbeit während der Schwangerschaft, Teratogene (z. B. Alkohol, Drogen, Strahlung), Aufenthalt in großer Höhe
Plazentare Ursachen	Anlagestörungen, Verkalkungen bei mütterlichen vaskulären Erkrankungen, Mehrlinge, Tumoren
Fetale Ursachen	Chromosomale Aberrationen, Fehlbildungssyndrome, intrauterine Infektionen, Mehrlinge, konstitutionell

- Struktureller Aufbau der Plazenta und Störungen desselben
- Durchblutung der Plazenta, i. e. des fetalen Kreislaufs

Die gemeinsame Endstrecke der gestörten Plazentafunktion ist eine fetale Wachstumsbeschränkung. Ursache hierfür können systemische mütterliche Erkrankungen wie z. B. Hypertension, Anämie, Gestose, Mangelernährung oder Rauchen sein, in der Mikrostruktur der Plazenta liegen oder eine fetale Ursache haben. Störungen dieser funktionellen plazentaren Einheit können akut (Minuten bis Stunden), subakut (Tage) oder chronisch (Wochen) auftreten. Entsprechend dem Zeitpunkt des Auftretens werden symmetrische von asymmetrischen Wachstumsretardierungen unterschieden: Symmetrisch bedeutet Einschränkung von Gewicht, Länge und Kopfumfang und spricht eher für einen früh während der Schwangerschaft einsetzenden Prozess. Asymmetrische Wachstumsretardierung dagegen zeigt nur eine Beschränkung des Gewichts oder von Länge und Gewicht und impliziert einen später im Verlauf der Schwangerschaft einsetzenden Prozess der Wachstumslimitierung.

Intrauterin wird im angloamerikanischen Sprachraum von Wachstumsretardierung (IUGR) gesprochen. Entgegen historischen Annahmen findet postnatal zwar ein gewisses Aufholwachstum statt, eine gleiche Endgröße bzw. ein gleiches Endgewicht wird – wie der Begriff der Wachstumsverzögerung suggeriert – in vielen Fällen nicht erreicht. Angemessener wäre deshalb in Fortführung der Abkürzung IUGR der Begriff der **intrauterinen Wachstumsrestriktion,** definiert als ein intrauterines Wachstum < 10. Perzentile (➤ Abb. 5.5). Das postnatale Ergebnis einer

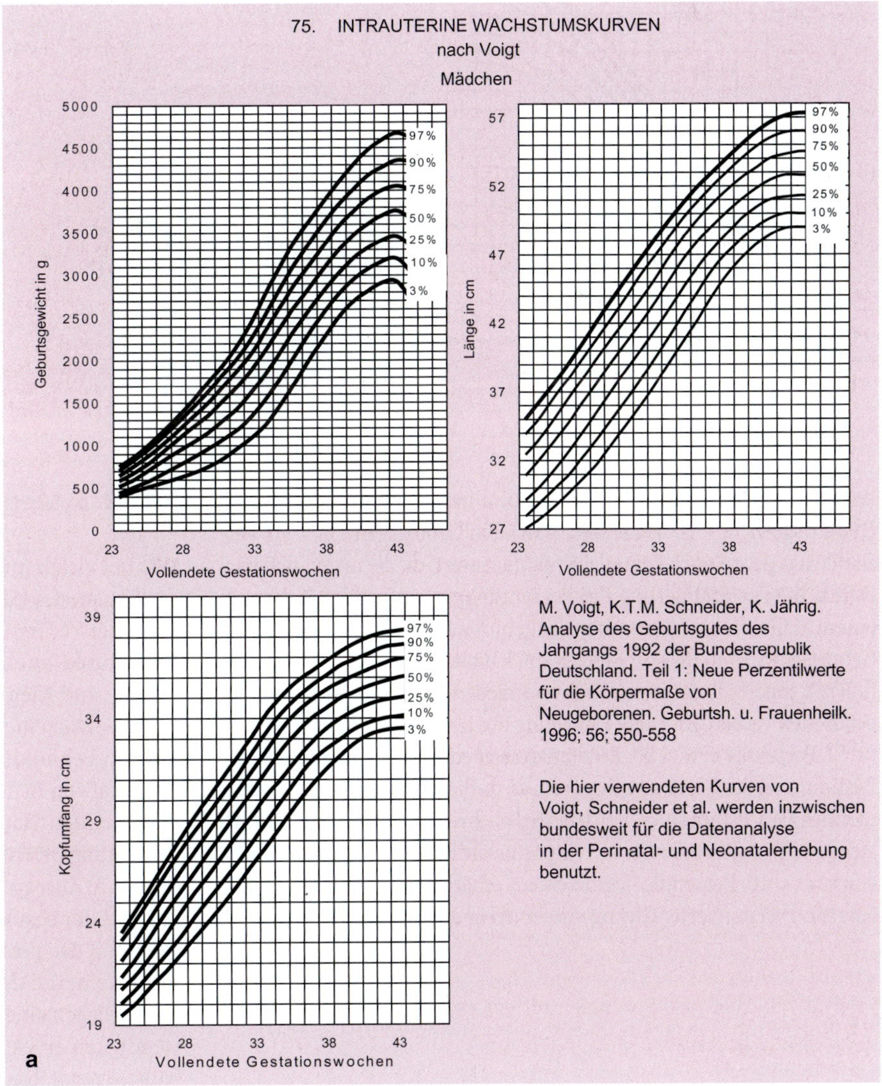

Abb. 5.5 Intrauterine Wachstumskurven [H087-001]

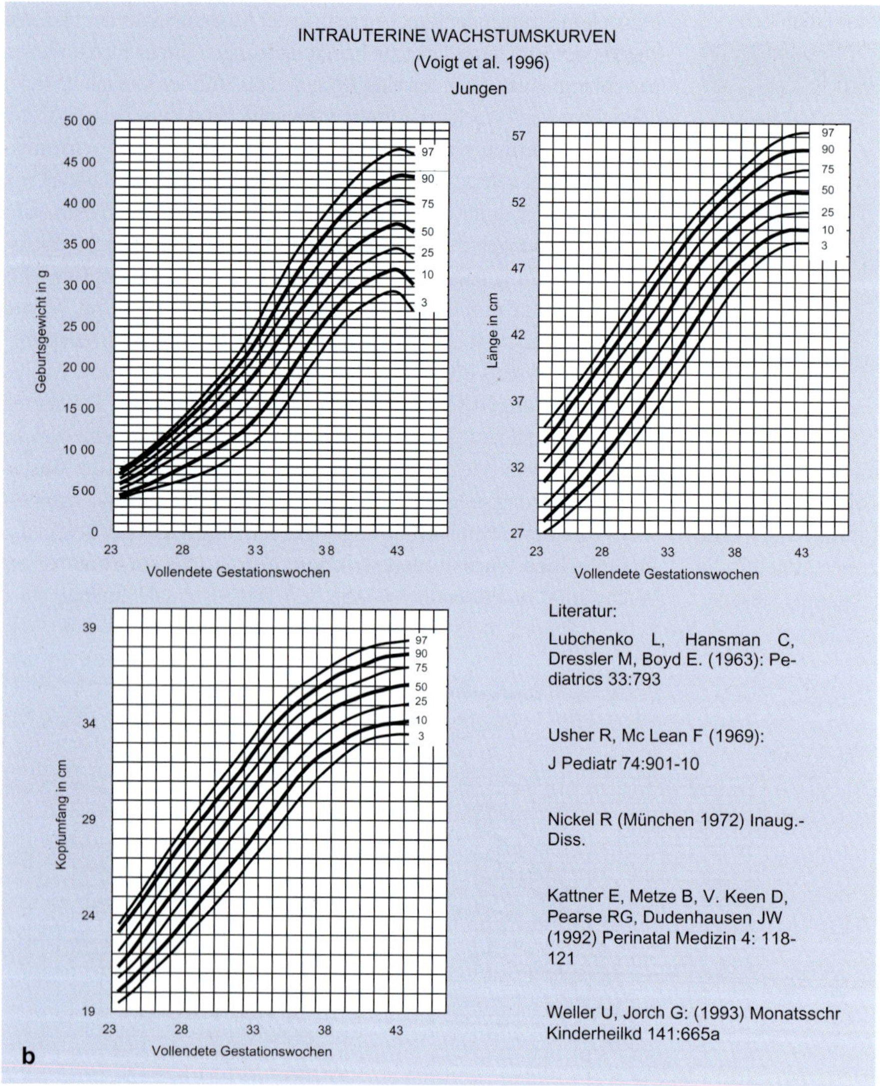

Abb. 5.5 Intrauterine Wachstumskurven [H087-001]

intrauterinen Wachstumsrestriktion ist ein hypotrophes Neugeborenes (Geburtsgewicht < 10. Perzentile, SGA). Ein Geburtsgewicht < 10. Perzentile hat per se noch keinerlei Krankheitswert, da die ursprünglichen Daten, die zur Etablierung der Perzentilenkurven geführt haben, in einem Kollektiv von gesunden Neugeborenen erhoben wurden. Ein Geburtsgewicht in diesem Bereich soll lediglich eine Risikogruppe definieren, innerhalb derer sich auch verschiedene Erkrankungen des Neugeborenen verbergen. Diese Einteilung der postnatalen Risikogruppen (< 10. Perzentile bzw. > 90. Perzentile) setzt eine möglichst zuverlässige Bestimmung des Gestationsalters voraus, da die intrauterinen (wie extrauterinen) Wachstumskurven sich bezüglich ihrer Zeitachse ausschließlich am Gestationsalter orientieren. Die postnatale Bedeutung eines Geburtsgewichts < 10. Perzentile liegt in einem erhöhten Hypoglykämierisiko aufgrund verminderter Glykogenreserven in den ersten Lebenstagen.

5.11.2 Systemischer Lupus erythematodes

Wie bei vielen mütterlichen Erkrankungen kann auch beim Lupus erythematodes (SLE) eine Verbesserung, eine Verschlechterung oder keinerlei Veränderung während einer Schwangerschaft eintreten. Organfunktionen, die einer engmaschigen Kontrolle unterliegen sollten, sind Nierenfunktion und Blutdruckkontrolle. Die Abortrate ist gegenüber einem gesunden Kontrollkollektiv erhöht, eine erhöhte Rate an Fehlbildungen ist hingegen beim SLE nicht beschrieben. Neonatal von Bedeutung ist das **neonatale Lupussyndrom** mit entsprechenden Hauterscheinungen beim Neugeborenen und/oder Reizleitungsstörungen am Herzen. Diese treten gehäuft bei Müttern mit SS-A-Autoantikörpern auf; die Diagnose sollte bereits pränatal anhand der resultierenden fetalen Herzfrequenz gestellt werden. Während das postnatale Management beim neonatalen Lupussyndrom keinerlei therapeutische Interventionen erfordert, stellt sich bei Vorliegen einer postnatalen Sinusbradykardie die Frage der Notwendigkeit einer Schrittmacherintervention. Da durch eine häufig frühe, irreparable Schädigung des Reizleitungssystems eine spontane

Erholung der betroffenen Zellen nicht zu erwarten ist, lässt sich die Frage der Schrittmacherindikation entsprechend der Höhe der Herzfrequenz relativ früh nach der Geburt bereits beantworten.

5.11.3 Intrauterine Infektionen

MERKE

Unter dem Akronym STORCH (engl.: TORCH) wird eine Reihe von Erregern subsumiert, die alle für intrauterine Infektionen und deren postnatale Präsentation verantwortlich sind:

- **S**yphilis (➤ Kap. 10.2.22)
- **T**oxoplasmose (➤ Kap. 10.3.72)
- **O**thers für HIV (➤ Kap. 10.3.29), Hepatitis (➤ Kap. 10.3.26), Varizellen (➤ Kap. 10.3.75), Parvovirus B19 (➤ Kap. 10.3.50) usw.
- **R**öteln (➤ Kap. 10.3.60)
- **C**ytomegalie (➤ Kap. 10.3.12)
- **H**erpes (➤ Kap. 10.3.27)

5.11.4 Amnioninfektionssyndrom

Definition Das Amnioninfektionssyndrom (AIS; engl. „chorioamnionitis") oder seit Kurzem auch Triple-I („intrauterine infection/inflammation") genannt, ist eine meist bakterielle Infektion des Fruchtwassers, die subklinisch, aber auch mit deutlichen Symptomen bei der Mutter und beim Feten verlaufen kann. Assoziierte Symptome sind Fieber der Mutter, maternale oder fetale Tachykardie, übelriechendes Fruchtwasser oder maternale Leukozytose; häufig hat vorher ein Blasensprung stattgefunden.

Epidemiologie Traditionelle Inzidenzangaben variieren zwischen 1 und 2 %; einzelne Studien berichten von AIS-Häufigkeiten von > 10 % in ausgesuchten Risikokollektiven. Spezifische Risikofaktoren stellen niedrige Parität, Dauer der Blasensprunglatenz, Anzahl der vaginalen Untersuchungen und Dauer der Wehentätigkeit dar. Ein AIS auch ohne vorherigen Blasensprung ist bei vorzeitiger Wehentätigkeit im Gestationsalter der Frühgeburtlichkeit deutlich häufiger als terminnah. Subklinische AIS-Zeichen sind bei der Mehrzahl der Mütter mit vorzeitiger Wehentätigkeit im Frühgeborenengestationsalter vorhanden. Allerdings ist trotz vorliegender histologischer Inflammationszeichen in der Plazenta nur in ca. der Hälfte der Fälle auch ein Erreger isolierbar.

Pathogenese Bakterien können die Amnionhöhle auf drei Hauptwegen erreichen: aszendierend, hämatogen und durch direkten Kontakt im Rahmen einer Prozedur. Dabei spielt der aszendierende Infektionsweg die bei Weitem größte Rolle, was aus der Tatsache hervorgeht, dass sich die typischerweise im unteren Genitaltrakt vorhandenen Erreger und die ein AIS verursachenden Erreger gleichen (➤ Box 5.1). Weiterhin weiß man aus Studien an Zwillingsschwangerschaften, dass bei Nachweis von Bakterien in wenigstens einer Fruchthöhle die untere Fruchthöhle praktisch in allen Fällen von der Infektion betroffen ist.

Box 5.1

Erreger des Amnioninfektionssyndroms

- Streptokokken der Gruppe B
- *Escherichia coli*
- Enterokokken
- *Gardnerella vaginalis*
- *Peptostreptococcus* spp.
- *Bacteroides bivius*
- *Bacteroides fragilis*
- *Fusobacterium* spp.
- *Mycoplasma hominis*
- *Ureaplasma urealyticum*

Bestimmte Bakterien können die Amnionhöhle auch transplazentar erreichen. Hierzu gehören Listerien, die auf diesem Weg nach Ingestion von Rohmilch bzw. Rohmilchkäse zu einer intrauterinen Infektion des Feten führen können.

Prozedurenassoziierte Infektionen der Amnionhöhle kommen selten bei Amniozentesen vor. Die Inzidenz einer Chorioamnionitis in Zusammenhang mit der Anlage einer Cerclage ist deutlich größer (bis > 50 %). Allerdings ist in Fällen einer Zervixinsuffizienz vor der 24. SSW eine Kolonisierung der Amnionflüssigkeit in einem hohen Prozentsatz auch bereits vor der Anlage einer Cerclage nachweisbar (sodass die Prozedur als Folge der zunächst vorhandenen Chorioamnionitis gewertet werden muss).

Diagnostik Die Diagnose des Vollbilds eines AIS gestaltet sich eher einfach, wohingegen die subklinische Präsentation eines AIS deutlich schwieriger interpretierbar ist. Besonders da die subklinische Variante des AIS mit vorzeitiger Wehentätigkeit und vorzeitigem Blasensprung im Gestationsalter der Frühgeburtlichkeit assoziiert ist, wäre eine frühe Diagnose vor Beginn der Infektion des Feten besonders erstrebenswert.

Neben der eingehenden klinischen Untersuchung stehen an labortechnischen Untersuchungen das Blutbild und das CRP zur Verfügung, beide mit schlechten positiven wie auch schlechten negativen prädiktiven Werten. Im Vaginalabstrich lassen sich die Keime des üblichen Erregerspektrums vorzeitiger Wehentätigkeit nachweisen. Da das kulturelle Ergebnis aus Vaginalabstrich oder Amniozentese erst Tage später vorliegt, sind alternative Methoden wie Gram-Färbung, Glukosekonzentration im Fruchtwasser, Anzahl der Leukozyten im Fruchtwasser, IL-6 und weitere Parameter untersucht worden.

Prävention und Therapie Da die zugrunde liegende beginnende Infektion in den meisten Fällen nicht wirksam verhindert werden kann, gilt es, die Folgen von Blasensprung, vorzeitiger Wehentätigkeit und drohender Frühgeburtlichkeit zu vermeiden. Für das konkrete Management hat die Frage des Gestationsalters wegweisende Bedeutung:

- Im Bereich **oberhalb von 37 SSW** empfiehlt es sich, das Geburtsgeschehen zu beschleunigen, um ein Übergreifen der Infektion auf den Feten zu verhindern. Präferenziell wird hierbei die vaginale Geburt angestrebt, vorzugsweise innerhalb der auf die

Diagnose folgenden 12 h. Jenseits dieses Zeitintervalls bzw. bei primärer Entscheidung zum Kaiserschnitt steigt das maternale Morbiditätsrisiko.

- **Unterhalb von 37 SSW** ist in aller Regel ein abwartendes Vorgehen bezüglich der Entbindung gerechtfertigt, bestehend aus Tokolyse, antibiotischer Therapie und, bei einem Gestationsalter von < 34 Wochen, einer antenatalen Steroidgabe zur Lungenreifung.

5.11.5 Morbus haemolyticus neonatorum

Die Hämolyse beim Neugeborenen durch Isoimmunisierung der Mutter kommt durch einen Übertritt fetaler Erythrozyten in den mütterlichen Kreislauf und anschließende Antikörperbildung gegen fetale Erythrozytenoberflächenantigene zustande. Durch die freie Passierbarkeit der Plazenta für Antikörper der IgG-Klasse erreichen diese im fetalen Kreislauf die Oberflächenantigene der fetalen Erythrozyten, reagieren mit ihnen und zerstören sie. Die Inzidenz und der klinische Ausprägungsgrad der Hämolyse hängen vom Typ der Blutgruppenunverträglichkeit zwischen Mutter und Kind ab. Die größte Rolle spielen auch heute noch Rhesusantikörper, gefolgt von A0- bzw. B0-Inkompatibilitäten und selteneren Antikörpern im Kell- oder Duffy-System.

5

5.11.6 Rhesus-Inkompatibilität

Epidemiologie Die Häufigkeit der Rhesus-Inkompatibilität hängt direkt von der Prävalenz des Rh-negativen Antigens ab. In Japan und China ist die Prävalenz fast null, im kaukasischen Teil der amerikanischen Bevölkerung beträgt sie bis zu 15 %. Die Inzidenz in Deutschland lag vor Einführung der Anti-D-Immunglobulin-Prophylaxe bei ca. 4–5/1.000 Neugeborenen. Nach der Einführung von Anti-D im Jahre 1963 war dieser Prozentsatz rückläufig auf ca. 0,5–1 ‰. Bei derselben Schwangeren variiert das Ausmaß der hämolytischen Erkrankung stark von Kind zu Kind. Häufig ist die erste Schwangerschaft klinisch etwas weniger betroffen; ab der zweiten Schwangerschaft bleibt das Erkrankungsausmaß etwa gleich.

Pathogenese Bereits die Übertragung von weniger als 0,1 ml Zellen kann für eine intrauterine Immunisierung ausreichen. Nach Schätzungen entwickelt ca. 1 % aller Rh-negativen Schwangeren Antikörper aufgrund von transplazentaren Blutungen vor der Geburt ihres ersten Kindes.

Diagnostik Der Antikörpersuchtest bei der Mutter während der Schwangerschaft gehört in Deutschland zum Routineprogramm der Schwangerschaftsüberwachung. In Abhängigkeit davon, ob eine Sensibilisierung stattgefunden hat, werden regelmäßige sonografische Kontrollen beim Feten durchgeführt. Heute ist der Standard des intrauterinen Managements die Chordozentese und die Bestimmung des fetalen Hämatokrits; bei Bedarf kann während der gleichen Intervention auch über die punktierte Nabelschnur transfundiert werden.

Prävention und Therapie Die Prävention besteht in einer konsequenten Durchführung der Anti-D-Prophylaxe, der Antikörpersuchtests und der Vermeidung unnötiger Prozeduren, die zu einer Sensibilisierung führen können.

5.11.7 AB0-Inkompatibilität

Pathogenese Im Gegensatz zur Rhesus-Inkompatibilität kommt es bei Unverträglichkeiten im AB0-System nicht zu einer intrauterinen Beeinträchtigung des Feten. Nach einem Übertritt der mütterlichen Antikörper sub partu kommt es mit einer kurzen Latenzzeit zur neonatalen Hämolyse.

Diagnostik Identifizierung der Antikörper, Quantifizierung der neonatalen Hämolyse und Bilirubinbildung.

Prävention und Therapie Wirksame Präventionsmaßnahmen sind nicht bekannt. In den meisten Fällen einer Inkompatibilität im AB0-System ist beim Neugeborenen eine wirksame Fototherapie ausreichend; nur gelegentlich ist eine Austauschtransfusion erforderlich.

5.11.8 Substanzabusus während der Schwangerschaft

Hintergrund

Dies ist kein wirklich neues Phänomen, allerdings ist die Anzahl der zur Verfügung stehenden Drogen (Stichwort: Designerdrogen) größer geworden. Da viele Drogenkonsumentinnen ihre eigene Gesundheit (und auch die ihres Feten bzw. Kindes) vernachlässigen und häufig keine adäquate Überwachung der Schwangerschaft gewährleistet ist, ist die Erhebung einer genauen Anamnese und des aktuellen Status der werdenden Mutter von besonderer Bedeutung. Wichtig zu erheben ist, wie die Schwangere ihre Drogen finanziert oder ob sie in ein Methadonprogramm eingebunden ist. Der Lebensstil vieler i. v. Drogennutzer mit häufig wechselnden Sexualpartnern, Prostitution oder dem gemeinsamen Benutzen von Utensilien zur i. v. Drogenzufuhr stellt ein infektiologisches Risiko zunächst für die Schwangere, später auch für das Kind dar. Deshalb sollte nach einer Reihe von typischen Infektionen gesucht werden, inkl. Chlamydien, Gonorrhö, Syphilis, Hepatitis, Herpes, Tuberkulose und HIV.

Diagnostik

Der Nachweis konsumierter Drogen kann aus mütterlichem Urin, besser jedoch aus einer Haarprobe gewonnen werden. Dabei spiegelt der proximalste Anteil des Haares die kürzer zurückliegende Zeitspanne wider, der distale Anteil weiter zurückliegende Ereignisse. Der Nachweis von Substanzen beim Neugeborenen erfolgt am besten aus dem Mekonium, das durch seine „Gedächtnisfunktion" fast den gesamten intrauterinen Aufenthalt widerspiegelt. Alternativ kann auch beim Neugeborenen eine Haarprobe auf Substanzabusus untersucht werden.

Einzelsubstanzen

Kokain

Der Kokainkonsum hat in den vergangenen Jahren bei Schwangeren deutlich zugenommen. Obwohl auch die intranasale Applikationsform noch verbreitet ist, wird Kokain zunehmend in Form von Crack geraucht. Kokain ist ein Stimulans des zentralen Nervensystems (ZNS) und wirkt durch Hemmung der Wiederaufnahme von Katecholaminen sowohl im peripheren Nervensystem als auch im ZNS. Der Nachweis erfolgt durch die Anamnese und eine Urinprobe, die Haaranalyse spiegelt in ihrer Aussage einen längeren Zeitraum wider.

Nach einer Injektion von Kokain bei Schwangeren wurden Blutdruckschwankungen sowohl bei der Schwangeren als auch beim Feten nachgewiesen. Unmittelbar nach einer Gabe von Kokain findet sich eine reduzierte Perfusion des Uterus mit resultierender fetaler Minderperfusion. Sowohl intrazerebrale Blutungen als auch Hirninfarkte in der Perinatalperiode sind bei diesen Kindern berichtet worden. Möglicherweise ist die repetitive Minderperfusion ein Faktor, der bei Kindern von Kokain konsumierenden Müttern zu einer Wachstumsrestriktion beiträgt. Aber auch hier lassen sich weitere Faktoren wie sozioökonomischer Status, Ernährungsstatus, Einnahme weiterer Substanzen in ihrem Einzeleinfluss auf das Gesamtresultat „Hypotrophie beim Neugeborenen" nicht quantifizieren. Ähnliches gilt für die neurologische Entwicklung von Kindern Kokain konsumierender Mütter: Während einige Untersucher zeigen konnten, dass diese Kinder häufiger Lernschwierigkeiten und Aufmerksamkeitsdefizite aufweisen, kamen andere Untersucher zu einem konträren Ergebnis.

Für das praktische Management empfiehlt sich, nach der Geburt mittels Sonografie eine zerebrale Blutung bzw. einen Infarkt auszuschließen. Obwohl lange Zeit davon ausgegangen wurde, dass intrauterine Kokainexposition kein postnatales Entzugssyndrom zur Folge haben würde, mehren sich derzeit gegenteilige Hinweise.

Opioide

In der Verwendung als Analgetikum haben Opioide eine lange Tradition. Die Derivate des Opiums umfassen Meperidin, Heroin, Methadon und Codein. Diese Substanzen können auf beinahe allen Applikationswegen konsumiert werden. Da ein akuter Entzug während der Schwangerschaft zu einer erheblichen Belastung für den Feten werden und sogar zu seinem Absterben führen kann, wird hiervon abgesehen und stattdessen eine kontrollierte Substitution mit Methadon versucht. Orale Applikation mit langer Wirkungsdauer, definierte Dosis, kein Needle-Sharing und fehlende Notwendigkeit von Beschaffungsprostitution und -kriminalität sind die wesentlichen Vorteile dieser Strategie.

Opioideffekte auf den Feten bzw. das Neugeborene sind Wachstumsretardierung, Frühgeburtlichkeit, perinatale Asphyxie, mekoniumhaltiges Fruchtwasser und postnatale Entzugssymptomatik. Allerdings besitzen Drogenabhängige viele weitere Risikofaktoren, sodass die aufgelisteten Zustände nicht unbedingt monokausal dem Opioidabusus zuzuordnen sind.

Etwa 85 % der Kinder opioidabhängiger Mütter entwickeln ein neonatales Entzugssyndrom von variabler Dauer und Intensität. Die Symptome des neonatalen Drogenentzugs sind zahlreich. Zur Quantifizierung des Entzugssyndroms hat sich in der klinischen Praxis der Score nach Finnegan bewährt (➤ Tab. 5.6). Hiernach lässt sich auch eine neonatale Substitutionstherapie mit Tinctura opii oder einer wässrigen Morphinlösung steuern.

Marihuana

Das amerikanische National Institute on Drug Abuse (NIDA) schätzt den Prozentsatz von Schwangeren, die in den USA Marihuana konsumieren, auf 3–16 %. Der aktive Wirkstoff von Marihuana, Tetrahydrocannabinol (THC), hat halluzinogene Eigenschaften. Metaboliten sind im Urin für die Dauer von bis zu 2 Wochen nach der Inhalation nachweisbar. Die Datenlage bezüglich der Entwicklung von Kindern, deren Mütter während der Schwangerschaft Marihuana geraucht haben, ist unklar. Es gibt Einzelberichte von Frühaborten, von Beeinträchtigungen der intellektuellen Langzeitentwicklung und wiederum Studien, die diesen Effekt nicht zeigen konnten. Wie auch in Fällen anderer Drogeneinnahmen muss sichergestellt sein, dass keine weiteren, evtl. nebenwirkungsreicheren Drogen zusätzlich konsumiert wurden.

Alkohol

Alkoholkonsum ist auch bei Schwangeren nicht selten. Alkohol kann den Feten frei über die Plazenta erreichen. Während beim Erwachsenen die Depression des ZNS im Vordergrund steht, scheint die primäre Alkoholwirkung beim Feten eine teratogene zu sein. Eine Interferenz von Alkohol mit dem Transport von Aminosäuren über die Plazenta kann möglicherweise für die resultierende Hypotrophie des Neugeborenen verantwortlich sein. Ist der Konsum von Alkohol sehr ausgeprägt, kann das Ergebnis ein fetales Alkoholsyndrom (FAS) des Neugeborenen sein (➤ Tab. 5.7). Wird die Diagnose frühzeitig während der Schwangerschaft gestellt, kann versucht werden, aufklärerisch tätig zu werden und die Schwangere davon zu überzeugen, weniger oder gar keinen Alkohol zu trinken. Kommt die Schwangere bereits intoxikiert zur Entbindung, muss beim Neugeborenen mit einer akuten Alkoholintoxikation und einem anschließenden Entzug gerechnet werden. Eine eingehende Untersuchung auf Stigmata eines FAS ist erforderlich.

Nikotin

Der Haupteffekt des Zigarettenrauchens in der Schwangerschaft ist eine kindliche Wachstumsrestriktion. Dabei ist bisher unklar, ob die Produktion von Kohlenmonoxid oder nikotininduzierte Vasospasmen zu dieser Minderversorgung führen. Postnatal ist bei Kindern rauchender Mütter das Risiko des plötzlichen Kindstods (SIDS) signifikant erhöht. Das Beendigen des Rauchens bzw. die Dosisreduktion während der Schwangerschaft wäre ein therapeutisches Ziel. Wichtig ist, bei vorhandener Wachstumsretardierung des Kindes andere potenzielle Ursachen hierfür nicht zu übersehen (i. e. intrauterine Infektionen, chromosomale Aberrationen, Syndrome anderer Ätiologie).

Tab. 5.6 Neonataler Entzugsscore (mod. nach Finnegan)

Auffälligkeiten und Symptome	Score	Datum	Datum	Datum	Datum
Exzessives schrilles Schreien	2				
Ständiges schrilles Schreien	3				
Schlafdauer < 1 h nach Mahlzeiten	3				
Schlafdauer < 2 h nach Mahlzeiten	2				
Schlafdauer < 3 h nach Mahlzeiten	1				
Überschießender Moro-Reflex	2				
Extrem überschießender Moro-Reflex	3				
Bei Störung: geringer Tremor	1				
Bei Störung: deutlicher bis starker Tremor	2				
In Ruhe: geringer Tremor	3				
In Ruhe: deutlicher bis starker Tremor	4				
Erhöhter Muskeltonus	2				
Exkoriationen (Lokalisation)	1				
Myoklonische Zuckungen	3				
Generalisierte Krampfanfälle	4				
Schwitzen	1				
Fieber 37,2–38,2 °C	1				
Fieber > 38,2 °C	2				
Häufiges Gähnen (3–4 ×/Intervall)	1				
Marmorierte Haut	1				
Verstopfte Nase	2				
Häufiges Niesen (3–4 ×/Intervall)	1				
Nasenflügeln	2				
Atemfrequenz > 60/min	1				
Atemfrequenz > 60/min mit Einziehungen	2				
Exzessives Saugen	1				
Schlechtes Trinkverhalten	2				
Hochwürgen von Nahrung	2				
Schwallartiges Erbrechen	3				
Lockere Stühle	2				
Wässrige Stühle	3				
Gesamtpunktzahl/Untersucher					

Tab. 5.7 Symptome des fetalen Alkoholsyndroms

Wachstumsrestriktion mit intrauterinem Beginn	Gewicht, Länge Kopfumfang
Faziale Anomalien	Kurze Lidspalten, Epikanthusfalten, Hypoplasie der Maxilla, Mikrognathie, dünne Oberlippe
Kardiale Vitien	Ventrikelseptumdefekt, Atriumseptumdefekt
Gelenk- und Extremitätenabnormalitäten	Bewegungseinschränkungen, verändertes Palmarfaltenmuster
Neurologische und intellektuelle Entwicklung	Entwicklungsverzögerung, grenzwertige bis schwere mentale Retardierung

5.12 Infektionen des Neugeborenen

Infektionen des Neugeborenen lassen sich einteilen in:

- Residualzustände intrauterin abgelaufener Infektionen
- Perinatal erworbene Infektionen, die nach der Geburt ihr volles klinisches Bild entwickeln
- Nosokomiale Infektionen
- Postnatal erworbene Infektionen

Die Lokalisation einer Neugeboreneninfektion wird üblicherweise nach ihrem primären Manifestationsort benannt (i. e. Pneumonie, Meningitis, Enzephalitis). Strenggenommen wird als Sepsis nur derjenige Zustand beschrieben, bei dem auch tatsächlich ein Erreger in der Blutkultur nachgewiesen werden kann. Da die Limitierung der verfügbaren Blutmenge beim Neugeborenen, und erst recht beim Frühgeborenen, einen Erregernachweis seltener als beim älteren Kind oder Erwachsenen möglich macht, hat es sich in der Praxis durchgesetzt, im Falle eines klinisch systemisch kranken Neugeborenen diesen Zustand ggf. auch unabhängig vom Erregernachweis als Sepsis zu bezeichnen. Dies ist zusätzlich darin begründet, dass sich bei Neugeborenen die wenigsten Infektionen tatsächlich auf ein Organsystem begrenzen lassen und sehr schnell zu einer systemischen Infektion oder einem septischen Bild führen.

5.12.1 Perinatal erworbene Infektionen

Symptome Die Symptome der Neugeboreneninfektion sind häufig unspezifisch und in der Anfangsphase meist subtil. Primäre Atemstörungen im Sinne einer Pneumonie können vorliegen, eine Beeinträchtigung der Perfusion kann anhand einer verlängerten Rekapillarisierungszeit nachweisbar sein, oder es können Apnoen und sekundäre Bradykardien auftreten (➤ Abb. 5.6 zeigt ein Frühgeborenes mit septischem Schock und ausgeprägten Perfusionsstörungen der Haut). Störungen der Temperaturregulation machen sich am häufigsten als Schwankungen der Temperatur bemerkbar, seltener als Hypothermien und am seltensten als Hyperthermie, dem klassischen Fieber.

Pathogenese In der Regel findet die Besiedelung mit mütterlichen pathogenen Keimen in der Amnionhöhle oder beim Durchtritt durch den Geburtskanal statt. Die häufigsten Erreger sind in ➤ Box 5.2 aufgeführt.

Box 5.2

Erreger der häufigsten perinatal erworbenen Infektionen

- Streptokokken der Gruppe B
- *Escherichia coli*
- *Listeria monocytogenes*
- *Staphylococcus aureus*
- Andere Streptokokken
- *Haemophilus influenzae*
- *Klebsiella pneumoniae*
- *Pseudomonas aeruginosa*
- *Enterobacter* spp.

Diagnostik und Therapie Nach Abnahme der entsprechenden diagnostischen Proben (Blutkultur, ggf. Liquor, ggf. Urin) erfolgt eine empirische antibiotische Kombinationstherapie (i. e. ein Penicillin mit einem Aminoglykosid oder ein Cephalosporin mit einem Aminoglykosid). Die Therapiedauer richtet sich danach, ob ein Erreger in der Blutkultur wächst und wie schnell die zur Therapie führende Symptomatik wieder abgeklungen ist.

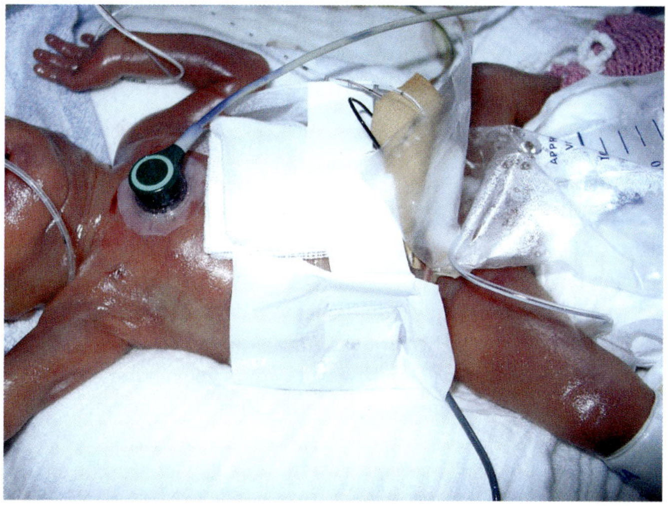

Abb. 5.6 Frühgeborenes mit septischem Schock [T699]

5.12.2 Nosokomiale Infektionen

Symptome Die Symptome gleichen denen der perinatal erworbenen Infektion; zusätzlich kommen bei bereits etablierter Nahrungsaufnahme Symptome wie Trinkunlust, Erbrechen oder unspezifische Zeichen wie Unruhe oder Apathie hinzu. Auch auffällige neurologische Präsentationen wie abnormale Bewegungsmuster oder ein Krampfanfall können Ausdruck einer Infektion sein.

Pathogenese Risikofaktoren umfassen u. a. sämtliche invasiven Katheter und Plastikteile (Endotrachealtuben, zentrale und periphere Zugänge, Blasenkatheter, Drainagen, externe Liquorableitungen usw.). Bei sehr unreifen Frühgeborenen stellt auch die Darmwand mit ihrem unausgereiften Immunsystem eine für Bakterien überwindbare Barriere dar. Nicht selten kommt es hier zu nosokomialen Infektionen durch Erreger der eigenen Darmflora (Erreger ➤ Box 5.3).

Box 5.3

Häufigste Erreger von nosokomial erworbenen Infektionen

- Koagulasenegative Staphylokokken
- *Klebsiella pneumoniae*
- *Pseudomonas aeruginosa*
- Andere gramnegative Darmbakterien
- *Candida* spp.

Diagnostik und Therapie Die Diagnostik unterscheidet sich nicht von der bei perinatal erworbenen Infektionen. Zusätzlich werden invasive Zugänge bzw. Drainagen auf bakterielles Wachstum untersucht. Die Therapie unterscheidet sich in Kenntnis der häufigsten Erreger dahingehend, dass stärker als bei der perinatal erworbenen Infektion auf Staphylokokkenwirksamkeit der verwendeten Antibiotika geachtet werden muss.

5.13 Erkrankungen des ZNS

5.13.1 Hypoxisch-ischämische Enzephalopathie (HIE)

Definition Der HIE liegt i. d. R. eine Asphyxie zugrunde, ein im Rahmen der Perinatologie viel benutzter und wenig konkreter Ausdruck. Die eigentliche Bedeutung des aus dem Griechischen abgeleiteten Begriffs ist die Pulslosigkeit; in der praktischen sprachlichen Verwendung geht die Anwendung aber weit darüber hinaus. Praktisch wird hierunter jegliche Beeinträchtigung entweder der Perfusion oder der Oxygenierung des Feten bzw. des gerade neugeborenen Kindes unabhängig von der zugrunde liegenden Ursache verstanden.

Epidemiologie Die Inzidenz der HIE ist in den letzten Jahren insgesamt deutlich rückläufig. Zahlen aus England zeigen eine Abnahme der Häufigkeit von 7,7 pro 1.000 Neugeborene Ende der 1970er- auf 1,9 pro 1.000 Mitte der 1990er-Jahre.

5

Pathogenese Die Beeinträchtigung der Gewebeoxygenierung ist der wichtigste Mechanismus für eine Schädigung von Neuronen durch den Prozess der Asphyxie. Hypoxie (ein intrauteriner Dauerzustand bei einem paO_2 von 27–35 mmHg) führt dabei – sofern isoliert auftretend – zu weniger Schädigung als die Ischämie. Allerdings treten in einer Vielzahl der Fälle beide Zustandsbilder kombiniert auf; als Folge der Perfusionsstörung kommt es zusätzlich zu einem Anstieg des Partialdrucks von Kohlendioxid mit einer resultierenden Azidose. Die Mortalität steigt mit der Dauer der Asphyxie. Bereits nach einer Asphyxiedauer von 10 min kann der gemessene pH deutlich unterhalb von 7,0 liegen. Zusätzlich zur Hypotension im Gesamtkreislauf führt die Asphyxie auch noch zu einer Dysfunktion der zerebralen Autoregulation. Deshalb kann der systemischen Hypotension nicht adäquat entgegengewirkt werden, mit der Folge einer weiteren Perfusionsdrucksenkung intrazerebral und einer sich verschlimmernden Perfusionsstörung.

Symptome Das Spektrum der klinischen Symptome der HIE ist sehr breit und kann von einer diskreten Hyperexzitabilität bis zum Koma mit Ausfall vieler Vitalfunktionen reichen (➤ Tab. 5.8).

Diagnostik Die Anamnese ist häufig suggestiv für eine bestehende bzw. drohende Asphyxie. Das geburtshilfliche Monitoring objektiviert die resultierende fetale Herzfrequenz und stellt ggf. die Indikation für eine Notsectio dar. Ausmaß und Dauer der intrauterinen Asphyxie bestimmen die Dimension der Schädigung; je nach Infrastruktur kommen weitere Minuten zur Vorbereitung bzw. Durchführung der Notsectio hinzu.

Postnatal kann anhand von pH-Wert und Basendefizit eine Schweregradeinschätzung vorgenommen werden; entscheidender ist die Neurologie der folgenden Stunden und Tage. Marker einer zellulären Schädigung des Gehirns werden derzeit evaluiert; in der klinischen Anwendung befinden sich S-100B und NSE. Als mögliches Kriterium zur Einleitung einer Hypothermie sowie zur Prognoseabschätzung sollte bettseitig ein aEEG abgeleitet werden.

Tab. 5.8 Klinische Symptome der hypoxisch-ischämischen Enzephalopathie

Grad der Enzephalopathie	Klinische Symptome
Mild	• Hyperexzitabilität oder leichte Herabsetzung des Bewusstseinslevels • Exzessive Aktivierung des sympathischen Nervensystems • Lebhafte Moro- und Sehnenreflexe • Dauer < 24 h
Moderat bis schwer	• Herabgesetzter Bewusstseinszustand zwischen Stupor und Koma • Unterdrückte Moro- und Sehnenreflexe • Hypotonie • Krampfanfälle, pathologisches EEG zwischen Krampfphasen • Dauer > 24 h

Prävention Die vielversprechendste Maßnahme zur Reduktion der Inzidenz der perinatalen Asphyxie ist die Prävention. Notwendige Voraussetzung hierfür ist ein engmaschiges geburtshilfliches Monitoring zusammen mit einer engen Kooperation zwischen Geburtshilfe und Neonatologie.

Therapie Für die Primärversorgung des Neugeborenen nach Asphyxie gilt zunächst das konventionelle ABCD der Reanimation (➤ Kap. 5.8). Ziel der Reanimationsmaßnahmen ist die möglichst zeitnahe Wiederherstellung normaler Zirkulationsverhältnisse mit Normoxie und Normokapnie bei kompensierten metabolischen Verhältnissen. Dies bedeutet eine symptomatische Therapie mit Atemunterstützung, wenn indiziert, und eine antikonvulsive Therapie bei Krampfanfällen. Eine therapeutische Hypothermie sollte bei Erfüllen der Eintrittskriterien (➤ Tab. 5.9) zeitnah und innerhalb von 6 h eingeleitet werden (33–34 °C, für 72 h, bei Schwangerschaftsalter ≥ 36 + 0). Allerdings profitiert derzeit nur etwa die Hälfte aller betroffenen Neugeborenen. Zahlreiche Add-on-Therapien zusätzlich zur Hypothermie sind derzeit in der präklinischen bzw. klinischen Erprobung.

Prognose Orientierend am klinischen Schweregrad der HIE besitzen die milden HIE-Formen meist eine gute Erholungstendenz und heilen ohne neurologische Folgen aus. Allerdings haben bis zu 16 % der Neugeborenen mit einer milden Asphyxie im späteren Verlauf irgendeine Form einer motorischen und/oder mentalen Beeinträchtigung. Bei den moderaten Formen besteht ein deutlich höheres Risiko, mit bleibenden Schäden aus der HIE hervorzugehen (diese sind am ehesten positiv durch Hypothermie zu beeinflussen), während die schweren Formen nicht nur nahezu regelhaft mit schwersten neurologischen Schädigungen aus der Asphyxie hervorgehen, sondern auch eine hohe Mortalitätsrate haben.

Korrelate hierfür sind selektive neuronale Nekrosen; sie betreffen diejenigen Neurone, die die größte Empfindlichkeit gegenüber Sauerstoffdeprivation besitzen. Dazu gehören beim reifen Neugeborenen die CA1-Region des Hippokampus, die tiefen Schichten des zerebralen Kortex und die Purkinje-Zellen des Kleinhirns. Wenn der Hirnstamm betroffen ist, sind präferenziell die Bereiche Colliculus inferior, die

Tab. 5.9 Eintrittskriterien der bisherigen großen Hypothermie-Studien

CoolCap-Studie	NICHD-Studie	TOBY-Studie
pH < 7,0 *oder* Basendefizit ≥ 16 *oder* Apgar ≤ 5 (10′) *oder* Reanimation mit 10 min	pH < 7,0 *oder* Basendefizit ≥ 16 Falls kein Blutgas verfügbar *oder* pH 7,01–7,15 *oder* Basendefizit 10–15,9: akutes perinatales Ereignis *und* Apgar ≤ 5 (10 min) *oder* Reanimation bei Geburt *und* für 10 min fortgesetzt	pH < 7,0 *oder* Basendefizit ≥ 16 *oder* Apgar ≤ 5 (10′) *oder* Reanimation mit 10 min
Moderate bis schwere klinische Enzephalopathie	Moderate bis schwere klinische Enzephalopathie oder Krampfanfälle	Moderate bis schwere klinische Enzephalopathie (Lethargie, Stupor oder Koma) oder Hypotonie, abnormale Reflexe, fehlendes oder schwaches Saugen oder klinische Krampfanfälle
Abnormale aEEG-Ableitung oder Krampfanfälle	Zeichen von fetalem Stress	Abnormale aEEG-Ableitung oder Krampfanfälle

Kerne des N. oculomotorius, des N. trochlearis, des N. trigeminus, des N. facialis und der hintere Kern des N. vagus geschädigt. Anders ist dies bei Frühgeborenen: Hier sind vorzugsweise das Subiculum des Hippokampus, die Basis des Pons und die inferiore Olive betroffen.

5.13.2 Intraventrikuläre Hämorrhagie

Definition Intraventrikuläre Blutungen treten auch beim reifen Neugeborenen auf; in diesem Abschnitt soll aber ausschließlich auf die dort lokalisierte Blutung des Frühgeborenen eingegangen werden, und zwar aus zweierlei Gründen: Erstens ist die Hirnblutung des Frühgeborenen diejenige Erkrankung, die als singulärer Faktor die größte Bedeutung für das entwicklungsneurologische Outcome der betroffenen Kinder besitzt. Zweitens handelt es sich beim Frühgeborenen mit der germinalen Matrixblutung um einen anderen Pathomechanismus als beim reifen Neugeborenen; der entscheidende Risikofaktor für Frühgeborene ist die Unreife der zerebrovaskulären Strukturen.

Epidemiologie Da die intraventrikuläre Hämorrhagie (IVH) nicht gleichmäßig über alle Gestationsaltersgruppen der Frühgeborenen verteilt ist (➤ Abb. 5.7), soll im Folgenden primär von der Hochrisikogruppe mit einem Geburtsgewicht von < 1.500 g die Rede sein. Um sich eine Vorstellung vom Ausmaß des Problems zu machen, lohnt sich der Blick auf Zahlen aus den USA. Bei jährlich ca. 4 Mio. Geburten und einer Rate von VLBW-Kindern zwischen 1,17 und 1,24 % werden pro Jahr etwa 50.000 Frühgeborene mit einem Gewicht < 1.500 g geboren. Inzidenzraten aller Schweregrade von Hirnblutungen schwanken im weltweiten Vergleich nicht unerheblich und liegen zwischen 10 und 20 %. Damit sind allein in den USA jedes Jahr ca. 5.000–10.000 Frühgeborene von einer Hirnblutung unterschiedlichen Ausmaßes betroffen.

Pathogenese Die überwiegende Mehrzahl der Hirnblutungen des Frühgeborenen beginnt in der subependymalen germinalen Matrix in unmittelbarer Nachbarschaft zu den Seitenventrikeln. In der

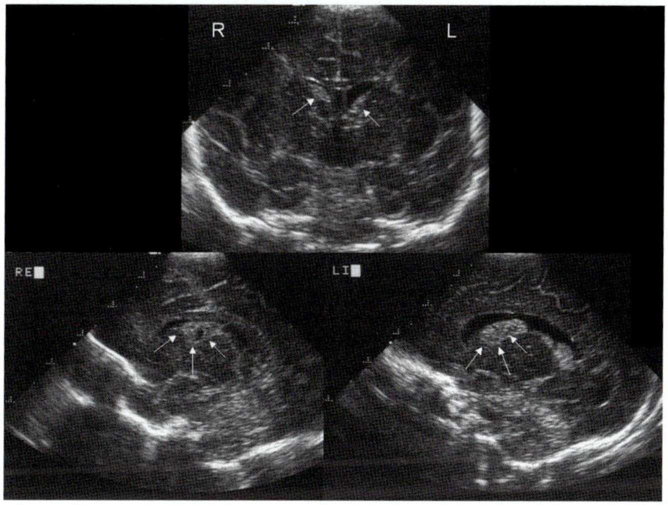

Abb. 5.7 Intraventrikuläre Blutung [T699]

Matrix gibt es einen Typ von endothelausgekleideten Blutgefäßen, der sich bei Rückbildung der germinalen Matrix in ein Kapillarnetz verwandelt. Vorher allerdings ist dieses präkapilläre Netz extrem fragil und stellt den Locus minoris resistentiae für Blutungen in der Matrix dar. Entsprechend können alle Faktoren, die zu einer Schwankung des Blutdrucks bzw. zu einer Änderung des Blutflusses führen, eine Blutung verursachen. Innerhalb der germinalen Matrix kann sich eine derartige Blutung relativ einfach ausbreiten. Sobald Anschluss an das Ventrikelsystem gefunden wird, kann die Blutung auch dort zu einer Art Tamponade führen und den Ventrikel komplett ausfüllen.

MERKE

Mehr als 90 % aller IVH beim Frühgeborenen ereignen sich in den ersten 72 Lebensstunden – unabhängig von der ursprünglich bei der Geburt erreichten Reife.

Symptome Die Symptome reichen vom komplett asymptomatischen Verlauf bis zur plötzlichen Dekompensation mit der Notwendigkeit einer Reanimation. Subtile Zeichen können orale

Automatismen oder Augenbewegungen sein; auch tonische Krampfanfälle oder neu auftretende Apnoeanfälle kommen vor. Bei entsprechend großem intravasalem Blutverlust können die Zeichen der Minderperfusion mit peripherer Vasokonstriktion und blassem Kolorit im Vordergrund stehen.

Diagnostik Die schnelle und bettseitige Diagnostik besteht in der transfontanellären Sonografie des Schädels. Auch wenn kleine Blutungen der Diagnostik zu einem frühen Zeitpunkt möglicherweise entgehen können, so sind große Blutungen zum Zeitpunkt ihrer klinischen Präsentation i. d. R. gut diagnostizierbar. Da zu diesem Zeitpunkt die maximale Ausdehnung der Blutung noch nicht erreicht sein muss, kann bis zur Durchführung der nachfolgenden Untersuchung das Ausmaß der Blutung durchaus noch zugenommen haben. Zur Klassifikation der IVH: ➤ Abb. 5.8 bzw. ➤ Tab. 5.10.

Tab. 5.10 Schweregradeinteilung der intraventrikulären Blutung des Frühgeborenen

Schweregrad	Beschreibung
I	Blutung in der germinalen Matrix ohne oder mit minimaler intraventrikulärer Blutung (< 10 % der Ventrikelfläche im Parasagittalschnitt)
II	Intraventrikuläre Blutung (10–50 % der Ventrikelfläche im Parasagittalschnitt)
III	Intraventrikuläre Blutung (> 50 % der Ventrikelfläche im Parasagittalschnitt; distendiert häufig den Seitenventrikel)
Zusätzliche Dokumentation	Periventrikuläre Echodensitäten (Lokalisation und Ausmaß)

Prävention Präventionsstrategien schließen die Vermeidung von Frühgeburtlichkeit ein, allerdings ohne bisher einen durchschlagenden Erfolg vorweisen zu können. Zu den effektiveren Versuchen der Prävention gehört die konsequente intrauterine Verlegung in ein entsprechendes Zentrum bei drohender Geburt vor Vollendung der 32. SSW und die antenatale Steroidgabe. Das postnatale Management sollte sich auch während der Maßnahmen im Rahmen der Primärversorgung auf konstante Bedingungen (Atemfrequenz, Blutdruck, Herzfrequenz, Temperatur, generelle Umgebungsbedingungen etc.) konzentrieren, um jegliche exogen induzierte Schwankung des zerebralen Perfusionsdrucks zu verhindern. Medikamentöse Interventionen zur Prävention der IVH haben jenseits der mütterlichen Steroidgabe nicht reproduzierbar signifikant zu einer reduzierten Hirnblutungsrate oder zu einem verbesserten entwicklungsneurologischen Outcome führen können. Initial im Tiermodell erfolgversprechende Substanzen wie Phenobarbital, Allopurinol, Tocopherol oder Indometacin haben der Überprüfung in randomisierten, kontrollierten Studien (RCTs) nicht standhalten können. Möglicherweise haben im Falle einer Hirnblutung Frühgeborene mit einer genetisch determinierten prokoagulatorischen Störung (i. e. Faktor-V-Leiden- und Prothrombin-G20210A-Mutation) einen Selektionsvorteil. In einer Untersuchung mit mehr als 300 Frühgeborenen konnte gezeigt werden, dass zwar die IVH-Rate mit oder ohne Mutation gleich war, aber das Auftreten einer höhergradigen Blutung in der Mutationsgruppe signifikant seltener vorkam.

Therapie Eine wirksame Therapie steht derzeit nicht zur Verfügung. Die symptomatische Therapie besteht in der Aufrechterhaltung der Vitalfunktionen und ggf. der Substitution von Erythrozyten.

Prognose Entscheidend für die Prognose sind das Ausmaß der Blutung und damit die Zahl der zugrunde gegangenen Neuronen. Es gibt eine Reihe unterschiedlicher Versuche, aus prognostischen Gründen eine Klassifikation der IVH vorzunehmen. Die ursprünglich weitverbreitete Klassifikation nach PAPILE wird aktuellen pathophysiologischen Vorstellungen nicht mehr gerecht und sollte deshalb auch nicht mehr zur Anwendung kommen. Ein modifiziertes Klassifizierungssystem ist in ➤ Tab. 5.10 dargestellt. Die prognostische Bedeutung liegt neben der Quantifizierung des Zelluntergangs auch in der Wahrscheinlichkeit, mit der ein Kind im Gefolge der Blutung mit einem ventrikuloperitonealen (VP) Shunt versorgt werden muss. Je höhergradig die Blutung eingestuft wird, desto höher ist auch die Wahrscheinlichkeit, dass im Verlauf ein VP-Shunt erforderlich wird. Für die Gesamtprognose des Kindes aber beinhaltet die Präsenz eines Shunts die Gefahr einer Shuntinfektion mit einer Meningoenzephalitis, in deren Rahmen weitere Neurone geschädigt werden können.

5.13.3 Periventrikuläre Leukomalazie

Definition Die Erstbeschreibung der Lokalisation der periventrikulären Leukomalazie (PVL) stammt von Rudolf Virchow, der

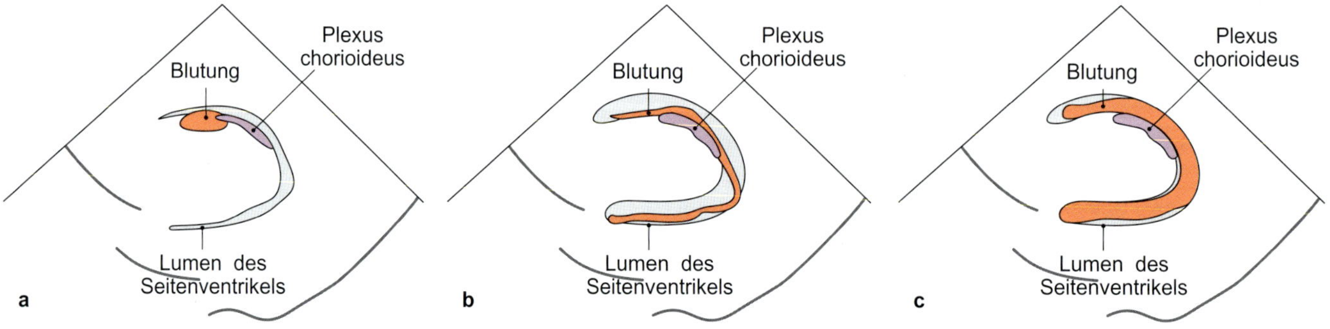

Abb. 5.8 Hirnblutungen der Grade I–III [V786]

diese Läsion bei Neugeborenen unterschiedlicher Reife bereits 1867 mit einer Häufigkeit zwischen 24 und 75 % fand. Wie treffend der Begriff der PVL ist, zeigt sich daran, dass er bis heute unverändert weiterbenutzt wird: eine Erkrankung der weißen Substanz im Bereich um die Ventrikel des Gehirns.

Epidemiologie Die Häufigkeitsangaben in der Literatur schwanken sehr stark zwischen 8 und 60 %. Die Inzidenz der zystischen PVL ist dabei in den letzten Jahren rückläufig, allerdings nimmt dafür die subtilere Form der Erkrankung der weißen Substanz („white matter damage", WMD) deutlich zu. Dies scheint auch die Erklärung dafür zu sein, dass trotz der rückläufigen Zahl an Neugeborenen mit PVL die Anzahl derjenigen, die unter einer mehr oder weniger ausgeprägten Variante der Zerebralparese leiden, in den letzten Jahren nicht abgenommen hat. Hier kommt auch die Ultraschalluntersuchung des Schädels trotz eines erheblich verbesserten Auflösungsvermögens an ihre Grenzen. Sucht man bei sehr unreifen Frühgeborenen ohne sonografisch nachweisbare Läsionen mittels MRT, so findet sich hier in einem hohen Prozentsatz der Fälle eine Schädigung der weißen Substanz, die WMD.

Pathogenese Die spezifische Lokalisation der Läsionen bei der PVL (dorsolateral des posterioren Anteils der Seitenhörner des Ventrikelsystems) ließ schon früh den Verdacht aufkommen, die Ätiologie habe etwas mit der Topografie der Gefäßversorgung zu tun. Tatsächlich finden sich die Veränderungen in vaskulären Randversorgungsgebieten, also dort, wo bei bereits geringer Einschränkung der Perfusion eine kritische Versorgungslage im Sinne einer Ischämie entsteht. Das erhöhte Risiko Frühgeborener, diese Läsionen zu erwerben, erklärt sich aus fünf Gründen:

1. Die Gefäßversorgung der vaskulären Endversorgungsgebiete ist noch nicht ausgereift. Sämtliche zuführenden Arterien, egal ob von der Hirnbasis oder durch den Kortex kommend, erreichen häufig im Gestationsalter zwischen 24 und 28 SSW noch nicht das kritische Versorgungsgebiet der periventrikulären Region (➤ Abb. 5.9). Erst jenseits von 32 SSW bilden sich deutlich mehr Anastomosen zwischen den kurzen und den langen, den Kortex penetrierenden Arterien. Gleiches gilt für die arterielle Versorgung von der Hirnbasis aus; dort erreichen die Verzweigungen der lentikulostriatalen Gefäße im niedrigen Gestationsalter ebenfalls nicht das kritische Versorgungsgebiet.
2. Die fehlende Autoregulation des Gehirns beim Frühgeborenen geht mit einer fehlenden Kompensationsmöglichkeit bei Schwankungen in der Perfusion einher. Alle Faktoren, die entweder bereits intrauterin oder postnatal zu einer Beeinträchtigung des Herzminutenvolumens führen, werden ungebremst auf die zerebrale Perfusion übertragen. Da im Bereich des Kortex in der subkortikalen weißen Substanz noch aus der Fetalzeit eine luxuriöse arterielle Versorgung mit zahlreichen Anastomosen besteht, kommt es in diesem Bereich nicht zur Schädigung. Im periventrikulären Bereich, der ohnehin schon vaskuläres Endversorgungsgebiet ist, bestehen keinerlei Kompensationsmöglichkeiten, und es kommt im Gefolge einer Minderperfusion auch zum Zelluntergang.
3. Tierexperimentelle Daten deuten darauf hin, dass die weiße Substanz des Frühgeborenen besonders vulnerabel gegenüber einer Reihe von möglichen Schädigungen ist. Hierzu gehört die eingeschränkte Möglichkeit, bei Hypotension mit einer Vasodilatation zu reagieren, obwohl sich in anderen Bereichen des Gehirns die Perfusion nach Ende der Intervention längst wieder normalisiert hatte. Besonders vulnerabel scheinen unreife Oligodendrogliazellen zu sein. Das gilt sowohl für einen Substratmangel (Glukose, Energie), aber auch für die Wirkung von Glutamat und freien Radikalen.
4. Hypokapnie führt zu einer reduzierten zerebralen Perfusion und beeinträchtigt damit vor allem im periventrikulären Zielgebiet die Durchblutung. Neben der Hyperoxie und der Tatsache, dass überhaupt beatmet wurde, konnte in einer Analyse sehr unreifer Frühgeborener Hypokapnie als Hauptrisikofaktor für die Entstehung einer Zerebralparese identifiziert werden.
5. Epidemiologisch lässt sich ein Zusammenhang zwischen mütterlicher Chorioamnionitis und neonataler PVL herstellen. Dies widerspricht nicht den pathophysiologischen Vorstellungen zur Entstehung der PVL, sondern ergänzt sie, da inflammatorische Vorgänge auf zellulärer Ebene (bedingt durch den Trigger der mütterlichen Infektion) zu ähnlichen Perfusionsstörungen führen wie oben geschildert. Kurz zusammengefasst könnte wie folgt formuliert werden: Bakterielle Erreger aus dem mütterlichen Geburtskanal aktivieren eine Signalkaskade, die u. a. TLR4 („toll-like receptor") umfasst, der die Mikroglia im fetalen Gehirn aktiviert. Diese wiederum bildet reaktive Sauerstoff- und Stickstoffspezies, die toxisch für die benachbarten und sehr vulnerablen Präoligodendrozyten des Feten sind.

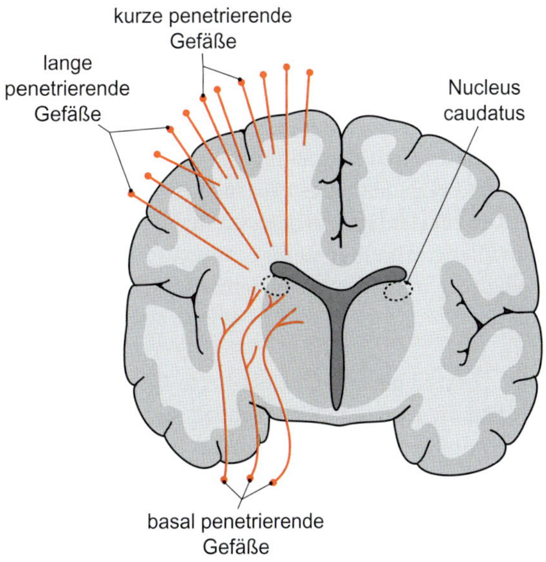

Abb. 5.9 Gefäßversorgung der periventrikulären Region [V786]

Diagnostik Die eher groben Defekte der zystischen PVL imponieren in der Frühphase im Ultraschall als echodense Regionen im dorsolateralen Bereich der posterioren Anteile der Seitenventrikel. Über einen Zeitraum von eher Wochen als Tagen entwickeln sich hieraus Zysten unterschiedlicher Größe. Kleinere bzw. eher diffus verteilte Formen von Erkrankungen der weißen Substanz werden als „diffuse excessive high signal intensities" (DEHSI) bezeichnet und sind eine diagnostische Domäne der MRT. Ob es sich bei diesen DEHSI tatsächlich um eine eigene Entität handelt und welche prognostische Bedeutung sie haben, ist weiterhin Gegenstand der Untersuchung.

Prävention Eine Prävention ist in gewissem Ausmaß in Kenntnis der Pathogenese durch Vermeidung von Beatmung, Hypokapnie, Hyperoxie und verhinderbaren exogenen Perfusionsschwankungen möglich. Die rückläufigen Inzidenzzahlen der zystischen PVL in Zusammenhang mit einer weniger interventionell orientierten Neonatologie während des letzten Jahrzehnts scheinen dies zu bestätigen.

Therapie Derzeit gibt es keine validierte Therapieform der PVL. In den Fällen, in denen die PVL nicht zu verhindern ist, wird die entscheidende Frage für die Zukunft sein: Wie können andere Neuronenverbände dazu gebracht werden, die Funktion der in der zystischen Läsion untergegangenen Zellen zu übernehmen? In der heutigen Praxis wird dies durch eine möglichst intensive Förderung sowohl motorischer als auch mentaler Art, i. e. Krankengymnastik, Logopädie, Frühförderprogramme usw., versucht.

Prognose Die Prognose ist von der Lokalisation und vom Ausmaß der zystischen Defekte abhängig. Klinisch entwickeln Frühgeborene mit PVL nicht selten eine Zerebralparese. Die Risikoeinschätzung, mit der dies geschieht, lässt sich anhand der Zystengröße und -lokalisation vornehmen (zum Verständnis der klinischen Symptomatik siehe das Schema der kortikospinalen motorischen Fasern in ➤ Abb. 5.10). Entwicklungsneurologisch lassen sich diejenigen Kinder, die eine Zerebralparese entwickeln, i. d. R. innerhalb des 1. Lebensjahres identifizieren. Diese Kinder besitzen trotz aller Förderung eine deutliche Einschränkung ihres motorischen und intellektuellen Entwicklungspotenzials und sind nicht selten lebenslang auf die Unterstützung durch ihre Umwelt angewiesen.

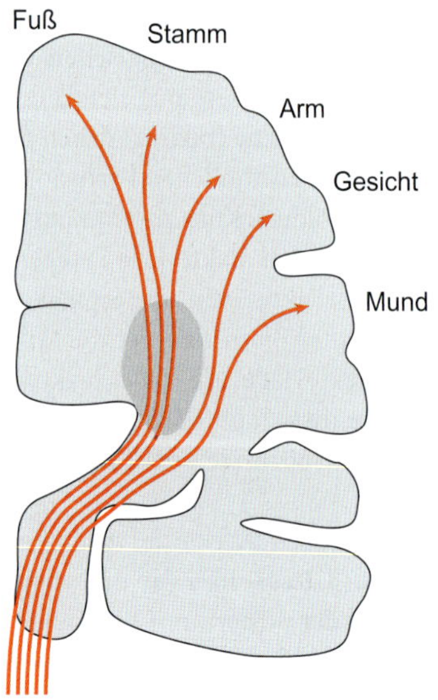

Abb. 5.10 Topografische Repräsentation der kortikospinalen motorischen Fasern [V786]

5.13.4 Krampfanfälle des Früh- und Neugeborenen

Epidemiologie Angaben über die Häufigkeit neonataler Krampfanfälle liegen im Bereich von 0,5 % aller Neugeborenen. Aus Gründen der unterschiedlichen Wahrnehmung und Klassifizierung sind diese Angaben je nach Literaturquelle sehr variabel. Es gibt Gründe anzunehmen, dass in Unkenntnis physiologischer neonataler und vor allem frühgeborener Bewegungsmuster viele durchaus normale Bewegungsmuster als Krampfanfälle klassifiziert werden. Andererseits entgehen sehr subtile Krampfmuster durchaus dem Auge des nicht sensibilisierten und nicht neonatologisch vorgebildeten Betrachters.

Pathogenese Ein Krampfanfall ist elektrophysiologisch gesehen die synchrone Depolarisation vieler Neurone des ZNS. Diese Depolarisation wird durch einen Natriumeinstrom in das Neuron verursacht. Da die Repolarisation ein energieabhängiger Prozess ist, kann ein Mangel an energiereichen Phosphaten zu einer Depolarisation und damit zu einem Krampfanfall führen. Dieser relative Energiemangel kann durch eine Reihe von klinischen Szenarien bedingt sein (z. B. Hypoxämie, Ischämie, Hypoglykämie), deren gemeinsame Endstrecke einen energetischen Mangel an der Zielzelle bewirkt. Kalzium und Magnesium inhibieren physiologischerweise den Natriumeinstrom, ein Mangel eines dieser Elektrolyte kann einen vermehrten Natriumeinstrom bewirken. Zusätzlich wirken exzitatorische wie inhibitorische Transmitter an den Neuronen; Imbalancen wie ein Überwiegen exzitatorischer oder ein Mangel inhibitorischer Transmitter kann einen Krampfanfall auslösen. Eine Liste zugrunde liegender Ursachen ist in ➤ Box 5.4 aufgeführt.

Box 5.4

Auswahl von Ursachen für Krampfanfälle im Neugeborenenalter

- Hypoxisch-ischämische Enzephalopathie
- Hypoglykämie
- Hypokalzämie
- Hypomagnesiämie
- Infektion (Meningitis, Enzephalitis)
- Hirnblutung
- Injektion von Lokalanästhetika
- Hyponatriämie
- Hypernatriämie
- Störungen im Aminosäurenstoffwechsel
- Störungen im Stoffwechsel der organischen Säuren
- Hyperammonämie
- Pyridoxinmangel
- Glukosetransportermangel
- Zerebrale Anlagestörungen
- Drogenentzug
- Benigne familiäre Krampfanfälle
- Benigne idiopathische Krampfanfälle
- Benigne Schlafmyoklonien

Symptome Die Symptome des neonatalen Krampfanfalls können sehr subtil und höchst vielfältig sein. Im Einzelfall sind vor allem die Kenntnis der normalen neonatalen Neurologie und die Unterscheidung zu neonataler Zittrigkeit entscheidend für die diagnostische Zuordnung und eine kausale Therapie. Dabei ist die Unterscheidung zwischen Zittrigkeit und Krampfanfall erheblich erleichtert, wenn man die folgenden Punkte in die differenzialdiagnostischen Überlegungen einbezieht:

- Zittrigkeit ist nicht mit Augenbewegungen assoziiert, ein Krampfanfall meistens schon.
- Zittrigkeit ist exogen auslösbar, ein Krampfanfall nicht.
- Die Bewegung bei der Zittrigkeit ist ein Tremor mit konstanter Frequenz; im Gegensatz hierzu besitzt die Bewegung des Krampfanfalls i. d. R. eine schnelle und eine langsame Komponente.
- Die rhythmischen Bewegungen bei der Zittrigkeit lassen sich durch vorsichtiges Beugen der betroffenen Extremität meist unterbrechen; dies gilt nicht für den Krampfanfall.
- Zittrigkeit ist nicht von autonomen Veränderungen begleitet, ein Krampfanfall dagegen häufig.

Eine klinische Einteilung nach unterschiedlichen Anfallstypen (subtil, tonisch, klonisch, tonisch-klonisch, fokal, multifokal, generalisiert) ist sowohl für die ätiologische Klärung als auch für die Frage der therapeutischen Relevanz des Geschehens in der Neonatologie nicht hilfreich. Dies liegt zum einen daran, dass neonatale Krampfmuster in Abhängigkeit vom Gestationsalter noch unreif und deshalb erst recht schwer beurteilbar sind. Zum anderen bleibt in der akuten klinischen Situation ohnehin nichts anderes übrig, als alle möglichen behandelbaren Ursachen von Krampfanfällen diagnostisch auszuschließen oder zu bestätigen.

Diagnostik Die Diagnose ist eine klinische; zusätzlich ist es extrem hilfreich, eine detaillierte Schwangerschafts- und Geburtsanamnese zur Verfügung zu haben (zumal die HIE sowohl bei Früh- als auch bei Reifgeborenen die häufigste Ursache postnataler Krampfanfälle darstellt). Laborchemische Verfahren können Infektion, Hypoglykämie, Elektrolytimbalancen und andere metabolische Ursachen ausschließen. Bildgebende Verfahren (Sonografie, CT, MRT) können nach intrakraniellen Blutungen oder angeborenen Fehlbildungen als Ursache der Krampfaktivität suchen. Das konventionelle EEG kann hilfreich sein, allerdings gibt es Krampfaktivitäten, die kein elektrophysiologisches Korrelat besitzen. Noch hilfreicher, da bettseitig jederzeit einsetzbar, ist das amplitudenintegrierte EEG, das im Rahmen des Monitorings der therapeutischen Hypothermie bei HIE auf vielen Neugeborenen-Intensivstationen Einzug in den klinischen Alltag gehalten hat. Die Untersuchung des Liquors gibt nicht nur Auskunft über eine etwaige Infektion des ZNS, sondern ermöglicht auch die Suche nach metabolischen Ursachen wie z. B. einer nichtketotischen Hyperglycinämie.

Therapie Die Therapie des neonatalen Krampfanfalls sollte möglichst kausal erfolgen. Der Beginn einer antikonvulsiven Therapie orientiert sich an der Dauer der Krampfepisoden und der Frage einer Beeinträchtigung von Vitalparametern. Da sämtliche im klinischen Einsatz befindlichen GABA-Agonisten per se zumindest im Tiermodell zu einer überproportionalen Zunahme von neuronaler Apoptose führen, muss im Einzelfall die Frage beantwortet werden, ob die zugrunde liegende Störung in Form der Krampfaktivität oder die Therapie das größere Übel ist. Kommt man zu dem Schluss, dass eine Behandlung gerechtfertigt ist, ist das Mittel der Wahl bei Neonaten nach wie vor Phenobarbital, gefolgt von Phenytoin und den Benzodiazepinen unterschiedlich langer Halbwertszeiten. Obwohl es keine langfristigen Daten zur Anwendung von Levetiracetam bei Früh- und Reifgeborenen gibt, ist diese Substanz mittlerweile zumindest in Deutschland weitverbreitet im Einsatz.

Prognose Die Prognose hat ein sehr weites Spektrum und ist von der zugrunde liegenden Störung abhängig.

5.14 Funktionelle Störungen des Herzens in der Neonatalperiode

5.14.1 Persistierende pulmonale Hypertension des Neugeborenen

Definition Die persistierende pulmonale Hypertension des Neugeborenen (PPHN) bezeichnet entweder die Persistenz fetaler Kreislaufverhältnisse oder das Wiedereintreten dieser fetalen Zirkulationsverhältnisse nach initial erfolgreicher Kreislaufadaptation (➤ Abb. 5.11). Eine Reihe von Triggerfaktoren für die Entstehung einer PPHN ist bekannt (➤ Tab. 5.11). Lässt sich ein solcher Faktor identifizieren, so spricht man von einer sekundären PPHN. Die primäre PPHN ist demzufolge definiert als die Persistenz intrauteriner Kreislaufverhältnisse ohne einen benennbaren exogenen Auslöser. Prognostisch relevant ist diese Einteilung insofern, als die sekundäre PPHN mit erfolgreicher Therapie des Triggerfaktors und der Behebung der resultierenden Hypoxämie eine relativ gute Prognose hat.

Epidemiologie Eine PPHN als Resultat einer fehlregulierten kardiopulmonalen Adaptation unmittelbar postnatal kommt in ca. 1,9 ‰ aller Fälle beim reifen Neugeborenen vor. Die hiermit assoziierte Mortalität, die vor wenigen Jahren noch mit ca. 30 % beziffert wurde, ist mittlerweile deutlich gesunken.

Pathogenese Aus unterschiedlichen Ursachen kommt es nicht zu dem sonst im Rahmen der postnatalen Adaptation üblichen Abfall des pulmonalvaskulären Widerstands, und die Shuntrichtung der extrapulmonalen Verbindungen (PDA, Foramen ovale) kann sich wieder intrauterinen Verhältnissen angleichen. Bleibt diese Kreislaufsituation über mehrere Tage erhalten, kommt es zu einer reaktiven Hypertrophie der Media in den Pulmonalarterien und -arteriolen (➤ Abb. 5.12).

Diagnostik Die Verdachtsdiagnose ist primär eine klinische, vor allem dann, wenn eine für die anamnestische Primärdiagnose überproportional ausgeprägte Oxygenierungsstörung im Vordergrund steht. Eine relativ einfache Möglichkeit der bettseitigen Diagnostik

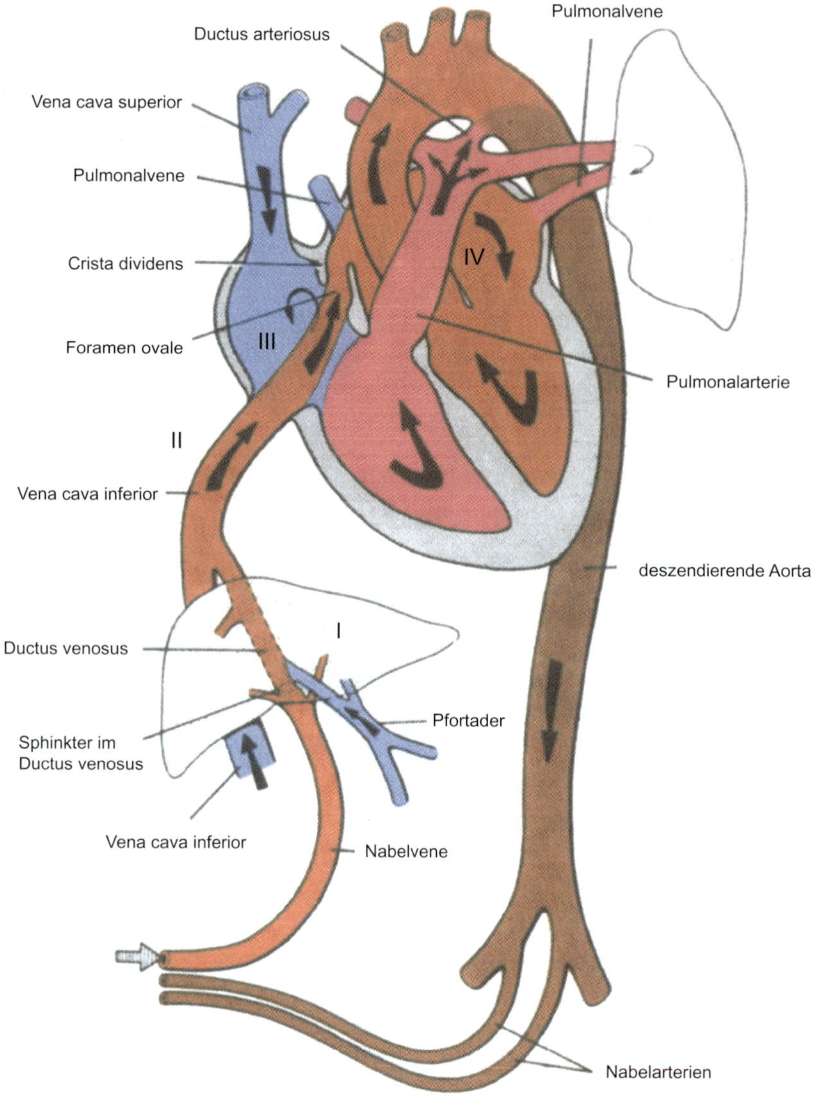

Abb. 5.11 Fetale Kreislaufverhältnisse [T699]

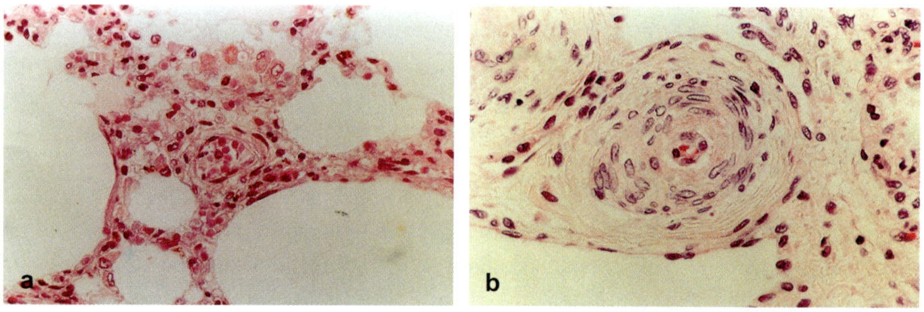

Abb. 5.12 Mediahypertrophie einer Pulmonalarterie bei PPHN [T699]

Tab. 5.11 Ursachen der PPHN

PPHN-Form	Trigger	Morphologisches Korrelat
Primär	Unbekannt	Mediahypertrophie der Pulmonalarterien
Sekundär	• Messbare Parameter: Hypoxämie, Azidose • Erkrankungen: Sepsis, Pneumonie, Asphyxie, Atemnotsyndrom (RDS), Mekoniumaspirationssyndrom, Lungenhypoplasie jedweder Genese (kongenitale Zwerchfellhernie, Oligohydramnie-Sequenz, Potter-Syndrom)	Keines, funktionelle Vasokonstriktion

besteht in der zeitgleichen bzw. unmittelbar sequenziellen Messung von prä- und postduktaler Sättigung. Im Falle einer PPHN würde die postduktale transkutane Sauerstoffsättigung (gemessen z. B. am Bein) durch Zumischung von nicht arterialisiertem Blut über den Ductus arteriosus Botalli mehrere Prozentpunkte unterhalb der am rechten Arm (also präduktal) ableitbaren Sättigung gemessen werden. Alternativ kann echokardiografisch der offene Ductus mit dem entsprechenden Rechts-Links-Shunt direkt dargestellt werden.

Prävention und Therapie Die Primärprävention findet im Rahmen der Pränataldiagnostik statt, wo die diversen Ursachen einer Lungenhypoplasie (z. B. kongenitale Zwerchfellhernie, Oligohydramnie-Sequenz) bereits identifiziert und die betroffenen Feten zur weiteren Betreuung an ein hierfür geeignetes Zentrum angebunden werden sollten. Gerade bei den häufig ohnehin problematischen Oxygenierungsverhältnissen bei Lungenhypoplasie jeglicher Genese ist es umso wichtiger, den Circulus vitiosus von Hypoxämie, Azidose und zunehmender pulmonaler Hypertension, wenn irgend möglich, zu vermeiden. Unmittelbares Therapieziel bei allen Formen der PPHN ist die Etablierung einer adäquaten Oxygenierung und Ventilation, um so mittelfristig den pulmonalen Widerstand nachhaltig zu senken. Bei allen sekundären Formen der PPHN ist die kausale Therapie diejenige der Grunderkrankung, i. e. die Therapie der Sepsis, der Pneumonie oder des Atemnotsyndroms. Lediglich die Lungenhypoplasie entzieht sich diesem Therapieprinzip: Hier steht die schonende Lungenexpansion im Vordergrund, um sicherzustellen, dass möglichst alle rekrutierbaren Alveolen am Gasaustausch beteiligt sind.

Spezifische Therapieprinzipien zur Senkung des pulmonalvaskulären Widerstands sind eine gute Oxygenierung (paO_2 beim reifen Neugeborenen 80–100 mmHg, beim Frühgeborenen 60–80 mmHg), eine adäquate Analgosedierung und eine Alkalisierung mittels Pufferung, um einen pH ≥ 7,40 zu erreichen (**cave:** keine Hyperventilation). Die Therapie der Wahl besteht beim reifen Neugeborenen und beim Frühgeborenen jenseits von 34 SSW in der Gabe von inhalativem Stickstoffmonoxid (NO). Für die Fälle von Therapieversagen beim Einsatz von NO stehen mit Iloprost (inhalatives Prostaglandin), Sildenafil (PDE-5-Inhibitor), Milrinon (PDE-3-Inhibitor) und Bosentan (Endothelin-Antagonist) Substanzen zur Verfügung, für die es allerdings zum gegenwärtigen Zeitpunkt keine RCTs oder nur RCTs mit geringen Fallzahlen in dieser Altersgruppe gibt. Die ultimative Rescue-Therapie beim respiratorischen Versagen des reifen Neugeborenen ist die extrakorporale Membranoxygenierung (ECMO). Hierbei übernimmt ein extrakorporaler Kreislauf die Funktionen der Oxygenierung und der Ventilation. Nachteile sind eine zeitlich begrenzte Durchführbarkeit und eine nicht zu vernachlässigende Komplikationsrate, die bei den überlebenden Kindern nicht selten zu bleibender Morbidität führt.

5.14.2 Persistierender Ductus arteriosus

Epidemiologie Der persistierende Ductus arteriosus (PDA) Botalli wird im Angloamerikanischen treffender als „patent ductus arteriosus" bezeichnet, da er sich gerade beim Frühgeborenen nicht selten nach bereits erfolgtem Verschluss wieder öffnet und nicht persistiert. Ein PDA tritt beim reifen Neugeborenen mit einer Häufigkeit von ca. 7 % aller Vitien auf, ist aber ein häufigeres klinisches Problem beim unreifen Frühgeborenen. Bei einem Geburtsgewicht von < 1.500 g wird je nach zugrunde liegender Literaturquelle die Inzidenz mit 11,9–53 % angegeben.

Pathogenese Chemorezeptoren registrieren den unmittelbar postnatal physiologischerweise auftretenden plötzlichen Anstieg der arteriellen Sauerstoffspannung und übermitteln dieses Signal an das kontraktile Gewebe im Bereich des Ductus arteriosus. Weder das kontraktile Gewebe noch die zugehörige Signalkaskade sind bei sehr unreifen Frühgeborenen voll funktionstüchtig, sodass sich als Konsequenz der Ductus häufig nur unvollständig oder gar nicht verschließt. Die resultierende Rezirkulation bedingt eine myokardiale Volumenbelastung und eine relative Minderperfusion der restlichen Organsysteme vor allem im renalen und intestinalen Versorgungsgebiet.

Diagnostik Klinische Hinweiszeichen sind springende Pulse, eine vergrößerte Blutdruckamplitude und ein auskultatorisch hörbares Systolikum. Gelegentlich kann auch eine anderweitig nicht erklärbare Verschlechterung der respiratorischen Situation, wechselnder Sauerstoffbedarf oder eine eingeschränkte Diurese Zeichen eines hämodynamisch relevanten Ductus sein. Echokardiografisch lässt sich der Ductus i. d. R. direkt darstellen; Versuche zur Quantifizierung des PDA haben alle ihre Limitationen. Für die Entscheidung der Behandlungswürdigkeit eines PDA ist letztendlich das klinische Gesamtbild des Patienten entscheidend.

Therapie Bei der Therapie des PDA steht der medikamentöse Verschluss mit einem nichtselektiven Cyclooxygenase-Inhibitor im Vordergrund. Historisch liegt die meiste Erfahrung für Indometacin und Ibuprofen vor; mittlerweile gibt es auch Daten für einen erfolgreichen Verschluss des PDA mit Paracetamol. Diese medikamentöse Therapie kann ggf. mehrfach wiederholt werden. Lässt sich der Ductus entweder primär nicht medikamentös beeinflussen oder öffnet er sich auch nach mehrfachen Gaben wieder, so steht die Option des chirurgischen Ductusverschlusses zur Verfügung.

5.15 Erkrankungen der Lunge

5.15.1 Zwerchfellhernie

Epidemiologie Die kongenitale Zwerchfellhernie (siehe auch ➤ Kap. 5.9.2) ist genau genommen keine Hernie im ursprünglichen Sinne, da i. d. R. kein Bruchsack existiert. Anatomisch gesehen ist der Zwerchfelldefekt eine Lücke oder eine Aplasie des Zwerchfells, durch die Inhalt der Bauchhöhle in den Thorax prolabieren und dort die Lunge komprimieren kann. Aktuelle epidemiologische Daten aus England bestätigen eine Häufigkeit der CDH von 4,1 pro 10.000 Schwangerschaften; abzüglich der Spontanaborte und der Schwangerschaftsabbrüche waren dies postnatal noch 2,9 pro 10.000 Geburten. 47 % dieser Neugeborenen hatten entweder zusätzliche Fehlbildungen oder chromosomale Aberrationen. In dieser Gruppe lag die Säuglingssterblichkeit oberhalb von 50 %.

Pathogenese Je nach Größe des Defekts kommt es früher oder später zur Verlagerung von Bauchorganen in den Thorax und bei Persistenz zu einer konsekutiven Lungenhypoplasie. Das Ausmaß der Lungenhypoplasie hängt nicht nur von der Menge der nach intrathorakal verlagerten Organe ab, sondern auch vom Zeitpunkt und von der Dauer der initialen Verlagerung. Die resultierende Lungenhypoplasie macht sich klinisch nicht nur durch eine reduzierte Anzahl von Alveolen, sondern auch durch eine Dysfunktion vorhandener Alveolen und eine verminderte Surfactantproduktion der Typ-II-Pneumozyten bemerkbar. Diese pulmonale Dysfunktion koexistiert mit einer vaskulären Dysfunktion, die zu einem Überwiegen der vasokonstriktiven Faktoren mit reaktiver pulmonalvaskulärer Hypertension führt.

Diagnostik In der oben zitierten englischen Serie von knapp 400.000 Geburten wurden bei isoliertem Zwerchfelldefekt nur 51 % der CDH detektiert, bei zusätzlichen komplexen assoziierten Fehlbildungen immerhin 84 %. Postnatal muss der Verdacht auf eine CDH aufkommen, wenn beim reifen Neugeborenen eine ausgeprägte Oxygenierungsstörung vorliegt, die nicht anderweitig erklärbar ist. Rund 80 % der Zwerchfelldefekte sind linksseitig lokalisiert. In der Regel ist hierbei das Herz auf die rechte Seite verdrängt; dort sind dann auch die Herztöne auskultierbar. Das konventionelle Röntgenbild bestätigt die Diagnose; sonografisch lässt sich die intrathorakale bzw. intraabdominale Position der Abdominalorgane zeigen (➤ Abb. 5.13).

Therapie Die kausale Therapie der CDH ist eine chirurgische, allerdings steht die Korrektur des Defekts zeitlich nicht im Vordergrund. Entscheidende Grundvoraussetzung für eine erfolgreiche Operation ist die initiale Stabilisierung des Patienten mit einer schonenden, aber maximalen Lungenexpansion der oft hypoplastischen Lunge. Aufgrund von spontanen, aber auch durch Belastung auftretenden pulmonalen hypertensiven Krisen und entsprechenden Gasaustauschstörungen kann diese Stabilisierungsphase auch mehrere Tage dauern. Für das klinische Management auf der neonatologischen Intensivstation kommen nicht selten Surfactantgabe, Hochfrequenzbeatmung, inhalatives Stickstoffmonoxid (NO) und ECMO zum Einsatz, obwohl diese Maßnahmen in keinem der Fälle als evidenzbasiert gelten können. Auch bei erfolgreich verlaufener Operation kann der Krankheitsverlauf sehr langfristig sein, da die häufig assoziierte Lungenhypoplasie nur durch eine Synthese neuer Alveolen kompensiert werden kann.

5.15.2 Atemnotsyndrom

Epidemiologie Das Atemnotsyndrom (engl. „respiratory distress syndrome", RDS) ist klassischerweise eine Erkrankung des Frühgeborenen, bei dem aus Gründen der Unreife keine ausreichenden Mengen von Surfactant zur Verfügung stehen. Je unreifer das Frühgeborene ist, desto höher ist die Inzidenz des RDS: Bei einem Gestationsalter von < 28 SSW sind dies ca. 50 % der Frühgeborenen, bei < 24 SSW deutlich über 90 %.

Pathogenese Infolge des Mangels an Surfactant kommt es intrapulmonal zur Ausbildung hyaliner Membranen, die zu einer Störung sowohl der Oxygenierung als auch der Ventilation führen. Klinisch besitzt die Lunge beim RDS eine verminderte Compliance; um überhaupt angemessene Tidalvolumina unter Beatmung zu erreichen, werden häufig hohe Beatmungsdrücke benötigt.

Klinik Frühgeborene mit einem RDS sind häufig tachydyspnoisch und haben interkostale, substernale oder infraklavikuläre Einziehungen als Ausdruck der Inanspruchnahme ihrer Atemhilfsmuskulatur. Nasenflügeln oder lautes Stöhnen können weitere Zeichen der Atemnot sein; Letzteres entsteht durch Ausatmung gegen die geschlossenen Stimmbänder im Versuch, das exspiratorische Lungenvolumen hochzuhalten.

Diagnostik Wesentlicher klinischer Hinweis auf das Vorhandensein eines RDS ist das Ausmaß der postnatalen Atemstörung in Kombination mit dem anamnestisch bekannten Gestationsalter. Wie ausgeprägt das RDS tatsächlich ist, lässt sich in der ersten Lebensstunde anhand des Sauerstoffbedarfs abschätzen. Die radiologische Darstellung der unreifen Lunge kann allenfalls das Vorliegen eines RDS bestätigen, für das klinische Management hat dies jedoch wenig Bedeutung (➤ Abb. 5.14).

Prävention Die primäre Prävention des RDS besteht in der Vermeidung von Frühgeburtlichkeit und damit in der Vermeidung von pulmonaler Unreife. Da dies in einer numerisch relevanten Zahl

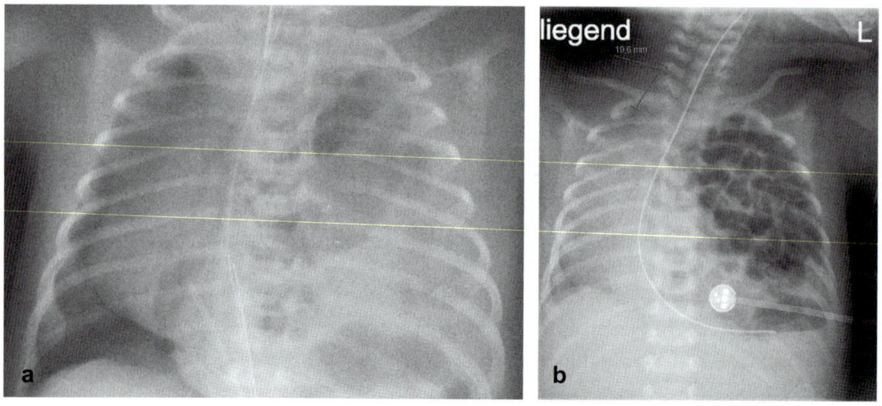

Abb. 5.13 Röntgen-Thorax einer linksseitigen Zwerchfellhernie [T699]

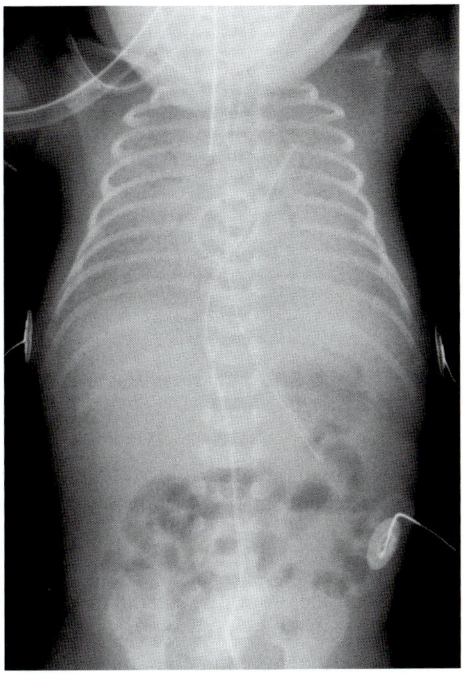

Abb. 5.14 Röntgen-Thorax eines Frühgeborenen mit RDS [T699]

von Schwangerschaften nicht möglich sein wird, bleibt der pharmakologische Weg, die Lunge in einen reiferen Zustand zu versetzen, als es dem Gestationsalter entsprechen würde. Hierfür werden der Schwangeren antenatale Steroide (Betamethason, Dexamethason) verabreicht; dies führt am Zielorgan Lunge nicht nur zu einer quantitativen Zunahme des fetalen Surfactantpools, sondern auch zu einer Stabilisierung der alveolokapillären Membran und damit zu einer verminderten Inaktivierung bereits synthetisierten Surfactants.

Therapie Lassen sich antenatale Steroide nicht mehr rechtzeitig verabreichen, so besteht die postnatale Therapie des Frühgeborenen in einer Surfactantsubstitution entweder unter CPAP-Atemunterstützung als „less invasive surfactant administration" (LISA) oder unter invasiver Beatmung. Hierfür wird bovines, porcines oder synthetisches Surfactant intratracheal instilliert. Je nach Präparat ist mit einem zeitlich unterschiedlichen Wirkungseintritt zu rechnen. Gegebenenfalls muss die Surfactantgabe wiederholt werden. Halbwertszeiten von exogen verabreichtem Surfactant hängen entscheidend vom Ausmaß der endogenen Surfactant-Inaktivierung ab und bewegen sich zwischen wenigen Minuten und vielen Stunden. Interventionsgrenzen für eine Surfactantgabe sind von Institution zu Institution unterschiedlich und variabel. Für das etwas reifere Frühgeborene bzw. das reife Neugeborene mit RDS gilt etwas mehr Zurückhaltung. Hier kann man sich eher eine abwartende Haltung erlauben und den Spontanverlauf des RDS abwarten (Dauer: je nach endogener Syntheseleistung zwischen 3 und 5 Tagen).

Komplikationen Bekannte Komplikationen des RDS sind Lungenblutungen sowie „Air-Leak"-Syndrome (i. e. Pneumothorax [➤ Abb. 5.15] und pulmonales interstitielles Emphysem [➤ Abb. 5.16]). Durch die im Verhältnis zum Spontanverlauf schnelle Verbesserung der pulmonalen Compliance nach Surfactantgabe ist bei nicht ausreichend schneller Reduktion der Beatmungsparameter die Gefahr gegeben, dass die Tidalvolumina relativ zum Erkrankungsgrad der Lunge zu groß werden. In der Folge kommt es zu lokalen Überblähungen und Überdehnungen; bei Einriss von Alveolen mit Verbindung zum Pleuraspalt kommt es zum Pneumothorax. Fehlt diese Verbindung, sammelt sich die extraalveoläre Luft im Interstitium der Lunge und führt zum pulmonalen interstitiellen Emphysem; damit steht sie dem pulmonalen Gasaustausch auch nicht mehr zur Verfügung.

5.15.3 Bronchopulmonale Dysplasie

Epidemiologie Die bronchopulmonale Dysplasie (BPD) oder engl. auch „chronic lung disease" (CLD) ist die Bezeichnung für eine Umbaulunge als uniforme Reaktion auf eine Reihe verschiedener Stimuli wie Volutrauma, Hyperoxie, Beatmung, Inflammation und Infektion. Ein RDS war für die klassische BPD unverzichtbar; die diagnostischen Kriterien umfassten nach Northway Sauerstoffbedarf am 28. Lebenstag und radiologische Veränderungen im Sinne einer BPD. Da im Laufe der Jahre auch Frühgeborene eine chronische Lungenerkrankung bekamen, die nie beatmet waren, zusätzlich immer mehr unreife Frühgeborene überlebten, stieg der Anteil derjenigen zwangsläufig, die am 28. Lebenstag noch Sauerstoffbedarf hatten. Nur ein geringer Prozentsatz dieser Frühgeborenen war auch tatsächlich mittel- oder langfristig durch die Lungenerkrankung beeinträchtigt, sodass eine neue Definition der chronischen Lungenerkrankung erforderlich wurde: zusätzlicher Sauerstoffbedarf mit 36 Wochen post menstruationem (Shennan). Wegen dieser unterschiedlichen

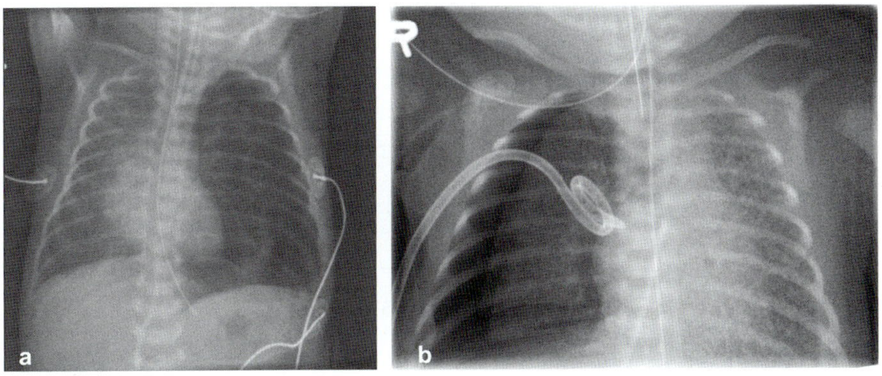

Abb. 5.15 Pneumothorax [T699]

5

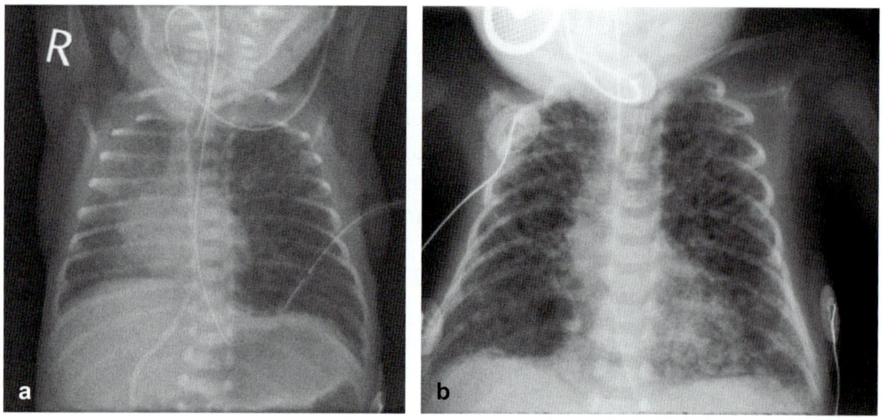

Abb. 5.16 Pulmonales interstitielles Emphysem [T699]

Definitionen (und dies sind nur zwei von vielen) ist es auch extrem schwierig, zuverlässige Angaben zur Inzidenz der CLD zu machen. Nach den Northway-Kriterien lag die Inzidenz der CLD im Zeitalter der Surfactantstudien bei Frühgeborenen mit einem Geburtsgewicht zwischen 750 und 1.500 g in einem Bereich zwischen 11 und 57 % in der Surfactant-Gruppe und zwischen 19 und 63 % in der Kontrollgruppe. Die derzeit verwendete Definition der BPD stammt von Walsh (2004); danach wird die BPD physiologisch anhand einer Raumluftprovokation mit 36 Wochen post menstruationem definiert.

Pathogenese Die Entstehung der CLD ist zweifelsohne ein multifaktorielles Geschehen. Unter den zahlreichen ätiologisch verdächtigten Faktoren zählen u. a. Hyperoxie, Barotrauma, Volutrauma, ein offener Ductus arteriosus Botalli, Sauerstoffradikale, Inflammation, Infektion und eine genetische Prädisposition. Epidemiologische Daten weisen auf einen Zusammenhang von Amnioninfektionssyndrom und später entstehender CLD hin; auch die postnatale Infektion prädisponiert zur Entstehung einer CLD. Alle weiteren oben aufgeführten Faktoren sind weder bezüglich ihres Einzeleinflusses noch ihrer möglichen Interaktion quantifizierbar.

Diagnostik Erste radiologische Veränderungen im Sinne einer chronischen Lungenerkrankung entstehen lange, bevor die Frühgeborenen die diagnostischen Kriterien der CLD erfüllen (➤ Abb. 5.17). Diese Veränderungen bestehen auch in der Frühphase bereits in einem Nebeneinander von Dystelektase und überblähten Bezirken, von Konsolidierung und Emphysem; alle diese veränderten Bereiche nehmen funktionell wenig am Gasaustausch teil. Neben den radiologischen Veränderungen sieht man einen variablen Bedarf an Atemunterstützung und zusätzlichem Sauerstoffbedarf; Letzterer kann über Monate persistieren.

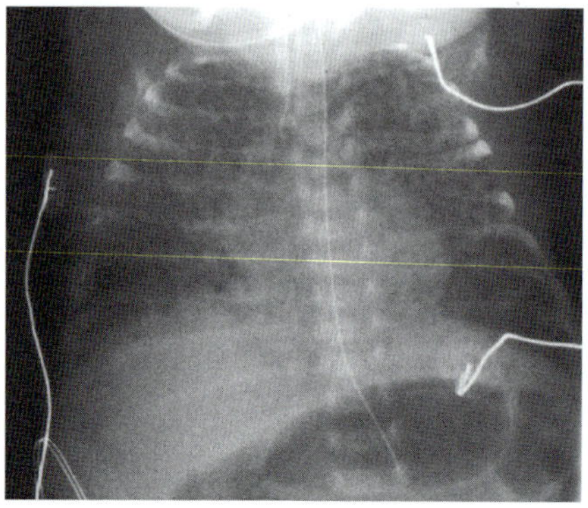

Abb. 5.17 Bronchopulmonale Dysplasie bzw. CLD [T699]

Prävention Antenatale Steroide reduzieren die Inzidenz von BPD/CLD. Aus epidemiologischen Daten lässt sich ableiten, dass die Vermeidung von Infektion, Inflammation, nicht lungenprotektiver Beatmung und Beatmung an sich einen positiven Effekt im Sinne einer Reduktion der Inzidenz haben sollte. Vitamin-A-Substitution konnte in einer einzelnen großen Studie den Sauerstoffbedarf bei CLD-Patienten senken, allerdings ist es in Zeiten fehlender Verfügbarkeit von Vitamin A in den USA nicht zu einem Anstieg der BPD-Inzidenz gekommen.

Therapie Die Therapie der CLD ist überwiegend symptomatisch mit dem Ziel, sich die Lunge von ihrer initialen Schädigung erholen zu lassen. Über den Mechanismus des Wachstums neuer Alveolen wird so das mittelfristige Ziel einer adäquaten Oxygenierung ohne zusätzliche Sauerstoffzufuhr erreicht. Hierzu ist es notwendig, eine ausreichende kalorische Zufuhr bereitzustellen, die Flüssigkeitsbilanz im Gleichgewicht zu halten und eine Beeinträchtigung der bestehenden Lungenanteile durch z. B. Infektionen zu verhindern. Frühgeborene mit CLD haben einen kalorischen Bedarf in der Größenordnung von 140 kcal/kg KG/Tag oder mehr; das Ziel ist eine kontinuierliche Gewichtszunahme ohne Flüssigkeitseinlagerung. Hierzu ist es in vielen Fällen erforderlich, die Nahrung mit sog. Fortifiern anzureichern, um eine ausreichende Kaloriendichte zu erreichen. Weitere symptomatische medikamentöse Therapiemaßnahmen beinhalten Diuretika, Methylxanthine, antiobstruktive Substanzen und Medikamente zur Senkung des pulmonalvaskulären Widerstands.

5.15.4 Mekoniumaspiration

Epidemiologie Etwa 12–18 % aller Geburten sind von mekoniumgefärbtem Fruchtwasser begleitet; die Aspiration von Mekonium ist eine nahezu ausschließliche Erkrankung des reifen oder übertragenen Neugeborenen. Von diesen kommt es bei 5–12 % der Neugeborenen zu einem Mekoniumaspirationssyndrom (MAS). Das MAS setzt dementsprechend eine Aspiration von Mekonium in Mengen voraus, die den pulmonalen Gasaustausch nachhaltig beeinträchtigen und zu einer pulmonalen Hypertension mit intra- und/oder extrapulmonalen Rechts-Links-Shunts führen.

Pathogenese Mekonium kann selbst in höchster Verdünnung noch zu einer Inaktivierung von Surfactant führen. Neben der mechanischen Obstruktion durch das zähe Mekonium und der resultierenden inhomogenen Lungenbelüftung führt diese Surfactant-Inaktivierung zu einer ausgeprägten Oxygenierungsstörung. In Kombination mit einer gestörten Ventilation samt der assoziierten Azidose ist ein potenter Trigger für die Rückkehr zu fetalen Kreislaufverhältnissen gegeben, und es kann zur PPHN kommen. Neben der Wirkung auf Surfactant führt die Präsenz von Mekonium intrapulmonal zu einer chemischen Pneumonitis im Sinne einer inflammatorischen Reaktion der kleinen Atemwege.

Diagnostik Die Diagnose ergibt sich aus einer genauen Anamnese in Kombination mit der klinischen Präsentation. Radiologisch zeigt sich meist eine mehr oder weniger fleckige Verschattung in Abhängigkeit von der Partikelgröße des aspirierten Mekoniums (➤ Abb. 5.18). Beim intubierten Neugeborenen kann sich der klinische Verdacht der Aspiration von Mekonium durch Absaugen von mekoniumhaltigem Trachealsekret im Verlauf bestätigen lassen.

Prävention Die wirksamste Prävention setzt bereits bei einem engmaschigen Monitoring während der Schwangerschaft ein, um rechtzeitig Episoden der Hypoxämie oder Minderperfusion beim Feten zu erkennen. Dies sind die Phasen, in denen der Fetus üblicherweise Mekonium absetzt, und dies geschieht in aller Regel terminnah mit zunehmender Tendenz nach dem errechneten Termin. Da der Vorgang der Mekoniumaspiration i. d. R. ein intrauterines Geschehen ist, kommen Versuche des postnatalen Absaugens ohnehin zu spät. Dies wäre lediglich noch beim deprimierten und deshalb intubierten Neugeborenen zu vertreten.

Die Prävention des MAS erfolgt nach stattgehabter Aspiration von Mekonium durch eine ausreichend gute Oxygenierung mit dem Ziel der Vermeidung pulmonal hypertensiver Phasen, um so die Ausbildung einer pulmonalen Hypertension zu verhindern.

Therapie Das erste Therapieziel muss die Vermeidung einer pulmonalen Hypertension sein. Hierzu versucht man die Oxygenierung und die Ventilation unter Beatmung mit möglichst moderaten Beatmungsdrücken stabil zu halten. Während der Spontanatmung gilt auch die Aufrechterhaltung einer ausreichenden Oxygenierung als primäres Ziel. In beiden Fällen besteht durch die i. d. R. inhomogene Verteilung des Mekoniums die Gefahr des Auftretens von Air-Leak-Syndromen, vor allem eines Pneumothorax.

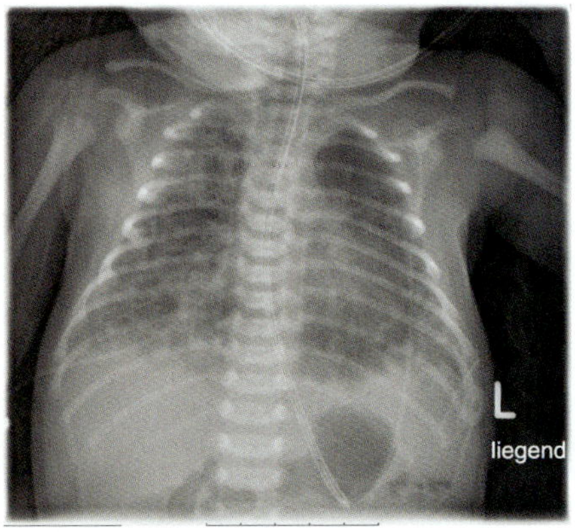

Abb. 5.18 Röntgen-Thorax nach Mekoniumaspiration [T699]

5.15.5 Pneumonie

Epidemiologie Pneumonien sind eine häufige Ursache von Morbidität und Mortalität bei Früh- und Neugeborenen. Diese können sowohl intrauterin als auch peri- und postnatal erworben werden. Das Erregerspektrum umfasst Bakterien, Viren und Pilze.

Pathogenese Da das Immunsystem des Neonaten und erst recht des Frühgeborenen einen infektiologischen Prozess nur selten auf ein Organsystem zu begrenzen vermag, kommt es bei einer Vielzahl von Infektionen im Rahmen der Erregerstreuung auch zu einer Pneumonie. Die Lunge reagiert je nach Erreger mit unterschiedlichen Lokalisationen der Infiltrate; für das klinische Management entscheidend ist das Ausmaß der Gasaustauschstörung.

Diagnostik Klinisch stehen die Zeichen der Tachydyspnoe im Vordergrund; unter Zuhilfenahme der Atemhilfsmuskulatur können Neugeborene eine Atemstörung zunächst kompensieren. Radiologisch zeigen sich in Abhängigkeit vom spezifischen Erreger und vom Zeitpunkt der Untersuchung variable Verschattungen (➤ Abb. 5.19). Anhand der Blutgase (pO_2, pCO_2 und pH) und der klinischen Tachydyspnoe wird die Entscheidung über die Notwendigkeit einer Atemunterstützung getroffen.

Therapie Beim Neugeborenen wird bei Verdacht auf eine Infektion im Sinne einer Pneumonie mit einer empirisch etablierten Antibiotikakombination behandelt (i. e. ein Penicillin mit einem Aminoglykosid oder ein Cephalosporin mit einem Aminoglykosid). Die vor Beginn der Therapie abgenommene Blutkultur, der postnatale Ohrabstrich oder (so vorhanden) das Trachealsekret weisen den Weg für eine spezifische antibiotische Therapie. Die wahrscheinlichsten Erreger lassen sich aus dem Zeitpunkt des Auftretens der Infektion ableiten (➤ Box 5.2 bzw. ➤ Box 5.3).

5.15.6 Transiente Tachypnoe des Neugeborenen

Epidemiologie Die transiente Tachypnoe des Neugeborenen (TTN) ist eine Erkrankung des reifen Neugeborenen, die sich klinisch und radiologisch von anderen Atemstörungen des Neugeborenenalters abgrenzen lässt. Die Erstbeschreibung durch Avery stammt aus dem Jahr 1966; sieben dieser acht Patienten waren am Termin spontan vaginal geboren worden. Klinisch imponierten sie durch eine deutliche Tachypnoe, die über einen Zeitraum von 2–5 Tagen persistierte. Angaben zur Häufigkeit der TTN bewegen sich um 11 pro 1.000 Neugeborene.

5

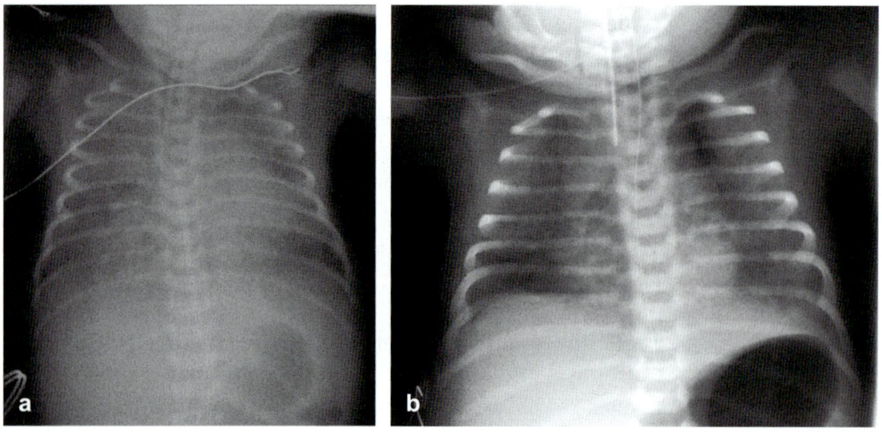

Abb. 5.19 Röntgen-Thorax einer konnatalen Pneumonie [T699]

Pathogenese Letztendlich ist die Pathogenese der TTN unklar. Entgegen der Erstbeschreibung favorisieren viele das Konzept einer nicht ausreichenden Entfernung interstitieller Flüssigkeit als Ursache der TTN. Dies würde eine Häufung dieser Krankheitsentität bei Schnittentbindungen ohne vorherige Wehentätigkeit erwarten lassen. Bei der Gruppe der unreifen Neugeborenen postuliert man eine unreifebedingte Verminderung des Surfactantpools als Ursache der Atemstörung.

Diagnostik Die TTN ist eine Ausschlussdiagnose. Wichtig ist zunächst, immer das Vorliegen einer Infektion auszuschließen. Die radiologischen Zeichen sind von denen einer Flüssigkeitslunge (engl. „fluid lung") nicht zu unterscheiden; auch die Übergänge zu einem milden Atemnotsyndrom sind fließend (➤ Abb. 5.20). Entscheidend ist eine negative Infektionsdiagnostik; die inspiratorische Sauerstoffkonzentration liegt häufig unterhalb von 40 %.

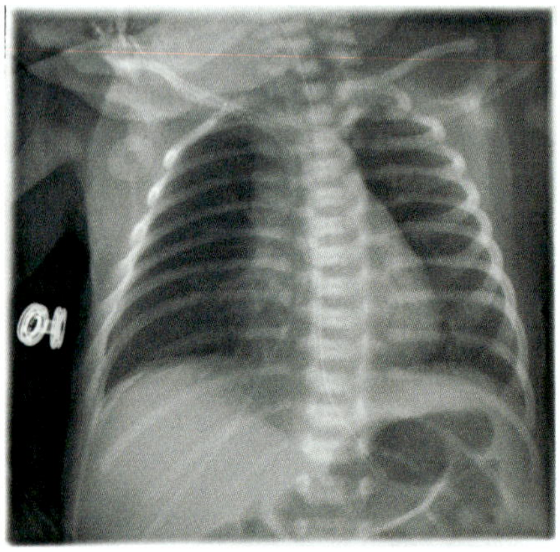

Abb. 5.20 Röntgen-Thorax einer transienten Tachypnoe des Neugeborenen [T699]

Therapie Die Therapie der TTN ist eine symptomatische, je nach Blutgasen und Ausmaß der Einziehungen kann eine nichtinvasive Atemunterstützung erforderlich sein.

5.16 Metabolische Störungen des Früh- und Reifgeborenen

5.16.1 Hyperbilirubinämie

Epidemiologie Zwischen 25 und 50 % aller reifen Neugeborenen (und ein höherer Prozentsatz von Frühgeborenen) entwickeln eine klinisch fassbare Hyperbilirubinämie im Sinne von Bilirubinwerten > 7 mg/dl (120 µmol/l). Allerdings überschreitet nur ein geringer Teil der reifen Neugeborenen einen Bilirubinwert von 15 mg/dl (257 µmol/l; Umrechnungsfaktoren ➤ Tab. 5.12).

Pathogenese Das klinische Problem resultiert aus einem 2- bis 3-fachen Anstieg der Bilirubinproduktion nach der Geburt und einer noch unreifen und damit reduzierten Synthese der Bilirubin konjugierenden Enzymsysteme. Bilirubin wird unter normalen Umständen stabil an Albumin gebunden und zur Leber transportiert. An Albumin gebundenes Bilirubin kann die intakte Blut-Hirn-Schranke nicht überwinden und ist daher für das ZNS nicht toxisch. In der Leber gibt es mehrere Glutathiontransferasen, die das Bilirubin zur Konjugation von der Oberfläche ins endoplasmatische Retikulum transportieren. Beim Vorgang der Konjugation wird mithilfe des Enzyms Uridindiphosphat-Glukuronyltransferase (UDPG-T) aus unkonjugiertem lipidlöslichem (indirektem) Bilirubin das konjugierte wasserlösliche (direkte) Bilirubin. Danach folgt die Phase der Exkretion, in der das Bilirubin in die Galle sezerniert und im Darm von Bakterien zu Sterkobilin reduziert wird, das nicht wieder resorbiert werden kann. Solange allerdings der Darm des Früh- und

Tab. 5.12 Umrechnung von konventionellen nach SI-Einheiten und umgekehrt

	Konventionelle Einheit	Konventionell nach SI (Multiplikation mit)	SI-Einheit	SI nach konventionell (Multiplikation mit)
Bilirubin im Serum	mg/dl	17,1	µmol/l	0,0584

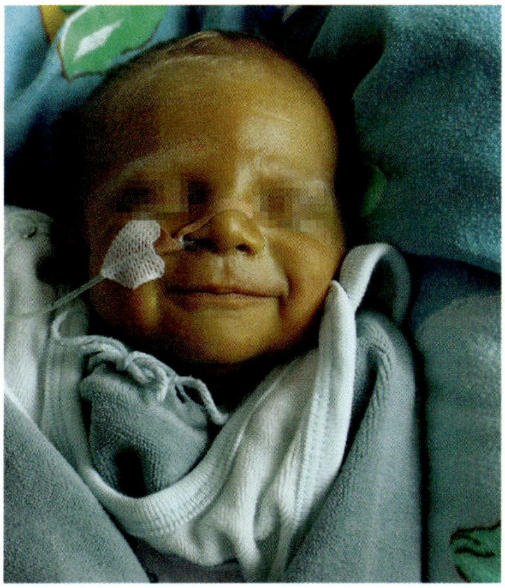

Abb. 5.21 Klinischer Ikterus [T699]

Neugeborenen noch nicht bakteriell besiedelt ist, kann das Sterkobilin nicht gebildet werden, sodass Bilirubin aus dem Darm rückresorbiert werden kann (sog. enterohepatischer Kreislauf).

Die nichtphysiologische Hyperbilirubinämie unterscheidet sich von der physiologischen hauptsächlich durch die Dynamik des Bilirubinanstiegs und die absolute Höhe des Bilirubins. Folgende Faktoren müssen als nichtphysiologisch betrachtet werden und erfordern eine weitere Diagnostik:

- Klinische Gelbsucht im Lebensalter von weniger als 36 h
- Bilirubinanstieg von > 5 mg/dl (86 µmol/l) pro Tag
- Gesamtbilirubin von > 15 mg/dl (257 µmol/l) beim Neugeborenen, das mit industriell hergestellter Nahrung ernährt wird
- Gesamtbilirubin von > 17 mg/dl (291 µmol/l) beim gestillten Neugeborenen
- Klinische Gelbsucht nach 8 Tagen beim reifen Neugeborenen oder nach 14 Tagen beim Frühgeborenen (➤ Abb. 5.21)

Wie oben angedeutet, kann tatsächlich nur freies Bilirubin die intakte Blut-Hirn-Schranke in nennenswertem Ausmaß überwinden. Dies kann zum Kernikterus führen, einer Ablagerung von Bilirubin in den Stammganglien mit dem klinischen Bild wechselnder neurologischer Tonusphasen und dem Residualzustand einer schwersten, durch Spastik, Athetose, Taubheit und mentale Retardierung gekennzeichneten Behinderung.

Zusätzlich zu den Risikofaktoren beim reifen Neugeborenen besitzt das Frühgeborene weitere, i. d. R. durch die Unreife erklärbare Risiken. Neben einer nicht ausgereiften Blut-Hirn-Schranke gehört hierzu vor allen Dingen die Hypalbuminämie.

Diagnostik Neben der Bestimmung des Hämatokrits sowie des direkten und indirekten Bilirubins gehören die Blutgruppenbestimmung und der direkte Coombs-Test zum neonatologischen Standard. Die wichtige Unterscheidung ist die von hämolysebedingter Hyperbilirubinämie, infektionsassoziiertem Ikterus und sonstigen Formen des Bilirubinanstiegs.

Therapie Je nach gemessenem Bilirubinwert besteht in der Stufentherapie zunächst die Möglichkeit der Fototherapie. Verschiedene Wellenlängen weißen, grünen oder blauen Lichts reduzieren die gemessenen Serumbilirubinwerte durch Induktion verschiedener fotochemischer Reaktionen. Nebenwirkung der Fototherapie sind Flüssigkeitsverluste, weswegen in Abhängigkeit von der verwendeten Fototherapiequelle eine erhöhte Flüssigkeitszufuhr erforderlich sein kann. Führt die Fototherapie nicht zu einer ausreichenden Senkung des Bilirubins oder sind die Ausgangswerte von vornherein im Austauschbereich, so wird die Austauschtransfusion zeitnah durchgeführt.

Im Falle der isolierten Hyperbilirubinämie wird dadurch lediglich Bilirubin entfernt, bei Hämolyse auf dem Boden einer Blutgruppeninkompatibilität werden gleichzeitig Erythrozyten zugeführt und mütterliche Antikörper entfernt. Dabei werden mit einem Doppelvolumenaustausch (doppeltes Blutvolumen des Neugeborenen, i. e. ca. 160–180 ml/kg KG) etwa 87 % der Antikörper entfernt, mit einem Dreifachvolumenaustausch deutlich mehr als 90 %. Um die mit einem Blutaustausch verbundene kardiovaskuläre Volumenbelastung gering zu halten, werden über den Nabelvenenkatheter jeweils kleine Mengen von Blut ausgetauscht. Auch beim reifen Neugeborenen soll dies sehr langsam geschehen; hier kann man mit Mengen von 20 ml arbeiten. Beim sehr unreifen Frühgeborenen kann diese Menge bis auf 2 ml pro Ein- bzw. Ausfuhr sinken. Insgesamt dauert eine Austauschtransfusion beim Termingeborenen mindestens eine Stunde, beim Frühgeborenen oft mehrere Stunden. Der Therapiealgorithmus der American Academy of Pediatrics (AAP) ist ➤ Tab. 5.13 zu entnehmen.

Tab. 5.13 AAP-Stufenschema zur Therapie der Hyperbilirubinämie beim reifen Neugeborenen

Alter [h]	Bilirubinwerte in mg/dl (µmol/l)			
	Fototherapie in Betracht ziehen	Fototherapie	Austauschtransfusion, wenn Fototherapie nicht erfolgreich	Austauschtransfusion und intensive Fototherapie
< 24				
25–48	≥ 12 (210)	≥ 15 (260)	≥ 20 (340)	≥ 25 (430)
49–72	≥ 15 (260)	≥ 18 (310)	≥ 20 (340)	≥ 30 (510)
>72	≥ 17 (290)	≥ 20 (340)	≥ 25 (430)	≥ 30 (510)

5.16.2 Hypoglykämie

Definition Hypoglykämie ist unabhängig vom Gestationsalter als Blutzucker im Plasma von weniger als 45 mg/dl (< 2,6 mmol/l) definiert.

Epidemiologie Hypoglykämien sind in der Neugeborenenperiode häufig; insbesondere gilt dies für Früh- und Mangelgeborene (SGA).

Pathogenese In dieser Altersgruppe ist die Ursache der Hypoglykämie meist ein primärer Substratmangel. Eine Hochregulation der Insulinsekretion, induziert durch die mütterliche Stoffwechsellage, ist der zweithäufigste Mechanismus (i. e. Kind diabetischer Mutter).

Diagnostik Symptome wie z. B. Zittrigkeit, Apathie, Trinkschwäche, Hypotonie, Krampfanfall und Koma sollten zur Bestimmung der Glukose im Plasma führen. Die eigentlich gefährlichen Hypoglykämien aber sind die asymptomatischen, da sie ohne jegliche Warnzeichen verlaufen und zu permanenten Schädigungen des Gehirns führen können. Deshalb ist es von erheblicher Bedeutung, Risikokandidaten für eine Hypoglykämie, vor allem Frühgeborene, SGA, LGA und Kinder diabetischer Mütter, anamnestisch zu identifizieren.

Therapie Zufuhr von Glukose, vorzugsweise enteral, bei Nichtvertragen parenteral.

LITERATUR

Apgar V. A proposal for a new method of evaluation of the newborn infant. Curr Res Anesth Analg 1953; 32(4): 260–267.

Bhardwaj K, Locke T, Biringer A, Booth A, Darling EK, Dougan S, et al. Newborn bilirubin screening for preventing severe hyperbilirubinemia and bilirubin encephalopathy: A rapid review. Curr Pediatr Rev 2017; 13(1): 67–90.

Campbell JP, Ryan MC, Lore E, Tian P, Ostmo S, Jonas K, et al.; Imaging & Informatics in Retinopathy of Prematurity Research Consortium. Diagnostic discrepancies in retinopathy of prematurity classification. Ophthalmology 2016; 123(8): 1795–1801.

Chawla S, Natarajan G, Shankaran S, Pappas A, Stoll BJ, Carlo WA, et al.; National Institute of Child Health and Human Development Neonatal Research Network. Association of neurodevelopmental outcomes and neonatal morbidities of extremely premature infants with differential exposure to antenatal steroids. JAMA Pediatr 2016; 170(12): 1164–1172.

Dadiz R, Weinschreider J, Schriefer J, Arnold C, Greves CD, Crosby EC, et al. Interdisciplinary simulation-based training to improve delivery room communication. Simul Healthc 2013; 8(5): 279–291.

Dawson JA, Kamlin CO, Vento M, Wong C, Cole TJ, Donath SM, et al. Defining the reference range for oxygen saturation for infants after birth. Pediatrics 2010; 125(6): e1340–1347.

Finnegan LP, Kron RE, Connaughton JF, Emich JP. Assessment and treatment of abstinence in the infant of the drug-dependent mother. Int J Clin Pharmacol Biopharm 1975; 12: 19–32.

Fugelseth D, Thoresen M. Amplitude-integrated electroencephalography improves the identification of infants with encephalopathy for therapeutic hypothermia and predicts neurodevelopmental outcomes at 2 years of age. J Pediatr 2017; 187: 34–42.

Madar J, Roehr CC, Ainsworth S, Ersdal H, Morley C, Rüdiger M, et al. European Resuscitation Council Guidelines 2021: Newborn resuscitation and support of transition of infants at birth. Resuscitation 2021; 161: 291–326.

Mathew B, Lakshminrusimha S. Pharmacologic strategies in neonatal pulmonary hypertension other than nitric oxide. Semin Perinatol 2016; 40(3): 160–173.

Reinheimer C, Kempf VA, Wittekindt BE, Allendorf A, Wichelhaus TA, Hogardt M, et al. Central line-associated bloodstream infections in the NICU: Successes and controversies in the quest for zero. Semin Perinatol 2017; 41(3): 166–174.

Thinkhamrop J, Lumbiganon P, Tabor A, Kriplani A, Gonzalez Perez R, Hecher K, et al. The World Health Organization fetal growth charts: A multinational longitudinal study of ultrasound biometric measurements and estimated fetal weight. PLoS Med 2017; 14(1): e1002220.

Walsh MC, Yao Q, Gettner P, et al. Impact of a physiologic definition on bronchopulmonary dysplasia rates. Pediatrics 2004; 114: 1305–1311.

Wilson E, Maier RF, Norman M, Misselwitz B, Howell EA, Zeitlin J, Bonamy AK; Effective Perinatal Intensive Care in Europe (EPICE) Research Group. Admission hypothermia in very preterm infants and neonatal mortality and morbidity. J Pediatr 2016; 175: 61–67.e4.

KAPITEL

6

Thomas Höhn

Notfälle und Intensivmedizin

6.1 Spezielle Arbeitstechniken

6.1.1 Zentralvenöse Katheterisierung

Häufigste Indikationen für zentrale Katheter sind die Notwendigkeit einer Messung des zentralvenösen Drucks (ZVD), die Zufuhr von hochprozentigen Glukoselösungen, die perioperative Volumengabe und eine hoch dosierte Katecholamintherapie. Hauptrisiko zentraler Zugänge ist neben thrombembolischen Komplikationen ein in Abhängigkeit von der Verweildauer täglich steigendes Infektionsrisiko. Andererseits bleibt häufig aufgrund der peripheren Venenverhältnisse bei chronisch kranken Kindern, wegen des akuten Volumenbedarfs, der Katecholamintherapie oder der Notwendigkeit einer kontinuierlichen ZVD-Messung keine vernünftige Alternative zu einem zentralen Zugang. Trotzdem muss in Anbetracht des verbleibenden Risikopotenzials zentralvenöser Katheter täglich hinterfragt werden, ob die Indikation hierfür noch gegeben ist.

Mehrere verschiedene Versionen von zentralen Kathetern müssen anhand ihrer Verwendbarkeit und Legetechnik unterschieden werden:

- Von peripher (V. saphena, Kubitalvene) eingebrachte Katheter aus Silastic oder Polyurethan, meist einlumig und aufgrund des geringen Durchmessers nicht für Blutentnahmen geeignet

- Zwei-, drei- oder höherlumige Katheter, in Seldinger-Technik gelegt; Punktionsstellen sind V. jugularis interna, V. subclavia (➤ Abb. 6.1) oder V. femoralis (➤ Abb. 6.2)

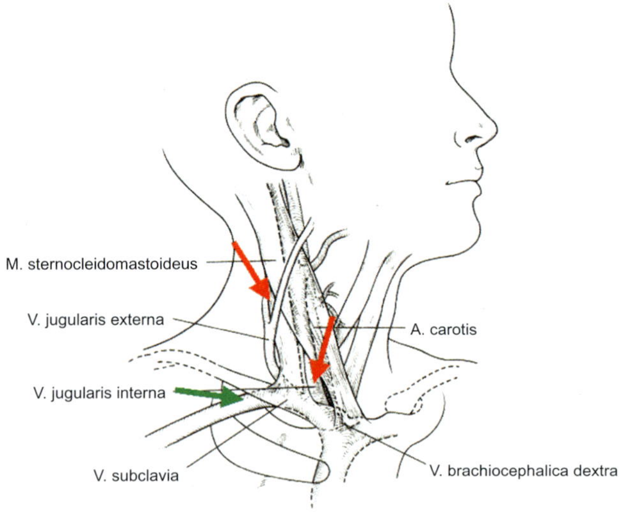

Abb. 6.1 Punktionsstellen für zentralvenöse Zugänge in der V. jugularis interna und in der V. subclavia [L141/R232]

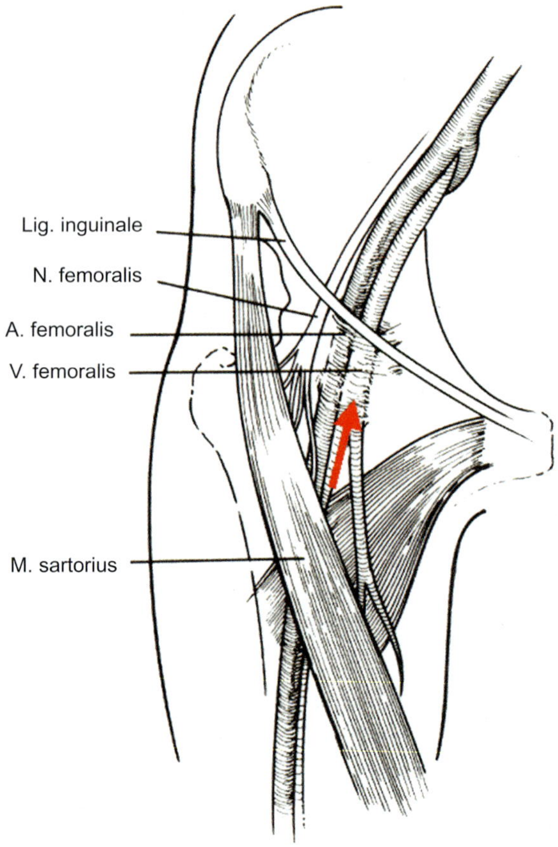

Abb. 6.2 Punktionsstelle der V. femoralis (Pfeil) [L141/R232]

6

- Shaldon-Katheter (➤ Abb. 6.3) mit besonders großem Lumen, um ausreichende Flussgeschwindigkeiten für eine Hämofiltration bzw. Hämodialyse zu ermöglichen

Die **Seldinger-Technik** impliziert die direkte Punktion des betreffenden Gefäßes mit einer Kanüle, sodass sich Blut frei aspirieren lässt. Über die liegende Kanüle wird ein Draht ins Gefäß vorgeschoben und die Kanüle anschließend entfernt. Danach wird über den Draht ein Dilatator eingebracht, um die Öffnung in der Gefäßwand für den eigentlichen Katheter vorzudehnen, der im Anschluss über den Draht ins Gefäß vorgeschoben wird. Nach Entfernen des Drahts, entsprechender Fixierung und radiologischer Lagekontrolle kann der Katheter benutzt werden.

6.1.2 Intraossärer Zugang

Ein intraossärer Zugang ist ein Notfallzugang, der überwiegend im außerklinischen Szenario der Reanimation jenseits der Neugeborenenperiode zur Anwendung kommt. Während im Rahmen der Neugeborenenversorgung die Nabelvene die am schnellsten zur Verfügung stehende vaskuläre Zugangsmöglichkeit bietet, kann jenseits dieses Alters bei entsprechender Dehydratation oder peripherer Vasokonstriktion im Rahmen einer Sepsis der Gefäßzugang eine echte Herausforderung darstellen. Für diesen Fall sollten alle in der Notfallmedizin Tätigen die Technik des intraossären Zugangs beherrschen. Eine entsprechende intraossäre Nadel ist in ➤ Abb. 6.4 gezeigt; alternativ steht hierfür ein elektrischer Bohrer zur Verfügung (➤ Abb. 6.5). Punktionsstellen sind entweder die proximale oder die distale Tibia oder das distale Femur (➤ Abb. 6.6). Diese Zugangsform ist nur für die akute Volumenzufuhr geeignet. Sobald eine ausreichende Gefäßfüllung erreicht ist, wird die intraossäre Nadel wieder entfernt und ein konventioneller peripherer bzw. zentraler Zugang verwendet.

6.1.3 Arterieller Zugang

Arterielle Zugänge eignen sich vor allem für ein engmaschiges Monitoring von Blutgasen, Elektrolyten oder Glukose, aber auch zur kontinuierlichen Blutdruckmessung bei hämodynamisch instabilen Patienten. Verschiedene Gefäße sind zur Punktion geeignet: A. radialis, A. ulnaris, A. femoralis, A. tibialis posterior und A. temporalis. Von der Kanülierung der A. brachialis wird aus Gründen der hohen Komplikationsrate abgeraten. Für die Anlage des Katheters sind zweierlei Techniken beschrieben:

- **Direkte Punktion:** wie beim Legen eines venösen Zugangs, wobei nach erfolgreicher Punktion eine Braunüle in das Gefäßlumen vorgeschoben wird. Alternativ:
- **Technik des Transfixierens:** vor allem beim Früh- und Reifgeborenen angebracht. Dabei wird das Gefäß eher großzügig punktiert, anschließend die Nadel entfernt und die eigentliche Braunüle zurückgezogen, bis Blut frei fließt. Genau in diesem Moment wird die Braunüle vorsichtig wieder vorgeschoben, bis sie vollständig im Gefäß liegt.

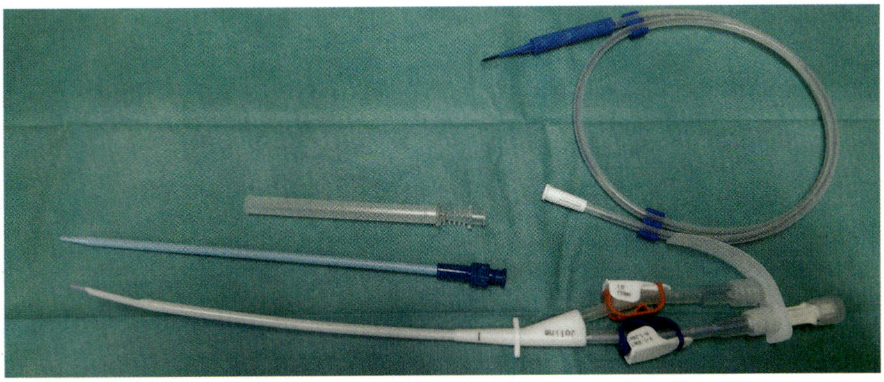

Abb. 6.3 Shaldon-Katheter [T699]

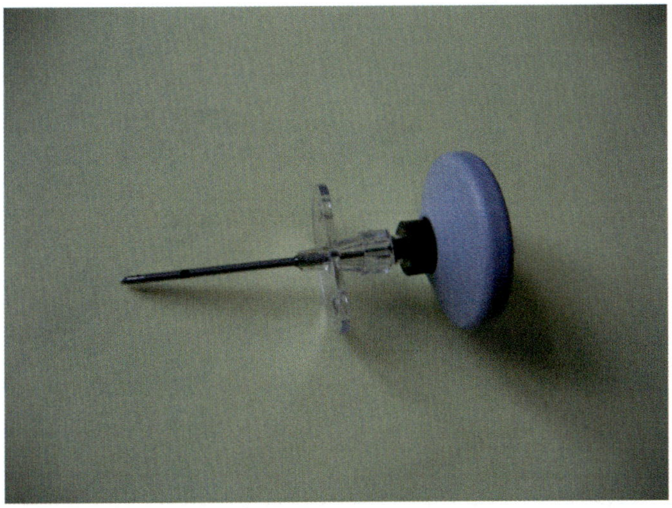

Abb. 6.4 Konventionelle intraossäre Punktionsnadel [T699]

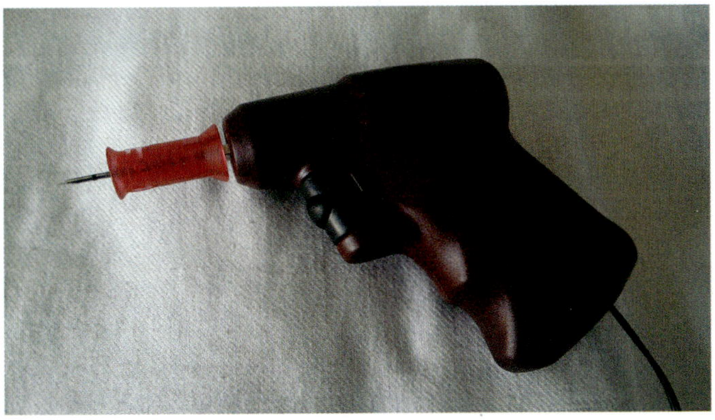

Abb. 6.5 Bohrer für einen intraossären Zugang [T699]

6.1.4 Pleurapunktion und Pleuradrainage

Eine Entlastung des Pleuraraums kann erforderlich sein, weil sich dort entweder Luft oder Flüssigkeit angesammelt hat. In Abhängigkeit von der Dynamik der Ansammlung und der Frage nach diagnostischer vs. therapeutischer Punktion muss die Entscheidung für eine Einmalpunktion oder eine Dauerdrainage fallen. Die Lokalisation der Punktionsstelle wird davon beeinflusst, ob Luft oder Flüssigkeit drainiert werden soll. Da die Mehrzahl der Patienten auf einer pädiatrischen Intensivstation primär in Rückenlage versorgt wird, sollte bei der Drainage von Luft das Ende der Drainage im anterioren Bereich des Thorax liegen. Umgekehrt ist es sinnvoll, im Falle der Drainage von Flüssigkeit die Öffnungen des Katheters in dem der Unterlage des Körpers zugewandten Teil des Thorax zu positionieren, in diesem Fall also in den posterioren Thoraxanteilen.

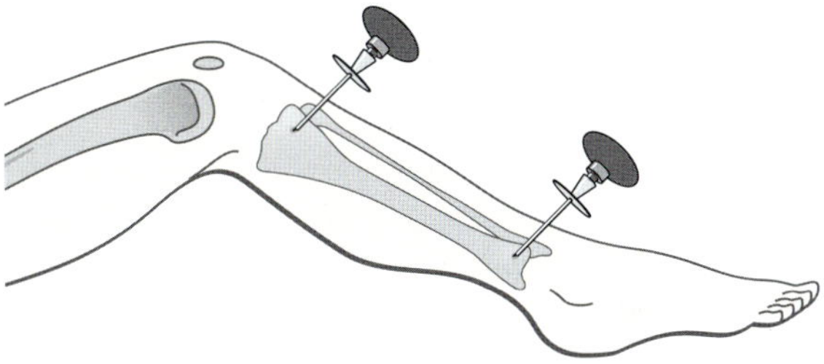

Abb. 6.6 Punktionsstellen für einen intraossären Zugang [L141]

Eine Einmalpunktion kann mit einem Butterfly oder einer Spritze mit aufgesetzter Nadel durchgeführt werden. Für die Dauerdrainage eigenen sich großlumige Drainagen mit einem Trokar zum Einführen oder sog. Pigtail-Katheter, die per Seldinger-Technik eingeführt werden und sich nach Ziehen des Führungsdrahts aufrollen, wie im englischen Begriff anschaulich beschrieben.

Wichtig bei diesem Eingriff ist eine adäquate Analgesie. Zusätzlich zu einer systemischen Gabe von z. B. Pethidin empfiehlt sich die großzügige Infiltration der Punktionsstelle mit einem Lokalanästhetikum. Die am besten etablierten Punktionsstellen sind der 2. Interkostalraum (ICR) medioklavikulär und der 6. ICR in der mittleren Axillarlinie (➤ Abb. 6.7). Je nach Lungenexpansion kann letztere Lokalisation auch variiert werden; eine bettseitige Sonografie garantiert eine ausreichend große Entfernung der Einstichstelle von den parenchymatösen Organen des Oberbauchs.

6.1.5 Perikardpunktion und Perikarddrainage

Die Punktion des Perikards kann im Falle einer Tamponade eine lebensrettende Maßnahme sein; deshalb sollte allen in der Intensivmedizin Tätigen die Prozedur zumindest theoretisch bekannt sein. Der primär wichtige Schritt ist, an die Möglichkeit einer Tamponade zu denken. Dies kann neben bekannten Erkrankungen des Herzens

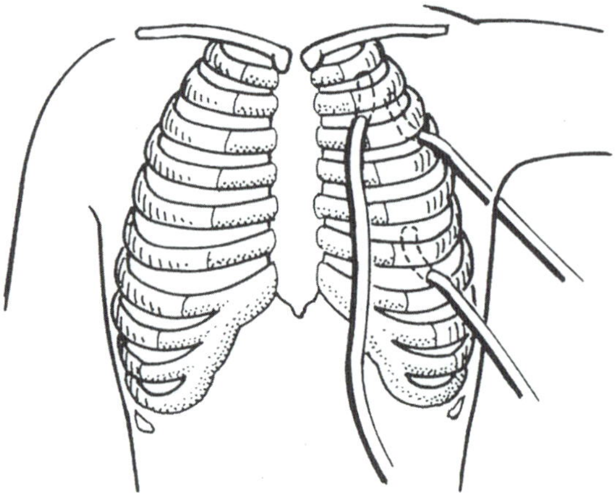

Abb. 6.7 Punktionsstellen für eine Pleuradrainage [L141/R232]

(Perikarditis, Myokarditis) auch bei perforierenden zentralen Kathetern vorkommen. Die entscheidende diagnostische Maßnahme ist die Sonografie: Auch für sonografisch weniger erfahrene Untersucher ist eine Perikardtamponade auf den ersten Blick gut zu erkennen.

Die Technik der Akutentlastung ist sehr einfach und schnell durchzuführen: Mit einer Nadel und aufgesetzter Spritze wird zwischen dem Processus (Proc.) xiphoideus und dem unteren linken Rippenbogen in Richtung der linken Schulter des Patienten eingestochen und die Nadel unter vorsichtiger Aspiration vorgeschoben, bis Erguss bzw. Blut aspirierbar ist (➤ Abb. 6.8 und ➤ Abb. 6.9). Für die Dauerdrainage gilt die gleiche Lokalisation; hierzu kann entweder eine konventionelle Braunüle oder ein Arterienkatheter mit Seldinger-Technik verwendet werden.

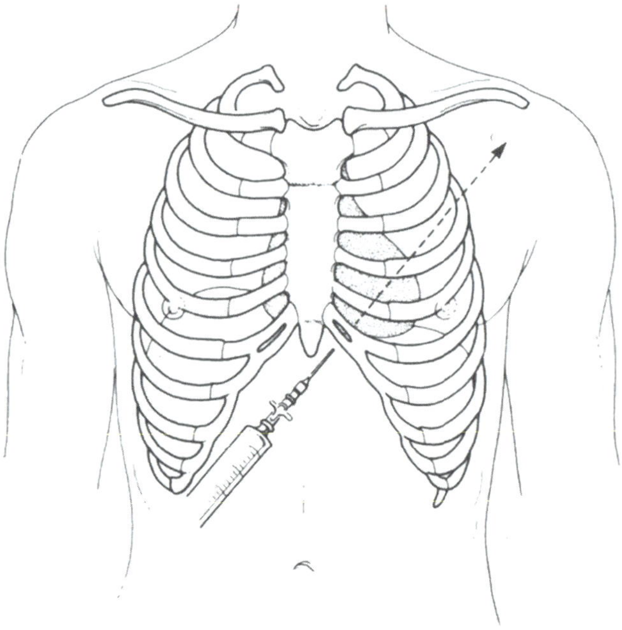

Abb. 6.8 Punktionsstelle für eine Perikarddrainage (a.-p.) [L141/R232]

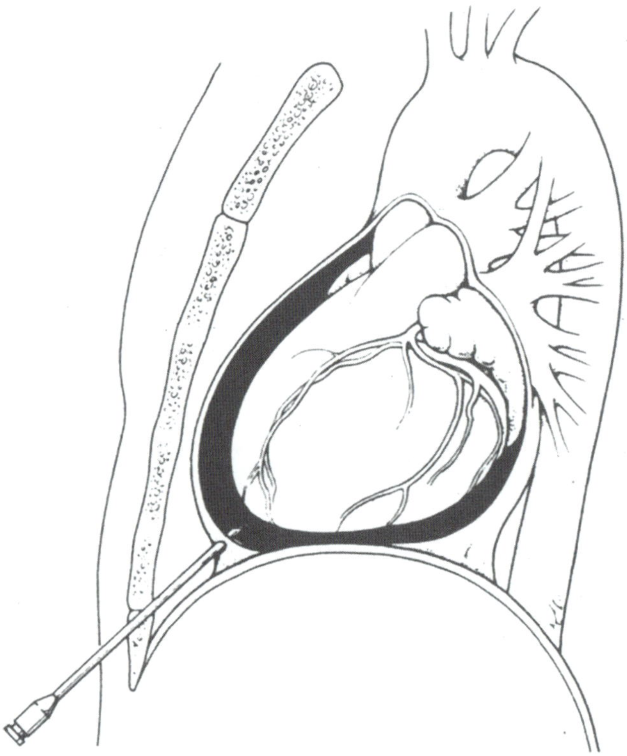

Abb. 6.9 Punktionsstelle für eine Perikarddrainage (seitlich) [L141/R232]

6.2 Kardiopulmonale Reanimation

Die Ursachen, die bei Kindern zur Reanimation führen, sind vielfältig und überwiegend respiratorisch bedingt. Erst sekundär führen die resultierende Azidose und Hypoxämie der Kardiomyozyten zu einer elektrischen und mechanischen Dysfunktion dieser Zellen. Für die Darstellung hier gehen wir zunächst einmal von den Bedingungen und der Ausrüstung innerhalb einer Klinik aus. Im Einzelfall wird auch auf die Situation des Ersthelfers und dessen Vorgehensweise ohne klinische Hilfsmittel eingegangen.

MERKE

Auch bei der Reanimation im Kindesalter gilt das ABCD-Prinzip: Atemwege, Beatmung, Kardiokompression, Medikamente. Vor allem im Säuglings- und Kleinkindesalter sind die zur Reanimation führenden Ursachen überwiegend respiratorischer Natur. Mit zunehmendem Alter spielen kardiovaskuläre Erkrankungen eine wichtigere Rolle.

Ursachen:
- Atemwegsinfektionen
- Bronchospasmus
- Fremdkörperaspiration
- Angeborene Herzfehler
- Rhythmusstörungen
- Krampfanfälle
- Gastroenteritis
- Sepsis
- Ertrinkungsunfall
- Trauma
- Verbrennung

6.2.1 Atemwege

Bei der Erstbeurteilung der spontanen Atemexkursion sollte festgestellt werden, ob die Atmung erschwert oder durch eine Obstruktion behindert ist. Im Einzelfall kann Absaugen die Atemwege freimachen, in anderen Fällen (vor allem bei schnarchender Atmung) kann das Anheben bzw. Ziehen des Unterkiefers nach vorn die Obstruktion beseitigen (➤ Abb. 6.10). Sauerstoff kann dann bei Bedarf über eine Nasenbrille verabreicht werden.

Beim nicht atmenden Patienten jenseits des 1. Lebensjahres wird bei Verdacht auf eine Fremdkörperaspiration im Rahmen der Erstversorgung das **Heimlich-Manöver** empfohlen. Dabei wird das Abdomen des Patienten von hinten umfasst und fest komprimiert (➤ Abb. 6.11). Falls erforderlich, kann dieses Manöver mehrfach wiederholt werden. Bei Patienten < 1 Jahr werden bei Verdacht auf eine Atemwegsobstruktion durch einen Fremdkörper vier Schläge mit der flachen Hand auf den Rücken (➤ Abb. 6.12) empfohlen, ggf. gefolgt von Kardiokompression.

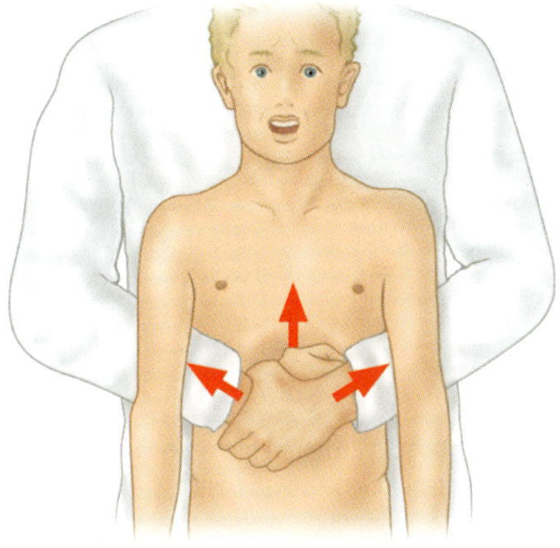

Abb. 6.11 Heimlich-Manöver mit Umfassen des Patienten von hinten und Kompression des oberen Abdomens in Richtung Ösophagus [L238]

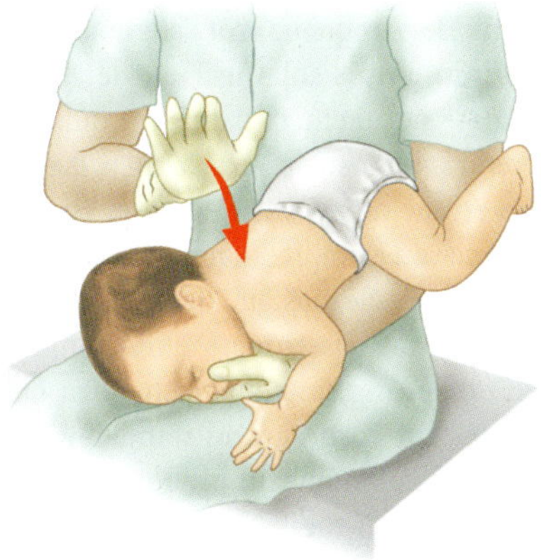

Abb. 6.12 Schlag auf den Rücken zur Entfernung von Fremdkörpern aus der Trachea [L238]

6.2.2 Beatmung

Reicht die Anteposition des Unterkiefers nicht aus, um eine effektive Belüftung zu ermöglichen, kann die Beatmung zunächst mit Beutel und Maske sichergestellt werden. Diese Methode der Lungenbelüftung kann über einen längeren Zeitraum effektiv beibehalten werden – jedenfalls so lange, bis jemand mit Erfahrung in der Intubation von Kindern zur Verfügung steht oder die auslösende Problematik nicht mehr besteht. Angestrebter Erfolgsparameter der Beatmung ist eine gerade sichtbare Thoraxexkursion. Die Frequenz der Beatmung variiert mit dem Alter des Patienten und sollte zwischen 20/min beim Säugling und 12/min beim Adoleszenten liegen (Normwerte der Atemfrequenz im Kindesalter (➤ Tab. 6.1).

Für die prähospitale Versorgung durch Laien oder auch medizinisches Personal ohne entsprechende Notfallausrüstung wird die Mund-zu-Mund-Beatmung oder die Mund-zu-Nase-Beatmung empfohlen. Von einer Mund-zu-Mund-**und**-Nase-Beatmung, wie früher empfohlen, ist man aufgrund der häufig nicht zu erreichenden Dichtigkeit des Systems wieder abgekommen. Unabhängig von den verwendeten Hilfsmitteln ist für den Erfolg der Beatmung entscheidend, dass die Lunge des Patienten tatsächlich ausreichend belüftet wird.

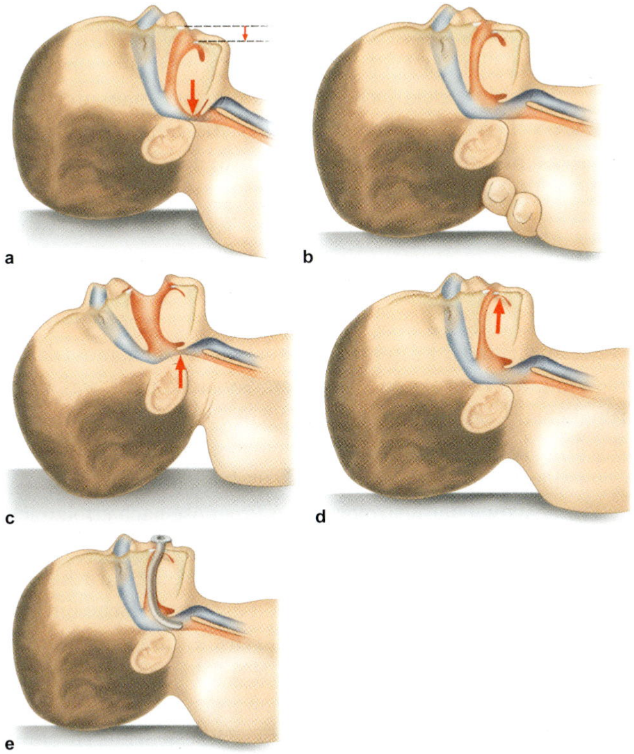

Abb. 6.10 Effekte von Überstrecken und Zurückfallen der Weichteile und Prävention durch adäquate Lagerung und Nach-vorn-Ziehen des Unterkiefers: **a** Obstruktion der Atemwege durch Zurückfallen der Zunge, **b** Stabilisierung der Atemwege durch mechanische Stützung im Nacken, **c** Obstruktion der Atemwege durch übertriebenes Überstrecken, **d** Effekt des Vorziehens von Unterkiefer und Zunge, **e** Stabilisierung der Atemwege mittels Guedel-Tubus [L238]

Tab. 6.1 Normwerte der Atemfrequenz im Kindesalter

Alter	Atemfrequenz/min
< 1 Jahr	24–38
1–3 Jahre	22–30
4–6 Jahre	20–24
6–9 Jahre	18–24
10–14 Jahre	16–22
15–18 Jahre	14–20

MERKE

Physiologischerweise nehmen Atemfrequenzen vom Säuglingsalter bis in die Adoleszenz ab. Entsprechend sollten auch die Beatmungsfrequenzen an das Alter des Patienten adaptiert werden.

6.2.3 Kardiokompression

Eine Kardiokompression ist beim Kind wie auch beim Neugeborenen indiziert, wenn die Herzfrequenz trotz adäquater Beatmung nicht größer ist als 60/min. Dabei soll die Tiefe der Kompressionen so gewählt werden, dass sie zu einem palpablen Puls in der Peripherie führen. Orientierend kann man davon ausgehen, dass hierzu die Kompressionstiefe bei etwa einem Drittel des a.-p. Thoraxdurchmessers liegen sollte. Die Rate von Kompression zu Ventilation war in der Vergangenheit immer wieder Gegenstand der Diskussion. Grund hierfür war eine unterschiedliche Zielsetzung: Während im Kleinkindes- und Kindesalter die Etablierung einer ausreichenden Lungenbelüftung bei der Reanimation im Vordergrund stand, lag bei Adoleszenten und Erwachsenen die Betonung auf der Kontinuität der Perfusion. Ungeachtet dieser Tatsache empfehlen die Reanimationsrichtlinien in ihrer aktuellen Version jenseits des Neugeborenenalters eine Kompressions-Ventilations-Rate von 15 : 2 bei zwei Helfern.

MERKE

Eine Indikation zur Kardiokompression (und zur Ventilation) besteht bei einer Herzfrequenz von < 60/min. Altersunabhängig (mit Ausnahme des Neugeborenen) kommt hierbei eine Kompressions-Ventilations-Rate von 15 : 2 zur Anwendung, die unabhängig von der Qualifikation der Ersthelfer ist.

6.2.4 Medikamente

Adrenalin (engl. „epinephrine“) ist das primäre Medikament in der Reanimation. Es kommt sowohl bei Asystolie als auch bei einer Bradykardie zum Einsatz. Die Dosierung ist von der Applikationsart abhängig (0,01–0,03 mg/kg KG intravenös bzw. 0,1 mg/kg KG intratracheal) und kann alle 3–5 min wiederholt werden.

Natriumbikarbonat spielt nur noch eine untergeordnete Rolle in der Reanimation, bei länger andauernder Kardiokompression mit zu erwartender Kompromittierung des Kreislaufs kann es vorzugsweise nach Vorliegen arterieller Blutgaswerte entsprechend dem Basendefizit dosiert werden. Keinen Platz mehr in der Reanimation gibt es für Atropin. Auch Kalzium hat sich weder bei der Asystolie noch bei der elektromechanischen Entkopplung als wirksam erwiesen. Es wird allenfalls noch zur Therapie von Hypokalzämie, Hyperkaliämie und der Antagonisierung der Toxizität von Kalziumkanalblockern eingesetzt.

MERKE

Die empfohlene Dosierung von Adrenalin im Rahmen der Reanimation beträgt 0,01–0,03 mg/kg KG bei intravenöser Anwendung bzw. 0,1 mg/kg KG bei trachealer Anwendung.

6.2.5 Rhythmusstörungen

Supraventrikuläre Tachykardie

Die häufigste Form von Herzrhythmusstörung im 1. Lebensjahr ist die supraventrikuläre Tachykardie. Sie äußert sich beim Säugling mit Herzfrequenzen von > 220/min und beim Kind von > 180/min. Ist das Kind bei Präsentation klinisch kompensiert, kann versucht werden, die Rhythmusstörung mit Adenosin medikamentös zu therapieren (0,1 mg/kg KG im Bolus, ggf. mit doppelter Dosis wiederholen). Andernfalls ist eine zeitnahe Kardioversion erforderlich.

Ventrikuläre Tachykardie

Häufig bei strukturellen Vitien, aber auch nach Hypoxämie, Azidose, Elektrolytimbalancen oder Vergiftungen. Hier wird grundlegend zwischen schockbaren Rhythmusstörungen (Kammerflimmern und pulslose ventrikuläre Tachykardie) und nicht schockbaren Rhythmusstörungen (pulslose elektrische Aktivität und Asystolie) unterschieden. Entsprechend erfolgt zuerst die Differenzierung (➤ Abb. 6.13), anschließend der jeweilige Algorithmus (➤ Abb. 6.14 bzw. ➤ Abb. 6.15).

6.2.6 Nach der Reanimation

So zeitnah wie in der Reanimationssituation möglich, muss das Gespräch mit den Eltern gesucht werden. Sobald klar ist, was zur ursprünglichen Reanimation Anlass gegeben hat, soll den Eltern die Pathophysiologie so weit erklärt werden, dass ihnen verständlich ist, ob sich eine ähnliche Situation wiederholen kann oder nicht. Was eine Einschätzung der neurologischen Prognose nach erfolgreicher Reanimation betrifft, so sollte im Hinblick auf detaillierte Schilderungen möglicher Outcome-Szenarien erhebliche Zurückhaltung geübt werden. Oft ist in dieser Situation eine realistische Einschätzung gar nicht möglich und auch für Eltern alles andere als hilfreich.

War die Reanimation nicht erfolgreich, soll den Eltern ausreichend Zeit für ein würdevolles Abschiednehmen gegeben werden. Nicht selten treten Reanimationssituationen ohne vorbestehende chronische Erkrankungen oder andere Vorwarnzeichen auf, sodass die Eltern nicht die geringste Chance hatten, sich vorher in irgendeiner Weise mit dem Gedanken an das Ableben ihres Kindes vertraut zu machen. Für den Verarbeitungsprozess der Eltern nach einer erfolglosen Reanimation kann eine elterliche Präsenz während der Reanimation hilfreich sein. Da sich weder eine Reanimation noch die elterliche

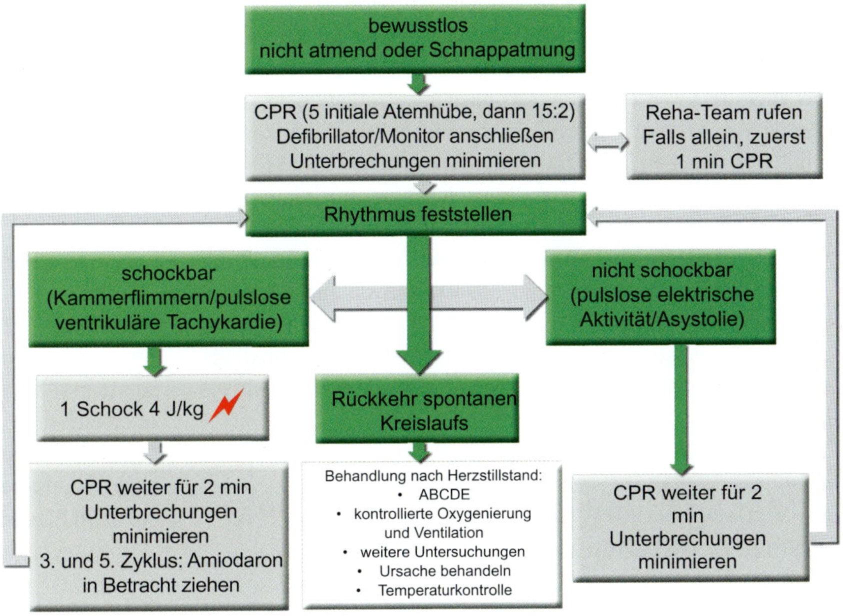

Abb. 6.13 Reanimationsalgorithmus mit der Differenzierung schockbarer vs. nicht schockbarer Rhythmus [V786]

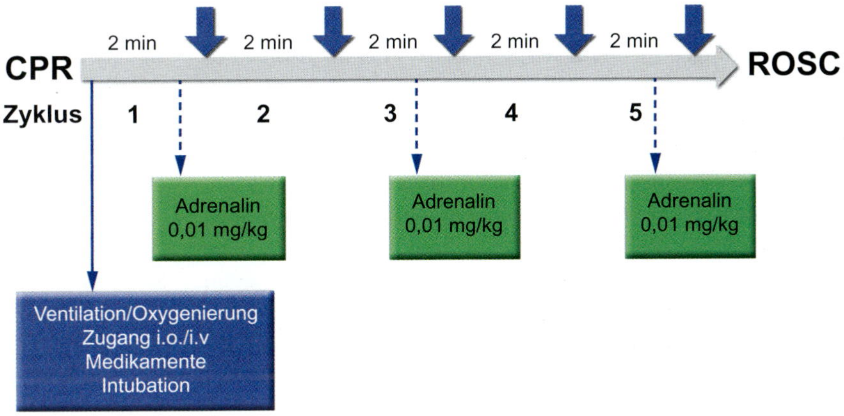

Abb. 6.14 Vorgehen bei nicht schockbarem Rhythmus [V786]

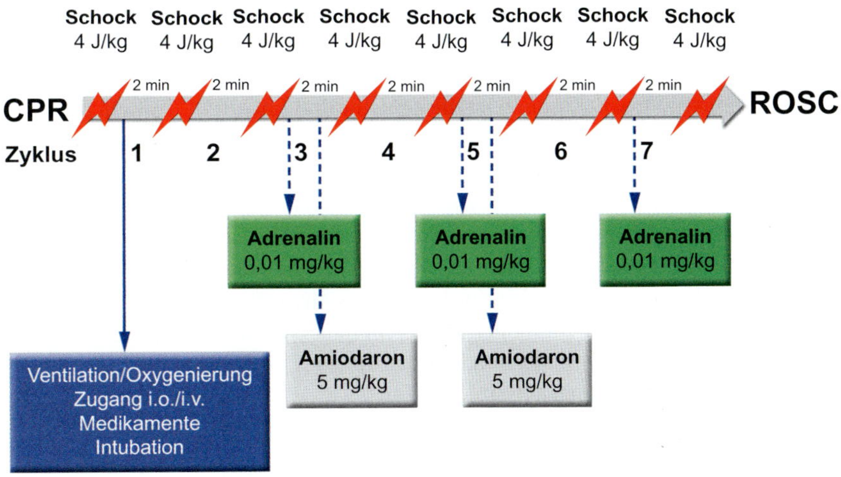

Abb. 6.15 Vorgehen bei schockbarem Rhythmus [V786]

Präsenz zu diesem Zeitpunkt gut planen lässt, wird es i. d. R. eine rein individuelle, situative Entscheidung bleiben, ob den Eltern eine Präsenz zugestanden werden sollte. Eine Obduktion sollte möglichst immer angestrebt werden. Dieses Ansinnen in der Situation des Todes anzusprechen, verlangt Einfühlungsvermögen. Zusätzlich kann es sehr hilfreich sein, den Eltern im Abstand von Wochen bzw. Monaten ein weiteres Gespräch anzubieten. Ein solches Gespräch kann zum einen zur Übermittlung der detaillierten Obduktionsbefunde genutzt werden, zum anderen aber auch zur Weitergabe des Eindrucks der Eltern von den Abläufen auf Station sowie positiven und negativen Bewertungen des eigenen Teams. Die Wahrnehmung in solchen Grenzsituationen ist aufseiten aller Beteiligten oft unterschiedlich. Aus einem derartigen Gespräch können meist alle etwas Positives mitnehmen.

6.3 Management des zentralen respiratorischen Versagens

6.3.1 Zentrale Atemdysregulation

In diesen Fällen handelt es sich i. d. R. um eine gestörte Triggerung einer regelmäßigen Atemtätigkeit; sie kann sowohl medikamentös bedingt sein als auch z. B. im Rahmen eines Undine-Syndroms (zentrales Hypoventilationssyndrom) auftreten. Therapeutisch wird der Gasaustausch der Lunge entweder transient oder permanent extern getriggert, was sowohl invasiv als auch nichtinvasiv geschehen kann. Tatsächlich sind die nichtinvasiven Verfahren eher für die transienten Störungen geeignet. Beim Undine-Syndrom ist prinzipiell auch eine Maskenbeatmung möglich, aber mit einer physiologischen orofazialen Entwicklung erfahrungsgemäß nur bedingt vereinbar. Letztendlich wird das Prozedere bei diesem Krankheitsbild durch die Häufigkeit der Alanin-Repeats und damit den Ausprägungsgrad der klinischen Symptomatik inkl. der Dauer einer erforderlichen Atemunterstützung bestimmt.

6

6.3.2 Intrakranielle Druckerhöhung

Eine intrakranielle Druckerhöhung ist die gemeinsame Endstrecke verschiedener pathophysiologischer Vorgänge und kann nach Schädel-Hirn-Trauma (SHT), intrakraniellen Blutungen, Sinusvenenthrombosen oder Malignomen auftreten. In Abhängigkeit vom Ausprägungsgrad kann es zu einem respiratorischen Versagen kommen, das eine entsprechende Atemunterstützung bzw. Beatmung erforderlich macht. Da es sich hier um eine Störung des Atemantriebs und nicht um ein eigentlich pulmonales Problem handelt, sollten sich diese Patienten mit sehr moderaten Drücken und entsprechend niedrigen Tidalvolumina adäquat beatmen lassen.

Ziel der Beatmung ist die Herstellung einer Normoxie und Normokapnie. Die Hyperventilation ist nur der akut drohenden Einklemmung als überbrückende Maßnahme vorbehalten, da die resultierende zerebrale Vasokonstriktion zu einer verminderten Perfusion des Gehirns und damit zur Schadensintensivierung beitragen kann. Die Rolle einer therapeutischen Hypothermie in Abhängigkeit von der zugrunde liegenden Problematik ist weiterhin ungeklärt; aufgrund dieser Datenlage bleibt die Entscheidung derzeit dem behandelnden Arzt überlassen. Wichtig für die adäquate Perfusion des Gehirngewebes ist die Aufrechterhaltung eines ausreichenden zerebralen Perfusionsdrucks, der im Bereich von 40–65 mmHg liegen sollte.

6.3.3 Koma

Beim Koma geht es um die reine Überbrückung eines Zustands, dessen Dauer von vornherein unbekannt ist. Auch hier werden Normoxie und Normokapnie angestrebt, was mit moderaten Drücken zu erreichen sein sollte. Gerade wegen der möglicherweise langen Zeitachse der erforderlichen Beatmung sind regelmäßige Positionswechsel und eine intensive Physiotherapie mit Vermeidung von Sekretretention besonders wichtig.

6.3.4 Status epilepticus

Indikation zur Beatmung beim Status epilepticus kann entweder die im Rahmen des Status auftretende Ateminsuffizienz oder die aus der Therapie mit Benzodiazepinen oder Barbituraten resultierende Ateminsuffizienz sein. Wie bei den anderen Ursachen des zentralen Atemversagens kann auch beim Status epilepticus mit moderaten Einstellungen mit dem Ziel ausgeglichener Blutgase beatmet werden. Weitere Details ➢ Kap. 20.8.5.

6.4 Management des peripheren respiratorischen Versagens

6.4.1 Nichtinvasive Beatmung

In der pädiatrischen Intensivmedizin ist ein klarer Trend zur nichtinvasiven Beatmung zu verzeichnen. Dies umfasst nicht nur den klassischen CPAP („continuous positive airway pressure") mit oder ohne unterlegte Atemhübe, sondern vor allem den in den letzten Jahren populär gewordenen High-Flow. Hierbei wird neben der FiO_2 lediglich ein Flow eingestellt, der resultierende PEEP („positive endexpiratory pressure") aber nicht gemessen, sondern das Ergebnis klinisch beurteilt. Die Patientenfreundlichkeit ist dadurch erhöht, dass i. d. R. mit nasalen Prongs gearbeitet wird, was die Compliance bei Kindern dadurch, dass der Mund frei bleibt, durchaus erhöht. Als Alternative und Eskalationsstufe bleibt bei Säuglingen der mononasale CPAP, bei älteren Kindern der CPAP mittels Mund-Nasen- oder Full-Face-Maske.

6.4.2 Intubation

Indikationen zur Intubation sind institutionell höchst unterschiedlich und häufig von der Expertise der Behandelnden abhängig. In den

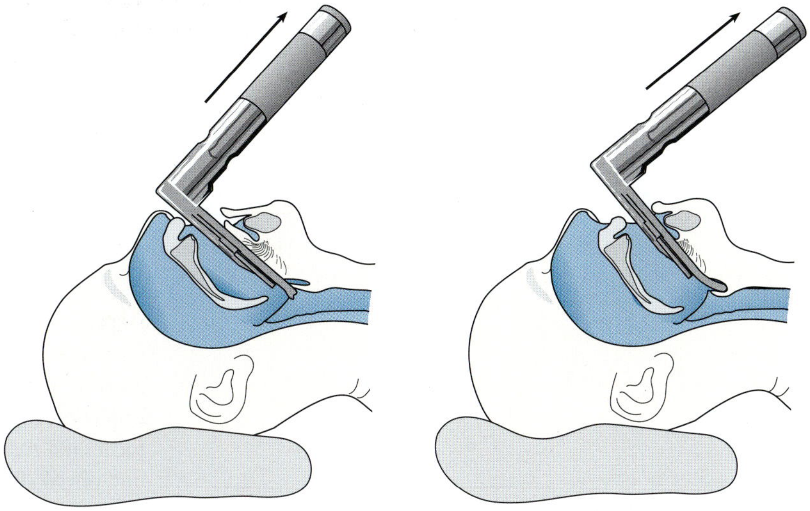

Abb. 6.16 Intubation mit geradem vs. gebogenem Spatel [L141]

letzten Jahren ist allerdings in der pädiatrischen Intensivmedizin, wie in der Neonatologie und der Erwachsenenintensivmedizin auch, ein klarer Trend zur vermehrten Toleranz von permissiver Hyperkapnie und damit zu einer verminderten Intubationsrate festzustellen.

Während beim Neugeborenen und beim Säugling meist gerade Spatel zur Anwendung kommen, haben sich beim älteren Kind eher gebogene Spatel durchgesetzt. Dies ist durch die spezifische Anatomie des Neugeborenen bedingt, bei dem die Epiglottis eher überproportional groß dimensioniert und weich in der Konsistenz ist. Deshalb ist es gerade für weniger mit der Intubation Vertraute einfacher, beim Neugeborenen und Säugling die Epiglottis mit einem geraden Spatel anzuheben und damit freie Sicht auf die Stimmbänder zu haben. Im späteren Kindesalter ähnelt die Situation dann der des Erwachsenen; hier lässt sich der gebogene Spatel meist mühelos in der Vallecula epiglottica platzieren, und trotzdem besteht freie Sicht auf den Eingang zur Trachea (➤ Abb. 6.16).

Bezüglich der Frage der orotrachealen vs. nasotrachealen Tubusposition ist Folgendes anzumerken: Vorteilen bezüglich der Patientenzufriedenheit und der Fixierung bei der nasotrachealen Intubation stehen Nachteile in Form von Verletzungen der Schleimhaut und nasaler Strukturen sowie Blutungen gegenüber. Für die Notfallversorgung ist die orotracheale Intubation weniger komplikationsreich und daher besser geeignet; im stationären Bereich ist die Handhabung von Intensivstation zu Intensivstation sehr variabel.

Als Anhaltspunkt für die Wahl des Tubusdurchmessers kann der Durchmesser des kleinen Fingers des Patienten gelten. Alternativ kann die Berechnung des inneren Tubusdurchmessers in Millimetern auch gemäß nachstehender Formel erfolgen.

Praxistipp

Eine einfache Formel für die benötigte Tubusgröße in der pädiatrischen Intensivmedizin lautet:

$$\frac{\text{Alter [Jahre]}+16}{4}$$

Abgesehen von wenigen Notfallintubationen und gelegentlich im Rahmen der Primärversorgung von Früh- und Neugeborenen ist eine Intubation ein derart elektiver Eingriff, dass i. d. R. Zeit für eine ausreichende Analgosedierung gegeben ist. Im Gegensatz zu vergangenen Zeiten die Routineanwendung von Atropin keinen Platz mehr; auch Muskelrelaxanzien werden im Regelfall nicht benötigt. Meist reichen ein Opioid (Fentanyl, Morphin) und ein Hypnotikum (Etomidat, Ketamin), evtl. zusätzlich ein Benzodiazepin.

6.4.3 Tracheostoma

Die Anlage eines Tracheostomas wird immer dann aktuell, wenn ein Patient nach überstandener, zur Beatmung führender Erkrankung nicht von der Beatmung entwöhnt und extubiert werden kann. Durch die mit der Anlage des Tracheostomas verbundene Reduktion des Totraums wird eine Entwöhnung vom Beatmungsgerät erleichtert. Zusätzlich wird die Pflege des Mund- und Nasenbereichs bei Vorhandensein eines Tracheostomas erheblich einfacher. Ein Tracheostoma kann grundsätzlich auf jeder Intensivstation angelegt werden, ohne dass der Patient hierzu transportiert werden muss. Nach Anlage ist auf eine ausreichende Fixierung der Kanüle zu achten, da im Fall der Dislokation eines frisch angelegten Tracheostomas die Repositionierung der Kanüle manchmal schwierig sein kann. Hierfür ist ein Spreizer hilfreich, mit dem die manchmal nur wenig einsehbare Öffnung in die Trachea so dargestellt werden kann, dass die Kanüle wieder problemlos in situ positioniert werden kann (➤ Abb. 6.17).

MERKE

Der Aufenthalt auf einer pädiatrischen Intensivstation ist für die Eltern des kranken Kindes ohnehin schon traumatisierend. Während Eltern aber zentrale Katheter, Drainagen oder Magensonden bei ihren Kindern schnell akzeptieren, ist die Anlage eines Tracheostomas in vielen Fällen mit einem Mehr an mentaler Überzeugungsarbeit verbunden. Da bei der Tracheostomaanlage die Integrität ihres Kindes offensichtlicher als bei anderen Prozeduren und möglicherweise dauerhaft verletzt wird, empfiehlt es sich, falls erforderlich, frühzeitig darauf hinzuweisen, dass die Anlage eines Tracheostomas notwendig werden könnte. Aus Gründen dieser Akzeptanzproblematik, aber auch weil in der Pädiatrie die Beatmungszeiten eher kürzer sind als in der Erwachsenenmedizin, fällt die Entscheidung für eine Tracheotomie bei Kindern im Durchschnitt später als bei Erwachsenen.

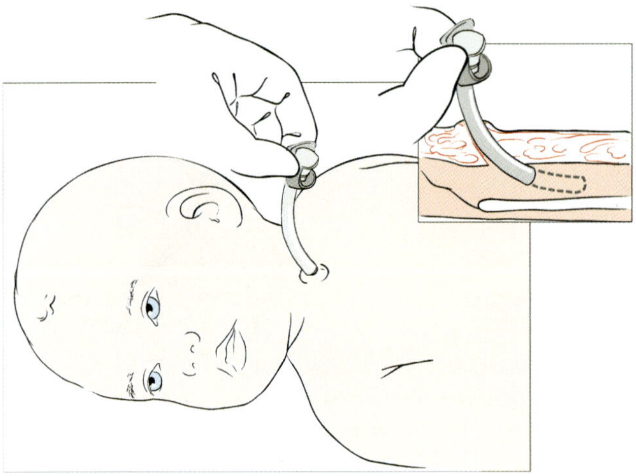

Abb. 6.17 Tracheostoma [L141/R232]

6.4.4 Beatmungsformen

Ein Beatmungsgerät kann je nach Bedarf des Patienten die komplette Atemarbeit übernehmen (kontrollierte Beatmung), eine bestimmte Anzahl von Atemzügen pro Zeiteinheit unterstützen (assistierte Beatmung), alle Atemzüge mit einem vorgegebenen Druck unterstützen (Druckunterstützung) oder kontinuierlich für die Aufrechterhaltung eines definierten Drucks sorgen (CPAP). Dabei gibt es verschiedene Möglichkeiten, den Patienten das Beatmungsgerät triggern zu lassen, d. h. genau zu dem Zeitpunkt einen Atemzug abzugeben, wenn der Patient das gerade möchte. Zusätzlich besteht noch die Möglichkeit der Hochfrequenzbeatmung (HFV) der Hochfrequenzoszillation (HFO). Letztere unterscheidet sich durch das Vorhandensein einer aktiven Exspiration, d. h., das Atemgas wird nicht nur aktiv in die Lunge gepumpt, sondern auch wieder aktiv herausgezogen. Technisch wird die Oszillationswelle entweder durch eine Membran oder durch einen Kolben erzeugt. Indikationen für die HFO sind sämtliche Formen des Luftlecksyndroms (Pneumothorax, pulmonales interstitielles Emphysem) und das schwere Lungenversagen.

6.4.5 Beatmungsstrategien

Beatmungsstrategien sind darauf gerichtet, für die jeweils vorliegende Lungenerkrankung die geeignete Strategie zu finden, mit der ein suffizienter Gasaustausch mit möglichst geringem pulmonalem Trauma kombiniert ist. Dies bedeutet z. B., mit einer Kombination aus Lagerung und ausreichend Druck eine atelektatische Lunge wiederzueröffnen oder aber einer emphysematisch veränderten Lunge durch niedrige applizierte Tidalvolumina die Resorption extraalveolärer Luft zu ermöglichen und so den Heilungsprozess einzuleiten. So unterscheidet man auch bei der HFO-Beatmung eine Low-Volume- von einer High-Volume-Strategie. Erstere wäre für die Beatmung bei einem pulmonalen interstitiellen Emphysem geeignet und hätte zum Ziel, durch Verwendung niedriger Mitteldrücke und einer hohen FiO_2 durch die Beatmung nicht noch mehr Luft ins Interstitium gelangen zu lassen. Anders im Falle eines pulmonalen Globalversagens: Hier wäre eine High-Volume-Strategie angemessen, die darauf abzielt, möglichst viele Alveolen zu eröffnen.

6.4.6 Spezifika bei ALI/ARDS

Die ursprünglich zur Beschreibung einer milderen Verlaufsform eines ARDS eingeführte Bezeichnung „acute lung injury" (ALI) wurde mittlerweile wieder abgeschafft und in den Oberbegriff ARDS als mild, moderat oder schwer – je nach Ausprägungsgrad der Oxygenierungsstörung – integriert. Die Trigger für beide Erkrankungen sind identisch und können aus Trauma, Sepsis, Aspiration oder einer Vielzahl anderer Krankheitsbilder bestehen. Abgesehen vom Schweregrad impliziert die Definition Inflammation und erhöhte vaskuläre Permeabilität zusammen mit einer Reihe von klinischen, radiologischen und physikalischen Störungen, die nicht durch eine linksatriale oder pulmonalkapilläre Hypertension erklärbar sind; Letztere kann aber zeitgleich auftreten (zur Quantifizierung der Lungenerkrankung siehe den Murray-Score in ➤ Tab. 6.2).

Eindrucksvoll hat sich der Effekt der Lungenexpansion in einer großen RCT zur Therapie des ARDS zeigen lassen. Unter Beatmung angestrebte Tidalvolumina beim Erwachsenen lagen bislang im Bereich von 10–15 ml/kg KG. Bei erwachsenen Patienten mit ARDS zeigte sich bei Tidalvolumina von 6 ml/kg KG vs. 12 ml/kg KG mit

Tab. 6.2 Murray-Score zur Schweregradeinteilung des ARDS

Kriterium	Wert	Score
Röntgenthorax	Keine alveoläre Konsolidierung	0
	Alveoläre Konsolidierung in 1 Quadranten	1
	Alveoläre Konsolidierung in 2 Quadranten	2
	Alveoläre Konsolidierung in 3 Quadranten	3
	Alveoläre Konsolidierung in 4 Quadranten	4
PaO_2/FiO_2	> 300	0
	225–300	1
	173–224	2
	98–223	3
	< 98	4
PEEP [cmH_2O]	> 5	0
	6–8	1
	9–11	2
	12–14	3
	> 15	4
Compliance [ml/cmH_2O] (falls verfügbar)	> 80	0
	60–79	1
	40–59	2
	20–39	3
	< 19	4
Interpretation:		
Keine Lungenschädigung		0
Milde bis moderate Lungenschädigung		0,1–2,5
Schwere Lungenschädigung (ARDS)		> 2,5

einer Mortalität von 31 vs. 40 % ein deutlicher Effekt. Das bedeutet, dass allein die Reduktion der Tidalvolumina bei der Beatmung des ARDS zu einer signifikanten Senkung der Sterblichkeit führt.

Weitere Strategien neben der Verwendung niedriger Tidalvolumina sind eine Rekrutierung von Alveolen durch hohen PEEP und der regelmäßige Lagewechsel inkl. der Bauchlage. Dem hydrostatischen Druck folgend lagert sich Flüssigkeit vorzugsweise in den unteren, d. h. in Rückenlage in den posterioren Lungenabschnitten ein. Durch regelmäßigen Positionswechsel kann man eine intermittierende Belüftung sämtlicher Lungenareale erreichen und so den Gasaustausch verbessern.

Seit 2015 existiert eine eigene Definition für das „pediatric acute respiratory distress syndrome" (PARDS). Darin werden von der Pediatric Acute Lung Injury Consensus Conference (PALICC) 151 Empfehlungen herausgegeben, wovon 132 eine starke Übereinstimmung und 19 eine schwache Übereinstimmung im Expertenteam erbrachten. Zusammenfassend wird in diesen Empfehlungen das PARDS vom erwachsenen ARDS abgegrenzt. Es wird dem Trend zu weniger Invasivität im Kindesalter Rechnung getragen und festgestellt, dass die derzeitige Datenlage alles andere als hinreichend ist, um klare Empfehlungen auszusprechen. Zusätzlich werden Anforderungen an Design und Fragestellungen zukünftiger Studien gestellt.

6.5 Management des Herz-/Kreislaufversagens

6.5.1 Monitoring der Herz-/Kreislauffunktion

Die wichtigsten klinischen Instrumente zur Beurteilung der peripheren Perfusion bei pädiatrischen Intensivpatienten sind nach wie vor die Rekapillarisierungszeit und im Verlauf die kontinuierliche Urinproduktion. Ein entsprechendes Äquivalent für das bettseitige invasive Monitoring existiert bisher nicht. Das übliche Monitoring von Herzfrequenz, Blutdruck und Sauerstoffsättigung gibt zwar begleitende Information, kann aber die manchmal entscheidende Frage nach der Gefäßfüllung und der myokardialen Kontraktilität nicht beantworten. Hierfür ist im klinischen Alltag die Echokardiografie unabdingbar, gleichgültig ob diese durch einen Kinderkardiologen oder im Sinne einer funktionalen Echokardiografie durch den pädiatrischen Intensivmediziner erfolgt. Die resultierenden Implikationen sind nicht nur die Alternative zwischen Volumengabe oder der Gabe von Inotropika, sondern auch die Wahl der inotropen Substanz bzw. des Vasopressors.

6.5.2 Schockformen und Therapieoptionen

Schock ist eine Form des Kreislaufversagens, das zu einer insuffizienten peripheren Gewebsperfusion führt. Unterschieden werden nach zugrunde liegender Ursache der hypovolämische Schock, der septische Schock, der anaphylaktische Schock und der kardiogene Schock. Dabei wird unabhängig von der Grunderkrankung und der jeweiligen Schockform im Verlauf eine gemeinsame Endstrecke von Kreislaufzentralisation, Azidose, relativer Hypoxie peripherer Gewebe und Oligoanurie erreicht, wenn eine Intervention nicht rechtzeitig und gezielt einsetzen kann.

In ➤ Tab. 6.3 sind zur Orientierung die Normalwerte für den systolischen und diastolischen Blutdruck im Kindes- und Jugendalter, getrennt nach Geschlecht, angegeben. Allerdings ist der Einbruch des Blutdrucks im Kindesalter ein spätes Ereignis, da es der kindliche Organismus mithilfe der Vasokonstriktion lange erfolgreich schafft, die zentrale Perfusion der lebenswichtigen Organe aufrechtzuerhalten. Deshalb ist für die klinische Einschätzung eines Patienten die Rekapillarisierungszeit oft hilfreicher als der peripher gemessene Blutdruck.

Hypovolämischer Schock

Definition Akutes Kreislaufversagen nach Flüssigkeitsverlusten jeglicher Art (Blut, Plasma, freie Flüssigkeit).

Pathogenese Häufig Blutverlust nach innen oder außen im Sinne eines hämorrhagischen Schocks (Z. n. operativem Eingriff, Schwangerschaft, gastrointestinaler Blutung). Blutungen nach außen sind i. d. R. offensichtlich, nach innen erfordern sie eine noch genauere Anamnese (stattgehabtes Trauma bei Blutungen in die Weichteile, ektope Schwangerschaft). Flüssigkeitsverluste in das Interstitium bzw. in die Bauchhöhle können Ausmaße annehmen, die leicht unterschätzt werden (z. B. im Rahmen eines Ileus oder einer Peritonitis).

Symptome In Abhängigkeit vom Ausmaß des Flüssigkeitsverlusts mehr oder weniger ausgeprägte Tachykardie, Absinken des systolischen Blutdrucks (➤ Tab. 6.3 für altersentsprechende Normalwerte), Zeichen der peripheren Vasokonstriktion, Unruhe, Blässe und Oligurie. Anhand der Halsvenenfüllung lässt sich der ZVD abschätzen.

Diagnostik Notfallanamnese, soweit möglich, in Bezug auf Schwangerschaft, Trauma oder Symptome in der unmittelbaren Ver-

Tab. 6.3 Normalwerte (50. Perzentile) von systolischem und diastolischem Blutdruck

Alter	Mädchen		Jungen	
	systolisch [mmHg]	diastolisch [mmHg]	systolisch [mmHg]	diastolisch [mmHg]
1 Jahr	90	42	89	39
6 Jahre	98	58	100	57
12 Jahre	109	64	110	64
17 Jahre	115	68	122	70

gangenheit. Inspektion, Auskultation und Palpation von Thorax und Abdomen inkl. einer rektalen Untersuchung. Laborchemisch sind Hämoglobin und Hämatokrit in der Akutphase nicht verwertbar; wichtig sind neben dem Standardprogramm von Blutgasen, Glukose und Elektrolyten die plasmatische Gerinnung und Marker der Pankreatitis; ggf. Röntgenaufnahmen von Thorax und Abdomen.

Therapie Lagerung: Schocklage mit flachem oder abgesenktem Oberkörper. Volumensubstitution, sobald ein venöser Zugang etabliert ist, zunächst mit kristalloider (physiologische Kochsalzlösung, Ringerlaktat), nach Abschätzen des Blutverlusts mit Blut und kolloidaler Lösung, bei gestörter plasmatischer Gerinnung auch mit Fresh Frozen Plasma (FFP). Zum Zwecke des Monitorings, wenn möglich, ZVK mit ZVD-Messung legen. Ziel ist ein ZVD zwischen 8 und 12 mmHg. Korrektur der Azidose bei Basendefizit von mehr als –10 mval/l mit Natriumbikarbonat, bei Hypernatriämie ggf. mit Tris-Puffer.

Nach initialer Stabilisierung Therapie der Grunderkrankung, ggf. mit operativer Beseitigung der Blutungsquelle.

Prognose In Abhängigkeit von Grunderkrankung, Ausmaß und Dauer des Schocks überwiegend gut.

Septischer Schock

Definition Akutes Kreislaufversagen im Rahmen eines septischen Geschehens meist bakterieller Ursache, aber auch andere Erreger sind beschrieben.

Pathogenese In der Frühphase manchmal hyperdyname Schockform mit warmen Extremitäten, niedrigem peripherem Gefäßwiderstand und erhöhtem Herzminutenvolumen. Mündet mit Erhöhung des peripheren Widerstands in ein hypodynamisches Bild mit schlechter peripherer Zirkulation, metabolischer Azidose und abnehmendem Herzzeitvolumen.

Symptome Es imponieren die Zeichen der bakteriellen Infektion mit Fieber oder Schüttelfrost, reduziertem Allgemeinbefinden, ggf. mit Beeinträchtigung des Bewusstseins. Prädisponierende Faktoren sind schwere Allgemeinerkrankungen, Z. n. nach Operation, Z. n. nach Knochenmarktransplantation, Z. n. Chemotherapie und vorheriger Aufenthalt auf einer Intensivstation.

Diagnostik Klinische Untersuchung auf Zeichen von Schock und Infektion. Blutbild und Infektionsparameter (CRP, Interleukine, PCT) sollten Hinweise auf eine Infektion liefern können. Bakteriologische Proben inkl. Blut, Urin, Abstriche von möglichem Erregerfokus und ggf. Liquor werden vor Beginn einer antibiotischen Therapie abgenommen und verschickt. Kontrollen der plasmatischen Gerinnung müssen in Abhängigkeit von der Dynamik des septischen Geschehens häufiger kontrolliert werden, um den Beginn einer globalen Gerinnungsstörung rechtzeitig zu erfassen.

Therapie Flache Lagerung, venöser Zugang mit Volumenzufuhr primär kristalloid, sekundär auch kolloidal, bis der ZVD beständig im Bereich von 8–12 mmHg liegt. Eine aggressive Volumenzufuhr kann innerhalb der ersten Stunde durchaus 60 ml/kg und mehr betragen und hat sich gegenüber der restriktiven Volumenzufuhr bezüglich des Endpunkts Mortalität durchaus als überlegen erwiesen. Das Sicherstellen von Oxygenierung und Ventilation und ggf. die Korrektur einer metabolischen Azidose mit Bikarbonat gehören zum intensivmedizinischen Standardrepertoire. Katecholamine kommen zum Einsatz, wenn nach Volumengabe und adäquatem ZVD der systolische Blutdruck nicht ansteigt bzw. die periphere Perfusion nicht deutlich besser wird. Die Wahl des Katecholamins erfolgt vorzugsweise nach erfolgter echokardiografischer Beurteilung von Füllungszustand und Kontraktilität. Zusätzlich gibt es Daten zum erfolgreichen Einsatz von Vasopressin-Analoga bei katecholaminrefraktärer Hypotension. Auch Steroide kommen häufig zur Anwendung; Daten hierfür in Form von RCTs liegen allerdings für das Kindesalter nicht vor. Die antibiotische Therapie sollte sich immer nach dem zu erwartenden Erreger in einem angenommenen Fokus richten. Bei einer Sepsis ohne bekannte Risikofaktoren genügt i. d. R. die Kombination eines Cephalosporins mit einem Aminoglykosid. Befinden sich zum Zeitpunkt der septischen Symptomatik bereits Plastikteile im Körper des Kindes (ZVK, Shunt, Blasenkatheter o. Ä.), muss an die Möglichkeit einer Staphylokokkeninfektion gedacht und ein Staphylokokken-wirksames Antibiotikum hinzugefügt werden (Vancomycin, Teicoplanin).

Prognose Die Mortalität des septischen Schocks im Kindesalter hat in den vergangenen Jahren deutlich abgenommen. Unabhängig von den unspezifischen und supportiven Maßnahmen der pädiatrischen Intensivmedizin hängt jedoch auch hier die Prognose im Wesentlichen von der Grunderkrankung ab. Je mehr Organsysteme ihre Funktion im Rahmen des septischen Geschehens einstellen, desto ernster ist die Prognose.

MERKE
Sowohl beim Volumenmangelschock als auch beim septischen Schock auf ausreichend Volumensubstitution achten: Innerhalb der ersten Stunde sollten 60 ml/kg verabreicht werden.

Anaphylaktischer Schock

Definition Akutes Kreislaufversagen infolge einer Antigen-Antikörper-Reaktion mit systemischer Wirkung.

Pathogenese Für eine anaphylaktische Reaktion kommen viele mögliche Antigene infrage. Meist handelt es sich um Reaktionen auf Medikamente, tierische Gifte, Seren oder Impfstoffe. Die Freisetzung vasoaktiver Substanzen (Serotonin, Histamin, Bradykinin) führt zur Vasodilatation überwiegend im venösen Bereich mit Verminderung des venösen Rückstroms und sekundärem Blutdruckabfall.

Symptome Unmittelbar nach Verabreichen des Allergens kommt es zur Hautreaktion, Kreislaufreaktion und Schocksymptomatik, bei nicht rechtzeitiger Intervention zum Herz- und Kreislaufstillstand.

Diagnostik Ergibt sich aus der Präsentation; für weitere Diagnostik bleibt keine Zeit.

Therapie Adrenalin i. v., danach Steroide. Erst dann Volumengabe mit kristalloider Lösung, Antihistaminika, bei Bronchospasmus Theophyllin. Sicherstellen von Oxygenierung und Ventilation, ggf. Intubation und Beatmung. Die Adrenalin-Therapie so lange fortführen, bis auch ohne Adrenalin ein adäquater Blutdruck besteht.

Prognose Je früher die Therapie einsetzt, desto besser ist die Prognose.

Kardiogener Schock

Definition Akutes Kreislaufversagen auf dem Boden einer verminderten Kontraktilität des Herzens oder einer Störung im kardialen Reizleitungssystem.

Pathogenese Zugrunde liegende Erkrankungen sind Myokardinfarkt (im Kindesalter eher selten), Myokarditis, Herzrhythmusstörungen, Perikardtamponade oder intrakardiale Obstruktionen.

Symptome Zeichen der peripheren Minderperfusion zusammen mit Zeichen der guten vaskulären Füllung (Halsvenen!).

Diagnostik Anamnese mit der Frage bestehender Risikofaktoren für Myokardinfarkt (früheres Kawasaki-Syndrom). Klinische Untersuchung mit Auskultation, ggf. sind Zeichen der Herzinsuffizienz vorhanden. Laborchemische Marker des myokardialen Zelluntergangs (CK, CK-MB, Troponin), EKG und Echokardiografie zur Beurteilung der Kontraktilität und zur Frage der intrakardialen Obstruktion.

Therapie Lagerung mit leicht erhöhtem Oberkörper, venöser Zugang und Volumenzufuhr, sofern nicht die Zeichen der Herzinsuffizienz im Vordergrund stehen. Eventuell Analgosedierung und für ausreichende Oxygenierung sorgen (Sauerstoff über Maske oder Nasenbrille). Therapie von Rhythmusstörungen, Entlastung bei Tamponade, Katecholamine bei eingeschränkter myokardialer Kontraktilität im Rahmen einer Myokarditis. Bei Infarkt in Abhängigkeit von der Zeitlatenz ggf. Versuch der Thrombolyse. Ansonsten symptomatische Therapie mit Korrektur von metabolischer Azidose, Elektrolytstörungen und Stabilisierung der Atmung.

Prognose In Abhängigkeit der zugrunde liegenden Störung, wenn effektiv zeitnah zu beseitigen, wird das Outcome durch die Dauer und das Ausmaß des Schocks beeinflusst.

6.5.3 Sepsis und SIRS

Die Grundprinzipien der Surviving Sepsis Campaign aus dem Jahre 2012 gelten weiterhin und wurden in der Folgepublikation 2016 für Erwachsene nicht wesentlich modifiziert. Sie zeigen eine bemerkenswerte Übereinstimmung der Therapieausrichtung in Europa und in den USA bezüglich der folgenden Punkte:

- Frühe Reanimation des septischen Patienten innerhalb der ersten 6 h nach Diagnose
- Abnahme von Blutkulturen vor Beginn der antibiotischen Therapie
- Prompte Bildgebung zur Identifizierung eines möglichen Infektionsfokus
- Anwendung von Breitspektrum-Antibiotika innerhalb von 1 h nach Erkennen eines septischen Schocks oder einer Sepsis ohne septischen Schock
- Tägliche Reevaluation der antibiotischen Therapie zwecks etwaiger Deeskalation
- Kontrolle der Infektionsquelle innerhalb von 12 h nach Diagnosestellung
- Flüssigkeitsreanimation mit Kristalloiden oder ggf. zusätzlichem Albumin, um einen adäquaten arteriellen Druck zu erreichen
- Vermeidung von Stärkeprodukten
- Initialer Flüssigkeitsbolus bei sepsisinduzierter Gewebsminderperfusion oder Hypovolämieverdacht mit mindestens 30 ml/kg KG (einige Patienten brauchen auch deutlich mehr)
- Noradrenalin als Vasopressor der 1. Wahl, um den arteriellen Mitteldruck über 65 mmHg zu halten; Adrenalin, falls eine zweite Substanz benötigt wird, um den Blutdruck in den Zielbereich zu bekommen; Vasopressin, um die Noradrenalin-Dosis zu reduzieren, aber nicht als Medikament der 1. Wahl; Dopamin nur in Ausnahmefällen
- Dobutamin bei myokardialer Dysfunktion oder weiterbestehenden Zeichen der Gewebsminderperfusion trotz ausreichender Volumengabe und adäquater arterieller Drücke
- Vermeidung von Hydrokortison bei Erwachsenen, wenn eine hämodynamische Stabilität durch Flüssigkeitstherapie und Vasopressorgabe zu erreichen ist
- Ziel-Hämoglobin von 7–9 g/dl in Abwesenheit von Gewebsminderperfusion, ischämischer Koronararterienerkrankung oder Blutung
- Niedrige Tidalvolumina und Begrenzung des inspiratorischen Spitzendrucks bei ARDS
- Verwendung von PEEP bei ARDS und von eher höherem PEEP bei sepsisinduziertem moderatem bis schwerem ARDS
- Lungenrekrutierungsmanöver bei septischen Patienten mit schwerer Hypoxämie auf dem Boden eines ARDS
- Bauchlage bei sepsisinduziertem ARDS
- Oberkörperhochlagerung, falls anderweitig keine Kontraindikation besteht
- Verwendung von Protokollen für Entwöhnung und Sedierung
- Minimierung von Bolus- oder kontinuierlicher Gabe von Analgosedierung
- Vermeidung von Relaxierung oder Limitierung auf max. 48 h
- Vermeidung von Hyperglykämie > 180 mg/dl
- Äquivalenz von kontinuierlicher venovenöser Hämofiltration oder intermittierender Hämodialyse
- Prophylaxe der tiefen Venenthrombose
- Stressulkusprophylaxe
- Orale bzw. enterale Ernährung nach Vertragen
- So früh wie möglich, aber innerhalb von 72 h nach Aufnahme auf die Intensivstation Planung der Therapieziele oder ggf. Therapielimitierung besprechen

6

Spezielle pädiatrische Empfehlungen beinhalten:

- Therapie mit Sauerstoffmaske, High-Flow-Therapie oder nasopharyngealem CPAP bei Atemnot oder Hypoxämie
- Nutzung der körperlichen Untersuchung bezüglich klinischer Endpunkte wie kapilläre Auffüllzeit
- Volumenreanimation mit 20 ml/kg KG Kristalloide oder Albumin über 5–10 min
- Verwendung von inotropen Substanzen und Vasodilatatoren für septischen Schock mit niedrigem kardialem Auswurf, assoziiert mit erhöhtem peripherem vaskulärem Widerstand
- Hydrokortison nur bei Kindern mit nachgewiesener oder vermuteter Nebennierenrindeninsuffizienz

Bedauerlicherweise ist die Datenlage in den pädiatrischen Altersklassen trotz relativ hoher Inzidenz der Erkrankung eher spärlich. Ein Grund dafür ist u. a. die höchst unterschiedliche Versorgungssituation dieser Kinder auf pädiatrischen Intensivstationen, auf Intermediate-Care-Stationen und Erwachsenenintensivstationen unterschiedlicher Subspezialitäten.

MERKE

Das SIRS („systemic inflammatory response syndrome") ist definiert über das Vorhandensein von mindestens zwei der folgenden Kriterien:

- Körpertemperatur ≥ 38 °C oder ≤ 36 °C
- Herzfrequenz ≥ 90/min
- Tachypnoe ≥ 20/min oder Hyperventilation mit pCO_2 ≤ 32 mmHg
- Leukozytose ≥ 12.000/µl oder Leukopenie ≤ 4.000/µl oder Linksverschiebung

Tritt ein SIRS im Rahmen einer Infektion auf, spricht man von einer Sepsis. Der an sich eher deskriptive Begriff hat in den letzten Jahren an Bedeutung verloren. Speziell für die Frage einer Prognoseabschätzung steht mit dem SOFA-Score ein deutlich besseres Instrument zur Verfügung, von dem es mittlerweile auch verschiedene Modifikationen gibt.

6.5.4 Multiorganversagen

Mit dem erwähnten **SOFA-Score** („Sequential Organ Failure Assessment") lässt sich das Outcome bzw. die Mortalität abschätzen (➤ Tab. 6.4). Ein Score von 9 ist mit einer Mortalität von ca. 33 % assoziiert, während ein Score von > 11 eine Mortalität von 95 % oder mehr vorhersagt.

Aus Gründen der einfacheren Handhabbarkeit wurde auf der 3. Internationalen Konsensuskonferenz zur Definition von Sepsis der **qSOFA-Score** empfohlen, der lediglich drei Kriterien enthält und sich sequenziell erheben lässt (➤ Tab. 6.5).

Erreichbare Punkte des Scores liegen zwischen 0 und 3, wobei bei Vorliegen von 2 oder mehr Punkten zu Beginn der Infektion das Mortalitätsrisiko oder die Verweildauer auf einer Intensivstation signifikant erhöht waren.

Tab. 6.4 SOFA-Score (nach Vincent et al. 1996)

Organsystem	paO_2/FiO_2 [mmHg]	SOFA-Score
Atmung	> 400	0
	< 400	1
	< 300	2
	< 200 und beatmet	3
	< 100 und beatmet	4
ZNS	**Glasgow Coma Scale**	**SOFA-Score**
	15	0
	13–14	1
	10–12	2
	6–9	3
	< 6	4
Herz/Kreislauf	**MAD oder Vasopressoren**	**SOFA-Score**
	MAD > 70 mmHg	0
	MAD < 70 mmHg	1
	Dopamin ≤ 5 µg/kg KG/min oder Dobutamin	2
	Dopamin > 5 µg/kg KG/min oder Adrenalin ≤ 0,1 µg/kg KG/min oder Noradrenalin ≤ 0,1 µg/kg KG/min	3
	Dopamin > 15 µg/kg KG/min oder Adrenalin > 0,1 µg/kg KG/min oder Noradrenalin > 0,1 µg/kg KG/min	4
Leber	**Bilirubin [mg/dl]**	**SOFA-Score**
	< 1,2	0
	1,2–1,9	1
	2,0–5,9	2
	6,0–11,9	3
	> 12,0	4
Gerinnung	**Thrombozyten/µl**	**SOFA-Score**
	≥ 150.000	0
	< 150.000	1
	< 100.000	2
	< 50.000	3
	< 20.000	4
Niere	**Kreatinin [mg/dl] oder Urinproduktion**	**SOFA-Score**
	< 1,2	0
	1,2–1,9	1
	2,0–3,4	2
	3,5–4,9 oder < 500 ml/d	3
	> 5,0 oder < 200 ml/d	4

Tab. 6.5 qSOFA-Score

Kriterium	qSOFA-Score
Niedriger Blutdruck (systolischer Blutdruck < 100 mmHg)	1
Hohe Atemfrequenz (> 22 Atemzüge/min)	1
Mentale Alteration (GCS < 15)	1

6.6 Management des Nierenversagens

6.6.1 Flüssigkeitsregime und medikamentöse Therapie

Das konservative Management des Nierenversagens besteht aus reduzierter Flüssigkeitszufuhr bei gleichzeitiger Gabe von Diuretika. Natürlich ist es für die weitere Therapiestrategie entscheidend, die Ursache des kompensierten/nichtkompensierten Nierenversagens zu kennen. Besteht bereits eine **chronische Nierenerkrankung** über einen längeren Zeitraum, die erwartungsgemäß in einem Nierenversagen enden wird, geht es hauptsächlich darum, die Restfunktion des Organs bis zur Notwendigkeit eines Nierenersatzverfahrens bzw. bis zur Bahnung einer Nierentransplantation zu nutzen.

Besteht hingegen ein **akutes Nierenversagen (ANV)** im Rahmen eines septischen Geschehens, so wird die Frage der Notwendigkeit einer Eskalation von Flüssigkeitsrestriktion und Diuretikatherapie davon abhängen, wie schnell es gelingt, die Nieren im Rahmen der sepsisassoziierten Hypotension wieder ausreichend durchblutet zu bekommen, um anschließend über die polyurische Phase wieder eine normale Organfunktion zu erreichen.

6.6.2 Nierenersatzverfahren auf der Intensivstation

Bei Vorliegen eines ANV kann ein Nierenersatzverfahren z. B. dann indiziert sein, wenn eine bestehende Flüssigkeitsüberladung zu einer schwer beherrschbaren pulmonalen Gasaustauschstörung führt. Mögliche Indikationen für den Beginn eines Nierenersatzverfahrens können neben der bereits erwähnten Flüssigkeitsüberladung auch Hyperkaliämie, Anstieg der Retentionsparameter (typischerweise des Harnstoffs mit zerebraler Symptomatik) und die klinische Notwendigkeit des Beginns einer nephrotoxischen Chemotherapie sein.

Grundlegend stehen mit Hämodialyse, Hämofiltration und Hämodiafiltration drei Verfahren zur Verfügung, die mit unterschiedlichen physikalischen Prinzipien arbeiten und verschiedene Molekülgrößen präferenziell eliminieren. Im klinischen Alltag der pädiatrischen Intensivstation hat sich als kontinuierliches Verfahren vielerorts die CVVH („continuous veno-venous hemofiltration") durchgesetzt, also eine **kontinuierliche Hämofiltration;** diese wird über einen großlumigen venösen Zugang, meistens über einen Shaldon-Katheter, durchgeführt, der einen adäquaten Blutfluss ermöglicht (➤ Abb. 6.3). Die Therapiedauer hängt davon ab, wie rasch sich die Nierenfunktion erholt. Dabei hat es sich als praktikabel erwiesen, die ohnehin durch Filterwechsel und Neuaufbau des Filtrationssystems entstehenden Pausen für eine Evaluation der endogenen Nierenfunktion unter Stimulation mit einem Schleifendiuretikum zu nutzen.

6.7 Management des Leberversagens

Ursachen Das akute Leberversagen (ALV) im Kindesalter ist eine seltene Erkrankung. Epidemiologische Daten liegen für Deutschland nur als Schätzungen vor, wobei altersunabhängig von einer Zahl zwischen 200 und 500 Fällen pro Jahr ausgegangen wird; der Großteil davon sind Erwachsene. Die Ursachen haben sich in den vergangenen Jahrzehnten in den Industrieländern, bedingt durch eine deutlich höhere Immunisierungsrate, weg von den Virushepatitiden hin zum **toxisch bedingten ALV** verschoben. Dies ist im Kindesalter überwiegend durch Paracetamol-Intoxikation bedingt, gefolgt von der Amanita-Intoxikation nach Ingestion von Knollenblätterpilzen. Auch andere Substanzen wie Ecstasy, Phenprocoumon, Tetrazykline, Halothan, Isoniazid und Phytopharmaka können ein ALV auslösen. Neben den Virushepatitiden (Hepatitis-A-, -B-, -C-, -D- und -E-Viren, EBV, HSV und CMV) haben die verbleibenden Fälle eines ALV eine immunologische, metabolische, vaskuläre oder schwangerschaftsbedingte Genese. So kann ein ALV im Kindesalter die Primärmanifestation eines Morbus Wilson darstellen (➤ Kap. 16.7.5).

Therapie Die Therapie richtet sich nach der zugrunde liegenden Ursache des ALV (➤ Tab. 6.6).

Bei nicht adäquatem Ansprechen auf die jeweilige medikamentöse Therapie bzw. bei anderen, nicht medikamentös beeinflussbaren Formen des ALV bleibt als ultimative Therapie die **Lebertransplantation.** Hierzu empfiehlt sich die rechtzeitige Verlegung an ein pädiatrisches Lebertransplantationszentrum, das i. d. R. auch die größte Erfahrung mit den Überbrückungsverfahren bis zur Verfügbarkeit eines Spenderorgans besitzt. Zu diesen gehören das Molecular Adsorbent Recirculation System (MARS), eine Plasmapherese in Kombination mit Hämodialyse (PF/HD), die Prometheusdialyse und die Single-Pass-Albumindialyse (SPAD). Limitierend bei fehlender Verfügbarkeit eines passenden Spenderorgans kann die Tatsache sein, dass obige Überbrückungsverfahren nur für einen begrenzten Zeitraum erfolgreich durchführbar sind.

Tab. 6.6 Spezifische Therapie des ALV

Ursache	Therapie
Paracetamol-Intoxikation	N-Acetylcystein
Amanita-Intoxikation	Silibinin
Akute Hepatitis B	Lamivudin Entecavir Tenofovir
HSV-Hepatitis	Aciclovir
CMV-Hepatitis	Ganciclovir
Autoimmunhepatitis	Prednisolon

6.8 ZNS-Erkrankungen

6.8.1 Meningitis und Enzephalitis

➤ Kap. 10.2.9.

6.8.2 Hirndruckmonitoring und -therapie

Hirndruckmonitoring

Sowohl im Rahmen einer Meningitis und Enzephalitis als auch im Zusammenhang mit SHT, angeborenen zerebralen Fehlbildungen,

Tab. 6.7 Ursachen für Koma im Kindesalter

Krankheitsentität	Erkrankung/Substanz
Intrazerebrale Druckerhöhungen	Blutung Traumatisch bedingtes Hirnödem Shuntdysfunktion
Infektionen	Meningitis Enzephalitis Hirnabszess
Metabolische Ursachen	Hyperammonämie Hypoglykämie Hyperglykämie Hyperkapnie Reye-Syndrom Mitochondriopathie
Intoxikationen	Opioide Benzodiazepine Barbiturate Trizyklische Antidepressiva Phenothiazine
Minderperfusion	Schock Hypotension

Liquorresorptionsstörungen nach zerebralen Blutungen, Sinusvenenthrombosen, Resektion von Hirntumoren, neurometabolischen Erkrankungen und Shunt-Fehlfunktionen kann es zu einem erhöhten Hirndruck kommen. Elementar ist die zeitnahe Identifizierung der zugrunde liegenden Problematik, da die Therapiekonzepte je nach Ursache sehr unterschiedlich sind. Häufige Ursachen für ein kindliches Koma sind in ➤ Tab. 6.7 aufgeführt; der Mechanismus der Komaentstehung ist oftmals eine Erhöhung des Hirndrucks.

Während bei Meningitis und Enzephalitis erregerabhängig die jeweilige antibiotische, antimykotische oder antivirale Therapie im Vordergrund steht, ist die erste therapeutische Maßnahme bei der Shunt-Fehlfunktion mit oder ohne assoziierte Infektion die Revision des Shunts oder die Entfernung des Shunts und Anlage einer transienten externen Ableitung. Angeborene zerebrale Fehlbildungen mit resultierendem Hydrozephalus führen ebenso wie die intraventrikuläre Blutung des Frühgeborenen zu Liquorresorptionsstörungen mit konsekutiver Hirndruckerhöhung. Letztere werden aber, bedingt durch die noch offene Fontanelle und Schädelnähte, nicht zu Hirndruckdimensionen mit drohender Einklemmung, sondern lediglich zu einer Zunahme des Kopfumfangs führen.

Ein klinisch einfach zu handhabendes Instrument für das klinische Hirndruckmonitoring ist die **Glasgow Coma Scale (GCS).** Als Quantifizierungsinstrument der Komatiefe ist die GCS (➤ Tab. 6.8) weitverbreitet. Anhand dieser reproduzierbaren Skala lassen sich eine vitale Gefährdung durch fehlende Schutzreflexe und die erforderlichen Maßnahmen (z. B. Etablierung eines Atemwegs) auf eine objektive Grundlage stellen.

Wenn das klinische Management eine Intubation und Beatmung erfordert und infolge der primären zerebralen Manifestation oder der Analgosedierung des Patienten eine fehlende neurologische Beurteilbarkeit resultiert, kann in Kenntnis der zugrunde liegenden Problematik ein invasives Hirndruckmonitoring indiziert sein. Dies gilt vor allem für Fälle eines SHT, in denen sich über das resultierende Hirnödem der Hirndruck erst über Tage aufbaut. Hierfür stehen verschiedene Sonden zur Verfügung; der Druck kann subdural, intraventrikulär und auch im Hirnparenchym gemessen werden. Bei allen verwendeten Methoden besteht die Problematik der Artefaktgenerierung; die Messung im Ventrikel bietet zusätzlich die Möglichkeit zur Hirndruckentlastung durch das Ablassen von Liquor.

Tab. 6.8 Glasgow Coma Scale (nach Teasdale et al. 2014)

	Erwachsene		Kinder	
Beste verbale Antwort (normal = 5)	Keine	1	Keine	1
	Unspezifische Geräusche	2	Stöhnt auf Schmerzreiz	2
	Unangemessene Wörter	3	Schreit laut auf Schmerzreiz	3
	Verwirrte Konversation	4	Irritiertes Weinen	4
	Orientiert sprechend	5	Lautsprache	5
Öffnen der Augen (normal = 4)	Keine	1	Keine	1
	Auf Schmerzreiz	2	Auf Schmerzreiz	2
	Auf Aufforderung	3	Auf Aufforderung	3
	Spontan umherblickend	4	Spontan umherblickend	4
Beste motorische Antwort (normal = 6)	Keine	1	Keine	1
	Extension auf Schmerzreiz	2	Extension auf Schmerzreiz	2
	Flexion auf Schmerzreiz	3	Flexion auf Schmerzreiz	3
	Wegziehen auf Schmerzreiz	4	Wegziehen auf Schmerzreiz	4
	Lokalisiert Schmerz	5	Wegziehen auf Berührung	5
	Befolgt Aufforderung	6	Normale Spontanbewegungen	6
Gesamtscore = 3–15 (normal = 15)				

CAVE

Im klinischen Alltag sorgen unterschiedliche Einheiten der Hirndruckmessung immer wieder für Verwirrung. Die meist von neurochirurgischer Seite verwendete Einheit ist mmHg, wobei im Kindesalter der Normalwert < 15 mmHg betragen sollte. Da manche bettseitigen Messsysteme die Einheit cmH_2O verwenden, hier die Umrechnungsfaktoren:

- 1 mmHg ≙ 1,36 cmH_2O

oder

- 1 cmH_2O ≙ 0,74 mmHg

Hirndrucktherapie

Wie in ➤ Kap. 6.3.2 beschrieben, ist es für das neurologische Outcome extrem wichtig, einen ausreichenden Perfusionsdruck des durch das Hirnödem kompromittierten Hirngewebes zu erreichen. Alle übrigen Strategien der Hirndrucksenkung sind darauf ausgerichtet, das Hirnödem durch den Entzug von Flüssigkeit (Osmotherapie mit Mannit, NaCl 7,5–10 %, Tris-Puffer), Reduktion des metabolischen Umsatzes (Hypothermie, Thiopental, tiefe Analgosedierung), zerebrale Vasokonstriktion (Hyperventilation) oder Entfernung der nach außen limitierenden anatomischen Strukturen (Dekompression) positiv zu beeinflussen. Die Evidenzlage für alle diese Strategien ist speziell im Kindesalter äußerst limitiert. Die Daten für Erwachsene legen nahe, auf jegliche Form einer Hyperventilation zumindest in den ersten 24 h nach Therapiebeginn zu verzichten, da durch die resultierende Vasokonstriktion der arterielle Zufluss ins Gehirn kompromittiert wird. Bezüglich des langfristigen Outcomes sind sowohl die Hypothermiedaten als auch die Daten zur Dekompression sehr ernüchternd und zeigen keinen klaren Vorteil der jeweiligen Intervention.

6.9 Akutes Abdomen

Eine abdominale Schmerzsymptomatik ist ein häufiges Beschwerdebild im Kindesalter. Je nach Alter und Kommunikationsfähigkeit des Kindes ist eine Eingrenzung auf ein Krankheitsbild mehr oder weniger schwierig. Wichtig ist es, an angrenzende Organsysteme zu denken, z. B. bei angegebener abdominaler Schmerzlokalisation auch an eine basale Pneumonie bzw. bei männlichem Geschlecht an eine Hodentorsion. Ein zusätzliches Differenzierungskriterium ist die Frage, ob es sich um ein bisher komplett gesundes Kind handelt, ob eine Vorerkrankung bekannt ist, die ggf. mit einer entsprechenden abdominalen Symptomatik einhergehen kann, oder ob es sich um ein abdominal voroperiertes Kind handelt. In ➤ Tab. 6.9 sind abdominale Erkrankungen mit Altersverteilung, Symptomen, Differenzialdiagnosen und Therapien aufgeführt.

6.10 Akute Leiste, akutes Skrotum

Obwohl es, wie oben beschrieben, fließende Übergänge der klinischen Präsentation zwischen abdominaler und inguinaler bzw. testikulärer Symptomatik gibt, sind in ➤ Tab. 6.10 diejenigen Prozesse aufgeführt, die ihren Ursprung in der Leiste oder im Skrotum haben.

6.11 Vergiftungen und Unfälle

MERKE

Sowohl bei Vergiftungen als auch bei Unfällen gilt es, die Plausibilität zu überprüfen, um Fälle von nichtakzidentellem Fremdverschulden zu identifizieren.

Tab. 6.9 Ursachen eines akuten Abdomens

Erkrankung	Alter	Symptome	DD	Therapie
Volvulus	Neugeborenes, seltener alle anderen Altersgruppen	Akuter Beginn einer abdominalen Symptomatik	Ileus jeglicher Genese, bei Frühgeborenen NEC	OP
Invagination	Meist < 2 Jahre	Akuter Schmerz, dann freies Intervall, ggf. Blut per Anus	Appendizitis	Deinvagination mechanisch oder OP
Torsion einer Ovarialzyste	Neugeborenes, postpubertär	Akute Symptomatik unteres Abdomen	Appendizitis, EUG bei entsprechendem Alter	OP
Appendizitis	Meist > 2 Jahre, sonst alle Altersstufen, selten neonatal	Idealerweise Schmerz im unteren rechten Quadranten	Meckel-Divertikel, basale Pneumonie, Hodentorsion	AbTx oder OP
Meckel-Divertikel	Meist < 2 Jahre, später eher symptomfrei	Unspezifischer Schmerz periumbilikal	Appendizitis	OP
Bridenileus	Jedes Alter	Schmerz und abdominale Distension bei voroperiertem Abdomen	Ileus anderer Genese	Konservativ oder OP
Extrauteringravidität (EUG)	Reproduktionsfähiges Alter	Akute Schmerzen im unteren Abdomen	Torsion einer Ovarialzyste	OP
Abdominales Kompartmentsyndrom	Jedes Alter	Massive abdominale Distension bei Z. n. OP		Re-OP

AbTx: Transplantation von Abdominalorganen

Tab. 6.10 Ursachen einer akuten Leisten-/Skrotumsymptomatik

Erkrankung	Alter	Symptome	DD	Therapie
Leistenhernie	Jedes Alter, häufig Frühgeborene in den ersten Lebenswochen	Schwellung in der Leiste, bei Inkarzeration intestinale Transportstörung	Lymphknotenvergrößerung, Hydrozele	Reposition, bei Inkarzeration OP
Hodentorsion	Perinatal, präpubertär	Akutes, schmerzhaftes Ereignis mit quergestelltem Hoden	Epididymitis, Hydatidentorsion	Notfall-OP
Hydatidentorsion	Schulkind- und Jugendalter	Weniger schmerzhaft als Hodentorsion, Hoden in normaler Position	Hodentorsion (deshalb muss diese dringend ausgeschlossen werden)	konservativ, nur selten OP

6.11.1 Vergiftungen

Anamnese und Epidemiologie

Wie so häufig in der Pädiatrie kommt der Anamnese eine besondere Bedeutung zu. Gerade bei Vorliegen von unklaren Bewusstseinsveränderungen muss einer der ersten Gedanken des behandelnden Arztes der Ausschluss oder die Bestätigung des Vorliegens einer Intoxikation sein. Um eine Vorstellung von der numerischen Wertigkeit des Problems zu bekommen, lohnt sich der Blick auf die hierzu vorliegenden Daten. Etwa 90 % der in den deutschen Giftnotzentralen eingehenden Anfragen bezogen sich auf vermeintliche oder tatsächliche humane Vergiftungen, bei denen es sich in ca. 94.000 Fällen um Kinder im Alter von unter 15 Jahren handelte. Von diesen Kindern hatten ca. 19.000 tatsächlich Symptome einer Vergiftung; 89 % der Beratungsfälle bezogen sich auf Kinder unter 6 Jahren. Die Todesursachenstatistik des Statistischen Bundesamtes weist für das Jahr 2007 17 Todesfälle durch Vergiftung aus (7 Mädchen, 10 Jungen). Obwohl insgesamt selten, nehmen oberhalb von 10 Jahren Ingestionen in suizidaler Absicht deutlich zu.

Aus der Kenntnis der Altersverteilung wird klar, dass zuverlässige anamnestische Daten nur in einem gewissen Prozentsatz der Fälle zu erhalten sind. Gerade bei Kleinkindern kann man sich glücklich schätzen, wenn die ingestierte Substanz bekannt ist; die maximal mögliche Ingestionsmenge ergibt sich meistens aus der Information über die Packungsgröße. Unter klinischen Bedingungen lässt sich im Rahmen der Notfalldiagnostik ein Urinscreening auf häufig missbräuchlich verwandte Substanzen und eine Reihe von Medikamenten durchführen, bei denen die Therapie über ihren Plasmaspiegel gesteuert wird.

Ansonsten ist man neben möglichen anamnestischen Angaben fast ausschließlich auf die Klinik der Intoxikation angewiesen. Allerdings muss hier einschränkend gesagt werden, dass die Klinik der schweren Vergiftung eine sehr uniforme Präsentation in Form von Koma, Krampfanfällen, Organ- und Kreislaufversagen besitzt. Relativ spezifische Vergiftungsbilder finden sich für wenige Substanzklassen (➤ Tab. 6.11).

Giftentfernung

Unterschieden wird zwischen primärer und sekundärer Giftentfernung. Die primäre Giftentfernung zielt darauf ab, die betreffende Substanz vor der Resorption ins Blut aus dem Körper zu entfernen. Dagegen wird bei der sekundären Giftentfernung die bereits resorbierte Substanz aus dem Blut eliminiert.

Tab. 6.11 Spezifische Intoxikationsbilder bei bestimmten Substanzklassen

Substanzklasse	Symptome
Anticholinergika	Mydriasis, Tachykardie, trockene Schleimhäute, rote Wangen, Halluzinationen
Bakterielle Toxine	Doppelbilder, Schluckstörungen, Obstipation, Muskelschwäche
Cholinergika	Miosis, Bradykardie, vermehrte Sekretproduktion, Schwitzen, Faszikulationen, Koma, Krämpfe
Antipsychotika/ Neuroleptika	Tortikollis, Zungen- und Schlundkrämpfe bei normalem Bewusstsein
Opioide	Miosis, Halluzinationen, Sedierung, Atemdepression, Koma
Sympathomimetika	Tachykardie, Halluzinationen, Mydriasis, Schwitzen, Tremor, Unruhe
Blei	Darmkoliken, Anämie, Enzephalopathie, Bleikolorit
Quecksilber	Durchfall, Nierenversagen, Schock, Hypersalivation
Thallium	Haarausfall, Obstipation, periphere Neuropathie

Primäre Giftentfernung Im Trend der letzten Jahre zeichnet sich insofern ein weniger invasives Vorgehen ab, als die präferenzielle Methode zur primären Giftentfernung sich von der weitverbreiteten Gabe von *Ipecac* hin zur großzügigen Gabe von *Kohle* entwickelt hat. Die Applikation von Kohle bewirkt eine sowohl primäre als auch sekundäre Giftentfernung, indem der enterohepatische Kreislauf durch Beschleunigung der enteralen Passage auf ein Minimum reduziert und damit sekundär über den Darm mehr ingestierte Substanz definitiv ausgeschieden wird als ohne Kohle.

Seit der Rücknahme der AAP-Empfehlung von 2003 ist Ipecac auch in Europa kaum noch im Einsatz, obwohl induziertes Erbrechen mit entsprechender kurzer zeitlicher Latenz zur Ingestion sinnvoll sein kann. Eine sehr wirksame Methode zur Entfernung toxischer Substanzen kurz nach Ingestion ist die konventionelle Magenspülung, wenn auch beim betroffenen Kind, seinen Eltern und dem behandelnden Team nur bedingt beliebt. Laxanzien haben bezüglich ihres Stellenwerts zur primären Giftentfernung an Bedeutung verloren.

Wenn überhaupt werden noch Glaubersalz und Sorbit eingesetzt. Ein überzeugender Wirksamkeitsnachweis fehlt für beide Substanzen.

Sekundäre Giftentfernung Klassische und noch heute im klinischen Einsatz befindliche Verfahren der sekundären Giftentfernung sind die forcierte Diurese, die Hämodialyse und die Hämoperfusion. Substanzen, die sich mit diesen Methoden effektiv entfernen lassen, sind in ➢ Tab. 6.12 gelistet.

Antidotbehandlung

Antidote können einerseits die toxische Wirkung von ingestierten Substanzen verringern, andere reduzieren maximal die durch die Substanz verursachte Symptomatik. Die am häufigsten benutzten Antidote sind ➢ Tab. 6.13 zu entnehmen.

Für die spezifischen Vergiftungen mit Einzelsubstanzen und ihr klinisches Bild wird auf die toxikologische Literatur verwiesen; im akuten klinischen Fall stehen die jeweiligen Vergiftungszentralen mit der entsprechenden Expertise rund um die Uhr zur Verfügung (➢ Tab. 6.14).

Tab. 6.12 Methoden der sekundären Giftentfernung und damit entfernbare Substanzen

Verfahren	Substanz
Forcierte Diurese	• Acetylsalicylsäure • Lithium • Phenobarbital
Hämodialyse	• Salicylate • Arsen • Kalzium • Ethanol • Lithium • Quecksilber • Paraldehyd • Chinin • Thallium
Hämoperfusion	• Sedativa • Psychopharmaka • Organophosphate • Herbizide • Phenytoin • Theophyllin • Chinidin • Isoniazid • Digitoxin • Digoxin • Colchicin • Lidocain • Meprobamat • Methotrexat • ggf. Paracetamol • ggf. Knollenblätterpilz

6.11.2 Unfälle

Nach Angaben des Statistischen Bundesamts lebten in Deutschland im Jahr 2019 ca. 11,38 Mio. Kinder unter 15 Jahren. Innerhalb 12 Monaten begaben sich nach einer Untersuchung des Robert Koch-Instituts 16,5 % der Kinder zwischen 1 und 17 Jahren aufgrund eines Unfalls in ärztliche Behandlung. Laut Statistischem Bundesamt verstarben 253 Kinder unter 15 Jahren im Jahre 2019 an einem Unfall.

Unfallhäufigkeiten und Altersabhängigkeit

Eine Einteilung tödlicher Unfälle nach Unfallart und Alter der Kinder ist in ➢ Tab. 6.15 dargestellt.

Thermische Unfälle: Verbrennung und Verbrühung

Epidemiologie Verbrennungen mit Todesfolge kommen mit einer Häufigkeit von 2,3 pro 100.000 in der Gesamtbevölkerung vor. Schwere Verbrennungen bei Kindern sollten in einem spezialisierten Verbrennungszentrum definitiv versorgt werden, da das spätere Outcome bezüglich Funktionalität und Kosmetik entscheidend von einem adäquaten Management in der Frühphase der Verbrennung abhängt. Gerade bei Kindern ist neben der Kopf-Hals-Region (52 %) am häufigsten die obere Extremität (71 %) betroffen, deshalb auch die Betonung der Wichtigkeit der professionellen Expertise in dieser Altersgruppe. Verbrühungen stehen numerisch bei Kindern deutlich im Vordergrund, Inhalationsverletzungen sind eher selten.

Klassifikation In der Vergangenheit wurden vielerlei Klassifikationsversuche unternommen. Im klinischen Alltag haben sich zwei Beurteilungskriterien durchgesetzt:

- der prozentuale Anteil der betroffenen Körperoberfläche (KOF; sagt etwas über die vitale Bedrohung, systemische Flüssigkeitsverluste usw. aus) und
- die Tiefe der Verbrennung mit der Implikation einer unterschiedlichen Therapie (➢ Tab. 6.16).

Schwere Verbrennungen werden entweder über die verbrannte Körperoberfläche (> 15 %), die Beteiligung von Gesicht oder Perineum, zweit- oder drittgradige Verbrennungen von Händen oder Füßen oder jegliche zirkuläre Verbrennung der Extremitäten definiert. Für die Abschätzung der betroffenen Körperoberfläche hat sich in Anlehnung an die Neunerregel des Erwachsenen eine modifizierte Einteilung für Säuglinge (➢ Abb. 6.18) und für Kinder (➢ Abb. 6.19) bewährt.

Management Entscheidend für das weitere Prozedere nach einer Verbrennung ist die frühzeitige Feststellung des Ausmaßes und der Tiefe der Verletzungen. Hierzu bedarf es eines Débridements der betroffenen Hautareale mit einer angemessenen Analgesie. Nach einem etwaigen Inhalationstrauma sollte aktiv gesucht werden, da dies für das Atemwegsmanagement von Bedeutung ist. Zusätzlich zum normalen Erhaltungsbedarf können bei Verbrennungspatienten

Tab. 6.13 Antidote mit Indikationen und Dosierungen

Antidot	Ingestierte Substanz	Dosierung bei Kindern
N-Acetylcystein	Paracetamol	300 mg/kg KG/20 h
Atropinsulfat	Alkylphosphate, Carbamate	0,5–2 mg/kg KG
Biperidenlaktat	Extrapyramidale Symptomatik durch Psychopharmaka	0,04 mg/kg KG langsam i. v., 3–4 ×/Tag wiederholbar
Cholestyramin	Digitoxin, Cumarine	4–8 g, 4 g alle 6 h für 3–5 Tage
Deferoxamin	Eisen (II)	bis 8 g p. o., i. v. 15 mg/kg KG/h
Digitalis-Antitoxin	Digitalis	80 mg Antidot binden 1 mg Digitalis
Dimercaptopropansulfonat	Quecksilber, Arsen, Kobalt, Kupfer, Gold, Chrom, Antimon, Blei, Silber	3 × 5–10 mg/kg für 2 Tage, dann 2 × 2,5 mg/kg KG/Tag
Dimethylaminophenol	Zyanide	3–4 mg/kg KG
Dimeticon	Entschäumer	1,5–5 ml p. o.
Eisencyanoferrat	Thallium, Cäsium	3 g oral, dann 250 mg/kg KG/Tag in 2–4 Dosen
Ethanol	Methanol, Ethylenglykol	7,5 ml/kg einer 10 % Lösung, angestrebte Ethanolkonzentration 0,5–1 ‰
EDTA-Calciumdinatriumtetracemat	Blei, Chrom, Eisen, Kobalt, Kupfer, Mangan, Nickel, Plutonium, Quecksilber, Thorium, Zink	1,5 g/m²/Tag in 3 Dosen
Flumazenil	Benzodiazepine	0,01 mg/kg bis zu einer Gesamtdosis von 0,2 mg i. v.
Folsäure	Methanol, Ameisensäure	5–10 mg/kg pro Tag p. o. oder i. v. in 4–6 Dosen
Folinsäure	Folsäureantagonisten	60–75 mg/m² i. v. initial, dann 15 mg/m² alle 6 h für 3 Tage
Kalziumglukonat	Flusssäure	10 ml Kalziumglukonat 10 % in 50 ml NaCl 0,9 %, davon bis max. 5 ml applizieren
Methylenblau	Methämoglobinbildner	Säugling: 3 mg Kleinkind: 7 mg Schulkind: 10 mg Bei Bedarf nach 10 min. wiederholen
Naloxon	Opioide	0,01–0,1 mg/kg KG i. v. oder s. c., Wiederholung nach Bedarf
Natriumthiosulfat	Zyanide	Säugling: bis 1 g Kleinkind: bis 2 g Schulkind: bis 5 g
Obidoxim	Parathion	4–5 mg/kg KG i. v.
D-Penicillamin	Kupfer, Blei, Zink, Gold, Quecksilber	15–25 mg/kg KG/Tag p. o.
Penicillin G	Amanitin	0,5–1 Mio. E/kg KG
Physostigminsalicylat	Anticholinergika	0,02–0,06 mg/kg KG
Pyridoxin	Isoniazid, Crimidin	1 : 1 entsprechend Isoniazid-Dosierung, bei unbekannter Dosis initial 50 mg/kg KG
Silibinindihydrogensuccinat	Amanitin	5 mg/kg KG in der 1. Stunde, dann 20 mg/kg KG/Tag
Toloniumchlorid	Methämoglobinämie	2–4 mg/kg KG i. v., ggf. wiederholen
Vitamin K	Cumarine	5 mg/Tag p. o.

in Abhängigkeit von der betroffenen Körperoberfläche erhebliche Flüssigkeitsmengen erforderlich sein.

Elektrounfall

Epidemiologie Unfälle durch elektrischen Strom sind im Kindesalter sehr selten. Dabei sind Starkstromunfälle eine Rarität; die meisten Unfälle ereignen sich mit der haushaltsüblichen Stromspannung von 220 V und einer Frequenz von 50–60 Hz.

Pathogenese Um einen Stromschlag zu verursachen, muss der menschliche Körper entweder zwischen zwei stromführende Leiter geraten oder gleichzeitig einen stromführenden Gegenstand und die Erde berühren. Der Effekt der Stromeinwirkung auf die Gesundheit des Menschen hängt von der Stromstärke, der Einwirkungszeit und dem exakten Weg durch den Körper ab. Klassische stromverursachte Schädigungen des menschlichen Körpers sind Verbrennungen (vor allem an Ein- und Austrittstelle), Schädigung des Gewebes auf dem Weg durch den Körper, Herzrhythmusstörungen und Bewusstlosigkeit.

6

Tab. 6.14 Giftnotrufzentralen im deutschsprachigen Raum (Auswahl)

Ort	Notfall-Telefonnummer	E-Mail
Berlin	030/192 40	giftnotruf@charite.de
Bonn	0228/192 40	gizbn@ukbonn.de
Erfurt	0361/730 730	ggiz@ggiz-erfurt.de
Freiburg	0761/192 40	giftinfo@uniklinik-freiburg.de
Göttingen	0551/192 40 (jedermann) 0551/383 180 (Fachleute)	giznord@giz-nord.de
Mainz	06131/192 40 06131/232 466 (Info-Hotline)	mail@giftinfo.uni-mainz.de
München	089/192 40	tox@mri.tum.de
Wien	+43 140/643 43	viz@goeg.at
Zürich	+41 442/515 151	info@toxi.ch

Management Die Primärmaßnahme besteht aus der Beendigung der Stromwirkung auf das Kind ohne Gefährdung der Helfer oder weiterer Personen. Dies kann entweder durch Trennung des Kindes von der Stromquelle mittels eines nichtleitenden Gegenstands geschehen oder durch Abschalten der Stromquelle. Danach gelten alle Regeln der konventionellen Reanimation des Kindesalters (➤ Kap. 6.2). Das Monitoring richtet sich insbesondere auf das Vorhandensein möglicher Rhythmusstörungen; die Verbrennungen an Ein- und Austrittstelle werden entsprechend versorgt.

Ertrinkungsunfälle

Epidemiologie Ertrinken ist definiert als Untertauchen in einer Flüssigkeit mit resultierender Asphyxie und Tod während der Submersion oder innerhalb von 24 h nach dem Ereignis. Dagegen versteht man unter Beinahe-Ertrinken eine durch Untertauchen in einer Flüssigkeit bedingte Asphyxie, die ausreichend gravierend ist, um eine notfallmedizinische Betreuung erforderlich zu machen, und anschließend für mindestens 24 h überlebt wird. Ertrinken ist in der Altersgruppe zwischen 1 und 14 Jahren die dritthäufigste Todesursache; für das Beinahe-Ertrinken sind keine zuverlässigen Zahlen verfügbar. Allerdings muss davon ausgegangen werden, dass dieses Ereignis wesentlich häufiger ist als das tatsächliche Ertrinken.

Tab. 6.16 Klassifikation der Verbrennungstiefe

Verbrennungsgrad	Verbrennungstiefe
I	• Oberflächlicher Schaden der Epidermis • Schmerzhaft, da die Nervenendigungen noch intakt sind • Heilt nach 5–10 Tagen
II	• Schädigung der Epidermis bis in die Dermis • Feucht, bildet Blasen • Heilt nach 10–14 Tagen • Kann aus kosmetischen oder funktionellen Gründen eine Deckung benötigen
• IIa	• Der Wundgrund unter den Blasen ist vital; hier besteht spontane Heilungstendenz meist innerhalb von 2 Wochen
• IIb	• Avitaler Wundgrund. Bei dieser Tiefe findet sich keine Spontanheilung, es kommt zur Narbenbildung. Avitales Gewebe muss entfernt werden
III	• Komplette Zerstörung von Epidermis und Dermis • Koagulationsnekrose des Gewebes inkl. der Gefäße • Muss i.d.R. transplantiert werden

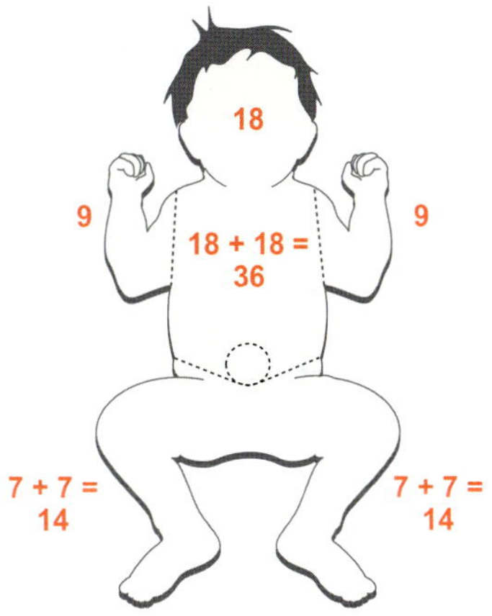

Abb. 6.18 Modifizierte Neunerregel für Säuglinge [L141/R232]

Pathogenese Die Sequenz der Ereignisse beim Ertrinken ist variabel. Meist wird nach dem Untertauchen zunächst die Luft angehalten, anschließend werden dann große Mengen an Wasser geschluckt. Die

Tab. 6.15 Tödliche Kinderunfälle (Quote = Unfälle je 100.000 Kinder)

Tödliche Kinderunfälle nach Unfallart								
Unfallart	< 1 Jahr N = 678.483		1–5 Jahre N = 2.696.157		5–15 Jahre N = 7.253.500		> 15 Jahre N = 10.628.140	
	Unfälle	Quote	Unfälle	Quote	Unfälle	Quote	Unfälle	Quote
Sturz	1	0,1	7	0,3	5	0,1	13	0,1
Ertrinken	0	0	13	0,5	20	0,3	33	0,3
Verbrennungen	2	0,3	4	0,1	6	0,1	12	0,1
Ersticken	13	1,9	9	0,3	8	0,1	30	0,3
Verkehrsunfall	2	0,3	12	0,4	49	0,7	63	0,6

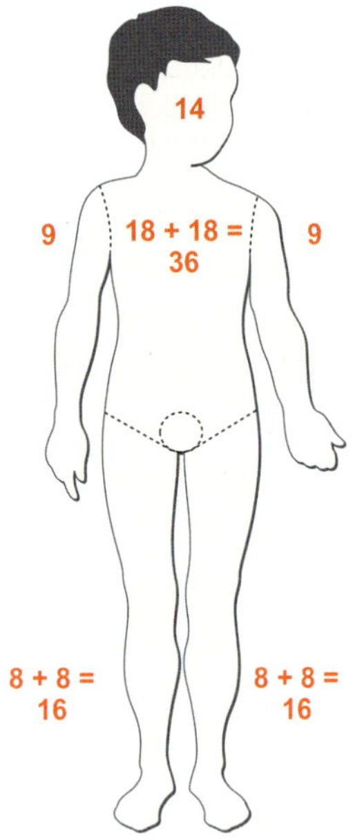

Abb. 6.19 Modifizierte Neunerregel im Kindesalter [L141/R232]

Aspiration von bereits geringen Wassermengen führt i. d. R. zum vagusvermittelten Laryngospasmus, der sich erst in der ultimativen Hypoxie wieder löst und Wasser in die Lungen eindringen lässt. Die Differenzierung zwischen Letzterem, dem sog. nassen Ertrinken (in ca. 90 % der Fälle), und der Persistenz des Laryngospasmus mit resultierendem trockenem Ertrinken (10 %) hat für das praktische Management keine Bedeutung.

Auch die aus tierexperimentellen Untersuchungen stammende Differenzierung zwischen Süß- und Salzwasserertrinken hat für das klinische Vorgehen nur unwesentliche Bedeutung. Das Ausmaß der Elektrolytverschiebung steht beim Management des Ertrinkungsunfalls selten im Vordergrund. Für die zerebrale Integrität oder die Beeinträchtigung derselben sind Dauer und Ausmaß der Hypoxämie und Ischämie entscheidend. Dabei ist eine Hypothermie zwar möglicherweise mit kardiovaskulären Komplikationen assoziiert, für die funktionelle Überlebensfähigkeit der Neuronen ist sie aber durchaus protektiv. Bei einer Körpertemperatur von 25 °C liegt der Sauerstoffbedarf des Gehirns bei etwa 30 % des normalen Bedarfs; das bedeutet, dass unter diesen Temperaturbedingungen auch längere Submersionen neurologisch intakt überlebt werden können.

Management Ein engmaschiges Monitoring der Vitalfunktionen ist erforderlich, insbesondere von respiratorischer, kardialer und neurologischer Seite. Eine häufige Komplikation vonseiten der Lunge ist die Entwicklung eines ARDS; kardiale Komplikationen sind, vor allem im Zusammenhang mit Hypothermie, ventrikuläre Rhythmusstörungen. Ein generelles Hirndruckmonitoring wird nicht empfohlen, obwohl im Einzelfall infolge von Hypoxämie und Ischämie ein Hirnödem auftreten kann. Der neurologische Status bei Aufnahme auf die pädiatrische Intensivstation (zwischen 2 und 6 h nach Submersion) ist durchaus prädiktiv für das neurologische Outcome dieser Kinder. Praktisch alle nichtkomatösen Kinder überleben neurologisch intakt, Kinder mit einem GCS-Score (➢ Tab. 6.8) von 4–5 haben eine 50-prozentige Chance auf ein intaktes Überleben; die restlichen 50 % überleben mit mittelschweren bis schweren neurologischen Schäden. Die überwiegende Mehrzahl der Patienten mit einem GCS-Score von 3 stirbt oder verbleibt in einem vegetativen Zustand. Diese Form der Beurteilung mittels GCS kann zuverlässig nur bei Normothermie vorgenommen werden; deshalb sollte die Prognoseeinschätzung bei hypothermen Kindern erst nach der Aufwärmphase erfolgen.

Für aktive invasive Erwärmungsversuche (Magen- oder Peritoneallavage, extrakorporale Erwärmung) liegen keinerlei evidenzbasierte Daten vor. Trotz der angenommenen neuroprotektiven Wirkung der Hypothermie gilt in der Analyse der Einzelfaktoren die Hypothermie (Kerntemperatur < 35 °C) als prädiktiver Faktor für ein schlechtes neurologisches Outcome.

6.11.3 Präventionsstrategien

Präventionsstrategien beziehen sich sowohl auf die Vermeidung von Vergiftungen als auch die Verhinderung von thermischen und Ertrinkungsunfällen.

Für **Vergiftungen** gilt, die Verfügbarkeit von ingestierbaren Substanzen so gering wie möglich zu halten. Dies beginnt bei unmissverständlicher Etikettierung potenziell gefährlicher Substanzen (i. e. keine Säuren oder Laugen in Mineralwasserflaschen umfüllen) über das Unter-Verschluss-Halten unbedingt im Haushalt erforderlicher Substanzen bis zur Reduktion verfügbarer Medikamente in der Hausapotheke („weniger ist mehr"). Ob die Restriktion der freien Verfügbarkeit von Paracetamol durch Limitierung der Einzelabgabemenge ein erfolgreicher Schritt in die richtige Richtung ist, wird die Zukunft zeigen. Noch wichtiger wäre tatsächlich die Schaffung des öffentlichen Bewusstseins, dass Paracetamol zwar ein effektives Analgetikum ist, aber je nach Dosierung, Dauer und individueller Metabolisierungsrate auch sehr schnell akkumulieren kann.

Was die **Unfälle** angeht, so stehen auch hier die Aufklärung und das Schaffen von Bewusstsein im Vordergrund. Das betrifft nicht nur die vermeidbaren Treppenstürze von Kleinkindern im sog. *Gehfrei* oder *Babywalker,* sondern genauso Strangulationsunfälle auf Spielplätzen durch die Verwendung unangemessener Kleidung oder das Tragen von Fahrradhelmen. Für Letztere ist übrigens gut belegt, dass das Tragen von Fahrradhelmen nicht nur bezüglich möglicherweise resultierender Kopfverletzungen protektiv ist, sondern auch, was das Ausmaß der Begleitverletzungen angeht. Generell gilt für jegliche Teilnahme am Straßenverkehr, dass auch hier Aufklärung und vorsichtiges Heranführen, Identifizierung von Gefahren und Lernen von selbstständigem Handeln protektiv sein kann. Die Verwendung von Steckdosensicherungen bietet auf den ersten Blick eine gewisse Sicherheit im häuslichen Ambiente, allerdings schützt dies nicht, sobald Kinder in anderer Umgebung unterwegs sind. Deshalb gilt auch hier das **Schutzprinzip der frühen Aufklärung.** Bezüglich der Prävention von Ertrinkungsunfällen sind neben den individuellen Aktivitäten von Eltern auch Initiativen zum Erlernen des Schwimmens in Kindergärten und Schulen gefragt. Hier gibt es noch deutliches Potenzial: Laut einer aktuellen Untersuchung können in Deutschland 50 % der Kinder im Alter von 10 Jahren noch nicht schwimmen.

LITERATUR

Brenner S, Eich C, Rellensmann G, Schuhmann MU, Nicolai T, Hoffmann F. Recommendation on temperature management after cardiopulmonary arrest and severe traumatic brain injury in childhood beyond the neonatal period: Statement of the German Society for Neonatology and Pediatric Intensive Care Medicine (GNPI) and the scientific Working Group for Paediatric Anaesthesia (WAKKA) of the German Society of Anaesthesiology and Intensive Care (DGAI). Anaesthesist 2017; 66(2): 128–133.

de Luca D, van Kaam AH, Tingay DG, Courtney SE, Danhaive O, Carnielli VP, et al. The Montreux definition of neonatal ARDS: Biological and clinical background behind the description of a new entity. Lancet Respir Med 2017; 5(8): 657–666.

Khemani RG, Smith LS, Zimmerman JJ, Erickson S; Pediatric Acute Lung Injury Consensus Conference Group for the Pediatric Acute Lung Injury Consensus Conference Pediatric Acute Lung Injury. Definition, incidence, and epidemiology. Pediatr Crit Care Med 2015; 16 (Suppl 1): S23–S40.

Menon K, Schlapbach LJ, Akech S, Argent A, Biban P, Carrol ED, et al. Criteria for pediatric sepsis – A systematic review and meta-analysis by the Pediatric Sepsis Definition Taskforce. Crit Care Med 2022; 50(1): 21–36.

Rhodes A, Evans LE, Alhazzani W, Levy MM, Antonelli M, Ferrer R, et al.; Surviving Sepsis Campaign. International Guidelines for Management of Sepsis and Septic Shock. Intensive Care Med 2016; 43(3): 304–377.

Slubowski D, Ruttan T. High-flow nasal cannula and noninvasive ventilation in pediatric emergency medicine. Pediatr Emerg Med Pract 2020; 17(8): 1–24.

Teasdale G, Maas A, Lecky F, Manley G, Stocchetti N, Murray G. The Glasgow Coma Scale: An update after 40 years. Lancet Neurol 2014; 13(8): 844–854.

Vincent JL, Moreno R, Takala J, Willatts S, De Mendonça A, Bruining H, et al. The SOFA (Sepsis-related Organ Failure Assessment) score to describe organ dysfunction/failure. Intensive Care Med 1996; 22(7): 707–710.

Wilson B, Typpo K. Nutrition: A primary therapy in pediatric acute respiratory distress syndrome. Front Pediatr 2016; 4: 108.

KAPITEL

7

Ertan Mayatepek

Stoffwechselerkrankungen

Die Gruppe der angeborenen Stoffwechselerkrankungen stellt sowohl bei schwerer, lebensbedrohlicher Symptomatik als auch bei häufig chronischen Verläufen eine besondere Herausforderung in der Kinder- und Jugendmedizin dar. Kumulativ ist etwa jedes 500. Neugeborene betroffen. Eine rasche und zielgerichtete Diagnostik ist daher die Voraussetzung für eine zeitnahe effiziente Behandlung und somit für die weitere Entwicklung und Prognose der betroffenen Kinder.

7.1 Allgemeine klinische und paraklinische Hinweise auf angeborene Stoffwechselerkrankungen

Die klinische Symptomatik von akut, aber auch chronisch verlaufenden Stoffwechselerkrankungen ist häufig unspezifisch und teilweise sehr komplex im Sinne einer Multiorganbeteiligung. Vor der Einleitung einer umfangreichen, zeit- und kostenintensiven Spezialdiagnostik sollten daher zunächst sowohl gründliche anamnestische und klinische Befunde erhoben als auch eine laborchemische Basisdiagnostik durchgeführt und kritisch bewertet werden.

7.1.1 Familienanamnese

Eine ausführliche Familienanamnese kann wichtige Hinweise auf das Vorliegen einer angeborenen Stoffwechselerkrankung liefern. Die meisten Stoffwechselstörungen werden **autosomal-rezessiv** vererbt. Daher ist besonders nach Konsanguinität der Eltern und dem ethnischen bzw. geografischen Hintergrund der Familie zu fragen.

Häufig werden spezielle Untersuchungen erst durchgeführt, nachdem ein zweites Kind betroffen ist. Die in den Akten niedergelegte klinische Beschreibung von komplexen Erkrankungen bereits betroffener und bisher nicht diagnostizierter Familienmitglieder kann oftmals inkonsistent sein oder sogar fehlleiten. In Abhängigkeit von der jeweiligen Verdachtsdiagnose können besondere klinische Hinweise fehlen. In bestimmten Fällen können die Eltern eine zuverlässigere Informationsquelle sein.

Die klinische Manifestation des gleichen Stoffwechseldefekts auch innerhalb einer Familie kann sehr variabel sein. Eine breite Spanne von verschiedenen Mutationen mit unterschiedlichem Ausprägungsgrad der Erkrankung ist typisch für die meisten **monogenen Stoffwechselerkrankungen.** Die Variabilität von Erkrankungen ist besonders groß bei den **X-chromosomal** vererbten Störungen; der Grund ist die unterschiedliche Lyonisierung des X-Chromosoms bei den weiblichen Trägerinnen, z. B. beim Mangel an Ornithin-Transcarbamylase (OTC). In gleicher Weise können auch dominant vererbte Erkrankungen mit hoher variabler Penetranz zu verschiedenen, manchmal irreführenden klinischen Symptomen bei verschiedenen Mitgliedern und Generationen innerhalb einer Familie führen.

MERKE
Die meisten Stoffwechselerkrankungen werden autosomal-rezessiv vererbt. Eine ausführliche Familienanamnese kann wichtige Hinweise auf das Vorliegen einer angeborenen Stoffwechselerkrankung liefern.

7.1.2 Manifestationsalter und prädisponierende Faktoren

Angeborene Stoffwechselkrankheiten können sich prinzipiell in jedem Lebensalter manifestieren (➤ Abb. 7.1). Ein Häufigkeitsgipfel liegt in der Neonatalperiode.

Typisch für Erkrankungen vom **Typ Intoxikation** ist ein freies Intervall, währenddessen es (nach Wegfall der entgiftenden Funktion der Plazenta) zur Akkumulation toxischer Metaboliten kommt. Je nach zugrunde liegender Erkrankung handelt es sich bei diesen toxischen Metaboliten um Ammoniak, organische Säuren, Aminosäuren, langkettige Acylcarnitine oder Galaktose- bzw. Fruktosemetaboliten. Patienten mit akuten Aminoazidopathien (z. B. Ahornsirupkrankheit), Organoazidurien oder Harnstoffzyklusdefekten entwickeln klinische Symptome i. d. R. zwischen dem 2. und 5. Lebenstag. Weitere Risikoperioden sind das 2. Lebenshalbjahr und die Pubertät. Eine Intoxikation kann durch exogene Zufuhr mit der Nahrung (potenziell toxische Substrate: Protein, Fett, Galaktose, Fruktose) ausgelöst werden. Auch ein endogener Gewebskatabolismus (Muskelprotein, Fettreserven) kann zu einer Intoxikation führen. Katabole Stoffwechsellagen treten bei jedem Neugeborenen in den ersten Lebenstagen bzw. später in jedem Lebensalter im Rahmen von Fastensituationen oder banalen Infekten auf. Eine häufige Fehldiagnose ist die einer Sepsis. Erkrankungen des Kohlenhydratmetabolismus wie die Galaktosämie manifestieren sich meist nach der Milchfütterung in der 1. Lebenswoche (➤ Tab. 7.1). Kinder mit hereditärer Fruktoseintoleranz entwickeln Symptome erst nach der Einführung von Obst und Gemüse bzw. Saccharose, meist zwischen dem 4. und 8. Lebensmonat.

Erkrankungen vom **Typ Substratmangel** (z. B. angeborene Defekte der Fettsäurenoxidation und Ketogenese) manifestieren sich, wenn eine fällige Mahlzeit hinausgezögert wird. Leitsymptom ist die Hypoglykämie. Hinsichtlich des Alters bei Erstmanifestation besteht eine gewisse Überlappung mit den Erkrankungen vom Typ Intoxikation. Tendenziell präsentieren sich diese Erkrankungen jedoch eher im 2. Lebenshalbjahr.

Bei Erkrankungen vom **Typ Energiestoffwechselstörung** ist das Neugeborene meist schon bei der Geburt auffällig, da der Energiemangel die intrauterine Entwicklung beeinträchtigt hat. Leitsymptom ist eine Laktatazidose. Eine häufige Fehldiagnose ist eine perinatale Asphyxie. Eine Manifestation ist aber prinzipiell in jedem Lebensalter möglich.

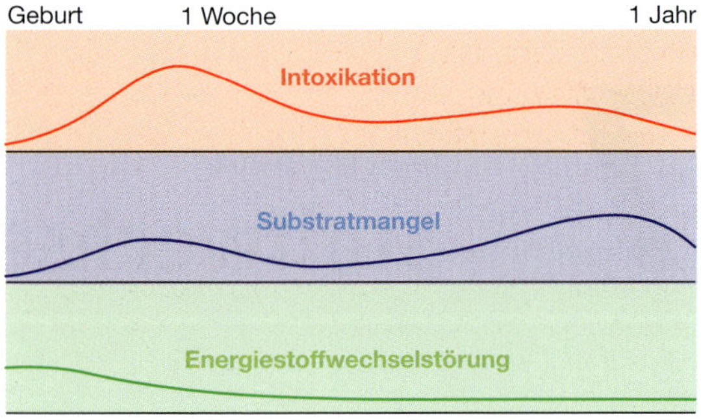

Abb. 7.1 Manifestationsalter von angeborenen Stoffwechselerkrankungen [L238]

Tab. 7.1 Prädisponierende Faktoren und spezifische Auslöser für Stoffwechselentgleisungen

Auslöser	Erkrankungsgruppen
Fasten, Infekte, Fieber, Impfungen, Operationen, Unfälle	Störungen des Eiweiß-, Energie- und Kohlenhydratstoffwechsels
Eiweißbelastung und/oder Katabolismus	Proteinabhängige Erkrankungen: Amino- und Organoazidopathien, Harnstoffzyklusdefekte
Übermäßige Kohlenhydratzufuhr	Pyruvatdehydrogenase(PDH)-Mangel
Koch- und Fruchtzucker	Hereditäre Fruktoseintoleranz
Milchzucker	Galaktosämie
Fette	Fettsäurenoxidationsstörungen, Lipoproteinlipasemangel, Glycerolkinasemangel, Glycerolintoleranz
Medikamente	Porphyrien, G6PD-Mangel, Fettsäurenoxidationsstörungen

Erkrankungen im Metabolismus komplexer Moleküle (z. B. lysosomale Speichererkrankungen und kongenitale Glykosylierungsstörungen) zeigen zumeist keine akute metabolische Krise, sondern eher progressive Organfehlfunktionen.

MERKE

Stoffwechselerkrankungen können sich prinzipiell in jedem Lebensalter manifestieren; ein Häufigkeitsgipfel liegt in der Neonatalperiode. Es werden verschiedene Erkrankungstypen unterschieden: Intoxikation, Substratmangel, Energiestoffwechselstörung und ein gestörter Metabolismus komplexer Moleküle.

7.1.3 Körperlicher Untersuchungsbefund

Bei jedem Kind, bei dem ein Verdacht auf das Vorliegen einer angeborenen Stoffwechselerkrankung besteht, müssen eine gründliche körperliche Untersuchung und Evaluierung der Organfunktionen unter Zuhilfenahme des Routinelabors und bildgebender Verfahren erfolgen. Des Weiteren sind ophthalmologische und audiologische Untersuchungen durchzuführen. In Abhängigkeit von den aktuellen Symptomen und vom klinischen Verlauf sollte, insbesondere bei Patienten mit bisher unbekannter Diagnose, eine Reevaluation mit ausführlicher körperlicher Untersuchung alle 6 Monate veranlasst werden.

Die Beteiligung verschiedener Organsysteme (Multiorganbeteiligung) ist einer der stärksten Hinweise auf das Vorliegen einer Stoffwechselerkrankung. Dies gilt bevorzugt für Defekte, die den Metabolismus von Zellorganellen betreffen (z. B. mitochondriale und peroxisomale Erkrankungen), oder die stetig wachsende Zahl an kongenitalen Glykosylierungsstörungen (CDG). Eine generalisierte Organomegalie ist häufig Leitsymptom einer lysosomalen Speichererkrankung, während eine isolierte Hepatomegalie bei einer Vielzahl von Enzymdefekten zu finden ist.

7.1.4 Auffälligkeiten in der Routinediagnostik

Primär unerwartete „Routinebefunde" sollten immer einer kritischen Wertung unterzogen werden. Insbesondere im Zusammenhang mit unerklärlichen klinischen Symptomen oder Befunden können diese auf Stoffwechselerkrankungen hinweisen und helfen, diagnostische Spezialuntersuchungen zu initiieren. ➤ Tab. 7.2 zeigt eine repräsentative Auswahl von Befunden in der klinisch-chemischen Routinediagnostik, die Hinweise auf eine bestimmte Stoffwechselerkrankung liefern können.

Auf einen Großteil der aufgeführten Erkrankungen und die erforderliche Spezialdiagnostik und Therapie wird im Rahmen der Besprechung der einzelnen Krankheitsbilder ausführlicher eingegangen.

Tab. 7.2 Auffälligkeiten in der Routinediagnostik bei bestimmten Stoffwechselerkrankungen

Befund	Hinweis auf (Auswahl)
Anämie	Störungen im Cobalamin- oder Folsäurestoffwechsel, Mitochondriopathien
Retikulozytose	Glykolysedefekte, Störungen des γ-Glutamyl-Zyklus
Lymphozytenvakuolen	Lysosomale Speicherkrankheiten
Alkalische Phosphatase (AP) ↑	Gallensäuresynthesedefekte
Cholesterin ↓	Sterolsynthesedefekte, Störungen der Lipoproteine
Triglyzeride ↑	Glykogenosen, Störungen im Lipoproteinstoffwechsel
Kreatinkinase (CK) ↑	Mitochondriopathien, Fettsäurenoxidationsdefekte, Glykogenosen, Glykolysedefekte, Muskel-AMP-Desaminase-Mangel, Dystrophinopathien
α-Fetoprotein (AFP) ↑	Ataxia teleangiectasia, Tyrosinämie Typ I
Harnsäure ↑	Glykogenosen, Störungen des Purinstoffwechsels, Fettsäurenoxidationsdefekte, Mitochondriopathien
Harnsäure ↓	Störungen des Purinstoffwechsels, Molybdän-Cofaktor-Mangel
Glukose (Liquor) ↓	Glukosetransporterprotein-Mangel (GLUT1-Mangel)
Eisen, Transferrin ↑	Peroxisomale Erkrankungen, Hämochromatose
Coeruloplasmin ↓	Morbus Wilson, Morbus Menke, Acoeruloplasminämie
Kreatinin ↓	Kreatininsynthesedefekte (z. B. GAMT-Mangel)
Hypothyreose, Hypoparathyreoidismus	Mitochondriopathien, kongenitale Glykosylierungsstörungen (CDG)

7.2 Der Stoffwechselnotfall

Eine Stoffwechselerkrankung sollte bei allen Neugeborenen mit unklarer lebensbedrohlicher oder progredienter Erkrankung nach normaler Schwangerschaft und Geburt immer differenzialdiagnostisch neben anderen Erkrankungen (z. B. Infektion, primär zerebrale Erkrankung) in Betracht gezogen werden.

Symptome Neugeborene mit akuten Stoffwechselerkrankungen zeigen initial jedoch relativ unspezifische Symptome, z. B.:
- Lethargie
- Trinkschwäche
- Erbrechen
- Atemstörungen
- Muskuläre Hypotonie
- Zerebrale Krampfanfälle

Der Allgemeinzustand verschlechtert sich dabei auch unter antibiotischer Behandlung rasch.

Jenseits der Neugeborenenperiode können vor allem folgende klinische Symptome auf das Vorliegen einer Stoffwechselerkrankung hinweisen:
- Rezidivierendes Erbrechen
- Progrediente Lethargie
- Bewusstseinseinschränkung bis hin zum Koma
- Wesensveränderung
- Neurologische Symptome (z. B. Ataxie, extrapyramidale Bewegungsstörungen, Krampfanfälle)

- Muskuläre Hypotonie
- Mangelnde Gewichtszunahme
- Hepatomegalie

Bei Kindern mit Stoffwechselerkrankungen treten häufig eine akute ungeklärte Verschlechterung des Allgemeinzustands und/oder Bewusstseinsstörungen vor allem infolge von interkurrenten Infekten mit Erbrechen, Fieber oder Fasten auf.

Diagnostik Bei Verdacht auf das Vorliegen einer Stoffwechselerkrankung müssen neben dem Ausschluss einer Infektion bzw. Sepsis (Blutbild, CRP) unverzüglich folgende initiale Basisuntersuchungen erfolgen:

- Blut: Säure-Basen-Status, Glukose, Ammoniak, Laktat, Transaminasen, Harnsäure, Gerinnung, Kreatinin, Elektrolyte
- Urin: Farbe, Geruch, Keton, pH

Die Urinuntersuchung kann mittels einfacher Stixbestimmung erfolgen.

MERKE
Der Nachweis einer Ketonurie beim Neugeborenen ist pathologisch und kann ein Hinweis auf das Vorliegen einer Stoffwechselerkrankung sein.

Vor Beginn einer Therapie sollten zusätzlich immer Blut (Plasma, Filterpapierkarte) und Urin für evtl. nachfolgende Spezialanalysen asserviert werden.

Therapie Initial muss bei Karenz von potenziell toxischen Substanzen (z. B. Protein, Fett, Galaktose, Fruktose) mit einer 10-prozentigen Glukoseinfusion mit 150 ml/kg KG/Tag (entspricht 10 mg/kg KG/min, ca. 60 kcal/kg KG/Tag) und adäquater Elektrolytzufuhr begonnen werden.

Die Ergebnisse der Notfalldiagnostik sollen innerhalb von 30 min vorliegen. Aufgrund dieser Befunde (metabolische Azidose? Ketonurie? Hypoglykämie? Hyperammonämie? Hyperlaktatämie?) muss dann über weiterführende spezielle Untersuchungen und therapeutische Maßnahmen entschieden werden (➤ Abb. 7.2).

MERKE
Die initiale Notfalltherapie umfasst die Karenz potenziell toxischer Substanzen und eine 10-prozentige Glukoseinfusion mit 150 mg/kg KG/Tag bei adäquater Elektrolytzufuhr.

Spezialuntersuchungen werden i. d. R. immer in enger Zusammenarbeit mit einem auf dem Gebiet der pädiatrischen Stoffwechselmedizin spezialisierten Kollegen bzw. nach Beratung mit einem regionalen Stoffwechselzentrum veranlasst. Bei einem vermuteten und noch unklaren Stoffwechselnotfall sind aus den initial asservierten Proben zunächst die nachfolgend aufgeführten Spezialanalysen („Selektives Screening") zu veranlassen, da diese für die Diagnose von behandelbaren Stoffwechselkrankheiten relevant sind:

- Aminosäuren (Plasma, Trockenblutkarte)
- Acylcarnitine (Trockenblutkarte)
- Organische Säuren, Orotsäure (Urin)

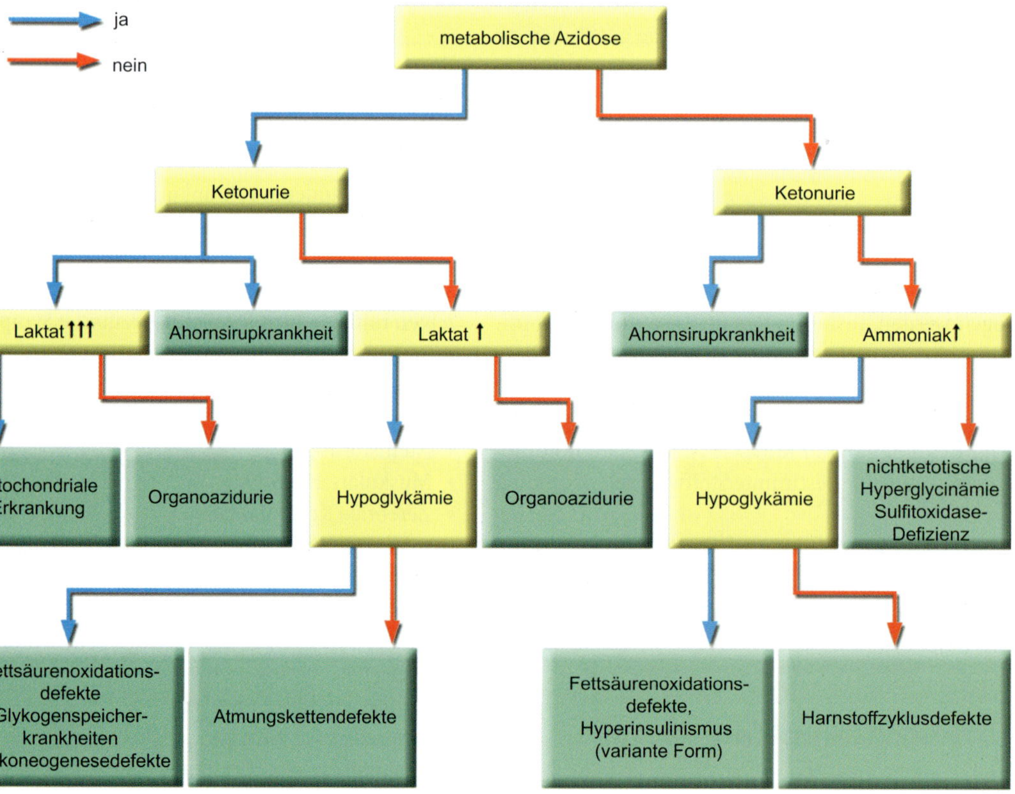

Abb. 7.2 Diagnostischer Algorithmus bei Verdacht auf das Vorliegen eines Stoffwechselnotfalls beim Neugeborenen [L238]

Das weitere therapeutische Vorgehen hängt von der zugrunde liegenden Diagnose ab und wird im Rahmen der entsprechenden Krankheiten innerhalb dieses Kapitels genauer dargestellt.

7.3 Neugeborenenscreening

Das Neugeborenenscreening ist eine bevölkerungsmedizinische **Maßnahme zur Prävention.** Das Ziel ist sowohl die **vollständige und frühzeitige, präsymptomatische Erkennung** als auch die qualitätsgesicherte **Therapie** aller Neugeborenen mit behandelbaren angeborenen Stoffwechselerkrankungen (➤ Tab. 7.3). Darüber hinaus gehören zu den bundesweit empfohlenen Zielerkrankungen des Neugeborenenscreenings: angeborene Hypothyreose (➤ Kap. 8), adrenogenitales Syndrom (AGS; ➤ Kap. 8), Mukoviszidose (CF; ➤ Kap. 14), SCID (➤ Kap. 11), Sichelzellkrankheit (➤ Kap. 17) und die spinale Muskelatrophie (SMA; ➤ Kap. 20).

7.3.1 Probenentnahme

Die Blutprobe soll nicht vor der 36. und nicht nach der 72. Lebensstunde entnommen werden. Ein früherer Untersuchungszeitpunkt als die 36. Lebensstunde erhöht das Risiko von falsch negativen und falsch positiven Befunden.

Bei Entlassung vor der 36. Lebensstunde muss in jedem Fall ein Erstscreening durchgeführt werden, um die rechtzeitige Intervention für einzelne bereits sicher erkennbare Erkrankungen (z. B. Organoazidopathien, Galaktosämie) zu gewährleisten. Bei diesen Neugeborenen muss dann wie auch bei **sehr unreifen Neugeborenen** (Geburt vor der 32. SSW) außer dem Erstscreening nach 36 Lebensstunden bzw. bei sehr unreifen Neugeborenen in einem korrigierten Alter von 32 SSW ein abschließendes Zweitscreening erfolgen.

MERKE
Der optimale Entnahmezeitpunkt für das Neugeborenenscreening ist die 48. bis 72. Lebensstunde.

Die Eltern müssen vor der Probenentnahme über Ziele, Inhalte und mögliche Folgen des Neugeborenenscreenings informiert werden. Wie andere freiwillige medizinische Maßnahmen erfordert das Screening die schriftliche **Einwilligung eines Elternteils.**

Es werden Trockenblutproben entnommen, die reproduzierbare Ergebnisse und eine eindeutige Zuordnung zu Kind und Einsender ermöglichen. Hierzu dürfen nur korrekt betropfte und vollständig ausgefüllte Filterkarten des untersuchenden Screeninglabors verwendet werden.

Die auf den speziellen Filterpapier-Testkarten (sog. Guthrie-Karten) gekennzeichneten Kreise müssen mit Blutstropfen (i. d. R. aus der Ferse) vollständig durchtränkt werden. Nach Trocknen der Testkarten bei Raumtemperatur (mindestens 1 h; nicht erhitzen!) werden diese an das zuständige Screeninglabor geschickt. Es soll nur Nativblut (kapillär oder venös entnommen) aufgetropft werden (kein EDTA-Blut, kein Nabelschnurblut). Vor Katecholamininfusion, vor Bluttransfusion oder vor Kortikosteroidbehandlung sollte ein Erstscreening, ggf. auch vor der 36. Lebensstunde, vorgenommen werden. Falls dies nicht möglich war oder versäumt wurde, muss das Neugeborenenscreening unter Angabe der therapeutischen Maßnahmen zum Regelzeitpunkt erfolgen. Nach Absetzen der Therapie muss dann ein Zweitscreening durchgeführt werden.

S1-Leitlinie Konfirmationsdiagnostik bei Verdacht auf angeborene Stoffwechselkrankheiten aus dem Neugeborenenscreening. Stand: 31.12.2019, gültig bis 30.12.2024; https://register.awmf.org/de/leitlinien/detail/027-021

7.3.2 Dokumentation und Organisation

Das Screening soll durch die Einsender (z. B. Klinikärzte, niedergelassene Ärzte, Hebammen) im Kinderuntersuchungsheft dokumentiert werden. Der Eintrag muss Adresse und Telefonnummer

Tab. 7.3 Zum Neugeborenenscreening mittels Tandem-Massenspektrometrie empfohlene angeborene Stoffwechselerkrankungen

Erkrankung	Diagnostische Methode	Details
Biotinidasemangel	Enzymatisch	➤ Kap. 7.5.3
Galaktosämie	Galaktose photometrisch, GALT-Aktivität enzymatisch	➤ Kap. 7.4.4
Phenylketonurie (PKU)	Tandem-Massenspektrometrie	➤ Kap. 7.5.1
Ahornsirupkrankheit (MSUD)	Tandem-Massenspektrometrie	➤ Kap. 7.5.1
Medium-Chain-Acyl-CoA-Dehydrogenase-Mangel (MCAD)	Tandem-Massenspektrometrie	➤ Kap. 7.7
Long-Chain 3-OH-Acyl-CoA-Dehydrogenase-Mangel (LCHAD)	Tandem-Massenspektrometrie	➤ Kap. 7.7
Very-Long-Chain-Acyl-CoA-Dehydrogenase-Mangel (VLCAD)	Tandem-Massenspektrometrie	➤ Kap. 7.7
Carnitin-Palmitoyl-Transferase-I-Mangel (CPT1)	Tandem-Massenspektrometrie	➤ Kap. 7.7
Carnitin-Palmitoyl-Transferase-II-Mangel (CPT2)	Tandem-Massenspektrometrie	➤ Kap. 7.7
Carnitin-Acylcarnitin-Translokase-Mangel (CACT)	Tandem-Massenspektrometrie	➤ Kap. 7.7
Glutarazidurie Typ I (GAI)	Tandem-Massenspektrometrie	➤ Kap. 7.5.3
Isovalerianazidämie	Tandem-Massenspektrometrie	➤ Kap. 7.5.3
Tyrosinämie Typ I	Tandem-Massenspektrometrie	➤ Kap. 7.5.1

des Probennehmers/Einsenders, das die Analytik durchführende Labor, die Labornummer oder den Zeitpunkt der Probenentnahme/des Probenversands enthalten, damit die Ergebnisse abfragbar sind. Falls ein Zweitscreening erforderlich ist, muss dieses im Kinderuntersuchungsheft vermerkt werden. Wurde das Neugeborenenscreening versäumt oder bestehen Zweifel, ob es durchgeführt wurde, muss es sofort nachgeholt werden.

Für die sachgerechte Durchführung der Probenentnahme, den Probenversand, die vollständige Dokumentation einschließlich des Befundrücklaufs und für die Einleitung der erforderlichen Maßnahmen bei pathologischem Screeningergebnis (inkl. Information der Eltern, Organisation von Wiederholungsuntersuchungen und/oder Veranlassung einer Behandlung) ist der Einsender verantwortlich. Die Screeninglaboratorien sind für die Bereitstellung der Logistik für Probenentnahme und Versand, die sofortige Bearbeitung der Proben und die zeitgerechte Weitergabe des Befunds an die Einsender verantwortlich.

7.4 Störungen des Kohlenhydratstoffwechsels

7.4.1 Glukosestoffwechsel

Glukose ist die wichtigste schnell verfügbare Energiequelle des menschlichen Organismus. Gehirn und Erythrozyten sind absolut abhängig von einem ausreichenden Glukoseangebot. Die Konzentration von Glukose im Blut ist Ausdruck des Gleichgewichts von Glukoseproduktion und -verbrauch. **Glykogen** wird speziell in der Leber und Muskulatur aus Glukose-6-Phosphat synthetisiert und gespeichert. **Laktose** (Milchzucker) ist ein Galaktose-Glukose-Disaccharid und wird im Darm gespalten und resorbiert. **Galaktose** kann erst nach Aktivierung und Umwandlung mittels Galaktokinase, Galaktose-1-phosphat-Uridyltransferase (GALT) und UDP-Galaktose-4-Epimerase als Energieträger genutzt werden. **Fruktose** ist Bestandteil der Saccharose (Kochzucker, Fruktose-Glukose-Disaccharid); sie ist vor allem in Obst und verschiedenen Gemüsesorten enthalten bzw. wird Lebensmitteln künstlich zugesetzt.

An der Regulation des Blutglukosespiegels sind folgende Stoffwechselwege beteiligt:

- **Glykolyse:** Abbau von Glukose zu Pyruvat (unter anaeroben Bedingungen in Erythrozyten, Nierenmark und Skelettmuskel)
- **Glykogensynthese:** Neubildung und Speicherung von Glykogen aus Glukose (in Leber, Nierenrinde und Skelettmuskel)
- **Glukoneogenese:** Bildung von Glukose aus Aminosäuren, Pyruvat und Glycerol (aus Lipidabbau)
- **Lipolyse:** Abbau von Lipiden zu Glycerol und freien Fettsäuren
- **Ketogenese:** Synthese von Ketonkörpern (β-Hydroxybutyrat, Acetoacetat, Aceton) aus Fettsäuren (in Fastensituationen). Ketonkörpern kommt eine wichtige Funktion als einem alternativen Energiespender für Gehirn und Muskulatur zu.

Darüber hinaus wird der Blutglukosespiegel durch das Zusammenspiel von verschiedenen Hormonen reguliert. Insulin senkt die Blutglukose durch Förderung des Glukosetransports in die Zelle und der Glykogensynthese sowie durch Hemmung der Glykogenolyse und Glukoneogenese. Die anderen beteiligten Hormone (z. B. Glukagon, STH, Adrenalin und Kortikosteroide) erhöhen die Blutglukose.

7.4.2 Hypoglykämien

Definition Glukose im Plasma < 2,6 mmol/l (< 45 mg/dl) in allen Altersstufen.

Ätiologie Die häufigsten angeborenen Ursachen sind hormonelle Störungen, insbesondere ein Hyperinsulinismus. Darüber hinaus können Enzymdefekte der Glukoneogenese (z. B. hereditäre Fruktoseintoleranz), der Glykogenolyse (z. B. Glykogenosen) und der Ketonkörperbildung (z. B. Fettsäurenoxidationsdefekte) vorliegen.

Pathogenese Hypoglykämien sind vor allem für das Gehirn gefährlich und können zu schweren ZNS-Schädigungen führen, da das Gehirn seine Energie unter normalen Bedingungen ausschließlich aus Glukose bezieht. In Hunger- oder Fastensituationen kann das Gehirn teilweise auf Ketonkörper als alternative Energiesubstrate zurückgreifen. Dies ist jedoch bei hypoketotischen Hypoglykämien wie z. B. Hyperinsulinismus oder Fettsäurenoxidationsstörungen nicht möglich. Daher führen diese Erkrankungen unbehandelt vermehrt zu schwersten ZNS-Schäden.

Epidemiologie Hypoglykämien zählen zu den häufigsten metabolischen Störungen im Kindesalter. Die Inzidenz ist im Neugeborenen- und Säuglingsalter höher als im späteren Kindes- und Jugendalter.

MERKE
Hypoglykämien können zu schweren ZNS-Schädigungen führen!

Symptome Die absolute Blutglukosekonzentration und die klinische Symptomatik korrelieren nicht zuverlässig. Neben der absoluten Blutglukosekonzentration ist vor allem die Geschwindigkeit des Blutglukoseabfalls wichtig. In der Regel gilt: Je schneller der Abfall, desto ausgeprägter sind die klinischen Symptome (➤ Tab. 7.4).

Diagnostik Die Anamnese sollte Fragen nach dem Alter bei Beginn der Symptomatik, dem Abstand zur letzten Mahlzeit (Hypoglykämie nach Fasten, postprandial), Begleitsymptomen, Ernährung

Tab. 7.4 Klinische Symptome der Hypoglykämie

Neugeborene und junge Säuglinge	Ältere Kinder
• Zittrigkeit • Blässe • Trinkschwäche • Apathie • Tachypnoe • Hyperexzitabilität • Hypotonie • Zyanose • Hypothermie • Zerebraler Krampfanfall • Koma	• Kaltschweißigkeit • Schwindel • Kopfschmerzen • Zerebraler Krampfanfall • Sehstörungen • Verhaltensauffälligkeiten • Blässe • Erbrechen • Bauchschmerzen • Ungewöhnliches Verhalten • Koma

und Medikamenten beinhalten. Die klinische Untersuchung umfasst vor allem Hinweise auf Hepatomegalie, Leberversagen oder -zirrhose, Hyperpigmentierung und Kleinwuchs.

MERKE

Eine gezielte Labordiagnostik muss zeitgleich im Rahmen der akuten Hypoglykämie durchgeführt werden, da andernfalls Diagnosen übersehen werden können.

Folgende Laborparameter gehören neben der Glukosebestimmung im Plasma zu einer gezielten Diagnostik:

- Blutgasanalyse
- Freie Fettsäuren
- β-Hydroxybutyrat
- Laktat
- Ammoniak
- Acylcarnitine
- Hormone (Insulin, Kortisol, Wachstumshormon u. a.; diese zunächst tiefgefrieren; Analyse nur, falls nach Erhalt der übrigen Laborergebnisse der V. a. eine hormonelle Ursache besteht)

Im ersten Spontanurin nach Hypoglykämie sollten ein Ketonstix (Ketonurie?) und eine Untersuchung auf organische Säuren (Ausschluss Organoazidopathie) erfolgen.

Bei Verdacht auf eine bestimmte zugrunde liegende Erkrankung sollten gezielte Enzymaktivitätsbestimmungen aus Blutzellen, Fibroblasten oder Lebergewebe bzw. gezielte molekulargenetische Untersuchungen veranlasst werden.

Differenzialdiagnose Metabolitenkonstellation und klinische Befunde bei verschiedenen Störungen, die bei Hypoglykämien differenzialdiagnostisch zu berücksichtigen sind, sind in ➤ Tab. 7.5 aufgelistet.

Tab. 7.5 Differenzialdiagnosen der Hypoglykämie

Metabolitenkonstellation/klinischer Befund	Differenzialdiagnosen
Laktat, Ketonkörper und freie Fettsäuren niedrig	Hyperinsulinismus, Hypopituitarismus (< 1. Lj.), NNR-Insuffizienz
Laktat und Ketonkörper niedrig, freie Fettsäuren erhöht	Störungen der Fettsäurenoxidation
Ketonkörper erhöht	„Ketotische Hypoglykämie", Organoazidopathien, Hypopituitarismus (> 1. Lj.), Glykogenose III und 0
Laktat erhöht ohne Hepatomegalie	Organoazidopathien, Atmungskettendefekte
Laktat erhöht mit isolierter Hepatomegalie	Glykogenose Typ I, Fruktose-1,6-Biphosphatase-Mangel
Leberfunktionsstörung	Hereditäre Fruktoseintoleranz, Galaktosämie, Tyrosinämie Typ I, Atmungskettendefekte, Oxidationsstörungen langkettiger Fettsäuren

Therapie Die Therapie richtet sich nach der jeweiligen Grunderkrankung. Primär steht die orale bzw. intravenöse Gabe von Glukose im Vordergrund.

7.4.3 Kongenitaler Hyperinsulinismus

Definition Persistierende Erhöhung der Insulinkonzentration im Plasma trotz Hypoglykämie.

Ätiologie Der kongenitale Hyperinsulinismus (früher auch als Nesidioblastose bezeichnet) ist ursächlich durch verschiedene genetische Störungen in der Regulation der Insulinsekretion bedingt. Häufig liegen Mutationen im Sulfonylharnstoffrezeptor-Gen (*ABCC8*-Gen) oder im *KCNJ11*-Gen des ATP-sensitiven Kaliumkanals der pankreatischen β-Zelle vor. Zudem finden sich Mutationen im Glutamatdehydrogenase(*GLUD1*)- bzw. Glukokinase*(GCK)*-Gen mit entsprechenden Aktivitätssteigerungen dieser beiden Enzyme. In seltenen Fällen kann ein Hyperinsulinismus auch durch Mangel an Short-Chain-Hydroxy-Acyl-CoA-Dehydrogenase (SCHAD) bzw. durch Belastung („exercise-induced hyperinsulinism"; *MCT1*-Gen) ausgelöst werden. Weitere genetische Defekte sind sehr selten. Trotz neuer molekulargenetischer Methoden kann bei ca. 40 % aller Patienten keine ursächliche Diagnose gestellt werden. Eine wichtige Sonderform stellt der **fokale Hyperinsulinismus** mit dem Verlust der Heterozygotie für eine Region auf dem kurzen Arm des maternalen Chromosoms 11 und einer zusätzlichen Mutation auf dem paternalen Allel des *ABCC8*-Gens dar.

Abzugrenzen ist ein transitorischer Hyperinsulinismus, z. B. bei diabetischer Fetopathie, SGA-Neugeborenen, Asphyxie, Sepsis, Erythroblastosis fetalis, Beckwith-Wiedemann-Syndrom oder Medikamenteneinnahme der Mutter in der Schwangerschaft, der meist nur wenige Tage, in Einzelfällen mehrere Monate dauert.

Epidemiologie Der kongenitale Hyperinsulinismus ist eine der häufigsten Ursachen persistierender Hypoglykämien in den ersten beiden Lebensjahren.

Symptome Bei ca. 60 % aller Patienten manifestiert sich der kongenitale Hyperinsulinismus bereits im Neugeborenenalter. Dabei treten häufig zerebrale Krampfanfälle und weitere typische, aber auch unspezifische Symptome der Hypoglykämie auf (z. B. Apnoen, Zittrigkeit, Trinkschwäche, Somnolenz). Der Glukosebedarf ist i. d. R. hoch. Oftmals sind die Patienten zudem makrosom. Im späteren Säuglingsalter sind zerebrale Krampfanfälle mit ca. 70 % das Leitsymptom. In der Regel ist der Verlauf bei späterer Manifestation im Kindesalter meist milder. Mutationen im *GLUD1*- oder *GCK*-Gen bzw. der seltene durch Belastung induzierte Hyperinsulinismus manifestieren sich häufig erst im Säuglings- bzw. Kleinkindalter oder sogar erst beim Jugendlichen.

Diagnostik Erhöhter Glukosebedarf (> 10 mg/kg KG/min); bei Hypoglykämie: Insulin im Plasma erhöht (Norm in der Hypoglykämie < 3 mU/l) bei gleichzeitig erniedrigten freien Fettsäuren und erniedrigten Ketonkörpern. Bei Mutation im *GLUD1*-Gen meist milde asymptomatische Ammoniakerhöhung (100–200 µmol/l). Zeitnahe Molekulargenetik insbesondere bei schwerem Verlauf mit der Frage, ob eine fokale Form vorliegen könnte. Wichtig ist die Unterscheidung zwischen fokaler und diffuser Form mittels [^{18}F]Fluoro-L-Dopa-PET/-CT (oder -MRT).

MERKE

Eine [^{18}F]-Fluoro-L-Dopa-PET/-CT (oder -MRT) ist eine wichtige diagnostische Untersuchung zur Unterscheidung zwischen fokaler und diffuser Form.

Therapie Hypoketotische Hypoglykämien sollten unbedingt vermieden werden. Bei Neugeborenen mit schwerem Hyperinsulinismus muss eine hohe Glukosezufuhr (10–20 mg/kg KG/min) erfolgen. Dafür ist häufig die Anlage eines ZVK notwendig. Die orale Glukosezufuhr erfordert häufige kohlenhydratreiche Mahlzeiten mit Oligosacchariden oder Glukosepolymeren, meist über eine Dauersonde.

Sollte die hoch dosierte intravenöse und orale Glukosegabe nicht zur Stabilisierung des Blutzuckers ausreichen, kann notfallmäßig Glukagon (5–20 µg/kg KG/h, bis 2 mg/Tag) als Dauerinfusion verabreicht werden. Das sehr potente Octreotid (Somatostatin-Analogon, 5–20 µg/kg KG/Tag s. c.) sollte aufgrund des erhöhten Risikos für die Entwicklung einer nekrotisierenden Enterokolitis (NEC) nur bei ansonsten stabilen Neugeborenen eingesetzt werden. Bei jedem Patienten mit persistierendem Hyperinsulinismus sollte die therapeutische Wirksamkeit des Kaliumkanalöffners Diazoxid (15 mg/kg KG/Tag p. o. in 2–3 Dosen starten) überprüft werden. Ein komplettes Ansprechen liegt vor, wenn es innerhalb von 5 Tagen zu einer Normoglykämie und normaler Fastentoleranz unter altersentsprechender Ernährung kommt. Insbesondere bei Patienten mit Defekten im *ABCC8-* bzw. *KCNJ11*-Gen bleibt Diazoxid jedoch zumeist wirkungslos. Teilweise zeigt sich ein partielles Ansprechen.

CAVE

Diazoxid kann zu Herzinsuffizienz, Hypertrichose und allergischen Reaktionen führen!

Alternative Medikamente, die bei Diazoxid-Nonrespondern therapeutisch eingesetzt werden können, sind Lanreotid (Somatostatin-Analogon als Monatsdepot mit 60–120 mg/Monat s. c., geringe Erfahrungen im Säuglingsalter < 6 Monate) oder in sehr wenigen Einzelfällen und nur bei milden Formen Nifedipin.

Bei der fokalen Form (ca. 30 % aller Fälle) kann durch eine gezielte Enukleation eine dauerhafte Heilung erzielt werden. Daher ist das rechtzeitige und sichere Erkennen einer fokalen Form von entscheidender Bedeutung.

Patienten mit milden Formen sprechen meist gut auf die Gabe von Diazoxid in geringer Dosierung an und müssen im Allgemeinen nicht operiert werden. Im Alter von 3 Monaten erfolgt i. d. R. ein Diazoxid-Auslassversuch.

Prognose Rezidivierende, insbesondere schwere neonatale oder unerkannte Hypoglykämien können zu psychomotorischer Retardierung und/oder Anfallsleiden führen. Eine subtotale Pankreasresektion (bis zu 95 %), die heute nur noch selten und in sehr schweren Fällen durchgeführt wird, geht mit einem hohen Risiko für die Entwicklung eines insulinpflichtigen Diabetes mellitus einher. Patienten mit frühzeitig erkannten und effektiv behandelten Hypoglykämien haben eine gute Prognose im Hinblick auf die mentale Entwicklung, benötigen aber oft über viele Jahre eine intensive Betreuung und Therapie.

7.4.4 Störungen des Galaktosestoffwechsels

Es sind drei hereditäre Enzymdefekte im Galaktosestoffwechsel (➤ Abb. 7.3) bekannt:

- Galaktose-1-phosphat-Uridyltransferase-Mangel (GALT-Mangel, klassische Galaktosämie)
- Galaktokinasemangel
- UDP-Galaktose-4-Epimerase-Mangel

Galaktose-1-phosphat-Uridyltransferase-Mangel (klassische Galaktosämie)

Definition Defekt der Galaktose-1-phosphat-Uridyltransferase (GALT). Die Erkrankung wird auch als klassische Galaktosämie bezeichnet.

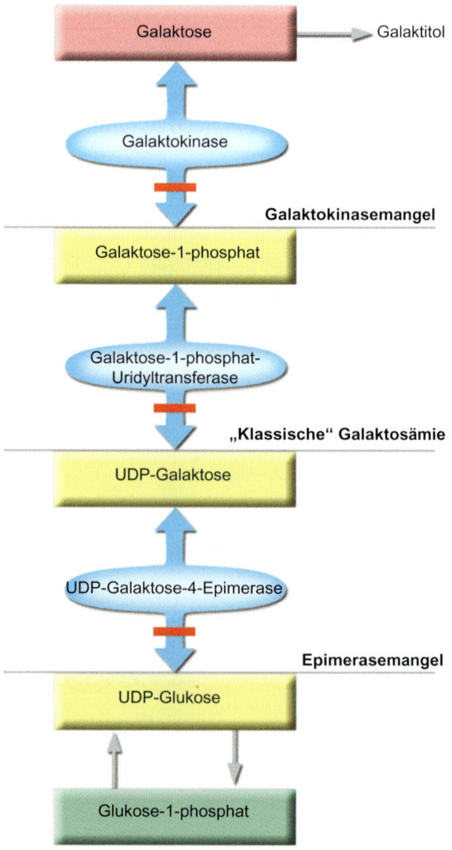

Abb. 7.3 Galaktosemetabolismus [L238]

Ätiologie und Pathogenese Die Erkrankung wird autosomal-rezessiv durch Mutationen im *GALT*-Gen verursacht. Es kommt aufgrund der Funktionsminderung der GALT zu einer intrazellulären Akkumulation von Galaktose-1-Phosphat (Gal-1-P) und einer unzureichenden Produktion von UDP-Galaktose. Gal-1-P schädigt vor allem Niere, Leber, Darm sowie Gehirn und führt durch Hemmung der Phosphoglukomutase zu Hypoglykämien. Überschüssige Galaktose wird durch Aldosereduktase in Galaktitol umgewandelt, das in den Augenlinsen akkumuliert und zu einer Katarakt führt.

Epidemiologie Die Inzidenz in Europa beträgt etwa 1 : 40.000.

Symptome Muttermilch und Säuglingsmilchen auf Kuhmilchbasis enthalten als einziges Kohlenhydrat Laktose (Glukose + Galaktose). Daher beginnt ab dem 3. bis 4. Lebenstag nach Beginn der Milchfütterung eine progrediente Symptomatik mit Erbrechen, Durchfällen, Ikterus (direkte Hyperbilirubinämie), Leberfunktionsstörung (Hepatomegalie, erhöhte Transaminasen, Gerinnungsstörung mit Blutungsneigung), Nierenfunktionsstörung (Tubulopathie mit Hyperaminoazidurie) und Sepsis (meist *E. coli*). Innerhalb von wenigen Tagen bis Wochen entwickeln sich häufig Katarakte. Unbehandelt führt die fulminante Form zu Leber- und Nierenversagen bis hin zum Tod. Die klassische Symptomtrias beinhaltet: Ikterus (Leberzirrhose), zerebrale Anfälle (geistige Retardierung) und Katarakt.

Diagnostik Im Rahmen des **Neugeborenenscreenings** kann durch Messung der Galaktosekonzentration im Blut und halbquantitativen Nachweis der GALT (Beutler-Test) die Verdachtsdiagnose gestellt werden. Dies ist eine Notfallsituation! Nicht selten befinden sich betroffene Neugeborene bei Vorliegen des Screeningergebnisses bereits in stationärer Behandlung. Die Sicherung der Diagnose erfolgt durch Enzymaktivitätsmessung in Erythrozyten bzw. molekulargenetisch. Vor Beginn einer laktosefreien Diät müssen adäquate Blutproben gewonnen werden. Eine klassische Galaktosämie kann auch nach Diätbeginn enzymatisch abgeklärt werden.

Therapie Bereits beim geringsten Verdacht muss umgehend sämtliche Laktosezufuhr (Muttermilch oder Säuglingsmilch auf Kuhmilchbasis) gestoppt werden! Neugeborene bzw. Säuglinge erhalten stattdessen eine laktosefreie Säuglingsmilch auf Soja- oder Kaseinhydrolysatbasis.

In der akuten Situation werden schwere Gerinnungsstörungen mit Vitamin K bzw. Fresh Frozen Plasma behandelt. Aufgrund des hohen Risikos einer gramnegativen Sepsis sollte die Indikation zur Antibiotikatherapie großzügig gestellt werden. Eine laktosefreie und galaktosearme Diät muss lebenslang eingehalten werden. Eine vollständige Elimination von Galaktose ist in der Praxis u. a. wegen der endogenen Galaktoseproduktion (beim Erwachsenen etwa 1 g/Tag) nicht erreichbar. Langfristiges Therapieziel ist, die Konzentration an Gal-1-P in den Erythrozyten möglichst niedrig zu halten (< 5 mg/dl).

Duarte-Galaktosämie: Compound-Heterozygotie für Nullmutation und D2-Variante, ca. 25 % GALT-Aktivität. Häufig im Neugeborenenscreening nachweisbar; keine Evidenz für Gesundheitsgefährdung oder Benefit durch Therapie der betroffenen Kinder. Diagnose: Mutationsanalyse (*GALT*-Gen), GALT-Aktivität in Erythrozyten.

> **MERKE**
> Beim geringsten Verdacht auf das Vorliegen einer Galaktosämie muss die Zufuhr von Laktose (Muttermilch oder Nahrung auf Kuhmilchbasis) umgehend gestoppt werden.

Prognose Bei frühzeitigem Beginn einer laktosefreien, galaktosearmen Diät bilden sich die klinischen Symptome wie Ikterus, Gerinnungsstörungen und Katarakte rasch zurück. Im Langzeitverlauf kommt es trotz frühzeitig begonnener und konsequenter Diättherapie **bei mehr als 50 % der Mädchen zu einer Ovarialfibrose mit hypergonadotropem Hypogonadismus.** Bei diesen Mädchen sollte ab dem 12. Lebensjahr eine Hormonsubstitution durchgeführt werden. Unabhängig vom Geschlecht und ebenso unbeeinflusst von Beginn und Qualität der diätetischen Einstellung kann es zu weiteren Komplikationen kommen, z. B. Sprachstörungen, Rechenschwäche, Dyspraxie, Ataxie, Tremor oder Osteoporose. Mehr als drei Viertel der über 12-jährigen Patienten haben einen IQ < 85.

Galaktokinasemangel

Definition Defekt der Galaktokinase.

Ätiologie und Pathogenese Autosomal-rezessiv vererbte Erkrankung, verursacht durch **Mutationen im Galaktokinase-Gen.** Die Akkumulation von Galaktitol in den Augenlinsen führt zu beidseitigen Katarakten.

Symptome In den ersten Lebenswochen kommt es zur Ausbildung rasch progredienter zentraler beidseitiger Katarakte.

Diagnostik Im Rahmen des **Neugeborenenscreenings** findet sich eine erhöhte Galaktosekonzentration im Blut, während der Beutler-Test normal ausfällt. Im Urin sind Galaktose, Galaktitol und Glukose erhöht nachweisbar. Sicherung der Diagnose molekulargenetisch (*GALK1*-Gen).

Therapie Eine laktosefreie (= milchfreie) Ernährung ist ausreichend. Die Katarakte sind in den ersten Lebenswochen unter Therapie reversibel.

Prognose Bei frühzeitiger Therapie sehr gut.

UDP-Galaktose-Epimerase-Mangel

Definition Mangel an UDP-Galaktose-Epimerase.

Ätiologie und Pathogenese Autosomal-rezessiv vererbte Störung, verursacht durch eine Mutation im UDP-Galaktose-Epimerase-Gen.

Einteilung Unterschieden wird eine schwere (generalisierte Form, reduzierte Enzymaktivität in allen Geweben) von einer benignen (peripheren Form, reduzierte Enzymaktivität nur in Erythrozyten und weißen Blutkörperchen, normal in allen anderen Geweben).

Symptome Schwere Form: wie bei klassischer Galaktosämie. Benigne Form: i. d. R. keine klinischen Symptome; bei einigen Patienten wurde eine psychomotorische Retardierung beschrieben.

Diagnostik Im Rahmen des **Neugeborenenscreenings** findet sich eine erhöhte Galaktosekonzentration im Blut, während der Beutler-Test normal ausfällt. Das Ausmaß der Reduktion der Enzymaktivität in Erythrozyten kann nicht zwischen schwerer und milder Form unterscheiden. Sicherung der Diagnose molekulargenetisch (*GALE*-Gen).

Therapie Generalisierte Form: laktosefreie, galaktosearme Diät. Milde Form: vorübergehende Einführung einer laktosefreien Säuglingsnahrung bis zur Normalisierung der Konzentrationen an Gal-1-P in den Erythrozyten.

7.4.5 Störungen des Fruktosestoffwechsels

Es sind drei hereditäre Enzymdefekte im Fruktosestoffwechsel (➤ Abb. 7.4) bekannt:
- Hereditäre Fruktoseintoleranz (Fruktose-1-phosphat-Aldolase-B-Mangel)
- Fruktose-1,6-Biphosphatase-Mangel
- Benigne Fruktosurie

Hereditäre Fruktoseintoleranz

Definition Mangel an Fruktose-1-phosphat-Aldolase-B.

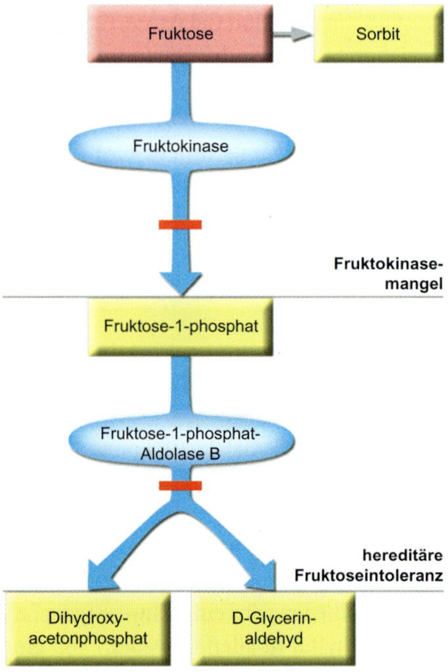

Abb. 7.4 Fruktosemetabolismus [L238]

Ätiologie und Pathogenese Der Enzymdefekt wird autosomal-rezessiv vererbt und führt zu einer Akkumulation von Fruktose-1-phosphat in Leber, Niere und Darm. Nach Fruktosezufuhr kommt es zu schweren klinischen Symptomen, bedingt durch die toxische Wirkung eines stark verminderten intrazellulären ATP-Gehalts. Da Fruktose-1-phosphat als kompetitiver Inhibitor der Phosphorylase wirkt, führt dies durch Hemmung der Glykogenolyse zur Hypoglykämie.

Epidemiologie Die Inzidenz beträgt etwa 1 : 20.000.

Symptome Da Muttermilch oder Säuglingsanfangsnahrungen keine Fruktose enthalten, kommt es erst beim Abstillen bzw. nach Zufütterung von Beikost zu Erbrechen, Durchfall, Hypoglykämie, Apathie, Krampfanfällen, Ikterus und Koma. Bei weiterer Fruktosezufuhr entwickeln sich eine progrediente Leberfunktionsstörung mit Hepatosplenomegalie und Gerinnungsstörungen sowie eine renal-tubuläre Funktionsstörung mit Gedeihstörung. Besonders im Säuglingsalter besteht ein **hohes Risiko für die Entwicklung eines akuten Leberversagens** bei fortgesetzter Fruktosezufuhr. Kinder mit hereditärer Fruktoseintoleranz entwickeln auffällig oft eine Aversion gegen fruktosehaltige Nahrungsmittel bzw. Süßigkeiten und daher keine Karies. Bei rein abdominaler Symptomatik z. T. späte Diagnose.

MERKE
Die Symptome der hereditären Fruktoseintoleranz entwickeln sich erst nach der Zufütterung von Beikost.

Diagnostik Wichtig ist die Erhebung einer genauen **Ernährungsanamnese!** Neben typischen Laborbefunden (Hypoglykämie, chronische metabolische Azidose, direkte Hyperbilirubinämie, erhöhte Transaminasen, Hyperaminoazidurie, Nachweis reduzierender Substanzen im Urin bei fehlender Glukosurie) kann ein positiver Effekt nach Fruktosekarenz die Verdachtsdiagnose erhärten. Zunächst sollte eine Mutationsanalyse hinsichtlich der drei häufigsten Mutationen im *ALDOB*-Gen (A149P ist die häufigste nachgewiesene Mutation) erfolgen. Bei negativem Ergebnis Enzymaktivitätsbestimmung (Leber, Dünndarm) möglich. Der früher durchgeführte i. v. Fruktosebelastungstest ist heute obsolet.

Therapie Bereits beim geringsten Verdacht muss die Fruktosezufuhr umgehend gestoppt und die Ernährung auf eine fruktosefreie Diät (kein Obst, keine Süßigkeiten) umgestellt werden. Später kann in Abhängigkeit von der Resttoleranz eine fruktosearme Diät erfolgen. Zur ausreichenden Vitaminversorgung müssen Multivitaminpräparate verabreicht werden. **Cave:** Einige Medikamente und Tabletten sind saccharose- oder sorbitolhaltig!

Prognose Bei rechtzeitigem Therapiebeginn sehr gut. Unter Diät normalisiert sich die Leberfunktion i. d. R. vollständig.

Fruktose-1,6-Biphosphatase-Mangel

Definition Mangel an Fruktose-1,6-Biphosphatase.

Ätiologie und Pathogenese Seltener autosomal-rezessiv vererbter Defekt der Fruktose-1,6-Biphosphatase, eines Schlüsselenzyms der Glukoneogenese. Dadurch entstehen schwere Hypoglykämien mit massiver Laktatazidose nach Fastenperioden.

Symptome Bereits neonatal akute Entgleisung möglich mit schwerer Hypoglykämie, Laktatazidose, Krampfanfällen, muskulärer Hypotonie, Hepatomegalie und Koma. Im späteren Lebensalter liegt die Fastentoleranz meist unter 12 h.

Diagnostik Typische Laborbefunde (u. a. Hypoglykämie, erhöhtes Laktat, Ketonurie), Molekulargenetik (*FBP1*-Gen).

Therapie Notfallmäßig hoch dosierte Glukosegabe, ggf. Azidoseausgleich. Frühzeitiger Beginn einer fruktosefreien Ernährung. Vermeidung längerer Fastenperioden.

Prognose Bei frühzeitiger und konsequenter diätetischer Therapie gut. Unbehandelt Entwicklung einer Leberzirrhose bis hin zum Tod durch rezidivierende Hypoglykämien.

Benigne Fruktosurie

Bei der benignen Fruktosurie handelt es sich um einen Mangel an Fruktokinase, wobei ein Teil der exogen zugeführten Fruktose im Urin ausgeschieden wird. Klinische Symptome finden sich nicht. Es besteht keine Therapienotwendigkeit. Meist handelt es sich um einen Zufallsbefund (positive Reduktionsprobe im Urin). Die Häufigkeit beträgt ca. 1 : 50.000.

7.4.6 Glykogenosen

Definition Gruppe von Erkrankungen, die durch pathologische Speicherung von Glykogen in vielen Organen mit entsprechenden Organfunktionsstörungen (z. B. Hepatopathie, Myopathie) und/oder Hypoglykämie charakterisiert sind.

Ätiologie Verschiedene enzymatische Störungen des Auf- oder Abbaus von Glykogen in Leber, Skelettmuskulatur, Nieren und anderen Organen bzw. Geweben. Bis auf einige Unterformen vom Typ IX (IXa, IXd, X-chromosomal) werden alle Glykogenosen autosomal-rezessiv vererbt.

Einteilung Obwohl eine strenge Differenzierung nicht möglich ist, werden die Glykogenosen in Abhängigkeit vom Ausmaß der jeweils überwiegenden Organbeteiligung grob in **Leber- und Muskelglykogenosen** unterteilt:

- Hepatopathischer Typ: Typen I, IIIb, IV, VI, IXa, IXc
- Myopathischer Typ: Typen V, VII, IXd
- Gemischter Typ: Typen II, IIIa, IXb

Epidemiologie Die Inzidenz aller Glykogenosen in Europa beträgt ca. 1 : 25.000. Etwa 90 % aller Patienten mit Glykogenose sind von den Erkrankungstypen I, II, III und VI betroffen.

Diagnostik In der Regel molekulargenetisch.

Glykogenose Typ I

Ätiologie und Pathogenese **Defekt der Glukose-6-Phosphatase (Typ Ia: Morbus von Gierke)** bzw. **Defekt der Transportsysteme des endoplasmatischen Retikulums (Typ Ib)**. Aufgrund des Enzymdefekts kann sowohl aus Glykogen freigesetztes als auch im Rahmen der Glukoneogenese gebildetes Glukose-6-Phosphat nicht in freie Glukose, welche die Leberzelle nur unphosphoryliert verlassen kann, umgesetzt werden. Die unzureichende Glykogenolyse und eine Stimulation der Glykogensynthese führen zu einer **massiven Glykogenspeicherung** vor allem in Leber, Nieren und Thrombozyten. Bei fehlender oder unzureichender Glukosezufuhr resultiert dies in einer Hypoglykämie. Da neben Glukose und Glykogen auch alle anderen Substrate, die unter physiologischen Bedingungen zu Glukose metabolisiert werden (u. a. Aminosäuren, Glycerol), zu Pyruvat und Laktat abgebaut werden, führt dies zu einer **Laktatazidose.** Eine kompetitive Hemmung der renalen Harnsäureausscheidung ist Ursache der häufig zu beobachtenden Hyperurikämie. Aufgrund eines Hypoinsulinismus und daraus resultierender verminderter Aktivität der Lipoproteinlipase kommt es oft zu einer ausgeprägten Hyperlipidämie.

Symptome Rezidivierende Hypoglykämien bis hin zu hypoglykämischen Krampfanfällen sind Initialsymptome der meist 3–6 Monate alten Säuglinge. Es sind jedoch auch spätere Manifestationen möglich. Symptome treten auf, wenn die Mahlzeitenabstände größer werden. Häufig fehlen vor Therapiebeginn trotz stark erniedrigter Glukosewerte die typischen Hypoglykämiesymptome, da das ZNS Laktat aufgrund einer chronischen Laktatazidose als alternatives Substrat verwenden kann. Nach Therapiebeginn und Wegfall der chronischen Azidose ist die Gefahr der Hirnschädigung durch die Hypoglykämie wesentlich größer, da dem ZNS aufgrund des Fehlens von Laktat dieses dann als alternatives Substrat nicht mehr zur Verfügung steht.

Durch die Ablagerung des Glykogens kommt es zu Organomegalien, vor allem der Leber (Hepatomegalie, ➤ Abb. 7.5) und der Nieren (Nephromegalie, sonografisch nachweisbar). Zu weiteren Symptomen gehören ein charakteristisches Puppengesicht, Stammfettsucht bei dünnen Extremitäten, Gedeihstörung, Kleinwuchs und Blutungsneigung. Ab dem Pubertäts- bzw. dem jungen Erwachsenenalter entsteht nicht selten eine renale Dysfunktion, die bis zum Nierenversagen führen kann. Histologisch zeigen sich eine fokal-segmentale Glomerulosklerose und eine interstitielle Fibrose. Es kommt zu Proteinurie, Mikroalbuminurie, Nephrokalzinose, Nephrolithiasis, gelegentlich auch zu renaler tubulärer Azidose und Amyloidose. Die oft vorhandenen Leberadenome können zu hepatozellulären Karzinomen transformieren. Darüber hinaus gehören zu den Spätsymptomen u. a. Osteoporose und Gicht.

Der **Typ Ib** zeigt zusätzlich eine Neutropenie (< 1.500/µl) und eine gestörte Granulozytenfunktion, die mit rezidivierenden bakteriellen Infektionen einhergeht. Im Zusammenhang mit den bei diesem Typ auftretenden Ulzerationen der intestinalen Mukosa wird oftmals eine chronisch entzündliche Darmerkrankung („Crohn-like bowel disease") beobachtet.

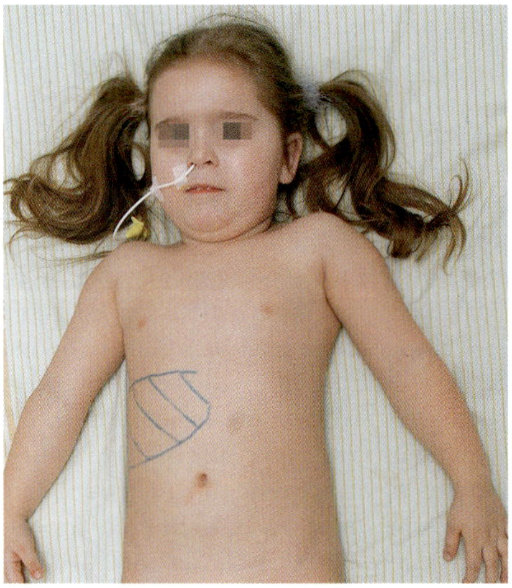

Abb. 7.5 3 Jahre und 9 Monate altes Mädchen mit Glykogenose Typ Ia. Die vergrößerte Leber ist markiert. [M552]

Diagnostik Bereits nach kurzer Nüchterntoleranz (im Säuglingsalter 3–4 h postprandial) erniedrigte Blutglukosespiegel. Laktat, Triglyzeride, Serumcholesterin, Harnsäure und Transaminasen sind erhöht. Nach Glukosebelastung kommt es zu einem Abfall der Laktatspiegel. Differenzialblutbild (verminderte neutrophile Granulozyten bei Typ I-non-a). Bestätigung der Verdachtsdiagnose durch molekulargenetische Untersuchung des Glukose-6-Phosphatase-Gens *G6PC* (Typ Ia) bzw. des *SLC37A4*-Gens (Typ Ib), das ein Defizit des Proteins Translokase G6-P verursacht. Eine Leberbiopsie für enzymatische Untersuchungen ist i. d. R. nicht erforderlich.

7

MERKE
Die Bestätigung der Verdachtsdiagnose einer Glykogenose Typ I erfolgt i. d. R. molekulargenetisch.

Therapie Hypoglykämien lassen sich durch häufige kleine kohlenhydratreiche Mahlzeiten (alle 2–3 h bei Säuglingen, 4–6 h im Schulalter) unter Verwendung von langsam resorbierbaren Kohlenhydraten (Glukosepolymer/Maltodextrin, ungekochte Maisstärke) vermeiden. Die Mahlzeiten sollten möglichst keine Saccharose und nur begrenzt Laktose und Fruktose enthalten. Milchersatz auf Sojabasis plus Gabe von Kalzium, Multivitamin und Vitamin D. In der Nacht erfolgt eine kontinuierliche Magentropfinfusion über eine Magensonde mit Glukosepolymer/Maltodextrin (Säuglinge über 12 h, Erwachsene über 8–10 h). Die diätetische Therapie, insbesondere die Handhabung der Ernährungspumpe und die Möglichkeit von Sondendislokationen mit Gefahr der Aspiration und Hypoglykämie, erfordern ausführliche Schulungen der Eltern. Modifizierte Maisstärke mit langsamer Kohlenhydratfreisetzung kann ab dem Alter von 2 Jahren verwendet werden. Zur nächtlichen Sondierung kann die Gabe von langsam resorbierbaren Kohlenhydraten in Form von ungekochter Maisstärke versucht werden. Bei erhöhten Harnsäurewerten Allopurinol. Beim Typ Ib: Empagliflozin, ggf. antibiotische Prophylaxe zur Infektionsbekämpfung und bei gehäuften Infektionen sowie konstant erniedrigten Granulozyten Gabe von rekombinantem Granulozyten-koloniestimulierendem Faktor Filgrastim (G-CSF).

Prognose Die Rückbildung bzw. Normalisierung der Laborwerte und das Wachstum sind abhängig von Zeitpunkt und Intensität der Therapie. Ab der 2. bis 4. Dekade besteht ein erhöhtes Risiko für die Entwicklung von Leberadenomen/-karzinomen, Osteoporose, Anämie und Niereninsuffizienz.

Glykogenose Typ II (Morbus Pompe)

Ätiologie und Pathogenese **Defekt der sauren α-1,4-Glukosidase (saure Maltase).** Dabei handelt es sich um ein lysosomales Enzym. Ein Mangel dieses Enzyms führt zu einer Speicherung von Glykogen in den Lysosomen.

Symptome Die infantile Form tritt bereits während der ersten Lebensmonate auf. Das klinische Bild wird dominiert durch eine massive **Kardiomegalie, Makroglossie und progressive muskuläre Hypotonie („floppy infant") mit respiratorischer Insuffizienz.** Zudem finden sich eine Hepatomegalie und Gedeihstörung. Die Kinder versterben meist im 1. Lebensjahr aufgrund kardiovaskulärer oder pulmologischer Komplikationen.

Die **juvenile** Form, deren Verlauf milder und weniger progredient ist, tritt im Kindes- bzw. Jugendalter auf. Sie wird auch als **muskuläre Variante** bezeichnet. Betroffene Kinder können, je nach Manifestationsalter, durch einen Rückstand der motorischen Entwicklung auffällig werden, gefolgt von einer proximalen Muskelschwäche, die auch die Atemmuskulatur betrifft. Organomegalien sind hier seltener zu finden. Differenzialdiagnostisch können Verwechslungen mit einer Muskeldystrophie vorkommen.

Die **Erwachsenenform** dieser Erkrankung, die weniger dramatisch und langsamer verläuft, kann ab der 3. bis 4. Lebensdekade oder auch später symptomatisch werden. Klinisch imponiert eine langsam fortschreitende proximale Muskelschwäche, die an den unteren Extremitäten ausgeprägter ist als an den oberen.

MERKE
Die infantile Form der Glykogenose Typ II ist vor allem durch eine massive Kardiomyopathie und muskuläre Hypotonie mit respiratorischer Insuffizienz gekennzeichnet.

Diagnostik Nachweis eines pathologischen Oligosaccharidmusters im Urin (Sensitivität gering). Im Blutbildausstrich finden sich vakuolisierte Lymphozyten. Molekulargenetik (*GAA*-Gen).

Therapie Physiotherapie, proteinreiche Ernährung mit Supplementierung von Alanin und Leucin, Enzymersatztherapie mit Alglucosidase alfa.

Glykogenose Typ III (Morbus Cori)

Ätiologie Defekt der Amylo-1,6-Glukosidase („debranching enzyme"). Dadurch bleibt die Lösung der Seitenketten des Glykogens aus, und es entsteht ein abnormes Glykogen mit kurzen Seitenketten.

Symptome Dieser klinisch sehr heterogene Enzymdefekt verursacht **Hepatomegalie, Hypoglykämie, Kleinwuchs, Skelettmyopathie, Hyperlipidämie sowie Kardiomyopathie.** Das Erscheinungsbild und die Restaktivität des Enzyms bei dieser Erkrankung variieren stark. Im Gegensatz zur Glykogenose Typ I zeigt sich eine durch Fasten induzierte Ketose. Die Nüchterntoleranz ist länger als beim Typ I. Die Nierengröße ist normal. Die hepatische Symptomatik bessert sich i. d. R. nach der Pubertät bzw. verschwindet sogar, die Muskelproblematik wird krankheitsbestimmend. Bei den Patienten, bei denen die muskuläre Symptomatik generell im Vordergrund steht, findet sich in der Kindheit nur eine dezente Muskelschwäche. Beim **Typ IIIa** mit Leber- und Muskelbeteiligung kann es ferner zu einer unterschiedlichen Ausprägung mit Kardiomyopathie, Muskelschwäche und -atrophie kommen. Eine erhöhte CK kann hier richtungweisend sein, eine Hyperurikämie liegt nicht vor. Beim selteneren **Typ IIIb** ist nur die Leber betroffen. Selten entwickelt sich im Verlauf eine Leberzirrhose oder ein hepatozelluläres Karzinom.

Diagnostik Glukose erniedrigt, Transaminasen, Cholesterin u. a. erhöht. Laktatanstieg nach Glukosebelastung. Enzymatik (Erythrozyten, Fibroblasten, Leber, Muskel), Molekulargenetik (*AGL*-Gen).

Therapie Symptomatisch; bei Vorhandensein von Hypoglykämien diätetisch ähnlich wie beim Typ I, jedoch weniger streng. Selten ist eine nächtliche Sondierung notwendig. Fruktose und Laktose sind erlaubt. Versuchsweise Supplementierung von Alanin. Bei Patienten mit Myopathie kann eine hohe Proteinzufuhr hilfreich sein, wodurch ausreichend Substrat für die Glukoneogenese bereitgestellt wird.

Glykogenose Typ IV (Morbus Andersen)

Ätiologie **Defekt der Amylo-(1,4–1,6)-Transglukosidase** („branching enzyme"). Dadurch werden die Seitenketten des Glykogens nicht verzweigt, und es resultiert ein abnormes Glykogen mit langen Ketten.

Klinik Bereits in den ersten Lebensmonaten fallen Säuglinge durch Gedeihstörung und Hepatosplenomegalie auf, gefolgt von einer progredienten Leberzirrhose mit portaler Hypertonie, Aszites sowie Ösophagusvarizen. Zusätzlich können neuromuskuläre Symptome wie Hypotonie, Muskelschwäche, Muskelatrophie und abgeschwächte oder fehlende tiefe Sehnenreflexe vorhanden sein. Die Prognose ist schlecht; die Kinder erreichen i. d. R. nur das 2. bis 5. Lebensjahr.

MERKE
Die Glykogenose Typ IV ist vor allem durch eine progrediente Leberzirrhose gekennzeichnet.

Diagnostik Leber-/Muskelbiopsie, Enzymatik, Molekulargenetik (*GBE1*-Gen).

Therapie Keine spezifische Behandlung bekannt. Symptomatische Therapie der Leberfunktionsstörung. Lebertransplantation möglich, wegen möglicher progressiver Glykogenspeicherung in anderen Organen (Herz) aber kontrovers diskutiert.

Glykogenosen Typ V (Morbus McArdle) und Typ VII (Morbus Tarui)

Symptome Bei den Glykogenosen Typ V (Defekt der Muskelphosphorylase) und Typ VII (Defekt der Muskelphosphofruktokinase) treten die klinischen Symptome wie **Muskelermüdung und Muskelkrämpfe ggf. mit Myoglobinurie** nach körperlicher Anstrengung entweder bereits im Kindesalter (Typ VII) oder in der Adoleszenz bzw. im Erwachsenenalter (Typ V) auf.

Diagnostik Molekulargenetik. Der jeweilige Enzymdefekt ist auch im Muskelbiopsat nachweisbar.

Therapie Die Therapie besteht in der Vermeidung starker Muskelanstrengungen.

Glykogenose Typ VI (Morbus Hers)

Ätiologie Defekt der Leberphosphorylase, Mutationen im *PYGL*-Gen („glycogen phosporylase L").

Symptome Betroffene Patienten präsentieren sich in früher Kindheit mit Hypoglykämie und milder Hyperlipidämie, ausgeprägter Hepatomegalie, vorgewölbtem Bauch und oft morgendlicher Übelkeit.

Diagnostik Erniedrigte Glukose und erhöhte Transaminasen. Molekulargenetik.

Therapie Vermeidung von Hypoglykämien (häufige kleine Mahlzeiten mit vielen Ballaststoffen), ungekochte Maisstärke, hoher Eiweißbedarf.

Prognose Die Prognose scheint ausgesprochen gut zu sein, denn um das Pubertätsalter bildet sich die Hepatomegalie sehr oft zurück, und es findet ein Aufholwachstum statt.

Glykogenose Typ IX

Ätiologie Defekt der Phosporylasekinase in Leber und/oder Muskeln (Gendefekt in *PHKA1* oder *2, PHKB, PHKG2).* Unterteilung in verschiedene Subtypen (IXa, b, c, d). Je nach Subtyp sind primär die Leber oder die Muskulatur oder beide betroffen.

Symptome Große Bandbreite. Viele betroffene Kinder werden erstmalig zwischen dem 4. und 18. Lebensmonat auffällig. Je nach Subtyp Hepatosplenomegalie, Hypoglykämie, Kleinwuchs, muskuläre Hypotonie.

Diagnostik Glukosebelastung (Anstieg von Laktat), Enzymatik, Molekulargenetik.

Therapie Vermeidung von Hypoglykämien. Ungekochte Maisstärke, starke Einschränkung von Einfachzuckern, Proteinpräparate.

Prognose Beim Typ IXc kann es zur Entwicklung einer Leberfibrose oder -zirrhose kommen.

Glykogenose Typ 0 (Glykogensynthasedefekt)

Ätiologie Defekt der Glykogensynthase. Im Gegensatz zu den klassischen Glykogenosen ist hier nicht der Glykogenabbau, sondern der **Glykogenaufbau gestört.** Autosomal-rezessiver Erbgang.

Symptome Rezidivierende Hypoglykämien mit Bewusstseinsstörungen und Krampfanfällen nach längeren Fastenperioden, typischerweise in den frühen Morgenstunden. Keine Organomegalie. Das Wachstum kann verzögert sein.

Diagnostik Nüchternhypoglykämie mit Ketose, Laktatanstieg und Hyperglykämie nach Glukosebelastung. Glukagontest, Enzymatik (Leber), Molekulargenetik (*GYS2*-Gen).

Therapie Verabreichung häufiger proteinreicher Mahlzeiten, Verhinderung der frühmorgendlichen Hypoglykämien durch ein oder zwei Nachtmahlzeiten mit ungekochter oder modifizierter Maisstärke möglich.

7

7.4.7 Störungen des Glukosetransports

Transporter der GLUT-Familie haben eine Funktion für den Transport von Glukose und anderen Monosacchariden über Zellmembranen. Sie erleichtern die passive Diffusion in verschiedenen Geweben. Zwei angeborene Defekte sollen kurz vorgestellt werden.

Glukose-Transporterprotein-Mangel (GLUT1-Defekt)

Definition Autosomal-dominant vererbter Defekt des Glukosetransporters 1 (GLUT1).

Ätiologie und Pathogenese Der Defekt führt zu einer **Störung des passiven Glukosetransports an der Blut-Hirn-Schranke** und im ZNS mit konsekutivem intrazerebralem Mangel an Glukose.

Symptome Infantile zerebrale Krampfanfälle (Leitsymptom!), psychomotorische Retardierung, Mikrozephalie, Ataxie und muskuläre Hypotonie.

Diagnostik Erniedrigung des Liquorglukose/Blutglukose-Quotienten (< 0,35; Norm: 0,65 ± 0,1). **Cave:** erst Blutentnahme, dann Lumbalpunktion. Liquorlaktat normal. Glukoseaufnahmestudien in Erythrozyten, Molekulargenetik (*SLC2A1*-Gen).

Therapie Ketogene Diät (sehr hoher Fettanteil [ca. 90 % der Energie] bei sehr niedrigem Kohlenhydrat- und Proteinanteil) zur Bereitstellung von Ketonkörpern als alternative energiereiche Substrate. Engmaschige ärztliche Überwachung und Substitution von Vitaminen und Mineralstoffen notwendig. Vermeidung von Medikamenten, die GLUT1 hemmen (z. B. Barbiturate, Chloralhydrat, Diazepam).

Prognose Gut bei frühzeitiger Behandlung, da rasche Reduktion der Häufigkeit der Krampfanfälle. Langfristig und mit zunehmendem Alter versuchsweise Normalisierung der Ernährung.

MERKE
Leitsymptom des Glukose-Transporterprotein-Syndroms (GLUT1-Defekt) sind infantile zerebrale Krampfanfälle. Zur Berechnung des Liquorglukose/Blutglukose-Quotienten ist vor der Lumbalpunktion zuerst die Blutentnahme durchzuführen, um einen stressbedingten Blutzuckeranstieg zu vermeiden.

Fanconi-Bickel-Syndrom (GLUT2-Defekt)

Definition Autosomal-rezessiv vererbter Defekt des Glukosetransporters 2 (GLUT2).

Ätiologie und Pathogenese GLUT2 wird in Hepatozyten, Pankreas (β-Zelle), Niere (Tubuluszellen) und Erythrozyten (basolaterale Membran) exprimiert und transportiert Glukose und Galaktose. Ein Defekt führt zu einer **Glykogenspeicherung in der Leber und einer proximalen renal-tubulären Funktionsstörung.**

Symptome Gedeihstörung, Hepatomegalie, Kleinwuchs, Rachitis.

Diagnostik Renales Fanconi-Syndrom (u. a. Hyperaminoazidurie, Glukosurie, Phosphaturie, renaler Bikarbonatverlust). Molekulargenetik (*SLC2A2*-Gen). Mehrere Patienten wurden aufgrund von erhöhten Galaktosekonzentrationen im Neugeborenenscreening identifiziert.

Therapie Häufige kleine Mahlzeiten, langsam resorbierbare Kohlenhydrate, reduzierte Zufuhr von Galaktose, Substitution von Flüssigkeit, Elektrolyten, Vitamin D, Phosphat und Bikarbonat.

7.5 Störungen des Eiweißstoffwechsels

7.5.1 Aminoazidopathien

Störungen des Stoffwechsels aromatischer Aminosäuren

Hyperphenylalaninämien

Definition Ab einer Phenylalaninkonzentration im Plasma > 120 µmol/l liegt eine Hyperphenylalaninämie vor.

Ätiologie und Pathogenese In ca. 98 % der Fälle liegt die Ursache für die erhöhten Phenylalaninkonzentrationen in einer autosomal-rezessiv vererbten **Funktionseinschränkung des Enzyms**

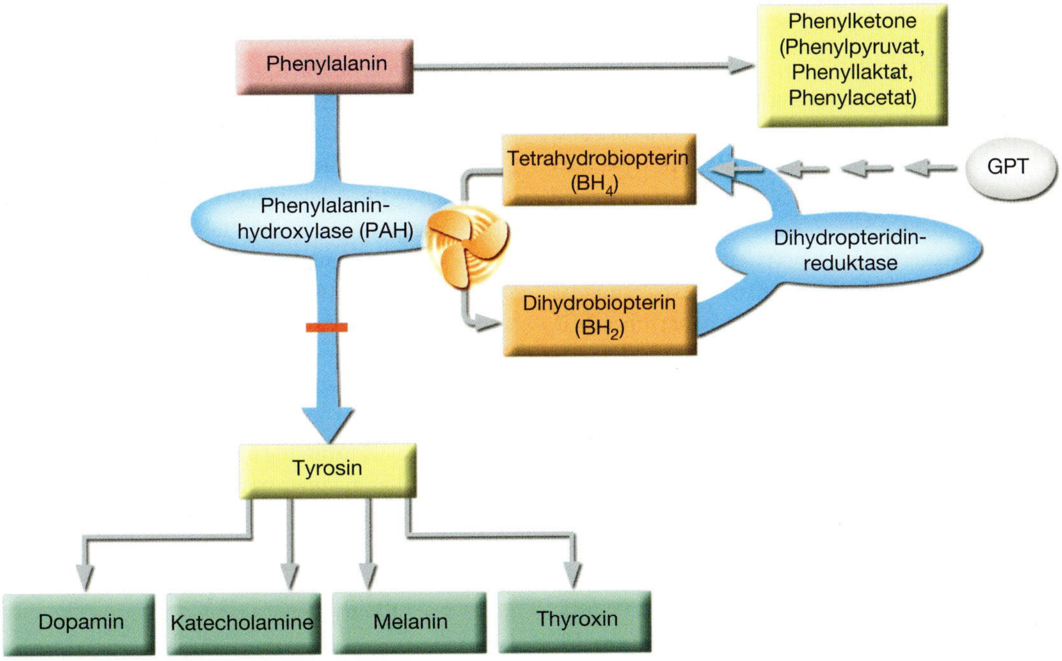

Abb. 7.6 Stoffwechsel von Phenylalanin [L238]

Phenylalaninhydroxylase (PAH) (➤ Abb. 7.6). Es sind **mehr als 1.000 Mutationen im *PAH*-Gen** bekannt. Die PAH katalysiert die Umwandlung von Phenylalanin zu Tyrosin. Bei verminderter Enzymaktivität akkumuliert Phenylalanin in Zellen und biologischen Körperflüssigkeiten. Stark erhöhte Phenylalaninkonzentrationen, wie sie etwa bei der klassischen Phenylketonurie (PKU) beobachtet werden, führen zu einer irreversiblen Schädigung des sich entwickelnden Gehirns. Das sich anstauende Phenylalanin wird zu sog. Phenylketonen (Phenylpyruvat, Phenyllaktat, Phenylacetat) abgebaut, die im Urin ausgeschieden werden und einen mäuseartigen Körper- bzw. Uringeruch verursachen können. Tyrosin, das u. a. an der Synthese von Neurotransmittern (u. a. Dopamin und Serotonin) und Melanin beteiligt ist, wird zu einer essenziellen Aminosäure, wodurch bei stark verminderter Aktivität der PAH deren Synthese vermindert sein kann.

In ca. 2 % der Fälle liegt der Grund für eine Hyperphenylalaninämie in einer genetisch bedingten **Störung der Biosynthese oder Regeneration von Tetrahydrobiopterin (BH_4),** dem Cofaktor der PAH.

MERKE

Ursache einer Hyperphenylalaninämie ist in 98 % eine Funktionseinschränkung der Phenylalaninhydrolase (PAH). In ca. 2 % liegt eine Störung der Biosynthese oder Regeneration von Tetrahydrobiopterin (BH_4), dem Cofaktor der PAH, vor.

Epidemiologie Der PAH-Mangel weist in Deutschland eine Inzidenz von ca. 1 : 5.300 auf und ist damit die häufigste genetisch bedingte Störung des Aminosäurenstoffwechsels.

Klassifikation

- Defekte der Phenylalaninhydroxylase:
  – ohne BH_4-Responsivität
  – mit BH_4-Responsivität
- Defekte der Biosynthese oder Regeneration von BH_4
- Sekundäre Phenylalanin-Erhöhungen (z. B. bei Leber- oder Nierenversagen, Tyrosinämien, Frühgeburtlichkeit, Zytostatikatherapie)

Defekte der Phenylalaninhydroxylase (PAH)

Symptome Neugeborene mit klassischer PKU sind bei Geburt zunächst unauffällig. Unbehandelt entwickelt sich ab dem 2. Lebenshalbjahr ein ausgeprägter progredienter geistiger Entwicklungsrückstand. Häufig manifestieren sich zerebrale Krampfanfälle, Mikrozephalie und extrapyramidale Symptome mit gesteigerten Muskeleigenreflexen. Typisch sind zudem Verhaltensauffälligkeiten mit Hyperaktivität, Destruktivität und Autoaggression sowie psychotische Störungen mit Episoden von Erregung und Depression. Das Bewegungsmuster ist hyperkinetisch. Unbehandelte Kleinkinder zeigen oft ein charakteristisches Aussehen mit blonden Haaren, heller Haut, blauen Augen und ekzematösen Hautveränderungen.

Durch das **Neugeborenenscreening** und eine **frühzeitige Therapieeinleitung** wird das Krankheitsbild der unbehandelten PKU in Deutschland heute fast nicht mehr beobachtet. Ausgenommen davon sind Kinder, die in Ländern geboren wurden, in denen kein generelles Neugeborenenscreening durchgeführt wird.

Diagnostik Die PKU gehört zu den im Neugeborenenscreening erfassten Erkrankungen und kann daher bereits sehr früh durch die quantitative Bestimmung von Phenylalanin diagnostiziert werden. Ein positiver Screeningbefund muss durch **Aminosäurenanalyse** bestätigt bzw. sekundäre Formen (z. B. schweres Leberversagen) müssen durch entsprechende klinische und laborchemische Untersuchungen ausgeschlossen werden. Eine **Mutationsanalyse des *PAH*-Gens** ist nicht zwingend notwendig, kann aber diagnostisch hilfreich sein, da sie Hinweise auf den zu erwartenden Schweregrad und BH_4-Responsivität geben kann.

Zum Ausschluss eines Defekts in der Biosynthese oder Regeneration des Cofaktors BH_4 muss eine Untersuchung auf BH_4-Responsivität durchgeführt werden. Diese erfolgt durch Analyse der Pterine und Bestimmung der Dihydropteridin-Reduktase(DHPR)-Aktivität (aus Trockenblut).

Therapie Eine persistierende milde Hyperphenylalaninämie mit Phenylalaninspiegeln < 600 µmol/l unter normaler Ernährung ist nicht therapiebedürftig. Patienten mit behandlungsbedürftiger PKU ohne Ansprechen auf BH_4 erhalten eine **phenylalaninarme Diät.** Da Phenylalanin eine essenzielle Aminosäure ist, darf es nicht vollständig aus der Nahrung entfernt werden (➤ Abb. 7.7).

Mit der Behandlung muss so früh wie möglich und unbedingt innerhalb der beiden ersten Lebenswochen begonnen werden. Entsprechend der individuellen Phenylalanintoleranz (meist zwischen 150 und 1.000 mg Phenylalanin pro Tag) werden zunächst kleine Mengen Muttermilch oder handelsübliche Säuglingsnahrung im Wechsel mit phenylalaninfreier Milch gefüttert. Ziel ist ein Phenylalaninspiegel im Serum zwischen 120 und 240 (max. 360) µmol/l. Später muss eine weitestgehend vegetarische Diät eingehalten werden. Besonders eiweißreiche Lebensmittel mit Fleisch, Fisch oder Milchprodukte müssen vollständig gemieden werden. Dafür kommen eiweißarme Spezialprodukte und Back- bzw. Teigwaren aus speziellem eiweißarmem Mehl zum Einsatz. Da die Menge der täglich erlaubten Zufuhr an natürlichem Eiweiß begrenzt ist, muss eine zusätzliche Proteinsubstitution mit phenylalaninfreien Aminosäuregemischen erfolgen. Diese Spezialpräparate sind mit Vitaminen, Mineralstoffen und Spurenelementen angereichert. Die Therapie muss lebenslang erfolgen, wobei ab dem Jugendalter höhere Phenylalaninspiegel toleriert werden und die Diät dadurch etwas gelockert werden kann.

Zur Therapieüberwachung müssen regelmäßige klinische Untersuchungen und laborchemische Bestimmungen der Phenylalaninkonzentrationen erfolgen. Die **Kapillarblutabnahme auf Trockenblutkarte** kann von den Eltern selbst durchgeführt und per Post versandt werden (zunächst wöchentlich, dann alle 2–4 Wochen, später monatlich).

Bei Patienten, die trotz intensiver Behandlung (> 16 Jahre) unzureichende Phenylalaninwerte aufweisen, ist eine Behandlung mit Pegvaliase (Phenylalanin-metabolisierendes Enzym) s. c. möglich.

Der Wirkstoff Sapropterin (synthetisches BH_4) führt bei einem Teil der Patienten mit PKU zu einer Steigerung der PAH-Aktivität. Dies muss jeweils individuell getestet werden. Bei BH_4-stimulierbaren Patienten ist die Phenylalanintoleranz gesteigert, und die Diättherapie kann gelockert werden.

Prognose Bei frühzeitig begonnener und konsequent eingehaltener Diät kommt es zu einer normalen geistigen und körperlichen Entwicklung. Unbehandelt aufgetretene neurologische Symptome sind nicht reversibel.

Maternale Phenylketonurie

Definition Embryofetopathie, verursacht durch Hyperphenylalaninämie der Schwangeren.

Pathogenese **Erhöhte mütterliche Phenylalaninkonzentrationen** (> 360 µmol/l) führen zu einer Schädigung des Embryos bzw. Feten. Dabei korreliert das Ausmaß der Schädigung mit der Höhe der mütterlichen Konzentration an Phenylalanin.

Symptome Zu den häufigsten Symptomen gehören:
- Geistige Behinderung
- Mikrozephalie

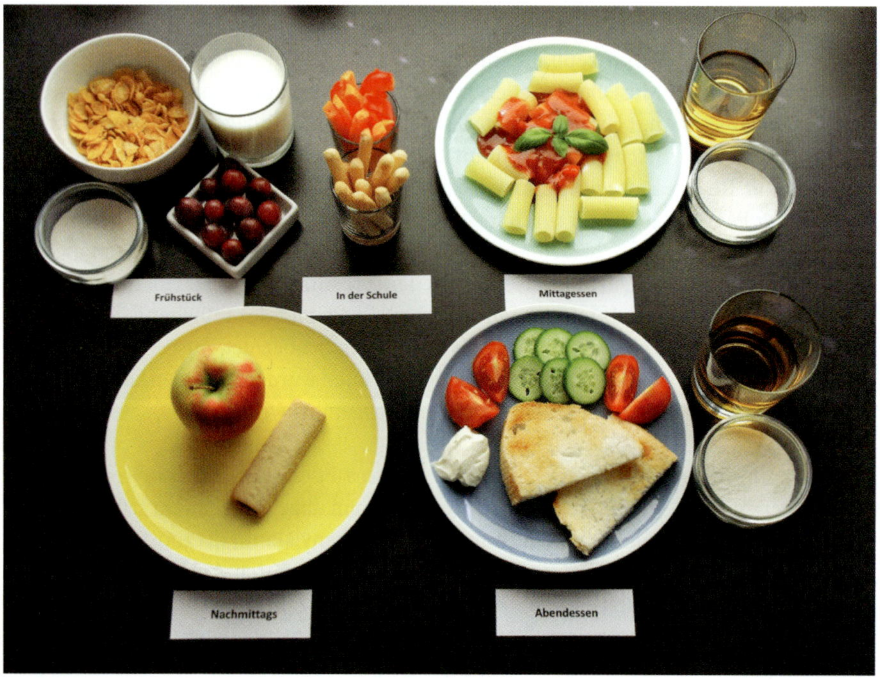

Abb. 7.7 Tagesplan für ein Grundschulkind mit Phenylketonurie mit 180 mg Phenylalanin pro Tag und einer 3-maligen Gabe der Aminosäurenmischung [M552]

- Intrauterine Dystrophie
- Herzfehler

Seltener wurden andere Fehlbildungen wie z. B. Katarakte, Meningomyelozelen, Malrotationen oder Syndaktylien beobachtet.

Prophylaxe Eine strenge phenylalaninarme Diät muss bereits vor der Konzeption begonnen und während der gesamten Schwangerschaft konsequent eingehalten werden. Der Zielbereich der Plasma-Phenylalaninkonzentration liegt dabei zwischen 120 und 360 µmol/l.

MERKE
Bei maternaler Phenylketonurie muss eine strenge phenylalaninarme Diät bereits vor der Konzeption begonnen und während der ganzen Schwangerschaft eingehalten werden.

Defekte der Biosynthese oder Regeneration von Tetrahydrobiopterin (BH_4)

Definition Autosomal-rezessiv vererbte Störungen der Synthese oder Regeneration von BH_4. Es sind mehrere Enzymdefekte bekannt.

Pathogenese BH_4 ist nicht nur Cofaktor der PAH, sondern auch der Tyrosin- und der Tryptophanhydroxylase. Ein BH_4-Mangel führt zu Hyperphenylalaninämie (Ausnahme: Defekt der Sepiapterin-Reduktase), einem Mangel an Neurotransmittern (Dopamin, Serotonin, Noradrenalin, Adrenalin) und einer Akkumulation von abnormen Pterinen.

Symptome Die klinische Symptomatik ist durch Zeichen des Dopamin- und Serotoninmangels bestimmt. Dazu zählen: infantiles Parkinson-Syndrom, Dys- und Hypokinesie, Dystonie und Chorea, Hypotonie (Stamm) und Hypertonie (Extremitäten), z. T. typische Verschlechterung im Tagesverlauf, okulogyre Krisen, Ptosis, Hypersalivation, Schlafstörungen sowie Störungen der Temperaturregulation.

Diagnostik Bei jedem im Screening entdeckten Neugeborenen mit Hyperphenylalaninämie muss immer ein BH_4-Mangel aufgrund eines Defekts der Biosynthese oder Regeneration von BH_4 ausgeschlossen werden.

Zur Diagnostik gehören: Bestimmung der Pterine im Urin bzw. im Trockenblut und die Aktivitätsmessung der DHPR im Trockenblut. Bei pathologischem Ergebnis oder konkretem Verdacht: Bestimmung von biogenen Aminen und Pterinen im Liquor, Enzymatik (DHPR-Aktivität im Trockenblut), Molekulargenetik.

MERKE
Bei Neugeborenen mit Hyperphenylalaninämie muss immer ein Defekt der Biosynthese oder Regeneration von BH_4 ausgeschlossen werden.

Therapie **Gabe von Neurotransmittervorstufen** (L-Dopa/Carbidopa, 5-OH-Tryptophan; **cave:** sequenzielle und schleichende Einführung!) und BH_4. Beim DHPR-Mangel ist BH_4 wirkungslos; daher erfolgt in diesem Fall die Gabe von Neurotransmittervorstufen zusammen mit einer phenylalaninarmen Diät. Ohne adäquate Therapie kommt es bei betroffenen Patienten zu einer ausgeprägten psychomotorischen Entwicklungsverzögerung.

Prognose Aufgrund der verschiedenen Defekte heterogen und individuell verschieden. Trotz adäquat durchgeführter Therapie verbleiben gerade bei den BH_4-Synthese-Defekten häufig **neurologische Residualsymptome.** Dennoch ist das Alter bei Therapiebeginn von besonderer Bedeutung, da ein frühzeitiger Therapiebeginn prognostisch günstiger ist als ein später Beginn.

Tyrosinämien

Typ I (hepatorenale Tyrosinämie)

Definition Erhöhte Konzentration von Tyrosin aufgrund eines Mangels an Fumarylacetoacetase.

Ätiologie und Pathogenese Autosomal-rezessiv vererbter Defekt im Tyrosinabbau, der zur **Bildung der toxischen Metaboliten Succinylaceton und Succinylacetoacetat** führt (➤ Abb. 7.8). Da Succinylaceton die δ-Aminolävulinsäure-Dehydratase hemmt, kommt es zu einer vermehrten Ausscheidung von δ-Aminolävulinsäure.

Epidemiologie Regional sehr unterschiedlich, in Kanada (Quebec) z. B. 1 : 700, in Europa z. B. 1 : 35.000.

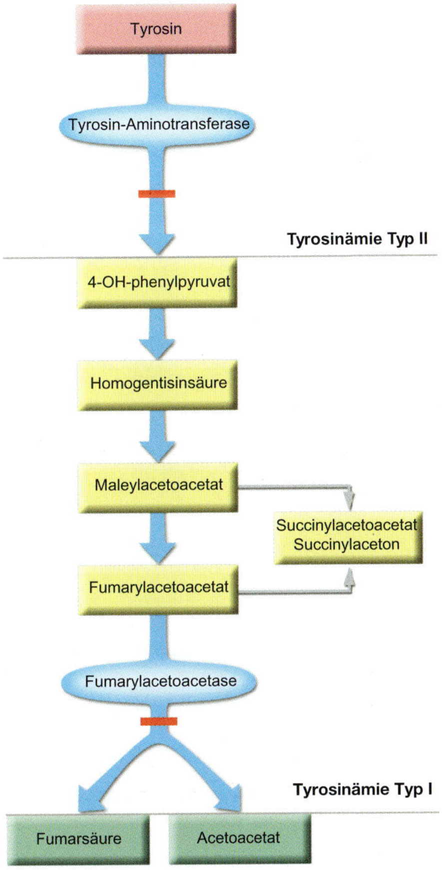

Abb. 7.8 Tyrosinstoffwechsel [L238]

Symptome Häufig manifestiert sich die Erkrankung akut in den ersten Lebenswochen mit schwerem Leberversagen, Hepatomegalie, Ikterus, Aszites, Erbrechen, Gerinnungsstörung mit Blutungen, Hypoglykämie, Sepsis und renotubulärem Fanconi-Syndrom. Die seltenere chronische Form ist charakterisiert durch schleichende Entwicklung einer Gedeihstörung, Wachstumsverzögerung, Hepatomegalie, Neuropathie, Hepatopathie mit Blutungsneigung, Rachitis, Fanconi-Syndrom und später auch Entwicklung einer Niereninsuffizienz.

Ohne Therapie entwickelt sich eine **Leberzirrhose** mit terminalem Leberversagen. Weitere Komplikationen sind die Entwicklung eines **hepatozellulären Karzinoms** und eines **Nierenversagens.**

Diagnostik Neugeborenenscreening (Succinylaceton erhöht). Tyrosin und Methionin im Plasma sind nicht immer erhöht, Gerinnungsstörung und erhöhte Aminotransferasen, Hyperbilirubinämie, Hypoproteinämie, Hypoglykämie, erhöhtes AFP (nur bei erhaltener Leberfunktion). Fanconi-Syndrom im Urin. Zudem ist die δ-Aminolävulinsäure (wie auch Succinylaceton) im Urin erhöht. Molekulargenetik (*FAH*-Gen).

MERKE
Die Tyrosinämie Typ I ist eine wichtige Differenzialdiagnose beim Leberversagen im Kindesalter.

Therapie **Nitisinon (NTBC)** ist ein Herbizid, das durch Hemmung der 4-Hydroxyphenylpyruvat-Dioxygenase den Tyrosinabbau oberhalb der Fumarylacetoacetase hemmt. Dadurch wird die Bildung der toxischen Metaboliten wie Succinylaceton oder Succinylacetoacetat verhindert. Die Dosierung von Nitisinon beträgt etwa 1 mg/kg KG/Tag und wird u. a. anhand des NTBC-Spiegels (ca. 20–60 µmol/l) und des fehlenden Nachweises von Succinylaceton gesteuert. Da es unter Nitisinon-Therapie zu einer Hypertyrosinämie kommt, muss begleitend eine tyrosin- und phenylalaninarme Diät erfolgen. Bei frühzeitiger Therapie kann in den meisten Fällen auf die früher einzige Therapieoption der Lebertransplantation verzichtet werden.

Prognose Bei frühzeitiger Therapie mit Nitisinon gut. Längsschnittstudien weisen allerdings – auch unter Nitisinon-Behandlung – u. a. auf neurokognitive Beeinträchtigungen hin.

S2k-Leitlinie Diagnostik und Therapie der hepatorenalen Tyrosinämie (Tyrosinämie Typ 1). Stand: 9.6.2022, gültig bis 8.6.2027; https://register.awmf.org/de/leitlinien/detail/027-003

Typ II (Richner-Hanhart-Syndrom)

Definition Erhöhte Konzentration von Tyrosin aufgrund eines **Mangels an zytosolischer Tyrosin-Aminotransferase.**

Ätiologie und Pathogenese Autosomal-rezessiver Defekt, der zur Akkumulation von Tyrosin in den Körperflüssigkeiten führt. Durch kristalline Tyrosinablagerungen kommt es zu Kornealäsionen und Hautmanifestation.

Symptome Es treten vor allem Symptome an Haut und Augen auf. Dazu zählen: schmerzhafte, nicht juckende Hyperkeratose an Sohlen und Handflächen sowie korneale herpetiforme Erosionen und Ulzerationen, die zu Lakrimation, Photophobie und Rötung führen. Mehr als die Hälfte der Patienten weist eine milde mentale Retardierung auf.

MERKE
Bei der Tyrosinämie Typ II stehen Symptome an Haut und Augen im Vordergrund.

Diagnostik Stark erhöhte Konzentration von Tyrosin im Plasma. Im Profil der organischen Säuren im Urin sind verschiedene Metaboliten (4-Hydroxyphenylpyruvat, -laktat und -acetat) erhöht. Molekulargenetik (*TAF*-Gen).

Therapie Eine tyrosin- und phenylalaninarme Diät bewirkt eine rasche Besserung der Haut- und Augenveränderungen. Ein frühzeitiger Therapiebeginn führt zudem meist zu einer normalen mentalen Entwicklung.

Störungen des Stoffwechsels verzweigtkettiger Aminosäuren

Ahornsirupkrankheit (MSUD)

Definition Abbaustörung der verzweigtkettigen Aminosäuren Leucin, Isoleucin und Valin.

Ätiologie und Pathogenese Autosomal-rezessiv vererbter **Defekt des gemeinsamen Dehydrogenasekomplexes der α-Ketosäuren der verzweigtkettigen Aminosäuren Leucin, Isoleucin und Valin** (➤ Abb. 7.9). Die Symptomatik wird durch spezifische toxische Metaboliten (insbesondere 2-Oxoisocapronsäure) verursacht. Bildung von Alloisoleucin.

Epidemiologie Die Inzidenz beträgt ca. 1 : 150.000.

Symptome Bei der schweren Form kommt es nach einem symptomfreien Intervall nach der Geburt meist ab dem 3.–5. Lebenstag zu einer rasch progredienten Enzephalopathie mit Trinkschwäche, Erbrechen, Lethargie, muskulärer Hypertonie, Opisthotonus und Somnolenz bis hin zum Koma. Es zeigen sich auch Intervalle mit muskulärer Hypotonie, Krampfanfällen und auffälligem süßlich-würzigem Uringeruch, der an Ahornsirup oder „Maggi"-Würzmischung erinnert.

Bei milderen Formen treten rezidivierende ketoazidotische Entgleisungen mit Erbrechen, z. T. mit Entwicklungsverzögerung, und episodenhafte neurologische Störungen auf.

Diagnostik Die Ahornsirupkrankheit gehört zu den im **Neugeborenenscreening** erfassten Erkrankungen. Im Plasma sind

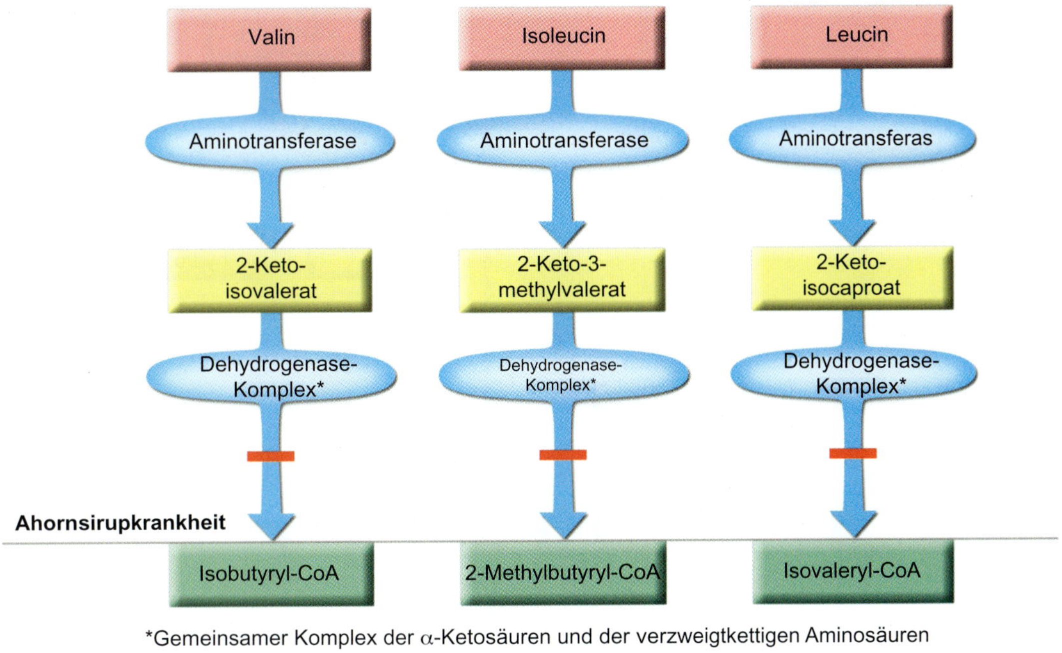

Abb. 7.9 Stoffwechsel der verzweigtkettigen Aminosäuren im Rahmen der Ahornsirupkrankheit (MSUD) [L238]

Leucin, Isoleucin und Valin erhöht. Beweisend sind erhöhte Konzentrationen an Alloisoleucin im Plasma. Im Urin findet sich eine erhöhte Konzentration von verzweigtkettigen Oxo- und Hydroxysäuren. Molekulargenetik.

MERKE
Die Ahornsirupkrankheit („maple syrup urine disease", MSUD) wird im Neugeborenenscreening erfasst. Diagnostisch beweisend sind erhöhte Konzentrationen von Alloisoleucin im Plasma.

Therapie In akuten Krisensituationen sollte zunächst die Zufuhr von verzweigtkettigen Aminosäuren abgebrochen werden. Hoch dosierte Infusion von Glukose bei gleichzeitiger Insulininfusion zur Durchbrechung des Katabolismus und Herstellung einer anabolen Stoffwechselsituation. Eine Dialyse kann so z. T. vermieden werden. Als Dauertherapie sind eine lebenslange eiweißarme Diät und Proteinsubstitution mit leucin-, isoleucin- und valinfreier Aminosäurenmischung unter regelmäßiger Kontrolle dieser Aminosäuren im Plasma durchzuführen.

Prognose Bei frühzeitiger und konsequenter Therapie befriedigend. Variante Formen haben i. d. R. eine gute Prognose.

Störungen des Stoffwechsels schwefelhaltiger Aminosäuren

Klassische Homocystinurie

Definition Erhöhte Konzentration von Homocystein aufgrund eines Defekts der Cystathionin-β-Synthase (➤ Abb. 7.10).

Ätiologie und Pathogenese Autosomal-rezessiv vererbte Störung mit stark erhöhten Homocysteinkonzentrationen, Bindegewebsveränderungen und einer gesteigerten Thrombozytenadhäsivität.

Epidemiologie Die Inzidenz beträgt ca. 1 : 200.000.

Symptome Zum Zeitpunkt der Geburt sind betroffene Kinder zunächst unauffällig. Im weiteren Verlauf, häufig erst im Schulalter, kommt es zu Symptomen an **Augen, Gefäßen, Skelett sowie thrombembolischen Komplikationen.** Frühsymptom ist eine progrediente Myopie. Die Linsenluxation ist ein charakteristisches klinisches Zeichen. Die Skelettveränderungen ähneln denen beim Marfan-Syndrom mit dysproportioniertem Hochwuchs, langen Extremitäten, Arachnodaktylie und Skoliose. Frühzeitige Arteriosklerose und Thrombembolien sind gefürchtet. Mehr als die Hälfte aller betroffenen Patienten ist psychomotorisch retardiert und zeigt zerebrale Krampfanfälle bzw. psychiatrische Auffälligkeiten.

MERKE
Die klinischen Symptome der klassischen Homocystinurie beginnen oft erst im Schulalter. Frühsymptom ist eine progrediente Myopie bzw. im Verlauf eine Linsenluxation.

Diagnostik Totales Homocystein (> 150 µmol/l; Norm: < 16 µmol/l) und Methionin im Plasma deutlich erhöht, Cystin im Plasma erniedrigt. Ausscheidung von Homocystein im Urin erhöht. Molekulargenetik (*CBS*-Gen).

Therapie Ziel ist eine **maximal mögliche Reduzierung des Homocysteingehalts im Plasma.** Bei etwa der Hälfte der Patienten liegt eine Vitamin-B_6-Abhängigkeit vor, sodass diese auf eine hoch

7

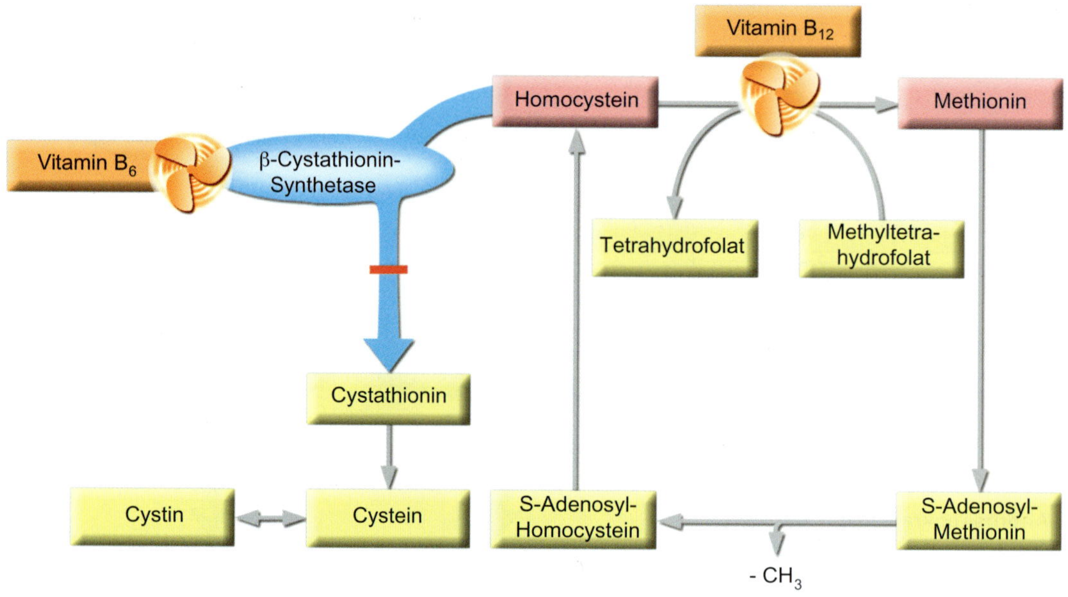

Abb. 7.10 Stoffwechsel schwefelhaltiger Aminosäuren [L238]

dosierte Therapie mit Vitamin B_6 (bis zu 1.000 mg/Tag; plus begleitende Folsäuresubstitution) ansprechen. Bei Nichtansprechen wird eine methionin- bzw. eiweißarme Diät unter Substitution mit Cystin durchgeführt. Zur Remethylierung von Homocystein zu Methionin wird der Methyldonor Betain mehrfach am Tag oral verabreicht.

Prognose Diese ist abhängig vom Therapiebeginn und von den dauerhaft erreichten Homocysteinspiegeln im Plasma.

Störungen des Glycinstoffwechsels

Nichtketotische Hyperglycinämie

Definition Erhöhung von Glycin aufgrund eines **primären Defekts des glycinspaltenden Enzymkomplexes.**

Ätiologie und Pathogenese Autosomal-rezessive Störung des Glycin-Cleavage-Systems, die zu erhöhten Konzentrationen von Glycin im Plasma, Liquor und ZNS führt. Glycin hat über die Aktivierung glutaminerger N-Methyl-D-Aspartat(NMDA)-Rezeptoren exzitatorische Effekte und führt zu einer Hirnschädigung und schweren Krampfanfällen.

Störungen des Glycinstoffwechsels sind entweder durch einen **primären Defekt des glycinspaltenden Enzymkomplexes** (nichtketotische Hyperglycinämie) oder **sekundär im Rahmen anderer Organoazidopathien** (sog. ketotische Hyperglycinämie) bedingt.

Symptome In 80 % der Fälle manifestiert sich die Erkrankung bereits neonatal. Bei Geburt sind die Kinder zunächst unauffällig. Am 2. Lebenstag zeigen sich Symptome wie **Trinkschwäche, Lethargie und Apnoephasen.** Charakteristisch ist die Entwicklung einer **schwersten Enzephalopathie** mit myoklonischen Krampfanfällen und muskulärer Hypotonie bis hin zum Koma. Kinder, die diese Phase überleben, entwickeln später meist Myoklonien und eine mentale Retardierung mit Mikrozephalie. In ca. 20 % der Fälle erfolgt die Manifestation erst im Kleinkind- oder im Schulalter. Im Vordergrund stehen dabei neurologische Symptome unterschiedlicher Ausprägung.

Diagnostik Glycin im Plasma, Liquor und Urin erhöht. Wegweisend ist der erhöhte Quotient Liquorglycin/Plasmaglycin (> 0,08; Norm: < 0,02). Im EEG lässt sich ein charakteristisches „Burst-Suppression"-Muster nachweisen. Molekulargenetik.

Therapie Eine kausale Therapie steht nicht zur Verfügung. Die Krampfanfälle sind zumeist therapieresistent. Versuchsweise werden **Natriumbenzoat** (Ziel: Senkung der Plasma-Glycinspiegel), **Strychnin und Benzodiazepine** (Ziel: Glycinrezeptor-Blockade) oder Dextromethorphan und **Ketamin** (Ziel: NMDA-Rezeptor-Blockade im ZNS) eingesetzt. Die Gabe von Valproat sollte vermieden werden.

Prognose Bei klassischer Verlaufsform mit neonatalem Beginn schlecht.

MERKE
In 80 % der Fälle ist die nichtketotische Hyperglycinämie durch einen neonatalen Beginn mit schwerster Enzephalopathie gekennzeichnet. Eine kausale Therapie ist derzeit nicht verfügbar.

Störungen im Transport von Aminosäuren

Definition Störungen von verschiedenen enteralen und/oder renalen Transportsystemen, die zu einer erhöhten Ausscheidung einzelner oder mehrerer Aminosäuren im Urin bei normalen bis erniedrigten Konzentrationen im Plasma führen.

Cystinurie

Definition Gestörter Transport von Cystin sowie Lysin, Ornithin und Arginin mit erhöhter Ausscheidung dieser Aminosäuren im Urin.

Ätiologie und Pathogenese Autosomal-rezessiv vererbte Transportstörung von Cystin und der dibasischen Aminosäuren Lysin, Ornithin und Arginin an den Nierentubuli und am Dünndarmepithel. Wenn das sehr schlecht lösliche Cystin auskristallisiert, führt dies zur Steinbildung in den Harnwegen.

Symptome Koliken durch Nierensteine (Urolithiasis, Nephrolithiasis), meist im Jugendalter.

Diagnostik Aminosäuren im Urin (stark erhöhte Ausscheidung von Cystin, erhöhte Ausscheidung von Lysin, Ornithin und Arginin), Aminosäurenkonzentration im Plasma normal.

Therapie Abhängig von der Größe:
- **Bei großen Steinen:** operative Entfernung oder Lithotripsie
- **Bei kleineren Steinen:** versuchsweise D-Penicillamin (bildet mit Cystin ein besser lösliches Disulfid) und Alkalisierung des Urins unter gesteigerter Diurese
- **Zur Steinprophylaxe:** hohe Flüssigkeitszufuhr, auch nachts (> 5 l/Tag) sowie Alkalisierung des Urins (bei alkalischem pH-Wert ist die Löslichkeit von Cystin erhöht)

Prognose Bei sehr konsequenter Prophylaxe (Flüssigkeitszufuhr!) kann die Steinbildung verhindert werden.

Hartnup-Erkrankung

Definition Resorptionsstörung neutraler Aminosäuren.

Ätiologie und Pathogenese Autosomal-rezessiv vererbter Defekt der Aufnahme neutraler Aminosäuren im Darm und im Nierentubulus. Pathogenetisch bedeutsam ist der Mangel an Tryptophan, der zu Niacindefizienz und Serotoninmangel führen kann.

Symptome Pellagraähnliche Hauterscheinungen an belichteten Hautpartien (Photodermatitis), zerebelläre Ataxie; z. T. auch klinisch inapparent.

Diagnostik Vermehrte Ausscheidung neutraler Aminosäuren im Urin bei normaler bis niedriger Konzentration im Plasma. Molekulargenetik (*SLC6A*-Gen).

Therapie Licht- bzw. Sonnenschutz, Nikotinamid (50–300 mg/Tag).

7.5.2 Störungen des Harnstoffzyklus

Definition **Genetisch bedingte Defekte der am Harnstoffzyklus beteiligten Enzyme,** die mit dem Leitsymptom Hyperammonämie einhergehen (➤ Tab. 7.6).

Ätiologie und Pathogenese Mit einer Ausnahme werden alle Harnstoffzyklusdefekte autosomal-rezessiv vererbt. Nur der OTC-Mangel wird X-chromosomal vererbt. Da der Harnstoffzyklus (➤ Abb. 7.11) durch Metabolisierung von Ammoniak zu Harnstoff der Elimination von überschüssigem Stickstoff dient, kommt es beim Vorliegen eines Enzymdefekts zur Hyperammonämie. Erhöhte Konzentrationen von Glutamin in den Astrozyten begünstigen über osmotische Effekte die Schwellung von Astrozyten und die Entwicklung eines Hirnödems.

Epidemiologie Harnstoffzyklusdefekte gehören mit einer kumulativen Inzidenz von ca. 1 : 35.000–1 : 50.000 zu den häufigsten Stoff-

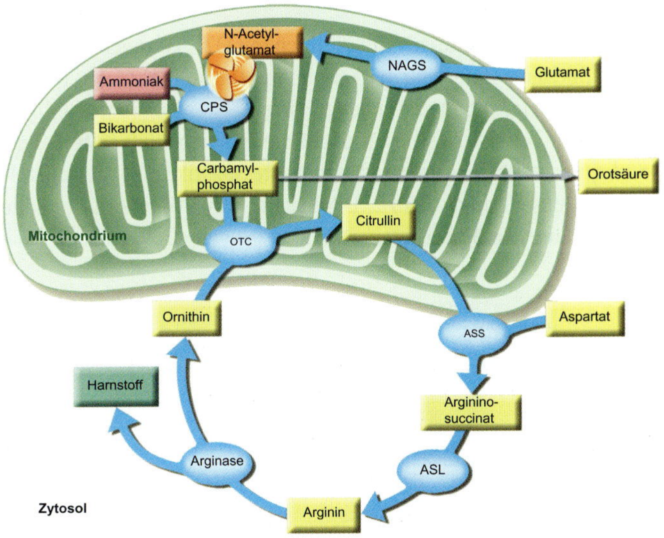

Abb. 7.11 Harnstoffzyklus (CPS = Carbamoylphosphat-Synthetase; NAGS = N-Acetylglutamat-Synthetase; OTC = Ornithin-Transcarbamylase; ASS = Argininosuccinat-Synthetase; ASL = Argininosuccinat-Lyase) [L238]

Tab. 7.6 Harnstoffzyklusdefekte

Defekt	Abkürzung	Gen	Synonym
Carbamoylphosphat-Synthetase	CPS	*CPS1*	
Ornithin-Transcarbamylase	OTC	*OTC*	
Argininosuccinat-Synthetase	ASS	*ASS*	Citrullinämie
Argininosuccinat-Lyase	ASL	*ASL*	Argininbernsteinsäurekrankheit
Arginase		*ARG1*	Hyperarginämie
N-Acetylglutamat-Synthetase	NAGS	*NAGS*	

wechselkrankheiten. Der OTC-Mangel ist der häufigste angeborene Defekt des Harnstoffzyklus.

Symptome Harnstoffzyklusdefekte können sich prinzipiell in jedem Lebensalter manifestieren.

- **Manifestation im Neugeborenenalter:** nach relativ kurzem unauffälligem Intervall ab dem 2. Lebenstag rasch progrediente Symptomatik mit Lethargie, Trinkschwäche, Erbrechen, Temperaturlabilität, Hyperventilation, Reflexverlust, Gerinnungsstörungen (**cave:** Gefahr der Hirnblutung!), Krampfanfällen und Enzephalopathie bis hin zum Koma.
- **Manifestation im Säuglings- und Kleinkindalter:** variable und weniger akute Symptomatik vor allem nach erhöhter exogener Eiweißzufuhr (z. B. Umstellung von Muttermilch auf Säuglingsnahrung) oder Katabolismus (z. B. Infekt, Impfung). Dazu gehören u. a.: Gedeihstörung, Nahrungsverweigerung, Erbrechen, Verhaltensauffälligkeiten, psychomotorische Retardierung, episodische Enzephalopathie mit Lethargie, Ataxie, zerebrale Anfälle (➤ Abb. 7.12).
- **Manifestation bei Jugendlichen und Erwachsenen:** Im Vordergrund steht eine chronische neurologische oder psychiatrische Symptomatik. Des Weiteren können dazu gehören: Verwirrtheitszustände (u. a. mit Agitation, Desorientiertheit), Psychose und rezidivierende Enzephalopathie mit Lethargie bei hoher Proteinzufuhr oder katabolen Stresssituationen (z. B. Infekt, Operation).

Bei heterozygoten Mädchen und Frauen mit OTC-Mangel ist das klinische Bild auch innerhalb der Familie variabel und u. a. vom Muster der X-Inaktivierung in der Leber abhängig.

Der sehr seltene Arginasemangel manifestiert sich selten akut, sondern ist eher durch eine progrediente Spastik mit Spitzfußstellung, Epilepsie und ab dem 2. Lebensjahr durch psychomotorische Retardierung charakterisiert.

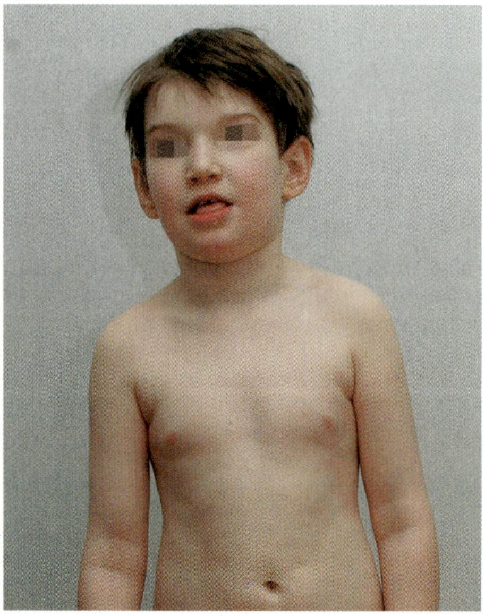

Abb. 7.12 7 Jahre alter Junge mit OTC-Mangel und psychomotorischer Retardierung [M552]

MERKE
Die Manifestation eines Harnstoffzyklusdefekts ist prinzipiell in jedem Alter möglich. Prädilektionsperioden sind vor allem das Neugeborenen- und das späte Säuglingsalter.

Diagnostik Laborchemisch ist die Hyperammonämie (Normwert bei Neugeborenen < 110 µmol/l; Normwert jenseits der Neugeborenenperiode 50–80 µmol/l) der wegweisende Parameter. Erhöhten Ammoniakwerten muss umgehend und ohne Zeitverzögerung nachgegangen werden, da gerade bei Neugeborenen der Krankheitsverlauf oft dramatisch ist und die Zeitspanne zwischen Erkrankungsbeginn und dem Auftreten bereits irreversibler ZNS-Schäden kurz ist.

MERKE
Eine Hyperammonämie beim Reifgeborenen > 200 µmol/l ist ein Notfall und erfordert eine umgehende Diagnostik und frühzeitige Therapieeinleitung!

Differenzialdiagnose bei Hyperammonämie

- Harnstoffzyklusdefekte
- Organoazidopathien
- Störungen des Transports und der Oxidation von Fettsäuren
- Glutamatdehydrogenase-Überaktivität (Hyperinsulinismus-Hyperammonämie-Syndrom)
- Lebererkrankungen/Leberfunktionsstörungen (z. B. konnatale Hepatitiden, Valproattherapie)
- Transitorische Hyperammonämie bei Früh- bzw. Neugeborenen

Weiterführende Diagnostik Die weiterführende Diagnostik umfasst Aminosäuren im Plasma (erhöhte Konzentration von Glutamin und in Abhängigkeit vom zugrunde liegenden Defekt erhöhte Konzentrationen vor und erniedrigte Konzentrationen bestimmter Aminosäuren hinter dem Enzymblock) und Orotsäure im Urin (erhöht bei allen Defekten außer beim CPS- und NAGS-Mangel). Zum Ausschluss einer Organoazidopathie bzw. Fettsäurenoxidationsstörung empfiehlt sich die Untersuchung der Acylcarnitine im Trockenblut und der organischen Säuren im Urin. Die Diagnose wird i. d. R. molekulargenetisch gesichert.

Therapie Die Notfalltherapie hat das Ziel, durch Herstellung einer anabolen Stoffwechselsituation und Detoxifikation die Ammoniakspiegel möglichst rasch ausreichend tief zu senken.

- **Notfalltherapie bei Hyperammonämie:**
  - Stopp der Zufuhr an exogenem Protein
  - Katabolismus durchbrechen durch hochkalorische Ernährung mit hoch dosierter Glukoseinfusion bei gleichzeitiger Insulininfusion; Fett nach Ausschluss einer Fettsäurenoxidationsstörung
  - Ausreichende Flüssigkeitszufuhr
  - Forcierte Diurese
  - Ersatz von Intermediaten des Harnstoffzyklus durch Aminosäurensubstitution mit L-Arginin (oder L-Citrullin)
  - Entgiftung durch Aktivierung alternativer Wege der Stickstoffelimination mit Phenylacetat oder -butyrat (bindet Glutamin unter Bildung von Phenylacetylglutamin, das renal aus-

geschieden wird) oder Natriumbenzoat (bindet Glycin unter Bildung von Hippursäure, die renal ausgeschieden wird)
- Intravenöse Gabe von L-Carnitin
- Extrakorporale Entgiftung (bei Ammoniakwerten > 400 µmol/l in Betracht ziehen; Hämodiafiltration bevorzugen, alternativ: Hämofiltration oder Hämodialyse)
- Spätestens 48 h nach Beginn der Notfalltherapie Wiedereinführung von Eiweiß (sonst Gefahr der Entwicklung eines Katabolismus aufgrund des Mangels an essenziellen Aminosäuren)
- Carbamylglutamat bei V. a. NAGS-Mangel und einigen Organoazidopathien

• **Dauertherapie von Harnstoffzyklusdefekten:** Patienten erhalten eine **lebenslange streng eiweißarme Diät** und z. T. eine **Proteinsubstitution** mit einer speziellen Mischung an essenziellen Aminosäuren bei ausreichender Energiezufuhr. Zur Aktivierung alternativer Wege zur Stickstoffelimination werden Phenylbutyrat und/oder Natriumbenzoat verabreicht. Als weitere Therapeutika werden eingesetzt: L-Arginin (Ausnahme: Patienten mit Arginasemangel erhalten kein Arginin) oder L-Citrullin (bei schwerem OTC-/CPS-Mangel), Carnitin (nur bei nachgewiesenem Mangel), Vitamin- und Spurenelementsupplementierung. Beim seltenen NAGS-Mangel und teilweise responsivem CPS1-Mangel besteht eine effektive Behandlungsmöglichkeit durch Gabe von Carbamylglutamat.

Die Therapie muss anhand des klinischen Verlaufs und geeigneter Laborparameter (u. a. Ammoniak, Aminosäuren im Plasma, Elektrolyte) streng überwacht werden, um die Diät und die Medikation anzupassen und auch um eine Überbehandlung (durch übersteigerte Eiweißrestriktion) zu vermeiden.

Eine therapeutische Alternative für einzelne Patienten mit schweren Harnstoffzyklusdefekten ist eine **orthotope Lebertransplantation.** Diese bedarf immer einer frühzeitigen und individuellen Abschätzung von Risiko und Prognose.

MERKE

Die Dauertherapie von Harnstoffzyklusdefekten muss lebenslang erfolgen. Diese umfasst u. a. eine eiweißarme Diät, Zufuhr einer speziellen Mischung an essenziellen Aminosäuren, die Aktivierung alternativer Wege zur Stickstoffelimination sowie je nach Defekt L-Arginin, L-Citrullin, Vitamin- und Spurenelement-Supplementierung bzw. Carbamylglutamat.

Prognose Die akute Manifestation mit schwerem Koma und Hyperammonämie im Neugeborenenalter ist i. d. R. mit einem hohen Risiko für die Entwicklung einer Behinderung mit schweren neurologischen Folgeschäden behaftet. Die Prognose eines Harnstoffzyklusdefekts verschlechtert sich z. T. dramatisch, je länger ein protrahiertes Koma mit ausgeprägter Hyperammonämie vor Beginn der spezifischen Therapie bestanden hat. Dabei sind sowohl die Höhe der Ammoniakkonzentration als auch die Dauer dieses Zustands von entscheidender Bedeutung. Die **5-Jahres-Mortalität von Kindern mit CPS- oder OTC-Mangel** beträgt selbst bei frühzeitiger Diagnose und erfolgreicher Therapie der initialen Stoffwechselkrise ca. **50 %,** während diese bei Kindern mit Citrullinämie oder Argininbernsteinsäurekrankheit bei ca. 10 % liegt. Bei der Dauertherapie ist wichtig zu beachten, dass auch bereits chronische milde Hyperammonämien die psychomotorische Entwicklung beeinträchtigen. Der Schweregrad der neurologischen Symptome von Patienten mit intermittierenden oder chronischen Verläufen, vor allem bei heterozygoten Mädchen oder Frauen mit OTC-Mangel, hängt von der klinischen Symptomatik zum Zeitpunkt der Diagnose und dem Beginn sowie der konsequenten Durchführung der spezifischen Therapie ab. Eine konsequente Therapieeinstellung kann das Fortschreiten neurologischer Symptome verhindern.

S3-Leitlinie Diagnostik und Therapie von Harnstoffzyklusstörungen. Stand: 31.5.2018, gültig bis 31.3.2023; https://register.awmf.org/de/leitlinien/detail/027-006

7.5.3 Organoazidopathien

Definition Störungen im Intermediärstoffwechsel, vor allem im Abbau der verzweigtkettigen Aminosäuren, bei denen sich charakteristische Carbonsäuren anstauen.

Epidemiologie Die Inzidenz der einzelnen Störungen ist sehr unterschiedlich; die Häufigkeit der gesamten Gruppe beträgt ca. 1 : 10.000.

Symptome Es werden drei Formen unterschieden:

• **Neonatale Form:** Manifestation in den ersten Lebenstagen, akutes Krankheitsbild im Sinne einer metabolischen Enzephalopathie mit Lethargie, Trinkschwäche, Erbrechen, Dehydratation, muskulärer Hypotonie bis hin zum Koma und Multiorganversagen.
• **Chronisch-intermittierende Form:** Vor allem im Rahmen von katabolen Stoffwechselsituationen kann es zu rezidivierenden Krisen mit Ketoazidose, Lethargie und neurologischen Symptomen kommen. Eine Manifestation ist bis hin zum Erwachsenenalter möglich. Betroffene Patienten sind im Intervall asymptomatisch.
• **Chronisch-progrediente Form:** Hierbei handelt es sich um eine Präsentation mit eher unspezifischer Symptomatik wie z. B. Gedeihstörung, Anorexie, chronischem Erbrechen, muskulärer Hypotonie, psychomotorischer Retardierung und rezidivierenden Infekten.

Propionazidurie

Definition Defekt der Propionyl-CoA-Carboxylase.

Ätiologie und Pathogenese Autosomal-rezessiv vererbter **Mangel an Propionyl-CoA-Carboxylase;** führt u. a. zur Akkumulation von Propionyl-CoA, das neben anderen Enzymen auch den Citrat- und den Harnstoffzyklus hemmt. Daraus resultiert eine metabolische Azidose mit sekundärem Laktatanstieg sowie Hyperammonämie. Die Hyperammonämie kann zu einem Hirnödem mit neurologischen Schäden führen.

Symptome Abhängig von der Manifestationsform (neonatal, chronisch-intermittierend oder chronisch-progredient [s. o.], ➤ Abb. 7.13). Laborchemisch finden sich neben einer typischen Ketoazidose mit Hyperammonämie häufig auch Blutbildveränderungen im Sinne einer Neutropenie, Thrombopenie oder Panzytopenie.

Diagnostik Organische Säuren im Urin (Propionsäure, Methylcitrat), Carnitinstatus, Acylcarnitine, Molekulargenetik (*PCCA*- und *PCCB*-Gene).

Therapie Die **akute Notfalltherapie** beinhaltet Maßnahmen zur Anabolisierung und Detoxifikation mit Stopp der Zufuhr von exogenem Eiweiß und hoch dosierter Infusion von Glukose mit gleichzeitiger Insulininfusion. Die Eliminierung toxischer Metaboliten erfolgt durch gesteigerte Diurese und intravenöse Gabe von L-Carnitin. Bei massiver Hyperammonämie bzw. Versagen der konservativen Therapie muss eine Hämofiltration durchgeführt werden. Die **Dauertherapie** beinhaltet neben der oralen Gabe von L-Carnitin eine lebenslange eiweißarme Diät mit einer speziellen Aminosäurenmischung (ohne Isoleucin, Valin, Methionin und Threonin).

Prognose Abhängig von der klinischen Verlaufsform und insbesondere von Ausmaß und Dauer der initialen Hyperammonämie. Häufigere Hyperammonämien gehen mit einem höheren Maß an mentaler Retardierung und extrapyramidalen Bewegungsstörungen einher. Zu den wichtigen Komplikationen gehört die Entwicklung einer Kardiomyopathie und/oder einer Pankreatitis.

MERKE
Die Prognose eines Patienten mit Propionazidurie ist vor allem vom Ausmaß, von der Dauer und der Frequenz der Hyperammonämien abhängig.

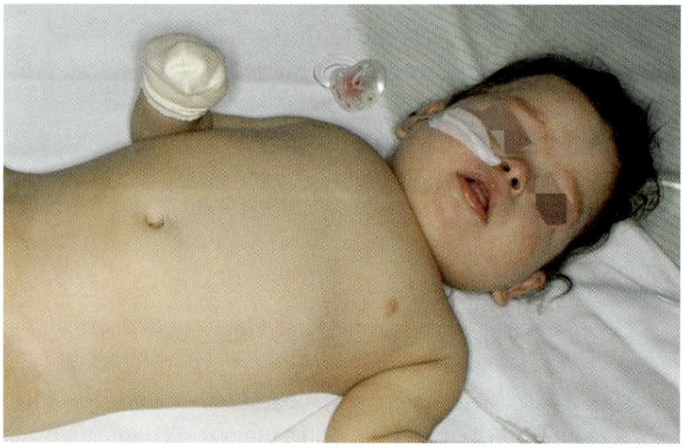

Abb. 7.13 11 Monate alter Säugling mit Propionazidurie [M552]

Methylmalonazidurie

Definition Defekt der Methylmalonyl-CoA-Mutase.

Ätiologie und Pathogenese Autosomal-rezessiv vererbter Mangel an Methylmalonyl-CoA-Mutase, einem Vitamin-B_{12}-abhängigen Enzym; führt u. a. zur Akkumulation von Methylmalonsäure. Folgen des Enzymdefekts sind u. a. eine metabolische Azidose mit sekundärem Laktatanstieg und eine Hyperammonämie. Die Hyperammonämie kann ein Hirnödem und damit auch eine Hirnschädigung verursachen.

Symptome Abhängig von der Manifestationsform (neonatal, chronisch-intermittierend oder chronisch-progredient, s. o.).

Diagnostik Organische Säuren im Urin (Methylmalonsäure), Carnitinstatus, Molekulargenetik (*MMUT*-Gen).

Therapie Notfall- und Dauertherapie wie bei der Propionazidurie. Einige Defekte mit Methylmalonazidurie lassen sich durch Zufuhr großer Mengen an Vitamin B_{12} positiv beeinflussen. Daher muss nach Diagnosestellung durch die parenterale Gabe von Hydroxycobalamin (1 mg/Tag i. m.) immer geprüft werden, ob eine Vitamin-B_{12}-abhängige Methylmalonazidurie vorliegt.

Prognose Abhängig von der klinischen Verlaufsform, vom Ansprechen auf Vitamin B_{12} und vom Ausmaß und von der Dauer der initialen Hyperammonämie. Zu den Komplikationen zählen u. a. Entwicklungsverzögerung, Osteoporose, Kardiomyopathie, Pankreatitis, Optikusatrophie, extrapyramidale Bewegungsstörungen, Entwicklung einer progredienten Niereninsuffizienz.

MERKE
Einige Störungen mit Methylmalonazidurie können mit hohen Dosen Vitamin B_{12} behandelt werden.

Isovalerianazidurie

Definition Autosomal-rezessiv vererbter Defekt im Abbau von Leucin, verursacht durch einen Mangel an Isovaleryl-CoA-Dehydrogenase.

Symptome Abhängig von der Manifestationsform (neonatal, chronisch-intermittierend oder chronisch-progredient, s. o.). Im Rahmen azidotischer Krisen kann ein intensiver Körpergeruch (nach Schweißfüßen) auftreten. Seit Einführung des erweiterten Neugeborenenscreenings ist ein milder, möglicherweise lebenslang asymptomatischer Phänotyp beschrieben, der mit einer bestimmten Mutation (c.932C > T) einhergeht.

Diagnostik Die Isovalerianazidurie gehört zu den im erweiterten Neugeborenenscreening erfassten Erkrankungen. Weiterführende Diagnostik: organische Säuren im Urin (Isovalerylglycin, 3-OH-Isovaleriansäure), Molekulargenetik (*IVD*-Gen).

Therapie Eiweißarme Diät und Gabe von L-Carnitin. Teilweise werden auch mehrfach tägliche Gaben von L-Glycin (bis 250 mg/kg KG/Tag) empfohlen. Bei akuten Entgleisungen Notfalltherapie mit intravenösen Gaben hoher Dosen von Glukose und L-Carnitin (s. o.).

Prognose Bei frühzeitiger Diagnose und konsequenter Therapie gut.

Glutarazidurie Typ I

Definition Autosomal-rezessiv vererbter **Defekt der Glutaryl-CoA-Dehydrogenase,** eines Enzyms, das am Lysin-, Hydroxylysin- und Tryptophanabbau beteiligt ist.

Symptome Makrozephalie (neuroradiologisch häufig frontotemporale Atrophie mit oder ohne Hygrome nachweisbar, ➤ Abb. 7.14), akute enzephalopathische Krise meist zwischen dem 6. und 18. Lebensmonat im Rahmen einer Katabolie, danach irreversible schwerste dyston-dyskinetische Bewegungsstörung.

Diagnostik Die Glutarazidurie Typ I gehört zu den im **erweiterten Neugeborenenscreening** erfassten Erkrankungen. Weiterführende Diagnostik: 3-OH-Glutarsäure und Glutarsäure im Urin, Mutationsanalytik (*GCDH*-Gen) und/oder GLDH-Enzymaktivität.

Therapie Lysinarme Diät bis zum 6. Lebensjahr, Aminosäurensupplementation mit lysinfreien, tryptophanreduzierten, arginin-angereicherten Aminosäuremischungen; ab dem 7. Lebensjahr altersadaptierte optimale Mischkost. Lebenslange Gabe von L-Carnitin. Im Fall von akuten Entgleisungen Notfalltherapie mit intravenösen Gaben hoher Dosen von Glukose und L-Carnitin. Wichtig ist vor allem die Vermeidung von enzephalopathischen Krisen, insbesondere in den ersten 6 Lebensjahren.

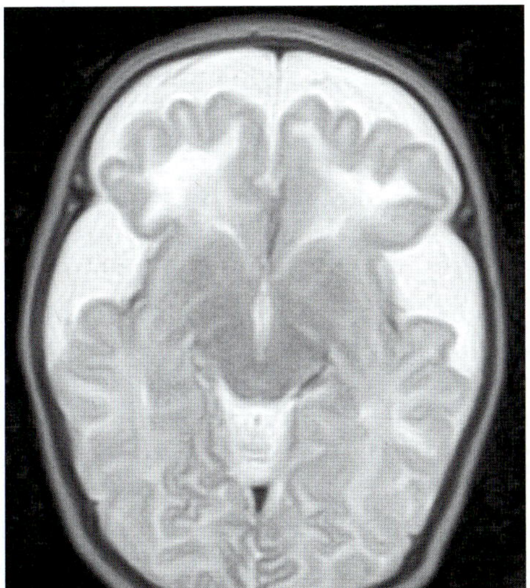

Abb. 7.14 MRT des Schädels, T2-gewichtet, eines 2 Monate alten Säuglings mit Glutarazidurie Typ I. Massive Erweiterung der äußeren Liquorräume beidseits frontal und temporal mit weit klaffenden Sylvins-Furchen. Erhöhte Signalintensität des frontalen Marklagers beidseits [M552]

Prognose Bei frühzeitiger Diagnose und Behandlung meist gut, wenn enzephalopathische Krise verhindert werden kann.

S3-Leitlinie Diagnostik, Therapie und Management der Glutarazidurie Typ I (Synonym: Glutaryl-CoA-Dehydrogenase-Defizienz). Stand: 3.5.2022, gültig bis 2.5.2027; https://register.awmf.org/de/leitlinien/detail/027-018

Biotinidasemangel

Definition Störung des Biotinstoffwechsels aufgrund eines Mangels an Biotinidase.

Ätiologie und Pathogenese Autosomal-rezessiv vererbter **Mangel an Biotinidase.** Dieses Enzym ist für die Bereitstellung von Biotin (Vitamin H) aus Biocytin und proteingebundenem Biotin von Bedeutung. Die Carboxylierungen von 3-Methylcrotonyl-CoA, Propionyl-CoA, Acetyl-CoA und Pyruvat sind biotinabhängig. Ein Mangel an Biotinidase führt u. a. zu Biotinmangel und somit zu entsprechenden Funktionsstörungen.

Symptome Zeitpunkt und Ausprägung der klinischen Symptomatik (➤ Tab. 7.7) sind abhängig vom Schweregrad des Enzymdefekts und von exogenen Faktoren wie z. B. der Ernährung. Der Biotinidasemangel wird meist erst im Verlauf von einigen Wochen bis Jahren klinisch symptomatisch.

Diagnostik Der Biotinidasemangel gehört zu den im Neugeborenenscreening erfassten Erkrankungen. Weiterführende Diagnostik: Enzymatik (Trockenblutkarte, Plasma), Molekulargenetik (*BTD*-Gen). Laborchemisch besteht während metabolischer Entgleisungen eine Azidose (metabolisch, überlagert von respiratorischer Azidose) bzw. Ketolaktatazidose.

Differenzialdiagnose Es müssen ein Holocarboxylase-Synthetase-Mangel bzw. ein erworbener Biotinidasemangel (z. B. verursacht durch Darmsterilisation oder Aufnahme großer Mengen an rohem Eiweiß) ausgeschlossen werden.

Tab. 7.7 Klinische Symptome des Biotinidasemangels

ZNS	Psychomotorische Retardierung, Lethargie, Ataxie, Muskelhypotonie, Krampfanfälle
Haut	Seborrhoische Dermatitis, Alopezie, Candidiasis
Augen	Keratokonjunktivitis, Optikusatrophie
Ohren	Schwerhörigkeit bis irreversibler Hörverlust
Lunge	Hyperventilation, Kußmaul-Atmung, Apnoe
Immunologie	Rezidivierende Infektionen

7

Therapie Orale Substitution mit 5–10 mg Biotin täglich.

Prognose Bei frühzeitiger Diagnose und Therapie sehr gut.

7.6 Mitochondriale Erkrankungen

Definition Klinisch, biochemisch und genetisch heterogene Erkrankungen, die auf Störungen des mitochondrialen Energiestoffwechsels beruhen.

Ätiologie und Pathogenese Den mitochondrialen Erkrankungen (Mitochondriopathien, Atmungskettendefekte, erbliche Laktatazidosen) liegt ein breites Spektrum an unterschiedlichen Vererbungsmodi zugrunde (Spontanmutationen, autosomal-rezessiv, autosomal-dominant, X-chromosomal oder maternal). Viele dieser Erkrankungen werden durch **nukleär kodierte Defekte** verursacht; einigen liegen **primäre Defekte der mitochondrialen DNA (mtDNA)** zugrunde. Bei Letzteren ist es von Bedeutung, dass mtDNA ausschließlich maternal vererbt wird. Mütter von betroffenen Patienten können daher häufig Symptome wie Schwerhörigkeit oder auch neuroradiologische Veränderungen in allerdings geringer Ausprägung aufweisen. Defekte Mitochondrien werden in Abhängigkeit von vorliegenden Mutationen entweder zufällig auf die neuen Zellen verteilt oder positiv bzw. negativ selektioniert. Da der Anteil defekter Mitochondrien innerhalb und zwischen einzelnen Geweben daher oft unterschiedlich ist, kann dies wechselnde Symptome und unterschiedliche Krankheitsverläufe verursachen. Auch innerhalb einer Familie können sowohl Genotyp als auch Phänotyp völlig unterschiedlich sein. Das Wiederholungsrisiko einer maternal vererbten mitochondrialen Erkrankung kann bis zu 100 % betragen.

Bei mitochondrialen Erkrankungen sind Enzyme bzw. Komplexe gestört, die direkt an der Energiegewinnung durch oxidative Phosphorylierung beteiligt sind. Betroffen sind vor allem der **Pyruvatdehydrogenase-Komplex,** der **Citratzyklus,** die **Atmungskette** und die **ATP-Synthase.** Pathogenetisch bedeutsam ist der intrazelluläre Energiemangel, der vor allem energieabhängige Gewebe wie Gehirn, Skelettmuskel, Herz und Retina betrifft und u. a. eine Freisetzung bzw. Akkumulation von freien Radikalen verursacht. Der Nachweis von „ragged red fibers" im Muskelgewebe, die durch eine abnorme Proliferation von Mitochondrien entstehen, ist pathognomonisch, lässt sich jedoch besonders im Kindesalter nicht obligat führen.

Epidemiologie Die Inzidenz aller mitochondrialen Erkrankungen wird auf mindestens 1 : 5.000 geschätzt.

Symptome Mitochondriale Erkrankungen können sich in jedem Lebensalter manifestieren. **Atmungskettendefekte** werden jedoch häufig innerhalb der ersten 5 Lebensjahre symptomatisch, während sich **Störungen der mtDNA** nur in ca. 5–10 % aller Fälle im Kindesalter und meist erst später im Jugendlichen- bzw. Erwachsenenalter manifestieren. Ein Charakteristikum der mitochondrialen Erkrankungen ist das Auftreten von multiplen Symptomen verschiedener Organsysteme (Multisystemerkrankung, ➤ Tab. 7.8).

Tab. 7.8 Auswahl klinischer Symptome im Rahmen mitochondrialer Erkrankungen

Organsystem	Klinische Symptome
ZNS	Psychomotorische Retardierung, Verlust erworbener Fähigkeiten, schlaganfallähnliche Episoden, Migräne, zerebrale Krampfanfälle, Pyramidenbahnzeichen, extrapyramidale Zeichen, Ataxie u. a.
Muskulatur	Muskuläre Hypotonie/Hypertonie, progrediente externe Ophthalmoplegie, Ptosis, Belastungsintoleranz, Rhabdomyolyse
Hämatologisches System	Anämie, Neutropenie, Thrombopenie, Panzytopenie
Endokrinium	Kleinwuchs, Pubertas tarda, Diabetes mellitus, Diabetes insipidus
Herz	Kardiomyopathie, Reizleitungsstörungen
Nieren	Fanconi-Syndrom, fokal-segmentale Glomerulosklerose, interstitielle Nephritis, Niereninsuffizienz
Leber	Hepatopathie
Darm	Durchfall, Pseudoobstruktion
Pankreas	Exokrine Pankreasinsuffizienz
Auge	Katarakt, Retinopathie, Optikusatrophie
Ohr	Innenohrschwerhörigkeit, Taubheit

In Analogie zur Variabilität der klinischen Symptome und des Manifestationsalters weisen die mitochondrialen Erkrankungen bezüglich Progressionsgeschwindigkeit und Prognose ein heterogenes Spektrum auf.

Einteilung Aufgrund der Vielschichtigkeit der klinischen Präsentationen und Überschneidungen der molekularen Grundlagen und Ursachen ist eine allgemein befriedigende klinische, biochemische und genetische Klassifikation und Gruppierung mitochondrialer Erkrankungen nicht möglich.

Syndrome bei mitochondrialen Erkrankungen

Bestimmte gehäuft beobachtete Symptomkonstellationen werden als Syndrome zusammengefasst (➤ Tab. 7.9).

Diagnostik Laktat im Blut (im Tagesverlauf, mehrfach prä- und postprandial). **Erhöhte Konzentrationen von Laktat** sind der primäre Leitbefund erblicher Störungen mitochondrialer Erkrankungen. Daher sollte Laktat wiederholt im Blut (Norm < 2,1 mmol/l) und Liquor (Norm < 1,8 mmol/l) gemessen werden. Die Blutentnahme zur Laktatbestimmung muss ungestaut aus einer Vene (z. B. Kopf) oder Arterie beim ruhigen Kind erfolgen, da durch eine falsche Abnahmetechnik falsch hohe Laktatwerte gemessen werden können. **Sekundäre Laktaterhöhungen** finden sich z. B. beim Vorliegen von Sepsis, Schock oder Krampfanfall.

MERKE
Leitsymptom mitochondrialer Erkrankungen ist häufig eine Hyperlaktatämie.
Cave: Normale Laktatwerte schließen eine mitochondriale Erkrankung jedoch nicht aus!

Tab. 7.9 Auswahl von Syndromen aus dem Formenkreis mitochondrialer Erkrankungen

Syndrom	Klinische Symptome (Auswahl)	Alter bei Beginn	Diagnosesicherung
Leigh	Subakut nekrotisierende Enzephalomyelopathie, progredienter Verlauf, psychomotorische Retardierung, muskuläre Hypotonie, Hirnstammdysfunktionen, Ataxie, Pyramidenbahnzeichen, symmetrische Nekrosen in Basalganglien, Kleinhirn, Hirnstamm und periventrikulär, typischer MRT-Befund	meist Säuglingsalter	Kandidatengenanalyse (> 75 verschiedene Gene bekannt), ggf. Exomsequenzierung
Kearns-Sayre (KSS)	Chronisch-progressive externe Ophthalmoplegie; Retinopathie, Ptosis, Taubheit, ggf. Multisystemerkrankung	5–30 J.	Mutationsanalytik der mtDNA
MELAS	Enzephalomyopathie, Laktatazidose, schlaganfallähnliche Episoden, Kleinwuchs, Migräne, Diabetes mellitus, im MRT schlaganfallähnliche Läsionen	5–15 J.	Mutationsanalytik der mtDNA
MERRF	Myoklonusepilepsie mit „ragged red fibers", Enzephalomyopathie, Neuropathie, progrediente Demenz	5–15 J.	Mutationsanalytik der mtDNA
MNGIE	Myoneurogastrointestinale Enzephalopathie, Episoden mit intestinaler Pseudoobstruktion, Neuropathie, Myopathie, typische MRT-Veränderungen	5–15 J.	Biochemie (Thymidin-Phosphorylase), Mutationsanalytik (ECGF1)
NARP	Neuropathie, Ataxie, Retinitis pigmentosa	5–30 J.	Mutationsanalytik der mtDNA
Barth	Dilatative Kardiomyopathie, Neutropenie, Gedeihstörung	neonatal	Kandidatengenanalyse (TAZ)
mtDNA-Depletion	Dystrophie, Gedeihstörung, gastroösophagealer Reflux, Hypoglykämie, Hepatopathie, Myoklonusepilepsie, Ataxie, Enzephalopathie, infektassoziierte Verschlechterung	neonatal bis 2 J.	Quantifizierung von mtDNA in betroffenen Geweben, Mutationsanalytik
Pearson	Anämie, Panzytopenie, exokrine Pankreasinsuffizienz, Hepatopathie, Gedeihstörung	1. Lj.	Mutationsanalytik der mtDNA
Alpers	Progressive neuronale Degeneration, Hepatopathie	1–4 J.	Kandidatengenanalyse (POLG)
LHON	Hereditäre Optikusneuroretinopathie (Leber), schmerzloser Sehverlust	12–30 J.	Mutationsanalytik der mtDNA

J.: Jahre; Lj.: Lebensjahr

Zur weiteren **Labordiagnostik** zählen: Aminosäuren im Plasma, Pyruvat und Ketonkörper (nur in besonderen Fällen), ggf. Glukosebelastung mit Bestimmung von Laktat, Glukose, Säure-Basen-Status (nur bei zuvor normalen Laktatwerten). **Neuroradiologische Untersuchungen** des Gehirns (z. B. MRT, ggf. MR-Spektroskopie, CT). **Muskelbiopsie** (Histologie, Elektronenmikroskopie, Enzymhistochemie, Immunhistochemie, Messung der Enzymaktivitäten, wenn möglich in frischem Gewebe). Molekulargenetik (Kandidatengen- oder Exom- bzw. Genomsequenzierung).

Therapie Die Möglichkeiten zur Therapie mitochondrialer Erkrankungen sind begrenzt. Eine spezifische Therapie existiert nur für wenige und seltene Defekte (z. B. primäre Coenzym-Q_{10}-Biosynthesedefekte oder Störungen im Thiaminstoffwechsel). In sehr vielen Fällen ist lediglich eine symptomatische Therapie möglich. Dazu gehören u. a.:

- Allgemeine Maßnahmen: ausreichende Zufuhr von Flüssigkeit, Energie und Elektrolyten mit mäßiger Zufuhr von Glukose, zusätzlich Gabe von Fett, konsequente Antipyrese, Vermeidung von Medikamenten, welche die Atmungskette hemmen (z. B. Valproat)
- Azidosebehandlung: Na-Bikarbonat; bei hohem Natrium: THAM-Puffer; Ultima Ratio: Dichloroacetat (senkt die Laktatwerte, jedoch fraglicher klinischer Nutzen), Dialyse
- Therapieversuche zur Beeinflussung des Intermediärstoffwechsels, z. B. mittels Coenzym Q_{10}, Idebenon, Thiamin, Riboflavin, L-Carnitin und Kreatinin
- Ketogene Diät: kann z. B. bei Defekten der Pyruvatdehydrogenase versuchsweise in Abwägung der Schwere des Krankheitsverlaufs zeitlich limitiert evaluiert werden

CAVE

Bei Defekten der Pyruvatdehydrogenase und der Atmungskette kann es durch Zufuhr größerer Mengen an Glukose zu krisenhaften Verschlechterungen kommen!

Prognose Diese ist u. a. abhängig vom Manifestationsalter, Ausprägungsgrad der klinischen Symptomatik und Progressionsgrad. Häufig ist die Symptomatik rasch progredient. Das klinische Erscheinungsbild ist sehr variabel. Selbst innerhalb einer Familie mit gleichem Genotyp kann die Krankheit, speziell im Kindesalter, sehr unterschiedlich verlaufen. Daher ist die individuelle Prognose kaum vorhersehbar. Für jeden Patienten ist ein individuelles Betreuungsregime zu planen und das weitere Vorgehen bzw. die Einschätzung in regelmäßigen Beratungsgesprächen mit den Eltern neu zu erörtern.

7.7 Störungen des Transports und der Oxidation von Fettsäuren

Definition Es handelt sich um Enzym- bzw. Transporterdefekte, die mit einer Verminderung des Abbaus kurz-, mittel- oder langkettiger Fettsäuren einhergehen.

Ätiologie und Pathogenese Sämtliche Defekte werden autosomal-rezessiv vererbt. Durch den jeweiligen Defekt stauen sich charakteristische Stoffwechselzwischenprodukte in den Zellen und im Blut an, die **toxische Wirkungen auf die Funktion von Gehirn, Muskulatur und Leber** haben. Darüber hinaus ist die Energiegewinnung aus Fettsäuren gestört, was sich vor allem während längerer Fastenperioden oder starker körperlicher Beanspruchung bemerkbar macht.

Einteilung ➢ Tab. 7.10.

Symptome Störungen des Transports und der Oxidation von Fettsäuren sind durch eine große klinische Variabilität gekennzeichnet. Während kataboler Zustände (z. B. verlängerte Fastenperioden, Infektionen, Operationen) kann es vor allem im Säuglingsalter zu typischen **hypoketotisch-hypoglykämischen komatösen Episoden, Leberfunktionsstörungen** und (milder) **Hyperammonämie** kommen. Speziell bei Störungen der Oxidation von langkettigen Fettsäuren können sich eine schwere neonatale **Laktatazidose, Kardiomyopathie** und **Hepatopathie** entwickeln (➢ Tab. 7.11). Milde Störungen können sich auf die Skelettmuskulatur beschränken und im Jugend- bzw. Erwachsenenalter zu chronischer Muskelschwäche, Schmerzen oder rezidivierender Rhabdomyolyse bzw. Kardiomyopathie führen.

Tab. 7.10 Einteilung der Störungen des Transports und der Oxidation von Fettsäuren

Störungen des Carnitinzyklus	Carnitintransportermangel (primärer Carnitinmangel)
	Carnitin-Palmitoyl-Transferase-I-Mangel (CPT1-Mangel)
	Carnitin/Acylcarnitin-Translocase-Mangel (CACT-Mangel)
	Carnitin-Palmitoyl-Transferase-II-Mangel (CPT2-Mangel)
Störungen der mitochondrialen β-Oxidation von Fettsäuren	Short-Chain-Acyl-CoA-Dehydrogenase-Mangel (SCAD-Mangel)
	Medium-Chain-Acyl-CoA-Dehydrogenase-Mangel (MCAD-Mangel)
	Very-Long-Chain-Acyl-CoA-Dehydrogenase-Mangel (VLCAD-Mangel)
	Long-Chain-3-Hydroxy-Acyl-CoA-Dehydrogenase-Mangel (LCHAD-Mangel), Defekt des mitochondrialen trifunktionalen Proteins (mTFP)
	Short-Chain-Hydroxy-Acyl-CoA-Dehydrogenase-Mangel (SCHAD-Mangel)
	Multipler Acyl-CoA-Dehydrogenase-Mangel (MADD-Mangel) bzw. Glutarazidurie Typ II (GA II)

Tab. 7.11 Charakteristische klinische Befunde bei Defekten des Transports und der Oxidation von Fettsäuren

Störungen des Carnitinzyklus	
Carnitintransportermangel (primärer Carnitinmangel)	Progressive Kardiomyopathie, akutes Herzversagen, Hepatopathie, Muskelschwäche, Koma
CPT1-Mangel	Ausgeprägte Hepatopathie, keine (Kardio-)Myopathie, renale tubuläre Azidose
CACT-Mangel	Schwere Kardiomyopathie, Arrhythmien, Hepatopathie
CPT2-Mangel	Kardiomyopathie, Hepatopathie, Koma bis hin zum Tod Milde Form (> 15 Jahre): episodische Muskelschwäche, Rhabdomyolyse (bei Belastung oder Fieber)
Störungen der mitochondrialen β-Oxidation von Fettsäuren	
SCAD-Mangel	Progrediente psychomotorische Retardierung, muskuläre Hypotonie, Myopathie (bei älteren Patienten)
MCAD-Mangel	Intoleranz gegenüber Fasten und Erbrechen, Hypoglykämie, Reye-ähnliche Symptomatik, Hepatomegalie, Krampfanfälle, Lethargie, Koma und Herzstillstand, oft foudroyante Entgleisungen, z.T. im Rahmen von banalen Erkrankungen, nach Operationen
VLCAD-Mangel	Verschiedene Manifestationsformen: Kardiomyopathie, Hepatopathie, muskuläre Symptomatik (z.B. Belastungsintoleranz, Rhabdomyolyse)
LCHAD-Mangel	Kardiomyopathie, Hepatopathie, muskuläre Hypotonie, Neuropathie, Retinopathie, rezidivierende Rhabdomyolysen
SCHAD-Mangel	Hyperinsulinämische Hypoglykämien
MADD-Mangel bzw. Glutarazidurie Typ II (GA II)	Fehlbildungen (ZNS, Gesicht), Zystennieren, Reye-Syndrom, progrediente Enzephalopathie, Epilepsie, (Kardio-)Myopathie; bei neonatalem Beginn meist letal in den ersten Lebensmonaten

Diagnostik Die Primärdiagnostik von Störungen der Fettsäurenoxidation stellt heute die **Bestimmung von freiem Carnitin und Acylcarnitinen im Plasma mit der Tandem-Massenspektrometrie** dar (Neugeborenenscreening aus Trockenblut). Diese Methode gibt in vielen Fällen bereits wichtige Hinweise auf das Vorliegen der Erkrankung. Die Diagnosesicherung erfolgt i. d. R. durch molekulargenetische Untersuchungen.

Therapie und Prognose Fettsäurenoxidationsstörungen weisen durch die krisenhafte Entwicklung eines fasteninduzierten Komas ein hohes Mortalitäts- und Morbiditätsrisiko auf. Bei frühzeitiger Diagnose und Therapie besteht andererseits für die meisten Erkrankungen eine gute Prognose. Ausgenommen davon sind sehr schwer verlaufende Defekte der langkettigen Fettsäurenoxidation, bei denen die sich entwickelnde Kardiomyopathie häufig die Lebenserwartung limitiert. Die Therapie zielt darauf ab, fasteninduzierte

Stresszustände durch eine angepasste Ernährung zu vermeiden. Fastenintervalle sollten je nach Lebensalter ca. 12 h nicht überschreiten. Insbesondere bei interkurrenten Infektionen, banalen Erkrankungen oder auch nach Operationen kann eine **kontinuierliche kohlenhydratreiche Sondenernährung** indiziert sein. **Metabolische Entgleisungen** erfordern eine sofortige Infusion von Glukose, wobei ein Glukosespiegel > 5,5 mmol/l anzustreben ist. Eine **hoch dosierte Substitution mit L-Carnitin** (100 mg/kg KG) ist für Kinder mit primärem systemischem Carnitinmangel lebensrettend (Arrhythmien), während ihr Erfolg bei anderen Fettsäurenoxidationsstörungen mit sekundärem Carnitinmangel kontrovers diskutiert wird. Eine Lipidinfusion muss vermieden werden. Bei gesicherten Störungen der Oxidation langkettiger Fettsäuren können **mittelkettige Triglyzeride** (MCT) verabreicht werden.

Beispielhaft werden der Carnitintransportermangel und der Medium-Chain-Acyl-CoA-Dehydrogenase-Mangel ausführlicher besprochen.

Carnitintransportermangel (primärer Carnitinmangel)

Ätiologie und Pathogenese Ursache dieser eher seltenen Erkrankung sind **Mutationen im Carnitintransporter der Plasmamembran: OCTN2.** Sie führen zu einer mangelnden Aufnahme von Carnitin in das Zytoplasma von Herz- und Skelettmuskelzelle. Carnitin kann im Nierentubulus nicht mehr rückresorbiert werden und wird mit dem Urin ausgeschieden; dies bewirkt einen zunehmendem Carnitinverlust und systemischen Carnitinmangel.

Als **sekundären Carnitinmangel** hingegen bezeichnet man Zustände, bei denen Carnitin im Gefolge anderer Erkrankungen erniedrigt ist. In der Regel fallen bei diesen Erkrankungen Metaboliten an, die mit freiem Carnitin zu Carnitinestern reagieren können. Sekundäre Carnitinmangelzustände sind bei Organoazidopathien (➤ Kap. 7.5.3) sowie als Folge bestimmter Behandlungsformen (z. B. Valproattherapie, Dialyse) oder bei Malnutrition beschrieben.

Symptome Meist kommt es bei schwerer Ausprägung bereits in den ersten Lebensmonaten bzw. Lebensjahren zu einer progressiven Kardiomyopathie, Arrhythmien, Herzversagen, Hepatopathie, Muskelschwäche, Koma bis hin zum plötzlichen Tod.

Diagnostik Gesamt-Carnitin und einzelne Acylcarnitine im Plasma extrem niedrig (< 5–10 % der Norm), Molekulargenetik (*SLC22A5*-Gen), Neugeborenenscreening. DD maternaler Carnitinmangel, z. B. bei veganer Ernährung.

Therapie Carnitin hoch dosiert (100–300 mg/kg KG/Tag). Mögliche Nebenwirkung: Fischgeruch bei sehr hoher Dosierung.

Prognose Bei frühzeitiger Diagnose und Therapie gut.

Medium-Chain-Acyl-CoA-Dehydrogenase-Mangel

Definition Ursächlich ist ein Mangel an Medium-Chain-Acyl-CoA-Dehydrogenase (MCAD).

Ätiologie Verminderte Oxidation von mittelkettigen Fettsäuren aufgrund einer Mutation im *ACADM*-Gen. Es kann bei längeren Nüchternperioden und/oder im Rahmen von Infektionen oder Operationen zu krisenhaften hypoketotischen Hypoglykämien kommen.

Epidemiologie Dieser **häufigste Defekt der β-Oxidation** tritt in europäischen und nordamerikanischen Ländern infolge von „Founder"-Effekten in unterschiedlicher Frequenz auf (Inzidenz bis zu 1 : 6.000). Mit bis zu 90 % ist die Mutation p.K304E in der kaukasischen Bevölkerung am häufigsten.

MERKE
Der MCAD-Mangel ist der häufigste angeborene Defekt der Oxidation von Fettsäuren.

Symptome Manifestationsalter i. d. R. zwischen 4 Monaten und 3 Jahren, vereinzelt auch spätere Manifestationen möglich. Klinisch steht die **hepatische Störung der Ketogenese** im Vordergrund, charakterisiert durch **Intoleranz gegenüber Fasten und Erbrechen.** Es kann zu Hypoglykämie, Krampfanfällen, Koma und Herzstillstand kommen. Entgleisungen verlaufen oft foudroyant, z. T. im Rahmen von banalen Erkrankungen oder nach Operationen. Es existiert eine milde Variante mit fraglicher klinischer Bedeutung.

Diagnostik Charakteristisches Acylcarnitinprofil im Plasma. Nachweis im erweiterten Neugeborenenscreening möglich. Molekulargenetik, ggf. Enzymatik.

Therapie Vermeiden von Fastenperioden. Carnitingabe evtl. nur bei nachgewiesenem Mangel. Hoch dosierte Glukoseinfusion als Notfalltherapie.

Prognose Bei frühzeitiger Diagnose sehr gut; im Rahmen einer ersten Krise, bei zuvor nicht bekannter Erkrankung, in bis zu 25 % der Fälle letaler Verlauf bzw. oft neurologische Residualschäden.

7.8 Störungen der Kreatinsynthese

Definition Genetisch bedingte Störungen des Kreatinstoffwechsels. Autosomal-rezessiver Erbgang, Ausnahme: Kreatintransporter(CrT)-Mangel: X-chromosomal.

Ätiologie und Pathogenese Kreatin wird in einem zweistufigen Prozess mittels Arginin-Glycin-Amidinotransferase (AGAT) und Guanidinoacetat-Methyltransferase (GAMT) synthetisiert. Ein Kreatintransporter (CrT) ist für die Aufnahme von Kreatin in Gehirn und Muskel notwendig. Ein Mangel eines der beteiligten Enzyme oder des Transporters für Kreatin führt zu einem Mangel an Kreatin, vor allem im Gehirn.

Guanidinoacetat-Methyltransferase-Mangel (GAMT-Mangel)

Symptome Psychomotorische Retardierung, Autismus, therapieresistente Epilepsie, dyston-dyskinetische Bewegungsstörungen.

Diagnostik Guanidinoacetat (Plasma, Urin, Liquor) erhöht, Kreatin/Kreatinin im Urin erniedrigt, Nachweis eines zerebralen Kreatinmangels mittels MR-Spektroskopie des Gehirns, Molekulargenetik *(GAMT*-Gen).

Therapie Hoch dosierte **orale Gabe von Kreatin,** kombiniert mit einer **Supplementation von Ornithin und/oder einer diätetischen Restriktion von Arginin** (Ziel: hohe intrazerebrale Konzentration von Kreatin und Reduktion des akkumulierenden Guanidinoacetats, da dies potenziell epileptogen wirksam ist).

Prognose Diese Kombinationstherapie kann zu einer Besserung der neurologischen Symptome, insbesondere der zerebralen Krampfaktivität, führen. Ein möglichst früher Therapiebeginn kann die Prognose deutlich bessern.

Arginin-Glycin-Amidinotransferase-Mangel (AGAT-Mangel)

Symptome Psychomotorische Retardierung.

Diagnostik Guanidinoacetat (Plasma, Urin) erniedrigt, Kreatin/Kreatinin im Urin kann erniedrigt, aber auch normal sein. Molekulargenetik *(AGAT*-Gen).

Therapie Orale Gabe von Kreatin.

Prognose Unter Therapie kann es zu einer Besserung von neurologischen Funktionen (z. B. Feinmotorik) kommen.

7

Kreatintransporter-Mangel (CrT-Mangel)

Symptome Psychomotorische Retardierung mit oder ohne i. d. R. milder Epilepsie, Sprachentwicklungsverzögerung. Bei Mädchen mildere Symptomatik, oft nur Lernbehinderung und/oder Verhaltensauffälligkeiten.

Diagnostik Nachweis von erniedrigtem Kreatin mittels MR-Spektroskopie im Gehirn. Die Konzentration von Kreatin (Plasma, Urin) ist erhöht, die von Guanidinoacetat (Plasma, Urin) normal, Molekulargenetik *(SLC6A8*-Gen).

Therapie Bei Hemizygotie existiert keine effektive Behandlung. Bei symptomatischen Heterozygoten: Versuch einer hoch dosierten Gabe von Kreatin zusammen mit L-Arginin und Glycin.

Prognose Wegen fehlender effektiver Therapie schlecht.

7.9 Lysosomale Stoffwechselerkrankungen

Definition Genetische Defekte lysosomaler Enzyme.

Epidemiologie Die Gesamtinzidenz beträgt ca. 1 : 7.500.

Ätiologie und Pathogenese Lysosomen dienen dem **intrazellulären Abbau von kleinen bis sehr großen Substraten.** Genetische Defekte, die eine Funktionseinschränkung von lysosomalen Enzymen verursachen, führen zur intralysosomalen Akkumulation von unvollständig abgebauten Substraten und zu einer Funktionsstörung betroffener Zellsysteme (z. B. Bindegewebe, Leber, Milz, Knorpel, Knochen, Nervensystem). Durch die z. T. massive Substratspeicherung kommt es zum „Anschwellen" von Zellen und damit auch von ganzen Organen bzw. Geweben.

7.9.1 Mukopolysaccharidosen

Definition Angeborene Störungen im Abbau von Glykosaminoglykanen (GAG, früher als Mukopolysaccharide bezeichnet).

Ätiologie und Pathogenese Alle **Mukopolysaccharidosen (MPS)** werden autosomal-rezessiv vererbt (Ausnahme: MPS Typ II Hunter: X-chromosomal). Die resultierenden lysosomalen Enzymdefekte führen zu einem unvollständigen Abbau und zur Speicherung von sauren Mukopolysacchariden in mesenchymalen, viszeralen und neuralen Geweben.

Epidemiologie Die Inzidenz des MPS-Typs I (Hurler), der schwersten Form der Mukopolysaccharidosen, beträgt etwa 1 : 100.000. In Deutschland ist der Typ III mit einer geschätzten Inzidenz von 1 : 60.000 am häufigsten.

Symptome Betroffene Kinder sind bei Geburt meist unauffällig. Die Symptome können bei den unterschiedlichen Formen sehr ähnlich sein (➤ Tab. 7.12).

Typische Symptome von Mukopolysaccharidosen können sein:

- Skelettdeformitäten (➤ Abb. 7.15)
- Vergröberte Fazies
- Makroglossie
- Gingivahyperplasie
- Skelettale Entwicklungsstörungen (Dysostosis multiplex)
- Kontrakturen
- Hepato(spleno)megalie
- Progrediente psychomotorische Retardierung
- Verlust erworbener Fähigkeiten
- Hornhauttrübung
- Taubheit
- Hernien
- Rezidivierende Atemwegsinfekte
- Psychische Alterationen, Verhaltensstörungen, Demenz (MPS Typ III)
- Gelenkkontrakturen

MERKE

Alle Mukopolysaccharidosen werden autosomal-rezessiv vererbt. Ausnahme: MPS Typ II (Hunter): X-chromosomal.

Diagnostik GAG-Ausscheidung im Urin, GAG-Elektrophorese, Molekulargenetik.

Tab. 7.12 Übersicht Mukopolysaccharidosen

MPS-Typ	Besonderheiten	Enzymdefekt
I (Hurler, Typ I-H; Scheie, Typ I-S, früher Typ V)	• Hurler: schwerer Verlauf, mentale Retardierung, eingeschränkte Lebenserwartung • Scheie: milder Verlauf, normale Intelligenz	α-L-Iduronidase
II (Hunter)	Keine Hornhauttrübung, obstruktive und restriktive Lungenfunktionsstörungen. Weibliche Personen: i. d. R. asymptomatisch	Iduronat-2-Sulfatase
III (Sanfilippo)	Geringe Dysmorphien, normale Größe, Verhaltensstörungen, extreme Hyperaktivität, progrediente Entwicklungs- und Sprachentwicklungsverzögerung, Neurodegeneration, im Verlauf Tetraspastik	Defekter Abbau von Heparansulfat (vier Typen A–D)
IV (Morquio)	Normale Intelligenz, Kleinwuchs, schwere Skelettdeformitäten	Defekter Abbau von Keratansulfat (zwei Typen A und B)
VI (Maroteaux-Lamy)	Normale Intelligenz, ausgeprägte Skelettdeformitäten	Arylsulfatase B
VII (Sly)	Variables klinisches Spektrum, Dysostosis multiplex, Organomegalie	β-Glucuronidase
IX (Natowicz)	Kleinwuchs, periartikuläre Weichteilschwellungen, normale Intelligenz	Hyaluronidase

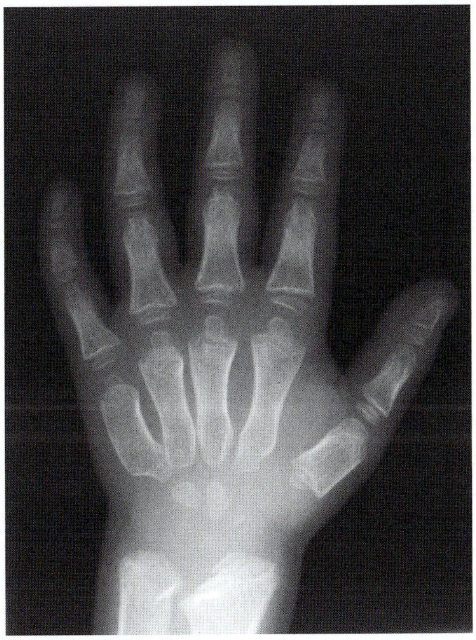

Abb. 7.15 Röntgenaufnahme der linken Hand eines 5 Jahre alten Mädchens mit Dysostosis multiplex bei Mukopolysaccharidose Typ VI (Maroteaux-Lamy). Typisch proximal „angespitzte" Metakarpalia II–V, deformierte, verkürzte distale Metaphysen von Radius und Ulna sowie kleine dysplastische Karpalia. Retardierte Skelettentwicklung bei einem Skelettalter von 2 Jahren [M552]

CAVE

Globale Suchtests (GAG-Ausscheidung im Urin) fallen bei MPS Typ III und IV nicht immer positiv aus. Bei klinischem Verdacht muss weitere Diagnostik erfolgen.

Therapie Für MPS Typ I (Laronidase), II (Idursulfase), IV A (Elosulfase alfa) und VI (Galsulfase) steht eine intravenöse Enzymersatztherapie zur Verfügung, die keinen Einfluss auf zerebrale Symptome hat. Bei jungen Kindern mit MPS Typ I sollte vor Ausprägung schwerer neurologischer Symptome eine hämatopoetische Stammzelltransplantation (HSCT) erwogen werden, da diese die kognitive Regression verhindern kann.

Prognose Abhängig vom Typ und bei den entsprechenden MPS-Typen vom Zeitpunkt des Beginns einer Enzymersatztherapie.

7.9.2 Oligosaccharidosen

Definition Gestörter Abbau von Oligosacchariden.

Ätiologie Autosomal-rezessiv vererbte Defekte mit Störung des Glykoproteinstoffwechsels.

Symptome ➤ Tab. 7.13.

Diagnostik Oligosaccharide im Urin, Enzymdiagnostik (Leukozyten, Fibroblasten), Molekulargenetik.

Therapie Symptomatisch. Enzymersatztherapie für α-Mannosidose (Velmanase alfa) zur Behandlung nichtneurologischer Manifestationen bei leichter bis mittelschwerer Form.

Prognose Je nach dem Schweregrad der zugrunde liegenden Mutation sehr variabel.

7.9.3 Sphingolipidosen

Definition Gruppe von lysosomalen Speicherkrankheiten mit intrazellulärer Akkumulation von Glykolipiden aufgrund eines genetisch bedingten Enzymdefekts.

Tab. 7.13 Übersicht Oligosaccharidosen

Typ	Klinische Symptome	Enzymdefekt
α-Mannosidose	Progrediente psychomotorische Retardierung, Taubheit, Makrozephalus, Ataxie, Dysostosis multiplex, Hepatomegalie, Hernien	α-Mannosidase
Fukosidose	Progrediente psychomotorische Retardierung, Hepatosplenomegalie	α-Fukosidase
Aspartylglukosaminurie	Mentale Retardierung, verzögerte Sprachentwicklung, Verhaltensauffälligkeiten	Aspartylglukosaminidase
β-Mannosidase	Mentale Retardierung, periphere Neuropathie, Angiokeratome	β-Mannosidase
Morbus Schindler	Psychomotorische Retardierung, Neurodegeneration, Myoklonus-Epilepsie	α-Galaktosidase B
Sialidose (Mukolipidose Typ I)	Myoklonusepilepsie, Sehkraftminderung, auffälliges Gangbild, kirschroter Makulafleck, Dysostosis multiplex	Sialidase (α-Neuraminidase)

Ätiologie und Pathogenese Alle Sphingolipidosen werden autosomal-rezessiv vererbt (Ausnahme: Morbus Fabry: X-chromosomal). Da Sphingolipide vor allem im Nervengewebe vorkommen, zeigen sich primär Symptome im peripheren und zentralen Nervensystem. Darüber hinaus werden Sphingolipide häufig im retikuloendothelialen System und in anderen Organen gespeichert.

Morbus Gaucher

Definition Defekt der Glukozerebrosidase.

Symptome und Einteilung Zu unterscheiden sind eine nicht neuronopathische (viszerale) und zwei neuronopathische Verlaufsformen:

- **Typ I (nicht neuronopathische Form):** massive Splenomegalie mit Hepatomegalie, Hypersplenismus, hämatologische Veränderungen (Anämie, Thrombozytopenie), Bauch- und Knochenschmerzen, Osteopenie, pathologische Frakturen, keine ZNS-Beteiligung, chronisch-protrahierter Verlauf
- **Typ II (akute neuronopathische Form):** Hepatosplenomegalie, Gedeihstörung, psychomotorische Retardierung, ZNS-Beteiligung: Strabismus, Stridor, Opisthotonus, Tetraspastik, Tod durch Dezerebration, Beginn meist innerhalb der ersten 6 Lebensmonate mit rascher Progredienz
- **Typ III (chronische neuronopathische Form):** mildere Form mit ZNS-Beteiligung, Hepatosplenomegalie, späterer Krankheitsbeginn und protrahierterer Verlauf als Typ II

Bei Patienten mit Morbus Gaucher besteht ein erhöhtes Risiko für das Auftreten maligner hämatologischer Erkrankungen.

Diagnostik Aktivität der sauren Phosphatase, des Angiotensin-Converting-Enzyms (ACE) und der Chitotriosidase im Serum erhöht (gleichzeitig Therapiemarker), Nachweis von „Gaucher"-Zellen (Makrophagen mit Glukozerebrosidspeicherung) im Knochenmark, Molekulargenetik.

Therapie **Enzymersatztherapie** (Imiglucerase, Velaglucerase alpha, Taliglucerase alpha, regelmäßige i. v. Infusionen, bei Typ II nicht wirksam). Darunter kommt es zu einer Besserung der Leistungsfähigkeit und der Knochenschmerzen. Längerfristig können sich auch die Hepatosplenomegalie und die hämatologischen Veränderungen zurückbilden. **Substratreduktion** durch Inhibition der Glucosylceramid-Synthase (Eliglustat, Miglustat), **Splenektomie** bei mechanischen Problemen.

Prognose Abhängig von Typ und Therapiebeginn.

Saure-Sphingomyelinase-Defizienz (ASMD) (früher: Morbus Niemann-Pick Typen A/B)

Definition Defekt der Sphingomyelinase.

Ätiologie und Pathogenese Der Enzymdefekt führt zur Speicherung von Sphingomyelin in den Lysosomen von Leber, Milz, Knochenmark und Gehirn.

Symptome Unterschieden werden vor allem zwei Formen:

- **Infantil-neuroviszerale ASMD** (früher: Typ A): Beginn in den ersten Lebensmonaten mit Trinkschwäche und Dystrophie. Hepatosplenomegalie, neurologischer Abbau im 2. Lebensjahr mit Verlust des sozialen Kontakts, Spastik, Blindheit und Taubheit, kirschroter Makulafleck in ca. 50 %, Tod meist innerhalb weniger Jahre
- **Chronisch-viszerale ASMD** (früher: Typ B): meist im späten Säuglings- oder Kindesalter, milderer Verlauf mit Hepatomegalie und Lungenbeteiligung (Infiltrate). Radiologisch interstitielle Zeichnungsvermehrung (➤ Abb. 7.16). Normale Intelligenz

Diagnostik Schaumzellen („Niemann-Pick"-Zellen = lipidspeichernde RES-Zellen, Sea-blue-Histiozytose) im Knochenmark, Enzymatik (Fibroblasten), Molekulargenetik (*SMPD1*-Gen).

Therapie Symptomatisch.

Prognose Abhängig vom Typ. Infantil-neuroviszerale ASMD: Tod meist innerhalb von 2–5 Jahren. Chronisch-viszerale ASMD: Lebenserwartung nicht erheblich eingeschränkt.

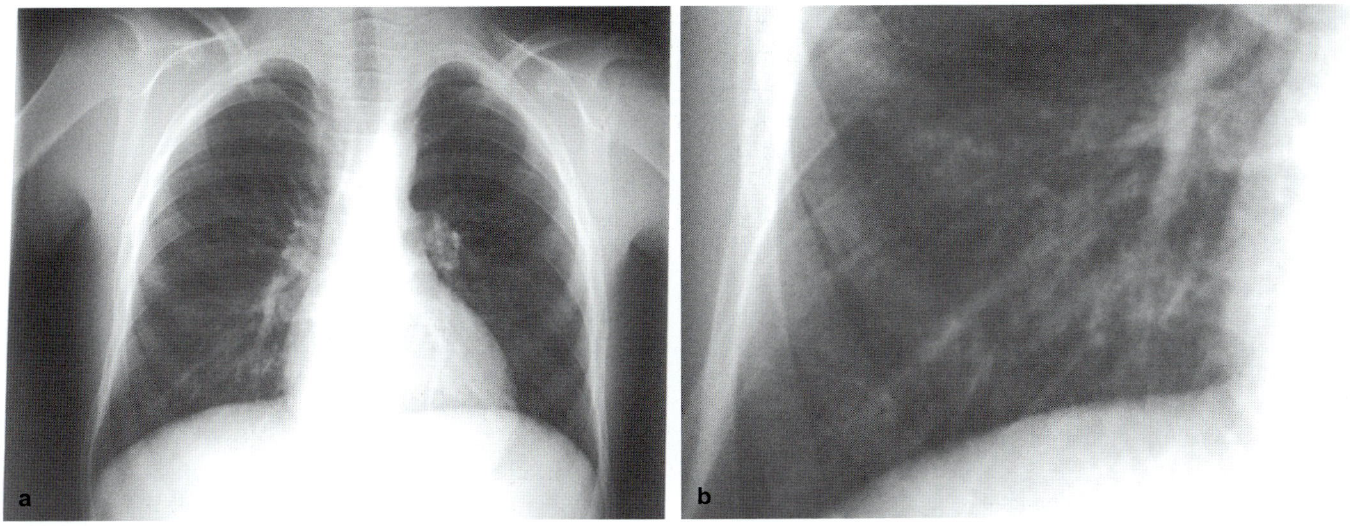

Abb. 7.16 Röntgenaufnahme des Thorax eines 7 Jahre alten Patienten mit chronisch-viszeraler ASMD: **a** Übersichtsaufnahme, **b** Ausschnittsvergrößerung rechts. Die Ausschnittsvergrößerung des rechten Unter- und Mittellappens zeigt die diffuse feingranuläre interstitielle Zeichnungsvermehrung. [M552]

Morbus Niemann-Pick Typ C

Definition Störung des zellulären Cholesterintransports.

Ätiologie und Pathogenese Speicherung von unverestertem Cholesterin und sekundäre Ablagerung von Sphingomyelin und Glykosphingolipiden. In ca. 95 % der Fälle liegen Mutationen im *NPC1*-Gen vor.

Symptome Häufig initial Hepatosplenomegalie, später neurologische Symptomatik. Spätinfantile (juvenile) Manifestation im Kindesalter mit u. a. Ataxie, supranukleärer vertikaler Blicklähmung, kognitivem Abbau. Charakteristisch ist die sog. gelastische Kataplexie, ein Muskeltonusverlust ohne Bewusstseinstrübung, ausgelöst durch eine Gemütsregung (z. B. Lachen). Hepatosplenomegalie, Icterus prolongatus, Verhaltensstörung, Sprachentwicklungsverzögerung, kirschroter Makulafleck (50 %), Epilepsie, Dystonie, letaler Verlauf. Verschiedene Varianten.

Diagnostik Untersuchung des Cholesterinstoffwechsels (Oxysterolanalytik), Chitotriosidase meist erhöht, Filipin-Test in Fibroblasten, Sea-blue-Histiozytose im Knochenmark, Molekulargenetik.

Therapie Keine kausale Therapie. Eine frühzeitige Substratreduktionstherapie mit Miglustat (nur bei früher neurologischer Symptomatik) kann das Fortschreiten mit spätem Beginn der Erkrankung verlangsamen. Pharmakologisches Chaperon (Arimoclomol) wird derzeit in Studien geprüft.

Morbus Krabbe (Globoidzell-Leukodystrophie)

Definition Defekt der β-Galaktozerebrosidase.

Ätiologie und Pathogenese Der Enzymdefekt führt zur Akkumulation von Galaktosylsphingosin. Dieser toxische Metabolit zerstört Oligodendrozyten und führt zu zentraler und peripherer Demyelinisierung.

Symptome Beginn im Säuglingsalter mit Irritabilität, lang anhaltenden Schreiattacken, Hyperreflexie, zerebralen Krampfanfällen, Opisthotonus, zunächst muskuläre Hypotonie, später zunehmende Spastik, Blindheit und Taubheit.

Diagnostik Erhöhtes Eiweiß im Liquor (nicht bei Spätformen), verminderte Nervenleitgeschwindigkeit (NLG), Molekulargenetik (*GALC*-Gen).

Therapie Symptomatisch.

Prognose Die Erkrankung endet meist innerhalb von 1–2 Jahren letal.

Metachromatische Leukodystrophie (MLD)

Definition Defekt der Arylsulfatase A.

Ätiologie und Pathogenese Der Enzymdefekt verursacht eine Akkumulation von Sulfatiden (Galaktozerebrosidsulfat), die zur Demyelinisierung (MRT Schädel) führen.

Symptome Unterscheidung je nach Manifestationsalter:

- **Spätinfantile MLD:** Manifestation mit Verlust erworbener Fähigkeiten, muskulärer Hypotonie, Hyporeflexie und Verlernen des Laufens bis hin zur spastischen Tetraparese, Schluckstörungen und Optikusatrophie. Tod meist innerhalb von 5–10 Jahren

- **Juvenile MLD:** Manifestation mit Gangunsicherheit, Ataxie, positivem Babinski-Zeichen und Verhaltensstörungen. Demenz und Tod
- **Adulte MLD:** Manifestation im Schulalter mit erheblichen Verhaltensstörungen, langsame Progredienz, Demenz und Tod

Diagnostik Häufig erhöhtes Eiweiß im Liquor, Sulfatide im Urin erhöht, verminderte NLG, MRT Schädel, Molekulargenetik (*ARSA*-Gen).

Therapie Keine ursächliche Therapie möglich. Versuch, den Krankheitsverlauf durch Stammzelltransplantation in einem sehr frühen Stadium zu stoppen. Aktuell laufen Studien zur Prüfung der Wirksamkeit einer möglichen intrathekalen Enzymersatztherapie.

Prognose Abhängig von Manifestationsalter bzw. klinischer Form.

Morbus Fabry

Definition Defekt der α-Galaktosidase A (= Ceramidtrihexosidase).

Ätiologie und Pathogenese Der Enzymdefekt führt zur Akkumulation von Ceramidtrihexosid, einem Glykosphingolipid, im Endothel von Gefäßen, Zellen der glatten Muskulatur und Epithelien von Organen, vornehmlich der Niere.

Symptome Trotz des X-chromosomalen Erbgangs und damit vornehmlich männlicher Betroffener können klinische Symptome auch bei weiblichen Konduktorinnen auftreten. Manifestation schon in der Kindheit mit **anfallsartigen Schmerzen und Parästhesien** in den Extremitäten, die durch Kälte und Wärme verstärkt werden. Im weiteren Verlauf treten verschiedenste, anscheinend nicht zusammenhängende Symptome wie z. B. die typischen **Angiokeratome und Angiektasien** an den verschiedensten Körperstellen sowie eine Hydrohidrose (gestörte Regulation der Schweißbildung) auf. Häufig finden sich auch **Augenveränderungen** (Cornea verticillata, geschlängelte Gefäße in Retina und Konjunktiva, Katarakte) und **kardiale Symptome** (Klappeninsuffizienz und Erregungsüberleitungsstörungen). Meist kommt es in der 3.–4. Lebensdekade zur chronischen Niereninsuffizienz mit Nierenversagen. Betroffene Patienten sind normal intelligent!

Diagnostik Enzymatik (Leukozyten, Fibroblasten), Molekulargenetik (*GLA*-Gen).

Therapie Eine Enzymersatztherapie (Agalsidase alpha bzw. beta) führt zur Verbesserung der Nierenfunktion, der kardialen Funktionen und der Intensität sowie einer geringeren Frequenz der Schmerzkrisen. Der Morbus Fabry ist die erste lysosomale Speicherkrankheit, für die eine Chaperontherapie zugelassen wurde (Migalastat, Wirksamkeit abhängig vom Genotyp, zugelassen ab 16 Jahren).

Prognose Abhängig vom Zeitpunkt der Diagnose und des Beginns der Enzymersatztherapie.

MERKE
Bei anfallsartigen Schmerzen und Parästhesien in den Extremitäten im Schulalter ist ein Morbus Fabry auszuschließen.

GM_1-Gangliosidose

Definition Defekt der β-Galaktosidase.

Ätiologie und Pathogenese Der Enzymmangel führt zu toxischer Anhäufung von Oligosacchariden in Körpergeweben, vor allem im ZNS.

Symptome

- **Typ I** (infantile Manifestation): schwerer progredienter Verlauf, muskuläre Hypotonie, z. T. Hydrops, faziale Dysmorphie, neurologischer Entwicklungsstillstand, Hepatosplenomegalie, Dysostosis multiplex, Blindheit, letal im frühen Kindesalter
- **Typ II** (juvenile Manifestation): Ataxie, Entwicklung von Tetraparese, keine Dysmorphie, keine Hepatosplenomegalie
- **Typ III** (adulte/chronische Manifestation): Dystonie, Ataxie, zerebelläre Dysarthrie, Intelligenz normal bis mäßig beeinträchtigt, keine Knochenveränderungen

Diagnostik Lymphozytenvakuolen (nicht obligat), Oligosaccharide im Urin, Molekulargenetik (*GLB1*-Gen).

Therapie Symptomatisch.

Prognose Abhängig von der klinischen Form, bei der schweren infantilen Form sehr ungünstig.

GM_2-Gangliosidose (Morbus Tay-Sachs, Morbus Sandhoff)

Definition Defekt der β-Hexosaminidasen A und B.

Epidemiologie Die Erkrankung ist selten, tritt jedoch gehäuft bei Kindern jüdischer Abstammung (Aschkenasim) auf.

Symptome Beim **Morbus Tay-Sachs** (B-Variante): infantile Form (Typ 1), juvenile Form (Typ 2) und adulte oder chronische Form (Typ 3). Bei der infantilen Form Manifestation im Alter von etwa 6 Monaten mit Entwicklungsrückschritten, d. h. Verlust erworbener statomotorischer Fähigkeiten, und myoklonischen Schreckreaktionen (vor allem auf Geräusche, Hyperakusis). Eine Organomegalie liegt nicht vor. Im 2. Lebensjahr entwickelt sich eine Spastik mit Schluckstörungen, zerebralen Krampfanfällen, Nystagmus, Erblindung, Makrozephalie bis hin zur Dezerebration. Ein **kirschroter Makulafleck** ist ein obligater Befund.

Beim **Morbus Sandhoff** (0-Variante) ist die infantile Form klinisch nicht vom Morbus Tay-Sachs zu unterscheiden. Juvenile und adulte Formen mit protrahiertem Verlauf und sehr differenter Symptomatik, z. T. auch Hepatosplenomegalie.

Diagnostik Molekulargenetik (*HEXA*- bzw. *HEXB*-). Beim Morbus Sandhoff z. T. Lymphozytenvakuolen oder erhöhte Oligosaccharide im Urin.

Therapie Symptomatisch.

Prognose Abhängig vom Alter beim Auftreten der klinischen Symptome. Insgesamt sehr ungünstig, beim Morbus Tay-Sachs Verlauf innerhalb weniger Jahre meist letal.

Morbus Farber (Lipogranulomatose)

Definition Defekt der sauren Ceramidase. Mutation im *ASAH*-Gen.

Symptome Der klinische Verlauf kann sehr unterschiedlich ausfallen. Manifestation schon im Kleinkindesalter, aber auch erst in der Pubertät möglich. Schmerzhafte Kontrakturen bzw. Gelenkdeformitäten, Hautknötchen, Heiserkeit, Neurodegeneration.

Diagnostik Enzymatik, Molekulargenetik (*ASAH1*-Gen).

Therapie Keine spezifische heilende Therapie. HSCT (langfristiger Therapieerfolg unklar, nur bei Fehlen neurologischer Symptome).

Prognose Abhängig vom klinischen Verlauf. Patienten mit infantiler Manifestation versterben meist innerhalb von 1–4 Jahren.

7.9.4 Mukolipidosen

Mukolipidosen vereinigen die Merkmale der Erkrankungen aus der Gruppe der Mukopolysaccharidosen und der Sphingolipidosen. Als **Mukolipidose Typ I** wurde früher die Sialidose bezeichnet. Bei den klassischen Typen der **Mukolipidose Typ II (I-Zell-Krankheit) und Typ III (Pseudo-Hurler-Dystrophie)** findet sich ein Mangel mehrerer lysosomaler Enzyme. Die Symptome ähneln der MPS Typ I (Hurler), z. T. sind auch mildere Verläufe (Typ III) möglich. Beim **Typ IV** steht eine progrediente psychomotorische Retardierung mit Hornhauttrübung im Vordergrund. Die Diagnostik erfolgt enzymatisch bzw. molekulargenetisch, die Behandlung im Wesentlichen symptomatisch.

7.9.5 Neuronale Zeroidlipofuszinosen

➤ Kap. 20.7.6.

7.10 Peroxisomale Stoffwechselerkrankungen

Definition Gruppe von genetisch determinierten Erkrankungen, die entweder durch eine Entwicklungsstörung von Peroxisomen oder durch isolierte Defekte peroxisomaler Stoffwechselwege gekennzeichnet sind.

Epidemiologie Die geschätzte Inzidenz der einzelnen Erkrankungen liegt zwischen 1 : 25.000 für die X-chromosomale Adrenoleukodystrophie und ca. 1 : 100.000 für das Zellweger-Syndrom.

Ätiologie und Pathogenese Peroxisomen kommen mit Ausnahme von reifen Erythrozyten in allen Zellen vor. Wichtige peroxisomale Funktionen sind u. a. die **β-Oxidation überlangkettiger Fettsäuren,** der **Abbau von Gallensäuren und Eicosanoiden** sowie die **Synthese von Plasmalogenen und Cholesterin.** Viele sauerstoffabhängige Reaktionen laufen zum Schutz der Zelle gegen Sauerstoffradikale in den Peroxisomen ab. Dabei entstehendes H_2O_2 wird mittels Katalase abgebaut. Verschiedene Peroxine, die von *PEX*-Genen kodiert werden, sind für die Peroxisomenbildung und den Membrantransfer notwendig. Genetisch bedingte Defekte führen zu verschiedenen peroxisomalen Stoffwechselerkrankungen.

7.10.1 Peroxisomenbiogenesedefekte (Entwicklungsstörungen von Peroxisomen)

Ätiologie und Pathogenese Der **Import peroxisomaler Proteine vom Zytoplasma in die peroxisomale Matrix** ist gestört. Erbliche Fehler in einzelnen Peroxinen, d. h. in Proteinen, die bei der Bildung funktionierender Peroxisomen zusammenwirken, führen zu schweren Störungen der peroxisomalen Biogenese.

Diagnostik Überlangkettige Fettsäuren im Plasma erhöht, gestörte Plasmalogenbiosynthese (Erythrozyten), Konzentration an Phytansäure im Plasma erhöht (z. B. beim Morbus Refsum), erhöhte Gallensäuremetaboliten, Enzymatik, Molekulargenetik.

Zellweger-Syndrom (zerebrohepatorenales Syndrom)

Symptome Es handelt sich um die **schwerste Form** eines Peroxisomenbiogenesedefekts. Charakteristisch bei betroffenen Kindern ist eine **kraniofaziale Dysmorphie** (hohe Stirn, Hypertelorismus, eingesunkene Nasenwurzel und Epikanthus, ➤ Abb. 7.17). Häufig finden sich **Augenanomalien** (u. a. Retinitis pigmentosa, Katarakt, Glaukom, Hornhauttrübung). Zu den meist **schweren neurologischen Funktionsstörungen** gehören muskuläre Hypotonie („floppy infant"), Trinkschwäche, Epilepsie, Enzephalopathie und psychomotorische Retardierung. Zudem treten häufig eine vorzeitige Patellaverkalkung, hepatointestinale Dysfunktion mit neonataler Hepatitis, Hepatomegalie, Cholestase sowie Zirrhose auf. Zum Teil finden sich kleinere Nierenzysten.

Therapie Eine wirksame Therapie steht nicht zur Verfügung.

Prognose Die meisten Patienten versterben im frühen Säuglingsalter.

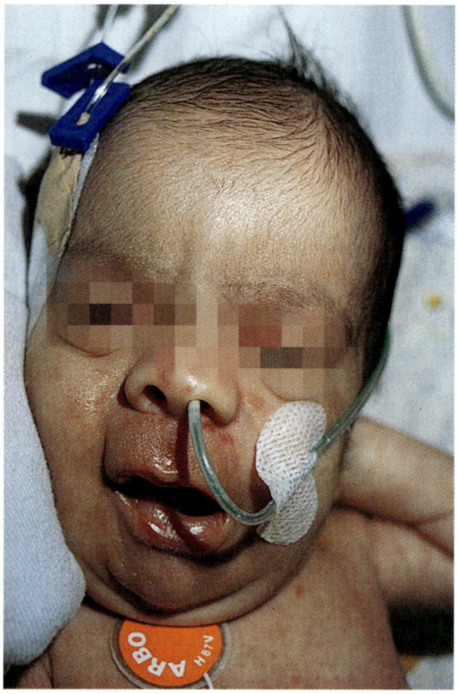

Abb. 7.17 Neugeborenes mit Zellweger-Syndrom und kraniofazialer Dysmorphie [M552]

Neonatale Adrenoleukodystrophie

Symptome Patienten zeigen meist nur **geringfügige Dysmorphien** und einen **protrahierten Verlauf.** Häufig treten Krampfanfälle bereits im Neugeborenenalter auf, und es kommt zu einer schweren psychomotorischen Retardierung. Leberfunktionsstörung, Retinitis pigmentosa, Taubheit und Symptome der Nebenniereninsuffizienz (Erbrechen, Ermüdbarkeit, Pigmentierung) sind charakteristisch.

Therapie Eine wirksame Therapie steht nicht zur Verfügung.

Prognose Die meisten Patienten versterben in der ersten Lebensdekade.

Infantiler Morbus Refsum

Symptome Betroffene Patienten zeigen den **leichtesten klinischen Verlauf** eines Peroxisomenbiogenesedefekts mit meist späterer Manifestation im Alter von 1–3 Jahren. Dysmorphiezeichen fehlen meist. Die neurologischen Symptome sind eher schwächer ausgeprägt als bei den anderen Peroxisomenbiogenesedefekten. Charakteristisch sind Hepatomegalie, Nebennierenatrophie, Hörverlust und Retinitis pigmentosa. Ein kranielles MRT kann unauffällig sein.

Therapie Eine wirksame Therapie steht nicht zur Verfügung.

Prognose Die meisten Patienten versterben in der späten 1. Lebensdekade.

7.10.2 Isolierte Defekte peroxisomaler Stoffwechselwege

Ätiologie und Pathogenese Genetische Defekte einzelner peroxisomaler Enzyme führen zu spezifischen Krankheitsbildern, die durch den Funktionsverlust des betroffenen Enzyms bedingt sind. Die X-chromosomale Adrenoleukodystrophie zeigt klinische Überschneidungen mit den Peroxisomenbiogenesedefekten.

X-chromosomale Adrenoleukodystrophie

Ätiologie und Pathogenese Ursache ist ein Defekt des **peroxisomalen ABC-Transporters ABCD1,** der zu einer Akkumulation überlangkettiger Fettsäuren, entzündlicher Demyelinisierung des ZNS, peripherer Neuropathie und adrenaler bzw. testikulärer Insuffizienz führt.

Symptome Etwa 50 % aller betroffenen Jungen zeigen die **kindlich-zerebrale Form (zerebrale Adrenoleukodystrophie).** Dabei handelt es sich um die schwerste klinische Verlaufsform mit rasch progredienter neurologischer Symptomatik. Bei Jungen beginnt sie meist im Alter von 4–10 Jahren mit Verhaltensstörungen, mentalem Abbau, NNR-Insuffizienz, Sehstörung, Taubheit und Leukodystrophie. Meist kommt es innerhalb von 2–4 Jahren zu Dezerebration und baldigem Tod. Junge Männer und mehr als die Hälfte der heterozygoten Frauen entwickeln etwa **in der 3. Lebensdekade** Symptome der Adrenomyeloneuropathie mit spastischer Paraparese der Beine, Sphinkterstörungen, gemischt demyelinisierender und axonaler peripherer Neuropathie und NNR-Insuffizienz. Bei ca. 10 % aller Patienten findet sich als einzige Manifestation eine isolierte NNR-Insuffizienz.

Diagnostik Erhöhte Konzentration an überlangkettigen Fettsäuren im Plasma (nicht immer bei Mädchen), Nachweis von zerebralen Demyelinisierungsherden im MRT, Molekulargenetik *(ABCD1*-Gen). Keine Genotyp-Phänotyp-Korrelation, auch innerhalb einer Familie sehr variabel.

Therapie Eine **frühzeitige HSCT** im Anfangsstadium der neurologischen Symptomatik kann zur Heilung führen. Hydrokortison bei NNR-Insuffizienz.

Prognose Abhängig von der klinischen Verlaufsform. Ein frühzeitiger Beginn im Kleinkindesalter verläuft meist letal. Eine Manifestation im Erwachsenenalter hat eine bessere Prognose.

Klassischer Morbus Refsum

Ätiologie und Pathogenese Es liegt eine Störung des Phytansäureabbaus (Phytanoyl-CoA-Hydroxylase-Mangel) vor, der zu einer Speicherung von Phytansäure in Plasma und Geweben führt.

Symptome Manifestation meist erst ab hohem Schulalter mit Retinitis pigmentosa, Polyneuropathie, zerebellärer Ataxie, Anosmie und Taubheit. Ein **Frühsymptom** ist das Auftreten einer **Nachtblindheit.** In der Regel ist die Intelligenz der betroffenen Patienten normal.

Diagnostik Phytansäure im Plasma ist erhöht, während Pristansäure erniedrigt ist. Der Gehalt an Protein im Liquor ist erhöht. Weitere Befunde: verminderte NLG, pathologische akustisch und visuell evozierte Potenziale sowie abnormes Elektroretinogramm. Molekulargenetik *(PHYH*-Gen).

Therapie Erniedrigung der Konzentration an Phytansäure durch eine **phytanarme Diät** (kein Gemüse, kein Obst, keine Butter und Reduktion tierischer Fette), ggf. auch in **Kombination mit Plasmapherese.**

Prognose Durch die Therapie kann das Fortschreiten der peripheren Polyneuropathie verhindert werden.

7.10.3 Rhizomele Chondrodysplasia punctata

Diese Erkrankung einschließlich ihrer Varianten kann als eine eigenständige Gruppe peroxisomaler Stoffwechselerkrankungen betrachtet werden. Die rhizomele Chondrodysplasia punctata zeigt klinisch einige Überschneidungen mit den Peroxisomenbiogenesedefekten.

Ätiologie Es liegt ein **partieller Defekt des peroxisomalen Imports bestimmter Proteine** (peroxisomales Zielsignal PTS2) bzw. ein **Mangel einzelner Enzyme der Plasmalogenbiosynthese** vor. Die Mehrheit der Patienten weist Mutationen im *PEX7*-Gen auf.

Symptome Es kommt zu einer charakteristischen proximalen Verkürzung der Extremitäten, faszialer Dysmorphie, Kleinwuchs, Mikrozephalie, Kontrakturen, Spastik, mentaler Retardierung und Katarakt sowie Wirbelkörperveränderungen und Kalzifikationen der Epiphysen.

Diagnostik Die Konzentration an überlangkettigen Fettsäuren im Plasma ist nicht erhöht, während die Plasmalogenbiosynthese gestört ist. Phytansäure ist erhöht, während die Konzentration an Pristansäure erniedrigt ist (normal bei Einzelenzymdefekten). Röntgenologisch lassen sich epiphysäre punktförmige Verkalkungen (➤ Abb. 7.18) nachweisen. Molekulargenetik.

Therapie Eine kausale Therapie steht nicht zur Verfügung.

Prognose Im Allgemeinen ungünstig, häufig versterben die Patienten im 1. Lebensjahrzehnt.

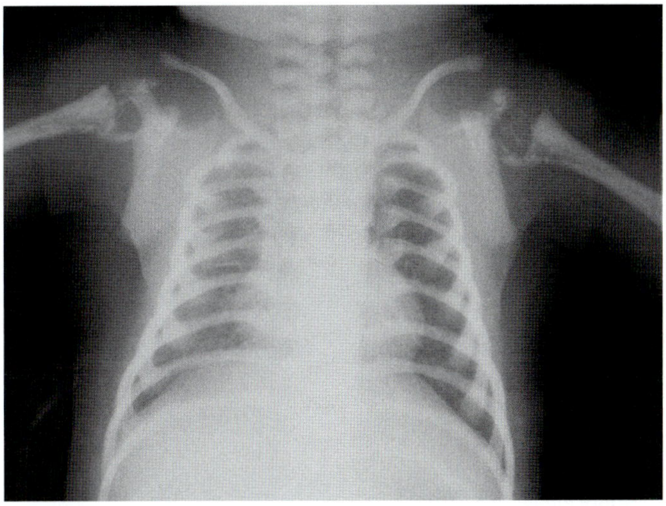

Abb. 7.18 Röntgenaufnahme des Thorax eines 2 Tage alten Neugeborenen mit rhizomeler Chondrodysplasia punctata. Es zeigen sich epiphysäre Verkalkungen an beiden Humeri. [M552]

7.11 Kongenitale Glykosylierungsstörungen (CDG)

Definition Es handelt sich um eine in ihrer Bedeutung rasch **wachsende Gruppe von Stoffwechselerkrankungen,** die durch genetische Defekte verschiedenster Schritte der Glykoproteinbiosynthese gekennzeichnet ist.

Epidemiologie Die Inzidenz der einzelnen CDG-Typen ist nicht bekannt. Der mit ca. 70 % häufigste Typ ist der Phosphomannomutase-Mangel (PMM2-CDG).

Ätiologie und Pathogenese Alle bisher bekannten CDG-Typen werden **autosomal-rezessiv vererbt.** Beim Vorgang der Glykosylierung wird das native Protein (z. B. Membranproteine, Transportproteine, Hormone, Gerinnungsfaktoren, Enzyme u. a.) mit Kohlenhydratseitenketten ausgestattet. Dies wird als posttranslationale Modifikation bezeichnet und verleiht dem Protein erst seine endgültige Funktionalität. Man unterscheidet den Prozess der O-Glykosylierung von dem der N-Glykosylierung. Darüber hinaus werden Störungen der Lipidglykosylierung/GPI-Anker-Biosynthese sowie Störungen multipler Glykosylierungswege unterschieden.

Die Erkrankungen können, basierend auf pathophysiologischen Überlegungen, in verschiedene Gruppen eingeteilt werden (➤ Tab. 7.14).

Symptome Kongenitale Glykosylierungsstörungen führen zu einem breiten Spektrum von klinischen Symptomen, zu vielfältigen Erkrankungsmanifestationen, häufig mit Multiorganbeteiligung, und insbesondere zu neurologischen Symptomen:

- Entwicklungsverzögerung
- Krampfanfälle, therapieresistente Epilepsie
- Muskuläre Hypotonie

Tab. 7.14 Einteilung der kongenitalen Glykosylierungsstörungen (CDG)

Gruppen		Erkrankungen (Auswahl)
A	Defekte der Protein-N-Glykosylierung	• PMM2-CDG: Phosphomannose-Mutase-Defizienz • MPI-CDG: Phosphomannose-Isomerase-Defizienz
B	Defekte der Protein-O-Glykosylierung	EXT1/EXT2-CDG: Galaktosyltransferase-I-Defizienz
C	Defekte der Glykosphingolipid- und Glykosylphosphatidylinositol-verankernden Proteine	PIGM-CDG: Glykosylphosphatidylinositol-Defizienz
D	Multiple Glykosylierungsdefekte bzw. Störungen in anderen Glykosylierungsstoffwechselwegen	DPM1-CDG: Dolichyl-P-Mannose-Synthase-1-Defizienz

- Lebererkrankung unklarer Ursache
- Gedeihstörung
- Ataxie, zerebelläre Hypoplasie
- Augenmotilitätsstörung
- Abnorme Fettverteilung
- Kardiomyopathie
- „Protein-losing enteropathy“ (Proteinverlustenteropathie)
- Nephrotisches Syndrom
- Immundefekt
- Unklare Multisystemerkrankung
- „Inverted nipples“ (eingezogene Brustwarzen)
- Gerinnungsstörungen (Thrombose, Hämophilie)

Diagnostik Der Glykosylierungsstatus wird primär über die **isoelektrische Fokussierung (IEF) von Transferrin** untersucht, die bei Störungen der N-Glykosylierung auffällig ist. Der Verdacht auf das Vorliegen einer CDG erfolgt aufgrund auffälliger Bandenmuster in der IEF (allerdings dabei auch falsch negative bzw. falsch positive Befunde). Die Analyse der N-Glykosylierung kann auch mithilfe der Massenspektrometrie im Serum erfolgen. Hiermit können nicht nur einzelne CDG-Markerproteine wie das Transferrin untersucht werden, sondern es kann ein genaues N-Glykanprofil der Gesamtserumglykoproteine erstellt werden. Eine Sicherung der Diagnose kann molekulargenetisch erfolgen.

Therapie Mit Ausnahme von MPI-CDG (Mannose-Gabe), SLC35C1-CDG (L-Fucose-Gabe), SLC35A2-CDG (Galaktose-Gabe), PGM1-CDG (Galaktose-Gabe), PIGM-CDG (Natrium-Phenylbutyrat-Gabe) sowie SLC39A8-CDG (Mangansulfat plus Galaktose) ist bisher für keinen der CDG-Typen eine wirksame Therapie bekannt. Die meisten CDG-Typen werden symptomatisch behandelt.

Prognose In erheblichem Maß vom zugrunde liegenden CDG-Typ abhängig. Bei neurologischer Beteiligung kommt es i. d. R. nicht zu einer Besserung.

MERKE
Bei Verdacht auf eine kongenitale Glykosylierungsstörung (CDG) ist eine isoelektrische Fokussierung von Transferrin durchzuführen.

Aufgrund ihrer Vielfältigkeit und der Tatsache, dass bei einigen CDG-Typen bisher nur Einzelfälle beschrieben sind, werden hier der häufigste Defekt (PMM2-CDG) sowie exemplarisch zwei behandelbare Defekte (MPI-CDG und SLC35C1-CDG) kurz vorgestellt.

PMM2-CDG

Dieser mit Abstand häufigste CDG-Typ zeichnet sich durch eine **typische Symptomtrias im Säuglingsalter** aus:
- Strabismus
- Inverse Mamillen
- Supragluteale Fettpolster

Während der Strabismus als konstantes Symptom bleibt, verlieren sich die inversen Mamillen und die auffälligen Fettpolster mit zunehmendem Alter. Die Kinder sind statomotorisch und mental mittelgradig retardiert und lernen meist nicht zu laufen. Zu den weiteren **charakteristischen Symptomen** gehören u. a. Hepatopathie, Perikardergüsse, Hypogonadismus, Retinitis pigmentosa, „Stroke-like“-Episoden, Koma und Krampfanfälle. Die Bildgebung des Gehirns zeigt oft eine ausgeprägte **Kleinhirnhypoplasie.** Insgesamt großes phänotypisches Spektrum von einer Manifestation im Säuglingsalter bis hin zur Manifestation im Erwachsenenalter mit neurologischen Symptomen.

MPI-CDG

Hierbei handelt es sich um eine gastroenterologische Erkrankung. Eine neurologische Symptomatik besteht nicht. Leitsymptome sind:
- Eiweißverlustenteropathie
- Gedeihstörung
- Erbrechen
- Hypoglykämien
- Leberfibrose
- Gerinnungsstörung (Blutungen oder Thrombosen)

Gastrointestinale Blutungen können lebensbedrohlich verlaufen.

Für die Erkrankung steht eine wirksame Therapie in Form von **oraler Mannose-Gabe** zur Verfügung.

SLC35C1-CDG

Dieser CDG-Typ (ehemals Leukozytenadhäsionsdefekt Typ II) ist gekennzeichnet durch Dysmorphie, psychomotorische Retardierung und eine gesteigerte Infektanfälligkeit mit ausgeprägter Leukozytose (20.000–70.000 µl). Betroffene Patienten können von einer **oralen Substitution mit Fucose** profitieren.

7.12 Störungen der Sterolsynthese

Definition Angeborene Störung der Synthese von Sterolen.

Ätiologie und Pathogenese Monogene Erbkrankheiten führen zu defekten Enzymen mit entscheidenden Funktionen in der **Biosynthese von Cholesterin.** Defekte im Sterolstoffwechsel führen meist zu **embryofetalen Fehlbildungssyndromen.** Die Vererbung erfolgt i. d. R. autosomal-rezessiv (Ausnahme: CHILD-Syndrom: X-chromosomal).

Epidemiologie Die meisten Enzymdefekte der Sterolsynthese sind selten. Das Smith-Lemli-Opitz-Syndrom zählt jedoch mit einer Inzidenz von ca. 1 : 20.000 zu den häufigen angeborenen Erkrankungen.

Smith-Lemli-Opitz-Syndrom

Ätiologie und Pathogenese Ursächlich für das SLO-Syndrom ist ein Mangel an 7-Dehydrocholesterol-Reduktase (DHCR7), eine Störung des letzten Schritts der Cholesterinbiosynthese (Umwandlung von 7-Dehydrocholesterol in Cholesterin).

Symptome Charakteristisch sind in Abhängigkeit vom Schweregrad zahlreiche Fehlbildungen wie z. B. kraniofaziale Dysmorphien (u. a. Mikrozephalie, zeltförmiger Mund, Ptosis), Syndaktylie 2/3 der Zehen (nahezu obligat, ➤ Abb. 7.19), Organfehlbildungen von Niere, Herz, Magen-Darm-Trakt, Mittellinienfehlbildungen bis zur Holoprosenzephalie, Genitalfehlbildungen (bei Jungen), NNR-Insuffizienz (meist kompensiert). Zu den weiteren charakteristischen klinischen Symptomen zählen psychomotorische Retardierung, Verhaltensstörungen, Ernährungsprobleme und Gedeihstörung.

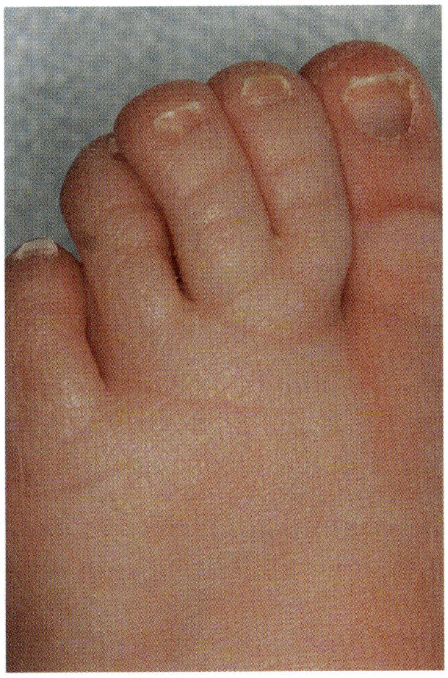

Abb. 7.19 Syndaktylie der Zehen 2 und 3 bei einem Neugeborenen mit Smith-Lemli-Opitz-Syndrom [M552]

Diagnostik 7- und 8-Dehydrocholesterol im Plasma erhöht. Molekulargenetik (*DHCR*-Gen).

Therapie Ursächlich nicht heilbar. Orale Zufuhr von hohen Mengen an Cholesterin, ggf. Statine (HMG-CoA-Reduktase-Hemmer).

Prognose Abhängig vom Schweregrad der Erkrankung. Abort bzw. Totgeburt möglich bis hin zu einer normalen Lebenserwartung.

7.13 Störungen des Harnsäurestoffwechsels

Definition Angeborene Enzymdefekte der Purinsynthese.

Ätiologie und Pathogenese Die Purinbiosynthese umfasst einen komplexen Stoffwechselweg, der über Inosinmonophosphat zu Adenosin- oder Guanosinmonophosphat führt. Purine werden über Hypoxanthin und Xanthin zu Harnsäure abgebaut. Defekte der beteiligten Enzyme führen zu Störungen des Harnsäurestoffwechsels.

Epidemiologie Die meisten Störungen des Harnsäurestoffwechsels sind selten. Das Lesch-Nyhan-Syndrom hat eine geschätzte Inzidenz von etwa 1 : 300.000.

Lesch-Nyhan-Syndrom

Definition und Pathogenese Defekt der Guanin-Hypoxanthin-Phosphoribosyl-Transferase. Die Vererbung erfolgt **X-chromosomal.** Es kommt zu einer vermehrten Harnsäuresynthese.

Symptome Es sind nur **männliche Personen** betroffen. Manifestationsalter ist meist vor dem 1. Lebensjahr mit psychomotorischer Retardierung, muskulärer Hypotonie, Dystonie, Choreoathetose, Spastik, Epilepsie, Aggressivität und vor allem Selbstverstümmelungstendenzen. Im weiteren Verlauf treten Harnsäuresteine auf, die zur Gichtarthritis und Nephropathie bis hin zur Niereninsuffizienz führen.

Diagnostik Erhöhte Harnsäurekonzentration im Serum, vermehrte Harnsäureausscheidung im Urin (ideal Morgenurin, Quotient Harnsäure/Kreatinin erhöht), Molekulargenetik (*HPRT*-Gen).

Therapie Allopurinol (Hemmung der Xanthinoxidase) kann die Gelenk- und Nierenveränderungen verbessern. Reichlich Flüssigkeitszufuhr, purinarme Diät und Alkalisierung des Urins. Dies alles kann jedoch die zerebralen Symptome nicht beeinflussen.

Prognose Bei schwerer Verlaufsform schlecht, da progrediente Verschlechterung.

MERKE
Das Lesch-Nyhan-Syndrom wird X-chromosomal vererbt.

Xanthinurie

Definition Autosomal-rezessiv vererbter Defekt der Xanthinoxidase (= Xanthindehydrogenase).

Ätiologie und Pathogenese Der genetische Enzymdefekt führt zum eingeschränkten Metabolismus von Hypoxanthin und Xanthin zu Harnsäure, was in einer vermehrten Ausscheidung von Xanthin im Urin und in Xanthinsteinen resultiert.

Symptome Hämaturie, Nierensteine, Niereninsuffizienz, Arthropathie, Myopathie. Beginn der Manifestation meist ab Kleinkindesalter, oft auch asymptomatischer Verlauf.

Diagnostik Xanthin und Hypoxanthin im Blut und Urin erhöht, Hypourikämie (Harnsäure im Serum erniedrigt), Molekulargenetik (*XDH*-Gen).

Therapie Purinarme Diät und reichlich Flüssigkeitszufuhr.

7.14 Störungen des Lipoproteinstoffwechsels

Physiologische Grundlagen

Lipoproteine sind für den Transport von wasserunlöslichen Lipiden (Triglyzeride und Cholesterin) im Blut verantwortlich. Sie bestehen neben Lipiden aus angelagerten Apolipoproteinen. In Abhängigkeit von der Dichte der Lipoproteinpartikel bei der Ultrazentrifugation werden Lipoproteine mit hoher (**HDL = High-Density-Lipoproteine**), mittlerer (**IDL = Intermediate-Density-Lipoproteine**), niedriger (**LDL = Low-Density-Lipoproteine**) und sehr niedriger Dichte (**VLDL = Very-Low-Density-Lipoproteine**) sowie **Chylomikronen** unterschieden. Entstehungsorte sind der Darm (z. B. Chylomikronen) und die Leber (z. B. V LDL, HDL). Den Lipoproteinen kommen jeweils verschiedene Funktionen zu (➤ Tab. 7.15).

Im Dünndarm werden Chylomikronen aus resorbiertem exogenem Fett gebildet. Diese werden vorwiegend als triglyzeridreiche Chylomikronen über die Lymphe in die Blutbahn und anschließend zur Leber transportiert. Dort werden überwiegend VLDL, IDL, LDL und HDL synthetisiert, in die Blutbahn abgegeben und u. a. durch Fettgewebszellen über spezifische LDL-Rezeptoren aufgenommen.

Tab. 7.15 Funktionen wichtiger Lipoproteine

Lipoprotein	Funktion
Chylomikronen	Transport von exogenen Triglyzeriden, fettlöslichen Vitaminen und Medikamenten
VLDL	Transport von endogenen Triglyzeriden von der Leber zu extrahepatischen Geweben
IDL	Entsteht aus VLDL nach Triglyzeridabbau
LDL	Entsteht aus IDL nach Triglyzeridabbau, Transport von Cholesterin zu extrahepatischen Geweben, Regulation der Cholesterinbiosynthese
HDL	Modifizierung anderer Lipoproteine, Rücktransport von Cholesterin aus Geweben zur Leber

7.14.1 Primäre Hyperlipoproteinämien

Genetisch bedingte Fettstoffwechseldefekte mit pathologischer Erhöhung einer oder mehrerer Serumlipid- oder/und Lipoproteinkonzentrationen (➤ Box 7.1).

Box 7.1

Einteilung der primären Hyperlipoproteinämien

- **Primäre Hypercholesterinämien:**
  - Familiare Hypercholesterinämie
  - Autosomal-rezessive oder polygene Hypercholesterinämie
  - Familiärer Defekt des *ApoB-100*-Gens oder im *PSK9*-Gen
  - Bestimmte ApoE-Phänotypen
- **Primäre Hypertriglyzeridämien:**
  - Familiärer Lipoproteinlipase-Mangel (LPL-Mangel)
  - Familiärer ApoC-II-Mangel
  - Familiäre Hypertriglyzeridämie
- **Gemischte Hypertriglyzeridämien:**
  - Familiäre kombinierte Hyperlipidämie
  - Familiäre Dysbetalipoproteinämie

Familiäre Hypercholesterinämie

Definition Angeborene Störung im Lipidstoffwechsel mit ausgeprägter Erhöhung von LDL-Cholesterin.

Pathogenese Am häufigsten liegen Mutationen im LDL-Rezeptor(LDLR)-Gen vor. Dadurch wird LDL nicht in die Leberzelle aufgenommen. Durch den verminderten intrazellulären LDL-Abbau kommt es aufgrund des Fehlens der Feedbackhemmung des Schrittmacherenzyms der Cholesterinsynthese (HMG-CoA-Reduktase) zu einer **vermehrten endogenen Cholesterinsynthese.** Mutationen im *APOB*-Gen und Proproteinkonvertase Subtilisin/Kexin Typ 9 (PCSK9) verursachen einen sehr ähnlichen Phänotyp, wohingegen Mutationen im LDL-Rezeptor-Adapterprotein (LDLRAP1) eine sehr seltene autosomal-rezessive Form der familiären Hypercholesterinämie hervorrufen.

Epidemiologie Die Heterozygotenfrequenz beträgt ca. 1 : 500, die Homozygotenfrequenz bis zu 1 : 1 Mio.

Symptome Bei **Heterozygoten (häufig, stark unterdiagnostiziert, frühzeitige Diagnosestellung wichtig):** frühzeitige Atherosklerose, erhöhtes KHK-Risiko, familiäre Infarkthäufung, Apoplex, Xanthome, Xanthelasmen, Arcus lipoides, KHK meist erst ab 5. Lebensdekade. Bei **Homozygoten** (sehr selten): schwerste Atherosklerose ab Kleinkindesalter, Xanthome, Xanthelasmen, Arcus lipoides. Herzinfarkte und Tod häufig bereits vor dem 20. Lebensjahr.

Diagnostik Positive Familienanamnese (z. B. Herzinfarkte oder Apoplex der Eltern). Nüchternblutentnahme: erhöhtes Cholesterin (bei Heterozygoten ca. 300 mg/dl mit LDL-Werten > 200 mg/dl; bei Homozygoten häufig > 600 mg/dl) bei normalen Triglyzeriden, HDL erniedrigt; Molekulargenetik.

Differenzialdiagnose Differenzialdiagnostisch müssen sekundäre Formen bzw. mögliche Grunderkrankungen (z. B. Diabetes mellitus, Lebererkrankungen, Glykogenose Typ I, Hypothyreose, nephrotisches Syndrom) ausgeschlossen werden.

Therapie **Ernährungsberatung** durch qualifizierte Fachkraft (ab 2. Lebensjahr). **Diät:** cholesterin- (< 200–300 mg/Tag) und fettarme (< 30 % der täglichen Energiezufuhr) Diät. Hoher Anteil an mehrfach ungesättigten Fettsäuren und wenig tierische Fette. Vermehrte Zufuhr von Ballaststoffen und Fischöl. Anteil an gesättigten und transisomeren Fettsäuren (< 10 % der Energie), ca. 7–10 % der Energiezufuhr durch mehrfach ungesättigte Fettsäuren. Günstig: Raps- und Olivenöl. Pflanzliche Sterine und Stannole können ab dem Alter von 6 Jahren eingesetzt werden. Diätetisch ist bei optimaler Durchführung eine Reduktion des LDL-Cholesterins um bis zu ca. 15 % möglich. Kinder unter 10 Jahren sollten nur bei Vorliegen einer schweren Hyperlipidämie oder schwerwiegenden weiteren Risikofaktoren medikamentös behandelt werden. Falls notwendig: **Gabe von Medikamenten** wie z. B. HMG-CoA-Reduktase-Inhibitoren (Statine). Anionenaustauscherharze werden kaum noch eingesetzt. Bei homozygoten Patienten (LDL-Cholesterinspiegel z. T. > 1.000 mg/dl) muss eine regelmäßige (1- bis 2-wöchentliche) LDL-Apherese erfolgen. PCSK9-Inhibitoren (Alirocumab, Evolocumab).

MERKE
Bei familiärer Hypercholesterinämie muss differenzialdiagnostisch immer eine Grunderkrankung ausgeschlossen werden.

Hyperchylomikronämie (durch familiären Lipoproteinlipase-Mangel oder Apoprotein-C-II-Mangel)

Definition Autosomal-rezessiv vererbter Mangel an Lipoproteinlipase (LPL) oder ihres Cofaktors Apoprotein C-II.

Pathogenese Aufgrund des Mangels an Lipoproteinlipase kommt es zu einer **Störung des Triglyzeridabbaus aus Chylomikronen und VLDL.** Da Chylomikronen zu 95 % aus Triglyzeriden bestehen, resultiert daraus eine massive Hypertriglyzeridämie.

Symptome Beginn typischerweise im Schulalter mit Abdominalbeschwerden, Gedeihstörung, rezidivierenden Pankreatitiden, Hepatomegalie mit Steatosis hepatis, eruptiven Xanthomen im Gesicht und am Körper, Lipaemia retinalis.

Diagnostik Milchiges Serum, erhöhte Triglyzeride (Chylomikronen, VLDL), Molekulargenetik.

Therapie Strenge Begrenzung der Zufuhr von langkettigen Fetten (12–25 g/Tag). Maximale Fettreduktion mit < 10 % der Energiezufuhr. Gabe von mittelkettigen Triglyzeriden (MCT-Öl), 1–2 ×/Woche fettreicher Fisch, generell weniger Kohlenhydrate (vor allem Mono- und Disaccharide), Alkoholverbot. In akuten Fällen: Lipoproteinapherese; bei ApoC-II-Mangel: Gabe von FFP (enthält ApoC-II).

Familiäre Hypertriglyzeridämie

Definition Autosomal-dominant vererbte Fettstoffwechselstörung mit Vermehrung von VLDL und Triglyzeriden.

Epidemiologie Die Inzidenz beträgt ca. 1 : 500.

Symptome Häufig asymptomatisch und mit Adipositas und Insulinresistenz assoziiert. In über 80 % der Fälle tritt die Hypertriglyzeridämie erst in der 3. Lebensdekade auf.

Diagnostik Triglyzeride erhöht (bis zu 500 mg/dl), VLDL vermehrt, HDL erniedrigt.

Therapie Gewichtsabnahme, fettarme Diät, bevorzugt lang wirksame Kohlenhydrate, vermehrte körperliche Aktivität.

Familiäre kombinierte Hyperlipidämie

Definition Autosomal-dominante Erkrankung des Lipoproteinstoffwechsels, die zu unterschiedlichen Typen der Hyperlipoproteinämie führt.

Epidemiologie Es handelt sich mit einer Inzidenz von bis zu 1 : 200 um eine der häufigsten genetisch bedingten Erkrankungen des Lipoproteinstoffwechsels.

Symptome und Diagnostik Zu **jeweils ein Drittel aller Fälle** finden sich Hypertriglyzeridämie (VLDL), Hypercholesterinämie (LDL) sowie Hypertriglyzeridämie (VLDL und LDL) und Hypercholesterinämie. Bei < 20 % der Betroffenen manifestieren sich die Symptome bereits im Kindesalter. Wichtig ist die Erhebung der Familienanamnese, wobei der Lipidphänotyp auch innerhalb einer Familie und auch über die Zeit wechseln kann. Es besteht ein hohes Atheroskleroserisiko durch hohe LDL-Cholesterinspiegel bei niedrigem HDL-Cholesterin.

Therapie Fett- und cholesterinarme Diät. Bei Nichtansprechen medikamentöse Behandlung (Statine, evtl. in Kombination mit Ezetimib).

MERKE
Die familiäre kombinierte Hyperlipidämie ist die häufigste genetisch bedingte Erkrankung des Lipoproteinstoffwechsels mit hohem Atheroskleroserisiko.

7.14.2 Primäre Hypolipoproteinämien

Genetisch bedingte Fettstoffwechseldefekte mit Mangel an bestimmten Apolipoproteinen.

Abetalipoproteinämie (Bassen-Kornzweig-Syndrom)

Definition Autosomal-rezessiv vererbte seltene Erkrankung, verursacht durch Mutationen im Gen für das mikrosomale Triglyzerid-Transferprotein (MTTP), das eine entscheidende Rolle bei der Bildung von VLDL spielt.

Symptome Fettmalabsorption, Steatorrhö, Gedeihstörung, zerebelläre Ataxie, Retinitis pigmentosa, Akanthozytose.

Diagnostik Cholesterin, Triglyzeride und Phospholipide erniedrigt, fehlendes Apolipoprotein B, Chylomikronen, LDL und VLDL stark vermindert bzw. nicht nachweisbar, klares Serum. Im Blutausstrich finden sich Akanthozyten. Molekulargenetik *(APOA1*-Gen).

Therapie Substitution von fettlöslichen Vitaminen (A, D, E, K) und essenziellen Fettsäuren, Reduktion natürlicher Fette.

Prognose Ab 2. Lebensdekade progredienter Verlauf mit spinozerebellärer Degeneration. Teilweise können das Fortschreiten der Erkrankung und die neurologischen Symptome durch hoch dosierte Gabe von Vitamin E positiv beeinflusst werden.

Familiärer HDL-Mangel (Tangier-Krankheit)

Definition Autosomal-rezessiv vererbte seltene Erkrankung, verursacht durch Mutationen im *ABCA1*-Gen mit gestörter Synthese von Apolipoprotein A-I und Mangel an HDL.

Symptome Hepatomegalie, große gelblich verfärbte Tonsillen, Lymphadenopathie, diffuse Korneatrübung, frühzeitige Atherosklerose, periphere Neuropathie.

Diagnostik HDL fehlt bzw. ist fehlstrukturiert, Cholesterin niedrig, Triglyzeride normal oder erhöht. Apolipoprotein A-I stark erniedrigt.

Therapie Diätetische Fettreduktion, Statine, ggf. Cholesterinester-Transferprotein-Inhibitoren (CETP-Inhibitoren).

Prognose Aufgrund des Mangels an protektivem HDL im Erwachsenenalter erhöhtes Risiko für kardiovaskuläre Erkrankungen.

LITERATUR

Blau N, Dionisi Vici C, Ferreira CR, Vianey-Saban C, van Karnebeek CDM (eds.). Physician's Guide to the Diagnosis, Treatment, and Follow-up of Inherited of Metabolic Diseases. 2nd ed. Vol. 1 & 2. Berlin, Heidelberg: Springer 2022.

Saudubray JM, Baumgartner MR, Garcia-Cazorla A, Walter JH (eds.). Inborn Metabolic Diseases – Diagnosis and Treatment. 7th ed. Berlin, Heidelberg: Springer 2022.

INTERNETQUELLEN

www.aps-med.de (Homepage der Arbeitsgemeinschaft für pädiatrische Stoffwechselstörungen, APS)

www.dig-pku.de (Deutsche Interessengemeinschaft Phenylketonurie und verwandte angeborene Stoffwechselstörungen e.V.)

www.iembase.org (Wissensdatenbank mit detaillierten Informationen zu angeborenen Stoffwechselstörungen)

www.ncbi.nlm.nih.gov/omim (krankheitsorientierte Online-Version von „Mendelian Inheritance in Man", eine Zusammenstellung genetischer/metabolischer Erkrankungen)

www.ommbid.mhmedical.com (Valle D, Antonarakis S, Ballabio A, Beaudet AL, Mitchell GA. The online metabolic and molecular bases of inherited diseases [OMMBID])

www.ssiem.org (Homepage der Society for the Study of Inborn Errors of Metabolism, SSIEM)

KAPITEL

8

Markus Bettendorf

Endokrinologie

8.1 Störungen des Hypothalamus-Hypophysen-Systems

8.1.1 Diabetes insipidus

Definition Der Mangel oder die verminderte Wirksamkeit des antidiuretischen Hormons (ADH; Arginin-Vasopressin), das als Prä-Pro-Vasopressin in den supraoptischen und paraventrikulären Nuclei des Hypothalamus synthetisiert, nach axonaler Spaltung über den Hypophysenstiel zum Speicherort im Hypophysenhinterlappen transportiert und dort gespeichert wird, führt zu einer Verminderung der Harnkonzentrierung durch Wasserrückresorption in den distalen Tubuli und Sammelrohren der Niere und bedingt eine Polyurie und konsekutiv eine Polydipsie.

Ätiologie Der **zentrale Diabetes insipidus** neurohormonalis (Arginin-Vasopressin-Mangel[1]) wird durch einen passageren oder permanenten, angeborenen oder erworbenen ADH-Mangel verursacht, der durch eine Störung der ADH-Synthese oder -Sekretion, des axonalen ADH-Transports oder der hypophysären Speicherung bedingt sein kann. Die Störung kann isoliert oder in Kombination mit Hormonausfällen des Hypophysenvorderlappens vorkommen. Der zentrale Diabetes insipidus im Kindesalter tritt idiopathisch oder sekundär nach neurochirurgischen Eingriffen, Tumoren im Hypothalamus-Hypophysen-Bereich (Kraniopharyngeom, Germinom), nach Schädel-Hirn-Traumata (SHT) und Entzündungen des ZNS (Enzephalitis, Meningitis) auf (➤ Tab. 8.1).

Nach neurochirurgischen Operationen kann ein triphasischer Verlauf beobachtet werden: Unmittelbar postoperativ tritt ein zentraler Diabetes insipidus (CDI) auf, gefolgt von einer Normalisierung der ADH-Ausschüt-

[1] Aktuell wird durch eine internationale Initiative eine Umbenennung vorangetrieben (Arima H, Cheetham T, Christ-Crain M, et al; Working Group for Renaming Diabetes Insipidus. Changing the name of diabetes insipidus: A position statement of the Working Group for Renaming Diabetes Insipidus. J Clin Endocrinol Metab 2022; 108(1): 1–3). In dieser Auflage werden weiterhin die bislang üblichen Bezeichnungen verwendet mit den möglichen neuen Bezeichnungen in Klammern: zentraler Diabetes insipidus neurohormonalis (Arginin-Vasopressin-Mangel) und nephrogener Diabetes insipidus (ADH-Resistenz).

tung oder einer inadäquaten ADH-Sekretion (Syndrom der inadäquaten ADH-Sekretion = SIADH) und anschließendem Wiederauftreten des dann häufig permanenten CDI. Davon muss der zerebrale Salzverlust (CSW) mit Polyurie und primärer Natriurese abgegrenzt werden.

Der **renale Diabetes insipidus** (ADH-Resistenz) ist Folge einer Endorganresistenz mit mangelndem oder fehlendem Ansprechen der Niere auf ADH. Dieser Resistenz liegen angeborene Defekte des ADH-Rezeptors oder im Aquaporin-2 zugrunde. Auch sekundäre Verlaufsformen im Rahmen chronischer Nierenerkrankungen oder Stoffwechselstörungen werden beobachtet (➤ Tab. 8.1).

Symptome Das Leitsymptom des Diabetes insipidus ist unabhängig von der Ursache die Polyurie und nachfolgend die Polydipsie:

- Akut 3–5 ml/kg/h anhaltend über 2 h
- Neugeborene: > 150 ml/kg KG/Tag,
- Säuglinge/Kleinkinder: > 100–110 ml/kg KG/Tag
- Schulkinder/Jugendliche: > 40–50 ml/kg KG/Tag

Die sekundäre Enuresis kann Ausdruck des übermäßigen Flüssigkeitsverlustes sein, der unbehandelt zur Dehydratation mit Müdigkeit, Erbrechen, Gedeihstörung und Fieber bis zum hypovolämischen Kreislaufversagen führen kann. Die Klinik kann durch gleichzeitig bestehende Hormonausfälle kompliziert sein, aber auch bei gleichzeitig bestehender Nebennierenrinden(NNR)-Insuffizienz vermindert sein, da Glukokortikoide an der tubulären Wasserausscheidung beteiligt sind.

Diagnostik Im Vordergrund der Diagnostik steht eine systematische Bilanzierung des Flüssigkeitsumsatzes durch Dokumentation der Ein- und Ausfuhr. Das Urinvolumen übersteigt möglicherweise die Flüssigkeitsaufnahme. Das spezifische Gewicht und die Osmolarität des Urins sind vermindert und das Serumnatrium und die Osmolarität im Serum erhöht (Verhältnis Osmolarität im Urin zu Osmolarität im Serum < 1,5).

Zur Orientierung kann die Osmolarität im Serum berechnet werden (mosmol/kg H_2O):

$$2\times(\text{Serum-Na mmol/l})+\left(\frac{\text{Serumglukose mg/dl}}{18}\right)+\left(\frac{\text{Harnstoff mmol/l}}{2{,}8}\right)$$

Der ADH-Mangel oder die fehlende Wirksamkeit wird im standardisierten Durstversuch nachgewiesen. Beim Gesunden führt die Restriktion der Flüssigkeitszufuhr zur ADH-vermittelten Konzentrierung des Urins (Anstieg der Osmolarität) bei gleichbleibender Serumosmolarität. Bei Patienten mit Diabetes insipidus persistiert der renale Wasserverlust auch beim Dursten, die Urinosmolarität bleibt niedrig, obwohl die Serumosmolarität und das Serumnatrium ansteigen. Diese Dehydratation mit Hämokonzentration mündet in eine Gewichtsabnahme mit Kreislaufinsuffizienz (Hypotonus und Tachykardie). Ein Anstieg des ADH im Serum bleibt bei Patienten mit CDI aus. Wegen des möglichen Verlustes von mehr als 10 % des Körpergewichts muss der Durstversuch unter stationären Bedingungen mit engmaschiger Kontrolle von Urinausscheidung, Gewicht, Blutdruck, Serumnatrium und Serumosmolarität durchgeführt werden. Kontraindikationen für den Durstversuch sind eine bestehende Hypernatriämie und erhöhte Serumosmolarität, eine Dehydratation, eine manifeste Hypothyreose und NNR-Insuffizienz.

Tab. 8.1 Ätiologie der Störungen des Wasserhaushalts im Kindes- und Jugendalter

Zentraler Diabetes insipidus (neurohormonalis; Prävalenz 1 : 25.000) (Arginin-Vasopressin-Mangel)	
Konnatal (< 10 %; Synthese ADH ↓; Prävalenz 2 : 10^5)	Familiär: • X-gebunden (Xp22.31; Prävalenz 4–8 : 10^6 Jungen) 90 % • Autosomal-dominant 10 % (20p13)
Zerebrale Malformationen	• Wolfram-Syndrom (DIDMOAD; Prävalenz 1–9 : 10^6) • Septooptische Dysplasie • Holoprosenzephalie • Laurence-Moon-Biedl-Syndrom
Erworben	• Idiopathisch • Idiopathische Hypophysenstielverdickung • Trauma (postoperativ, SHT) • ZNS-Tumoren (Kraniopharyngeom, Germinom, Gliom, Metastasen) • Langerhanszell-Histiozytose • Zerebrale Hypoxie/Ischämie • Lymphozytäre Hypophysitis • Granulomatöse Entzündungen (Tuberkulose, Sarkoidose, Histiozytose) • Infektionen (kongenitale CMV, Toxoplasmose, Enzephalitis, Meningitis) • Gefäßmalformationen
Nephrogener Diabetes insipidus (ADH-Resistenz)	
Konnatal/familiär	• X-chromosomal (Antidiuretic-V2-Rezeptor, Chromosom Xq28; ♂ > ♀) • Autosomal-rezessiv oder dominant (Aquaporin-2-Gen, Chromosom 20p13)
Erworben	• Medikamente (Lithium) • Chronische Niereninsuffizienz, obstruktive Uropathie • Osmotische Diurese (DM) • Hyperkalzämie, Hypokaliämie • Syndromale Erkrankungen (Bardet-Biedl, Bartter)
Polydipsie/Adipsie	
	Habituell, psychogen, hypothalamische Läsionen (angeboren, erworben)
SIADH (ADH-Freisetzung inadäquat ↑)	
	• Tumoren (ZNS, Lunge) • Medikamente (Carbamazepin, Opioide, Vincristin, Cyclophosphamid) • Pneumonie, Beatmung
CSW (zerebraler Salzverlust)	
	• Zerebrale Insulte (Blutungen, Tumoren) • Schädel-Hirn-Traumata • ZNS-Infektionen • Postoperativ

Die Reliabilität der Messung der ADH-Konzentration im Serum sowohl basal als auch nach Flüssigkeitsrestriktion im Durstversuch ist sehr gering. Die Probleme dieser Messung sind bedingt durch die kleine Molekülgröße des ADH, seine ausgeprägte Thrombozytenadhäsion und die geringe Stabilität *ex vivo* insgesamt. In der klinischen

8

Routinediagnostik besteht keine Indikation für die ADH-Bestimmung im Serum. Alternativ kann die immunologische Bestimmung von Copeptin im Serum, einem Teil des Prä-Pro-Vasopressin-Moleküls, basal und nach 8-stündiger Flüssigkeitsrestriktion, in der Differenzialdiagnose des zentralen Diabetes insipidus, des Diabetes insipidus renalis und der habituellen Polydipsie eingesetzt werden. Insbesondere diskriminiert die argininstimulierte Copeptinkonzentration im Serum den zentralen Diabetes insipidus vom renalen Diabetes insipidus und von der habituellen Polydipsie. Langfristig könnte der aufwendige Durstversuch durch einen standardisierten Arginintest in der Diagnostik der Polyurie-Polydipsie-Syndrome ersetzt werden.

Besteht eine Polyurie mit fehlender Konzentrierung des Urins und erhöhter Serumosmolarität im Durstversuch, kann durch die Gabe von 1-Desamino-8-Arginin-Vasopressin (DDAVP, 0,5–2 µg s. c.) der Effekt von exogenem ADH auf die Wasserausscheidung überprüft werden. Beim Diabetes insipidus renalis bleiben im Gegensatz zum Diabetes insipidus neurohormonalis der Anstieg der Urinosmolarität und der konsekutive Abfall der Serumosmolarität aus. Auch diese Untersuchung entfällt nach Etablierung der basalen und stimulierten Bestimmung von Copeptin im Serum.

Die Tumormarker (AFP, PLAP, β-HCG) werden beim Vorliegen einer intrakraniellen Raumforderung zum Ausschluss eines sezernierenden Germinoms im Serum und Liquor bestimmt.

Die kranielle MRT (cMRT) muss obligat bei jedem Diabetes insipidus neurohormonalis durchgeführt werden. Ein sehr häufiger (94 %), aber unspezifischer Befund ist das fehlende hyperintense Signal des Hypophysenhinterlappens in der nativen T1-Wichtung.

Beim Nachweis einer unspezifischen Hypophysenstielverdickung (37 %) im cMRT, die sich im Verlauf (23 %) entweder spontan normalisieren (30 %) oder zurückbilden (5 %) oder zunehmen kann (39 %), und auch ohne Nachweis einer intrakraniellen Raumforderung bei der idiopathischen Form des CDI sind regelmäßige Verlaufskontrollen des MRT notwendig, um Neoplasien auch im Langzeitverlauf noch zu diagnostizieren. Die isolierte Hypophysenstielverdickung beim CDI stellt per se keine Indikation zur Biopsie dar. Auch bei initial unauffälligem cMRT-Befund ohne Nachweis eines genetischen Befunds sind regelmäßige Verlaufskontrollen über Jahre erforderlich, da der Diabetes insipidus ein Frühsymptom eines okkulten Tumors sein kann.

Differenzialdiagnose Die habituelle Polydipsie muss von der Polydipsie im Rahmen des Diabetes insipidus im Zweifelsfall mittels Durstversuch abgegrenzt werden. Weitere Erkrankungen mit Hyperkalziurie, Niereninsuffizienz, hypertoner Dehydratation und Diabetes mellitus oder die Therapie mit osmotischen Diuretika, die von einer sekundären Polyurie begleitet werden, müssen durch spezifische Untersuchungen ausgeschlossen werden.

Therapie Die Therapie der Grundkrankheit steht bei den sekundären Formen des Diabetes insipidus im Vordergrund. Beim CDI erfolgt die ADH-Substitution bevorzugt oral (Neugeborene 2–3 µg/kg KG/Tag in 2 ED; ältere Kinder 2–5 µg/kg KG/Tag in 2–3 ED). Insbesondere die neueren Lyophilisat-Tabletten (25, 50, 60, 120, 240 µg), die bereits von der Mundschleimhaut resorbiert werden, eignen sich für individuellere Dosierungen im Kindes- und Jugendalter. Während in der Klinik die Behandlung mit Desmopressin noch i. v. oder s. c. (Säuglinge 0,01–0,05 µg; Kleinkinder 0,05–0,1 µg; Schulkinder 0,5–1 µg jeweils in 1–3 ED) erfolgt, wird ambulant die orale Behandlung mit konventionellen Tabletten oder Lyophilisat-Tabletten angestrebt. Das Verhältnis der parenteralen zur nasalen zur oralen Dosierung ist 1 : 10 : 100. Die Verwendung von nasalen Präparaten ist im Kindes- und Jugendalter wegen der zu hohen Konzentration der Einzelportionen und der damit unbefriedigenden Dosierung insbesondere bei jüngeren Kindern, wegen des höheren Nebenwirkungsrisikos, der kurzen Haltbarkeit individuell verdünnter Lösungen und lokaler Schleimhautreizungen in den Hintergrund gerückt. Die bukkale Resorption der nasalen Desmopressin-Lösung bei Säuglingen wird in der Literatur beschrieben.

Desmopressin sollte einschleichend individuell dosiert werden. Insbesondere Neugeborene reagieren sehr sensibel auf den antidiuretischen Effekt von DDAVP; daher wird die Behandlung mit einer niedrigen Dosis begonnen und anschließend unter Kontrolle der Urinausscheidung und Bestimmung der Osmolarität im Urin austitriert. Die Überdosierung kann zu einer hyponatriämischen Hyperhydratation führen, die in eine lebensbedrohliche Wasserintoxikation münden kann.

Der renale Diabetes insipidus kann wegen der bestehenden Endorganresistenz nicht mit DDAVP behandelt werden. Die Flüssigkeitsverluste müssen durch eine geregelte Flüssigkeitszufuhr ausgeglichen werden; die Konzentrationsfähigkeit der Niere kann durch Hydrochlorothiazid (1–3 mg/kg KG/Tag) verbessert werden.

8.1.2 Kraniopharyngeom

Das Kraniopharyngeom ist der häufigste nichtgliale intrakranielle Tumor im Kindesalter mit einer Inzidenz von 0,5–2/1.000.000/Jahr, wobei 30–50 % der Fälle im Kindes- und Jugendalter manifest werden. Es repräsentiert 1,2–4 % aller intrakraniellen Tumoren im Kindesalter und 6–9 % aller soliden Tumoren im Kindesalter. Die Inzidenz zeigt altersbezogen eine zweigipflige Verteilung mit Häufung im Kindes- (5. bis 10. Lebensjahr) und im Erwachsenenalter (50. bis 75. Lebensjahr).

Kraniopharyngeome sind dysontogenetische Mittellinientumoren, d. h. im eigentlichen Sinne Fehlbildungen aus der Rathke-Tasche bzw. dem Canalis (ductus) craniopharyngeus mit raumforderndem Tumorcharakter. Sie sind im Kindesalter überwiegend zystisch, seltener überwiegend solide. Morphologisch besitzen sie keine Malignitätszeichen. Im Kindes- und Jugendalter überwiegt der adamantinöse Typ, während im Erwachsenenalter der papillöse Typ häufiger ist. Mischtypen kommen vor. Kraniopharyngeome sind zur Hälfte supraselllär bzw. supraselllär mit intrasellärem Anteil lokalisiert.

Auffällig werden die Patienten durch neurologische, häufiger aber durch endokrinologische (GH-Mangel, Diabetes insipidus centralis, Hypogonadismus, sekundäre Hypothyreose, sekundäre NNR-Insuffizienz, Adipositas) und/oder ophthalmologische Zeichen (bitemporale Hemianopsie).

Die Verdachtsdiagnose wird durch bildgebende Kriterien des Kraniopharyngeoms erhärtet und histologisch gesichert (Mittellinientumor mit Verkalkungen) (➤ Abb. 8.1).

Da es sich um histologisch benigne Tumoren handelt, steht die operative Resektion unter Schonung des Hypothalamus therapeutisch an erster Stelle. Ein individualisiertes Vorgehen ist vor allem deswegen

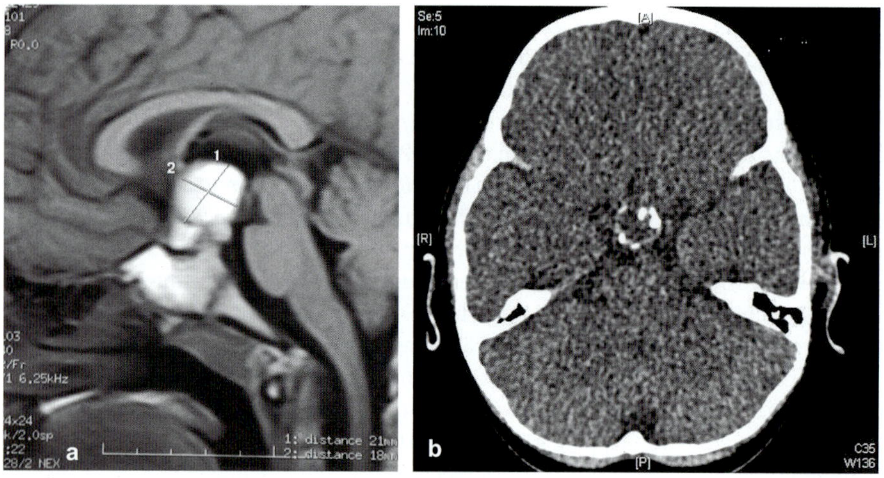

Abb. 8.1 Kraniopharyngeom: **a** 7 Jahre altes Mädchen mit Sehstörungen und Diabetes insipidus neurohormonalis. MRT der Hypophyse sagittal T1-gewichtet nach intravenöser Kontrastmittelgabe: intra-, supra- und retroselläre Raumforderung mit kräftiger Kontrastmittelanreicherung; **b** 3 $\frac{2}{12}$ Jahre alter Junge mit Erbrechen, Kopfschmerzen und Diabetes insipidus neurohormonalis. CT der Sella axial nativ: supraselläre ringförmige Verkalkungen, die ein zystisches Areal von 14 × 15 mm demarkieren (Kraniopharyngeom) [R232]

gerechtfertigt, weil die Prognose der Patienten vor dem Hintergrund der Spätkomplikationen zu sehen ist. Endokrine Ausfälle, hormonelle Substitutionstherapie, hypothalamisch bedingte Essstörungen mit extremer Adipositas, Sehbeeinträchtigung und neuropsychologische Ausfälle prägen die postoperative Morbidität und Lebensqualität der Patienten mit Kraniopharyngeom.

8.1.3 Inadäquate ADH-Sekretion (SIADH; Schwartz-Bartter-Syndrom)

Definition Eine inadäquat hohe Sekretion von ADH bewirkt die Ausscheidung eines hypertonen Urins trotz hypotoner Extrazellulärflüssigkeit. Diese Konstellation entspricht einer hypotonen Hyperhydratation (Wasserintoxikation).

Ätiologie Die inadäquate ADH-Sekretion kommt vor nach SHT und neurochirurgischen Eingriffen, im Rahmen einer Meningitis oder Enzephalitis, bei primären Hirntumoren (z. B. Kraniopharyngeom), als Folge intrakranieller Blutungen, beim Hydrozephalus, bei Lungenerkrankungen (Pneumonien, zystische Fibrose) und Überdruckbeatmung, und sie kann durch Medikamente bedingt sein (Vincristin, Cisplatin, Cyclophosphamid, Carbamazepin, Opioide).

Symptome Das Leitsymptom ist die akute Hyponatriämie als Verdünnungseffekt durch die erhöhte ADH-vermittelte Wasserretention. Die Serumosmolarität ist erniedrigt und die Urinosmolarität unverhältnismäßig hoch (Ratio Urin- zu Serumosmolarität > 1). Klinisch imponiert eine Euvolämie ohne Zeichen von Dehydratation oder Ödemen und einer signifikanten Oligurie:

- < 1 ml/kg KG/h bei Säuglingen
- < 0,5 ml/kg KG/h bei älteren Kindern

Weitere Zeichen sind Übelkeit, Kopfschmerzen, Muskelkrämpfe, Somnolenz bis hin zum Koma. Periphere Ödeme sind klinisch nicht unbedingt sichtbar. Die Letalität der Störung liegt höher als 10–15 %. Bei der chronischen Verdünnungshyponatriämie müssen nicht notwendigerweise Beschwerden bestehen.

Diagnostik Die Serumkonzentration des Natriums ist erniedrigt, ebenso die Osmolarität. Der Hämatokrit ist vermindert. Die Urinosmolarität ist erhöht, und die Natriumausscheidung kann sekundär ansteigen. Die Flüssigkeitsbilanz ist positiv, d. h., die Zufuhr übersteigt die Ausfuhr. Als Folge nimmt das Körpergewicht zu.

Differenzialdiagnostisch können eine primäre Polydipsie, ein Morbus Addison, eine Leberzirrhose, eine Herz- oder Niereninsuffizienz bestehen, oder es könnten hypoosmolare Lösungen infundiert worden sein.

Therapie Die Behandlung der Grunderkrankung ist vorrangig. Wesentliche therapeutische Maßnahme ist die Flüssigkeitsrestriktion: Die Flüssigkeitszufuhr wird auf mindestens 60 % des Grundbedarfs (ca. 1.000 ml/m² KOF/Tag) reduziert. Zusätzlich können sekundär Diuretika eingesetzt werden, um die extrazelluläre Flüssigkeit zu mobilisieren (Furosemid 1 mg/kg KG i. v.). Ein neueres Behandlungskonzept stellen die selektiven V_2-Rezeptor-Antagonisten dar (Vaptane), die im Erwachsenenalter bereits zur Behandlung des chronischen SIADH zugelassen sind.

8.1.4 Zerebraler Salzverlust

Definition Der zerebrale Salzverlust („cerebral salt wasting", CSW) ist durch eine Hyponatriämie und einen extrazellulären Volumenmangel gekennzeichnet.

Ätiologie und Pathogenese Es kommt zu einer gesteigerten Natriumausscheidung im Urin mit konsekutiver Polyurie. Betroffen sind Patienten mit Subarachnoidalblutung, ZNS-Infektionen, Hirntumoren, SHT und nach neurochirurgischen Eingriffen, insbesondere im Hypophysen-Hypothalamus-Bereich. In der Regel beginnt der zerebrale Salzverlust innerhalb von 10 Tagen nach einem zerebralen Insult. Die zugrunde liegenden Mechanismen sind bisher wenig verstanden. Sowohl die Unterbrechung neuraler Afferenzen in der Niere (Reninsystem) als auch natriuretische Faktoren, wie das atriale natriuretische Peptid (ANP) und das „brain natriuretic peptide" (BNP), sind an der Entwicklung des CSW beteiligt. Bei Patienten mit subarachnoidaler Blutung konnten erhöhte Konzentrationen von BNP nachgewiesen werden. Die vermehrte Ausschüttung der natriuretischen Peptide kann als Schutzmechanismus angesehen werden, um den intrakraniellen Druck zu senken.

Diagnostik Im Rahmen des CSW ist die Serumosmolarität erniedrigt und die Urinosmolarität inadäquat hoch (Urin/Plasma-Ratio > 1), das Natrium im Serum ist vermindert und die Ausscheidung von Natrium im Urin erhöht (> 20 mmol/l); Hämatokrit und Serumharnstoff sind normal bis erhöht. Die Plasmareninaktivität ist i. d. R. erhöht, kann aber auch normal oder erniedrigt sein. Die Salz- und Wasserverluste führen zu einer Abnahme des Körpergewichts.

Therapie Das Ziel der Behandlung ist eine langsame Normalisierung des Serumnatriums. Der Anstieg des Serumnatriums sollte weniger als 12 mmol/l/Tag betragen, da bei schneller Korrektur eine pontine Myelinolyse entstehen kann. Im Notfall sollte bei deutlich erniedrigtem Serumnatrium und beim Auftreten neurologischer Symptome auch vorsichtig eine hypertone Natriumlösung infundiert werden. Klinische Untersuchungen weisen auf einen günstigen therapeutischen Effekt von hoch dosiertem Fludrocortison hin (0,2–0,4 mg/24 h).

8.2 Störungen des Wachstums

8.2.1 Kleinwuchs

Definition Kleinwuchs ist definiert als eine Körperlänge (Messung im Liegen, < 2. Lebensjahr) oder eine Körperhöhe (Messung im Stehen, > 2. Lebensjahr) unterhalb der 3. Perzentile und/oder eine Wachstumsgeschwindigkeit unterhalb der 25. Perzentile des populationsspezifischen Referenzkollektivs. Definitionsgemäß gelten damit 3 % einer Population als kleinwüchsig. Eine Angabe zur Häufigkeit einer Wachstumsstörung lässt sich hieraus nicht ableiten. Eine pathologische Größenwachstumsentwicklung im engeren Sinn besteht bei einer Wachstumsgeschwindigkeit unterhalb der 25. Perzentile (➤ Abb. 8.2).

Der *Standard Deviation Score* (SDS; Z-Score) wurde in der Auxologie eingeführt, um Messungen alters- und geschlechtsunabhängig zu machen (Messwert minus Mittelwert dividiert durch entsprechende Standardabweichung). Die 50. Perzentile entspricht einem SDS von 0.

Ätiologie und Pathogenese Viele Erkrankungen gehen mit einem Kleinwuchs oder einer Wachstumsstörung als Haupt- oder Nebensymptom einher (➤ Tab. 8.2). Es werden Normvarianten des Wachstums sowie primäre und sekundäre Formen des Kleinwuchses unterschieden.

Die **konstitutionelle Entwicklungsverzögerung von Wachstum und Pubertät (KEV)** stellt die häufigste familiär auftretende Normvariante des Wachstumstempos dar und ist charakterisiert durch eine niedrig-normale Wachstumsgeschwindigkeit in der Kindheit und einen verspäteten Pubertätseintritt, wodurch es zu einer vorübergehenden Verlangsamung der Wachstumsgeschwindigkeit, verbunden mit einer Verzögerung der Skelettreifung, kommt. Anamnestisch findet sich diese verzögerte Größenwachstumsentwicklung auch bei den Eltern des Kindes wieder. Die Endgrößenprognose liegt jedoch i. d. R. im unteren Zielgrößenbereich.

Kinder mit familiärem Kleinwuchs wachsen mit altersentsprechender Wachstumsgeschwindigkeit unterhalb der 3. Perzentile. Entsprechend sind die gesunden Eltern im Vergleich zur Referenzpopulation proportioniert klein (< 3. Perzentile), und die sich errechnende Zielgröße des Kindes befindet sich unterhalb der 3. Perzentile.

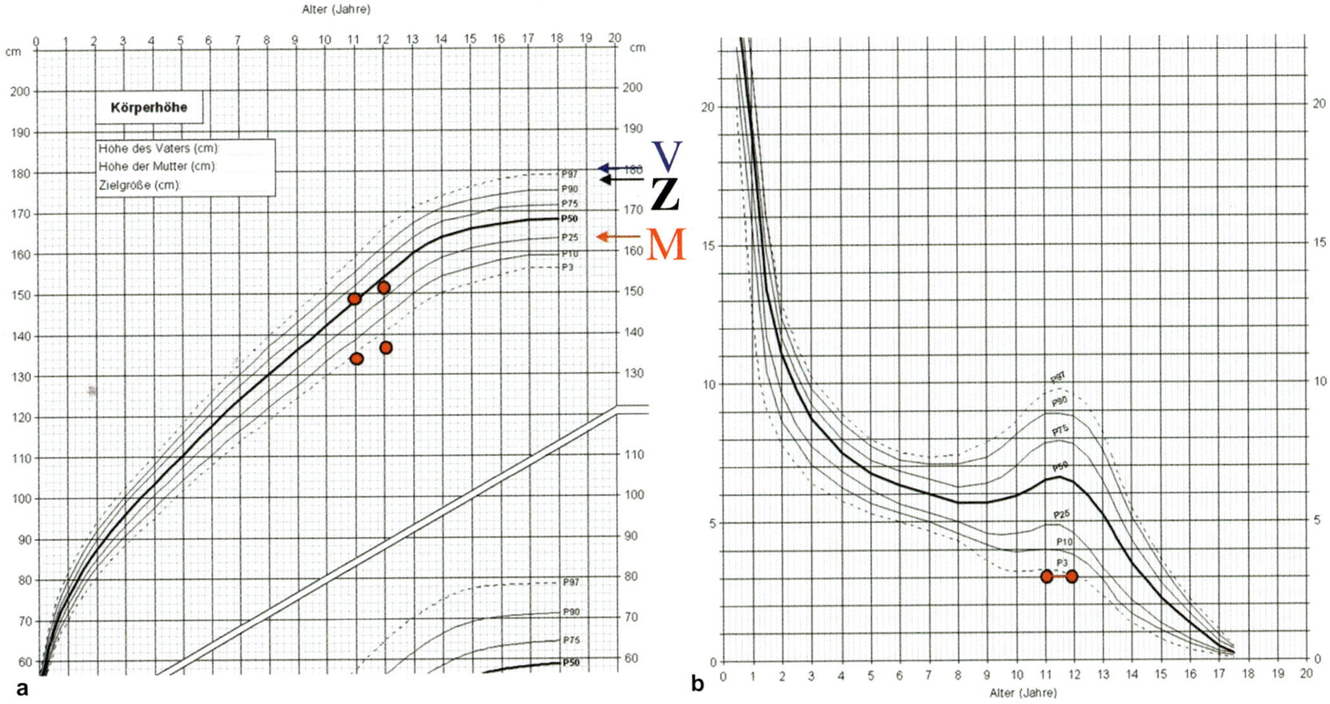

Abb. 8.2 Pathologische Erniedrigung der Wachstumsgeschwindigkeit mit (a) und ohne Kleinwuchs (b) [F941-002/V786]

Tab. 8.2 Häufige Ursachen des Kleinwuchses

Primärer Kleinwuchs	Sekundärer Kleinwuchs
Familiärer Kleinwuchs	Mangel- und Fehlernährung
Intrauteriner Kleinwuchs (endogene und exogene Noxen)	• Chronische Organerkrankungen • Niereninsuffizienz • Leberinsuffizienz • Intestinale Erkrankungen (Morbus Crohn, Zöliakie) • Kardiale Erkrankungen • Rheumatoide Erkrankungen
Chromosomenanomalien: • Ullrich-Turner-Syndrom (UTS) • SHOX-Mangel • Trisomie 21 • Trisomie 18 • Trisomie 13	Metabolische Erkrankungen: • Mukopolysaccharidosen • Glykogenosen • Lipidosen • Organoazidopathien
Syndromale Erkrankungen: • Russel-Silver-Syndrom • Noonan-Syndrom • Prader-Willi-Syndrom • Williams-Beuren-Syndrom	Endokrine Erkrankungen: • Mangel an Wachstumshormon (GH): angeboren, erworben, isoliert, kombinierte hypophysäre Hormonausfälle • IGF-I-Mangel (GH-Resistenz/Laron-Syndrom, primärer oder sekundärer IGF-I-Mangel, Acid-Labile-Subunit-Mangel, primäre Protease [PAPP-A2]-Mangel) • Hypothyreose • Kortisolmangel, -exzess • KEV, Pubertas tarda • Pubertas praecox
Skelettdysplasien: • Achondroplasie: Mutationen im *Fibroblasten-Growth-Factor-Receptor-3*-Gen *(FGFR3*, autosomal-dominant) • Hypochondroplasie *(FGFR3*-Gen-Mutationen) • Osteogenesis imperfecta (z. B. *COL1A1* oder *COL1A2;* Chromosom 17q21.33, 7q21.3) • Léri-Weill-Dyschondrosteosis (mesomele Verkürzung der Extremitäten, Madelung-Deformität; heterozygote *SHOX*-Gen-Mutationen) • Mesomele Dysplasie Typ Langer (homozygote *SHOX*-Gen-Mutationen)	Störungen des Kalzium-Phosphat-Stoffwechsels (Vitamin D, PTH) Psychosoziale Deprivation Iatrogen: Glukokortikoide, Zytostatika, Bestrahlung

Beim Kleinwuchs im Rahmen von **Skelettdysplasien** steht ein dysproportionierter Habitus im Vordergrund; es ist ein Missverhältnis (Ratio ↑) der Höhe der oberen Körperhälfte zur Höhe der unteren Körperhälfte (↓) oder des Armspanns (↓) zur Körpergröße ersichtlich. Man unterscheidet segmentale Formen von rhizomelen (Oberarme und Oberschenkel, ➤ Abb. 8.3b), mesomelen (Unterarm und Unterschenkel, ➤ Abb. 8.3c), akromelen (Hände und Füße, ➤ Abb. 8.3d) und mikromelen (alle Extremitäten, ➤ Abb. 8.3e) Formen mit überwiegend epiphysärem, metaphysärem oder spondylärem Befall. Die Knochendichte kann vermindert oder vermehrt sein, während die Knochenreifung gegenüber dem Kalenderalter retardiert, altersentsprechend oder akzeleriert sein kann.

Bei **Chromosomenanomalien** und **syndromalen Erkrankungen** ist der Kleinwuchs von weiteren Symptomen und charakteristischen Stigmata begleitet. Das *Ullrich-Turner-Syndrom* (UTS) tritt bei Mädchen mit einer Häufigkeit von 1 : 2.500 auf und ist durch das Fehlen oder durch Anomalien und Mosaike eines X-Chromosoms (45X) bedingt. Der Phänotyp kann erheblich variieren und wird durch den Kleinwuchs und die Gonadendysgenesie mit ausbleibender Pubertät und Infertilität bestimmt. In der pseudoautosomalen Region des X- und des Y-Chromosoms konnte das *SHOX*-Gen („Short stature homeobox"-Gen) identifiziert werden. Beim UTS (Haploinsuffizienz; ➤ Box 8.1) und beim *Léri-Weill-Syndrom* (Mutationen/Deletionen), aber auch bei idiopathischem Kleinwuchs können Veränderungen des *SHOX*-Gens die Wachstumsstörung verursachen.

Box 8.1

Leitsymptome bei Ullrich-Turner-Syndrom (Ausprägung in Prozent)

- Kleinwuchs (100 %)
- „Streak"-Gonaden/hypergonadotroper Hypogonadismus (> 85 %)
- Kardiovaskuläre Fehlbildungen: Aortenisthmusstenose (55 %, sekundär Aneurysma)
- Cubitus valgus (45 %)
- Kurzer Hals (40 %)
- Inverser Haaransatz nuchal (40 %)
- Hufeisenniere/renale Fehlbildungen (37 %)
- Hypothyreose (34 %)
- Pterygium colli (23 %)
- Kongenitale Lymphödeme (21 %)
- Autoimmunerkrankungen: Thyreoiditis, Zöliakie, Thrombozytopathie, Hepatitis

Das Erscheinungsbild des *Noonan-Syndroms* (Mutationen im Gen PTPN11 bei 40–50 %, 12q24.1, der Tyrosin-Phosphatase SHP2; auch Mutationen in Genen der RAS-MAPK-Signaltransduktion (Rasopathien): *KRAS, SOS1* und *RAF1*) ähnelt dem des UTS, wird aber autosomal-dominant vererbt und betrifft Jungen und Mädchen. Mentale Retardierung und Pulmonalstenose können auftreten. Jedoch fehlt die Gonadendysgenesie. Der Kleinwuchs ist auch Teil des *Prader-Willi-Syndroms.*

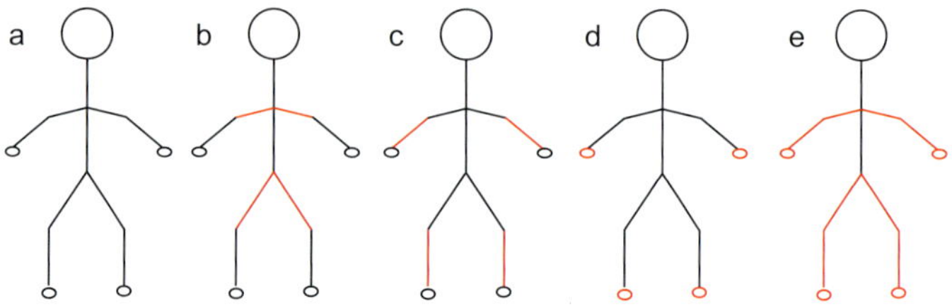

Abb. 8.3 Verkürzungen der Knochen bei Osteodysplasien [T551/V786]

Der Kleinwuchs **nach intrauteriner Wachstumsverzögerung** ist gekennzeichnet durch ein Geburtsgewicht und/oder eine Körperlänge bei Geburt unterhalb der 3. (Kinder-Endokrinologie) oder 10. (Neonatologie) Perzentile in Bezug auf das entsprechende Gestationsalter. Die Ursachen der intrauterinen Wachstumsverzögerung können vielfältig sein. Das fetale Wachstum wird durch intrauterine Infektionen (z. B. Röteln, Zytomegalie), Intoxikationen (Alkohol, Nikotin, Medikamente) oder eine Plazentainsuffizienz beeinträchtigt. Auch beim *Russell-Silver-Syndrom* gehört der Kleinwuchs neben dem großen, dreiecksförmigen Gesichtsschädel mit hoher Stirn und spitzem Kinn, der Körperasymmetrie und Café-au-lait-Flecken zum klinischen Erscheinungsbild. In 10 % der Fälle besteht eine maternale uniparentale Disomie des Chromosoms 7. Bei etwa 30 % der Patienten wird eine Hypomethylierung des *H19*-Gens in der Imprinting-Region 11p15 gefunden. 80–90 % der Kinder mit intrauterinem Kleinwuchs holen unabhängig von ihrem Gestationsalter und der zugrunde liegenden Ursache das Wachstumsdefizit in den ersten 2 Lebensjahren auf, sodass der Kleinwuchs lediglich bei 10–20 % dieser Kinder persistiert.

Sekundäre Wachstumsstörungen werden im Rahmen von Mangelzuständen, chronischen System- und Organerkrankungen und Endokrinopathien beobachtet. Eine Mangel- oder Fehlernährung, aber auch die psychosoziale Deprivation führen zur Wachstumsstörung. So kann der Kleinwuchs infolge von Mukoviszidose, Zöliakie, Morbus Crohn, Nephropathien, Hepatopathien, hämatopoetischen und rheumatoiden Erkrankungen auftreten.

Endokrine Störungen können sowohl in Verbindung mit einer Überfunktion (Hyperkortisolismus oder Pseudohypoparathyreoidismus) als auch in Verbindung mit einer Unterfunktion (Hypothyreose oder GH-Mangel, NNR-Insuffizienz, hypogonadotroper Hypogonadismus oder Pubertas tarda) zum Kleinwuchs führen.

Der GH-Mangel kann isoliert oder in Kombination mit weiteren hypophysären Hormonausfällen (TSH, ACTH, LH/FSH, Prolaktin) auftreten (➤ Tab. 8.3). Es werden primäre und sekundäre Ausfälle beschrieben. Die Häufigkeit beträgt etwa 1 : 2.000.

Symptome Das Leitsymptom des pathologischen Kleinwuchses ist die Verlangsamung der Wachstumsgeschwindigkeit (< 25. Perzentile), d. h., bei longitudinaler Dokumentation der Körpergröße verringert sich die Perzentile für die Körperhöhe (perzentilenschneidendes Wachstum). Begleitende Symptome liefern Hinweise auf die mögliche Ätiologie. Die Köpergröße stimmt nicht mit der Zielgröße überein, kann proportioniert oder dysproportioniert sein.

Bei der Hypothyreose sind nahezu alle Reifungsprozesse wie die psychomotorische Entwicklung, die Dentition oder die Pubertät und das Wachstum verzögert.

Die Symptome des angeborenen GH-Mangels sind neben dem Kleinwuchs, der sich erst in den ersten Lebensjahren entwickelt, eine stammbetonte Adipositas, ein „Puppengesicht“ (eingesunkene Nasenwurzel und prominente Stirn, Mittelgesichtshypoplasie), die Akromikrie und insbesondere beim ausgeprägten GH-Mangel in Kombination mit weiteren hypophysären Hormonausfällen (ACTH ↓) neonatale Hypoglykämien, Hyperbilirubinämie und beim Jungen der Mikropenis und Kryptorchismus (LH/FSH ↓) (➤ Abb. 8.4).

Der Kleinwuchs mit einem dysproportionierten Habitus tritt bei den verschiedenen Formen von Skelettdysplasien oder Stoffwechselerkrankungen auf. Bei Chromosomenanomalien und syndromalen Erkrankungen ist der Kleinwuchs lediglich Teil eines Symptomkomplexes mit typischen weiteren Stigmata.

Diagnostik Die Grundlage der Diagnostik stellen die auxologischen Messungen der Körpergröße, der Körperproportionen und des Gewichts dar. Aus konsekutiven Einzelmessungen im Abstand von 6–12 Monaten wird die Wachstumsgeschwindigkeit errechnet (cm/Jahr). Die Erhebung der Anamnese unter Berücksichtigung von Schwangerschaft, Geburtsgewicht und Geburtslänge, Geburtsverlauf, psychomotorischer Entwicklung, Dentition, Vorerkrankungen oder Medikamenteneinnahme, Ernährung, Stuhlgang, Wachstumsverlauf, Körpergröße der Eltern, Geschwister und Großeltern und elterlicher Pubertätsentwicklung liefert wichtige Informationen zur Einordnung des Kleinwuchses.

Tab. 8.3 Genetische Defekte beim Mangel an Wachstumshormon (GH)

Gen	Phänotyp	Vererbung
IGHD 1A (17q22-q24)	kein GH	autosomal-rezessiv
IGHD 1B (GHRH-Rezeptor, 7p15-p14)	GH niedrig	autosomal-rezessiv
IGHD 2 (17q22-q24)	GH niedrig	autosomal-dominant
IGHD 3 (Xq22-q24)	IGHD + Hypogammaglobulinämie	X-chromosomal
HESX1 (3p21.2–21.1)	septooptische Dysplasie, MPHD, IGHD mit ektoper Neurohypophyse	autosomal-dominant oder rezessiv
OTX2	Optikusatrophie, MPHD	autosomal-dominant
SOX2	MPHD	autosomal
SOX3 (Xq26.3)	IGHD + mentale Retardierung	X-chromosomal
GLI1/GLI2	MPHD	autosomal-dominant
LHX3 (9q34.3)	GH, TSH, LH/FSH-Mangel, Rigidität der HWS	autosomal-rezessiv
LHX4 (1q25)	GH, TSH, ACTH-Mangel, Kleinhirndysplasie	Autosomal-dominant
PROP1 (5q)	GH, TSH, Prolaktin, LH/FSH, im Verlauf auch ACTH-Mangel; große Hypophyse	autosomal-rezessiv
PIT1/POU1F1 (3p11)	GH, TSH, Prolaktin; Hypoplasie der Hypophyse	autosomal-dominant und rezessiv

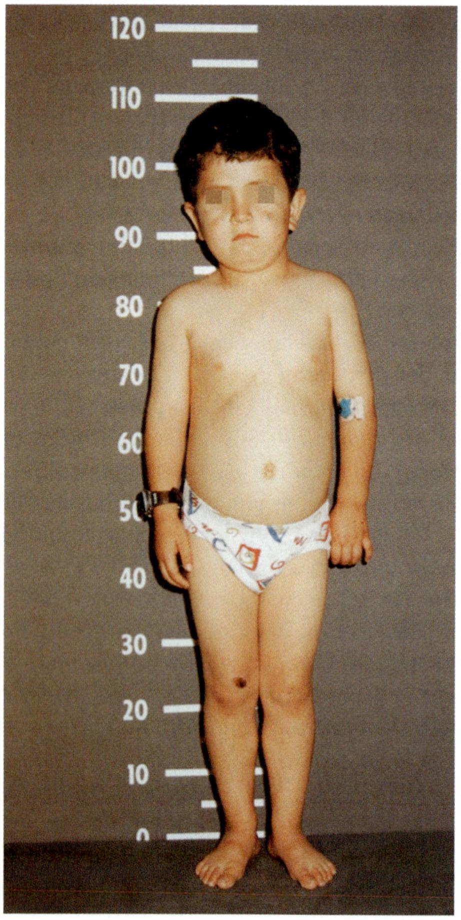

Abb. 8.4 8 2/12 Jahre alter Junge mit isoliertem hypophysärem Wachstumshormonmangel. Typische Stigmata wie stammbetonte Adipositas, „Puppengesicht"/ Mittelgesichtshypoplasie und Akromikrie. Körperhöhe 106 cm (< 3. Perzentile, SDS –4,9), Zielgröße 170 cm (6. Perzentile, SDS –1,5) [R232]

Die körperliche Untersuchung umfasst die eingehende internistische Untersuchung mit der Erfassung von Dysmorphiezeichen und Stigmata sowie die Erhebung der Pubertätsstadien nach Tanner.

Die Röntgenaufnahme der linken Hand wird zur Bestimmung des Knochenalters (z. B. Methoden nach Greulich und Pyle oder Tanner und Whitehouse) und zur Beurteilung der ossären Morphologie angefertigt. Normalerweise stimmen chronologisches Alter und Knochenalter überein (± 1 Jahr). Wachstumsstörungen gehen oft mit einer Retardierung (Kleinwuchs) oder Akzeleration (Großwuchs) des Knochenalters gegenüber dem chronologischen Alter einher. Das Knochenalter nach Greulich und Pyle (➤ Abb. 8.5) ist die Grundlage zur Berechnung der prospektiven Endgröße nach Bayley-Pinneau, während die Berechnung der prospektiven Endgröße nach Tanner-Whitehouse auf dem Knochenalter nach Tanner Whitehouse 1 oder 2 beruht. ➤ Tab. 8.4 liefert prozentuale Angaben der bereits erreichten Erwachsenengröße bei einem gegebenen Knochenalter in Verhältnis zum chronologischen Alter (retardiert/akzeleriert) nach Bayley und Pinneau. Idealerweise stimmen die ermittelte prospektive Endgröße und die berechnete Zielgröße nach Tanner überein.

Berechnung der Zielgröße nach Tanner:

$$\frac{\textit{Größe der Mutter cm} + \textit{Größe des Vaters cm}}{2} - 6{,}5\,cm\ (♀)\ oder + 6{,}5\,cm\ (♂)$$

Die allgemeine Labordiagnostik beinhaltet: BSG, Blutbild, Serumchemie und Urinstatus zur Ermittlung von Entzündungszeichen, Elektrolytstörungen, Anämie, Nephropathie oder Hepatopathie. Außerdem erfolgt die Bestimmung der Gliadin- und Transglutaminase-Antikörper (IgG-AK, IgA-AK) zum Ausschluss einer Zöliakie unter Berücksichtigung der IgA-Konzentration, die Bestimmung der Schilddrüsenfunktion (TSH, T_3, T_4, fT_4) und der Serumkonzentrationen von Insulin-like Growth Factor I (IGF-I) und dessen Bindungsprotein IGF-BP3, um Hinweise auf einen GH-Mangel zu erhalten. Bei Mädchen

8

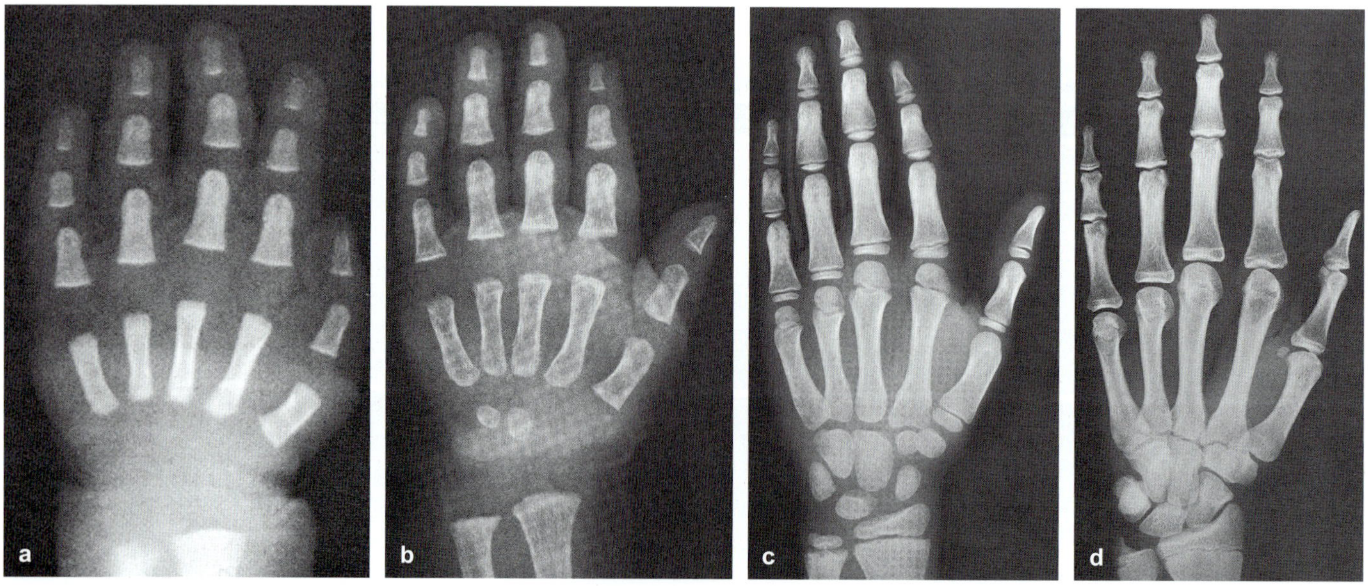

Abb. 8.5 Knochenalter nach Greulich und Pyle. Röntgenaufnahmen der linken Hand **a** eines Neugeborenen, **b** eines 9 Monate alten männlichen Säuglings: Ossifizierung von Os capitatum und Os hamatum; **c** eines 9 Jahre alten Jungen: Ossifizierung der Handwurzelknochen (Ossa carpi), der Mittelhandknochen (Ossa metacarpalia) und der Epiphysen von Ulna, Radius und der Fingerglieder (Phalanges); **d** eines 16-Jährigen: fast vollständiger Verschluss der Epiphysenfugen [R232]

Tab. 8.4 Tabelle zur Berechnung der prospektiven Endgröße nach Bayley-Pinneau

Knochenalter (JJ:MM)	Jungen			Mädchen		
	Prozent Erwachsenengröße					
	akzeleriert	durchschnittlich	retardiert	akzeleriert	durchschnittlich	retardiert
06:00	–	–	68,0	–	72,0	73,3
06:06	–	–	70,0	–	73,8	75,1
07:00	67,0	69,5	71,8	71,2	75,7	77,0
07:06	68,5	70,9	73,8	73,2	77,2	78,8
08:00	69,6	72,3	75,6	75,0	79,0	80,4
08:06	70,9	73,9	77,3	77,1	81,0	82,3
09:00	72,0	75,2	78,6	79,0	82,7	84,1
09:06	73,4	76,9	80,0	80,9	84,4	85,8
10:00	74,7	78,4	81,2	82,8	86,2	87,4
10:06	75,8	79,5	81,9	85,6	88,4	89,6
11:00	76,7	80,4	82,3	88,3	90,6	91,8
11:06	78,6	81,8	83,2	89,1	91,4	92,6
12:00	80,9	83,4	84,5	90,1	92,2	93,2
12:06	82,8	85,3	86,0	92,4	94,1	94,9
13:00	85,0	87,6	88,0	94,5	95,8	96,4
13:06	87,5	90,2	90,2	96,2	97,4	97,7
14:00	90,5	92,7	92,7	97,2	98,0	98,3
14:06	93,0	94,8	94,8	98,0	98,6	98,9
15:00	95,8	96,8	96,8	98,6	99,0	99,4
15:06	97,1	97,6	97,6	99,0	99,3	99,6
16:00	98,0	98,2	98,2	99,3	99,6	99,8
16:06	98,5	98,7	98,7	99,5	99,7	99,9
17:00	99,0	99,1	99,1	99,8	99,9	100,0
17:06	–	99,4	–	–	–	–
18:00	–	99,6	–	–	–	–
18:06	–	100,0	–	–	–	–

wird eine Chromosomenanalyse zum Ausschluss eines UTS durchgeführt. Gezielte genetische Untersuchungen stehen bei klinischem Verdacht zur Verfügung: Panel-Analyse bei Noonan-Syndrom, Analyse des *SHOX*-Gens bei V. a. Léri-Weill-Syndrom oder idiopathischen Kleinwuchs, des *FGFR-3*-Gens bei V. a. Hypo- oder Achondroplasie oder des Chromosoms 15 bei V. a. Prader-Labhart-Willi-Syndrom.

Zur Bestätigung und Differenzierung des isolierten GH-Mangels (zwei pathologische Teste erforderlich) und multipler hypophysärer Hormonausfälle werden differenzierte Stimulationstests durchgeführt. Mit dem Arginintest wird die Ausschüttung von GH überprüft, mit dem Insulin-Hypoglykämie-Test die Ausschüttung von GH sowie von ACTH und Kortisol und mit dem LH-RH-Test die gonadotrope Hormonachse (LH, FSH). Der TRH-Test zur Überprüfung der thyreotropen Hormonachse und der Prolaktinausschüttung ist entbehrlich. Die adrenerge Funktion wird zusätzlich mit einem Kortisol-Tagesprofil und der Glukokortikoidausscheidung im 24-h-Sammelurin überprüft. Beim Nachweis eines zentralen Hormonausfalls muss zum Ausschluss einer zentralen Fehlbildung (Mittelliniendefekt, Hypoplasie Adenohypophyse, Stilanomalien, ektope Neurohypophyse) oder Raumforderung (z. B. Kraniopharyngeom) eine MRT oder CT (Verkalkungen bei Kraniopharyngeom) durchgeführt werden (➤ Abb. 8.6). Dann sind auch augenärztliche Untersuchungen zur Bestimmung des Gesichtsfeldes indiziert.

Differenzialdiagnose Bestätigen die auxologischen Messungen den Kleinwuchs, müssen Normvarianten wie die KEV und der familiäre Kleinwuchs abgegrenzt werden. Die pathologischen Kleinwuchsformen können dann in solche mit dysproportioniertem Habitus (Skelettdysplasien, metabolische Erkrankungen) und andere mit proportioniertem Habitus unterteilt werden. Der proportionierte Kleinwuchs kann sich bereits pränatal entwickelt haben (intrauterine Wachstumsverzögerung [IUGR; hypotrophes NG = „small for gestational age", SGA], Dysmorphiesyndrom, Chromosomenaberration) oder kann erst postnatal entstanden sein (Malnutrition, chronische Erkrankungen, Endokrinopathien) (➤ Abb. 8.7).

Therapie Im Vordergrund steht die Behandlung einer Grunderkrankung. Das Ziel der Behandlung mit biosynthetischem Wachs-

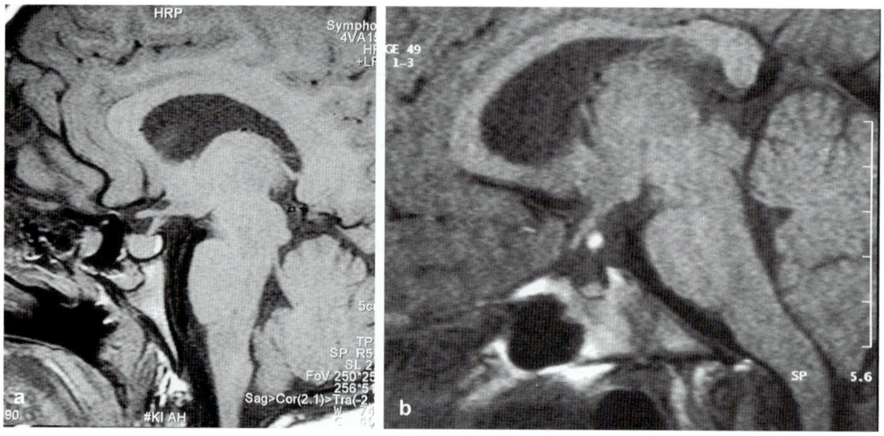

Abb. 8.6 MRT der Hypophyse: **a** Normale Hypophyse: 15 Jahre altes Mädchen. MRT der Hypophyse sagittal T1-gewichtet nativ: Der in der Pubertät voluminöse Hypophysenvorderlappen wölbt sich gegen die Sellaeingangsebene vor und ist von geringerer Signalintensität als der fett- und signalreiche Hypophysenhinterlappen **b** Ektoper Hypophysenhinterlappen: 10 Jahre alter Junge mit Kleinwuchs und GH-Mangel. MRT der Hypophyse sagittal T1-gewichtet nativ; ektoper Hypophysenhinterlappen als signalreicher kleiner Knoten am Infundibulum, fehlender Hypophysenstiel. [R232]

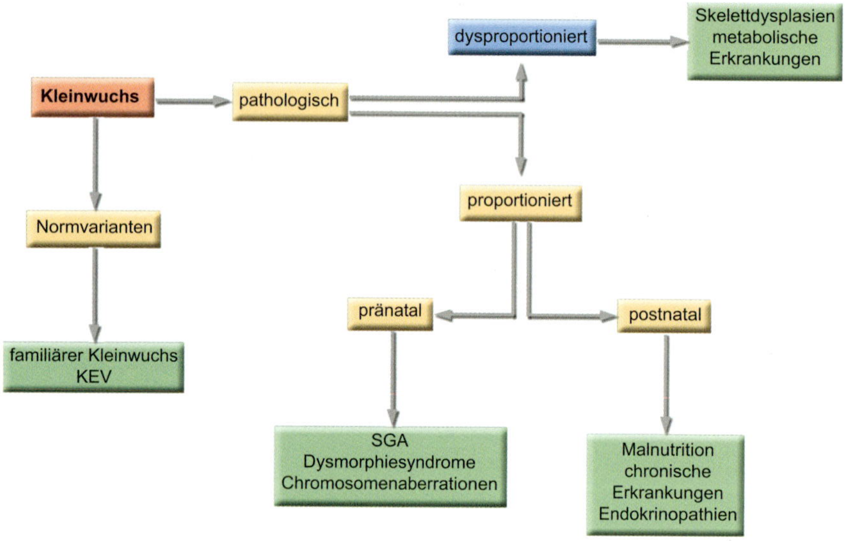

Abb. 8.7 Differenzialdiagnose des Kleinwuchses [V786]

tumshormon (GH) ist es, die Körperhöhe in der Kindheit zu verbessern (Aufholwachstum in den individuellen Zielgrößenbereich) und eine Erwachsenengröße im Bereich der Zielgröße und der Referenzperzentilen zu erreichen. Daneben hat das Wachstumshormon aber auch anabole, lipolytische und weitere metabolische Effekte. Die Behandlung mit biosynthetischem GH ist zurzeit bei folgenden Indikationen im Kindesalter zugelassen:

- Hypophysärer Kleinwuchs (GH-Mangel)
- Kleinwuchs bei Ullrich-Turner-Syndrom
- Kleinwuchs bei *SHOX*-Mangel
- Kleinwuchs nach intrauteriner Wachstumsverzögerung (SGA)
- Prader-Labhart-Willi-Syndrom (Verbesserung des Wachstums und Normalisierung der Körperzusammensetzung)
- Chronische Niereninsuffizienz
- Noonan-Syndrom

Beim hypophysären Kleinwuchs wird eine Hormonsubstitution (0,025–0,035 mg/kg KG/Tag s. c.) durchgeführt, während bei den anderen Indikationen kein Hormonmangel besteht und eine pharmakologische Therapie mit GH durchgeführt wird (0,035–0,066 mg/kg KG/Tag s. c.). Die Behandlung wird i. d. R. nach der Diagnosestellung begonnen und bis zum Abschluss der Größenwachstumsentwicklung (Mädchen: Knochenalter 14 Jahre; Jungen: Knochenalter 16 Jahre; Wachstumsgeschwindigkeit < 2 cm/Jahr) fortgeführt.

Nach Erreichen der Erwachsenengröße mit abgeschlossener Skelettreifung muss die Diagnose des hypophysären GH-Mangels nach Beendigung der Substitutionstherapie überprüft werden, um die Substitution mit GH nach Bestätigung eines GH-Mangels wegen der metabolischen und ossären Effekte im Adoleszentenalter und möglicherweise auch im Erwachsenenalter fortsetzen zu können.

Lang wirksames Wachstumshormon zur einmal wöchentlichen Injektion steht für die Behandlung von Kindern mit hypophysärem Wachstumshormonmangel jenseits des 3. Geburtstages bis zum Schluss der Epiphysenfugen seit Kurzem zur Verfügung.

Beim Kleinwuchs nach intrauteriner Wachstumsverzögerung (SGA) gelten stringente Indikationskriterien: chronologisches Alter > 4 Jahre, aktuelle Körperhöhe < –2,5 SDS, Wachstumsgeschwindigkeit ≤ 0 SDS (kein Aufholwachstum) und Differenz der Körperhöhe zur elterlichen Zielgröße < –1 SDS.

Bei schwerem primärem IGF-I-Mangel (Körperhöhe ≤ –3 SDS, chronologisches Alter > 4 Jahre, IGF-I-Serumkonzentration < 2,5. Perzentile für Alter und Geschlecht, GH-Suffizienz, Ausschluss sekundärer IGF-I-Mangel wie bei Unterernährung, Hypothyreose, pharmakologische Therapie mit Glukokortikoiden) besteht eine Behandlungsindikation mit rekombinantem IGF-I.

Seit Kurzem können Kinder mit Achondroplasie mit *Vosoritid*, einem modifizierten natriuretischen Peptid, zur Verbesserung des Größenwachstums behandelt werden. Durch spezifische Rezeptorbindung wird auf der Oberfläche von Chondrozyten die veränderte Aktivität durch die FGFR-3-Mutation gehemmt.

Verlauf und Prognose Die Prognose der Wachstumsstörung wird wesentlich von Art, Ausprägung und Aktivität der Grunderkrankung geprägt. Bei der Substitution mit GH können bei rechtzeitigem Therapiebeginn und adäquater Dosierung ein Aufholwachstum in der Kindheit und eine Endgröße im Zielgrößenbereich erreicht werden. Das individuelle Ansprechen auf die pharmakologische Therapie mit GH ist hingegen sehr variabel. Eine Verbesserung der Wachstumsgeschwindigkeit in den ersten Therapiejahren ist nicht notwendigerweise mit einer Endgröße im Zielgrößenbereich verknüpft. Die Therapie mit IGF-I führt zu einem signifikanten Aufholwachstum; die Erfahrungen zur Verbesserung der Endgröße sind noch begrenzt.

Verglichen mit der Placebogruppe verbesserte Vosoritid in einer Phase-III-Studie proportioniert die Körpergrößen in der Behandlungsgruppe um 1,57 cm/Jahr. Langfristige Behandlungsergebnisse liegen noch nicht vor.

Komplikationen Die Substitution mit GH ist i. d. R. gut verträglich. Ein vermehrtes Auftreten von Malignomen konnte im Vergleich zu Unbehandelten nicht ermittelt werden. Grundsätzlich können insbesondere bei der pharmakologischen Therapie ein Pseudotumor cerebri, eine Epiphysolysis capitis femoris und eine Insulinresistenz mit diabetischer Stoffwechsellage auftreten. Diese Nebenwirkungen sind jedoch nach dem Absetzen des Wachstumshormons reversibel. Patientinnen mit UTS und Patienten mit Kleinwuchs nach intrauteriner Wachstumsverzögerung haben a priori ein erhöhtes Risiko für die Entwicklung einer Glukosestoffwechselstörung. Die pharmakologische Therapie von Patienten mit Noonan-Syndrom muss bei erhöhtem inhärentem Malignitätsrisiko besonders überwacht werden. Hypoglykämien werden häufig während der Behandlung mit rekombinantem IGF-I beobachtet. Daher sollen die subkutanen Injektionen jeweils postprandial gegeben werden.

8.2.2 Hochwuchs

Definition Hochwuchs ist definiert als eine Körperlänge oder Körperhöhe oberhalb der 97. Perzentile und/oder eine Wachstumsgeschwindigkeit oberhalb der 75. Perzentile des populationsspezifischen Referenzkollektivs.

Ätiologie Der Hochwuchs tritt im Vergleich zum Kleinwuchs klinisch seltener in Erscheinung. Man unterscheidet **permanente und transiente Formen** (➤ Tab. 8.5). Beim familiären oder konstitutionellen Hochwuchs handelt es sich eher um eine Normvariante mit altersentsprechender Wachstumsgeschwindigkeit und einer Endgrößenerwartung im Bereich der Elterngröße (> 97. Perzentile). Im Rahmen einer konstitutionellen Beschleunigung von Wachstum und Entwicklung tritt die Pubertätsentwicklung früh-normal auf, das Knochenalter ist entsprechend akzeleriert und die Endgrößenerwartung normal. Die Familienanamnese ergibt ebenfalls eine frühe Pubertätsentwicklung der Eltern. Beim Sotos-Syndrom und beim Beckwith-Wiedemann-Syndrom (konnataler Großwuchs, Makroglossie, Hypoglykämie, Nierentumoren, Exomphalos) besteht schon bei Geburt eine vermehrte Körperlänge. Patienten mit Klinefelter-Syndrom, Marfan-Syndrom (Arachnodaktylie, Skoliose, Linsenluxation, Mitralklappenprolaps) oder Homocystinurie zeigen einen dysproportionierten Hochwuchs mit langen Extremitäten, die insbesondere beim Klinefelter-Syndrom erst im Pubertätsalter auffallen. Zu den transienten Hochwuchsformen mit einer beschleunigten Wachstumsgeschwindigkeit zählen die Pubertas praecox vera, die Pseudopubertas praecox und die Hyperthyreose. Die Skelettreifung ist durch die übermäßige Ausschüttung von Schilddrüsen- oder Sexualhormonen akzeleriert und damit die Wachstumsgeschwindigkeit beschleunigt (> 75. Perzentile). Die übermäßige Beschleunigung der Knochenreife kann zu einem verfrühten Wachstumsende und damit zu einer verminderten Erwachsenengröße führen. Bei der alimentären Adipositas ist oft auch die Körpergröße erhöht. Diese Konstellation wird dann als Adiposogigantismus bezeichnet (Gewicht und Größe oberhalb der 97. Perzentile, Wachstumsgeschwindigkeit beschleunigt, Knochenalter akzeleriert).

Tab. 8.5 Ätiologie des Hochwuchses

Permanenter Hochwuchs	Transienter Hochwuchs
Familiärer Hochwuchs	Adiposogigantismus
Syndromaler Hochwuchs: • Sotos-Syndrom • Marfan-Syndrom • Beckwith-Wiedemann-Syndrom	Endokrinopathien: • Hyperthyreose • Adrenogenitales Syndrom • Pubertas praecox
Chromosomenanomalien: • Klinefelter-Syndrom (XXY) • Fragiles-X-Syndrom	Konstitutionelle Entwicklungsbeschleunigung Frühnormale Pubertät
GH-Exzess	

Symptome Eine Körperhöhe oder Körperlänge oberhalb der 97. Perzentile bezeichnet einen Hochwuchs. Ein **familiärer Hochwuchs** besteht, wenn auch die familiäre Zielgröße oberhalb der 97. Perzentile liegt.

Bei **syndromalen oder chromosomalen Formen** des Hochwuchses können gleichzeitig dysproportionierte Körperproportionen vorliegen. So weisen lange Extremitäten (Armspann > Körperhöhe und Rumpflänge < Beinlänge) auf ein Marfan-Syndrom oder eine Homocystinurie hin. Daneben existieren dann weitere Auffälligkeiten wie Arachnodaktylie, Linsenluxation, Trichterbrust, Skoliose, Mitralklappenprolaps oder Aortenaneurysma.

Transiente Hochwuchsformen sind charakterisiert durch die Beschleunigung der Wachstumsgeschwindigkeit (> 75. Perzentile) (➤ Abb. 8.8) und entsprechende Zeichen der jeweiligen Endokrinopathie. Hierzu zählt insbesondere das vorzeitige Auftreten sekundärer Geschlechtsmerkmale bei der Pubertas praecox oder der Pseudopubertas praecox.

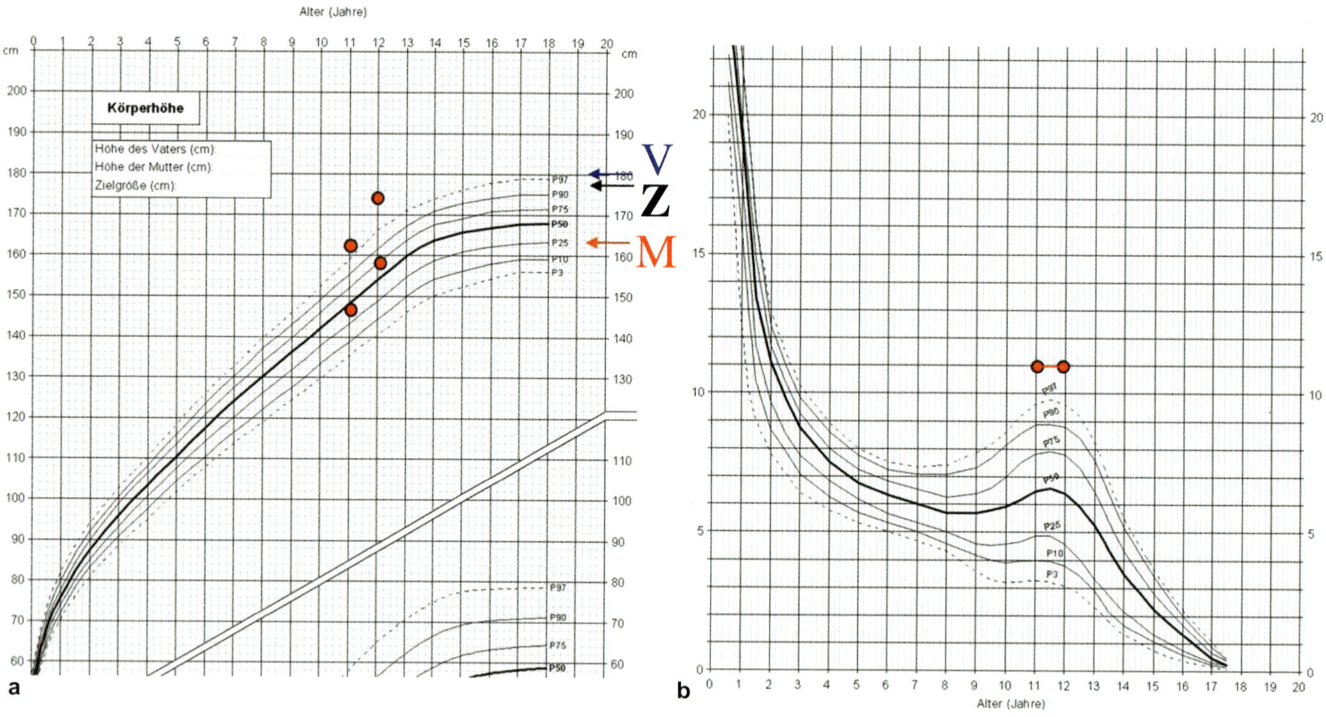

Abb. 8.8 Pathologisch beschleunigte Wachstumsgeschwindigkeit mit (a) und ohne Hochwuchs (b) [F941-002/V786]

Diagnostik Im Rahmen der Anamneseerhebung werden Geburtsgewicht und Geburtslänge, Wachstumsverlauf und Körpergröße der Eltern erfragt.

Die auxologischen Messungen dokumentieren die Körpergröße, das Gewicht, den Kopfumfang und die Körperproportionen mit Erhebung des Armspanns und der Sitzhöhe. Nach Möglichkeit wird aus früheren Messungen die aktuelle Wachstumsgeschwindigkeit berechnet.

Die körperliche Untersuchung besteht aus einer eingehenden internistischen Untersuchung mit Auskultation des Herzens, Erfassung von Körperproportionen, Dysmorphiezeichen und Pubertätsstadien nach Tanner.

Das Knochenalter wird in einer Röntgenaufnahme der linken Hand bestimmt. Die Berechnung der prospektiven Endgröße erfolgt nach der Methode von Bayley-Pinneau (BP; KA nach Greulich und Pyle) oder von Tanner-Whitehouse (KA nach Tanner-Whitehouse).

Die Labordiagnostik umfasst die Bestimmung der Schilddrüsenfunktion und der GH-abhängigen Faktoren IGF-I und IGF-BP3 im Serum. Bei klinischen Zeichen einer Pseudopubertas praecox oder Pubertas praecox wird die Diagnostik noch um die Bestimmung der Gonadotropine (LH, FSH) und der adrenalen oder gonadalen Steroidhormone erweitert.

Bei einer Arachnodaktylie oder einem eunuchoiden Habitus erfolgt die Analyse der Aminosäuren und der Chromosomen. Die weiterführende Diagnostik beinhaltet eine augenärztliche Untersuchung mit der Spaltlampe zur Beurteilung der Linse und die Echokardiografie zur Beurteilung der Mitralklappe.

Differenzialdiagnose Auch im Rahmen der Abklärung des Hochwuchses müssen Normvarianten von pathologischen Formen abgegrenzt werden (➤ Abb. 8.9). Beim familiären Hochwuchs liegen auch die Elterngrößen und entsprechend die prospektive Endgröße oberhalb der 97. Perzentile.

Eine familiäre Häufung einer frühen, aber noch normalen Pubertätsentwicklung mit adäquater Endgrößenerwartung besteht im Rahmen der familiären Entwicklungsbeschleunigung.

Patienten mit **Dysmorphiesyndromen** wie dem *Sotos-Syndrom* weisen bereits bei Geburt eine vermehrte Körperlänge und im weiteren Verlauf eine Akzeleration der Knochenkernentwicklung auf. Eine Makrosomie bei Geburt besteht auch sekundär bei Kindern von Müttern mit einem Diabetes mellitus (Fetopathia diabetica). Auch eine Adipositas beschleunigt die Längenwachstumsentwicklung. Assoziierte Fehlbildungen und der dysproportionierte Habitus mit Arachnodaktylie oder langen Extremitäten bestimmen das klinische Bild beim *Marfan-Syndrom* oder Klinefelter-Syndrom (47, XXY). Patienten mit *Klinefelter-Syndrom* entwickeln körperliche Auffälligkeiten meist erst ab der Pubertät. Die Ausbildung der sekundären Geschlechtsmerkmale ist gestört. Es zeigt sich ein hypergonadotroper Hypogonadismus mit vermindertem Testosteronspiegel und Infertilität, und es entwickelt sich ein eher weiblicher Behaarungstyp. Die geistige Entwicklung ist i. d. R. normal. Die Diagnose wird oft erst bei unerfülltem Kinderwunsch gestellt.

Der **sekundäre Hochwuchs** im Rahmen von endokrinen Störungen mit Hyperthyreose oder vorzeitiger Pubertätsentwicklung ist neben den spezifischen Symptomen durch eine beschleunigte Wachstumsgeschwindigkeit und eine akzelerierte Knochenreifung gekennzeichnet.

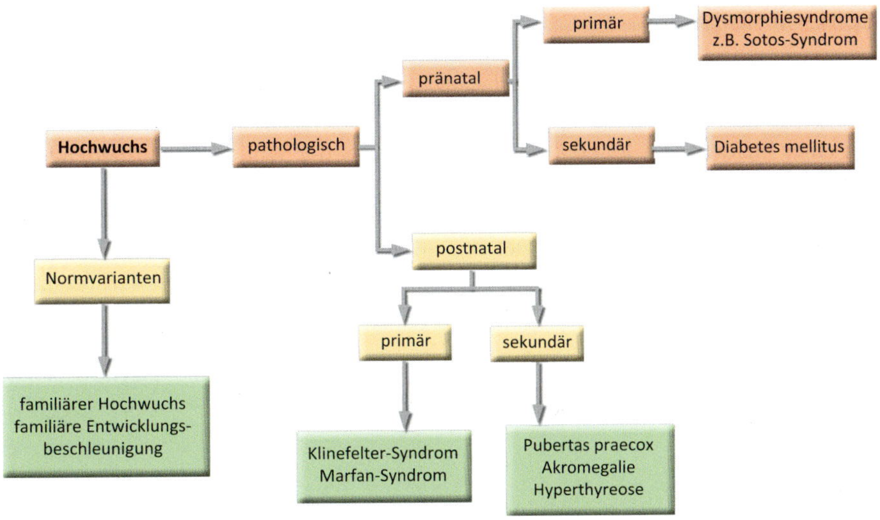

Abb. 8.9 Differenzialdiagnose des Hochwuchses [V786]

Therapie Im Vordergrund steht die Behandlung der Grunderkrankung und der assoziierten Organstörungen. Bei der vorzeitigen Pubertät und Pseudopubertät wird jeweils die Suppression der erhöhten Ausschüttung von Gonadotropinen oder Sexualsteroiden unter Berücksichtigung der zugrunde liegenden Ursache angestrebt.

Bei einer Endgrößenerwartung, die bei Mädchen mindestens über 185 cm und bei Jungen mindestens über 202 cm betragen sollte (willkürliche Festlegung), besteht die Möglichkeit einer Behandlung zur Endgrößenreduktion mit hoch dosierten Sexualsteroiden im Sinne eines individuellen Heilversuchs. Die Therapie des Hochwuchses erfolgt bei Jungen nach spontanem Pubertätseintritt mit Testosteronenantat (500 mg i. m.) in 14-tägigen Abständen über mindestens 6 Monate oder bis zum Verschluss der Epiphysenfugen. Bei Mädchen wird diese Behandlung oral mit konjugierten Östrogenen (7,5 mg/Tag in 2–3 ED) oder Ethinylestradiol (0,1 mg/Tag) und zusätzlich zyklisch über 12 Tage mit einem Gestagen (Dydrogesteron 5–10 mg/Tag vom Kalendertag 1–12 jeden Monats) durchgeführt. Die Behandlungsdauer beträgt im Mittel 2 Jahre. Die Therapie mit hoch dosierten Sexualsteroiden induziert das schnelle Fortschreiten der Pubertätsentwicklung mit Akzeleration der Knochenreifung und führt bei Mädchen zum Auftreten der Menarche. Deshalb sollte der Therapiebeginn in Absprache mit der Patientenfamilie erst nach dem spontanen Pubertätseintritt erwogen werden.

Verlauf und Prognose Die Reduktion der Erwachsenengröße beträgt in Abhängigkeit vom Knochenalter bei Therapiebeginn für Jungen im Mittel 10 cm und für Mädchen 7 cm. Eine Skoliose kann sich durch diese Behandlung stabilisieren und günstig beeinflusst werden.

Komplikationen Die hormonelle Bremstherapie stellt eine individuelle Therapieoption dar und sollte einer strengen Indikationsstellung unterliegen. Wegen möglicher thrombembolischer Ereignisse sollte vor Beginn der Behandlung eine differenzierte Thrombophilie-Diagnostik veranlasst werden. Die Leberfunktion und der Fettstoffwechsel sollten überwacht werden. Bei Mädchen stehen während der Hormonbehandlung die Gewichtszunahme und die Entwicklung von Striae im Vordergrund, während bei Jungen das Risiko einer Acne fulminans besteht. Auswirkungen auf die Spermatogenese und die Prostata können noch nicht vollständig ausgeschlossen werden.

Erfahrungen mit der operativen Epiphysiodese im Kniegelenk sind regional unterschiedlich, werden aber zur Endgrößenreduktion durchgeführt.

8.3 Erkrankungen der Schilddrüse

Erkrankungen der Schilddrüse können mit und ohne Funktionsstörungen auftreten und gehören im Kindesalter zu den häufigsten Endokrinopathien. Die Schilddrüsenhormone spielen im Kindesalter nicht nur bei der Myelinisierung des zentralen Nervensystems (ZNS) eine zentrale Rolle; vielmehr beeinflussen sie nahezu alle Reifungsprozesse und sind für den Intermediärstoffwechsel und die Funktion der Organsysteme unverzichtbar. Daher sind die frühe Diagnose und Therapie einer Schilddrüsenfunktionsstörung von entscheidender Bedeutung, um irreversiblen Störungen der Myelinisierung des ZNS und der psychomotorischen Entwicklung vorzubeugen und den Kindern somit eine normale Entwicklung zu ermöglichen.

8.3.1 Hypothyreosen

Definition

Die Hypothyreose ist gekennzeichnet durch eine unzureichende Versorgung des Organismus mit Schilddrüsenhormon. Man unterscheidet die primären Hypothyreosen, bei denen die Ursache der mangelnden Hormonproduktion in der Schilddrüse selbst liegt, und die sekundären oder tertiären zentralen Hypothyreosen, bei denen eine Störung der hypophysären oder hypothalamischen Regulation der Schilddrüse vorliegt. Die Erkrankungen können angeboren oder erworben sein und transient oder permanent auftreten.

Die Schilddrüsenhormonresistenz ist durch eine veränderte Wirksamkeit der Schilddrüsenhormone bei Defekten in deren Rezeptorinteraktion, Transport und Metabolismus gekennzeichnet.

Epidemiologie

Die Inzidenz der konnatalen primären Hypothyreose beträgt 1 : 3.500. Dabei sind Entwicklungsstörungen der Schilddrüse (Dysgenesie) mit einer Inzidenz von 1 : 4.000 häufiger als Defekte der Schilddrüsenhormonsynthese (Dyshormonogenese) mit einer Inzidenz von 1 : 30.000. Transiente neonatale Hypothyreosen werden bei 1 von 40.000 Neugeborenen beobachtet. Sekundäre (zentrale) Hypothyreosen treten mit einer Inzidenz von 1 : 100.000 auf.

Einteilung

Primäre Hypothyreose

Die primäre Hypothyreose ist durch eine Störung der Schilddrüse charakterisiert. **Angeborene Hypothyreosen** beruhen deutlich häufiger auf Dysgenesien der Schilddrüse (80–90 %) als auf Störungen der Hormonsynthese in der Schilddrüse (10–20 %) (➤ Tab. 8.6).

Die Dysgenesien sind durch eine gestörte Organentwicklung gekennzeichnet und imponieren als Athyreose (40 %), Ektopie (35 %) oder Hypoplasie (25 %). Die Mehrzahl der Fälle mit Entwicklungsstörungen der Schilddrüse scheint sporadisch vorzukommen. Bei einzelnen Patienten konnten aber Mutationen in den Genen des TSH-Rezeptors (autosomal-rezessiv) und der Transkriptionsfaktoren NKX2–1 (TTF1), FOXE1 (TTF2), Borealin, TUBB1, GLISS3, ZBTB26, TRPC4AP und PAX8 (autosomal-rezessiv bzw. dominant) nachgewiesen werden. Weitere Hinweise für eine molekulare Pathogenese der konnatalen Hypothyreose sind die Mädchenwendigkeit, die familiäre Häufung von thyreoidalen Dysgenesien und die höhere Frequenz von assoziierten Fehlbildungen (Herz, ZNS, Augen).

Die Störungen der Hormonsynthese (10–20 %) können die Jodaufnahme (Natriumjodid-Symporter-Defekt) oder den Jodeinbau (Peroxidasemangel, Pendred-Syndrom [Pendrin-Gen]: Innenohrschwerhörigkeit, Struma) betreffen. Auch Defekte der Thyreoglobulinsynthese und von DUOX2, DUOXA2, DEHAL1A sowie der Dejodasemangel führen zu einer primären Hypothyreose. Die Synthesestörungen werden autosomal-rezessiv vererbt.

Bei Frühgeborenen besteht, bedingt durch die Unreife der hypothalamisch-hypophysären Regulation und der thyreoidalen Hormonproduktion, häufig eine Hypothyroxinämie, die i. d. R. keine Funktionsstörung der Schilddrüse darstellt und mit einer euthyreoten Stoffwechsellage einhergeht.

Erworbene primäre Hypothyreosen können beim Neugeborenen durch diaplazentare und perinatale Einflüsse sowohl transient als auch permanent auftreten. Auslösende Faktoren sind Jodmangel der Mutter, Jodkontamination durch Einsatz von Antiseptika oder Kontrastmitteln, Behandlung mit jodhaltigen Medikamenten (z. B. Amiodaron) oder Thyreostatika und mütterliche Schilddrüsen-Antikörper. Auch der kindliche Jodmangel kann zu einer Unterfunktion der Schilddrüse führen. Postnatal können Late-Onset-Formen einer Dysgenesie oder Dyshormonogenese klinisch als Hypothyreose in

Tab. 8.6 Molekulare Defekte der primären Hypothyreose

Schilddrüsendysgenesie (80–90 %)			
	PAX-8	FOXE-1 (TTF-2)	NKX2.1 (TTF-1)
Protein	Paired-Domain-Transkriptionsfaktor	Forkhead-Domain-Transkriptionsfaktor	Homeodomain-Transkriptionsfaktor
Chromosom	2q12-q14	9q22	14q13
Expression	Schilddrüse Mittel- und Hinterhirn Niere	Schilddrüse Hypophysenvorderlappen	Schilddrüse Frontalhirn Hypophyse Lunge
Schilddrüse	Hypoplasie Zystische Überreste Ektopie	Agenesie	Agenesie/Hypoplasie/normal
Ausprägung	schwer bis mild	schwer	mittel bis schwer
Extrathyreoidale Manifestation	Niere	Gaumenspalte, Choanalatresie Epiglottisspalte Stoppelige Haare (Bamforth-Syndrom)	Choreoathetose RDS Pulmonale Infekte Mentale Retardierung
Vererbung	autosomal-dominant	autosomal-rezessiv	autosomal-dominant

Störungen der Hormonsynthese				
	Na-J-Symporter	Peroxidase	Thyreoglobulin	Pendrin (Pendred-Syndrom)
Gen	*NJS*	*TPO*	*TG*	*PDS*
Chromosom	19p12	2p25	8q24	7q31
Vererbung	autosomal-rezessiv	autosomal-rezessiv	autosomal-rezessiv	autosomal-rezessiv
Schilddrüse	normal bis vergrößert	normal bis vergrößert	normal bis vergrößert	Vergrößert Innenohrschwerhörigkeit

8

Erscheinung treten. Weitere Ursachen der erworbenen primären Hypothyreose sind Bestrahlung des Halses, Thyreoidektomie oder Autoimmunthyreoiditis (Hashimoto).

Bei der **Hashimoto-Thyreoiditis** handelt es sich um eine chronische lymphozytäre Autoimmunthyreoiditis. Histologische Zeichen sind eine Infiltration der Schilddrüse mit Plasmazellen und Lymphozyten mit einer Fibrose bis hin zu einer Parenchymatrophie. Klinisch kann eine Struma, aber auch eine progrediente Atrophie mit oder ohne Funktionsstörung (Hypothyreose, initial auch Hyperthyreose) bestehen. Die Erkrankung tritt familiär gehäuft auf (30–40 %), und Mädchen sind häufiger betroffen als Jungen. Bei 80–90 % der Betroffenen lassen sich thyreoidale Autoantikörper (TPO, Tg) nachweisen, die allerdings auch bei Gesunden auftreten können (10–20 %). Es existiert eine Assoziation zu anderen Autoimmunerkrankungen (Typ-1-Diabetes) und pluriglandulären Autoimmun-Insuffizienzsyndromen (➤ Tab. 8.7).

Systemerkrankungen (Zystinose, Thalassämie, Diabetes mellitus) und Chromosomenanomalien (UTS, Klinefelter-Syndrom, Down-Syndrom) sind mit einem höheren Risiko für das Auftreten einer Schilddrüsenunterfunktion und einer Thyreoiditis vergesellschaftet.

Die selten auftretende periphere oder zentrale Schilddrüsenhormonresistenz, die durch Mutationen im Schilddrüsenhormonrezeptor-β1-Gen bedingt ist, führt in Abhängigkeit der Rezeptorexpression in den Zielorganen zu einer hypothyreoten Stoffwechsellage.

Sekundäre Hypothyreose

Auch die sekundäre (zentrale) Hypothyreose kann angeboren und erworben sein. Ein isolierter TRH- oder TSH-Mangel entsteht infolge von Mutationen im TRH-Rezeptor-Gen oder im β-TSH-Gen. Kombinierte hypophysäre Hormonausfälle treten bei Defekten der Transkriptionsfaktoren POU1F1 (TSH, WH, Prolaktin), Prop-1 (TSH, WH, Prolaktin, Gonadotropine, ACTH) und HESX 1 (septooptische Dysplasie) auf (➤ Tab. 8.8).

Weitere Ursachen sind zentrale Tumorerkrankungen, Radiatio, Operationen oder Entzündungen und Medikamente (Dopamin, Glukokortikoide). Schwere Allgemeinerkrankungen können die zentrale Regulation der Schilddrüsenfunktion supprimieren und das „nonthyroidal illness syndrome" hervorrufen, das durch eine Suppression von Thyreoidea-stimulierendem Hormon (TSH) und die Erniedrigung von Trijodthyronin (T_3) und Thyroxin (T_4) gekennzeichnet ist.

Symptome

Die klinische Präsentation der Hypothyreose ist abhängig vom Alter des Patienten zum Zeitpunkt des Auftretens der Unterfunktion. Das Leitsymptom der konnatalen Hypothyreose ist ein erhöhtes TSH im Screening. Typische klinische Symptome stellen sich erst in den ersten Lebenswochen ein (➤ Abb. 8.10):

- Adynamie/Lethargie/Müdigkeit, Trinkunlust/Appetitmangel, Obstipation
- Trockene/marmorierte Haut, stumpfe Haare
- Offene kleine Fontanelle, retardiertes Skelettalter
- Icterus neonatorum prolongatum
- Makroglossie
- Muskelhypotonie
- Nabelhernie

Tab. 8.7 Manifestationen der pluriglandulären Insuffizienz

Typ 1	Typ 2	Typ 3
• Morbus Addison • Mukokutane Candidiasis • Hypoparathyreoidismus • Chronische Hepatitis • Morbus Basedow • Hypothyreose • Vitiligo • Perniziöse Anämie • Malabsorption • Primärer Hypogonadismus • Keratokonjunktivitis	• Morbus Addison • Hypoparathyreoidismus • Morbus Basedow • Hypothyreose • Perniziöse Anämie • Typ-1-Diabetes • Vitiligo • Zöliakie • Alopezie • Hypophysitis • Primärer Hypogonadismus • Myasthenia gravis	• Autoimmunthyreoiditis mit Typ-1-Diabetes • Perniziöse Anämie • Vitiligo, Alopezie, weitere AK

Tab. 8.8 Molekulare Defekte der zentralen Hypothyreose

	TRH-Rezeptor	β-TSH-Untereinheit	POU1F1 (PIT-1)	Prop-1	LHX3
Chromosom	8q23	1p13	3p11	5q	9q34
Vererbung	autosomal-rezessiv	autosomal-rezessiv oder autosomal-dominant	autosomal-rezessiv	autosomal-rezessiv	autosomal-rezessiv
Hypophysäre Hormonausfälle	(TSH)	TSH	TSH, WH, Prolaktin	TSH, WH, LH/FSH, ACTH	TSH, WH, Prolaktin, LH/FSH
Weitere Manifestation	–	Mentale Retardierung? Schwerhörigkeit?	Mentale Retardierung?	Hypophysäre Raumforderung	Rigidität der zervikalen HWS

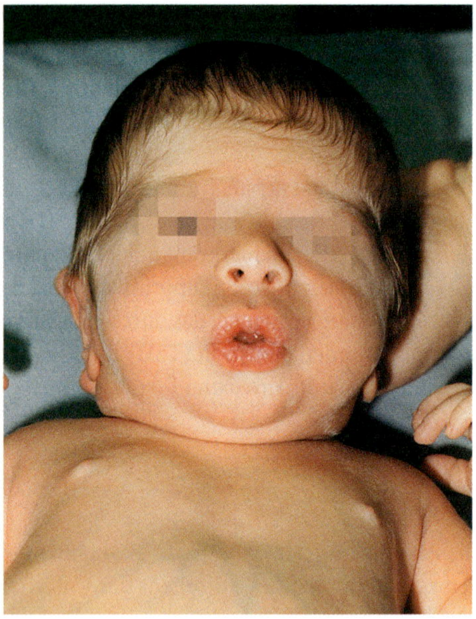

Abb. 8.10 Konnatale primäre Hypothyreose: 8 Wochen alter männlicher Säugling mit Makroglossie, Muskelhypotonie, myxödematösen Schwellungen, Adynamie und Trinkunlust, bei dem die Diagnose erst verspätet gestellt werden konnte [R232]

- Bradykardie
- Kleinwuchs, verzögerte Dentition
- Psychomotorische Retardierung (abhängig von Beginn)
- Myxödem, Gewichtszunahme
- Myopathie, Hyporeflexie
- Hypercholesterinämie, Anämie
- Pubertas tarda

Die Symptome der sekundären Hypothyreose können milder ausfallen und protrahierter auftreten.

8

Diagnostik

Die körperliche Untersuchung liefert Hinweise auf das Vorliegen einer Unterfunktion der Schilddrüse. Die Palpation offener Fontanellen und Schädelnähte bei Säuglingen oder die verzögerte Dentition reflektiert die gleichzeitig vorliegende Retardierung der Knochenreifung. Die Inspektion zeigt eine teigige, blasse Haut und trockene, brüchige Haare. Die Herzfrequenz kann herabgesetzt sein, und der neurologische Status ergibt verzögerte Reflexe und einen herabgesetzten Muskeltonus. Die Wachstumsgeschwindigkeit ist vermindert, und die Pubertätsentwicklung stagniert. Größe und Konsistenz der Schilddrüse können durch Inspektion und Palpation ermittelt werden.

Die Stoffwechsellage der Schilddrüse wird durch Hormonmessungen im Plasma bestimmt. Bei der primären Hypothyreose ist TSH erhöht, während $T_3/T_4/fT_4$ erniedrigt sind. Die sekundäre Hypothyreose hingegen ist durch ein erniedrigtes oder nur marginal erhöhtes TSH (basal und TRH stimuliert) und ebenfalls erniedrigte $T_3/T_4/fT_4$ gekennzeichnet. Bei der Schilddrüsenhormonresistenz ist TSH normal oder erhöht, und $T_3/T_4/fT_4$ sind erhöht. Die Stimulierbarkeit des TSH kann mithilfe des TRH-Tests überprüft werden, um eine zentrale Hypothyreose zu erkennen. Thyreoglobulin, das Matrixprotein der intrathyreoidalen Hormonsynthese, wird TSH-abhängig synthetisiert und sezerniert. Dadurch dient es in der Diagnostik zum Nachweis von Schilddrüsengewebe (niedrig bei Athyreose), als Tumormarker bei differenzierten Schilddrüsenkarzinomen und wegen seiner im Vergleich zum TSH deutlich längeren Halbwertszeit als Parameter zur Überwachung der Compliance bei der Behandlung mit Thyroxin.

Bei einer latenten Hypothyreose (Syn. isolierte Hyperthyreotropinämie finden sich ein leicht erhöhtes TSH (4–10 IU/ml) und normale Konzentrationen von $T_3/T_4/fT_4$. Ohne weitere Zeichen einer Funktionsstörung der Schilddrüse hat eine latente Hypothyreose keine klinische Bedeutung und stellt keine Behandlungsindikation dar.

Die Bestimmung der Schilddrüsenautoantikörper Thyreoidea-Peroxidase-Antikörper (TPO-AK) und Thyreoglobulin-Antikörper (Tg-AK) ergibt positive Titer bei der Autoimmunthyreoiditis (Hashimoto-Thyreoiditis), aber auch bei Gesunden (≤ 20 %).

Im Blutbild findet sich bei der Hypothyreose eine normo- bis hypochrome Anämie. Das Gesamtcholesterin und die Kreatinkinase als Ausdruck einer Myopathie sind erhöht.

Die Sonografie der Schilddrüse ist zur Objektivierung und Quantifizierung des klinischen Befunds unerlässlich (➤ Abb. 8.11). Bei der Interpretation der Befunde sind populationsspezifische, altersabhängige Referenzwerte bei der Volumenbestimmung entsprechend der Jodversorgung der Population zu berücksichtigen. Die Untersuchung dokumentiert die Lokalisation (loco typico oder Ektopie), die Größe (Hypoplasie oder Struma) und die Struktur der Schilddrüse (Echogenität vermindert bei einer Autoimmunthyreoiditis).

Die Bestimmung des Knochenalters – vor dem 6. Lebensmonat nach Senecal (Röntgen von Knie und Fußwurzel) und danach nach Greulich und Pyle – weist eine Retardierung gegenüber dem chronologischen Alter bei der Hypothyreose nach. Die Szintigrafie ist bei der Diagnostik der Hypothyreose i. d. R. entbehrlich, sie kann aber zur Differenzierung der Ätiologie der konnatalen Schilddrüsendysgenesie herangezogen werden (Ektopie).

TSH-Screening bei Neugeborenen

Im Rahmen des Neugeborenenscreenings erfolgt die immunologische Bestimmung von TSH im Trockenblut. Bei unreifen oder kranken Kindern wird ein Zweitscreening empfohlen, jedoch sollte nie auf das primäre Screening verzichtet werden. Bei erhöhtem TSH wird eine Kontrolluntersuchung mit Bestimmung von TSH, T_4, fT_4 und T_3 im Plasma durchgeführt (➤ Abb. 8.12). Das Neugeborenenscreening soll den Therapiebeginn der konnatalen Hypothyreose bis zum 14. Lebenstag sicherstellen. Ein vermeintlich normales Screeningergebnis sollte im weiteren Verlauf eine Hypothyreose im Säuglingsalter nicht automatisch ausschließen. Die seltenen sekundären Hypothyreosen werden mit dem TSH-Screening nicht erfasst, da nur erhöhte TSH-Konzentrationen registriert werden und T_4 nicht gemessen wird. Störfaktoren mit falsch positiven oder falsch negativen Werten können eine verfrühte Probengewinnung, die TSH-Bestimmung im Nabelschnurblut, eine vorangegangene Transfusion oder Austauschtransfusion, Frühgeburtlichkeit und Intensivtherapie sowie Medikamente (Dopamin, Steroide) oder eine Jodkontamination (Desinfektion des Geburtskanals oder des Kindes; Kontrastmittel) sein.

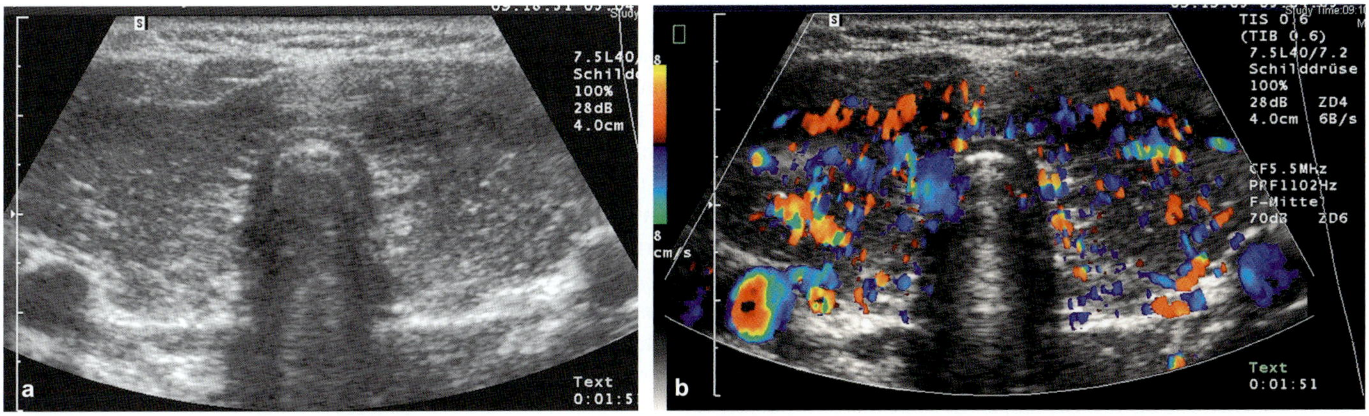

Abb. 8.11 Hashimoto-Thyreoiditis: 11 Jahre altes Mädchen. **a** Sonografie der Schilddrüse: hypoechogene, leicht inhomogene Struktur der Schilddrüse. Volumen rechter Schilddrüsenlappen 16,8 ml, Volumen linker Schilddrüsenlappen 12,6 ml. Gesamtvolumen 29,4 ml (Referenzkollektiv 9,2 ± 3,1 ml). **b** Die Doppler-Sonografie zeigt eine deutlich angehobene Perfusion. [R232]

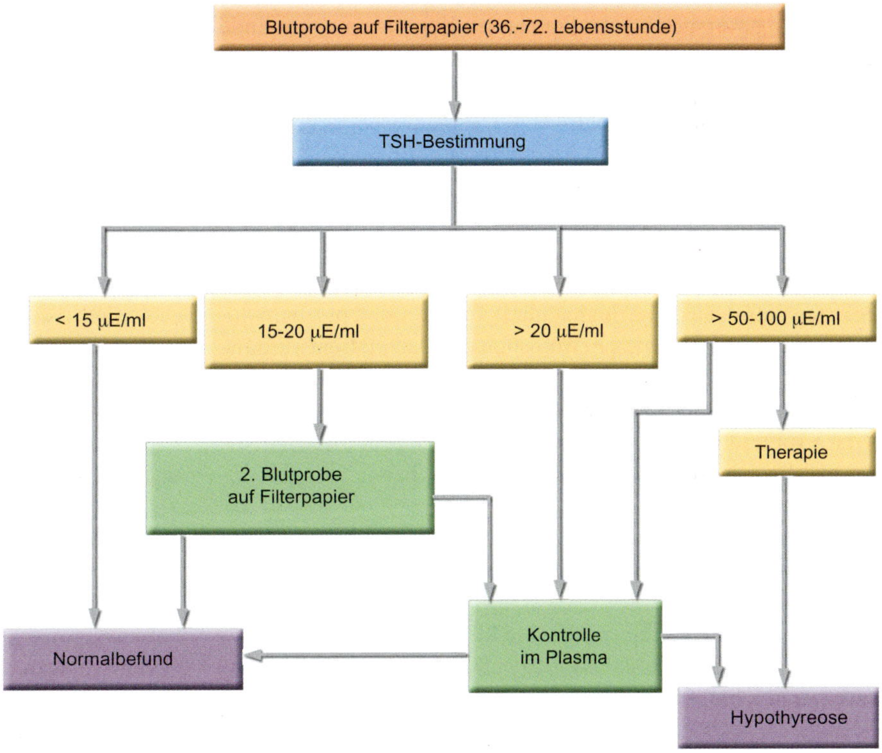

Abb. 8.12 TSH-Screening im Neugeborenenalter [V786]

Nachsorgeprogramm bei angeborener Hypothyreose

Nach der Diagnosestellung der konnatalen primären Hypothyreose und Einleitung der Therapie werden wöchentliche Befundkontrollen (TSH, T_4, fT_4, T_3) bis zur TSH-Normalisierung durchgeführt (TSH < 10 mE/ml). Nach 3 Wochen sollte die euthyreote Stoffwechsellage mit altersentsprechendem TSH erreicht werden. Im 1. und 2. Lebensjahr werden 3-monatliche, dann 6-monatliche und nach dem 6. Lebensjahr mindestens jährliche Kontrolluntersuchungen empfohlen. Die Untersuchungen umfassen jeweils die Bestimmung der Schilddrüsenparameter (TSH, T_4, fT_4, T_3, Tg) im Plasma und die Erhebung der Auxologie (Größe, Gewicht, Kopfumfang) und des Zahnstatus. Im 6. und 12. Lebensmonat sollte ein Hörtest erfolgen.

Die psychomotorische Entwicklung wird mit einem Entwicklungstest (Griffith) im Alter von 2 Jahren und die psychologische Testung im 5. (Kaufman Assessment Battery for Children, KABC) und 8. Lebensjahr (Hamburg-Wechsler-Intelligenztests für Kinder, HAWIK) überprüft.

Die Sonografie der Schilddrüse im 1. Lebensjahr trägt zur ätiologischen Einordnung der Hypothyreose bei (Aplasie, Hypoplasie, Ektopie, Struma).

Therapie

Die Therapie der Wahl bei der Hypothyreose ist die Hormonsubstitution mit L-Thyroxin. Während der Behandlung sollten die Konzentrationen des TSH und der peripheren Schilddrüsenhormone $T_3/T_4/fT_4$ im altersentsprechenden Referenzbereich liegen. Bei der erworbenen Hypothyreose kann eine einschleichende Dosierung vorgenommen werden, um Nebenwirkungen zu vermeiden. Die Behandlungsindikation der euthyreoten Hashimoto-Thyreoiditis ohne Struma mit Thyroxin wird nicht eindeutig empfohlen.

Die Richtdosierung von L-Thyroxin im Kindesalter beträgt 100 µg/m² = 2–12 µg/kg KG/Tag. Frühgeborene erhalten 12 µg/kg KG/Tag und reife Neugeborene 10–15 µg/kg KG/Tag. Mit zunehmendem Alter nimmt die Dosis bezogen auf das Körpergewicht ab. Die übliche Tagesdosierung bei Neugeborenen und Säuglingen liegt bei 25–50 µg/Tag, bei Kleinkindern beträgt sie 75 µg/Tag, bei Schulkindern 100 µg/Tag und bei Jugendlichen 150 µg/Tag. Die Einnahme sollte morgens nüchtern und bei Kontrolluntersuchungen erst nach der Blutentnahme erfolgen.

Die Steuerung der Therapie richtet sich nach der Klinik (Wachstum, psychomotorische Entwicklung) und regelmäßigen Kontrollen der Schilddrüsenparameter im Serum.

Ein Auslassversuch bei der konnatalen Hypothyreose am Ende des 2. Lebensjahres wird nur durchgeführt, wenn in der Neugeborenenzeit die Diagnose nicht zuverlässig gesichert werden konnte. In diesem Fall erfolgt die Kontrolle der Schilddrüsenparameter im Serum 6 Wochen nach Absetzen der Substitution.

Verlauf und Prognose

Bei früher adäquater Substitution mit L-Thyroxin sind psychomotorische Entwicklung, Dentition, Wachstum und Pubertätsentwicklung der Patienten mit konnataler Hypothyreose i. d. R. normal. Psychomotorische Retardierungen trotz adäquater Substitution kommen jedoch vor und weisen auf eine zugrunde liegende Störung hin, die sowohl die thyreoidale als auch die zerebrale Entwicklung beeinträchtigt.

Das Wachstumsdefizit bei der erworbenen Hypothyreose kann insbesondere bei frühzeitigem Pubertätseintritt oft nicht vollständig ausgeglichen werden.

Bei der Hashimoto-Thyreoiditis sind Remissionen möglich. Daher sollte die Schilddrüsenfunktion nach der Pubertät noch einmal untersucht werden, um erneute Dekompensationen rechtzeitig zu erkennen oder um die Substitution zu beenden.

8.3.2 Hyperthyreosen

Definition Die Hyperthyreose ist durch eine gesteigerte Sekretion der Schilddrüsenhormone und durch eine vermehrte Schilddrüsenhormonwirkung auf den Organismus charakterisiert. Die Überfunktion kann angeboren oder erworben vorkommen. Sowohl transiente als auch permanente Verlaufsformen sind beschrieben.

Epidemiologie Lediglich 1–5 % aller Erkrankungen mit Hyperthyreose treten vor dem 16. Lebensjahr auf (Inzidenz 1 : 10 Mio.). Eine positive Familienanamnese findet sich bei bis zu 60 % der Patienten mit Morbus Basedow, der bei Mädchen häufiger beobachtet wird als bei Jungen (3–5 : 1) und der sich i. d. R. peripubertär manifestiert.

Ätiologie und Pathogenese Die Autoimmunhyperthyreose kann transient bei Neonaten von Müttern mit Morbus Basedow durch mütterliche TSH-Rezeptor-Autoantikörper, als erworbener, eigenständiger Morbus Basedow und in der frühen Phase der Hashimoto-Thyreoiditis auftreten. Die Pathogenese des Morbus Basedow wird durch TSH-Rezeptor-Antikörper (IgG) erklärt, die durch Bindung an die TSH-Rezeptoren eine stimulierende Wirkung auf die Schilddrüsenzellen ausüben.

Aktivierende Mutationen im Gen des TSH-Rezeptors (14q31) verursachen Hyperthyreosen mit unterschiedlichem Manifestationsalter. Man unterscheidet eine neonatale Form der Hyperthyreose und eine familiäre Form der Hyperthyreose, die sich erst im Laufe der Kindheit manifestiert und autosomal-rezessiv vererbt wird.

Bei Patienten mit **McCune-Albright-Syndrom** (fibröse Dysplasie, Pseudopubertas praecox, Café-au-lait Flecken), dem somatische, aktivierende Mutationen des $G_{s\alpha}$-Gens (GNAS1; α-Untereinheit des G-Proteins) zugrunde liegen, kann es zu einer nodulären Hyperplasie der Schilddrüse mit Hyperthyreose kommen.

Eine hyperthyreote Stoffwechsellage kann durch eine übermäßige Zufuhr von Schilddrüsenhormon (Hyperthyreosis factitia) bedingt sein. Auch durch die Kontamination mit Jod (Desinfektion, Kontrastmittel) oder jodhaltigen Medikamenten (z. B. Amiodaron) kann eine Überfunktion der Schilddrüse induziert werden.

Im Rahmen einer familiären Erhöhung des Thyroxin-bindenden Globulins (TBG), der familiären Dysalbuminämie oder nach Einnahme von Östrogenen („Pille") werden im Plasma erhöhte Konzentrationen des Gesamt-Thyroxins und des Gesamt-Trijodthyronins gemessen, während die Konzentrationen der freien Hormone im altersentsprechenden Referenzbereich liegen. Die Stoffwechsellage ist euthyreot.

Im Kindes- und Jugendalter sind autonome Schilddrüsenadenome und TSH-sezernierende Adenome mit Hyperthyreose eine Rarität.

Symptome Die typische Symptomatik der Hyperthyreose im Kindes- und Jugendalter beginnt eher schleichend und beinhaltet eine unspezifische Unruhe, Nervosität und Schlafstörung (83 %) bei ausgeprägter Tachykardie. Häufig wird über nachlassende Schulleistungen (32 %), eine Konzentrationsschwäche und die Veränderung des Schriftbildes berichtet. Die Leistungsfähigkeit wird durch eine Muskelschwäche (21 %) mit Hyperreflexie eingeschränkt. Die Patienten schwitzen vermehrt (56 %) und nässen nachts ein (sekundäre Enuresis; 4 %). Es kommt zu einer Gewichtsabnahme bei gutem Appetit (39 %) und zum Auftreten einer Diarrhö (21 %). Die Vergrößerung der Schilddrüse verursacht i. d. R. keine Symptome, kann aber durch ein Globusgefühl bis zur Schluckstörung imponieren. Die Ophthalmopathie tritt im Kindesalter eher selten auf. Die klinischen Zeichen sind dann die weite Lidspalte (Graefe-Zeichen: Zurückbleiben des Oberlids bei Blicksenkung), der seltene Lidschlag (Stellwag-Zeichen), die Konvergenzschwäche (Möbius-Zeichen) und der Exophthalmus. Der klassische Symptomkomplex aus Struma, Exophthalmus und Tachykardie wird als Merseburger Trias bezeichnet.

Diagnostik Bei der körperlichen Untersuchung werden die klinischen Zeichen einer Hyperthyreose wie Tachykardie, Hyperreflexie oder Hyperthermie erfasst. Die auxologischen Messungen unter Einbeziehung von Vormessungen zeigen die Beschleunigung des Größenwachstums, die Gewichtsabnahme und die Stagnation des Kopfwachstums bei prämaturer Nahtsynostose. Die Schilddrüse wird palpiert und auskultiert, sodass ihre Größe, Konsistenz, Schluckverschieblichkeit und das Strömungsgeräusch bei der vermehrten Perfusion erkannt werden können.

Die hyperthyreote Stoffwechsellage ist durch die Erniedrigung oder Suppression des TSH und die erhöhten Konzentrationen von $T_3/T_4/fT_4$ im Serum gekennzeichnet. Bei der T_4-Hyperthyreose mit euthyreoter Stoffwechsellage werden hingegen normale Konzentrationen von TSH und fT_4 bestimmt, während die Konzentrationen vom TBG und Gesamt-T_4 und -T_3 erhöht sind.

Der positive Nachweis von TSH-Rezeptor-Antikörpern (TRAK) und Thyroxinperoxidase-Antikörpern (TPO-AK) spricht für das Vorliegen einer Autoimmunhyperthyreose (Morbus Basedow).

Die Objektivierung und die Quantifizierung des klinischen Schilddrüsenbefunds erfolgen mittels **Sonografie.** Die Untersuchung beinhaltet die Volumetrie, wobei populationsspezifische, altersabhängige Normalwerte entsprechend der Jodversorgung berücksichtigt werden sollten, die Beurteilung der Struktur und Echogenität der Schilddrüse, die bei der Thyreoiditis vermindert ist, sowie das Erfassen umschriebener Veränderungen (Knoten, Zysten) und der Perfusion mittels Doppler, die bei der Hyperthyreose vermehrt ist.

Die Knochenalterbestimmung nach Greulich und Pyle weist die Akzeleration gegenüber dem chronologischen Alter bei der Hyperthyreose nach. Insbesondere bei Säuglingen werden die Schädelnähte bei stagnierendem Kopfwachstum radiologisch beurteilt, da prämature Nahtsynostosen auftreten können.

Die kardiologische Untersuchung mit EKG und Echokardiografie ermittelt die Herzfrequenz, den Rhythmus und die myokardiale Funktion.

Die Beteiligung der Augen wird mittels Exophthalmometrie nach Hertl untersucht.

Therapie Die Behandlung der Wahl bei der Hyperthyreose ist die thyreostatische Therapie mit Carbimazol über mindestens 2–3 Jahre in einer Dosierung von 0,5–1 mg/kg KG p. o. in 1–2 ED oder alternativ Thiamazol 0,5 mg/kg KG p. o. in 2–3 ED. Eine euthyreote Stoffwechsellage wird i. d. R. erst nach 6–8 Wochen erreicht. Im weiteren Verlauf kann dann durch eine vorsichtige Dosisreduktion die Euthyreose aufrechterhalten oder aber nach dem Auftreten einer Hypothyreose bei unveränderter Dosierung des Thyreostatikums zusätzlich L-Thyroxin verabreicht werden. Die Beibehaltung der höheren Thyreostatikadosis in Kombination mit der Substitution von Thyroxin hat sich bei Kindern und Jugendlichen bewährt, da eine stabilere euthyreote Stoffwechsellage gewährleistet wird und sich die Kontrolltermine mit Blutentnahmen zur Überprüfung der Stoffwechsellage reduzieren. Die Kombinationsbehandlung hat keinen gesicherten Einfluss auf die Prognose der Erkrankung. Nebenwirkungen, die im Kindesalter eher selten auftreten, können eine Granulozytopenie, Arthritis, Hepatitis, Neuritis oder Exantheme sein.

Initial ist zur unmittelbaren Behandlung der adrenergen Symptome eine zusätzliche Therapie mit systemisch wirksamen Betablockern, z. B. Propranolol 1 mg/kg KG, über 6–8 Wochen bis zum Erreichen einer euthyreoten Stoffwechsellage indiziert.

Bei schwerwiegenden Nebenwirkungen und therapierefraktären Rezidiven ist die Operation als totale Thyreoidektomie oder alternativ die Radiojodtherapie angezeigt (➤ Tab. 8.9). Bei Vorliegen eines autonomen Adenoms und der angeborenen Hyperthyreose bei einer aktivierenden Mutation im TSH-Rezeptor ist eine primäre Operation angezeigt.

Die **thyreotoxische Krise** ist im Kindesalter selten, stellt aber eine lebensbedrohliche Notfallsituation dar. Neben der thyreostatischen Behandlung stehen symptomatische Maßnahmen, die sich am klinischen Bild der Hyperthyreose orientieren, im Vordergrund. Die periphere Konversion von T_4 zu T_3 kann durch die Gabe von Glukokortikoiden (Dexamethason) und nicht kardioselektiver Betablocker (Propranolol), die gleichzeitig die Herzfrequenz senken, inhibiert werden. Ein hoher Flüssigkeitsbedarf ist im Rahmen der Hyperthermie und enteraler Verluste zu berücksichtigen. Die erhöhte Körpertemperatur muss durch physikalische Maßnahmen wie Eisbeutelpackungen gesenkt werden. In lebensbedrohlichen Situationen können eine Plasmapherese oder ein Blutaustausch zur Eliminierung der Schilddrüsenhormone erforderlich sein.

Verlauf und Prognose Die konservative Therapie führt lediglich bei 30–40 % der Patienten mit Morbus Basedow zu einer anhaltenden Remission, wobei mit zunehmender Dauer der Behandlung die Rezidivrate abzunehmen scheint. Die kombinierte Behandlung mit einem Thyreostatikum und L-Thyroxin verbessert die Prognose nicht. Der Behandlungserfolg der konservativen Therapie wird durch die Compliance der Patienten, die gerade bei Jugendlichen problematisch sein kann, wesentlich beeinflusst. Die Operation ist beim Morbus Basedow primär i. d. R. nicht indiziert; sie wird erst bei Versagen der konservativen Behandlung erwogen, hat aber eine Heilungsrate von 90 %. Als mögliche Nebenwirkungen sind die Hypothyreose, der Hypoparathyreoidismus und die Schädigung des N. recurrens zu nennen (➤ Tab. 8.9). Die Radiojodtherapie stellt auch im Kindesalter eine Alternative zur Thyreoidektomie dar.

Tab. 8.9 Therapieoptionen bei Morbus Basedow

	Thyreostatika	Operation	Radiojod
Vorteile	Organerhaltend Spontanremission	Definitiv (> 90 %)	Definitiv (> 90 %)
Nachteile	Lange Therapie Compliance Hohe Rezidivrate Nebenwirkungen	Hypothyreose Komplikationen: • Hypoparathyreoidismus • Rekurrensparese	Hypothyreose Langzeitfolgen?

8.3.3 Schilddrüsenvergrößerung (Struma)

Definition Die Vergrößerung der gesamten Schilddrüse oder von Teilen der Schilddrüse wird unabhängig von der zugrunde liegenden Ätiologie und unabhängig von der thyreoidalen Funktionslage (Hyper-, Eu- und Hypothyreose) als Struma bezeichnet.

Ätiologie und Pathogenese Der endemische Jodmangel besteht trotz der Verbesserung der alimentären Jodzufuhr in Deutschland weiter fort und stellt die häufigste Ursache der blanden Struma dar.

Im Rahmen der Autoimmunthyreoiditis Hashimoto führt eine chronisch-lymphozytäre Entzündung meist zu einer Vergrößerung der Schilddrüse, die bei Mädchen häufiger auftritt als bei Jungen (3 : 1) und mit einer eu-, hyper- oder hypothyreoten Stoffwechsellage einhergehen kann. Die Autoimmunthyreoiditis tritt auch im Rahmen von polyglandulären Autoimmunsyndromen auf und findet sich häufiger bei Patienten mit UTS und Down-Syndrom.

Symptome Die blande Struma ist meist asymptomatisch. Die Klinik der Schilddrüsenvergrößerung ist von der jeweiligen thyreoidalen Funktionslage geprägt. Bei Bestehen einer deutlich vergrößerten Schilddrüse können ein lokales Kloß- oder Druckgefühl bestehen und ein inspiratorischer Stridor oder Schluckbeschwerden auftreten.

Diagnostik Bei der klinischen Untersuchung werden durch Inspektion, Palpation und Auskultation die Größe und Form der Schilddrüse (diffus, knotig), die Konsistenz (weich, derb, schwirrend), die Schluckverschieblichkeit und Abgrenzbarkeit vom umgebenden Gewebe beurteilt (➤ Tab. 8.10, ➤ Abb. 8.13). Sonografisch werden das Volumen und die Morphologie (Echogenität) bestimmt. Die Szintigrafie ist bei umschriebenen „isoliert-knotigen" Veränderungen mit Suppression des TSH im Serum zur weiteren Abklärung indiziert. Kalte Knoten (nicht speichernd in der Szintigrafie) müssen durch eine Feinnadelbiopsie weiter abgeklärt werden.

8

Die Stoffwechsellage der Schilddrüse wird durch die Bestimmung von TSH, T_3, T_4, fT_4 ermittelt. Der Nachweis der Autoantikörper (TPO, Tg und TRAK) erfolgt zur Diagnose einer Autoimmunthyreoiditis. Besteht der Verdacht auf eine Neoplasie, werden die Tumormarker Thyreoglobulin und Calcitonin (basal und ggf. stimuliert) im Plasma bestimmt.

Differenzialdiagnostisch kann eine Vergrößerung der Schilddrüse auftreten bei Jodmangel, Autoimmunthyreopathien (Morbus Basedow, Hashimoto-Thyreoiditis), thyreoidalen Enzymdefekten (angeboren oder „late onset"), Systemerkrankungen (Zystinose, Thalassämie, Akromegalie), Schilddrüsenhormonresistenz, Entzündungen, Neoplasien und infolge der Ingestion strumigener Substanzen.

Tab. 8.10 Klinische Einteilung der Struma

Stadium	Klinische Beschreibung
I	Tastbare Struma
Ia	Bei normaler Kopfhaltung nicht sichtbare Struma
Ib	Bei rekliniertem Hals sichtbare Struma
II	Bei normaler Kopfhaltung sichtbare Struma
III	Deutlich sichtbare Struma

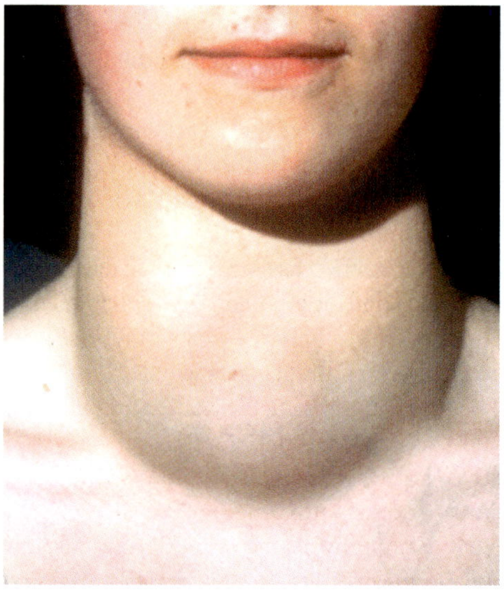

Abb. 8.13 14 Jahre altes Mädchen mit Struma II [T127]

Therapie Die euthyreote Jodmangelstruma wird nach Ausschluss einer Autonomie oder Thyreoiditis mit Jodid in altersentsprechender Dosierung behandelt: Säuglinge 50–100 µg/Tag, Kinder 100 µg/Tag, Jugendliche 150–200 µg/Tag. Kommt es nach Ausgleich des Jodmangels und Behandlung über 12 Monate nicht zu einer signifikanten Verkleinerung der Struma, wird die Behandlung auf die Gabe von L-Thyroxin oder L-Thyroxin-Jodid-Kombination umgestellt. Die Autoimmunthyreoiditis mit Hypothyreose und/oder mit Struma wird mit L-Thyroxin behandelt. Die Behandlungsindikation mit L-Thyroxin bei der euthyreoten Thyreoiditis ohne Struma wird unverändert kontrovers diskutiert, aber eher selten gestellt.

Verlauf und Prognose Die Jodidgabe führt innerhalb von 6–12 Monaten zu einer Verkleinerung der Schilddrüse. Erfolgt im Anschluss eine dauerhafte Jodidsubstitution, sind Rezidive selten. Die Behandlung der Thyreoiditis sollte nach Abschluss des Längenwachstums und der Pubertät versuchsweise ausgesetzt werden, da eine signifikante Rate von Remissionen, auch mit Rückkehr zur Euthyreose, beschrieben wurde.

8.3.4 Malignome der Schilddrüse

Epidemiologie Maligne Neoplasien der Schilddrüse sind im Kindesalter eher selten und machen lediglich 1,5 % aller Tumoren im Kindesalter aus. Sie treten häufiger bei Mädchen (60 %) auf als bei Jungen. Die Häufigkeit maligner Neoplasien bei Kindern mit solitären oder multiplen Schilddrüsenknoten beträgt bei zufällig sonografisch untersuchten Kindern zwischen 4 und 6 %. Ungefähr 70 % der Malignome im Kindesalter sind papilläre Karzinome und 20 % follikuläre Karzinome. Die medullären (C-Zell-) Schilddrüsenkarzinome umfassen 4–10 % aller Schilddrüsentumoren. Man unterscheidet sporadische von familiären Formen, die isoliert oder im Rahmen der multiplen endokrinen Neoplasie (MEN2A, MEN2B) vorkommen können. Ein Viertel der medullären Schilddrüsenkarzinome tritt im Rahmen der MEN2 auf. 70 % der MEN-Patienten entwickeln ein klinisch manifestes C-Zell- (medulläres) Karzinom.

Ätiologie und Pathogenese Entsprechend ihrem epithelialen Ursprung werden bei den malignen Schilddrüsentumoren fünf Subtypen unterschieden: papilläre Karzinome, follikuläre Karzinome, medulläre Karzinome, undifferenzierte oder anaplastische Karzinome und sonstige Karzinome. Die papillären und follikulären Karzinome werden als differenzierte Schilddrüsenkarzinome bezeichnet. Ionisierende Strahlung und iatrogene Strahlenexposition, besonders bei Kindern vor dem 5. Lebensjahr, scheinen bei der Entstehung eine entscheidende Rolle zu spielen. So werden Karzinome der Schilddrüse nach Radiatio des Halsbereichs, z. B. als Zweitmalignom nach Morbus Hodgkin, beschrieben. Auch Jodmangel, eine anhaltende TSH-Erhöhung und die Autoimmunthyreoiditis gelten als Risikofaktoren.

Das medulläre Schilddrüsenkarzinom kann sowohl sporadisch als auch familiär auftreten. Die familiären Formen werden autosomal-dominant vererbt. Das medulläre Schilddrüsenkarzinom kann isoliert oder in Kombination mit Endokrinopathien im Rahmen multipler endokriner Neoplasien vorkommen (➤ Tab. 8.11).

Dem medullären Schilddrüsenkarzinom geht meistens eine C-Zell-Hyperplasie voraus, die durch die Messung des basalen und stimulierten Calcitonins im Plasma (Kalzium oder früher Pentagastrin) nachgewiesen werden kann. Die familiären Formen werden autosomal-dominant vererbt. Die molekulare Grundlage stellen Mutationen im RET-Protoonkogen auf dem Chromosom 10 dar, das für eine Rezeptor-Tyrosinkinase kodiert. Das RET-Protoonkogen wird in Geweben neuroektodermalen Ursprungs exprimiert und beeinflusst damit die Entwicklung der thyreoidalen C-Zellen, der Nebenschilddrüsenzellen, der chromaffinen Zellen des Nebennierenmarks und der intestinalen Ganglienzellen des autonomen Nervensystems. Der Phänotyp von Patienten mit Punktmutationen im RET-Protoonkogen umfasst den Morbus Hirschsprung („loss of function"), das familiäre medulläre Schilddrüsenkarzinom und die MEN2A und MEN2B („gain of function"). Die Lokalisation der Punktmutation im Codon des Onkogens bestimmt den jeweiligen Wirkmechanismus.

Symptome Schilddrüsenkarzinome imponieren klinisch als eher derbe, schlecht verschiebliche Knoten und werden bei einer Routineuntersuchung als Zufallsbefund festgestellt. Die zervikalen Lymphknoten können vergrößert sein. Aber auch eine rasch wachsende Struma kann selten das erste Symptom darstellen. Assoziierte Stigmata (z. B. marfanoider Habitus, Obstipation bei intestinaler Ganglioneuromatose) können auf eine MEN hinweisen.

Diagnostik Bei der klinischen Inspektion und Palpation der Schilddrüse imponiert das Schilddrüsenkarzinom als diffuse oder knotige Vergrößerung der Schilddrüse oder auch als solitärer Knoten. Die mangelnde Schluckverschieblichkeit der Schilddrüse weist auf eine Infiltration des Umgebungsgewebes hin.

Solitäre echoarme Knoten in der Sonografie bedürfen einer weiteren Abklärung. Zusätzliche sonografische Malignitätskriterien von Schilddrüsenknoten sind: Höhe größer als Breite, fehlender Randsaum (Halo), unregelmäßige Begrenzung, intranoduläre Vaskularisation, Mikrokalzifikationen und anamnestisch die Familiarität (➤ Tab. 8.12). Radiologische und thyreologische Fachgesellschaften haben automatisierte Auswertungstools erstellt (koreanische TI-RADS; ATA-Leitlinie; französische TI-RADS, AACE-Leitlinie), die eine standardisierte Bewertung von Schilddrüsenknoten durch sonografische Charakterisierung der Schilddrüsenläsion erlauben und eine Grundlage für die Indikation der histologischen Abklärung darstellen. Vergrößerte Lymphknoten können ein Hinweis auf das Karzinom sein, müssen aber im Kindesalter von den häufig vorkommenden unspezifischen Vergrößerungen abgegrenzt werden. Kalte, nicht speichernde Knoten in der Szintigrafie gelten als suspekt und müssen histologisch untersucht werden (➤ Tab. 8.13).

Tumormarker bei der initialen Diagnostik und bei der Nachsorge sind das Thyreoglobulin (Wiederfindungsrate der Analysemethode wegen der Interferenz mit endogenen Autoantikörpern beachten) bei den differenzierten Schilddrüsenkarzinomen und das basale stimulierte Calcitonin und das carcinoembryonale Antigen (CEA) beim medullären Schilddrüsenkarzinom.

8

Tab. 8.11 Multiple endokrine Neoplasien (MEN)

MEN 1 (Werner-Syndrom)	MEN 2A (Sippel-Syndrom)	MEN 2B
• Primärer Hyperparathyreoidismus • Pankreastumoren • Hypophysenadenome (Prolaktin, WH, ACTH)	• Medulläres Schilddrüsenkarzinom • Phäochromozytom • Hyperparathyreoidismus	• Medulläres Schilddrüsenkarzinom • Phäochromozytom • Multiple Neurinome • Intestinale Ganglioneuromatose

Tab. 8.12 Sonografische Malignitätskriterien thyreoidaler Knoten

Sonografische Charakteristika	Sensitivität [%]	Spezifität [%]
Mikrokalzifikationen	26–59	86–95
Hypoechogenität	27–87	43–94
Unregelmäßige Begrenzung oder kein Halo	11–78	39–85
Solider Knoten	69–75	53–56
Intranoduläre Vaskularisierung	54–74	79–81
Kombination der Charakteristika	87–99	56–87

Tab. 8.13 Malignitätsbeurteilung thyreoidaler Knoten

Methode	Merkmal	Sensitivität [%]	Spezifität [%]
Palpation	Knoten	90	5
Szintigrafie	Speicherdefekt	95	10
Sonografie	Echoarmer Herd	87–99	56–87
Zytologie	Suspekt/positiv	80	90

Differenzialdiagnose Neoplasien der Schilddrüse müssen von gutartigen Raumforderungen abgegrenzt werden. Bei diesen handelt es sich um Zysten oder um regressive und knotige Veränderungen bei Jodmangel oder Autoimmunthyreoiditis. In Jodmangelgebieten sind die meisten Knoten in der Schilddrüse gutartig und präsentieren sich sonografisch als echonormal bis echoreich.

Therapie Die primäre Behandlung der Schilddrüsenkarzinome ist operativ. Lediglich bei einem Solitärknoten (< 1 cm, papilläres Mikrokarzinom) erfolgt die ipsilaterale Hemithyreoidektomie unter Einbeziehung des Isthmus. Ansonsten sind bei den differenzierten Schilddrüsenkarzinomen die totale Thyreoidektomie und die zentrale Lymphadenektomie indiziert. Bei Befall der lateralen und mediastinalen Lymphknoten wird eine kompartmentorientierte Lymphadenektomie durchgeführt. Zur Ablation verbliebenen Schilddrüsengewebes oder von Metastasen und Rezidiven wird postoperativ eine Radiojodtherapie (Jod-131) eingesetzt. Beim medullären Schilddrüsenkarzinom sind die totale Thyreoidektomie und zentrale Lymphadenektomie sowie bei Lymphknotenmetastasen die komplette Halsdissektion (zentrale und laterale zervikale Lymphknotenkompartimente) angezeigt.

Eine prophylaktische Thyreoidektomie erfolgt bei Familienangehörigen von Patienten mit einem medullären Schilddrüsenkarzinom (Mutationen im RET-Protoonkogen) bei MEN2A vor dem 5. Lebensjahr und bei MEN2B vor dem 6. Lebensmonat.

Verlauf und Prognose Insgesamt besteht bei den differenzierten Schilddrüsenkarzinomen eine gute Prognose mit Langzeitüberlebensraten von > 90 % nach 20 Jahren. Auch Metastasen bedingen bei Kindern im Gegensatz zum Erwachsenen keine ungünstigere Prognose.

Beim manifesten medullären Schilddrüsenkarzinom besteht wegen der frühzeitigen Neigung zur Metastasierung (Lymphknoten, später Lunge und Skelettsystem) eine relativ ungünstige Prognose.

8.4 Knochenstoffwechsel

8.4.1 Hypoparathyreoidismus

Definition Der Hypoparathyreoidismus ist durch eine verminderte PTH-Sekretion der Nebenschilddrüse oder eine verminderte PTH-Wirksamkeit in den Zielorganen gekennzeichnet. Charakteristische Folgen sind eine Hypokalzämie und Hyperphosphatämie.

Ätiologie Der primäre Hypoparathyreoidismus kann sich als sporadische Form im Neugeborenenalter manifestieren oder erst danach auftreten. Er kann transitorisch oder persistierend sein. Die Funktionsstörung kann als isolierte oder syndromale Form in Erscheinung treten (DiGeorge-Syndrom, Kearns-Sayre-Syndrom, MELAS-Syndrom).

Der **primäre Hypoparathyreoidismus** kann auch hereditär isoliert (autosomal-dominant, autosomal-rezessiv oder X-chromosomal) und syndromal auftreten (Blizzard-Syndrom, Polyendokrinopathie Typ I, autosomal-rezessiv, Chromosom 21q23.1; hereditäre Syndrome mit Schwerhörigkeit und/oder Nephropathie oder mit ausgeprägtem Kleinwuchs und psychomotorischer Entwicklungsverzögerung).

Ein **sekundärer Hypoparathyreoidismus** kann postoperativ (Schilddrüsen-OP), infolge einer Hypomagnesiämie, nach Bestrahlung, im Rahmen einer Hämosiderose oder durch eine Infiltration, z. B. bei Schilddrüsentumor, entstehen.

Der **Pseudohypoparathyreoidismus** ist durch eine PTH-Endorganresistenz gekennzeichnet, die entweder auf einer herabgesetzten Aktivität des $G_{s\alpha}$-Proteins (*GNAS-1*-Gen, Chromosom 20) oder auf einem Defekt im PTH-Rezeptor beruht (➤ Tab. 8.14). Als zusätzliche Endokrinopathien können eine primäre Hypothyreose, ein Hypogonadismus, ein nephrogener Diabetes insipidus oder ein Prolaktinmangel bestehen.

Tab. 8.14 Einteilung des Pseudohypoparathyreoidismus (PHP)

PHP-Typ	Ca	P	PTH	cAMP	AHO	Defekt	Vererbung
Ia	↓	↑	↑	↓	+	*GNAS* ↓	autosomal-dominant maternal
Ib	↓	↑	↑	↓	–	Methylierung/Regulation *GNAS*	autosomal-dominant
Ic	↓	↑	↑	↓	+	PTH-Rezeptor	autosomal-dominant
II	↓	↑	↑	n	–	cAMP-Wirkung ↓ *PRKAR1A*	spontan
Pseudo-PHP	n	n	n	n	+	*GNAS* ↓	autosomal-dominant paternal

8

Symptome Die klinische Symptomatik wird durch die chronische Hypokalzämie und die damit assoziierten Erkrankungen bestimmt. Die Leitsymptome der Hypokalzämie sind Tetanie (Karpopedalspasmen, Laryngospasmus) und Parästhesien. Die chronische Hypokalzämie kann zu generalisierten oder fokalen Anfällen, zu psychischen Veränderungen und zum Pseudotumor cerebri führen. Weitere Veränderungen sind periphere oder zentrale Verkalkungen, hypokalzämische Katarakte, Zahnanomalien, Alopezie, Brüchigkeit der Nägel und QT-Zeit-Verlängerung im EKG.

Der Pseudohypoparathyreoidismus kann neben der Hypokalzämie mit der Albrightschen hereditären Osteodystrophie (AHO) assoziiert sein: Kleinwuchs, rundes Gesicht, kurzer Hals, gedrungener Körperbau, geistige Retardierung, Brachydaktylie und Brachytarsie, subkutane Verkalkungen.

Diagnostik Klinische Untersuchungszeichen bei der Hypokalzämie sind das Chvostek-Zeichen (bei Beklopfen des N. facialis vor dem Gehörgang Zuckungen im Bereich aller drei Äste des N. facialis) und das Trousseau-Zeichen (Karpalspasmus nach 3-minütiger Kompression des Oberarms durch Blutdruckmanschette).

Das Gesamtkalzium und das ionisierte Kalzium im Serum sind erniedrigt, während das Phosphat erhöht ist. Beim Hypoparathyreoidismus wird ein erniedrigtes intaktes PTH (1–84) im Serum gemessen, beim Pseudohypoparathyreoidismus ein erhöhtes intaktes PTH (1–84). Weitere Untersuchungen überprüfen die Konzentrationen von Magnesium (Hypomagnesiämie) und Gesamteiweiß (Hypoproteinämie) im Serum, die Blutgasanalyse (Alkalose) und die Nierenfunktion (Insuffizienz).

Radiologisch sind Verkalkungen und eine Brachymetakarpie nachweisbar (➤ Abb. 8.14). Die augenärztliche Untersuchung überprüft das Vorhandensein einer Katarakt. Elektrokardiografisch wird die kardiale Erregungsausbreitung überprüft (QT-Zeit-Verlängerung). Verkalkungen im ZNS (Stammganglien) können tomografisch (MRT, CT) nachgewiesen werden.

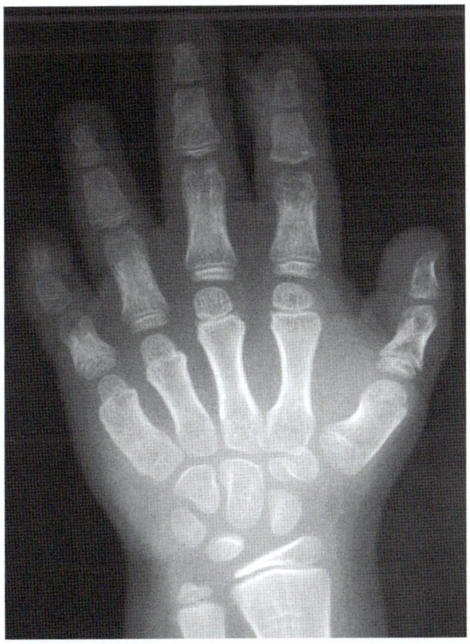

Abb. 8.14 Pseudohypoparathyreoidismus: 7 Jahre alter Junge mit Kleinwuchs. Röntgen linke Hand: Brachymetakarpie (insbesondere IV und V) und Brachyphalangie [R232]

Differenzialdiagnose Der Hypoparathyreoidismus ist durch die Konstellation einer Hypokalzämie, einer Hyperphosphatämie und einer erniedrigten PTH-Konzentration im Serum charakterisiert. Eine Hypomagnesiämie, die sekundär die PTH-Ausschüttung inhibiert, und eine Hypoproteinämie, die zur Erniedrigung des Gesamtkalziums, aber nicht des ionisierten Kalziums führt, müssen ausgeschlossen werden (➤ Abb. 8.15).

Im Rahmen einer Hyperventilation kann eine Tetanie auftreten, da durch die gesteigerte Abatmung von Kohlendioxid eine Alkalose mit Absinken des ionisierten Kalziums entsteht.

Therapie Bei der Behandlung des Hypoparathyreoidismus und des Pseudohypoparathyreoidismus müssen die Hypokalzämie und die assoziierten Störungen berücksichtigt werden. Die Akutbehandlung der Hypokalzämie besteht in der langsamen i. v. Injektion von 1–2 ml 10 % Ca-Glukonat/kg KG. Die Dauertherapie beinhaltet die orale Kalziumgabe (0,5–1 g/Tag) und zur Verbesserung der Kalziumresorption die Zufuhr von Vitamin D (Richtdosierung 50 µg/kg KG Vitamin D_3 [2.000 E/kg] oder 50 ng/kg 1,25(OH)2-Vitamin D_3 p. o.). Die Therapie mit 1,25(OH)2-Vitamin D_3 (Calcitriol) ist physiologischer, besser steuerbar, aber teurer als die Behandlung mit Vitamin D_3, da die Halbwertszeit deutlich kürzer ist und Nebenwirkungen bereits nach wenigen Tagen abklingen (im Vergleich: Vitamin D nach mehreren Wochen).

Rekombinantes Parathormon wurde als Zusatztherapie bei erwachsenen Patienten mit chronischem Hypoparathyreoidismus zugelassen, deren Erkrankung sich durch die Standardtherapie mit Vitamin D und Kalzium allein nicht hinreichend kontrollieren lässt.

Das Therapieziel beim Hypoparathyreoidismus ist ein Serumkalzium im unteren Normbereich (> 2 mmol/l) und eine niedrige Kalziumausscheidung im Urin (< 0,1 mmol/kg KG bzw. 4 mg/kg KG/Tag oder < 0,7 mmol/mmol Kreatinin (0,25 mg/mg), um renale Verkalkungen zu verhindern. Beim Pseudohypoparathyreoidismus werden höhere Kalziumkonzentrationen angestrebt (ca. 2,5 mmol/l), um den sekundären Hyperparathyreoidismus zu supprimieren.

8.4.2 Hyperparathyreoidismus

Definition Der Hyperparathyreoidismus ist gekennzeichnet durch eine vermehrte PTH-Ausschüttung, die primär oder sekundär als Folge einer zur Hypokalzämie führenden Grundkrankheit (Rachitis, Niereninsuffizienz) auftritt. Der sekundäre Hyperparathyreoidismus kann nach chronischem Verlauf in eine Autonomie übergehen und wird dann als tertiärer Hyperparathyreoidismus bezeichnet.

Ätiologie Der primäre Hyperparathyreoidismus kann sporadisch (Adenom) oder familiär vorkommen. Die familiäre Form kann isoliert oder im Rahmen einer multiplen endokrinen Neoplasie Typ 1 (MEN1) und Typ 2 (MEN2) auftreten.

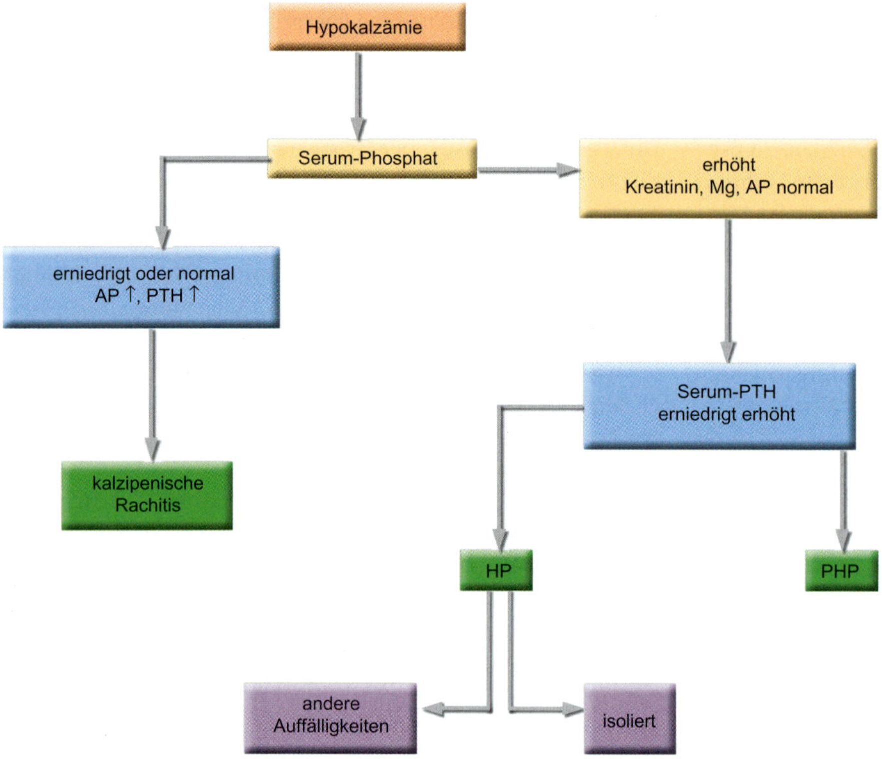

Abb. 8.15 Differenzialdiagnose der Hypokalzämie [V786]

Inaktivierende Mutationen des Kalziumrezeptors bewirken eine Hemmung der PTH-Sekretion und der renalen Kalziumrückresorption erst bei erhöhten Kalziumkonzentrationen im Serum und sind klinisch durch eine meist asymptomatische hypokalziurische Hyperkalzämie gekennzeichnet (FHH, ➤ Box 8.2).

Box 8.2

Erkrankungen des Calcium-Sensing-Rezeptors (CaSR)

Generalisierte Verminderung der Ca^{2+}-Empfindlichkeit:

- **Familiäre hypokalziurische Hyperkalzämie (FHH):**
  - Neonataler Hyperparathyreoidismus
  - Familiärer isolierter Hyperparathyreoidismus
  - Autoimmune hypokalziurische Hyperkalzämie
- **Verminderung der PTH-spezifischen Ca^{2+}-Empfindlichkeit:**
  - Primärer Hyperparathyreoidismus
  - Urämischer sekundärer und tertiärer Hyperparathyreoidismus
- **Generalisierte Zunahme der Ca^{2+}-Empfindlichkeit:**
  - Hypoparathyreoidismus (aktivierende CaSR-Mutationen, autosomal-dominant)
  - Hypoparathyreoidismus (aktivierende Antikörper gegen CaSR)

Erkrankungen, die primär mit einer Hypokalzämie einhergehen, sind sekundär mit einem Hyperparathyreoidismus vergesellschaftet (➤ Tab. 8.15).

Symptome Die Symptome des Hyperparathyreoidismus sind durch die Hyperkalzämie, die Hyperkalziurie und die PTH-Wirkung auf das Skelettsystem bedingt:

- Zeichen der Hyperkalzämie können sein: Anorexie, Übelkeit, Erbrechen, Muskelschwäche, Gewichtsabnahme, psychische Veränderungen, Blutdruckerhöhung.
- Zeichen der Hyperkalziurie: Polyurie, Polydipsie, Nephrolithiasis, Nephrokalzinose.
- Knochenschmerzen sind die Folge der vermehrten PTH-Wirkung auf das Skelett.

Weitere Symptome sind auf die assoziierten Endokrinopathien (MEN) und die primären Grunderkrankungen zurückzuführen.

Diagnostik Der Hyperparathyreoidismus ist durch die Erhöhung des Gesamtkalziums im Serum sowie des intakten PTH (1–84) und die Erniedrigung des Serumphosphats gekennzeichnet. Die Kalziumausscheidung im Urin ist vermehrt. Nach der Sicherung eines primären Hyperparathyreoidismus sind Familienuntersuchungen erforderlich, und es sollten weitere Endokrinopathien ausgeschlossen werden.

Die Sonografie der Nebenschilddrüsen kann zur Lokalisation eines Adenoms beitragen. Nierenverkalkungen werden ebenfalls sonografisch nachgewiesen. Gelingt die Lokalisation der PTH-Sekretion nicht mit bildgebenden Verfahren, ist eine selektive Katheterisierung der Halsgefäße zur repetitiven PTH-Bestimmung indiziert.

Zum Nachweis eines sekundären Hypoparathyreoidismus werden die Nierenfunktion und der Vitamin-D-Stoffwechsel (25-Hydroxyvitamin D, 1,25-Dihydroxyvitamin D, alkalische Phosphatase) überprüft.

Tab. 8.15 Ätiologie des Hyperparathyreoidismus

Primär	Sporadisch
	Familiär: • Isoliert • MEN1, MEN2
Sekundär	Kalzipenische Rachitis
	Niereninsuffizienz
	Pseudohypoparathyreoidismus

Therapie Die Behandlung des primären Hyperparathyreoidismus besteht in der chirurgischen Exploration der Nebenschilddrüsen. Singuläre Adenome werden entfernt; bei der Hyperplasie aller Nebenschilddrüsen erfolgt die totale Parathyreoidektomie mit Autotransplantation eines Anteils von Nebenschilddrüsengewebe.

Die hyperkalzämische Krise erfordert die Hydrierung mit 0,9 % NaCl-Lösung und die Gabe von Furosemid zur Förderung der Kalziumausscheidung. Die Behandlung mit Calcitonin oder Bisphosphonaten reduziert die Hyperkalzämie.

8.4.3 Rachitis

Definition Die Rachitis ist gekennzeichnet durch eine Verminderung des Kalzium-Phosphat-Produkts im Serum, die zu einer Störung der Knochenmineralisation und zur Desorganisation der Wachstumsfuge führt. Man unterscheidet die kalzipenischen Rachitiden und die phosphopenischen Rachitiden.

Ätiologie und Pathogenese Im Vordergrund steht die mangelnde, durch 1,25(OH)2-Vitamin D nicht ausreichend stimulierte intestinale Kalziumaufnahme, die zu Kalziummangel und Hypokalzämie führt. Zunächst kann die Kalziumkonzentration noch durch die kompensatorische Freisetzung von PTH aufrechterhalten werden, die eine vermehrte Kalziumfreisetzung aus dem Skelett bewirkt und zu einer vermehrten renalen Phosphatausscheidung mit anschließender Hypophosphatämie führt. Im weiteren Verlauf erschöpft sich dieser Kompensationsmechanismus, und es bestehen eine Hypokalzämie und eine Hypophosphatämie. Die alkalische Phosphatase (AP) ist infolge des vermehrten Knochenumsatzes mit gesteigerter Osteoblastenaktivität erhöht.

Die Ursache der erworbenen **kalzipenischen Rachitis** ist die eingeschränkte Vitamin-D-Bildung in der Haut durch herabgesetzte Sonneneinstrahlung und die zu geringe Vitamin-D-Zufuhr. Säuglinge in den ersten beiden Lebensjahren sind wegen ihrer hohen Wachstumsrate besonders anfällig für einen Vitamin-D-Mangel. Im Rahmen von hepatobiliären und gastrointestinalen Erkrankungen besteht eine Malabsorption von Kalzium und Vitamin D. Die Antikonvulsiva Phenobarbital und Phenytoin hemmen die intestinale Kalziumaufnahme und steigern den Vitamin-D-Metabolismus mit Verminderung der 25-OH-Vitamin-D-Konzentration. Die chronische Niereninsuffizienz führt zu einer Verminderung der 1,25(OH)2-Vitamin-D-Synthese in Verbindung mit einer Reduktion der renalen Phosphatausscheidung.

Die Vitamin-D-abhängige Rachitis Typ 1 wird autosomal-rezessiv vererbt und manifestiert sich zwischen dem 3. und 5. Lebensmonat. Bei dieser Rachitisform besteht ein Defekt der renalen 25-OH-Vitamin-D-1α-Hydroxylase (*CYP27B1*-Gen, Chromosom 12q13.1–3). Bei der Vitamin-D-abhängigen Rachitis Typ 2 besteht eine Endorganresistenz des Darms, des Skelettsystems, der Nieren und Nebenschilddrüsen gegenüber 1,25(OH)2-Vitamin-D_3 (Vitamin-D-Rezeptor-Gen, Chromosom 12q12-q14). Die Erkrankung wird autosomal-rezessiv vererbt und manifestiert sich in den ersten Lebensjahren. Eine seltene Ursache einer Störung des Vitamin-D-Stoffwechsels ist ein Defekt der hepatischen CYP2R1-Vitamin-D-25-Hydroxylase (Chromosom 11p15.2, autosomal-rezessiv), welche die Umwandlung von Vitamin D in 25-OH-Vitamin D_3 katalysiert. Sekundäre Störungen des Vitamin-D-Stoffwechsels oder der Resorption von Vitamin D oder Kalzium können bei schwerer Leberinsuffizienz oder Darmerkrankungen wie der Zöliakie auftreten.

Erworbene **phosphopenische Rachitiden** treten bei Frühgeborenen durch mangelnde Phosphatzufuhr, als Tumorrachitis oder bei tubulären Funktionsstörungen (Fanconi-Syndrom) auf.

Der **Phosphatdiabetes** (X-chromosomale familiäre hypophosphatämische Rachitis) wird X-chromosomal vererbt und beruht auf Mutationen im *PHEX*-Gen. Die verminderte Aktivität einer Endopeptidase bedingt eine herabgesetzte renale Phosphatrückresorption und führt zu einer ausgeprägten Hypophosphatämie. Die Erkrankung manifestiert sich in den ersten beiden Lebensjahren. Weitere Formen, die durch FGF-23 vermittelt werden, sind die autosomal-dominant vererbte hypophosphatämische Rachitis (*FGF23*-Gen), die autosomal-rezessiv vererbte hypophosphatämische Rachitis Typ 1 (Dentin-Matrix-Protein [DMP]-1) und die autosomal-rezessiv vererbte hypophosphatämische Rachitis Typ 2 (EctoNukleotid-Pyrophosphatase, [ENPP]-1). Nicht durch FGF-23 vermittelt sind die hereditäre hypophosphatämische Rachitis mit Hyperkalziurie (*SLC34A3*-Gen) und die X-gebunden vererbte Hypophosphatämie (*SLC34A1*-Gen).

Symptome Das klinische Bild wird geprägt von der Grundkrankheit und vom Lebensalter des Patienten. Die Hypokalzämie führt zu Tetanie und epileptischen Anfällen. Infolge des Kalziummangels und der verminderten Knochenmineralisation treten Skelettveränderungen auf, die sich als Auftreibung und Verdickung der Knorpel-Knochen-Grenzen (Hand- und Fußgelenke, rachitischer Rosenkranz), Kraniotabes, Kyphose, Genua valga oder vara manifestieren. Eine Myopathie führt zu Bewegungsarmut, Muskelhypotonie, Myopathie und schlechter Kopfkontrolle. Bei längerem Verlauf kommt es zur Verzögerung des Wachstums und der psychomotorischen Entwicklung, es können Frakturen und Zahnschmelzdefekte auftreten, und es besteht eine Infektanfälligkeit und Anämie mit Trinkschwäche, Blässe und vorgewölbtem Bauch. Die Vitamin-D-abhängige Rachitis Typ 2 wird im Verlauf von einer Alopezie begleitet.

Im Rahmen der erworbenen Formen der hypophosphatämischen Rachitiden werden Knochenschmerzen, Muskelschwäche und Spontanfrakturen beobachtet.

Der Phosphatdiabetes ist durch Kleinwuchs und Genua vara mit watschelndem, breitbeinigem Gang charakterisiert.

Diagnostik Bei den Vitamin-D-abhängigen Rachitiden sind die Serumkonzentrationen von Kalzium und Phosphat erniedrigt und die von PTH sekundär erhöht. Die Kalziumausscheidung im Urin ist erniedrigt. Die Aktivität der AP ist erhöht. Die Konzentrationen von Vitamin D sind entsprechend der zugrunde liegenden Störung verändert (➢ Tab. 8.16).

Tab. 8.16 Veränderungen der Vitamin-D-Konzentrationen im Serum bei den verschiedenen Formen der Rachitis

Krankheitsbild	Vitamin-D-Konzentration im Serum
Vitamin-D-Mangel	25OH-Vitamin D ↓
Hepatobiliäre und gastrointestinale Erkrankungen und antikonvulsive Behandlung	25OH-Vitamin D ↓
Chronische Niereninsuffizienz	1,25$(OH)_2$-Vitamin D ↓
Vitamin-D-abhängige Rachitis Typ 1	25OH-Vitamin D normal 1,25$(OH)_2$-Vitamin D ↓
Vitamin-D-abhängige Rachitis Typ 2	25OH-Vitamin D normal 1,25$(OH)_2$-Vitamin D ↑
CYP2R1-Vitamin-D-25-Hydroxylase-Mangel	25OH-Vitamin D ↓ 1,25$(OH)_2$-Vitamin D normal

Die Leitbefunde des Phosphatdiabetes sind das erniedrigte Serumphosphat und die verminderte tubuläre Phosphatrückresorption mit erhöhter Phosphatausscheidung im Urin, während PTH im Referenzbereich gemessen wird.

Röntgenologisch zeigen sich eine Auftreibung und Becherung der metaphysären Wachstumsfugen, eine verminderte Mineralisation und Deformierungen des Skeletts. Charakteristisch für den Phosphatdiabetes ist die O-Bein-Stellung der Unterschenkel.

Differenzialdiagnose ➢ Abb. 8.16.

Therapie Die Behandlung der Rachitis richtet sich nach der zugrunde liegenden Störung:

- **Vitamin-D-Mangel:** Säuglinge: 2.000 IE Vitamin D_3 und Kalzium 40–80 mg/kg KG Kalzium täglich; 2.–12. Lebensjahr: 3.000–6.000 IE Vitamin D_3 und 0,5–1 g Kalzium täglich; > 13. Lebensjahr: 6.000 IE Vitamin D_3 und 0,5–1 g Kalzium täglich, jeweils über 3 Monate

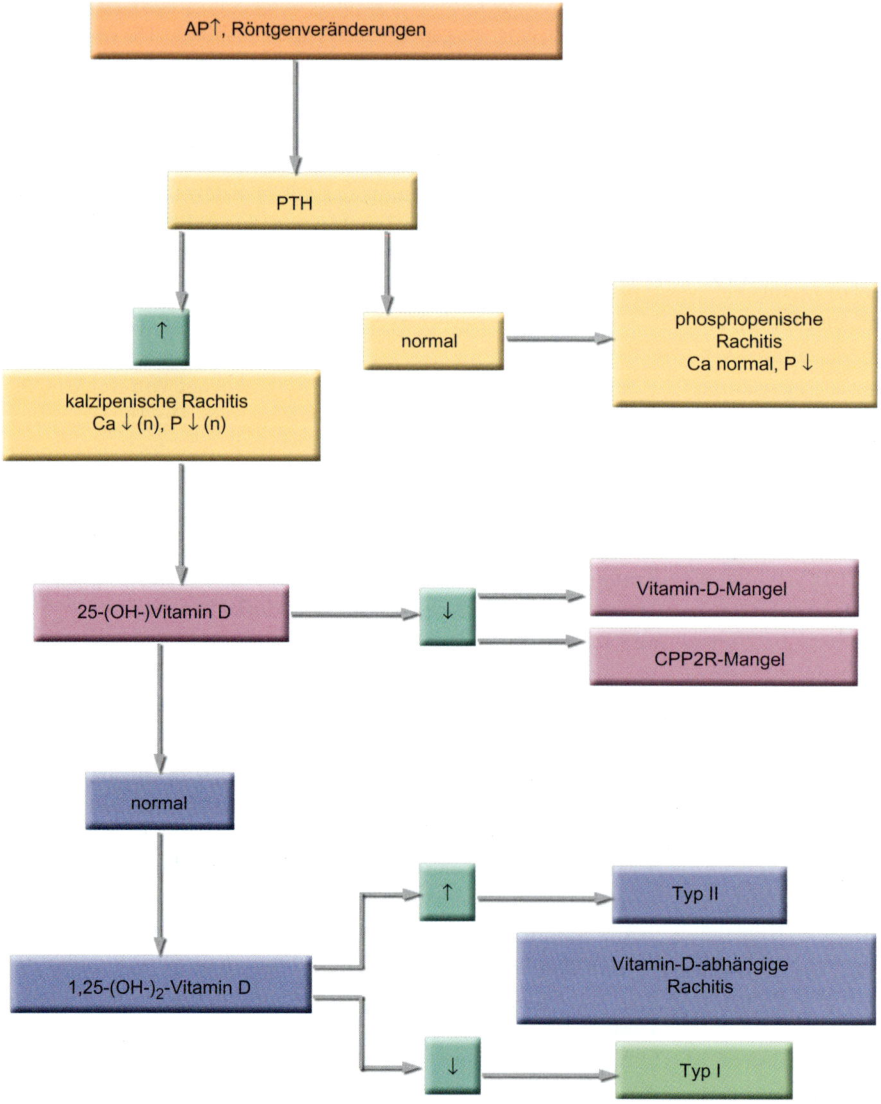

Abb. 8.16 Differenzialdiagnose der Rachitis [V786]

8

- **Vitamin-D-abhängige Rachitis Typ 1:** lebenslange Zufuhr von 0,5–2 µg 1,25$(OH)_2$-Vitamin D_3
- **Vitamin-D-abhängige Rachitis Typ 2/CYP2R1-Mangel:** Versuch einer hoch dosierten Gabe von 1,25$(OH)_2$-Vitamin D_3 (bis 50 µg) und die hoch dosierte orale oder parenterale Kalziumzufuhr
- **Phosphatdiabetes:**
  - Konventionell: orale Zufuhr von elementarem Phosphor 50–70 mg/kg KG/Tag in 5 ED. Zusätzlich 1,25$(OH)_2$-Vitamin D_3 initial 15–20 ng/kg KG/Tag, dann 40–60 ng/kg KG/Tag in 2–3 ED. Bei Kombination des Phosphatdiabetes mit Hyperkalziurie wird ausschließlich mit Phosphat behandelt. Beim Auftreten einer Hyperkalziurie im Behandlungsverlauf zusätzlich Behandlung mit Hydrochlorothiazid
  - Neu: monoklonale IgG1-FGF23-Antikörper (Burosumab) bei FGF23-vermittelter hypophosphatämischer Rachitis bei Kindern und Jugendlichen im Alter von 1–17 Jahren 0,8 mg/kg KG s. c. alle 2 Wochen. Im Verlauf individuelle Dosisanpassung in Abhängigkeit der Phosphatkonzentration im Serum. Die kinderorthopädische Mitbetreuung der Patienten ist erforderlich, da bei progredienten Achsfehlstellungen Korrekturosteotomien durchgeführt werden müssen.

Die Nebenwirkungen der Phosphatgaben sind intestinale Unverträglichkeiten und Diarrhö, sekundärer Hyperparathyreoidismus und Nephrokalzinose. Die Nebenwirkungen der Vitamin-D-Behandlung sind Hyperkalzämie, Hyperkalziurie und Nephrokalzinose.

8.4.4 Hypophosphatasie

Die Hypophosphatasie ist gekennzeichnet durch eine mangelnde Aktivität der alkalischen Serum- und Knochenphosphatase mit defekter Knochen- und Zahnmineralisation. Die Häufigkeit der schweren Verlaufsformen wird auf 1/100.000 geschätzt. Das klinische Bild des Syndroms ist sehr unterschiedlich und reicht von totgeborenen Kindern mit unmineralisierten Knochen bis zu frühem Verlust der Zähne ohne Skelettsymptome. Bei der perinatal letalen Form besteht *in utero* eine erheblich reduzierte Mineralisation. Bei der perinatal benignen Form kommt es zu spontaner Besserung der Knochenbefunde.

Klinische Symptome der infantilen Form sind Atemkomplikationen, vorzeitige Synostose der Schädelnähte, ausgedehnte Demineralisation und rachitische Veränderungen der Metaphysen. Die kindliche Form ist durch Skelettdeformitäten, Kleinwuchs und watschelnden Gang gekennzeichnet.

Ursache der Krankheit sind Mutationen im *ALPL*-Gen (1p36.1-p34), das für die unspezifische alkalische Gewebsphosphatase (TNAP) aus Leber, Knochen und Niere kodiert. Die Aktivität der alkalischen Serumphosphatase (AP) ist bei der Hypophosphatasie stark erniedrigt, die Konzentration des Phosphoethanolamins (PEA) im Urin erhöht.

Eine Enzymersatztherapie (Asfotase alfa) wurde erfolgreich entwickelt und ist für die Behandlung der Hypophosphatasie im Kindesalter zugelassen.

8.5 Erkrankungen der Nebennieren

8.5.1 Adrenogenitales Syndrom

Definition Das adrenogenitale Syndrom (AGS) umfasst eine Gruppe von autosomal-rezessiv vererbten Enzymdefekten der adrenalen Kortisol- und Aldosteronbiosynthese (➤ Abb. 8.17). Die erniedrigte Kortisolsynthese bedingt durch die verminderte negative Rückkopplung eine erhöhte ACTH-Ausschüttung und eine Stimulation der Steroidsynthese vor dem Enzymdefekt. Die Enzymdefekte führen zu einer NNR-Insuffizienz, die mit einem Salzverlust und einer Virilisierung einhergehen kann.

Ätiologie und Pathogenese In über 90 % der Fälle liegt dem klassischen AGS ein Defekt der 21-Hydroxylase (p450c21) zugrunde. Die ineffektive Biosynthese von Kortisol und Aldosteron und die konsekutive Erhöhung von ACTH führt zu einer adrenalen Hyperplasie und einer vermehrten Androgenproduktion. Der klassische Defekt der 21-Hydroxylase kann als AGS mit Salzverlust und als einfach virilisierendes AGS ohne Salzverlust auftreten. Das AGS mit Salzverlustsyndrom ist 3-mal häufiger. Nichtklassische AGS-Formen („late onset") treten klinisch erst jenseits der Neugeborenenzeit in Erscheinung und fallen i. d. R. nur durch die Hyperandrogenämie auf. Die mittlere Inzidenz der Erkrankung liegt bei 1 : 12.000; die Heterozygotenfrequenz, also die Überträgerrate, beträgt 1 : 55. Das Gen der 21-Hydroxylase liegt auf dem kurzen Arm des Chromosoms 6 in Nachbarschaft zum MHC der Klasse III. Neben dem aktiven Gen *CYP21B* existiert ein inaktives Pseudogen *CYP21A*, die eine hohe Homologie aufweisen und durch die enge Nachbarschaft eine kausale Bedeutung für die Entstehung der Gendefekte durch Crossing-over in der Meiose haben.

Seltene AGS-Formen betreffen die 3β-Hydroxysteroid-Dehydrogenase (Salzverlustsyndrom möglich), die 11β-Hydroxylase (5–8 % der AGS-Fälle, kein Salzverlust wegen vermehrter Bildung von 11-Desoxy-Kortikosteron mit mineralokortikoider Wirkung, Hypertonus), die 17α-Hydroxylase-/17,20-Lyase (Hypertonus, Hypernatriämie, Hypokaliämie und Alkalose) und das StAR-Protein (vollständig fehlende Steroidbiosynthese mit Lipoidhyperplasie der Nebennierenrinde).

Symptome Beim klassischen AGS fallen weibliche Neugeborene bei Geburt durch die Virilisierung des äußeren Genitales auf. Das klinische Spektrum dieses 46XX-DSD reicht von der Klitorishypertrophie, dem Sinus urogenitalis bis zur kompletten Virilisierung mit penisartig vergrößerter Klitoris, aber das innere Genitale (Uterus, Ovarien) ist immer weiblich. Außerdem besteht eine Hyperpigmentierung des äußeren Genitales. Das äußere Genitale der Jungen ist bei Geburt i. d. R. normal männlich infantil. Es können auch eine verstärkte Pigmentierung des Genitales und eine Penisvergrößerung bestehen. Beim nichtklassischen AGS oder beim nicht diagnostizierten AGS entwickelt sich eine Pseudopubertas praecox mit Pubarche, Penis- bzw. Klitorishypertrophie, beschleunigtem Längenwachstum und Akzeleration der Knochenreifung (➤ Tab. 8.17). Bei den seltenen AGS-Formen mit verminderter Androgensynthese ist das Genitale der Mädchen normal weiblich und bei den Jungen untervirilisiert (Hypospadie oder intersexuell) oder feminisiert (XY-DSD).

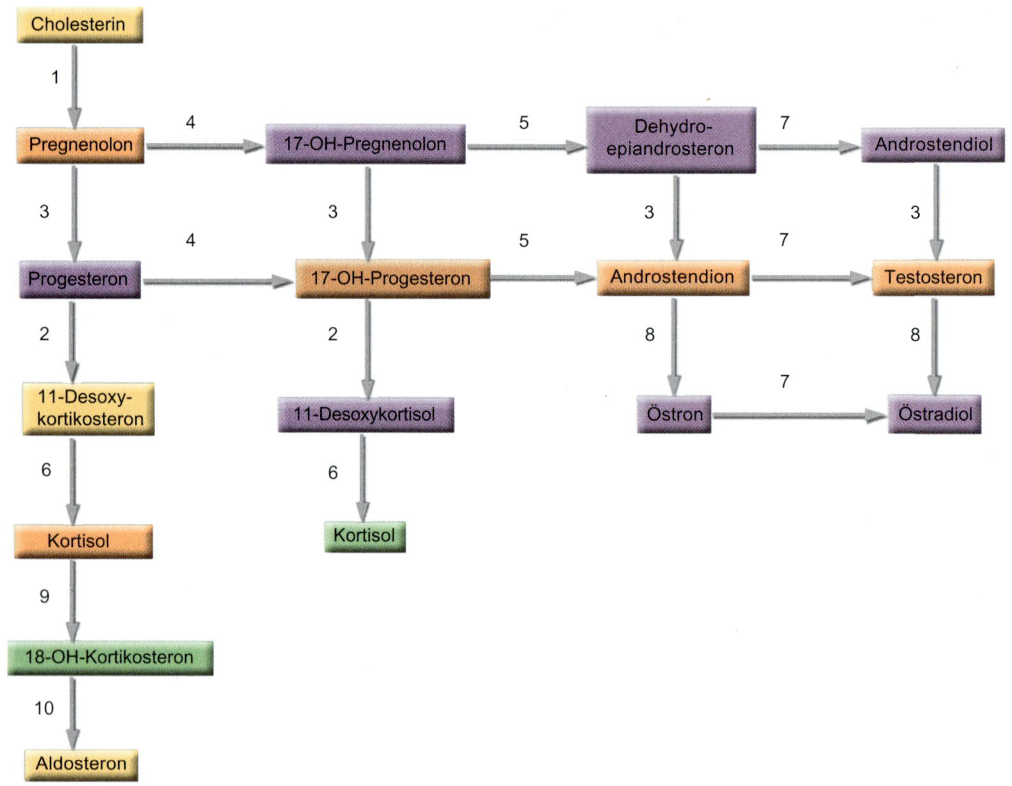

Abb. 8.17 Adrenale Steroidhormonbiosynthese 1: 20,22-Desmolase, STAR; 2: 21-Hydroxylase 3: 3β-Hydroxysteroid-Dehydrogenase; 4 und 5: 17β-Hydroxylase/17,20-Lyase; 6: 11β-Hydroxylase; 7: 17β-Hydroxysteroid-Dehydrogenase; 8: Aromatase; 9: 18-Hydroxylase (CMO I); 10: 18-Dehydrogenase (CMO II) [V786]

Tab. 8.17 Charakteristische Befunde bei adrenalen Enzymdefekten

Enzymdefekte	Genitale	Salzverlust	Postnatale Virilisierung	Steroidhormone im Plasma	
				↑	↓
21-Hydroxylase (Chromosom 6p)					
• mit Salzverlust	Jungen: normal/Virilisierung Mädchen: Virilisierung	ja	ja	17-OH-Progesteron, 21-Desoxykortisol, Androstendion, Testosteron	Aldosteron, Kortisol
• ohne Salzverlust	Jungen: normal/Virilisierung Mädchen: Virilisierung	nein	ja	17-OH-Progesteron, Androstendion, Testosteron	Kortisol
3β-Hydroxysteroid-Dehydrogenase (Chromosom 1q)	Jungen: Hypospadie/Intersex Mädchen: Klitorishypertrophie	(ja)	ja	DHEA, 17-OH-Pregnenolon	Aldosteron, Testosteron, Kortisol
11β-Hydroxylase (Chromosom 8q)	Jungen: normal/Virilisierung Mädchen: Virilisierung	nein	ja	11-Desoxykortikosteron, 11-Desoxykortisol	Aldosteron, Kortisol
17α-Hydroxylase (Chromosom 10)	Jungen: weiblich/Intersex Mädchen: normal	nein	nein	11-Desoxykortikosteron, Kortikosteron	Kortisol, Testosteron
StAR-Protein (Chromosom 8p)	Jungen: weiblich/Intersex Mädchen: normal	ja	nein	nein	alle

Das lebensbedrohliche Salzverlustsyndrom tritt zwischen der 2. und 3. Lebenswoche oder bei insuffizienter Behandlung auf und ist charakterisiert durch eine hypotone Dehydratation bis zu Schock, Trinkschwäche, Erbrechen, Hyponatriämie, Hyperkaliämie und metabolischer Azidose.

Diagnostik Insbesondere bei Mädchen zeigt die klinische Untersuchung die Virilisierung des äußeren Genitales mit einer Hyperpigmentierung.

In der Salzverlustkrise imponiert die Dehydratation klinisch durch eine Gedeihstörung und eine Verminderung des Hautturgors (ein-

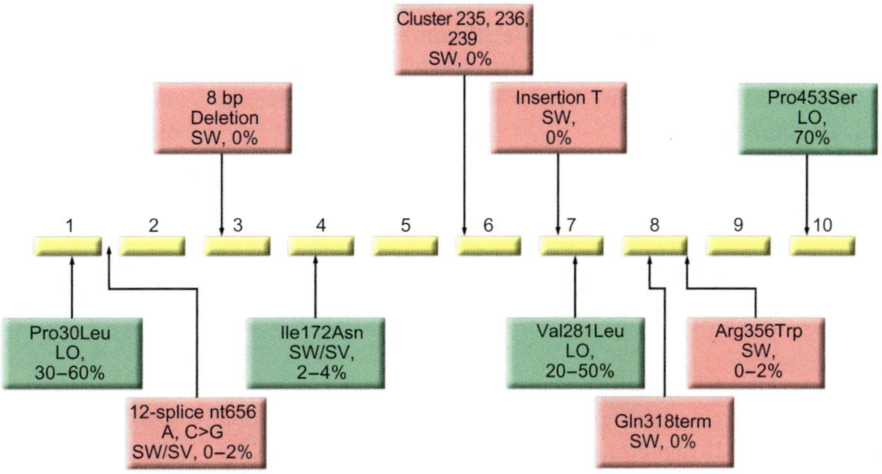

Abb. 8.18 *CYP21B*-Gen (21-Hydroxylase-Gen) mit den wichtigsten Mutationen. Die Prozentzahlen geben die Restaktivität des Enzyms bei homozygoter Mutation an. Eine Aktivität von ca. 2–4 % kann einen Salzverlust verhindern (SW = „salt wasting"/Salzverlust, SV = „simple virilizing", einfach virilisierend, LO = „late onset", nichtklassisches AGS). [L238]

gesunkene Fontanelle). Die Kreislaufinsuffizienz kommt in einer Verminderung des Blutdrucks und einer Tachykardie zum Ausdruck. Die Laborbefunde beim klassischen AGS zeigen eine Hyponatriämie, Hyperkaliämie, Hypoglykämie und metabolische Azidose. Die Steroidhormone sind entsprechend dem Enzymdefekt verändert (➤ Tab. 8.17). Die Plasma-Renin-Aktivität oder Plasma-Renin-Konzentration ist infolge des Mineralokortikoidmangel ebenfalls erhöht.

Zur Differenzialdiagnose insbesondere seltener AGS-Formen steht die Multisteroidanalyse im Urin zur Verfügung. Zum Nachweis des Gendefekts sind spezielle DNA-Analysen verfügbar, die auch pränatal durchgeführt werden können (➤ Abb. 8.18).

Ein generelles Screening mittels Bestimmung von 17-OH-Progesteron im getrockneten Vollblut auf Filterkarten wird in Deutschland im Rahmen des Neugeborenenscreenings durchgeführt, um AGS-Formen mit Salzverlust vor dem Auftreten der Salzverlustkrise zu identifizieren und entsprechend zu behandeln. Da bei Frühgeborenen die Konzentrationen von 17-OH-Progesteron physiologischerweise erhöht sind, müssen bei diesen Kindern besondere Referenzwerte berücksichtigt werden. Weitere Störfaktoren stellen schwere Erkrankungen, Austauschtransfusionen sowie die intrauterine und peripartale Steroidbehandlung dar. Auffällige Befunde im Screening werden durch eine adäquat validierte Konfirmationsdiagnostik im Serum mit entsprechenden Referenzwerten (Bestimmung von 17-OH-Progesteron und 21-Desoxykortisol, ACTH und Plasma-Renin) bestätigt. Ergänzend wird bei Bestätigung des AGS eine Mutationsanalyse durchgeführt. Dieses Screening stellt sicher, dass auch die Behandlung noch asymptomatischer, i. d. R. männlicher Patienten frühzeitig begonnen werden kann.

Therapie Die Behandlung besteht in der dauerhaften Substitution mit einem Glukokortikoid (Hydrokortison; Richtdosierung 15 mg/m^2/Tag in 3 ED; 50 % morgens, 25 % mittags, 25 % abends) und beim Salzverlustsyndrom zusätzlich mit einem Mineralokortikoid (Fludrocortison, Richtdosierung 0,05–0,2 mg/Tag in 2–3 ED). Im 1. Lebensjahr sind zusätzlich orale Kochsalzgaben (1 g/Tag) empfohlen.

Unabdingbar ist die Erhöhung der Hydrokortison-Dosis in allen Stresssituationen (OP, fieberhafte Infekte) auf die 2- bis 4-fache Tagesdosis. Gegebenenfalls, z. B. bei Erbrechen, muss dann die Behandlung in der Klinik durchgeführt und die Medikation parenteral verabreicht werden. Um lebensbedrohliche Glukokortikoidmängel und Salzverlustkrisen zu verhindern, darf die Dauertherapie unter keinen Umständen unterbrochen werden. Daher muss bei allen Patienten ein Notfallausweis ausgestellt werden, in dem die Dauertherapie dokumentiert und das Vorgehen im Notfall angegeben ist.

Die kontinuierliche medizinische und auch psychologische Betreuung ist von wesentlicher Bedeutung. Das Ziel der Behandlung des AGS ist daher neben der Vorbeugung von Salzverlustkrisen das normale Gedeihen mit altersentsprechendem Größenwachstum, eine normale Pubertätsentwicklung und das Erreichen einer normalen Fertilität.

8.5.2 Unterfunktion der Nebennierenrinde

Definition Diese Funktionsstörung ist durch den vollständigen oder partiellen Ausfall der NNR-Funktion gekennzeichnet. Man unterscheidet die primäre (Nebenniere), die sekundäre (Hypophysenvorderlappen, ACTH) und die tertiäre (Hypothalamus, CRH) NNR-Insuffizienz. Während bei der primären Insuffizienz die Synthese der Glukokortikoide, der Mineralokortikoide und der Androgene gestört ist, ist bei der sekundären und tertiären Insuffizienz die Mineralokortikoidsynthese unbeeinträchtigt. Diese wird über das Renin-Angiotensin-System reguliert.

Die primäre NNR-Insuffizienz wird als Morbus Addison bezeichnet. Der klinische Verlauf kann chronisch oder als akute Krise im Rahmen einer Dekompensation in Stresssituationen sein.

Ätiologie Die häufigste Ursache der chronischen NNR-Insuffizienz (Morbus Addison) ist die Autoimmunadrenalitis (adrenale Autoantikörper), die isoliert oder in Kombination mit anderen Autoimmunendokrinopathien auftreten kann. Die kongenitale NNR-Hypoplasie oder -Aplasie wird X-chromosomal vererbt und entsteht durch Mutationen im *DAX-1*-Gen. Seltenere Ursachen sind die Adrenoleukodystrophie oder Infektionen (Tuberkulose). Im Rahmen des AGS besteht je nach zugrunde liegendem Enzymdefekt ein Glukokortikoid-, ein Mineralokortikoid- und ein Androgenmangel.

Partielle Defekte stellen der isolierte Glukokortikoidmangel (Typ 1: Melanocortin-2-Rezeptor, autosomal-rezessiv, Chromosom 18p11.2;

Typ 2: Melanocortin-2-Receptor-Accessory-Protein), das Triple-A-Syndrom (Algrove-Syndrom: Achalasie, Alakrimie, Morbus Addison, *AAAS*-Gen, Chromosom 12q13) und der isolierte Mineralokortikoidmangel (autosomal-rezessive Defekte des *CYP11B2*-Gens oder des Aldosteronrezeptors) dar.

Der ACTH-Mangel kann isoliert oder in Kombination mit anderen hypophysären Hormonausfällen (Panhypopituitarismus) auftreten. Fehlanlagen oder Tumoren im Bereich des Hypothalamus können zur tertiären NNR-Insuffizienz führen. Auch kann iatrogen eine zentrale NNR-Insuffizienz nach abruptem Absetzen einer pharmakologischen Glukokortikoidtherapie ausgelöst werden (systemisch oder inhalativ, Therapiedauer > 1 Woche). Daher sollte eine Glukokortikoidbehandlung (➤ Tab. 8.18) langsam ausgeschlichen oder alternativ nach Unterschreiten der Cushing-Schwelle (endogene Produktion von Kortisol 8–10 mg/m²/Tag; Cushing-Schwelle 15–25 mg/m²/Tag Kortisol-Äquivalent) eine Substitution mit Hydrokortison durchgeführt werden.

Symptome Das klinische Bild der NNR-Insuffizienz kann sehr uncharakteristisch sein und sich schleichend oder krisenhaft entwickeln. Die Zeichen können Müdigkeit, Adynamie, Konzentrationsschwäche, Gewichtsverlust, Erbrechen, Übelkeit und Durchfälle sein. Größenwachstum und Pubertät können verzögert (Glukokortikoidmangel) oder beschleunigt sein (AGS). Eine bronzefarbene Hautfarbe (Handinnenflächen, Narben) entwickelt sich im Laufe der primären Insuffizienz. Die akute NNR-Insuffizienz ist durch Hypoglykämien und Hypotonie gekennzeichnet. Häufig demaskiert sich diese erst in Stresssituationen.

Diagnostik Laborchemisch bestehen beim Salzverlustsyndrom eine Hyponatriämie, eine Hypochlorämie, eine Hyperkaliämie und eine metabolische Azidose. Der Blutzucker kann erniedrigt sein. Die ACTH-Konzentration ist bei der primären NNR-Insuffizienz erhöht und bei der zentralen erniedrigt, während Kortisol im Plasma erniedrigt ist (Tagesprofil, 24-h-Urin-Ausscheidung). Zur Überprüfung der Nebennierenfunktion und zur Differenzierung der Störung werden Funktionsteste mit CRH oder ACTH durchgeführt. Beim Mineralokortikoidmangel ist Aldosteron im Plasma erniedrigt und die Plasma-Renin-Aktivität oder -Konzentration erhöht.

Zum Nachweis einer Autoimmunadrenalitis werden Nebennieren-Antikörper (spezifische IgG-AK gegen adrenale Mikrosomen und Mitochondrien) bestimmt. Überlangkettige Fettsäuren (C26) werden zum Ausschluss einer Adrenoleukodystrophie gemessen.

Tab. 8.18 Glukokortikoide Potenz synthetischer Steroide (gemessen an der antiinflammatorischen Wirksamkeit)

Medikament	Glukokortikoide Wirkung
Kortisol	1
Prednisolon	4–5
Methylprednisolon	5–6
Dexamethason	25–30
Betamethason	30

Therapie Die Behandlung der NNR-Insuffizienz besteht in der dauerhaften Substitution von Hydrokortison p. o. (z. B. Tabletten mit 10 mg; neuere Präparationen à 0,5/1/2/5 mg Kps. jetzt auch zugelassen und verfügbar) in einer Dosierung von 8–12 mg/m²/Tag verteilt über den Tag (50 % morgens, 25 % mittags, 25 % abends). Beim Vorliegen eines Mineralokortikoidmangels ist die zusätzliche Substitution von Fludrocortison in einer Dosierung von 0,05–0,2 mg/Tag p. o. in 2–3 ED erforderlich.

In Stresssituationen (Infekte, Operationen) sollte die 2- bis 4-fache Tagesdosis (p. o. oder i. v.) Hydrokortison verabreicht werden. Allen Patienten sollte daher ein Notfallausweis mit der aktuellen Therapie und Empfehlungen für den Notfall ausgestellt werden. Akut wird mit Hydrokortison (z. B. Hydrocortison-Rotexmedica®; enthält keinen Alkohol) i. v. im Bolus (< 6 Monate 25 mg, < 6 Jahre 50 mg, > 6 Jahre 100 mg) und anschließend 50–100 mg/m²/Tag (2–4 mg/kg KG/Tag) als Dauertropfinfusion behandelt. Zusätzlich erfolgt eine Volumensubstitution (20 ml/kg KG über 30 min: 450 ml 0,9 % NaCl + 50 ml Glukose 40 %; anschließend 1.500 ml/m² + Ausgleich des erlittenen Flüssigkeitsverlusts als 450 ml 0,9 % NaCl + 50 ml Glukose 40 %). Im Schock wird zusätzlich Humanalbumin infundiert. Die Therapie der Hyperkaliämie beinhaltet die Gabe von Ca-Glukonat 10 % 0,5–1 ml/kg KG i. v., von Insulin i. v. und einem Kationenaustauscher.

Die ausgeprägte metabolische Azidose wird zurückhaltend mit Natriumbikarbonat gepuffert.

8.5.3 Überfunktion der Nebennierenrinde

Definition Die klinischen Auswirkungen eines chronischen Hyperkortisolismus werden als **Cushing-Syndrom** bezeichnet. Die NNR-Überfunktion als Folge einer vermehrten hypophysären ACTH-Produktion wird **Morbus Cushing** genannt. Die Überfunktion der Nebennierenrinde kann sowohl mit einem Mineralokortikoidexzess einhergehen als auch als isolierter Mineralokortikoidexzess auftreten (**Conn-Syndrom**).

Ätiologie Der Morbus Cushing beruht auf einem Hypophysenadenom mit vermehrter ACTH-Ausschüttung oder einer vermehrten hypothalamischen CRH-Sekretion. Das Cushing-Syndrom tritt als Folge eines peripheren Hyperkortisolismus im Rahmen von NNR-Tumoren (Karzinom, Adenom) oder bei einer paraneoplastischen ACTH/CRH-Produktion auf. Die häufigste Form im Kindesalter ist das iatrogene Cushing-Syndrom nach pharmakologischer Glukokortikoidtherapie.

Der primäre **Hyperaldosteronismus** kann als autonome Aldosteronüberproduktion (Conn-Syndrom) oder beim NNR-Karzinom auftreten.

Der sekundäre Hyperaldosteronismus (erhöhtes Renin) kann mit Hypertonus bei renovaskulären Fehlbildungen, Nierentumoren und Tumoren des juxtaglomerulären Apparats vorkommen und besteht ohne Hypertonus beim renalen Salzverlust und beim Bartter-Syndrom.

Symptome Die klinischen Zeichen des Glukokortikoidexzesses sind Stammfettsucht, Vollmondgesicht, Stiernacken, Kleinwuchs, Striae distensae, Plethora und Knochenschmerzen (Osteoporose). Im Verlauf der Erkrankung bestehen eine Myopathie mit Muskelschwäche, eine Kardiomyopathie und ein Hypertonus. Die Glukosetoleranz ist gestört. Psychische Auffälligkeiten und Psychosen sind im Kindesalter eher selten. Bei Patienten mit NNR-Tumoren, die Sexualsteroide sezernieren, entwickelt sich eine Pseudopubertas praecox mit beschleunigter Längenwachstumsentwicklung, Seborrhö und Akne.

Der Mineralokortikoidexzess beim Conn-Syndrom ist durch einen arteriellen Hypertonus, eine hypokaliämische Alkalose und Hypernatriämie gekennzeichnet. Weitere Symptome sind Polydipsie, Kopfschmerzen, Schwindel, Parästhesien, Muskelschwäche und Kleinwuchs.

Auch beim sekundären Hyperaldosteronismus bestehen eine hypokaliämische Alkalose und Hypochlorämie. Klinische Zeichen können Obstipation, Muskelschwäche und Kleinwuchs sein.

Diagnostik Der Glukokortikoidexzess wird durch die erhöhten Kortisolkonzentrationen im Plasma und Urin nachgewiesen. Das Tagesprofil im Plasma oder Speichel weist neben möglicherweise erhöhten Konzentrationen eine aufgehobene Kortisol-Tagesrhythmik mit fehlender Nachtabsenkung nach. Die Ausscheidung des freien Kortisols im 24-h-Urin ist erhöht. Beim Morbus Cushing ist die ACTH-Konzentration im Plasma ebenfalls erhöht, beim Cushing-Syndrom hingegen erniedrigt. Die adrenalen Androgene (DHEA-S) können bei Patienten mit NNR-Tumor vermehrt sein. Die gestörte Glukosetoleranz wird durch die Bestimmung des Blutzuckers, des HbA_{1c} und der Glukose im Urin überprüft.

Als bildgebende Verfahren werden die Sonografie und die MRT/CT der Nebennieren (Adenom, Karzinom, Hyperplasie) oder die MRT des Schädels (zentrale Raumforderung) eingesetzt.

Die Funktionsdiagnostik zur Überprüfung des adrenal-hypophysären Regelkreises beinhaltet einen Dexamethason-Test (Suppression? DD Malignom) oder den CRH-Test (ACTH-Stimulation? DD ektope ACTH-Produktion).

Beim Hyperaldosteronismus bestehen eine hypokaliämische Alkalose und eine Hypernatriämie. Die Konzentration von Aldosteron im Plasma und die Aldosteronausscheidung im 24-h-Urin sind erhöht. Die Plasma-Renin-Aktivität oder -Konzentration ist beim Conn-Syndrom vermindert und beim sekundären Hyperaldosteronismus vermehrt.

Der Nachweis eines Adenoms oder Karzinoms wird durch die Bildgebung der Nebennieren (Sonografie, MRT, CT) geführt.

Die Blutdruckmessung erfolgt zum Ausschluss oder Nachweis eines Hypertonus.

Therapie Die operative Entfernung stellt bei Tumoren (Morbus Cushing, Cushing-Syndrom, Hyperaldosteronismus) die Therapie der Wahl dar. Bei NNR-Karzinom erfolgt in Abhängigkeit des Lokalbefunds eine zytostatische Behandlung mit o,p'DDD (Mitotane). Beim sekundären Hyperaldosteronismus steht die Behandlung der Grunderkrankung im Vordergrund.

Dem iatrogenen Cushing-Syndrom kann nur durch eine strenge Indikationsstellung der Glukokortikoidmedikation mit kurzer Behandlungsdauer und möglichst niedriger Dosierung begegnet werden. So werden z. B. die Stoßtherapie und eine täglich alternierende Behandlung durchgeführt.

8.6 Störungen der Pubertät und der Geschlechtsentwicklung

Physiologische Entwicklung

Die Geschlechtsentwicklung während der Embryonal- und Fetalentwicklung beinhaltet die komplexe Determinierung des chromosomalen Geschlechts: XY (SRY+), XX (SRY–), Mosaike (SRY+/–), des gonadalen Geschlechts (Ovar, Testis, Ovotestis, Streak-Gonade) und des somatischen Geschlechts, welches das innere Genitale (Wolff-Gänge: Nebenhoden und Prostata; Müller-Gänge: Adnexe, Uterus und obere Vagina) und das äußere Genitale (Penis/Klitoris, Labia majores et minores/Skrotum) umfasst. Die embryonale **Geschlechtsdeterminierung** erfolgt in Abhängigkeit vom Geschlechtschromosom durch molekulare Mechanismen, welche die Entwicklung der Keimzellen, ihre Migration zur Urogenitalleiste und ihre Differenzierung zum Testis in Gegenwart des Y-Chromosoms (SRY+) oder zum Ovar in Abwesenheit des Y-Chromosoms (SRY–) oder in Gegenwart eines zweiten X-Chromosoms steuern (➤ Abb. 8.19).

Die **Geschlechtsdifferenzierung** beruht auf der Sekretion gonadaler Hormone (Testosteron, Anti-Müller-Hormon) und deren Effekt auf die Gewebe des inneren und äußeren Genitales (➤ Abb. 8.20). Die Intersexualität (Varianten der Geschlechtsentwicklung; engl. „differences/disorders in sex development“, DSD) ist gekennzeichnet durch eine abweichende Entwicklung des äußeren Genitales von einem eindeutig männlichen oder weiblichen Phänotyp, unabhängig vom zugrunde liegenden Chromosomensatz.

Der Verlauf der normalen Pubertätsentwicklung ist durch charakteristische biochemische und klinische Merkmale mit einer konstanten Chronologie gekennzeichnet. Erstes biochemisches Zeichen ist die **Adrenarche** mit der Steigerung der adrenalen Androgenproduktion (DHEA-S). Nach der Reaktivierung des hypothalamischen Pulsgenerators stimuliert dann GnRH pulsatil die hypophysäre Gonadotropinausschüttung (**Gonadarche**), die initial durch die episodische nächtliche Ausschüttung von luteinisierendem Hormon (LH) und follikelstimulierendem Hormon (FSH) nachweisbar ist. Das erste äußerlich sichtbare Zeichen des Pubertätseintritts ist beim Mädchen die **Thelarche** im mittleren Alter von 10 Jahren (8–13 Jahre) und die Vergrößerung der Hoden beim Jungen im Alter von 12 Jahren (9–14 Jahre). Die weiteren Meilensteine der weiblichen Pubertätsentwicklung sind die **Pubarche** (10–13 Jahre), der pubertäre Wachstumsschub (12 Jahre) und die **Menarche** (12–14 Jahre). Beim Jungen folgen die Pubarche (10–14 Jahre), der pubertäre Wachstumsspurt (14 Jahre) und der Stimmbruch (12–16 Jahre). Zwar existiert eine gewisse Varianz des Alters beim Auftreten des einzelnen Merkmals, der chronologische Ablauf der normalen Pubertätsentwicklung ist hingegen konstant.

Die klinische Beurteilung der Pubertätsentwicklung erfolgt nach den Tanner-Stadien (➤ Abb. 8.21, ➤ Abb. 8.22, ➤ Abb. 8.23).

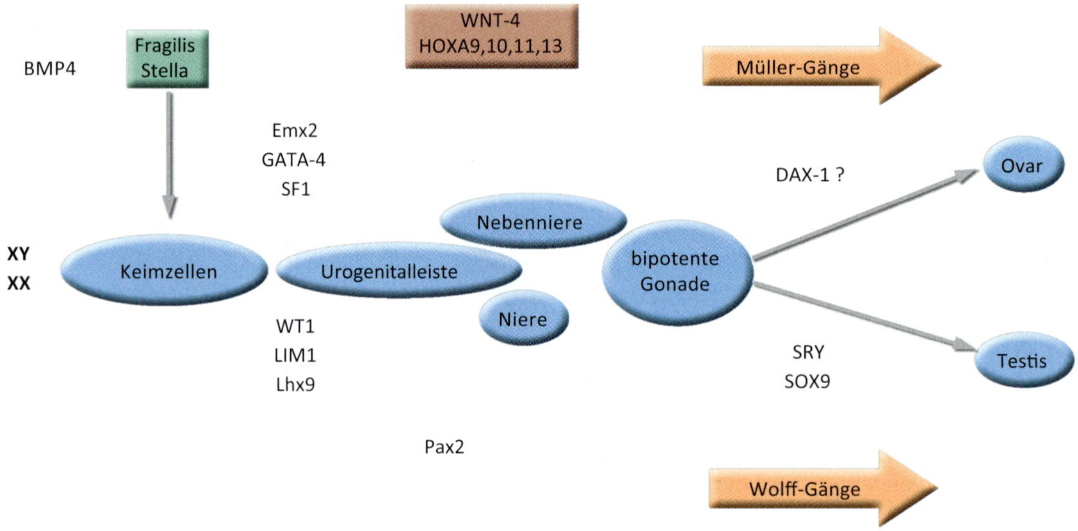

Abb. 8.19 Schematische Darstellung der Geschlechtsdeterminierung [V786]

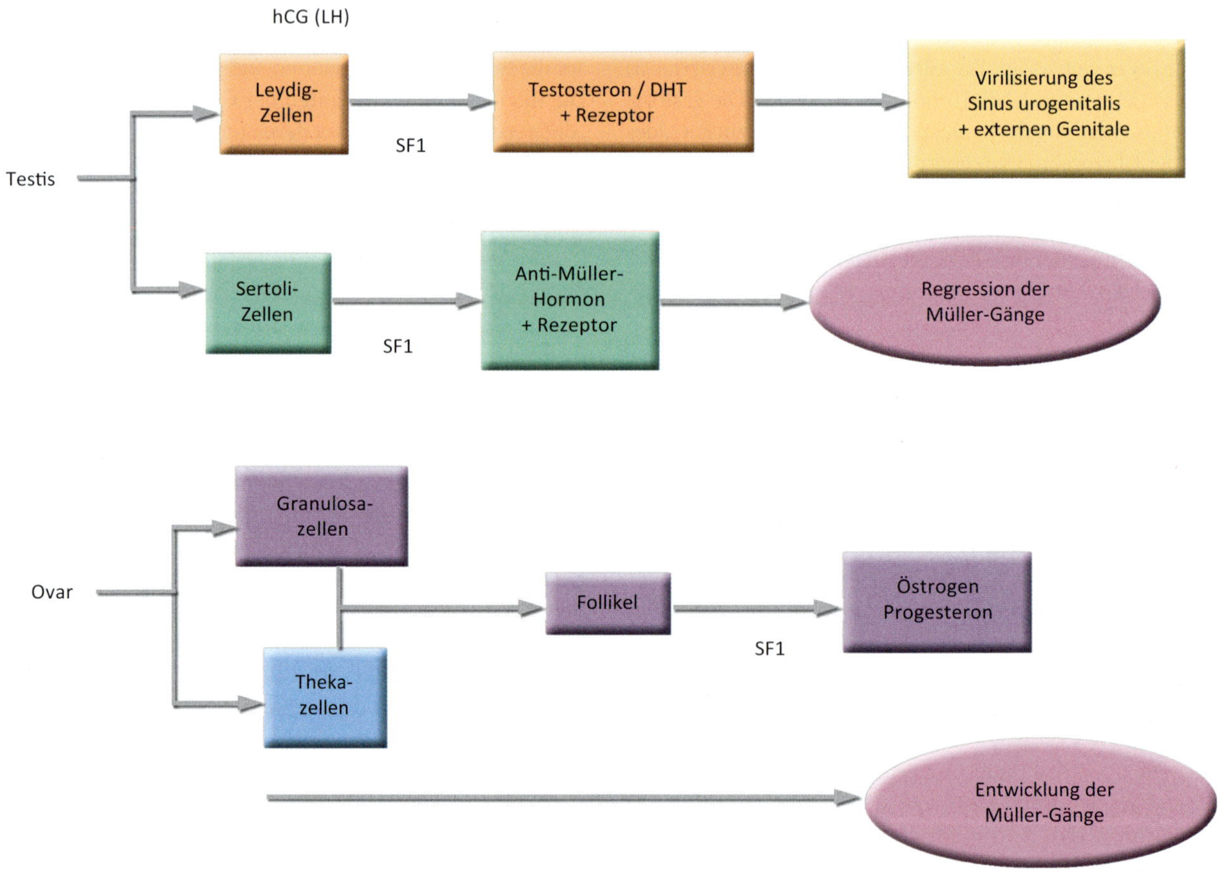

Abb. 8.20 Schematische Darstellung der Geschlechtsdifferenzierung [V786]

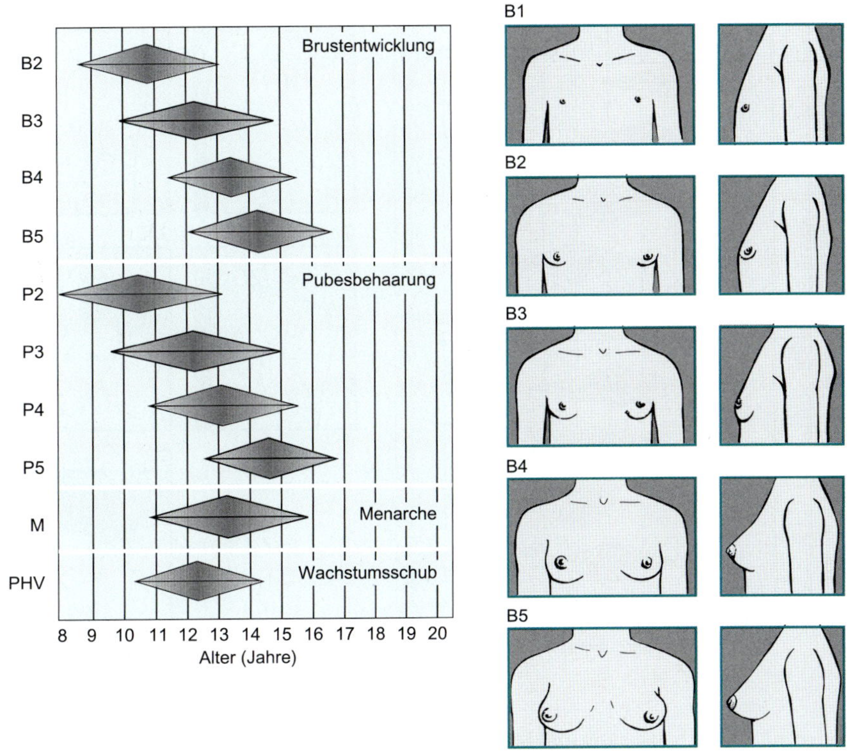

Abb. 8.21 Stadien der Brustentwicklung nach Tanner:
B1: präpubertär kein palpabler Drüsenkörper.
B2: Brustknospe, leichte Vorwölbung der Drüse im Bereich des Warzenhofs.
B3: Brustdrüse jetzt größer als der Warzenhof.
B4: Areole und Warze heben sich gesondert von der übrigen Drüse ab und nehmen an Größe zu.
B5: Voll entwickelte Brust: Die Warzenhofvorwölbung hebt sich von der allgemeinen Brustkontur nicht mehr ab. [L157]

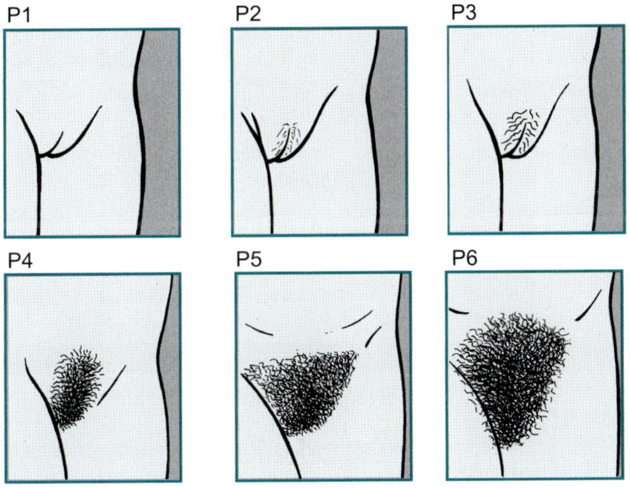

Abb. 8.22 Stadien der Entwicklung der Pubesbehaarung nach Tanner:
P1: präpubertär keine Pubesbehaarung.
P2: spärliches Wachstum von langen, leicht pigmentierten, flaumigen Haaren, glatt oder leicht gekräuselt. Sie erscheinen hauptsächlich an der Peniswurzel bzw. entlang der großen Labien.
P3: beträchtlich dunklere, kräftigere und stärker gekräuselte Haare. Behaarung geht über die Symphyse hinaus.
P4: Behaarung entspricht dem Erwachsenentyp, die Ausdehnung ist aber noch beträchtlich kleiner. Noch keine Ausbreitung auf die Innenseite der Oberschenkel.
P5: in Dichte und Ausdehnung wie beim Erwachsenen, aber nach oben horizontal begrenzt. Dreieckform.
P6: Bei 80 % der Männer und 10 % der Frauen kommt es zu einer weiteren Ausbreitung der Behaarung über PH5 hinaus nach oben. [L157]

8.6.1 Vorzeitige Pubertätsentwicklung

Definition Das Auftreten der sekundären Geschlechtsmerkmale vor dem 8. Lebensjahr bei Mädchen (Thelarche = Brustentwicklung) oder vor dem vollendeten 9. Lebensjahr bei Jungen (Vergrößerung der Hoden) wird als Pubertas praecox bezeichnet. Die Pseudopubertas praecox bezeichnet jede Reihenfolgestörung des chronologischen Pubertätsablaufs, die vorzeitig auftritt und isosexuell (geschlechtsentsprechend) oder heterosexuell (virilisierend beim Mädchen, feminisierend beim Jungen) verlaufen kann.

Ätiologie Es existieren zahlreiche **Normvarianten** der Pubertätsentwicklung, die keine pathologische Bedeutung im engeren Sinn haben und nicht auf pathologisch erhöhte Hormonkonzentrationen zurückzuführen sind:

- Die *isolierte prämature Thelarche* ist gekennzeichnet durch eine Vergrößerung der Brustdrüsen beim Mädchen nach der Neugeborenenperiode und vor dem 8. Lebensjahr. Es besteht eine altersentsprechende Wachstumsgeschwindigkeit mit einem altersentsprechenden Knochenalter. Die Schwellung zeigt keine Progredienz, überschreitet das Tanner Stadium 3 nicht und erfordert keine Behandlung.
- Eine *isolierte prämature Menarche* kann durch Fremdkörper, Verletzungen, Entzündungen im Bereich der Vagina oder durch passagere Follikelzysten verursacht sein.
- Die *prämature Pubarche* oder *Adrenarche* ist mit einer geringfügig akzelerierten Wachstumsgeschwindigkeit und einem akzeleriertem Knochenalter ohne bedeutsame Hyperandrogenämie (DD AGS) vergesellschaftet. Die Pubarche kann isoliert

8

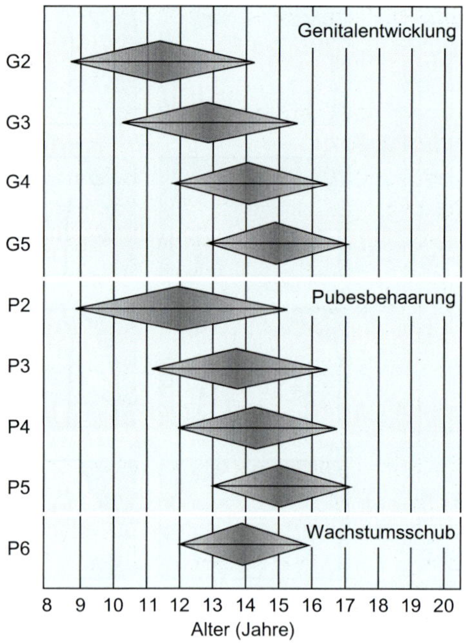

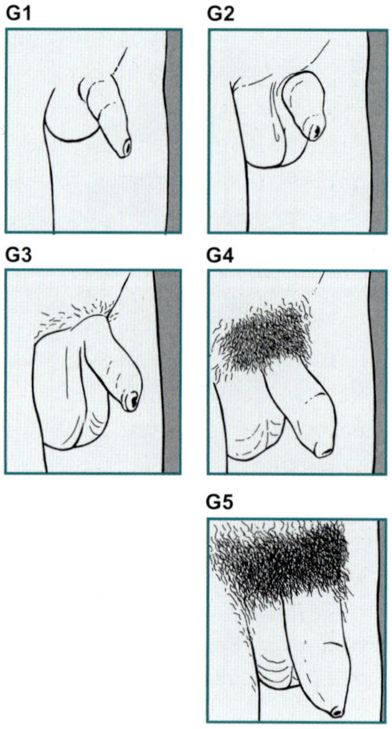

Abb. 8.23 Stadien der Genitalentwicklung bei Jungen:
G1: infantil, Hodenvolumina < 3 ml.
G2: Vergrößerung des Skrotums, Hodenvolumen 4–8 ml.
G3: Vergrößerung des Penis in die Länge, Vergrößerung von Testes und Skrotum.
G4: Penis wird dicker, Entwicklung der Glans, Skrotalhaut wird dunkler.
G5: Genitale ausgereift wie beim erwachsenen Mann. [L157]

oder mit Axillarbehaarung und Seborrhö auftreten. Häufig tritt bei Jungen eine Pubertätsgynäkomastie auf, die bei übergewichtigen Patienten oft als Pseudogynäkomastie (kein Drüsenkörper tastbar) imponiert. Die tastbaren Drüsenkörper sind meist beidseitig, selten einseitig nachweisbar (DD östrogenproduzierende Tumoren, Prolaktinom, Chromosomenaberration, z. B. XXY).

- Eine *frühe, aber normale Pubertätsentwicklung* findet sich im Rahmen einer konstitutionellen Beschleunigung des Wachstums und der Entwicklung (familiäre Häufung). Das Knochenalter ist entsprechend dem Entwicklungsstand akzeleriert und die Endgrößenerwartung normal.

Die **Pubertas praecox vera** beruht auf einer vorzeitigen (Re-)Aktivierung des GnRH-Pulsgenerators, die zu einer pulsatilen pubertären Ausschüttung von LH und FSH führt. Diese Entwicklung verläuft isosexuell und harmonisch entsprechend den Pubertätsstadien nach Tanner. Die vorzeitige Pubertät tritt mit einer Häufigkeit von 1 : 5.000–10.000 auf. Mädchen sind wesentlich häufiger betroffen als Jungen (7 : 1). Bei der Mehrzahl der Mädchen (80 %) liegt eine idiopathische Pubertas praecox vor, während bei Jungen häufig eine organische Ursache anzunehmen ist. Es kommen ZNS-Läsionen (Hydrozephalus, Hamartome, Astrozytome, Gliome, Ependymome) oder Systemerkrankungen (Morbus von Recklinghausen, Meningomyelozelen) als Auslöser infrage. Als genetische Ursache der familiär auftretenden Pubertas praecox wurden Mutationen im Makorin-Ringfinger-Protein-3 (MKRN3, Chromosom 15q11–13, paternal vererbt) identifiziert, das die GnRH-Synthese inhibiert.

Die **Pseudopubertas praecox** ist gekennzeichnet durch eine vom GnRH-Pulsgenerator unabhängige periphere Produktion von Sexualsteroidhormonen (Testosteron, 17β-Östradiol) (➤ Tab. 8.19). Die Pseudopubertät verläuft disharmonisch und kann sowohl iso- als auch heterosexuell verlaufen. Unabhängig von der Ausschüttung der Gonadotropine LH und FSH werden beim Mädchen Östrogene (iso-

Tab. 8.19 Ursachen der Pseudopubertas praecox

Mädchen	Jungen
1. Isosexuell	
Follikelzysten des Ovar	HCG-produzierende Tumoren (Germinom, Teratom, Chorionepitheliom)
Östrogenproduzierende Tumoren (Ovar, Nebennierenrinde)	AGS (CYP21 und CYP11B1)
Peutz-Jeghers-Syndrom	Tumoren der Nebennierenrinde (NNR-Karzinom)
McCune-Albright-Syndrom	Familiäre Testotoxikose Aktivierende Mutationen im LH-Rezeptor-Gen (autosomal-dominant, 2p21) Mutationen des *GNAS1*-Gens (aktivierende α-Untereinheit, 20q13.2)
Iatrogen/exogen	
McCune-Albright-Syndrom (somatische Mutationen des *GNAS1*-GenS, 20q13.2) (Café-au-lait-Flecken, fibröse Knochendysplasie und östradiolproduzierende Ovarialzysten bei Mädchen)	
Primäre Hypothyreose	
2. Heterosexuell	
(virilisierend)	(feminisierend)
AGS (CYp21, CYP11B1, 3β-HSD)	Östrogenproduzierende Tumoren: • NNR • Testes (Peutz-Jeghers-Syndrom) • Chorionepitheliom
Tumoren der Nebennierenrinde (NNR-Karzinom)	Aromatase-Überschuss (periphere Konversion Androgen zu Östrogen)
Ovarielle Tumoren (Arrhenoblastom)	Iatrogen/exogen
Aromatase-Mangel (CYP19A1, 15q21.1)	
Iatrogen/exogen	

sexuell) oder Androgene (heterosexuell) und beim Jungen Androgene (isosexuell) oder Östrogene (heterosexuell) sezerniert.

Diagnostik Die Anamneseerhebung ermittelt den Zeitpunkt des Auftretens und die Art der ersten Pubertätszeichen und ihren Verlauf sowie Angaben zur Längenwachstumsentwicklung (Wachstumsspurt?). Der Gebrauch hormonhaltiger Kosmetika oder Medikamente (**cave:** transdermale Übertragung von hormonhaltigen Salben der Eltern!) und der Ablauf der Pubertätsentwicklung bei den Eltern (Familiarität) werden erfragt.

Die auxologischen Messungen (Größe, Gewicht; Wachstumsgeschwindigkeit) lassen die Beschleunigung des Größenwachstums erkennen, die bei der Pubertas praecox und Pseudopubertas praecox im Gegensatz zu den Normvarianten der Pubertätsentwicklung immer beobachtet wird.

Die Differenzierung einer harmonischen Pubertätsentwicklung (= Pubertas praecox vera) von einer disharmonischen Pubertätsentwicklung mit Reihenfolgestörung (= Pseudopubertas praecox) erfolgt durch die körperliche Untersuchung und durch die Beurteilung der Entwicklung gemäß der Einteilung in die Pubertätsstadien nach Tanner. Bei Mädchen werden Brustentwicklung, Pubes- und Axillarbehaarung und bei Jungen die Hodengröße (mittels Orchiometer), die Entwicklung des Penis sowie der Pubes- und Axillarbehaarung getrennt voneinander eingestuft. Eine vorsichtige Inspektion der Vaginalschleimhaut (blass = infantil oder rosig = östrogenisiert) liefert Hinweise auf eine vorliegende Östrogenisierung.

Das Knochenalter nach Greulich und Pyle (Röntgen linke Hand) ist gegenüber dem chronologischen Alter im Rahmen der vorzeitigen Pubertät akzeleriert, bei den Normvarianten hingegen altersentsprechend.

Die Sonografie des Abdomens wird zur Beurteilung der Nebennieren (Tumor?) und des Uterus beim Mädchen durchgeführt (➤ Abb. 8.24). Unter dem Einfluss von Östrogenen nehmen nicht nur das Volumen des Uterus und die Endometriumdicke zu, sondern es ändert sich auch die Konfiguration des Uterus von der Dominanz des Collums zur Dominanz des Corpus. Außerdem werden das Volumen und die Struktur der Gonaden untersucht.

Bei der Labordiagnostik erfolgt zum Nachweis der Adrenarche die Bestimmung von DHEA-S im Plasma. Die Konzentrationen von 17β-Östradiol bzw. Testosteron/Dihydrotestosteron sind bezogen auf die Referenz für das chronologische Alter erhöht. Die Konzentration des Anti-Müller Hormon (AMH) im Serum ist bei Jungen bezogen auf die Referenz für das chronologische Alter erniedrigt. Die Abhängigkeit der Steroidhormonproduktion von den Gonadotropinen wird mit einem standardisierten GnRH-Test überprüft: Der Anstieg von LH und FSH ist bei der Pubertas praecox vera erhöht (pubertär) und die Ratio von LH zu FSH > 1. Die pubertäre Pulsatilität lässt sich auch in einem nächtlichen Sekretionsprofil nachweisen (Blutentnahmen über 12 h in 15- bis 20-minütigen Abständen zur Bestimmung von LH und FSH). Die adrenalen Steroidhormone werden basal oder nach ACTH-Stimulation zur Differenzierung der Pseudopubertas praecox (Enzymdefekte der NNR-Steroidhormonsynthese) im Plasma gemessen. Ergänzend werden die Tumormarker (β-HCG, AFP, PLAP, Inhibin-B) untersucht.

Besteht eine Pubertas praecox vera, muss eine kranielle MRT zum Ausschluss einer kraniellen Raumforderung oder Fehlbildung durchgeführt werden.

Differenzialdiagnostik Im Vordergrund steht beim Auftreten vorzeitiger Zeichen der Pubertätsentwicklung die Differenzierung zwischen einer Normvariante und einer pathologischen Störung der Pubertätsentwicklung. Eine fehlende Dynamik der klinischen Befunde und ein perzentilenparalleles Größenwachstum mit altersentsprechender Knochenkernentwicklung sprechen gegen eine Pubertas praecox oder Pseudopubertas praecox. Die sichere Abgrenzung gelingt durch kurzfristige Verlaufsuntersuchungen. Die Kenntnis des normalen Verlaufs der Pubertätsentwicklung erlaubt die Einordnung in harmonische oder disharmonische Entwicklung. Entscheidend ist der GnRH-Test für das weitere diagnostische Vorgehen, das durch gezielte Hormonanalysen und Bildgebung dann die ätiologische Zuordnung der Störung erlaubt.

Therapie Im Vordergrund steht die Behandlung einer Grunderkrankung. Bei der idiopathischen Pubertas praecox vera werden die Gonadotropine durch zentral wirksame GnRH-Analoga oder -Antagonisten supprimiert. Die Medikation (z. B. Leuprorelinacetat 3,75 mg) wird nach drei Injektionen im Abstand von 2 Wochen im ersten Behandlungsmonat in Abständen von 3–4 Wochen subkutan injiziert. Depotpräparate mit 3- und 6-monatigen Behandlungsintervallen sind alternativ verfügbar.

Das Ziel der Behandlung ist es, dem Patienten eine altersentsprechende Entwicklung zu ermöglichen, die Knochenakzeleration zu bremsen, das Größenwachstum zu normalisieren, eine normale Endgröße im Bereich der Zielgröße zu erreichen und eine normale Fertilität zu gewährleisten. Die Behandlungsdauer richtet sich individuell nach dem Pubertätseintritt der Referenzpopulation und der Wachstumsprognose.

Bei der Pseudopubertas praecox erfolgt die Behandlung entsprechend der pathologischen Hormonsekretion. Tumorerkrankungen oder autonome Adenome werden primär operativ behandelt. Die Östrogensynthese kann mit modernen Inhibitoren der Aromatase supprimiert werden. Die Inhibition der Testosteronsynthese kann durch Spironolacton oder Ketokonazol versucht werden.

8.6.2 Verzögerte Pubertätsentwicklung

Definition Das Ausbleiben der sekundären Geschlechtsmerkmale bis zum 14./15. Lebensjahr oder der Stillstand einer bereits begonnenen Pubertätsentwicklung werden als **Pubertas tarda** bezeichnet. Eine häufige Differenzialdiagnose der Pubertas tarda ist die konstitutionelle Entwicklungsverzögerung von Wachstum und Pubertät (KEV).

Ätiologie Bei den pathologischen Formen der Pubertas tarda unterscheidet man den hypogonadotropen Hypogonadismus und den hypergonadotropen Hypogonadismus. Hypothalamisch-hypophysäre Störungen sind hypogonadotrop und gekennzeichnet durch eine verminderte/infantile Ausschüttung von LH und FSH und kon-

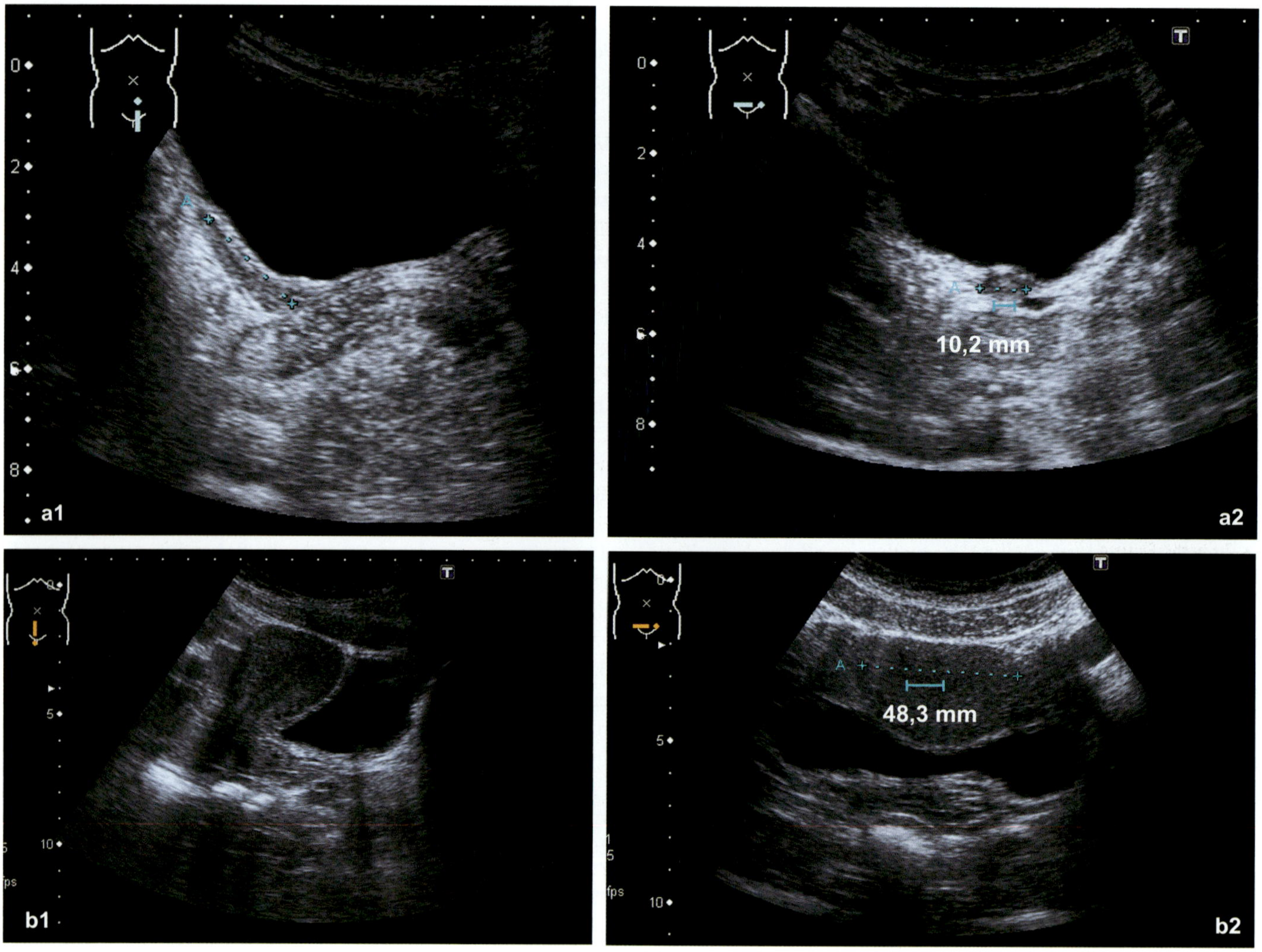

Abb. 8.24 Normaler Uterus, infantil und juvenil. **Oben:** 4 Jahre altes Mädchen, Sonografie des inneren Genitales: Querschnitt (links) und Längsschnitt (rechts) durch den infantilen, tubulär geformten Uterus mit einem Volumen von 1 ml. **Unten:** 17 Jahre altes Mädchen, Sonografie des inneren Genitales: Querschnitt (links) und Längsschnitt (rechts) durch den normalen juvenilen, birnenförmigen Uterus. Das Volumen beträgt 50 ml. [R232]

sekutiv erniedrigtem Testosteron und Östradiol (➤ Tab. 8.20). Diese Verlaufsform besteht bei chronischen Organerkrankungen (Niereninsuffizienz, Leberinsuffizienz, Zöliakie, Morbus Crohn, Anorexia nervosa), beim isolierten oder multiplen Hypopituitarismus, bei der primären Hypothyreose, beim Kallmann-Syndrom (+ Hyposmie, *KAL-1*-Gen; Xp22.31) und bei Leistungssportlern. Weitere Gene sind in die Migration der GnRH-Neurone involviert und können mit einem Kallmann-Syndrom oder einem **hypogonadotropen Hypogonadismus** assoziiert sein (*FGFR1,* autosomal-dominant, 8p11.2; FGF8, 10q24.32, autosomal-dominant; *PROK2,* 3p13, autosomal-rezessiv; *PROKR2,* 20p12.3, autosomal-rezessiv; *CHD7,* 8p12.1, autosomal-rezessiv; *SEMA3a,* 7q21.1, autosomal-dominant; *WDR11,* 10q26.12, autosomal-rezessiv, *HS6ST1,* 2q21, autosomal-dominant). Bei Patienten mit isoliertem hypogonadotropem Hypogonadismus wurden Mutationen in den Genen von GnRHR (4q13.2, autosomal-rezessiv) und GnRH1 (8p21.2, autosomal-rezessiv), den Genen vom Kisspeptin (1q32.1, autosomal-rezessiv) und KISSR1 (19p13.2 autosomal-rezessiv) und den Genen von Neurokinin B (*TAC3,* 12q13.3) und *TACR3* (4q24) nachgewiesen.

Im Gegensatz dazu liegt beim **hypergonadotropen Hypogonadismus** die Störung primär in der gonadalen Funktion. Die Gonadotropine LH und FSH sind erhöht, Testosteron und Östradiol sind wie AMH und Inhibin B erniedrigt (➤ Tab. 8.20). Ein hypergonadotroper Hypogonadismus findet sich beim Ullrich-Turner-, Klinefelter- und Vanishing-Testes-Syndrom (sekundärer Verlust der Hodenfunktion), bei Anorchie, Leydig-Zell-Hypoplasie, Testosteron-Biosynthesedefekten und Gonadeninsuffizienz (nach Infektion, Trauma, Bestrahlung, Chemotherapie).

Diagnostik Anamnese und klinische Untersuchung dienen der Differenzierung, ob keine sekundären Geschlechtsmerkmale aufgetreten sind, ob es sich um die Stagnation einer bereits begonnenen Entwicklung (z. B. keine Menarche bei Hymenalatresie) handelt oder ob die begonnene Entwicklung nur zögerlich voranschreitet (z. B. konstitutionelle Entwicklungsverzögerung von Wachstum und Pubertät).

Das Knochenalter nach Greulich und Pyle ist bei der Pubertas tarda gegenüber dem chronologischen Alter retardiert.

Tab. 8.20 Ätiologie der Pubertas tarda

Hypogonadotroper Hypogonadismus	Hypergonadotroper Hypogonadismus	
	Mädchen	Jungen
• ZNS-Störungen • Tumoren: Kraniopharyngeom, Germinom, Gliome, Astrozytome, hypophysäre Tumoren • Andere: Histiozytose, postinfektiös, Radiatio, Trauma • Hypopituitarismus	• Ullrich-Turner-Syndrom • XX/XY-Gonadendysgenesie • Radiatio/Chemotherapie • Autoimmunoophoritis • Galaktosämie	• Klinefelter-Syndrom • Defekte der Testosteronsynthese • Sertoli-Zell-„only"-Syndrom • LH-Resistenz (LH-Rezeptor-Mutation)
• Isolierter Gonadotropinmangel • Kallmann-Syndrom • Hypogonadotroper Hypogonadismus + NN-Hypoplasie (*DAX1*-Mutation) • Isolierter LH-Mangel • Isolierter FSH-Mangel	• Kongenitale Glykosylierungsstörung (CDG) • Noonan-Syndrom	• Anorchie/Kryptorchismus • Chemotherapie/Radiatio
Andere Erkrankungen: • Prader-Willi-Syndrom • Laurence-Moon- und Bardet-Biedl-Syndrom • Chronische Systemerkrankungen und Malnutrition • Sichelzellanämie • Zystische Fibrose • AIDS • Chronische Darmerkrankungen • Chronische Niereninsuffizienz • Malnutrition • Anorexia nervosa/Bulimia nervosa • Leistungssportler • Hypothyreose • Diabetes mellitus • Cushing-Syndrom • Hyperprolaktinämie • Morbus Gaucher		

Allgemeine Laboruntersuchungen mit Blutbild und Serumchemie werden zum Ausschluss einer chronischen Erkrankung durchgeführt.

Zum Nachweis der Adrenarche erfolgt die Bestimmung von DHEA-S, und die gonadale Funktion wird durch Bestimmung von 17β-Östradiol, Testosteron/Dihydrotestosteron und Inhibin-B/AMH überprüft. Bei Jungen kann die testikuläre Funktion durch einen HCG-Test nachgewiesen werden. Die Gonadotropinausschüttung wird durch den GnRH-Test überprüft: infantiler Verlauf beim hypogonadotropen Hypogonadismus und überschießender Anstieg von LH und FSH beim hypergonadotropen Hypogonadismus. Die Differenzierung des hypogonadotropen Hypogonadismus von der KEV gelingt besser durch den LHRH-Agonisten-Test mit Bestimmung von LH, FSH und Testosteron im Serum vor sowie 4 und 24 h nach Injektion und einer einmaligen Bestimmung von Inhibin B. Mittels LH/FSH-Sekretionsprofilen kann die Pulsatilität der Gonadotropinausschüttung untersucht werden. Weiterführende Untersuchungen sind die Chromosomenanalyse, die cMRT (intrakranielle Raumforderung? Fehlbildungen Hypophyse/Bulbus olfactorius?) und die Olfaktometrie (Kallmann-Syndrom?).

Therapie Beim Hypogonadismus erfolgt die einschleichende Substitution mit Sexualsteroidhormonen unter regelmäßigen Befundkontrollen von Wachstum und Knochenalter.

- **Mädchen:** Östrogene und zyklisch Gestagene; z. B. 1.–6. Monat Östradiolvalerat 0,2 mg/Tag, 6.–12. Monat Östradiolvalerat 0,5 mg/kg, 2. Jahr Östradiolvalerat 1,0 mg/Tag und zyklisch (Kalendertag 1–12 jeden Monats) Dydrogesteron 10 mg/Tag, 3. Jahr Östradiolvalerat 2,0 mg/Tag und zyklisch (Tag 1–12) Dydrogesteron 10 mg/Tag
- **Jungen:** Testosteron; z. B. 1. Jahr Testosteronenantat 50 mg/Monat i. m., 2. Jahr Testosteronenantat 100 mg/Monat i. m., 3. Jahr Testosteronenantat 250 mg/Monat i. m.

Bei Jungen konnte in Studien die Wirksamkeit einer Therapie (Hodenwachstum, sekundäre Geschlechtsmerkmale, Spermiogenese) mit Choriongonadotropin (β-HCG) und Follitropin alfa (rekombinantes humanes FSH) nachgewiesen werden.

8.6.3 Varianten der Geschlechtsentwicklung (DSD)

Definition Die Wahrnehmung von Menschen und das tradierte Menschenbild von Mann und Frau haben sich in den letzten Jahren grundlegend gewandelt. Die Stellungnahme des Deutschen Ethikrates 2012 zur Intersexualität hat ein Umdenken im Umgang mit Betroffenen von Varianten der Geschlechtsentwicklung in Gang gesetzt, und medizinische Fachgesellschaften haben 2016 in einer S2k-Leitlinie Empfehlungen zur Betreuung von Menschen mit DSD („differences/disorders of sex development“, Varianten der Geschlechtsentwicklung formuliert. Zudem wurde das Personenstandsrecht in Deutschland so geändert, dass ein Eintrag von Personen als männlich, weiblich oder anders möglich ist, dass dieser Eintrag nicht zwingend erforderlich sein soll, dass er offenbleiben kann, bis der Betroffene selbst entscheidungsfähig ist, und dass ein erfolgter Eintrag geändert werden kann. Das Recht auf körperliche Unversehrtheit und die zwingende Beachtung höchst persönlicher Entscheidungen entscheidungsfähiger Betroffener wurde nochmals bestärkt.

Varianten der Geschlechtsentwicklung bedeuten eine Inkongruenz der Geschlechtschromosomen, des Genitales oder der Gonaden. Die fehlende Übereinstimmung zwischen dem gonadalen und dem chromosomalen Geschlecht und der phänotypischen Genitalentwicklung bestimmt das klinische Erscheinungsbild. Eine abweichende Entwicklung des äußeren Genitales von einem eindeutig männlichen oder eindeutig weiblichen Phänotyp besteht unabhängig vom zugrunde liegenden Chromosomensatz. Die Prävalenz wird mit 1 : 5.000 angegeben, was einer Häufigkeit in Deutschland von 120–160 Neugeborenen mit DSD pro Jahr entspricht.

Symptome Die Leitsymptome und klinischen Hinweise von Betroffenen mit Varianten der Geschlechtsentwicklung sind entsprechend der S2k-Leitlinie von 2016 das nicht eindeutig männliche oder weibliche Genitale, der weibliche Phänotyp mit vergrößerter Klitoris, posteriorer Fusion der großen Labien, Sinus urogenitalis oder inguinaler/labialer Resistenz, männlich geprägter Phänotyp mit bilateralem Hodenhochstand, hypoplastischem Skrotum, hypoplastischem Penis, isolierter penoskrotaler oder perinealer Hypospadie, Diskrepanz zwischen pränatal erhobenem Karyotyp und Genitalbefund, bei primär weiblich geprägtem Phänotyp die pubertäre Virilisierung und/oder primäre Amenorrhö und/oder ausbleibendes Brustwachstum, bei primär männlich geprägtem Phänotyp die pubertäre Hypovirilisierung.

Die aktuelle medizinische Terminologie beruht auf der bei der Konsensuskonferenz 2005 in Chicago vorgeschlagenen Klassifikation (➤ Tab. 8.21).

Die Betreuung eines Kindes mit DSD soll in einem Kompetenzzentrum mit einem multidisziplinären Team erfolgen und eine psychologische Begleitung auch der Familie sowie eine Peer-Beratung beinhalten.

Diagnostik Die Anamnese erfasst Indexfälle in der Familie, Konsanguinität der Eltern oder ungeklärte Fertilitätsstörungen. Zudem sollten die Einnahme hormonhaltiger Medikamente in der Schwangerschaft und mütterliche Erkrankungen mit einer Hormonüberproduktion (Schwangerschaftsluteom, plazentarer/hereditärer Aromatasemangel) erfragt werden.

Die körperliche Untersuchung dokumentiert eine strukturierte Beschreibung der phänotypischen Merkmale des äußeren Genitales und assoziierter Fehlbildungen. Länge und Breite des äußeren Genitales und die anogenitale Distanz werden gemessen und Hautpigmentierung, Raphe, Form des Präputiums, Urethralrinne und Krümmung des Phallus beschrieben. Die Leisten- und Labioskrotalregion werden inspiziert und palpiert, um Hernien, Gonaden und Gangstrukturen zu identifizieren, zu lokalisieren und zu volumetrieren. Ferner werden Anzahl, Form und Lokalisation der urogenitalen Öffnungen untersucht.

Bei weiblichen Frühgeborenen ist das äußere Genitale noch unreif. Die Klitoris wirkt prominent, da die Labia majores den Introitus und die Labia minores nicht vollständig bedecken. Eine Hyperpigmentierung besteht im Gegensatz zum virilisierten Genitale aber nicht.

Isolierte Störungen beim Jungen ohne Intersexualität sind der Mikropenis, der Maldescensus testis (➤ Kap. 8.6.4) und isolierte Fehlbildungen der Urethra (Hypospadie).

Die Sonografie des Urogenitaltrakts und der Nebennieren erfolgt zur Identifizierung der Derivate der Müller-Gänge (Uterus, Tuben, oberer Anteil der Vagina), Darstellung der Gonaden und Dokumentation der Morphologie von Nieren und Nebennierenrinden. Bei kaudaler Entwicklungsstörung mit Sinus urogenitalis muss auch der

Tab. 8.21 DSD-Klassifikation gemäß der Chicago-Konsensuskonferenz 2005

Chromosomale DSD	46XY-DSD	46XX-DSD
A: 45,X (Turner-Syndrom und Varianten)	**A:** Testikuläre Gonadendysgenesie 1. Komplette Gonadendysgenesie (Swyer-Syndrom) 2. Partielle Gonadendysgenesie 3. Gonadale Regression 4. Ovotestikuläre DSD	**A:** Ovarielle Gonadendysgenesie 1. Ovotestikuläre DSD 2. Testikuläre DSD (z. B. SRY+, dup SOX9) 3. Gonadendysgenesie
B: 47,XXY (Klinefelter-Syndrom und Varianten)	**B:** Störungen der Androgensynthese oder -wirkung 1. Androgenbiosynthesedefekt (z. B. 17-Hydroxysteroid-Dehydrogenase-Defekt, 5α-Reduktase-Defekt, StaR-Mutationen) 2. Störungen der Androgenwirkung (z. B. CAIS, PAIS) 3. LH-Rezeptor-Defekt (Leydigzell-Hypoplasie, -Aplasie) 4. Störungen von AMH oder vom AMH-Rezeptor (Persistenz von Müller-Strukturen)	**B:** Androgenexzess 1. Fetal (z. B. AGS bei 21- oder 11-Hydroxylase-Defekt) 2. Fetoplazentar (Aromatase-Defekt, POR) 3. Maternal (Luteom, exogen)
C: 45,X/46,XY (gemischte Gonadendysgenesie, ovotestikuläre DSD)	**C:** andere (z. B. schwere Hypospadien, kloakale Exstrophie)	**C:** andere (z. B. kloakale Exstrophie, Vaginalatresie, MRKH-Syndrom, andere Syndrome)

Spinalkanal sonografisch beurteilt werden. Die Genitoskopie ermöglicht gegenüber der Genitografie bei individuellen Fragestellungen eine genauere Beurteilung der anatomischen Verhältnisse.

Besteht bereits bei Geburt ein nicht eindeutig männlich oder weiblich geprägtes Genitale, soll unmittelbar eine differenzierte Diagnostik erfolgen. Die Labordiagnostik umfasst Serumelektrolyte (Hyponatriämie? Hyperkaliämie), Blutzucker und Blutgasanalyse (metabolische Azidose?) zum Ausschluss einer NNR-Insuffizienz bei z. B. AGS (➤ Kap. 8.5.1). Zur weiteren Differenzierung sollen basale Serumkonzentrationen von LH und FSH, Kortisol, Östradiol, Androstendion, Testosteron und Dihydrotestosteron bestimmt werden. Beim Vorliegen einer 46,XY-DSD wird als Marker der Sertoli-Zell-Funktion der Nachweis von Inhibin B und Anti-Müller-Hormon (AMH) im Serum empfohlen. Das allgemeine Neugeborenenscreening misst, ob 17-Hydroxy-Progesteron bei AGS erhöht ist. Die Analyse der Plasma-Renin-Aktivität und der NNR-Steroidhormone im Plasma oder Urin erfolgt dann zur Konfirmationsdiagnostik eines adrenalen Enzymdefekts beim klassischen AGS. Der ACTH-Test und der HCG-Test tragen zur differenzialdiagnostischen Abgrenzung seltener Formen adrenaler und testikulärer Funktionsstörungen bei.

Die Chromosomenanalyse als Teil der Basisdiagnostik dient der Identifizierung des chromosomalen Geschlechts, wobei die Bestimmungen des Gendiagnostikgesetzes zu beachten sind. Die gezielte DNA-Analytik dient dem Mutationsnachweis bei bestimmten Fragestellungen und molekular definierten Störungen (➤ Tab. 8.22).

Empfehlungen der aktuellen AWMF-Leitlinie 2016

S2k-Leitlinie Varianten der Geschlechtsentwicklung. AWMF-Registernummer 174-001. Stand: 07/2016 (in Überarbeitung); https://register.awmf.org/de/leitlinien/detail/174-001

Weitere Empfehlungen wurden in der Leitlinie „Varianten der Geschlechtsentwicklung" formuliert, die nachfolgend auszugsweise aufgelistet werden:

- Bei DSD muss den Betroffenen (bei Einsichtsfähigkeit), den Eltern und bei Einwilligung der Betroffenen bzw. ihrer Stellvertreter weiteren Verwandten eine nichtdirektive genetische Beratung angeboten werden.
- Ziel der Beratung und ggf. Therapie ist es, Betroffene mit DSD darin zu unterstützen, eine möglichst gute Lebensqualität und Akzeptanz ihres Körpers zu erreichen.
- Auch muss den Eltern die rechtliche Situation der Geschlechtszuweisung weiblich/männlich/offen dargelegt werden.
- Die Aufklärung über die Diagnose DSD ist ein Prozess. Deshalb sollen mehrere Gespräche erfolgen, bis die Eltern bzw. die Be-

Tab. 8.22 Genetische Störungen der Geschlechtsdeterminierung und Geschlechtsdifferenzierung bei intersexuellem Genitale

Genort	Protein	Phänotyp
Gonadendysgenesie		
WT1 (11p13)	Transkriptionsfaktor	Frasier-Syndrom: nephrotisches Syndrom, Streak-Gonaden (SRY–, MIH–), weiblich Denys-Drash-Syndrom: Nephropathie, Wilms-Tumor, Testes (MIH+, Testosteron ↓), weiblich
NR5A1 (SF1, 9q33)	Transkriptionsfaktor, Rezeptor	Dysgenesie der Nebennierenrinde (Insuffizienz) und Gonaden (MIH–), weiblich + männlich
SOX9 (17q24)	Transkriptionsfaktor	Campomele-Dysplasie, XY: männlich bis weiblich
DAX1 (Xp21.3)	Transkriptionsfaktor, Rezeptor	NNR-Hypoplasie, gemischte Gonadendysgenesie (45X/46XY, XY), Streak-Gonaden, dysgenetische Testes (MIH–, T–)
SRY (Yp11)	Transkriptionsfaktor	Männlich – weiblich
MIH-Rezeptor (12q12–13)	Serin-Threonin-Kinase-Rezeptor	Syndrom der persistierenden Müller-Gänge, männlich
MIH (19p13)	Anti-Müller-Hormon (MIH)	Syndrom der persistierenden Müller-Gänge, männlich
Androgensynthese und Androgenrezeptor		
AR (Xq11–12)	Androgenrezeptor	46XY männlich – weiblich (MIH+), komplette bis partielle Androgenresistenz
SRD5A2 (5p15)	5α-Reduktase Typ 2 (Testosteron → Dihydrotestosteron)	weiblich (MIH+)
HSD17B3 (9q22)	17β-Hydroxysteroid-Dehydrogenase, 17-Ketosteroid-Reduktase 3	weiblich
CYP17 (10q24–25)	17-Hydroxylase, 17,20-Lyase	weiblich
CYP21 (6q21.3)	21-Hydroxylase	AGS, Virilisierung
HSD3B2 (1p13.1)	3β-Hydroxysteroid-Dehydrogenase	AGS, Virilisierung
CYP11B1 (8q24)	11β-Hydroxylase	AGS, Virilisierung
StAR (8p11.2)	„steroidogenic acute regulatory protein"	kongenitale NNR-Hypoplasie, weiblich
CYP19A1 (15q21.1)	Aromatase	Virilisierung

troffenen die Gesamtsituation erfasst haben. Vorher sollen keine therapeutischen Entscheidungen getroffen werden.

- Die Indikation zu operativen Eingriffen beim nicht einwilligungsfähigen Kind soll immer restriktiv gestellt werden. Es gelten die in der Präambel formulierte Forderung der UN-Kinderrechtskonvention und die Forderung des Deutschen Ethikrates sowie die gültige Rechtslage. Die Sorgeberechtigten können nur in solche Eingriffe beim nicht einwilligungsfähigen Kind einwilligen, die einer medizinischen Indikation unterliegen und nachfolgenden Schaden vom Kind abwenden. Außer in Notfallsituationen ist die medizinische Indikation in einem Kompetenzzentrum nach adäquater Diagnostik zu stellen. Diese erfordert eine Genehmigung des Familiengerichts und befürwortende Stellungnahme einer interdisziplinären Kommission.
- Die Indikation zur Keimdrüsenentfernung bei nicht einwilligungsfähigen Patienten darf nur gestellt werden, wenn evaluierte hohe Risiken aufgrund der gestellten Diagnose für den Patienten im entsprechenden Alter zum Zeitpunkt der OP bestehen, die Keimdrüsenfunktionen schwer gestört und regelmäßige Kontrolluntersuchungen des Gewebes technisch nicht möglich sind.
- Wünschen volljährige und nachhaltig aufgeklärte Betroffene aufgrund einer diskordanten Hormonsekretion (verstärkte Virilisierung ab dem Zeitpunkt der Pubertät bei 5α-Reduktase-Mangel und 17β-HSD) die Gonadektomie, kann auch dies eine Indikation sein. Besteht der Wunsch bereits vor der Volljährigkeit, ist ein Antrag bei der zuständigen Ärztekammer zu stellen.
- Es soll sichergestellt werden, dass ein kontinuierliches Screening der Gonaden (Palpation, sonografische Kontrollen) erfolgt.

Prognose und Verlauf Das Tumorrisiko kann entsprechend den Empfehlungen des Konsensus-Papiers aus Chicago in vier Gruppen eingeteilt werden (➤ Tab. 8.23). Neuere Untersuchungen kommen nach Analyse der publizierten Fallserien und weiteren Untersuchungen zu niedrigeren Tumorrisiken. Für die Gruppe der Gonadendysgenesien wird ein Tumorrisiko von 12 % und für die DSD-Formen mit verminderter Virilisierung von 2,3 % angegeben. Weiterhin empfiehlt die Leitlinie in der Gesamtdiskussion auch gegenüber dem Patienten zu berücksichtigen, dass Keimzelltumoren überwiegend sehr erfolgreich therapiert werden können und die Mortalität dieser Erkrankungen stark gesunken ist.

Stellungnahme des Deutschen Ethikrates

Stellungnahme Deutscher Ethikrat Intersexualität: ethikrat.org/pressekonferenzen/veroeffentlichung-der-stellungnahme-intersexualitaet/?cookieLevel=not-set

8.6.4 Maldescensus testis

Definition Nach der Lage der Hoden erfolgt die Unterscheidung in Bauchhoden (Kryptorchismus), Ektopie und Leistenhoden. Der Gleithoden ist lediglich vorübergehend in das Skrotum zu luxieren. Eine Normvariante stellt der Pendelhoden dar (Lage spontan abwechselnd im Leistenkanal und Skrotum).

Voraussetzungen für die Untersuchung der Hoden sind immer eine warme Umgebung und die Untersuchung mit warmen Händen. Die Entspannung des Kremastermuskels gelingt im Schneidersitz.

Tab. 8.23 Entartungsrisiko der Gonaden bei verschiedenen Formen von DSD

Risiko	Diagnose	Malignitätsrisiko [%]	Empfehlung	Studien	Patientenzahl
hoch	Gonadendysgenesie[1]	15–35	Gonadektomie[3]	12	> 350
	(Y+)[2], intraabdominal	50	Gonadektomie[3]	2	24
	PAIS nichtskrotal Frasier	60	Gonadektomie[3]	1	15
	Denys-Drash (Y+)	40	Gonadektomie[3]	1	5
intermediär	Turner (Y+)	12	Gonadektomie[3]	11	43
	17β-HSD-Gonadendysgenesie	28	Monitor	2	7
	(Y+)[3], skrotal	unbekannt	Biopsie[4], Bestrahlung	0	0
	PAIS skrotale Gonade	unbekannt	Biopsie[4], Bestrahlung	0	0
niedrig	CAIS	2	Biopsie[4]	2	55
	Ovotestis	3	Entfernung des Hodengewebes	3	426
	Turner (Y–)	1	keine	11	557
kein	5-AR	2	unklar	1	3
	Leydig-Zell-Hypoplasie	3	unklar	0	2

[1] einschließlich 46,XY, 46X/46XY, gemischt, partiell, komplett
[2] GBY-Region positiv, inkl. TSPY
[3] bei Diagnose
[4] in der Pubertät, mindestens 30 Tubuli seminiferi untersuchbar, vorzugsweise mit OCT3/4-Immunhistochemie

Diagnostik Die Lokalisation der Hoden bei Kryptorchismus erfolgt sonografisch. Die MRT scheint nicht sensitiver zu sein und ist daher kaum indiziert. Biochemisch lässt sich testikuläres Gewebe durch Bestimmung der Serumkonzentrationen von AMH und Inhibin B und im HCG-Test nachweisen: Die Testosteronbestimmung erfolgt vor und 72 h nach Injektion von 5.000 IE/m^2 i. m. (kein Anstieg bei Anorchie oder Dysgenesie).

Differenzialdiagnose Beim bilateralen Kryptorchismus können eine Anorchie, „vanishing testes" oder ein 46,XY-DSD vorliegen. Ein unilateraler Kryptorchismus kommt bei der gemischten Gonadendysgenesie vor.

Therapie Die Therapie des Hodenhochstands sollte bis zum 1. Geburtstag abgeschlossen sein. Bis zum 6. Lebensmonat kann ein spontaner Deszensus abgewartet werden. Die primäre Operation ist angezeigt bei Hodenektopie, begleitender Leistenhernie und nach Versagen der konservativen Behandlung.

Die medikamentöse Behandlung kann entsprechend der aktuellen AWMF-Leitlinie mit der isolierten Gabe von GnRH (3 × 400 µg/Tag als Nasenspray über 4 Wochen), von HCG (1 × 500 IE wöchentlich als Injektion über 3 Wochen) oder als kombinierte Therapie mit GnRH und nachfolgender Gabe von HCG erfolgen.

Verlauf und Prognose Die Erfolgsrate der medikamentösen Behandlung für einen Deszensus liegt bei ca. 20 %. Die Erfolgsrate ist umso höher, je näher der Hoden am Skrotum liegt. Für GnRH beträgt sie 21 % (werden Pendelhoden, die ja keiner Therapie bedürfen, ausgeschlossen, nur 12 %; werden abdominal gelegene Hoden ausgeschlossen, 45 %), für HCG 19 % (13–25 %) und Placebo ca. 4 %. Eine erneute Aszension des Hodens tritt in ca. 25 % der Fälle auf. Eltern sollen über die Erfolgsrate aufgeklärt werden. Wegen der Möglichkeit des Rezidivs sind langfristige Befundkontrollen bis zur Pubertät erforderlich.

8.7 Endokrine Disruptoren (EDCs)

Endokrine Disruptoren (EDCs) sind sowohl natürlich vorkommende als auch anthropogene exogene Stoffe oder Gemische, welche die Funktion(en) eines endokrinen Systems ändern und zu nachteiligen Gesundheitsauswirkungen im intakten Organismus oder seinen Nachkommen oder (Sub-)Populationen führen.

Die Blockade oder die Aktivierung der Hormonrezeptoren durch falsche Substanzen, der Einfluss u. a. auf bindende Hormontransportproteine oder auch auf andere Proteine, die an Signalwegen beteiligt sind, die Hemmung oder Induktion von Enzymen, welche die Aufnahme und den Export aus Zellen beeinflussen, und die Modifikation der Genexpression zählen zu den häufigsten endokrinen Störungsmechanismen. Neben der Pubertätsentwicklung, der Fortpflanzungsfunktion und der fetalen Entwicklung können EDCs u. a. auch das Nervensystem und das Verhalten, das Immunsystem, die Schilddrüsen- und NNR-Funktion sowie die Knochenentwicklung und das Köpergewicht beeinflussen und hormonabhängige Neoplasien verursachen.

Seit mehreren Jahrzehnten beschäftigen sich verschiedene internationale Organisationen (z. B. die EU oder die WHO) mit den möglichen Auswirkungen von **Xenobiotika,** die das menschliche und tierische endokrine System modulieren können. Die Bewertung der EDCs stellt eine besondere Herausforderung dar, da ihre Wirkungen sowohl von der Konzentration als auch vom Zeitpunkt bzw. vom Alter und von der Latenz zur Exposition abhängen. Kritisch ist vor allem, wenn eine Exposition während der Entwicklung auftritt; d. h., es sind insbesondere Kinder, schwangere Frauen und die fruchtbare Population betroffen.

Bisher wurden mehrere hundert Stoffe oder Gemische identifiziert, die im Verdacht stehen, ähnlich wie Hormone zu wirken. Experten gehen davon aus, dass die Dunkelziffer hoch ist und die Anzahl der hormonell aktiven Substanzen in den kommenden Jahren noch weiter ansteigen wird. In Europa sind erst wenige Verbote für einzelne Stoffe und Einsatzbereiche in Kraft; so sind z. B. seit 2011 die Produktion und der Verkauf von Babyflaschen aus *Polycarbonat* in der EU verboten. Ein weiteres Beispiel ist das Insektizid *DDT* (Dichlordiphenyltrichlorethan), das aufgrund seiner toxischen Eigenschaften, seiner Langlebigkeit und Bioakkumulierbarkeit in vielen Ländern verboten ist. Darüber hinaus hat DDT eine östrogene Wirkweise. Abschließend sei auch noch an die *polychlorierten Biphenyle (PCBs)* erinnert. Diese organischen Chlorverbindungen wurden in vielen Industrieanwendungen als Hydraulikflüssigkeit oder als Weichmacher eingesetzt. Obwohl sie seit 2001 durch die Stockholmer Konvention weltweit verboten wurden, sind die Stoffe immer noch aufgrund ihrer Langlebigkeit und Bioakkumulierbarkeit in Wildtieren und in der Umwelt zu finden.

Die Zusammenhänge im Hinblick auf die Beurteilung von möglichen EDCs und ihre (öko-)toxikologische Identifikation sind sehr komplex und die Probleme bei Methodenauswahl, Listenerstellung und Standardsetzung vielfältig. Daher ist es nicht immer einfach, potenzielle EDCs herauszufiltern und ihre schädliche Wirkung zu belegen, weil es nicht leicht möglich ist, passende quantitative Struktur-Wirkungs-Beziehungen für endokrine Effekte zu finden. Eine Gefährdungsabschätzung ist dadurch erschwert, dass es auch zum Auftreten von nichtmonotonen Dosis-Wirkungs-Beziehungen kommt. In einigen Fällen fehlen Schwellenwerte, oder die aktuell verfügbaren toxikologischen und ökotoxikologischen Tests, um bestimmte Arten der endokrinen Systemstörung zu erkennen, sind zu unempfindlich. Zudem besteht die Möglichkeit, dass kurzfristige Expositionen gegenüber EDCs zu langfristigen Konsequenzen führen können, die während der Prüfung nicht erkannt werden konnten.

Auf internationaler Ebene existiert derzeit keine konsolidierte Liste von Chemikalien mit potenziellen EDCs. Beispielhaft sind in ➤ Box 8.3 verschiedene Kategorien bzw. Substanzgruppen von EDCs aufgeführt, die aus einer WHO-Studie generiert wurden. Weitere Einzelheiten und Details auch zu einzelnen Substanzen sind dem WHO/UNEP-Bericht (United Nations Environment Programme, https://apps.who.int/iris/bitstream/handle/10665/78102/WHO_HSE_PHE_IHE_2013.1_eng.pdf) und der aktuellen Literatur zu entnehmen.

Box 8.3

Auswahl von Kategorien von EDCs gemäß WHO-Liste (WHO und UNEP 2013)

- **Persistente und bioakkumulative Chemikalien** (z. B. PCBs, HCB, Chlordan, Mirex, Toxaphen, DDT/DDE, Lindan, Endosulfan)
- **Weichmacher und andere Additive** (z. B. Phthalatester [DEHP, BBP, DBP, DiNP], Triphenylphosphat, *n*-Butylbenzol, Triclocarban)
- **Polyzyklische aromatische Chemikalien** (z. B. Benzo(a)-pyren, Benzo(a)anthracen, Pyren, Anthracen)
- **Halogenierte phenolische Chemikalien (HPCs)** (z. B. 2,4-Dichlorphenol, Pentachlorphenol, Hydroxy-PCBs, Hydroxy-PBDEs, Triclosan)
- **Nichthalogenierte phenolische Chemikalien (Non-HPCs)** (z. B. Bisphenol A, Bisphenol F, Bisphenol S, Nonylphenol, Octylphenol, Resorcinol)
- **Pestizide** (z. B. Carbaryl, Malathion, Vinclozolin, Procloraz, Chlorpyrifos, Fenitrothion, Linuron)
- **Pharmazeutika, Wachstumsförderer und Körperpflegeprodukte** (z. B. Diethylstilbestrol, Tamoxifen, Levonorgestrel, selektive Serotonin-Wiederaufnahmehemmer, Flutamid, Parabene)
- **Metalle und metallorganische Chemikalien** (z. B. Arsen, Cadmium, Blei, Quecksilber, Methylquecksilber, TBT, Triphenylzinn)
- **Natürliche Hormone** (E2, Estron, Testosteron)
- **Phytoöstrogene** (z. B. Isoflavone, Coumestane, Mykotoxine, Prenylflavonoide)

Für die Zukunft ist wichtig, die gesetzlichen Vorgaben für EDCs zwischen umwelt-, chemisch- und produktspezifischen Rechtsrahmen zu harmonisieren. Eine interdisziplinäre Zusammenarbeit, die das Wissen von Tier- und Humanstudien zusammenbringt, ist notwendig, um einen ganzheitlicheren Ansatz zur Identifizierung von gerade im Alltag bedeutsamen Stoffen bzw. Stoffmischungen, die für eine erhöhte Inzidenz von endokrin bedingten Erkrankungen und Dysfunktionen verantwortlich sind, zu schaffen. Aus diesen Erkenntnissen muss eine breitere Aufklärung in der Bevölkerung und für alle in der Kinder- und Jugendmedizin tätigen Ärztinnen und Ärzte erfolgen, aber es müssen auch konkrete politische Maßnahmen zur Risikominderung umgesetzt werden, um die nachteiligen Auswirkungen von EDCs auf die Gesundheit vor allem von Kindern, schwangeren Frauen und anderen gefährdeten Gruppen zu reduzieren.

LITERATUR

Hiort O, Danne T, Wabitsch M. Pädiatrische Endokrinologie und Diabetologie. 2. A. Berlin, Heidelberg: Springer 2020.

Lehnert H. Rationelle Diagnostik und Therapie in Endokrinologie, Diabetologie und Stoffwechsel. 4. A. Stuttgart: Thieme 2015.

Melmed S, Polonsky KS, Reed Larsen P. Williams Textbook of Endocrinology. 14th ed. Philadelphia: Elsevier Saunders 2019.

Ranke MB. Diagnostics of Endocrine Function in Children and Adolescents. 3rd ed. Basel: Karger 2003.

Sperling MA. Pediatric Endocrinology. 3rd ed. Philadelphia: Elsevier Saunders 2008.

KAPITEL

9 Diabetologie

Thomas Meißner

9.1 Definition und Pathogenese des Diabetes mellitus

Beim Diabetes handelt es sich um eine Gruppe verschiedenster Erkrankungen, denen die intermittierende oder chronische Hyperglykämie gemein ist. Die Klassifikation des Diabetes umfasst vier Kategorien:

1. Typ-1-Diabetes (T1D)
2. Typ-2-Diabetes (T2D)
3. Andere spezifische Diabetesformen
4. Gestationsdiabetes

9.1.1 Typ-1-Diabetes

Beim T1D handelt es sich um die weitaus häufigste im Kindes- und Jugendalter diagnostizierte Form (ca. 95 % der Diabetes-Erkrankungen). Eine zumeist Jahre vor der Manifestation beginnende immunologisch bedingte Zerstörung der Insulin sezernierenden β-Zellen des Pankreas führt im Verlauf zu einem relativen oder absoluten Insulinmangel. Die T-Zell-vermittelte Autoimmunerkrankung entsteht nach heutiger Kenntnis durch das Zusammenspiel von Abwehrmechanismen gegen Virusinfekte, Umweltfaktoren und einer genetischen Prädisposition. Die Rolle der Virusinfekte und Umweltfaktoren an der Entstehung der Autoimmunität ist noch weitestgehend unklar. Obwohl der T1D keine klassisch vererbte Erkrankung ist und 80 % der Patienten eine diesbezüglich unauffällige Familienanamnese aufweisen, spielt der **genetische Hintergrund** eine wichtige Rolle in der Pathogenese. Genomweite Assoziationsstudien ergaben, dass etwa die Hälfte des genetischen Risikos den MHC-Klasse-II-Genen zuzuschreiben ist. Hierbei sind insbesondere die humanen Leukozytenantigene (HLA) *DR3/DR4* und *DQ2/DQ8* von Bedeutung. Darüber hinaus sind mehr als 50 weitere Gene wie *PTPN22, STAT4, CTLA4, IL2RA, INS, ERBB3, SH2B3* und *CLEC16A* mit Autoimmunität assoziiert. MHC-Klasse-II-Moleküle werden nur auf B-Zellen, dendritischen Zellen, Makrophagen und aktivierten T-Zellen exprimiert. Sie präsentieren intra- oder extrazelluläre Peptide und sind entscheidend an der T-Zell-vermittelten Zerstörung der Betazellen beteiligt. Andererseits gibt es auch protektive Allele, die vor Erkrankung schützen. Das empirische Risiko für T1D, basierend auf Familienanamnese, begünstigenden oder protektiven Allelen, variiert zwischen 0,01 % für Individuen ohne positive Familienanamnese und mit protektiven HLA-Allelen und 30–70 % für Individuen mit erkrankten Geschwistern oder Zwillingen, die positiv für Hochrisikoallele sind. Die HLA-Risikoallele begünstigen auch eine frühere Manifestation des T1D. Individuen mit einem Verwandten ersten Grades, der an T1D erkrankt ist, haben ein etwa 15-fach erhöhtes Risiko, einen T1D zu entwickeln. Neben dem genetischen Risiko sind exogene Faktoren an der Entstehung der Autoimmunität beteiligt. Ihre Bedeutung ist aber noch weitestgehend unklar. Neben **Virusinfektionen** scheinen hier auch **Umweltfaktoren** eine Rolle zu spielen. Insgesamt ist somit die Pathogenese des T1D noch unzureichend verstanden.

Die klinische Manifestation erfolgt, wenn weniger als 10–20 % der ursprünglichen Insulinsekretionskapazität zur Verfügung stehen (➤ Abb. 9.1, ➤ Abb. 9.2). In dieser Situation kommt es neben dem Mangel an Insulin zu einem Überwiegen der Wirkung kontrainsulinärer Hormone wie Kortisol, Glukagon und Wachstumshormon, in der Entgleisung auch von Katecholaminen. Dadurch werden Lipolyse, Glykogenolyse und Glukoneogenese stimuliert, und es resultiert eine zunehmende Katabolie mit Abbau von Fettgewebe und Muskulatur.

Inzwischen weiß, man, dass der Diabetes Monate bis Jahre vor der „Manifestation" beginnt, sodass sich eine Stadieneinteilung etabliert hat. Bei Geburt und in den ersten Lebensmonaten oder Jahren ist die Möglichkeit der Insulinsekretion nicht eingeschränkt. Es besteht ein individuelles genetisches und Umweltrisiko (➤ Abb. 9.1). Im Stadium 1 der Erkrankung kommt es zur Autoimmunität (zwei oder mehr diabetesspezifische Antikörper sind positiv) und infolgedessen zu

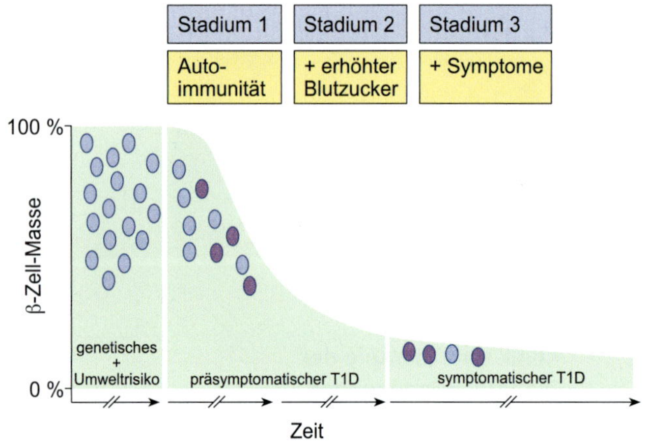

Abb. 9.1 Stadien des Typ-1-Diabetes: In der ersten Phase, die Monate oder Jahre andauern kann, besteht keine Autoimmunität (blaue Inseln). Mit Beginn der Autoimmunität (violette Inseln) kommt es zum Verlust von β-Zell-Masse (Stadium 1). Histologisch findet sich eine Insulitis. Im Stadium 2 treten abnorme Blutzuckerwerte, noch ohne Symptome, auf. In Stadium 3 kommen klinische Symptome hinzu; dieser Zustand wird dann als „Manifestation des Diabetes" bezeichnet. [L141]

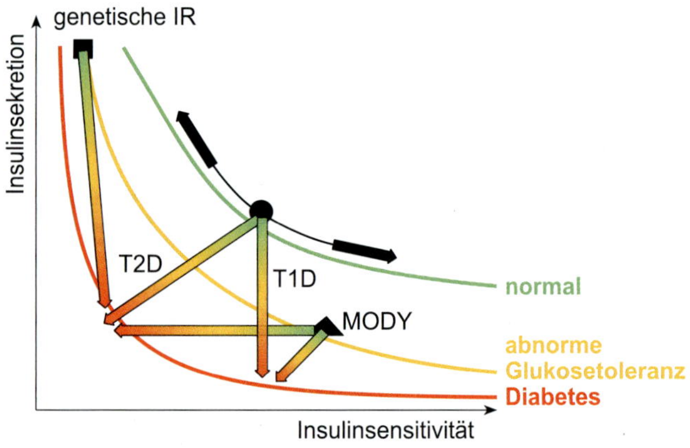

Abb. 9.2 Beziehung zwischen Insulinsekretion und Insulinsensitivität im Hinblick auf die Entwicklung einer abnormen Glukosetoleranz oder einer diabetischen Stoffwechsellage. Das Produkt aus Insulinsensitivität und Insulinsekretion wird als *Disposition Index* bezeichnet und beschreibt vor allem die Fähigkeit von β-Zellen, eine Insulinresistenz zu kompensieren (adaptiert von Bergman et al. 2002). Ein Individuum kann bei einer Abnahme der Insulinsensitivität mit einer vermehrten Insulinsekretion reagieren und bleibt euglykämisch (grüne Linie). Der T1D ist gekennzeichnet durch einen drastischen Verlust der Möglichkeit, Insulin zu sezernieren. Zunächst finden sich abnorme Blutglukosewerte (gelbe Linie), die sich im Verlauf zur Diabeteserkrankung entwickeln (rote Linie). Beim T2D kommt es zu einer Reduktion der Insulinsensitivität und im Verlauf zu einer Abnahme der Insulinsekretion. Eine angeborene genetische Insulinresistenz (IR) kann durch massive Steigerung der Insulinsekretion zunächst euglykämisch sein. Eine monogene Störung der Insulinsekretion (MODY) kann eine stabile Stoffwechsellage aufweisen, wenn die Insulinsekretion oder die Insulinsensitivität nicht abnimmt. Eine Abnahme der Insulinsensitivität oder Insulinsekretion kann zur Diabeteserkrankung führen. [L141]

einer Zerstörung von β-Zellen. Im Stadium 2 sind die Blutzuckerwerte teilweise erhöht, aber es bestehen noch keine Symptome der Diabeteserkrankung. Ab einer kritischen Einschränkung der β-Zell-Funktion kommt es im Stadium 3 zu klinischen Symptomen. Teilweise wird der manifeste, behandelte T1D ergänzend als Stadium 4 bezeichnet.

9.1.2 Typ-2-Diabetes

Diese Form des Diabetes ist über die gesamte Lebensspanne gesehen die weitaus häufigste Diabeteserkrankung. Die in der Umgangssprache auch als „Altersdiabetes" bekannte Form kann sich schon bei Jugendlichen manifestieren. Zugrunde liegt zumeist eine Kombination aus einer Insulinresistenz und einer Störung der Insulinsekretion. Zur Hyperglykämie kommt es, wenn die nachlassende Insulinsensitivität nicht mehr durch eine vermehrte Insulinausschüttung kompensiert werden kann (➤ Abb. 9.2). Dies ist meist nach einer mehrjährigen Phase von kompensatorisch stark gesteigerter Insulinsekretion der Fall. Das Risiko, an einem Typ-2-Diabetes (T2D) zu erkranken, ist zum einen stark vom Lebensstil abhängig, wobei insbesondere Übergewicht und Bewegungsmangel prädisponierende Faktoren sind. Zum anderen ist die genetische Komponente viel deutlicher als beim T1D (polygenetisch), sodass der T2D meist familiär gehäuft auftritt. Er gehört zum Symptomkomplex des metabolischen Syndroms.

9.1.3 Andere spezifische Diabetestypen

Hierunter finden sich z. B. Erkrankungen, die primär das exokrine, aber auch das endokrine Pankreas erfassen und dadurch zu einer Zerstörung der β-Zellen führen, z. B. Mukoviszidose, Hämochromatose oder eine schwere Pankreatitis. Auch der Verlust der Bauchspeicheldrüse oder Erkrankungen mit Erhöhung kontrainsulinärer Hormone (vor allem Kortisol, Wachstumshormon) können zum Diabetes führen. Dies gilt auch für den Einsatz von Medikamenten, die kontrainsulinär (z. B. Glukokortikoide) wirken oder β-Zellen zerstören (z. B. Chemotherapeutika). Eine wichtige Untergruppe sind die genetisch bedingten Diabetesformen.

Genetisch bedingte Diabetesformen

Der monogene Diabetes stellt mit ca. 1–5 % der Fälle eine eher seltene, aber phänotypisch sehr variable Gruppe von Diabeteserkrankungen dar. Gemeinsam ist ihnen, dass in aller Regel ein spezifischer genetischer Defekt zur Erkrankung führt. Diese kann z. B. eine schwere Störung der Insulinsekretion mit einer nach der Geburt beginnenden Diabeteserkrankung zur Folge haben (neonataler Diabetes, Manifestation in den ersten 6 Lebensmonaten). Andere Veränderungen, unter Umständen in den gleichen Genen, können mit viel milderen Auswirkungen einhergehen und so z. B. zu einem zufällig diagnostizierten Diabetes bei Jugendlichen oder jungen Erwachsenen führen. Diese Erkrankungen werden auch als „maturity-onset diabetes of the young" (MODY) bezeichnet. Auch der Entwicklung einer frühen Insulinresistenz kann eine monogene Erkrankung zugrunde liegen (➤ Abb. 9.2).

In dieser Kategorie finden sich derzeit 14 verschiedene monogenetische Erkrankungen mit gestörter Insulinsekretion oder -wirkung, und auch mitochondriale oder syndromale Erkrankungen können einen Diabetes als eines von mehreren Symptomen aufweisen (➤ Tab. 9.1).

Die Störungen der Insulinsekretion gliedern sich in Formen mit Störungen der Pankreasentwicklung, Störungen der β-Zell-Funktion und progredienter Zerstörung der β-Zellen.

Tab. 9.1 Monogenetische Diabetesformen

Häufigste Ursachen einer monogenen Glukoseregulationsstörung	
Glukokinase (GCK-MODY; MODY 2)	• Glukokinase ist „Glukosesensor der β-Zelle" • Heterozygote Mutationen häufigste Ursache für MODY • Milde Fastenhyperglykämie • Normaler oder nur leicht erhöhter HbA_{1c}-Wert • Geringfügig verminderte postprandiale Glukosetoleranz • Bei gesunder Lebensweise kaum Progredienz • Kaum vaskuläre Folgeerkrankungen • Therapie fast immer entbehrlich • Differenziertes Management bei Schwangerschaft • Homozygote Mutationen sehr selten, dann auch neonataler Diabetes
Transkriptionsfaktoren: *HNF-1A, 1B und 4A*	• *HNF-1A*-Mutationen (MODY 3) am häufigsten • Vorwiegend postprandiale Hyperglykämien • Im Verlauf häufig progredient und Therapie erforderlich (Sulfonylharnstoffe) • Bei *HNF-4A*-Mutationen auch neonatale Hypoglykämien • Extrapankreatische Begleitsymptome: – *HNF-1A:* Glukosurie bei niedriger Nierenschwelle – *HNF-1B:* Nierenzysten/-anomalien • Homozygote Mutationen beschrieben (neonataler Diabetes)
Mitochondrialer Diabetes	• Mutationen in der mitochondrialen DNA maternal vererbt, auch genomische Mutationen • Bis zu 50 % der Fälle eines monogenen Diabetes • Extrapankreatische Symptome, z. B. Taubheit, Retinopathie, Myopathien, Schlaganfälle • Progredientes β-Zell-Versagen • Metformin-Gabe ist zu vermeiden (Laktatazidose-Risiko)
ATP-sensitiver Kaliumkanal: *KCNJ11/ABCC8*	• Neonataler Diabetes bei aktivierenden Mutationen, transient oder permanent; in 90 % der Fälle Ansprechen auf hohe Sulfonylharnstoff-Dosen • Neurologische Verlaufsformen bekannt (DEND-Syndrome) • MODY bei heterozygoten Mutationen ist beschrieben • Inaktivierende Mutationen: neonataler Hyperinsulinismus

MODY = „maturity onset diabetes of the young"

Gestationsdiabetes

Der Gestationsdiabetes ist eine Diabetesform, die sich während der Schwangerschaft neu manifestiert und zumeist nach der Schwangerschaft wieder in eine Phase der normalen Glukoseregulation übergeht. Ursächlich für diese häufige Schwangerschaftskomplikation ist eine vermehrte Insulinresistenz in der Schwangerschaft, und ätiologisch können auch die obigen Diabetesformen beteiligt sein.

9.2 Klinik und Therapie der Diabeteserkrankungen

S3-Leitlinie Diagnostik, Therapie und Verlaufskontrolle des Diabetes mellitus im Kindes- und Jugendalter. AWMF-Registernummer 057-016. Stand: 23.10.2015 (in Überarbeitung); https://register.awmf.org/de/leitlinien/detail/057-016

Diagnosekriterien des Diabetes mellitus

Typische Symptome eines Diabetes oder einer hyperglykämischen Krise sind:

- ein Gelegenheits-Plasmaglukosewert von ≥ 200 mg/dl (≥ 11,1 mmol/l) oder
- ein Nüchtern-Plasmaglukosewert von ≥ 126 mg/dl (≥ 7,0 mmol/l),
- ein 2-h-Wert im oralen Glukosetoleranztest (oGTT) ≥ 200 mg/dl (11,1 mmol/l) im venösen Plasma,
- ein HbA_{1C}-Wert ≥ 6,5 % (48 mmol/mol).

Neben dem Diabetes mellitus werden auch eine abnorme Nüchternglukose (100–125 mg/dl; 5,5–6,9 mmol/l im venösen Plasma) und eine pathologische Glukosetoleranz (2-h-Wert im oGTT 140–199 mg/dl [7,8–11,0 mmol/l]) definiert.

9.2.1 Typ-1-Diabetes

Klinisches Bild

Der T1D manifestiert sich typischerweise mit einer Tage bis Wochen bestehenden Anamnese von Polyurie und Polydipsie sowie Leistungsminderung. Diese Symptome sollten immer zu einer umgehenden Abklärung bezüglich Diabetes führen. Auch bei erneutem nächtlichem Einnässen sollte zumindest eine Urinkontrolle im Hinblick auf eine Glukosurie erfolgen. Im Verlauf entwickelt sich eine zunehmende Dehydratation. Bei Vorliegen einer Ketoazidose kommt es zur respiratorischen Kompensation der Azidose, die sich in einer Tachypnoe (Kußmaul-Atmung) zeigt. In diesem Zustand kann auch das Bewusstsein reduziert sein. Oft kommt es zu Übelkeit, wiederholtem Erbrechen und Bauchschmerzen (Pseudoperitonitis) durch die Ketone.

Bei Manifestation kann der Patient auch einen substanziellen Gewichtsverlust insbesondere auch durch die Dehydratation aufweisen. Eine erhebliche Anzahl von Patienten manifestiert sich immer noch mit schwerer, lebensbedrohlicher Ketoazidose, die mit einer Bewusstseinsstörung bis hin zum Koma einhergeht. Oft wird dabei trotz vorliegender Symptome zunächst nicht die richtige Diagnose gestellt. Erbrechen und Bauchschmerzen im Rahmen der Ketose werden z. B. als beginnende Gastroenteritis fehlgedeutet, eine Tachypnoe als pulmonaler Infekt.

Diagnostik

Bei Verdacht auf einen T1D sollte umgehend eine diagnostische Abklärung erfolgen. Die Diagnose wird anhand des zumeist deutlich erhöhten Plasma-Glukosewerts (ca. 200–600 mg/dl) gestellt. Im Urin finden sich eine Glukosurie und meist eine Ketonurie. Die normale Glukoseschwelle für einen Verlust von Glukose im Urin liegt bei Blutzuckerwerten von 150–180 mg/dl. In der Blutgasanalyse (BGA) findet sich teilweise eine metabolische Azidose. Bei schwerer Ketoazidose werden durchaus auch pH-Werte < 7,0 gemessen. Die Azidose ist dann nur teilweise respiratorisch kompensiert. Der HbA_{1c}-Wert ist meist deutlich erhöht (> 6,5 % = 48 mmol/mol, meist > 7,5 % = 58,5 mmol/mol). Um die Diagnose T1D zu stellen, reicht i. d. R. folgende Konstellation:

- Polyurie und Polydipsie in der Anamnese
- Fehlen von Risikofaktoren für T2D und andere Diabetesformen (z. B. Adipositas)
- Kein Infekt, keine kontrainsulinäre Therapie (Kortikoid), keine Grunderkrankung
- Blutzucker kontrolliert über 200 mg/dl

HbA_{1c} und diabetesspezifische Autoantikörper werden dann ergänzend analysiert. Diabetesspezifische Autoantikörper sind selbst nicht bedeutend bei der Pathogenese des Diabetes, können sehr spezifisch aber bei den meisten Patienten nachgewiesen werden. Dies gilt bereits in der Phase vor der Manifestation des Diabetes (➤ Abb. 9.1). Der Nachweis von zwei oder mehr Antikörpern ist bei Risikopersonen (z. B. Geschwistern) hoch prädiktiv für die spätere Progression zum T1D. Folgende Antikörper (AK) werden bestimmt:

- AK gegen das Enzym Glutamatdecarboxylase (GAD65-AK)
- AK gegen das Enzym Tyrosinphosphatase 2 (IA2-AK und IA2β)
- AK gegen Insulin (Insulin-Autoantikörper, IAA)
- Zytoplasmatische Inselzellantikörper (ICA)
- AK gegen den Zinktransporter 8 (ZnT8-AK)

Diese initiale Diagnostik kann um die Messung des Insulins und des C-Peptids (bei T1D typischerweise postprandial oder stimuliert < 2,0 ng/ml [0,7 nmol/ml]) und die Bestimmung von Schilddrüsenhormonen sowie Schilddrüsen- und Zöliakie-AK ergänzt werden.

Genetische Diagnostik wird nur in Ausnahmefällen durchgeführt, wenn Klinik und Befunde eher gegen einen T1D sprechen. Dies kann sich auch im Verlauf der Erkrankung ergeben, z. B. wenn bei einem AK-negativen Patienten der Insulinbedarf auch jenseits der Remissionsphase sehr gering bleibt.

Therapie

Akuttherapie

Nach Diagnosestellung wird unmittelbar mit der Therapie begonnen. Im Wesentlichen werden bei Therapiebeginn drei Konstellationen unterschieden:

1. **Keine ketoazidotische Entgleisung (pH > 7,3), keine Dehydratation:** Hier kann unmittelbar mit der subkutanen Insulintherapie begonnen werden. Eine begleitende intravenöse Flüssigkeitszufuhr ist nicht notwendig. Man beginnt zumeist mit einer probatorischen Insulindosis von 0,5–1,0 E/kg KG/Tag, und diese wird auf die verschiedenen Insulingaben (60–70 % Bolusinsulin/30–40 % Basalinsulin) verteilt. Kleine Kinder benötigen i. d. R. eine niedrigere Dosis.
2. **Milde (pH 7,2–7,3; Bikarbonat 10–18 mmol/l) ketoazidotische Entgleisung, leichte bis mittelschwere Dehydratation:** Das Insulin kann subkutan appliziert werden, eine ergänzende intravenöse Flüssigkeitszufuhr ist sinnvoll.
3. **Moderate (pH < 7,2; Bikarbonat < 10 mmol) bis schwere ketoazidotische Entgleisung (pH < 7,1; Bikarbonat < 5 mmol/l) mit ausgeprägter Dehydratation:** Insulin- und Flüssigkeitszufuhr erfolgen intravenös.

Insbesondere die **schwere Ketoazidose** ist eine gefährliche Situation mit einem hohen Risiko für ein Hirnödem (➤ Abb. 9.3). Die Therapie sollte immer von geschulten Ärzten oder nach einem etablierten, standardisierten Protokoll erfolgen, das sich z. B. an den Empfehlungen der International Society for Pediatric and Adolescent Diabetes (ISPAD) orientiert. Im Vordergrund steht zunächst die Therapie der schweren Dehydratation. Unmittelbar nach Diagnosestellung wird eine Bolusgabe von z. B. isotoner (balancierter) kristalloider Lösung (10–20 ml/kg KG) gestartet. Die weitere Flüssigkeitstherapie richtet sich i. d. R. nach dem klinikinternen Standard und sieht z. B. die Infusion von 50 % des geschätzten Flüssigkeitsdefizits und des Flüssigkeitserhaltungsbedarfs innerhalb von 12–24 h vor. Unterschiedliche Schemata empfehlen hier verschiedene Infusionslösungen (isotone kristalloide Lösung, aber auch 0,45 % oder 0,9 % NaCl-Lösung). Mit einem Chloridanteil von 154 mmol/l ist die 0,9 % NaCl-Lösung nicht physiologisch und kann eine hyperchlorämische Azidose begünstigen. In den folgenden 24 h wird die zweite Hälfte des Flüssigkeitsdefizits, ergänzt um den Erhaltungsbedarf, infundiert. Begleitend wird 1 h nach Beginn der Rehydratation die intravenöse Insulintherapie gestartet. Die Dosis bei Beginn entspricht (0,05–)0,1 E/kg KG/h und wird über einen Perfusor so gesteuert, dass der Blutzucker langsam um 50 bis max. 100 mg/dl/h abfällt. Eine kalkulierte, hoch dosierte Kaliumsubstitution ist im Verlauf notwendig.

Fällt der Blutzucker unter 200–300 mg/dl ab, wird die Infusionstherapie um einen Glukosezusatz ergänzt, um die Glukosekonzentration zwischen 100 und 200 mg/dl zu stabilisieren. Ziel der Therapie ist eine Normalisierung der Stoffwechsellage über 36 h. Hauptkomplikation in der Therapie der Ketoazidose ist eine mit der diabetischen Ketoazidose assoziierte zerebrale Hirnschädigung mit Hirnödem (➤ Abb. 9.3).

Die metabolische Ketoazidose und die Dehydratation führen zu einem verringerten zerebralen Blutfluss. Es entwickelt sich ein

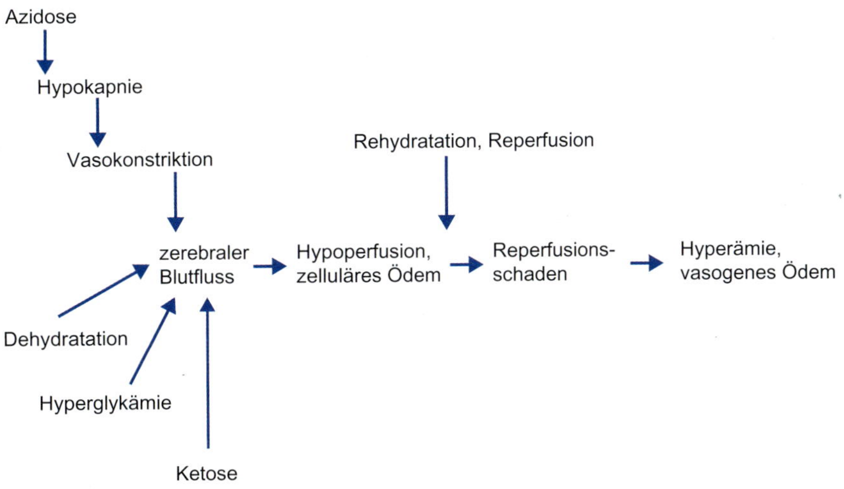

Abb. 9.3 Pathogenese des Hirnödems bei schwerer Ketoazidose [V786]

zelluläres Ödem. Durch die Rehydratation kann sich ein vasogenes Ödem entwickeln.

MERKE

Biochemische Kriterien der diabetischen Ketoazidose (DKA):
- Hyperglykämie meist > 200 mg/dl
- Venöser pH < 7,3 und Bikarbonat < 18 mmol/l
- Milde DKA: pH < 7,3 oder Bikarbonat < 18 mmol/l
- Moderate DKA: pH < 7,2 oder Bikarbonat < 10 mmol/l
- Schwere DKA: pH < 7,1 oder Bikarbonat < 5 mmol/l
- Ketonämie und Ketonurie

In den ersten 48 h nach Therapiebeginn sollte ein engmaschiges klinisches und metabolisches Monitoring erfolgen (➢ Tab. 9.2).

MERKE

Eine Pufferung mit Bikarbonat ist bei diabetischer Ketoazidose heute weitestgehend obsolet und wird nur noch bei schwerer Hyperkaliämie oder katecholaminpflichtiger Kreislaufinsuffizienz erwogen. Die Azidose bessert sich langsam über die ersten 24–48 h.

Der neurologische Status sollte zunächst stündlich überprüft werden (u. a. GCS) und dann häufiger, wenn sich Auffälligkeiten ergeben (GCS-Score < 14). Wenn es zu einer neurologischen Verschlechterung kommt, tritt diese im Mittel bei etwa 10 h (2,5–30 h) auf und zeigt eine biphasische Verteilung mit frühen Auffälligkeiten nach 3–6 bzw. nach 9–15 h. Da viele Kinder und Jugendliche mit DKA neurologische Auffälligkeiten zeigen, ist es von hoher Wichtigkeit, frühzeitig Fälle mit Veränderungen zu erkennen, die lebensbedrohlich sind und/oder mit einem hohen Risiko für dauerhafte Hirnschäden einhergehen und einer spezifischen Therapie bedürfen. Insbesondere bei schwerer Azidose (pH < 7,1), schwerer Hypokapnie (pCO_2 < 21 mmHg) und bei kleinen Kindern sollte man auf die Notwendigkeit einer Therapie des Hirnödems mit z. B. Mannitol-Gabe vorbereitet sein.

Folgende wichtige Befunde weisen auf eine zerebrale Problematik hin und sollten bei Verdacht auf ein Hirnödem zu weiteren Therapiemaßnahmen führen:
- Abnorme motorische oder verbale Antwort auf Schmerzreiz
- Reduziertes/fluktuierendes Bewusstsein
- Anhaltende Bradykardie (Abfall um > 10 Schläge/min)
- Dekortikations- oder Dezerebrationshaltung
- Abnormes neurogenes Atemmuster (Grunzen, Cheyne-Stokes-Atmung, Apnoe)
- Minorkriterien: Erbrechen, Kopfschmerz, Lethargie/schlechte Erweckbarkeit, Kinder < 5 Jahre

Tab. 9.2 Befunde der Blutgasanalyse eines 6;11-jährigen Jungen bei Manifestation des Typ-1-Diabetes mit schwerer Ketoazidose und im Verlauf der ersten 24 h unter intravenöser Rehydratation und Insulintherapie

	Bei Aufnahme	2 h nach Therapiestart	6 h nach Therapiestart	12 h nach Therapiestart	24 h nach Therapiestart
pH	6,98	7,06	7,15	7,30	7,35
pCO_2 (mmHg)	22	25	28	27,9	35
Standard-BE (mmol/l)	–24	–26,8	–21	–11,9	–6
Standardbikarbonat (mmol/l)	8,7	8	9,3	15,2	19,1
Kalium (mmol/l)	3,5	3,9	3,9	3,8	3,4
Natrium (mmol/l)	138	135	137	138	138
Blutzucker (mg/dl)	436	541	250	238	180

Komplikationen

Mit diabetischer Ketoazidose (DKA) assoziierte zerebrale Schädigung

Anhand von tierexperimentellen und humanen Studien ergibt sich die Hypothese, dass die zerebrale Hypoperfusion und Reperfusion zur DKA-assoziierten zerebralen Schädigung führen (➤ Abb. 9.3). Etwa 0,5–1 % der Patienten mit diabetischer Ketoazidose entwickeln eine klinisch manifeste Hirnschädigung mit einer erheblichen Morbidität und Mortalität von jeweils ca. 25 %. In Einzelfällen kommt es zu einer Funktionsstörung des Hirnstamms mit Atemdepression, Bradykardie und Hypotension. Ein subklinisches Hirnödem findet sich häufig bei DKA ohne oder mit milden klinischen Auffälligkeiten, aber schon MRT-Auffälligkeiten eines Hirnödems wie engen Ventrikeln.

Sehr seltene Komplikationen im Rahmen der DKA sind Thrombosen, hämorrhagische oder ischämische Hirninfarkte, Rhabdomyolyse, Pneumomediastinum und Pankreatitis.

Hyperglykämisch-hyperosmolares-Syndrom (HHS)

Das HHS ist im Kindesalter wesentlich seltener als die DKA und betrifft vor allem Jugendliche mit Komorbidität oder T2D. Es ist gekennzeichnet durch eine extreme Erhöhung der Serumglukosekonzentration und Hyperosmolalität ohne signifikante Ketose. Ursächlich ist ein im Vergleich zur DKA geringerer relativer, aber meist sehr prolongierter Insulinmangel. Die Mortalität ist hoch, und die Therapie unterscheidet sich aufgrund der unterschiedlichen Pathophysiologie von der Therapie der DKA. Dehydratation und Elektrolytverlust können noch ausgeprägter sein als bei der DKA.

- Glukosekonzentration > 600 mg/dl (33 mmol/l)
- Serumosmolalität > 320 mosmol/kg
- Fehlen von signifikanter Ketose und Azidose:
  - pH > 7,3 (arteriell); pH > 7,25 (venös)
  - Serumbikarbonatkonzentration > 15 mmol/l
  - Urinketon/Blutketon negativ oder gering nachweisbar

Kinder mit HHS benötigen eine im Vergleich zur DKA aggressivere Volumenersatztherapie, um einen rapiden Abfall des intravasalen Volumens nach Therapiebeginn zu vermeiden. Der initiale Volumenbolus (z. B. NaCl 0,9 %) sollte mindestens 20 ml/kg betragen. Im Verlauf wird bei der Rehydratation auf 0,45 oder 0,75 % NaCl umgestellt. Ziel der Rehydrierung über 24–48 h ist ein langsamer Abfall der Serumnatriumkonzentration und Serumosmolalität. Aufgrund der geringen Ketose und milden Azidose (Letztere ist zumeist eine Laktatazidose bei Hypoperfusion) ist eine frühzeitige Insulintherapie bei nichtketotischem HHS nicht notwendig und erhöht möglicherweise die Mortalität. Eine Kaliumsubstitution sollte auch hier frühzeitig beginnen (40 mmol/l und höher), sobald das Kalium im Normbereich liegt (nicht erhöht ist) und eine Diurese stattfindet.

Langfristige Therapie des Typ-1-Diabetes

Ziele der Therapie sind:

- Normalisierung der Stoffwechsellage (jederzeit ausreichende Versorgung des Körpers mit Insulin)
- Vermeidung von Folgeschäden
- Ermöglichung einer guten Lebensqualität sowie einer altersgerechten Aktivität und Teilhabe

Die Grundzüge der Therapie umfassen die Substitution eines „basalen“ Insulinbedarfs (Basalinsulin, Langzeitinsulin), der unabhängig ist von der Nahrungsaufnahme, und eines „prandialen“ Insulinbedarfs (Bolusinsulin, Kurzzeitinsulin), der von der Kohlenhydrataufnahme abhängig ist. Der gesamte **Insulinbedarf** liegt durchschnittlich bei ca. 0,5–1 E/kg KG/Tag. Jüngere und schlanke Patienten haben einen geringeren, pubertäre und übergewichtige Patienten einen höheren Bedarf. Etwa 30–40 % des Insulinbedarfs entsprechen dem basalen Insulinbedarf, 60–70 % dem prandialen Insulinbedarf. Man ermittelt zusätzlich einen Korrekturfaktor für den Korrekturbedarf bei erhöhten Blutzuckerwerten zum Zeitpunkt der Injektion. Dieser variiert im Tagesverlauf und mit dem Alter des Patienten. Bei kleinen Kindern senkt z. B. eine Einheit Insulin den Blutzucker um bis zu 200 mg/dl, bei pubertären Jugendlichen liegt der senkende Effekt einer Einheit Insulin hingegen nur noch bei 25–40 mg/dl.

Für die Therapie stehen verschiedene Insuline zur Verfügung (➤ Tab. 9.3). Grundsätzlich unterscheidet man Normalinsulin und NPH-komplexiertes (neutrales Protamin Hagedorn) Normalinsulin als Basalinsulin von den Insulinanaloga. Bei den Insulinanaloga handelt sich um veränderte Insuline; i. d. R. wird beim Peptid eine Aminosäure ausgetauscht. Dies ändert das Wirkprofil im Hinblick auf Wirkdauer und Wirkmaximum. Teilweise beeinflusst die Modifikation auch die Wirkung im Hinblick auf die blutzuckersenkende Wirkung.

Die Menge Insulin, die für eine definierte Menge Kohlenhydrate benötigt wird, variiert zwischen Individuen und ist vom Alter und auch von der Tageszeit abhängig. Daher benötigt jeder Patient bei der Bolustherapie ein individuelles Schema, das seine eigene Insu-

Tab. 9.3 Grundzüge verschiedener Insuline (Auswahl)*

	Name	Wirkbeginn [min]	Wirkdauer [h]	Wirkmaximum [h]
Bolusinsuline (Kurzzeitinsuline)	Normalinsulin	15–20	4–6	2
	Insulin Aspart, Insulin Lispro, Insulin Glulisin	10–15	3–4	1
	Insulin Faster Aspart	5	3–4	1
Basalinsuline (Langzeitinsuline)	NPH-Insulin	45–120	8–12(–16)	4–6
	Insulin Glargin	120–240	20–26	–
	Insulin Detemir	60–120	12–20	8–10
	Insulin Degludec	60–120	> 48	24

* **Cave:** bei kleinen Kinder unter Umständen andere Wirkprofile, auf Zulassungsbeschränkungen achten

linsensitivität über den Tag widerspiegelt. Gerechnet wird dabei für die Mahlzeiten mit unterschiedlichen Verfahren:

- **Kohlenhydrateinheiten:** 10 g Kohlenhydrate entsprechen einer Kohlenhydrateinheit (KE). Hier wird die KE-Menge der Nahrungsmittel geschätzt und mit einem individuellen, über den Tag variablen Faktor multipliziert (z. B. 1,5 Insulin-Einheiten/KE) um die Dosis an Bolusinsulin zu ermitteln. Bei Erwachsenen mit T1D erhöht 1 KE den Blutglukosewert um ca. 30–40 mg/dl. Im Kleinkindesalter kann die blutglukosesteigernde Wirkung deutlich höher (z. B. 150–200 mg/dl) sein.
- **Gramm Kohlenhydrate pro Einheit Insulin:** Hierbei erhält der Patient einen Faktor, der angibt, wie viele Gramm Kohlenhydrate er für eine Einheit Insulin aufnehmen kann (z. B. 7 g Kohlenhydrate pro Insulin-Einheit).

Grundsätzlich kann man heute drei verschiedene Therapieformen unterscheiden (➤ Abb. 9.4).

1. **Intensivierte konventionelle Insulintherapie (ICT):** Hierbei handelt es sich um die Standardtherapie, die oft bei Kindern > 5 Jahren als erste Therapieform eingesetzt wird. Der basale Insulinbedarf wird dabei durch ein oder zwei Injektionen eines Langzeitinsulins (z. B. NPH-Insulin, Insulin Detemir, Insulin Glargin) abgedeckt. Der prandiale Insulinbedarf wird durch täglich mindestens drei Bolusgaben von Insulin zu den Hauptmahlzeiten gedeckt. Beim Einsatz von Normalinsulin sind aufgrund der Wirkdauer und des Wirkmaximums einberechnete Zwischenmahlzeiten ohne weitere Insulingabe möglich, aber auch nötig. Kommt ein schnell wirksames Insulinanalogon (z. B. Insulin Aspart, Lispro oder Glulisin) zur Anwendung, erhöht sich die Flexibilität im Hinblick auf geplante oder ungeplante kohlenhydrathaltige Zwischenmahlzeiten, die dann aber stets einen eigenen Insulinbolus benötigen.
2. **Insulinpumpentherapie (kontinuierliche subkutane Insulininfusion; CSII):** Bei dieser Therapieform, die sich im Kindes- und Jugendalter durchaus zur Standardtherapie entwickelt hat, wird kontinuierlich über eine Insulinpumpe Insulin (i. d. R. schnell wirksame Insulinanaloga) für den basalen Insulinbedarf zugeführt. Diese sog. Basalrate variiert in Abhängigkeit von der Insulinsensitivität über den Tag und kann individuell stündlich ermittelt und eingestellt werden. Idealerweise ist sie so ermittelt, dass sich der Glukosespiegel ohne Nahrungsaufnahme nicht ändert („Basalratentest"). Es können auch für unterschiedliche Tagesabläufe (z. B. Tage mit viel Bewegung/Sport) verschiedene Basalraten genutzt werden. Für die Mahlzeiten werden über das Steuerungselement der Pumpe Boli abgegeben, die den Bolusgaben bei ICT entsprechen. Dadurch dass die Insulinpumpen zunehmend mit den Daten der kontinuierlichen Glukosemessung verbunden werden, ergibt sich über Algorithmen die Möglichkeit der sensorgestützten Insulinpumpentherapie (SUP) mit Hypoglykämieabschaltung. Hier wird die Insulinzufuhr unterbrochen, wenn eine Hypoglykämie auftritt oder anhand des Glukoseverlaufs erwartet wird. Ein „Hybrid-closed-loop-System" oder „AID-System" („automated insulin delivery") bezeichnet die Weiterentwicklung hin zu einer teilautomatisierten Anpassung der Insulinabgabe durch die Pumpe. Anhand kontinuierlich ermittelter und bewerteter Sensorglukose wird die Insulinabgabe der Pumpe ständig über den Algorithmus variabel angepasst. Weiterhin ist aber die Abgabe eines Insulinbolus durch den Patienten vor einer Mahlzeit erforderlich. Die verschiedenen Pumpen sind für unterschiedliche Altersgruppen, teilweise schon ab dem 2. Lebensjahr, zugelassen, und es gibt zunehmend mehr von den Krankenkassen erstattete AID-Systeme. Die AID-Systeme stellen somit einen ersten großen Schritt in Richtung einer „künstlichen Bauchspeicheldrüse" dar.
3. **Konventionelle Insulintherapie (CT):** Diese wird heute bei Kindern und Jugendlichen nur noch selten eingesetzt. Unter Verwendung von Mischinsulinen mit variablen Anteilen von Normal- und Basalinsulin wird diese Therapieform mit nur zwei festen Injektionen pro Tag (morgens und abends) durchgeführt. Dabei deckt das Basalinsulin teilweise auch den Insulinbedarf für Mahlzeiten, z. B. die Mittagsmahlzeit, ab. Nachteil ist, dass aufgrund der festen Insulindosierung auch feste Vorgaben zur Ernährung eingehalten werden müssen. Die einfache Durchführung ermöglicht den Einsatz z. B. bei Jugendlichen, die keine auf-

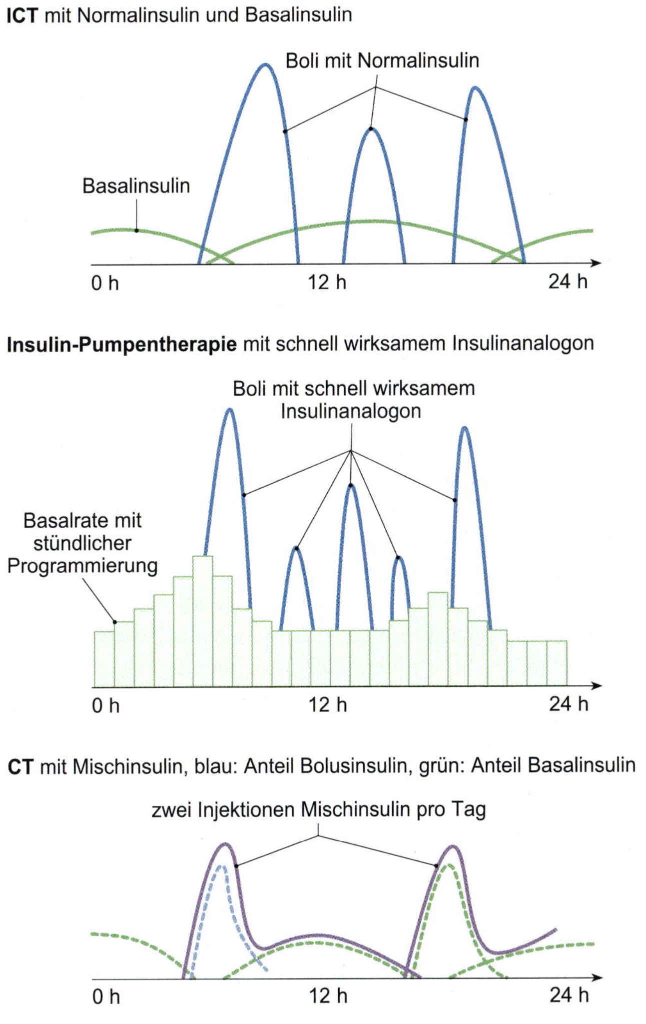

Abb. 9.4 Wichtige Therapieformen bei Typ-1-Diabetes: Beispielhaft sind die intensivierte konventionelle Insulintherapie (ICT), die kontinuierliche subkutane Insulinpumpentherapie (CSII) und die heute seltener durchgeführte konventionelle Insulintherapie (CT) dargestellt (Erläuterungen siehe Text). [L141]

wendigere Therapie umsetzen können. Der Erfolg im Hinblick auf eine gute Stoffwechselkontrolle ist zumeist deutlich geringer als bei den anderen Therapieformen.

Die Wahl der geeigneten Therapieform für den einzelnen Patienten hängt von verschiedensten Faktoren ab: Die **ICT** ist dadurch limitiert, dass das Basalinsulin i. d. R. nur begrenzt dem Insulinbedarf entsprechend dosiert werden kann. Dies wird insbesondere nach Ende der Remissionsphase relevant – der Zeit, in der die Bauchspeicheldrüse nach Manifestation wieder relevant Eigeninsulin ausschütten kann. Diese Phase, auch „Honeymoon" genannt, beginnt 2–3 Wochen nach Manifestation und dauert bis zu 2–3 Jahre an. Nach Ende der Remissionsphase kommt es zu Blutzuckeranstiegen, und die Insulindosierung muss angepasst werden. Die **Insulinpumpentherapie** ermöglicht durch die (halb-)stündlich variable Abgabe von basalem Insulin eine wesentlich genauere Anpassung an den Bedarf. Zunächst wird anhand von etablierten gewichtsadaptierten Basalratenprofilen (Basalratenschieber nach Dr. Rolf Renner) eine erste Basalrate eingestellt. In sog. Basalratentestungen wird diese dann individuell ermittelt. Diese Basalratenprofile müssen bei Kindern und Jugendlichen regelmäßig an den sich durch Wachstum und Pubertät ändernden Bedarf angepasst werden. Die jederzeitige leichte Abgabe von Bolusinsulin ist ein weiterer Vorteil der Pumpentherapie. Insbesondere wenn häufig die Möglichkeit zur Bolusabgabe genutzt wird, kann die Insulinpumpentherapie damit der ICT überlegen sein. Kinder im Vorschulalter mit schwer planbarem Essverhalten werden in Deutschland oft unmittelbar nach Manifestation mit einer Insulinpumpentherapie behandelt. Darüber hinaus ist der Einsatz einer Insulinpumpe die einzige Möglichkeit, das sog. Dawn-Phänomen („Morgendämmerungsphänomen") zu vermeiden. In den frühen Morgenstunden kommt es dabei zu Blutzuckeranstiegen, da hier der Bedarf an basalem Insulin durch die zirkadiane Ausschüttung kontrainsulinärer Hormone (Wachstumshormon, Kortisol) steigt. Diese ist oft, insbesondere in der Pubertät, durch eine Steigerung des Basalinsulins nicht zu kompensieren und daher eine anerkannte Indikation für eine Insulinpumpentherapie.

Die Erfahrungen mit den **AID-Systemen** sind noch begrenzt, aber durchaus positiv. Insbesondere die Therapie von kleinen Kindern lässt sich hiermit erleichtern und die Stoffwechseleinstellung stabilisieren. Ausreichende Studiendaten liegen aber noch nicht vor. Auch Jugendliche, die sich mit dem Krankheitsmanagement schwertun, können möglicherweise zukünftig von der Nutzung eines AID-Systems profitieren.

Die **Bestimmungen der Glukosekonzentrationen** sind ein wichtiger Baustein der Therapie bei T1D. Selbstmessgeräte kommen heute mit kleinsten Mengen Kapillarblut aus. Für eine gute Stoffwechselkontrolle werden dabei mindestens 4, eher 6–8 über den Tag verteilte Einzelmessungen, vor allem präprandial, nötig. Insbesondere bei größeren sportlichen Aktivitäten oder vor dem Führen eines Fahrzeugs sind zusätzliche Messungen erforderlich. Standardtherapie ist heute allerdings ein **kontinuierliches Glukosemonitoring** („continuous glucose monitoring", CGM) im Gewebe mit ergänzenden blutigen Messungen der Glukosekonzentration. Die Systeme messen mit einem fadenförmigen Sensor die Glukose im Unterhautfettgewebe. Der Sensor muss regelmäßig, ca. alle 7–14 Tage, ausgetauscht werden. Unterschiede bestehen in Bezug auf Einsatzdauer, „Follower-Funktion", Nutzung von Apps zur Anzeige, Notwendigkeit der Kalibrierung, Alarmfunktion und Verbindung zu Insulinpumpensystemen. CGM-Geräte sollten Patienten möglichst zeitnah nach Diagnosestellung zur Verfügung gestellt werden.

Empfohlene Blutglukosewerte für eine gute Stoffwechselkontrolle

Eine sichere Empfehlung im Hinblick auf die Zielwerte, die notwendig sind, um mikro- und makrovaskuläre Komplikationen zu vermeiden, kann nicht gegeben werden.

Lange Zeit galt in Deutschland ein HbA_{1c}-Wert < 7,5 % (58,5 mmol/l) als Hauptkriterium für die Therapieeinstellung im Kindes- und Jugendalter. Es wurde aber auch empfohlen, individuell eine möglichst normnahe glykämische Kontrolle anzustreben. Ziele sind dabei stets von den individuellen Möglichkeiten und Risiken abhängig. Es konnte diesbezüglich in den letzten Jahrzehnten nachgewiesen werden, dass eine bessere Glukosekontrolle nicht mehr unbedingt mit einer vermehrten Hypoglykämierate einhergeht. Dies führte dazu, dass vom britischen National Institute for Health and Care Excellence (NICE) und von der International Scociety for Pediatric and Adolescent Diabetes (ISPAD) ambitioniertere Zielwerte formuliert wurden (➤ Tab. 9.4).

Eine Schwäche des HbA_{1c}-Wertes ist, dass er Hypoglykämien und Hyperglykämien sowie Schwankungen des Blutzuckers nicht erfasst. Heute sind durch die Möglichkeit der kontinuierlichen Gewebsglukosemessung (CGM) auch andere Parameter in der Beurteilung einer guten Stoffwechselkontrolle wichtig, z. B. die „Zeit im Zielbereich" oder die Variabilität der Glukosewerte (➤ Tab. 9.4). Ihre konkrete Bedeutung für Folgeerkrankungen ist aber noch unklar.

Tab. 9.4 Ziele für die glykämische Kontrolle

Wert	Stoffwechselgesund	Gute Einstellung[1]	ISPAD Guideline 2018[2]
Präprandial/nüchtern; Blutglukose in mg/dl (mmol/l)	65–100 (3,6–5,6)	90–145 (5–8)	70–130 (4–7)
Postprandial; Blutglukose in mg/dl (mmol/l)	80–126 (4–7)	90–180 (5–10)	90–180 (5–10)
Nächtliche Blutglukose in mg/dl (mmol/l)	65–100 (3,6–5,6)	80–162 (4,5–9)	80–140 (4,4–7,8)[3]
HbA_{1c} in % (mmol/mol)	< 6,05 (43)	< 7,5 (58)	< 7,0 (48)

[1] Nach S3-Leitlinie Diagnostik, Therapie und Verlaufskontrolle des Diabetes mellitus im Kindes- und Jugendalter 2015
[2] ISPAD: International Society for Pediatric and Adolescent Diabetes 2018
[3] Glukose vor der Nachtruhe

Ernährung bei Diabetes im Kindes- und Jugendalter

Für Kinder und Jugendliche mit Diabetes gelten die gleichen Empfehlungen wie für Kinder ohne Diabetes. Orientieren kann man sich daher an den Empfehlungen des Forschungsinstituts für Kinderernährung im Sinne der „optimierten Mischkost" (➤ Kap. 3.4.2). Auch die Grundregeln der sog. mediterranen Ernährung sind hilfreich. Da eine vielseitige Ernährung mit ausreichender Zufuhr sekundärer Pflanzenstoffe für günstig gehalten wird, können sich Patienten und ihre Familien an folgenden einfachen Empfehlungen orientieren:

- Reichliche Aufnahme von pflanzlichen Lebensmitteln (5 ×/Tag Gemüse und Obst; Getreideprodukte, Kartoffeln, Bohnen, Nüsse und Samen).
- Mäßige bis geringe Aufnahme von tierischen Lebensmitteln (Milch, Milchprodukte; Fleisch, Wurst, Eier, Fisch).
- Sparsame Aufnahme von Salz, fett- und zuckerreichen Lebensmitteln sowie industriell hergestellten Nahrungsmitteln (Speisefette, Süßwaren, Knabberartikel).
- Getränke sollten kalorienfrei oder kalorienarm sein.

Ernährung und Insulintherapie sollten zueinander passen. Dies bedeutet, dass sich die Insulintherapie an den Ernährungsgewohnheiten und Vorlieben orientieren sollte. Wichtig ist die gute Schulung der Patienten auch im Hinblick auf die Berechnung der Kohlenhydrate. Mahlzeiten mit hohem Fett- und/oder Proteingehalt benötigen dabei bei gleicher Kohlenhydratmenge größere Insulinmengen als Mahlzeiten mit geringem Fett- und/oder Proteingehalt. Eine adäquate Reaktion auf Hypoglykämien mit dem Einsatz von schnell und langsam resorbierten Kohlenhydraten ist Bestandteil der Ernährungsschulung.

Diabetesschulung

Die Diabetesschulung durch ein multiprofessionelles Team ist integraler Bestandteil einer guten Therapie (➤ Abb. 9.5). Dabei müssen Patienten, Eltern, aber auch Betreuungspersonen in unterschiedlichem Umfang geschult werden. Die Schulung sollte sich an die individuellen Bedürfnisse und Erfordernisse von Patient und Familie anpassen und umfasst verschiedenste Aspekte, u. a. auch den Umgang mit Hypo- und Hyperglykämien, das Verhalten bei Krankheit oder Sport. Überprüfungen des Wissens und fortlaufende altersentsprechende Schulungen der Patienten mit einem Fokus auf der Zunahme von Eigenverantwortung für die Umsetzung und später auch für die selbstständige Anpassung der Diabetestherapie ergeben sich im Verlauf der langfristigen Betreuung. Letztere umfasst auch die regelmäßige Untersuchung der Injektionsstellen. Diese müssen gewechselt werden, um Lipohypertrophien zu vermeiden.

Ein multiprofessionelles Team ermöglicht eine intensive Langzeitbetreuung mit Erfassung und Behandlung von assoziierten Erkrankungen oder Langzeitkomplikationen.

Psychosoziale Betreuung

Die Diabetes-Erkrankung stellt für die Patienten und ihre Familien eine zusätzliche Belastung im Alltag dar. Nach Manifestation ist eine Anpassung an die neue Lebenssituation sehr wichtig. Im Langzeitverlauf kann insbesondere eine unzureichende Umsetzung der Therapie zu Konflikten, Frustration und seelischer Belastung führen. Daher kommt einer psychologischen und pädagogischen Unterstützung

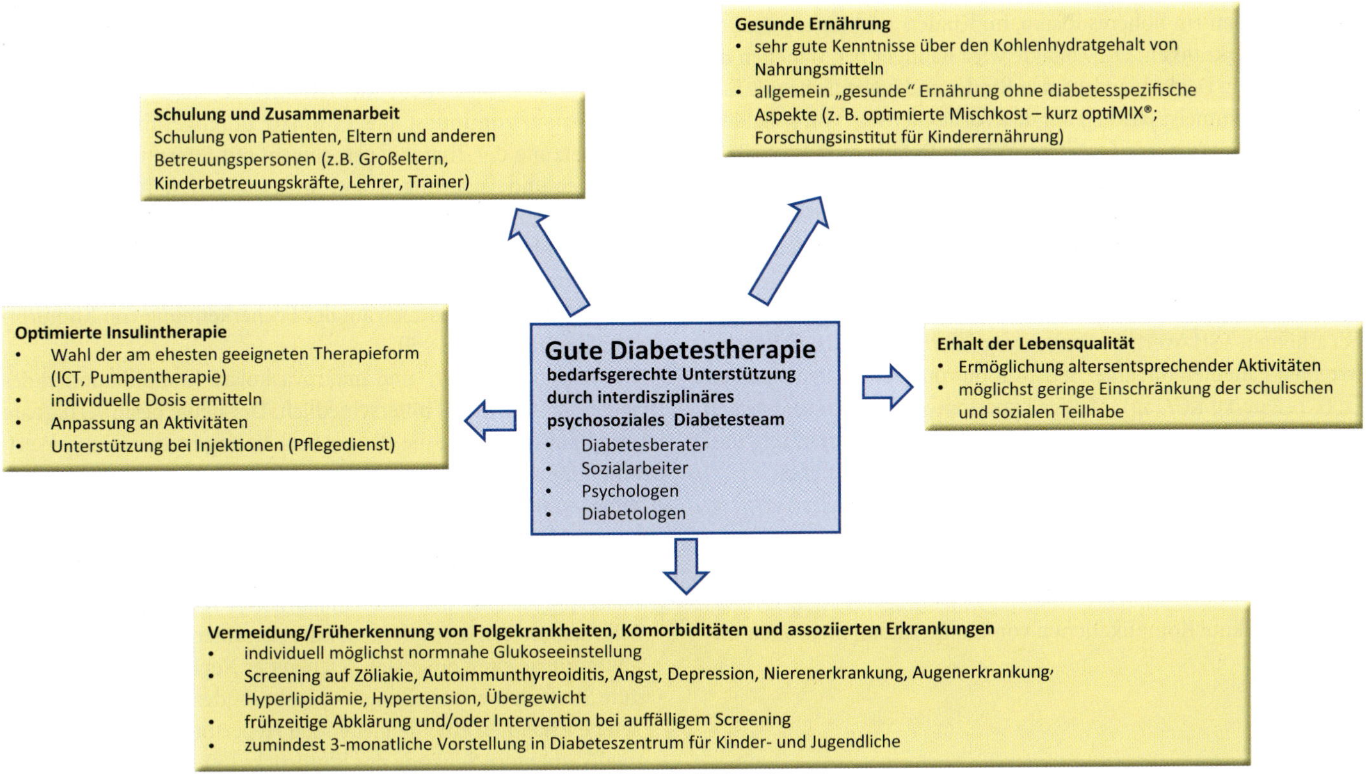

Abb. 9.5 Bausteine einer guten medizinischen Versorgung von Patienten mit T1D [V786]

unterschiedlicher Intensität für Patienten und Eltern große Bedeutung zu. Sozioökonomisch benachteiligte Kinder benötigen i. d. R. eine intensivere Unterstützung. Insbesondere Jugendlichen fällt eine konsequente Umsetzung der Therapie, die ein hohes Maß an Disziplin erfordert, oft schwer. Es besteht teilweise eine kognitive Dissonanz im Hinblick auf die Therapie: Die Betroffenen sind sich der Notwendigkeit einer guten Therapie bewusst, setzen sie aber nicht adäquat um. Vorbestehende psychische Auffälligkeiten oder Verhaltensstörungen können ebenso wie belastende Ereignisse (z. B. Trennung der Eltern) oder fehlende familiäre Unterstützung die Umsetzung der Therapie erschweren. Eine bedarfsgerechte Unterstützung von Patienten und Eltern hat eine hohe Relevanz für eine langfristig erfolgreiche Therapie und eine uneingeschränkte Lebensqualität. Ängste in Zusammenhang mit der chronischen Erkrankung, depressive Verstimmungen oder Depressionen sowie Essstörungen sollten frühzeitig erkannt und entsprechend abgeklärt und behandelt werden. Der regelmäßige Einsatz von Screeningtests (GAD-7, PHQ-9) auf Angst- und Depressionssymptome kann helfen, seelische Belastungen frühzeitig zu erkennen und darauf zu reagieren. Ziel der psychosozialen Betreuung von Kindern und Jugendlichen mit Diabetes ist eine möglichst normale, altersgerechte schulische und soziale Teilhabe.

Assoziierte Erkrankungen

Die Zahl der Kinder mit positiven Zöliakie-Antikörpern liegt bei etwa 11 %; Mädchen sind häufiger betroffen. Eine bioptisch gesicherte **Zöliakie** findet sich bei ca. 3–5 % der Kinder und Jugendlichen mit T1D. Bei der Mehrzahl der Patienten wird die Diagnose in den ersten 5 Jahren nach Manifestation gestellt. Patienten mit früher T1D-Manifestation haben ein höheres Risiko, im Kindes- und Jugendalter an Zöliakie zu erkranken. Die Zöliakie wird häufiger bei Mädchen diagnostiziert. In Deutschland werden Kinder und Jugendliche mit T1D regelmäßig, zumeist jährlich auf das Vorhandensein von zöliakiespezifischen Antikörpern gescreent. Weitere Details ➤ Kap. 16.3.6.

Eine weitere Komorbidität kann eine **Autoimmunthyreoiditis** (zumeist Hashimoto-Thyreoiditis) darstellen. Diese fällt zumeist im jährlichen Routinescreening auf, das bei ca. 15 % der Patienten positiv ist. Eine Therapie ist nur notwendig, wenn eine klinisch relevante Über- oder Unterfunktion der Schilddrüse besteht. In der Regel wird bei erhöhten TSH-Werten oder bei vergrößerter Schilddrüse bei euthyreoten Patienten mit einer Substitution von L-Thyroxin begonnen (z. B. 1–2 µg/kg KG/Tag). Mäßige hyperthyreote Phasen finden sich auch bei Hashimoto-Thyreoiditis bei Beginn der Erkrankung und gehen spontan in euthyreote oder hypothyreote Phasen über.

Komplikationen

Es werden akute Komplikationen von Langzeitkomplikationen unterschieden.

Akute Komplikationen

Zu den akuten Komplikationen gehört die **ketoazidotische Entgleisung** bei unzureichender Therapie, z. B. bei gestörter Adhärenz oder anderweitig fehlender Insulinzufuhr (Katheterdislokation bei Insulinpumpentherapie). Insbesondere Patienten mit dauerhaft schlechter Einstellung sind für solche Entgleisungen gefährdet.

Unter Therapie kann es andererseits auch zu schweren lebensbedrohlichen **Hypoglykämien** kommen. Gefährdet sind diesbezüglich insbesondere Kleinkinder, die sich bei Symptomen der Hypoglykämie nicht bemerkbar machen können, und Jugendliche unter Alkoholeinfluss. Prinzipiell hat der Körper die Möglichkeit der hormonellen Gegenregulation mit Glukagon und Katecholaminen. Diese ist aber im Verlauf der Diabeteserkrankung abgeschwächt, insbesondere bei rezidivierenden Hypoglykämien. Insgesamt sind solche schweren Hypoglykämien, die mit Krampfanfällen einhergehen können, sehr seltene Ereignisse. Bei gestörter Hypoglykämiewahrnehmung infolge häufiger Hypoglykämien erhöht sich allerdings das Risiko. Bei einer Unterzuckerung ohne Bewusstseinseinschränkung werden zusätzliche Kohlenhydrate zugeführt (z. B. 10–15 g). Dies erfolgt z. B. über Apfelsaft oder Traubenzucker, ggf. auch in Kombination mit langsam resorbierenden Kohlenhydraten. Bei milden Unterzuckerungen wird ggf. die Mahlzeit vorgezogen. Bei einer schweren Unterzuckerung mit Bewusstseinsverlust oder Krampfanfall (Glukosewerte meist < 40 mg/dl) wird Glukagon i. m. (1 mg ab 15 kg, bei geringerem Gewicht ca. 0,5 mg) oder nasal (erst ab 4 Jahren zugelassen, 3 mg) verabreicht. Jeder Patient sollte Glukagon als Notfallmedikament verfügbar haben. Eltern und Betreuungspersonen sollten im Gebrauch geschult sein.

Vermeidung bzw. Früherkennung von Langzeitkomplikationen

Die Verlaufskontrollen bei Patienten mit T1D werden bei problemlosem Verlauf zumindest alle 3 Monate durchgeführt. Ziel ist es, die Umsetzung der Therapie gemeinsam mit Eltern und Patient zu überprüfen und Änderungen bzw. Anpassungen zu diskutieren. Der HbA_{1c}-Wert und die Auswertungen der CGM-Geräte (z. B. Zeit im Zielbereich) ermöglicht einen Überblick über die Glukosewerte der letzten Monate. Blutdruck und Gewicht werden bestimmt. Einmal jährlich sollte der Fokus auch auf der Früherkennung von Komorbiditäten liegen (➤ Tab. 9.5).

Das Risiko für mikro- und makrovaskuläre Komplikationen des Diabetes ist individuell unterschiedlich. Der heute beste verfügbare Surrogatparameter für die Risikoabschätzung ist der HbA_{1c}-Wert, der die langfristige glykämische Kontrolle widerspiegelt. Bei deutlich erhöhten mittleren HbA_{1c}-Werten steigt das Risiko für Folgekrankheiten auf ein Mehrfaches. Langzeitkomplikationen des Diabetes sind:

- **Diabetische Nephropathie:** Um eine Schädigung der Nieren frühzeitig zu erkennen wird ein jährliches Screening auf eine Mikroalbuminurie empfohlen. Eine persistierende Mikroalbuminurie kann ein erstes Zeichen der Nephropathie sein. Eine gute Stoffwechseleinstellung und insbesondere auch das frühzeitige Erkennen einer begleitenden Hypertonie und dann eine medikamentöse Senkung des Blutdrucks (50. altersentsprechende Perzentile) sind wichtige Maßnahmen, um die Progression

9

Tab. 9.5 Langzeitkomplikationen: empfohlenes Screening und Interventionen im Kindes- und Jugendalter (mod. nach S3-Leitlinie Diagnostik, Therapie und Verlaufskontrolle des Diabetes mellitus im Kindes- und Jugendalter 2015)

Erkrankung und Intervalle	Screening/Grenzen für positive Befunde	Intervention bei positivem Screening
Retinopathie • Alle 1–2 Jahre • Ab dem 11. Lj. oder ab 5 Jahren Diabetesdauer	Binokulare bimikroskopische Funduskopie in Mydriasis	• Verbesserung der glykämischen Kontrolle • Lasertherapie • VEGF-Inhibitoren
Nephropathie • Jährlich • Ab dem 11. Lj. oder ab 5 Jahren Diabetesdauer	• Nachweis einer gesicherten Mikroalbuminurie: Konzentration 20–200 mg/l • Nächtliche Exkretionsrate 20–200 µg/min/1,73 m^2 KOF • Albumin/Kreatinin-Ratio 30–300 mg/g Kreatinin	Verbesserung der glykämischen Kontrolle Bei zusätzlicher Hypertonie ACE-Hemmer oder AT_1-Antagonist
Hypertonie: zumindest alle 3 Monate ab dem 11. Lj.	• Ruhe-RR ≥ 95. Perzentile oder Mikroalbuminurie • Verifiziert: 24-h-RR ≥ 95. Perzentile	Lebensstilintervention Bei ausbleibendem Erfolg: ACE-Hemmer bzw. bei KI oder NW AT_1-Antagonisten, ggf. Kombination mit weiteren Medikamenten

KOF = Körperoberfläche, KI = Kontraindikation, NW = Nebenwirkung

der Erkrankung zu verhindern. Weitere Maßnahmen sind die Behandlung einer Hyperlipidämie und der konsequente Nikotinverzicht. Eine Mikroalbuminurie findet sich bei etwa 4 % der Patienten im Kindes- und Jugendalter.

- **Diabetische Retinopathie:** Die krankhafte Veränderung der Netzhautgefäße kann gelegentlich schon im Jugendalter festgestellt werden. Nach 15 Jahren Diabetesdauer finden sich Auffälligkeiten bei 90 % der Patienten mit T1D. Ab dem 5. Jahr nach Manifestation sollte daher ein jährliches Screening erfolgen. Bei Auffälligkeiten richtet sich die weitere Frequenz von augenärztlichem Screening nach den erhobenen Befunden. Man unterscheidet verschiedene Stadien der Netzhautschädigung:
  - Nichtproliferative Retinopathie (mild, mäßig, schwer)
  - Proliferative Retinopathie
  - Diabetische Makulopathie

  Eine frühzeitige adäquate Therapie (Laserkoagulation, intravitreale Injektion von VEGF-Inhibitoren) ist von hoher Bedeutung, um eine Verschlechterung bis hin zur Erblindung zu vermeiden.
- **Diabetische Neuropathie:** Diese Langzeitkomplikation ist im Kindes- und Jugendalter selten. Klinisch unterscheidet man eine periphere sensomotorische Polyneuropathie (vor allem distal, symmetrisch) und eine autonome diabetische Neuropathie. Die autonome diabetische Neuropathie betrifft u. a. das Herz (z. B. reduzierte Herzfrequenzvariabilität), den Magen-Darm-Trakt (z. B. Gastroparese) und das Urogenitalsystem (erektile Dysfunktion, Blasenatonie). Subklinisch sind neuropathische Veränderungen auch bei Jugendlichen mit länger bestehendem Diabetes nachweisbar. Entscheidend für das Vermeiden der Neuropathie ist eine normnahe Stoffwechseleinstellung.
- **Diabetisches Fußsyndrom:** Auch das diabetische Fußsyndrom spielt im Kindes- und Jugendalter noch eine untergeordnete Rolle. Frühzeichen sind eine reduzierte Sensibilität und ein reduziertes Schmerzempfinden. Langzeitkomplikationen gehen bis hin zum sog. Charcot-Fuß mit Deformierung und Fehlstellung oder einer ischämischen peripheren Verschlusskrankheit. Frühzeitige regelmäßige ärztliche Kontrollen und podologische Mitbetreuung sind Maßnahmen, die i. d. R. bei älteren Jugendlichen oder im frühen Erwachsenenalter beginnen.
- **Kardiovaskuläres Risiko:** Die Diabeteserkrankung erhöht durch vaskuläre Veränderungen auch an größeren Gefäßen das kardiovaskuläre Risiko; damit treten Schlaganfälle, periphere arterielle Verschlusskrankheit (pAVK) und koronare Herzkrankheit (KHK) im späteren Lebensalter häufiger auf.

Prognose bei T1D

Entscheidend für die Prognose ist eine dauerhaft gute Blutzuckereinstellung, die auch das Vermeiden schwerer Hypoglykämien und ketoazidotischer Stoffwechselentgleisungen einschließt. Des Weiteren ist das frühzeitige Erkennen von Komorbiditäten und deren gezielte effiziente Therapie von wesentlicher Bedeutung. Dies betrifft die Behandlung von Hyperlipidämie und Hypertonie, aber auch das Vermeiden von Übergewicht und Adipositas. Insbesondere für Patienten mit T1D empfiehlt sich ein gesunder Lebensstil mit regelmäßiger körperlicher Aktivität und gesunder Ernährung aufgrund der Risiken für mikro- und makrovaskuläre Komplikationen. Heute ist der T1D noch ein wichtiger Risikofaktor für die Entwicklung einer terminalen Niereninsuffizienz oder Erblindung. Eine gute multiprofessionelle Betreuung von Patienten mit T1D ist insbesondere in der prägenden Phase des Kindes- und Jugendalters extrem wichtig. Auch im Erwachsenenalter ist dann aufgrund der zunehmenden Bedeutung der Langzeitkomplikationen die intensive medizinische Betreuung durch erfahrene multiprofessionelle Teams wichtig. Damit kommt dem Prozess der Transition eine hohe Bedeutung zu.

MERKE

Insbesondere die zunehmenden technischen Möglichkeiten, konkret die Verfügbarkeit von AID-Systemen, sind vielversprechend im Hinblick auf eine zu erwartende relevante Verbesserung der Diabetestherapie im Hinblick auf Lebensqualität und die Vermeidung von Langzeitkomplikationen.

9

9.2.2 Typ-2-Diabetes bei Jugendlichen

Der Typ-2-Diabetes (T2D) wird am häufigsten im Rahmen einer Abklärung des Glukosestoffwechsels aufgrund einer Adipositas diagnostiziert. Klinisch kann eine Acanthosis nigricans auf eine Insulinresistenz und damit auf ein erhöhtes Risiko hinweisen. Auch Patientinnen mit polyzystischem Ovarsyndrom (PCOS) weisen ein erhöhtes Risiko für einen T2D auf. In der Regel finden sich oft enge Verwandte mit T2D, denn der genetische Einfluss ist hoch. Das C-Peptid bei Manifestation ist zumeist deutlich höher als bei Patienten mit T1D.

Therapeutisch werden, wenn das ausreichend ist (HbA_{1c} z. B. < 9 %), zunächst eine **Lebensstiländerung** mit vermehrter körperlicher Bewegung und eine **Ernährungsumstellung** erprobt. Ziel ist es, die reduzierte Insulinsensitivität zu verbessern und den Insulinbedarf zu senken. Bei konsequenter Umsetzung der Empfehlungen können längerfristig deutlich bessere Glukosewerte erreicht werden. Rehabilitationsmaßnahmen sind sinnvoll und sollten empfohlen werden. Bei unzureichendem Effekt auf die Blutglukosewerte ist der nächste Schritt im Jugendalter der Beginn einer **Metformin**-Therapie (z. B. anfangs 2 × 500 mg/Tag; zugelassen ab 10 Jahren, Kontraindikationen beachten). Lässt sich damit keine ausreichende Verbesserung erzielen, wird i. d. R. eine zusätzliche einmalige Gabe eines Verzögerungsinsulins (z. B. Insulin Glargin) im Sinne einer „basal unterstützten oralen Therapie" (BOT) begonnen. In Abhängigkeit von der Therapieadhärenz (Einnahme von Metformin) kann die Monotherapie mit Insulin eine Alternative sein. Individuell wird des Weiteren entschieden, ob zunächst ein Langzeitinsulin erprobt (einfacher umzusetzen) oder ob zu größeren Mahlzeiten Bolusinsulin appliziert wird (prandiale Insulintherapie); Letzteres ist insbesondere bei hohen postprandialen Werten sinnvoll. Im Wesentlichen entspricht die Therapie des T2D den Empfehlungen für Erwachsene. Dabei sind fehlende Zulassungen von Medikamenten für Jugendliche zu berücksichtigen. Neuerdings steht auch der Glucagon-like-Peptide-1(GLP-1-)Rezeptor-Agonist **Liraglutid** bei Kindern und Jugendlichen ab 10 Jahren als medikamentöse Option zur Verfügung. Liraglutid kann in Kombination mit Metformin oder bei Metformin-Unverträglichkeit als Monotherapie zur Therapie des T2D bei Jugendlichen verordnet werden. Die Anfangsdosis beträgt 0,6 mg s. c. 1 ×/Tag, und eine Dosissteigerung kann bis zu 1,8 mg/Tag erfolgen. Liraglutid führte bei Erwachsenen neben einer besseren glykämischen Kontrolle zu einem Gewichtsverlust und einer Senkung des systolischen Blutdrucks.

9.2.3 Weitere Diabetesformen

Bei den weiteren Diabetesformen (➤ Tab. 9.1) können die Grunderkrankung oder Komorbiditäten, die Familienanamnese oder eine Gelegenheitsmessung (z. B. im Rahmen einer Urinuntersuchung bei der Jugenduntersuchung J1) Hinweise auf den Diabetes geben. Am häufigsten wird der **Glukokinase-MODY** (MODY Typ 2) diagnostiziert. Diese monogene Diabetesform benötigt keine Therapie, aber ein gesunder Lebensstil ist zu empfehlen, um eine relevante Verschlechterung im Laufe der Jahrzehnte zu vermeiden. In der Schwangerschaft sollte eine gesonderte Beratung erfolgen. Der **HNF1A-Mody** (MODY-Typ 3) zeigt eine ausgeprägtere postprandiale Hyperglykämie (auch nach Glukosebelastung) und wird oft initial diätetisch therapiert. Im Verlauf werden meist niedrig dosierte Sulfonylharnstoffe eingesetzt.

Bei **primären Insulin-Signalling-Defekten** wird zwar ausreichend, zumeist sogar deutlich erhöht, Insulin gebildet, dessen Wirkung wird aber intrazellulär nicht vermittelt. Die schwerste Form ist der Insulinrezeptor-Defekt, auch als *Donohue-Syndrom oder Leprechaunismus* bezeichnet. Eine leichtere Verlaufsform ist das *Rabson-Mendenhall-Syndrom:* Typischerweise zeigen Betroffene eine Gedeihstörung mit Mangel an subkutanem Fettgewebe und gleichzeitig eine extreme Hyperinsulinämie. Das Lipidprofil ist normal, und es liegt keine Fettleber vor. Bei partiellen Signalling-Defekten unterhalb des Insulinrezeptors (z. B. *AKT2-*, *TBC1D4*-Mutationen) besteht ein variabler Phänotyp.

Bei den **Lipodystrophie-Syndromen** (*AGPAT2-, BSCL2-, CAV1-, PTRF*-Mutationen) werden eine generalisierte und eine lokalisierte Variante unterschieden. Sie sind durch generalisiert oder lokalisiert fehlendes bzw. abnorm verteiltes Fettgewebe gekennzeichnet, z. B. einen Mangel an Fettgewebe an den unteren Extremitäten, aber ausgeprägtes Fettgewebe im Nacken- und Bauchbereich. Hinzu kommen zumeist eine schwere Dyslipidämie, eine Fettleber und niedrige Adiponektin-/Leptinspiegel. Die Therapie variiert und besteht z. B. aus einer Kombination von Ernährungsumstellung, hoch dosierter Metformin-Gabe und Glitazon-Therapie. Neuerdings steht mit Metreleptin ein synthetisches Leptin-Analogon zur Therapie des Leptinmangels für Kinder ab 2 Jahren mit generalisierter Lipodystrophie zur Verfügung. Ab 12 Jahren können Patienten mit partieller Lipodystrophie, wenn die Standardbehandlung nicht ausreichend wirksam ist, behandelt werden.

Komplexe Syndrome mit Insulinresistenz sind das Werner-, das Bloom- oder das Alström-Syndrom.

Ein **neonataler Diabetes** (Manifestation in den ersten 6 Lebensmonaten) kann transient oder persistierend verlaufen. Klinisch relevant ist vor allem die frühzeitige genetische Diagnostik, denn bei Säuglingen mit Mutationen in Kaliumkanalgenen *(ABCC8, KCNJ11)* ist meistens eine langfristige, oft hoch dosierte Sulfonylharnstoff-Therapie sinnvoll, die beim „developmental delay epilepsy neonatal diabetes syndrome" (DEND-Syndrom) auch die neurologischen Auffälligkeiten bessern kann. Patienten mit Mutationen des Insulingens *(INS)* benötigen eine dauerhafte Insulintherapie, die aufgrund des niedrigen Insulinbedarfs beim Säugling fast immer mithilfe einer Insulinpumpe durchgeführt wird.

Mitochondriale Diabetesformen fallen oft durch die Kombination des Diabetes mit Innenohrschwerhörigkeit („maternally inherited diabetes and deafness", MIDD) auf und sind häufig einer maternal vererbten Mutation *(A3243G)* in der mitochondrialen DNA zuzuschreiben.

LITERATUR

Glaser NS, Ghetti S, Casper TC, Dean JM, Kuppermann N; Pediatric Emergency Care Applied Research Network (PECARN) DKA FLUID Study Group. Pediatric diabetic ketoacidosis, fluid therapy, and cerebral injury: the design of a factorial randomized controlled trial. Pediatr Diabetes 2013; 14(6): 435–446.

ISPAD – International Society for Pediatric and Adolescent Diabetes. ISPAD Clinical Practice Consensus Guidelines 2018. Pediatr Diabetes 2018; 19 (Suppl 27).

Nauck M, Gerdes C, Petersmann A, Müller-Wieland D, Müller UA, Freckmann G et al. Definition, Klassifikation und Diagnostik des Diabetes mellitus*: Update 2020. Diabetologie 2020; 15 (Suppl 1): S9–S17.

Phillip M, Nimri R, Bergenstal RM, Barnard-Kelly K, Danne T, Hovorka R, et al. Consensus recommendations for the use of automated insulin delivery technologies in clinical Practice. Endocr Rev 2023; 44(2): 254–280.

Wolfsdorf JI, Allgrove J, Craig ME, Edge J, Glaser N, Jain V, et al.; International Society for Pediatric and Adolescent Diabetes. ISPAD Clinical Practice Consensus Guidelines 2014. Diabetic ketoacidosis and hyperglycemic hyperosmolar state. Pediatr Diabetes 2014; 5 (Suppl 20): 154–179.

KAPITEL

10 Infektiologie

Markus Knuf

10.1 Allgemeine Infektiologie

10.1.1 Diagnostik von Infektionskrankheiten

Infektionen spielen in der Pädiatrie eine herausragende Rolle. Wesentliches Standbein der infektiologischen Diagnostik sind **Blickdiagnosen** in Kombination mit **typischen Befundkonstellationen.**

Blickdiagnosen

Beispiele sind das pharyngokonjunktivale Fieber (PKF) (➤ Abb. 10.1) mit der Symptomtrias Fieber, Konjunktivitis und Pharyngitis. Hinzu kommen vergrößerte zervikale Lymphknoten und ggf. ein Exanthem. Das PKF wird hauptsächlich durch Adenoviren hervorgerufen. Es ist somit eine Erregerdiagnose quasi ohne Labor möglich.

Ein weiteres Beispiel sind die Masern, die nach einer Inkubationszeit von 8–10 Tagen mit der Symptomtrias Konjunktivitis, Husten (Bronchitis/Pneumonie) und Fieber unmittelbar vor Ausbruch des typischen makulopapulösen Exanthems (➤ Abb. 10.2) ein typisches klinisches Bild präsentieren.

Das makulopapulöse konfluierende Exanthem bei Masern ist pathognomonisch wegweisend und führt in der Zusammenschau mit Husten (Bronchitis/Pneumonie), Konjunktivitis, Fieber und einem Enanthem mit Koplik-Flecken (➤ Abb. 10.3) zur Diagnose.

Als drittes Beispiel sei die Hand-Fuß-Mund-Krankheit erwähnt (➤ Abb. 10.4).

Hier sind die Symptome Fieber, Enanthem der Mundschleimhaut mit Bläschen, vor allem im Bereich der Zunge, des harten Gaumens,

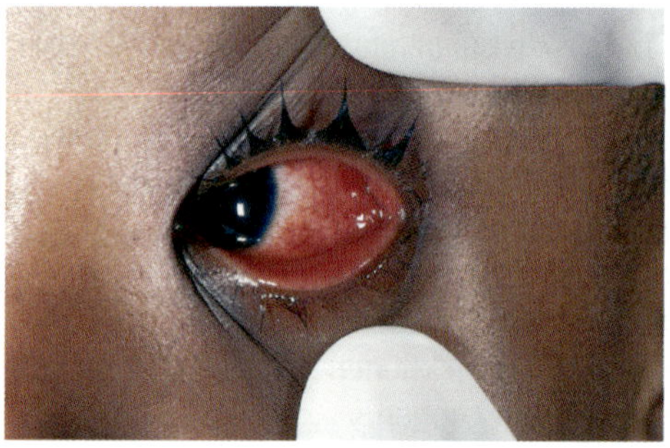

Abb. 10.1 Konjunktivitis bei pharyngokonjunktivalem Fieber durch Adenoviren [E539]

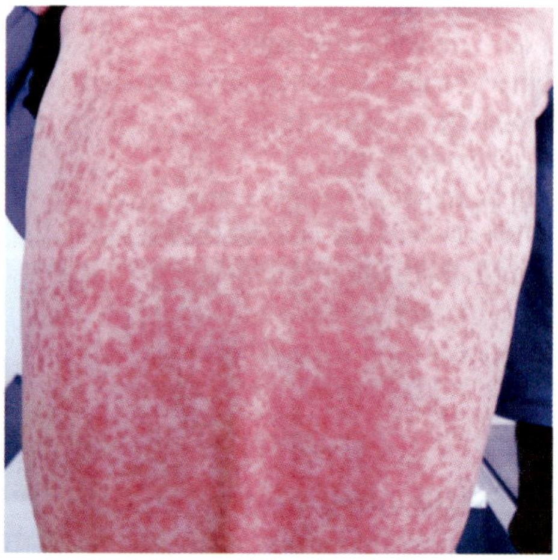

Abb. 10.2 Masern: makulopapulöses Exanthem [P516]

10

der Gingiva und der Wangenschleimhaut, sowie ein Exanthem mit Bläschenbildung an Handinnenflächen, Fußsohlen und Gesäß zu nennen. Die Hand-Fuß-Mund-Krankheit wird durch Enteroviren der Gruppe A verursacht. Hierzu gehören Coxsackie-A-Viren, das humane Enterovirus 71 und andere Serotypen.

Zu den primär durch eine Blickdiagnose zu diagnostizierenden Infektionskrankheiten gehören auch die Windpocken (Varizellen) (➤ Abb. 10.5) mit kurz vor Exanthemausbruch bestehendem Fieber sowie Kopf- und Gliederschmerzen. Die Inkubationszeit reicht von 10–21 (meistens 14–17) Tagen.

Es bilden sich dann im Bereich des Rumpfes und Gesichts, typischerweise aber auch des behaarten Kopfes, juckende rote Flecken, aus denen dann Knötchen und Blasen entstehen. Das Nebeneinander von Papeln, Krusten und Pusteln ist typisch (sog. Heubnersche Sternenkarte) für das Windpocken-Exanthem. Auch die Schleimhäute im Bereich des Mundes (hier vor allem des Gaumens), der Nase und der Augen können betroffen sein. Bei den Windpocken ist zu beachten, dass schwerwiegende Komplikationen wie eine Optikusneuritis, Zerebellitis oder Enzephalitis letztendlich auch bei mildem Exanthem zur Vorstellung in der Praxis oder Klinik führen können.

Als „Folgeerkrankung" der Windpocken und weitere Blickdiagnose ist Herpes zoster (Gürtelrose, Kopfrose) zu nennen. Nach einer Latenzphase kommt es zu einer Reaktivierung der Varicella-zoster-Viren (VZV), die nach Erstinfektion in den Spinalganglien verblieben sind. Bei etwa 90 % der Patienten bestehen Prodromalsymptome mit Schmerzen, Dysästhesien, Parästhesien sowie intermittierenden oder brennenden Missempfindungen. Die Symptome treten typischerweise 2–5 Tage vor den Hauterscheinungen auf. Dann kommt es zu einem (meist) unilateralen Erythem, das typischerweise ein bis drei Dermatome umfasst, mit makulopapulösen Effloreszenzen sowie gruppierten Bläschen (oft erst 1 Tag später), aus denen VZV nachweisbar sind. Nach 2–4 Wochen ist das Krankheitsbild hinsichtlich der Hauterscheinungen ausgeheilt. Langfristig können jedoch Schmerzen und Dysästhesien persistieren. Sonderformen sind Zoster ophthalmicus (7–17 %, steigende Inzidenz im Alter, 50 % mit Komplikationen) (➤ Abb. 10.6), Zoster oticus (Ramsay-Hunt-Syndrom) sowie Zoster generalisatus.

Eine weitere typische Blickdiagnose ist das Erythema infectiosum (Ringelröteln); ➤ Abb. 10.7 zeigt das typische Exanthem mit girlandenartigen Veränderungen. Der Erreger der Ringelröteln ist das Parvovirus B19.

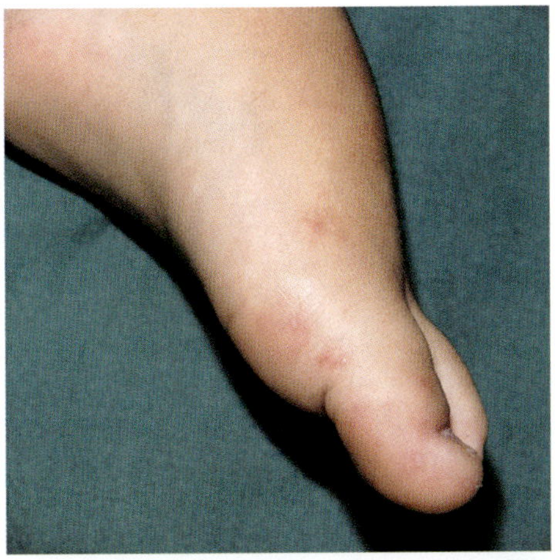

Abb. 10.4 Hand-Fuß-Mund-Krankheit mit typischen Vesikeln am Fuß [O530]

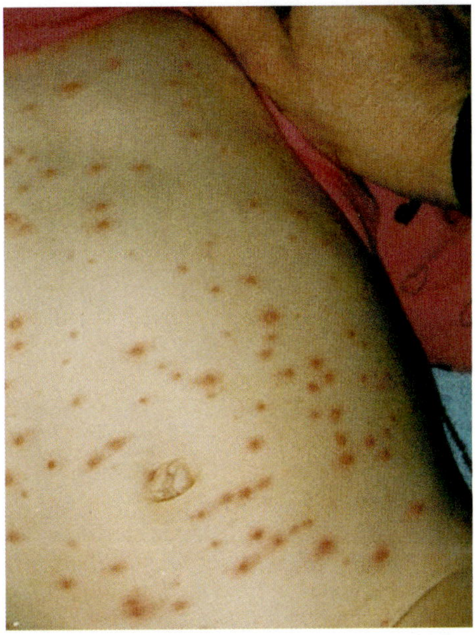

Abb. 10.5 Typisches Varizellen-Exanthem mit gleichzeitigem Auftreten von Pusteln, Papeln, und Krusten („Heubnersche Sternenkarte") [P516]

Bei Scharlach bestehen ein feinfleckiges Exanthem mit Aussparung der Mundpartie („periorale Blässe") sowie eine Tonsillopharyngitis, ein Enanthem und eine Himbeerzunge (➤ Abb. 10.8).

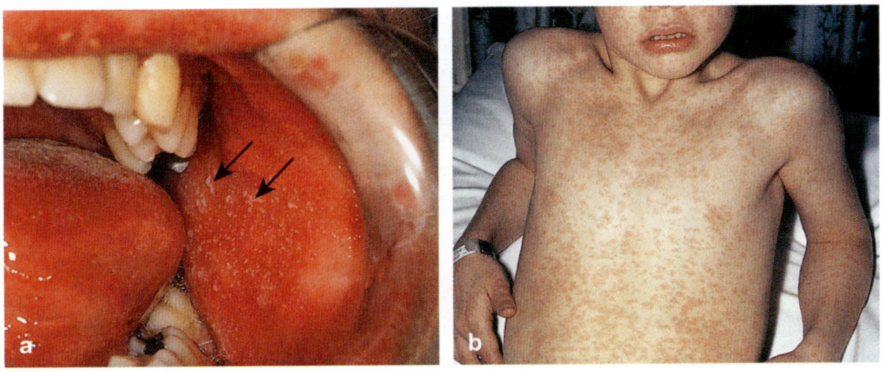

Abb. 10.3 Masern: Koplik-Flecken [E499-002]

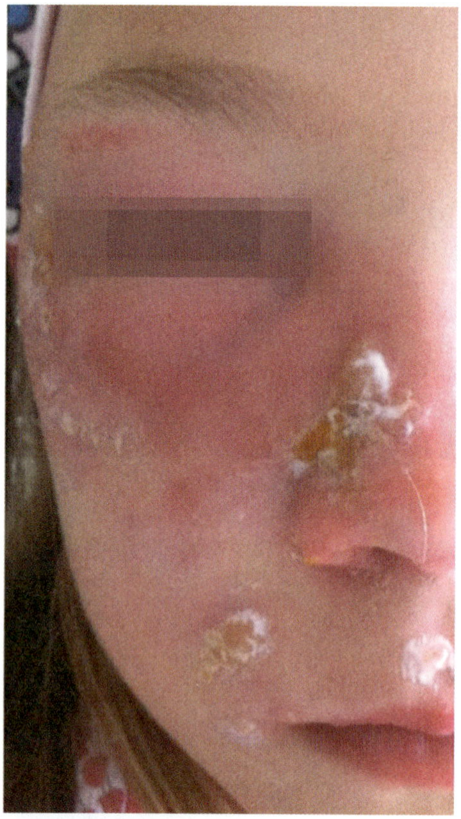

Abb. 10.6 Zoster ophthalmicus bei einem Schulkind (der rechte Stirnast des N. trigeminus ist nicht betroffen) [P516]

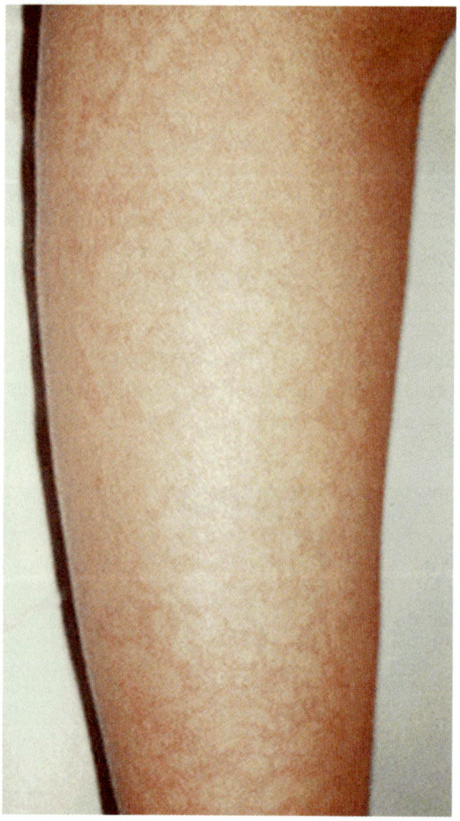

Abb. 10.7 Erythema infectiosum (Ringelröteln) [T1008]

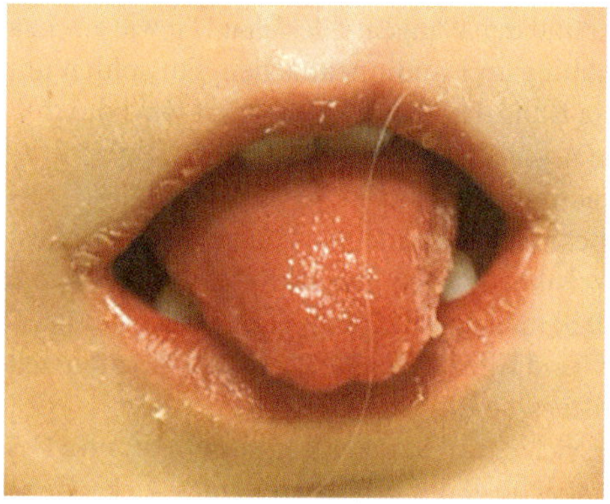

Abb. 10.8 Typische Himbeerzunge bei Scharlach [T1008]

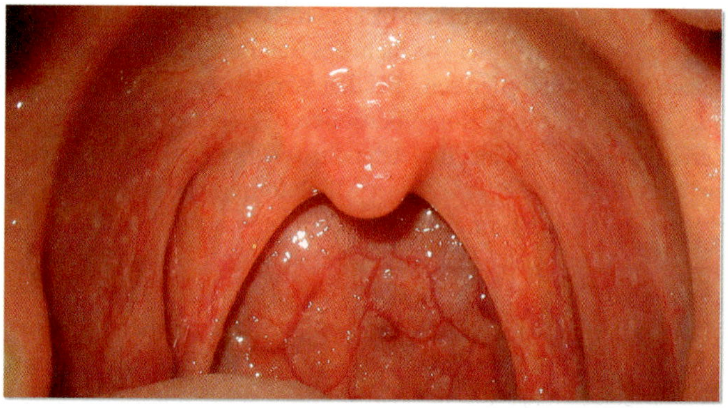

Abb. 10.9 Pharyngitis mit deutlicher Hyperämisierung und GAS-Nachweis [T1008]

In der Rekonvaleszenz kommt es zu einer Schuppung, besonders an den Händen. Herz, Nieren und Nervensystem können beteiligt sein. Scharlach ist von der unkomplizierten Tonsillopharyngitis abzugrenzen (➤ Abb. 10.9). Beide Krankheitsbilder werden durch β-hämolysierende Streptokokken der Gruppe A (GAS) hervorgerufen.

Im Vordergrund stehen bei Infektionskrankheiten im Kindes- und Jugendalter Fieber und Atemwegsinfektionen.

Fieber

➤ Tab. 10.1 gibt einen Überblick über häufige und seltene Ursachen für Fieber bei Kindern (und Jugendlichen).

Atemwegsinfektionen

Für Atemwegsinfektionen im Kindesalter sind überwiegend Viren verantwortlich. Die Unterscheidung kann gut klinisch vorgenommen werden. Typische Kriterien für die Unterscheidung viraler Atemwegsinfektionen von bakteriellen sind ➤ Tab. 10.2 zu entnehmen.

Ein weiteres typisches klinisches Symptom sind Petechien (und Sugillationen) (➤ Abb. 10.10).

Petechien können praktisch bei allen Viruserkrankungen passager und in milder Form auftreten. Daneben sind Bluterkrankungen oder Malignome (ITP, Leukämien) in Betracht zu ziehen. Unmittelbares Handeln

Tab. 10.1 Häufige und seltene Ursachen von Fieber bei Kindern (und Jugendlichen)

Häufig	Selten
Virusinfektionen mit polytopen Symptomen (Atemwege, Konjunktivitis, Exanthem u. a.)	Bakterielle Darminfektionen
Atemwegserkrankungen durch Viren	Kawasaki-Syndrom
Prodromalstadien von Virusinfektionen (z. B. Exanthema subitum, Varizellen, EBV u. a.)	Rheuma, inkl. rheumatisches Fieber, systemischer Lupus erythematodes (SLE) u. a.
Otitis media (häufig viral, seltener bakteriell)	Drug Fever
Gastroenteritis	Hämato-onkologische Erkrankungen (ALL, AML, Neuroblastom)
Tonsillopharyngitis	Intoxikationen
Harnwegsinfektionen	Endokrinologische Ursachen (z. B. Diabetes insipidus centralis)
Neugeboreneninfektionen, -sepsis (inkl. Frühgeborene), Bakteriämie	Periodische Fiebersyndrome
Bakterielle Atemwegsinfektionen	Endokarditis
Durstfieber bei Dehydratation	Malaria, andere reiseassoziierte Erkrankungen
Anstrengung/Bewegung	Sonnenbrand, Hitzschlag
	Selbst verursachtes/vorgetäuschtes Fieber
	Fieber unklarer Genese

ist bei Verdacht auf eine invasive Meningokokken-Erkrankung (IME) geboten. ➤ Abb. 10.11 gibt den typischen Verlauf einer IME wieder.

Box 10.1

Ursachen für Lymphknotenschwellungen im Kindes- und Jugendalter (mod. nach S1-Leitlinie Lymphknotenvergrößerung, AWMF-Registernummer 025-020)

1. Infektionen

- **Bakterien:**
  - Häufige bakterielle Infektionen: Strepto-, Staphylokokken
  - Nichttuberkulöse Mykobakteriosen (NTM/MOTT)
  - Tuberkulose (vor allem Lymphknotentuberkulose)
  - Bartonellose (Katzenkratzkrankheit)
  - Lues
  - Brucellose
  - Yersinien (Lymphadenitis mesenterialis)
  - Tularämie (Hasenpest, in Deutschland selten)
  - Zervikale Aktinomykose
- **Viren:**
  - EBV, CMV oder HSV
  - HIV, Masern-, Rötelnvirus (auch nach Impfungen)
  - reaktiv bei anderen Virusinfektionen (z. B. der oberen Luftwege)
- **Pilze:** Histoplasmose, Blastomykose, Kokzidioidomykose
- **Parasiten:** Toxoplasmose, Leishmaniose, Trypanosomen, Mikrofilarien

2. Maligne Erkrankungen

Leukämie, Non-Hodgkin-Lymphome, Hodgkin-Lymphom, Metastasen solider Tumoren

3. Lymphoproliferative Erkrankungen

„Posttransplant lymphoproliferative diseases" (PTLD), Morbus Castleman

Lymphknotenschwellung

Auch Lymphknotenschwellungen gehören zu den sehr wichtigen Symptomen bei Infektionskrankheiten im Kindesalter. ➤ Box 10.1 fasst die wesentlichen Ursachen zusammen.

Neben viralen und bakteriellen Infektionen sind bei Lymphknotenvergrößerungen immer auch Malignome oder lymphoproliferative Erkrankungen differenzialdiagnostisch anzusprechen.

Tab. 10.2 Kriterien zur Unterscheidung viraler von bakteriellen Atemwegsinfektionen

Kriterium	viral	bakteriell
Beginn	langsam-schleichend	plötzlich
Weitere Atemwegssymptome	fast immer	nicht immer
Muskelschmerzen	+++	+
(Hohes) Fieber	++	+++
Pulmonale Obstruktion	+(+)	–
Schweres Krankheitsgefühl	+	++
Auskultationsbefund „Pneumonie"	+	+++
Röntgenbefund	perihilär, interstitiell, diffus	lobär/segmental; interstitiell
Leukozyten	Leukopenie, Leukozytose (Lymphozytose, Monozytose)	Leukozytose, „Linksverschiebung"
CRP	mäßig erhöht	deutlich erhöht
BSG	leicht bis mäßig beschleunigt	deutlich beschleunigt

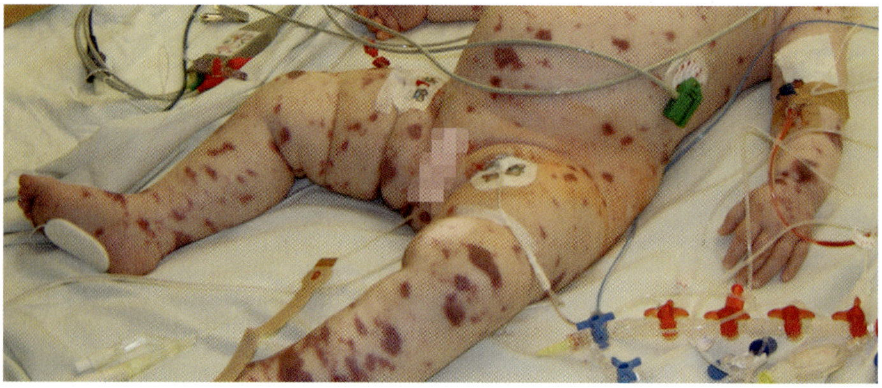

Abb. 10.10 Disseminierte Gerinnungsstörung bei invasiver Meningokokken-Erkrankung (IME) mit Petechien und Sugillationen [T1008]

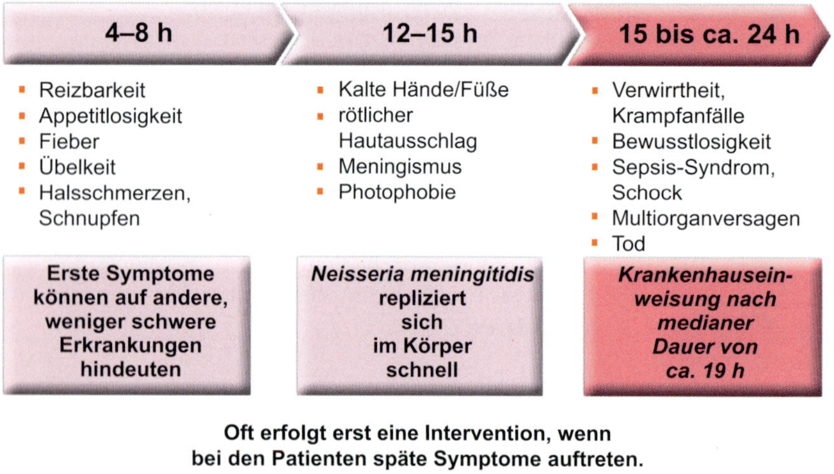

Abb. 10.11 Typischer Verlauf einer invasiven Meningokokken-Erkrankung (IME) [P516/V786]

Die meisten Viruserkrankungen gehen mit einem „unspezifischen" Exanthem einher. Zu den Differenzialdiagnosen bei viralen Infektionskrankheiten mit einem Exanthem gehören u. a. Krankheitsbilder wie Erythema exsudativum multiforme, Purpura Schönlein-Henoch, Erythema nodosum, die aufgrund der typischen Anamnese und des klinischen Befunds häufig gut von Infektionskrankheiten abzugrenzen sind.

MERKE

- Vor der Initiierung einer antiinfektiven Therapie (z. B. Antibiotika, antivirale Medikamente, Antimykotika) sollte möglichst immer eine spezifische **Infektionskrankheit** diagnostiziert werden!
- Die Diagnose einer Infektionskrankheit kann klinisch und/oder mittels einer infektiologischen (Mikrobiologie/Virologie) Labordiagnostik erfolgen!
- Der Einsatz von Antiinfektiva wird nicht ausschließlich durch Laborwerte indiziert!
- Antiinfektiva sind keine Antipyretika!
- In der Pädiatrie wird die Mehrzahl der Infektionskrankheiten durch Viren hervorgerufen!

Klinische Diagnose

Die klinische **Diagnose einer Infektionskrankheit** besteht aus drei Elementen:

1. Erreger
2. Erfolgsorgan
3. Expositionsanamnese/Grundkrankheit (Disposition)

Bei Kenntnis von zwei der drei genannten Faktoren kann auf den dritten geschlossen und eine kalkulierte antiinfektive Therapie begonnen werden.

Beispiele:

- Pneumonie (Erfolgsorgan) bei einem Jugendlichen (Expositionsanamnese) – wahrscheinlicher Erreger: Mykoplasmen.
- Nachweis von *Pneumocystis jirovecii* (früher: *P. carinii*) (Erreger) bei einer Pneumonie (Erfolgsorgan). Hier ist nach einem sekundären Immundefekt zu fahnden (Disposition/Grundkrankheit): z. B. HIV-Infektion/AIDS.

Labordiagnostik

Die **infektiologische Labordiagnostik** besteht aus vier Elementen:

1. Direkter mikrobiologischer Erregernachweis (Abstrich, Kultur)
2. Molekularbiologischer Erregernachweis
3. Serologische Verfahren – erregerspezifische T-Zellen-Schnellteste
4. Hilfsparameter: Blutbild, Differenzialblutbild, Akute-Phase-Proteine (z. B. CRP), Interleukine (z. B. IL-6, IL-8 u. a.), Procalcitonin [PCT] etc.

Direkter mikrobiologischer Erregernachweis

Zur Detektion von Mikroorganismen und Viren können folgende Untersuchungsmaterialien benutzt werden:

- Abstriche (Infektionsverdacht, Screening, Abstrichort und lokalen Befund beachten)
- Punktate und Aspirate (u. a. Liquor, Aszites, Gelenkflüssigkeit, Pleurapunktate, Abszessmaterial, Knochenmark, ggf. Direktpräparat)
- Liquor (auch Nachweis intrathekal gebildeter Antikörper: Neurolues, Neuroborreliose)
- Sekrete des Respirationstrakts (tiefe Atemwege)
- Drainage- und Spülflüssigkeiten
- Urin (Art der Probengewinnung vermerken, Kühlung!)
- Stuhl
- Biopsien und Gewebe
- Blutkulturen (vor antiinfektiver Therapie, ggf. mehrere Blutkulturen, periphere Vene, nicht aus zentralem Gefäßkatheter; allenfalls peripher – zentral zusammen: Katheterinfektion – „time to positivity", Lagerung und Transport beachten)
- EDTA-Blut (Blutparasiten: Malaria, Leishmanien, Trypanosomen, Mikrofilarien; Viruslast, Antigenämie)
- Serum (Serologien)
- Katheter- und Drainagespitzen (Kontaminationsrisiko, daher keine Routineuntersuchung)
- Proben mit hoher Dringlichkeit (Liquor bei V. a. Meningitis, Punktate bei V. a. Gelenkinfektionen, Endophthalmitis, bronchoalveoläre Lavage [BAL] bei schwerer Pneumonie, EDTA-Blut bei V. a. Malaria u. a.).

Für die mikrobiologische Diagnostik gelten folgende Grundsätze:

- Probengewinnung: Einsendungen von Abstrichen (Entnahmeort sollte möglichst am Ort des Infektionsgeschehens liegen), natives Material (Gewebe, Biopsien) geeigneter als Abstriche.
- Natives Material in einem sterilen Röhrchen in einer geringen Menge physiologischer Kochsalzlösung einsenden.
- Material nicht formalinfixieren oder einfrieren.
- Material aus der Pathologie ist häufig bakteriell kontaminiert (keine strenge Sterilität bei Verarbeitung).
- Punktate nicht in Blutkulturflaschen einsenden.
- Nativurin in Urinmonovette, keine sog. Uricults.

Begleitinformation für das Labor:

- Art des Untersuchungsmaterials und möglichst genaue Lokalisation
- Klinische Symptome
- Verdachtsdiagnose
- Fragestellung
- Ggf. Reiseanamnese, Immunstatus
- Wichtig: Therapie mit Antiinfektiva, ggf. welche

MERKE

Eine mikrobiologische Diagnostik gelingt dann besonders gut, wenn eine Blutkultur oder Materialprobe vor Einsatz eines Antiinfektivums gewonnen wird und diese mit kurzer Transportzeit im Labor ankommt.

Bezüglich des direkten mikrobiologischen Erregernachweises ist immer der zu erwartende Erreger bei der Auswahl des Entnahme- und Kulturmediums zu berücksichtigen. Im Zweifelsfall ist mit dem mikrobiologischen Labor Rücksprache zu halten, welches Entnahmemedium (z. B. bei V. a. Pertussis: Abstrich mit flexiblem Kalziumalginat- oder Dacron-Tupfer vom hinteren Nasopharynx, nicht Rachen!) geeignet ist, den Erreger auch tatsächlich zu identifizieren.

Es stehen verschiedene Nährmedien zur Verfügung. Man unterscheidet Selektivnährmedien (chemische Zusätze, Antibiotika, Balance zwischen Selektivität und zu starker Unterdrückung des Wachstums der Zielkeime) von Differenzialnährmedien/Chromogenagar (orientierende Identifizierung der Bakterien), Universalnährmedien (keine Wachstumshemmer), Optimalnährmedien (für sehr anspruchsvolle Bakterien) von Spezialnährmedien (Zusätze für spezielle Spezies-Identifizierung) und selektive Differenzialnährmedien (Kombination von Selektion und Differenzierung).

MERKE

Zu berücksichtigen ist, dass Chlamydien, Mykoplasmen, Borrelien oder *Treponema pallidum* (Syphilis) nicht kultivierbar sind. Für diese Bakterien sind alternative diagnostische Verfahren (PCR, Serologie) zu wählen.

Molekularbiologischer Erregernachweis

Hier sind die Polymerasekettenreaktion (PCR) und die Multiplex-PCR fest etablierte Verfahren. Die Vorteile einer PCR sind meist eine höhere Sensitivität sowie der Nachweis von schwer anzüchtbaren Bakterien. Nachteilig ist, dass sich keine Informationen über Resistenzen (Ausnahme multiresistente Tbc, MRSA, VRE, manche Carbapenemasen) gewinnen lassen. Eine begleitende Kultur ist daher trotzdem notwendig. Weitere molekularbiologische Verfahren sind: Pulsfeld-Gelelektrophorese (PFGE; genetische Verwandtschaft von Isolaten), Sequenzierung (Typisierungsmethode in der Virologie: z. B. Enteroviren), Genomsequenzierung.

Schnellteste – serologische Verfahren

Serologische Methoden weisen einen Erreger indirekt nach, d. h., es werden die gegen den Krankheitserreger (Vorsicht: Kreuzreaktionen!) gerichteten Antikörper und nicht der Krankheitserreger an sich nachgewiesen. Eine Infektion wird also indirekt diagnostiziert.

MERKE

Wichtig bei der Interpretation von serologischen Ergebnissen sind die Infektionsanamnese und der klinische Kontext!

Viele Infektionen weisen eine lang anhaltende Immunantwort und damit im Serum nachweisbare Antikörper auf. Es ist essenziell, eine frische von einer abgelaufenen Infektion zu unterscheiden. Folgende Methoden stehen dafür zur Verfügung:

- Nachweis eines IgG-Titer-Anstiegs: (2- bis) 4-facher Anstieg nach 2–4 Wochen, es sollten immer Serumpaare angestrebt werden (**keine IgG-Einzelbestimmungen!**)
- Nachweis von Immunglobulin M (IgM)
- Aviditätsbestimmung der Antikörper (Spezialuntersuchung)

Eine frische Infektion kann durch eine IgM-Einzelbestimmung diagnostiziert werden. IgM-Nachweise gelingen etwa 1 Woche nach Beginn der Inkubationszeit. Da in der Pädiatrie bei einigen sog. Kinderkrankheiten (z. B. Varizellen) lange Inkubationszeiten bestehen, gelingt der IgM-Nachweis oft schon zu Krankheitsbeginn. In der Regel persistieren IgM-AK für 4–8 Wochen.

Bei immunsupprimierten Patienten können sie aber monate- bis jahrelang persistieren. Ferner kann es durch **oligoklonale Stimulation** zu einer Langzeitpersistenz kommen (Borrelien, EBV, VZV u. a.), die damit eine akute Infektion vortäuscht. Daneben sind **Kreuzreaktionen** zwischen einzelnen Erregern bekannt (Viren der Herpesgruppe, zwischen Mumps- und Parainfluenzavirus)

Folgende serologische Verfahren stehen zur Verfügung:

- Neutralisationstest (hohe Spezifität)
- Hämagglutinations-Hemmtest (Titer: höchste Verdünnungsstufe des Patientenserums, bei dem keine Agglutination von Erythrozyten bei Zugabe einer definierten Virussuspension erfolgt)
- Enzymgekoppelter Immunadsorptions-Assay (ELISA)
- Immunoblot/Western Blot (z. B. Bestätigungstest zum Nachweis von Antikörpern, z. B. Borreliose, Yersiniose, HIV)
- Komplementbindungsreaktion (Verfolgung der Aktivität einer Infektion, weitgehend verlassen)
- Immundiffusion/Elek-Test (z. B. Nachweis toxinbildender Stämme von *C. diphtheriae)*

Der Nachweis **erregerspezifischer T-Zellen** ist nur wenigen Fragestellungen vorbehalten. Beispiele sind die Tuberkulosediagnostik (IGRA, Tuberkulin-Intrakutantest) oder spezielle Fragestellungen bei CMV- und Adenovirus-Infektionen (KMT).

Schnellteste sind Antigennachweise gegen oft virale Erreger und beruhen auf immunchromatografischen, meist auf Enzym-Immunoassays (EIA), z. B. RSV-, Influenza-Schnelltest. Grundsätzlich sind bei der infektiologischen Diagnostik und insbesondere bei der Verwendung von Schnelltestverfahren testtheoretische Grundlagen zu berücksichtigen. ➤ Abb. 10.12 zeigt eine Vierfeldertafel mit Angabe von Sensitivität und Spezifität.

Wichtig für den klinischen Alltag sind nicht so sehr die Sensitivität und Spezifität eines Testverfahrens (Qualitätsmerkmale des Testverfahrens), sondern vor allem sein positiver bzw. negativer Vorhersagewert. Ein positiver oder negativer Vorsagewert hängt vom gewählten Test, vor allem aber von der Erkrankungshäufigkeit ab.

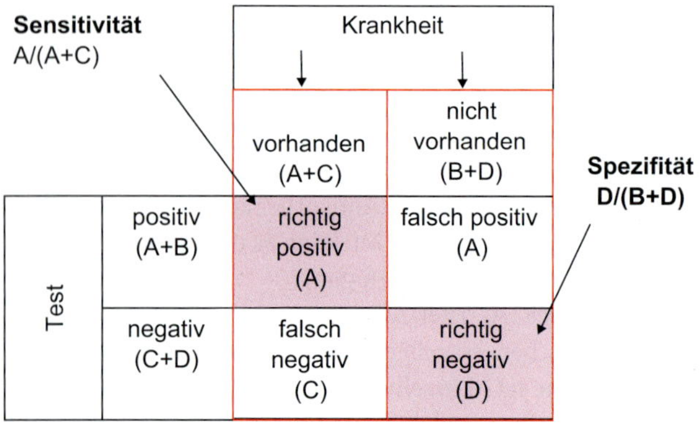

Abb. 10.12 Sensitivität und Spezifität [P516/V786]

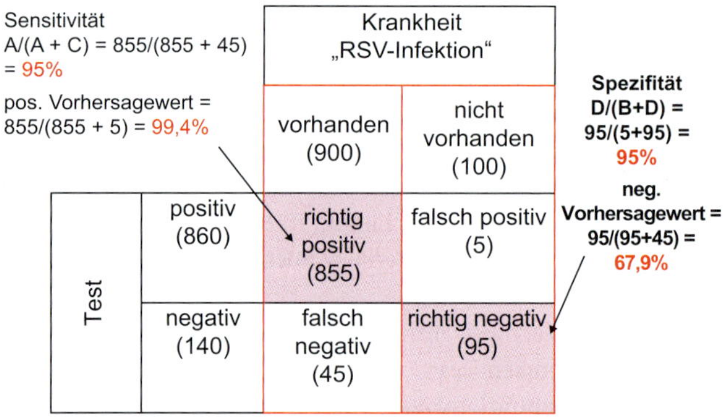

Abb. 10.13 Positiver und negativer Vorhersagewertbei Simulation eines RSV-Schnelltests [P516/V786]

Es ist daher besonders wichtig, eine geeignete „Klientel" für die Anwendung des Testverfahrens auszuwählen. Als Beispiel sei die Simulation eines RSV-Schnelltests genannt. RSV-Schnellteste weisen eine Sensitivität von 93–98 % sowie eine Spezifität von 92–97 % auf. Auf Basis der Sensitivität (➤ Abb. 10.13) lässt sich der positive Vorhersagewert ermitteln, wenn die Häufigkeit der Erkrankung bekannt ist. Bei einer Auswahl aus mit hoher Wahrscheinlichkeit an RSV-erkrankten Säuglingen (90 %) unter Annahme einer Sensitivität von 95 % und einer Spezifität von 95 % liegt der positive Vorhersagewert bei 99,4 %, der negative Vorhersagewert allerdings nur bei 67,9 %. Hieraus folgt, dass ein negatives Testergebnis nicht zweifelsohne als „negativ" im klinischen Kontext gewertet werden kann. In umgekehrter Weise ist die Anwendung eines simulierten RSV-Schnelltests in einer Population mit wenigen RSV-Infektionen nicht geeignet, um einen hohen positiven Vorhersagewert zu ermitteln.

Problematisch sind Influenza-Schnellteste, da diese häufig über eine schlechte Spezifität verfügen. In einer Metaanalyse lag die Sensitivität bei 73 %, die Spezifität bei 99 %. Ferner ist der Test (Testkit) an sich („das Produkt") zu berücksichtigen. ➤ Abb. 10.14 gibt Ergebnisse einer Ringversuchsanalyse wieder.

Mit zwei verschiedenen Proben (1 : 10 und 1 : 20 verdünnt) wurden in Abhängigkeit vom verwendeten Test höchst unterschiedliche Ergebnisse ermittelt. Dies ist bei der Interpretation von inkongruenten Befundlagen zu berücksichtigen.

Neben typischen klinischen Zeichen („Blickdiagnosen") führen Fieber und Zeichen einer systemischen Inflammation (SIRS, Entzündungszeichen – Biomarker) zur Diagnose. Beispielhaft hierfür ist das Toxic-Shock-Syndrom (TSS) (➤ Abb. 10.15).

Hier stehen hohes Fieber und dann nach kurzem Verlauf Zeichen eines septischen Schocks im Vordergrund.

Röntgendiagnostik bei Atemwegsinfektionen

Neben Laborparametern wie Blutbild und Differenzialblutbild, CRP u. a. werden zur Diagnose einer Pneumonie radiologische Verfahren eingesetzt. Zweifelsohne kann eine Röntgenuntersuchung des Thorax (a.-p.) hilfreich sein. Allerdings ist Vorsicht geboten, denn eine Erregerdiagnose ist mit der radiologischen Diagnostik trotz „typischer

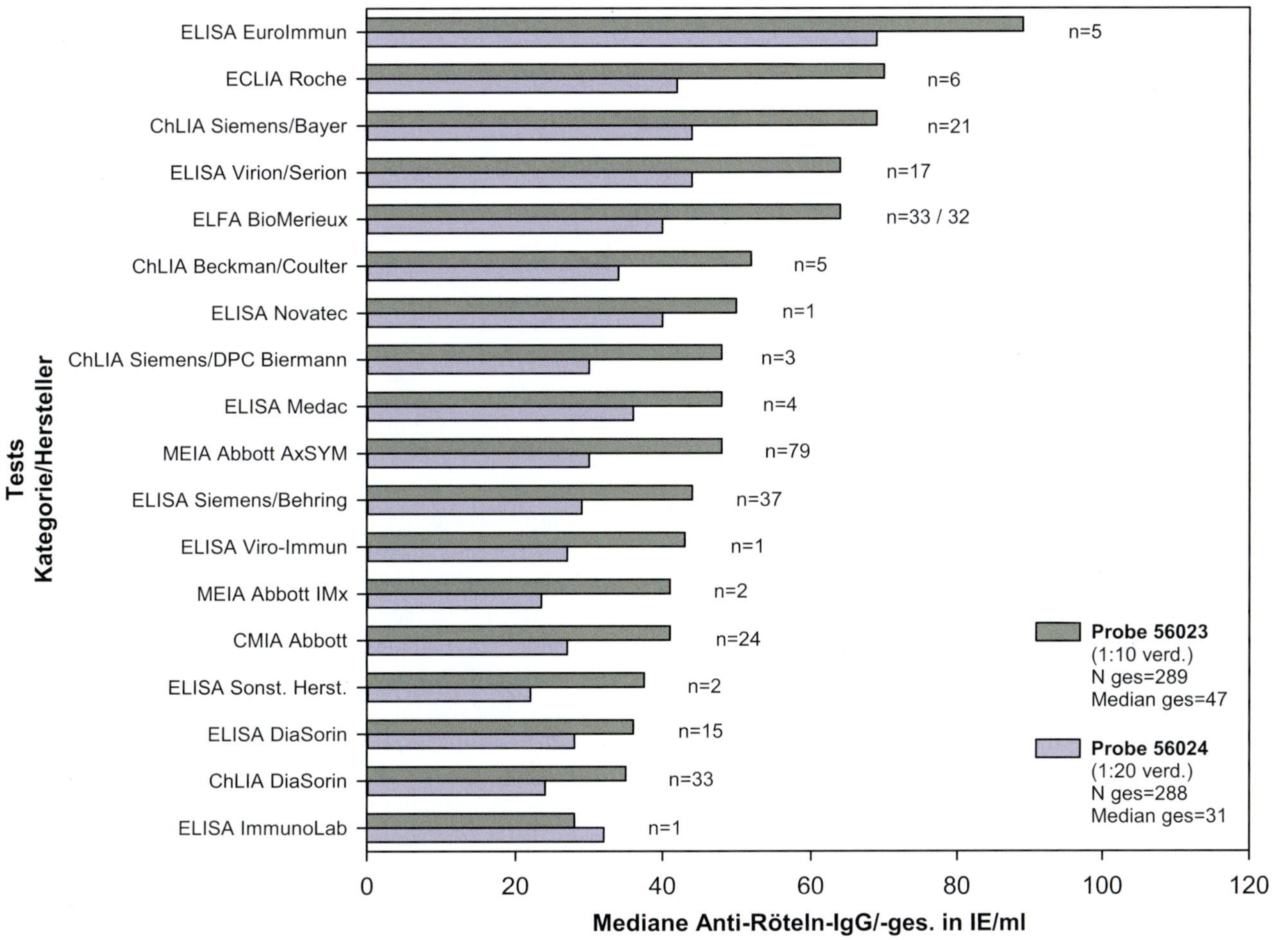

Abb. 10.14 Ringversuch Virusimmunologie Röteln (341) [W1054]

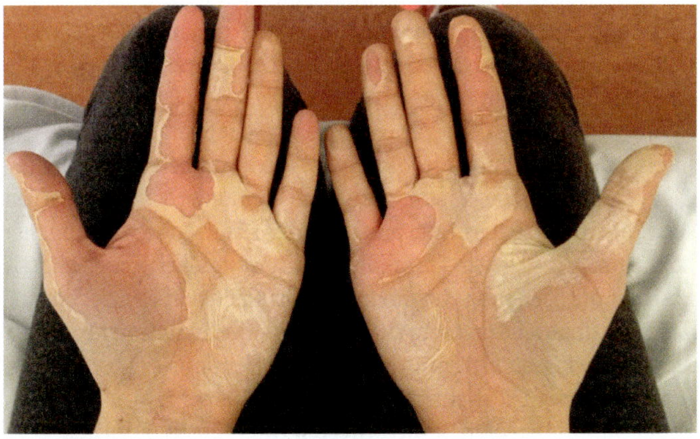

Abb. 10.15 Grob-lamelläre Hautschuppung an Handinnenflächen 1 Woche nach septischem Schock bei TSS [P516]

Befunde" nicht zuverlässig zu führen. Für den klinischen Alltag (pädiatrische „community-acquired pneumonia" [pCAP]) ist die Definition einer **Pneumonie,** bestehend aus der Trias „Fieber – Husten – Dyspnoe", sehr hilfreich. Eine Röntgenaufnahme des Thorax ist sinnvoll bei Patienten mit chronischen Erkrankungen (neuromuskuläre Erkrankungen, zystische Fibrose u. a.), soll aber nicht regelhaft bei Atemwegsinfektionen im Kindesalter eingesetzt werden.

Bezüglich der Biomarker („Entzündungszeichen") ist festzustellen, dass diese eine unterschiedliche Kinetik aufweisen (➤ Abb. 10.16) und zum Zeitpunkt einer etwaigen Diagnostik bereits wieder herunterreguliert worden sind. Hier bietet sich eine Verlaufskontrolle nach 24–48 h (CRP) an.

Gemeinhin werden die Biomarker zur Differenzierung zwischen viralen und bakteriellen Infektionen benutzt. Hierfür liegt eine Reihe von Untersuchungen vor. Der Sensitivitätsbereich ist höchst variabel und reicht von 17 bis 100 %. Hieraus folgt, dass auch bei Virusinfektionen (Adenoviren!) erhöhte Konzentrationen von Biomarkern im Blut gemessen werden können. Es konnte bislang kein Biomarker ermittelt werden, der klar zwischen bakterieller und viraler Infektion differenziert (und damit Auskunft über die Notwendigkeit einer antibiotischen Therapie gibt). Aktuell wird die Kombination verschiedener Biomarker (z. B. „tumour necrosis factor-related apoptosis-inducing ligand" [TRAIL], Interferon-γ induzierendes Protein 10 [IP10], CRP) zur besseren Differenzierung zwischen viraler und bakterieller Infektion wissenschaftlich evaluiert.

MERKE

Für die Diagnose einer Infektionskrankheit sind immer die Anamnese, das klinische Bild, die mikrobiologische Befundlage sowie hilfsweise der Einsatz von Biomarkern geeignet. Daneben gilt es die Epidemiologie von Erregern zu berücksichtigen (z. B. „Influenzawelle").

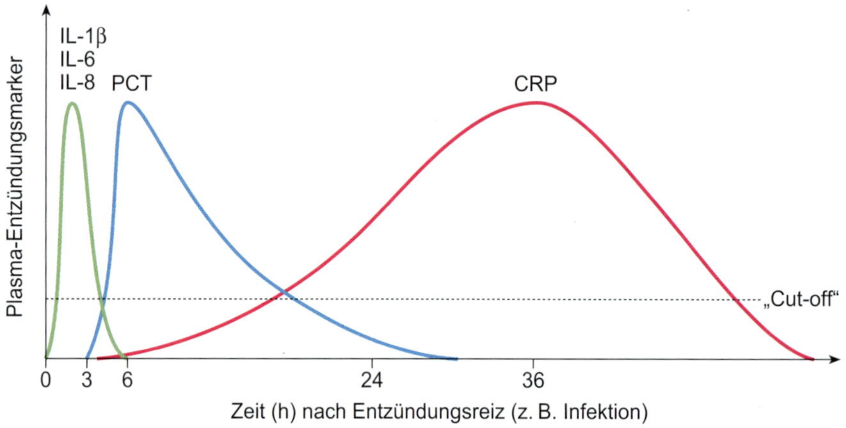

Abb. 10.16 Kinetik verschiedener Biomarker bei bakteriellen Infektionen (mod. nach Niehues 2017) [F705-011/L141]

Im Herbst und Winter ist die Kenntnis über den RSV- bzw. Influenzastatus sehr hilfreich, um eine Diagnose zu stellen. Entsprechende Netzwerke publizieren Daten hierzu. Ein Beispiel für eine veränderte Epidemiologie ist der **Keuchhusten.** In der Vergangenheit waren vor allen Dingen Kleinkinder mit „typischem Keuchhusten" betroffen. Nach der flächendeckenden Einführung der Pertussis-Impfung hat sich das Hauptmanifestationsalter verschoben; nunmehr sind vermehrt Jugendliche und Erwachsene betroffen, die jedoch nicht charakteristisch an Pertussis erkranken („atypischer Keuchhusten" – chronische Bronchitis). Aus diesem Grund wird die Diagnose häufig nicht gestellt, sodass Jugendliche bzw. Erwachsene dann noch nicht immunisierte Neugeborene und junge Säuglinge infizieren. Daher ist insbesondere bei jungen Säuglingen mit anfallsartigem Husten und Erbrechen, aber auch mit Atempausen, grau-blassem Hautkolorit und reduziertem Trinkverhalten immer auch an Pertussis zu denken. Pertussis stellt insbesondere bei Säuglingen eine lebensbedrohliche Erkrankung dar. Hier kann es zu einer Hyperleukozytose mit Leukozytenzahlen > 100/nl kommen. Die Hyperleukozytose wird vermutlich durch Pertussistoxin (PT) ausgelöst. Der Diagnostik von Keuchhusten kommt daher eine besondere Bedeutung zu. Die Pertussisdiagnostik besteht aus kulturellen Verfahren, PCR und Serologie. Zu Beginn der Erkrankung (Husten) sollte die Diagnose kulturell oder mittels PCR gesichert werden. Nach 2–4 Wochen kann eine Serologie (keine allgemeine Pertussisserologie! Antipertussis-IgM bzw. -IgG) angewendet werden. Bei Säuglingen und Kleinkindern ist eine Serologie gegen anti-PT nicht hilfreich und sollte daher nicht zum Einsatz kommen.

MERKE

- Bei Säuglingen und Kleinkindern wird die Diagnose „Pertussis" kulturell oder mittels PCR gesichert. Eine Serologie ist nicht sinnvoll.
- Eine allgemeine „Pertussisserologie" existiert nicht. Es erfolgt der AK-Nachweis gegen PT.

10.1.2 Ausbrüche von Infektionen und Pandemievorsorge

Infektionskrankheiten können als Epidemie, Endemie und Pandemie auftreten. Eine **Epidemie** ist definiert als das Auftreten von mehr Krankheitsfällen, spezifischen gesundheitsbezogenen Verhaltensweisen oder anderen gesundheitsbezogenen Ereignissen in einer Bevölkerung oder einer bestimmten Bevölkerungsgruppe, als üblicherweise zu erwarten wäre. Die sog. Hintergrundaktivität ist also für die Falldefinition „Epidemie" von großer Bedeutung; sie lässt sich nur bestimmen, wenn eine kontinuierliche Erfassung von Krankheitsfällen erfolgt. Epidemien und Ausbrüche sind i. d. R. örtlich und zeitlich eingrenzbar. Von einem Krankheitsausbruch spricht man im Allgemeinen, wenn die Anzahl von Personen mit einer bestimmten Infektionskrankheit in einer bestimmten Region und/oder einem bestimmten Zeitraum die erwartete Anzahl dieser Erkrankungen übersteigt.

Eine **Endemie** bezeichnet das konstante Auftreten einer bestimmten Erkrankung oder eines Erregers innerhalb eines geografisch definierten Gebiets oder einer definierten Bevölkerungsgruppe. Zuweilen gibt die Endemie die Prävalenz einer Erkrankung in einem bestimmten Gebiet oder einer definierten Bevölkerungsgruppe wieder.

Im Gegensatz zu einer Epidemie ist eine **Pandemie** ein gehäuftes Auftreten von Infektionskrankheiten, das weltweit oder über ein weites Gebiet mit Überschreiten internationaler Grenzen vorkommt. Ein aktuelles Beispiel mit Beginn in 2019 ist die SARS-CoV-2-Pandemie.

Ein wesentliches Instrument im Ausbruchsmanagement von Infektionen mit Pandemievorsorge ist die Krankheitsüberwachung (**Surveillance**). Eine systematische und kontinuierliche Datenerfassung, die Analyse und Interpretation der Daten sowie die Zugänglichkeit für Akteure im Gesundheitswesen ist dabei essenziell. Die Basis für die Erfassung von Infektionskrankheiten in Deutschland ist das **Infektionsschutzgesetz (IfSG) in der jeweils gültigen Fassung.** Ausbrüche lassen sich mithilfe von Interventions-, Querschnitt-, Kohorten- oder Fall-Kontroll-Studien analysieren:

- Bei **randomisierten, kontrollierten Interventionsstudien** („randomized controlled trials", RCTs) werden Probanden aus einer Population nach einem Zufallsverfahren einer Interventionsgruppe oder einer Kontrollgruppe zugeteilt. RCTs stellen in der Epidemiologie den höchsten Standard dar.
- **Querschnittstudien** („cross-sectional studies") untersuchen einen möglichen Zusammenhang zwischen einer Infektionskrankheit und bestimmten Variablen in einer Bevölkerungsgruppe zu einem definierten Zeitpunkt. Hiermit lässt sich die Prävalenz einer bestimmten Variable bestimmen.

- **Kohortenstudien** („cohort studies") sind Untersuchungen, die eine definierte Gruppe von Personen über eine bestimmte Zeitspanne beobachten.
- **Fall-Kontroll-Studien** („case control studies") vergleichen Probanden, die an einer bestimmten Infektionskrankheit leiden, mit einer geeigneten Kontrollgruppe, in der die Infektionskrankheit nicht vorkommt. Mittels statistischer Methoden lässt sich das relative Risiko (RR) (Verhältnis der Erkrankungsrate unter exponierten Studienteilnehmern im Vergleich zur Inzidenz dieser Rate unter nicht exponierten Studienteilnehmern) und das Chancenverhältnis („Odds Ratio" [OR]: Quotient der „Odds" einer Exposition bei Fällen geteilt durch die „Odds" der Exposition bei Kontrollen) ermitteln.

Voraussetzungen für eine Infektionskrankheit sind:

- Erreger
- Übertragungsvorgang
- Empfänglicher Wirtsorganismus

Die **Infektiosität** eines Erregers ist maßgeblich für die „Chance", einen potenziellen Wirt zu infizieren. Als Kontagiosität beschreibt man die Häufigkeit der Infektion. Die **Pathogenität** ist ein Maß für das „krankmachende Potenzial" des Erregers. Als **Virulenz** wird das Ausmaß der Pathogenität beschrieben. Die **Infektionsdosis** bezeichnet die Zahl der notwendigen Erreger, die zu einer Infektion führen. Ein weiterer wichtiger Faktor in diesem Zusammenhang ist das **Reservoir** (Wirt). Als Infektionsquelle gilt jener Teil des Reservoirs, der zum Ausgangspunkt einer neuen Infektion wird.

Bei der Beschreibung der **Übertragungs**vorgänge gilt es die direkte von einer diaplazentaren (vertikalen) Übertragung sowie von einer indirekten Übertragung über Vehikel (Lebensmittel, Wasser, ärztliche Instrumente, Fremdkörper u. Ä.) oder einen Vektor (z. B. Insekten, Nagetiere) zu unterscheiden. Daneben ist auch eine Infektion indirekt durch die Luft (z. B. Varizellen, Tuberkulose u. a.) denkbar. Die Empfänglichkeit eines Wirtsorganismus hängt von der Konstitution des Immunsystems (primärer oder sekundärer Immundefekt?) sowie der angeborenen bzw. spezifischen Immunität ab. Die vergleichsweise hohe Inzidenz von Infektionen durch bekapselte Erreger *(S. pneumoniae, N. meningitidis,* früher: *Haemophilus influenzae Typ b)* bei Säuglingen und Kleinkindern wird u. a. durch spezifische Defekte (Mutationen) in der Signaltransduktionskaskade der **angeborenen Immunität** (z. B. IRAK-4, MyD88 u. v. m.) erklärt. Im weiteren Verlauf des Lebens können diese dann durch redundante Mechanismen der adaptiven Immunität kompensiert werden.

Eine **spezifische Immunität** kann durch frühere durchgemachte Infektionen mit demselben Erreger oder aktiv durch Impfung bzw. passiv durch spezifische Immunglobuline erreicht werden.

Zur **Bekämpfung von Pandemien** werden nationale erregerspezifische Pandemiepläne veröffentlicht. Pandemiepläne sind umfangreiche wissenschaftliche Ausarbeitungen, die der Vorbereitung auf eine mögliche Pandemie einer bestimmten Infektionskrankheit (z. B. Influenza) dienen. Pandemieplanungsaktivitäten finden sowohl auf internationaler Ebene (World Health Organization, WHO) oder im europäischen Zentrum für Krankheitsüberwachung und Prävention (European Center for Disease Prevention and Control, ECDC) als auch auf nationaler (Robert Koch-Institut, RKI) und regionaler (Landesbehörden) Ebene statt. Beispielhaft sei die Influenzapandemieplanung genannt, die bereits 2005 in einen nationalen Pandemieplan mündete und weiter aktualisiert wird. Der Influenzapandemieplan besteht aus einem Teil 1 (Strukturen und Maßnahmen) und einem Teil 2 (wissenschaftliche Grundlagen). So werden wesentliche Daten zur Epidemiologie der Influenza, zu den virologischen Grundlagen und zum diagnostischen Nachweis, Surveillance-Konzepte und Studien, eine Risikoeinschätzung während einer Pandemie und das klinische Bild der Influenza dargestellt. Daneben sind Ausführungen zu nichtpharmakologischen Maßnahmen, Impfstoffkonzepten und pandemierelevanten Arzneimitteln und fachliche Grundlagen der Kommunikation Teil der Pandemieplanung. Unter www.rki.de ist die jeweils aktuelle Pandemieplanung einsehbar.

10.1.3 Nosokomiale Infektionen

Eine nosokomiale Infektion ist eine Infektion mit lokalen oder systemischen Infektionszeichen als Reaktion auf das Vorhandensein von Erregern oder ihrer Toxine, die im zeitlichen Zusammenhang mit einer stationären oder ambulanten medizinischen Maßnahme steht, soweit die Infektion nicht bereits vorher bestand. In § 23 IfSG finden sich Informationen zur Bekämpfung nosokomialer Infektionen sowie die Liste der zu erfassenden nosokomialen Infektionen und Krankheitserreger mit speziellen Resistenzen und Multiresistenzen.

Wesentlich für die Definition einer nosokomialen Infektion ist der zeitliche Zusammenhang, weniger ein kausaler Zusammenhang in Bezug auf eine medizinische Maßnahme. Bestimmte Maßnahmen (Intensivtherapie, immunsuppressive Behandlung u. a.) können dazu führen, dass bei Patienten das Risiko für Infektionen durch Erreger steigt, mit denen sie bereits zuvor besiedelt waren.

Hierbei handelt es sich um sog. **endogene Infektionen.** Die Inkubationszeit ist geeignet zur Abgrenzung einer nosokomialen von einer ambulant erworbenen Infektion. Beispielhaft sei die RSV--Infektion genannt. Wenn ein Patient ab dem 5. Tag seines stationären Aufenthalts symptomatisch wird, so ist von einer nosokomialen Infektion auszugehen. Nosokomiale Infektionen können sich auch nach der Entlassung manifestieren.

Prävention nosokomialer Infektionen (NI)

Die Kommission für Krankenhaushygiene und Infektionsprävention (KRINKO) beim RKI hat Empfehlungen zur NI-Prävention sowie zu betrieblich-organisatorischen und baulich-funktionalen Maßnahmen der Hygiene in Krankenhäusern und anderen medizinischen Einrichtungen formuliert. Zu diesen Maßnahmen gehören:

- Identifikation patientenbezogener **Risikofaktoren** für NI: Risikofaktoren, die vom Patienten ausgehen, sind z. B. angeborene oder erworbene Immundefekte, eine immunsuppressive Therapie, eine gestörte Barrierefunktion von Haut und Schleimhäuten (z. B. nach Operationen), bei Frühgeborenen mit einem Geburtsgewicht < 1.500 g, nach Verbrennungen und Verbrühungen. Der Einsatz von Fremdkörpern (Katheter, Gastrostomien, Shunts, invasive Beatmung u. a.) erhöht das Risiko für eine NI ebenso wie der langfristige Einsatz von Antiinfektiva.

- **Personelle Voraussetzungen:** Hygienefachpersonal soll in ausreichender Zahl in einer Klinik zur Verfügung stehen und regelmäßig auf den Stationen präsent sein. Das Hygienefachpersonal arbeitet eng mit dem Krankenhaushygieniker, der Mikrobiologie sowie der Virologie zusammen. Eine zeitnahe Kommunikation von mikrobiologischen bzw. virologischen Befunden, ggf. ein gezieltes Kolonisationsscreening zur Erkennung einer Besiedelung mit bestimmten multiresistenten Erregern, sowie die enge Zusammenarbeit mit Antibiotic-Stewardship-Teams (ABS) und ABS-beauftragten Ärzten stellen wesentliche Elemente zur Verhinderung von NI dar.
- **Strukturell-organisatorische Voraussetzungen:** Hierzu gehören ein abteilungsspezifischer Hygieneplan, Hygienedatenblätter, Standardarbeitsanweisungen (SOPs) zu hygienerelevanten Arbeitsabläufen, festgelegte Konzepte für die Einarbeitung, Schulung und das praktische Training neuer Mitarbeiter in Bezug auf die Standards der Infektionsprävention, die Verfügbarkeit von Spendern zur Händedesinfektion, die Bereitstellung von erforderlicher Schutzkleidung und viele weitere Maßnahmen.
- **Baulich-funktionelle Voraussetzungen** zur Isolierung etwaiger kontagiöser Patienten müssen in ausreichender Zahl vorhanden und entsprechend ausgestattet sein.
- Für Patienten mit einem besonderen Risiko (Onkologie, zystische Fibrose u. a.) muss sichergestellt sein, dass es nicht zu einer Erregerexposition aus dem **Trinkwasser** kommt (z. B. Legionellen, *Pseudomonas aeruginosa,* atypische Mykobakterien u. a.).
- **Maßnahmen in der Basishygiene:** Maßnahmen der Basishygiene (früher: Standardhygiene) werden bei jedem Kontakt zum Patienten und seiner Umgebung durchgeführt, damit eine Übertragung von Infektionserregern auf Patienten oder Personal verhindert wird. Zu den Basismaßnahmen gehören insbesondere Händedesinfektion, der gezielte Einsatz von viruziden Händedesinfektionsmitteln sowie der Gebrauch der persönlichen Schutzausrüstung beim Umgang mit Blut, Körperflüssigkeiten, Exkreten und Sekreten; Maßnahmen der **Kontaktisolierung, aseptisches Vorgehen** bei allen invasiven Maßnahmen und bei der Erhaltungspflege von Kathetern, Drainagen usw., aseptisches Vorgehen bei der Rekonstitution von Arzneimitteln und der Zubereitung von Mischinfusionen sowie die sichere Injektions- und Infusionspraxis.

Die Maßnahmen der Basishygiene sollten mit den Hygienefachkräften für die jeweiligen Bereiche detailliert ausgearbeitet und besprochen werden.

- **Persönliche Schutzausrüstung (PSA):** Hierzu gehört ein Mund-Nasen-Schutz (MNS), der ggf. erregerabhängig als partikelfiltrierende Halbmaske (FFP) angewendet werden sollte. Weitere Ausrüstungsgegenstände sind medizinische Einmalhandschuhe sowie Kittel. Es muss betont werden, dass alle Maßnahmen der individuellen sorgfältigen Händedesinfektion nachzuordnen sind und diese nicht durch eine Scheinsicherheit konterkarieren dürfen.

Surveillance nosokomialer Infektionen

Die Überwachung von NI beinhaltet die Erfassung von Ereignissen nach einheitlichen Definitionen mit standardisierten Methoden sowie die Analyse der Ergebnisse mittels Größeninzidenzdichte (NI pro 1.000 Patiententage) oder Inzidenzrate (NI pro 1.000 Anwendungstage, z. B. von zentralen Gefäßkathetern). Die Ergebnisse müssen dem Behandlungsteam rückgemeldet werden.

Kliniken für Kinder und Jugendliche sollen über eine **Besucherregelung** verfügen, die einerseits die medizinischen und psychosozialen Gründe für die Anwesenheit von Vertrauenspersonen im Krankenhaus gewährleistet, andererseits aber Patienten, Angehörige und Mitarbeiter schützt bzw. dafür sorgt, dass bestimmte Infektionen wie z. B. Varizellen, Masern, RSV oder Influenza nicht in die Klinik eingetragen werden.

Praxistipp

- Empfehlungen der Kommission für Krankenhaushygiene und Infektionsprävention (KRINKO): rki.de/DE/Content/Infekt/Krankenhaushygiene/Kommission/kommission_node.html
- Risikocharakterisierung intensivmedizinisch behandelter Früh- und Neugeborener und Daten zur Ist-Situation in deutschen neonatologischen Intensivpflegestationen 2013 – Fachliche Erläuterungen zum Epidemiologischen Bulletin 42/2013: www.rki.de/DE/Content/Infekt/Krankenhaushygiene/Kommission/Downloads/Neo_Monographie.html

10.1.4 Prävention von Infektionskrankheiten inkl. Impfungen

Hygiene- und Barrieremaßnahmen

Krankheitserreger wie Bakterien oder Viren können durch direkten oder indirekten Kontakt, parenteral sowie durch Tröpfchen (< 2 m) oder Aerosole (> 2 m) übertragen werden. ➤ Tab. 10.3 gibt Beispiele für Übertragungswege relevanter Krankheitserreger. Ferner ist die Wiederzulassung zu Gemeinschaftseinrichtungen nach Infektionskrankheiten im Sinne des IfSG mit Bedacht vorzunehmen.

Wesentlich für die Prävention von Infektionskrankheiten ist die Vermittlung von Kenntnissen über Inkubationszeiten, Ansteckungswege bzw. Dauer der Kontagiösität. Im Mittelpunkt steht die **Händehygiene** bzw. die Schaffung einer Barriere (Isolierung). Hygienisches Verhalten gilt für alle Akteure in der Ambulanz bzw. in der Klinik: Ärzte, Pflegende, medizinisches Fachpersonal, Angehörige und Patienten. In ➤ Tab. 10.4 sind erregerspezifische Isolierungsmaßnahmen aufgeführt.

Tab. 10.3 Beispiele für Übertragungswege relevanter Krankheitserreger

Übertragungsweg	Anmerkung	Beispiele
Kontakt	Hände, aber auch indirekt über kontaminierte Oberflächen, Gegenstände, Medizinprodukte Sonderform: gemeinsames Reservoir in der Patientenumgebung, z. B. *Pseudomonas aeruginosa* aus kontaminierten Wasserleitungen	*S. aureus,* virale Atemwegserreger
Fäkal-oral	Hände, kontaminierte Oberflächen/Gegenstände, kontaminiertes Wasser	Norovirus, Rotavirus, enterohämorrhagische *E. coli, Campylobacter* spp., Salmonellen, *C. difficile,* Hepatitis-A-Virus
Tröpfchen	Partikel/Sekrete mit einem Durchmesser zwischen 10 und 100 µm über eine Distanz von max. 2 m (Husten, Niesen, Schreien)	RSV, Pneumokokken, *M. pneumoniae, B. pertussis, N. meningitidis*
Aerogen	Partikel/Sporen < 5 µm Durchmesser über eine Distanz von > 2 m	*Aspergillus*-Sporen, VZV, Masernvirus, *M. tuberculosis*
Parenteral	Nadelstichverletzung, „Needle-Sharing" bei Drogenabhängigen, kontaminierte Parenteralia (Arzneimittel, Infusionslösungen), unzureichende Antisepsis und Asepsis bei Injektionen und Punktionen	Hepatitis-B-Virus, Hepatitis-C-Virus, HIV

Tab. 10.4 Erregerspezifische Isolierungsmaßnahmen

Erreger	Inkubationszeit	Ansteckungsweg	Isolierung
Pneumokokken	3–5 Tage	Tröpfcheninfektion	Basishygiene
B. pertussis	7–20 Tage (meist < 10 Tage)	Tröpfcheninfektion	Kontaktisolierung, Kohortenisolierung, MNS bei engem Kontakt (< 1,5 m). Vorsicht: Übertragung durch asymptomatische immune Kontaktpersonen, ggf. Riegelungsimpfung, ggf. Postexpositionsprophylaxe (PEP)
EBV	2–7 Wochen	Tröpfcheninfektion	Basishygiene
Influenzavirus	1–3 Tage	Tröpfcheninfektion, aerogen	Einzelzimmer, ggf. Kohortenisolierung, persönliche Schutzausrüstung, bei Bronchoskopie: FFP2-filtrierende Schutzmaske
Masernvirus	8–12 Tage bis zu Prodromi, 14 Tage bis zu Exanthem	aerogen, Tröpfcheninfektion	Einzelzimmer
Mumpsvirus	12–25 Tage	Tröpfcheninfektion	Einzelzimmer, ggf. Kohortenisolierung
N. meningitidis	1–4 (–10) Tage	Tröpfcheninfektion	Einzelzimmer (24 h), Schutzausrüstung, Umgebungsprophylaxe
Norovirus	6–48 h	fäkal-oral, Aerosole bei Erbrechen	Einzelzimmer, Kohortenisolierung, Schutzausrüstung
Parvovirus B19	4–14 Tage, max. 21 Tage	Tröpfcheninfektion, Blut(produkte), hohe Tenazität!	Einzelzimmer (bei Immunsuppression), kein Kontakt zu Patienten mit Hämoglobinopathie, Schutzausrüstung, Vorsicht: Schwangere!
RSV, hMPV	3–6 Tage	Tröpfcheninfektion, Gegenstände, Konjunktiven	Einzelzimmer, Kohortenisolierung, Schutzausrüstung
Rotavirus	1–3 Tage	fäkal-oral	Einzelzimmer, Kohortenisolierung, Schutzausrüstung
Sepsis/Wundinfektionserreger	wenige Tage bis viele Monate	Kontakt	Basishygiene, Kontaktisolierung
M. tuberculosis	4 Wochen	aerogen, wenn offene Tbc	Isolierzimmer (Unterdruck), FFP2-Schutzmaske/Schutzausrüstung
VZV	14–21 Tage	aerogen, Tröpfcheninfektion, Kontakt zu Bläschen	Isolierzimmer (Unterdruck)

hMPV: humanes Metapneumovirus

Zur Kontrolle von Infektionskrankheiten gehört auch die Meldung nach § 6 IfSG von meldepflichtigen Krankheiten bzw. meldepflichtigen Krankheitserregern (§ 7 IfSG).

Impfungen

Infektionskrankheiten können durch eine **aktive oder passive Immunisierung** verhindert werden. Weitere Effekte sind die Abschwächung bzw. Verhinderung von Komplikationen bei Infektionskrankheiten (z. B. Varizellen-Impfung), die Verhinderung von Folgekrankheiten

10

wie hepatozelluläres Karzinom oder Gebärmutterhalskrebs (Hepatitis-B-, HPV-Impfung), Einsatz als Riegelungsimpfung (z. B. Meningokokken-Impfungen) oder die Induktion einer Herdenimmunität (Impfung gegen bekapselte Erreger, Rotavirus-Impfung). Schutzimpfungen werden von der Ständigen Impfkommission (STIKO) (www.stiko.de) am RKI beraten und jährlich publiziert (Epidemiologisches Bulletin Nr. 04 des jeweiligen Jahres).

Die öffentliche Empfehlung von Schutzimpfungen erfolgt auf der Grundlage von § 20 IfSG. Neben den empfohlenen Standardimpfungen sind auch individuelle Impfindikationen denkbar.

Zur Verfügung stehen **Lebendimpfstoffe** (enthalten vermehrungsfähige, attenuierte Erreger) und sog. **Totimpfstoffe** (inaktivierte Impfstoffe, die komplette, abgetötete Mikroorganismen, gereinigte oder rekombinant hergestellte antigene Strukturen oder abgewandelte Virulenzfaktoren wie z. B. Toxoide beinhalten). Neben den eigentlichen Impfantigenen enthalten die Impfstoffe meist weitere Substanzen wie Lösungsmittel, Adjuvanzien, Stabilisatoren, Konservierungsmittel und u. U. auch Spuren von Antibiotika. Die genaue Zusammensetzung der Impfstoffe ist den Fachinformationen zu entnehmen. Quecksilberverbindungen (Thiomersal), die früher als Stabilisatoren von inaktivierten Impfstoffen dienten, werden heute für allgemein empfohlene Impfungen nicht mehr verwendet. Man unterscheidet grundsätzlich zwischen oral, nasal oder parenteral anwendbaren Impfstoffen.

Zur **Injektionstechnik** hat die STIKO Empfehlungen veröffentlicht (Schmerzreduktion). Die Impfstelle sollte vor der Injektion mit einer alkoholischen Lösung (70 %) desinfiziert werden und wieder trocknen. Vor der Injektion des Impfstoffs sollte nicht aspiriert werden. Im Säuglingsalter ist der M. vastus lateralis (anterolateraler Oberschenkel) die Impfstelle, die mit dem geringsten Risiko einer Verletzung von Nerven und Gefäßen assoziiert ist. Alternativ bietet sich der M. deltoideus an. Aktive Immunisierungen in den Glutealbereich werden wegen der Gefahr einer Verletzung des N. ischiadicus und der geringen Antikörperantwort (z. B. nach Hepatitis-B-Impfung) nicht mehr empfohlen. Um möglichst wenige Injektionen zu verabreichen, sollten Kombinationsimpfstoffe verwendet werden.

➤ Abb. 10.17 gibt den aktuellen **Impfkalender** der STIKO (2023) wieder.

Praxistipp

Ferner wird auf die jeweils aktuellen SARS-CoV-2-Impfempfehlungen der STIKO für Kinder und Jugendliche verwiesen (vgl. auch ➤ Kap. 10.3.62): www.rki.de/DE/Content/Infekt/Impfen/ImpfungenAZ/COVID-19/Impfempfehlung-Zusfassung.html

In bestimmten Situationen können **Simultanimpfungen** (aktiv-passiv) sinnvoll sein. Hierzu gehört die postnatale Hepatitis-B-Impfung bei Neugeborenen von HBsAg-positiven Müttern sowie die simultane Tetanusimpfung nach Verletzung bei unzureichendem Impfschutz. Passive Immunisierungen spielen, abgesehen von der RSV-Immunisierung bei extrem Frühgeborenen, kaum noch eine Rolle.

Jede Impfung sollte exakt dokumentiert werden. Bei Personen ohne Immundefizienz wird nach der Durchführung einer empfohlenen Standardimpfung keine AK-Bestimmung empfohlen.

Impflücken sollten bei jeder sich bietenden Gelegenheit durch Nachimpfungen geschlossen werden. Es gilt die Regel: „Jede Impfung zählt." Auch bei längeren Intervallen zwischen einzelnen Impfungen muss eine Grundimmunisierung nicht neu begonnen werden. Die STIKO hat hierzu instruktive Empfehlungen publiziert.

Bei den Impfnebenwirkungen werden lokale von systemischen Reaktionen unterschieden. Zu den häufigsten systemischen Reaktionen gehören subfebrile Temperaturen oder Fieber.

Impfnebenwirkungen

Impfnebenwirkungen lassen sich wie folgt kategorisieren:

- **Lokale und allgemeine Reaktionen:** Diese Ereignisse (Schmerz an der Einstichstelle, Rötung und Schwellung im Bereich der Einstichstelle, Fieber u. a.) werden generell als Ausdruck der normalen Auseinandersetzung des Organismus mit dem Impfstoff verstanden. Kenntnisse über Art und Häufigkeit der Reaktion resultieren aus klinischen Studien im Zusammenhang mit der Zulassung eines neuen Impfstoffs oder aus klinischen Beobachtungen nach der Markteinführung.
- **Komplikationen:** Der Übergang von „üblichen" Reaktionen zu Komplikationen ist fließend. Komplikationen sind klar der Impfung bzw. den Impfungen zuzuordnen. Es besteht ein gesicherter ursächlicher oder ein überwiegend als wahrscheinlich anzusehender Zusammenhang nach Impfungen in Bezug auf eine Impfkomplikation. Beispiele sind eine postvakzinale Anaphylaxie oder eine Neuritis nach Tetanus-Impfung. Das Risiko „Komplikation" haftet der Impfung in solchen Fällen spezifisch an. Insbesondere die Masern-Impfung wird in der Öffentlichkeit häufig als komplikationsträchtig diskutiert.
- **Krankheiten, Krankheitserscheinungen in (noch) ungeklärtem oder nicht vollständig geklärtem („Assoziation") ursächlichem Zusammenhang mit der Impfung:** Hierbei handelt es sich um Ereignisse nach Impfungen mit begrenzten Studienergebnissen. Es werden Krankheiten oder Krankheitserscheinungen im zeitlichen Zusammenhang mit einer Impfung dargestellt, bei denen jedoch weder klare Evidenz für noch gegen einen ursächlichen Zusammenhang vorliegt. Hierzu gehört z. B. das Auftreten des Kawasaki-Syndroms nach Impfung. Die Auswertung von klinischen Studien legt einen (statistisch nicht signifikanten) Zusammenhang zwischen der Impfung mit einer pentavalenten Rotavirus-Impfung (RV5) und einem erhöhten Risiko für eine Kawasaki-Erkrankung nahe.
- **Hypothesen und unbewiesene Behauptungen:** Hierbei handelt es sich um Ereignisse, die einen ursächlichen Zusammenhang zwischen einer bestimmten Impfung und einer bestimmten Krankheit annehmen. Neben einzelnen Veröffentlichungen, die einen Zusammenhang beobachten, liegen zur Thematik qualifi-

Impfung	Alter in Wochen: 6	Alter in Monaten: 2	3	4	5–10	11 *	12	13–14	15	16–23	Alter in Jahren: 2–4	5–6	7–8	9–14	15–16	17	ab 18	ab 60
		U4			U5	U6				U7	U7a/U8	U9	U10	U11/J1		J2		
Rotaviren	G1[a]		G2	(G3)														
Tetanus[b]		G1		G2		G3[c]						A1		A2			A[e]	
Diphtherie[b]		G1		G2		G3[c]						A1		A2			A[e]	
Pertussis[b]		G1		G2		G3[c]						A1		A2			A3[e]	
Hib[b] – *H. influenzae* Typ b		G1		G2		G3[c]												
Poliomyelitis[b]		G1		G2		G3[c]								A1				
Hepatitis B[b]		G1		G2		G3[c]												
Pneumokokken[b]		G1		G2		G3[c]												S[g]
Meningokokken C							G1											
Masern						G1			G2								S[f]	
Mumps, Röteln						G1			G2									
Varizellen						G1			G2									
HPV – Humane Papillomviren														G1[d] G2[d]				
Herpes zoster																		G1[h] G2[h]
Influenza																		S (jährlich)

Empfohlener Impfzeitpunkt

Nachholimpfzeitraum für Grund- bzw. Erstimmunisierung aller noch nicht Geimpften bzw. für Komplettierung einer unvollständigen Impfserie

Erläuterungen
- G Grundimmunisierung (in bis zu 3 Teilimpfungen G1–G3)
- A Auffrischimpfung
- S Standardimpfung

- a Erste Impfstoffdosis bereits ab dem Alter von 6 Wochen, je nach verwendetem Impfstoff 2 bzw. 3 Impfstoffdosen im Abstand von mind. 4 Wochen
- b Frühgeborene: zusätzliche Impfstoffdosis im Alter von 3 Monaten, d. h. insgesamt 4 Impfstoffdosen
- c Mindestabstand zur vorangegangenen Impfstoffdosis: 6 Monate
- d Zwei Impfstoffdosen im Abstand von mind. 5 Monaten, bei Nachholimpfung beginnend im Alter ≥15 Jahren oder bei einem Impfabstand von < 5 Monaten zwischen 1. und 2. Dosis ist eine 3. Dosis erforderlich
- e Td-Auffrischimpfung alle 10 Jahre. Nächste fällige Td-Impfung einmalig als Tdap- bzw. bei entsprechender Indikation als Tdap-IPV-Kombinationsimpfung
- f Eine Impfstoffdosis eines MMR-Impfstoffs für alle nach 1970 geborenen Personen ≥18 Jahre mit unklarem Impfstatus, ohne Impfung oder mit nur einer Impfung in der Kindheit
- g Impfung mit dem 23-valenten Polysaccharid-Impfstoff
- h Zwei Impfstoffdosen des adjuvantierten Herpes-zoster-Totimpfstoffs im Abstand von mindestens 2 bis maximal 6 Monaten
- * Impfungen können auf mehrere Impftermine verteilt werden. MMR und V können am selben Termin oder in 4-wöchigem Abstand gegeben werden

Abb. 10.17 Impfkalender (Standardimpfungen) für Säuglinge, Kinder, Jugendliche und Erwachsene (RKI 2023) [X221-042] zierte Studien vor, die keine Evidenz für einen ursächlichen Zusammenhang der postulierten Krankheit mit der Impfung finden konnten. Besonderes Beispiel ist der vielfach vorgetragene etwaige Zusammenhang zwischen der MMR-Impfung und Autismus und Morbus Crohn oder zwischen Hib-Impfung und Diabetes mellitus Typ 1 sowie Hepatitis B und Multipler Sklerose bzw. Optikusneuritis. Alle Postulate konnten in mehreren wissenschaftlich hochwertigen Studien widerlegt werden und sollten nicht mehr zur Diskussion stehen.

Impfnebenwirkungen und Komplikationen kommen also vor. Dennoch können alle heute zugelassenen Impfstoffe als „sicher" angesehen werden. Bei suszeptiblen Individuen (genetische Disposition) oder einer bislang unerkannten Erkrankung des Immunsystems kann es zu einer Triggerung einer bislang nicht bekannten Krankheit (z. B. Dravet-Syndrom nach MMR[V]-Impfung) oder zu schwerwiegenden Komplikationen kommen.

Wichtig ist, dass unerwünschte Ereignisse in zeitlichem Zusammenhang mit einer Impfung möglichst dezidiert und lückenlos dokumentiert werden, um einen etwaigen Kausalzusammenhang zu sichern oder das Auftreten eines zufälligen postvakzinalen unerwünschten Ereignisses (Koinzidenz) zu dokumentieren.

Die Deutsche Akademie für Kinder- und Jugendmedizin e. V. (DAKJ) hat eine Stellungnahme zum Vorgehen beim Auftreten ungewöhnlicher neurologischer Symptome in zeitlichem Zusammenhang mit Impfungen im Kindes- und Jugendalter abgegeben (➤ Abb. 10.18).

MERKE

Jede über das übliche Ausmaß einer Impfreaktion hinausgehende Impfreaktion muss nach § 6 Abs. 1 Nr. 3 IfSG an das Gesundheitsamt gemeldet werden.

In der Diskussion sind sog. unspezifische Impfeffekte, die auf populationsbezogene Studien zurückgehen und Impfungen einen (positiven wie negativen) Einfluss auf die „allgemeine" Morbidität bzw. Mortalität von Bevölkerungsgruppen zuschreiben.

Immunisierung von immunsupprimierten Kindern und Jugendlichen

Immundefekte können angeboren oder erworben sein. Angeborene Immundefekte sind deutlich seltener als erworbene. Patienten mit einer Immundefizienz können abhängig von der vorliegenden Funktionsstörung oft auf Impfungen nicht adäquat reagieren und werden durch **Lebendimpfstoffe** u. U. sogar gefährdet. Solche Verläufe sind beschrieben. Impfungen mit Lebendimpfstoffen sind deshalb bei den meisten Patienten mit angeborener Immundefizienz (Agammaglobulinämie, T-Zell-Defekte, kombinierte Immundefekte) kontraindiziert. Ein selektiver IgA-Mangel, IgG-Subklassen-Mangel sowie Phagozytosedefekte, Komplementdefekte und Asplenie stellen dagegen keine Kontraindikation für Impfungen dar, sondern sind sogar indiziert.

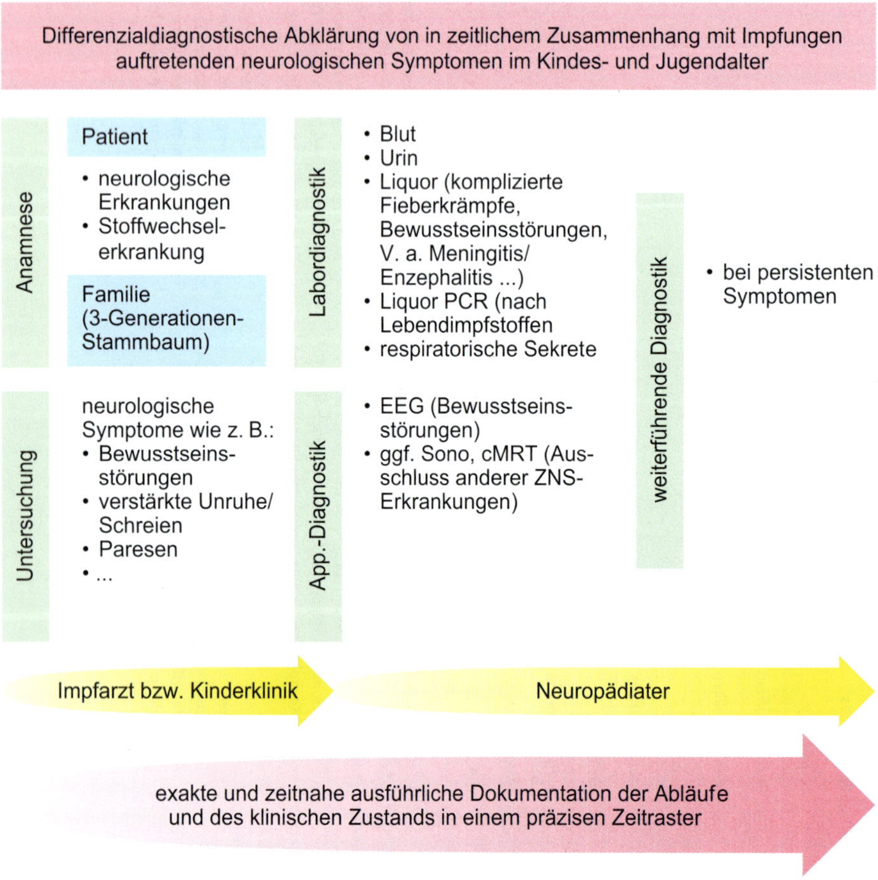

Abb. 10.18 Abklärung von möglichen neurologischen Nebenwirkungen von Impfungen im Kindes- und Jugendalter (mod. nach DAKJ: www.dakj.de) [W1068/L141]

Totimpfstoffe können im Prinzip bei allen Formen der Immundefizienz angewendet werden. Offen ist häufig die Frage der Impfeffektivität. Bei Patienten mit angeborenen oder erworbenen Immundefekten ist eine Überprüfung des Impferfolgs mittels AK-Bestimmung angezeigt. Zu beachten ist, dass es oftmals keine definierten „Schutztiter“ gibt, sondern lediglich die Auseinandersetzung des Immunsystems mit der Impfung dadurch dokumentiert wird.

Ist eine Immunsuppression absehbar (Einleitung einer Therapie), so sollte möglichst vor der Immunsuppression der Impfstatus komplettiert werden. Dies gilt auch für eine geplante Splenektomie.

Bezüglich der **Anwendung von Kortikosteroiden** gelten folgende Grenzdosen:

- Zuvor gesunde Kinder, die mit hohen Dosen (> 2 mg/kg KG/Tag bei einem KG von ≤ 10 kg bzw. > 20 mg/Tag Prednison-Äquivalent bei einem KG von > 10 kg) systemisch wirkender Kortikosteroide über längere Zeit (> 2 Wochen) behandelt werden, dürfen nicht mit Lebendimpfstoffen geimpft werden. Dies ist frühestens 1 Monat nach Beendigung der Therapie möglich.
- Inaktivierte Impfstoffe können hingegen verabreicht werden. Sie sind möglicherweise von eingeschränkter Wirksamkeit.
- Dieses gilt auch für die Impfung nach Infektionskrankheiten mit einer Suppression des Immunsystems (z. B. EBV, Adenoviren, Masern).
- Zuvor gesunde Patienten, die eine Kurzzeittherapie (< 2 Wochen) oder eine Therapie mit niedrigen bis mittleren Dosen (< 20 mg bzw. < 2 mg/kg KG Prednison-Äquivalent) erhalten, oder solche mit topischer (z. B. intraartikulärer oder Inhalations-) Therapie gelten nicht als immunsupprimiert und können alle Impfungen regulär erhalten.

Die Anwendung anderer immunsuppressiv wirkender Medikamente (z. B. Methotrexat, Azathioprin) sowie die Verabreichung von Biologika sollte in Bezug auf Impfungen immer mit dem behandelnden Zentrum besprochen werden.

Patienten mit asymptomatischer HIV-Infektion sollten alle Standardimpfungen, inkl. Lebendimpfungen, erhalten. Bezüglich der Lebendimpfung liegt bei einer schweren Immundefizienz (CD4-Zahl < 200/µl bei Alter ≥ 5 Jahre bzw. < 15 % bei Alter < 5 Jahre) eine Kontraindikation für die Masern-, Mumps-, Röteln-, Varizellenimpfung vor.

Praxistipp

Die STIKO hat mit Arbeitsgruppen mehrere Publikationen veröffentlicht, die detailliert den aktuellen Standard für **Impfungen bei** verschiedenen Formen von **Immundefizienz** wiedergeben: www.rki.de/DE/Content/Kommissionen/STIKO/Empfehlungen/STIKO_Weitere/Tabelle_Immundefizienz.html

Immunisierung und Operationen

Ein operativer Eingriff bzw. die damit verbundene Narkose können das Immunsystem u. U. beeinflussen. Die Art der verwendeten Narkosetechnik sowie die chirurgische Intervention (z. B. mit kardiopulmonalem Bypass) an sich und deren Dauer bestimmen das Ausmaß von möglichen immunologischen Veränderungen. Theoretisch ist auch denkbar, dass Narkose und Operation einen Einfluss auf die unerwünschten Wirkungen einer Impfung haben oder den Impferfolg schmälern. Qualitativ hochwertige Studien zur Beantwortung der o. g. theoretischen Risiken fehlen weitgehend. Die STIKO empfiehlt im Zusammenhang mit Operationen und Impfungen folgendes Vorgehen:

- Bei kleineren Operationen (bis zu 1 h Dauer): Weder Impftermin noch Operation müssen verschoben werden.
- Impfreaktionen nach Totimpfung treten typischerweise in den ersten 48 h nach einer Impfung auf. Daher sollte ein planbarer größerer Eingriff (> 1 h), wenn möglich, frühestens 3 Tage nach Gabe eines Totimpfstoffs und frühestens 2–3 Wochen nach Gabe eines Lebendimpfstoffs (z. B. MMRV) erfolgen. Systemische und lokale Impfreaktionen sollten nach Möglichkeit abgeklungen sein.
- Im Säuglingsalter (Grundimmunisierung) sollte, wenn möglich, ein größerer Eingriff und nicht die Impfung verschoben werden. Notfalleingriffe können immer erfolgen und sollen unter Berücksichtigung der aktuellen zu erwartenden Impfreaktionen mit entsprechend angepassten Anästhesieverfahren und postoperativer Überwachung durchgeführt werden.
- Nach operativen Eingriffen sind keine bestimmten Zeitabstände einzuhalten. Impfungen können erfolgen, sobald der Patient in einem stabilen Allgemeinzustand (AZ) ist.
- Impfungen aus vitaler Indikation (z. B. Tetanus, Tollwut, Hepatitis-B-Impfung) können jederzeit verabreicht werden. Nach größeren Operationen oder schwersten Verletzungen (u. a. Immunsuppression nach Transplantation, kardiopulmonaler Bypass, Polytrauma) ist ein individualisiertes Vorgehen anzustreben und ggf. der Impferfolg zu überprüfen.

Flüchtlinge und international adoptierte Kinder

Bezüglich der infektiologischen Versorgung von Flüchtlingen im Kindes- und Jugendalter in Deutschland lag zunächst eine Stellungnahme u. a. der Deutschen Gesellschaft für pädiatrische Infektiologie (DGPI) und der Gesellschaft für Tropenpädiatrie und internationale Kindergesundheit (GTP) sowie des Berufsverbandes der Kinder- und Jugendärzte (BVKJ) vor. Hieraus ist eine S1-Leitlinie entstanden. Die Empfehlungen haben drei wesentliche Ziele:

1. Ein unvollständiger Impfschutz soll frühzeitig erkannt und rasch vervollständigt werden. Hierbei geht es vor allem um den individuellen Schutz und die Verhinderung der Ausbreitung von Infektionskrankheiten.
2. Es sollen „übliche Infektionskrankheiten“ im Kindes- und Jugendalter, auch vor dem Hintergrund von Sammelunterkünften, Sprachbarrieren und unterschiedlichen kulturellen Auffassungen diagnostiziert und behandelt werden.

3. In Deutschland seltene Infektionskrankheiten wie z. B. Tbc, Malaria, Denguefieber, kutane Leishmaniose u. a. sollen frühzeitig erkannt und therapiert werden.

➢ Tab. 10.5 gibt die symptom- und befundorientierten regionenspezifischen infektiologischen bzw. tropenmedizinischen Differenzialdiagnosen bei Flüchtlingen im Kindes- und Jugendalter wieder.

Tab. 10.5 Symptom- und befundorientierte regionenspezifische infektiologische bzw. tropenmedizinische Differenzialdiagnosen bei Flüchtlingen im Kindes- und Jugendalter (mod. nach Pfeil et al. 2015; S1-Leitlinie 2022)

Leitsymptom/Leitbefund	Infektiologische/tropenmedizinische Erst- bzw. Differenzialdiagnostik
Akute Dysenterie (blutiger Stuhl, Fieber, Bauchschmerzen)	Stuhluntersuchung auf pathogene Bakterien (Kultur) auf **enteroinvasive bakterielle Infektionen** *(A–E)* Stuhluntersuchung auf Amöben *(Entamoeba histolytica)* und Amöbenserologie bei V. a. **Amöben-Kolitis** *(A–E)*
Chronische Diarrhö (> 14 Tage)	Stuhluntersuchung auf *Giardia lamblia* (PCR/Antigen/Mikroskopie) *(D–E)* Serologie auf **HIV,** insbesondere *D, E* Häufige DD: **Laktoseintoleranz** (insb. *B, C, E)*
Periodisches Fieber und **Bauchschmerzen** mit Erhöhung von **Leukozyten, CRP** und **BSG**	Überweisung an Zentrum mit Fragestellung **familiäres Mittelmeerfieber** (insb. *Mittelmeeranrainerstaaten)*
Fieber und **Raumforderung Leber**	Blutkultur Amöbenserologie (DD **Amöbenleberabszess;** *A–E).* **Vorsicht:** Bei Patienten aus Endemiegebieten kann eine positive Amöbenserologie auch eine serologische Narbe einer früheren Infektion darstellen!
Zystische Raumforderung insb. der **Leber** und/oder **Lunge**	Überweisung an Zentrum mit Fragestellung **zystische Echinokokkose** *(A–E)* (Online-Anfrage über www.tropenmedizin-heidelberg.de – „Konsiliaranfrage Echinokokkose"
Gedeihstörung, pulmonale Symptomatik, pathologische Lymphknoten, Aszites, Pleura-/Perikarderguss und weitere **Organmanifestationen extrapulmonaler Tbc**	THT und/oder IGRA, Bildgebung und mykobakterielle Diagnostik: **pulmonale und extrapulmonale Tbc** *(A–E)* Serologie auf **HIV** (insb. *D, E)*
Fieber ohne klinischen Fokus	Dicker Tropfen und dünner Blutausstrich; ggf. ergänzend Schnelltest bis 1 Jahr nach Ankunft in Deutschland bei **Malaria** (**cave:** Verdacht bereits medizinischer Notfall!) *(C, E)* Blutkultur (u. a. *Salmonella typhi)* bei u. a. **Typhus abdominalis** *(A–E)* Leishmanien-AK (insb. bei Hepatosplenomegalie und Panzytopenie) bei **viszeraler Leishmaniasis** *(A–E)*
Zerebraler Krampfanfall	Bildgebung (DD **Neurozystizerkose;** *A–E)*
Eosinophilie (> 500/nl)	Stuhl auf Wurmeier (3 Stuhlproben von verschiedenen Tagen) auf **intestinale Helminthen** (Wurmeier im Stuhl sind oft erst verzögert nachweisbar, da Eosinophilie erst während der Gewebspassage ausgeprägt ist) **Strongyloides**-Serologie bzw. *Strongyloides*-PCR im Stuhl *Falls negativ:* umfangreiches **Gewebshelminthen**-Screening in Absprache mit pädiatrisch-infektiologischem/tropenmedizinischem Zentrum
Transaminasenerhöhung	Serologie auf **Hepatitis A, B, C** und **E, EBV, CMV** *(A–E)*
Splenomegalie, sonografische Zeichen einer **Leberfibrose,** Zeichen der **portalen Hypertension**	Überweisung an pädiatrisch-infektiologisches/tropenmedizinisches Zentrum (DD **gastrointestinale Schistosomiasis,** insb. *E)*
Rezidivierende Harnwegsinfekte, sonografische Zeichen von **Blasenwandveränderungen, Harnabflussstörungen**	Überweisung an pädiatrisch-infektiologisches/tropenmedizinisches Zentrum (DD **urogenitale Schistosomiasis,** insb. *E)*
Unklare Hautläsion – mit **Juckreiz**	Frage nach nächtlichem Juckreiz, Hautinspektion auf Kratzspuren und Skabies-typische Prädilektionsstellen (intertriginös, Genitalbereich) zur DD **Skabies**
Unklare (chronische) Hautulzera	Überweisung an pädiatrisch-infektiologisches/tropenmedizinisches Zentrum (DD **kutane Leishmaniose,** insb. *B, C)*

Die Tabelle gibt nur eine Orientierung über wichtige regionenspezifische Differenzialdiagnosen häufiger Leitsymptome und -befunde. Die Auswahl der Regionen orientiert sich an der derzeitigen Häufigkeitsverteilung der Flüchtlingspopulationen in Deutschland: A = westlicher Balkan; B = Syrien, Irak; C = Pakistan, Afghanistan; D = Russische Föderation, Georgien; E = Afrika südlich der Sahara.
Wird eine regionenspezifische infektiologische/tropenspezifische Verdachtsdiagnose gestellt, sollte sofort mit einem pädiatrisch-infektiologischen/tropenmedizinischen Zentrum Kontakt aufgenommen werden – je nach Akutheit und insb. bei V. a. Malaria am gleichen Tag. Wird keine Verdachtsdiagnose gestellt und persistieren die Symptome und Befunde, die zur Abklärung geführt haben, ist ebenfalls eine Kontaktaufnahme mit einem pädiatrisch-infektiologischen/tropenmedizinischen Zentrum empfohlen.

10

S1-Leitlinie Infektiologische Versorgung von Flüchtlingen im Kindes- und Jugendalter in Deutschland. AWMF-Registernummer 048-017. Stand: 1.3.2022, gültig bis 28.2.2027; https://register.awmf.org/de/leitlinien/detail/048-017

In Erstaufnahmestellen soll eine Basisuntersuchung („Gesundheits-Check") mit dem Ziel erfolgen, potenziell übertragbare Erkrankungen und akut behandlungsbedürftige, auch nichtinfektiologische Grunderkrankungen zu identifizieren. Das **Kurzscreening** bzw. die **Basisuntersuchung in der Erstaufnahmestelle** umfasst:

- Fokussierte Anamnese: aktuelle Beschwerden, Familienanamnese, Begleitpersonen, evtl. Tbc-Screening
- Überprüfung Impfstatus
- Fokussierte Untersuchung: Gewicht, Länge, Haut, Lymphknoten, Herz, Lunge und Abdomen
- Empfohlene Impfungen: Masern, Mumps, Röteln, Varizellen (1. Priorität), Tetanus, Diphtherie, Poliomyelitis, Pertussis, saisonale Influenza (2. Priorität), Rotaviren, Meningokokken C – ACWY (3. Priorität), Pneumokokken, HPV (4. Priorität)
- Tbc-Screening THT (< 5 Jahre 1. Wahl; 5–15 Jahre), IGRA (5–15 Jahre [Röntgen Thorax] > 15 Jahre)

In der **ambulanten Versorgung** (Kommune) gehört zur infektiologischen Versorgung von Flüchtlingen im Kindes- und Jugendalter in Deutschland:

- Vollständige Anamnese
- Überprüfung Impfstatus
- Vollständige körperliche Untersuchung
- Blutentnahme (Differenzialblutbild, Serologien für HIV, Hepatitis B [wenn Herkunft aus Hochprävalenzgebieten])
- Empfohlene Impfungen:
  - Masern, Mumps, Röteln, Varizellen (1. Priorität)
  - Tetanus, Diphtherie, Poliomyelitis, Pertussis, saisonale Influenza (2. Priorität)
  - Rotaviren, Meningokokken C – ACWY, Hepatitis A (3. Priorität)
  - Hepatitis B, *Haemophilus influenzae* Typ b (Hib), Pneumokokken, HPV (4. Priorität)
- Ggf. Tbc-Screening nachholen

Zur **stationären Versorgung** gehören:

- Vollständige Anamnese
- Überprüfung Impfstatus
- Vollständige körperliche Untersuchung
- Blutentnahme mit (Differenzialblutbild, Serologien für HIV, Hepatitis B [wenn Herkunft aus Hochprävalenzländern, symptomorientiert])
- MRE-Screening bei Krankenhausaufenthalt, bekannter Kolonisierung, chronischen Wunden/Hautläsionen, < 3 Monate nach Flucht, Unterbringung in Gemeinschaftseinrichtungen
- Ggf. Tbc-Screening nachholen
- Ggf. Nachholimpfungen

Wichtige Fragen zur **Anamnese** sind in ➤ Box 10.2 zusammengefasst.

Box 10.2

Anamnese bei Geflüchteten im Kindes- und Jugendalter

(mod. nach „Aktualisierte Empfehlungen zur infektiologischen Versorgung von Flüchtlingen im Kindes- und Jugendalter in Deutschland", Stand: 30.3.2022; https://register.awmf.org/assets/guidelines/048-017l_S1_Infektiologische-Versorgung-von-Fluechtlingen-im-Kindes-und-Jugendalter__2022-07.pdf; angemeldet als S1-Leitlinie, AWMF-Registernummer 048-017)

- Unterlagen zu Schwangerschaft und Geburt (falls zugänglich, vor allem bei Kindern < 6 Jahre)
  - Mütterliche Risikofaktoren vor/während der Schwangerschaft (z. B. Hepatitis-B-, Hepatitis-C-, HIV-, Lues-Status, mütterliche Medikamente, Drogen, Alkohol, Nikotin)
  - Schwangerschaftswoche, Geburtsmodus, Geburtsgewicht, Geburtslänge, Kopfumfang bei Geburt, Apgar-Werte
  - Geburts- oder postnatale Komplikationen
  - Ergebnisse des Neugeborenen-Stoffwechselscreenings, -Hörscreenings
- Perzentilenkurven inkl. Kopfumfang (internationale WHO-Kurven[a] verwenden)
- Vernachlässigung, Missbrauch, Gewaltanwendung[b]
- Ernährung (vor allem Eisen, Kalzium, Vitamin D, Jod)
- Meilensteine der Entwicklung
- Verhaltensauffälligkeiten
- Labor- oder bildgebende Vorbefunde
- Impfstatus[c]
- Tuberkulin-Hauttest oder IGRA-Ergebnisse
- Vorerkrankungen[c] (vor allem Hinweise auf chronische Erkrankungen)
- Allergien
- Medikamenteneinnahme
- Arztberichte
- Familienanamnese
- Umweltrisiken (z. B. Blei-, Nikotinexposition)
- Institutionalisierung
- Aktuelle Beschwerden[c] (insb. Fragen nach Husten, Fieber, Gewichtsverlust, Nachtschweiß, Hauterscheinungen, Juckreiz, Durchfall, Erbrechen, akute Schmerzen)

a Zusätzlich internationale WHO-Kurven verwenden: www.who.int/childgrowth/en.
b Ein Screening auf posttraumatische Belastungsstörungen (engl. „posttraumatic distress disorder", PTSD) ist prinzipiell sinnvoll, sollte jedoch nur dann angeboten werden, wenn im Falle eines positiven Ergebnisses auch eine psychologische Nachbetreuung gewährleistet ist. Andernfalls wird durch die Befragung, die nicht adäquat behandelt werden kann, eine erneute Traumatisierung riskiert.
c Mindestanforderungen an Anamnese und Untersuchung im Rahmen einer Basisuntersuchung.

Zur klinischen Untersuchung bei Flüchtlingen im Kindes- und Jugendalter gehören die Bestimmung der Vitalzeichen (Körpertemperatur, Herzfrequenz, Atemfrequenz, ggf. Blutdruck), das Gewicht, die Länge, der Kopfumfang (Anlegen einer Perzentilenkurve) sowie der BMI.

Bei der kompletten **körperlichen Untersuchung** sollte speziell auf folgende Befunde geachtet werden:

- Haut: Hinweise auf Infektionen (u. a. Erkennen von Skabies, Läusebefall, Pyodermie, Masern, Varizellen u. a.)
- Angeborene Hauterkrankungen, Verletzungen
- Lymphknoten
- Herz, Lunge und Abdomen
- Genitalien: Hinweise auf Infektionen, sexuellen Missbrauch, Mutilationen
- Neurologie: Entwicklungsstand
- HNO- und Zahnstatus

➤ Tab. 10.6 fasst Empfehlungen zu Impfungen bei Flüchtlingen im Kindes- und Jugendalter zusammen.

Für international adoptierte Kinder gilt ein ähnliches Vorgehen. Hierbei gilt es die verfügbaren Informationen zu den leiblichen Eltern bzw. zum Herkunftsland mit Blick auf Infektionskrankheiten besonders sorgfältig zu prüfen.

Praxistipp

Aus aktuellem Anlass veröffentlicht das RKI weitere Empfehlungen, so z. B. zu Geflüchteten aus der Ukraine:

- www.rki.de/DE/Content/Infekt/Impfen/Stichwortliste/F/Flucht_empfohlene_Impfungen.pdf?__blob=publicationFile
- www.rki.de/DE/Content/Infekt/Impfen/Stichwortliste/F/Flucht_und_Impfen.html

Reisen mit Kindern ins Ausland

Bei Reisen mit Kindern ins Ausland spielt das Alter des Kindes eine Rolle. Kinder und Jugendliche sollten nach den Empfehlungen der

Tab. 10.6 Empfehlungen zu Impfungen bei Flüchtlingen im Kindes- und Jugendalter (mod. nach DGPI et al. 2022)

<table>
<tr><th>Impfung</th><th>Empfohlene Altersgruppe</th><th>Anzahl Impfstoffdosen bzw. Impfsequenz</th></tr>
<tr><td>MMR</td><td>1–17 Jahre
nach 1.1.1970 Geborene</td><td>0–1 Monat
Einmalig MMR</td></tr>
<tr><td>Varizellen</td><td>1–17 Jahre</td><td>0–1 Monat</td></tr>
<tr><td>Diphtherie</td><td>immer</td><td>0–1–6 Monate</td></tr>
<tr><td>Tetanus</td><td>immer</td><td>0–1–6 Monate</td></tr>
<tr><td>Poliomyelitis</td><td>immer</td><td>0–1–6 Monate</td></tr>
<tr><td>Pertussis</td><td>immer</td><td>altersabhängig 1–4 Dosen (s. STIKO-Empfehlungen)</td></tr>
<tr><td>Hib</td><td>< 5 Jahre</td><td>altersabhängig 1–4 Dosen (s. STIKO-Empfehlungen)</td></tr>
<tr><td>Hepatitis B[a]</td><td>0–17 Jahre</td><td>0–1–6 Monate; bei Impfungen von Säuglingen mit 6-fachem Kombinationsimpfstoff sind 4 Impfdosen notwendig</td></tr>
<tr><td>Pneumokokken</td><td>< 2 Jahre</td><td>alters- und gestationsaltersabhängig 1–4 Dosen (s. STIKO-Empfehlungen)</td></tr>
<tr><td>Rotavirus</td><td>6–12 Wochen[b] (Beginn der Impfserie)</td><td>2 oder 3 Impfdosen (im 4-Wochen-Abstand; s. STIKO-Empfehlungen)</td></tr>
<tr><td>Meningokokken
ACWY bzw. C[c]</td><td>1–17 Jahre</td><td>einmalige Impfung</td></tr>
<tr><td>Influenza (saisonal)[d]</td><td>immer (ab einem Alter von 6 Monaten möglich)</td><td>1 oder 2 Impfdosen (2 Impfdosen im 4-Wochen-Abstand bei erster Influenzaimpfung im Leben des Impflings, sonst reicht 1 ED)</td></tr>
<tr><td>HPV</td><td>9–17 Jahre</td><td>2 oder 3 Impfdosen (0–1–6 Monate)[e] (s. STIKO-Empfehlungen)</td></tr>
<tr><td colspan="3">[a] In Gemeinschaftseinrichtungen bevorzugt mit Hepatitis A kombinieren.
[b] Das Mindestalter der ersten Dosis ist 6 Lebenswochen. Das Höchstalter der ersten Dosis Rotateq® ist 12 Lebenswochen. Keine Altersangabe für Rotarix®. Das Höchstalter bei letzter Dosis ist 24 Lebenswochen (bei Rotarix®) bzw. 32 Lebenswochen (bei Rotateq®).
[c] Vorzugsweise als MenACWY-Impfung.
[d] Der lebend attenuierte Influenza-Impfstoff (LAIV; intranasale Applikation) ist der bevorzugte Impfstoff im Kindesalter und kann bei Kindern im Alter von 2–17 Jahren verwendet werden. Nach den STIKO-Empfehlungen ist er bevorzugt im Alter von 2–6 Jahren einzusetzen. Für Säuglinge und Kinder < 2 Jahren können nur parenterale inaktivierte Influenza-Totimpfstoffe (TIV) verwendet werden.
[e] Bei Immunisierungsbeginn bis zum Alter von 13 Jahren (mit Gardasil®) bzw. bis zum Alter von 14 Jahren (d. h. bis 1 Tag vor dem 15. Geburtstag) (mit Cervarix®) muss nur 2-malig im Abstand von 6 Monaten geimpft werden (dann Mindestabstand für Cervarix® 5 Monate).</td></tr>
</table>

STIKO geimpft sein und keine Infektionskrankheiten ins Ausland exportieren (z. B. Masern). Wesentliche Voraussetzungen für den Infektionsschutz sind Kenntnisse über relevante Infektionserreger im Zielreiseland. Hierzu ist ggf. eine reisemedizinische Beratung unerlässlich. Daneben spielen Reisezeit (Dauer eines Infektionsrisikos, verbleibende Zeit bis zur Abreise, Jahreszeit am Reiseort), Reiseort (regional definierte Reiserisiken), Reiseart (Reiserisiko durch besonderes Verhalten: Art des Transportmittels, Reiseaktivität, Versorgungsqualität) und Zweck der Reise (Urlaubsreise, Geschäftsreise, „visiting friends and relatives" [VFR]) oder Migration eine Rolle. Bezüglich der Reiseaktivitäten (Ausflüge, Fahrten in die Umgebung, Baden im Meer oder in Seen, Sonnenbaden, Wandern, Radfahren, Besuch von Freizeit- und Vergnügungsparks, Skifahren, Tauchen, Höhenaufenthalte, Trekking, Wüstenaufenthalte, Katastrophenhilfe, Massenveranstaltungen) sind detaillierte Kenntnisse zu den Verhältnissen im jeweiligen Reiseland erforderlich. Zu den Erkrankungen mit reisemedizinischer Bedeutung gehören:

- Durch Nahrungsmittel übertragene Infektionskrankheiten
- Durch Vektoren übertragene Infektionskrankheiten (insb. Malaria)
- Sexuell übertragene Erkrankungen (z. B. HIV, Lues)
- Durch Hautkontakt übertragene Erkrankungen
- Atemwegsinfektionen auf Reise
- Ektoparasiten
- Umweltrisiken

In der reisemedizinischen Beratung auch für Kinder und Jugendliche spielen folgende **Impfstoffe** eine Rolle:

- Cholera/ETEC (Totimpfstoff aus Ganzkeimen und B-Untereinheit des Toxins, oral), Mindestalter 2 Jahre.
- Diphtherie (Toxoid-Totimpfstoff zur Injektion).
- FSME (Totimpfstoff zur Injektion).
- Gelbfieber (Lebendimpfstoff zur Injektion), Mindestalter: 9 Monate (bei Epidemien Mindestalter 6 Monate).
- Hepatitis A (Totimpfstoff zur Injektion), Mindestalter: 1 Jahr.
- Hepatitis B (Totimpfstoff zur Injektion), Mindestalter: Neugeborene.
- Hepatitis A und B (Totimpfstoff), Mindestalter: 1 Jahr.
- Hepatitis A und Typhus (Totimpfstoff), Mindestalter: 15 Jahre.
- HPV-Impfstoff (virusähnliche Partikel [Capsid ohne DNA]), Mindestalter: 9 Jahre.
- Influenza (Totimpfstoff zur Injektion), Mindestalter: 3 Monate.
- Influenza (attenuierter tetravalenter Lebendimpfstoff, intranasale Gabe), Mindestalter: 2 Jahre.
- Japanische Enzephalitis (Totimpfstoff), Mindestalter: 2 Monate.
- Meningokokken (es stehen Konjugatimpfstoffe gegen die Serogruppe C zur Verfügung), Mindestalter: 2 Monate; weiterhin tetravalente Konjugattotimpfstoffe (ACWY).
- Gegen Meningokokken der Serogruppe B stehen zwei proteinbasierte Impfstoffe zur Verfügung, Mindestalter 2 Monate bzw. 10 Jahre.
- Masern/Mumps/Röteln bzw. Masern/Mumps/Röteln/Windpocken (Lebendimpfstoff) Mindestalter: 1 Jahr.
- Pneumokokken: polyvalenter Polysaccharidimpfstoff (Totimpfstoff), Mindestalter: 2 Jahre; 13-valenter Konjugatimpfstoff (Totimpfstoff), Mindestalter: 6 Wochen; 10-valenter Konjugatimpfstoff (Totimpfstoff), Mindestalter: 6 Wochen.
- Poliomyelitis (Totimpfstoff), Mindestalter: 2 Monate.
- Rotaviren (mono- bzw. pentavalenter Lebendimpfstoff), Mindestalter: 6 Wochen.
- Diphtherie/Tetanus/Pertussis-Kombinationsimpfstoffe sowie Einzelimpfstoffe (Totimpfstoffe): Es steht eine Vielzahl von verschiedenen Impfstoffen zur Verfügung. Die Charakteristika sind den jeweiligen Fachinformationen zu entnehmen.
- Tollwut (Totimpfstoff), Mindestalter: keine Angaben.
- Typhus (Totimpfstoff), Mindestalter: 2 Jahre.
- Zoster (hoch dosierte Lebendimpfung), Mindestalter: 50 Jahre.

Die Notwendigkeit zu einer aktiven Immunisierung hängt von den jeweiligen Reisegewohnheiten und dem Reiseziel ab. Daneben ist das Alter des Kindes zu berücksichtigen. Es gilt, eine fundierte Risikoabschätzung vorzunehmen. Zu den **allgemeinen reisemedizinischen Notwendigkeiten** gehört eine ausreichende Flüssigkeitszufuhr (sauberes Trinkwasser) sowie ein besonderes Augenmerk auf nichtkontaminierte Nahrung. Daneben sind das Risiko einer Dehydratation sowie ein ausreichender Schutz gegen UV-Strahlung (4H-Regel: Hut, Hemd, Hose, hoher Lichtschutz) zu beachten. Sonnenschutzmittel sollten mit einem hohen Lichtschutzfaktor (LSF > 50) gewählt werden; ggf. kommen für Nase, Ohren, Schultern und Rücken auch Sunblocker zur Anwendung.

Einer Unfallprävention bzw. dem Umgang mit fremden oder wilden Tieren kommt eine besondere Bedeutung zu.

Zur Behandlung einer Reisediarrhö können Elektrolytlösungen sinnvoll sein.

Zur **Prophylaxe der Malaria** stehen verschiedene Medikamente zur Verfügung. Grundsätzlich ist zwischen einer Malariaprophylaxe und der Mitnahme von „Standby"-Medikamenten zu unterscheiden. Die Prophylaxe ist nur in Regionen mit hohem Übertragungsrisiko erforderlich (Reiseziel!). Folgende Medikamente können ab einem Körpergewicht von 5 kg zur Malariaprophylaxe gegeben werden: Atovaquon/Proguanil, Mefloquin, Chloroquin, Artemether/Lumefantrin. Gestillte Kleinkinder benötigen eine eigene Prophylaxe, da Muttermilch keinen Schutz bietet. Die genannten Medikamente können nach reisemedizinischer Beratung altersadaptiert eingenommen werden. Wichtige Präventionsinstrumente sind daneben die Kleidung oder die konsequente Benutzung von Moskitonetzen im Schlafzimmer. Oberstes Gebot ist die Vermeidung von Moskitostichen. Kinder sollten daher nur unter einem Moskitonetz schlafen. Auf unbedeckten Hautstellen sollten kindgerechte Repellents angewendet werden.

Als Insektenabwehrmittel zum Auftragen auf die Haut haben sich Mittel auf der Basis von Diethyltoluamid (DEET) und Icaridin am besten bewährt. Sie sind die beiden einzigen wissenschaftlich getesteten Substanzen, die eine ausreichende Wirkung gegen Moskitos und andere Überträger gewährleisten.

Praxistipp

Spezifische Empfehlungen zu Reisen mit Kindern ins Ausland sollten Gegenstand einer umfangreichen reisemedizinischen Beratung sein: Empfehlungen der Ständigen Impfkommission (STIKO) und der Deutschen Gesellschaft für Tropenmedizin, Reisemedizin und Globale Gesundheit e. V. (DTG) zu Reiseimpfungen (Epid Bull 14/2023; 14

vom 6. April 2023): https://www.rki.de/DE/Content/Infekt/EpidBull/Archiv/2023/Ausgaben/14_23.pdf?__blob=publicationFile

10.2 Klinische infektiöse Krankheitsbilder

10.2.1 Exantheme

Vor allem Infektionen mit Viren gehen mit Exanthemen einher. Seltener treten Exantheme im Zusammenhang mit bakteriellen Infektionen oder als Ausdruck einer immunologischen bzw. toxischen Reaktion auf.

Drei „Exanthemtypen" lassen sich voneinander unterscheiden:

- Morbiliforme Exantheme zeichnen sich durch konfluierende Makulae aus.
- Bei rubelliformen Exanthemen sind einzeln stehende Makulae und Makulopapeln zu beobachten.
- Bei den scarlatiniformen Exanthemen finden sich einzeln stehende Makulae sowie eine Desquamation.

➤ Tab. 10.7 fasst typische klinische Verläufe mit den entsprechenden Erregern, Infektionskrankheiten und Erkrankungen zusammen.

10.2.2 Fieber unbekannter Ursache

Fieber unbekannter Ursache (FUO = „fever of unknown origin") ist keine einheitliche Krankheit. Meistens ist die Symptomatik Folge einer Krankheit mit atypischem Verlauf.

Es wird eine variable Fieberdauer von 7–21 Tagen angenommen. In der Pädiatrie wird das FUO meist durch eine rektal gemessene Temperatur von ≥ 38,5 °C mit einer Dauer von ≥ 8 Tagen definiert. Ferner lässt sich eine definierte Fieberursache mittels Anamnese, klinischen sowie laborchemischen und physikalisch-technischen Untersuchungen oftmals (zunächst) nicht finden.

FUO ist ein Begriff, der in der Hämato-Onkologie speziell für neutropenische Patienten verwendet wird. Ebenso ist ein nosokomiales FUO (auf neonatologischen und Intensivstationen) oder ein HIV-assoziiertes FUO bekannt. Rezidivierendes FUO, bei dem es über mindestens 6 Monate zu rezidivierenden Fieberschüben kommt, die u. U. auch kürzer als 8 Tage dauern können, stellt eine weitere Form dar. Mit zunehmender Dauer des Fiebers werden nichtinfektiöse Ursachen wahrscheinlicher. Prinzipiell kann FUO in vier Diagnosegruppen eingeteilt werden:

1. Infektionen (ca. 50 %)
2. Autoinflammatorische und autoimmunologische Erkrankungen (> ca. 10 %)
3. Maligne Erkrankungen (> ca. 5 %)
4. Seltene Ursachen (ca. 10 %).

Tab. 10.7 Exantheme, Symptome und zugehörige Infektion/Erkrankung (mod. nach Höger 2021)

Exanthemtyp	Verlauf
Morbilliform	Zweigipfliger Fieberverlauf, schwer krank, Koplik-Flecken, Konjunktivitis, Bronchitis/Pneumonie
	Erythrodermie, hämorrhagische Krusten, Nikolski-positiv
	Guter AZ, Juckreiz, Arzneimitteltherapie
	Erythrodermie, Arzneimitteltherapie
	Z.n. Knochenmarktransplantation, Diarrhö, Transaminasen ↑
	Tonsillitis, Lymphadenopathie, Hepatosplenomegalie
	Girlandenförmiges Exanthem, Wangenröte
	Masern
	Stevens-Johnson-Syndrom/toxische epidermale Nekrolyse
	Arzneimittelexanthem
	Hypersensitivitätsreaktion
	Graft-vs.-Host-Reaktion
	EBV-Infektion
	Parvovirus-B19-Infektion
Rubelliform	Enteritis, Meningitis
	Mikrolymphadenopathie
	Konjunktivitis, Pharyngitis, akute respiratorische Infektion
	Enteritis
	Nach 3- bis 4-tägigem Fieber
	Unilateral, kleieförmig, schuppend, lange Persistenz
	Erythematosquamöse Plaques
	Enteroviren
	Röteln
	Adenoviren
	Rotaviren
	Exanthema subitum
	Unilaterales, laterothorakales Exanthem
	Psoriasis guttata
Scarlatiniform	Periorale Blässe, Himbeerzunge, Angina tonsillaris
	Erythrodermie, **keine** Himbeerzunge, periorale Blässe, Angina tonsillaris
	Krank, Schock, **keine** Himbeerzunge, periorale Blässe, Angina tonsillaris
	Krank, zervikale Lymphadenopathie, Fieber > 5 Tage, Konjunktivitis, Himbeerzunge
	Scharlach
	Staphylokokken-Scharlach
	Toxic-Shock-Syndrom
	Kawasaki-Syndrom

Klinisches Bild

- Infektionen: Diese lassen sich nach Lokalisation (Atemwegserkrankungen, Harnwegserkrankungen, Abszesse, Septikämien, Osteomyelitis, Endokarditis und ZNS-Infektionen) sowie nach Erregern (Brucellen, Leishmanien, Mykobakterien, Salmonellen, EBV, Bartonellen, Rickettsien, Plasmodien, CMV, Mykoplasmen, Enteroviren, HIV-3, HSV-3, Hepatitisviren, Pilze u. a.) unterteilen.
- Bei den autoimmunologischen oder autoinflammatorischen Erkrankungen ist vor allem an folgende Krankheitsbilder zu denken: juvenile idiopathische Arthritis (insb. Morbus Still), Lupus erythematodes, Vaskulitiden, rheumatisches Fieber, Morbus Kawasaki.
- Als ursächliche Malignome kommen Leukämien oder Lymphome (extrazerebral, zerebral) infrage. Seltene Ursachen: u. a. CED, artifizielles Fieber, Immundefizienz, hämophagozytotisches Syndrom, Medikamentenfieber.

Diagnostik, Differenzialdiagnose Die Diagnose eines FUO wird durch eine sehr sorgfältige Anamnese und ergänzende Diagnostik gestellt. Zu den anamnestischen Fragen gehören:

- Grunderkrankung, vorausgegangene Operationen, Vorerkrankungen, Fiebertyp, Fieberkalender, Gewichtsverlust, Stuhlunregelmäßigkeiten, Nachtschweiß
- Haarausfall, trockene Augen, Schluckbeschwerden
- Flüchtige Hauteffloreszenzen
- Anzahl, Schwere und Art von Infektionen
- Familienanamnese, Ethnizität
- Entwicklung
- Tierkontakt, Zeckenexposition, Insektenstiche
- Medikamente, Drogenkonsum
- Ernährungsgewohnheiten, Genuss von roher Milch bzw. rohem Fleisch
- Verhaltensauffälligkeiten
- Erkrankungen bzw. Keimausscheider in der Umgebung
- Reisen in Endemiegebiete bzw. Kontakt zu Personen von dort

Die **Basisdiagnostik** bei FUO umfasst wiederholte Differenzialblutbilder und Blutausstriche. Weitere Untersuchungen sind Serumuntersuchungen (CRP, PCT, BSG, Elektrolyte, Gesamteiweiß, IgG, IgM, IgA und IgE, Eiweißelektrophorese, ANA, Kreatinin, Harnstoff, Harnsäure, Ferritin, Eisen, LDH, GOT, GPT, GGT, Bilirubin, AP, CK, Triglyzeride, Gerinnungsparameter, BGA). Ebenso zur Diagnostik gehören eine Urinanalyse sowie Stuhluntersuchungen auf okkultes Blut. Mikrobiologisch sollten Blut-, Liquor-, Urin-, Stuhl-, Sputum-, Haut- und Schleimhautabstriche bzw. -kulturen veranlasst werden.

Ergänzende Diagnostik: Tbc-Hauttest, IGRA, Röntgen-Thorax, Sonografie des Abdomens, evtl. von Pleura, Gelenken und Lymphknoten, Echokardiografie und EKG.

Folgende **weiterführende infektiologische Diagnostik** ist ggf. notwendig:

- Virale Erreger: CMV, EBV, Hepatitis-Viren, HIV, Parvovirus B19
- Bakterien: *Bartonella henselae,* Borrelien, *Brucella* spp., *Campylobacter,* Chlamydien, Coxsiellen, *Ehrlichia* spp., *Francisella* spp., Legionellen, Leptospiren, typische und atypische Mykobakterien, Rickettsien, Salmonellen, *Spirillum minus,* Yersinien u. a.
- Protozoen: Leishmanien, Plasmodien, *Toxoplasma gondii,* Blastomyzeten
- Pilze: Aspergillen, *Candida* spp., Histoplasmen, Kryptokokken

Als Nachweismethoden bieten sich an: Kulturen aus Blut, Urin, Liquor, Stuhl, Wundabstriche, Rachenabstrich, Magensekret, BAL, Knochenmarkbiopsie. Weiterhin können ein mikroskopischer Erregernachweis, die Messung von spezifischen AK-Spiegeln, ggf. ein Antigen- und Genomnachweis sowie die Fokussuche mittels Bildgebung (z. B. MRT der Nasennebenhöhlen, HNO-Konsil, zahnärztliche Diagnostik) zur Diagnostik gehören.

Vom FUO ist das „rezidivierende Fieber unklarer Ursache“ abzugrenzen. Am weitaus häufigsten wird das rezidivierende Fieber des Kindesalters durch eine physiologische Infektanfälligkeit hervorgerufen. Differenzialdiagnostisch kommen autoinflammatorische Fiebersyndrome (familiäres Mittelmeerfieber, Hyperimmunglobulin-D-Syndrom, Cryopyrin-assoziiertes periodisches Syndrom [CAPS] sowie das TNF-Rezeptor-assoziierte periodische Syndrom [TRAPS]) in Betracht. Insbesondere bei Kleinkindern tritt das nichthereditäre PFAPA-Syndrom (periodisches Fieber, Adenopathien, Pharyngitis, aphthöse Stomatitis) als Ausschlussdiagnose auf.

Bei Neugeborenen, Säuglingen und Kleinkindern stellt das FUO oder besser das **Fieber ohne Fokus** (FOF) eine besondere Entität dar. Bei rund 10 % der vorgestellten Säuglinge im Alter < 3 Monate mit Fieber liegt eine schwere bakterielle Infektion wie Pyelonephritis, Meningitis oder Bakteriämie vor. Neugeborene sind stärker für schwere bakterielle Infektionen gefährdet als Kinder im Alter von 28 Tagen bis 3 Monaten.

Therapie ➤ Tab. 10.8 gibt das alters- und risikoangepasste diagnostische und therapeutische Vorgehen bei Kindern mit FOF wieder. Die Therapie richtet sich nach der Grundkrankheit. Bei Säuglingen ≤ 3 Monaten sollte das Wirkspektrum der empirischen

Tab. 10.8 Diagnostisches und therapeutisches Vorgehen bei Kindern mit Fieber ohne Fokus (FOF)

Alter	Maßnahmen
1 Woche bis < 1 Monat	• Stationäre Aufnahme • Ausschluss Sepsis (Blutbild, Urin, Kulturen von Blut und Urin, ggf. LP, Liquoranalyse und -kultur • „Entzündungszeichen“, Biomarker (z. B. CRP, IL-6, PCT) • Empirische antiinfektive Therapie (i. v.), bis bakterielle Infektion ausgeschlossen oder gezielte Behandlung nach Erregerdetektion, Antibiogramm
1–3 Monate	• Je nach Befinden • ± Stationäre Aufnahme • Urinanalyse/-kultur • Sepsisabklärung • ± Empirische antiinfektive Therapie, bis bakterielle Infektion ausgeschlossen oder gezielte Behandlung nach Erregerdetektion, Antibiogramm
> 3 Monate bis 3 Jahre	• Je nach Befinden, Impfstatus • ± Stationäre Aufnahme • Urinanalyse/-kultur • Sepsisabklärung • ± Empirische antiinfektive Therapie, bis bakterielle Infektion ausgeschlossen oder gezielte Behandlung nach Erregerdetektion, Antibiogramm

Antibiose Gruppe-B-Streptokokken, Ampicillin-resistente *E. coli* und Listerien beinhalten. Zur Diagnostik gehören immer auch der Ausschluss einer Meningitis und die Begutachtung der Harnwege (angeborene Harntransportstörung?).

10.2.3 Gastroenteritis

Gastroenteritiden gehören zu den häufigsten Erkrankungen im Kindes- und Jugendalter. Die wichtigsten Erreger für eine Gastrotenteritis sind Viren, gefolgt von Bakterien (infektiöse Enteritis).

Erreger, Diagnostik ➤ Tab. 10.9 stellt wichtige Erreger sowie die Inkubationszeit und das zur Diagnosestellung wichtige Verfahren zusammen.

Klinisches Bild Das klinische Bild der Gastroenteritis wird bestimmt durch Erbrechen, Durchfall und als dessen Folge den Dehydratationsgrad. Durchfallerkrankungen sind in den ersten 3 Lebensjahren sehr häufig. Durchschnittlich werden bis zu drei Episoden pro Jahr beobachtet. In Mitteleuropa werden 50–80 % aller Gastroenteritiden des Säuglings- und Kleinkindesalters durch Viren (Rota-, Adeno-, Noroviren u. a.) verursacht. Der Häufigkeitsgipfel liegt in den Winter- und Frühjahrsmonaten. Die Erregerdiagnose wird bei viralen Gastroenteritiden meist durch einen Antigennachweis gestellt, bei bakteriellen Enteritiden durch den Nachweis der entsprechenden Bakterien im Stuhl.

Das klinische Bild einer akuten Gastroenteritis wird durch Übelkeit, Erbrechen und Durchfall (Steigerung der Stuhlfrequenz > 3 ×/Tag oder mindestens zwei Stühle mehr als die für das Kind übliche Anzahl von Stühlen) bestimmt. Der Durchfall kann wässrig, schleimig, blutig und ggf. spritzend sein. Zusätzliche Symptome sind Appetitlosigkeit, ein blass-graues Hautkolorit, Bauchschmerzen (Tenesmen), Meteorismus und ein schlechter AZ. Fieber ist häufig.

Differenzialdiagnose Differenzialdiagnostisch muss bei einer akuten Durchfallerkrankung auch an eine schwere Grundkrankheit (bakterielle Meningitis, Pyelonephritis, Invagination, HUS, Malaria) gedacht werden, bei der eine Gastroenteritis als Begleitsymptom auftreten kann. Bei rezidivierenden oder chronischen Durchfällen besteht ein breites differenzialdiagnostisches Spektrum (z. B. Malabsorptionssyndrome unterschiedlicher Genese, anatomische Fehl-

Tab. 10.9 Erreger von infektiösen Gastroenteritiden

Erreger	Infektionsquelle	Inkubationszeit	Diagnostik
Rotaviren	Erkrankte, vor allem in Kinder- und Jugendgemeinschaftseinrichtungen, Praxen und Kliniken	1–3 Tage	Antigennachweis, ggf. PCR im Stuhl
Noroviren	Erkrankte, vor allem in Kinder- und Jugendgemeinschaftseinrichtungen, Praxen und Kliniken	6–48 h	Antigennachweis, ggf. PCR im Stuhl
Adenoviren	Erkrankte	5–8 Tage	Antigennachweis, ggf. PCR im Stuhl
Enteropathogene *E. coli* (EPEC)	Erkrankte, kontaminierte Nahrung, Trinkwasser, Rohmilch	2 h bis 6 Tage	Stuhlkultur, Pathogenitätsfaktoren mittels PCR
Enterotoxische *E. coli* (ETEC)	Kontaminierte Nahrung, Reisediarrhö	Stunden, wenige Tage	Stuhlkultur, Pathogenitätsfaktoren mittels PCR
Enterohämorrhagische *E. coli* (EHEC)	Erkrankte, Rohmilch, schlecht gegartes Fleisch	3–9 Tage	Verotoxinnachweis (PCR) aus Stuhlkultur
Salmonella enterica	Geflügel, kontaminierte Nahrung, Erkrankte	5–72 h	Stuhlkultur, ggf. Blutkultur, ggf. PCR
Salmonella typhi	Erkrankte, kontaminierte Nahrung/Wasser	1–3 Wochen	Blutkultur (1. Krankheitswoche), Stuhl, Urin
Campylobacter jejuni	Tiere (Geflügel), Rohmilch	2–7 Tage	Stuhlkultur (Antigennachweis, PCR)
Yersinia enterocolitica	Erkrankte, kontaminierte Nahrung/Trinkwasser	4 Tage bis 2 Wochen	Stuhlkultur
Shigellen	Erkrankte, kontaminierte Nahrung/Trinkwasser	2–4 Tage	Stuhlkultur (PCR, Verotoxinnachweis)
Clostridium difficile	Antibiotika	variabel	Stuhlkultur, Antigen-/Toxinnachweis (PCR)
Clostridium perfringens	Kontaminierte Nahrung	6–24 h	Stuhlkultur, PCR
Staphylococcus aureus	Kontaminierte Nahrung	2–6 h	Stuhlkultur, Kultur aus Erbrochenem, Enterotoxinnachweis (PCR)
Bacillus cereus	Kontaminierte Nahrung	1–6–16 h	Stuhlkultur, Kultur aus Erbrochenem/Nahrung
Vibrio cholerae	Erkrankte, Trinkwasser, Nahrung	18 h bis 6 Tage	Stuhlkultur, PCR
Lamblien	Erkrankte, Trinkwasser, Tiere	Tage	Mikroskopie, Stuhl (Antigennachweis, PCR)
Entamoeba histolytica	Erkrankte, Trinkwasser, Nahrung	2–4 Wochen	Mikroskopie, Stuhl (Antigennachweis, PCR)
Kryptosporidien	Erkrankte, Trinkwasser, Tiere	2–14 Tage	Mikroskopie, Stuhl (Antigennachweis, PCR)

bildungen, Endokrinopathien, Immundefekte, Stoffwechselstörung, Neoplasien). Vorbestehende Grunderkrankungen (Immundefekt, immunsuppressive Behandlung, Zöliakie, Mukoviszidose, CED, PPI-Therapie) gehen mit einem erhöhten Risiko für eine Gastroenteritis einher. Zudem lassen sich oftmals auch „atypische" Erreger identifizieren (*Bacillus cereus,* CMV, Kryptosporidien, Mikrosporidien u. a.).

Therapie Die Therapie ist symptomatisch und besteht vor allem aus der Rehydratation mittels Flüssigkeitszufuhr. Eine vollständige Rehydratation kann 24–48 h in Anspruch nehmen. Gestillte Säuglinge sollen während der Rehydratationsphase weitergestillt werden. Kleinkinder und ältere Kinder erhalten nach der Rehydratation eine altersgemäße Normalkost. Eine spezifische „Durchfalldiät" wird nicht mehr empfohlen. Jenseits des Säuglingsalters kann eine Fettreduktion für wenige Tage sinnvoll sein.

Bezüglich des Einsatzes von Probiotika ist die Studienlage sehr heterogen, sodass es weiterer Untersuchungen zu verschiedenen Patientengruppen bedarf, um eine eindeutige Empfehlung abgeben zu können. Eine antimikrobielle Therapie ist seltenen Ausnahmefällen vorbehalten. Die Indikation für eine Therapie besteht bei Nachweis von Shigellen, *Vibrio cholerae, Salmonella typhi/paratyphi,* Lamblien und septischen Formen einer bakteriellen Gastroenteritis. Letztere können auch zu Absiedelungen in anderen Organen führen, z. B. zu einer Osteomyelitis.

Antiemetika sollen im Kindesalter wegen der potenziellen Nebenwirkungen nicht angewendet werden. Auch Medikamente zur Hemmung der Darmmotilität (Loperamid, Anticholinergika) sind nicht indiziert. Absorbierende Präparate zur Toxinbindung (Pektin, Carbo medicinalis, Kaolin), Präparate zum Aufbau einer physiologischen Darmflora und Sekretionshemmer sind bei den meisten Enteritisformen nicht auf ihre Wirksamkeit geprüft und daher nicht indiziert.

Racecadotril vermindert die intestinale Hypersekretion, nicht aber die Darmmotilität. Bei wässriger Diarrhö kann es bei Säuglingen ab 3 Monaten ergänzend zur oralen Rehydratation eingesetzt werden; es verkürzt die Dauer des Durchfalls um ca. 24 h (4,5 mg/kg KG p. o. in 3 Einzeldosen [ED]).

Patienten, Eltern und medizinisches Personal müssen über Hygienemaßnahmen informiert werden und sollten diese zwingend einhalten. Hierzu können die Isolierung von Erkrankten und die Nutzung von Barrieremaßnahmen (z. B. Handschuhe) gehören. Zur Prophylaxe der Gastroenteritis durch Rotaviren stehen in Deutschland zwei verschiedene Rotavirus-Impfstoffe zur Verfügung.

S2k-Leitlinie Akute infektiöse Gastroenteritis im Säuglings-, Kindes- und Jugendalter. AWMF-Registernummer 068-003. Stand: 31.3.2019, gültig bis 31.5.2023; https://register.awmf.org/de/leitlinien/detail/068-003

10.2.4 Harnwegsinfektionen

Harnwegsinfektionen (HWIs) lassen sich nach Symptomen oder nach ihrer Lokalisation bzw. dem Vorliegen oder Fehlen komplizierender Faktoren einteilen:

- Lokalisation:
  - Zystitis (Entzündungsreaktion auf die ableitenden Harnwege beschränkt)
  - Pyelonephritis (Nierenparenchym in die Entzündungsreaktion eingeschlossen)
- Nach Symptomatik:
  - Asymptomatische HWIs (Bakteriurie, Leukozyturie ohne klinische Symptomatik)
  - Symptomatische HWIs
- Nach komplizierenden Faktoren:
  - Unkomplizierte HWIs bei normalem Harntrakt, normaler Blasenfunktion, normaler Nierenfunktion, Immunkompetenz
  - Komplizierte HWIs (Nierenfehlbildung, Fehlbildung der ableitenden Harnwege, vesikorenaler Reflux, Abflussbehinderung, Harnwegskonkremente, neurogene Blasenfunktionsstörung u. a.).

Von rezidivierenden HWIs wird gesprochen, wenn sich zwei oder mehr Episoden innerhalb von 6 Monaten bzw. drei oder mehr Episoden im zurückliegenden Jahr ereignet haben. Als Durchbruchsinfektion wird eine HWI bezeichnet, die unter antibakterieller Infektionsprophylaxe bei regelrechter Einnahme der verordneten Medikation auftritt. Eine asymptomatische Bakteriurie ohne Inflammationsreaktion (Leukozyturie) ist definitionsgemäß keine HWI.

Häufigkeit und Epidemiologie Bakterielle HWIs zählen zu den häufigsten bakteriellen Infektionen im Kindesalter. 3–8 % aller Mädchen und 1–2 % aller Jungen erleiden in der Kindheit mindestens eine HWI. Im 1. Lebensjahr sind überwiegend Jungen von HWIs betroffen, während in der weiteren Kindheit Mädchen 10- bis 20-fach häufiger als Jungen erkranken. Bei FUO lässt sich in 4–7 % der Fälle eine HWI identifizieren. Etwa ein Drittel der Kinder weist Rezidive auf.

Erreger HWIs werden i. d. R. durch Bakterien verursacht. Pilz- und Virusinfektionen sind extrem selten. Uropathogene Bakterien besitzen die Fähigkeit zur Besiedelung des Perineums und Präputiums, weisen ein rasches Wachstum im Urin und eine besondere Fähigkeit zur Adhäsion an Uroepithelzellen sowie zur Aszension im Harntrakt auf. Gramnegative Bakterien aus dem Darmtrakt sind die häufigsten Erreger von HWIs (in 80 % der Fälle *Escherichia coli).*

Bei komplizierten oder bei nosokomial erworbenen HWIs finden sich folgende Bakterien: *Pseudomonas* spp., *Proteus* spp., *Klebsiella* spp. Im Säuglingsalter muss häufiger mit anderen Bakterien als *E. coli,* z. B. mit Enterokokken, gerechnet werden.

Klinisches Bild Neugeborene fallen mit Trinkschwäche und graublassem Hautkolorit sowie Berührungsempfindlichkeit als Symptome einer Pyelonephritis oder einer Urosepsis auf. Fieber kann fehlen. Säuglinge weisen häufig ausschließlich hohes Fieber auf. Kleinkinder präsentieren oftmals eine Zystitis mit Pollakisurie und neu einsetzendem Einnässen nach erreichter Harnkontinenz. Bei einer Pyelonephritis fehlen diese Symptome häufig. Fieber ist bei Kleinkindern das Leitsymptom. Ältere Kinder mit einer Zystitis weisen imperativen Harndrang, Pollakisurie bzw. Dranginkontinenz auf. Oft wird über Abdominal- und Flankenschmerzen geklagt.

Diagnose Die Diagnose einer HWI wird anhand dreier Kriterien gestellt:

- Klinische Symptome einer HWI, die altersabhängig uncharakteristisch sein können
- Hinweise für eine Entzündungsreaktion im Urin (Leukozyturie)
- Bakteriennachweis in der Urinkultur in signifikanter Keimzahl

Bei kontinenten Kindern sollte der **Mittelstrahlurin** gewonnen werden. Bei Säuglingen und Kindern mit fehlender Blasenkontrolle bietet sich die „**Clean-Catch**"-Uringewinnung an. Nach Reinigung des Genitalbereichs mit Wasser (und ggf. Seife) wird das Kind mit entblößtem Genital von einer Betreuungsperson auf dem Schoß gehalten, bis die spontane Miktion einsetzt und der Urin mit einem sterilen Gefäß aufgefangen werden kann. Wenn im **Beutelurin** eine Leukozyturie und/oder Nitriturie fehlt, kann eine HWI weitgehend ausgeschlossen werden. Für mikrobiologische Untersuchungen ist Beutelurin nur wenig geeignet.

Weitere Methoden der Uringewinnung: **transurethraler Katheterismus** (nicht bei Säuglingen < 6 Monate), **Blasenpunktion.** Hierbei handelt es sich um die „sauberste" Methode im Säuglingsalter, sie setzt aber eine gewisse Übung voraus.

Die Art der Uringewinnung ist für die Interpretation der mikrobiologischen Befunde von besonderer Bedeutung. Idealerweise erfolgt im Säuglings- und Kleinkindesalter die Uringewinnung bei V. a. Pyelonephritis mittels suprapubischer Blasenpunktion. In weniger dringlichen Fällen kann eine Uringewinnung mittels Beutelurin zunächst ausreichen. Neben Teststreifen- und mikroskopischer Untersuchung ist die bakteriologische Untersuchung für Diagnostik und Therapie einer HWI essenziell.

➤ Tab. 10.10 fasst signifikante Keimzahlen in Abhängigkeit von der verwendeten Uringewinnungsmethode nach verschiedenen Leitlinien zusammen.

Vor allem im Säuglings- und frühen Kindesalter ist eine Differenzierung zwischen Pyelonephritis und Zystitis wichtig, jedoch zuweilen schwierig. ➤ Tab. 10.11 gibt Befunde zur diagnostischen Einordnung einer Pyelonephritis bei signifikanter Bakteriurie wieder.

Zur weiterführenden Diagnostik einer HWI gehört die Sonografie der Harnwege und eine Labordiagnostik (Blutbild und Differenzialblutbild, CRP und ggf. PCT).

Refluxprüfung: Nahezu ein Drittel der Kinder mit einer symptomatischen HWI weist einen vesikoureteralen Reflux (VUR) auf. Zum Refluxnachweis eignen sich die Miktionszysturethrografie (MCU) oder die Miktionsurosonografie (MSU). Folgende Indikationen werden in der Literatur vorgeschlagen:

- Nach der ersten Pyelonephritis beim Säugling oder Kleinkind, insbesondere dann, wenn die Ultraschalluntersuchung eine Nierenbeckenkelchsystemdilatation, wabige Parenchymveränderungen oder andere Befunde (z. B. retrovesikal deutlich dilatierte Ureter o. a.) zeigt, woraus sich der Verdacht auf einen hochgradigen vesikorenalen Reflux ergibt.
- Nach der ersten Pyelonephritis im Kindesalter, falls sonografische Hinweise auf einen VUR bestehen.
- Rezidivierende Pyelonephritiden im Kindesalter.

Tab. 10.10 Signifikante Keimzahlen in Abhängigkeit von der verwendeten Methode nach verschiedenen Leitlinien

Leitlinie	Suprapubische Blasenpunktion	Katheterurin	Clean-Catch-Methode
	CFU/ml	CFU/ml	CFU/ml
ESPU 2015	jedes Wachstum	$\geq 10^3$ bis 5×10^4	$\geq 10^4$ bis 10^5
Kanada 2014	jedes Wachstum	$\geq 5 \times 10^4$	$> 10^5$
AAP 2011	$\geq 5 \times 10^4$	$\geq 5 \times 10^4$	nicht definiert
Italien 2011	nicht definiert	$> 10^4$	$> 10^5$
NICE 2007	nicht definiert	nicht definiert	nicht definiert
Frankreich 2007	$\geq 10^3$	$\geq 10^3$	$\geq 10^5$
Deutschland 2007	jedes Wachstum	10^3 bis $> 10^4$	10^4 bis $> 10^5$

Tab. 10.11 Befunde zur diagnostischen Einordnung einer Pyelonephritis bei signifikanter Bakteriurie

Befund	Pyelonephritis +	Pyelonephritis –	Kommentar
Fieber	> 38,5 °C	< 38,5 °C	vorsichtige Interpretation bei Neugeborenen und jungen Säuglingen
CRP	> 20 mg/l	< 20 mg/l	
PCT	< 0,5 ng/l	< 0,5 ng/l	
Leukozytose/Linksverschiebung	ja	nein	
Leukozytenzylinder	+++		
Pathologische DMSA-Szintigrafie	+	–	keine Routinediagnostik
Pathologische Farbdoppler-Sonografie	+	–	

Besteht der V. a. eine Nierenparenchymläsion, so ist eine DMSA-Szintigrafie angezeigt. Von einigen Fachgesellschaften wird diese Technik bei einer Pyelonephritis primär vorgeschlagen. So lassen sich unabhängig vom Vorliegen eines VUR bereits vorliegende etwaige Nierennarben oder akute pyelonephritische Parenchymschäden erkennen. Eine MCU ist dann die nachfolgend indizierte Untersuchung.

Blasenfunktionsstörungen sind ein prädisponierender Faktor für HWIs, insbesondere bei Mädchen im Kleinkindes- oder Schulalter. Anamnestische Hinweise hierfür sind:

- Imperativer Harndrang
- Pollakisurie
- Miktionsmeidung und Miktionsaufschub
- Auffällige Haltemanöver
- Miktionsstörungen („Stottermiktion“)
- Harninkontinenz
- Obstipationsneigung und/oder Enkopresis.

Therapie Meistens erfolgt eine kalkulierte antiinfektive Therapie. Geeignete **Antiinfektiva** zur Therapie von HWIs bei Säuglingen und Kindern sind:

- Parenterale Cephalosporine (Gruppe 3A, z. B. Cefotaxim; Gruppe 3B, z. B. Ceftazidim), orale Cephalosporine (Gruppe 3, z. B. Ceftibuten, Cefixim, Cefpodoximproxetil; Cefuroximaxetil [Gruppe 2] ist wegen der schlechten enteralen Resorption nicht geeignet. Cefaclor [Gruppe 1]: hier die lokale Resistenzlage berücksichtigen).
- Trimethoprim oder Trimethoprim/Sulfamethoxazol: Für beide Medikamente liegt eine hohe Resistenzrate vor, deshalb sollten zur kalkulierten Therapie einer Pyelonephritis weder Trimethoprim noch Trimethoprim/Sulfamethoxazol eingesetzt werden.
- Aminopenicilline (Ampicillin parenteral, Amoxicillin oral): Beide Wirkstoffe sind als Monotherapie bei hoher Resistenzquote gegen z. B. *E. coli* nicht geeignet, jedoch bei V. a. Enterokokken-Infektion gut einsetzbar. Ampicillin bzw. Amoxicillin sollte daher nur in Kombination mit einem Aminoglykosid oder Cephalosporin der Gruppe 3 angewendet werden.
- Amoxicillin/Clavulansäure (parenteral) kann indiziert sein.
- Aminoglykoside: Therapie möglichst nicht länger als 5 Tage, therapeutisches Drug Monitoring.
- Chinolone, Ciprofloxacin: Beschränkung auf Einsatz bei *Pseudomonas aeruginosa* oder bei multiresistenten gramnegativen Keimen.
- Nitrofurantoin: („Reserveantibiotikum“) bei Niereninsuffizienz und zur Behandlung einer Pyelonephritis ungeeignet.
- Weitere Antiinfektiva:
  - Fosfomycin (parenteral): „Reserveantibiotikum“ bei ESBL-bildenden Erregern. Fosfomycin oral, (zugelassen ab 12 Jahren): Einmaltherapie bei Zystitis. Geeignet gegen ESBL-bildende Erreger
  - Nitroxolin: wegen niedriger Gewebespiegel bei Pyelonephritis nicht effektiv

Orale oder parenterale Therapie? Die Frage, ob oral oder parenteral therapiert werden muss, hängt u. a. vom Lebensalter und von der Schwere der Erkrankung ab. Eine parenterale antiinfektive Therapie ist indiziert bei:

- Säuglingen in den ersten 3 Lebensmonaten
- V. a. Urosepsis
- Nahrungs- bzw. Flüssigkeitsverweigerung
- Erbrechen, Durchfall
- Noncompliance
- Pyelonephritis bei hochgradiger Harntransportstörung
- Pyelonephrose
- Nierenabszess, Nierenkarbunkel
- Xanthogranulomatöse Pyelonephritis

Bei **Säuglingen ≤ 3 Monaten** soll initial eine parenterale antibakterielle Therapie mindestens bis zum Erhalt des Antibiogramms erfolgen. Nach Entfieberung kann resistenzgerecht auf eine perorale Gabe umgestellt werden. Die antibakterielle Gesamt-Therapiedauer einer HWI sollte bei Säuglingen ≤ 3 Monaten unter Berücksichtigung des klinischen Verlaufs mindestens 7–14 Tage betragen.

Bei **Säuglingen > 3 Monaten und Kindern** mit Pyelonephritis kann initial eine perorale antibakterielle Therapie durchgeführt werden. Die antibakterielle Gesamt-Therapiedauer sollte etwa 7 Tage betragen.

➤ Tab. 10.12 enthält Vorschläge für die kalkulierte antiinfektive Therapie bei Pyelonephritis in Abhängigkeit von Alter und Schweregrad.

Tab. 10.12 Kalkulierte antiinfektive Therapie einer Pyelonephritis in Abhängigkeit von Alter und Schweregrad

Alter/Schweregrad	Antiinfektive Therapie	i. v./p. o.	Therapiedauer [Tage]
Pyelonephritis in den ersten 3 Lebensmonaten	Aminoglykosid + Ampicillin *oder* Ceftazidim + Ampicillin	parenteral bis mindestens 2 Tage nach Entfieberung, dann orale Therapie nach Antibiogramm	10(–14)
Unkomplizierte Pyelonephritis bei Säuglingen > 3 Lebensmonate	Cephalosporin Gruppe 3 *oder* Amoxicillin/Clavulansäure *oder* Ampicillin +Aminoglykosid	p. o., ggf. initial parenteral p. o., ggf. initial parenteral parenteral, anschließend p. o. nach Antibiogramm	7–10
Komplizierte Pyelonephritis	Aminoglykosid + Ampicillin *oder* Piperacillin/Tazobactam *oder* Ceftazidim + Ampicillin	parenteral bis mindestens 2 Tage nach Entfieberung, dann p. o. nach Antibiogramm	10(–14)

Chemoprophylaxe Bei hohem Rezidiv- und Schädigungsrisiko kann eine antibakterielle Langzeitinfektionsprophylaxe sinnvoll sein. Zu den Risikokindern gehören Säuglinge und Kleinkinder mit einem höhergradigen (≥ Grad 3) Reflux und rezidivierenden Pyelonephritiden. Geeignete Antiinfektiva zur antibakteriellen Infektionsprophylaxe sind:

- Nitrofurantoin (nicht zugelassen < 3. Lebensmonat, Beschränkung auf 6 Monate)
- Trimethoprim (nicht zugelassen < 6 Lebenswochen, regional hohe Resistenzrate gegen *E. coli*!)
- Nitroxolin (nicht zugelassen < 3 Jahre)
- Cefaclor
- Cefixim (nicht bei Früh- und Neugeborenen)
- Ceftibuten (nicht zugelassen < 3 Lebensmonate)

Die Dauer der Chemoprophylaxe wird kontrovers diskutiert. Überwiegende Lehrmeinung ist, die Chemoprophylaxe nach einem 6-monatigen infektfreien Intervall versuchsweise zu beenden. Sollte es unter Chemoprophylaxe zu Durchbruchsinfektionen kommen, so ist bei Reinfektionsprophylaxe mit Trimethoprim an hiergegen resistente *E. coli* zu denken (Therapievorschlag: Cephalosporin der Gruppe 3). Bei der Verwendung von Nitrofurantoin kommen besonders häufig Infektionen durch *Pseudomonas, Proteus* und Klebsiellen vor (Therapievorschlag: Ceftazidim oder Ciprofloxacin). Unter einer Cephalosporin-Prophylaxe ist mit Enterokokken bzw. *Pseudomonas* spp. zu rechnen (Therapievorschlag: Ampicillin/Amoxicillin, Ceftazidim oder Ciprofloxacin).

Zum Management von HWIs gehört auch die Behandlung von Blasenfunktionsstörungen und chronischer Obstipation. Es sollte nicht unerwähnt bleiben, dass Cranberry-Beeren die Adhärenzfähigkeit uropathogener *E. coli* am Uroepithel verringern. In der Erwachsenenmedizin konnten protektive Effekte nachgewiesen werden. Auch die Zirkumzision erniedrigt das Risiko für HWIs. Metaanalytisch konnte errechnet werden, dass 111 Zirkumzisionen notwendig wären, um 1 HWI zu verhindern.

S2k-Leitlinie Harnwegsinfektionen im Kindesalter – Diagnostik, Therapie und Prophylaxe. AWMF-Registernummer 166-004. Stand: 23.8.2021, gültig bis 22.8.2026; https://register.awmf.org/de/leitlinien/detail/166-004

10.2.5 Haut- und Weichteilinfektionen

Hierbei handelt es sich um eine Gruppe von verschiedenen Haut- und Weichteilinfektionen, die durch fünf typische Symptome auffallen:

- Rötung (Rubor)
- Schmerzen (Dolor)
- Überwärmung (Calor)
- Schwellung (Tumor)
- Evtl. Funktionseinschränkung (Functio laesa)

Erreger Haut- und Weichteilinfektionen werden vor allem durch β-hämolysierende Streptokokken der Gruppe A und *Staphylococcus aureus* hervorgerufen.

Klinisches Bild Das klinische Bild kann sehr variantenreich sein und umfasst folgende Entitäten:

- **Impetigo contagiosa:** häufigste bakterielle Hautinfektion des Kindesalters mit Blasen und Bläschen, die leicht rupturieren, dann eintrocknen und nachfolgend mit einer honiggelben Kruste bedeckt sind. Meistens handelt es sich um eine leicht übertragbare Schmierinfektion im Mund- und Handbereich.
- **Impetiginisation:** Diese Form ist von einer primären Impetigo contagiosa abzugrenzen. Häufig findet sich die Impetiginisation bei Patienten mit einem atopischen Ekzem, nach einer kutanen HSV-Infektion oder infolge von superinfizierten Insektenstichen. Differenzialdiagnostisch ist ein Befall mit Skabies oder Kopfläusen zu erwägen.
- **Ekthymata:** Bei Ekthymata imponieren scharfrandige, ausgestanzte Ulzerationen. Die Symptome sind insbesondere in tropischen Klimazonen und unter ungünstigen hygienischen Bedingungen anzutreffen.
- **Angulus infectiosus:** Hierbei handelt es sich um eine Infektion der Mundwinkel, die insbesondere bei Mangelernährung (z. B. Vitamin-B_2-, Eisenmangel), Mundwinkelrhagaden, schweren Allgemeinerkrankungen oder Hypersalivation anzutreffen sind.
- **Nagelbettentzündungen** (Panaritien): oft Folge von Mikroläsionen oder Manipulationen der Haut im Nagelbettbereich. Differenzialdiagnostisch ist auch an eine Infektion mit dem Herpes-simplex-Virus (HSV) zu denken.
- **Follikulitis, Furunkel, Karbunkel, Abszess, Empyem:** Schmilzt das Umgebungsgewebe bei einer Follikulitis ein, so spricht man von Perifollikulitis und im weiteren Verlauf dann auch von Furunkeln. Diese können konfluieren und dann in einen Abszess übergehen. Empyeme können hämatogen, durch Fistelung oder auch *per continuitatem* entstehen.
- **Omphalitis** (Nabelinfektion): Diese Infektion des Nabelstumpfs und der umgebenden Bauchwand tritt typischerweise in den ersten 2 Lebenswochen bei Früh- und Neugeborenen auf. Häufigster Erreger ist *Staphylococcus aureus*. Ein persistierender Ductus omphaloentericus oder eine Urachusfistel prädisponieren für die Erkrankung.
- **Perianale Dermatitis/Vulvovaginitis:** Die perianale Dermatitis wird durch Streptokokken der Gruppe B verursacht (Fehldiagnose Mykose!) und tritt insbesondere im Kleinkindesalter auf. Eine Vulvovaginitis äußert sich mit Juckreiz, übelriechendem Ausfluss und gelegentlicher Dysurie (sekundär) sowie Missempfindungen im Genitalbereich beim Gehen.
- **Erysipel** (Wundrose): Das Erysipel ist eine Weichteilinfektion der papillären Dermis mit Beteiligung der oberflächlichen Lymphgefäße. Klinisch imponiert ein überwärmtes Erythem mit flammenförmigen Ausläufern. Einblutungen oder Blasenbildungen können vorkommen. Das Erysipel kann spontan oder rezidivierend auftreten, bevorzugt im Bereich der unteren Extremität nach Traumata. Typische Erreger: GAS.

- **Phlegmone (Zellulitis):** Im Unterschied zum Erysipel handelt es sich bei der Phlegmone um eine Entzündung der tiefen Dermis und der Subkutis. Mischinfektionen mit Staphylokokken sind möglich, auch am Übergang zur nekrotisierenden Fasziitis durch Anaerobier. Im Gegensatz zum Erysipel liegt bei der Phlegmone eine diffuse, unscharf begrenzte erythematöse, teigige Schwellung vor. Die Patienten sind krank und haben Fieber.
- **Nekrotisierende Fasziitis:** Hierbei sind das subkutane Gewebe sowie der Bereich der Faszien bis hin zur Muskulatur betroffen. Initial besteht eine diffuse, sehr schmerzhafte Rötung, die Haut kann sich bläulich-rot bis bläulich-grau verfärben. Es bilden sich Blasen mit gelblich, später rötlich-hämorrhagischer Flüssigkeit. Das Krankheitsbild ist sehr schwerwiegend. Bei der kalkulierten antiinfektiven Therapie sollte an Mischinfektionen von *Staphylococcus pyogenes* (auch *Staphylococcus aureus)* mit Anaerobiern oder fakultativ anaeroben Bakterien gedacht werden.
- **Pyomyositis:** Diese bakterielle Infektion der quergestreiften Muskulatur muss von autoimmunologisch verursachten Myositiden abgegrenzt werden. Meist ist *Staphylococcus aureus* der verursachende Erreger. Im Vordergrund stehen Fieber und Muskelschmerzen. Am häufigsten sind die Muskelgruppen der Oberschenkel, nicht selten aber auch der M. iliopsoas betroffen. Immer ist bei Haut- und Weichteilgewebeinfektionen auch an gramnegative Erreger zu denken. Neben β-hämolysierenden GAS und *Staphylococcus aureus* kommt als Erreger von Haut- und Weichteilinfektionen eine Vielzahl weiterer Bakterien und Viren in Betracht.

Diagnose und Differenzialdiagnose Die Diagnosesicherung erfolgt meist durch den Erregernachweis aus Vesikeln, Pusteln oder Blaseninhalt mittels Kultur oder PCR. Differenzialdiagnostisch ist an eine klassische virusvermittelte Exanthemerkrankung sowie ein Arzneimittelexanthem zu denken.

Therapie Bei bakteriellen Hautinfektionen kommt eine Kombination aus antiseptischer Lokalbehandlung und systemischer antiinfektiver Therapie zur Anwendung. Mitunter kann eine chirurgische Intervention notwendig sein, z. B. bei tiefen Weichteilinfektionen (nekrotisierende Fasziitis, Abszesse u. a.).

10.2.6 Epididymitis/Orchitis

Epididymitiden und Orchitiden sind akute oder chronische Entzündungen der Nebenhoden bzw. des Hodens. Bei jüngeren, sexuell aktiven Männern unter 35 Jahren ist sie i. d. R. eine durch Geschlechtsverkehr übertragene aszendierende Infektion. Eine Epididymitis kann Folge eines Unfalls oder einer hämatogenen Streuung sein. Zuverlässige Angaben zur Inzidenz liegen nicht vor. Aus klinischen Erwägungen ist es sinnvoll, von einer Epididymoorchitis zu sprechen, da sich akute Entzündungen der Hoden und der Nebenhoden pathogenetisch mit Blick auf den Lokalbefund nicht immer sicher voneinander abgrenzen lassen. Im Kindesalter überwiegen Einzelerkrankungen ohne Neigung zu Rezidiven. Meist wird eine reaktive oder postentzündliche Genese wegen einer nicht identifizierbaren Infektionskette angenommen. In anderen Fällen wird von einer aszendierenden Infektion oder chemisch irritativen Reaktion durch (mit Bakterien kontaminiertem) Urin ausgegangen.

Erreger Orchitiden sind häufiger hämatogenen Ursprungs. Sie treten typischerweise in Kombination mit viralen Erkrankungen (Mumps, Röteln, Infektionen mit Coxsackie- und Echoviren, infektiöse Mononukleose [EBV], Windpocken) auf. Nur selten lassen sich Bakterien (Brucellen, koliforme Bakterien, Mykoplasmen) als Auslöser identifizieren. Die Krankheit beginnt schleichend mit einer einseitigen, zunehmenden und schmerzhaften Schwellung von Nebenhoden und/oder Hoden. Fieber, Dysurie oder Pollakisurie sind eher seltene Begleitsymptome. Der Hoden ist mobil und der Palpation zugänglich. Mit fortschreitender Entzündung kommt es zur Ausbildung eines Erythems der Skrotalhaut. Aufgrund der Variabilität sind Jungen aller Altersklassen betroffen.

Diagnostik, Therapie Die Diagnose wird klinisch und sonografisch gestellt. Die Therapie richtet sich nach der Schwere der Erkrankung. In der symptomatischen Behandlung (u. a. Ruhigstellung, Hochlagerung, Kühlung) wird die Therapie mit nichtsteroidalen Analgetika/Antiphlogistika favorisiert. Bei begründetem V. a. eine bakterielle Infektion ist eine antiinfektive Therapie angezeigt, in deren Wirkspektrum vor allem *E. coli* eingeschlossen sein sollte. Daneben ist an Gonokokken und Enterokokken zu denken.

10.2.7 Infektionen bei immunsupprimierten Kindern und Jugendlichen

Neben Defekten des angeborenen oder adaptiven Immunsystems sind erworbene Immundefekte (HIV) sowie eine immunsuppressive Therapie (z. B. in der Hämato-Onkologie und Rheumatologie) prädisponierend für Infektionen. Infektionen bei Defekten des angeborenen Immunsystems sind defektspezifisch („typisch"). Rezidivierende respiratorische Infektionen, Schleimhautulzerationen, eine protrahiert verlaufende Omphalitis, Granulome und Organabszesse, Infektionen durch nichttuberkulöse Mykobakterien (NTM) sowie Virusinfektionen, invasive pyogene Infektionen, Osteomyelitiden oder Lymphadenitiden, chronische mukokutane und invasive Candidosen, eine Enzephalitis sowie Meningitis müssen an das Vorliegen eines Defekts der angeborenen Immunität denken lassen.

Erreger Als typische Erreger gelten:
- Staphylokokken
- Streptokokken
- Pseudomonaden
- Pilze
- *Burkholderia cepacia, Serratia marcescens, Nocardia* spp., *Aspergillus* spp. (bei Granulomen und Organabszessen)
- Viren (HSV, CMV, Adenoviren)

Bei Defekten der adaptiven Immunität kommen Infektionen durch bekapselte Erreger (Hib, Meningokokken, Pneumokokken) und opportunistische Infektionen vor. Als Erreger kommen hier *Pneumocystis jirovecii, Toxoplasma gondii,* CMV, HSV, VZV und *Candida* spp. in Betracht.

Eine große Gruppe unter den immunsupprimierten Kindern und Jugendlichen sind die pädiatrisch-onkologischen Patienten. Typische Infektionserreger in dieser Patientengruppe sind in ➤ Tab. 10.13 aufgeführt.

Klinisches Bild Typisch ist Fieber bei Granulozytopenie. Fieber von einmalig ≥ 38,5 °C oder > 38 °C für > 1 h ist bei granulozytopenen Patienten (Granulozyten < $0,5 \times 10^9$/l oder < 1×10^9/l Leukozyten bei Fehlen eines Differenzialblutbilds) immer als schwerwiegendes Zeichen einer möglichen Infektion zu werten.

Diagnostik Neben der körperlichen Untersuchung und der Bestimmung klinisch-chemischer Infektionsparameter (CRP, evtl. PCT und/oder IL-6) sowie des Blutbildes nebst Differenzialblutbild sind zwingend Kulturen (aerobe und anaerobe Blutkulturen, Urin und bei klinischem Verdacht aus Abstrichen) erforderlich. Zu einem hohen Prozentsatz haben diese Patienten implantierte zentrale Zugänge (z. B. Port). In einem solchen Fall müssen Blutkulturen sowohl peripher als auch aus dem zentralen Zugang entnommen werden, um eine etwaige Besiedelung von Letzterem zu erfassen. Bei Patienten auf Intensivstationen, bei denen häufig eine invasive Blutdruckmessung mit einem arteriellen Zugang erfolgt, sollten auch hier Kulturen entnommen werden; dies gilt selbstverständlich auch für Drainagen etc.

Therapie Die Therapie ist initial empirisch. Häufig verwendete Substanzen sind in der Monotherapie *Pseudomonas*-wirksame Penicilline (Piperacillin/Tazobactam) oder Cephalosporine der Gruppe 3 und 4 (Ceftazidim, Cefepim) oder Carbapeneme (Imipenem/Cilastin bzw. Meropenem). Zur Kombinationstherapie eigenen sich alle genannten Antiinfektiva in Kombination mit einem Aminoglykosid (Gentamicin, Tobramycin, Amikacin).

Je nach zusätzlichen klinischen Befunden (Gingivitis/Mukositis, ösophageale Symptome, Sinusitis/intranasale Läsionen, pulmonale Infiltrate, [interstitielle] Pneumonie, Diarrhö und Nachweis toxinbildender *C. difficile*, abdominale, perirektale und perianale Schmerzen sowie fokale und diffuse ZNS-Symptome) kann eine additive Diagnostik oder ggf. eine Therapiemodifikation (Makrolide, antimykotische Therapie, Aciclovir) notwendig werden.

Zur Infektionsprophylaxe bei immunsupprimierten Kindern und Jugendlichen stehen neben Schutzimpfungen für Hochrisikopatienten verschiedene Maßnahmen wie Händedesinfektion (jeweils aktuelle KRINKO-Empfehlung beachten!), Einsatz geeigneter Räumlichkeiten (inkl. Sanitärbereich), Desinfektion und Flächendesinfektion sowie endständige Bakterienfilter auch am Duschkopf bzw. für das Trinkwasser zur Verfügung. Topfpflanzen und Schnittblumen, die das Risiko einer Infektion mit Clostridien und *Candida* bzw. Pseudomonaden bergen, sind aus dem Patientenzimmer zu verbannen. Auch mit einem Infektionsrisiko behaftete Nahrungsmittel wie z. B. Produkte aus/mit rohem Fleisch, Rohei, Räucherfisch und Rohmilch sind zu meiden.

Patienten mit intensivzytostatisch behandelten Neoplasien (AML-Induktionstherapie, Therapie eines Leukämierezidivs), nach allogener Stammzelltransplantation bis zur Erholung der Granulozytenzahl und Patienten mit einer schweren GvHD und augmentierter Immunsuppression erhalten eine Chemoprophylaxe im Hinblick auf Pilzinfektionen. Im Mittelpunkt stehen hier Fluconazol, Itraconazol, Voriconazol, Posaconazol, Micafungin oder liposomales Amphotericin B.

Zur VZV-Prophylaxe gehört die Expositionsprophylaxe (Isolierung, aktive Varizellenimpfung, wenn möglich) sowie die PEP mit passiver Immunprophylaxe und Chemoprophylaxe (Aciclovir).

Bei Patienten mit allogener Stammzelltransplantation ist eine etwaige CMV-Reaktivierung zu bedenken. Zur CMV-Prophylaxe gehört die Auswahl von leukozytendepletierten (und bestrahlten?) Blutprodukten zur Transfusion. Als präventive Therapie ist Ganciclovir empfohlen.

Tab. 10.13 Häufige Infektionserreger bei hämatologisch-onkologischen Patienten in der Pädiatrie

Klassifizierung	Erreger
Grampositiv	Staphylokokken
	Streptokokken
	Enterokokken
	Corynebacterium spp.
	Listeria monocytogenes
	Clostridium difficile
Gramnegativ	Enterobacteriaceae
	Pseudomonas spp.
	Anaerobier (*Bacteroides* spp.)
Pilze	*Candida* spp.
	Aspergillus spp.
	Mucorales
	Cryptococcus spp.
	Pneumocystis jirovecii
Viren	Herpesviren (HSV, VZV, CMV, EBV, HHV-6/7)
	RS-Viren, Influenza, Parainfluenza, Rhinoviren, hMPV
	Adenoviren
	Rotavirus, Norovirus
Protozoen	*Toxoplasma gondii, Cryptosporidium* spp.

10.2.8 Infektionen durch grampositive und gramnegative Bakterien und multiresistente Erreger

Grampositive und gramnegative Bakterien

Die Gram-Färbung ist eine von dem dänischen Arzt Hans Christian Gram (1853–1938) in Berlin entwickelte Methode zur Differenzierung von Bakterien. Bakterien unterscheiden sich hinsichtlich der Zellhülle, die eine Unterscheidung mittels der nachfolgend beschriebenen Färbung zulässt. Grampositive Bakterien besitzen eine dicke Hülle aus Peptidoglykan, gramnegative Bakterien verfügen über eine dünne Mureinschicht, der sich außen als weitere Schicht die äußere Membran anschließt.

Bei der **Gram-Färbung** werden Bakterien mit einem basischen Farbstoff (Kristallviolett) angefärbt. Bei der Nachbehandlung mit einer Jod-Kaliumjodid-Lösung entsteht in Wasser unlöslicher in Ethanol jedoch löslicher Farbkomplex, der aus gramnegativen Bakterien mit Ethanol extrahiert werden kann. Bei grampositiven Bakterien verbleibt der Farbstoff wegen deren dickerer Mureinschicht im Bakterium.

- Zu den **grampositiven Bakterien** gehören *Actinomyces, Streptomyces* sowie Streptokokken, Enterokokken, Staphylokokken, Listerien, *Bacillus, Clostridium* und *Lactobacillus.*
- Beispiele für **gramnegative Bakterien** sind Enterobakterien *(Escherichia coli* u. a.), *Salmonella, Shigella, Klebsiella, Proteus, Enterobacter* sowie die Gattungen *Pseudomonas, Legionella, Neisseria, Rickettsia* und die Art *Pasteurella multocida.*

Multiresistente Erreger

Multiresistente Erreger (MRE) können sowohl grampositiv als auch gramnegativ sein. Ein Bakterium gilt als multiresistent, wenn es gegen zwei oder mehr Antibiotikaklassen, die in der empirischen Standardtherapie gegen diese Erregerspezies eingesetzt werden, resistent ist. In der klinischen Praxis lassen sich folgende MRE unterscheiden:

- Methicillin-resistenter *Staphylococcus aureus* (MRSA):
  - HA-MRSA („healthcare-associated")
  - CA-MRSA („community acquired")
  - LA-MRSA („livestock-associated")
- Multiresistente gramnegative Erreger (MRGN)
  - aus der Familie der Enterobacteriaceae (z. B. *E. coli, Klebsiella* spp.)
  - sog. Non-Fermenter (z. B. *Pseudomonas aeruginosa, Acinetobacter-baumannii*-Komplex).
- Vancomycin- bzw. Glykopeptid-resistente Enterokokken (VRE)

Daneben können natürlich auch andere Bakterienspezies (z. B. *Burkholderia* oder Mykobakterien) Multiresistenzen aufweisen.

MRE können direkt oder indirekt von Patient zu Patient übertragen werden und führen insbesondere bei Patienten mit Risikofaktoren zu Infektionen. Daher kommt der frühzeitigen Erkennung einer Kolonisation durch ein gezieltes risikoadaptiertes MRE-Screening (z. B. intensivmedizinisch behandelte Frühgeborene) eine besondere Bedeutung zu. Wichtig ist, eine Kolonisation von einer Infektion zu unterscheiden. In § 23 Abs. 4 IfSG sind Dokumentationspflichten und Maßnahmen, die über die Basishygiene hinausgehen, geregelt.

Screening auf MRE Das gezielte Screening auf MRE dient der Erkennung einer asymptomatischen Besiedelung bei Patienten mit erhöhtem Risiko für eine MRE-Kolonisation. Der Nachweis von MRE im Screening geht keinesfalls automatisch mit einer Indikation zur Antibiotikabehandlung einher. Allerdings können die Ergebnisse des Screenings bei der Wahl der antiinfektiven Therapie wichtig sein. Indikationen für ein MRE-Screening auf Basis der aktuellen KRINKO-Empfehlungen sind:

- Patienten mit positivem MRSA-, MRGN-, VRE-Nachweis in der Anamnese
- Patienten die während eines stationären Aufenthalts > 24 h direkten Kontakt zu einem MRSA-, MRGN-, VRE-Träger hatten
- Patienten aus Einrichtungen mit bekannt hoher MRE-Prävalenz (z. B. Pflegeheime für Kinder mit Langzeitbehandlungspflege, neurologische Rehabilitationskliniken)
- Übernahme aus einer anderen Klinik nach operativen Interventionen und anschließender Intensivtherapie (z. B. Chirurgie, Orthopädie, Neurochirurgie)
- Patienten, die in den letzten 3 Monaten wiederholt mit Reserveantibiotika therapiert wurden und wiederholt stationär behandelt werden mussten
- Patienten mit Langzeitkatheterversorgung, Tracheostoma, Ernährungssonde, PEG, chronischen, schlecht heilenden Wunden, CED, urogenitalen Fehlbildungen und wiederholten HWIs
- Patienten, die aus dem Ausland verlegt werden (insb. aus Kliniken in Ost- und Südeuropa sowie aus anderen Ländern mit hoher Prävalenz von MRGN/MRSA)
- Kinder und Jugendliche, die als Flüchtlinge aus einem Krisengebiet nach Deutschland gelangen
- Patienten, die in einer Gesundheitseinrichtung der US Army behandelt wurden
- Patienten mit häuslichem Kontakt zu einem Tiermastbetrieb (insb. Schweinemast)

Ggf. kann bei engen Kontaktpersonen ebenfalls ein MRE-Screening durchgeführt werden, wenn z. B. eine Dekolonisationsbehandlung erwogen wird („Pingpong"-Effekt).

MRSA

HA-MRSA Hierbei handelt es sich um im Krankenhaus erworbene („hospital-acquired") MRSA, die grundsätzlich gegen Makrolide und Clindamycin sowie Fluorchinolone und Aminoglykoside resistent sind. Selten weisen HA-MRSA eine Resistenz gegen Rifampicin, Cotrimoxazol, Doxycyclin und Mupirocin auf.

Besonders gefährdet für systemische MRSA-Infektionen sind MRSA-kolonisierte intensivmedizinisch behandelte Frühgeborene. MRSA-kolonisierte Patienten haben ein deutlich erhöhtes Risiko für postoperative Wundinfektionen, z. B. nach herz- oder neurochirurgischen Eingriffen. Eine HA-MRSA-Kolonisation kann über Monate bis Jahre persistieren.

CA-MRSA Ambulant erworbene MRSA („community-acquired") bieten ein Resistenzprofil, das sich von HA-MRSA deutlich unterscheidet. Außerhalb der Betalaktam-Antibiotika weisen CA-MRSA weniger Resistenzen auf. Bei der Ausbreitung von CA-MRSA spielen Pflegeartikel und auch die Umgebungskontamination eine wichtige Rolle.

CA-MRSA verursachen vor allem Haut- und Weichteilinfektionen, die durch direkten und indirekten Kontakt übertragen werden. In komplizierten Fällen kann es zu Myositis, Osteomyelitis oder auch nekrotisierender Fasziitis kommen. Durch PVL-positive CA-MRSA verursachte Osteomyelitiden und septische Arthritiden verlaufen komplizierter als solche durch Methicillin-sensitive *Staphylococcus aureus* (MSSA) und HA-MRSA und gehen mit einem aggressiveren (chirurgische Intervention) und längeren Verlauf (6 Wochen Therapie) einher.

Die Mehrzahl der CA-MRSA-Isolate exprimiert den Virulenzfaktor Panton-Valentin-Leukocidin (PVL), der zu besonders aggressiv und kompliziert verlaufenden Infektionen führen kann.

Bei einem Teil der MRSA-kolonisierten Patienten ist es möglich, eine Dekolonisationsbehandlung durchzuführen. Medikamente und Anwendungen zur Dekolonisation mit MRSA sind ➤ Tab. 10.14 zu entnehmen. Eine Kontrolle des Dekolonisationserfolgs ist angezeigt.

Tab. 10.14 Vorschläge zur Dekolonisationsbehandlung bei MRSA-Besiedelung

Medikament (Wirkstoff), Beispiele	Anwendung
Turixin®-Nasensalbe (Mupirocin)	5 Tage, 3 × tgl. jeweils 0,5–1 cm in jeden Nasenvorhof, Nase von außen etwas zusammendrücken, um die Salbe zu verteilen
Octenisan® (Octenidin)	2 × tgl. Waschen der gesamten Haut und der Haare mit Octenisan®-Waschlotion
Octenidol® (Octenidin)	Mundspülung 4 × tgl.; falls möglich (Schulalter)
Octenisept® (Octenidinhydrochlorid/Phenoxyethanol)	Wundpflege MRSA-besiedelter Wunden, Katheter- und PEG-Eintrittsstellen

Vancomycin-resistente Enterokokken (VRE)

Die Glykopeptidresistenz bei Enterokokken wird durch unterschiedliche Mutationen hervorgerufen. Zwei verschiedene Resistotypen (VanA und VanB) sind klinisch bedeutsam. VanB ist in vitro gegen Teicoplanin sensibel. Meistens handelt es sich bei den VRE um *Enterococcus faecium*. VRE werden bei Mängeln in der Basishygiene leicht von Patient zu Patient übertragen; bei einem positiven Nachweis in einem Risikobereich ist daher ein generelles Screening angezeigt. Zur Therapie von VRE-Infektionen stehen vor allem Linezolid und Daptomycin, ggf. auch Fosfomycin zur Verfügung.

Multiresistente gramnegative Infektionserreger (MRGN)

Bei gramnegativen Bakterien gibt es eine Vielzahl von Resistenzmechanismen. Bedeutsam ist die chromosomal kodierte AmpC-Betalaktamase von *Enterobacter cloacae*. Bei antibiotischer Behandlung können Mutanten, bei denen es zu einer Explosion dieser Betalaktamase kommt, selektioniert werden und zu einem Therapieversagen führen. In den letzten Jahren kam es zu einer Zunahme von MRGN, die Betalaktamasen mit erweitertem Spektrum (ESBL) bilden. Diese Betalaktamasen vermitteln auch Resistenzen gegen Cephalosporine der Gruppe 3 und 4.

➤ Tab. 10.15 gibt die Klassifizierung multiresistenter gramnegativer Stäbchen (MRGN) auf Basis der phänotypischen Resistenzeigenschaften nach RKI-Empfehlung wieder.

In der Pädiatrie werden Fluorchinolone wie Ciprofloxacin oder Levofloxacin praktisch nicht oder nur sehr zurückhaltend eingesetzt. Es ist daher sinnvoll, für gramnegative Isolate von neonatologischen und pädiatrischen Patienten die zusätzliche Kategorie **2MRGN Neopäd** einzuführen. Unter 2MRGN Neopäd sind gramnegative Erreger zu verstehen, die in vitro gegen Piperacillin und Cephalosporine der Gruppen 3 und 4 resistent, gegen Fluorchinolone und Carbapeneme jedoch sensibel sind.

Eine Dekolonisation ist bei MRGN-Besiedelung nicht ausreichend untersucht und wird nicht regelhaft empfohlen. Die Therapieoptionen bei MRGN sind Carbapeneme, Fluorchinolone, Colistin und Tigecyclin (> 8 Jahre, nicht wirksam gegen *Pseudomonas aeruginosa)*. Als Kombinationspartner kommen ggf. Aminoglykoside (vor allem Amikacin), Fosfomycin, Sulbactam oder Azithromycin in Betracht. Cefepim ist eine Alternative zu Carbapenemen bei Enterobacteriaceae, die chromosomal kodierte AmpC-Betalaktamasen bilden.

Im Umgang mit MRE kann eine über die Basishygiene hinausgehende Isolierung notwendig sein. Diesbezüglich sind die jeweiligen Hygienepläne der Kliniken anzuwenden.

10.2.9 ZNS-Infektionen: Enzephalitis, Meningitis Meningoenzephalitis

ZNS-Infektionen können sowohl durch Viren als auch durch Bakterien hervorgerufen werden:

- Bei der **Meningitis** („Hirnhautentzündung") unterscheidet man die seröse (virale) von der bakteriellen Meningitis. Eine Sonderform ist die tuberkulöse Meningitis.
- Die **Enzephalitis** kann anhand klinischer Befunde (Bewusstseinsverlust, epileptische Anfälle) von einer Meningitis abgegrenzt werden; häufiger sind jedoch Übergangsformen, die als Meningoenzephalitis bezeichnet werden.

Tab. 10.15 Klassifizierung multiresistenter gramnegativer Stäbchen (MRGN) auf Basis der Resistenzeigenschaften

Antiinfektive Gruppe (Leitsubstanz)	Enterobakterien*		*Pseudomonas aeruginosa*		*Acinetobacter baumannii*	
	3MRGN	4MRGN	3MRGN	4MRGN	3MRGN	4MRGN
Acylureidopenicilline (Piperacillin)	R	R	nur eine von 4 Antibiotikaklassen in vitro sensibel	R	R	R
Cephalosporine Gruppe 3 oder 4 (Cefotaxim, Ceftazidim, Cefepim)	R	R		R	R	R
Carbapeneme (Imipenem/Cilastin, Meropenem)	S	R		R	S	R
Fluorchinolone (Ciprofloxacin)	R	R		R	R	R

R = resistent, S = sensibel
* z. B. *E. coli*, *Enterobacter* spp., *Klebsiella* spp., *Serratia* spp.

Enzephalitis

Die Enzephalitis ist eine entzündliche Erkrankung des Hirnparenchyms, häufig infektiöser Genese.

Erreger Zu den typischen Erregern gehören:
- Viren (Adenoviren, BK-Viren, Enteroviren [Echo-, Coxsackie-, Poliovirus], Flaviviren [FSME-Virus, West-Nil-Virus, Japan-Enzephalitis-Virus, Dengue-Fieber-Virus], Herpesviren [HSV-1/2, VZV, CMV, EBV, HHV-6/7], HIV, Influenzaviren, Masernvirus, Parvovirus B19, Parechovirus, Parainfluenzaviren, Polyomavirus JC, Rabiesvirus, Reoviren, Rötelnvirus)
- Bakterien (*Bartonella henselae, Borrelia burgdorferi,* Brucellen, Leptospiren, Listerien, *Mycobacterium tuberculosis, Mycoplasma pneumoniae)*
- Parasiten (Amöben, *Plasmodium falciparum, Toxoplasma gondii,* Trypanosomen)
- Pilze (*Aspergillus* spp., *Candida* spp., Kryptokokken)

Klinisches Bild, Diagnose und Differenzialdiagnose Das klinische Bild ist gekennzeichnet durch Fieber, Kopfschmerzen sowie neurologische und psychiatrische Symptome. Da die klinischen Symptome häufig von prominenten psychiatrischen Symptomen und epileptischen Anfällen dominiert werden, die eine inflammatorische Genese verschleiern können, wurde eine operationalisierte Diagnosefindung für autoimmunologische und infektiöse Enzephalitiden erarbeitet. Hierzu gehören folgende Kriterien:
1. Major-Kriterium (unabdingbar für die Diagnose): Bewusstseinsveränderung von > 24 h Dauer, definiert als Vigilanzminderung/-änderung, Lethargie oder Persönlichkeitsveränderung, für die keine alternative Erklärung existiert
2. Minor-Kriterien (mindestens 2 für mögliche Enzephalitis, ≥ 3 für wahrscheinliche oder gesicherte Enzephalitis):
   - Fieber ≥ 38 °C in 72 h vor oder nach klinischer Vorstellung
   - Epileptische Anfälle, die nicht auf eine vorher bestehende Epilepsie zurückgeführt werden können
   - Neu aufgetretenes fokales neurologisches Defizit
   - Auffälligkeiten des Hirnparenchyms in der zerebralen Bildgebung, die auf eine Enzephalitis hindeuten und entweder neu aufgetreten sind (sofern Voraufnahmen vorhanden) oder akut aufgetreten erscheinen (ohne Voraufnahmen)
   - Pleozytose > 5/ml
   - EEG-Veränderungen, die mit einer Enzephalitis vereinbar sind (in praxi meist unspezifisch) und für die keine alternativen Erklärungen vorliegen

Enzephalitiden können akut, chronisch oder als „slow-virus encephalitis“ verlaufen:
- Akute Enzephalitis: HSV, Enteroviren, FSME-Viren
- Akute para-/postinfektiöse Enzephalitis: Masern, Mumps, Mykoplasmen
- Chronisch degenerativ verlaufende Enzephalitiden: z. B. durch HIV, Polyomavirus JC
- Slow-virus-Enzephalitiden: z. B. durch subsklerosierende Panenzephalitis (SSPE), progressive *Rubella*-Panenzephalitis, Creutzfeld-Jakob-Krankheit

Eine Sonderform der Enzephalitis ist die **Hirnstammenzephalitis.** Die typischen Symptome sind Ataxie, Blickparesen mit Nystagmus, multiple Hirnnervenparesen, Pyramidenbahnsymptome und Bewusstseinstrübung.

Die Hirnstammenzephalitis **Bickerstaff** wird mittels MRT und ergänzender infektiologischer Untersuchungen diagnostiziert.

Zur Diagnose einer Enzephalitis gehört die Anamnese mit Ermittlung von Art und Dauer der Symptomatik sowie Begleiterkrankungen (z. B. Vorhandensein eines Insektenstichs, Tierkontakt, Schwimmen [Leptospirose], Reisen in Endemiegebiete [Malaria, Japan-Enzephalitis, Arbovirus-Infektionen] sowie Erkrankungen im Umfeld [Influenza, Masern, Mumps] oder aufgetretene Hauteffloreszenzen [Masern, Varizellen]).

Differenzialdiagnostisch sind immer auch nichtinfektiöse Ursachen einer Enzephalopathie abzugrenzen, z. B. Intoxikationen, Reye-Syndrom, ZNS-Tumoren, Blutungen, Vaskulitiden, metabolische Erkrankungen oder auch das weite Feld der Autoimmunenzephalitiden (z. B. NMDA-Rezeptor-AK-vermittelte Enzephalitis). Interessanterweise scheint die Häufigkeit immunologisch vermittelter Enzephalitiden die der erregerbedingten offenbar zu übersteigen.

Weitere wichtige diagnostische Maßnahmen sind Laboruntersuchungen (Serologie) sowie Liquoranalysen (Schrankenstörung, Zellzahl, Proteingehalt, PCR-Untersuchungen auf neurotrope Viren). Auch das EEG sowie ein MRT gehören zum diagnostischen Spektrum. Eine Hirnbiopsie ist selten erforderlich, kann aber mitunter zur Klärung einer nichtinfektiösen Enzephalitis (Rasmussen-Enzephalitis) beitragen.

Klinisch relevante Enzephalitiden sind: Herpes-simplex-Enzephalitis, Masern-Enzephalitis, Enzephalitis durch Flaviviren sowie Japan-Enzephalitis und West-Nil-Virus-Fieber bzw. Enzephalitis.

Herpes-Enzephalitis bei Neugeborenen

Insbesondere die Herpes-Enzephalitis kommt bei Neugeborenen vor. Im Gegensatz zur Herpes-Enzephalitis des älteren Kindes wird diese meist durch HSV-2 verursacht.

Klinisches Bild Klinisch können drei Formen unterschieden werden:
- Herpetiforme Vesikel an Haut, Augen und Mundschleimhaut (40 %)
- Isolierte Enzephalitis (40 %)
- Disseminierte Infektion (Pneumonie), Hepatitis u. a. (20 %), wobei Hauterscheinungen auch bei einer zentralnervösen oder disseminierten Infektion auftreten können

Jenseits des Neugeborenenalters verläuft eine Herpes-simplex-Enzephalitis meist als fokal nekrotisierende Temporallappenenzephalitis (Folge der Invasion von HSV entlang der olfaktorischen Fasern oder retrograd vom Ganglion Gasseri aus in das ZNS). Bei Neugeborenen imponiert eine Herpes-Enzephalitis meist als diffuse Entzündung des Hirngewebes.

Therapie Mittel der Wahl bei einer Herpes-Enzephalitis ist Aciclovir: Aciclovir 45 mg/kg/KG/Tag i. v. in 3 ED über 21 Tage (bei neonataler Infektion 60 mg/kg/KG in 3 ED).

Neugeborene von Müttern mit Primärinfektion eines Herpes genitalis am Ende der Schwangerschaft sollen aufgrund der hohen Manifestationsrate per Sectio caesarea entbunden und prophylaktisch für 10 Tage mit Aciclovir in einer Dosis von 60 mg/kg/KG in 3 ED behandelt werden.

Prognose Die Prognose einer Enzephalitis hängt von der Grundkrankheit sowie dem Erreger ab. Oftmals wird keine Restitutio ad integrum erreicht, und es sind rehabilitative Maßnahmen notwendig.

Meningitis und Hirnabszess

Aus pragmatischen Gründen empfiehlt es sich, bei der bakteriellen Meningitis drei Altersgruppen zu unterscheiden:

- Neugeborene
- Säuglinge nach der 5. bis 6. Lebenswoche
- Kinder jenseits des 1. Lebensjahres

Epidemiologie In Europa wird die Jahresinzidenz der Meningitis mit 0,5–4 Erkrankungen je 100.000 Einwohner angegeben. Der Häufigkeitsgipfel befindet sich in den ersten beiden Lebensjahren.

Bei Neugeborenen stellen Frühgeburtlichkeit und niedriges Geburtsgewicht die Hauptrisikofaktoren dar. Eine bakterielle Meningitis im Neugeborenenalter kann im Rahmen einer Early-Onset-Sepsis oder als Late-Onset-Sepsis entstehen.

Klinisches Bild Die Symptome sind insbesondere im Säuglingsalter häufig unspezifisch: grau-blasses Hautkolorit, Krampfanfälle und Erbrechen sowie Berührungsempfindlichkeit und Trinkschwäche.

Bei fortgeschrittener bakterieller Meningitis kommen eine gespannte Fontanelle, Hyperexzitabilität sowie ein Opisthotonus hinzu. Bei V. a. bakterielle Meningitis bei frühen Neugeborenen sollte eine Lumbalpunktion erfolgen.

Im Gegensatz zu Neugeborenen ist bei Säuglingen Fieber das häufigste Symptom, gefolgt von Erbrechen. Bewusstseinsstörungen und Krampfanfälle, Lichtempfindlichkeit, plötzliches Schielen, Hautblutungen sowie Bewegungsarmut und Berührungsempfindlichkeit sind weitere wichtige Symptome.

Jenseits des 1. Lebensjahres erkranken Kinder zumeist akut mit der Trias:

- Kopfschmerzen
- Nackensteifigkeit
- Fieber

Aber auch Erbrechen, Bewusstseinsstörung, Hyperästhesie, Paresen und Krampfanfälle können weitere Krankheitszeichen sein. Wichtig ist, dass beim V. a. bakterielle Meningitis diese Verdachtsdiagnose konsequent verfolgt wird.

Bei Neugeborenen und sehr jungen Säuglingen dominieren Streptokokken der Gruppe B (GBS), *E. coli* sowie selten Listerien, Staphylokokken, Klebsiellen, *Pseudomonas* spp., Salmonellen u. a., überwiegend gramnegative Erreger. Im Säuglingsalter findet dann ein Erregerwechsel hin zu *Neisseria (N.) meningitidis* und vor allem *Streptococcus pneumoniae* statt.

Neben primären Meningitiden sind auch sekundäre bakterielle Meningitiden, insbesondere durch Staphylokokken, zu bedenken.

Zu den Dispositionsfaktoren gehören Sinusitis, Mastoiditis, Liquor-Shunt-System, Schädel-Hirn-Trauma/Liquorfistel, fistelnde Dermoidzyste, Dermalsinus, Meningomyelozele, zyanotisches Herzvitium (Hirnabszess).

Diagnose Dreh- und Angelpunkt der Diagnostik einer bakteriellen Meningitis ist die Liquoruntersuchung (möglichst vor antiinfektiver Therapie). Typische Laborbefunde einer bakteriellen Meningitis sind: Zellzahl > 1.000 je mm^3, Granulozytenanteil von > 70 %, Proteinnachweis von > 40 mg/dl (bei Neugeborenen > 90 mg/dl) sowie Laktat > 3,5 mmol/l und Glukose < 30 mg/dl.

Therapie Die Initiierung einer sofortigen kalkulierten parenteralen Antibiotikatherapie ist essenziell. Die bakterielle Meningitis jenseits des Neugeborenenalters wird initial mit Cefotaxim oder Ceftriaxon (Monotherapie) behandelt. Es erfolgt eine Anpassung nach Resistenzlage. Bei Neugeborenen und jungen Säuglingen (0–6 Wochen) besteht die Therapie der Wahl bei GBS und Listerien aus Ampicillin + Gentamicin. Bei Nachweis von *E. coli* sollte Cefotaxim + Gentamicin verabreicht werden. Staphylokokken sind mit Vancomycin („Reserveantibiotikum") oder Flucloxacillin (+ Gentamicin) zu behandeln. Bei Pseudomonaden kommen Ceftazidim + Tobramycin, bei Klebsiellen Cefotaxim + Gentamicin zur Anwendung.

Die Mindestdauer der Antibiotikatherapie beträgt bei der Neugeborenenmeningitis 14 Tage (bei *E.-coli*-Meningitis und Meningitis durch andere Enterobacteriaceae 21 Tage). Bei der Meningokokkenmeningitis 4–7 Tage, bei Hib- und Pneumokokkenmeningitis und bei unbekannter Ätiologie jenseits der 6.–8. Lebenswoche 7–10 Tage.

Zur Prophylaxe stehen Impfungen gegen Hib, Meningokokken und Pneumokokken zur Verfügung.

Eine Chemoprophylaxe ist für Personen zu empfehlen, die intensiven Kontakt zu Patienten mit Hib- oder Meningokokkenmeningitis haben. Am häufigsten wird hierzu Rifampicin empfohlen.

Bei einem Hirnabszess ist eine neurochirurgische Intervention angezeigt. Neuere Studien sprechen gegen den Nutzen von Dexamethason als supportiver Therapiemaßnahme bei einer nicht durch Hib verursachten bakteriellen Meningitis im Kindesalter. Nach einer Meningitis sollten Kinder und Jugendliche im Verlauf einer Hörprüfung und einer neurologischen Untersuchung zugeführt werden.

Virusmeningitis

Erreger Die Virusmeningitiden werden häufig durch Enteroviren hervorgerufen. Wiederholt wurden Meningitis-Kleinraumepidemien durch Echoviren 11, 13 und 30 mit Krankheitshäufung im Sommer und Herbst beschrieben. Nach den Enteroviren folgen in der Häufigkeit VZV und HSV. Das FSME-Virus ist auf endemische Gebiete begrenzt. Andere Viren, die eine virale Meningitis hervorrufen können, sind Arbo-, Adeno- und Parainfluenzaviren. Seltene Erreger sind Sandfliegenfieber-Virus/Phleboviren (nach Aufenthalt in Italien) und das lymphozytäre Choriomeningitis-Virus (LCM nach Kontakt mit Nagern). ZNS-Infektionen durch Röteln, Masern, HSV, VZV, EBV, CMV, HIV, Influenzaviren und das zu den Enteroviren gehörende EA-A71 sind eher durch ein enzephalitisches Krankheitsbild gekennzeichnet.

Bei Neugeborenen und jungen Säuglingen ist bei einem meningoenzephalitischen Krankheitsbild auch an humane Parechoviren vom Typ 3 zu denken. Klinisch imponiert ein septisches Krankheitsbild. Die früher sehr häufige Mumpsmeningitis wird nur noch selten beobachtet.

Klinisches Bild, Diagnose, Differenzialdiagnose Das klinische Bild einer Virusmeningitis kann der einen bakteriellen Meningitis ähneln. Häufig gehen einer Virusmeningitis respiratorische Infektionen oder eine Enteritis sowie unspezifische Exantheme voraus. Schwere Krankheitsformen wie epileptische Anfälle, Paresen oder Bewusstseinsstörungen sind meist Zeichen einer Enzephalitis.

Die Diagnose wird per Liquoruntersuchung gesichert. Ein Erregernachweis sollte angestrebt werden. Die durch Borrelien und Mykobakterien hervorgerufenen Sonderformen einer bakteriellen Meningitis sind differenzialdiagnostisch immer mit ins Kalkül zu ziehen.

Therapie Die Therapie ist symptomatisch.

10.2.10 Atemwegsinfektionen

In diesem Abschnitt werden Otitis media und externa, Mastoiditis, infektiöse Rhinitis, akute Sinusitis, Tonsillopharyngitis, odontogene Infektionen (im weitesten Sinn) sowie Infektionen von Kehlkopf, Trachea, Bronchien, Bronchiolen und Lunge (Pneumonie) besprochen.

Otitis media

Die akute Otitis media (AOM) ist durch akute Infektionszeichen, eine Flüssigkeitsansammlung und eine Entzündung im Mittelohr gekennzeichnet. Die chronische Otitis media tritt als chronisch suppurative Otitis media mit Trommelfellperforation oder als Cholesteatom auf. Hiervon ist die Otitis externa abzugrenzen.

Erreger Die AOM kann sowohl durch Bakterien als auch Viren hervorgerufen werden. Meist geht der akuten Otitis media eine Virusinfektion der oberen Atemwege voraus. Sekundär kann es dann zu einer bakteriellen akuten Otitis media kommen. Hierfür sind neben *Streptococcus pneumoniae* vor allem *Haemophilus influenzae* (95 % unbekapselte Stämme), *Moraxella catarrhalis* und zunehmend auch *Streptococcus pyogenes* verantwortlich. Seltene Erreger sind *Staphylococcus aureus* und *Chlamydia pneumoniae*. Die Rolle anaerober Bakterien in der Ätiologie der AOM ist nicht geklärt.

Epidemiologie Akute Mittelohrentzündungen treten saisonal gehäuft von Dezember bis März auf. Risikofaktoren sind fehlendes Stillen und Schnullergebrauch bei Säuglingen, niedriger sozioökonomischer Status, Krippen- und Kindergartenbesuch, Tabakrauchexposition, adenoide Hyperplasie, anatomische Fehlbildungen, eine allergische Diathese sowie Abwehrschwäche (Immundefekte, Down-Syndrom u. a.). Am häufigsten treten akute Mittelohrentzündungen im Alter zwischen 6 Monaten und 6 Jahren auf. Die kumulative Prävalenz der AOM bis zur Einschulung liegt bei etwa 60 %.

Klinisches Bild Nach einer oft viralen Atemwegsinfektion mit typischen Symptomen wie Husten, Rhinitis, Reizbarkeit, Fieber und Ohrenschmerzen äußern sich beim Säugling und Kind Schmerzen am Ohr mit einer erhöhten Reizbarkeit und Unruhe sowie Greifen nach dem Ohr, Reiben am Ohr sowie Schmerzen beim Berühren des äußeren Ohres (Tragusdruckschmerz) und des Warzenfortsatzes. Als weitere Symptome können Abgeschlagenheit, Nahrungsverweigerung, Erbrechen und Durchfall hinzukommen. Das Hörvermögen kann durch die Persistenz eines Mittelohrergusses vorübergehend beeinträchtigt sein, der sich jedoch nur bei 5–10 % der Kinder 3 Monate nach Beginn der Erkrankung nachweisen lässt.

Komplikationen (Mastoiditis, Perforation des Trommelfells) sind insgesamt selten.

Diagnose Für eine sichere Diagnose der AOM sind folgende drei Kriterien zu fordern:

- Akuter Beginn der Krankheit, Fieber, Krankheitsgefühl, Irritabilität
- Zeichen und Symptome einer Mittelohrentzündung mit Rötung des Trommelfells und Otalgie
- Otoskopisch nachgewiesener Mittelohrerguss: Vorwölbung des Trommelfells mit manchmal durchschimmerndem eitrigem Erguss. Flüssigkeitsspiegel oder Luftblasen hinter dem Trommelfell, Auftreten einer Otorrhö innerhalb der letzten 24 h

Sind alle drei Kriterien erfüllt, kann die Diagnose als sicher gelten; liegen nur zwei der genannten Kriterien vor, ist die Diagnose fraglich.

Therapie Bei AOM ist eine analgetische und fiebersenkende Therapie, z. B. Ibuprofen (bis 30 mg/kg KG/Tag in 3 ED) oder Paracetamol (bis zu 40–60 mg/kg KG/Tag in 4 ED), indiziert. Bei verlegter Nasenatmung können 0,9-prozentige NaCl-Lösungen intranasal oder α-adrenerge abschwellende Nasentropfen (bis max. 7 Tage) appliziert werden. Schmerzstillende Ohrentropfen, die Lokalanästhetika enthalten, haben nur einen kurzfristigen Effekt. Zuvor muss eine Trommelfellperforation ausgeschlossen werden.

Die spontane Heilungsrate der AOM ist hoch und beträgt 70–90 % innerhalb von 2–7 Tagen. Die Wirksamkeit einer **antiinfektiven Therapie** in Bezug auf eine Verkürzung der Symptome Fieber und Schmerzen ist relativ gering. Da der übermäßige Antibiotikagebrauch zur Resistenzentwicklung beiträgt und Antibiotika Nebenwirkungen verursachen, ist eine möglichst zielgerechte Therapie für Patienten mit AOM, die wirklich davon profitieren, anzustreben. Kinder < 2 Jahren mit klinisch eindeutiger, vor allem bilateraler AOM und/oder Otorrhö profitieren von einer antibiotischen Therapie. Ab einem Alter von 2 Jahren kann bei nicht schwer kranken Patienten zunächst eine symptomatische Therapie erfolgen, sofern eine klinische Kontrolle innerhalb von 48 h gewährleistet ist. ➤ Tab. 10.16 gibt Kriterien zur antiinfektiven Therapie bzw. Beobachtung der AOM bei Kindern ohne Risikofaktoren wieder.

Eine sofortige antiinfektive Therapie sollte unabhängig vom Alter bei Kindern mit Risikofaktoren wie Cochlea-Implantat, Immundefizienz, kraniofazialen Fehlbildungen sowie schweren Grundkrankheiten erfolgen. Die Behandlungsdauer beträgt abhängig vom Alter zwischen 5 und 10 Tagen.

Tab. 10.16 Antiinfektive Therapie vs. Beobachtung bei Kindern mit akuter Otitis media (AOM; ohne Risikofaktoren)

Alter [Monate]	Sichere Diagnose[1]	Fragliche Diagnose
< 6	Antiinfektive Therapie	Antiinfektive Therapie
6–23	Antiinfektive Therapie	Beobachtung bei nicht schwerer AOM
≥ 24	Antiinfektive Therapie bei schwerer AOM[2] Beobachtung bei nicht schwerer AOM[3]	Beobachtung[3]

[1] Eine **sichere Diagnose** beinhaltet drei Kriterien: akuter Beginn, Nachweis eines Mittelohrergusses/Otorrhö, Zeichen einer Mittelohrentzündung.
[2] Schwere AOM: ausgeprägte Ohrenschmerzen und Fieber ≥ 39,0 °C in den vorausgegangenen 24 h.
[3] Eine Beobachtung setzt die Möglichkeit einer Kontrolluntersuchung und/oder den Beginn einer antiinfektiven Therapie bei ausbleibender Besserung nach 48–72 h voraus.

Eine **chronische Otitis media** fordert immer eine HNO-ärztliche Diagnostik. Sie ist vom persistierenden Paukenerguss bei Otitis media mit Erguss abzugrenzen.

Kommt es zu einer Dysfunktion der Tuba Eustachii, z. B. wegen hyperplastischer Adenoide, so kann eine **Otitis media mit Erguss** die Folge sein. Hierbei handelt es sich um eine häufige Erkrankung. Etwas 80–90 % aller Kinder erkranken bis zum 8. Lebensjahr mindestens einmal daran. Die Diagnose wird mittels Otoskopie, Tympanometrie oder Tonaudiometrie gestellt. Es besteht eine hohe Spontanheilungsrate innerhalb von Wochen bis Monaten. Wichtigste Maßnahme ist, für eine gute Drainage des Mittelohrs durch regelmäßiges Aufblasen eines Luftballons zu sorgen. Die Einlage eines Paukenröhrchens oder einer Adenotomie kann notwendig sein.

Otitis externa

Eine Otitis externa ist eine Entzündung des äußeren Gehörgangs aufgrund infektiöser, allergischer und dermatologischer Ursachen. Häufig ist eine bakterielle Infektion nachweisbar. Die wichtigsten Bakterien sind *Pseudomonas aeruginosa, Staphylococcus aureus* und koagulasenegative Staphylokokken (KNS) sowie Streptokokken der Gruppe A, Enterobacteriaceae und Pilze.

Die schwere Otitis externa ist oft nicht leicht zu behandeln. Es empfiehlt sich die Zusammenarbeit mit einem HNO-Arzt.

Mastoiditis

Bei der Mastoiditis liegt eine akute Entzündung der Schleimhaut der lufthaltigen Zellen im Proc. mastoideus des Schläfenbeins vor.

Epidemiologie Die Inzidenz der akuten Mastoiditis beträgt 1–4 je 100.000 Einwohner. Die Patienten sind meist zwischen 7 Monaten und 3 Jahren alt. Kinder < 2 Jahren weisen die höchste Inzidenz auf.

Klinisches Bild, Diagnose Das klinische Bild ist durch Ohrenschmerzen, Fieber und reduzierten AZ gekennzeichnet. Zusätzlich finden sich retroaurikulär eine Rötung, Schmerzhaftigkeit, eine teilweise fluktuierende Schwellung sowie eine abstehende Ohrmuschel. Bei mehr als 75 % der Patienten besteht gleichzeitig eine akute Otitis media. Bei bis zu 30 % kommt es zu extra- oder intrakraniellen Komplikationen wie Abszessbildung oder Hirnnervenlähmungen. Die Diagnose wird primär klinisch und in enger Zusammenarbeit mit einem HNO-Arzt gestellt.

Therapie Therapeutisch ist eine chirurgische Intervention erforderlich. Bei einer Mastoiditis besteht immer eine Indikation zur i. v. antiinfektiven Therapie. Bei Patienten ohne Risikofaktoren ist Ampicillin/Sulbactam (150–200 mg/kg KG/Tag in 3 ED) die Therapie der Wahl. Alternativ kann mit einer Kombination aus einem Cephalosporin der Gruppe 3 (Cefotaxim oder Ceftriaxon) und Clindamycin (40 mg/kg KG/Tag) behandelt werden.

Infektiöse Rhinitis des Säuglings und Kleinkindes

Die Rhinitis wird ausschließlich durch Viren, meist durch RS-, Parainfluenza-, Influenza-, Rhino-, Corona-, Boca- und Adenoviren hervorgerufen. Sehr selten liegt primär eine bakterielle Infektion vor (z. B. konnatale Syphilis). Etwa 5 % der Kinder entwickeln sekundär eine bakterielle Infektion.

Die Behandlung ist symptomatisch; es können schleimhautabschwellende Sprays eingesetzt werden.

Akute Sinusitis

Bei der akuten Sinusitis handelt es sich um eine Nasennebenhöhlenentzündung (Rhinosinusitis), die durch eine Entzündung der Nasenschleimhaut mit Schwellung und starker Sekretion hervorgerufen wird. Neben Verlegung, Sekretstau und Ausfluss in die vorderen und hinteren Nasenwege treten Fieber und je nach Alter Abgeschlagenheit und lokale Schmerzen oder Kopfschmerzen auf. Die im Kindesalter häufigen viralen Rhinosinusitiden führen nach Schätzungen in < 10 % der Fälle als Komplikation zu einer bakteriellen Sinusitis. Die akute Sinusitis ist im Unterschied zur akuten Otitis beim Kind nicht sehr häufig und eher eine Krankheit des Erwachsenenalters. Neben viralen Atemwegsinfektionen sind Allergien die wichtigsten prädisponierenden Faktoren.

Sekretabfluss über die hinteren Nasenwege und die Rachenhinterwand kann zu anhaltendem Husten führen. Die lokale Entzündung und der Sekretstau gehen je nach betroffener Nebenhöhle mit Zahn-, Gesichts- und Augenschmerzen einher. Weitere Symptome sind Mundgeruch und Bauchschmerzen. Komplikationen der akuten Sinusitis sind selten. Wegen der anatomischen Nähe ist immer auch an eine ophthalmologische Komplikation zu denken. Die Diagnose basiert vorwiegend auf der Anamnese und der klinischen Untersuchung. In der Bildgebung hat sich das MRT durchgesetzt. Das CT bleibt Ausnahmefällen vorbehalten.

Eine akute Sinusitis sollte antiinfektiv behandelt werden, wenn folgende Kriterien erfüllt sind:

- Persistierende Zeichen der Rhinosinusitis über 10 Tage ohne Besserung
- Auftreten schwerer Symptome wie hohes Fieber, eitriges Nasensekret oder Gesichtsschmerzen
- Zunahme der Symptome oder biphasischer Verlauf mit neu auftretendem Fieber oder Kopfschmerzen

Mittel der Wahl ist Amoxicillin (50 mg/kg KG/Tag in 2–3 ED) für 10 Tage p. o. Bei Nichtansprechen steht Amoxicillin plus Clavulansäure oder Ceftriaxon zur Verfügung. Bei Penicillinunverträglichkeit kann Clarithromycin eine Alternative darstellen.

Tonsillopharyngitis

Bei einer Tonsillopharyngitis handelt es sich um eine Entzündung des Waldeyer-Rachenrings. Als Symptom treten vorzugsweise Halsschmerzen auf. Bei Säuglingen und Kleinkindern können unspezifische Allgemeinsymptome wie Nahrungsverweigerung oder Fieber daraufhin deuten. Aufgrund der weißen bis gelblichen Tonsillenbeläge lassen sich morphologisch die Angina follicularis (stippchenförmige Beläge) und die Angina lacunaris (konfluierende Beläge) unterscheiden.

Erreger und Epidemiologie Als Erreger kommen Viren und Bakterien infrage. ➤ Tab. 10.17 gibt das mögliche Erregerspektrum, Symptome und Differenzialdiagnosen der Tonsillopharyngitis wieder. Zu 70–95 % handelt es sich bei der akuten Tonsillopharyngitis um eine Virusinfektion. Die häufigsten bakteriellen Erreger sind bei immunkompetenten Kindern (zu 20–30 %) und Erwachsenen (5–15 %) Gruppe-A-Streptokokken (GAS). Die Übertragung der Erreger der infektiösen Tonsillopharyngitis erfolgt insbesondere durch engen Kontakt in Sozialgemeinschaften wie Familien, Kindergärten, Heimen und Kasernen. Typischerweise tritt die GAS-Tonsillopharyngitis von November bis Mai auf, während die Tonsillopharyngitis durch Enteroviren eher im Sommer und im Herbst vorkommt. Eine GAS-Tonsillopharyngitis bei Kindern vor dem 3. Lebensjahr ist äußerst selten, jedoch können diese Kinder GAS-Träger sein. Problematisch ist, dass eine Vielzahl von Erregern den Pharynx kolonisiert. Hierzu gehören GAS, *Streptococcus pneumoniae*, *Staphylococcus aureus*, *Haemophilus influenzae*, *Corynebacterium* spp. und *Actinomyces* spp. Weiterhin finden sich regelmäßig Neisserien, *Moraxella catarrhalis* u. a.

Tab. 10.17 Erreger, klinische Symptome und Differenzialdiagnose der Tonsillopharyngitis

Erreger	Klinische Symptome
Viren	
Adenoviren (1, 7, 7a, 9, 14, 16)	Pharyngokonjunktivales Fieber (häufig)
Herpes-simplex-Virus (1 und 2)	Gingivostomatitis (häufig)
Coxsackie- und andere Enteroviren	Herpangina (häufig)
Coronaviren	Obere Atemwegsinfektion (häufig)
Influenzaviren (A und B)	Influenza (häufig)
Parainfluenzaviren (1–4)	Schnupfen, Infektkrupp/Laryngotracheitis (häufig)
Epstein-Barr-Virus (EBV)	Pfeiffersches Drüsenfieber/infektiöse Mononukleose (seltener)
Zytomegalievirus (CMV)	CMV-Mononukleose (selten)
Humanes Immundefizienzvirus (HIV)	Akute HIV-Infektion/HIV-Mononukleose (sehr selten)
Bakterien	
Gruppe-A-Streptokokken	Tonsillopharyngitis, Scharlach (häufig)
Gruppe-C- und -G-Streptokokken	Tonsillopharyngitis (selten)
Arcanobacterium haemolyticum	Scharlachähnlich: Exanthem, Pharyngitis (sehr selten)
Neisseria gonorrhoeae	Tonsillopharyngitis (sehr selten)
Corynebacterium diphtheriae	Diphtherie (sehr selten)
Mischinfektion durch Anaerobier	Angina Plaut-Vincent (selten)
Fusobacterium necrophorum	Lemièrre-Syndrom (selten)
Francisella tularensis	Tularämie (oropharyngeal) (sehr selten)
Yersinia pestis	Plaque (oropharyngeal) (sehr selten)
Yersinia enterocolitica	Enterokolitis, Pharyngitis (sehr selten)
Mycoplasma pneumoniae	Bronchitis, atypische Pneumonie, Pharyngitis (selten)
Chlamydia pneumoniae	Bronchitis, Pneumonie, Pharyngitis (selten)
Chlamydia psittaci	Psittakose, Pharyngitis (sehr selten)

Diagnose und Differenzialdiagnose Für die Diagnose einer GAS-Tonsillopharyngitis wird neben typischen klinischen Symptomen der McIsaac-Score herangezogen. ➤ Abb. 10.19 beschreibt das Vorgehen bei V. a. akute Tonsillopharyngitis/Tonsillitis.

Zu den Differenzialdiagnosen der akuten Tonsillopharyngitis gehören prinzipiell Erkrankungen durch *Corynebacterium diphtheriae* und Hib, wenngleich beide historisch und nach Einführung der Impfung in Deutschland praktisch nicht mehr vorkommen. Differenzialdiagnostisch ist an einen Peritonsillarabszess (unilaterale Tonsillenschwellung, starke Schmerzen, Schluckstörung, kloßige Sprache), eine Epiglottitis (Speichelfluss/Schluckstörung, hohes Fieber, inspiratorischer Stridor, kloßige Sprache) sowie eine EBV-Infektion (weiß-graue Tonsillenbeläge, Hepatosplenomegalie) zu denken.

Therapie Da eine bakterielle Tonsillopharyngitis durch andere Erreger als GAS 100-fach seltener ist als eine virale Tonsillopharyngitis, ist der Nachweis von GAS für die Initiierung einer antiinfektiven Therapie sinnvoll. Die Behandlung kann zunächst nur aus einer Schmerztherapie bestehen. Mittel der Wahl zur Behandlung der

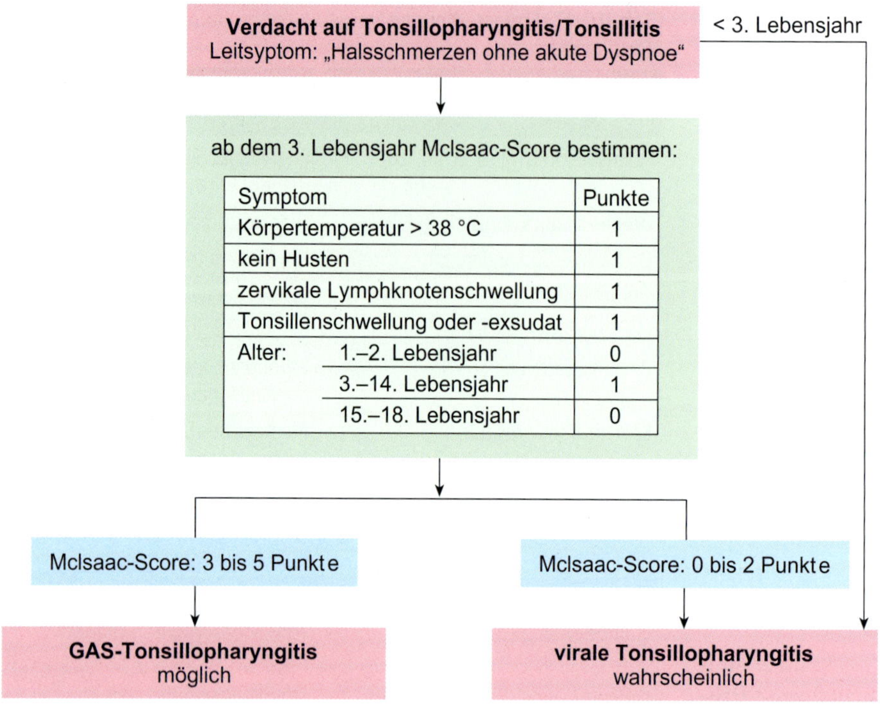

Abb. 10.19 Vorgehen bei V. a. akute Tonsillopharyngitis/Tonsillitis (mod. nach „Tonsillopharyngitis, DGPI-Handbuch, 8. A.) [L141]

GAS-Tonsillopharyngitis ist nach wie vor Penicillin G. Bei Nachweis β-hämolysierender Streptokokken ist grundsätzlich die Indikation zu einer antiinfektiven Therapie gegeben, die sich im Wesentlichen mit verkürzter Infektiosität sowie einer gering verkürzten Symptomdauer begründen lässt.

S3-Leitlinie Halsschmerzen. AWMF-Registernummer 053-010. Stand: 31.10.2020, gültig bis 30.10.2025; https://register.awmf.org/de/leitlinien/detail/053-010

➤ Tab. 10.18 gibt die Indikation für die Empfehlung zur Tonsillektomie bzw. Tonsillotomie in Anlehnung an die AWMF-Leitlinie wieder.

Odontogene Infektionen

In der Mundhöhle können verschiedene anatomische Strukturen bzw. Gewebe von Infektionen betroffen sein. Am häufigsten sind odontogene Infektionen, die oftmals von einem geschädigten Zahn ausgehen. Da die normale Mundflora aus vielen verschiedenen Bakterienspezies besteht, wobei sowohl grampositive Erreger (grüne Streptokokken, β-hämolysierende Streptokokken) als auch Anaerobier und Aktinomyzeten besonders häufig vorkommen, kann sich bei Prädisposition leicht eine Infektion entwickeln.

Ursachen Häufigste Ursache ist die sog. frühkindliche Karies. Mit der Zerstörung der die Pulpa schützenden Zahnhartsubstanz (Schmelz und Dentin) kommt es zur Infektion der Pulpa mit oralen Mikroorganismen. Eine Pulpanekrose ist die Folge.

Komplikationen Zu den Komplikationen gehören odontogen bedingte Logenabszesse und Osteomyelitis, Gingivitis sowie nekrotisierende ulzerierende Gingivitis und Parodontitis. Ferner

Tab. 10.18 Indikationsempfehlung zur Tonsillektomie und Tonsillotomie in Anlehnung an die S2k-Leitlinie „Entzündliche Erkrankungen der Gaumenmandeln/Tonsillitis, Therapie“

Parameter	Tonsillektomie	Tonsillotomie
Entscheidungsgrundlage	Zahl der Episoden in den letzten 12 Monaten	Einengung des Oropharynxdurchmessers um ≥ 25 % und Zahl der Episoden in den letzten 12 Monaten
Definition der Episode	Ärztlich diagnostizierte und bei (V. a.) bakterielle(r) Infektion mit Antibiotika therapierte akute Tonsillitis oder Tonsillopharyngitis	
< 3 Episoden	Tonsillotomie ist keine therapeutische Option	
3–5 Episoden	Tonsillotomie ist eine mögliche therapeutische Option, wenn sich innerhalb der nächsten 6 Monate weitere Episoden ereignen und mit diesen insgesamt die Zahl von 6 Episoden erreicht wird	
≥ 6 Episoden	Tonsillotomie ist eine therapeutische Option	

10

können eine aggressive Parodontitis sowie letztendlich eine Verschleppung der Erreger in die Blutstrombahn die Folge sein. Bei V. a. eine odontogene Infektion ist die Zusammenarbeit mit einem Kinderzahnarzt unerlässlich.

Therapie Die Therapie erfolgt kalkuliert mit Penicillin G bzw. Penicillin V, Clindamycin, Metronidazol, Ampicillin/Sulbactam oder Amoxicillin/Clavulansäure.

Epiglottitis

Definition Die Epiglottitis ist eine Entzündung des Kehldeckels.

Erreger In der Vergangenheit wurde die Epiglottitis typischerweise durch Hib hervorgerufen, aber auch Infektionen durch β-hämolysierende Streptokokken, *Staphylococcus aureus*, Pneumokokken und andere Bakterien kommen vor. Insgesamt ist die Epiglottitis nach Einführung der Hib-Impfung selten geworden.

Klinisches Bild und Diagnose Klinisch äußert sich die Epiglottitis bei 2- bis 6-Jährigen mit kloßiger Sprache, Speichelfluss, Atemnot und Schluckstörungen sowie Schmerzen und Fieber, verbunden mit einem inspiratorischen Stridor. Im Unterschied zur subglottischen Laryngotracheitis fehlt der bellende Husten. Die Kinder sind schwer krank, blass bis zyanotisch. Die Diagnose wird klinisch gestellt.

Therapie Eine sofortige stationäre Versorgung ist bei V. a. Epiglottitis angezeigt. Als antiinfektive Therapie stehen Cephalosporine der Gruppe 3 (Cefotaxim, Ceftriaxon oder Amoxicillin/Clavulansäure oder Ampicillin/Sulbactam) zur Verfügung.

Akute stenosierende Laryngotracheitis – Krupp

Der Begriff Krupp wurde in der Vergangenheit für die Diphtherie verwendet. Bei der akuten stenosierenden Laryngotracheitis handelt es sich nicht um einen „Pseudo-Krupp" (Ursache unbekannt), sondern um eine Infektionskrankheit, also einen „Infekt-Krupp".

Erreger Ätiologisch sind vorwiegend Viren, vor allem Parainfluenza-, Influenza-, RS-, Rhino-, Adeno- und Metapneumoviren sowie gelegentlich Masern-, Windpocken, Herpes-simplex- und Epstein-Barr-Viren für die Symptomatik verantwortlich. Eine sekundäre bakterielle Infektion ist möglich. Eine Laryngotracheitis weist eine jahreszeitliche Häufung in den Monaten Oktober bis März auf.

Diagnose und Therapie Die Diagnose wird klinisch gestellt. Eine stationäre Versorgung kann angezeigt sein (Dyspnoe, Stridor). Die entscheidenden therapeutischen Maßnahmen sind Beruhigung, Zufuhr von kühler, feuchter Luft und Fiebersenkung. Die Wirkung von Dexamethason und anderen Steroiden in äquivalenten Dosen ist bewiesen. ➤ Tab. 10.19 fasst die medikamentöse Behandlung, insbesondere von schweren Verläufen, eines Infektkrupp zusammen.

Tab. 10.19 Medikamentöse Behandlung der stenosierenden Laryngitis („Infektkrupp")

Medikation	Dosierung
Prednisolon	1 mg/kg KG p. o. (ggf. 100 mg rektal)
Dexamethason	0,15–0,60 mg/kg KG in 1 ED p. o. (oder Budesonid-Inhalationen) bzw. Saft (2 mg/5 ml), ab 1. Lebensmonat 0,15 mg/kg KG bzw. 0,4 ml/kg KG in 1 ED
Betamethason	0,5 mg in 1 ED p. o. (< 10 kg 3 Tbl.; 10–15 kg: 5 Tbl., > 15 kg 8 Tbl.)
Epinephrin zur Inhalation (4 mg/ml) oder als Gabe von **Adrenalin** 1 : 1.000 (1 mg/ml) Gleichzeitige Steroidgabe!	0,5–1,0 ml der Inhalationslösung (4 mg/ml) mit 2 ml 0,9-prozentiger NaCl-Lösung, Adrenalin/Suprarenin 1–4 ml unverdünnt über Düsenvernebler Ggf. kann Adrenalin, 0,1–0,3 ml, auch s. c. verabreicht werden

Tracheitis

Bei der Tracheitis liegt eine Entzündung der Trachea vor.

Erreger und klinisches Bild Ätiologisch kommen Streptokokken, *Staphylococcus aureus, Haemophilus influenzae,* Pneumokokken und andere Bakterien infrage. Die Kinder sind schwer krank und dyspnoisch; sie husten und klagen über Schmerzen und Fieber bei inspiratorischem oder biphasischem Stridor. Im Unterschied zur Epiglottitis fehlen die Schluckstörung und die fixierte Haltung, dafür stehen Stridor und Husten im Vordergrund.

Diagnose und Therapie Die Diagnose wird klinisch gestellt. Therapeutisch kommen Amoxicillin/Clavulansäure oder ein Cephalosporin der Gruppe 3 (Cefotaxim, Ceftriaxon) zur Anwendung.

Akute Bronchitis und Bronchiolitis

Entzündungen der Bronchien bzw. Bronchiolen werden fast ausschließlich durch Viren verursacht. Die akute banale Bronchitis wird von einer komplizierten Bronchitis sowie einer Bronchiolitis und obstruktiven Bronchitis unterschieden.

Erreger Am häufigsten kommen RS-, Rhino-, Parainfluenza-, Influenza-, Adeno- und Metapneumoviren vor. Etwa 10 % der Bronchitiden sind primär, weitere 15 % sekundär bakteriell bedingt. Erreger sind dann *Streptococcus pneumoniae, Haemophilus influenzae, Moraxella catarrhalis, Staphylococcus aureus* u. a. Bei chronischen Bronchitiden ist zusätzlich an Klebsiellen und andere Erreger zu denken. Ein Teil der chronischen Bronchitiden mit schwer zu behandelnder „Asthmasymptomatik" scheint mit einer bakteriellen Besiedelung der tiefen Atemwege *(Haemophilus influenzae, Streptococcus pneumoniae, Moraxella catarrhalis)* vergesellschaftet zu sein. Die komplizierte Bronchitis verläuft protrahiert (> 7 Tage). Meist liegt eine sekundäre bakterielle Infektion vor.

Klinisches Bild Klinisch ist die **akute Bronchitis** von einer komplizierten Bronchitis bzw. Bronchiolitis zu unterscheiden. Kernsymptome sind Husten und Fieber. Der Husten ist trocken und nicht produktiv. Begleitend tritt eine Rhinopharyngitis auf. Bronchiolitis und obstruktive Bronchitis verlaufen ebenfalls akut.

Die **Bronchiolitis** kommt im Säuglingsalter vor. Der AZ ist beeinträchtigt. Prominente klinische Zeichen sind Husten sowie in- und exspiratorische Dyspnoe/Tachypnoe. Auskultatorisch fällt ein leises Atemgeräusch mit inspiratorischem Knistern („Brauseflaschengeräusch") auf. Insbesondere Frühgeborene mit bronchopulmonaler Dysplasie und Säuglinge mit anderen chronischen Lungenerkrankungen bzw. angeborenen Herzfehlern sind betroffen. Das Krankheitsbild kann sehr schwer verlaufen (thorakale Einziehungen, Zyanose, Überblähung der Lungen, Dystelektasen, Hepatosplenomegalie). Intensivmedizinische Behandlungen und Todesfälle kommen vor.

Die **obstruktive Bronchitis** kommt ebenfalls bei Säuglingen und Kleinkindern vor. Das klinische Bild ist gekennzeichnet durch exspiratorischen Stridor, Giemen, Brummen, grob- und mittelblasige Rasselgeräusche und ein verlängertes Exspirium. Die Pathophysiologie ist durch ein Nebeneinander von überblähten, dystelektatischen und atelektatischen Lungenbezirken geprägt.

Rezidivierende (d. h. eine Kette von) Bronchitiden kommen im Kleinkindesalter häufig vor. Ein frühkindliches Asthma wird diagnostiziert, wenn mehr als drei obstruktive Bronchitiden in 6 Monaten und der Nachweis einer allergischen Diathese vorliegen.

Diagnose Die Diagnose wird i. d. R. klinisch gestellt. Ein Virusnachweis mittels PCR kann zur diagnostischen Einordnung und Kohortierung sinnvoll sein. Die weitere Diagnostik (Röntgen) wird durch den Schweregrad der Erkrankung bestimmt.

Therapie Das Krankheitsbild kann mit antiobstruktiven Medikamenten behandelt werden. Bei Versagen der antiobstruktiven Therapie ist auf eine Fremdkörperaspiration hin zu untersuchen. Der Nutzen einer Sauerstofftherapie ist umstritten. Die systemische Steroidtherapie ist bei der schweren Form als Therapieversuch generell angezeigt.

Die Gabe von Sauerstoff bei Hypoxämie ist umstritten. Die Wirksamkeit von Sekretolytika und Atemluftbefeuchtung ist nicht erwiesen.

Bei obstruktiver Bronchitis und Bronchiolitis kann die inhalative Gabe eines kurz wirkenden β_2-Mimetikums, bei Säuglingen zusammen mit Ipratropiumbromid, versucht werden. Auf die Behandlung von RSV-Infektionen wird in ➤ Kap. 10.3.56 eingegangen.

10

Pneumonie

Die häufigste Form der Lungenentzündung im Kindesalter ist die ambulant erworbene Pneumonie („pediatric community-acquired pneumonia" = pCAP), die in erster Linie klinisch diagnostiziert wird. Hierzu gehören respiratorische Symptome wie Husten und Atemnot, thorakale Symptome sowie Fieber, Tachykardie, Nahrungsverweigerung, Dehydratation, Bauchschmerzen, Inaktivität und Vigilanzveränderungen. Die Pneumonie ist eine häufige Erkrankung im Kindesalter. Bei unter 5- bzw. 1-jährigen Kindern ist die Inzidenz mit 28–150 Pneumonien pro 10.000 Kindern pro Jahr hoch.

Klinisches Bild Klinisch wird die nicht schwere pCAP von der schweren pCAP mit Dehydratation, stark reduziertem AZ, Nahrungsverweigerung, Somnolenz und Bewusstlosigkeit unterschieden. Hinweise für eine bakterielle Pneumonie sind hohes Fieber, stark reduzierter AZ, Hypoxämie und initial fehlender Husten. Die wichtigsten Erreger der Pneumonie im Kindesalter sind nach Alter und Risikofaktoren gegliedert. ➤ Tab. 10.20 nennt die häufigsten Erreger verschiedener Pneumonieformen im Kindesalter. Pneumokokken verursachen Lobärpneumonien.

Komplikationen einer Pneumonie können parapneumonische Pleuraergüsse oder Pleuraempyeme sein. Eine basale Pneumonie kann mit ausgeprägten Bauchschmerzen einhergehen, die eine Appendizitis oder ein anderes intraabdominales Geschehen vortäuschen können. Hier ist die Beobachtung der Atmung in Phasen, in denen das Kind nicht schmerzgeplagt ist (auch nach Gabe eines Analgetikums), für die Diagnosestellung hilfreich.

Kinder mit einer Mykoplasmenpneumonie zeigen oft einen trockenen Reizhusten und Dyspnoe sowie häufig einen unauffälligen Auskultationsbefund. Bei 1–4 Monate alten Säuglingen mit Tachypnoe und einem pertussiformen Husten ohne Fieber ist an eine *Chlamydia-trachomatis*-Pneumonie zu denken, insbesondere, wenn gleichzeitig eine meist eitrige einseitige Konjunktivitis vorliegt. Feinblasige Rasselgeräusche (inspiratorisch) weisen eine hohe Spezifität für die Prädiktion einer Pneumonie auf.

Diagnose Die pCAP wird primär klinisch diagnostiziert. Röntgenaufnahmen des Thorax sind routinemäßig nicht erforderlich und sollten nur bei schwerer Erkrankung, bei V. a. Pleuraerguss, Atelektase, Tbc, Tumor und Lungenödem sowie bei ausbleibender Besserung/Entfieberung durchgeführt werden. Anhand radiologischer Veränderungen allein kann nicht zuverlässig zwischen viraler und bakterieller Pneumonie unterschieden werden. Bei Patienten mit einer nicht schweren pCAP sollte keine routinemäßige Blutentnahme erfolgen, da anhand der Parameter auch nicht zuverlässig zwischen viraler und bakterieller Pneumonie unterschieden werden kann. Ein Erregernachweis sollte bei Patienten mit schwerer pCAP, Therapieresistenz oder Komplikationen durch den Nachweis bakterieller Erreger aus Blutkultur, induziertem Sputum (Schulalter, Patienten mit CF) oder Pleuraerguss angestrebt werden. Bei ausgeprägten Pleuraergüssen ist eine diagnostische (Identifikation des Erregers und Resistenzbestimmung), notfalls auch eine therapeutische Punktion des Pleuraraums sinnvoll. Eine Erregergewinnung mittels Bronchoskopie und bronchoalveolärer Lavage (BAL) ist nur bei Patienten mit schwer verlaufender, therapierefraktärer Pneumonie bzw. Immundefizienz angezeigt. In neuerer Zeit wird vermehrt die PCR-(Multiplex-PCR-)Diagnostik eingesetzt, um eine Vielzahl von bakteriellen und viralen Pneumonieerregern zu erfassen. Akut sind die Ergebnisse allerdings oft nicht verfügbar. Die serologische Diagnostik aus Einzelproben kann bei *Mycoplasma pneumoniae* bzw. *Chlamydia pneumoniae* versucht werden. Serologische Verlaufsuntersuchungen mit Bestimmung von Antikörpern in Serenpaaren (initial und in der Rekonvaleszenz) spielen in der Praxis kaum eine Rolle.

Tab. 10.20 Erreger von verschiedenen Pneumonieformen im Kindesalter

Pneumonie	Bakterien	Viren	Pilze
Neugeborenenpneumonie	GBS, *E. coli, K. pneumoniae, L. monocytogenes, P. aeruginosa, Ureaplasma urealyticum*	CMV	*Pneumocystis jirovecii* *Candida* spp.
pCAP • 3 Wochen bis 3 Monate	*S. pneumoniae, S. aureus, B. pertussis, C. trachomatis*	RSV, Parainfluenzaviren	
• 4 Monate bis 5 Jahre	*S. pneumoniae, H. influenzae, M. pneumoniae, B. pertussis*	RSV, Parainfluenzaviren, Influenzaviren, Adenoviren, Rhinoviren, Metapneumovirus	
• > 5 Jahre	*S. pneumoniae, M. pneumoniae, C. pneumoniae, H. influenza*	RSV, Parainfluenza-, Influenza- und Adenoviren, Metapneumovirus, Masernvirus, VZV	
Nosokomiale Pneumonie	*E. coli, K. pneumoniae, E. cloacae, S. aureus*, ggf. MRSA, *S. pneumoniae, P. aeruginosa, L. pneumophila, Acinetobacter* spp., *S. maltophilia*	RSV, Influenza-, Parainfluenza-, Adenoviren, Metapneumovirus CMV, HSV, VZV	*Aspergillus* spp.
Aspirationspneumonie	Anaerobier: *Bacteroides* spp., *Prevotella* spp., Peptostreptokokken, Fusobakterien, *S. pneumoniae, S. aureus* und gramnegative Bakterien		
Pneumonie bei Immundefizienz	*S. aureus, P. aeruginosa*	CMV, VZV, HSV, HHV-6, EBV, Masernvirus, RSV, Adeno-, Metapneumo-, Influenza-, Parainfluenzavirus	*Pneumocystis jirovecii, Aspergillus* spp.

Therapie Patienten mit einer leichten pCAP werden ambulant behandelt. Eine schwere pCAP wird **stationär** behandelt, wenn folgende Faktoren vorliegen:

- Alter < 6 Monate, Dyspnoe-Zeichen (einzeln, Nasenflügeln), Hypoxämie (Sauerstoffsättigung < 92 %), Zyanose, Apnoen, Nahrungsverweigerung, Erbrechen, Dehydratation
- Rekapillarisierungszeit > 2 s, Grunderkrankung (angeborene Herzfehler, BPD, CF, Immundefizienz)
- Unsicherheit der Eltern (ein nicht zu unterschätzender Grund)
- Unsicherheit über die Diagnose (hier steht die Sicherheit des Kindes an oberster Stelle)

Eine **intensivstationäre Betreuung** ist zu erwägen bei:

- Abfall der Sauerstoffsättigung auf ≤ 92 % trotz Sauerstoffgabe, drohender respiratorischer Erschöpfung mit zunehmender Dyspnoe, Tachypnoe, Einsatz der Atemhilfsmuskulatur und Tachykardie
- Hyperkapnie und Azidose
- Hypotension und/oder Zentralisation (Letztere ist das zuerst einsetzende Symptom)
- Wiederholte Apnoen und/oder Bradypnoen
- Somnolenz, Vigilanzminderung

Letztendlich gilt, wie bei allen anderen Notfallsituationen: „Safety first".

➤ Tab. 10.21 gibt die kalkulierte antibiotische Therapie für Kinder und Jugendliche mit pCAP wieder. Die Indikationsstellung zur antiinfektiven Therapie ist kritisch zu stellen.

Bei anderen Formen der Pneumonie (Neugeborenenpneumonie, nosokomiale Pneumonie, Aspirationspneumonie, Pneumonie bei Immundefizienz, Komplikationen) wird intravenös behandelt. Aminopenicilline, Piperacillin (+ Sulbactam/Clavulansäure, Tazobactam), Cephalosporine, Aminoglykoside und Carbapeneme bzw. Cotrimoxazol können bei *Pneumocystis jirovecii* zum Einsatz kommen. Bei Aspirationspneumonien haben Clindamycin und Metronidazol einen Stellenwert. Bei spezifischen Indikationen sind Vancomycin (MRSA), Ciprofloxacin, Makrolide und Antimykotika (Immundefekt) angezeigt.

Die Übertragung von Pneumonieerregern kann als Kontakt-, Tröpfchen- und Aerosolinfektion erfolgen. Sie lässt sich durch hygienische Standardmaßnahmen deutlich reduzieren. Eine Vielzahl von Pneumonien wird durch die im Säuglings- und Kleinkindesalter empfohlenen Standardimpfungen verhindert. Hierzu gehört die Immunisierung gegen Pneumokokken, Hib, Pertussis, Masern und Varizellen. Frühgeborene können z. T. durch eine Passivimmunisierung mit Palivizumab gegen RSV-Infektionen geschützt werden.

10.2.11 Invasive Pilzinfektionen

Pilze lassen sich unter mikrobiologischen und klinischen Aspekten in Hefen, filamentös wachsende Pilze (Fadenpilze), Dermatophyten und dimorphe Pilze einteilen. Zu den Hefen gehören *Candida* (insb. *C. albicans, C. parapsilosis, C. tropicalis* u. a. m.), *Geotrichom magnus, Magnusiomyces, Cryptococcus, Malassezia, Rhodotorula, Sporobolomyces, Trichosporon.* Wichtige Vertreter der Fadenpilze sind Zygomyzeten (z. B. *Mucorales)* und Hyphomyzeten. Zu den häufigsten humanpathogenen Hyphomyzeten gehören Eurotiomyzeten (wichtige Vertreter sind die Gattungen *Aspergillus, Microsporum, Trichophyton, Blastomyces, Histoplasma* u. a.), Dothideomyzeten und Sodariomyzeten *(Fusarium).*

Klinisch bedeutsame invasive Mykosen sind die invasive Candidiasis, die invasive Aspergillose, die invasive Fusariose, die *Pneumocystis*-Pneumonie und Mukormykosen.

Unter invasiven Mykosen versteht man durch Pilze verursachte Infektionen der inneren Organe und Blutstrominfektionen bis hin zur Sepsis. In Europa sind nahezu ausschließlich Menschen mit einer stark eingeschränkten Immunfunktion von invasiven Mykosen betrof-

Tab. 10.21 Kalkulierte antiinfektive Behandlung von Kindern mit pCAP („pediatric community-acquired pneumonia")

	Medikation	Dosierung
Primäre Wahl	Amoxicillin p. o.	50(–90) mg/kg KG/Tag in 2–3 ED
Parenterale Alternative	Ampicillin i. v.	100(–200) mg/kg KG/Tag in 3 ED
Penicillinunverträglichkeit	Cefuroximaxetil p. o.	30 mg/kg KG/Tag in 2 ED
	Cefuroxim i. v.	100(–150) mg/kg KG/Tag in 3 ED
	Clarithromycin p. o.	15 mg/kg KG/Tag in 2 ED
	Doxycyclin p. o. (ab 9 Jahren)	Am 1. Tag 4 mg/kg KG/Tag in 1 ED, ab dem 2. Tag 2 mg/kg KG/Tag in 1 ED
Therapieversagen Komplikationen Bakterielle Koinfektion (z. B. Masern/Influenza)	Ampicillin-Sulbactam i. v.	100(–150) mg/kg KG/Tag (Ampicillin-Anteil) in 3 ED
	Cefuroxim i. v.	100(–150) mg/kg KG/Tag in 3 ED
Komplizierter Verlauf, V. a atypische Pneumonie	Amoxicillin-Clavulansäure i. v./p. o.	45(–60) mg/kg KG/Tag (Amoxicillin-Anteil) in 3 ED
	Clarithromycin, Doxycyclin (Alter!)	s. o.
	Azithromycin	10 mg/kg KG in 1 ED an Tag 1; 5 mg/kg KG/1 ED/Tag 2–5

fen. Die Erreger gelangen meist in Form von Sporen über die Atemluft in den menschlichen Körper oder dringen über die Schleimhäute, z. B. der Nasenhöhlen oder des Verdauungssystems, in den menschlichen Organismus ein. Eine weitere Eintrittspforte für Pilze sind Wunden, z. B. nach Verbrennungen und Verbrühungen, Unfällen und anderen Traumata.

Candida-Infektionen

Die Candidiasis der Haut (Soordermatitis) ist ein häufiges Krankheitsbild bei Kindern, die eine Windel tragen. *Candida*-Infektionen der Schleimhäute und inneren Organe sind opportunistische Infektionen bei immunsupprimierten Patienten oder Patienten mit anderen Risikofaktoren.

Übertragung *Candida* spp. können direkt mit einer Kontakt- oder Schmierinfektion übertragen werden. Sie verfügen über eine äußerst geringe Kontagiosität. Hygienische Basismaßnahmen sind daher i. d. R. ausreichend. Infektionen von der Mutter auf das Neugeborene unter der Geburt oder postnatal sind denkbar. Weitere Übertragungsmöglichkeiten sind Geschlechtsverkehr, Patient-zu-Patient- oder Pflegepersonal/Arzt-Patient-Kontakt. Indirekte Übertragungen sind als Schmierinfektion über Händekontakt, stuhlhaltige Windeln, Pflegeutensilien und Einrichtungsgegenstände möglich. Nahrungsmittel können eine orale Infektion auslösen.

Nosokomiale *Candida*-Infektionen werden über Katheter, Infusionslösungen oder medizinische Geräte vermittelt. Grundsätzlich ist immer auch eine endogene Infektion, ausgehend von der Besiedelung der Schleimhäute, möglich.

Therapie Eine Schleimhaut-Candidiasis kann mit Miconazol (Säuglinge: 100 mg in 4 ED, Mundgel), Nystatin (Säuglinge: < 1.500 g 300.000 E in 3 ED, > 1.500 g 450.000 E in 3 ED als Suspension), Amphotericin B (Säuglinge: < 1.500 g 0,8 ml [80 mg] in 4 ED, > 1.500 g 1,6 ml [160 mg] in 4 ED als Suspension) sowie Fluconazol (Säuglinge: 6 mg/kg KG in 1 ED p. o.) behandelt werden.

Jenseits der Neugeborenenperiode kommen bei oberflächlichen *Candida*-Infektionen (z. B. der oropharyngealen Candidiasis [Mundsoor]) topisches Nystatin, Clotrimazol oder Fluconazol zum Einsatz. Die ösophageale Candidiasis wird mit Fluconazol behandelt. Die Therapie der vulvovaginalen Candidose besteht aus topisch antimykotisch wirksamen Azolen bzw. Miconazol/Clotrimazol oder Fluconazol/Itraconazol.

Invasive *Candida*-Infektionen

Risikofaktoren Zu den Risikofaktoren für invasive *Candida*-Infektionen zählen:

- Immunsuppressive Therapie, langfristige Anwendung von Breitspektrum-Antibiotika (> 2 Wochen)
- Verwendung von zentral liegenden Kathetern
- Parenterale Ernährung
- Intubation und Beatmung über 10 Tage
- Hämodialyse
- Akutes Nierenversagen
- Granulozytopenie
- GvHD
- Zustand nach allogener Stammzelltransplantation
- Frühgeborene < 1.000 g

Diagnostik Für invasive *Candida*-Infektion existieren keine pathognomonischen, von anderen Ursachen diskriminierende klinische oder radiologische Befunde. Entscheidend ist der kulturelle Nachweis aus Blutkulturen oder in Proben infektionsverdächtiger Körperflüssigkeiten und Gewebe. Bei invasiven *Candida*-Infektionen empfiehlt sich, eine Erregerdifferenzierung bis auf Speziesniveau anzustreben. Bei Hochrisikopatienten ist auch vor Abschluss eines mikrobiologischen Erregernachweises eine empirische bzw. „präventive" Therapie gerechtfertigt.

Therapie Die Wahl des Antimykotikums hängt ab von der Infektlokalisation, vom klinischen Zustand des Patienten, der Arzneimittelverträglichkeit und -interaktion, der Leber- und Nierenfunktion des Patienten, einer etwaigen antimykotischen Vorbehandlung und der Erregeridentität und -resistenz. Bezüglich der Auswahl und Dosierung einiger Antimykotika wird auf ➤ Kap. 10.4.3 verwiesen.

Zur antimykotischen Behandlung granulozytopenischer pädiatrischer Patienten wird der Einsatz fungizider Substanzen (Caspofungin, liposomales Amphotericin B, Micafungin) empfohlen. Bei Früh- und Neugeborenen basieren die Empfehlungen auf kleineren Phase-II-Studien und beinhalten Amphotericin B, liposomales Amphotericin B, Caspofungin, Fluconazol sowie Micafungin.

Prophylaxe Zur Prophylaxe invasiver *Candida*-Infektionen gehören ein sorgfältiges Hygieneregime, die Behandlung des vaginalen Hefebefalls am Ende der Schwangerschaft, die klinische Überwachung mykosegefährdeter Patienten mit dem Ziel der Frühdiagnostik und -therapie invasiver *Candida*-Mykosen. Zu nennen sind hier insbesondere extrem frühgeborene Kinder und solche, die mit immunsuppressiver Therapie, Breitband-Antibiotika und intensivmedizinischen Maßnahmen behandelt werden.

Invasive Aspergillose

Fadenpilze der Gattung *Aspergillus* können verschiedene Krankheitszustände auslösen. Hierzu gehören die allergische bronchopulmonale Aspergillose (ABPA) sowie die chronische pulmonale Aspergillose. Unter den verschiedenen Formen der invasiven Aspergillose ist die invasive pulmonale Aspergillose am häufigsten. Nicht selten kommen Absiedelungen, insbesondere in das ZNS, vor.

Epidemiologie Die wichtigsten klinischen Risikofaktoren für invasive *Aspergillus*-Infektionen sind eine prolongierte und profunde Granulozytopenie (< 500 Neutrophile Granulozyten/µl über ≥ 10 Tage) sowie funktionelle Granulozyten- und Makrophagendefekte (septische bzw. chronische Granulomatose, Glukokortikoidtherapie, GvHD). Patienten mit AML bzw. Leukämierezidiven weisen ein hohes Risiko für invasive Aspergillosen auf.

Klinisches Bild Das klinische Bild der invasiven Aspergillose besteht aus Fieber, respiratorischen und infarktartigen Symptomen; bei ZNS-Beteiligung sind fokale oder diffuse neurologische Ausfälle zu registrieren. Die radiologischen Befunde sind oftmals unspezifisch und nicht immer wegweisend.

Diagnose Die wichtigste diagnostische Maßnahme ist, bei Risikopatienten an eine *Aspergillus*-Infektion zu denken. Pulmonale bzw. zentralnervöse Befunde können mittels MRT identifiziert werden. Herdförmige Läsionen erscheinen charakteristisch mit umgebender milchglasartiger Verdichtung („halo sign"). Einschmelzungen sind charakteristisch.

Aspergillus-Arten sind in Blutkulturen schwer nachweisbar. Der Nachweis von Galaktomannan (einem membranassoziierten Glykosid) im Serum, in der BAL bzw. im Liquor sowie Verfahren der Nukleinsäure Applikation von *Aspergillus* spp. an Punktions- und Biopsiematerial kann die Diagnose erleichtern. Galaktomannan-Bestimmungen weisen eine hohe Variabilität hinsichtlich der Sensitivität und Spezifität sowie der Vorhersagewerte auf, weswegen die Befunde nur im klinischen Kontext interpretiert werden können (Vortestwahrscheinlichkeit).

Therapie Initialtherapie der 1. Wahl: Voriconazol (16 mg/kg KG/Tag in 2 ED, Tag 1: 18 mg/kg KG in 2 ED für die Altersgruppe 2–14 Jahre; 8 mg/kg KG in 2 ED, Tag 1: 12 mg/kg KG in 3 ED ab 15 Jahre und für 12- bis 14-Jährige mit einem Körpergewicht von > 50 kg) oder die i. v. Gabe von liposomalem Amphotericin B (3 mg/kg KG/Tag in 1 ED).

Zur Zweitlinientherapie stehen je nach Vorbehandlung liposomales Amphotericin B, Amphotericin-B-Lipid-Komplex, Voriconazol, Caspofungin, Posaconazol und Itraconazol zur Verfügung.

Bei einer ZNS-Aspergillose ist wegen der guten Gewebegängigkeit Voriconazol das Mittel der Wahl.

Frühgeborene, Neugeborene und Kinder in den ersten beiden Lebensjahren werden aufgrund der weitgehend fehlenden Daten zur Therapie mit liposomalem Amphotericin B (3 mg/kg KG/Tag in 1 ED) oder Amphotericin-B-Lipid-Komplex (5 mg/kg KG/Tag in 1 ED) behandelt. Bei dringender Indikation kann die Therapie mit Caspofungin auch bei Früh- und Neugeborenen erwogen werden (25 mg/m^2 KOF/Tag in 1 ED). Nach klinischer Stabilisierung kann eine orale Weiterbehandlung mit Voriconazol erfolgen.

Prophylaxe Die tragende Säule der Prophylaxe invasiver Aspergillosen ist die Expositionsprophylaxe gegenüber aerogenen Konidien. Aus diesem Grund sind spezielle raumlufttechnische Vorkehrungen zu treffen. Bei Hochrisikopatienten in der Hämato-Onkologie kann eine präventive Therapie mit Itraconazol, Voriconazol oder Micafungin erwogen werden. Invasive Infektionswege für *Fusarium* spp. sind die Lunge, der Verdauungstrakt oder Hautläsionen. Invasive Infektionen durch *Fusarium* spp. manifestieren sich häufig in der Haut, den Nebenhöhlen und der Lunge. Auch hier gilt ein geschwächtes Immunsystem als Hauptrisikofaktor.

Pneumocystis-Pneumonie

➤ Kap. 10.3.51.

Mukormykosen

Pilzinfektionen durch *Mucorales* haben in den letzten Jahrzehnten zugenommen, sind aber dennoch vergleichsweise selten. Hauptübertragungswege sind Sporen, die eingeatmet oder direkt in eine Wunde (Unfall oder Wundversorgung) eingebracht werden. Mukormykosen finden sich vorzugsweise bei Risikopatienten mit einem gestörten Immunsystem (Malignome, Mangelernährung, Diabetes, Frühgeborene). Bei der Übertragung spielen Meerschweinchen eine Rolle.

10.2.12 Kardiale Infektionen

Zu den kardialen Infektionen gehören die infektiöse Endokarditis, die Endokarditis nach Herzoperationen und Klappenersatz, die Myokarditis sowie die bakterielle Perikarditis.

Endokarditis nach Herzoperationen/Klappenersatz

Die wichtigsten Endokarditis-Erreger nach Herzoperationen und Klappenersatz sind *Streptococcus epidermidis, Staphylococcus aureus* und andere Streptokokken (➤ Kap. 15.4.3). Aber auch *Corynebacterium,* Enterobakterien, *Pseudomonas* spp. und Keime der HACEK-Gruppe und Pilze können ursächlich sein.

Infektiöse Endokarditis

Hierbei handelt es sich um eine schwere, nicht selten tödlich verlaufende Infektion des Endokards. Besonders Risikopatienten wie Kinder mit angeborenen Herzfehlern oder Patienten mit vaskulären Implantaten, aber auch Drogenabhängige sind von einer Endokarditis betroffen.

Erreger Die akute Endokarditis wird vor allem durch *S. aureus* (20–30 %), gefolgt von Enterobakterien (3–5 %) und Pneumokokken (1–3 %) sowie hämolysierenden Streptokokken (meist GBS) verursacht. Bei der subakuten Endokarditis ist vor allem an Viridansstreptokokken sowie nichthämolysierende Streptokokken und Enterokokken zu denken. Die Endokarditis bei Früh- und Neugeborenen wird überwiegend von *S. aureus* und KNS hervorgerufen, aber auch durch Enterobakterien sowie *Candida* spp. Bei i. v. konsumierenden Drogenabhängigen kommen neben *S. aureus* auch MRSA, Streptokokken und Enterokokken sowie *P. aeruginosa,* Enterobakterien und Pilze in Betracht.

Epidemiologie Man geht von etwa 15–30 Endokarditisfällen pro 1 Mio. Einwohner aus. Die Inzidenz bei Kindern nimmt offensichtlich zu (Zunahme von Kindern mit erhöhtem Endokarditisrisiko). Insgesamt zeigt sich ein deutliches Überwiegen der Linksherz-Endokarditiden (80–90 %) im Vergleich zu denen des rechten Herzens. Das führende klinische Symptom bei einer Endokarditis ist „Fieber unklarer Genese“. Daneben können Embolien und metastatische Infektionen (Organabszesse) dazu führen, dass nahezu jedes Organ des Körpers beteiligt sein kann. Bei der subakuten Endokarditis kommen ein beeinträchtigter AZ mit Müdigkeit („Leistungsknick“) sowie Appetitlosigkeit, Gewichtsabnahme und nächtliches Schwitzen hinzu.

Bei der neonatalen Endokarditis ist das klinische Bild unspezifisch. Bei unklaren Infektionen und Blutbildveränderungen (Thrombopenie, Neutropenie oder Neutrophilie) sollte immer an eine Endokarditis gedacht werden.

Diagnostik und Differenzialdiagnostik Das wichtigste diagnostische Kriterium sind verdächtige klinische Symptome, ein Erregernachweis in der Blutkultur (mehrere positive Blutkulturen mit identischem Erreger) sowie ein verdächtiger Echokardiografiebefund. Zur Diagnose der Endokarditis werden die **Duke-Kriterien** verwendet:

- Major-Kriterien: positive Blutkulturen mit Endokarditis-kompatiblen Mikroorganismen aus anhaltend positiven Blutkulturen (aus zwei separaten Entnahmen), Nachweis einer endokardialen Beteiligung (positives Echokardiogramm, neue Klappenregurgitation)
- Minor-Kriterien: Vorliegen von Risikofaktoren (vorbestehende Herzerkrankung, i. v. Drogenabhängigkeit), Fieber, Temperatur > 38 °C
- Vaskuläre Zeichen (arterielle Embolie, septische Lungeninfarkte, mykotische Aneurysmen, Hirnblutung, konjunktivale Einblutung, Janeway-Läsion [= kleine erythematöse oder hämorrhagische Flecken oder Knoten der Handinnenflächen oder Fußsohlen], immunologische Phänomene (Glomerulonephritis, Osler-Knötchen, Roth-Flecken, positive Rheumafaktoren)
- Mikrobiologische Nachweise (positive Blutkulturen, serologische Nachweise einer aktiven Infektion)

Hieraus ergibt sich für die Diagnose einer infektiösen Endokarditis (modifizierte Duke-Kriterien):

- Eine **sichere infektiöse Endokarditis** liegt bei mikrobiologischem Nachweis von Erregern aus einer Vegetation oder einer embolisierten Vegetation sowie pathologischen Veränderungen mit Vegetation oder intrakardialem Abszess vor. Zusätzlich werden zwei Major-Kriterien oder ein Major-Kriterium und drei Minor-Kriterien oder fünf Minor-Kriterien gefordert.
- Eine **mögliche infektiöse Endokarditis** liegt vor bei einem Major-Kriterium und einem Minor-Kriterium oder drei Minor-Kriterien.

Die Diagnose einer Endokarditis kann nicht gestellt werden, wenn eine eindeutige, die Befunde erklärende alternative Diagnose vorliegt oder Symptome innerhalb von 4 Tagen Antibiotikatherapie verschwinden.

Therapie Die Antibiotikatherapie erfolgt kalkuliert:

- Bei V. a. eine akute Endokarditis sollte zusätzlich ein Staphylokokken-wirksames Antibiotikum (z. B. Flucloxacillin 200 mg/kg KG/Tag in 3 ED) gegeben werden.
- Bei Drogenabhängigkeit kann zusätzlich Ciprofloxacin (30 mg/kg KG/Tag in 3 ED) gegeben werden.

Gelingt kein Erregernachweis, erfolgt die o. g. Therapie über 4–6 Wochen (bei gutem klinischem Ansprechen Gentamicin nur für 2 Wochen). Insgesamt sollte eine gezielte Therapie angestrebt werden. Bei penicillinempfindlichen Streptokokken wird bei Erwachsenen Penicillin G (plus Aminoglykosid für 2 Wochen) empfohlen. Alternativen sind Ceftriaxon oder Vancomycin für 4 Wochen (plus evtl. Aminoglykosid für 2 Wochen). Bei Enterokokken sowie penicillinresistenten Streptokokken und Abiotrophia erfolgt eine Therapie mit Ampicillin (300 mg/kg KG/Tag in 4 ED) plus Gentamicin (3 mg/kg KG/Tag in 3 ED) über 4–6 Wochen. Bei Penicillinunverträglichkeit bietet sich Vancomycin in Kombination mit Gentamicin an. Mittel der Wahl bei Nachweis von Staphylokokken ist Flucloxacillin (200 mg/kg KG/Tag in 3 ED) für 4–6 Wochen, kombiniert mit einer 3- bis 5-tägigen Gentamicin-Therapie.

- Bei einer Nativklappen-Endokarditis sollte Ampicillin mit Betalaktamase-Inhibitor (z. B. Ampicillin/Sulbactam 300 mg/kg KG/Tag in 4–6 ED) sowie Gentamicin (3 mg/kg KG/Tag in 1 ED) verabreicht werden.
- Die initiale Therapie einer Kunstklappen-Endokarditis besteht aus Vancomycin (45 mg/kg/Tag in 3 ED plus Gentamicin) sowie im Abstand von 3–5 Tagen nach Therapiebeginn ggf. zusätzlich Rifampicin (20 mg/kg KG/Tag in 3 ED). Bei Vancomycin-The-

rapie müssen Talspiegel bestimmt werden, die zwischen 10 und 15 mg/l liegen sollten.

Eine chirurgische Therapie kann notwendig werden. Patienten mit einem hohen Risiko (Klappenersatz, mechanische und biologische Prothesen), rekonstruierten Klappen, überstandener Endokarditis und angeborenen Herzfehlern (zyanotische Herzfehler, operierte Herzfehler mit Implantation von Conduits), alle Patienten mit Herzfehlern, die operativ oder interventionell unter Verwendung von prothetischem Material behandelt wurden, herztransplantierte Patienten sowie Patienten mit Z. n. akutem rheumatischem Fieber unter Penicillin-Dauerprophylaxe sollten bei zahnärztlichen Eingriffen sowie Eingriffen am Respirations-, Gastrointestinal- oder Urogenitaltrakt eine Prophylaxe erhalten. ➤ Tab. 10.22 gibt die empfohlene Prophylaxe für Risikopatienten vor zahnärztlichen Eingriffen wieder.

Myokarditis

Die Myokarditis ist eine seltene Entzündung des Herzmuskels.

Erreger Viren sind die häufigsten Verursacher von Myokarditiden. Vor allem Enterovirus-Infektionen (z. B. Coxsackievirus B3) kommen in Anbetracht. Daneben gehören Adeno-, Influenza-, Masern-, Mumpsviren, Parvovirus B19, HSV sowie HHV-6, HHV-7, EBV, CMV, VZV, HIV und HCV zu den Erregern, die eine Myokarditis verursachen können. Die Myokarditis kann während und auch einige Wochen nach der akuten Virusinfektion auftreten. Es kann zu einem Übergang der infektionsbedingten Immunantwort in einen Autoimmunprozess und damit zu einer Chronifizierung der Myokarditis (sog. autoreaktive Myokarditis) kommen. Als Endstadium kommt eine dilatative Kardiomyopathie vor.

Bakterien wie Streptokokken, Staphylokokken, Meningokokken, Salmonellen, Shigellen, Yersinien, *Campylobacter, Mycoplasma pneumoniae, Borrelia burgdorferi,* Bartonellen, *Chlamydia pneumoniae,* Rickettsien sowie einige Protozoen (z. B. Chagas-Krankheit) und Pilze haben das Potenzial, eine Myokarditis hervorzurufen. Neben den infektiösen Myokarditiden kommen Entzündungen des Herzmuskels auch bei systemischen Erkrankungen (Sarkoidose, Panarteriitis nodosa) oder toxisch bedingt vor. Einige Myokarditiden werden als idiopathisch eingeordnet. Sektionsstatistiken zeigen, dass die Prävalenz der in vivo nicht diagnostizierten asymptomatischen Myokarditiden bei 1–4 % liegt.

Symptome, Diagnostik und Therapie ➤ Kap. 15.4.5.

Bakterielle Perikarditis

Hierbei handelt es sich um eine durch Bakterien ausgelöste Entzündung des Perikards. Die wichtigsten Erreger sind *Staphylococcus aureus, Streptococcus pneumoniae,* β-hämolysierende Streptokokken der Gruppe A und Meningokokken. Diagnostik und Therapie: ➤ Kap. 15.4.4.

10.2.13 Infektionen nach Trauma, Stichverletzungen, Verbrennungen und Verbrühungen

Trauma

Die infrage kommenden Infektionserreger hängen in hohem Maße von der Art, vom Umfang und vom Ort der traumatischen Einwirkung ab.

Das am häufigsten infizierte Organ ist die **Haut.** Sie kann als Manifestationsorgan systemischer Infektionen (virale Infektionen wie Masern, Varizellen, Röteln u. a. sowie bakterielle Infektionen wie Scharlach, *Staphylococcus-aureus*-Toxin-vermittelte Infektionen u. a.) dienen. Selbst über kleine Verletzungen können Pilze in die Blutbahn gelangen. Auch bakterielle Infektionen können durch ein Trauma begünstigt werden. Das Erysipel wird z. B. durch β-hämolysierende GAS hervorgerufen. Eine Komplikation ist die Erysipelphlegmone *(Streptococcus pyogenes)* bzw. der Furunkel *(Staphylococcus aureus).* Knochen- und Weichteilinfektionen sind zwar primär Orte einer hämatogenen Infektion (hämatogene Osteomyelitis bei Kindern, Spondylodiszitis, Psoasabszess, hämatogene Arthritis), können aber auch nach einem Trauma oder einer Operation auftreten. Eine Besonderheit stellen die Infektion bei Implantaten (Gelenkprothesen, oft hämatogen) sowie sekundäre Infektionen bei Durchblutungsstörungen (z. B. bei Diabetes mellitus, Patienten mit Querschnittlähmung) dar.

Die mikrobiologische Diagnostik einer traumatischen Weichteil- oder Knocheninfektion kann problematisch sein, da eine reichhaltige Umgebungsflora existiert oder auch Mischinfektionen vorkommen können. Zu den häufigen auslösenden Pathogenen bei einer traumatischen Weichteil- oder Knocheninfektionen gehören grampositive Bakterien *(Staphylococcus aureus, Staphylococcus epidermidis, Streptococcus* spp., *Enterococcus* spp.) sowie gramnegative Bakterien *(Pseudomonas* spp., *Enterobacter* spp., *E. coli, Proteus, Citrobacter, Serratia, Klebsiella).* Bei einem Trauma des zentralen Nervensystems (offene Schädelfraktur) und im Gesichtsbereich ist an ein breites Spektrum

10

Tab. 10.22 Antiinfektive Prophylaxe bei Risikopatienten vor zahnärztlichen Eingriffen

		ED 30–60 min vor dem Eingriff	
	Antibiotikum	Erwachsene	Kinder
Orale Einnahme	Amoxicillin	2 g p.o.	50 mg/kg KG p.o.
Orale Einnahme nicht möglich	Ampicillin	2 g i.v.	50 mg/kg KG i.v.
Bei Penicillin- oder Ampicillinallergie			
Orale Einnahme	Clindamycin	600 mg p.o.	20 mg/kg KG p.o.
Orale Einnahme nicht möglich	Clindamycin	600 mg i.v.	20 mg/kg KG i.v.

von möglichen Infektionserregern zu denken: *Streptococcus pneumoniae, Haemophilus influenzae* (unbekapselt), *Moraxella catarrhalis,* Streptokokken, Staphylokokken, Anaerobier u. v. m.

Bei Lungen- und Brustkorbverletzungen kommen vor allem die Erreger der ambulant erworbenen Pneumonie (CAP) infrage *(Streptococcus pneumoniae, Haemophilus influenzae* [unbekapselt], *Mycoplasma pneumoniae,* Enterobacteriaceae, *Legionella* spp., *Staphylococcus aureus, Chlamydophila pneumoniae).*

Bei Risikopatienten mit Grundkrankheiten wie Diabetes mellitus, Gefäßkrankheiten, häufigen Krankenhausaufenthalten, neurologischen Krankheitsbildern u. Ä. ist immer auch an Erreger nosokomialer Pneumonien (Enterobacteriaceae *[E. coli, Klebsiella* spp., *Enterobacter* spp.], *Haemophilus influenzae* [unbekapselt], *Staphylococcus aureus, Streptococcus pneumoniae* und insbesondere auch an multiresistente Erreger wie MRSA, ESBL-bildende Enterobacteriaceae [MRGN], *Pseudomonas aeruginosa, Acinetobacter baumannii* und *Stenotrophomonas maltophilia* zu denken.

Verletzungen der Harnwege weisen ein Infektionsrisiko durch hier häufig anzutreffende Keime auf. Zu nennen sind *E. coli, Proteus mirabilis, Klebsiella pneumoniae, Staphylococcus saprophyticus* u. a.

Infektionen nach Stich- und Schussverletzungen

Zu den Stichverletzungen gehören sicher auch Nadelstichverletzungen (berufliches Umfeld). Das Infektionsrisiko nach einer Kanülenverletzung für Hepatitis B (HBV) liegt bei 10–40 %, für Hepatitis C (HCV) bei 3–6 % sowie für HIV bei 0,1–0,3 %. Zu den Maßnahmen im Verletzungsfall gehören: bluten lassen (ausdrücken, aber nicht die Wunde quetschen), 5–10 min Desinfektion. Danach sollte eine unmittelbare Vorstellung beim Betriebsarzt erfolgen und Kontakt zur infektiologischen bzw. mikrobiologischen Abteilung aufgenommen werden. Entscheidung zur Postexpositionsprophylaxe (PEP) und Einleitung eines D-Arzt-Verfahrens.

Bei Messerstichverletzungen ist meistens von einer Infektion mit *S. aureus,* seltener mit GAS auszugehen. Das Infektionsrisiko ist abhängig vom Ort der Verletzung (Umgebungsflora) sowie vom verwendeten Messer. Neben den hautständigen Erregern (Staphylokokken, Streptokokken) kommen somit eine Vielzahl von Pathogenen infrage. Es bedarf einer individuellen Evaluation des Infektionsrisikos.

Verbrennungen und Verbrühungen

10

Verbrennungen werden, abgesehen von chirurgischen Maßnahmen wie Escharotomie oder Fasziotomie, internistisch oder intensivmedizinisch (nach Ausmaß) versorgt. Es gilt nekrotische Hautreste sowie Verschmutzungen abzutragen. Bei verschmutzten Verbrennungswunden werden die initial sterilen Wunden mit antiseptischen Wundspüllösungen (z. B. Polyhexanid) gereinigt. Ziel der konservativen Wundversorgung ist es, das Wachstum von endogenen Bakterien zu verzögern und die Kolonisierung der Wunden durch externe, nosokomiale Keime zu vermeiden. Das Wundklima soll die Wundheilung unterstützen, ein Austrocknen vermeiden sowie Schmerzen und Unbehagen bzw. in weiterer Folge Juckreiz möglichst minimieren. Zur Behandlung stehen unterschiedliche Wundauflagen zur Verfügung. Die Gefahr einer komplizierenden Wundinfektion hängt von Art und Ausmaß der Verbrennung ab. Echte Wundinfektionen sind bei Anwendung antiseptischer Wundauflagen nach durchschnittlichen Verbrühungen und Verbrennungen bei Kindern zum Glück selten. Vorsicht ist geboten, weil Kinder nicht nur bei echten Wundinfektionen, sondern auch bei gemischten Verletzungen der Grade IIa und IIb dazu neigen, eine erhöhte Körperkerntemperatur bzw. Fieber zu entwickeln. Im Zweifelsfall sind eine Wunddesinfektion und Neuanlage des antiseptischen Wundverbands notwendig.

Das **Toxic-Shock-Syndrom**“ (TSS) ist bei thermischen Verletzungen ein vor allem bei Säuglingen und Kleinkindern vorkommendes Krankheitsbild. Klinisch manifestiert es sich durch eine Schocksymptomatik infolge der Toxine, die meistens von *Staphylococcus aureus* gebildet werden. Mit okklusiven Wundverbänden versorgte Brandwunden können zur Ausbildung eines TSS prädisponieren. Das Wundmilieu stellt ein ideales Medium für die Keime und deren Toxinproduktion dar. Patienten mit > 20 % verbrannter KOF entwickeln zu etwa einem Drittel eine Multiorgandysfunktion und zu etwa 15 % eine schwere Sepsis oder einen septischen Schock. Bei großflächigen Verbrennungen oder Verbrühungen können mikrobiologische Screeninguntersuchungen zur frühzeitigen Detektion einer Kolonisation sinnvoll sein. Insbesondere bei Verbrennungen und Verbrühungen im Bereich der Körperöffnungen ist an die dort vorkommende Kommensalflora zu denken (Nasen-Rachen-Raum: Streptokokken, *Haemophilus, Moraxella;* Anus: gramnegative Bakterien). Feuchte Verbrühungs- und Verbrennungswunden prädisponieren für hydrophile Erreger wie *Stenotrophomonas-* und *Pseudomonas-*Spezies. Im Rahmen der Krankenhausaufnahme von Patienten mit Verbrennungen und Verbrühungen sollte ein Nasen-Rachen-Abstrich zur bakteriologischen Screeninguntersuchung angefertigt werden. Dieser dient zur Dokumentation des Ausgangsbefunds, nicht aber zur Ableitung einer spezifischen antiinfektiven Therapie.

Eine prophylaktische Antibiotikabehandlung brandverletzter Kinder wird generell nicht empfohlen. Die im Verlauf meist unvermeidbare Kolonisation der Wunden ist keine Indikation zur systemischen Antibiotikatherapie; meist reichen lokale antiseptische Maßnahmen aus. Nur bei einer klinisch relevanten Superinfektion der Wunden oder Zeichen einer systemischen Infektion oder Sepsis sollte eine kalkulierte, dem Antibiogramm angepasste Antibiotikatherapie erfolgen. In erster Linie ist hier an *Staphylococcus aureus* (auch TSS) sowie an *Streptococcus pyogenes* (Toxic-Shock-like-Syndrom [TSLS]) oder *Streptococcus-*TSS zu denken.

10.2.14 Infektionen durch zentralvenöse Katheter und Fremdkörper

Die beste Prävention von Infektionen durch zentralvenöse Katheter (ZVK) ist eine kritische Indikationsstellung bei der Anlage. Daneben soll die Zahl von Manipulationen am ZVK und an Komponenten des Infusionssystems auf das unbedingt nötige Maß reduziert werden. Auch die Notwendigkeit einer Blutentnahme über einen ZVK ist kritisch zu hinterfragen.

Die Minimierung einer bakteriellen Kolonisation von ZVKs geht mit „kritischen Kontrollpunkten" einher. Hierzu gehören aseptische Rekonstitution, Zubereitung und Herstellung von Parenteralia, aseptische i. v. Applikation von Parenteralia über hierfür vorgesehen 3-Wege-Hähne und andere Zuspritzstellen nach vorheriger Desinfektion. Weitere Maßnahmen sind:

- Desinfektion von und sachgerechter Umgang mit nadelfreien Konnektionsventilen
- Spülung des Katheters
- Blocken des Katheters nach Gebrauch
- Einsatz antimikrobieller Blocklösung
- Wechsel von Infusionssystemen oder -komponenten
- Schutz des Katheterhubs vor Kontamination
- Einsatz von speziellen Infusionsfiltern
- Antisepsis der Kathetereintrittsstelle bei Katheteranlage und beim Verbandwechsel
- Einsatz mikrobiell beschichteter Katheter
- Diagnostik und empirische Therapie bei Infektionsverdacht

Für die Prävention von Infektionen, die von Gefäßkathetern ausgehen, liegen aktuelle Empfehlungen der Kommission für Krankenhaushygiene und Infektionsprävention vor. Eine separate Empfehlung liegt für intensivmedizinisch behandelte Früh- und Neugeborene vor. Im Vordergrund stehen eine konsequente hygienische Händedesinfektion bei Manipulationen an einem ZVK oder Wechsel von einem temporären ZVK auf einen ZVK mit längerer Verweildauer (Typ Hickman, Typ Broviac).

Ein routinemäßiger Wechsel eines ZVK in Seldinger-Technik wird nicht empfohlen. Bei Anlage eines konventionellen ZVK ist eine maximale Barrierevorkehrung obligat (sterile Handschuhe, langärmeliger steriler Kittel, MNS, Kopfhaube, ausreichend steriles Lochtuch), ausreichend lange Einwirkzeit des Hautantiseptikums. Die antiseptische Pflege der Eintrittsstelle eines ZVK und oder Broviac-Katheters erfolgt mit Octenidin 0,1 %/Phenoxyethanol 3 % (Octenisept).

Katheterassoziierte Bakteriämien und Septitiden werden meist durch KNS, *Staphylococcus aureus* und seltener durch Streptokokken und Enterokokken hervorgerufen. Insbesondere bei femoral liegenden Kathetern ist auch an gramnegative Bakterien wie *E. coli* und andere Enterobacteriaceae zu denken. Besondere Vorsicht ist bei langzeitbeatmeten Patienten in Heimen geboten, da hier häufig eine Besiedelung mit MRE vorliegt. Das klinische Bild einer katheterassoziierten Sepsis besteht aus Fieber, Schüttelfrost und Blutdruckabfall.

Eine Katheterinfektion kann durch Tunnelinfektion, Sepsis mit Schocksymptomatik oder Organdysfunktion, Thrombosen, eine Endokarditis oder eine assoziierte Osteomyelitis kompliziert werden.

Zur Diagnostik sind Blutkulturen (aerob und anaerob) aus dem ZVK zu entnehmen. Zeitnah soll eine periphervenöse Blutkultur (gleiches Volumen, gleiches Kulturmedium) abgenommen werden. Ist die aus dem ZVK abgenommene Blutkultur mindestens vor der periphervenösen Kultur positiv, kann davon ausgegangen werden, dass der ZVK die Infektionsquelle darstellt.

Die Behandlung richtet sich nach dem zu erwartenden Erregerspektrum (s. o.).

Liquorshuntinfektionen

Patienten mit ventrikuloperitonealen Ableitungen, ventrikuloatrialem Shuntsystem sowie Reservoirsystemen können eine Shuntinfektion erleiden. Die meisten Infektionen entstehen innerhalb der ersten 2–3 Wochen nach Anlage der Ableitung. Das klinische Bild ist unspezifisch und meist nicht von einer Shuntdysfunktion zu unterscheiden.

Als Risikofaktoren für die Entwicklung von Shuntinfektionen wurden Frühgeburtlichkeit, frühe Shuntanlage im Neugeborenen- oder Säuglingsalter, vorangegangene Shuntinfektionen sowie neuroendoskopische Anlage des Katheters und ein postoperatives Liquorleck dokumentiert.

Erreger KNS sind mit bis zu 80 % die häufigsten Erreger von Hautinfektionen. Danach folgen in der Häufigkeit *S. aureus*, Enterobakterien und gramnegative Erreger.

Diagnostik Die wichtigste diagnostische Maßnahme ist die Gewinnung einer Liquorprobe mit anschließender bakteriologischer Untersuchung. Entzündungsparameter wie CRP, IL-6 oder PCT können erhöht sein, das Blutbild kann mit einer Leukozytose und Linksverschiebung einhergehen. Im Liquor ist oft eine Zellzahlerhöhung über 100/µl mit Liquorneutrophilie auszumachen.

Therapie Die Therapie sollte kalkuliert Staphylokokken und gramnegative Erreger einbeziehen (z. B. (Vancomycin + Ceftazidim) und erstreckt sich i. d. R. auf 10–14 Tage. Das Shuntsystem sollte entfernt und durch eine vorübergehende offene Ableitung ersetzt werden. Bei einer Ventrikulitis kann auch eine intrathekale Antibiotikagabe indiziert sein.

10.2.15 Knochen- und Gelenkinfektionen

Zu den Knochen- und Gelenkinfektionen gehören die Osteomyelitis, (meistens) eine Infektion des Knochens, die von Bakterien und seltener von Pilzen oder anderen Mikroorganismen hervorgerufen wird, sowie die septische Arthritis.

Die Inzidenz der hämatogenen Osteomyelitis und der septischen Arthritis wird in Europa mit etwa 5–10 Fällen je 100.000 Kinder pro Jahr angegeben. Zuletzt war eine abnehmende Tendenz zu erkennen.

Erreger Grampositive Erreger, vor allem *Staphylococcus (S.) aureus* (75–80 %, alle Altersstufen) stehen als Ursache der akuten hämatogenen Osteomyelitis unverändert an erster Stelle. In ➤ Tab. 10.23 sind die Erreger der Osteomyelitis (akut-hämatogen) nach Altersgruppe und in ➤ Tab. 10.24 nach klinischer Erscheinung bzw. Grundkrankheit aufgeführt. Bei Säuglingen und Kleinkindern kommt häufig als Erreger auch *Kingella kingae* (regionales Auftreten in Clustern) in Betracht. Bei Frühgeborenen muss darüber hinaus an *E. coli*, *Pseudomonas* spp. und *Candida* spp. gedacht werden, während im Neugeborenenalter GBS, *E. coli* sowie seltener *Pseudomonas* spp. und *Candida* spp. nachgewiesen werden. Bei einer Osteomyelitis im Gesichtsbereich, bei Zahninfektionen sowie im Beckenbereich ist an Anaerobier oder Mischinfektionen zu denken. Neben den genannten Erregern kommt eine Vielzahl weiterer Mikroorganismen infrage.

Tab. 10.23 Erreger der Osteomyelitis (akut-hämatogen) nach Altersgruppe

Altersgruppe	Typische Erreger	Therapievorschlag
Alle	*S. aureus* (häufig: MSSA; selten: MRSA, PVL-positive MSSA oder MRSA), GAS, Pneumokokken	• MSSA: Cephalosporin (1. oder 2. Generation), Flucloxacillin, Amoxicillin/Clavulansäure • MRSA: Vancomycin, Clindamycin, Linezolid
Frühgeborene	*E. coli, Pseudomonas* spp.	Cephalosporin (2. oder 3. Generation), Amoxicillin/Clavulansäure, Ceftazidim
	Candida spp.	Amphotericin B, Fluconazol
Neugeborene	*S. aureus* GBS GAS *E. coli, Pseudomonas* spp. *Neisseria gonorrhoeae*	Betalaktam-Antibiotika und Aminoglykosid, Piperacillin, Ceftazidim
	Candida spp.	Amphotericin B
Kinder bis 2 Jahre	*S. aureus* *S. pneumoniae* Hib *Salmonella* spp. *Kingella kingae* (Bacillus Calmette-Guérin nach BCG-Impfung)	Cephalosporin (2. oder ggf. 3. Generation), Amoxicillin/Clavulansäure

Tab. 10.24 Erreger einer Osteomyelitis nach klinischer Erscheinung oder Grundkrankheit

Klinische Angaben	Erreger
Vertebrale Osteomyelitis	*S. aureus, Mycobacterium tuberculosis,* gramnegative Erreger, Brucellen, *Bartonella henselae, Candida* spp.
i.v. Drogenabhängige	*Pseudomonas (P.) aeruginosa, S. aureus*
Diabetes mellitus	GAS, Enterokokken, Anaerobier
Turnschuh-Osteomyelitis	*P. aeruginosa*
Patienten mit Hämodialyse	*S. aureus, S. epidermidis*
Nach Tbc-Primärinfektion	*Mycobacterium (M.) tuberculosis*
Kontakt zu infizierten Schafen/Milch	*Brucella*
Sichelzellanämie	*Salmonella* spp. (ca. 40 %!), *S. aureus, Proteus mirabilis*
Neutropenie, T-Zell-Defekt	*Rhodococcus equi, Serratia marcescens, Aspergillus*
HIV-Krankheit	*M. tuberculosis,* nichttuberkulöse Mykobakterien (NTM)
Chronische Granulomatose und andere primäre/sekundäre Immundefekte	Gramnegative Erreger, *Serratia* spp., *Nocardia* spp., *M. bovis, Bacille Calmette-Guérin* nach BCG-Impfung, *M. tuberculosis,* NTM, *Aspergillus* spp., *Candida* spp.
Osteomyelitis luica	*Treponema pallidum*
Fersenblutentnahme bei Säuglingen	*S. aureus, S. epidermidis*
Kopfschwartenelektrode bei Geburt	*S. aureus*
	S. epidermidis, GBS
Tierbisse (Katzen, Hunde)	*Bartonella henselae, Eikenella corrodens, Pasteurella multocida, S. viridans*
Kinder aus dem Mittleren Osten, Mittelmeeranrainerstaaten	Brucellen, *M. tuberculosis*
Offene Frakturen	*P. aeruginosa, S. aureus, S. epidermidis*

Lokalisation Am häufigsten betroffen sind die langen Röhrenknochen. Zu je 25 % sind Femur und Tibia, in 13 % der Humerus und jeweils in 6 % die Fibula, die Phalangen und der Radius betroffen. Nur 2 % der hämatogenen Osteomyelitiden sind an den Wirbelkörpern lokalisiert (davon 45 % lumbal, 35 % thorakal und 20 % zervikal).

Im Neugeborenenalter treten nahezu 50 % der Osteomyelitiden multifokal auf. Die akute hämatogene Osteomyelitis ist bei Kindern bis zum 5. Lebensjahr häufiger. Traumatisch bedingte Osteomyelitiden bzw. Osteomyelitiden durch Ausbreitung einer benachbarten Infektion sind im Kindesalter vergleichsweise selten.

Klinisches Bild In der Frühphase einer Osteomyelitis ist das Leitsymptom FUO (➤ Kap. 10.2.2). Im weiteren Verlauf sind Entzündungszeichen erkennbar. Bei der akuten hämatogenen Osteomyelitis und der septischen Arthritis ist die Symptomdauer meist kurz (wenige Tage). Ältere Kinder weisen eher typische Befunde auf: Fieber > 38,5 °C, Schwellung oder Rötung, Schmerzen oder eingeschränkte Beweglichkeit, Steh- und/oder Gehverweigerung. Das Fieber kann nur kurzfristig auftreten oder (selten) auch fehlen. Die Höhe des Fiebers lässt keine Rückschlüsse auf das Ausmaß oder die Prognose der Osteomyelitis zu.

Insbesondere bei Neugeborenen und Säuglingen ist die Erkrankung nicht immer einfach zu diagnostizieren. Die Symptome können unspezifisch sein: Unruhe, Trinkunlust und Berührungsempfindlichkeit der betroffenen Extremität. Eine Pseudoparalyse ist immer verdächtig auf eine Osteomyelitis.

Diagnose und Differenzialdiagnose Die klinische Verdachtsdiagnose wird durch bildgebende Verfahren (MRT, Röntgen) und kulturellen Erregernachweis gesichert. Sonografisch lassen sich bereits 24 h nach Beginn der Symptome unspezifische Veränderungen wie ein Ödem des Weichteilgewebes und ggf. eine Periostabhebung ausmachen. Das MRT ist die Methode der Wahl (Sensitivität etwa 90 %, Spezifität etwa 100 %).

Laborchemische und mikrobiologische Befunde: Bei akut hämatogener, unbehandelter Osteomyelitis ist in 40–60 % der Fälle ein Erregernachweis aus der Blutkultur zu erwarten. Eine Biopsie ist bei atypischer Lokalisation oder Malignomverdacht (Differenzialdiagnose!) indiziert. Zu den Laborparametern gehören Blutbild und Differenzialblutbild, CRP und ggf. BSG.

Differenzialdiagnostisch sind Traumata (z. B. Fraktur), nichtinfektiöse Arthritiden, akute transiente Arthritis des Hüftgelenks, Knochentumoren, reaktive Arthritiden, Malignome (Leukämie!), Knocheninfarkte und Weichteilentzündungen ohne Knochenbeteiligung sowie inflammatorische Systemerkrankungen (CED, FMF u. a.) sowie die Purpura Schönlein-Henoch abzugrenzen.

Neben der bakteriellen Osteomyelitis muss differenzialdiagnostisch die nichtbakterielle Osteomyelitis/Osteitis abgegrenzt werden. Die schwerste Form der nichtbakteriellen Osteomyelitis ist die chronische rekurrierende multifokale Osteomyelitis. Eine Sonderform stellt das sog. SAPHO-Syndrom dar (**S**ynovitis, **A**kne, **P**ustulose, **H**yperostose, **O**steitis) dar.

Therapie ➤ Tab. 10.25 enthält Vorschläge für eine altersadaptierte, empirische i. v. Therapie bei immunkompetenten Patienten.

10.2.16 Fetale und konnatale Infektionen: „TORCH"

Unter dem Akronym „TORCH" verbirgt sich eine Gruppe von Erregern, die seit Langem bei intrauterinen bzw. perinatalen Infektionen nachgewiesen werden. Dass Akronym leitet sich ab von **To**xoplasmose, **R**öteln, **C**ytomegalie (CMV) und **H**erpes. Die zentrale klinische Symptomatik der konnatalen Infektionen besteht aus Mikrozephalie, zerebralen Verkalkungen, subepidermalen Zysten, einer lentikulostriatalen Vaskulopathie, Parenchymläsionen, Chorioretinitis sowie Fehlbildungen und einem Hydrozephalus. Abgesehen von TORCH gehören zu den fetalen und konnatalen Infektionen auch Hepatitis-B-, Influenza-, Masern-, VZV-, AIDS/HIV-, Enterovirus-, Parechovirus-Infektionen, Hepatitis C, lymphozytäre Choriomeningitis und Parvovirus-B19-Infektionen.

➤ Tab. 10.26 gibt eine Übersicht über die Zeiträume der Schwangerschaft, in denen die jeweilige akute oder persistierende Virusinfektion mit Komplikationen für die Gesundheit sowohl der Schwangeren als auch des Feten bzw. Kindes einhergehen kann.

Meist führen unspezifische Symptome zu einer TORCH-Diagnostik. Hierzu gehören eine konnatale Dystrophie beim Neugeborenen, unklare Marklagerläsion, intrazerebrale Verkalkungen, retinale Narben oder Schwerhörigkeit. Neben infektiösen Ursachen kommt eine Fülle von weiteren Differenzialdiagnosen infrage, die intrazerebrale Verkalkungen aufweisen. Hierzu gehören verschiedene genetisch determinierte Syndrome: z. B. Aicardi-Goutières-Syndrom, Adams-Oliver-Syndrom, Cockayne-Syndrom Typ A, Sturge-Weber-Syndrom, Kearns-Sayre-Syndrom, GLUT1-Transporterdefekt u. v. m.

Die Diagnostik kann kompliziert sein. Beispielsweise kann bei früher intrauteriner oder intrauterin behandelter Toxoplasmose-Infektion die PCR-Diagnostik negativ ausfallen. Die Bestimmung von Gesamt-IgM ist weder sensitiv noch spezifisch. Seit einiger Zeit liegt eine S2k-Leitlinie vor.

S2k-Leitlinie Labordiagnostik schwangerschaftsrelevanter Virusinfektionen. AWMF-Registernummer 093-001. Stand: 21.10.2021, gültig bis 20.10.2026; https://register.awmf.org/de/leitlinien/detail/093-001

10.2.17 Lymphadenitis (Lymphknotenvergrößerung)

Die Vergrößerung von Lymphknoten ist ein häufiges und typisches Symptom im Kindes- und Jugendalter. Die Abklärung von Lymphknotenschwellungen beinhaltet die Differenzialdiagnosen häufiger und sehr seltener Erkrankungen, zu denen bakterielle, virale und Pilzerkrankungen sowie parasitäre Infektionen gehören. Seltener, aber dringend klärungsbedürftig sind maligne Erkrankungen (Leukämie, Non-Hodgkin Lymphome, Metastasen, lymphoproliferative Erkrankungen, immunologische Erkrankungen wie hämophagozytische Lymphohistiozytose [HLA], Langerhanszell-Histiozytose [LCH] u. v. m.). Daneben sind Lymphadenitiden bei Stoffwechselerkrankungen (z. B. Speicherkrankheiten) oder nach Medikamenteneinnahme zu beobachten.

Tab. 10.25 Altersadaptierte empirische i. v. Therapie bei immunkompetenten Patienten

Alter	≤ 10 % MRSA-Prävalenz	> 10–15 % MRSA-Prävalenz
0–2 Monate	Betalaktam-Antibiotika *und* Aminoglykosid	Vancomycin *und* Aminoglykosid
> 2 Monate bis 4 Jahre	Amoxicillin/Clavulansäure *oder* Cefuroxim	Amoxicillin/Clavulansäure *oder* Cefuroxim *plus* Vancomycin (kritisch krank) *oder* Clindamycin (nicht kritisch krank)**
Ab 5 Jahre	Cefazolin, Cefuroxim, Flucloxacillin* *oder* Clindamycin*	Vancomycin (kritisch krank) *oder* Clindamycin (nicht kritisch krank)**

* Clindamycin und Flucloxacillin sind gegen *K. kingae* nicht ausreichend wirksam.
** Einsatz von Clindamycin bei < 10–15 % Clindamycin-resistenten *S. aureus* sonst Linezolid empfohlen.

Tab. 10.26 Viruserkrankungen und zeitliche Zuordnung während der Schwangerschaft mit klinischen Symptomen bei Schwangerer und Fetus/Kind

Erkrankung (Virus)	Trimenon			peri-/postnatal
	1	2	3	
Hepatitis B (HBV)			+	++
Influenza (Influenzavirus)		+ +	+	+
Masern (Masernvirus)	+			
Mumps (Mumpsvirus)				
Röteln (Rubellavirus)	+++	+		
Windpocken (VZV)	+		++	++
Aids (HIV)			+	++
Enterovirus-Infektionen				++
Parechovirus-infektionen				++
Hepatitis C (HCV)			?	?
Herpes labialis/genitalis (HSV-1)			++	++
Lymphozytäre Choriomeningitis (LCV)	+	+		
Ringelröteln (Parvovirus B19)	++	++		
Zytomegalie (CMV)	+++	++	+	+

Zur Lymphknotenvergrößerung liegt eine S1-Leitlinie der Gesellschaft für pädiatrische Onkologie und Hämatologie vor, auf die hier verwiesen wird.

S1-Leitlinie Lymphknotenvergrößerung. AWMF-Registernummer 025-020. Stand: 30.4.2020, gültig bis 29.4.2025; https://register.awmf.org/de/leitlinien/detail/025-020

Ursachen/Erreger Ursachen für Lymphknotenschwellungen im Kindes- und Jugendalter sind:

- **Infektionen:**
  - Bakterien:
    - Häufige bakterielle Infektionen: Strepto-, Staphylokokken
    - Nichttuberkulöse Mykobakteriosen (NTM/MOTT)
    - Tuberkulose (vor allem Lymphknotentuberkulose)
    - Bartonellose (Katzenkratzkrankheit)
    - Lues
    - Brucellose
    - Yersinien (Lymphadenitis mesenterialis)
    - Tularämie (Hasenpest; in Deutschland selten)
    - Zervikale Aktinomykose
    - Chlamydien
  - Viren:
    - EBV, CMV oder HSV
    - HIV, Masern-, Rötelnvirus (auch nach Impfungen)
    - HIV, Masern-, Rötelnvirus (auch nach Impfungen)
    - reaktiv bei anderen Virusinfektionen (z. B. der oberen Luftwege)
  - Pilze:
    - Histoplasmose, Blastomykose, Kokzidioidomykose
  - Parasiten:
    - Toxoplasmose, Leishmaniose, Trypanosomen, Mikrofilarien
- **Maligne Erkrankungen:** Leukämie, Non-Hodgkin-Lymphome, Hodgkin-Lymphom, Metastasen solider Tumoren
- **Lymphoproliferative Erkrankungen:** „posttransplant lymphoproliferative diseases" (PTLD), Morbus Castleman
- **Immunologische Erkrankungen:** hämophagozytische Lymphohistiozytosen (HLH), Langerhanszell-Histiozytosen (LCH), Rosai-Dorfman-Syndrom (Sinushistiozytose mit massiver Lymphadenopathie, SHML), Kawasaki-Syndrom, Autoimmunerkrankungen (z. B. SLE, JIA, periodisches Fieber, Aphthen, Pharyngitis, Adenitis [PFAPA], Sarkoidose, autoimmunes lymphoproliferatives Syndrom [ALPS] als Folge eines FAS-Defekts), Immundefekte
- **Stoffwechselerkrankungen** (Auswahl):
  - Speicherkrankheiten (z. B. Morbus Gaucher, Morbus Niemann-Pick)
  - Morbus Tangier
- **Medikamenteneinnahme** (Auswahl): z. B. Phenytoin, Hydralazin, Procainamid, Isoniazid, Allopurinol, Dapson

Differenzialdiagnose Kardinalfragen zur differenzialdiagnostischen Abklärung von Lymphknotenschwellungen sind:

1. Handelt es sich um eine eindeutig pathologische Lymphknotenschwellung?
2. Ist die Lymphknotenschwellung im Zeitverlauf progredient?
3. Gibt es Anhaltspunkte für eine infektiöse Ursache?
4. Können wegweisende klinische Zusatzbefunde erhoben werden?
5. Besteht der Verdacht auf eine maligne Ursache?
6. Wo liegen die vergrößerten Lymphknoten? (supraklavikulär = „verdächtig")
7. Handelt es sich um eine isolierte oder um eine generalisierte Lymphknotenvergrößerung?

➤ Abb. 10.20 zeigt einen Algorithmus zur differenzialdiagnostischen Abklärung von Lymphknotenschwellungen. Wichtig ist, dass eine Unterscheidung alterstypischer, postinfektiöser tastbarer Lymphknoten von pathologischen Lymphadenopathien aufgrund äußerlicher Kennzeichen nur schwer möglich ist.
Kennzeichen für „alterstypische" Lymphknoten sind:

- Durchmesser < 1 cm (Kieferwinkel < 1,5–2 cm, gelegentlich auch darüber).
- Meist weiche, elastische, verschiebliche Lymphknoten.
- Meist keine Schmerzen.
- Keine Entzündungsreaktion.
- Typische Lokalisation (zervikal und oder inguinal).
- Kleinkindes- und frühes Schulkindalter.
- Infektiöse Ursachen für eine Lymphknotenschwellung sind immer dann anzunehmen, wenn lokale Eintrittspforten wie Zahnstatus, Tonsillen, Kratzspuren bei allergischem Exanthem und andere offene Hautstellen sowie Hinweise auf eine sog. Kinderkrankheit (z. B. Röteln), Schmerzen oder ein lokales Erythem vorliegen.

Bei pathologischen Lymphknotenvergrößerungen, die nicht gut durch meist virale Infektionen oder für das Kindesalter typische Infektionskrankheiten erklärt werden können, sollte eine erweiterte Diagnostik erfolgen.

Hierzu gehören:

- Blutbild, Differenzialblutbild und Retikulozytenzahl
- CRP, BSG, LDH, Harnsäure, Kreatinin
- Serologie für CMV, EBV oder *Bartonella-henselae*-Infektion
- Gezielte Serologie für HIV, Tuberkulin-Hauttest oder IGRA
- Röntgenuntersuchung des Thorax (ggf. in 2 Ebenen)
- Ultraschalluntersuchung des Lymphknotens mit Doppler-Sonografie (vermehrte zentrale Durchblutung bzw. Einschmelzung: Hinweis für infektiöse Ursache)
- Bei aufgehobener Lymphknotenstruktur (runde statt ovaläre Lymphknotenstruktur, peripheres Durchblutungsmuster: eher hinweisend auf eine maligne Erkrankung)

An eine infektiöse Ursache ist zu denken, wenn eine infizierte lokale Eintrittsstelle (Zähne, Tonsillen, Kratzspuren), eine Virusinfektion mit Lymphadenopathie (z. B. Röteln), Schmerzen oder ein lokales Erythem vorliegen.

➤ Tab. 10.27 fasst Unterscheidungskriterien benigner und maligner Lymphknotenschwellungen zusammen.

Therapie Eine antiinfektive Therapie sollte eine Dauer von 14 Tagen nicht überschreiten, bei fehlender Besserung ist immer eine Dignitätsklärung (➤ Abb. 10.20) anzustreben.

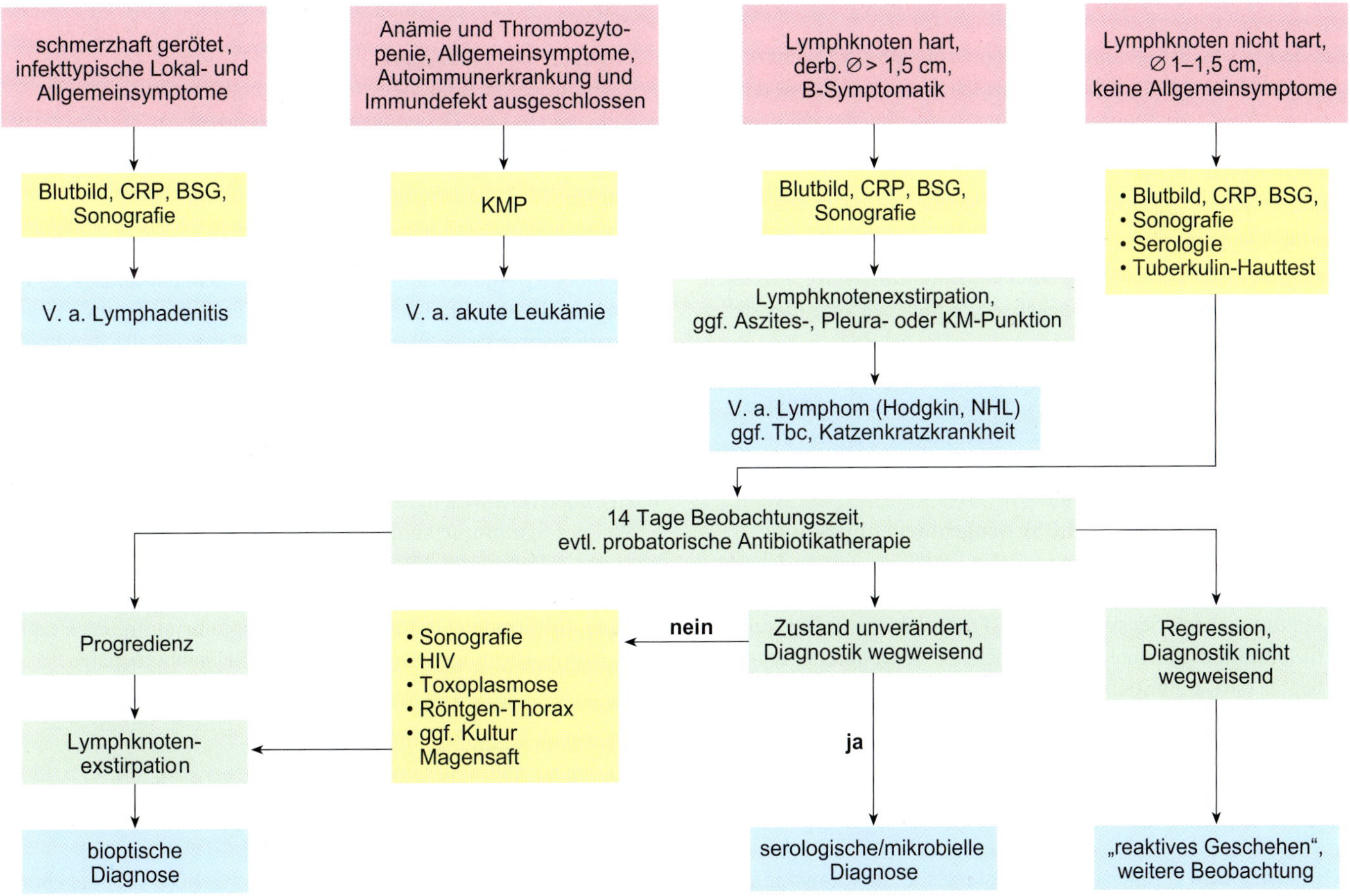

Abb. 10.20 Algorithmus zur differenzialdiagnostischen Abklärung von Lymphknotenschwellungen (mod. nach S1-Leitlinie „Lymphknotenvergrößerung") [X368/L141]

Tab. 10.27 Unterscheidungskriterien zwischen benignen und malignen Lymphknotenvergrößerungen

Kriterium	eher benigne	eher maligne
Lokalisation	inguinal, zervikal ventral des M. sternocleidomastoideus	supraklavikulär, axillär, zervikal dorsal des M. sternocleidomastoideus
Größe	meist < 1 cm (1,5–2 cm Kieferwinkel)	> 2 cm (2,5 cm Kieferwinkel)
Konsistenz	weich	unterschiedlich, oft derb
Schmerz	ja, unverbindlich	nein
Verschiebbarkeit	ja	unterschiedlich, meist schlecht
Allgemeinsymptome	unterschiedlich	unterschiedlich
Verlauf	langsam	unterschiedlich, meist progredient
Ultraschall	ovale Form (S/L-Achse < 0,5) hiläre Vaskularisation	runde Form (S/L-Achse > 0,5) periphere oder gemischte Vaskularisation

10.2.18 Neonatale Infektionen

Neonatale Infektionen können durch Bakterien und seltener auch durch Viren hervorgerufen werden. Der Wechsel aus dem intrauterinen in das extrauterine Milieu stellt für Früh- und Neugeborene eine besondere Herausforderung im Umgang mit Bakterien dar. Das (angeborene) Immunsystem des Neugeborenen und besonders auch von Frühgeborenen ist nicht voll ausgebildet. Insbesondere die adaptive Immunität liegt noch nicht vor. Intensivmedizinische Maßnahmen prädisponieren für eine bakterielle Invasion.

Erreger Das Erregerspektrum der Früh- und Neugeboreneninfektion bzw. -sepsis wird durch Streptokokken der Gruppe B (GBS, auch *S. agalactiae)* dominiert, die für ca. 35–40 % der Fälle verantwortlich gemacht werden. Es folgen Kolibakterien (ca. 25 %) und selten Listerien. Bei Frühgeborenen nehmen Kolibakterien die erste Position ein (bei Geburtsgewicht < 1.500 g ca. 50 %). GBS stehen an 2. Stelle (ca. 25 %).

Andere Erreger einer Neugeboreneninfektion sind Streptokokken, *Haemophilus influenzae* (unbekapselt), Enterokokken, Klebsiellen und *Streptococcus pneumoniae.*

Bei den häufigen Nachweisen von KNS kann es sich auch um Kontaminationen handeln. Etwa 2 % der Neugeboreneninfektionen sind durch Anaerobier, besonders *Bacteroides fragilis* bedingt.

Häufigkeit und Epidemiologie

- **Frühe oder Early-Onset(EOS)-Neugeboreneninfektion:** Inzidenz bei Reifgeborenen ca. 0,8 je 1.000 für kulturgesicherte Infektionen; Inzidenz bei Frühgeborenen: ca. 10 je 1.000 für kulturgesicherte Sepsis bei VLBW-Frühgeborenen). Die Inzidenz für eine klinische, nicht kulturgesicherte Neugeborenensepsis liegt je nach Definition um den Faktor 10–30 höher. Früh- und Neugeboreneninfektionen durch GBS beginnen i. d. R. schon intrauterin oder unmittelbar nach der Geburt.
- Von einer **Late-Onset(LOS)-Infektion** spricht man, wenn diese später als im Alter von 72 h bzw. 7 Tagen (bei GBS) auftritt.

Klinisches Bild Eine (invasive) bakterielle Infektionskrankheit bzw. eine Sepsis des Neugeborenen ist ein schwerwiegendes, lebensbedrohliches Krankheitsbild. Es liegt eine systemisch vermittelte Entzündungsreaktion (SIRS: „systemic inflammatory response syndrome") durch Vermittlung von Entzündungsfaktoren vor (TNF-α, IL-1, IL-6 u. a.).

Von einem SIRS bei Früh- und Neugeborenen spricht man bei Vorliegen folgender Faktoren:

- Körpertemperatur < 36,5 °C oder > 38 °C oder Temperaturinstabilität
- Herzfrequenz > 200/min oder neu aufgetretene oder vermehrte Bradykardien < 80/min
- Rekapillarisierungszeit > 2 s
- Atemfrequenz > 60/min oder neue Beatmungspflichtigkeit, erhöhter Sauerstoffbedarf
- Unerklärte metabolische Azidose, BE < –10 mmol/l
- Neu aufgetretene Hyperglykämie > 140 mg/dl

Wichtig für die Einschätzung einer bakteriellen neonatalen Infektion ist die Anamnese, vor allem vorzeitiger Blasensprung (> 18 h vor Geburt), vorzeitige Wehen, Fieber der Mutter und erhöhtes mütterliches CRP. Typische Symptome der bakteriellen Infektion beim Reifgeborenen sind Störungen der Atmung (Tachypnoe, Apnoen, Sättigungsabfälle oder Bradykardie) bzw. des Kreislaufs (Zentralisierung mit verlängerter Rekapillarisierungszeit > 2 s, arterielle Hypotonie, Tachykardie). Solange eine Atemstörung bei einem Neugeborenen vorliegt, sollte immer auch an eine Infektion gedacht werden. Ein SIRS infolge einer Infektion erfüllt die Diagnosekriterien einer Sepsis. Eine kulturgesicherte Sepsis oder Blutstrominfektion erfordert den bakteriellen Nachweis in der Blutkultur.

Weitere Symptome sind neurologischer Natur, z. B. Lethargie, Hypotonie, Hyperexzitabilität oder allgemeine Symptome wie Trinkschwäche, Nahrungsunverträglichkeit. Bei Frühgeborenen mit bakteriellen Infektionen können ähnliche Symptome auftreten, sie sind jedoch oftmals weniger ausgeprägt als bei Reifgeborenen.

10.2.19 Nosokomiale Sepsis

Eine nosokomiale Sepsis ist definiert als Sepsis, die sich später als 72 h nach Klinikaufnahme entwickelt.

An einer EOS erkranken in den USA 0,5–1,2/1.000 Lebendgeborene (Kinder ≥ 34 SSW), an einer LOS ca. 6,2 je 1.000 Lebendgeborene (Frankreich).

Bei einer EOS entstammen die Infektionserreger meist der mütterlichen Vaginalflora. Bei LOS sind Gefäßkatheter, Beatmungstuben oder andere medizinische Maßnahmen entscheidende Eintrittspforten, sodass insbesondere bei Frühgeborenen bevorzugt KNS, *S. aureus* oder Enterobakterien auftreten.

Diagnostik Zu bakteriellen Infektionen bei Neugeborenen existiert eine S2k-Leitlinie, auf die an dieser Stelle verwiesen wird.

S2k-Leitlinie Bakterielle Infektionen bei Neugeborenen. AWMF-Registernummer 024-008. Stand: 30.4.2018 (in Überarbeitung); https://register.awmf.org/de/leitlinien/detail/024-008

Zur Infektionsdiagnostikbei V. a. Neugeboreneninfektion/-sepsis werden neben der Blutkulturdiagnostik folgende Parameter empfohlen: Blutbild und Differenzialblutbild (I/T-Quotient), CRP, IL-6 (ggf. IL-8). Interleukine (IL-6 und IL-8) werden früh im Verlauf einer bakteriellen Infektion im Plasma messbar und haben eine hohe Sensitivität zu Beginn einer Infektion, die bereits 24 h später wieder abnimmt. Das CRP zeigt einen verzögerten Anstieg (12–24 h nach Beginn einer Infektion) im Plasma an. Daher weist der Parameter nur eine niedrige Sensitivität bei hoher Spezifität auf. Hieraus folgt, dass ein erhöhtes CRP bei der ersten Untersuchung eines Neugeborenen mit klinischen Zeichen einer Infektion einen hohen prädiktiven Wert hat, während ein negatives CRP bei der ersten Untersuchung eine Infektion nicht ausschließt. Aus praktischen Gründen ist daher eine Wiederholung nach 24 h angezeigt. Procalcitonin (PCT) unterliegt innerhalb der ersten 72 Lebensstunden starken Schwankungen und ist daher zur Detektion von bakteriellen neonatalen Infektionen nicht besonders gut geeignet.

➤ Tab. 10.28 gibt die Sensitivität bzw. Spezifität sowie den jeweils positiven und negativen prädiktiven Wert für Entzündungsparameter nach 0 und 24 h wieder.

➤ Tab. 10.29 fasst die prospektiv gemessene Sensitivität und Spezifität klinischer/laborchemischer Symptome bei Frühgeborenen < 31 SSW zur Diagnose einer blutkulturpositiven Sepsis bei Frühgeborenen zusammen.

Tab. 10.29 Sensitivität und Spezifität verschiedener Parameter bei kulturbestätigter Sepsis bei Frühgeborenen (< 31. SSW)

	Sensitivität [%]	Spezifität [%]
Zentral-periphere Temperaturdifferenz > 2,0 °C	84	86
Jeder CRP-Anstieg innerhalb von 24 h	50	85
Zunahme von O_2-Zufuhr oder Beatmung	44	91
Zunahme von Apnoen/Bradykardien	35	92
Arterielle Hypotension	19	94
Glukoseintoleranz	39	89
Gestörte Mikrozirkulation	35	94
Lethargie	33	94
Temperaturinstabilität	27	91
Ileus/Nahrungsunverträglichkeit	34	89
Basendefizit unter –10 mmol/l	24	96

Zur **bakteriologischen Untersuchung** gehören Untersuchungen bei der Mutter (Ergebnisse von Abstrichen) sowie beim Kind. Vor Beginn einer antiinfektiven Therapie sowie vor jeder Umstellung der Antibiotikatherapie sollte beim Neugeborenen eine aerobe Blutkultur abgenommen werden. Eine Urinuntersuchung kann bei einer LOS notwendig sein. Bei asymptomatischen Kindern ohne Hinweis für eine EOS ist eine **Lumbalpunktion** nicht indiziert. Sie sollte jedoch bei jedem klinischen Meningitisverdacht erfolgen. Da bei ca. 50 % der Fälle bei einer Meningitis Erreger in der Blutkultur zu finden sind, ist vor jeder antiinfektiven Therapie eine Blutkultur abzunehmen.

Praktisches Vorgehen zur Diagnostik bei V. a. Sepsis bei Neugeborenen:

- Bakteriologische Untersuchungen:
  - Ohrabstrich (fakultativ, bei V. a. Infektion und unmittelbar nach Geburt).
  - Magensaft (fakultativ, bei V. a. Infektion, unmittelbar nach Geburt).
  - Trachealsekret bei Beatmung.
  - Blutkultur aerob und ggf. anaerob, wenn möglich je 1 ml pro Flasche.
  - Liquor: Eine Lumbalpunktion darf u. U. zur Stabilisierung des Kindes aufgeschoben werden.
  - Urin: Nur Erregernachweis im Blasenpunktat bzw. Katheterurin beweist Infektion.

Tab. 10.28 Testwertigkeit von verschiedenen Parametern zur Diagnosesicherung eine Neugeboreneninfektion

	IL-6 oder IL-8	CRP	IL-6/-8 + CRP	CRP
Stunden [h] nach erstem klinischem Verdacht	0	0	0	24
Sensitivität [%]	73 (44–91)	46 (22–88)	90 (80–100)	97 (47–97)
Spezifität [%]	76 (66–93)	86 (41–100)	73 (66–100)	94
Positiver prädiktiver Wert [%]	56 (30–85)	63 (35–100)	51 (26–72)	≈ 99
Negativer prädiktiver Wert [%]	85 (80–97)	88 (77–94)	94 (90–100)	100

- Hämatologische klinisch-chemische Untersuchungen zum Zeitpunkt des ersten klinischen Verdachts:
  - Blutbild plus Differenzialblutbild, CRP, evtl. IL-6 oder IL-8, BGA, Blutzucker, Liquor mit Zellzahl, Differenzierung Glukose, Blutzucker, Eiweiß und Laktat
  - Urin: Zellen, Eiweiß, evtl. Nitrit
  - Nach 24 h Blutbild und CRP (keine Interleukine mehr) zum Ausschluss bei zuvor unauffällig marginal erhöhten Werten bzw. zur Abschätzung des Therapieerfolgs

Therapie Entscheidend für eine erfolgreiche Therapie ist der Beginn beim ersten klinischen Verdacht. Die kalkulierte Antibiotikatherapie muss also die wichtigsten Erreger der vermuteten Infektion erfassen. Wichtig ist zu berücksichtigen, dass Listerien und Enterokokken von Cephalosporinen nicht erfasst werden. Sowohl die Kombination Aminopenicillin und Aminoglykosid als auch Cephalosporin/Aminopenicillin erfassen keine Anaerobier *(Bacteroides fragilis)* und oft auch keine Methicillin-resistenten KNS, *Enterobacter* spp. und *Pseudomonas* spp. *E.-coli*-Stämme sind in bis zu 80 % der Fälle resistent gegenüber Ampicillin. Bei Meningitis muss die Dosis der Betalaktam-Antibiotika erhöht werden.

Als initiale Standardtherapie für EOS haben sich Ampicillin (Piperacillin) + Aminoglykoside bewährt. Bei Meningitis oder Meningitisverdacht besteht die Therapie aus Ampicillin (Piperacillin) in Meningitisdosis plus Cefotaxim (Meningitisdosis) + evtl. Aminoglykosid. Bei Versagen dieser initialen Therapie ist an eine Anaerobierinfektion oder eine nekrotisierende Enterokolitis zu denken (Meropenem, ggf. Metronidazol).

Differenzialdiagnostisch muss die Möglichkeit einer HSV-Sepsis oder einer anderen konnatalen Virusinfektion (z. B. CMV, Adenovirus, Enteroviren) erwogen werden. Ferner sollte man bei Versagen einer gegen Erreger gerichteten Therapie immer die Möglichkeit von Stoffwechselerkrankung bedenken, die zum einen wie eine fulminante Sepsis verlaufen können, zum anderen auch für eine solche prädisponieren (z. B. klassische Galaktosämie). Bei sehr unreifen Frühgeborenen umfasst die Differenzialdiagnose auch immer *Candida*-Infektionen.

Vorschlag zur Therapie von nosokomialen Infektionen nach dem 3. bis 5. Lebenstag und/oder nach der ersten antibiotischen Woche:

Erreger unbekannt:

- V. a. bakterielle Infektion: Ceftazidim + Aminoglykosid
  - Präferenz Ceftazidim + Vancomycin
  - Präferenz bei schwerer Sepsis: Meropenem ± Vancomycin
- V. a. Pilzinfektion: Fluconazol (Resistenz von *Candida* spp.!)
  - Amphotericin B in liposomaler Formulierung
  - Alternativen: Micafungin, Caspofungin, Amphotericin B

Zur Behandlung von neonatalen Infektionen oder einer neonatalen Sepsis gehört selbstverständlich eine adäquate intensivmedizinische Therapie (Kreislaufmanagement, Volumentherapie u. a.).

10.2.20 Ophthalmologische Infektionen

Augeninfektionen können sich als Konjunktivitis (viral und bakteriell) als Keratitis, Blepharitis sowie Infektionen des Tränensystems und als orbitale oder intraokulare Infektionen manifestieren.

Konjunktivitis/Neugeborenenkonjunktivitis

Die Neugeborenenkonjunktivitis ist definiert als eine im 1. Lebensmonat auftretende Bindehautentzündung.

Erreger Als Erreger kommen *N. gonorrhoeae, Chlamydia trachomatis,* Mischinfektionen sowie *S. aureus, E. coli,* Pneumokokken, GBS, *H. influenzae* u. a. infrage. In Industrienationen wird bei 0,5–1 % der Geburten mit einer Neugeborenenkonjunktivitis gerechnet. Klinisch liegt meist eine perakute beidseitige Konjunktivitis mit reichlich purulentem Sekret und massivem Lidödem vor.

Diagnose Die Diagnose wird klinisch und mittels Abstrich gestellt.

Therapie Therapeutisch werden Gonokokken mit Ceftriaxon (25–50 mg/kg KG/Tag i. v. in 1 ED) oder mit Cefotaxim (50–100 mg/kg KG/Tag i. v. in 2–3 ED für 1 Tag), Chlamydien mit Erythromycin (30–50 mg/kg KG/Tag p. o. in 2–3 ED) für 2 Wochen behandelt. Die Credé-Prophylaxe (1 % Silbernitrat oder Silberacetatlösung, einmalig nach Geburt) wird nicht mehr empfohlen. Eine einmalige direkt postnatale Gabe einer antibiotischen Augensalbe (Erythromycin 0,5 % oder Tetrazyklin 1 %) stellt eine gute Prophylaxe gegen Gonokokken, nicht aber gegen Chlamydien dar. Alternativ kann 2,5-prozentige Jodlösung verwendet werden.

Bakterielle Konjunktivitis

Hierbei handelt es sich um eine ein- oder beidseitige Bindehautentzündung durch Bakterien.

Erreger Akut sind *Haemophilus influenzae* (unbekapselt), *Streptococcus pneumoniae, Moraxella catarrhalis* und andere Bakterien verantwortlich. Eine perakute Konjunktivitis findet sich vor allem bei Vorliegen von Neisserien.

Differenzialdiagnose Differenzialdiagnostisch muss bei V. a. eine bakterielle Konjunktivitis an folgende Krankheitsbilder gedacht werden:

- Virale Konjunktivitis (Pharyngitis, Hauteffloreszenzen)
- Allergische Konjunktivitis (Jucken, beidseitig, Papillen, Ödem > Rötung)
- Toxische Konjunktivitis (z. B. durch Augentropfen bei übertherapierter chronischer Konjunktivitis)
- Blepharokonjunktivitis (von Lidentzündung ausgehender Bindehautreiz)
- Keratitis
- Kongenitale Tränenwegsstenose

Therapie Der Verlauf ist häufig selbstlimitierend. Es können Augentropfen in den Bindehautsack gegeben werden. Zur Verfügung stehen Azithromycin, Gentamicin, Moxifloxacin, Ofloxacin, Ciprofloxacin.

Chlamydien-Konjunktivitis

Hierbei handelt sich um eine chronische, anfangs einseitige, im späteren Verlauf beidseitige Konjunktivitis mit follikulärer Reaktion der tarsalen Bindehaut. Es lässt sich eine präaurikuläre Lymphknotenschwellung ausmachen. Es ist häufigste Form einer einseitigen infektiösen Konjunktivitis.

Diagnose Die Diagnose wird klinisch und durch Bindehautabstrich gestellt.

Therapie Erythromycin, Azithromycin.

Trachom

Das Trachom ist eine häufige, durch *Chlamydia trachomatis* verursachte Erblindungsursache in den Tropen oder Subtropen, wobei die Infektion meist im Kindesalter erfolgt. Die Behandlung erfolgt lokal mit Augentropfen (Azithromycin).

Virale Konjunktivitis (Conjunctivitis epidemica)

Hierbei handelt es sich um eine hochansteckende Viruskrankheit, die über eine Schmierinfektion übertragen wird. Die Inkubationszeit beträgt 2 Tage bis 2 Wochen. Als Erreger kommen Adenoviren der Typen 8, 19 und 37 sowie andere infrage. Das klinische Bild ist eine akute follikuläre Bindehautreizung mit deutlicher Chimosis (Bindehautödem). Meist ist zuerst ein Auge und wenige Tage später auch das zweite Auge betroffen; es besteht ein Fremdkörpergefühl und auch eine Photophobie.

Die Diagnose wird durch die Anamnese und das klinische Bild gestellt. Eine kausale Therapie besteht nicht.

Entero- oder Herpes-simplex-Viren können ebenfalls eine Konjunktivitis verursachen. Adenoviren rufen auch das pharyngokonjunktivale Fieber hervor (➤ Kap. 10.2.2).

Keratitis

Eine Hornhautinfektion ist eine eher seltene, aber schwerwiegende Erkrankung der Augen. Sie bedarf einer augenärztlichen Untersuchung. Entzündungen der Lider sind häufig infektiöser Genese, wobei Viren und Bakterien als Erreger infrage kommen. Klinisch lassen sich das Hordeolum („Gerstenkorn"), das Chalazion, die Blepharitis marginalis, die Lidphlegmone und das Molluscum contagiosum/verruca/pediculosis voneinander unterscheiden.

Die Therapie ist erregerspezifisch. Bei einer Lidphlegmone geht oft ein Trauma voraus. Als Erreger lassen sich *Staphylococcus aureus*, Streptokokken oder *Haemophilus influenzae* nachweisen. Wegen der Möglichkeit einer orbitalen Ausbreitung sind eine sorgfältige Diagnostik und ggf. eine i. v. antibiotische Therapie mit Cefotaxim für mindestens 5 Tage angezeigt.

Infektionen des Tränensystems

Die kongenitale Tränenwegsstenose wird sehr häufig mit einer „Augenentzündung" oder einer bakteriellen Konjunktivitis verwechselt. Beide Krankheitsbilder gehen mit verklebten Augen einher. Eine Tränenwegsstenose lässt sich von der Konjunktivitis durch folgende klinische Faktoren unterscheiden: reizfreie Bindehaut, chronischer Verlauf, leichte Rötung der Lidhaut bei Reizung durch Sekret, durch Druck auf Tränensack ist Sekret aus dem Tränenpünktchen exprimierbar, Tränen träufeln über die Lidkante.

Eine Sonderform der kongenitalen Tränenwegstenose stellt die Dakryozele dar.

Dakryoadenitis, Kanalikulitis

Die ein- oder beidseitigen Infektionen der Tränendrüse bzw. eine Infektion in den ableitenden Tränenwegen wird meist durch Staphylokokken, Streptokokken oder Gonokokken oder EBV, Mumps oder VZV hervorgerufen. Orbitale Infektionen können Folge einer Lidphlegmone oder einer Sinusitis sein. Es handelt sich um eine gefährliche Komplikation. Eine sofortige Therapie mit Ceftazidim oder Cefotaxim nach CT-/MRT-Diagnostik ist indiziert.

Intraokulare Infektionen sind selten und gehen meist von einer Infektion mit Viren (HSV, CMV, HIV u. a.) aus. Häufig sind immungeschwächte Patienten betroffen. Daneben können Parasiten *(Toxoplasma gondii, Toxocara* spp.) sowie selten Bakterien und Pilze eine intraokulare Infektion hervorrufen.

Röteln, Toxoplasmose, CMV-Infektionen, HSV, Windpocken und Lues können mit einer Augenbeteiligung einhergehen. Bei CMV, HSV, HIV, Varizellen, Masern, Mumps, Lyme-Borreliose, *Toxocara canis* sowie *Toxoplasma gondii* kann es zu einer Augenbeteiligung bei systemischen Infektionen oder zu einer okularen Manifestation im Rahmen einer Reaktivierung kommen.

10.2.21 Sepsis (jenseits der neonatalen Sepsis)

Die Sepsis ist definiert als eine lebensbedrohliche Organdysfunktion, die durch eine dysregulierte Antwort auf eine Infektion hervorgerufen wird. Das Fehlen eines Goldstandards für die Definition der Sepsis in der Pädiatrie macht einen einfachen Übertrag der Erwachsenendefinition auf Kinder schwierig. Auch bei Kindern mit Sepsis hat das Vorhandensein einer Organdysfunktion einen relevanten Einfluss auf die Mortalität. Die Sepsis wird von einem SIRS abgegrenzt.

Die Diagnose **SIRS** darf gestellt werden, wenn mindestens zwei der folgenden vier Kriterien, mindestens aber abnorme Körpertemperatur oder abnorme Leukozytenzahlen vorliegen:

- Körperkerntemperatur > 38,5 °C oder < 36 °C
- Herzfrequenz > 2 SD über Normalwert für > 0,4–4 h bzw. bei Säuglingen Bradykardie < 10. Perzentile ohne andere Erklärung und für > 0,5 h Atemfrequenz > 2 SD über normal bzw. Beatmungspflichtigkeit ohne andere Erklärung
- Leukozytose oder Leukopenie (nicht bei chemotherapiebedingter Leukopenie) oder > 10 % stabkernige Granulozyten

Ein **septischer Schock** liegt vor, wenn eine kardiovaskuläre Insuffizienz trotz Gabe eines Volumenbolus (isotone Lösung, > 40 ml/kg KG binnen 1 h), ein systemischer Blutdruck < 5. Perzentile oder Katecholaminbedarf besteht, um den systolischen Blutdruck normal zu halten, oder zwei der folgenden Bedingungen gegeben sind:
- Unerklärte metabolische Azidose: Base Excess < –5,0 mmol/l
- Arteriell gemessenes Laktat > 2-fach über Norm
- Urinproduktion < 0,5 ml/kg KG/h
- Rekapillarisierungszeit > 5 s
- Körperkerntemperatur/Peripherietemperatur: Differenz > 3 °C

Jenseits der Neonatalperiode sind für eine Sepsis vor allem Pneumokokken, Staphylokokken, Meningokokken, GAS oder *E. coli* sowie Hib bei ungeimpften Kindern verantwortlich. Liegt eine nosokomiale Infektion vor, so ist neben KNS auch an Enterobacteriaceae zu denken. Das klinische Bild und die Symptome einer Sepsis im Kindesalter sind sehr variabel und, isoliert betrachtet, weder spezifisch noch beweisend. Neben Fieber, Schüttelfrost, Tachykardie bzw. Tachypnoe können Hautveränderungen (verlängerte Rekapillarisierungszeit, Petechien) zu finden sein.

Epidemiologie Etwa die Hälfte der Sepsisfälle im Kindesalter tritt bei Kindern und Jugendlichen mit Grundkrankheiten bzw. bei Frühgeborenen auf. Die Sepsisverteilung zeigt im Kindesalter zwei Altersgipfel: der erste in der Neugeborenenperiode bzw. im Säuglingsalter und der zweite im frühen Kleinkindesalter.

Diagnose, Therapie und Prognose Die Diagnose wird klinisch und laborchemisch gestellt. Neben intensivmedizinischen Maßnahmen (Kreislaufstabilisierung, Volumentherapie) kommt der antiinfektiven Therapie eine besondere Bedeutung zu. Die Behandlung richtet sich nach dem Alter und einer etwaigen Grundkrankheit. Die Letalität der Sepsis wird bestimmt durch Erreger (Art, Virulenz), Status des Patienten sowie Zeitpunkt von Diagnosestellung und Therapiebeginn. Sie beträgt bis zu 50 %. Gegen Hib, Meningokokken (Serogruppen A, C, W, Y und B) sowie Pneumokokken stehen wirksame Impfstoffe zur Verfügung.

10.2.22 Sexuell übertragbare Erkrankungen

Sexuell übertragbare Infektionen (STI) werden von einer Vielzahl von Bakterien, Viren oder Parasiten verursacht. Ein wesentliches Merkmal ist, dass sie durch vaginalen, analen oder oralen Geschlechtsverkehr von Mensch zu Mensch übertragen werden. Der Nachweis von Erregern, die eine STI nahelegen, kann im Säuglings-, Kindes- und Jugendalter auch auf einen Missbrauch hinweisen.

Wichtige Erreger, die sexuell übertragen werden können, sind *N. gonorrhoeae, Chlamydia trachomatis, M. genitalium, Trichomonas (T.) vaginalis,* das Herpes-simplex-Virus (Typ 1, Typ 2) sowie *Treponema pallidum.* Bei Männern kann eine Infektion mit *T. vaginalis* Symptome einer Urethritis, Epididymitis oder Prostatitis verursachen und bei Frauen vaginalen Ausfluss, der diffus, übelriechend oder gelb-grün sein kann. Weitere wichtige STI sind HIV-Infektion/AIDS, mit HPV assoziierte Erkrankungen sowie Hepatitis C.

Häufigkeit und Epidemiologie STI werden in Deutschland zunehmend häufiger diagnostiziert. Im Jahr 2021 wurde die Zahl der HIV-Neudiagnosen auf etwa 1.800 geschätzt. Nahezu 1.000 Neudiagnosen entfielen auf Männer, die Sex mit Männern hatten (MSM). 2020 wurden beinahe 8.000 Syphilisfälle gemeldet. Die Zahl der gemeldeten Fälle war zuletzt deutlich gestiegen (zwischen 2009 und 2015 Erhöhung um 149 %). Die Inzidenz lag bei Männern 16-fach höher als bei Frauen. 85 % der Syphilisdiagnosen wurden bei MSM festgestellt.

Klinisches Bild Die klinisch führenden Symptome sind:
- Genitale, anale, perianale oder orale Ulzera
- Urethraler bzw. vaginaler Ausfluss
- Genitale Warzen
- HIV- oder Hepatitis-C-Virus-Erkrankung

Genitale, anale, perianale oder orale Ulzera werden durch Herpes-simplex-Viren und *Treponema pallidum* (Syphilis, Ulcus durum) hervorgerufen.

Herpes-simplex-Virus

Läsionen durch HSV im Anogenitalbereich entfallen zu 80 % auf HSV-2 und zu 20 % auf HSV-1. Die HSV-Infektion kann durch sexuellen Kontakt und unter der Geburt auf das Neugeborene übertragen werden.

Bei genitalen HSV-Infektionen sollte immer eine systemische Therapie erfolgen (Aciclovir).

Syphilis

Die Syphilis wird durch *Treponema pallidum* hervorgerufen.

Klinisches Bild Bei etwa 50 % der Infizierten bildet sich nach durchschnittlich 3 Wochen ein schmerzloses Ulkus mit derbem Randwall (Ulcus durum), das auch unbehandelt nach 4–6 Wochen abheilt. Regional entwickelt sich eine schmerzlose Lymphadenopathie. Durch hämatogene Streuung (2. Stadium, sekundäre Syphilis) treten etwa 6 Wochen bis 6 Monate danach allgemeine Krankheitssymptome (Fieber, Muskel-, Knochen- und Gelenkschmerzen sowie Transaminasenerhöhungen) und typischerweise ein makulopapulöses Exanthem (Roseolen) auf. Daneben entwickeln sich verschiedenartige Exantheme unter Beteiligung der Schleimhäute (Plaques muqueuses), oft der Handflächen und Fußsohlen (palmoplantares Syphilid) sowie intertriginös Condylomata lata, deren Abgrenzung zu Condylomata acuminata Erfahrung benötigt. In den Hautveränderungen finden sich Treponemen, sodass Kontaktinfektionen möglich sind. 75 % der unbehandelten Patienten sind nach dem Stadium II symptomlos. Bei etwa 25 % kommt es nach 12 Monaten bis 10 Jahren zur Tertiärsyphilis (Stadium III). Die Diagnose kann durch eine Vielzahl an internistischen, neurologischen und psychiatrischen, zuweilen auch lebensbedrohlichen Symptomen schwierig sein.

Stadium I, II und III werden ab dem Infektionszeitpunkt für die Dauer von 1 Jahr als Frühsyphilis, die Krankheitsphasen danach als Spätsyphilis bezeichnet.

Diagnose und Therapie Im Stadium I wird ein erregerspezifischer Suchtest durchgeführt (*Treponema-pallidum*-Partikelagglutinationstest, TPPA). Ist der Suchtest positiv, erfolgt in der zweiten Stufe ein spezifischer Bestätigungstest mit einem alternativen Antigennachweis (ELISA). Bei positivem Bestätigungstest wird in der dritten Stufe über die Bestimmung der Aktivitätsparameter (Cardiolipin-AK oder treponemenspezifisches IgM) die Diagnose einer behandlungsbedürftigen Syphilis gestellt und von einer „Seronarbe" abgegrenzt. Mittel der 1. Wahl zur Behandlung der Syphilis ist Penicillin.

Erkrankungen, die mit urethralem bzw. vaginalem Ausfluss einhergehen

Urethritis

Erreger Die wichtigsten infektiösen Erreger sind *Neisseria (N.) gonorrhoeae, Chlamydia (C.) trachomatis* und *Mycoplasma (M.) genitalium.* Weiterhin ist auch an *Trichomonas (T.) vaginalis, Gardnerella vaginalis, Ureaplasma urealyticum,* HSV und Adenoviren zu denken.

Diagnose Eine Urethritis liegt vor bei schleimigem oder eitrigem urethralem Ausfluss, ≥ 2 Leukozyten bei 1000-facher Vergrößerung im Ausstrichpräparat des Urethralsekrets, ≥ 10 Leukozyten bei 400-facher Vergrößerung im Sediment von 3 ml des Anfangsurins.

Therapie Die Patienten werden empirisch mit Antibiotika behandelt, die sowohl gegen *N. gonorrhoeae* als auch *C. trachomatis* wirksam sind. In Deutschland finden sich hohe Raten von Penicillin-unempfindlichen (etwa 80 %) und Fluorchinolon-resistenten (> 70 %) *N. gonorrhoeae.* Bei unbekanntem Erreger oder *N. gonorrhoeae* erfolgt eine kalkulierte Therapie mit Ceftriaxon mit Azithromycin (Einmaldosis). Bei gesichertem Erregernachweis (Resistenzlage!) wird wie folgt therapiert:

- *N. gonorrhoeae:* Cefixim, Gyrasehemmer oder Azithromycin
- *C. trachomatis:* Doxycyclin oder Azithromycin
- *M. genitalium:* Azithromycin oder Moxifloxacin
- *T. vaginalis:* Metronidazol oder Tinidazol

Zervizitis

Erreger Die wichtigsten Erreger sind *C. trachomatis* und *N. gonorrhoeae* sowie seltener *T. vaginalis* oder auch HSV-2.

Diagnose Zu den diagnostischen Zeichen einer Zervizitis gehören:

- Eitriger oder schleimig-eitriger Ausfluss, sichtbar im endozervikalen Kanal oder an einem Abstrich aus der Endozervix
- Anhaltende endozervikale Blutung, die leicht induziert werden kann

Eine Zervizitis verläuft häufig asymptomatisch, manche Frauen klagen jedoch auch über einen abnormen Vaginalausfluss oder intermenstruelle vaginale Blutungen.

Therapie Die antiinfektive Behandlung erfolgt erregerspezifisch.

Erkrankungen durch Trichomonaden

Bei Männern kann eine Infektion mit *Trichomonas vaginalis* Symptome einer Urethritis, Epididymitis oder Prostatitis verursachen, bei Frauen vaginalen Ausfluss, der diffus, übelriechend oder gelb-grün sein kann. Viele Patienten (70–85 %) haben minimale oder gar keine Symptome, und unbehandelte asymptomatische Infektionen können sogar Jahre persistieren.

Erkrankungen durch genitale Warzen

Humane Papillomvirus-Erkrankung

Humane Papillomviren (HPV) werden entsprechend ihrem onkogenen Potenzial in die HPV-Typen „low risk" (HPV 6 und HPV 11), ursächlich für die Bildung von Condylomata acuminata (Feigwarzen), sowie „high risk" (HPV 16 und HPV 18 u. v. m.) eingeteilt. Persistierende HPV-Infektionen (Immundefekt!) führen zu einem erhöhten Risiko für Dysplasien und Tumoren. Mehr als 99 % aller Zervixkarzinome und mehr als 90 % aller Analkarzinome sind HPV-positiv. Bei 70 % aller Karzinome des Penis, der Vulva und der Vagina kann HPV nachgewiesen werden. Bis zu 30 % der Karzinome im Halsbereich (Tonsillenkarzinome) werden durch HPV ausgelöst. Analkarzinome weisen eine deutliche Häufung bei HIV-positiven MSM (70–100 pro 100.000) auf. Weitere Angaben: ➤ Kap. 10.3.30.

Erkrankungen durch HIV oder Hepatitis-C-Virus

HIV-Erkrankung

Ende 2021 lebten in Deutschland 90.800 HIV-Erkrankte, wobei knapp 90 % die Infektion durch sexuelle Kontakte erworben worden. Zwei Drittel der Infizierten sind MSM. Die Chance, HIV zu erkennen, ergibt sich bei der akuten Infektion oder AIDS-definierenden Symptomen/Erkrankungen. Bei der Akutinfektion kommt es in 50–90 % im Zeitraum von 3–4 Wochen nach Infektion zu einer Infektion mit dem Epstein-Barr-Virus (EBV) oder zu einem grippeähnlichen Krankheitsbild von meist kurzer Dauer. Hinweisend sind die Anamnese mit Risikoexposition, Fieber, Exanthem und einem drastischen Helferzellverlust (CD4+ Lymphozyten).

Eine Risikoreduktion der HIV-Übertragung kann erzielt werden durch:

- Konsequente Therapie sexuell übertragbarer Infektionen (42 %)
- Kondome (85 %)
- Antiretrovirale Therapie (ART) (96 %)
- ART und Kondome (99,2 %)
- Präexpositionsprophylaxe bei nicht HIV-Infizierten (86 %)

Hepatitis-C-Infektion (HCV)

Die HCV-Infektion ist keine typische Geschlechtskrankheit. Jedoch besteht insbesondere bei HIV-infizierten Männern, die Sex mit Männern und häufig wechselnde Geschlechtspartner haben, sexuell stimulierenden Drogenkonsum pflegen und traumatisierende sexuelle Praktiken ausüben, ein erhöhtes Risiko einer HCV-Transmission von etwa 18 % im Vergleich zu < 0,5 % bei HIV-Negativen. Bei jeder neu diagnostizierten HCV-Infektion bei MSM sollten daher weitere STI abgeklärt werden.

10.2.23 Toxic-Shock-Syndrom

Das Toxic-Shock-Syndrom (TSS) wird durch Toxine von *Staphylococcus aureus* hervorgerufen.

Ätiologie Das TSS wird durch TSS-Toxin-1 (TSST-1) ausgelöst, das als Superantigen eine fehlerhafte Hyperaktivierung von T-Lymphozyten verursacht und so die unkontrollierte Produktion von Zytokinen und anderen Entzündungsmediatoren stimuliert. *S.-aureus*-Stämme mit Fähigkeit zur Bildung von TSST-1 sind als natürliche Besiedler weit verbreitet. An TSS erkranken fast immer jüngere Personen. Nahezu die Hälfte der beschriebenen Fälle tritt bei menstruierenden Frauen im Zusammenhang mit dem Gebrauch von Tampons auf. Im späteren Erwachsenenalter besitzen mehr als 90 % aller Menschen Antikörper gegen TSST-1.

Klinisches Bild Das lebensbedrohliche TSS beginnt mit akutem Fieber, einer generalisierten Erythrodermie, rasch auftretender Hypotension sowie einer Symptomatik mit wässrigen Durchfällen, Erbrechen, Konjunktivitis und schweren Myalgien.

Diagnose Für die Diagnosestellung müssen drei oder mehr der folgenden Organsysteme beteiligt sein:
- Gastrointestinaltrakt (Erbrechen, Übelkeit oder Diarrhö)
- Muskulatur (ausgeprägte Myalgien mit Erhöhung der CK)
- Schleimhäute (vaginale, oropharyngeale oder konjunktivale Hyperämie)
- Nieren (Erhöhung von Harnstoff oder Kreatinin im Serum, Pyurie ohne Nachweis einer HWI)
- Leber (Erhöhung von Transaminasen, Bilirubin oder AP)
- ZNS (Desorientiertheit, Bewusstseinsstörung)

1–2 Wochen nach Krankheitsbeginn kann eine groblamelläre Hautschuppung, vor allem an Handflächen und Fußsohlen, auftreten (➤ Abb. 10.15).

Nahezu ein Drittel der *Staphylococcus-aureus*-Stämme sind in der Lage, Enterotoxine zu bilden. Diese können in kontaminierten Lebensmitteln gebildet werden und Lebensmittelvergiftungen auslösen, die mit perakuten krampfartigen Bauchschmerzen, rezidivierendem Erbrechen sowie profusen, wässrigen Durchfällen einhergehen. Fieber liegt meistens nicht vor. Die Inkubationszeit ist sehr kurz (2–6 h).

10.2.24 Wichtige Infektionskrankheiten nach Reisen in die Tropen

Reiseassoziierte Krankheiten werden auch in Deutschland gemeldet. Nachfolgend werden einige wichtige „Tropenimporte" genannt. Zugleich wird auf die jeweiligen Abschnitte in ➤ Kap. 10.3 verwiesen.

Reiseassoziierte Erkrankungen fallen durch hohes Fieber oder ätiologisch unklares Fieber, Hauterscheinungen und insbesondere Durchfall auf. Enterotoxische *E. coli* sind insgesamt die häufigsten Erreger der Reisediarrhö bei Kindern. Neben ETEC kommen in Südostasien vor allem enteroaggregative *E. coli* (EAEC), aber auch nichttyphoide Salmonellen, *Campylobacter* und Shigellen als Erreger vor. Enteroaggregative *E. coli* (Trinkwasser!) werden in den letzten Jahren zunehmend als Verursacher für wässrige, schleimige Durchfälle bei Säuglingen und Kleinkindern gefunden. Infektionen mit EAEC sind klinisch nicht von ETEC-Infektionen zu unterscheiden, aber sie führen in etwa 30 % der Fälle zu blutigen und persistierenden Durchfällen.

Das klinisch bedeutsamste Problem sind die Flüssigkeitsverluste, die bei Säuglingen und Kleinkindern innerhalb kurzer Zeit zu schwerer Dehydratation, Hypovolämie und Elektrolytentgleisungen führen können. Neben der konsequenten oralen Rehydrierungstherapie kann schwerer Durchfall mit blutigen Stühlen und hohem Fieber bei Kindern und Jugendlichen eine antiinfektive Therapie erforderlich machen. Zielführend zur Diagnosestellung ist die Anamnese unter Berücksichtigung des Reiselandes und der Reisegewohnheiten. Bei Zweifeln ist eine tropenmedizinische Beratung angezeigt.

Malaria

Im Jahr 2021 wurden in Deutschland insgesamt 605 Malariafälle (0,7 je 100.000 Einwohner gemeldet). Somit waren die Zahlen im Vergleich zu den Vorjahren aufgrund der pandemiebedingten Reisebeschränkungen vorübergehend rückläufig. Die 10 häufigsten Infektionsländer für Malaria sind: Nigeria, Eritrea, Ghana, Kamerun, Togo, Kenia, Tansania, Uganda, DR Kongo, Pakistan. Malariameldungen in Deutschland gehen zu 92 % auf Reisen nach Afrika zurück.

Die höchsten Inzidenzen liegen bei den 20- bis 49-Jährigen vor; Männer sind doppelt so häufig betroffen wie Frauen.

Plasmodium falciparum wurde am häufigsten diagnostiziert (58 %).

2015 betrug der Anteil von Malariafällen an Reiseinfektionen 20 %. Davon waren 68 % als Touristen oder zum Besuch von Freunden oder Verwandten in Endemieländer gereist, bei 27 % war der Grund eine Geschäftsreise oder ein Arbeitsaufenthalt.

Nur etwa 12 % der Malariafälle hatten eine Malariaprophylaxe eingenommen (➤ Kap. 10.3.42).

Shigellose

In Deutschland erworbene Shigellosen (➤ Kap. 10.3.64) machten im Jahr 2015 einen Anteil von 43 % aus. Als weitere Infektionsländer wurden, wie auch schon in den Vorjahren, am häufigsten Ägypten (9 %), Indien (6 %) und Marokko genannt, des Weiteren auch (u. a.) Dominikanische Republik, Spanien, Türkei, Indonesien, Äthiopien und Mexiko.

Typhus

30 % der Typhusfälle wurden (➤ Kap. 10.3.74) in Pakistan, Indien und Mexiko erworben, gefolgt von Pakistan (11 %) und Bangladesch (5 %).

2015 wurden dem RKI 36 Erkrankungen an Paratyphus (Indien 42 %, Peru 11 %) sowie 44 Brucellosen (➤ Kap. 10.3.6) übermittelt.

Seltene Infektionskrankheiten nach Reisen in die Tropen

Dazu gehören die Trichinellose sowie die Cholera (3 Fälle: Indien 2, Philippinen 1). Fleckfieberfälle wurden zuletzt nicht gemeldet.

Läuserückfallfieber

Bei den 2015 gemeldeten 43 Erkrankungen an Läuserückfallfieber handelte es sich um Asylsuchende vom Horn von Afrika.

Chikungunya-Fieber

Im Winter 2013/2014 kam es zu einem anhaltenden Chikungunya-Fieberausbruch auf verschiedenen Inseln der Karibik (Martinique, San Martin, Guadeloupe). Der Ausbruch breitete sich in ganz Mittel- und Südamerika aus. In Deutschland wurden 110 Fälle gemeldet.

Ebola-Fieber

Keine Meldungen in Deutschland.

Dengue-Fieber

2019 wurden 1.176 Dengue-Fieber-Erkrankungen übermittelt. Dies ist ein Anstieg gegenüber 2016 um 23 %. Die häufigsten Nennungen kommen nach Reisen aus Thailand (31 %), gefolgt von Indonesien (8 %) und Indien (6 %).

Zikavirus-Erkrankungen

Es wurden 2019 11 Fälle berichtet, wobei von einer erheblichen Untererfassung auszugehen ist.

Leishmaniose

In Deutschland besteht keine Meldepflicht mehr. Die 2015 gemeldeten 16 Fälle einer kutanen Leishmaniose traten nach Reisen in folgende Länder auf: Syrien 6, Tunesien 4, Mallorca 2, Israel 2, Brasilien 1, Peru 1.

10.2.25 Zoonosen

Zoonosen sind Infektionskrankheiten, die von Bakterien, Parasiten, Pilzen, Prionen oder Viren verursacht und wechselseitig zwischen Tieren und Menschen übertragen werden können (Mensch → Tier = Anthropozoonose; Tier → Mensch = Zooanthropose). Etwa 60 % aller humanpathogenen Erreger können vom Tier zum Menschen weitergeben werden. Die Übertragung kann durch direkten Kontakt, über Lebensmittel (z. B. über Milch, Eier, Fleisch oder andere Lebensmittel), aber auch über Vektoren (z. B. Zecken, Mücken) erfolgen. Gegenwärtig sind etwa 200 Infektionskrankheiten bekannt, die sowohl bei einem Tier als auch beim Menschen vorkommen und wechselseitig übertragen werden können.

Erreger (wichtige Beispiele)

- **Viren:** Wichtige „virale Zoonosen“ bzw. deren Erreger sind z. B.: Chikungunya-, Ebola-, Gelbfieber-, Hepatitis-E-Virus, humane Rotaviren, japanisches Enzephalitisvirus, Krim-Kongo-hämorrhagisches Fiebervirus, Lassa-Virus, LCV, Marburg-Virus, Noroviren, SARS-assoziiertes Coronavirus, Tick-Borne-Encephalitis-Virus, Tollwutvirus, Erreger der Schweine-/Vogelgrippe, West-Nil-Virus u. a.
- **Prionen:** Zu den prioneninduzierten Zoonosen wird die transmissible spongiforme Enzephalopathie (TSE) inkl. BSE (Rinder) und Scrapie (Schafe) gerechnet.
- **Bakterien:** Wichtige bakterielle Zoonosen sind:
  - *Campylobacter*-Enteritis
  - Bartonellose
  - Borreliose
  - Brucellose
  - Leptospirose
  - Listeriose
  - Milzbrand
  - Ornithose
  - Pest
  - Psittakose (Ornithose)
  - Rotlauf-Salmonellose
  - Tuberkulose *(Mycobacterium bovis)*
  - Tularämie
  - Q-Fieber

Zoonotische Mykosen

Trichophytien, Mikrosporidien.

Parasitäre Zoonosen

Bei den parasitären Zoonosen werden Einzeller, Würmer und Arthropoden differenziert. Die wichtigsten seien an dieser Stelle genannt.

- **Einzeller:**
  - Chagas-Krankheit
  - Kryptosporidiose
  - Giardiasis
  - Leishmaniose
  - Malaria
  - Toxoplasmose
- **Würmer:**
  - Askariasis (Spulwürmer): *Ascaris lumbricoides, Ascaris suum* (Schweinespulwurm)
  - Echinokokkose (Bandwürmer): *Echinococcus multilocularis* (Fuchsbandwurm → alveoläre Echinokokkose), *Echinococcus granulosus* (Hundebandwurm → zystische Echinokokkose), *Echinococcus vogeli* und *Echinococcus oligarthra* (→ polyzystische Echinokokkosen)

- Schistosomiasis (Bilharziose, Saugwürmer): *Schistosoma haematobium* (Katayama-Fieber), *Schistosoma mansoni*
- Taeniasis (Bandwürmer der Gattung *Taenia):* Schweine- und Rinderbandwurm
- Toxocariasis (Spulwürmer): *Toxocara canis* (Hundespulwurm), *Toxocara mystax* (Katzenspulwurm)
- Trichinellose (Fadenwürmer): Trichinen
- Zystizerkose (Bandwürmer): z. B. Einlagerung, Finne der *Cysticercus cellulosae* von *Taenia solium* (Schweinebandwurm)

• **Arthropoden:**
  - Milben
  - Läuse

Epidemiologie Zur Häufigkeit und Epidemiologie sind kaum Aussagen möglich, da für die meisten Zoonosen keine Meldepflicht besteht und sie sicher nicht vollständig diagnostiziert werden. In Westeuropa werden die meisten Zoonosen von Haus- oder Nutztieren übertragen. Übertragungswege sind:

- Direkter Hautkontakt inkl. Biss- und Kratzwunden
- Ingestion von infiziertem Material, Essen und Wasser
- Inhalation von kontaminierten Aerosolen, Transmission über einen Vektor (Insekten)

Diagnostik Zur Einordnung einer Zoonose wichtige anamnestische Angaben sind: Haustiere, Kontakt zu einem Tier oder Tierumgebung in der fraglichen Inkubationszeit, Reiseanamnese, Ernährung bzw. Essensgewohnheiten, jahreszeitlich bedingte Infektionen (Insekten).

Klinisches Bild Das klinische Bild ist sehr variabel und zuweilen erregerspezifisch. Die häufigsten Symptome sind lokale Haut- und Weichteil- sowie gastrointestinale Infektionen. Haut- und gastrointestinale Symptome kommen besonders häufig bei Kleinkindern vor. Weniger häufige Symptome sind Multisystemerkrankungen und Pneumonie.

Therapie Für die Behandlung von Zoonosen ist wichtig, dass „daran gedacht" wird.

Prävention Die Präventionsmaßnahmen bestehen aus persönlicher Hygiene. Bei Hunden und Katzen auf Entwurmungsstatus achten; Meiden von Tierkontakt zu verletzter Haut; „Peel it, boil it, cook it or leave it", Konsum von pasteurisierter Milch bzw. pasteurisierten Milchprodukten, sauberes Trinkwasser; Impfungen (ggf. Tollwut, FSME), antimikrobielle Prophylaxe (Malaria) sowie Gebrauch von Repellents (gegen insektenvermittelte Infektionen).

10.3 Spezifische Erreger und Infektionskrankheiten

10.3.1 Adenovirus-Infektionen

Adenoviren sind ubiquitär vorkommende, umweltresistente Doppelstrang-DNA-Viren. Es lassen sich 51 Serotypen voneinander abgrenzen. Die Typen 51–80 sind als Genotypen in 7 Spezies (A–G) aufgeteilt. Eine typische Zuordnung des klinischen Krankheitsbildes zu einzelnen Adenovirustypen ist nicht möglich. Es existieren jedoch charakteristische Krankheitsbilder (➤ Tab. 10.30). Während Gastroenteritiden und ophthalmologische Manifestationen durch Adenoviren ganzjährig vorkommen können, ist bei respiratorischen Adenovirus-Infektionen in den Winter- und Frühjahrsmonaten eine Häufung zu beobachten. Eine gewisse Häufung von Adenovirus-Infektionen ist im späten Säuglingsalter (Abklingen des mütterlichen Nestschutzes) und im Kleinkindesalter anzutreffen.

Übertragung und Inkubationszeit Adenoviren werden fäkal-oral übertragen. Die Inkubationszeit beträgt 2–10 Tage. Meist verlaufen Adenovirus-Infektionen ohne klinische Symptomatik. Akute Erkrankungen bei immunlogisch gesunden Menschen sind i. d. R. selbstlimitierend. Eine Leukozytose und deutlich erhöhte Entzündungszeichen (CRP) können die Abgrenzung zu bakteriellen Infektionskrankheiten erschweren.

Schwere disseminierte Adenovirus-Infektionen werden selten bei Früh- und Neugeborenen beobachtet. Ein besonders hohes Risiko für schwere Verläufe weisen immunsupprimierte Patienten auf. Bei ihnen kann es zur Reaktivierung einer generalisierten Adenovirus-Infektion kommen.

Adenovirus-Infektionen werden daneben als Cofaktoren für verschiedene Autoimmunerkrankungen diskutiert (z. B. Zöliakie, Kawasaki-Syndrom, Morbus Crohn).

Klinische Symptome Am häufigsten treten akute Infektionen der oberen Atemwege auf (akute Bronchitis, Rhinitis, Tonsillitis). Das pharyngokonjunktivale Fieber besteht aus ein- oder beidseitiger Konjunktivitis, ipsilateraler Lymphadenopathie und Fieber. Es tritt gehäuft in den Sommermonaten auf. Eine Infektion der unteren Atemwege durch Adenoviren manifestiert sich als interstitielle Pneumonie. Weitere klinische Symptome sind die follikuläre Adenoviruskonjunktivitis („Schwimmbadkonjunktivitis"), die epidemische Keratokonjunktivitis (meldepflichtig nach § 7 IfSG), Gastroenteritiden, HWIs sowie eine disseminierte Adenovirus-Erkrankung mit Multiorganbefall (Hepatitis, Nephritis, Pneumonie, Gastroenteritis, Meningoenzephalitis) und Virämie bei Patienten mit ausgeprägter Immunsuppression (z. B. allogene Stammzelltransplantationen mit T-Zell-Depletion).

Tab. 10.30 Charakteristische Adenovirus-assoziierte Krankheitsbilder

Adenovirus-Subtyp	Häufige Typen	Krankheitsbild
AdV-A	12, 18, 31, 61	Gastroenteritis
AdV-B	3, 7, 14, 16, 21, 55, 66, 68 11, 34, 35, 50	Atemwegsinfektionen Harnwegsinfektionen
AdV-C	1, 2, 5, 6, 57	Atemwegsinfektionen, Lymphadenitis
AdV-D	8, 37, 53, 54, 64	Epidemische Keratokonjunktivitis
AdV-E	4	Atemwegsinfektionen
AdV-F	40, 41	Gastroenteritis
AdV-G	52	Gastroenteritis

Komplikationen Besonders komplikationsträchtig sind generalisierte Adenovirus-Infektionen bei Neugeborenen sowie Infektionen bei immunsupprimierten Patienten.

Diagnose Die Diagnose wird mittels Adenovirus-PCR gestellt. Bei klinischer Notwendigkeit kann nach Erregernachweis mittels PCR auch eine Adenovirus-Genotypisierung durchgeführt werden. Speziell für den Adenovirus-Nachweis aus dem Stuhl sind Antigen-Nachweissysteme (Immunfluoreszenz, Enzym-Immunoassay, Latexagglutination) gut etabliert. Die Virusisolierung in Zellkultur ist der (aufwendige) Goldstandard für ausgewählte Fragestellungen. AK-Nachweise werden zur Diagnose der frischen Infektion aufgrund geringer Sensitivität und Spezifität nicht mehr eingesetzt.

Therapie Bei Immungesunden findet eine symptomatische Therapie (z. B. Rehydratationstherapie bei Gastroenteritis) statt. Eine spezifische antivirale Therapie von Adenovirus-Infektionen ist nicht zugelassen. Dennoch kann in verzweifelten Fällen bei Infektionen von Immunsupprimierten eine „Off-Label"-Therapie mit Cidofovir i. v. (5 mg/kg KG als Kurzinfusion 1 ×/Woche) in Kombination mit einer Spülinfusion (3.000 ml/m²/Tag) und medikamentöser Nephroprotektion (Probenecid) erwogen werden. Brincidofovir ist ein oral applizierbares Lipidkonjugat von Cidofovir und nicht zugelassen.

Prävention Impfstoffe gegen Adenoviren sind nicht verfügbar. Der Adenovirus-Nachweis im Konjunktivalabstrich ist meldepflichtig. Bei epidemischen Erkrankungen sollten die Patienten 14 Tage zu Hause bleiben.

10.3.2 Amöbenruhr

Amöbenruhr (Amöbiasis) ist eine Infektion des Darms durch das Protozoon *Entamoeba histolytica.* Nach WHO-Schätzungen erkranken pro Jahr bis zu 50 Mio. Menschen an einer invasiven Amöbiasis.

Die Amöbiasis ist in den meisten tropischen und subtropischen Regionen der Erde endemisch. Sie ist nicht auf die Tropen beschränkt, sondern findet sich überall dort, wo aufgrund niedriger Hygienestandards eine fäkal-orale Übertragung möglich ist. In Deutschland ist die Amöbiasis vor allem eine Erkrankung von Reiserückkehrern. Der Mensch ist der einzig relevante Wirt für *Entamoeba histolytica.*

Klinische Symptome Die meisten intestinalen Infektionen mit *Entamoeba histolytica* verlaufen asymptomatisch. In 10–20 % der Fälle kommt es zu einer Invasion des Parasiten in das Gewebe mit dem klinischen Bild einer Amöbenkolitis (Amöbenruhr). Die Inkubationszeit ist sehr variabel und kann bis zu mehrere Jahre betragen. Typische Symptome sind Bauchschmerzen und blutige Diarrhöen.

Komplikationen Der Verlauf kann durch einen Amöbenleberabszess, Darmulzerationen bzw. -perforationen mit konsekutiver Peritonitis kompliziert sein. Ferner wurden Abszedierungen an der Pleura und in der Lunge sowie im Herzbeutel beschrieben.

Diagnose Die Diagnose der Amöbenruhr erfolgt durch den Erregernachweis, wobei die Mikroskopie i. d. R. unzureichend ist. Nur der Nachweis von 20–60 µm großen Trophozoiten von *Entamoeba histolytica* aus enteritischen Stühlen oder aus Kolonbiopsiematerial gilt als ausreichend. Die mikroskopische Diagnostik einer einzelnen Stuhlprobe besitzt eine Sensitivität von < 60 %. Daher sollten mindestens drei unabhängige Stuhlproben untersucht werden. Ferner spielen bildgebende Verfahren zur Detektion von Abszessen eine Rolle.

Therapie Es stehen verschiedene Amöbizide zur Verfügung. Bei Amöbenruhr und Amöbenleberabszess erfolgt die Behandlung mit Metronidazol (35–50 mg/kg/KG/Tag in 3 ED p. o. oder i. v. über 10 Tage). Anschließend sollte eine Darmlumeninfektion durch *Entamoeba histolytica* mit Paromomycin (25–30 mg/kg/KG/Tag in 3 ED über 7–10 Tage) behandelt werden.

Prävention Die wirksamste Prävention besteht aus „Anheben des Hygienestandards".

10.3.3 Anaerobe Infektionen

Erreger Anaerobe Bakterien von humanpathogener Relevanz stellen eine sehr heterogene Gruppe dar. Die meisten Anaerobier wachsen in Abwesenheit von Sauerstoff. Fakultativ anaerob können auch Streptokokken, Enterokokken und Staphylokokken wachsen.

Anaerobier kommen vor als:
- Grampositive Stäbchen *(Clostridium* spp., *Actinomyces* spp., *Propionibacterium* spp.)
- Gramnegative Stäbchen *(Bacteroides* spp., Fusobakterien, *Porphyromonas* spp., *Prevotella* spp.)
- Grampositive Kokken *(Finegoldia magna, Peptostreptococcus* spp.)
- Gramnegative Kokken *(Veionella* spp.)

Neben den genannten Bakterien sind die durch Toxine verursachten Krankheitsbilder Tetanus, Botulismus und Gasbrand zu nennen.

Häufigkeit Zur Häufigkeit von Anaerobierinfektionen bei Kindern liegen nur limitierte Daten vor. Bei kleinen Schulkindern werden etwa 4 % der bakteriellen Infektionen durch Anaerobier verursacht. Das Risiko steigt mit zunehmendem Alter. Die größte Bedeutung hat *Bacteroides fragilis* (55 % der Anaerobierinfektionen) mit einer Letalität von bis zu 20 %. Anaerobe Bakterien gehören zur patienteneigenen Flora. Daher kommen vorzugsweise endogene Infektionen vor; daneben sind Wundinfektionen nach Bissverletzungen zu nennen.

Klinisches Bild ➤ Tab. 10.31 gibt umschriebene klinische Bilder und die hierfür verantwortlichen anaeroben Bakterien wieder.

Diagnose Entscheidend für die Anzucht von Anaerobiern ist der unverzügliche Transport ins Labor und die Anforderung einer anaeroben Diagnostik aus einem geeigneten Transportmedium. Wichtig ist, überhaupt an eine anaerobe Infektion zu denken.

Tab. 10.31 Infektionskrankheiten durch Anaerobier

Infektion	Anaerobe Bakterien
Abdominale Infektionen	*Bacteroides-fragilis*-Gruppe, *Bacteroides* spp., *Fusobacterium* spp., *Clostridium* spp., *Peptostreptococcus* spp.
Aspirationspneumonie	*Prevotella* spp., *Porphyromonas* spp., *Fusobacterium* spp., *Bacteroides* spp., *Peptostreptococcus* spp., mikroaerophile Streptokokken
Bissverletzungen	*Fusobacterium* spp., *Bacteroides* spp., *Peptostreptococcus* spp., mikroaerophile Streptokokken
Hirnabszess	*Prevotella* spp., *Porphyromonas* spp., *Bacteroides* spp., *Peptostreptococcus* spp., mikroaerophile Streptokokken, *Fusobacterium* spp.
Otitis media (chronisch)	*Peptostreptococcus* spp., *Bacteroides-fragilis*-Gruppe, mikroaerophile Streptokokken
Peritonsillarabszess	*Fusobacterium* spp., *Prevotella* spp., *Peptostreptococcus* spp.
Sepsis	*Bacteroides-fragilis*-Gruppe, *Bacteroides* spp., *Clostridium* spp., *Fusobacterium* spp.
Shuntinfektionen	*Propionibacterium* spp.
Sinusitis (chronisch)	*Peptostreptococcus* spp., *Bacteroides-fragilis*-Gruppe, *Fusobacterium* spp., mikroaerophile Streptokokken
Spondylodiszitis, Diszitis	*Fusobacterium* spp., *Peptostreptococcus* spp., *Veillonella* spp.
Wundinfektionen	*Bacteroides-fragilis*-Gruppe, *Bacteroides* spp., *Clostridium* spp.
Zahninfektionen	*Bacteroides* spp., *Prevotella* spp., *Peptostreptococcus* spp.

Therapie ➢ Tab. 10.32 fasst Möglichkeiten zur antiinfektiven Behandlung anaerober Infektionen zusammen. Neben einer antiinfektiven Therapie kann die lokal-interventionelle Behandlung (Abszessspaltung, Drainage und Ausräumung) von großer Bedeutung sein. Anaerobier sind gegen Aminoglykoside, Monobactam-Antibiotika, Colistin, Cotrimoxazol und Fluorchinolone resistent. Für die kalkulierte antiinfektive Therapie eignen sich Metronidazol (außer Propionibakterien), Carbapeneme (z. B. Meropenem) und Aminopenicilline in Kombination mit Betalaktamase-Inhibitoren.

Prävention Eine antiinfektive Prophylaxe gegen Anaerobier wird bei Kolonoperationen durchgeführt.

10.3.4 Arboviren

Als Arboviren (engl.: **Ar**thropod-**bo**rne viruses) bezeichnet man Viren, die durch Gliederfüßler (Arthropoden) wie Moskitos, Sandfliegen und Zecken übertragen werden. Arboviren werden hinsichtlich des Übertragungsmodus zusammengefasst, ohne dass die Viren nähere Beziehungen innerhalb der Virustaxonomie aufweisen. Es sind wohl mehr als 350 verschiedene Arboviren bekannt. Etwa 95 sind auf den Menschen übertragbar. Exakte epidemiologische Daten fehlen. Zu den **humanpathogenen Arboviren** gehören:

- Familie der **Togaviridae** (Togaviren):
  - Chikungunya-Virus
  - Eastern-Equine-Encephalitis-Virus
  - Mayaro-Virus
  - Una-Virus
  - Ross-River-Virus
  - Semliki-Forest-Virus
  - Venezuelan-Equine-Encephalitis-Virus
  - Western-Equine-Encephalitis-Virus u. a.
- Familie der **Flaviviridae** (Flaviviren):
  - Gelbfiebervirus
  - Denguevirus
  - FSME-Virus
  - Japanisches-Enzephalitis-Virus
  - Kunjin-Virus
  - Louping-Ill-Virus
  - Omsk-hämorrhagisches-Fieber-Virus
  - West-Nil-Virus
  - St.-Louis-Encephalitis-Virus
  - Zikavirus u. a.
- **Bunyaviridae** (Bunyaviren):
  - Bunyamwera-Virus

Tab. 10.32 Antiinfektive Behandlung von Anaerobier-Infektionen

	Bacteroides spp.	Prevotella spp.	Fusobacterium spp.	Clostridium spp.	Peptostreptokokken
Penicillin G/Ampicillin	–	++	++	+++ (außer *C. difficile*): Metronidazol, Vancomycin	+++
Aminopenicillin + Betalaktamase-Inhibitor	+++	+++	+++	+++	+++
Piperacillin-Tazobactam	++	++	++	++	++
Cefoxitin, Cefotetan	++	+++	+++	++	+
Imipenem, Meropenem	+++, Resistenzen beachten	+++	+++	++	++
Clindamycin	+	+++	++	–/+	++, Resistenzen beachten
Erythromycin	+	+	–	+	+
Metronidazol	+++	+++	+++	+++	+, Resistenzen beachten

- California-Encephalitis-Virus
- Hantaviren
- Jamestown-Canyon-Virus
- Krim-Kongo-hämorrhagisches-Fieber-Virus
- La-Crosse-Virus
- Rift-Valley-Fieber-Virus
- Sandmückenfieber-Virus
- Toscana-Virus u. a.
- Familie der **Reoviridae** (Orbiviren)
  - Colorado-Zeckenfieber-Virus
  - Lipovnik-Virus u. a.
- Familie der **Asfarviridae** (Asfiviren)
- Familie der **Orthomyxoviridae:**
  - Thogotovirus
  - Bourbon-Virus

Übertragung und Inkubationszeit Arboviren können in Zecken und Stechmücken jahre- bzw. lebenslang überleben. Das typische Reservoir sind Haus- und Wildtiere. Der Mensch ist häufig nur Zufallswirt.

Die klinischen Symptome sind vielfältig. Fieber, neurologische Symptome (Meningitis, Enzephalitis und Übergangsformen) sowie hämorrhagische Verläufe kommen virusspezifisch vor.

➤ Tab. 10.33 fasst die wichtigsten Charakteristika häufiger Krankheitsbilder durch Arboviren zusammen.

Prävention Wesentliche Säule ist die Verhinderung einer Infektion durch Mücken oder Zecken (Verwendung von Netzen, Repellents u. a.). Gegen Gelbfieber, japanische Enzephalitis, Dengue-Fieber und FSME sind Impfstoffe verfügbar. Für andere Arbovirus-Infektionen befinden sich Impfstoffe in Vorbereitung.

10.3.5 Botulismus

Botulismus wird durch *Clostridium (C.) botulinum* hervorgerufen. Das farb-, geruch- und geschmacklose Botulinumtoxin (BTX) ist der entscheidende Virulenzfaktor von *C. botulinum.* Durch *C. botulinum* hervorgerufene Erkrankungen sind seltene Ereignisse, wobei der Säuglingsbotulismus weltweit die häufigste Form darstellt. Als kritisch für die Übertragung des Nahrungsmittelbotulismus gelten Konserven (unter 120 °C erhitztes Gemüse, Obst, Fleisch oder Fisch) und nicht fachgerecht hergestellte und gelagerte Räucherwaren. Die Infektionsquelle beim Säuglingsbotulismus bleibt in 85 % unklar, max. 20 % gehen auf die Verabreichung von mit *C.-botulinum*-Sporen kontaminiertem Honig zurück.

Tab. 10.33 Ausgewählte Krankheitsbilder durch Arboviren

Arbovirus	Krankheit	Inkubationszeit [Tage]	Symptome	Symptomdauer [Tage]	Komplikationen	Case-Fatality-Rate	Vektor	Primärer Wirt
Denguevirus	Denguefieber	3–14	häufig keine Symptome, Fieber, Kopfschmerzen, Muskelschmerzen	7–10	Hämorrhagien, Organversagen	< 1 % mit Behandlung, bis zu 25 % bei schweren Verläufen	Aedes-Mücke *(Aedes aegypti)*	Mensch
Japanische-Enzephalitis-Virus	Japanische Enzephalitis	5–15	häufig asymptomatisch, Fieber, Kopfschmerzen, Müdigkeit, Übelkeit und Erbrechen		Enzephalitis, Krampfanfälle, Lähmungen, Koma, ZNS-Residuen	20–30 % bei Enzephalitis	Culex-Mücke	Schweine, Vögel
Rift-Valley-Fieber-Virus	Rift-Valley-Fieber	2–6	Fieber, Kopfschmerzen, Myalgien, Hepatopathie	4–7	hämorrhagisches Fieber, Meningoenzephalitis	1 % bei Menschen, 100 % für Feten bei Infektion Schwangerer	*Culex tritaeniorhynchus, Aedes vexans*	*Micropteropus pusillus, Hipposideros abae*
FSME-Virus (Tick-borne encephalitis virus, TBE)	FSME (TBE)	7–14	Fieber, Kopfschmerzen, Myalgien, Übelkeit, Erbrechen, Meningitis, Enzephalitis		Lähmungen, ZNS-Residuen	1–2 %	*Ixodes scapularis, Ixodes ricinus, Ixodes persulcatus*	Nagetiere
West-Nil-Virus	West-Nil-Fieber, -Enzephalitis	2–15	asymptomatisch in den meisten Fällen, Fieber, Kopfschmerzen, Müdigkeit, Übelkeit und Erbrechen	3–6	Lymphadenopathie, Meningitis, Enzephalitis, Lähmungen	3–15 %	Culex-Mücke	Vögel
Gelbfiebervirus	Gelbfieber	3–6	Fieber, Kopfschmerzen, Rückenschmerzen, Übelkeit und Erbrechen	3–4	Ikterus, Hepatopathie, GIT-Blutungen, rekurrierendes Fieber	3 % (bis 20 % bei schweren Komplikationen)	Aedes-Mücke	Primaten

Eine Sonderform stellt die Infektion bei Neugeborenen und Säuglingen dar, die im häuslichen Umfeld direkten Kontakt zu Terrarien von Gelbbauchschmuckschildkröten hatten.

Inkubationszeit Beim Nahrungsmittelbotulismus treten die ersten Symptome in Abhängigkeit von der aufgenommenen Toxinmenge auf (ab 2 h bis zu 18–36 h). Auch späte Verläufe (nach 8 Tagen) wurden beschrieben.

Klinische Symptome Die Intoxikation mit BTX beginnt häufig wie eine Gastroenteritis mit Übelkeit, Erbrechen und Durchfall. Anschließend entwickelt sich eine hartnäckige Obstipation. Die Patienten entwickeln trockene Schleimhäute, bieten kein Fieber und zeigen im Verlauf neurologische Symptome (z. B. Lähmungen der Augenmuskulatur). Frühe neurologische Symptome sind Akkommodationsstörungen, Mydriasis, Lichtscheu, Doppelbilder, Ptosis und Mundtrockenheit. Im fortgeschrittenen Stadium lassen sich eine fortschreitende Muskelschwäche ohne Sensibilitätsausfälle, Bewusstseinsstörungen, Schluckstörungen und Atemlähmung beobachten.

Für den Säuglingsbotulismus charakteristisch sind hartnäckige Obstipation, Trinkschwäche, Schluckstörung mit häufigem Verschlucken bei schwachem Husten und Würgereflex sowie heiseres Wimmern anstelle von lautem Schreien, Ptosis, langsam bzw. nicht reagible Pupillen und Augenmuskellähmungen. Ferner stellt sich eine Adynamie und das Bild eines „Floppy Infant" ein. Die Symptome eines Säuglingsbotulismus treten i. d. R. bei Kindern mit unauffälliger Schwangerschafts- und Geburtsanamnese auf. Laborparameter fallen unauffällig aus. Die neurologischen Symptome werden durch die Schädigung motorischer und autonomer Nervenfasern verursacht. BTX bindet an motorische und autonome Nervenenden und blockt irreversibel die Freisetzung des Neurotransmitters Acetylcholin. Die Rekonvaleszenz kann Monate in Anspruch nehmen.

Diagnose Bei Verdacht sollte unverzüglich versucht werden, das BTX in Nahrungsmittelresten, aus Stuhl, Mundsekret, Erbrochenem sowie Serum nachzuweisen (Spezialdiagnostik).

Therapie Schon der begründete Verdacht auf Botulismus (Wund- oder Nahrungsmittelbotulismus) erfordert die sofortige Verabreichung von Botulismus-Antitoxin. Bei Wundbotulismus ist zusätzlich eine antiinfektive Therapie (Penicillin) sowie ein chirurgisches Débridement obligat. Die weitere Therapie ist symptomatisch und erfordert i. d. R. intensivmedizinische Maßnahmen. Ein enges Monitoring ist angezeigt.

Prävention Bei der Herstellung von Konserven müssen unbedingt ausreichend sporizide Temperaturen (> 120 °C) erreicht werden. Geräucherte Fleisch- und Wurstwaren müssen kühl (möglichst < 3 °C) gelagert werden. Konserven mit Gasbildung („bombage") dürfen nicht verzehrt werden. Neugeborenen und Säuglingen sollte kein Honig verabreicht werden. Nach IfSG besteht eine Meldepflicht bei Verdacht, Erkrankung und Tod.

10.3.6 Brucellose

Brucellen sind gramnegative, fakultativ intrazelluläre, pleomorphe und unbegeißelte, strikt aerobe kokkoide Bakterien. Man unterscheidet *Brucella melitensis* (Ziegen, Schafe), *Brucella abortus* (Rinder), *Brucella suis* sowie *Brucella canis.*

Häufigkeit Die Brucellose ist eine Zoonose, wobei am häufigsten die Erreger von Ziegen und Schafen, weniger von Rindern, Schweinen, Hasen oder selten auch von Hunden übertragen werden. In Deutschland gelten die Nutzviehbestände als brucellosefrei. Etwa 25 % der Wildschweine sind in Deutschland mit Brucellen infiziert. Menschliche Erkrankungen werden aus Urlaubs- und Heimatländern importiert und gehen i. d. R. auf den Verzehr kontaminierter Lebensmittel oder den direkten Kontakt mit infizierten Tieren zurück. Kinder infizieren sich meist über den GIT durch Genuss nichtpasteurisierter erregerhaltiger Rohmilch oder Rohmilchprodukte. Landwirte, Tierärzte, Melker und Schlachter nehmen die Brucellen bei Kontakt mit Milch oder Urin sowie erregerhaltigem Gewebe über Hautläsionen perkutan bzw. aerogen auf. Weltweit treten 500.000 Neuerkrankungen pro Jahr auf. In Deutschland ist die Brucellose mit 20–35 Fällen pro Jahr selten. Die Inkubationszeit ist variabel (1 Woche bis mehrere Monate).

Klinische Symptome Eine akute Brucellose (Syn. Febris undulans, abhängig vom Erreger: Maltafieber, Mittelmeerfieber, Morbus Bang) geht typischerweise mit Arthralgien, Müdigkeit, Appetitlosigkeit, Erbrechen, Gewichtsverlust, Myalgien, Nachtschweiß, Kopfschmerzen und Konzentrationsstörungen einher. Unbehandelt besteht das Fieber undulierend bzw. remittierend und intermittierend über Wochen. Es kann zu Nasenbluten, petechialen Blutungen, trockenem Husten, Obstipation und Bauchschmerzen kommen. Daneben tritt eine Lymphadenitis bzw. Hepatosplenomegalie auf.

Neben akuten Verläufen kann die Brucellose auch subklinisch oder chronisch verlaufen. Komplizierend sind eitrige Arthritiden (Hüft- und Kniegelenk), einseitige Epididymitiden/Orchitiden, interstitielle Nephritiden oder Pyelonephritiden. Selten kann auch eine Neurobrucellose mit den Symptomen einer Meningoenzephalitis, einer Radikulitis oder eines chronischen Müdigkeitssyndroms auftreten.

Diagnose Wegen der variablen Inkubationszeit und des Fehlens pathognomonischer Zeichen kann die Diagnosestellung schwierig sein. Charakteristisch ist das länger bestehende undulierende Fieber. Die Diagnose wird über die Anzucht des Erregers und/oder PCR aus Blut und ggf. Gewebeproben (exstirpierte Lymphknoten, Leberbiopsien, Knochenmark) geführt. Ein AK-Nachweis im Serum ist möglich.

Therapie Eine antiinfektive Kombinationstherapie über mindestens 6 Wochen gilt als erforderlich. Die WHO empfiehlt bei Kindern < 9 Jahren Trimethoprim (10 mg/kg KG/Tag) und Sulfamethoxazol (50 mg/kg KG/Tag) in 2 ED p. o. plus Rifampicin (20 mg/kg KG/Tag) in 1 ED p. o. für 6 Wochen. Ältere Kinder und Erwachsene erhalten Doxycyclin (2–4 mg/kg KG/Tag, max. 200 mg) in 2 ED p. o. über 6 Wochen plus Rifampicin (600–900 mg als 1 ED p. o. oder Doxycyclin [s. o.]) plus Gentamicin für 10–20 Tage.

Bei Organbefall (Endokarditis, Arthritis) sollten Doxycyclin, Ciprofloxacin oder Cotrimoxazol mit Gentamicin und Rifampicin kombiniert und die Therapiedauer auf 12 Wochen, ggf. auch bis zu 9 Monate verlängert werden. Bei einer Neurobrucellose kann Ceftriaxon mit Doxycyclin und Rifampicin kombiniert werden. Bei Rückfällen wird ggf. ein zweiter Therapiezyklus notwendig.

Prävention Expositionsprophylaktische Maßnahmen wie Vermeiden des Kontakts mit potenziell infektiösen Tieren, Pasteurisieren von Milch und Milchprodukten sowie Sanierung der Nutztierbestände sind vorrangig. In der Schwangerschaft erhöht eine Brucellose das Risiko für Fehlgeburt (10–42 %) oder intrauterinen Fruchttod (etwa 2 %).

10.3.7 *Campylobacter*-Infektionen

Erreger *Campylobacter* gehören zu einer RNA-Superfamilie von gramnegativen Bakterien, zu der auch *Helicobacter* und *Arcobacter* gehören. Charakteristisch für diese Bakterien ist, dass sie die Schleimhäute des Magen-Darm-Trakts oder die Reproduktionsorgane besiedeln. Durch ihre Spiralform und Begeißelung sind sie auch in Schleimhäuten mobil.

Es wurden 26 Spezies, 2 provisorische Spezies und 9 Subspezies identifiziert, von denen *Campylobacter (C.) jejuni, C. coli* und *C. fetus* die wichtigsten humanpathogenen Spezies sind. Einige Stämme produzieren Toxine. Schon eine sehr geringe Ingestionsdosis kann eine Infektion auslösen. *Campylobacter,* besonders *C. jejuni,* gehört weltweit zu den häufigsten Verursachern der akuten bakteriellen Enteritis. Die Inzidenz ist steigend. Die Häufigkeitsverteilung zeigt zwei Spitzen:
- Kinder < 2–5 Jahre
- Junge Erwachsene

Die Inzidenz kann sehr unterschiedlich ausfallen (14–1.500 je 100.000 Gesamtpopulation/Jahr). Eine Infektion mit *Campylobacter* ist für etwa jeden 5. Fall einer Reisediarrhö verantwortlich.

Übertragung und Inkubationszeit Die Übertragung von *C. jejuni* erfolgt meist indirekt, seltener direkt vom Tier auf den Menschen oder von Mensch zu Mensch. Infektionsquellen sind kontaminiertes Fleisch, nichtpasteurisierte Milch und kontaminiertes Wasser. Eine Mutter-Kind-Übertragung mit *C. fetus* kommt intrauterin oder perinatal vor. Die Inkubationsdauer beträgt 2–5 Tage, die Exkretionsdauer im Stuhl bei unbehandelten Patienten 2–3 Wochen.

Klinische Symptome *Campylobacter* spp. mit klinischer Relevanz für Erkrankungen beim Menschen sind (u. a.):
- *C. coli:* Gastroenteritis, Meningitis, Cholezystitis, Bakteriämie/Sepsis
- *C. fetus:* Bakteriämie, Endo- oder Perikarditis, Peritonitis, Gehirnabszesse, Abort
- *C. hominis:* Bakteriämie/Sepsis
- *C. jejuni:* Gastroenteritis, Meningitis, Cholezystitis, Bakteriämie/Sepsis, CED, Myokarditis, HWI, reaktive Arthritis, Guillain-Barré-Syndrom, Reizdarmsyndrom
- *C. rectus:* Parodontitis, Gastroenteritis, CED, nekrotisierende Weichteilinfektionen, Wirbelkörperabszesse, Bakteriämie/Sepsis
- *C. ureolyticus:* Gastroenteritis, CED, orale und perianale Weichteilinfektionen, Knocheninfektionen, Ulzerationen, gangränöse Infektion der unteren Extremitäten

Komplikationen Komplikationen sind selten und kommen i. d. R. nur bei immunsupprimierten Patienten vor. Bei Gesunden können Cholezystitis, Peritonitis, Meningitis, Vaskulitis, Erythema nodosum, Perikarditis und Myokarditis sowie septische Arthritis und Weichteilinfektionen den Verlauf komplizieren. Selten kann ein Guillain-Barré-Syndrom auftreten. Die Induktion eines Aborts durch *C. fetus* ist als Komplikation anzusehen. Die Diagnose wird durch den Nachweis in der Stuhlkultur geführt. Zur Erhöhung der Sensitivität kann eine speziesspezifische PCR oder 16S-rRNA eingesetzt werden.

Therapie Neben der symptomatischen Behandlung (Rehydratation, Flüssigkeits- und Elektrolyterhalt) wird eine antiinfektive Therapie nur bei schwerem, lang anhaltendem Verlauf (> 1 Woche) durchgeführt. Eine Behandlungsindikation stellt die Erkrankung von jungen Säuglingen oder Kindern mit beeinträchtigter Immunabwehr dar. Makrolide sind die Antiinfektiva der 1. Wahl. Azithromycin wird meist über 3 Tage in einer Dosis von 10 mg/kg KG/Tag mit 1 ED verabreicht, wobei auch die Einzelgabe von 30 mg/kg KG/Tag als sehr effektiv gilt. Bei einer Sepsis werden Meropenem, Gentamicin, Clindamycin und Cephalosporine der Gruppe 3 eingesetzt.

Prävention Eine Impfung steht nicht zur Verfügung. Die wichtigsten präventiven Maßnahmen sind konsequente Küchenhygiene und Sorgfalt bei der Speisenzubereitung. Erkrankte Personen werden isoliert. Es besteht Meldepflicht (IfSG).

10.3.8 Candidiasis und andere Pilzerkrankungen

Pilze lassen sich systematisch einteilen in Dermatophyten, Hefepilze und Schimmelpilze. Hinsichtlich der klinischen Manifestation spricht man von lokalen und oberflächlichen Mykosen sowie systemischen Mykosen. Dermatophyten, Hefepilze und Schimmelpilze werden auch als DHS-System zusammengefasst. Nahezu drei Viertel aller Pilzinfektionen werden durch Dermatophyten (Epidermophyton, Microsporum, Trichophyten) hervorgerufen. Etwa 20 % entfallen auf Hefepilze. Hier sind insbesondere *Candida, Cryptococcus* und *Pityrosporum* zu nennen. Bei den Schimmelpilzen (etwas 5 % der Infektionen) sind vor allem *Aspergillus* und *Mucor* wichtige Vertreter. Pilzinfektionen kommen in Deutschland durch folgende Spezies vor: *Aspergillus* spp., *Candida* spp., Kryptokokken, *Mucor* spp., *Pseudallerischia* bzw. *Scedosporium.*

Candidiasis

Am häufigsten kommen *Candida*-Infektionen der Schleimhäute, überwiegend durch *C. albicans* verursacht, vor. Unter den Erregern invasiver Infektionen ist *C. albicans* mit 50–70 % am häufigsten, gefolgt von *C. parapsilosis, C. glabrata* und *C. tropicalis.* Wesentlich für die Abwehr von Haut- und Schleimhautinfektionen sind Mechanismen der erworbenen zellulären Immunität. *Candida*-Infektionen werden vorzugsweise durch Phagozytose abgewehrt. Störungen der erworbenen zellulären Immunität sowie der Granulozytenfunktion und eine „Unreife" prädisponieren für *Candida*-Infektionen im Allgemeinen. Eine spezifische Inkubationszeit kann nicht angegeben werden.

Man unterscheidet die Candidiasis der Haut von *Candida*-Infektionen der Schleimhäute und inneren Organe.

Klinische Symptome der Hautcandidiasis Die Candidiasis der Haut ist eine typische Infektionskrankheit des Säuglingsalters. In späteren Lebensabschnitten deutet eine solche Infektion auf prädisponierende Faktoren (z. B. Diabetes mellitus, Immundefekte) hin. Neben dem Windelsoor, der konnatalen kutanen Candidiasis sowie der Candidiasis des Genitales kann sehr selten eine chronische mukokutane Candidiasis (CMC) im Rahmen von Autoimmunerkrankungen vorkommen.

Diagnose Die Diagnose der Hautcandidiasis wird klinisch gestellt.

Therapie Es haben sich Miconazol-Zinkoxid-Kombinationspasten bzw. Nystatin-Zinkpasten als effektiv erwiesen.

Candida-Infektionen der Schleimhäute und inneren Organe

Bei den *Candida*-Infektionen der Schleimhäute und inneren Organe unterscheidet man die oropharyngeale Candidiasis sowie eine Candidiasis des Magens und des Darms von einer *Candida*-Sepsis, die überwiegend als nosokomiale Infektion bei Frühgeborenen < 1.000 g, bei Patienten mit hämatologischen Neoplasien und intensivmedizinischen Erkrankungen auftritt und eine hohe Letalität aufweist. Im Prinzip kann eine Candidiasis jedes Organ betreffen und als Endokarditis, Infektion von Larynx und Bronchien, Osteomyelitis sowie Infektionen der Nieren und ableitenden Harnwege, Endophthalmitis und ZNS-Infektionen auftreten. Invasive *Candida*-Infektionen bei hämatologischer Grunderkrankung sind mit folgenden Risikofaktoren assoziiert: protrahierte Granulozytopenie, ZVK, Therapie mit Kortikosteroiden und ggf. Biologika sowie Mukositis und Gabe von Breitspektrum-Antiinfektiva.

Diagnose Die Diagnose bei Schleimhautinfektionen bzw. invasiver *Candida*-Infektion wird neben den typischen klinischen Symptomen durch eine Pilzkultur gestellt.

Therapie ➤ Kap. 10.4.

Prävention Die Prophylaxe schließt Maßnahmen zur Verhütung der direkten oder indirekten Übertragung von *Candida* spp. auf besonders disponierte Patienten ein. Hierzu gehören die Behandlung des vaginalen Hefebefalls am Ende der Schwangerschaft zur Mykoseprophylaxe für das Neugeborene sowie die klinische Überwachung mykosegefährdeter Patienten (Immunsuppression) mit dem Ziel der Frühdiagnostik und Therapie invasiver Candidamykosen. Der Einsatz von systemischen Kortikoiden, Biologika sowie Breitspektrum-Antiinfektiva muss indiziert und begrenzt erfolgen. Interventionen wie ZVK, parenterale Ernährung u. a. bei Patienten mit schweren Grundleiden oder Immunsuppression stellen Risikofaktoren dar. Eine generelle Prophylaxe zur Verhinderung einer systemischen *Candida*-Infektion bei Frühgeborenen kann derzeit nicht empfohlen werden.

Aspergillose

Siehe auch ➤ Kap. 10.2.11.

Aspergillus spp. sind ubiquitär verbreitet. Sie wachsen bevorzugt im Erdreich, in Kompost und anderem organischem Abfall. In Wohnbereichen befinden sie sich häufig an feuchten Wänden, auf Topfpflanzen oder Hydrokulturen sowie im Biomüll. Im Krankenhaus sind vor allem Klimaanlagen, Baustellen, Wasserhähne und Duschköpfe mögliche Habitate von *Aspergillus.* Eine Ansteckung von Mensch zu Mensch ist nicht bekannt. Die übliche Eintrittspforte der < 5 µm großen Konidien („Sporen") ist der Respirationstrakt (inkl. der Nasennebenhöhlen).

Häufigkeit Die wichtigsten klinischen Risikofaktoren für eine invasive *Aspergillus*-Infektion sind eine prolongierte Granulozytopenie (< 500 neutrophile Granulozyten/µl über ≥ 10 Tage) sowie funktionelle Defekte von Granulozyten und Makrophagen.

Neben der invasiven Aspergillose werden unter dem Begriff chronische pulmonale Aspergillose verschiedene Erkrankungen zusammengefasst, die bei nicht abwehrgeschwächten Patienten auftreten können. Klinische Formen sind die chronische kavitäre pulmonale Aspergillose, herdförmige noduläre Manifestationen und singuläre Aspergillome.

Kryptokokkose (europäische Blastomykose)

In Europa erworbene Kryptokokkosen werden meist durch die Hefe *Cryptococcus (C.) neoformans* verursacht, seltener durch *C. gattii.* Von *C. neoformans* liegen mehrere Serotypen vor. Die Hefe ist weltweit verbreitet und kommt hauptsächlich in Vogelfäkalien (Tauben, Papageienarten), in kontaminierter Erde oder Staub vor. Die Übertragung erfolgt durch Inhalation der hitze- und austrocknungsresistenten Erreger. Auch Verletzungsmykosen sind beschrieben worden. Die Inkubationsdauer beträgt bis zu mehreren Wochen.

Klinische Symptome Das klinische Bild tritt überwiegend bei immunsupprimierten Patienten mit T-Zell-Defekten auf. Weniger häufig werden Kryptokokkosen bei Personen mit Organtransplantation oder malignen Tumoren unter Chemotherapie bzw. Langzeit-Steroidmedikation diagnostiziert. Im Primärstadium ist die Infektion häufig inapparent. Mit der hämatogenen Disseminierung (Sekundärstadium) können alle parenchymatösen Organe erreicht werden.

Komplikationen Diese finden sich vor allem im ZNS-Bereich (Meningoenzephalitis, chronische Meningitis).

Diagnostik Es stehen kulturelle (mikroskopischer Direktnachweis bekapselter Hefen im Tusche-Präparat aus Liquorsediment, Urin, Biopsat u. a.), serologische (Antigennachweis im Serum und Liquor) sowie histologische Nachweismethoden zur Verfügung.

Therapie Bei einer disseminierten und zerebralen Kryptokokkose wird eine Kombinationstherapie mit Amphotericin B (ggf. als liposomale Formulierung) und 5-Flucytosin empfohlen. Die Therapie wird bis zur Sterilisierung des Liquors durchgeführt. Sodann erfolgt eine Konsolidierungstherapie mit Fluconazol für mindestens 8 Wochen. Kann Amphotericin B nicht verordnet werden, so bietet sich die Kombination von Fluconazol mit 5-Flucytosin an. Bei Personen mit Immunsuppression muss eine langfristige Rezidivprophylaxe diskutiert werden. Die Lungenkryptokokkose braucht bei intakter Immunabwehr und milder Klinik nicht zwingend behandelt zu werden.

Prävention Eine spezifische Prävention ist nicht möglich. Immunsupprimierten Patienten wird empfohlen, Streuquellen zu meiden.

Aktinomykosen

Aktinomykosen werden durch *Actinomyces*-Arten *(A. israelii, A. gerencseriae)* hervorgerufen. Bislang wurden 25 verschiedene *Actinomyces* spp. identifiziert. Viele davon sind Bestandteil der Schleimhautflora. Eine Differenzierung zwischen Infektion und Kolonisation ist daher keineswegs einfach. Alle Aktinomykosen, mit Ausnahme der nach Menschenbiss oder Faustschlagverletzungen entstandenen kutanen Formen, sind endogene Infektionskrankheiten, die nicht ansteckend und sporadisch weltweit verbreitet sind. Risikofaktoren sind Immundefizienz, Diabetes mellitus, Immunsuppression und Alkoholismus.

Häufigkeit Die Inzidenz wird auf 1 : 40.000–80.000 bei deutlicher Männerwendigkeit geschätzt. Der Altersgipfel der Erkrankung liegt bei Männern zwischen dem 20. und 40., bei Frauen zwischen dem 10. und 30. Lebensjahr.

Klinische Symptome Klinisch sind drei Formen hervorzuheben:

- **Zervikofaziale Form:** Hierauf entfallen ca. 50–95 % der Aktinomykosen. Meist liegt ein odontogener Abszess oder eine Mundbodenphlegmone vor, aus der sich dann gangartig der Herd mit zentraler Eiteransammlung weiter ausbreitet, mit brettharten, schmerzarmen Infiltraten und multiplen Einschmelzungen in der Peripherie.
- **Thorakale Form:** Hier findet sich typischerweise ein Mediastinaltumor oder ein bronchopneumonisches Infiltrat, das im Röntgenbild eine Tbc oder ein Bronchialkarzinom vortäuschen kann.
- **Abdominale Form:** selten. Es manifestiert sich ein langsam wachsender Tumor vor allem in der Ileozökalregion, der kaum von malignen Prozessen unterschieden werden kann.

Alle Aktinomykoseformen können unbehandelt *per continuitatem* auf umgehende Strukturen übergreifen.

Diagnose Die Diagnose wird durch den Nachweis und die Identifizierung der Erreger im bakteriologischen Labor gestellt (spezifische Anfrage).

Therapie Aktinomykosen müssen sehr lange (4–12 Monate) mit Penicillin oder Kombinationen behandelt werden.

10.3.9 Chlamydien

Chlamydien sind obligat intrazelluläre Bakterien, die extrazellulär als infektiöse, aber metabolisch inaktive Elementarkörperchen vorkommen können. Intrazellulär spricht man von aktiven Retikularkörperchen. Aus Retikularkörperchen entstehen inaktive Elementarkörperchen, die unter Zerstörung der Wirtszelle freigesetzt werden. Die früher übliche Einteilung der Familie Chlamydiacae in die Gattungen *Chlamydia* und *Chlamydophila* wurde aufgegeben. Klinisch bedeutsam sind *C. trachomatis, C. suis, C. psittaci, C. abortus* sowie *C. pneumoniae* u. a. Im Folgenden werden *Chlamydia-trachomatis-*, *Chlamydia-pneumoniae-* sowie *Chlamydia-abortus*-Infektionen besprochen.

Chlamydia-trachomatis-Infektionen

Chlamydia-trachomatis-Infektionen führen zu einem Trachom, einer Konjunktivitis oder zu respiratorischen bzw. urogenitalen Infektionen sowie dem Lymphogranuloma venereum.

Trachom

Erreger Das Trachom wird durch *Chlamydia trachomatis* der Serogruppen A, B, Ba und C hervorgerufen. Hierbei handelt es sich um eine häufig aus Afrika, dem Mittleren Osten, Südamerika und Asien importierte Keratokonjunktivitis mit typischer follikulärer Hypertrophie an der Innenseite des Oberlids. Chronische oder rekurrierende Verläufe sind möglich. Kompliziert wird die Infektion durch Hornhautnarben. Die Inkubationszeit beträgt 7–14 Tage. Der Erregernachweis erfolgt durch Konjunktivalabstrich.

Therapie Azithromycin (20 mg/kg KG/Tag p. o. in 1 ED), alternativ Lokalbehandlung mit Tetrazyklinsalbe.

Prävention Verbesserung der Hygiene. Für das Trachom besteht Meldepflicht (IfSG).

Chlamydien-Konjunktivitis

Erreger *Chlamydia trachomatis* der Serogruppen B sowie D–K. Das Krankheitsbild tritt am häufigsten bei Neugeborenen auf, die sich im Geburtskanal infizieren. Bei älteren Kindern und Erwachsenen steht die sog. Schwimmbadkonjunktivitis im Vordergrund. Daneben besteht ein Zusammenhang mit sexuellen Aktivitäten. Die Inkubationszeit beträgt 5–14 Tage.

Diagnose Die Diagnose erfolgt durch Konjunktivalabstrich.

Therapie Bei Kindern ab 8 Jahren Doxycyclin, Erythromycin oder Erythromycin-Estolat; alternativ Azithromycin. Eine reine lokale Behandlung ist nicht ausreichend.

Prävention Erythromycin-Augensalbe oder Polyvidon-Jodlösung reduzieren das Erkrankungsrisiko. Screening auf *Chlamydia trachomatis* im Rahmen der Mutterschaftsvorsorge. Es besteht Meldepflicht (IfSG).

Respiratorische Infektionen

Erreger Die Infektion wird durch *C. trachomatis* der Serogruppen D–K hervorgerufen. Die Inkubationszeit beträgt 3–19 Wochen. Klinisch gehen *C.-trachomatis*-Infektionen mit Symptomen einer Rhinopharyngitis oder Otitis media, begleitet von einer Lymphadenopathie, einher. Die durch *C. trachomatis* hervorgerufene Pneumonie tritt zwischen der 3. und 19. Lebenswoche auf. Klinisch kann ein stakkatoartiger, pertussiformer Husten imponieren. Es bestehen eine deutliche Eosinophilie des Trachealsekrets sowie eine mäßige Eosinophilie im Blutbild.

Diagnose Die Diagnose wird durch Erregernachweis aus zellhaltigem Rachenabstrich und Sekreten aus den unteren Atemwegen gestellt.

Therapie Mittel der Wahl ist Erythromycin p. o., alternativ Azithromycin. Die Therapiedauer beträgt 14 Tage, bei Azithromycin 3 Tage. Es besteht Meldepflicht (IfSG).

Urogenitale Infektionen

Erreger *C. trachomatis* der Serogruppen B und D–K. Bei sexuell aktiven Jugendlichen wurden urogenitale Infektionen mit *C. trachomatis* von bis zu 13 % im weiblichen Urogenitaltrakt nachgewiesen. Bei Personen > 30 Jahren sinkt die Prävalenz unter 2 %. Infektionen durch *C. trachomatis* gehören zu den am häufigsten sexuell übertragbaren Infektionskrankheiten. Bei präpubertären Kindern können genitale Chlamydien-Infektionen auf sexuellen Missbrauch hinweisen. Das klinische Bild entspricht dem einer Urethritis mit Dysurie und Ausfluss.

Diagnose Die Diagnose wird durch den Erregernachweis aus zellhaltigen Abstrichen vom Urogenitaltrakt und ggf. von laparoskopisch aus der Urethra gewonnenem Sekret gestellt. Serologischen Verfahren kommt keine Bedeutung zu.

Therapie Bei Kindern ab 8 Jahren Doxycyclin für 7–10 Tage p. o., Azithromycin über 3 Tage bzw. alternativ Ofloxacin oder Levofloxacin.

Prävention Verwendung von Kondomen. Urogenitale Infektionen durch *C. trachomatis* sind meldepflichtig (IfSG).

Lymphogranuloma venereum

Hierbei handelt es sich um eine Infektion mit einer indolenten, vesikulären, papulösen oder ulzerösen Primärläsion im Genitalbereich, die nach einigen Tagen ohne Narbenbildung spontan abheilt. Nach einem symptomfreien Intervall von 1–8 Wochen kommt es zu einer schmerzhaften Schwellung, u. a. der Leistenlymphknoten, mit rötlich-livider Verfärbung der darüberliegenden Haut und möglicher Abszedierung sowie allgemeinem Krankheitsgefühl und Fieber.

Erreger Die Infektion wird durch *C. trachomatis* der Serogruppen L1–L3 (am häufigsten L2) hervorgerufen. Der Erreger wird sexuell übertragen. Endemische Regionen sind Asien, Afrika, Südamerika und Teile der Karibik. In Europa werden lokale Ausbrüche vor allem bei HIV-positiven Männern beobachtet. Die Inkubationszeit beträgt 2–12 Tage.

Diagnose Die Diagnose wird durch den Erregernachweis aus einem zellhaltigen Abstrich vom Primärulkus aus der Urethra oder dem Rektum, aus Eiter oder dem Punktionsmaterial befallener Lymphknoten gestellt.

Therapie Doxycyclin, Erythromycin.

Prävention Verwendung von Kondomen. Es besteht Meldepflicht (IfSG).

Chlamydia-pneumoniae-Infektionen

Chlamydia pneumoniae ist weltweit verbreitet. Um die Pubertät herum lässt sich ein steiler Anstieg spezifischer Antikörper mittels seroepidemiologischer Untersuchungen feststellen. Bei Erwachsenen werden mit zunehmendem Alter Seroprävalenzraten von > 80 % erreicht.

Klinische Symptome Der Erreger verursacht im Kindesalter bis zu 11 % der ambulant erworbenen Pneumonien. Reinfektionen können während des gesamten Lebens auftreten. Die Inkubationszeit beträgt 1–4 Wochen.

Klinisch lassen sich Infektionen der oberen Atemwege (Sinusitis, Pharyngitis, Otitis media) sowie der unteren Atemwege (Bronchitis, Pneumonie) beobachten. Die seltenen extrapulmonalen Manifestationen umfassen Meningoenzephalitis, reaktive Arthritis, Myokarditis, Guillain-Barré-Syndrom.

Diagnose Die Diagnose wird typischerweise durch den Erregernachweis aus den unteren Atemwegen (BAL) oder anderen Sekreten gestellt. Trotz Erregernachweises können Antikörper fehlen.

Therapie Doxycyclin, Erythromycin, Roxithromycin. Meldepflichtig sind gehäuft auftretende Infektionen (IfSG).

Chlamydia-psittaci-Infektionen

Erreger *Chlamydia-psittaci*-Infektionen gehören zu den Ornithosen. Die Übertragung der Erreger erfolgt durch den getrockneten Kot oder über Sekrete (Staub) oft asymptomatisch infizierter Vögel. Die Erkrankung ist in Deutschland selten. Die Inkubationszeit beträgt 5–14 Tage (bis zu 40 Tage).

Klinische Symptome Klinisch imponiert ein grippeähnliches Krankheitsbild mit hohem Fieber, starken Muskel- und Kopfschmerzen sowie Meningismuszeichen nach kürzlichem Kontakt mit Vögeln. Bei vielen Patienten entwickelt sich dann eine interstitielle Pneumonie mit trockenem, anhaltendem, nicht produktivem Husten.

Diagnose Antikörper sollten mit einem Mikroimmunfluoreszenztest oder Immunoblot gesucht werden, der Antigene der drei humanpathogenen Chlamydien enthält. Der Erregernachweis wird mit molekularbiologischem Verfahren aus respiratorischen Proben geführt.

Therapie Siehe *Chlamydia pneumoniae*. Es besteht eine Meldepflicht bei Erkrankungen oder Tod (IfSG).

Chlamydia-abortus-Infektionen

Erreger Nach Kontakt schwangerer Frauen mit infizierten lammenden Mutterschafen oder Kühen kann es zu einer schweren fieberhaften Erkrankung mit Plazentitis bis hin zum Abort kommen. Die seltene, durch *Chlamydia abortus* hervorgerufene Zoonose ist potenziell letal. Die Diagnose erfolgt mittels PCR.

Therapie Erythromycin, Clarithromycin, Roxithromycin, Azithromycin. Keine Meldepflicht.

10.3.10 Cholera

Erreger *Vibrio (V.) cholerae* der Serogruppen O1 und O139. Stämme der Serogruppe O139 haben sich seit 1992 von Indien aus verbreitet. Daneben sind *V. vulnificus, V. alginolyticus* und *V. parahaemolyticus* humanpathogen. In Europa werden nur vereinzelte importierte Cholerafälle beobachtet. Hauptinfektionsländer von Reiserückkehrern sind Indien, Pakistan und Thailand. Für normale Reisende ist das Cholerarisiko gering.

Übertragung und Inkubationszeit Die Aufnahme von *V. cholerae* O1 oder O139 erfolgt hauptsächlich über kontaminiertes Trinkwasser oder Nahrungsmittel. Seltener ist die direkte fäkal-orale Übertragung von Mensch zu Mensch zu beobachten. Die Inkubationszeit beträgt wenige Stunden bis 5 Tage, meist 2–3 Tage.

Klinische Symptome Die Symptomatik wird durch die Wirkung eines Exotoxins verursacht, das eine Störung des Elektrolytaustauschs und damit eine sekretorische Diarrhö bewirkt. Die klassische Erkrankung beginnt plötzlich mit Bauchschmerzen, Erbrechen und Durchfall. Die Durchfälle können massiv ausfallen und zu einer ausgeprägten Exsikkose führen. Unbehandelt weist die Cholera eine Letalität von bis zu 60 % auf. Rasante Verläufe mit schwerer Dehydratation und Tod innerhalb einiger Stunden sind möglich.

Diagnostik Die Anamnese und das typische klinische Bild führen zur Diagnose. Mikrobiologisch stehen der direkte Nachweis der beweglichen Erreger im Stuhl oder in Erbrochenem mittels Dunkelfeld- oder Phasenkontrastmikroskopie sowie der kulturelle Nachweis in einem geeigneten Selektivmedium im Vordergrund.

Therapie Die Behandlung ist vorwiegend symptomatisch und hat die Rehydratation sowie den Elektrolytausgleich zum Ziel. Die Gabe von Antiinfektiva (Cotrimoxazol, Ciprofloxacin, Tetrazykline) kann zur Unterstützung erfolgen.

Prävention Expositionsprophylaxe (abgekochtes Wasser, Mineralwasser zum Trinken, Zähneputzen und Geschirrspülen, Meiden von rohen Zubereitungen). Bei Krankheitsverdacht, Erkrankung und Tod an Cholera besteht Meldepflicht (IfSG).

Impfprävention Es stehen ein Totimpfstoff und ein attenuierter Lebendimpfstoff zur Verfügung, die für einige Monate einen partiellen Schutz bieten.

10.3.11 *Clostridium difficile*

Toxinbildende *Clostridium (C.) difficile* sind Auslöser von bis zu 90 % aller antibiotikaassoziierten pseudomembranösen Kolitiden (PMC) bzw. von bis zu 20 % aller Fälle von antibiotikaassoziierten Diarrhöen (AAD). *C. difficile* kann auch bei Kindern über 2 Jahren und Jugendlichen ein Erreger der ambulant erworbenen Diarrhö sein. Entscheidend für die Pathogenität des Erregers ist die Produktion von Toxin B (Zytotoxin). Toxinnegative Isolate sind apathogen.

Häufigkeit, Übertragung und Inkubationszeit Gesunde Neugeborene, Säuglinge und Kleinkinder bis zu 2 Jahren weisen im Stuhl häufig toxinbildende *C. difficile* auf. Neugeborene und Säuglinge erkranken äußerst selten. Die Infektion mit *C. difficile* erfolgt fäkal-oral durch Aufnahme umweltresistenter Sporen. Problematisch ist, dass Sporen von *C. difficile* in der Patientenumgebung (z. B. Hände, Handkontraktflächen, Toilettensitz, Medizinprodukte, Staub) überdauern können. Hauptreservoir im Krankenhaus ist der infizierte Patient mit Diarrhö. Insbesondere Patienten aus dem Bereich der pädiatrischen Hämato-Onkologie und Transplantationsmedizin sowie solche mit zystischer Fibrose weisen ein Risiko für eine *C.-difficile*-Infektion auf. Die Inkubationszeit ist nicht genau bekannt.

Klinische Symptome Das klinische Spektrum der durch *C. difficile* ausgelösten Erkrankung („*Clostridium difficile* associated disorder", CDAD) reicht von der selbstlimitierenden Diarrhö über die behandlungsdürftige Enterokolitis bis zum septischen Multiorganversagen infolge eines toxischen Megakolons oder einer Darmperforation bei

PMC. Risikofaktoren für eine CDAD sind die Anwendung von Breitspektrum-Antiinfektiva (vor allem Clindamycin, Cephalosporine, Amoxicillin/Clavulansäure, Fluorchinolone), lange Krankenhausverweildauer, Kontakt mit Erkrankten oder kontaminierten Oberflächen, unzureichendes Hygienemanagement, zytostatische Therapie, Glukokortikoidtherapie, Fremdkörpergebrauch (Thermometer, Ernährungssonden), Hypogammaglobulinämie, zystische Fibrose, CED, Morbus Hirschsprung und PPI-Therapie.

Diagnose Der Nachweis toxinbildender *C. difficile* sollte ausschließlich beim symptomatischen Patienten (nicht bei Säuglingen) erfolgen. Die Diagnostik erfolgt mittels eines mehrstufigen Verfahrens. Auf einen Suchtest (GDAHEIA) folgt ein ELISA zum Nachweis von Toxin A und B. Zum sicheren Ausschluss einer toxigenen *C.-difficile*-Infektion ist ggf. ein Nukleinsäureapplifikationstest der Toxingene indiziert.

Therapie Bei Kindern ohne schwerwiegende Grundkrankheit ist keine spezifische antiinfektive Therapie erforderlich (Selbstlimitation). Ein positiver Testnachweis ist an sich keine Behandlungsindikation. Als auslösend angesehene Antiinfektiva, die aus anderen Gründen nicht zwingend indiziert sind, sollten abgesetzt werden. Mittel der Wahl zur Behandlung einer CDAD ist Metronidazol (30 mg/kg KG/Tag p. o. in 3 ED). Bei Patienten mit schwerer Grunderkrankung oder stark ausgeprägter klinischer Symptomatik ist Vancomycin p. o. indiziert. Die Therapiedauer beträgt 10 Tage. Bis zu 25 % der Patienten erleiden nach einer CDAD ein Rezidiv. Bei Kindern mit schwerer, chronisch rezidivierender CDAD sind experimentell Stuhltransplantationen durchgeführt worden.

Prävention Identifizierung und Kohortierung betroffener Patienten, Verzicht auf rektale Temperaturmessung (Mehrwegthermometer), Einzelzimmer mit eigener Toilette, Verwendung von Einmalhandschuhen, sporozide Umgebungsdesinfektion. Es besteht eine namentliche Meldepflicht schwerer Fälle (IfSG).

10.3.12 Zytomegalievirus (CMV)

Übertragung und Inkubationszeit Das CMV gehört zur Gruppe der Herpesviren und ist speziesspezifisch, sodass beim Menschen nur das humane CMV eine Rolle spielt. CMV wird prä-, peri- und postnatal über infektiöse Körperflüssigkeiten (Speichel, Urin, Genitalsekrete, Muttermilch), Blut und Blutprodukte oder transplantierte Organe übertragen. Die Durchseuchungsrate ist vom Alter und vom Lebensstandard abhängig. Man geht davon aus, dass in Deutschland bis zu 50 % der Erwachsenen seropositiv für CMV sind. Ausgehend von einer Seroprävalenz bei Schwangeren von 40–50 % ist mit 101–278/100.000 Neugeborenen mit bleibenden Schäden infolge einer konnatalen CMV-Infektion zu rechnen (Hochrechnung 2015: 745–2.051 Kinder).

Man unterscheidet:

- Latente CMV-Infektion (Persistenz im Gewebe, nicht im Blut)
- Aktive CMV-Infektion (Symptome, „CMV-Erkrankung“)
- Asymptomatische CMV-Infektion

CMV ist die häufigste Ursache einer konnatalen Infektion. 0,2–0,5 % der Neugeborenen werden pränatal infiziert. Eine CMV-Erstinfektion tritt bei ca. 0,5 % aller Schwangerschaften auf. In 30–50 % der Fälle kommt es dabei auch zur Infektion des Feten. Bei Schwangeren kann es zu einer Reaktivierung einer latenten CMV-Infektion oder zu einer „neuen“ (Re-)Infektion durch einen anderen CMV-Stamm kommen. Es ist somit möglich, dass es auch bei einer zu Beginn der Schwangerschaft CMV-IgG-„positiven“ Schwangeren zu einer erneuten Infektion kommen kann. Die hohe Inzidenz latenter Infektionen führt dazu, dass fetale Infektionen durch Reaktivierung ähnlich häufig sind wie Primärinfektionen.

Die Inkubationszeit einer CMV-Infektion über infektiöse Körpersekrete beträgt 4–8 Wochen. Nach einer Bluttransfusion liegt die Inkubationszeit bei 3–12 Wochen, nach Organtransplantationen kommt es nach 4–8 Wochen zur Infektion. Stillen kann nach ca. 48 Tagen Inkubationszeit zur Infektion führen.

Klinische Symptome Das klinische Bild ist vom Alter und von der Immunitätslage des betroffenen Patienten abhängig. Die meisten CMV-Infektionen verlaufen asymptomatisch. Bei Kindern und Erwachsenen kann sich ein Mononukleose-ähnliches Krankheitsbild mit Fieber, Pharyngitis, generalisierter Lymphadenopathie und Hepatosplenomegalie einstellen.

Bei eingeschränkter Immunität (nach Organtransplantation, T-Zell-Defekt, immunsuppressive Therapie) treten Organmanifestationen wie Retinitis, interstitielle Pneumonie, Enzephalitis, Nephritis, Zystitis, Myokarditis, Pankreatitis, Pharyngitis, Ösophagitis, Kolitis und Hepatitis auf.

Sehr unreife Frühgeborene, die durch Muttermilch, CMV-haltige Blutprodukte oder eine Schmierinfektion infiziert wurden, bieten ein sepsisähnliches Krankheitsbild. Hierbei stehen eine Hepatitis mit Organvergrößerung und erhöhten Transaminasen sowie schwere respiratorische Symptome und hämatologische Komplikationen im Vordergrund (Thrombopenie, Neutropenie).

Eine fetale CMV-Infektion kann zu einem Hydrops fetalis oder Abort führen. In Abhängigkeit vom Gestationsalter lassen sich charakteristische bleibende Schäden ausmachen. Hierbei ist insbesondere das ZNS betroffen. Im 1. Trimenon kann es zu einer ZNS-Atrophie mit Lissenzephalie, im 2. Trimenon mit Schizenzephalie, Balkenmangel, periventrikulären Verkalkungen und Polymikrogyrie, im 3. Trimenon mit okzipitoparietal betonter Leukenzephalopathie, subkortikalen Zysten, ventrikulären Adhäsionen und thalamustriatalen Vaskulopathien kommen. Andererseits bieten nur ca. 25 % aller Feten mit CMV-Infektion sonografische Veränderungen des ZNS. Postnatal weisen ca. 10 % aller Neugeborenen mit intrauteriner CMV-Infektion bei Geburt Symptome auf. Klinische Symptome sind Hepatosplenomegalie, Transaminasenerhöhung, Blutbildungsstörungen, Pneumonie, Kardiomyopathie, Chorioretinitis und Enzephalitis sowie intrauterine Wachstumsretardierung. Die Letalität der symptomatischen konnatalen CMV-Infektionen beträgt 10–15 %.

Bis zu 50 % der Kinder weisen neurologische Defizite bzw. eine progrediente Innenohrschwerhörigkeit auf, die sich auch bei normalem Hörscreening in der Neonatalzeit erst im weiteren Verlauf entwickeln kann. Auch bei Kindern mit einer bei Geburt asymptomatischen CMV-Infektion (ca. 90 %) kann sich in 5–15 % der Fälle eine Innenohrschwerhörigkeit ausbilden. Es wird vermutet, dass bis zu 20 % der behandlungsbedürftigen Hörstörungen auf CMV-Infektionen zurückgehen.

Diagnose Eine aktive CMV-Infektion wird durch den direkten Virusnachweis aus Blut, Liquor, Urin, Speichel- und Rachensekret, Amnionflüssigkeit oder Muttermilch diagnostiziert.

Eine konnatale CMV-Infektion wird durch den Nachweis des Virus im Urin oder Speichel in der 1. bis 3. Lebenswoche diagnostiziert. Ein PCR-Nachweis im Blut ist möglich, aber nicht zuverlässig. Ab der 3. Woche nach der Geburt kann die Diagnose einer konnatalen CMV-Infektion nur noch retrospektiv durch den CMV-DNA-Nachweis in getrocknetem Blut aus der Stoffwechsel-Screeningkarte erfolgen.

Therapie Im Vordergrund der Behandlung einer konnatalen CMV-Infektion steht die Vermeidung einer Innenohrschwerhörigkeit. Die Behandlung mit Valganciclovir wird bei symptomatischer konnataler CMV-Infektion empfohlen (32 mg/kg KG/Tag p. o. in 2 ED). Aus klinischen Studien konnten leichte Vorteile für eine 6-monatige (gegenüber einer 6-wöchentlichen) Behandlung zur Verhinderung von Langzeitkomplikationen (Hörstörung, neurologische Entwicklung) ermittelt werden. Alternativ kann initial für 1–2 Wochen Ganciclovir (12 mg/kg KG/Tag i. v. in 2 ED) verabreicht werden. Beide Substanzen sind für Neugeborene nicht zugelassen.

Eine neue Leitlinie hierzu ist in Vorbereitung:
S2k-Leitlinie Diagnostisches und therapeutisches Management der CMV-Primär- und CMV-Nichtprimärinfektion bei Schwangeren und der Folgen von CMV-Infektionen bei Neugeborenen und Kindern; https://register.awmf.org/de/leitlinien/detail/093-003

Die Behandlung erfolgt off-label. Bei immunsupprimierten Patienten mit symptomatischer CMV-Infektion (Meningoenzephalitis, Pneumonie, Hepatitis, Ösophagitis, Kolitis) ist eine Therapie mit Ganciclovir oder Valganciclovir indiziert.

Prävention Expositionsprophylaxe: Das Risiko einer CMV-Konversion in der Schwangerschaft beträgt in Deutschland ca. 0,5 %. Wichtigste Ansteckungsquelle sind Urin und Speichel von asymptomatisch erkrankten Kindern. Während eine laktogene CMV-Infektion bei reifen und fast reifen Neugeborenen fast immer asymptomatisch verläuft, kann es bei sehr unreifen Frühgeborenen (< 32 SSW) zu einer symptomatischen Infektion kommen. Das Pasteurisieren einer etwaigen CMV-haltigen Muttermilch zur Verabreichung an sehr unreife Frühgeborene wird kontrovers beurteilt.

10.3.13 Dermatophytosen

Tinea capitis, Tinea corporis, Tinea pedis, Tinea unguium

Unter Dermatophytosen (Tinea, Haut- und Ringflechte) werden Infektionen der Haut und der Hautanhangsgebilde zusammengefasst.

Erreger Dermatophyten, obligat pathogene Fadenpilze (Hyphomyzeten), die direkt oder indirekt übertragen werden können. ➤ Tab. 10.34 gibt einen Überblick über klinische und epidemiologische Charakteristika wichtiger Dermatophyten.

Übertragung und Inkubationszeit Die Übertragung erfolgt am häufigsten vom symptomatisch oder asymptomatisch infizierten Felltier (Kaninchen, Meerschweinchen, Katzen) bzw. direkt von Kind zu Kind („Mensch zu Mensch“).

Tab. 10.34 Klinische und mikrobiologische Charakteristika von wichtigen Dermatophyten (Auswahl)

Art	Bevorzugter Wirt	Geografische Verbreitung	Erkrankung
Microsporum audouinii	Mensch	weltweit, besonders Afrika	Tinea capitis (Ektothrix-Typ), selten bei Kindern
Microsporum canis	Katze, Hund	weltweit, besonders Südeuropa, Nordafrika	Tinea capitis (ektotrich), Tinea corporis bei Kindern
Nannizzia gypsea	Erdreich	weltweit	selten: Tinea capitis (ektotrich), Tinea corporis
Trichophyton tonsurans	Mensch	weltweit	häufiger: Tinea capitis (Endothrix-Typ), Tinea-corporis-Erreger (Ringkampf, „Mattenpilz“)
Trichophyton mentagrophytes	Mensch, Nagetiere, Katzen, selten Hunde	weltweit	häufiger Dermatophytose-Erreger, Tinea pedis, Tinea corporis, cruris, unguium und Tinea capitis (ektotrich)
Trichophyton interdigitale	Mensch	weltweit	Tinea unguium, Tinea pedis
Trichophyton benhamiae	Meerschweinchen, andere Nagetiere	weltweit	starke Entzündungen, Tinea capitis, Tinea facei, Tinea corporis
Trichophyton verrucosum	Kälber	weltweit	Tinea capitis (ektotrich), Tinea corporis
Trichophyton rubrum	Mensch	weltweit	Tinea pedis, unguium und corporis
Epidermophyton floccosum	Mensch	weltweit	Tinea pedis, cruris, nie Tinea capitis

Dermatophytosen der freien Haut und Tinea capitis

Diese Krankheitsbilder entstehen durch Ausbreitung der Dermatophyten entlang der Haarfollikel in die Subkutis. Man unterscheidet ein ektotriches Wachstum, bei dem die Pilze das Haar von außen durchdringen und den Haarkortex umklammern, von einem endotrichen Wachstum, bei dem die gesamte Haarmedulla durchsetzt ist. Die oberflächliche Dermatophytose ist durch einzelne oder mehrere rundliche Plaques mit einzelnen Vesikeln oder follikulären Papeln gekennzeichnet. Die Erscheinungen jucken stark. Es besteht ein reversibler Haarausfall.

Bei den tiefen Dermatophytosen (Tinea profunda) unterscheidet man entzündliche tiefe Dermatophytosen von nichtentzündlichen tiefen Dermatophytosen.

Bei der häufigen Tinea pedis (Prävalenz > 10 %) kommt es zur interdigitalen Mazeration und/oder diffusen plantaren Schuppung, die nur selten mit Vesikeln einhergeht. Häufig ist bei der Tinea pedis der Nagel befallen (Tinea unguium oder Bronchomykose). Die Symptomatik reicht von gelblichen Verfärbungen bis hin zum Zerfall der Nagelplatte.

Diagnose Mittels Wood-Lampe bei 365 nm: Innerhalb der befallenen Läsion zeigt sich eine hellgrüne bzw. schwachgrüne Fluoreszenz. Daneben kommen die Mikroskopie sowie der kulturelle Nachweis der Dermatophyten zum Einsatz.

Therapie Man unterscheidet die topische von der systemischen Therapie. Topisch kommen Metronidazolderivate wie Clotrimazol, Econazol, Isoconazol, Bifonazol, Sertaconazol und Oxiconazol zum Einsatz. Systemisch ist Griseofulvin (20 mg/kg KG/Tag für 8–12 Wochen) Mittel der Wahl. Eine Meldepflicht besteht nicht.

10.3.14 Diphtherie

Erreger und Pathogenese Die Diphtherie wird durch *Corynebacterium (C.) diphtheriae* hervorgerufen. Es lassen sich vier Biotypen unterscheiden: gravis, mitis, belfanti und intermedius. Der pathogenetische Faktor ist die Bildung des Diphtherietoxins (Exotoxin), das nach Integrieren eines Bakteriophagen mit dem Diphtherietoxin-Gen *DTX* in der Bakterienzelle gebildet wird. Neben *C. diphtheriae* können *C. ulcerans* (Rachendiphtherie, Hautdiphtherie) und *C. pseudotuberculosis* (beide kommen bei Haus- und Nutztieren vor) Diphtherietoxin produzieren und diphtherieähnliche Symptome verursachen. *C.-diphtheriae*-Stämme ohne Toxinbildung sind apathogen.

Erregerreservoir für *C. diphtheriae* ist der Mensch. Diphtheriefälle werden weltweit beobachtet. In westlichen Industrieländern ist die Zahl der Erkrankungen erheblich zurückgegangen. Dies ist nicht allein durch die Impfung zu erklären. In Deutschland werden importierte Erkrankungsfälle beobachtet.

Übertragung und Inkubationszeit Infektionsquelle sind Erkrankte und Keimträger. Die Übertragung erfolgt aerogen bei „Face-to-Face"-Kontakt oder durch Tröpfcheninfektion. Das Übertragungsrisiko durch Erkrankte ist höher als durch gesunde Keimträger. Die Inkubationszeit beträgt 2–5 Tage, gelegentlich länger.

Klinische Symptome Häufigste Manifestationsform der Diphtherie ist die Rachendiphtherie mit Entzündung in der Tonsillopharyngealregion. Auch Kehlkopf, Nase oder Tracheobronchialbaum können betroffen sein. Es bestehen hohes Fieber, Halsschmerzen und Schluckbeschwerden. Später kommen Stridor sowie Gaumensegellähmung und Lymphknotenschwellungen hinzu. Die Letalität der Diphtherie liegt bei 5–10 %; unter ungünstigen Verhältnissen kann sie bei Säuglingen und Kleinkindern sowie Erwachsenen auf 25–40 % steigen. Todesursache ist meistens eine Atemwegsobstruktion oder ein Herzversagen infolge einer Myokarditis.

Diagnose Wegweisend ist der klinische Befund. Der Erregernachweis (PCR) sollte aus Abstrichen der verdächtigen Läsion angestrebt werden. Erkrankte Personen erhalten sofort Antitoxin zur Toxinneutralisation in Kombination mit einer antiinfektiven Therapie (Penicillin, Erythromycin) über 14 Tage.

Prävention Es steht eine Impfprävention zur Verfügung. Die Diphtherie-Impfung ist als Standardimpfung für alle Säuglinge, Kinder, Jugendlichen und Erwachsenen in Deutschland von der STIKO empfohlen (➤ Abb. 10.17). Darüber hinaus bestehen Indikationen für zugereiste Personen. Krankheitsverdacht, Erkrankung und Tod sind meldepflichtig.

10.3.15 EBV-Infektionen

Das Epstein-Barr-Virus (EBV) gehört zur Familie der Herpesviren. Es lassen sich zwei genetisch unterscheidbare Typen (EBV 1 und EBV 2) unterscheiden. EBV infiziert primär lymphoepitheliales Gewebe im Rachenraum mit Freisetzung von infektiösen EBV-Partikeln („lytische Infektion"). Von hier aus gelangen infizierte B-Lymphozyten als Gedächtnis-B-Zellen in den Blutkreislauf.

Übertragung und Inkubationszeit Das Erregerreservoir für EBV ist nur der Mensch. Die Übertragung erfolgt i. d. R. als Schmierinfektion über Speichel („kissing disease") sowie durch ungeschützten Geschlechtsverkehr. Weitere Infektionsquellen sind infizierte Zellen in der Organ- oder Stammzelltransplantation. Es besteht ein Erkrankungsgipfel im Adoleszentenalter (15–19 Jahre). Spätestens ab dem 30. Lebensjahr liegt die Durchseuchungsrate bei 90 %. Die Ausscheidung von infektiösem EBV im Speichel kann nach Verschwinden der Krankheitssymptome auch bei Immungesunden für Monate bis Jahre persistieren und periodisch wieder auftreten. Die Inkubationszeit schwankt zwischen 10 und 50 Tagen.

Klinische Symptome Bei Kleinkindern verläuft die Primärinfektion mit EBV meist asymptomatisch oder unspezifisch. Ältere Kinder, Jugendliche und Erwachsene bieten das Bild der „akuten infektiösen Mononukleose" (AIM; Syn. Pfeiffersches Drüsenfieber) mit hohem Fieber, exsudativer Angina tonsillaris, Pharyngitis,

Lymphadenopathie, Abgeschlagenheit und Splenomegalie. Komplikationen können alle Organsysteme betreffen, insbesondere aber das Immunsystem sowie das hämatopoetische System.

Bei Kindern mit angeborenem oder erworbenem Immundefekt (z. B. HIV-Infektion, Therapie mit Immunsuppressiva) kann eine EBV-Primärinfektion oder EBV-Reaktivierung zu schweren, häufig letalen lymphoproliferativen Krankheitsbildern („lymphoproliferative disease“, LPD) bis hin zu malignen B-Zell-Lymphomen führen. Bei EBV-assoziierten Komplikationen nach Transplantation von soliden Organen oder hämatopoetischen Stammzellen spricht man von einer „posttransplant lymphoproliferative disorder“ (PTLD). Verschiedene Malignome (Burkitt-, Hodgkin-, T-/NK-Zell-Lymphome, Nasopharynx-, Magenkarzinome sowie Leiomyosarkome) sind mit EBV assoziiert. Weltweit ist das EBV für ca. 2 % aller Krebserkrankungen verantwortlich.

Diagnose Die AIM zeigt ein typisches klinisches Bild und lässt sich meistens ohne weitere Laboruntersuchungen diagnostizieren. Das Blutbild weist vermehrt atypische, reaktive Lymphozyten auf. ➤ Tab. 10.35 fasst typische AK-Muster für verschiedene Infektionsstadien zusammen.

Therapie Eine antivirale Therapie existiert nicht. Im Wesentlichen wird symptomatisch behandelt.

10.3.16 Enteroviren

Enteroviren inkl. Coxsackie-, Echo- und Polioviren sind kleine, hüllenlose RNA-Viren innerhalb der Familie *Picorna viridae.* Zur Gruppe der Coxsackie-A-Viren zählen 22, zur Gruppe der Coxsackie-B-Viren 6 und zur Gruppe der Echoviren 28 Serotypen. Humane Enteroviren werden genotypisch in die Gruppen A, B, C und D eingeteilt.

Häufigkeit, Übertragung und Inkubationszeit Enteroviren kommen weltweit vor. Typischerweise liegt der Häufigkeitsgipfel der Erkrankung in den Sommermonaten. Die Übertragung erfolgt fäkal-oral durch Kranke und Rekonvaleszente. Auch gesunde Virusausscheider oder kontaminierte Nahrung kann zur Infektion führen. Enteroviren werden nach Infektion von immunkompetenten Personen etwa 4–6 Wochen im Stuhl ausgeschieden. Die Inkubationszeit ist variabel und beträgt 2–35 Tage.

Tab. 10.36 Enterovirus-assoziierte Erkrankungen

Erkrankung	Erreger
Herpangina	CV-A2, A4, A5, A6, A8, A10
Hand-Fuß-Mund-Krankheit	CV-A6, A16, A10, EV-A71
Polymorphe Exantheme	E-4, E 9, E-16, CV-A16, A9, B5
Hämorrhagische Konjunktivitis	EV-D70, CV-A24
Bornholm-Erkrankung (Myositis epidemica)	CV-B1–B6, E-6, E-9
Myokarditis, Perikarditis	CV-B1–B5, CV-A4, A9, E-6, E-9
Meningitis/Enzephalitis	E-30, E-4, E-6, E-7, E-11, E-9, E-18, E-25, EV-A71, CV-A6, A7, A9, A10, CV-B1-B5
Muskellähmungen	CV-A2, A4, E6, E-11, E-30, EV-A71
Ataxie	CV-A4, A7, A9, E9
„Neugeborenensepsis"	CV-B1–B5, E-9, E-11

CV = Coxsackieviren, **E** = Echoviren (Enteric Cytopathic Human Orphan), **EV** = Enteroviren

Klinische Symptome Das klinische Bild ist vielgestaltig. ➤ Tab. 10.36 fasst typische Krankheitsbilder und die assoziierten Enteroviren zusammen. Komplikationen sind schwere Krankheitsmanifestationen mit Pneumonie, Myokarditis, Hepatitis und Meningoenzephalitis sowie bei Neugeborenen das „Bild einer Sepsis“. Bei Patienten mit Immundefekten wurden chronisch persistierende Infektionen beschrieben.

Diagnose und Therapie Die Diagnosestellung erfolgt durch Nukleinsäureamplifikation, Virusisolierung oder in Ausnahmefällen mittels Serologie. Eine spezifische Therapie steht nicht zur Verfügung.

Prävention Impfstoffe gegen Enteroviren befinden sich in der Vorbereitung.

10.3.17 Frühsommer-Meningoenzephalitis (FSME)

Der Erreger der Frühsommer-Meningoenzephalitis (FSME) ist ein RNA-Virus, das zur Gattung der Flaviviren (etwa 70 Viren) innerhalb der Familie der Flaviviridae gehört. Neben dem Japanischen-Enzephalitis-Virus ist das FSME-Virus ein wichtiger und häufiger

Tab. 10.35 EBV-Antikörpermuster bei verschiedenen Infektionssituationen

	anti-VCA-IgM	anti-VCA-IgG	anti-EA-IgG	anti-EBNA1-IgG
Keine frühere EBV-Infektion	–	–	–	–
Frische EBV-Primärinfektion/AIM	+	+	+	–
Länger zurückliegende EBV-Primärinfektion	–	+	–	+
EBV-Reaktivierung	+/–	++	++	–/+
Chronische aktive EBV-Infektion	+/–	+++	+++	–/+

VCA: „virus capsid antigen"; EA: „early antigen"; EBNA1: „EBV nuclear antigen 1"; AIM = akute infektiöse Mononukleose

Erreger, der durch Arthropoden übertragen wird (➤ Kap. 10.3.4). Im angloamerikanischen Sprachraum wird von „tick-borne encephalitis" (TBE) gesprochen. Bei der FSME werden ein europäischer, ein zentralsibirischer und ein fernöstlicher Subtyp unterschieden (Differenzierung nach Oberflächenprotein E). Das Virus zirkuliert in Naturherden zwischen Zecken und Kleinsäugern. Kleinsäugetiere erkranken selbst nicht, dienen aber der Virusvermehrung und als Virusreservoir. Infizierte Larven, Nymphen oder adulte Zecken können sich infizieren. Wichtigster Überträger für die Verbreitung des westlichen Subtyps der FSME ist *Ixodes ricinus* (Gemeiner Holzbock).

Häufigkeit, Übertragung und Inkubationszeit Die FSME kommt vor allem in Russland, den baltischen Ländern, Osteuropa, dem Balkan sowie in Skandinavien vor. In Deutschland werden gegenwertig 200–400 Erkrankungen jährlich gemeldet. Die FSME kommt in Süddeutschland vor. Das Robert Koch-Institut (RKI) veröffentlicht jährlich aktuelle Karten, die Landkreise als Risikogebiete ausweisen. Die Inkubationszeit beträgt 1–3 Wochen. Das Risiko für nichtimmune Personen, nach Zeckenstich in einem Hochrisikogebiet zu erkranken, wird mit 1 : 600–2.000 angegeben.

Klinische Symptome Nach erfolgter Infektion treten etwa 3–14 Tage später bei 10–30 % der Infizierten Krankheitserscheinungen auf. Der Krankheitsverlauf ist häufig biphasisch. Es kommt zunächst zu grippeähnlichen Symptomen mit mäßigem Fieber, Kopfschmerzen, Schwindel und nach etwa 1 Woche (bis zu 20 Tagen) dann bei 6–10 % (bis 30 %) zu zentralnervösen Symptomen. Diese sind neben hohem Fieber Kopfschmerzen, Schwächegefühl, Apathie bis Koma und tonisch-klonische Krampfanfälle. Bei Kleinkindern steht die Meningitisverlaufsform im Vordergrund, bei Erwachsenen die Meningoradikulitis. Im Kindesalter verläuft die FSME meistens unkompliziert, während bei Erwachsenen auch schwere Verläufe mit Todesfällen beschrieben sind.

Diagnose Spezifische FSME-AK vom IgM- und IgG-Typ führen zur Diagnose. Ferner ist im Liquor die Befundkonstellation einer aseptischen Meningitis festzustellen.

Therapie Eine spezifische Behandlung ist nicht möglich.

Prävention
- Expositionsprophylaxe: ggf. Meidung von Risikogebieten, angepasstes Freizeitverhalten im Wald, schützende Kleidung und Repellents.
- Impfung: Sowohl für Kinder als auch für Erwachsene stehen Impfstoffe zur Verfügung.

Für den direkten und indirekten Nachweis des FSME-Virus besteht eine Meldepflicht (IfSG).

10

10.3.18 Gelbfieber

Gelbfieber wird durch das Gelbfiebervirus (Familie *Flaviviridae*) hervorgerufen.

Häufigkeit, Übertragung und Inkubationszeit Gelbfieber kommt im tropischen Afrika (10° südlicher bis 15° nördlicher Breite), im tropischen Mittel- und Südamerika (40° südlicher bis 20° nördlicher Breite) vor. In Südamerika sind vor allem Bolivien, Brasilien, Ecuador, Kolumbien, Peru sowie Gebiete in Argentinien und Paraguay betroffen. In Afrika ist vor allem die Elfenbeinküste mit Gelbfieberfällen aufgefallen. Als Erregerreservoir fungieren Affen oder infizierte Menschen. Die Übertragung erfolgt über Stechmücken (s. Arboviren ➤ Kap. 10.3.4).

Es sind drei Übertragungszyklen zu unterscheiden:
- Sylvatischer Zyklus (Busch- und Dschungelgelbfieber): Es sind vor allem Affen infiziert, Menschen seltener.
- Urbaner Zyklus (urbanes Gelbfieber): Infizierte Mücken und als Infektionsquelle dienende Menschen unterhalten den Zyklus.
- Intermediärer Zyklus: Verbindung der beiden oben genannten Zyklen.

Die Inkubationszeit beträgt 3–6 Tage.

Klinische Symptome Der klinische Verlauf ist heterogen. Es können asymptomatische Verläufe vorkommen. Typischerweise bestehen 2 Phasen. Nach akutem Beginn mit Fieber, Schüttelfrost, Kopfschmerzen, Übelkeit und Erbrechen kommt es nach 3–4 Tagen zu einem Rückgang der Symptome, der bei der Mehrzahl der Patienten in die Genesung mündet. Bei etwa 15 % der Erkrankten schließt sich die sog. toxische Phase mit erneutem Fieberanstieg und Blutungen in Organe und Haut an. Charakteristisch sind Organschäden (Leber, Nieren), die zu einem Ikterus und Störungen der Nierenfunktion führen. Ferner können ZNS-Symptome u. a. mit Krampfanfällen, Tremor und Sprachstörungen auftreten. Die Letalität liegt bei 10–20 % insgesamt; in der toxischen Phase kann sie bis zu 50–70 % erreichen.

Diagnose Die RT-PCR ist heute die Methode der Wahl. Sie ist bereits am ersten Krankheitstag positiv.

Therapie Eine spezifische Therapie steht nicht zur Verfügung. Im Vordergrund steht eine symptomatische bzw. intensivmedizinische Behandlung.

Prävention Es steht ein Gelbfieberimpfstoff zur Verfügung, der für Reisende in Gelbfieberinfektionsgebiete vorgeschrieben ist. Bei Krankheitsverdacht, Erkrankung und Tod besteht eine Meldepflicht (IfSG).

10.3.19 Giardiasis

Die Giardiasis ist eine durch *Giardia intestinalis* (Geißeltierchen, Genotyp A und B) hervorgerufene Erkrankung des Menschen. Im Gegensatz zu *Entamoeba histolytica* ist *Giardia intestinalis* nicht invasiv: Die Schleimhautzellen werden nicht zerstört. Asymptomatisch Infizierte können monatelang Zysten von *Giardia intestinalis* ausscheiden. *Giardia* ist ein möglicher Erreger der Reisediarrhö. In gemäßigten Zonen sind bis zu 25 % der Kinder und 10 % der Erwachsenen durchseucht.

Klinische Symptome Die Symptome einer Giardiasis (Lamblienruhr) sind Durchfall, Blähungen und selten auch Fieber. Es wird diskutiert, ob eine Giardien-Infektion mit gastrointestinalen

Funktionsstörungen (Reizdarmsyndrom, Nahrungsmittelunverträglichkeit) in Zusammenhang steht.

Diagnose Die Diagnose wird durch den Nachweis von Trophozoiten oder Zysten im Stuhl gestellt oder erfolgt ggf. mittels Biopsien. Ferner ist ein *Giardia*-Antigennachweis im Stuhl mittels ELISA oder PCR möglich.

Therapie Metronidazol, Albendazol, Mebendazol. In Deutschland besteht eine Meldepflicht für Infektionen durch *Giardia intestinalis* (IfSG).

10.3.20 Gonokokken-Infektion

Gonokokken sind ausschließlich humanpathogen. Die Infektion erfolgt über direkten Kontakt von Schleimhäuten mit Exsudaten infizierter Schleimhäute, also bei ungeschütztem analem, oralem oder vaginalem Geschlechtsverkehr sowie peripartal/-natal von der Mutter auf das Neugeborene. Nach Schätzung der WHO treten jährlich zwischen 80 und 100 Mio. Neuerkrankungen auf. Nach den Chlamydien sind Gonokokken in Europa die zweihäufigste Ursache bakterieller STI. Die Inkubationszeit beträgt 2–7 Tage, bei perinataler Infektion 2 Tage bis 3 Wochen.

Klinische Symptome

- **Neugeborene:** Initialsymptom ist die Ophthalmia neonatorum (Gonoblennorrhö). Hierbei kommt es in den ersten Lebenstagen zu einer Lidschwellung (uni- oder bilateral) mit exsudativer Chemosis, woraus sich eine mukopurulente, blutige Konjunktivitis entwickeln kann. Komplikationen sind Ulzerationen der Hornhaut mit beidseitiger Erblindung. Weitere seltene Manifestationen bei Neugeborenen sind Bakteriämie, septische Arthritis (Pseudolähmung!), Endokarditis, Meningitis sowie Skalpabszesse.
- **Kinder, Adoleszente und Erwachsene:** Gonokokken verursachen vor allem lokale Entzündungen der Schleimhäute, bevorzugt des Urogenitalsystems, oder der Darm-, Mund- und Rachen- sowie Augenschleimhäute. Bei Männern ist die häufigste Manifestation eine akute Urethritis mit eitrigem Ausfluss („Tripper"), Erythem der Urethraöffnung und Dysurie. Bei infizierten Frauen werden vermehrter oder veränderter, ggf. eitriger Fluor, Schmerzen im Unterbauch, Dysurie und Zwischenblutungen sowie Menorrhagien gefunden. Als Komplikationen werden bei Frauen entzündliche Beckenbodenerkrankungen und bei Männern Epididymitis und/oder Orchitis beobachtet.

Diagnose *Neisseria gonorrhoeae* wird zunehmend mittels Nukleinsäureamplifikationsverfahren (z. B. PCR) und immer seltener (geringe Sensitivität) mittels Kultur identifiziert.

Therapie Ceftriaxon.

Neugeborene: Die Ophthalmia neonatorum wird über 1 Tag mit Ceftriaxon oder bei Hyperbilirubinämie oder Frühgeburtlichkeit mit Cefotaxim behandelt. Eine zusätzliche lokale antiinfektive Therapie ist nicht indiziert.

Prävention Wegen der relativ selten auftretenden Gonoblennorrhö findet die sog. Credé-Prophylaxe mit Silbernitrat oder Silberacetatlösung keine Verwendung mehr; ggf. kann nach der Geburt eine Erythromycin- oder Tetrazyklinsalbe eingesetzt werden. Eine Meldepflicht ist nach IfSG nicht vorgesehen.

10.3.21 Hämolytisch-urämisches Syndrom

Das hämolytisch-urämische Syndrom (HUS) wird durch besondere darmpathogene *Escherichia-coli*-Bakterien hervorgerufen, die sich anhand ihrer Oberflächenantigene (Lipopolysaccharide [O] und Geißelantigene [H]) identifizieren lassen. Bei den darmpathogenen *E. coli* werden fünf Pathogruppen unterschieden, die in ➤ Tab. 10.37 hinsichtlich ihrer Virulenzmerkmale und Pathomechanismen und den hieraus resultierenden Erkrankungen zusammengefasst sind.

EHEC-Infektionen können bei Patienten aller Altersgruppen vorkommen, es sind jedoch insbesondere Kleinkinder gefährdet. Etwa 5–15 % der Kinder mit EHEC-Infektionen entwickeln ein HUS, das sich etwa 1 Woche (3–12 Tage) nach Beginn des Durchfalls manifestiert. Das HUS zeichnet sich durch eine mikroangiopathische, intravasale Hämolyse mit Erythrozytenfragmentierung, Thrombozytopenie und Nierenfunktionseinschränkung mit Hämaturie und Proteinurie aus.

Bei etwa 60 % der Patienten kommt es zu einer dialysepflichtigen Niereninsuffizienz. 10–30 % der Erkrankungen enden mit terminaler Niereninsuffizienz. Die Letalität liegt bei 1–5 %.

Diagnose Ein spezifischer Nachweis von EPEC kann nur in spezialisierten Laboren erfolgen. EAEC können mittels PCR und EHEC durch mikrobiologische, serologische, biochemische und molekulargenetische Verfahren identifiziert werden.

Therapie Die Therapie ist im Wesentlichen symptomatisch und besteht aus Rehydratation und ggf. Elektrolytsubstitution. Eine antiinfektive Therapie ist nicht sinnvoll.

Prävention Bei allen Formen von durch *E. coli* verursachten enteralen Krankheitsbildern und beim HUS sind strikte Hygienemaßnahmen zur Vermeidung von Kontaktinfektionen notwendig. Der Verzehr von rohem bzw. halbgarem Fleisch und Milchprodukten sowie von ungewaschenem rohem Gemüse stellt ein Risiko für eine Infektion mit EHEC dar. Dies trifft besonders auf prädisponierte Menschen zu (Kinder, Immunsupprimierte, Senioren). Für das EHEC-assoziierte HUS besteht Meldepflicht (IfSG).

10.3.22 *Haemophilus-influenza*-Infektion

Haemophilus-influenzae-Infektionen werden durch ein gramnegatives, oft kokkoides, unbewegliches und sporenloses Stäbchen aus der Familie der Pasteurellaceae hervorgerufen. Es sind bekapselte und unbekapselte Stämme bekannt. Man unterscheidet 6 Serotypen (a–f) und 8 Biotypen (I–VIII). Ein Großteil der invasiven Infektionen wurde vor Einführung der Impfung durch Hib hervorgerufen. Unbekapselte Stämme verursachen häufig Atemwegsinfektionen wie Otitis media, Sinusitis, Konjunktivitis, Bronchopneumonie sowie Exazerbationen einer chronischen Bronchitis.

Tab. 10.37 Virulenzmerkmale und Pathomechanismen von E. coli

E.-coli-Typ	Virulenzmerkmale	Pathogenese	Erkrankungen
Enteropathogene *E. coli* (EPEC) Typische und atypische EPEC Diffus adhärierende *E. coli* (DAEC)	Lokalisierte Adhärenz	Luminale Infektion: Anheftung an die Enterozyten, Ablösung der Mikrovilli und Aktinpolymerisation in den Epithelzellen	Wässrige Durchfälle, vor allem bei Säuglingen und Kleinkindern
Enterotoxinbildende *E. coli* (ETEC)	Adhärenzfaktoren: Fimbrien, CFA = Kolonisations-Faktor-Antigen Hitzelabile (LT) und hitzestabile (ST) Enterotoxine	Kolonisierung des Dünndarmepithels, Flüssigkeits- und Elektrolytverlust durch Enterotoxinwirkung	Wässrige Durchfälle bei Menschen aller Altersgruppen
Enteroinvasive *E. coli* (EIEC)	Epithelzellinvasivität	Zerstörung von Epithelzellen des Kolons, Entzündungsreaktion mit Ulzerationen	Durchfall und Dysenterie bei Menschen aller Altersgruppen
Enteroaggregative *E. coli* (EAEC)	Adhärenzfaktoren: Fimbrien, aggregative Adhärenz Enterotoxine (EAST 1)	Schäden der Darmschleimhaut	Akute und chronische Durchfälle bei Kindern
Enterohämorrhagische *E. coli* (EHEC)	Adhärenzfaktoren: aggregative Fimbrien, Shigatoxine (Stx1, Stx2 und Varianten) EAST 1 (s. EAEC), Enterohämolysin (EHEC-Hämolysin)	Mehrere Virulenzfaktoren: Hämorrhagien, Ödeme in der Lamina propria mucosae, Ischämie der Darmschleimhaut, lokale Entzündungsreaktionen, Endothelschädigung durch Shigatoxine (HUS)	Wässrige, teilweise blutige Durchfälle bei Menschen aller Altersgruppen, hämorrhagische Kolitis, HUS überwiegend bei Kindern

EAST 1 = „enteroaggregative heat-stabile enterotoxin 1"

Häufigkeit, Übertragung, Inkubationszeit *Haemophilus (H.) influenzae* kommt weltweit und ausschließlich beim Menschen vor. Unbekapselte Stämme gehören zur Normalflora des Nasen-Rachen-Raums. Invasive Infektionen kommen besonders bei Säuglingen und Kleinkindern vor. Die Inzidenz betrug vor Einführung der Impfung ca. 23 je 100.000 und Jahr und bei Kindern unter 16 Jahren. Inzwischen ist sie auf < 0,5 je 100.000 und Jahr gesunken. Für Hib beträgt die Inzidenz < 0,05 pro 100.000 und Jahr. Der Häufigkeitsgipfel der Hib-Meningitis liegt in den ersten beiden Lebensjahren, bei der Epiglottitis durch Hib dagegen im 3. bis 4. Lebensjahr. Nach Einführung der Hib-Impfung sind beide Krankheitsbilder nahezu verschwunden. Die Übertragung erfolgt mittels Tröpfcheninfektion oder durch direkten Kontakt von Mensch zu Mensch.

Diagnose Ein kultureller Nachweis ist bei allen Kindern mit V. a. eine invasive Infektion anzustreben.

Therapie Cefotaxim, Ceftriaxon, Cephalosporine der Gruppe 2, Amoxicillin plus Clavulansäure.

Prävention Eine Chemoprophylaxe mit Rifampicin bei Indexpatienten mit einer invasiven Hib-Infektion ist sinnvoll, wenn nicht mit Ceftriaxon oder Cefotaxim behandelt wurde. Nach Kontakt zu einem Patienten mit invasiver Hib-Infektion wird von der STIKO für folgende Personengruppen eine Rifampicin-Prophylaxe empfohlen:

< 1 Monat:	10 mg/kg KG/Tag in 1 ED	4 Tage
1 Monat bis 12 Jahre:	20 mg/kg KG/Tag (max. 600 mg) in 1 ED	4 Tage
> 12 Jahre:	600 mg/Tag in 1 ED	4 Tage

Eine Hib-Impfung steht für Säuglinge ab dem 3. Lebensmonat zur Verfügung. Als vollständig immunisiert gelten Kinder, die bis zum 15. Lebensmonat drei und mehr Impfdosen erhalten haben.

Nach dem IfSG sind Erkrankungsverdacht, die Erkrankung und der Tod an *Haemophilus*-assoziierter Meningitis und Sepsis sowie der direkte Erregernachweis meldepflichtig.

10.3.23 Virales hämorrhagisches Fieber

Unter der Bezeichnung „virales hämorrhagisches Fieber" werden mehrere schwere, infektiöse Fiebererkrankungen zusammengefasst, die mit Blutungen einhergehen und durch Virusinfektionen verursacht werden. Die Erreger des hämorrhagischen Fiebers kommen auf allen Kontinenten (außer der Antarktis) vor, meistens jedoch in Afrika, Südamerika und Südostasien. In Deutschland handelt es sich um Reiseinfektionen.

Erreger Das virale hämorrhagische Fieber kann durch folgende Erreger hervorgerufen werden (u. a.):

- Familie der Arenaviridae (Übertragung durch Kontakt mit Nagern): Lassafieber, argentinisches, bolivianisches, venezolanisches und brasilianisches hämorrhagisches Fieber
- Familie der Bunjaviridae: Rift-Valley-Fieber (RVF), Krim-Kongo-Fieber (CCHF), Hantafieber (verschiedene Formen)
- Familie der Filoviridae (Übertragung durch Kontakt mit infizierten Affen und Menschen): Ebolafieber, Marburgfieber, Fieber durch Cuevavirus
- Familie der Flaviviridae (Flaviviren): Gelbfieber, Denguefieber, Omsker Fieber (OHF), West-Nil-Fieber
- Familie der Togaviridae (Alpha-Viren): Chikungunya-Fieber

Da die Krankheitserreger ursprünglich vor allem von Nagetieren oder Primaten stammen, sind sie als Zoonosen einzustufen und werden

z. B. durch Stechmücken und Zecken oder den Verzehr infizierter Tiere auf den Menschen übertragen.

Lassafieber kann durch Kontakt mit infiziertem Tierkot oder -urin übertragen werden. Wie beim Ebolafieber kann die Infektionszeit sehr variabel (2–21 Tage) ausfallen. Einige „hämorrhagische Fieber“ sind auch von Mensch zu Mensch durch Tröpfcheninfektion, Blutkontakte, Stuhl, Urin, Erbrochenes und Schweiß übertragbar.

Klinische Symptome Im Vordergrund stehen hohes Fieber sowie Leber- und Nierenfunktionsstörungen mit Ödemen infolge eines zuweilen ausgeprägten Kapillarlecks. Daneben können zerebrale Symptome auftreten. Hämorrhagien (Organblutungen) komplizieren das Krankheitsbild und sind oft für Schockzustände und den Tod des Patienten verantwortlich.

Therapie Eine spezifische medikamentöse Therapie ist nicht verfügbar. Das IfSG sieht eine generelle Meldepflicht für virales hämorrhagisches Fieber bei Verdacht, diagnostizierten Erkrankungen oder Todesfällen vor.

10.3.24 Hand-Fuß-Mund-Krankheit

Die Hand-Fuß-Mund-Krankheit ist eine viral bedingte, weltweit vorkommende, hochansteckende Infektionskrankheit. Sie tritt ganzjährig auf und wird vorwiegend durch Enteroviren der Gruppe A (EV-A) verursacht. Hierzu gehören die Coxsackie-A-Viren und das humane Enterovirus 71.

Übertragung und Inkubationszeit Die Übertragung erfolgt direkt von Mensch zu Mensch oder durch direkten Kontakt mit Körperflüssigkeiten wie Speichel, Tröpfchen, dem Sekret aus Bläschen oder fäkal-oral. Inkubationszeit: 3–7 Tage.

Klinische Symptome Initial kommt es zu grippeähnlichen Symptomen wie Fieber, Appetitlosigkeit und Halsschmerzen. 1–2 Tage nach Fieberbeginn entwickeln sich dann schmerzhafte Enantheme in der Mundschleimhaut mit Bläschen von 4–8 mm Durchmesser, im Bereich der Zunge, des harten Gaumens, des Zahnfleischs und der Wangenschleimhaut. Tonsillen und Pharynx bleiben frei und sind selten betroffen. Es folgt dann ein symmetrisches Exanthem mit Bläschenbildung an Handinnenflächen, Fußsohlen und Gesäß. Komplikationen werden insbesondere nach Infektionen mit humanem Enterovirus 71 (Hirnstammenzephalitis, schlaffe Lähmungen, aseptische Meningitis) beobachtet.

Diagnose Die Diagnose wird klinisch gestellt. Aus Stuhl und Hautbläschen lässt sich das Virus isolieren.

Therapie Es ist keine spezifische Therapie verfügbar.

10.3.25 *Helicobacter-pylori*-Infektion

Helicobacter (H.) ist ein gramnegatives, Urease produzierendes Spiralbakterium. *H. pylori* besiedelt ausschließlich die Magenschleimhaut und besitzt die Fähigkeit zur lebenslangen Persistenz. Die genetische Variabilität ist groß. Bei Menschen finden Primärinfektionen mit *H. pylori* ganz überwiegend im Kindesalter statt. *H.-pylori*-Infektionen kommen weitverbreitet und mit erheblichen geografischen Häufigkeitsunterschieden vor. Die höchsten Prävalenzraten finden sich in Osteuropa, Asien und Südamerika.

Die Infektion wird durch einen niedrigen sozioökonomischen Status, beengte Lebensverhältnisse sowie eine Unterbringung in Kinder- und Jugend-Gemeinschaftseinrichtungen (KJGE) begünstigt. In Deutschland liegt die Prävalenz bei Kindern zwischen 5 und 7 %, bei Kindern aus Migrantenfamilien zwischen 30 und 50 %.

Übertragung und Inkubationszeit Die Übertragung erfolgt gastro-oral oder fäkal-oral hauptsächlich in den ersten 5 Lebensjahren. Das natürliche Reservoir ist der Mensch. Die Inkubationszeit ist nicht bekannt.

Klinische Symptome Das klinische Bild einer *H.-pylori*-Infektion beginnt mit einer superfiziellen Gastritis. Hieraus kann sich eine chronische aktive Antrum- und Korpusgastritis mit peptischen Ulzerationen (im Kindesalter selten) entwickeln. Etwa ein Fünftel der Patienten entwickelt Symptome mit dyspeptischen Oberbauchbeschwerden, Übelkeit, Nüchternerbrechen, Hämatemesis sowie Gewichtsstillstand und Abnahme. Eine Eisenmangelanämie kann auftreten. 10 % der Besiedelten haben lebenslang keine Symptome.

Diagnose Ein diagnostischer Test auf eine *H.-pylori*-Infektion sollte durchgeführt werden, wenn die vorliegende Symptomatik auf eine Gastritis oder ein Ulkus (epigastrischer Schmerz mit Besserung nach Nahrungsaufnahme) vorliegt. Bewährt hat sich der ^{13}C-Harnstoff-Atemtest, der eine Sensitivität und Spezifität von jeweils > 96 % aufweist. Prinzip ist der Nachweis von ^{13}C-markiertem Harnstoff, der durch *H. pylori* bei sonst Gesunden die einzige Ureasequelle im Magen ist. Falsch positive Resultate sind, bedingt durch eine orogastrale Fehlbesiedelung oder Ernährung mit bestimmten Lebensmitteln (Mais), möglich. Ein Nachweis von *H. pylori* mittels ^{13}C-Harnstoff-Atemtest bei fehlender klinischer Symptomatik sollte nicht zwingend zu einer Gastroskopie oder gar Therapie führen. Ein weiteres diagnostisches Verfahren ist der Antigennachweis im Stuhl (EIA). Die Transportbedingungen und verwendeten Antikörper bestimmen wesentlich die Validität dieses Verfahrens. Sensitivität und Spezifität können bis über 98 % betragen. Das Verfahren des Antigennachweises im Stuhl ist besonders für Kleinkinder und unkooperative Patienten (Atemtest nicht möglich) geeignet. Die AK-Diagnostik im Serum, Urin oder Speichel wird im Kindesalter nicht empfohlen. Als invasives Verfahren steht die Gastroduodenoskopie zur Verfügung.

Insbesondere bei Kindern sind *H.-pylori*-assoziierte Erytheme, Erosionen, Ulzerationen und die lymphofollikuläre Hyperplasie („Gänsehautmagen“) für eine *H.-pylori*-Infektion pathognomonisch. Sollten Biopsien gewonnen werden, können diese in Schnelltesten („Helicobacter-Urease-Schnelltest“) direkt diagnostisch angegangen werden. Das gewonnene Material sollte zur kulturellen Anzucht von *H. pylori* und der Resistenzbestimmung gegen Clarithromycin und Metronidazol verwendet werden. Therapeutische Alternativen leiten sich aus der Resistenzbestimmung ab.

Therapie Ziel der Behandlung einer Infektion mit *H. pylori* (Gastritis, Ulkus) ist die Eradikation des Erregers. Eine Therapie sollte keineswegs unkritisch bei „funktionellen" oder rezidivierenden Bauchschmerzen ohne eine vorhergehende klare Diagnose durchgeführt werden. Die Behandlung besteht aus einer Kombination von Antibiotika und effektiver Säureblockade mit Protonenpumpen-Inhibitoren (PPI). Die PPI sollten mindestens 15 min vor einer Mahlzeit, die Antibiotika mit den Mahlzeiten eingenommen werden. Als antiinfektive Standardmedikationen haben sich die Kombinationen von Amoxicillin, Clarithromycin und PPI oder von Amoxicillin, Metronidazol und PPI erwiesen. Liegt eine symptomatische *H.-pylori*-Infektion vor und leidet ein Verwandter 1. Grades an einem MALT-Lymphom, einer erosiven Gastritis und Duodenitis, an Eisenmangelanämie, einem Ulkus oder Magenkarzinom, so besteht die Indikation zur Erregereradikation. Eine endoskopische Kontrolle sollte nur nach kompliziertem Verlauf angestrebt werden.

Etwa 20 % der *H.-pylori*-Erreger in Deutschland sind gegen Clarithromycin und ca. 25 % gegen Metronidazol resistent. Resistenzen gegen beide Antibiotika kommen bei etwa 5 % der Patienten vor.

Prävention Reinfektionen sind selten. Ob lange Stillperioden oder der Einsatz probiotischer Bakterien hilfreich sind, ist Gegenstand der wissenschaftlichen Diskussion. Der überlange Einsatz von Flaschen und Saugern sollte vermieden werden (> 24 Monate).

10.3.26 Hepatitis A, B, C, D und E

Hepatitis-Viren können neben anderen hepatotropen Viren sowie Bakterien und Protozoen eine Hepatitis hervorrufen. Die Krankheitsbilder verlaufen virusspezifisch und werden im Folgenden dargestellt. ➤ Tab. 10.38 fasst spezifische Antikörper gegen Hepatitisviren und deren Antigene zusammen. Antigene und Antikörper sind für die Diagnosestellung bedeutsam.

Tab. 10.38 Spezifische Antikörper gegen Hepatitisviren und deren Antigene

Hepatitis-A-Virus (Picornavirus), HAV	
anti-HAV-IgG	IgG-Antikörper gegen HAV
anti-HAV-IgM	IgM-Antikörper gegen HAV
Hepatitis-B-Virus (Hepadnavirus), HBV	
HBsAg	Hepatitis-B-Oberflächen-(Surface-)Antigen
anti-HBs	Antikörper gegen HBsAg
HBcAg	Hepatitis-B-Kern-(Core-)Antigen
anti-HBc-IgG	IgG-Antikörper gegen HBcAg
anti-HBc-IgM	IgM-Antikörper gegen HBcAg
HBeAg	sezerniertes Spaltprodukt des HBcAg
anti-HBe	Antikörper gegen HBeAg
DNA-Polymerase	Desoxyribonukleinsäure-Polymerase
HBV-DNA	Hepatitis-B-Virus-Desoxyribonukleinsäure
Hepatitis-C-Virus (Flavivirus), HCV	
HCV-RNA	Hepatitis-C-Virus-Ribonukleinsäure
anti-HCV-IgG	IgG-Antikörper gegen HCV
anti-HCV-IgM	IgM-Antikörper gegen HCV
Hepatitis-D-Virus (Virusoid), HDV	
HDV-RNA	Hepatitis-D-Virus-Ribonukleinsäure
anti-HDV-IgG	IgG-Antikörper gegen HDV
anti-HDV-IgM	IgM-Antikörper gegen HDV
Hepatitis-E-Virus (Calicivirus), HEV	
anti-HEV	Antikörper gegen HEV
HEV-RNA	Hepatitis-E-Virus-Ribonukleinsäure

Hepatitis A

Erreger und Übertragung Die Hepatitis A wird durch das Hepatitis A-Virus hervorgerufen. Hierbei handelt es sich um ein RNA-Virus, das fäkal-oral übertragen werden kann. Schlechte hygienische Verhältnisse stellen die Hauptgefahrenquelle dar. Die Durchseuchungsrate der deutschen Bevölkerung ist seit vielen Jahren rückläufig. Kinder und Jugendliche sind daher i. d. R. nicht immun.

Zu den besonderen Übertragungswegen und für die Reisemedizin von Bedeutung sind kontaminierte Meeresfrüchte oder kontaminiertes Wasser. Ein infizierter Patient ist etwa 2 Wochen vor bis ca. 1–2 Wochen nach Ausbruch der Erkrankung (bzw. des Ikterus) ansteckend. Eine Virämie kann aber mehrere Monate bestehen. Neugeborene scheiden das Virus mehrere Monate im Stuhl aus. Die Inkubationszeit beträgt durchschnittlich 25 (14–48) Tage.

Klinische Symptome Das klinische Bild bei Kindern überwiegt mit asymptomatischen oder leichten anikterischen Formen. Oftmals steht Fieber mit respiratorischen Symptomen, Übelkeit, Erbrechen und Oberbauchschmerzen, Inappetenz sowie dunklem Urin und entfärbtem Stuhl im Vordergrund. Ein Ikterus, auch mit Juckreiz, kann das Krankheitsbild komplettieren. In Europa tritt eine Hepatitis A bei weniger als 1 % der Patienten fulminant auf.

Diagnose Die Diagnose wird mittels serologischer Bestimmung von anti-HAV-IgM gestellt. Die IgM-AK sind ca. 3 Monate (bis zu > 1 Jahr) im Serum nachweisbar.

Therapie Eine spezifische Therapie ist nicht möglich.

Prävention Im Vordergrund stehen Hygienemaßnahmen. Es gilt vor allem Schmierinfektionen zu verhindern. Vorsicht ist bei Kontakt zu Nahrungsmitteln (Meeresfrüchte) gegeben. Ferner ist eine aktive und passive Immunisierung möglich. Hepatitis A ist meldepflichtig (IfSG).

Hepatitis B

Die Hepatitis B wird durch ein DNA-Virus, das zwei immunogene Strukturproteine enthält, hervorgerufen. Im Innern des Virus befindet sich das HBcAg, das die virale DNA umgibt. Das HBcAg wird von einer lipidhaltigen Hülle umschlossen, die das HBsAg (Hepatitis-B-Oberflächenantigen) enthält. Ein lösliches Antigen (HBeAg) wird von infizierten Leberzellen abgesondert. Mindestens neun serologische Subtypen des HBsAg können unterschieden werden.

Übertragung und Inkubationszeit Mehr als ein Drittel der Weltbevölkerung ist potenziell mit Hepatitis B (HBV) infiziert. Bei etwa 0,4 % der Bevölkerung in Deutschland ist HBsAg im Serum nachweisbar. Die Gesamtzahl der HBV-Träger in Deutschland wird auf 500.000 geschätzt. Besonders ist, dass etwa 30 % der Träger die Infektion im Kindesalter erworben haben. HBV kommt in Blut und Blutprodukten, Speichel, Sperma und Vaginalsekret, aber auch in Muttermilch, Tränenflüssigkeit und anderen Körpersekreten sowie Gewebeproben vor. Die Übertragung von HBV erfolgt im Wesentlichen durch Intimkontakte. Daher treten 30–50 % der akuten Infektionen in Deutschland bei Jugendlichen und jungen Erwachsenen auf. Eine weitaus seltenere, jedoch denkbare Infektionsquelle ist der mukokutane Kontakt mit infektiösem Material oder die perinatale Exposition gegenüber der infizierten Mutter. Bei hoher Konzentration von HBV im Blut reicht für eine Infektion eine minimale Blutmenge (0,1 µl) aus. Kleinste Haut- und Schleimhautverletzungen begünstigen daher die Übertragung.

Auch auf invasivem Weg (Endoskopie, Tätowierungen, Piercing) bzw. mittels Transfusionen und Gabe von kontaminierten Blutprodukten kann HBV übertragen werden. Besonders gefährdet sind Personen, die häufig mit infektiösem Material von infizierten Personen in Kontakt kommen (Personal im Gesundheitswesen). Bei der vertikalen Transmission erfolgt die Infektion des Kindes sub partu. 5 % der Neugeborenen von infizierten Müttern werden intrauterin infiziert. Die Sub-partu-Infektionsrate der Neugeborenen HBeAg-positiver Mütter beträgt 70–95 %. Die Infektionsrate ist niedriger, wenn die Mütter HBeAg-negativ bzw. anti-HBe-positiv (10 %) sind. Die Inkubationszeit beträgt 90 (40–180) Tage.

Klinische Symptome Das klinische Bild der Hepatitis B kann der Hepatitis A ähneln. Extrahepatische Manifestationen wie Arthralgien, Exantheme (Gianotti-Crosti-Syndrom), Myalgien, Vaskulitis, Glomerulonephritis u. a. kommen vor. Patienten mit einer fulminanten Hepatitis B sind oftmals gleichzeitig durch das Hepatitis-D-Virus (HDV) infiziert. Eine akute oder chronische Hepatitis B stellt in der Schwangerschaft für Mutter und Kind kein erhöhtes Risiko dar, kann aber zu einer vertikalen Transmission der Viren führen.

Diagnose Die akute Hepatitis B lässt sich durch den Nachweis von HBsAg im Serum beweisen. Etwa 2 Monate nach Ausbruch der Erkrankung wird HBsAg aus dem Serum eliminiert. Das anti-HBc-IgM persistiert i. d. R. 2 Wochen bis 6 Monate. Wichtige Marker für eine Virusreplikation sind HBeAg und die quantitativ bestimmte HBV-DNA. HBV-DNA persistiert im Serum 4–6 Wochen. Die chronische Hepatitis B ist durch einen HBsAg-Nachweis im Serum von mehr als ½ Jahr gekennzeichnet.

Therapie und Prognose Eine kausale Therapie der akuten und chronischen Hepatitis B gibt es nicht. Die Letalität der fulminanten Hepatitis ist hoch (bis 80 %). Die Chronifizierungsrate ist altersabhängig. Bei Neugeborenen beträgt sie bis zu 95 %, bei 1- bis 5-Jährigen etwa 25–40 %, bei Schulkindern und Erwachsenen bis zu 10 %. Bei 5 % der chronisch infizierten Kinder entwickelt sich bis zum Erwachsenenalter eine Leberzirrhose oder selten ein hepatozelluläres Karzinom. Das Risiko hierfür steigt nach dem 30. Lebensjahr deutlich an. Eine chronische Hepatitis B kann über viele Jahre unauffällig verlaufen. Die Prognose einer chronisch-aggressiven Hepatitis B wird vom Ausmaß der entzündlichen Aktivität bestimmt. Alkoholkonsum sowie hepatotoxische Substanzen verschlechtern die Prognose der akuten und der chronischen Hepatitis B.

Prävention und Gesundheitsschutz Hygienische Maßnahmen können die perkutane oder mukokutane Übertragung verhindern. Eine Zimmerisolierung von HBsAg-positiven Patienten ist nicht notwendig. HBsAg-positive Kinder können KJGE besuchen. Empfohlen wird, Gruppenmitglieder zu impfen. Kinder in den ersten 3 Lebensjahren, > 3 Jahre alte Kinder mit mangelnder Hygiene, Kinder mit aggressivem Verhalten (Beißen, Kratzen), immunsupprimierte Kinder und solche mit vermehrter Blutungsneigung und entzündlichen Hautkrankheiten sollten nur dann aufgenommen werden, wenn alle empfänglichen Kinder geimpft sind oder eine Beaufsichtigung in kleinen Gruppen möglich ist. Das Personal und die Eltern sind über die Übertragungswege aufzuklären. Bei vermuteter Infektion (penetrierende Verletzung, Beißen) ist sofort zu impfen. HBsAg-positive Kinder können uneingeschränkt die Schule besuchen. Es steht eine passive sowie aktive Immunisierung zur Verfügung. Die Hepatitis-B-Impfung wird von der STIKO bereits zur Grundimmunisierung von Säuglingen und Kleinkindern empfohlen (➤ Abb. 10.17). Die Erkrankung ist meldepflichtig (IfSG).

Hepatitis C

Die Hepatitis C wird durch das Hepatitis-C-Virus (HCV), ein RNA-Virus aus der Flaviviren-Gruppe, hervorgerufen. Von diesem Virus existieren mindestens 18 Genotypen. In Deutschland wurden 2021 4.542 Hepatitis-C-Fälle beim RKI gemeldet. Etwa 0,4 % der Einwohner in Deutschland sind anti-HCV-positiv.

Übertragung und Inkubationszeit Das HCV wird überwiegend durch i. v. Drogengebrauch und Sexualkontakte übertragen, seltener durch Dialyse und Hausarztkontakte. Eine vertikale Übertragung kommt bei etwa 1–6 % der Kinder HCV-RNA-positiver Mütter vor und ist bei Kindern inzwischen der häufigste Übertragungsweg. Die Inkubationszeigt beträgt 8 (2–26) Wochen.

Klinische Symptome Das klinische Bild der Hepatitis C ist oftmals symptomarm und unspezifisch. Häufig lässt sich die Hepatitis C kaum von einer akuten Hepatitis A oder B unterscheiden.

Diagnose Die Diagnose erfolgt über den Nachweis von Anti-HCV-AK.

Therapie Die Hepatitis C kann erfolgreich behandelt werden. Zur Behandlung der Hepatitis C stehen Polymerase-Inhibitoren (nukleotidisch, nichtnukleotidisch) sowie NS3/4A-Protease-Inhibitoren und NS5A-Inhibitoren zur Verfügung.

Prävention Eine Impfung ist nicht verfügbar. Die Expositionsprophylaxe ist essenziell. Ferner ist eine strenge Indikationsstellung für Bluttransfusionen und die Gabe von Blutprodukten zu fordern. Bei anti-HCV-positiven Schwangeren sollte auf HCV-RNA untersucht werden. Die Entbindung kann vaginal erfolgen. Kinder von HCV-RNA-positiven Müttern sollten dann auf HCV-RNA untersucht werden. Bei jungen Säuglingen kommen positive HCV-RNA-Befunde vor, die passager auftreten können. Eine Kontrolle im Alter von 6 Lebensmonaten ist daher sinnvoll. Mütterliches anti-HCV kann 12–18 Monate beim Kind persistieren. Die Hepatitis C ist meldepflichtig (IfSG).

Hepatitis D

Das HDV ist ein defektes RNA-Virus, das von HBsAg umhüllt wird und zur Replikation auf das Hepatitis-B-Virus angewiesen ist. Es sind 8 Genotypen bekannt. In Deutschland sind max. 2–3 % der HBsAg-positiven Personen von einer HDV-Infektion betroffen. Als Risikokollektive gelten Hämophiliepatienten, Drogenabhängige, Homosexuelle und Personen aus Endemiegebieten.

Übertragung und Inkubationszeit Die Übertragung erfolgt analog zur Hepatitis B. Die Inkubationszeit beträgt bei einer Koinfektion mit HBV 4–8 Wochen, bei einer Sekundärinfektion 90 (50–180) Tage.

Klinische Symptome, Diagnose und Therapie Das klinische Bild entspricht dem einer Hepatitis-B-Infektion. Die Diagnose wird durch den Nachweis von anti-HDV und HDV-IgM gestellt. Eine spezifische Therapie ist nicht bekannt.

Prävention Es existiert keine spezifische Immunprophylaxe. Die akute Hepatitis-D-Infektion ist meldepflichtig (IfSG).

Hepatitis E

Die Hepatitis E wird durch ein RNA-Virus aus der Gruppe der Caliciviren hervorgerufen. Vier Genotypen sind bekannt.

Übertragung und Inkubationszeit Die Übertragung erfolgt analog zur Hepatitis A fäkal-oral, vorwiegend über kontaminiertes Wasser. In Deutschland wird die Hepatitis E zumeist durch unzureichend gegartes infiziertes Schweinefleisch übertragen und nur in Einzelfällen als Tropenkrankheit importiert. Das Virus wird bis zu 2 Wochen nach Erkrankungsbeginn im Stuhl ausgeschieden. Die Inkubationszeigt beträgt 40 (15–60) Tage.

Klinische Symptome Das klinische Bild ähnelt dem der Hepatitis A. Eine Hepatitis-E-Infektion verläuft fast immer asymptomatisch und ist selbstlimitierend. In Endemieländern (Indien, Südostasien, Mittelamerika und Zentralafrika) ist die Hepatitis E in der Spätschwangerschaft mit einer hohen Letalität assoziiert (20 %).

Diagnose und Therapie Die Diagnose wird durch den Nachweis von anti-HEV-IgG oder -IgM gestellt. Eine spezifische Therapie ist nicht bekannt.

Prävention Eine spezifische Immunprophylaxe steht nicht zur Verfügung. Die Hepatitis E ist meldepflichtig (IfSG).

10.3.27 Herpes-simplex-Virus 1 und 2

Herpes-simplex-1- und -2-Viren (HSV-1, HSV-2) gehören zur Gruppe der humanpathogenen Herpesviren. Infektionen mit HSV-1 betreffen meist die Haut und Schleimhaut, HSV-2-assoziierte Infektionen betreffen die Genitalregion. Eine strikte Trennung ist nicht möglich.

Übertragung und Inkubationszeit HSV kommen ubiquitär vor. Die Übertragung erfolgt von Mensch zu Mensch, insbesondere durch engen Körperkontakt (Geburt, Geschlechtsverkehr) mit symptomatischen oder asymptomatischen Personen. Eine neonatale HSV-Transmission erfolgt selten pränatal (ca. 5 %), meist unter der Geburt (85 %). In seltenen Fällen (10 %) ist auch eine postnatale Ansteckung durch infektiöse Kontaktpersonen möglich. Das Erregerreservoir stellen infizierte Personen dar. Patienten mit primärer Infektion (Gingivostomatitis, Herpes genitalis) können das Virus mehrere Wochen ausscheiden. HSV-2-Infektionen treten abhängig von der sexuellen Aktivität auf. Die Inkubationszeit schwankt zwischen 2 und 12 Tagen (Median 3–6 Tage). Bei Neugeborenen fällt die Inkubationszeit deutlich länger aus (3 Wochen). Die Inzidenz der neonatalen HSV-Infektionen wird auf 1 : 3.000–20.000 aller Lebendgeborenen geschätzt. Das Risiko einer HSV-Infektion bei vaginaler Entbindung beträgt für das Neugeborene 30–60 % (Primärinfektion der Mutter) und sinkt auf unter 5 % bei rekurrierender HSV-Infektion der Mutter.

Klinische Symptome Es gilt, neonatale Infektionen von solchen bei älteren Kindern zu unterscheiden. Das klinische Bild bei neonatalen HSV-Infektionen kann in drei Manifestationsarten untergliedert werden:

- 45 % der Neonaten weisen lokalisierte Infektionen (Haut, Augen, Schleimhäute) auf. Man spricht auch von „skin, eyes and mouth disease" (SEM).
- 30 % der Neugeborenen fallen mit einer Infektion des ZNS (lymphozytäre Meningitis, Krampfanfälle, Lethargie und Trinkschwäche) auf.
- Eine schwere systemische disseminierte Infektion mit und ohne ZNS-Beteiligung tritt bei 25 % der Neonaten auf. Initialsymptome können Hyperexzitabilität, Erbrechen, Apnoen, Ateminsuffizienz oder eine Hepatitis sein.

Der Erkrankungsbeginn liegt meist in den ersten 2 Lebenswochen. Die Prognose von HSV-Infektionen bei Neugeborenen hängt entscheidend vom Zeitpunkt des Therapiebeginns und der Manifestationsart ab.

Bei Klein- und Schulkindern treten HSV-Infektionen vor allem mit Bläschen und schmerzhaften Aphthen (Wangenschleimhaut, Zahnfleisch, Gaumen, Lippen und perioral) auf. Hinzu treten hohes Fieber und eine Dysphagie. Bei Kindern mit Neurodermitis kann eine primäre HSV-Infektion zu einem Eczema herpeticatum Kaposi führen. Auch für die Genese des Erythema exsudativum multiforme spielt das HSV offenbar eine Rolle. Eine Enzephalitis kann im Rahmen einer HSV-Primärinfektion oder auch nach einer HSV-Reaktivierung auftreten.

Diagnose Die Diagnose einer HSV-Infektion wird klinisch gestellt: bläschenförmige Effloreszenzen (gruppiert) im Mund- und Genitalbereich. Das Virus lässt sich mittels PCR nachweisen. Für die retrospektive Diagnose stehen serologische Verfahren zur Verfügung.

Therapie Medikation der Wahl zur Behandlung von HSV-Infektionen ist Aciclovir. Dosis und Behandlungsdauer hängen von der Organmanifestation und vom Patientenalter ab:

1. Enzephalitis: 45 mg/kg KG, i. v., 3 ED, 21 Tage
2. Herpes neonatorum:
   a) Reife Neugeborene: 60 mg/kg KG, i. v., 3 ED, 14–21 Tage
   b) Frühgeborene (> 32. SSW): (45–)60 mg/kg KG, i. v., 3 ED, 21 Tage
3. Eczema herpeticatum: (15–)30 mg/kg KG, i. v., 3 ED, 7 age
4. HSV-Infektion bei Immunsuppression: (15–)30 mg/kg KG, i. v., 3 ED, 10–14 Tage

Die Empfehlung zur Behandlungsdauer mit Aciclovir bei neonatalen Infektionen variiert. Eine hoch dosierte Therapie mit 60 mg/kg KG/Tag in 3 ED über 21 Tage hat einen signifikanten Einfluss auf die Letalität. Zur Behandlung einer Herpes-Keratokonjunktivitis wird eine Aciclovir Augensalbe empfohlen.

Prävention Schwangere und gebärende Frauen sollten bzgl. einer etwaigen HSV-Infektion befragt werden. Schwangere mit einer genitalen HSV-Primärinfektion sollte mit Aciclovir über 10 Tage behandelt werden. Bei Frauen mit rezidivierendem Herpes genitalis in der Spätschwangerschaft senkt eine Aciclovir-Suppressionstherapie die Häufigkeit von HSV-Rezidiven zum Zeitpunkt der Geburt und wahrscheinlich die HSV-2-bedingte Sectiorate.

Bei einer floriden genitalen HSV-Infektion der Schwangeren nach der 36. SSW, vor allem bei einem primären Herpes genitalis, soll per Sectio entbunden werden. Mütter, die HSV ausscheiden und an einer aktiven kutanen (Herpes labialis), nicht aber genitalen HSV-Infektion erkrankt sind, sollten möglichst isoliert werden. Der Kontakt des Neugeborenen zu infektiösen Hauteffloreszenzen (Mutter, Vater, Personal) muss durch Abdeckung (Mundschutz), Basishygiene (Händedesinfektion) und geeignetes Verhalten (kein Küssen des Kindes) verhindert werden. Beim Stillen des Neugeborenen ist auf Effloreszenzen an der Brust zu achten. In Einzelfällen kann bei exponierten Kindern bis zum Erhalt der HSV-Diagnostik eine präsymptomatische Aciclovir-Therapie erwogen werden. Eine Impfung gegen HSV steht nicht zur Verfügung.

10.3.28 Humanes Herpesvirus Typ 6 (HHV-6) und Typ 7 (HHV-7)

HHV-6 ist ein DNA-Virus, das eng mit CMV verwandt ist. Es existieren zwei Serotypen. HHV 7 gehört zu den humanpathogenen Herpesviren. Beide Vieren persistieren nach der Primärinfektion lebenslang. Das Erregerreservoir für HHV-6 ist nur der Mensch.

Übertragung und Inkubationszeit Die Übertragung erfolgt durch Speichel, möglicherweise aerogen oder durch Organtransplantation, Transfusion und Blutprodukte sowie Geschlechtsverkehr und Muttermilch. Gesunde HHV-6-positive Menschen können intermittierend HHV-6 im Speichel ausscheiden. Die Durchseuchung bis zum Ende des 2. Lebensjahres liegt bei fast 95 %. Die Inkubationszeit von HHV-6 beträgt 5–15 Tage. Die Primärinfektion mit HHV-7 erfolgt im Allgemeinen deutlich später als die mit HHV-6. HHV-6-Infektionen scheinen zu einem gewissen Schutz gegen HHV-7 zu führen.

Klinische Symptome Sowohl HHV-6 als auch HHV-7 sind die Erreger des **Exanthema subitum** (Dreitagefieber, Roseola infantum). Das mittlere Alter bei HHV-7-Infektionen liegt bei 26 Monaten, bei HHV-6-Infektionen früher. Nach HHV-7-Infektionen kommt es häufiger zu Fieberkrämpfen. Der typische Verlauf des Exanthema subitum ist durch hohes Fieber charakterisiert, das 3–5 Tage persistiert. Nach der Entfieberung tritt ein makulöses oder leicht papulöses Exanthem auf. Die Infektion kann durch eine Gastroenteritis, Lidödeme, Husten sowie eine zervikale Lymphadenopathie kompliziert sein. Die HHV-6-Infektion kann bei älteren Kindern Mononukleose-ähnlich auftreten. Bei immunsupprimierten Patienten nach Stammzell- oder Organtransplantation werden z. T. schwerwiegende Krankheitsverläufe nach einer HHV-Infektion (interstitielle Pneumonie, Myokarditis, Hepatitis u. a.) beobachtet. Auch nach HHV-7-Infektion kann es nach Primärinfektionen zu lebenslanger Viruspersistenz bzw. -reaktivierung kommen. Die Diagnose des Exanthema subitum wird aufgrund der typischen klinischen Symptomatik gestellt. Klinisch ist eine zuverlässige Differenzierung zwischen HHV-6 und HHV-7 nicht möglich. Diese kann mittels PCR erfolgen.

Therapie Eine spezifische antivirale Therapie ist nicht verfügbar. Experimentell kann bei Enzephalitis und HHV-7-DNA-Nachweis im Liquor ein Therapieversuch mit Foscarnet oder Valganciclovir, Ganciclovir oder Cidofovir erwogen werden.

10.3.29 HIV/AIDS

Die HIV-Infektion wird in Europa durch das humane Immundefizienzvirus Typ 1 (HIV-1) hervorgerufen. HIV-2-Infektionen sind selten. HIV-1 lässt sich in die vier Gruppen M, N, O und P klassifizieren.

Die Gruppe M ist mehrheitlich für die globale HIV-Epidemie verantwortlich. Innerhalb dieser Gruppe wurden 9 genetisch unterschiedliche Subtypen identifiziert: A, B, C, D, F, G, H, J und K. Nach Angaben von UNAIDS (www.unaids.org) waren 2018 etwa 1,8 Mio. Kinder (< 15 Jahre) HIV-infiziert, davon 91 % in der Subsahara. Als Hauptübertragungsweg ist die vertikale Infektion durch die HIV-infizierte Mutter (prä- und vor allem perinatal sowie durch Stillen) zu nennen.

In Deutschland leben ca. 400 HIV-infizierte Kinder. Pro Jahr werden in Deutschland etwa 250 HIV-exponierte Kinder geboren. Nach RKI-Angaben liegt die vertikale Transmissionsrate bei vollständiger Transmissionsprophylaxe unter 1 %.

Das HI-Virus induziert eine chronische Infektionskrankheit, die durch eine zunehmende Schwäche des Immunsystems auffällt. Die klinischen Symptome sind von der Beeinträchtigung des Immunsystems abhängig. Die fortgeschrittene Erkrankung bei ausgeprägtem Immundefekt geht mit opportunistischen Infektionen, Malignomen und weiteren HIV-bedingten Erkrankungen einher, die in das Krankheitsbild AIDS (erworbenes Immundefizienzsyndrom, „**A**cquired **I**mmuno**D**eficiency **S**yndrome") übergehen.

Klinische Symptome ➤ Tab. 10.39 fasst Symptome der HIV-Infektion im Kindesalter zusammen.

➤ Tab. 10.40 listet Erkrankungen bei Kindern < 13 Jahren (klinische Kategorie C der CDC-Klassifikation) auf, die als AIDS-assoziiert (AIDS-definierend) betrachtet werden.

Diagnose Neugeborene von HIV-infizierten Müttern besitzen diaplazentar übertragene HIV-spezifische Antikörper, die bis zu 2 Jahre persistieren können. Die Diagnose wird daher mittels Nachweis HIV-spezifischer DNA aus kindlichen Lymphozyten oder HIV-spezifischer RNA mittels PCR gestellt. Der Ausschluss einer kindlichen Infektion kann spätestens 4–6 Wochen nach Beendigung der neonatalen Prophylaxe mit hoher Sicherheit (> 90 %) gestellt werden. Es gilt die Regel, zwei Tests mit negativen Resultaten von zwei unabhängigen Proben im Alter von 1 und 4 Monaten durchzuführen, um eine HIV-Infektion sicher auszuschließen. Die HIV-Infektion bei Säuglingen mit V. a. horizontale Infektion und bei älteren (Klein-)Kindern ist über HIV-AK im Serum nachweisbar.

Tab. 10.39 Symptome der HIV-Infektion im Kindes- und Jugendalter

Symptome, Kategorie A der CDC-Klassifikation	Mäßig schwere Symptome, Kategorie B der CDC-Klassifikation
• Lymphadenopathie (> 0,5 cm an mehr als 2 Lymphknotenstationen oder bilateral an einer Station) • Hepatosplenomegalie • Dermatitis • Parotisschwellungen, Parotitis • Rezidivierende oder persistierende Infektionen der oberen Atemwege	• Persistierendes Fieber (> 1 Monat) • Anämie < 8 g/l, Neutropenie < 1.000/µl, Thrombozytopenie < 100.000/µl für > 30 Tage • Kardiomyopathie oder Karditis • Interstitielle Pneumonie • Hepatitis, Nephropathie • Durchfälle (rezidivierend, chronisch) • CMV-Infektion, Beginn < 2. Lebensmonat • HSV-Stomatitis (> 2 Episoden/Jahr) • HSV-Bronchitis, -Pneumonie, -Ösophagitis (Beginn < 2. Lebensmonat) • Zoster (> 2 Episoden oder > 1 Dermatom) • Disseminierte, komplizierte Varizellen • Episode einer bakteriellen Meningitis, Pneumonie oder Sepsis • Nokardiose • Oropharyngeale Candidose (> 2 Monate Dauer bei Kindern > 6 Monate) • Toxoplasmose (Beginn < 2. Lebensmonat) • Leiomyosarkom

Tab. 10.40 Infektionskrankheiten bei Kindern < 13 Jahre, die AIDS-assoziiert sind (Kategorie C der CDC-Klassifikation)

Infektionskrankheit		Klinische Kriterien
Bakterielle Infektionen		• 2 Septikämien, Pneumonien, Meningitiden, Knochen- oder Gelenkinfektionen oder Abszesse in einer Körperhöhle oder an einem Organ mit gewöhnlichen Bakterien innerhalb von 2 Jahren • Extrapulmonale oder disseminierte Tbc • Extrapulmonale oder disseminierte atypische Mykobakteriose
Pilzinfektionen		• *Pneumocystis-jirovecii*-Pneumonie • Candidiasis: Ösophagus, Atemwege, Lunge • Extrapulmonale oder disseminierte Histoplasmose • Extrapulmonale Kryptokokkose • Extrapulmonale Kokzidioidomykose
Virusinfektionen	HSV	• Bronchitis, Pneumonie oder Ösophagitis bei Kindern > 1 Monat oder • Mukokutanes Ulkus (> 1 Monat)
	EBV	• Interstitielle Pneumonie
	CMV	• CMV-Infektion außerhalb von Leber, Milz und Lymphknoten • Beginn nach dem 1. Lebensmonat (z. B. Retinitis, Ösophagitis, Kolitis)
	HIV	• Enzephalopathie • Wasting-Syndrom (Ausschluss anderer Ätiologie)
	JC-Viren	• Progressive multifokale Leukenzephalopathie
Parasitäre Infektionen		• ZNS-Toxoplasmose bei Kindern (> 1. Lebensmonat) • Kryptosporidiose, Diarrhö (> 1 Monat Dauer) • Isosporidiose, Diarrhö (> 1 Monat Dauer)
Tumoren		• Maligne Lymphome, auch primäre ZNS-Lymphome • Kaposi-Sarkom

Therapie und Postexpositionsprophylaxe (PEP) Die Behandlung von HIV-infizierten oder an AIDS erkrankten Kindern gehört in die Hand von spezialisierten Zentren. Voraussetzung für eine antiretrovirale Therapie ist die zweifelsfrei gesicherte Diagnose einer HIV-Infektion, die Ermittlung von klinischen Stadien (CDC-Kriterien) sowie immunologischen (CD4-Zahl) und virologischen Kriterien (Viruslast). ➤ Tab. 10.41 nennt die Indikationen zur kombinierten antiretroviralen Therapie (cART) nach klinischen Stadien wieder. Grundsätzlich ist der Beginn der Therapie sorgfältig und in Ruhe zu wählen. Wenn indiziert, kommt regelhaft eine Kombinationstherapie mit mindestens drei wirksamen antiretroviralen Substanzen zum Einsatz.

Folgende antiretrovirale Medikamente stehen zur Therapie der HIV-Infektion im Kindesalter zur Verfügung:

- Nukleosidische Reverse-Transkriptase-Inhibitoren (NRTI): Zidovudin (ZDV), Lamivudin (3TC), Emtricitabin (FTC), Abacavir (ABC), Tenofovir (TDF), Tenofovir-Alafenamid (TAF)

Tab. 10.41 Kombinierte antiretrovirale Therapie (cART) nach klinischen Stadien

Alter [Jahre]	Klinische Stadien	Viruslast	CD4-Zahl
< 1	alle Stadien	unabhängig von der Viruslast	unabhängig von der CD4-Zahl
1 bis ≤ 3	B und C	> 100.000 Kopien/ml, alle erwägen	< 25 % oder < 1.000/µl, alle erwägen
3 bis ≤ 5	B und C	> 100.000 Kopien/ml, alle erwägen	< 25 % oder < 750/µl, alle erwägen
> 5	B und C	> 100.000 Kopien/ml, alle erwägen	< 500/µl, alle erwägen

- NRTI-Kombinationspräparate: ZDV + 3TC, 3TC + ABC, FTC + TDF, FTC + TAF
- Nichtnukleosidische Reverse-Transkriptase-Inhibitoren (NNRTI): Efavirenz (EFV), Nevirapin (NVP), Etravirin (ETR), Rilpivirin (RLP)
- NRTI-NNRTI-Kombinationspräparate: FTC + TDF + EFV, FTC + TDF + RLP
- Proteaseinhibitoren (PI) und Boostermedikamente: Ritonavir (RTV), Cobicistat (COBI), Lopinavir/Ritonavir (LPV/RTV), Atazanavir (ATV), Tipranavir (TPV), Darunavir (DRV)
- Entry- und Fusionsinhibitoren: Enfuvirtide (T-20), Maraviroc (MVC)
- Integraseinhibitoren: Raltegravir (RAL), Elvitegravir (EVG), Dolutegravir (DTG)

Bezüglich der empfohlenen Kombinationen und der zu wählenden Dosierungen wird auf die infektiologische Spezialliteratur verwiesen.

Alle 3 Monate sollten die Viruslast, die CD4-Zahl und weitere Laborparameter (Monitoring von UAW) kontrolliert werden. Da im Säuglingsalter ein hohes Risiko besteht, AIDS-definierende Symptome, besonders eine HIV-Enzephalopathie bzw. HIV-Hepatopathie zu entwickeln, ist es Konsens, alle Kinder im Säuglingsalter unabhängig von der Viruslast und unabhängig von der CD4-Zahl zu behandeln. Für ältere Kinder kann dann eine Indikation zur Behandlung nach Zellzahl und Viruslast gefunden werden.

Mutter-Kind-Transmission von HIV Wichtig für die Prophylaxe der Mutter-Kind-Transmission von HIV ist die Kenntnis des HIV-Status der Schwangeren. Die Transmissionsrate kann durch die antiretrovirale Therapie, eine elektive Schnittentbindung vor Wehenbeginn sowie durch Stillverzicht und Postexpositionsprophylaxe (PEP) massiv gesenkt werden. ➤ Tab. 10.42 gibt die PEP des Neugeborenen je nach Risiko wieder.

Prophylaxe bei Stich- und Schnittverletzungen an möglicherweise HIV-haltigem Material: Zur Einschätzung des Risikos und der Frage, ob eine PEP indiziert ist, wird auf die Leitlinie der Deutschen AIDS-Gesellschaft (www.daignet.de) verwiesen.

Impfungen Hinsichtlich der Impfprävention bei HIV-Infektionen wird auf die Empfehlungen der STIKO verwiesen. Totimpfungen können unabhängig vom Immunstatus ohne Risiko eingesetzt werden. Die Verabreichung einer Lebendimpfung (Masern, Mumps, Röteln, Windpocken) wird für alle asymptomatischen HIV-positiven Kinder empfohlen, wenn keine schwere Immunsuppression vorliegt (Grenzwert an $CD4^+$ Zellen je µl: Säuglinge 750, 1–5 Jahre: 500, > 5 Jahre: 200).

Die HIV-Infektion ist nicht meldepflichtig. Es existieren lediglich eine anonyme Labormeldepflicht und bei AIDS eine freiwillige Anmeldung beim AIDS-Fallregister des RKI.

10.3.30 Humane Papillomvirus-Infektionen

Papillomviren gehören zur Gruppe der Papovaviren und sind nicht umhüllte Viren mit einer zirkulären Doppelstrang-DNA unter einem Kapsid aus 72 Kapsomeren.

Übertragung und Inkubationszeit Eine Kontaktinfektion führt zur Infektion von Epithelzellen mit einer monate- bis jahrelangen Persistenz ohne klinische Apparenz. Eine Virämie findet fast nie statt. Die humanpathogenen Papillomviren (HPV) umfassen über 100 Genotypen. HPV-Infektionen bei Kindern sind häufig. 10–20 % der Schulkinder weisen kutane Warzen auf. Die Inkubationszeit bei kutanen Warzen beträgt 6 Monate bis 2 Jahre. Larynxpapillome sind selten (Inzidenz 0,1–2,8 auf 100.000) und treten vorzugsweise bei Säuglingen und Kleinkindern auf. Juvenile Larynxpapillome weisen eine starke Assoziation zu genitalen HPV-Infektionen der Mutter auf (HPV 6 und HPV 11). Genitale HPV-Infektionen gehören zu den häufigsten STI und betreffen vorwiegend Adoleszente und junge Erwachsene. Sie werden durch Schmierinfektionen übertragen.

Tab. 10.42 Risikoadaptierte Postexpositionsprophylaxe (PEP) des Neugeborenen

Schwangerschaft	HIV-Transmissionsrisiko	PEP des Neugeborenen
Komplikationslose Schwangerschaft, auch Mehrlinge, präpartale Viruslast (VL) < 50 Kopien/ml	niedrig	ZDV für 2 Wochen
Frühgeburt plus VL < 50 Kopien/ml	niedrig	ZDV für 2 Wochen
Viruslast > 50 und < 1.000 Kopien/ml	leicht erhöht	ZDV für 4 Wochen, ggf. erweiterte Prophylaxe nach zusätzlichen Risikofaktoren
Keine mütterliche Therapie in der Schwangerschaft, Viruslast vor Geburt > 1.000 Kopien/ml	erhöht	Triple-Prophylaxe mit ZDV, 3TC, NVP: ZDV 6 Wochen plus 3TC 2 Wochen plus 3 Gaben NVP

Verschiedene HPV-Typen führen zu anogenitalen Warzen. Die Inkubationszeit beträgt 4 Wochen bis mehrere Monate.

Klinische Symptome Gemeine plantare Warzen (Verrucae vulgaris, Verrucae plantaris) werden vorzugsweise durch die HPV-Typen 1, 2, 3, 4 und 7 hervorgerufen. Sie treten insbesondere im Bereich bradytrophen Arealen auf. Filiforme Warzen finden sich an Augenlidern, Lippen und Nase. Plane juvenile Warzen (Verrucae planae juveniles) werden durch die HPV-Typen 3, 10, 28 und 41 hervorgerufen und finden sich als flache, hautfarbene oder hellbräunliche Papeln insbesondere im Gesicht und auf dem Handrücken. Die Spontanregressionsrate kutaner oder anogenitaler Warzen im Kindesalter liegt innerhalb von 2 Jahren bei > 60 %. Infektionen mit bestimmten HPV-Typen (16, 18, 31, 45 u. a.) sind von großer Bedeutung für die Entstehung von Zervix-, Vulva-, Penis- und Analkarzinomen.

Diagnose Die Diagnose von Warzen wird klinisch gestellt. HPV lassen sich nicht anzüchten. Eine Analyse der viralen DNA aus der Läsion mittels PCR ist möglich. Bei Karzinomverdacht ist eine invasive Diagnose (Biopsie) angezeigt.

Therapie Therapeutisch kann das von Warzen befallene Gewebe chirurgisch angegangen werden, oder es kommt eine antiproliferative, z. T. immunmodulatorische Therapie zum Einsatz. Larynxpapillome werden gelasert.

Prävention Es stehen immunogene HPV-Vakzine (9-valent und 2-valent) zur Verfügung. Durch umfangreiche klinische Studien konnte gezeigt werden, dass beide Impfstoffe sehr gut gegen Malignomvorstufen wirken, die durch die im Impfstoff enthaltenen HPV-Typen hervorgerufen wurden. Hieraus wird abgeleitet, dass ein sehr guter Schutz gegen sich später entwickelnde Karzinome angenommen werden darf. Der 9-valente Impfstoff schützt darüber hinaus auch vor Genital- und Analwarzen. Es besteht keine Meldepflicht (IfSG).

10.3.31 Influenza und Parainfluenza

Influenzaviren gehören zur Familie der Orthomyxoviren. Sie lassen sich in drei Typen (A, B, C) unterteilen. Influenza-A- und -B-Viren sind für menschliche Infektionen von größerer Bedeutung als die Influenza-C-Viren; sie rufen die interpandemische saisonale Influenza hervor. Die Viren bestehen aus einem segmentierten Genom mit 8 einsträngigen DNA-Molekülen, die für insgesamt 11 Proteine kodieren. Influenza-A-Viren werden nach ihrem Oberflächenglykoprotein, Hämagglutinin und Neuraminidase-Subtypen unterteilt (z. B. A/H1N1; A/H3N2). Hämagglutinin bewirkt die zelluläre Adhäsion, wohingegen Neuraminidase für die zelluläre Ausschleusung neu gebildeter Viren von großer Bedeutung ist. ➤ Abb. 10.21 illustriert die Struktur des Influenza-A-Virus.

Hämagglutinin und Neuraminidase der Influenza-A- und -B-Viren spielen bei der Virusreplikation und der Bildung protektiver Antikörper eine zentrale Rolle. Durch Fehler bei der viralen RNA-Replikation entstehen Virusvarianten (Antigen-Drift). Diese verursachen die jährlichen Influenzaausbrüche. Von **Antigen-Shift** spricht man, wenn es zu einer raschen, deutlichen Veränderung der Antigeneigenschaften des Virus mit Entstehung eines völlig neuen Subtyps des Influenza-A-Virus kommt. Ursache ist ein Austausch der Gensegmente für Hämagglutinin und/oder Neuraminidase. Antigen-Shifts sind Voraussetzungen für Influenza-Pandemien. Von Influenza-B-Viren gibt es keine Subtypen, es zirkulieren jedoch zwei genetisch unterschiedliche Linien (B/Victoria-Linie, B/Yamagat-Linie). Alle 16 unterschiedlichen Hämagglutinine und 9 Neuraminidasen finden sich nur bei wildlebenden Wasservögeln. Beim Menschen traten bisher nur die Subtypen A(H1N1), A(H2N2) und A(H3N2) auf. Influenza-B-Viren kommen nur beim Menschen vor.

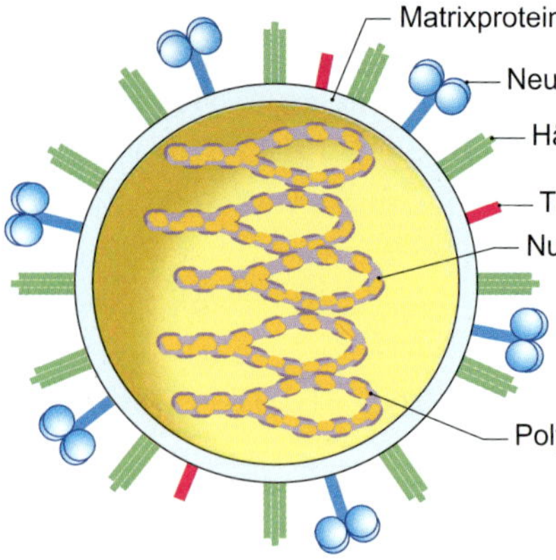

Abb. 10.21 Struktur des Influenza-A-Virus [L141]

Influenza-Infektionen sind weltweit verbreitet. Jährlich kommt es während der Herbst- und Wintermonate zu Grippeausbrüchen, die in ihrer Stärke erheblich variieren. Seit vielen Jahren zirkulieren weltweit die beiden Influenza-A-Subtypen A(H1N1) und A(H3N2) sowie die zwei Influenza-B-Viruslinien. Etwa 25–30 % der Grippeerkrankungen werden durch die Influenza-B-Viren verursacht. Die saisonale Grippe betrifft gewöhnlich 5–15 % der Bevölkerung, wobei die Inzidenz im Kindesalter zwischen 20 und 35 % liegt.

Übertragung, Inkubationszeit und klinische Symptome Kinder weisen häufig schwere respiratorische Symptome auf. Im frühen Kindesalter sind für die hohe Krankheitsbelastung neben RSV- und Rhinovirus-Infektionen vor allem die jährlichen Influenzaausbrüche verantwortlich. Seroprävalenzstudien in Deutschland und den Niederlanden ergaben, dass 75–99 % der Kinder bis zum 6. Lebensjahr bereits eine Influenza-A-Infektion durchgemacht haben. Die Morbiditätsraten bei Kindern < 5 Jahren liegen zwischen 9 und 30 %. Die Übertragung der Influenzaviren erfolgt durch Tröpfchen (> 5 µm), insbesondere beim Husten oder Niesen. Eine aerogene Übertragung (Atmen, Sprechen) oder durch direkten Kontakt (Händeschütteln) ist ebenfalls möglich. Die Inkubationszeit ist kurz und beträgt durchschnittlich 2 (1–4) Tage. Die Dauer der Infektiosität beträgt 4–5 Tage ab dem Auftreten der ersten Symptome.

➤ Tab. 10.43 gibt die wichtigsten klinischen Symptome der Influenza im Vergleich zum banalen, sog. grippalen Infekt wieder. Zu den Komplikationen gehören u. a. Enzephalopathien, Fieberkrämpfe, Pneumonien sowie Tracheobronchitiden, Sinusitiden und Mittelohrentzündungen. Todesfälle sind auch im Kindesalter bekannt. Die

Tab. 10.43 Klinische Abgrenzung der Influenza von banalen Atemwegsinfektionen

Symptome	Influenza	Grippaler Infekt
Beginn der Erkrankung	plötzlich, rasche Verschlechterung	langsam, allmähliche Verschlechterung
Fieber	bis 41 °C, Frösteln, Schweißausbruch	leicht erhöhte Temperatur
Gliederschmerzen	starke Muskel- und Gelenkschmerzen	gering ausgeprägt
Kopfschmerzen	stark	gelegentlich, leicht
Müdigkeit, Abgeschlagenheit	schwer, bis zu 3 Wochen dauernde Erschöpfung	gering
Husten	trocken, häufig schwer und schmerzhaft	mild bis mäßig
Schnupfen	manchmal	meist ausgeprägt, häufig Niesen, verstopfte und/oder laufende Nase

Influenza-assoziierten Hospitalisationsraten sind insbesondere im Säuglings- und Kleinkindesalter erhöht.

Diagnose Die Diagnose kann klinisch oder durch direkten Nachweis viraler Antigene mittels Immunfluoreszenz, ELISA oder sog. Schnellteste aus klinischen Materialien des oberen und unteren Respirationstrakts gestellt werden. Die Nachweismethode der Wahl ist der typenspezifische Nachweis mittels PCR aus Nasen-Rachen-Sekret bzw. -Abstrich.

Therapie Die Neuraminidasehemmer Oseltamivir und Zanamivir blockieren die Aktivität der viralen Neuraminidase und damit die Freisetzung neu gebildeter Viren. Sie wirken gegen Influenza-A- und -B-Viren. Oseltamivir und Zanamivir sind für Kinder ab 1 bzw. ab 5 Jahren zugelassen. Eindeutige Belege für eine Vermeidung oder Verkürzung schwerer Krankheitsverläufe sowie eine Reduktion der Letalität liegen bei Kindern nicht vor.

Prävention Eine jährlich anzuwendende Impfung gegen Influenza ist verfügbar. Als Besonderheit ist hervorzuheben, dass bei der Influenza altersspezifisch wirksame Influenza-Impfstoffe unterschiedlicher Konzeption und Komposition angewendet werden sollten. Aufgrund der schlechten Vorhersehbarkeit von zirkulierenden B-Stämmen werden aktuell tetravalente Influenza-Impfstoffe empfohlen. Es wird auf die aktuellen Empfehlungen der STIKO verwiesen (➤ Abb. 10.17).

10.3.32 Parainfluenzavirus-Infektionen

Parainfluenzaviren gehören zur Familie der Paramyxoviridae. Hierbei handelt es sich um einzelsträngige RNA-Viren. Die Übertragung erfolgt von Mensch zu Mensch durch Tröpfcheninfektion. Die Ausscheidung von infektiösem Virus („viral challenge") dauert bei einer akuten Infektion i. d. R. 4–7 Tage. Mit 24 Monaten haben fast alle Kinder mindestens eine Infektion mit Parainfluenzaviren durchlebt. Reinfektionen mit hetero- oder homotypischen Stämmen sind häufig. Es lassen sich vier humanpathogene Virustypen unterscheiden. Die Inkubation beträgt 2–6 Tage. Parainfluenzavirus-Infektionen betreffen nahezu ausschließlich die Atemwege. Das Krankheitsbild tritt zuweilen uncharakteristisch mit Halsschmerzen, Husten, allgemeinem Krankheitsgefühl und Fieber auf. Bakterielle Superinfektionen sind nicht selten.

Die Diagnose kann mittels PCR gestellt werden. Eine spezifische Therapie liegt nicht vor. Eine Immunisierungsprophylaxe ist nicht verfügbar.

10.3.33 Katzenkratzkrankheit (Bartonellose)

Bartonellen sind gramnegative Bakterien. *Bartonella henselae* ist der Erreger der häufigen Katzenkratzkrankheit, die weltweit auftritt.

Übertragung und Inkubationszeit *Bartonella henselae* wird überwiegend bei Biss- und Kratzwunden durch symptomlose Katzen, seltener durch Hunde übertragen. Etwa 13 % der Hauskatzen in Deutschland weisen eine Bakteriämie für den Nachweis von *Bartonella henselae* auf. Die Katzenkratzkrankheit tritt überwiegend im Herbst und Winter auf. Eine Übertragung von Mensch zu Mensch ist nicht dokumentiert. Die Inkubationszeit ist unterschiedlich, wahrscheinlich 3–10 Tage.

Klinische Symptome Nach Auftreten einer Hautläsion und weiteren 15–50 Tagen wird eine Lymphadenitis beobachtet. Das klinische Bild der Katzenkratzkrankheit ist eine überwiegend einseitige Lymphadenitis; betroffen sind überwiegend die axillären bzw. supraklavikulären oder zervikalen Lymphknoten. Es besteht eine Selbstheilungstendenz der Lymphadenitis innerhalb von 2–4 Monaten. Bei 60–90 % der betroffenen Patienten entwickelt sich an der Erregereintrittspforte nach 3–10 Tagen ein kleines Bläschen oder eine Pustel, die rasch in eine Papel übergeht und verkrustet. Weitere Symptome der Katzenkratzkrankheit sind Fieber, Kopf- und Gliederschmerzen, Appetitlosigkeit und Übelkeit. Bei weniger als 10 % der Patienten tritt ein sog. okuloglanduläres Syndrom (Parinaud-Syndrom) auf. Es besteht eine nichteitrige Konjunktivitis mit prä- und supraaurikulärer Lymphadenitis. Eintrittspforte ist wahrscheinlich die Bindehaut. Auch neurologische Manifestationen wie Enzephalitis, Neuroretinitis oder Polyneuritis sind in sehr seltenen Fällen zu beobachten. Als Komplikationen sind Endokarditiden, Myokarditiden oder Osteomyelitiden zu nennen. Intermittierende Fieberschübe sowie rezidivierende heftige Bauchschmerzen können auf den Befall von Bauchorganen hinweisen.

Diagnose Die Diagnose der Katzenkratzkrankheit wird aufgrund der Anamnese und des klinischen Verlaufs vermutet. Serologisch steht ein Immunfluoreszenztest (IFT) mit in Zellkulturen produziertem Antigen zur Verfügung. Bei einem IgG-Titer von > 1 : 200 im IFT kann die Diagnose angenommen werden. Der Nachweis von IgM (≥ 1 : 20) kann zur Klärung beitragen, gelingt bei der Katzenkratzkrankheit aber nicht immer. ELISA-Verfahren sind nicht verfügbar. Auch eine Biopsie kann im Zweifelsfall zur Diagnose führen.

Therapie In den meisten Fällen ist weder eine chirurgische Intervention noch eine antiinfektive Therapie angezeigt. Bei sehr schweren Fällen kann mit Azithromycin behandelt werden.

Prävention Immunsupprimierte Patienten sollten den Kontakt zu Katzen und Hunden meiden.

10.3.34 *Kingella-kingae*-Infektionen

Kingella kingae ist ein unbewegliches, plumpes, gramnegatives, in Paaren und kurzen Ketten angeordnetes Bakterium. Einer systemischen Infektion geht die Besiedelung des Oropharynx voraus. *Kingella kingae* lässt sich vor allem bei Kleinkindern mit einer Prävalenz von bis zu 10 % in der Oropharyngealflora nachweisen.

Übertragung Die Übertragung des Keims erfolgt über Speichel von Kind zu Kind. Die Unterbringung in KJGE gilt daher als Risikofaktor für eine Besiedelung.

Klinische Symptome *Kingella kingae* führt bei Kleinkindern und älteren Säuglingen zu einer septischen Arthritis, Spondylodiszitis, Osteomyelitis oder Bakteriämie ohne Fokus. Die Arthritis betrifft vorwiegend größere Gelenke und die Osteomyelitis die langen Röhrenknochen. Im Vergleich zu Infektionen durch *Staphylococcus aureus* sind Hand- und Fußgelenke sowie Clavicula und Sternum überproportional häufig betroffen. Typisch sind das Fehlen einer Leukozytose und eine nur geringgradige CRP-Erhöhung. Selten können sich eine Endokarditis und Meningitis manifestieren.

Diagnose Bildgebend wird eine Knochen- und Gelenkinfektion diagnostiziert. Der Erregernachweis lässt sich mittels Nadelpunktion (Biopsie, Gelenkflüssigkeit) sichern.

Therapie *Kingella kingae* ist gut empfindlich gegen Penicillin, Betalaktam-Antibiotika (z. B. Penicilline und Cephalosporine). Die Therapiedauer beträgt 10–15 Tage bei Arthritis, 3–4 Wochen bei Osteomyelitis oder Spondylodiszitis.

Prävention Prophylaxemaßnahmen zur Verhinderung sporadischer *Kingella-kingae*-Infektionen existieren nicht.

10.3.35 Keuchhusten (Pertussis)

Erreger Keuchhusten wird durch *Bordetella (B.) pertussis* hervorgerufen, ein bekapseltes, aerobes, gramnegatives Stäbchenbakterium, das über eine Vielzahl von Virulenzfaktoren wie Toxine (Pertussistoxin) und Adhäsine (filamentöses Hämagglutinin, Pertactin) verfügt. Keuchhustenähnliche Symptome können auch durch *B. parapertussis* oder *B. bronchiseptica* sowie *Mycoplasma pneumoniae, Chlamydia trachomatis, Chlamydia pneumoniae* und durch respiratorische Viren (vor allem RSV) hervorgerufen werden. Der Mensch ist das einzige Reservoir für *B. pertussis,* während *B. parapertussis* und *B. bronchiseptica* sowohl beim Menschen als auch bei Tieren detektiert werden. Die Inzidenz liegt mit starken Schwankungen zwischen 10 und 41 je 100.000 Einwohner. Deutlich höher ist die Inzidenz für Pertussis bei Säuglingen (10–95 je 100.000).

Übertragung und Inkubationszeit Die Übertragung erfolgt durch Tröpfcheninfektion bei engem Kontakt mit Infizierten, die mit Beginn des Stadium catarrhale kontagiös sind. Die Infektiosität hält (unbehandelt) ca. 3 Wochen nach Beginn des Stadium convulsivum an. Pertussis ist sehr ansteckend. Der Kontagionsindex bei ungeimpften Kindern liegt bei 90 %, beim Erwachsenen ist er niedrigerer. Die Inkubationszeit beträgt i. d. R. 7–10 (5–21) Tage.

Klinische Symptome Klinisch tritt Pertussis in einer ungeimpften Population vor allem bei Kleinkindern auf. In Deutschland war zuletzt eine Verschiebung der Pertussisinzidenz in das frühe Säuglingsalter (ungeimpft) und hin zu Adoleszenten sowie Erwachsenen zu beobachten. Patienten mit Pertussis weisen kein oder leichtes Fieber auf. Das klinische Bild ist variabel. Unter typischem Keuchhusten versteht man drei Stadien:

1. **Stadium catarrhale** (leichte respiratorische Symptome wie Husten und Rhinitis) über 1–2 Wochen, gefolgt von dem charakteristischen
2. **Stadium convulsivum** (4–6 Wochen) mit den typischen, anfallsweise auftretenden Hustenstößen (Stakkatohusten), denen ein inspiratorisches Ziehen („Keuchen“) folgt. Oftmals treten die Hustenattacken nachts auf, und es kommt zum Hervorwürgen von zähem Schleim und anschließendem Erbrechen. Das dritte Stadium wird als
3. **Stadium decrementi** mit abklingendem Husten bezeichnet.

Der typische Keuchhusten dauert 6–12 Wochen. Komplikationen ergeben sich durch Sekundärinfektionen wie Pneumonie, Otitis (durch Pneumokokken oder nicht verkapselte *Haemophilus-influenzae*-Bakterien).

Neugeborene und junge Säuglinge erkranken schwer an Keuchhusten. Die klinische Symptomatik kann ausschließlich mit periodischer Atmung oder Atempausen auffallen. Auch unspezifischer Husten ist ein Symptom. Weitere Komplikationen sind Krampfanfälle, Pneumonien sowie eine Enzephalopathie. In seltenen Fällen kommt es bei Säuglingen zu Hyperleukozytose, Hypoxämie und pulmonaler Hypertension. Hierbei ist die Sterblichkeit deutlich erhöht.

Jugendliche und Erwachsene erkranken unter dem Bild „chronischer Husten“ und werden oftmals nicht diagnostiziert.

Diagnose Diagnostisch kann Keuchhusten schwierig einzuordnen sein, weil das klinische Bild sehr variabel ist. Bei jungen Säuglingen, Jugendlichen und Erwachsenen gilt: An Keuchhusten denken!

Unspezifisch kommen Blutbildveränderungen (Leukozytose mit Lymphozytose) im Stadium convulsivum vor, insbesondere bei ungeimpften Säuglingen und Kleinkinder, nicht jedoch bei Jugendlichen und Erwachsenen. Die klinische Verdachtsdiagnose „Keuchhusten" kann durch Erregeranzüchtung, PCR oder einen serologischen AK-Nachweis bestätigt werden. Die mikrobiologische Diagnostik von *Bordetella pertussis* erfolgt durch Untersuchung von durch Absaugung gewonnenem Nasopharyngealsekret oder eines tiefen nasalen Abstrichs mit Dacron-Tupfern. Es muss ein spezieller Cefalexin-haltiger Kohle-Pferdeblut-Agar verwendet werden. Aufgrund der hohen Sensitivität und der einfachen und schnellen Durchführung hat sich die PCR zu einer Säule in der Diagnostik von Keuchhusten entwickelt. Spezifische Antikörper gegen *Bordetella-pertussis*-Antigen im Serum sind die bei Erstinfektion frühestens am Übergang vom Stadium catarrhale in das Stadium convulsivum nachweisbar. Aus diesem Grund ist die Serologie in den ersten 2–3 Erkrankungswochen ungeeignet. Wegen der schlechten Abgrenzbarkeit bei geimpften Kindern verbietet sich bei Säuglingen und Kleinkindern eine serologische Diagnostik. Die Pertussistoxin-ELISA-AK-Bestimmung bei Erwachsenen kann zur Diagnostik von Pertussis herangezogen werden. Insbesondere hohe IgG-Anti-PT-Werte (≥ 100 IE/ml) im Zeitraum von 3–4 Wochen nach Hustenbeginn können als Hinweis für eine *Bordetella-pertussis*-Infektion gesehen werden.

Therapie Bei Säuglingen < 6 Monaten und Patienten mit schweren Grundkrankheiten ist eine stationäre Aufnahme zur Überwachung, insbesondere zum Monitoring von Apnoen, zu empfehlen. Eine frühzeitige antiinfektive Behandlung im Stadium catarrhale und zu Beginn des Stadium convulsivum kann den Krankheitsverlauf verkürzen. Im späteren Stadium des Keuchhustens haben Antiinfektiva keinen wesentlichen Einfluss auf den Krankheitsverlauf, verkürzen jedoch die Erregerausscheidung und damit die Infektiosität des Patienten binnen 5 Tagen. Mittel der Wahl sind Makrolide. Die längste Erfahrung besteht mit Erythromycin. Die übliche Therapiedauer beträgt 14 Tage. Als Nebenwirkung ist bei jungen Säuglingen < 4 Wochen die hypertrophe Pylorusstenose zu nennen.

➤ Tab. 10.44 fasst die antiinfektive Therapie und Postexpositionsprophylaxe bei Pertussis in verschiedenen Altersgruppen zusammen.

Prävention Die Pertussis-Impfung gehört zu den Standardimpfungen für alle Altersgruppen. Diesbezüglich wird auf die Empfehlungen der STIKO verwiesen (➤ Abb. 10.17). Hervorzuheben ist, dass weder die Pertussis-Infektion noch eine Pertussis-Impfung zu einer lang anhaltenden Immunität führen.

10.3.36 Konjunktivitis

Eine Konjunktivitis zeichnet sich durch eine meist leicht schmerzhafte, oft follikuläre Rötung der Bindehaut aus. Sie geht mit vermehrtem Tränenfluss und verklebten Lidern einher. Eine infektiöse Ursache muss ggf. von einer anderen Genese (allergisch, autoimmun, sekundär bei Blepharitis, Fremdkörper oder andere Traumata) unterschieden werden.

Infektiöse Erreger für eine Konjunktivitis sind *Neisseria gonorrhoeae* (Neugeborenenkonjunktivitis), *Chlamydia trachomatis* der Serotypen D–K (Neugeborenenkonjunktivitis), Mischinfektionen mit Chlamydien und Gonokokken (Neugeborenenkonjunktivitis), andere Bakterien wie *Staphylococcus aureus, E. coli,* Pneumokokken, β-hämolysierende Streptokokken, *Haemophilus influenzae,* Neisserien und *Moraxella catarrhalis.*

Zur physiologischen Bindehautflora gehören KNS, *Staphylococcus aureus, Corynebacterium* spp. und α-hämolysierende Streptokokken. Als virale Erreger sind vor allem HSV und Adenoviren zu nennen. Seltener lässt sich eine hämorrhagische Keratokonjunktivitis durch bestimmte Enteroviren beobachten.

Weitere Informationen: ➤ Kap. 10.2.20.

10.3.37 Kopfläuse (Pedikulose)

Die Kopflaus (Pediculosis capitis) ist 2–4 mm lang und befällt sowohl Kinder als auch Erwachsene. Besonders häufig sind Kinder im Grundschulalter sowie Mädchen betroffen. Getrennt von ihrem obligaten Wirt überleben Kopfläuse nur 24–36 h.

Tab. 10.44 Antiinfektive Therapie und Postexpositionsprophylaxe (PEP) bei Keuchhusten im Kindesalter

	Antiinfektive Therapie			Alternative
Alter	Azithromycin	Erythromycin-Estolat	Clarithromycin	Trimethoprim/Sulfamethoxazol (TMP/SMX)
< 1 Monat	10 mg/kg KG/Tag in 1 ED für 5 Tage	nicht empfohlen	nicht empfohlen	Kontraindiziert
1–6 Monate	10 mg/kg KG/Tag in 1 ED für 5 Tage	40 mg/kg KG/Tag in 2 ED für 14 Tage	15 mg/kg KG/Tag in 2 ED für 7 Tage	• kontraindiziert < 2 Monaten • Kinder ab 2 Monaten: TMP: 8 mg/kg KG/Tag, SMX 40 mg/kg KG/Tag in 2 ED für 14 Tage
> 6 Monate, Kleinkinder, Schulkinder	10 mg/kg KG in 1 ED an Tag 1; 5 mg/kg KG/Tag an Tag 2–5 (max. 500 mg)	40 mg/kg KG/Tag (max. 2 g/Tag) in 2 ED für 14 Tage	15 mg/kg KG/Tag in 2 ED für 7 Tage (max. 1 g/Tag)	TMP 8 mg/kg KG/Tag, SMX 40 mg/kg KG/Tag in 2 ED für 14 Tage
Erwachsene	500 mg in 1 ED an Tag 1; 250 mg an Tag 2–5	2 g/Tag in 2 ED für 14 Tage	1 g/Tag in 2 ED für 7 Tage	TMP 320 mg/Tag, SMX 1.600 mg/Tag in 2 ED für 14 Tage

Übertragung, klinische Symptome und Diagnose Die Übertragung erfolgt ausschließlich von Mensch zu Mensch bei Körperkontakt (KJGE, Sozialverhalten, „Selfies" u. a.). Andere Übertragungswege (Spielzeug) stellen bei der Kopflaus eine seltene Möglichkeit dar. Kopfläuse befallen vor allem das Capillitium mit Bevorzugung der retroaurikulären Region. Selten sind Läuse auch im Bereich der Bart- und Schamhaare anzutreffen.

Ein Kopflausbefall ist für Betroffene meistens symptomlos. Das Leitsymptom der Pedikulose ist ein erheblicher Pruritus. Gelegentlich sind urtikarielle, juckende, hochrote Papeln zu beobachten. Die Haare sind häufig verklebt und verfilzt. Differenzialdiagnostisch ist an ein Kopfekzem, Impetigo contagiosa und Tinea capitis zu denken. Neben Kopfläusen sind auch Nissen anzutreffen, die knospenartig an den Haaren kleben und sich im Gegensatz zu Kopfschuppen nicht vom Haar abstreichen lassen. Die Diagnose wird klinisch gestellt.

Therapie Läuse und ihre Eier müssen abgetötet werden. Kontaktpersonen sind ebenfalls zu behandeln. In Deutschland ist Permethrin das Mittel der Wahl. Es wird auf das feuchte Haar aufgetragen und nach etwa 30- bis 45-minütiger Einwirkzeit mit Wasser ausgewaschen. Nach 8–10 Tagen sollte eine zweite Behandlung erfolgen (RKI-Empfehlung). Zur Desinfektion von Matratzen, Bettwäsche etc. eignet sich Allethrin. Pyrethrumextrakte sind schwächer wirksam als Permethrin. Malathion ist in Deutschland nicht im Handel. Eine orale Therapie mit Ivermectin hat sich in der Behandlung von Kopfläusen als wirksam erwiesen. Der Einsatz von Ivermectin bei Pediculosis capitis erfolgt „off-label". Daneben wird Dimeticon eingesetzt. Hier sind Präparate mit sehr unterschiedlicher Zusammensetzung auf dem Markt. Die Wirksamkeit hängt wesentlich von den physikalischen Eigenschaften der eingesetzten Dimeticone ab.

Prävention Nach IfSG schließt der festgestellte Kopflausbefall eine Betreuung oder eine Tätigkeit in einer Gemeinschaftseinrichtung bis zur erfolgten Behandlung aus. Vom RKI werden Waschen und Wechseln der Bettwäsche und Kleidung bei > 60 °C sowie das „Aushungern" durch Lagerung kontaminierter Gegenstände in dicht verschlossenen Plastiksäcken für 1 Woche bei möglichst hoher Raumtemperatur oder Tiefkühlung (–20 °C über 2 Tage) empfohlen. Kämme und Bürsten sollten für 30 s in > 60 °C heißes Wasser gelegt werden.

Praxistipp

Deutsche Akademie für Kinder- und Jugendmedizin e. V. (DAKJ). Evidenzbasierte Kontrolle der Pediculosis capitis und deren Sekundärprävention. Stand: 27.4.2020; www.dakj.de/stellungnahmen/evidenzbasierte-kontrolle-der-pediculosis-capitis-und-deren-sekundaerpraevention/

10.3.38 Kryptosporidiose

Erreger *Cryptosporidium* spp. sind einzellige Darmparasiten, von denen 14 verschiedene Spezies bekannt sind. Kryptosporidien kommen weltweit vor. In Industrieländern liegt die Prävalenz beim Menschen bei 1–3 %, in ärmeren Ländern kann sie bis zu 60 % betragen (z. B. Kinder in Peru und Venezuela).

Übertragung und Inkubationszeit Kryptosporidien werden fäkal-oral durch kontaminiertes Trink- oder Oberflächenwasser, Nahrungsmittel und durch Kontakt mit infizierten Menschen bzw. Tieren übertragen. Kryptosporidien sind auch über Bäche, Flüsse, Seen oder Schwimmbäder übertragbar. Infektiöse Oozysten werden in den Dünndarm aufgenommen. Dabei kommt es zur Freisetzung von Sporozoiten. Sporozoiten infizieren Enterozyten, indem sie eine intrazelluläre, extrazytoplasmatische Lage in einer partiellen parasitophoren Vakuole einnehmen. Durch Teilung entstehen mehrere Merozoiten, die nach Freisetzung wiederum umliegende Enterozyten befallen. Einige Merozoiten setzen die ungeschlechtliche Vermehrung fort, andere gehen aus Mikro- und Makrogameten hervor. 5–21 Tage nach der Infektion werden dickwandige Oozysten im Stuhl ausgeschieden. In einem feuchten Milieu sind sie über Monate infektiös. Dünnwandige Oozysten können bereits im Darm rupturieren, Sporozoiten freisetzen und den Entwicklungszyklus erneut beginnen (Autoinfektion). Oozysten können auch Wochen nach Abklingen der klinischen Symptome noch ausgeschieden werden. Die Inkubationszeit beträgt 7 (1–31) Tage.

Klinische Symptome Die klinischen Symptome können von einer asymptomatischen Infektion bis hin zu ausgeprägten wässrigen Durchfällen mit massiver Dehydratation variieren. Andere Symptome sind Übelkeit, Erbrechen, Tenesmen und Meteorismus sowie leichtes Fieber. Immunologisch Gesunde erkranken für 5–10 Tage. Die Ausscheidung infizierter Oozysten im Stuhl sistiert meist binnen 1 Woche nach Abklingen der Symptome. Einige Patienten entwickeln Symptome eines Colon irritabile. Menschen mit einem Immundefekt können an einer schweren Cholera-ähnlichen Diarrhö erkranken, die über Monate anhält und mit Gewichtsverlust einhergeht. Extraintestinale Manifestationen (sklerosierende Cholangitis, Cholezystitis, Pneumonie) treten komplizierend auf.

Diagnose Kryptosporidien werden im Stuhl mikroskopisch nachgewiesen. Daneben sind Antigennachweisverfahren (EIA) etabliert (hohe Sensitivität). Molekularbiologische Verfahren sind sensitiv (97–100 %) und spezifisch (96–98 %); ggf. kann eine histologische Untersuchung aus Biopsiematerial sinnvoll sein.

Therapie Die Behandlung ist symptomatisch (Rehydratation, Isotonie). Sollte eine kausale Therapie notwendig sein (Immunsuppression), so ist Nitazoxanid bei gesunden Kindern ab 12 Monaten bis ≤ 11 Jahren zugelassen. Therapieversuche ohne eindeutige Wirksamkeit wurden auch mit Paromomycin und Azithromycin unternommen.

Prävention Neben der Aufrechterhaltung der Immunfunktion (Reduktion der iatrogenen Immunsuppression) stehen die Aufklärung über Ansteckungswege und eine gute Basishygiene (Händewaschen) im Vordergrund. Der Nachweis von Kryptosporidien ist meldepflichtig (IfSG).

10.3.39 Legionellen

Erreger Legionellen sind gramnegative aerobe Stäbchen. Sie sind obligat intrazelluläre Erreger und vermehren sich in Alveolarmakrophagen, Fibroblasten und respiratorischen Epithelzellen. Es sind mehr als 60 Spezies mit mindestens 85 Serogruppen bekannt. 90 % der Legionellosefälle werden durch einen der 16 Serotypen von *Legionella pneumophila* hervorgerufen. Legionellen sind Bakterien, die in Warmwasser und Erde/Kompost vorkommen. Natürliches Reservoir und Ort der Replikation sind Protozoen (Amöben). Legionellen können in Biofilmen wasserführender Systeme langfristig persistieren. Sie vermehren sich vor allem bei Temperaturen zwischen 25 und 45 °C (Warmwasser und schlecht isolierte Kaltwassersysteme). Nosokomiale Legionellosen sind äußerst selten (Befeuchter für Beatmungsgeräte und Inkubatoren, Klimaanlagen u. a.).

Übertragung und Inkubationszeit Die Übertragung erfolgt durch Inhalation von infektiösen Aerosolen sowie durch Manipulation am Respirationstrakt, in Einzelfällen über Wunden. Die Manifestationsrate ist niedrig (1 %). Eine Übertragung von Mensch zu Mensch ist nur unter speziellen Bedingungen beschrieben. Die Inzidenz in Deutschland wird mit 1,2 je 100.000 Einwohner angegeben. Die Inkubationszeit beträgt 2–10 Tage.

Klinische Symptome Das klinische Bild kann als „Legionärskrankheit" oder „Pontiac-Fieber" beschrieben werden. Die Infektion kann auch symptomlos verlaufen. Unter der **Legionärskrankheit** versteht man eine Pneumonie, die plötzlich mit hohem Fieber, Schüttelfrost, Kopfschmerzen, Arthralgien und Myalgien auftritt und sich nach einigen Tagen mit trockenem Husten und Thoraxschmerzen präsentiert. Die Patienten sind dyspnoisch. Ein Pleuraerguss ist bei ca. 30 % nachweisbar. Eine Legionellen-Pneumonie kann radiologisch nicht von einer Pneumonie durch andere Erreger unterschieden werden. Zusätzliche gastrointestinale sowie zentralnervöse Symptome sprechen für eine Legionellose.

Extrapulmonale Manifestationen werden vor allem bei immunsupprimierten Patienten beobachtet (Sinusitis, Pankreatitis, Peritonitis u. a.). Zu den besonderen Laborveränderungen gehören Hyponatriämie (inadäquate Arealsekretion), Hypophosphatämie sowie eine Erhöhung der Transaminasen.

Fetale und neonatale Infektionen können selten postnatal (meist nosokomial) auftreten. Die Infektion erfolgt nach der Geburt in einer kontaminierten Geburtswanne oder einem Inkubator. Die Letalität ist hoch (bis zu 60 %).

Das **Pontiac-Fieber** ist ein grippeähnliches Krankheitsbild mit Fieber, Kopfschmerzen, Myalgien, Arthralgien, Übelkeit, Schwindel und Husten. Es sind vor allem Menschen ohne Grundkrankheit betroffen.

Diagnose Die Diagnose der Legionellose wird durch den Direktnachweis des Erregers (PCR, Kultur) aus Rachenabstrichen, Sputum, Trachealsekret oder BAL gestellt. Daneben ist der Nachweis von *Legionella pneumophila* Serogruppe 1-Antigen im Urin am 1. bis 3. Erkrankungstag mittels ELISA oder Immunchromatografie (schlechte Sensitivität, gute Spezifität) möglich.

Therapie Die Therapie der Wahl im Kindesalter ist Clarithromycin (15 mg/kg KG/Tag i. v. in 2 ED) oder Azithromycin (10 mg/kg KG/Tag in 1 ED i. v. für 5 Tage). Unkomplizierte Formen werden 5–10 Tage, schwere Verläufe 21 Tage lang behandelt. Kontrollierte prospektive Studien zur antiinfektiven Therapie einer Legionellose im Kindesalter fehlen allerdings.

Prävention In Krankenhäusern werden Warmwassersysteme mit stagnierendem Wasser sowie entsprechende medizinische Geräte (Inkubatoren) mikrobiologisch untersucht. Um das Ansteckungsrisiko zu minimieren, soll bei immunsupprimierten Patienten in Risikobereichen zur Mund- und Gesichtspflege, zur Anfeuchtung der Atemluft, zur Verneblung oder Herstellung von Medikamenten kein Trinkwasser verwendet werden.
Es besteht eine Meldepflicht (IfSG).

10.3.40 Leishmaniose

Die Leishmaniose wird von Geißeln (Flagellen) tragenden Protozoen der Gattung *Leishmania* hervorgerufen, die zur Familie der Trypanosomatidae gehören. Die viszerale Leishmaniose wird insbesondere von Erregern des sog. *Leishmania-donovani*-Komplexes *(Leishmania donovani, Leishmania infantum)* verursacht. Die kutane Leishmaniose in Europa, im arabischen Raum sowie in Afrika wird durch *Leishmania major, Leishmania tropica* und *Leishmania aethiopica* hervorgerufen. In Mittel- und Südamerika sind *Leishmania-mexicana*-Komplexe sowie die Subgattung *Viannea* als Erreger zu nennen. Leishmaniosen sind Zoonosen und Anthroponosen. Das Reservoir sind Säugetiere, vor allem Hunde und Nager, in einigen Regionen vorwiegend Menschen.

Übertragung Der Mensch wird durch einen Stich der weiblichen Schmetterlingsmücke der Gattung *Phlebotomus* und *Lutzomyia* infiziert. Kontaminierte Blutkonserven und Infusionsnadeln sowie Organtransplantationen können in seltenen Fällen zur Übertragung führen. Die Leishmaniose kommt in mehr als 80 tropischen und subtropischen Ländern vor. Exakte Prävalenzdaten liegen nicht vor.

Klinische Symptome und Inkubationszeit Das klinische Bild einer Leishmaniose kann in drei Krankheitsbilder aufgeteilt werden:

- **Viszerale Leishmaniose (Kala-Azar):** Hierbei handelt es sich um eine systemische Erkrankung auf der Grundlage einer mangelhaften T-Zell-vermittelten Immunantwort des Patienten gegenüber Leishmanien, die unbehandelt meist tödlich verläuft. Insbesondere HIV-infizierte Patienten sind betroffen. Die Symptome umfassen Fieber mit morgendlichem und abendlichem Gipfel, eine ausgeprägte Hepatosplenomegalie, Hyperpigmentierung, Myokard- und Nierensymptome sowie Blutbildveränderungen (Leuko-, Thrombo- und Panzytopenie). Die Inkubationszeit beträgt 3–6 Monate.

- **Kutane Leishmaniose (Orientbeule):** Die kutane Form der Leishmaniose ist eine benigne, selbstlimitierende Erkrankung, die in weiten Teilen Südeuropas, Asien, Afrika sowie Mittel- und Südamerika bei Kindern und Erwachsenen vorkommt. Infolge eines infizierenden Stichs entwickelt sich über viele Wochen eine juckende papulöse Hauteffloreszenz, die auf einen Durchmesser von bis zu 2 cm anwachsen kann. Zentral entwickelt sich ein Ulkus mit erhabenem Randwall, das nach 3–18 Monaten abheilt und eine hypo- oder hyperpigmentierte Narbe zurücklässt.
- **Mukokutane Leishmaniose (Espundia):** Bei der überwiegend in Süd- und Mittelamerika vorkommenden mukokutanen Form disseminieren Leishmanien meist bei nicht oder unzureichend behandelten primären Hautläsionen in die Schleimhäute. Bis zur Abheilung vergehen Monate bis Jahre. Eine häufige Folge sind Gewebsulzerationen im Bereich der Nasenschleimhaut, die zu einer Septumperforation führen können. Auch eine Verschleppung in Nasenpharynx, auf Larynx und Trachea kann vorkommen.

Diagnose Die typischen Laborbefunde bei viszeraler Leishmaniose sind eine beschleunigte BSG, eine Panzytopenie sowie eine markante Hypergammaglobulinämie als Folge einer polyklonalen B-Zell-Aktivierung. Die Diagnose der Leishmaniose kann durch eine Kombination verschiedener Methoden (parasitologisch, molekularbiologisch und serologisch) gesichert werden. Parasiten können kultiviert oder alternativ mittels PCR nachgewiesen werden. Bei immunkompetenten Patienten kann eine ELISA-Technik oder Immunfloreszenz zum Einsatz kommen.

Differenzialdiagnostisch sind bei der viszeralen Leishmaniose mit Fieber und Hepatosplenomegalie und ggf. Lymphadenopathie vor allem Leukämien und Lymphome zu berücksichtigen. Bei der kutanen Leishmaniose muss eine Pyodermie anderer Ursache abgegrenzt werden.

Therapie Zuletzt wurde zur Therapie der viszeralen Leishmaniose als Mittel der 1. Wahl bei Kindern und Erwachsenen liposomales Amphotericin B (3 mg/kg KG an 4 aufeinanderfolgenden Tagen sowie am 10. Tag) angegeben. Erreger aus Mittel- und Südamerika erfordern eine Dosierung von 3–4 mg/kg KG über 10 Tage.

S1-Leitlinie Diagnostik und Therapie der viszeralen Leishmaniose (Kala-Azar). AWMF-Registernummer 042-004. Stand: 30.11.2016 (in Überarbeitung; https://register.awmf.org/de/leitlinien/detail/042-004

Die kutane Leishmaniose kann bei immunsupprimierten Patienten oder bei ausgeprägten Läsionen in problematischen Regionen medikamentös therapiert werden. Zu den Maßnahmen gehören die lokale Applikation von Paromomycin mit Methylbenzethoniumchlorid sowie peri- und intraläsionale Injektionen von Antimon.

Prävention Als vorbeugende Maßnahme beim Aufenthalt in Regionen, in denen die Leishmaniose vorkommt, gilt vor allem der Schutz vor Kontakt mit Phlebotomen. Dazu gehören das Auftragen von Repellenzien wie DEET oder Icaridin sowie das Tragen langer Hosen und langärmeliger Oberbekleidung.

10.3.41 Listeriose

Listerien sind grampositive Stäbchenbakterien, die sich im Erdboden, im Wasser und auf Pflanzen detektieren lassen. Bei 1–3 % der Gesunden sind Listerien im Stuhl nachweisbar. Wichtigster Vertreter ist *Listeria monocytogenes*. Es sind mehrere Serovare bekannt. Listerien verursachen Infektionen bei verschiedenen Tierspezies. Sie verfügen über Virulenzfaktoren, die das Eindringen und Überleben innerhalb von Wirtszellen ermöglichen. Die Inzidenz der Listeriose beträgt in Mittel- und Westeuropa 1–4 bis 10 Fälle je 1 Mio. Einwohner. 2020 wurden in Deutschland 575 Fälle gemeldet.

Übertragung und Inkubationszeit Die Aufnahme von Listerien erfolgt über kontaminierte Nahrungsmittel (Wurst, Pastete, rohes Fleisch, geräucherte Lebensmittel, Salat, rohe Pilze, rohe Milch und daraus hergestellte Produkte, Weichkäse, Meeresfrüchte und gekühlte Fertigprodukte). Insbesondere Schwangere sind gefährdet, da die Infektionsdosis deutlich niedriger liegt als bei anderen Menschen. Häufig gelangen Listerien erst über den Staub in die Nahrungsmittel und können sich dann bei längerer Lagerung oder Reifezeit vermehren. Die Inkubationszeit beträgt 90 Tage (intrauterine Infektionen im Mittel 30 Tage).

Klinische Symptome Hinsichtlich des klinischen Bildes sind drei Risikogruppen zu unterscheiden:

1. Schwangere haben ein 10- bis 15-fach erhöhtes Risiko, an einer Listeriose zu erkranken. Die Infektion verläuft „grippeähnlich" mit leichtem Fieber, gelegentlich Zeichen einer HWI, Kopf- und Rücken- sowie Bauch- und Muskelschmerzen.
2. Neonatalperiode: Hier ist eine Frühinfektion (1.–6. Lebenstag) von einer Spätinfektion (nach dem 6. Lebenstag) zu unterscheiden. Die Frühinfektion wird vor oder während der Geburt erworben. Bei den Infizierten handelt es sich meistens um Frühgeborene. Klinisch imponieren Zeichen einer Sepsis. Bei der Spätinfektion kommt es nach prä- oder perinataler Übertragung oder einer horizontalen Infektion vor allem zu ZNS-Symptomen wie Meningitis und Enzephalitis.
3. Jenseits der Neonatalperiode lässt sich eine Listeriose bei Menschen mit stabilem Immunsystem als selbstlimitierende akute Gastroenteritis beobachten. Systemische Infektionen sind selten und betreffen immunsupprimierte Patienten.

Diagnose Die Diagnose erfolgt durch Erregernachweis in Blut- und Liquorkulturen.

Therapie Schwangere werden mit Ampicillin behandelt, Neugeborene und Kinder erhalten Ampicillin (200 mg/kg KG i. v., 4 ED). Ein synergistischer Effekt von Ampicillin und Gentamicin bei der

Behandlung der Listeriose ist im Tierversuch, nicht jedoch bei Untersuchungen am Menschen belegt worden. Cephalosporine sind gegenüber Listerien unwirksam. Die Therapie bei neonataler Sepsis beträgt 10–14 Tage. Bei ZNS-Infektionen sollte 14–21 Tage behandelt werden. Eine etwaige Aminoglykosid-Therapie wird nach 5–7 Tagen beendet.

Prävention Risikopatienten (Schwangere und Immunsupprimierte) sollten Nahrungsmittel meiden, die mit Listerien kontaminiert sein können (s. o.). Es besteht Meldepflicht (IfSG).

10.3.42 Lyme-Borreliose

Erreger Die Lyme-Borreliose wird durch *Borrelia (B.) burgdorferi* hervorgerufen. In Europa sind mindestens fünf humanpathogene Spezies bekannt:

- *Borrelia burgdorferi* sensu stricto
- *Borrelia garinii*
- *Borrelia afzelii*
- *Borrelia bavariensis*
- *Borrelia spielmanii*

Insbesondere für die neurologischen Manifestationen sind *B. garinii* und *B. bavariensis* verantwortlich. Borrelien gehören zu den Zoonosen. Als Vektor fungieren Zecken *(Ixodes ricinus)*. Die Entwicklung von *Ixodes ricinus* (Holzbock) vollzieht sich über 3–5 Jahre in drei Phasen (Larve, Nymphe, Adultform), die jeweils mit einer Blutmahlzeit verbunden ist. Die Zecken sind auf ausreichend hohe Luftfeuchtigkeit und relativ warme Temperaturen angewiesen. Die Durchseuchung von Nymphen mit Borrelien kann bis zu 30 % betragen.

Häufigkeit Die Inzidenz der Lyme-Borreliose ist variabel. Bei Kindern ist von einer Jahresinzidenz von 150 je 100.000 Kinder auszugehen. Besonders im Frühsommer und Herbst sind Erkrankungsspitzen zu beobachten. Die Prävalenz von Antikörpern gegen *B. burgdorferi* bei Risikogruppen (Waldarbeiter, Jäger u. a.) liegt bei > 50 %. Ein deutlicher Anstieg der Prävalenz ist bei Kindern ab dem 6. Lebensjahr zu verzeichnen.

Übertragung Die Borrelien werden durch den Stich der Zecke *Ixodes ricinus* übertragen. Die Infektionsrate nach einem Zeckenstich beträgt bis zu 10 %, die Wahrscheinlichkeit für das Auftreten einer Lyme-Borreliose (Manifestationsindex) jedoch nur 2–4 %.

Klinische Symptome und Inkubationszeit Die klinische Manifestation der Lyme-Borreliose lässt sich in ein frühes und spätes Krankheitsstadium differenzieren. ➤ Tab. 10.45 fasst die klinische Symptomatik in Abhängigkeit vom Krankheitsstadium der Lyme-Borreliose im Kindesalter zusammen.

Das **Erythema migrans** entwickelt sich nach einer Latenz von etwa 1–3 Wochen an der Stichstelle und breitet sich zentrifugal aus. Es zeigt im typischen Fall eine zentrale Abblassung und livide Verfärbung. Bei Kindern lässt sich das Erythema migrans häufig im Kopf- und Halsbereich beobachten.

Das **Borrelien-Lymphozytom** tritt wesentlich seltener als das Erythema migrans auf. Es handelt sich um eine Erkrankung der Haut mit Bevorzugung der Ohren (Ohrmuschel, Ohrläppchen) und der Mamillen. Es imponieren eine livide Rötung und derbe Infiltration.

Die **Acrodermatitis chronica atrophicans** zählt zu den Spätmanifestationen der Lyme-Borreliose, die Monate bis Jahre nach der Infektion auftritt.

Die **lymphozytäre Meningitis** ohne oder mit Hirnnervenausfällen, am häufigsten mit akuter peripherer Fazialisparese, ist mit einem Anteil von > 80 % der Erkrankungsfälle die häufigste klinische Manifestation der Neuroborreliose im Kindesalter.

Die Lyme-Borreliose ist die häufigste Ursache der akuten peripheren **Fazialisparese** im Kindesalter. Die bilaterale Fazialisparese geht praktisch immer mit einer Borrelien-Ätiologie einher. In den Sommer- und Herbstmonaten ist jeder 2. Erkrankungsfall einer akuten peripheren Fazialisparese im Kindesalter auf eine Infektion mit *Borrelia burgdorferi* zurückzuführen. Eine Beteiligung anderer Hirn-

Tab. 10.45 Klinische Präsentation der Lyme-Borreliose im Kindesalter

Organ	Frühstadium		Spätstadium
	lokalisiert	Disseminiert	
Haut	Erythema migrans*	Lymphozytom* Viele Erythemata migrantia*	Acrodermatitis chronica atrophicans**
Nervensystem		Fazialisparese* Meningitis* Meningopolyradikulitis**	Chronische Enzephalomyelitis
Bewegungsapparat		Arthralgien Myalgien Sommergrippe	Episodische Arthritis* Chronische Arthritis
Herz		Karditis Myokarditis Perikarditis	
Auge		Konjunktivitis	Uveitis Keratitis

* besonders häufig im Kindesalter
** im Kindesalter selten

10

nerven (N. oculomotorius, N. trochlearis, N. abducens, N. vestibularis) ist möglich. Im Unterschied zu viralen Meningitiden zeichnet sich die Borrelienmeningitis durch eine einige Tage längere Krankheitsgeschichte mit Allgemeinbeeinträchtigung, Kopfschmerzen und kaum ausgeprägten meningealen Reizzeichen aus. Bei Erwachsenen tritt besonders häufig die lymphozytäre Meningoradikuloneneuritis (Bannwarth-Syndrom) auf.

Die späte **Neuroborreliose** ist bei Kindern selten und geht mit länger bestehenden Beschwerden wie Kopfschmerzen, Pseudotumor cerebri, fokaler Enzephalitis, zerebellärer Ataxie, Querschnittsmyelitis oder Guillain-Barré-Syndrom einher.

Frühe Gelenkmanifestationen der Lyme-Borreliose umfassen Arthralgien wechselnder Lokalisationen. Die klassische **Lyme-Arthritis** ist eine späte Manifestation, die nach einer Inkubationszeit von Monaten bis Jahren nach einem Zeckenstich auftritt. Sie imponiert als akute Mon- oder Oligoarthritis und manifestiert sich vor allem an den großen Gelenken. Die Arthritis sistiert nach 1–2 Wochen, tritt aber nach einem symptomfreien Intervall von Wochen und Monaten an gleicher Stelle wieder auf. Weitere klinische Manifestationen sind: Lyme-Karditis sowie Konjunktivitis, Chorioretinitis, Keratitis, Uveitis intermedia, Iridozyklitis und Optikusneuritis.

Diagnose Die Diagnose der Lyme-Borreliose wird stadienabhängig gestellt (➤ Tab. 10.45). Das Erythema migrans ist pathognomonisch, und die Diagnose wird klinisch ermittelt. Frühe Manifestationen einer Borreliose werden durch anamnestische Daten, klinische Befunde sowie den spezifischen Nachweis von Antikörpern gegen *Borrelia burgdorferi* diagnostiziert.

Die serologische Routinediagnostik zur Lyme-Borreliose stützt sich auf den Nachweis spezifischer IgM- und/oder IgG-AK gegen *Borrelia burgdorferi* im Blut und bei V. a. Neuroborreliose auch im Liquor. Standard ist ein Enzymimmunoassay (ELISA als Suchtest).

Bei Spätmanifestation lassen sich in nahezu 100 % der Fälle spezifische Antikörper nachweisen. Als Bestätigungstest, insbesondere zur Überprüfung der Spezifität, wird ein Immunoblot durchgeführt. Es sind Kreuzreaktionen mit anderen Spirochäten (Leptospirose, Syphilis, Rückfallfieber) sowie falsch positive IgM-Befunde bei Herpesvirus-Infektionen (EBV, VZV, CMV) und beim Vorliegen von Rheumafaktoren möglich. Da spezifische Antikörper lange persistieren, ist die Serologie zur Verlaufs- und Therapiekontrolle obsolet.

Da die Symptome einer Neuroborreliose vielfältig und unspezifisch sind, erfordert die Diagnose „Neuroborreliose" den Nachweis einer lymphozytären Liquorpleozytose oder einer spezifischen autochthonen AK-Synthese im ZNS. Im Kindesalter liegen einige Besonderheiten vor: Die lymphozytäre Liquorpleozytose findet sich bei > 90 % der frühen Neuroborreliosen. Die Diagnose „Neuroborreliose" kann als gesichert gelten, wenn neben der Liquorpleozytose spezifische IgM-AK gegen *Borrelia burgdorferi* und evtl. auch IgG-AK nachweisbar sind. Der Erregernachweis (PCR oder Kultur) im Liquor ist durchschnittlich nur bei max. 30 % der Fälle möglich. Der Nachweis des B-Zellen anziehenden Chemokins CXCL13 im Liquor ist Untersuchungen zufolge für die Diagnose der frühen Neuroborreliose geeignet. Andere Verfahren, insbesondere der Lymphozytentransformationstest, werden nicht empfohlen.

Therapie Die Therapie der Lyme-Borreliose erfolgt stadienabhängig. ➤ Tab. 10.46 gibt die empfohlene typische Therapie nach Manifestationsformen wieder. Im Einzelfall kann hiervon abgewichen werden (verzögerte Rückbildung des Erythema migrans, ggf. Clarithromycin bei Unverträglichkeit u. a.).

Prävention Zeckenstiche lassen sich durch Bedeckung der Haut (Kleidung) vermeiden. In Endemiegebieten sollte die Haut nach Zecken abgesucht werden. Eine prophylaktische antiinfektive Therapie ist nicht indiziert. Ein Impfstoff steht nicht zur Verfügung.

10.3.43 Malaria

Malaria wird durch Einzeller der Gattung *Plasmodium* hervorgerufen.

Erreger und Übertragung Die Übertragung erfolgt durch den Stich der dämmerungs- und nachtaktiven weiblichen Anopheles-Mücke. Es sind über 100 Plasmodienarten bekannt, von denen fünf als humanpathogen gelten:

- *Plasmodium (P.) falciparum* (Malaria tropica)
- *P. vivax* und *P. ovale* (Malaria tertiana)
- *P. malariae* (Malaria quartana)
- *P. knowlesi* (in Südostasien bei Affen, auch Ursache von Malaria bei Menschen: Malaria knowlesi)

Bei *P. falciparum, P. vivax* und *P. ovale* ist der Mensch neben den Stechmücken das einzige Reservoir. Er fungiert als Zwischenwirt und ermöglicht die ungeschlechtliche Vermehrung der Parasiten; im Endwirt, der Anopheles-Mücke, erfolgt die geschlechtliche Vermehrung. Mücken benötigen Blut nur für die Eiproduktion (weibliche Mücke). Nach dem Stich folgen die Invasion der Hämoparasiten in Hepatozyten und eine ungeschlechtliche Vermehrung. Abhängig von der Plasmodienart kommt es nach frühestens 5 Tagen, ggf. auch

10

Tab. 10.46 Typische Therapie der Lyme-Borreliose im Kindesalter

Manifestation	Medikament	Dosis	Dauer
Frühe Manifestation	Amoxicillin p. o.	50 mg/kg KG/Tag, 3 ED	10–14(–21) Tage
	Doxycyclin p. o.	4 mg/kg KG/Tag oder 200 mg/Tag, 1–2 ED	10–14(–21) Tage
Neuroborreliose	Ceftriaxon i. v.	50 mg/kg KG/Tag, 1 ED	2–3 Wochen
Späte Manifestation	Amoxicillin p. o.	50 mg/kg KG/Tag, 3 ED	4 Wochen
	Doxycyclin p. o.	4 mg/kg KG/Tag oder 200 mg/Tag, 1–2 ED	4 Wochen
	Ceftriaxon i. v.	50 mg/kg KG/Tag, 1 ED	2–4 Wochen

nach Monaten zur Freisetzung von Merozoiten in den Blutkreislauf. Sodann befallen die Parasiten Erythrozyten und transformieren zu Trophozoiten, die sich teilen und mehrkernige Schizonten bilden, die wiederum in Merozoiten zerfallen. Die freigesetzten Merozoiten befallen neue Erythrozyten und setzen den Zyklus fort.

Symptome Die klassischen Symptome der Malaria werden durch platzende Erythrozyten mit Freisetzung der Merozoiten verursacht. Malaria ist die häufigste parasitäre Erkrankung und kommt in 100 tropischen und subtropischen Ländern aller Kontinente mit Ausnahme Australiens vor. Die größte geografische Verbreitung weist *P. vivax* auf (Nordafrika, Vorderer Orient, Südasien, Mittelamerika). *P. falciparum*, *P. malariae* und *P. ovale* kommen im tropischen Afrika, Südostasien, der Pazifikregion und Südamerika vor. *P. knowlesi* findet sich in einigen Ländern Südostasiens. Weltweit sind über 200 Mio. Menschen an Malaria erkrankt. Die höchste Inzidenz findet sich bei Jugendlichen im Alter zwischen 15 und 19 Jahren.

Klinisches Bild Das klinische Bild der Malaria beginnt frühestens 7 Tage nach Einreise in ein Endemiegebiet. Bei der Malaria tertiana tritt das Fieber rhythmisch alle 48 h, bei der Malaria quartana alle 72 h auf. Bei der Malaria tropica bzw. bei der Malaria durch *P. knowlesi* tritt das Fieber unregelmäßig auf. Insbesondere bei jungen Patienten sind die Krankheitssymptome und der Fieberverlauf häufig uncharakteristisch.

Die Malaria tropica und die Knowlesi-Malaria können als tropenmedizinischer Notfall bezeichnet werden. Neben Fieber kommen Bewusstseinsstörungen (Somnolenz, Koma), zerebrale Krampfanfälle, pulmonale Störungen sowie Nierenversagen, Hypoglykämien u. a. Symptome vor. Malaria tertiana und Malaria quartana gehen selten mit schweren Verläufen einher. Eine Malaria tropica in der Schwangerschaft stellt eine lebensbedrohliche Situation für Mutter und Kind dar. Es ist eine diaplazentare Infektion durch maternal-fetale Transfusion während der Geburt möglich. Man spricht von einer konnatalen Malaria. Die Neugeborenen sind zunächst gesund und fallen 4–12 Wochen später durch uncharakteristische Symptome wie Trinkschwäche, Gedeihstörung und Anämie auf. Zusätzlich kann eine Hepatosplenomegalie bestehen und Fieber auftreten.

Die Malaria muss als kompliziert angesehen und bei Vorliegen der folgenden Symptome als lebensbedrohlich eingestuft werden: Bewusstseinstrübung, zerebraler Krampfanfall, respiratorische Insuffizienz, Hypoglykämie, Azidose, Hyperkaliämie, Schock, Spontanblutungen sowie Zeichen einer relevanten Dehydratation. Eine Malaria tropica kann durch eine schwere Anämie, Niereninsuffizienz, Hämoglobinurie, Transaminasenerhöhung, Ikterus und Hyperparasitämie kompliziert werden.

Diagnose Die Diagnostik ist im Zusammenhang mit den anamnestischen Daten zu sehen. Ein Tropenaufenthalt und Vorstellung mit Fieber sollten immer Anlass sein, an eine Malaria zu denken. Entscheidend ist der mikroskopische Nachweis von Plasmodien im dünnen, panoptisch gefärbten Blutausstrich oder im parallel angefertigten dicken Blutausstrich („Dicker Tropfen"). Bei anhaltendem Verdacht ist eine Wiederholung nach 12–24 h angezeigt. Die Bestimmung von Plasmodien-AK ist zur Akutdiagnostik nicht geeignet. Neben der Erregerdiagnostik sollte ein Blutbild angefertigt uns es sollten Leber- und Nierenparameter erhoben werden. Typische Laborzeichen einer Malaria sind eine Thrombozytopenie und Hyperbilirubinämie.

Therapie Die Therapie der Malaria richtet sich nach der Erregerart und dem Schwergrad der Erkrankung. Malaria tertiana und quartana können ambulant behandelt werden, Malaria tropica und Knowlesi-Malaria sind stets stationär zu behandeln. Eine Malaria durch *P. falciparum* und eine unkomplizierte Knowlesi-Malaria sowie die Malaria tertiana werden mit einer oralen Artemisinin-Kombinationstherapie (ACT) behandelt. Alternativ kann Atovaquon/Proguanil zur Anwendung kommen. Chloroquin wird nur noch zur Behandlung der Malaria quartana eingesetzt. Bei der Malaria tertiana muss im Anschluss an die Elimination der erythrozytären Parasiten eine Nachbehandlung mit Primaquin erfolgen, um Hypnozoiten in der Leber abzutöten und Rezidiven vorzubeugen. Die komplizierte Malaria durch *P. falciparum* und die Knowlesi-Malaria werden i. v. mit Artesunat oder einer Kombination aus Chinin und Doxycyclin bzw. Clindamycin i. v. behandelt.

Praxistipp

Es gilt die aktuellen Empfehlungen der Deutschen Gesellschaft für Tropenmedizin, Reisemedizin und Globale Gesundheit (DTG) zu beachten: https://www.dtg.org/index.php/empfehlungen-und-leitlinien/empfehlungen/malaria.html

Prävention Die Entscheidung zur Durchführung einer Malariaprophylaxe muss anhand von Reiseziel, -zeit, -dauer und -stil sowie unter Berücksichtigung individueller Gegenanzeigen getroffen werden. Die Prävention einer Malaria basiert auf dem Schutz vor Mückenstichen (Expositionsprophylaxe) und der Einnahme von Malaria-Medikamenten (Chemoprophylaxe). Beide Maßnahmen ergänzen sich, bieten jedoch keinen absolut sicheren Schutz vor einer Malaria. Da Anopheles-Mücken dämmerungs- und nachtaktiv sind, gilt es, unter imprägnierten Moskitonetzen zu schlafen und insbesondere am Abend lange Kleidung zu tragen und Repellents anzuwenden. Die Art und Form der Chemoprophylaxe sollte nach tropenmedizinischer Beratung erfolgen.

10.3.44 Masern

Das Masernvirus gehört zur Familie der Paramyxoviren; es ist ein Virus mit einsträngiger RNA. Es gibt nur einen Serotyp, aber mehr als 20 Genotypen. Masern sind hochkontagiös mit einem Manifestationsindex von nahezu 100 %! Einziges Reservoir ist der Mensch.

Übertragung und Inkubationszeit Die Übertragung erfolgt als Tröpfcheninfektion, in sehr seltenen Fällen auch durch Luftzug über größere Entfernungen. Die Infizierten sind 3–5 Tage vor bis 4 Tage nach dem Exanthemausbruch infektiös, wobei die Infektiosität im Prodromalstadium am höchsten ist. Nach Erkrankung besteht eine lebenslange Immunität. In vielen Ländern konnten die Masern durch konsequente Umsetzung von Impfprogrammen eliminiert werden. In Deutschland traten vor der Pandemie jährlich viele hundert bis wenige tausend Fälle auf, da die Impfquote von < 95 % nicht ausreichte, um die Masern zu eliminieren. 2020 wurden während der SARS-CoV-2-Pandemie 76 und 2021 nur noch 10 Fälle beim RKI gemeldet. Die Inkubationszeit beträgt 8–12 Tage.

Klinische Symptome Masern sind klinisch durch einen zweiphasigen Verlauf charakterisiert. Im Prodromalstadium treten Fieber und katarrhalische Erscheinungen wie Konjunktivitis, Schnupfen, Halsschmerzen, Heiserkeit und trockener Husten auf. Die Trias „Fieber, Bronchitis/Pneumonie und Konjunktivitis" muss an Masern denken lassen. Pathognomonisch sind Koplik-Flecken (kalkweiße Stippchen auf hochroter, etwas granulierter Schleimhaut, bevorzugt an der Wangenschleimhaut). Es entwickelt sich ein konfluierendes, makulopapulöses Exanthem, das 3–4 Tage nach dem Prodromalstadium mit hohem Fieberanstieg einhergeht. Es besteht eine generalisierte Lymphadenopathie.

Mitigierte Masern treten bei jungen Säuglingen auf, die noch maternale Antikörper besitzen. Bei immunsupprimierten Patienten können Masern vom klassischen Krankheitsverlauf abweichen. Insbesondere bei Patienten mit einem T-Zell-Defekt entwickelt sich eine Riesenzellpneumonie, die i. d. R. zum Tod führt. Bei diesen Patienten lässt sich auch eine spezifische Enzephalitisform, die „measles inclusion body encephalitis" (MIBE) beobachten, die auf einer direkten Virusinvasion beruht. Hiervon abzugrenzen ist die subakute sklerosierende Panenzephalitis (SSPE), die sich bereits nach einer Latenz von 5 Wochen bis zu 6 Monaten klinisch manifestiert und insbesondere bei Säuglingen und Kleinkindern auftritt, die zuvor an Masern erkrankt waren.

Zu den Komplikationen der Masern gehören: Masernkrupp, Bronchiolitis, Masernpemphigoid und akute Masernenzephalitis, die bevorzugt am 3. und 9. Tag nach Exanthembeginn auftritt und in einer Häufigkeit von 1 : 500–2.000 zu beobachten ist. Zu den weiteren neurologischen Symptomen gehören zerebrale Krampfanfälle, neurologische Herdsymptome mit Hirnnervenparesen und Hemiplegie sowie gelegentlich auch myelitische Symptome. Die Masernenzephalitis hat eine Letalität von 10–20 % und eine Defektheilungsrate von 20–30 %. Die o. g. SSPE, eine persistierende Infektion des ZNS, die sich bei immunologisch Gesunden typischerweise erst nach einer Latenz von 5–10 Jahren manifestiert, verläuft in drei Stadien (Verhaltensauffälligkeiten und Nachlassen intellektueller Leistung, Myoklonien und zerebrale Anfälle, Dezerebrationsstatus). Die SSPE führt innerhalb von 3–5 Jahren nach Krankheitsbeginn zum Tod. Die Häufigkeit in den ersten 5 Lebensjahren wird mit 1 : 700–1.300 Masernfälle angegeben.

Diagnose Die Masern-Diagnose wird klinisch gestellt. Bei Verdacht und unspezifischen Symptomen sollte die Diagnose labordiagnostisch bestätigt werden. Die Labordiagnostik erfolgt mittels RT-PCR aus Rachenabstrich oder Urin oder über den Nachweis von Masernvirus-spezifischem IgM im Serum. Das IgM ist spätestens 3 Tage nach Exanthembeginn im ELISA nachweisbar. PCR-Ergebnisse sind zuverlässig, wenn Rachenabstrich oder Urin innerhalb von 7 Tagen nach Exanthembeginn abgenommen werden. Die Diagnose einer Masernenzephalitis beruht auf dem zeitlichen Zusammenhang der Enzephalitis mit einer akuten Maserninfektion. Typisch für die SSPE sind eine starke intrathekale IgG-Synthese gegen das Masernvirus sowie ein charakteristisches EEG mit spezifischen Graphoelementen, den sog. Radermecker-Komplexen. Eine Pleozytose fehlt in der Liquoranalyse; das Liquoreiweiß ist nicht erhöht. Serum-IgG-AK sind i. d. R. massiv erhöht.

Therapie Es existiert keine spezifische Therapie zur Behandlung der Masern.

Prävention Wichtigste Maßnahme zur Bekämpfung der Masern ist die aktive Immunisierung (aktuelle STIKO-Empfehlung, ➤ Abb. 10.17). Bei immungesunden Kindern kann der Ausbruch der Masern durch einen Lebendimpfstoff wirksam unterdrückt werden, wenn er innerhalb der ersten 3 Tage nach Exposition verabreicht wird (postexpositionelle Masernimpfung). Bei immundefizienten Patienten, Säuglingen < 6 Monaten und nichtimmunen Schwangeren empfiehlt die STIKO die Postexpositionsprophylaxe mit Human-Immunglobulin (400 mg/kg KG Standard-Immunglobulin) innerhalb von 6 Tagen nach Masernkontakt. Bei späterer Gabe bis zum 9. Tag ist noch eine Mitigierung der Erkrankung möglich. Spezifische Masern-Immunglobuline sind nicht verfügbar.

Inkubierte, immunologisch gesunde Patienten sind im Krankenhaus vom 7. Tag ab dem Erstkontakt zum Indexpatienten bis zum 5. Exanthemtag zu isolieren. Bei immungeschwächten Patienten ist die Isolierung zu verlängern. Kinder mit unkomplizierten Masern dürfen frühestens ab dem 5. Tag nach Exanthembeginn wieder Gemeinschaftseinrichtungen besuchen. Es besteht eine Meldepflicht (IfSG).

10.3.45 Meningokokken-Infektionen

Der Erreger von Meningokokken-Infektionen ist *Neisseria (N.) meningitidis.* Diese Neisserien sind unbewegliche, sporenlose, gramnegative Diplokokken. Sie wachsen aerob und sind kapnophil. Pathogene Varianten besitzen eine Polysaccharidkapsel der Serogruppen A, B, C, W, X oder Y. Das Erregerreservoir stellt der Mensch dar. In Europa sind etwa 10 % der Einwohner asymptomatische Träger von Meningokokken im Nasen-Rachen-Raum. Meningokokken-Infektionen treten besonders bei Säuglingen und Kleinkindern mit einem Erkrankungsgipfel um den 6. Lebensmonat auf. Ein zweiter Inzidenzgipfel liegt im Jugendalter. Insgesamt sind invasive Meningokokken-Infektionen jedoch sehr selten (0,5 je 100.000 Einwohner).

Übertragung und Inkubationszeit Die Übertragung erfolgt durch direkten Schleimhautkontakt oder Tröpfcheninfektion. Die Inkubationszeit beträgt 1–10 Tage, meist weniger als 4 Tage.

Klinische Symptome Von klinischer Bedeutung sind invasive Meningokokken-Infektionen. Das Spektrum reicht von einer transienten Bakteriämie mit spontaner Abheilung bis hin zu einer fulminanten Sepsis, die innerhalb weniger Stunden zum Tod führen kann. Zwei Drittel der invasiven Infektionen verlaufen als purulente Meningitis. Bei einem Drittel kommt es zu einem primär septischen Krankheitsbild ohne meningeale Beteiligung, das bei 10–15 % der Fälle in ein Multiorganversagen mit disseminierter Gerinnungsstörung (Waterhouse-Friderichsen-Syndrom) übergeht. Seltene Verlaufsformen sind singuläre Infektionen anderer Organsysteme. Die **Meningokokkenmeningitis** beginnt meist nach einem kurzen Prodromalstadium von einem bis wenigen Tagen mit hohem Fieber und Nackensteifigkeit. Eine Besonderheit ist, dass nahezu die Hälfte der Patienten mit Meningokokkenmeningitis keine Meningismuszeichen aufweist.

Zu den schweren Komplikationen einer **Meningokokkensepsis** gehören neben einem Multiorganversagen Nebennierenblutungen, Nierenversagen, intravasale Gerinnungsstörung, großflächige Sugillationen der Haut sowie Nekrosen der Haut, Akren und Gliedmaßen. Endophthalmitis, Arthritis, Perikarditis, Pneumonie und Lungenödem sowie subkortikale Infarkte und andere zentralnervöse Komplikationen vervollständigen das klinische Spektrum. Als immunologische Spätreaktion auch nach Elimination der Meningokokken wird eine Polyarthropathie am 5. bis 7. Behandlungstag mit erneutem Fieberanstieg und Perikarditis beobachtet. Mehr als 30 % der überlebenden Patienten mit einer invasiven Meningokokken-Infektion weisen Hörstörungen, zentralnervöse Symptome (Krampfanfälle, mentale Behinderung) oder Amputationen auf.

Diagnose Die Diagnose wird aufgrund der klinischen Symptomatik gestellt. Idealerweise werden Meningokokken in Blut, Liquor oder Gelenkpunktat sowie aus Hautläsionen nachgewiesen. Eine Typisierung der Meningokokken sollte angestrebt werden.

Therapie Die Therapie besteht aus zwei Säulen:

- Einerseits wird mit Cephalosporinen der Gruppe 3 wie Cefotaxim oder Ceftriaxon (Meningitis) antiinfektiv behandelt (alternativ kann auch Penicillin G in einer Dosierung von 500.000 Einheiten je kg KG/Tag i. v., bei Jugendlichen und 20–30 Mio. Einheiten pro Tag, bei Erwachsenen 4–6 ED eingesetzt werden).
- Die zweite Säule der Behandlung stellt die intensivmedizinische Behandlung der Schocksymptomatik und die Behandlung neurologischer Komplikationen und Folgezustände von Meningokokken-Infektionen dar.

Die Patienten sind bis 24 h nach Beginn einer adäquaten antibakteriellen Therapie als infektiös zu betrachten. Eine Therapie mit Penicillin bewirkt keine sichere Eradikation im Nasopharynx.

Prävention Enge Kontaktpersonen, d. h. Haushaltskontakte, Personen mit Kontakt zu oropharyngealen Sekreten eines Patienten, Kontaktpersonen in KJGE mit Kindern < 6 Jahre sowie Personen mit engen Kontakten in Gemeinschaftseinrichtungen mit haushaltsähnlichem Charakter, die in den letzten 7 Tagen vor Beginn der Erkrankung bei einem Indexpatienten engen Kontakt zu diesem hatten (> 4 h), sollten nach Diagnosestellung beim Indexpatienten eine Chemoprophylaxe erhalten, durch die sich das Risiko einer Sekundärerkrankung für Haushaltskontakte um ca. 90 % senken lässt. Die Art der Behandlung ist altersabhängig: Kinder < 1 Monat erhalten Rifampicin 10 mg/kg KG/Tag, 2 ED, 2 Tage; 4 Wochen bis 12 Jahre alte Kinder erhalten 20 mg/kg KG/Tag (max. 600 mg), 2 ED, 2 Tage und > 12-Jährige 1.200 mg/Tag, 2 ED, 2 Tage. Alternativ kann auch einmalig Ceftriaxon oder Ciprofloxacin gegeben werden. Orale Betalaktam-Antibiotika sind keine verlässlichen Antiinfektiva zur Eradikation des Keimträgertums. Indexpatienten mit einer invasiven Meningokokken-Infektion müssen in den ersten 24 h nach Beginn einer wirksamen antibiotischen Therapie isoliert werden.

Gegen Meningokokken der Serogruppen A, B, C, W und Y stehen Impfstoffe, auch Kombinationsimpfstoffe, zur Verfügung. Bezüglich ihres Einsatzes wird auf die aktuelle STIKO-Empfehlung verwiesen (➤ Abb. 10.17). Es besteht Meldepflicht (IfSG).

10.3.46 Mumps

Mumps wird durch das Mumpsvirus, ein umhülltes einsträngiges RNA-Virus aus der Familie der Paramyxoviridae, hervorgerufen. Es ist ein Serotyp mit mehreren Genotypen bekannt. Mumps kommt in Ländern ohne Impfprogramm endemisch vor. Der Mensch ist das einzige Erregerreservoir. Vor der Impfära erkrankten vor allem Kinder und Jugendliche zwischen dem 2. und 15. Lebensjahr. Die Erkrankung ist bei Jungen häufiger als bei Mädchen.

Übertragung und Inkubationszeit Die Übertragung erfolgt aerogen über Tröpfchen oder durch direkten Kontakt. Das Virus wird auch im Urin und in der Muttermilch ausgeschieden. Die Inkubationszeit beträgt 12–25 Tage (Mittel 16–18 Tage). Patienten sind 3–5(–7) Tage vor Ausbruch der Erkrankung bis in die frühe Rekonvaleszenz (max. bis zum 9. Tag nach Ausbruch der Erkrankung) infektiös. Auch klinisch inapparent Infizierte sind ansteckend. Eine lebenslange Immunität ist regelhaft die Folge nach einer durchgemachten Mumps-Infektion.

Klinische Symptome Das klinische Bild der Mumps (Parotitis epidemica, „Ziegenpeter") ist charakterisiert durch eine Speicheldrüsenschwellung. Daneben treten Fieber sowie respiratorische Symptome auf. Wichtige weitere Manifestationen betreffen das ZNS (aseptische Meningitis). Die Meningitis kann eine Woche vor Ausbruch bis zu 3 Wochen nach Beginn der Parotitis manifest werden. Eine Epididymitis oder Orchitis tritt im Kindesalter nur ausnahmsweise auf. Dagegen kommt es während oder nach der Pubertät bei 25–30 % der infizierten Männer zur Mumps-Orchitis. Weitere Komplikationen der Mumps sind Thyreoiditis, Uveitis, Myokarditis, Nephritis und andere. Selten kann eine Mumps-Enzephalitis auftreten. Nach der Mumps-Orchitis kann es zu einer einseitigen Hodenatrophie kommen.

Diagnose und Therapie Die Diagnose wird aufgrund der typischen klinischen Symptomatik gestellt. Bei diagnostischer Unsicherheit können spezifische IgM-AK (ELISA) bestimmt werden. Es gibt keine spezifische antivirale Therapie.

Prävention Zur Prophylaxe steht eine Mumps-Impfung zur Verfügung. Bezüglich der Durchführung wird auf die aktuellen STIKO-Empfehlungen verwiesen (➤ Abb. 10.17). Eine Regelungsimpfung schützt nicht sicher vor Mumps. An Mumps erkrankte Menschen sollten isoliert werden. Es besteht Meldepflicht (IfSG).

10.3.47 Infektionen durch Mykoplasmen

Mykoplasmen sind kleine, zellwandlose pleomorphe Bakterien. Infektionen des Respirationstrakts werden durch *Mycoplasma (M.) pneumoniae* und solche des Urogenitaltrakts durch *M. genitalium* bzw. *M. hominis* verursacht. Daneben gibt es kolonisierende Mykoplasmen *(M. orale, M. salivarium, M. buccale)*. Humanpathogene Mykoplasmen führen zu einer Epithelschädigung im Respirations- und Urogenitaltrakt. Mykoplasmen-Infektionen sind weltweit endemisch und epidemisch.

Übertragung, Inkubationszeit und klinische Symptome Die Übertragung von *M. pneumoniae* erfolgt von Mensch zu Mensch via Tröpfcheninfektion. Die Infektion hinterlässt keine zuverlässige Immunität. Personen jeden Alters können erkranken. Besonders typisch sind durch *M. pneumoniae* verursachte Pneumonien bei Schulkindern und jungen Erwachsenen. Die Inkubationszeit beträgt 1–3 Tage. ➤ Box 10.3 gibt das Spektrum der mit *M. pneumoniae* assoziierten Krankheitsbilder wieder.

Box 10.3

Klinisches Spektrum von Infektionen durch M. pneumoniae

Atemwege

- Pharyngitis, Rhinitis, Otitis media
- Bronchitis
- Pneumonie
- Asthmaexazerbation

Haut

- Makulopapulöses Exanthem
- Urtikaria
- *M.-pneumoniae*-assoziierte Mukositis
- Erythema multiforme
- Stevens-Johnson-Syndrom

Nervensystem

- **Zentrales Nervensystem:**
  - Enzephalitis
  - Zerebellitis
  - Akute bilaterale thalamische Nekrose
  - Aseptische Meningitis
  - Transverse Myelitis, akute disseminierte Enzephalomyelitis (ADEM)
  - Miller-Fisher-Syndrom, Bickerstaff-Hirnstamm-Enzephalitis
  - Opsoklonus-Myoklonus-Syndrom
  - Fazialis- und andere Hirnnervenparesen
  - Syndrom der inadäquaten ADH-Sekretion (SIADH)
- **Peripheres Nervensystem:**
  - Guillain-Barré-Syndrom (GBS)
  - Periphere Fazialisparese

Blut- und Gefäßsystem

- Infarkte (thrombotisch, vaskulär)
- Hämolytische Anämie
- Kälteagglutinine
- Kawasaki-Syndrom

Herz

- Perikarditis
- Myokarditis

Gastrointestinaltrakt

- Hepatitis
- Pankreatitis

Muskuloskelettales System

- Arthritis
- Rhabdomyolyse
- Myalgie

Urogenitaltrakt

- Urethritis
- Glomerulonephritis
- IgA-Nephropathie

Diagnose Klinisch ist eine Atemwegsinfektion durch *M. pneumoniae* nicht eindeutig zu diagnostizieren. Die Symptome beginnen typischerweise langsamer als bei einer Pneumokokken-Infektion und ohne wesentliche Erhöhung der Leukozyten. Die Diagnose wird im Wesentlichen durch PCR oder serologisch (ELISA) gestellt. Die Erfassung verschiedener Antikörperklassen ist sinnvoll, da neben den zunächst isoliert nachweisbaren IgM-AK (vor allem bei Primärinfektion, meist Kinder) auch erhöhte IgG- und IgA-AK ohne IgM-Nachweis (vor allem bei Jugendlichen und Erwachsenen) nachgewiesen werden können. Diagnostisch zielführend ist ein signifikanter AK-Anstieg (≥ 4 Titerstufen) bzw. die Serokonversion (Serumpaar im Abstand von 2–3 Wochen). Der Partikelagglutinationstest (PAT) ist aufgrund seiner hohen Sensitivität als Screeningverfahren bei Kindern gut geeignet. Kultur und Komplementbindungsreaktion (KBR) haben kaum noch eine Bedeutung.

Therapie Mykoplasmen-Erkrankungen verlaufen häufig asymptomatisch und selbstlimitierend. In schweren Fällen ist eine Behandlung mit Tetrazyklinen angezeigt. Für Kinder ab 9 Jahren ist Doxycyclin das Medikament der 1. Wahl. Auch Makrolide sind in vitro wirksam und können zur Behandlung eingesetzt werden. Eine wirksame Impfung existiert nicht. Eine Isolierung ist im Allgemeinen nicht erforderlich. Es besteht keine Meldepflicht.

10

10.3.48 Infektionen durch nichttuberkulöse Mykobakterien (NTM)

Die nichttuberkulösen Mykobakterien werden nach der mikrobiologischen Runyon-Klassifikation in vier Gruppen eingeteilt:

- Gruppe 1: *Mycobacterium (M.) kansasii, M. simae, M. marinum*
- Gruppe 2: *M. scrofulaceum, M. szulgai, M. xenopi*
- Gruppe 3: *M. avium intracellulare, M. haemophilum, M. malmonese, M. ulcerans*
- Gruppe 4: *M. fortuitum, M. chelonae, M. abscessus*

Zu den NTM werden alle Mykobakterien-Spezies zusammengefasst, die keine Tuberkulose oder Lepra hervorrufen. Gebräuchliche Synonyme sind „atypische Mykobakterien" und „mycobacteria other than tuberculosis" (MOTT). Bei den NTM handelt es sich um grampositive säurefeste Stäbchen. Die Gruppeneinteilung erfolgt im Wesentlichen nach der Wachstumsgeschwindigkeit. Die kumulative Inzidenz von NTM-Infektionen bei Kindern wird auf 3,1 je 100.000 geschätzt. Die Inzidenz ist insbesondere bei Kleinkindern mit 11,3 je 100.000 hoch.

Übertragung Im Gegensatz zu *M. tuberculosis* erfolgt eine Infektion durch NTM nicht von Mensch zu Mensch, sondern durch Aufnahme oder Inokulation des Erregers aus der Umwelt. Eine Ausnahme bilden Patienten mit CF, bei denen eine Übertragung von Mensch zu Mensch beschrieben ist. NTM lassen sich aufgrund der hohen Umweltresistenz fast überall nachweisen und kommen in hohen Konzentrationen im Erdboden sowie in natürlichen und künstlichen Gewässern vor.

Klinische Symptome Die klinisch bedeutsamste Manifestation einer NTM-Infektion ist die Lymphadenitis (isoliert). Daneben sind pulmonale Infektionen bei Patienten mit CF, Osteomyelitiden, Hautinfektionen, aber auch mit Septitiden sowie disseminierte NTM-Infektionen bei Menschen mit Immundefizienz zu nennen.

Diagnose Der diagnostische Beweis für eine Infektion durch NTM kann schwierig sein. Die am häufigsten vorkommende zervikale Lymphadenitis wird durch Anamnese und klinische Untersuchung sowie eine Sonografie beurteilt. Beweisend für eine NTM-Lymphadenitis ist letztendlich der direkte Erregernachweis aus dem Gewebe. Die Gewebsreaktion besteht aus einem verkäsenden oder nicht verkäsenden Granulom und Riesenzellen. Als gesichert kann die NTM-Osteomyelitis bei Erregerisolierung aus primär sterilem Gewebe gelten, bei Fistelungen, z. B. aus Knochen und bei NTM-typischen Gewebsreaktionen. Die isolierte NTM-Lymphadenitis beim Kleinkind und immunologisch gesunden Patienten ist i. d. R. eine gutartige Erkrankung, die spontan ausheilt. Der lange Krankheitsverlauf von > 40 Wochen (median), oftmals mit Komplikationen wie Fistelungen und eine diagnostische Unsicherheit in Bezug auf die Abgrenzung zu einem Malignom sollte zu einer klaren Diagnosestellung führen.

Therapie Pragmatisch hat es sich bewährt, bei > 3 Wochen persistierenden unilateralen Lymphknotenschwellungen ohne offensichtlich andere Erklärung eine Exstirpation des betroffenen Lymphknotens anzustreben. Eine radikale Lymphknotenentfernung im Sinne einer Neck-Dissection ist nicht angezeigt. Der Stellenwert der alleinigen antiinfektiven Therapie ist umstritten. Die Therapie mit einer Kombinationsbehandlung, von z. B. Clarithromycin und Rifabutin, ist langwierig. Bei Patienten mit primären und sekundären Immundefekten und insbesondere disseminierten NTM-Infektionen sollte über viele Monate behandelt werden (12 Monate über die Erregerelimination hinaus). Medikamente der Wahl sind Clarithromycin/Azithromycin plus Rifampicin/Rifabutin plus Ethambutol oder Ciprofloxacin.
Eine Impfung steht nicht zur Verfügung.

10.3.49 Noroviren

Noroviren sind unbehüllte einsträngige RNA-Viren, die zur Familie der Calciviridae gehören. Von den 7 bekannten Genogruppen sind nur 3 Genogruppen humanpathogen, die aber mindestens 30 Genotypen aufweisen. Der Mensch ist das einzige bekannte epidemiologisch relevante Erregerreservoir.

Übertragung und Inkubationszeit Die Übertragung erfolgt hauptsächlich fäkal-oral von Mensch zu Mensch über virushaltige Aerosole, die nach schwallartigem Erbrechen entstehen. Die Viruskonzentration im Stuhl und Erbrochenen von Erkrankten ist sehr hoch. Der Erreger weist eine hohe Umweltstabilität auf. Reinfektionen sind möglich und häufig. Die Inkubationszeit beträgt 6–48 h. Die Infektiosität ist besonders während der Phase der akuten Erkrankung hoch. Nach Sistieren der Symptome werden die Viren noch 1–2 Wochen im Stuhl ausgeschieden.

Klinische Symptome Das klinische Bild ist charakterisiert durch akut beginnende Übelkeit, plötzlich auftretendes Erbrechen und akut einsetzenden wässrigen Durchfall ohne Blut und Schleim. Bei Kindern steht das Erbrechen im Vordergrund, bei Erwachsenen der Durchfall. Norovirus-Infektionen gehen oft mit Bauch- und Kopfschmerzen sowie abdominalen Krämpfen, Myalgien und gelegentlich mit Fieber einher. Die Erkrankung dauert üblicherweise 1–2 Tage und ist selbstlimitierend.

Diagnose und Therapie Die Diagnose kann mittels RT-PCR bzw. durch Nachweis des viralen Antigens gestellt werden. Eine kausale antivirale Therapie ist nicht verfügbar. Die Behandlung besteht aus einer ausreichenden Flüssigkeits- und Elektrolytsubstitution. Prophylaktisch steht die frühzeitige Unterbrechung von Infektionsketten im Vordergrund.

Prävention Erkrankte Personen sollten während der symptomatischen Phase unbedingt isoliert werden. Eine Kontaktisolierung mit Schutzkittel, ggf. Mund-Nasen-Schutz (bei Erbrechen und Handschuhen beim Umgang mit infektiösen Patientenmaterialien) ist erforderlich. Aus pragmatischen Gründen ist eine Wiederzulassung zu KJGE frühestens nach 48 h Symptomfreiheit möglich. Für Noroviren besteht eine Meldepflicht (IfSG).

10.3.50 Parvoviren

Das Parvovirus B19 ist das kleinste humanpathogene Virus. Es handelt sich um ein nicht umhülltes DNA-Virus aus der Familie der Parvoviridae. Es existieren 3 Genotypen. In Mitteleuropa überwiegen Infektionen mit dem Genotyp 1 (B19). Einziges Erregerreservoir ist der Mensch. Die Durchseuchungsraten im Vorschulalter liegen bei 5–10 %, im Erwachsenenalter bei 40–60 %.

Übertragung und Inkubationszeit Die Übertragung erfolgt per Tröpfcheninfektion oder über kontaminierte Hände, in seltenen Fällen durch kontaminierte Blutprodukte. Die Inkubationszeit beträgt i. d. R. 4–14 Tage (max. 3 Wochen).

Klinische Symptome Parvovirus-B19-Infektionen führen zu einer Exanthemkrankheit (Ringelröteln, Erythema infectiosum) und werden nur bei 15–20 % aller Infizierten in typischer Form beobachtet. Nach einem kurzen Prodromalstadium mit Fieber, Abgeschlagenheit, Muskel- und Kopfschmerzen und einem anschließenden beschwerdefreien Intervall von 1 Woche treten dann plötzlich an den Wangen große rote Flecken auf, die zu einer erysipelartigen Rötung verschmelzen. Häufig besteht dabei eine periorale Blässe wie beim Scharlach. Im Folgenden entwickelt sich ein makulopapulöses, zur Konfluenz neigendes Exanthem. Die Hauterscheinungen können variabel sein und verschwinden innerhalb von 1–7 Wochen.

Seltene Manifestationen einer Parvovirus-B19-Infektion sind Hepatitis, Myokarditis, aseptische Meningitis und Enzephalitis. Als Komplikation einer Parvovirus-B19-Infektion kann die Arthritis angesehen werden. Weitere Komplikationen sind schwere, lebensbedrohliche aplastische Krisen bei Patienten mit chronischen hämolytischen Anämien oder Sphärozytose, Sichelzellanämie und Thalassämie bzw. bei Patienten mit Eisenmangelanämie. Patienten mit angeborenen und erworbenen Immundefekten können das Virus nicht regelhaft eliminieren. Eine weitere Komplikation betrifft die Parvorius-B19-Infektion in der Schwangerschaft. In 30 % der Fälle wird das Virus diaplazentar übertragen. Der Fetus entwickelt eine hochgradige Anämie mit nachfolgendem Endothelschaden und daraus resultierender Hypoxie. Es kommt zu einem Kapillarleck und zur Entstehung eines Hydrops fetalis.

Therapie Bei immunsupprimierten Patienten mit chronischer Anämie und Parvovirus-B19-Persistenz sollten Immunglobuline therapeutisch zur Neutralisation des Virus eingesetzt werden.

Prävention Ein Impfstoff ist nicht verfügbar. Kinder mit hämatologischen Grundkrankheiten und aplastischen Krisen sind über längere Zeit hochinfektiös und sollten daher isoliert werden.

10.3.51 Pneumokokken-Infektionen

Streptococcus (S.) pneumoniae ist ein bekapseltes grampositives Bakterium, von dem mindestens 94 verschiedene Serotypen identifiziert wurden. Pneumokokken können den menschlichen Nasopharynx passager oder permanent besiedeln und sind potenziell pathogen. Die Besiedelung ist altersabhängig und hängt von der Beeinträchtigung der Wirtsabwehr bzw. einer potenziellen Schleimhautschädigung infolge einer Virusinfektion oder durch Tabakrauchexposition ab. Vor Einführung der generellen Impfempfehlung waren invasive Pneumokokken-Infektionen am häufigsten in den ersten 2 Lebensjahren anzutreffen. Nach Einführung der konjugierten Impfung nahmen die invasiven Pneumokokken-Erkrankungen deutlich ab. Ein sog. Replacement-Phänomen führt zu einer Zunahme der nicht im Impfstoff enthaltenden Serotypen. Die Epidemiologie der Pneumokokken-Infektion ist „im Fluss".

Übertragung und Inkubationszeit Virusinfektionen sowie Tabakrauch begünstigen die Übertragung oder die Invasion von kolonisierten Pneumokokken. Die Übertragung erfolgt als Tröpfchen- oder Schmierinfektion. Die Invasion kann *per continuitatem* oder hämatogen erfolgen. Die Inkubationszeit ist kurz (Tage).

Klinische Symptome Pneumokokken sind weiterhin die häufigste Ursache der akuten **Otitis media.** Ferner gehören zum klinischen Spektrum Sinusitiden, Pneumonien (inkl. Komplikationen wie Pleuraergüsse und Empyeme), Bakteriämien, Septitiden und Meningitiden. Seltene Manifestationsformen sind Endokarditis, Osteomyelitis, Arthritis und Peritonitis. Pneumokokken sind die häufigsten Erreger der **ambulant erworbenen Pneumonie.** Die Erkrankung ist gekennzeichnet durch akuten Beginn mit reduziertem AZ, Fieber, produktivem Husten, Tachykardie und Tachydyspnoe. Meist findet sich radiologisch eine Lobärpneumonie. Uncharakteristische Bauchbeschwerden können zur Fehldiagnose „Appendizitis" führen. Invasive Pneumokokken-Erkrankungen (Sepsis, Meningitis) gehen nach wie vor mit einer hohen Sterblichkeit einher. Bei ca. 15 % der Kinder werden nach einer invasiven Pneumokokken-Erkrankung bleibende Restschäden (Hörverlust, neurologische Schäden usw.) festgestellt. Bei den Laboruntersuchungen stehen eine ausgeprägte Leukozytose mit Linksverschiebung sowie eine Erhöhung anderer Entzündungsparameter im Vordergrund.

Diagnose Idealerweise wird bei einer invasiven Pneumokokken-Infektion ein Erregernachweis im Blut oder Liquor angestrebt. Abstriche sind nicht sinnvoll, da nicht sicher zwischen Kolonisierung und Verursachung der Erkrankung unterschieden werden kann.

Therapie Die Therapie der Wahl ist bei einer lokal begrenzten Pneumokokken-Infektion Amoxicillin. Bei gesicherter Pneumokokken-Empfindlichkeit kann auch Penicillin eingesetzt werden. Bei invasiven Infektionen kommen neben Penicillin G und alternativ Ampicillin auch Cephalosporine zur Anwendung. Seit den 1970er-Jahren werden vermehrt Penicillin-resistente Pneumokokken-Stämme nachgewiesen.

Prävention Zur Prophylaxe der Pneumokokken-Infektion stehen Pneumokokken-Konjugat- und Kapselpolysaccharid-Impfstoffe zur Verfügung. Bezüglich des Einsatzes wird auf die aktuellen STIKO-Empfehlungen verwiesen. Isolationsmaßnahmen werden nicht empfohlen. Krankheit oder Tod durch Pneumokokken-Infektionen sind in Deutschland nicht meldepflichtig.

10.3.52 *Pneumocystis*-Pneumonie

Pneumocystis spp. kolonisieren die Lunge von Säugetieren. Die für Menschen relevante Spezies ist *Pneumocystis jirovecii* (früher *Pneumocystis carinii* spp.). Man nimmt an, dass *Pneumocystis* evolutionsbiologisch einen frühen Zweig der *Ascomycota* darstellt. Somit handelt es sich letztendlich um einen Pilz. *Pneumocystis* hat einen komplexen Vermehrungszyklus. Die Epidemiologie ist nicht ganz klar. Bei jungen Menschen mit Immunkompetenz kommt es wohl zu einer asymptomatischen Infektion oder milden Pneumonie. Bei Immunsuppression und schwerer Mangelernährung kann bei Persistenz von *Pneumocystis* in der Lunge bzw. durch eine Rekolonisation dann eine schwere *Pneumocystis-jirovecii*-Pneumonie (PJP) resultieren. Menschen mit angeborenen primären oder erworbenen sekundären Immundefekten sind besonders gefährdet, an einer PJP zu erkranken. Die PJP ist eine opportunistische Infektionskrankheit bei immundefizienten Patienten.

Übertragung und klinische Symptome *Pneumocystis jirovecii* wird vermutlich aerogen übertragen. Dementsprechend hängt die Schwere der Lungenentzündung vom Ausmaß des Immundefekts sowie der beteiligten inflammatorischen Komponente ab. Typische Symptome sind trockener Husten, Dyspnoe, blass-livide Haut (bis Zyanose) und häufig Fieber.

Diagnose Radiologisch lassen sich schmetterlingsförmige bilaterale interstitielle Veränderungen der Lunge detektieren. Bei ca. 10 % der Patienten ist der Röntgenbefund initial unauffällig. Differenzialdiagnostisch ist die PJP gegen andere interstitielle Pneumonien (Viruspneumonien, CMV, atypische Mykobakteriosen, Mykoplasmenpneumonie, Mykosen u. a.) abzugrenzen. Diagnostisch zielführend ist der Erregernachweis, meist aus respiratorischem, insbesondere in der BAL gewonnenem Material. Zur Detektion stehen PCR-Systeme zur Verfügung.

Therapie Bei klinischem V. a. eine PJP sollte sofort mit der Behandlung begonnen werden. Therapie der Wahl ist die Gabe von Cotrimoxazol bzw. Pentamidin über 14–21 Tage. Alternativen sind Clindamycin und Primaquin sowie Atovaquon, Dapson plus Trimethoprim.

Prävention Alle Patienten, die zu einer Risikogruppe für eine PJP gehören, sowie Patienten mit durchgemachter PJP und anhaltender Immunsuppression sollen eine Prophylaxe erhalten, die bei Kindern ab einem Alter von 1 Monat aus Cotrimoxazol besteht. Alternativ kann bei älteren Kindern auch Dapson oder Atovaquon eingesetzt werden. Da der Infektionsweg von *Pneumocystis* wahrscheinlich aerogen ist, erscheint es sinnvoll, *Pneumocystis*-Patienten von Risikopatienten zu trennen. Eine Meldepflicht besteht nicht.

10.3.53 Polioviren

Die Kinderlähmung wird durch Polioviren hervorgerufen, die zur Gattung der Enteroviren innerhalb der Familie der Picornaviridae gehören. Von dem RNA-Virus existieren drei Serotypen (Typ 1–3), zwischen denen es keine Kreuzimmunität gibt. Seit 1990 wurde in Deutschland keine intrinsische Kinderlähmung mehr beobachtet. Durch die seit 1988 durchgeführten Impfprogramme der WHO ist die Poliomyelitis heute in vielen Regionen verschwunden. Endemisch ist sie noch in Afghanistan, Pakistan und Nigeria. Virusreservoir für Neuinfektionen sind asymptomatische Ausscheider.

Übertragung und Inkubationszeit Die Übertragung erfolgt fäkal-oral über Tröpfcheninfektion. Die Infektiosität beginnt wenige Stunden nach Infektion und kann im Rachen bis zu 1 Woche, im Stuhl 3–6 Wochen persistieren. Die Inkubationszeit beträgt 7–14 (3–35) Tage.

Klinische Symptome Die Kinderlähmung verläuft in den meisten Fällen asymptomatisch (90–95 %) unter Ausbildung von neutralisierenden Antikörpern. Das Krankheitsbild ist charakterisiert durch zunächst unspezifische Krankheitszeichen wie Fieber, Halsschmerzen, Abgeschlagenheit, Durchfall und Erbrechen, die innerhalb von 1–3 Tagen sistieren. Nach 3–7 Tagen Beschwerdefreiheit tritt dann erneut Fieber (zweigipfliger Fieberverlauf) in Verbindung mit neurologischen Krankheitszeichen auf. Dabei steht eine seröse, abakterielle Meningitis (nichtparalytische Poliomyelitis) im Vordergrund.

In 0,5–1 % der Fälle kommt es zur **paralytischen Poliomyelitis,** wobei die Infizierten nach 2–12 Tagen nach den Prodromalerscheinungen eine klassische paralytische Poliomyelitis mit asymmetrischen, akuten schlaffen Lähmungen präsentieren, die bevorzugt die proximalen Muskelgruppen der unteren Extremitäten betreffen. Eine seltene Form ist die **bulbopontine oder bulbäre Polio,** bei der es zu Hirnnervenlähmungen mit Schluck- und Atmungsstörungen sowie Kreislaufsdysfunktion kommt.

Als Spätfolge der Polio ist das **Post-Polio-Syndrom** bekannt. Jahrzehnte nach relativer Beschwerdefreiheit und ohne erneute Virusreplikation kann es zu einer Krankheitsprogression mit Muskelschwund, Ermüdungserscheinungen und Schmerzen in betroffenen und vorher nicht betroffenen Muskelpartien kommen.

Diagnose und Therapie Für die Diagnosestellung typisch ist der zweigipfelige Fieberverlauf. Sichere Initialdiagnostik ist der molekulargenetische Nachweis von Enterovirus-RNA; bei allen Verdachtsfällen sollte eine PCR aus Liquor und Stuhl durchgeführt werden. Diagnostischer Goldstandard ist die kulturelle Anzucht des Erregers aus Stuhl mit anschließender Serogenotypisierung. Eine kausale Therapie existiert nicht.

Prävention Zur Verhinderung der Polio stehen inaktivierte und früher auch Lebendimpfstoffe („Schluckimpfung") zur Verfügung. Zum Impfplan wird auf die aktuellen STIKO-Empfehlungen verwiesen (➤ Abb. 10.17). Patienten mit Poliomyelitis sind zu isolieren. Es besteht Meldepflicht (IfSG).

10.3.54 *Molluscum-contagiosum*-Viren (Dellwarzen)

Das Molluscum-contagiosum-Virus ist ein quaderförmiges DNA-Virus aus der Familie der Pockenviren. Dellwarzen sind auf normaler Haut breitbasig aufsitzende, stilisiert und gruppiert stehende, perlenartige bis mittelderbe, zentral eingedellte („Dellwarzen") Knötchen von weißlicher bis gelber, zuweilen auch blassrosa Farbe.

Übertragung, Inkubationszeit und klinische Symptome Die Übertragung des Virus erfolgt von Mensch zu Mensch über kleine Epitheldefekte (Kratzdefekte). Auch Schmierinfektionen sind möglich. Risikofaktoren sind Schwimmbadbesuche, eine hohe sexuelle Aktivität (gehört zu den STI), Schamhaarrasur und erworbene Immundefekte (HIV). Die Inkubationszeit beträgt wenige Wochen bis zu 8 Monate. Kinder und Jugendliche sowie Patienten mit einem Immundefekt sind besonders betroffen. Prädiktionsstellen sind Gesicht, Hals, Stamm (insbesondere periaxillär, perigenital, perianal) und Extremitäten.

Diagnose und Therapie Die Diagnose wird klinisch gestellt. Therapeutisch kann in den meisten Fällen abgewartet werden. Nicht selten kommt es innerhalb von Wochen bis Monaten zur spontanen Abheilung. Auch Rezidive sind möglich. Mittel der 1. Wahl ist nach dem Zuwarten die Curettage der Dellwarzen. Alternativ kommt die Kühltherapie oder die keratolytische Behandlung infrage.

10.3.55 Pockenvirus-Infektionen

Pockenvirus-Infektionen werden durch das Pockenvirus, ein doppelsträngiges DNA-Virus aus der Gattung Orthopoxvirus, hervorgerufen. Pockenviren sind sehr umweltstabil. Der erkrankte Mensch ist das einzige Reservoir. Die höchste Infektiosität besteht vom 2. bis vor dem 12. Tag nach Krankheitsbeginn. Nach Ablösen aller Krusten sind die Patienten nicht mehr infektiös.

Übertragung und Inkubationszeit Die Übertragung erfolgt durch Tröpfcheninfektion oder engen Kontakt zum Patienten. Die Inkubationszeit der Pocken beträgt 7–19, durchschnittlich 12–14 Tage. Bei nicht immunen Menschen beträgt der Manifestationsindex nahezu 100 %.

Klinische Symptome Die Pocken (Blattern, Variola, „smallpox") beginnen abrupt mit Fieber um 40–41 °C und starkem Krankheitsgefühl, Übelkeit, Erbrechen, Kopf-, Glieder- und Kreuzschmerzen nach einer Prodromalphase von etwa 2–3 Tagen. Nach einer vorübergehenden Besserung mit Temperaturabfall beginnt nach ca. 2 Tagen das Eruptionsstadium, in dem sich Effloreszenzen an den Oberarmen und im Gesicht in Form blassroter, leicht erhabener Flecken erkennen lassen. Es folgen der behaarte Kopf, Hände, Unterschenkel, Füße und Rumpf. Die Effloreszenzen durchlaufen eine Entwicklung: Zunächst vergrößern sie sich, werden erhaben mit konischer Spitze, die sich zu einem Bläschen umbildet. Die Pockenbläschen sind rund, erbsengroß, perlmuttfarbig, zuweilen mehrkammerig und im Zentrum eingedellt. Anders als Varizellen befinden sich alle Pocken in demselben Entwicklungsstadium. Am 8. bis 9. Krankheitstag beginnt unter erneutem Fieberanstieg das Suppurationsstadium, der Bläscheninhalt trübt sich, die Pustel wird prall, und die Eindellung verliert sich. Die Abheilung beginnt zuerst im Gesicht, später folgen Extremitäten und Rumpf. Der Schorfabfall setzt i. d. R. nach dem 20. Krankheitstag ein. Häufige Komplikationen sind Enzephalitiden (1 : 500) sowie bakterielle Sekundärinfektionen. Die Krankheit hinterlässt eine lebenslange Immunität.

Diagnose und Therapie Die Diagnose erfolgt i. d. R. aufgrund des typischen klinischen Bildes. Die Therapie ist symptomatisch. Eine etablierte antivirale Therapie besteht nicht.

Prävention Pocken konnten durch eine schlecht verträgliche Schutzimpfung weitgehend verhindert werden. Eine allgemein verfügbare Impfung existiert nicht. Erkrankte sind immer in besonders dafür ausgestatteten Einrichtungen zu isolieren. Es besteht Meldepflicht (IfSG). 1980 verkündete die WHO die weltweite Ausrottung der Pocken. Pockenviren existieren seitdem nur noch in Hochsicherheitslaboratorien zu Forschungszwecken.

10.3.56 Prionen

Als Prionen werden Proteine bezeichnet, die sowohl in physiologischen als auch pathogenen Strukturen vorliegen können. Die Bezeichnung „Prionen" leitet sich von „Protein" und „Infektion" ab. Prionen besitzen die Fähigkeit, ihre Struktur auf andere Prionen zu übertragen. Körpereigene Prionen kommen vermehrt im Hirngewebe vor.

Man nimmt an, dass Prionenerkrankungen durch fehlerhafte Prozessierung eines Zelloberflächenproteins im Gehirn, das Prionenprotein, entstehen. Falsch prozessierte Prionenproteine sind pathogen und oft ansteckend. Sie können die Prionenerkrankung durch Replikation (strukturelle Umwandlung von Prionenprotein durch Erstellen falsch „gefalteter" Prionenproteine, die in Kettenreaktionen weitere Prionenproteine in falsch gefaltete umwandeln) unter dem klinischen Bild einer ZNS-Degeneration auslösen. Solche Gehirnerkrankungen entstehen sporadisch, genetisch vererbt oder durch Infektionsübertragung. Sporadische Infektionserkrankungen sind am meisten verbreitet mit einer Jahresinzidenz von etwa 1 : 1 Mio.

Zu den familiären Prionenerkrankungen, die durch Defekte im PrP-Gen (kurzer Arm des Chromosoms 20) bedingt sind, gehören Krankheiten wie die **familiäre Creutzfeldt-Jakob-Krankheit** (CJK) sowie das **Gerstmann-Sträussler-Scheinker-Syndrom.** Durch Infektion übertragene Prionenerkrankungen sind selten. Von Mensch zu Mensch kann dies über eine Organ- oder Gewebetransplantation erfolgen. Denkbar ist auch die Übertragung durch eine Bluttransfusion (CJK) oder eine Übertragung von Tier zu Mensch über den Konsum von kontaminiertem Fleisch (variante CJK). Unklar ist, ob ein Mensch-zu-Mensch-Kontakt auf nichtiatrogenem Weg vorkommt. Prionenerkrankungen kommen bei Rindern und anderen Säugetieren vor und können über die Nahrungskette übertragen werden. Gesichert ist die Übertragung von Tieren auf den Menschen nur bei der varianten CJK, an der Menschen erkrankten, nachdem sie das Fleisch von Rindern mit boviner spongioformer Enzephalopathie (BSE) verzehrt hatten. Prionenerkrankungen sollten bei Patienten mit unklarer Demenz in Erwägung gezogen werden, insbesondere bei rasch progredientem Verlauf. Eine spezifische Behandlung ist nicht möglich; die Therapie ist symptomatisch.

10.3.57 *Respiratory-Syncytial*-Virus (RSV)

Das RSV ist ein RNA-Virus mit Glykoproteinhülle aus der Familie der Paramyxoviren. Man unterscheidet serologisch zwei Gruppen (A und B). Für die Zellbindung verantwortlich ist das Glykoprotein G; das Glykoprotein F ermöglicht die Aufnahme des Virus in die Wirtszelle und deren Fusion mit benachbarten Zellen – daher auch die Namensgebung (respiratorisches Syncytial-Virus). RSV-Infektionen betreffen in jedem Alter die Atemwege. Die höchste Morbidität ist im Kleinkindesalter zu beobachten. Bis zum Ende des 2. Lebensjahres haben nahezu alle Kinder mindestens eine RSV-Infektion durchgemacht. Menschen stellen das einzige Erregerreservoir dar.

Übertragung und Inkubationszeit Die Übertragung erfolgt als Tröpfchen- oder Schmierinfektion. Die Infektionen treten in winterlichen Epidemien in enger Assoziation zu Influenza-Infektionen auf. Die Inkubationszeit beträgt 3–6 Tage. Bis zu 8 Tage werden Viren ausgeschieden. Zu beachten ist, dass Frühgeborene und Menschen mit einer Immundefizienz das Virus ein bis mehrere Monate ausscheiden.

Klinische Symptome Das klinische Bild imponiert als Atemwegsinfektion mit unterschiedlichen Manifestationsformen. Die typische RSV-Bronchiolitis wird vor allem bei Säuglingen beobachtet, bei älteren Kindern steht eine obstruktive Bronchitis im Vordergrund. Auch Pneumonien oder milde Verläufe („Erkältung") sind denkbar. Insbesondere Pateinten mit Risikofaktoren (pulmonale Erkrankungen, Herzfehler, ehemalige Frühgeborene mit chronischer Lungenerkrankung und Patienten mit Immundefizienz) können sehr schwer erkranken.

Diagnose Die Diagnose wird häufig durch Antigennachweise mittels ELISA-Schnelltest ermittelt. Die Sensitivität ist relativ niedrig. PCR-Nachweismethoden, vor allem in Multiplex-Tests integriert, setzen sich mehr und mehr durch. Kulturelle und serologische Verfahren haben praktisch keine Bedeutung.

Therapie Die Behandlung ist symptomatisch.

Prävention RSV-positive Neugeborene und Säuglinge sowie Kleinkinder sollten im Krankenhaus kohortiert werden. Basishygienemaßnahmen sind von größter Bedeutung. Seit einigen Jahren kann Palivizumab zur Prophylaxe von RSV-Infektionen zur passiven Immunisierung eingesetzt werden. Empfohlen ist die passive Immunisierung für Risiko-Frühgeborene, Kinder mit einer hämodynamisch relevanten Herzerkrankung sowie solchen mit syndromalen oder neurologischen Grundkrankheiten. Eine aktive Immunisierung steht nicht zur Verfügung. Weitere monoklonale Antikörper sowie Impfstoffe zur aktiven Immunisierung und Medikamente (Nukleosidanaloga) zur Behandlung der RSV-Infektion sind in der Vorbereitung. Eine Meldepflicht besteht nicht.

S2k-Leitlinie Prophylaxe von schweren Erkrankungen durch Respiratory Syncytial Virus (RSV) bei Risikokindern. AWMF-Registernummer 048-012. Stand: 31.8.2018 (in Überarbeitung); https://register.awmf.org/de/leitlinien/detail/048-012

10.3.58 Rhinovirus

Rhinoviren sind kleine und unbehüllte Viren aus der Familie der Picornaviridae. Man unterscheidet mindestens drei Untergruppen (A–C). Die Infektionsinzidenz beträgt in den ersten Lebensjahren 1–2 pro Jahr und nimmt bei Senioren auf 1–4 pro Jahr zu.

Übertragung und Inkubationszeit Die Übertragung erfolgt in Form von Aerosolen oder durch direkten Kontakt (vor allem Hände!), seltener durch infizierte Sekrete. Die Inkubationszeit beträgt 2–5 Tage. Die Infektiosität entspricht etwa der klinischen Krankheitsdauer.

Klinische Symptome, Diagnose und Therapie Das klinische Bild imponiert vorzugsweise als „Erkältungskrankheit" mit vorwiegender Beteiligung der oberen Atemwege und eher geringem allgemeinem Krankheitsgefühl. Schwerwiegende Verläufe im Rahmen von Koinfektionen bzw. bei Menschen mit Risikofaktoren (Patienten mit schwerer Mehrfachbehinderung, Lungenerkrankungen u. a.), insbesondere durch die Untergruppe C, sind bekannt. Die Diagnose wird klinisch vermutet und kann im Rahmen von PCR- bzw. Multiplex-PCR-Untersuchungen verifiziert werden. Eine kausale Therapie ist nicht verfügbar.

Prävention Strikte Einhaltung von Basishygiene.

10.3.59 Rotaviren

Rotaviren sind unbehüllte dreischichtige Partikel (äußeres und inneres Kapsid sowie Core-Schale) mit einem Genom aus 11 doppelsträngigen RNA-Segmenten. Der Name geht auf die Radspeichenstruktur des Kapsids im elektronenmikroskopischen Bild zurück. Bekannt sind die Gruppen A–F. Von den drei humanen Gruppen (A–C) ist insbesondere die Gruppe A von Bedeutung. Rotaviren sind die häufigsten Erreger von ambulanten und im Krankenhaus erworbenen Durchfallerkrankungen im 2. Lebensjahr. Die Infektionen treten saisonal zwischen Januar und Juni gehäuft auf. Reinfektionen kommen regelmäßig vor. Nach einer Rotavirus-Infektion besteht eine Teilimmunität.

Übertragung und Inkubationszeit Rotavirus-Infektionen erfolgen hauptsächlich von Mensch zu Mensch, selten auch durch kontaminierte Lebensmittel. Der Infektionsweg ist fäkal-oral. Die Inkubationszeit beträgt 1–3 Tage. Gesunde Patienten können das Virus 1–2 Wochen ausscheiden, immunsupprimierte Patienten bzw. Frühgeborene scheiden das Virus über mehrere Wochen bis Monate aus. Von besonderer Bedeutung ist, dass Rotaviren in biologischem Material mehrere Tage infektionstüchtig sind.

Klinische Symptome Klinisch steht Durchfall mit vorausgehendem Erbrechen und meist niedrigem Fieber im Vordergrund. Gelegentlich werden unspezifische respiratorische Symptome beobachtet. Grund für die stationäre Behandlung ist die Dehydratation. Rotaviren sind neurotop, daher können auch neurologische Symptome wie Krampfanfälle oder das Bild einer Enzephalopathie auftreten.

Diagnose Die Diagnose kann mit dem Enzymimmuntest (Schnelltest) aus dem Stuhl gestellt werden. Daneben sind RT-PCR-Verfahren verfügbar.

Therapie Eine kausale Therapie existiert nicht. Im Vordergrund steht die Rehydratationsbehandlung. In verzweifelten Ausnahmefällen bei immunsupprimierten Patienten bzw. bei Früh- und Neugeborenen kann die Gabe eines humanen Immunglobulins diskutiert werden.

Prävention Erkrankte Kinder sollten kohortiert werden. Der hygienischen Händedesinfektion (Basishygiene) kommt größte Bedeutung bei. Es sind viruzid wirksame Desinfektionsmittel anzuwenden. Händewaschen allein ist nicht ausreichend.

Zur aktiven Immunisierung stehen zwei oral zu applizierende Impfstoffe zur Verfügung. Diesbezüglich wird auf die aktuelle STIKO-Empfehlung verwiesen (➤ Abb. 10.17). Es besteht Meldepflicht (IfSG).

10.3.60 Rötelnviren

Das Rötelnvirus ist ein RNA-Virus aus der Familie der Togaviren; es kommt nur beim Menschen vor.

Übertragung und Inkubationszeit Die Übertragung erfolgt als Tröpfcheninfektion (nasopharyngeale Sekrete). Die betroffenen Patienten sind 7 Tage vor bis 7 Tage nach Beginn des Exanthems infektiös. Die Inkubationszeit für postnatal erworbene Röteln beträgt 14–21 Tage. Die konnatale Röteln-Infektion erfolgt diaplazentar durch die Virämie bei der Erstinfektion der Schwangeren. Neugeborene mit konnatalen Röteln sind infektiös. Die Kontagiosität nimmt während des ersten Lebensjahres ab, nach dem 8. Lebensmonat ist nur noch selten eine Virusausscheidung nachweisbar.

Klinische Symptome Es wird zwischen postnatal und konnatal erworbenen Röteln unterschieden. Die **postnatalen Röteln** verlaufen im Allgemeinen leicht. Dabei ist ein im Gesicht beginnender makulöser oder makulopapulöser Ausschlag für 1–3 Tage zu beobachten. Daneben tritt eine okzipital bzw. retroaurikulär dominante Lymphadenitis auf. Ferner kann die Röteln-Infektion mit Arthralgien bzw. Arthritiden und Blutbildveränderungen einhergehen. Als seltene Komplikation ist die Enzephalitis bzw. die schwere progressive Rubella-Panenzephalitis zu nennen.

Eine Infektion während der Schwangerschaft im 1. Trimenon führt häufig zu einem Abort. Eine gefürchtete Komplikation ist die Röteln-Embryopathie. Das Risiko für schwerwiegende Probleme beim Kind ist besonders hoch, wenn die Mutter zwischen der 11. und 12. SSW erkrankt. Auch später auftretende Röteln-Infektionen können das ungeborene Kind schädigen. Zu nennen sind insbesondere Schwerhörigkeit und Mikrozephalie. ➤ Tab. 10.47 fasst wichtige Symptome bei Neugeborenen mit konnatalen Röteln und die zu erwartende Häufigkeit zusammen.

Diagnose Da die klinischen Symptome der Röteln oftmals wenig charakteristisch sind und leicht mit anderen exanthematischen Erkrankungen verwechselt werden können (HHV-6, Parvovirus B19, Masern, Entero-, Adenoviren, EBV, Mykoplasmen, Scharlach), bietet sich eine Labordiagnostik an. Die akute Röteln-Infektion wird durch die Bestimmung von virusspezifischem IgM im ELISA bzw. durch den Virusnachweis in der PCR diagnostiziert.

Die Diagnose der konnatalen Röteln beim Neugeborenen beruht vor allem auf dem Nachweis des Erregers aus Nasen- und Rachensekret oder anderen Körperflüssigkeiten wie Urin mittels PCR. Bei V. a. konnatale Röteln: s. Leitlinie.

S2k-Leitlinie Labordiagnostik schwangerschaftsrelevanter Virusinfektionen. AWMF-Registernummer 093-001. Stand: 21.10.2021, gültig bis 20.10.2026; https://register.awmf.org/de/leitlinien/detail/093-001

Tab. 10.47 Klinische Symptome konnataler Röteln und deren Häufigkeit

Symptome	Häufigkeit [%]
Intrauterine Dystrophie	50–85
Gedeihstörung	10
Katarakt	35
Retinopathie	35
Mikrophthalmie	5
Schwerhörigkeit/Taubheit	80–90
Psychomotorische Retardierung	10–20
Meningoenzephalitis	10–20
Verhaltensauffälligkeiten	10–20
Offener Ductus arteriosus	30
Pulmonalstenose	25
Hepatitis	5–10
Hepatosplenomegalie	10–20
Thrombozytopenische Purpura	5–1

Kinder mit konnatalen Röteln bedürfen einer umfassenden Diagnostik. Insbesondere sind die häufigen Folgen wie Schwerhörigkeit, Taubheit, Dystrophie, Katarakt, Retinopathie und Herzfehler zu diagnostizieren. Die weitere Betreuung erfolgt interdisziplinär.

Therapie Die postnatal erworbenen Röteln werden meist nicht therapiert.

Prävention Ein an Röteln erkrankter Patient sollte im Krankenhaus isoliert werden. Immer ist an die Gefahr einer Röteln-Infektion für ungeschützte Schwangere zu denken. Kommt eine Schwangere mit Röteln in Kontakt und besteht kein ausreichender Impfschutz, sollte sofort eine entsprechende Diagnostik durchgeführt werden. Es steht eine Röteln-Impfung als Regelimmunisierung zur Verfügung. Zweimalig geimpfte Frauen (Dokumentation!) gelten als geschützt. Bezüglich der Röteln-Impfung wird auf die aktuelle STIKO-Empfehlung verwiesen (➤ Abb. 10.17). Es besteht Meldepflicht (IfSG).

10.3.61 Salmonellen

Salmonellen sind gramnegative begeißelte Stäbchen aus der Familie der Enterobacteriaceae. Zwei Spezies sind bekannt, von denen aber nur *Salmonella (S.) enterica* für den Menschen bedeutsam ist. Es sind mehr als 2.500 Serovare beschrieben (O- und H-Handhygiene), die in sechs Subspezies unterteilt werden. Zur Serogruppe A gehört *S. paratyphi* A, zur Serogruppe B gehören *S. typhimurium* sowie *S. paratyphi* B u. a., für die Serogruppe C ist *S. infantis* bedeutsam. Epidemiologisch bedeutsam sind ferner die Serogruppen C2 und D1 *(S. typhi)*. Das Hauptreservoir für Salmonellen der Subspezies 1 sind Säugetiere, Vögel und Nutztiere (u. a. Rinder, Schweine, Hühner).

Übertragung und Inkubationszeit Die Salmonellen werden vor allem durch Salmonellen-belastete Lebensmittel übertragen, die von infizierten Tieren stammen. Denkbar ist auch eine unmittelbare Übertragung durch Tierkontakt oder durch Kontakt mit Kot oder fäkalkontaminierten Flächen. Eine direkte Übertragung von Mensch zu Mensch kommt selten vor. Da Salmonellen relativ umweltstabil sind (Kühlschrank!), können sie längere Zeit persistieren. Zur Abtötung von Salmonellen eignet sich längeres und ausreichendes Erhitzen (≥ 55 °C). Salmonellen finden sich vor allem in Rohwurst, rohem bzw. unzureichend erhitztem Fleisch, Eiern und Roheiprodukten. Es ist ein Sommer-Herbst-Gipfel zu beobachten. Die Inkubationszeit beträgt in Abhängigkeit der Infektionsdosis und des Serovars 6–72 h (meistens 12–36 h).

Klinische Symptome Die häufigste Erkrankungsform ist die akute Enteritis und Enterokolitis mit Bauchschmerzen, konsistenzverminderten bis fulminanten, gelegentlich blutigen Durchfällen sowie Erbrechen und Abdominalkrämpfen mit mäßigem Fieber (das selten > 2 Tage anhält). Neben der akuten Enteritis oder Enterokolitis kann gelegentlich auch eine Sepsis oder Bakteriämie auftreten. Ein chronischer Trägerstatus ist möglich. Risikofaktoren für eine invasive Infektion sind: Alter (Säuglinge, Kleinkinder, Senioren), lang anhaltende antiinfektive Therapie, vorausgehende Immunsuppression, Hämoglobinopathien, kongenitale und erworbene Immunmangelsyndrome, antazide Behandlung, Gastrektomie, Gastroenterotomie, andere Darmerkrankungen, Mangelernährung, Hämosiderose, Schistosomiasis, Malaria. Der Durchfall zieht sich bis zu 7 Tage hin. Intermittierende Bakteriämien sind möglich. Zu bedenken sind bei einer Salmonellose septische und fokale Infektionen sowie asymptomatische Infektionen. Septitiden betreffen die o. g. Risikofaktoren. Insgesamt ist die klinische Symptomatik der Salmonellen-Enteritis jedoch Septitiden uncharakteristisch. Darminfektionen durch andere Erreger *(Campylobacter,* Shigellen, Yersinien, Rotaviren) können ähnliche Symptome hervorrufen.

Diagnose und Therapie Der Goldstandard der Diagnostik ist die Erregeranzüchtung aus Stuhl, bei invasiven Verläufen auch aus Blutkulturen. PCR-Verfahren haben in den letzten Jahren an Bedeutung gewonnen. Die Therapie der Salmonellose richtet sich nach dem Risikostatus und dem Krankheitsbild. Üblicherweise werden Enteritiden mit Flüssigkeits- und Elektrolytsubstitution behandelt. Die Gabe von Antiinfektiva oder motilitätshemmenden Mitteln ist bei akuten unkomplizierten Infektionen nicht indiziert. Die Ausscheidung von Salmonellen wird durch eine antiinfektive Therapie verlängert. Bei Septitiden bzw. schwer erkrankten Patienten mit einer fokalen bakteriämischen Salmonellose ist dann eine antiinfektive Therapie angezeigt. Optionen sind Amoxicillin, Cefotaxim, Ceftriaxon, Ciprofloxacin oder Azithromycin.

Prävention Allgemeine hygienische Maßnahmen und das Meiden von möglicherweise kontaminierter Nahrung stehen im Vordergrund. Es stehen keine Impfstoffe zur Verfügung. Stationär aufgenommene Patienten sind zu isolieren. Die Salmonellose ist meldepflichtig (IfSG).

10.3.62 SARS-CoV-2 und COVID-19

MERKE
Die SARS-CoV-2-Pandemie hat sich als sehr dynamisches Geschehen mit unvorhersehbaren Abläufen und hieraus resultierenden Maßnahmen herausgestellt. Es ist daher unabdingbar, auf aktuelle Informationen zurückzugreifen, insbesondere mit Blick auf epidemiologische Kennziffern, die sich u. U. von den nun folgenden Ausführungen unterscheiden können. Wichtige Informationsquellen sind u. a. die Internetseiten: www.rki.de, www.dgpi.de.

SARS-CoV-2-Virus und COVID-19-Erkrankung

Im Dezember 2019 wurde in Wuhan, China, erstmals über die Häufung von akuten respiratorischen Infektionen unklarer Genese berichtet. Das verantwortliche Virus, ein neues β-Coronavirus, das dann als „severe acute respiratory syndrome corona virus type 2“ (SARS-CoV-2) bezeichnet wurde, konnte am 7.1.2020 erstmals aus dem Rachenabstrich eines Patienten isoliert werden. Zu den β-Coronaviren gehören auch SARS-CoV, MERS-CoV („Middle East respiratory syndrome coronavirus“) sowie die als „Erkältungsviren“ zirkulierenden humanen Coronaviren (HCoV).

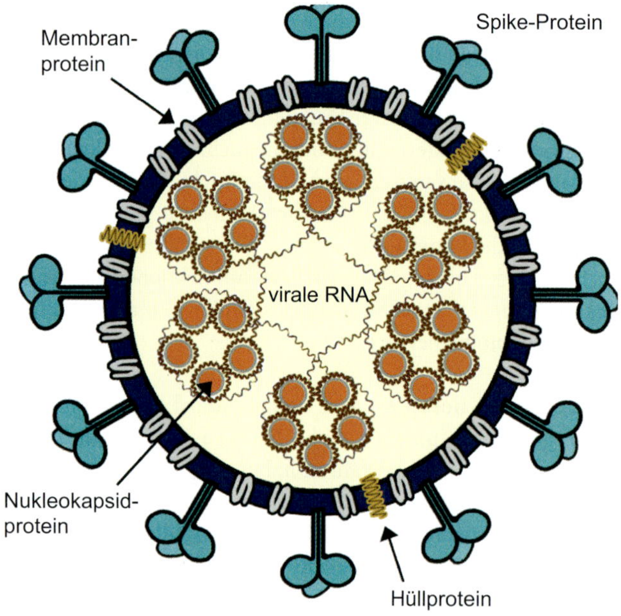

Abb. 10.22 Struktur des SARS-CoV-2-Virus [E1202]

Im März 2020 erklärte die WHO die durch das SARS-CoV-2 ausgelöste Erkrankung COVID-19 zur Pandemie. Zu diesem Zeitpunkt hatte sich das SARS-CoV-2 bereits auf mehr als 110 Länder ausgebreitet und über 100.000 COVID-19- sowie mehrere tausend Todesfälle verursacht. In der Folge hat sich SARS-CoV-2 in mehreren Varianten weltweit verbreitet.

Virusmerkmale Das neue SARS-CoV-2 gehört zur Subfamilie der Orthocoronaviridae, die wiederum vier Gattungen (Genera) umfasst: Alpha-, Beta-, Gamma-, und Delta-Coronavirus. Coronaviren können aufgrund ihrer Fähigkeit zur homologen Rekombination schnell das Wirtsspektrum erweitern und Artengrenzen überwinden. Es handelt sich um ein einsträngiges RNA-Virus. Das Nukleokapsid wird von einer Lipidmembran umhüllt, in der die Strukturproteine E, S und M eingelagert sind. Von besonderer Bedeutung ist das S-Protein, das wegen seiner Struktur als „Spike"-Protein bezeichnet wird (➤ Abb. 10.22). Das **Spike-Protein** ist für die Bindung an ACE[1]-2-Rezeptoren der Wirtszellen und den Viruseintritt in die Zielzellen verantwortlich. Eine hohe ACE-2-Dichte besteht im Atemwegstrakt sowie im Darm, in Gefäßzellen, in der Niere, im Herzmuskel und in anderen Organen, was für die vorherrschenden klinischen Symptome von Bedeutung ist. Das Spike-Protein stellt eine bedeutsame Zielstruktur für die Entwicklung von Impfstoffen dar.

10

Virusevolution SARS-CoV-2-Viren verfügen über sich verändernde polymorphe Nukleotidpositionen in verschiedenen Leserastern des viralen Genoms, wonach die Viren in Clades bzw. Linien unterteilt werden können. Die so entstandenen neuen Eigenschaften des Virus haben Einfluss auf Übertragbarkeit, Virulenz oder Immunogenität.

Für die Wirksamkeit der impfinduzierten Immunantwort sind Mutationen des Spike-Proteins von großer Bedeutung (Immunevasion, „immune escape"). Zufällig entstandene genetische Variationen im Spike-Gen können die Virustransmission positiv oder negativ beeinflussen. Dieser Prozess weist eine hohe Dynamik auf, bei dem letztendlich die Virustransmissibilität den wichtigsten Selektionsfaktor darstellt. Hieraus folgt, dass sich das Risiko für die künftige Entstehung neuer Spike-Varianten nicht präzise vorhersagen lässt.

Durch die zunehmende Populationsimmunität steigt der Immunselektionsdruck auf das Virus, was die Entstehung von Escape-Varianten begünstigt und mit einem erhöhten Risiko für Reinfektionen bzw. Durchbruchsinfektionen sowie ggf. schwereren Krankheitsverläufen einhergeht.

Am 26.11.2021 erklärte die WHO die neuartige SARS-CoV-2-Variante B.1.1.529 zur „besorgniserregenden Virusvariante" mit der Bezeichnung Omikron. Die weltweit dominante Omikron-Variante hat sich seit ihrer Entstehung kontinuierlich weiterentwickelt und in eine Vielzahl von Sublinien aufgeteilt. Aktuell variiert regional die Ausbreitungsdynamik von (Sub-)Varianten mit neuen Escape-Eigenschaften. Hierdurch entstehen unterschiedliche Verbreitungsszenarien, die in ➤ Abb. 10.23 wiedergegeben sind.

Übertragung Der wichtigste Übertragungsweg für SARS-CoV-2 ist die **respiratorische Aufnahme** virushaltiger Partikel, die beim Atmen, Husten, Sprechen, Singen und Niesen entstehen. Je nach Partikelgröße bzw. den physikalischen Eigenschaften unterscheidet man zwischen den größeren Tröpfchen und kleineren Aerosolen. Aerosole können über längere Zeit in der Luft schweben und sich in geschlossenen Räumen verteilen. Aerosole werden beim Atmen und Sprechen, aber noch stärker beim Schreien und Singen ausgeschieden; beim Husten und Niesen entstehen zusätzlich und deutlich vermehrt größere Tröpfchen. Die Wahrscheinlichkeit einer Exposition gegenüber infektiösen Partikeln jeglicher Größe ist im Umkreis von 1–2 Metern um eine infektiöse Person erhöht. Eine Maske (Mund-Nasen-Schutz oder Mund-Nasen-Bedeckung) kann das Risiko einer Übertragung durch Partikel jeglicher Größe im unmittelbaren Umfeld um eine infizierte Person deutlich reduzieren. Durch die Anreicherung und Verteilung der Aerosole in einer Räumlichkeit ist das Einhalten des Mindestabstands zur Infektionsprävention ggf. nicht mehr ausreichend. Auch wenn das Tragen von Masken und Frischluftzufuhr das Risiko senken können, kann es bei langen Aufenthalten in einem Raum mit infektiösen Aerosolen dennoch zu relevanten Inhalationsdosen kommen. Eine Übertragung durch **kontaminierte Oberflächen** ist insbesondere in der unmittelbaren Umgebung der infektiösen Person möglich. Eine direkte **diaplazentare bzw. vertikale Transmission** von SARS-CoV-2 von einer infizierten Mutter auf das ungeborene Kind ist möglich. Die Übertragung einer mütterlichen SARS-CoV-2-Infektion auf das Neugeborene hingegen ist insgesamt ein seltenes Ereignis. In Muttermilch gelang in einigen Fällen der Nachweis von Virus-RNA, jedoch keine Virusanzucht. Stillen wird daher auch bei an COVID-19 erkrankten Müttern unter Einhaltung adäquater Hygienemaßnahmen empfohlen.

Schulbasierte Kontaktverfolgungsstudien zeigten eine minimale Übertragung durch **Indexfälle** (Deltavariante) von Kindern oder Lehrern. Die meisten Studien belegen eine im Vergleich zu Erwachsenen geringere Seroprävalenz bei Kindern, wobei die Seroprävalenz von Jugendlichen der von Erwachsenen ähnlich war. Kinder und

[1] ACE: angiotensin converting enzyme (Angiotensinkonversionsenzym)

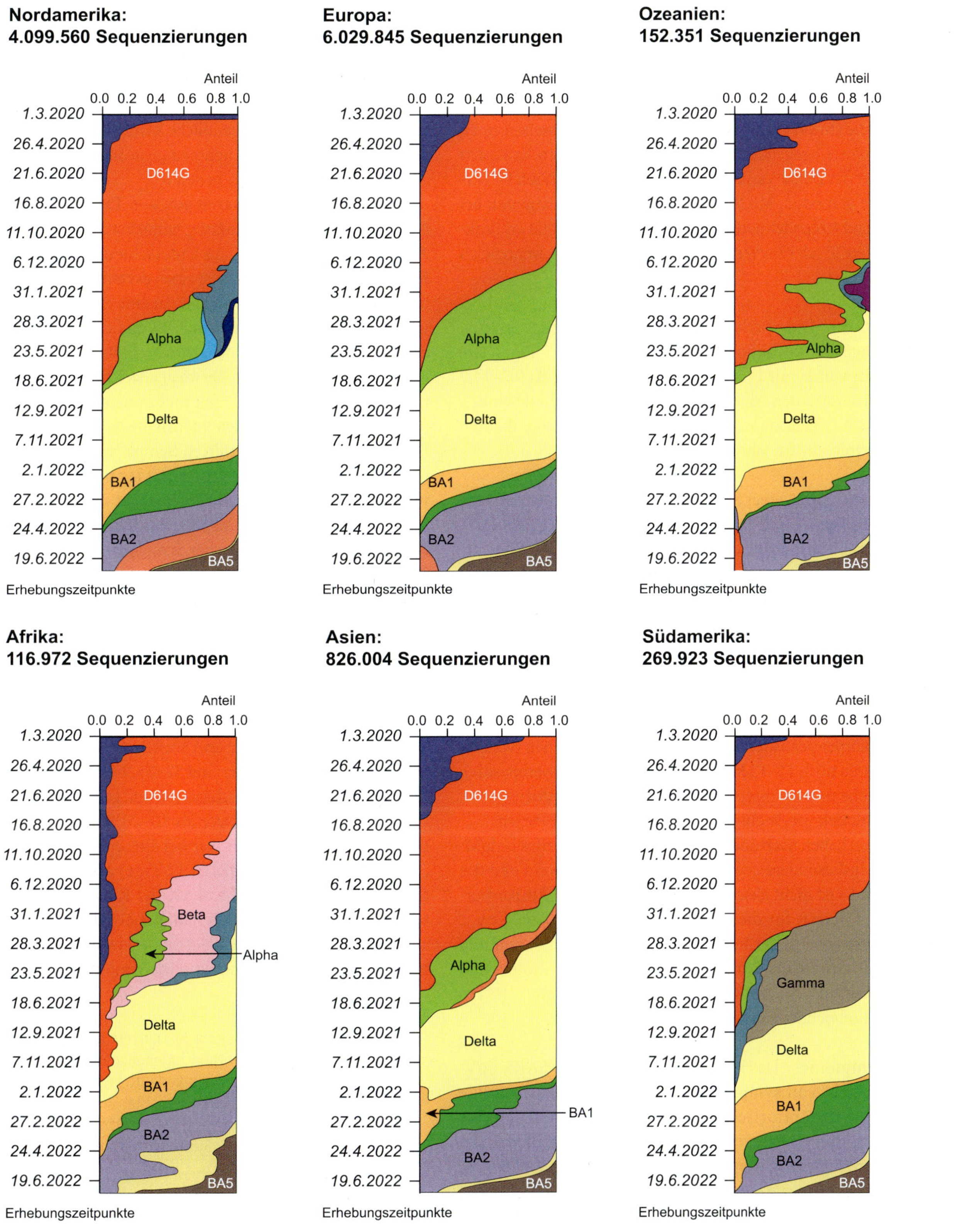

Abb. 10.23 Regional unterschiedliches Vorkommen von Virusvarianten (nach Barouch DH. Covid-19 vaccines – Immunity, variants, boosters. New Engl J Med 2022; 387(1): 1011) [L255]

Jugendliche spielen eine untergeordnete Rolle bei der Ausbreitung von SARS-CoV-2. Das Ansteckungsrisiko zu Beginn der Pandemie bei Kontakten zu einem bestätigten COVID-19-Fall in Bildungseinrichtungen, insbesondere wenn die Hygieneregeln strikt eingehalten werden, ist niedrig.

Besonders die **Omikron**-Variante bzw. ihre Sublinien weisen einen Übertragungsvorteil gegenüber den zuvor zirkulierenden Varianten auf. Gegenüber der **Delta**-Variante wurde ein deutlich erhöhtes Übertragungsrisiko gefunden. Mit Auftreten der Omikron-Varianten bei noch weitgehend fehlender natürlicher bzw. Impfimmunität erkrankten insbesondere Kinder im Verlauf der Pandemie häufig, wenngleich nicht schwer.

Inkubationszeit Die mittlere Inkubationszeit beträgt Studien zufolge 5,8 Tage (95 %-Konfidenzintervall [KI] 5,0–6,7 Tage). Die 95 %-Perzentile wurde mit 11,7 Tagen angegeben (95 %-KI 9,7–14,2 Tage). Die Virusvarianten Alpha bzw. Delta weisen wahrscheinlich eine um etwa 1,5–2 Tage kürzere Inkubationszeit als der sog. Wildtyp auf, d. h. die Viren, die im Jahr 2020 zirkulierten.

Immunantwort Nach einer SARS-CoV-2-Infektion entwickeln die Patienten eine B- und T-Zell-Immunantwort, die sowohl SARS-CoV-2-spezifische neutralisierende Antikörper als auch Helfer-, Effektor- und Gedächtnis-T-Zellen umfasst. Die virusspezifische Immunantwort ist insbesondere gegen das Spike- und Nukleokapsidprotein des Virus gerichtet. Es ist zu erwarten, dass die spezifische schützende Immunantwort für mindestens 6–10 Monate persistiert. Bei Kindern ist die Wahrscheinlichkeit einer Serokonversion ohne Symptome 5-mal höher als bei Erwachsenen. Trotz des häufig asymptomatischen Infektionsverlaufs weisen Kinder höhere spezifische AK-Spiegel auf, und ihre Antikörper persistierten länger als bei Erwachsenen (96,22 % vs. 82,89 % waren noch 11–12 Monate nach der Infektion seropositiv). Symptomatische und asymptomatische Infektionen induzierten in allen Altersgruppen vergleichbare humorale Immunantworten.

Die Patienten haben nach überstandener Infektion spezifische IgM- und IgG-AK, insbesondere gegen das nukleäre (N-)Protein und das Spike-Protein. Es ist nicht abschließend geklärt, welche Antikörperspezifität ein Korrelat für die Protektion gegenüber SARS-CoV-2 darstellt. Ergebnisse aus der Impfstoffforschung weisen darauf hin, dass virusneutralisierende Antikörper gegen das Spike-Protein und auch eine virusspezifische Antwort der T-Helfer-Zellen vom TH1-Typ für den Infektionsschutz von Bedeutung sind.

Klinische Symptome Das klinische Spektrum einer SARS-CoV-2-Infektion reicht von symptomatischen Verläufen über milde oder moderate respiratorische Erkrankungen (COVID-19) bis zum schweren Lungenversagen. Charakteristische Symptome von COVID-19 sind Fieber, Schnupfen, trockener, anhaltender Husten, Atemnot, Müdigkeit sowie eine Störung des Geruchs- und/oder Geschmackssinns. Weitere Symptome wie Kopf- und Muskelschmerzen, Gewichtsverlust, Übelkeit, Erbrechen, Bauchschmerzen, Diarrhö, Thrombembolien oder ein akutes Koronarsyndrom können auftreten.

Besonderheiten von Infektion und Erkrankung bei Kindern und Jugendlichen

Die Übertragung von SARS-CoV-2 erfolgt hauptsächlich über Tröpfchen oder Aerosole, die beim Atmen, Sprechen, Niesen oder Husten entstehen. Kinder und Jugendliche können sich wie Erwachsene mit dem Virus infizieren und nehmen grundsätzlich gleichermaßen am allgemeinen Infektionsgeschehen teil.

Nach einer Inkubationszeit von 4–6 Tagen, selten bis zu 14 Tagen, kann sich die Erkrankung zunächst als Infektion der oberen Atemwege manifestieren. Im Unterschied zu Erwachsenen zeigen **Kinder und Jugendliche** meist einen asymptomatischen oder milden bis moderaten Infektionsverlauf. In einem systematischen Review wurde der klinische Verlauf von 7.480 an COVID-19 (Delta-Variante) erkrankten Kindern mit einem Durchschnittsalter von 7,6 Jahren analysiert. Die Kinder zeigten überwiegend leichte (42,5 %) und moderate (39,6 %) Infektionsverläufe mit meist unauffälligen Laborbefunden. Nur 2 % der Kinder mussten intensivmedizinisch behandelt werden. Die häufigsten dokumentierten Symptome waren Fieber (51,6 %) und Husten (47,3 %). Die Mortalität lag bei 0,08 %. **Neugeborene** waren mit einem Anteil von 12 % häufiger schwerer erkrankt, und in dieser Altersgruppe war Dyspnoe das führende klinische Symptom (40 %). Die Prävalenz klinischer Symptome von COVID-19 bei unter 20-Jährigen wurde international bestätigt.

Auf der Basis von 18 Studien aus China, Italien, Spanien, Südkorea, Malaysia, Singapur, Vietnam, dem Iran und den USA wurde der **klinische Verlauf** (vor allem bei der Delta-Variante) von > 34.000 Kindern und Jugendlichen mit laborbestätigter SARS-CoV-2-Infektion analysiert. Der Anteil von Kindern und Jugendlichen mit symptomatisch verlaufenden SARS-CoV-2-Infektionen betrug in den Studien 14,6–42 %. Fieber und Husten waren die häufigsten Symptome, mit 46–64,2 % Fieber und 32–55,9 % Husten. Kopfschmerzen, Abgeschlagenheit, Muskelschmerzen und gastrointestinale Symptome traten infrequent bei weniger als 10–20 % der Erkrankten auf. Die mediane Krankheitsdauer war bei älteren Kindern länger (7 Tage, „interquartile range" [IQR] 3–12 Tage) als bei jüngeren Kindern (5 Tage, IQR 2–9 Tage). Bei 4,4 % der Kinder persistierten Symptome über 28 Tage, ebenfalls häufiger bei älteren Kindern. Nahezu alle Kinder waren nach 8 Wochen beschwerdefrei; lediglich 1,8 % beklagten zu diesem Zeitpunkt noch Symptome.

MERKE

Die Ergebnisse der Untersuchung von Kindern und Jugendlichen belegen, dass COVID-19 bei Kindern und Jugendlichen meist mit kurzer Dauer und geringer Symptombelastung verläuft. Wenige Kinder haben einen prolongierten Krankheitsverlauf, die meisten sind jedoch nach 4 Wochen vollständig genesen. Bei Kindern und Jugendlichen verläuft COVID-19 meist mit kurzer Dauer und geringer Symptombelastung.

Myokarditis durch SARS-CoV-2-Infektionen

Angesichts der Diskussion um das Auftreten von Myokarditiden nach mRNA-Impfungen ist von besonderem Interesse, in welchem Umfang SARS-CoV-2-Infektionen mit einer kardialen Manifestation einhergehen. Ein im Juli 2021 veröffentlichter Review fasst 14 Publikationen, die kardiale Ereignisse bei 515 jugendlichen COVID-19-Patienten dokumentieren, zusammen. Die Inzidenz kardiovaskulärer Komplikationen bei COVID-19 variiert zwischen Patientenkollektiven und kann mit Myokardischämie, Arrhythmie, Herzinsuffizienz und Myokarditis, meist im Rahmen eines Multisystementzündungssyndroms, bei Kindern einhergehen. Eine Studie aus den USA, die retrospektiv Versichertendaten analysierte, ermittelte 9 Myokarditiden unter 14.207 COVID-19-Fällen bei 12- bis 17-jährigen Patienten. Das Risiko war bei männlichen Individuen doppelt so hoch wie bei weiblichen. Unter Berücksichtigung der Dunkelziffer für SARS-CoV-2-Infektionen und Myokarditiden wurde die Inzidenz bei den 12- bis 17-Jährigen auf 32,8 Myokarditiden/100.000 SARS-CoV-2-Infektionen geschätzt (Jungen: 45,0/100.000; Mädchen: 21,3/100.000). 40 % der beobachteten Myokarditiden traten innerhalb von 5 Tagen nach der COVID-19-Diagnose auf. Todesfälle aufgrund von Myokarditis wurden nicht berichtet.

Stationäre Behandlung von COVID-19-Erkrankten

In Deutschland wurden stationär behandelte Kinder und Jugendliche in einem Survey erfasst. Bis Ende November 2022 meldeten 200 Zentren 7.374 stationäre Behandlungen; hiervon fanden 3 % auf der Intensivstation statt (n = 223).

➤ Abb. 10.24 gibt einen Überblick über die stationären Behandlungen im Verlauf der Pandemie.

Barrieremaßnahmen haben bewirkt, dass Kinder und Jugendliche zu Beginn der Pandemie kaum hospitalisiert werden mussten. Die hochansteckenden Omikron-Varianten führten dazu, dass vor allem nicht oder unzureichend geimpfte Kinder und Jugendliche erkrankten (➤ Abb. 10.24). Bei zwei Drittel der stationär behandelten Kinder und Jugendlichen handelte es sich um Säuglinge und Kleinkinder. Die häufigsten Symptome waren Fieber (70 %), HNO- und Atemwegssymptome (70 %), gastrointestinale Symptome (21 %) sowie neurologische Symptome (9 %). Bei den Begleiterkrankungen stachen Adipositas, neurologische Erkrankungen, Frühgeburtlichkeit sowie Atemwegs- und Herz-Kreislauf-Erkrankungen hervor. Kinder und Jugendliche mit Begleiterkrankungen mussten deutlich häufiger auf der Intensivstation behandelt werden. Mehr als 75 % der Kinder und Jugendlichen mit COVID-19 konnten weitgehend gesundet entlassen werden.

Risikofaktoren für einen schweren Verlauf

Einer Studie zufolge hatten 25 % der schwer an COVID-19 erkrankten Kinder Vorerkrankungen: Von 145 Patienten litten 29 an einer chronischen Lungenerkrankung, 27 hatten eine Tumorerkrankung, 26 eine neurologische Erkrankung, 25 einen Herzfehler, 10 eine chromosomale Anomalie und 9 eine chronische Nierenerkrankung. Signifikante Risikofaktoren für die Aufnahme auf die Intensivstation sind Alter < 1 Monat, männliches Geschlecht, Vorerkrankungen und Anzeichen einer Infektion der unteren Atemwege bei Erstvorstellung. Insgesamt aber entwickeln nur wenige Patienten mit Risikofaktoren schwerwiegende Verläufe, die selten eine intensivmedizinische Versorgung erforderlich machen. Weitere Risikofaktoren sind ein Alter von 0–3 Monaten und junges Erwachsenenalter > 20 Jahre sowie das

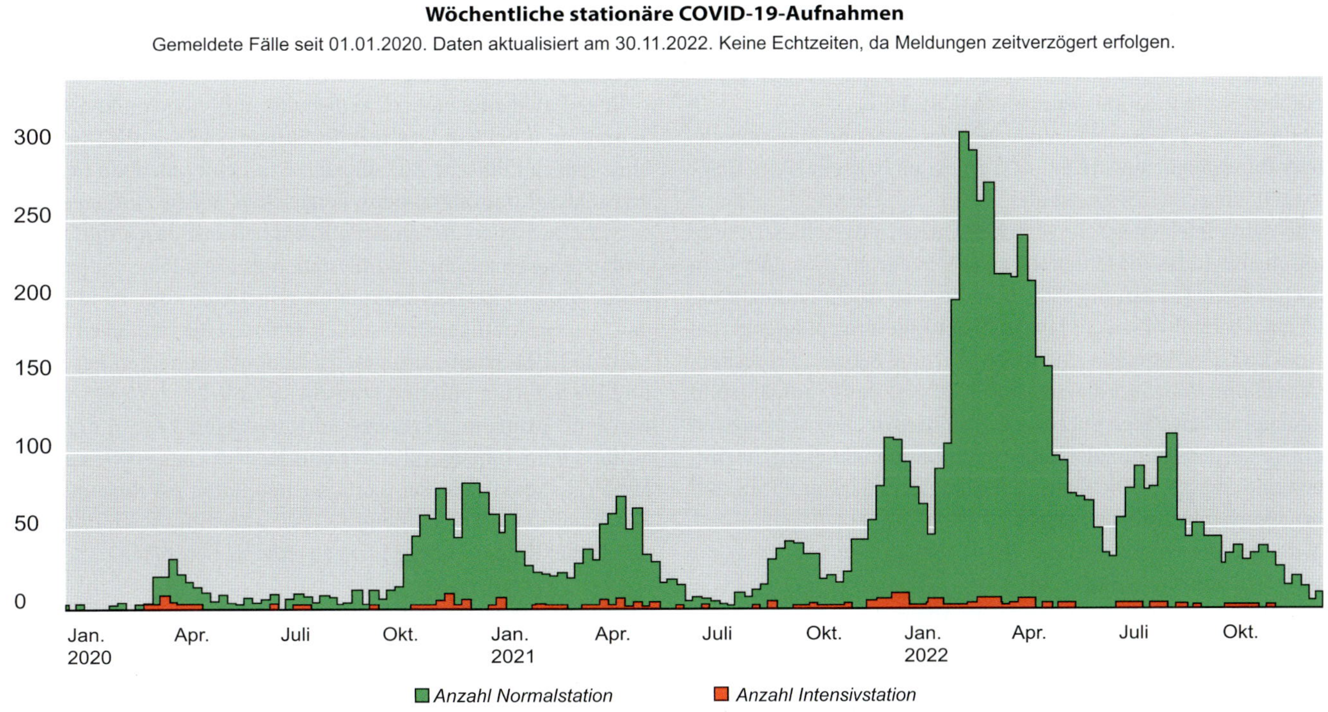

Abb. 10.24 Wöchentliche stationäre COVID-19-Aufnahmen (nach DGPI 2022) [L255/W1020]

Vorliegen von Asthma bronchiale, chronischen gastrointestinalen Erkrankungen, Diabetes mellitus, Immunsuppression, Adipositas und Frühgeburtlichkeit. Ein signifikant erhöhtes Risiko für eine intensivmedizinische Behandlung haben Patienten mit Trisomie 21. In der Gesamtschau entsprechen die bisher bei Kindern und Jugendlichen identifizierten Risikofaktoren für schwere COVID-19-Verläufe denen im Erwachsenenalter. Die STIKO empfiehlt bei Vorliegen bestimmter Risikofaktoren die Impfung gegen COVID-19 (s. u.).

Pediatric Inflammatory Multisystem Syndrome (PIMS)

Das PIMS ist eine systemische Entzündungserkrankung, die Kinder und Jugendliche betrifft. In der amerikanischen Fachliteratur wird synonym der Begriff „multisystem inflammatory syndrome in children" (MIS-C) verwendet. Die Ätiologie von PIMS ist bislang unklar; die Erkrankung steht im Verdacht, als Spätfolge einer SARS-CoV-2-Infektion bei Kindern und Jugendlichen aufzutreten. Man nimmt an, dass das Vorliegen einer verminderten Interferon-1-Produktion dem Virus eine erhöhte Replikation ermöglicht. Werden $CD4^+$ T-Zellen unspezifisch stimuliert, wenn gleichzeitig nur wenig Interferon-γ vorhanden ist und hohe IL-2-Spiegel vorliegen, kommt es zu einer Hyperinflammation. Spezifische, gegen das Virus, insbesondere das Spike Protein, gerichtete $CD4^+$ T-Zellen verhindern eher ein PIMS. Durch Delta-Varianten kam es bei 3 von 10.000 Kinder und Jugendlichen zu einem PIMS, während die Erkrankung unter Omikron nahezu verschwunden ist. Die Beschwerden manifestieren sich meist 3–4 Wochen nach einer symptomatischen oder asymptomatischen SARS-CoV-2-Infektion.

Entsprechend der Falldefinition im PIMS-Survey der Deutschen Gesellschaft für Pädiatrische Infektiologie (DGPI) wird das PIMS als ein systemisches Inflammationsereignis beschrieben, bei dem neben

- Fieber und
- erhöhten Inflammationsparametern (CRP, PCT)
- mindestens zwei Organbeteiligungen vorliegen und eine aktuelle oder durchgemachte SARS-CoV-2-Infektion bzw. ein SARS-CoV-2-Kontakt nachgewiesen wurde.
- Alternative infektiologische Ursachen müssen ausgeschlossen sein.

Klinisch ähnelt das PIMS dem Kawasaki-Syndrom (KS) oder dem toxischen Schocksyndrom (TSS). Allerdings ist das Inflammationsgeschehen beim PIMS in der Mehrzahl der Fälle ausgeprägter als bei KS und TSS, die Patienten sind meist älter und Schock, Erbrechen, Durchfall und Bauchschmerzen sind häufiger. Das Krankheitsbild ist in den meisten Fällen gut behandelbar. Neben einer supportiven Therapie werden Immunglobuline und immunmodulatorische Medikamente eingesetzt. Die klinischen Charakteristika von PIMS sind internationalen Angaben folgend:

- Mittleres Alter 9,3 ± 0,5 Jahre
- > 60 % männliches Geschlecht
- 20–50 % Vorerkrankungen, vor allem Adipositas
- Fieber (100 %), Bauchschmerzen/Diarrhö (74 %), Erbrechen (68 %), Konjunktivitiden (52 %) und Exantheme (56 %)
- Pathologischer Echokardiografiebefund (54 %), vor allem Koronaraneurysmen

Die durchschnittliche Verweildauer im Krankenhaus liegt bei 8 Tagen. Im Rahmen einer Erhebung der DGPI wurden Fälle von PIMS in Deutschland seit Beginn der Pandemie erfasst. Häufigste Organbeteiligungen waren Herz und Kreislauf (72 %), GIT (79 %), Haut (70 %) und Schleimhaut (62 %). 42 % der PIMS-Betroffenen waren jünger als 7 Jahre, 30 % gehörten der Altersgruppe 7–10 Jahre an, und 27 % waren zwischen11 und 21 Jahre alt. Die PIMS-Fälle traten etwas häufiger als COVID-19-Fälle bei männlichen Individuen auf. Der Verlauf der Erkrankung war insgesamt eher günstig; 37,5 % wiesen bei Entlassung Restsymptome auf, Folgeschäden bestanden bei 3,5 %. Berichte von PIMS nach COVID-19-Impfung liegen bisher nicht vor. Es gibt lediglich Einzelfallberichte über ein dem PIMS vergleichbares „inflammatory multisystem syndrome" bei Erwachsenen nach COVID-19-Impfung.

Long-COVID-Syndrom

Das Post-COVID-19-Syndrom oder Long-COVID-Syndrom nach einer SARS-CoV-2-Infektion ist als Multisystemerkrankung unklarer Genese bei Erwachsenen gut dokumentiert. Definitionsgemäß können die Beschwerden nicht durch eine alternative Diagnose erklärt werden. Sie treten entweder schon während der akuten COVID-19-Erkrankung auf und dauern länger als 12 Wochen an oder manifestieren sich im Verlauf von Wochen nach der Infektion. Die klinischen Zeichen des Long-COVID-Syndroms sind sehr variabel. Es werden Erschöpfungszustände, Atembeschwerden, Geruchs- und Geschmacksstörungen, Konzentrations- und Schlafstörungen, Kopfschmerzen, depressive Verstimmung und Herzrhythmusstörungen berichtet. Eine allgemein akzeptierte einheitliche Definition von Long-COVID gibt es bislang nicht. Auch wurde bisher keine starke Korrelation zwischen der Schwere der Erkrankung bei Primärinfektion und dem postakuten Long-COVID-Syndrom identifiziert. Symptome des Long-COVID-Syndroms werden auch bei Kindern und Jugendlichen berichtet.

Erste Publikationen beschreiben das Auftreten von Long-COVID Symptomen bei Kindern mit bestätigter SARS-CoV-2-Infektion, ohne jedoch klinische Auffälligkeiten mit einer nicht an COVID-19 erkrankten Kontrollgruppe zu vergleichen. Solche Studien erlauben es nicht, zwischen der direkten Krankheitslast durch die Infektion und psychosomatischen Manifestationen, die infolge der generellen pandemischen Belastungssituation aufgetreten sind, zu unterscheiden. Aussagekräftiger sind Studien, in denen die Häufigkeit von dem Long-COVID-Syndrom zugeschriebenen Symptomen bei Kindern und Jugendlichen mit und ohne SARS-CoV-2-Infektion verglichen wurden. Aufgrund der insgesamt niedrigen Anzahl der an den Studien teilnehmenden Kinder und Jugendlichen sowie der hohen Hintergrundaktivität der pandemiebedingten psychosomatischen Beschwerden lässt sich Long-COVID allerdings auch mit diesem Ansatz bei Kindern bisher nicht zuverlässig beurteilen.

Diagnose von COVID-19

Bei V. a. COVID-19 wird wie bei Erwachsenen eine PCR auf SARS-CoV-2 aus dem Nasen-Rachen-Abstrich durchgeführt. Ein zuvor evtl.

durchgeführter Antigen-Schnelltest muss durch einen PCR-Test kontrolliert werden. Wegen der mittlerweile hohen Serokonversionsraten ist die Aussagekraft der Serologie begrenzt.

Anlasslose Testungen können zu falsch positiven Ergebnissen führen und ungerechtfertigte Isolationsmaßnahmen nach sich ziehen.

Therapie

Die Therapie von COVID-19 im Kindes- und Jugendalter ist wie bei anderen Atemwegsinfektionen regelhaft symptomatisch. Nach bisherigen Erkenntnissen verläuft die COVID-19-Erkrankung bei Kindern und Jugendlichen meist mild und selbstlimitierend. Hinzu kommt eine Anzahl an asymptomatischen Infektionen. Bei Patienten mit Risikofaktoren kann die Erkrankung potenziell einen schweren Verlauf nehmen. Aufgrund der dynamischen Entwicklung der Pandemie müssen die aktuellen Empfehlungen im Kontext der zirkulierenden Virusvarianten und der Durchimpfungsrate ggf. im Verlauf adaptiert werden. Die medikamentöse Therapieempfehlung orientiert sich am individuellen Risikoprofil und am klinischen Schweregrad des individuellen Verlaufs und berücksichtigt dabei auch die aktuelle Phase der Infektion. Entsprechend kommen derzeit antivirale und/oder antiinflammatorische Therapien im individuellen Krankheitsverlauf zum Einsatz. Fieber als Symptom kann mit den üblichen antipyretischen, physikalischen und medikamentösen Maßnahmen (wie Paracetamol oder Ibuprofen) behandelt werden. Es gibt keine Hinweise darauf, dass die Anwendung von NSAR negative Auswirkungen auf den Krankheitsverlauf hat.

Bei Ungeimpften (oder schlechtem Impfansprechen) mit mindestens einem Risikofaktor für einen schweren Verlauf kann in einer frühen Infektionsphase einer SARS-CoV2 Infektion (< 5–7 Tage Symptome) eine Therapie mit neutralisierenden monoklonalen Antikörpern (nMABs) oder eine Kurztherapie für 3 Tage mit Remdesivir erwogen werden. Darüber hinaus kann eine antivirale Therapie bei einer akuten SARS-CoV2-Infektion mit Remdesivir frühzeitig bei Pneumonie und Sauerstoffbedarf durchgeführt werden. Eine systemische antiinflammatorische Therapie mit Steroiden kann bei Kindern mit Pneumonie und Sauerstoffbedarf und/oder notwendiger Atmungsunterstützung bei akuter SARS-CoV2-Infektion zur Anwendung kommen. Bei Verschlechterung des klinischen Verlaufs in der Akutphase der COVID-19-Erkrankung kann eine zusätzliche antiinflammatorische Therapie mit Steroiden erfolgen. Systemische Steroide sollen nicht bei asymptomatischen, milden und moderaten COVID-19-Verläufen ohne zusätzlichen Sauerstoffbedarf zur Behandlung eingesetzt werden.

COVID-19-Impfung

Kurz nach Ausbruch der Pandemie wurden Impfstoffe zur Prävention von COVID-19 entwickelt. Im Prinzip sind inaktivierte, lebend-attenuierte, rekombinante, proteinbasierte, Vektor-Vakzine und andere Impfstoffe gegen SARS-CoV-2 denkbar und z. T. auch in der Entwicklung. Besonders schnell verfügbar und in der Folge auch gut an Virusvarianten adaptierbar waren **mRNA-Impfstoffe,** die zunächst in der Erwachsenenmedizin zur Anwendung kamen. Nach und nach wurden auch Studien bei Kindern mit, hinsichtlich des Antigengehalts angepassten Impfstoffen, durchgeführt. ➤ Tab. 10.48 gibt einen Überblick über die von der STIKO empfohlenen COVID-19-Impfstoffe zur Grund- und Auffrischimpfung (Stand: 23.2.2023).

Neben Impfungen bei Vorliegen von Risikofaktoren (➤ Box 10.4) empfiehlt die STIKO für definierte Gruppen im Kindes- und Jugendalter die COVID-19-Impfung auch als Standardimpfung (➤ Tab. 10.49).

Box 10.4

Kinder und Jugendliche im Alter von 6 Monaten bis 17 Jahren mit Grunderkrankungen, die ein erhöhtes Risiko für schwere COVID-19-Erkrankungen haben

- Adipositas (> 97. Perzentile des BMI)
- Angeborene oder erworbene Immundefizienz oder relevante Immunsuppression
- Angeborene zyanotische Herzfehler (O_2-Ruhesättigung < 80 %) und Einkammerherzen nach Fontan-Operation
- Chronische Lungenerkrankungen mit einer anhaltenden Einschränkung der Lungenfunktion unterhalb der 5. Perzentile, definiert als z-Score-Wert < –1,64 für die forcierte Einsekundenkapazität (FEV_1) oder Vitalkapazität (FVC)
- Chronische Nierenerkrankungen
- Chronische neurologische oder neuromuskuläre Erkrankungen
- Diabetes mellitus, wenn nicht gut eingestellt bzw. mit HbA_{1c}-Wert > 9,0 % im Alter ≥ 5 Jahre
- Frühgeborene im Alter < 2 Jahre
- Schweres oder unkontrolliertes Asthma bronchiale im Alter ≥ 5 Jahre
- Schwere Herzinsuffizienz
- Schwere pulmonale Hypertonie
- Syndromale Erkrankungen mit schwerer Beeinträchtigung
- Trisomie 21
- Tumorerkrankungen und maligne hämatologische Erkrankungen

Die (kurzfristige) Wirksamkeit von variantenangepassten mRNA-Impfstoffen ist gut (in ersten Zulassungsstudien mit geringer Fallzahl bis 100 %), sie lässt jedoch bei einem Varianten-„Missmatch“ und jüngerem Alter nach (Wirksamkeit um 30 %). Die Verträglichkeit ist mit der von Totimpfstoffen vergleichbar. Eine Besonderheit ist das gehäufte Auftreten von Perimyokarditiden bei männlichen Jugendlichen und jungen Erwachsenen bei 1 : 15.000 Impfungen. Diese unerwünschte Wirkung trat besonders nach der 2. Impfung auf. Die CDC empfiehlt deshalb einen Abstand zur 2. Impfung von 8 Wochen. Klinisch boten die Jugendlichen Thoraxschmerzen, Atemnot und Herzklopfen. Unter Schonung und symptomatischer Therapie verschwanden die Symptome innerhalb weniger Tage. Spätfolgen wurden nicht berichtet.

Tab. 10.48 Von der STIKO empfohlene COVID-19-Impfstoffe zur Grundimmunisierung (GI) und Auffrischimpfung (AI) (Stand: 23.2.2023)

Name (Hersteller)	Impfstofftyp	Altersgruppe	Dosierung für GI	GI	Empfohlen zur AI	Dosierung für GI	Besonderheiten
Comirnaty (BioNTech/ Pfizer)	mRNA	6 Mon. – 4 Jahre	3 µg	3 Impfstoffdosen	nein	–	
		5–11 Jahre	10 µg	1 bzw. 2 Impfstoffdosen	ja, bei Kindern mit Vorerkrankungen und Immundefizienz	10 µg	
		≥ 12 Jahre	30 µg	2 Impfstoffdosen	ja (nicht präferenziell)	30 µg	Seltene unerwünschte Ereignisse: Peri-/Myokarditis
Comirnaty Original/Omicron BA.4/5 (BioNTech/Pfizer)	bivalent mRNA	5–11 Jahre	–	nein	ja, bei Kindern mit Vorerkrankungen und Immundefizienz	10 µg	
Comirnaty Original/Omicron BA.1 (BioNTech/Pfizer)/ Comirnaty Original/Omicron BA.4/5 (BioNTech/Pfizer)	bivalent mRNA	≥ 12 Jahre	–	nein	ja	15 µg/15 µg	Präferenziell sind zur AI im Alter > 12 Jahre Omikron-adaptierte bivalente mRNA-Impfstoffe empfohlen; es kann jedoch auch ein monovalenter mRNA-Impfstoff verwendet werden
Spikevax (Moderna)	mRNA	Zugelassen für die Altersgruppe 6 Monate – 5 Jahre	25 µg	2 Impfstoffdosen	nein	–	Präferenziell wird in dieser Altersgruppe Comirnaty empfohlen
		Zugelassen für die Altersgruppe 6–11 Jahre	50 µg	1 bzw. 2 Impfstoffdosen	ja, bei Kindern mit Vorerkrankungen und Immundefizienz	25 µg	Präferenziell wird in dieser Altersgruppe Comirnaty empfohlen
		≥ 30 Jahre	100 µg		ja, ≥ 30 Jahre (nicht präferenziell)	50 µg	Seltene unerwünschte Ereignisse: Peri-/Myokarditis; Peri-/Myokarditisrisiko bei ≥ 12- bis < 30-Jährigen erhöht, daher nicht empfohlen in dieser Altersgruppe
Spikevax bivalent Original/ Omicron BA.1 (Moderna)	bivalent mRNA	Zugelassen für die Altersgruppe 6–11 Jahre	–	nein	ja, bei Kindern mit Vorerkrankungen und Immundefizienz	25 µg	Präferenziell wird in dieser Altersgruppe Comirnaty empfohlen
Spikevax bivalent Original/ Omicron BA.1 (Moderna)/ Spikevax bivalent Original/ Omicron BA.4/5 (Moderna)	bivalent mRNA	≥ 30 Jahre	–	nein	ja	25 µg/25 µg	Präferenziell sind zur AI im Alter > 12 Jahre Omikron-adaptierte bivalente mRNA-Impfstoffe empfohlen; es kann jedoch auch ein monovalenter mRNA-Impfstoff verwendet werden
Vaxzevria (AstraZeneca)	vektorbasiert	≥ 60 Jahre; seit 1.12.2021 in Deutschland nicht mehr verfügbar	≥ 2,5 × 10^8 IE	2 Impfstoffdosen	nein	–	Aufgrund seltener thrombembolischer Ereignisse Altersbeschränkung auf ≥ 60 Jahre

Tab. 10.48 Von der STIKO empfohlene COVID-19-Impfstoffe zur Grundimmunisierung (GI) und Auffrischimpfung (AI) (Stand: 23.2.2023) *(Forts.)*

Name (Hersteller)	Impfstofftyp	Altersgruppe	Dosierung für GI	GI	Empfohlen zur AI	Dosierung für GI	Besonderheiten
JCOVDEN, vormals COVID-19 Vaccine Janssen (Janssen Cilag International)	vektorbasiert	≥ 60 Jahre	≥ 8,92 log_{10} IE	zugelassen als Einzeldosis; Optimierung mit einer mRNA- oder Nuvaxovid-Impfstoffdosis empfohlen	nein	–	Aufgrund ungenügender Effektivität Optimierung der GI empfohlen; aufgrund seltener thrombembolischer Ereignisse Altersbeschränkung auf ≥ 60 Jahre
Nuvaxovid (Novavx)	adjuvantierter Proteinimpfstoff	12–17 Jahre	5 µg	2 Impfstoffdosen	nein	–	Anwendung während der Schwangerschaft und Stillzeit wird aufgrund fehlender Daten zur Wirksamkeit und Sicherheit des enthaltenen Adjuvans Matrix M derzeit nicht empfohlen, kann jedoch in Einzelfällen erwogen werden, z. B., wenn eine produktspezifische medizinische oder sonstige Kontraindikation gegen mRNA-Impfstoffe besteht. Seltene unerwünschte Ereignisse: Peri-/Myokarditis
		≥ 18 Jahre			ja	5 µg	
COVID-19-Impfstoff Valneva (Valneva)	Inaktivierter, adjuvantierter Ganzvirusimpfstoff	18–50 Jahre	33 Antigeneinheiten	2 Impfstoffdosen	nein	–	Anwendung während der Schwangerschaft und Stillzeit wird aufgrund fehlender Daten zur Wirksamkeit und Sicherheit derzeit nicht empfohlen, kann jedoch in Einzelfällen erwogen werden, z. B. wenn eine produktspezifische medizinische oder sonstige Kontraindikation gegen mRNA-Impfstoffe besteht

IE = infektiöse Einheiten

Praxistipp

Angesichts des im allgemeinen milden Verlaufs von COVID-19 bei Kindern und Jugendlichen unterliegt die Sinnhaftigkeit einer allgemeinen COVID-19-Impfung einer kontinuierlichen Diskussion. Es gilt die Risiken einer SARS-CoV-2-Infektion mit der Wirksamkeit und den unerwünschten Wirkungen der COVID-19-Impfung abzuwägen.

Mittelbare Folgen der Pandemie für Kinder

Während die direkten Krankheitsfolgen durch die Infektion mit SARS-CoV-2 für Kinder deutlich geringer sind als für Erwachsene, insbesondere für ältere Menschen und solche mit Risikofaktoren, waren die **psychosozialen und sozioökonomischen Folgen** für Kinder erheblich. Aus Sorge vor Ansteckung im Krankenhaus wurden akute Erkrankungen (z. B. Typ-1-Diabetes) nicht ausreichend oder verspätet behandelt. Adipositas und psychische Folgen der Lockdown-Maßnahmen sind erkennbar und befinden sich in der Aufarbeitung. Weitere Details: ➤ Kap. 24.3.2).

10.3.63 Schistosomiasis

Die Schistosomiasis wird durch humanpathogene Trematoden-Arten der Gattung *Schistosoma (S.)* verursacht. Als Wirt fungiert der Mensch. Zwischenwirt ist eine Süßwasserschnecke. Humanpathogen sind *S. haematobium, S. mansoni, S. intercalatum, S. guinesis, S. japanicum* und *S. mekongi*. Die Schistosomiasis gehört zu den bedeutenden Tropenkrankheiten und ist weit über tropische und subtropische Gebiete verbreitet.

Übertragung und Inkubationszeit Die Infektiosität wird durch die Kontamination von Gewässern mit Urin und Fäkalien sowie die Kontakthäufigkeit von Menschen mit diesen Gewässern und die Anzahl der Schnecken (Zwischenwirt) bestimmt.

Tab. 10.49 Impfempfehlung im Kindes- und Jugendalter nach STIKO (Stand: 15.12.2022)

Personengruppe	Umfang der Impfempfehlung für die jeweilige Personengruppe	Anmerkung
Personen mit Vorerkrankungen inkl. Immundefizienz 6 Monate bis 4 Jahre	Generelle Impfempfehlung (GI)	**Separate Empfehlung beachten**
Personen mit Vorerkrankungen inkl. Immundefizienz ≥ 5 Jahre	Generelle Impfempfehlung (GI und 1. AI sowie 2. AI)	**Separate Empfehlung beachten**
6 Monate bis 4 Jahre	–	Nach individueller Risikoeinschätzung in Absprache mit der behandelnden Ärztin/dem behandelnden Arzt GI für gesunde Kinder, in deren Umfeld sich enge Kontaktpersonen mit hohem Risiko für einen schweren COVID-19-Verlauf befinden, die durch eine Impfung selbst nicht sicher geschützt werden können
5–11 Jahre	Generelle Impfempfehlung, zunächst *eine* Impfstoffdosis für alle gesunden Kinder	Nach individueller Risikoeinschätzung in Absprache mit der behandelnden Ärztin/dem behandelnden Arzt GI für gesunde Kinder, in deren Umfeld sich enge Kontaktpersonen mit hohem Risiko für einen schweren COVID-19-Verlauf befinden, die durch eine Impfung selbst nicht sicher geschützt werden können. Bei individuellem Wunsch von Kindern und Eltern bzw. Sorgeberechtigten kann die vollständige COVID-19-GI auch bei 5- bis 11-jährigen Kindern ohne Vorerkrankungen nach ärztlicher Aufklärung erfolgen
12–17 Jahre	Generelle Impfempfehlung (GI und 1. AI)	

GI = Grundimmunisierung; AI = Auffrischimpfung

Klinische Symptome Nach Exposition in kontaminiertem Süßwasser können Gabelschwanzlarven (Zerkarien) die Haut penetrieren. Es entsteht ein juckendes, flüchtiges makulopapulöses Exanthem. 2–10 Wochen nach der Infektion bietet ein Teil der Patienten das Bild einer akuten **Bilharziose** (Katayama-Fieber) mit Fieber, Schwäche, Schmerzen, urtikariellen Hautveränderungen, Gesichtsödem, Hepatosplenomegalie und einer ausgeprägten Eosinophilie. Im Anschluss an die häufig selbstlimitierende „akute" Bilharziose beginnt nach etwa 10 Wochen die chronische Phase der Bilharziose.

Durch *S. haematobium* wird vor allem die **urogenitale Schistosomiasis** hervorgerufen. Betroffen sind Harnblase, Ureteren, Nieren, aber auch die Geschlechtsorgane. Leitsymptome sind Erythrozyturie, Miktionsbeschwerden, Leukozyturie. Weiterhin von Bedeutung ist die **intestinale Schistosomiasis** mit Koliken, Obstipation, Tenesmen und blutig-schleimigen Stühlen. Endoskopisch lassen sich im Darm submukös angehäufte verkalkte Wurmeier, Ulzerationen und Polypen detektieren. Wenige Kinder entwickeln eine **hepatolienale Schistosomiasis** mit portaler Leberfibrose. Neurologische Herdsymptome kommen vor.

Diagnose Eine chronische Anämie bzw. ein durch die Krankheit hervorgerufener Eiweißverlust können von der Diagnose einer Schistosomiasis ablenken. Insbesondere anamnestische Angaben sind bei V. a. Schistosomiasis (Eosinophilie mit Hepatosplenomegalie, urtikarielle Hautveränderungen u. a.) zu berücksichtigen. Pathologische Urinbefunde sowie Stuhlbefunde sollten zu einer Suche nach „Eiern" führen. Bei kurzzeitexponierten Personen (Touristen) wird der Nachweis über spezifische Antikörper gestellt.

Therapie Das Katayama-Fieber wird symptomatisch mit Antihistaminika und ggf. Steroiden behandelt. Eine antiparasitäre Therapie ist zu diesem Zeitpunkt wegen der unvollständigen Wurmentwicklung unzureichend wirksam. Mittel der 1. Wahl für alle durch *Schistosoma* spp. verursachten Infektionen ist Praziquantel (40–60 mg/kg KG, 1 ED). Um eine Ansprechrate von 100 % zu erreichen, sollte die Behandlung insgesamt 3 × durchgeführt werden.

Prävention Meidung von kontaminierten Gewässern.

10.3.64 Shigellen

Shigellen sind unbewegliche gramnegative Bakterien aus der Familie der Enterobacteriaceae. Es besteht eine nahe genetische Verwandtschaft zu *E. coli*. Bekannt sind vier Subgruppen mit etwa 40 Serovaren. In Deutschland bedeutsam sind *Shigella sonnei* und *Shigella flexneri*. Die Shigellose ist eine Anthroponose. Menschen und andere Primaten stellen das Reservoir dar.

Übertragung und Inkubationszeit Die Infektion erfolgt fäkal-oral, die Übertragung meist durch kontaminierte Lebensmittel bzw. Trinkwasser. Übertragungen von Mensch zu Mensch sind denkbar. In Deutschland erkranken jährlich etwa 500 Personen an einer Shigellose. Weltweit gehört die Shigellen-Infektion zu den häufigsten Darmerkrankungen. Im Gegensatz zu den Salmonellosen sind Infektionen durch Shigellen während der ersten 6 Lebensmonate selten. Shigellen sind hochkontagiös. Solange Patienten infizierten Stuhl ausscheiden, sind sie kontagiös. Eine chronische Ausscheidung ist selten. Die Inkubationszeit beträgt 1–7 Tage (typisch 12–96 h).

Klinische Symptome Das Krankheitsbild wird klinisch auch als bakterielle Ruhr bezeichnet. Die Shigellose betrifft vor allem das Kolon und ist durch akute, schleimige (muköse) und/oder blutige Durchfälle mit Fieber und extraintestinalen Symptomen charakterisiert. Ohne antiinfektive Therapie dauert die Krankheit 7–10 Tage. Milde Krankheitsverläufe mit wässrigen oder weichen Stühlen kommen vor. Zu den Komplikationen gehören Rektumprolaps, toxisches Megakolon mit Darmperforation sowie Infektion bei Neugeborenen und Säuglingen. Extraintestinale Manifestationen sind selten und können zu HUS, Bronchopneumonie, Myokarditis oder DIC mit Multiorganversagen oder HWIs führen.

Diagnose und Therapie Die Diagnose erfolgt über den Nachweis von Shigellen im Stuhl. Differenzialdiagnostisch sollte immer eine Infektion mit enteroinvasiven *E. coli* ausgeschlossen werden. Therapeutisch steht insbesondere die Rehydratationstherapie mit Korrektur etwaiger Elektrolytverluste im Vordergrund. Eine antiinfektive Therapie verkürzt die Schwere und Dauer der Erkrankung und vor allem die Ansteckungsfähigkeit. Bei schwerer Manifestation wird Ceftriaxon empfohlen. Bei bekannter Resistenzlage kommen Azithromycin, Ciprofloxacin, Cotrimoxazol sowie Amoxicillin zum Einsatz.

Prävention Basishygiene und das Meiden von evtl. kontaminierten Nahrungsmitteln stehen im Vordergrund. Eine Isolierung von erkrankten Patienten erfolgt bei klinischer Indikation. Es besteht Meldepflicht (IfSG).

10.3.65 Skabies

Der Erreger der Skabies ist die Krätzmilbe *Sarcoptes scabiei variatio hominis*. Der Parasit befällt Menschen. Milben sind Spinnentiere, die im Nymphen- und Adultstadium vier und als Larven drei Beinpaare haben. Da die Sauerstoffaufnahme durch Diffusion erfolgt, dringt der Parasit nicht tiefer als in die Hornschicht ein. Weibliche Skabiesmilben kann das menschliche Auge gerade noch erfassen. Nach der Kopulation an der Hautoberfläche graben Weibchen Gänge in das Stratum corneum, um dort Eier und Kotballen abzulegen. Aus den Eiern schlüpfen nach 2–3 Tagen Larven, die an die Hautoberfläche ausschwärmen und sich dort in Falten, Vertiefungen und Haarfollikeln aufhalten. Skabiesmilben können außerhalb des Wirtes nicht länger überleben.

Übertragung und Inkubationszeit Die Übertragung von Mensch zu Mensch erfolgt bei engem und länger anhaltendem Hautkontakt. Schlechte hygienische und sozioökonomische Verhältnisse begünstigen die hohe Kontagiosität von Skabies. Auch durch kontaminierte Bettwäsche, Wolldecken, Unterwäsche, Polster usw. ist die Übertragung von Skabies möglich. Die Inkubationszeit bis zum Auftreten der juckenden Hautreaktion beträgt 2–5 Wochen, bei Reinfektionen häufig nur 1–3 Tage.

Klinische Symptome Klinisch lassen sich auf der Haut kommaförmige Gänge ausmachen, die gelegentlich schwierig zu erkennen sind. Im Vordergrund stehen ekzematöse Läsionen, vor allen in den Interdigitalfalten der Hände und Füße, in der Axillarregion, am Brustwarzenhof, im Anogenitalbereich, in der Knöchelregion und an den inneren Fußrändern. Nach einer Sensibilisierungsphase von 2–5 Wochen zeigt sich die Dermatose bei Erstinfektion als Ekzemreaktion mit disseminierten milbenfreien Bläschen und Papulovesikeln. Es besteht ein ausgeprägter Juckreiz. Durch Kratzeffekte entsteht dann ein polymorphes Bild.

Diagnose und Therapie Die Diagnose wird durch den Nachweis von Milben und Eiern der Skybala gesichert. Hierzu wird der Milbengang mit einer feinen Kanüle/Lanzette oder einem feinen Skalpell eröffnet, sein Inhalt auf einen Objektträger transferiert und mikroskopisch betrachtet. Auch die Tesafilm-Abrissmethode ist praktikabel. Therapie der Wahl ist die lokale Behandlung mit Permethrin 5 %. Alternativ ist eine Behandlung mit Ivermectin (systemisch) möglich, wenn unter Permethrin kein Ansprechen erfolgt oder die erheblich ekzematöse Haut eine lokale Behandlung verbietet. Weitere Maßnahmen s. Leitlinie.

S1-Leitlinie Diagnostik und Therapie der Skabies. AWMF-Registernummer 013-052. Stand: 31.1.2016 (in Überarbeitung); https://register.awmf.org/de/leitlinien/detail/013-052

Prävention Meidung des Hautkontakts zu Personen mit Skabies. Das gehäufte Auftreten von Skabies ist meldepflichtig (IfSG)

10.3.66 Staphylokokken-Infektionen

Staphylokokken (➤ Kap. 10.2) sind weit verbreitet; bei Menschen und Tieren besiedeln sie die Haut und die Schleimhäute des Oropharynx. Als Infektionserreger sind sie fakultativ pathogen. Bedeutsam sind *Staphylococcus (S.) aureus* sowie koagulasenegative Staphylokokken (KNS):

- **S.-aureus-Infektionen** betreffen am häufigsten die Haut und die anliegenden Weichteile: Cellulitis, kutane Abszesse, Pustulosis, bullöse und nichtbullöse Impetigo, Pyodermie, Follikulitis, Furunkel, Karbunkel, Hidradenitis, Ecthyma simplex u. a. Oftmals kommt es zu einer gleichzeitigen Infektion mit β-hämolysierenden Streptokokken. Patienten mit Granulozytendysfunktion oder Granulozytopenie sind besonders gefährdet. Bestimmte Staphylokokkentoxin-produzierende Erreger (Exfoliatin A [Ether], Exfoliatin B [EDTP] und Exfoliatin D [EDT]) sowie *S.-aureus*-Isolate führen zum Krankheitsbild des „staphylococcal scalded skin syndrome". Ferner sind Blutstrominfektionen durch *S. aureus* häufig. *S.-aureus*-Stämme können MRSA-Besiedler von Nase, Rachen, Perineum, Axilla und Leistengegend sein.
- **KNS** sind übliche Besiedler von Haut und Schleimhäuten. Da sie ubiquitär auf der Haut und den Schleimhäuten vorkommen, werden sie häufig kulturell detektiert (Kontamination), ohne dass eine echte Pathogenität zu vermuten ist.

MERKE

Das gehäufte Auftreten nosokomialer Infektionen mit multiresistenten Staphylokokken ist meldepflichtig (IfSG).

10.3.67 Streptokokken-Infektionen

Unter Streptokokken-Infektionen werden gemeinhin Infektionen durch β-hämolysierende Streptokokken der Gruppen A, C und G verstanden. β-hämolysierende Streptokokken der Gruppen C und G können asymptomatisch kolonisieren oder Krankheitsbilder verursachen, die den durch Streptokokken der Gruppe A (GAS) verursachten sehr ähnlich sind. In Deutschland bedeutsam sind vor allem GAS-Infektionen. Streptokokken werden sehr häufig (bei > 25 % der Kinder im Nasen-Rachen-Raum) ohne Zeichen einer Entzündung detektiert (vor allem im Winter). β-hämolysierende Streptokokken sind grampositive, in kurzen Ketten angeordnete Kokken. Streptokokken der Gruppen A, C und G können anhand des Lancefield-Antigens serologisch unterschieden werden. Als wichtiger Virulenzfaktor gilt das M-Protein. Nach einer Streptokokken-Infektion wird lediglich eine M-Typ-spezifische Immunität erlangt. Weitere wichtige Virulenzfaktoren von β-hämolysierenden Streptokokken sind Streptolysin S und O sowie die pyrogenen Exotoxine SPE-A, -B, -C und -D.

Übertragung und Inkubationszeit Die Übertragung erfolgt per Tröpfcheninfektion. Auch eine Übertragung durch Gegenstände ist denkbar. Die Inkubationszeit beträgt 2–4 Tage, für Impetigo etwa 1 Woche.

Klinische Symptome Klinisch bedeutsame Krankheitsentitäten, die durch β-hämolysierende Streptokokken hervorgerufen werden sind Tonsillopharyngitis, Scharlach, invasive Streptokokken-Infektionen sowie immunvermittelte Streptokokken-Folgekrankheiten.

β-hämolysierende Streptokokken der Gruppe A (GAS)

Tonsillopharyngitis und Scharlach

- **Tonsillopharyngitis:** Eine Tonsillopharyngitis durch GAS kann isoliert oder als Symptom von Scharlach auftreten. Halsschmerzen, Fieber und vergrößerte zervikale Lymphknoten sind die wichtigsten Symptome.
- **Scharlach:** Der „klassische Scharlach" ist ein systemisches Krankheitsbild mit hohem Fieber, feinfleckigem Exanthem, Enanthem, Himbeerzunge und Tonsillopharyngitis. Es besteht eine periorale Blässe (➤ Abb. 10.25). In der 2. Woche beginnt die Desquamation, die später als groblamelläre Schuppung, besonders an Händen und Füßen auftritt. Eine Sonderform stellt der fieberhafte Wundscharlach dar.

Diagnose Eine sichere Diagnose der GAS-Erkrankungen wird durch die mikrobiologische Kultur gestellt (Goldstandard). Mit einer Sensitivität von 80–90 % sind Schnellteste der Kultur unterlegen.

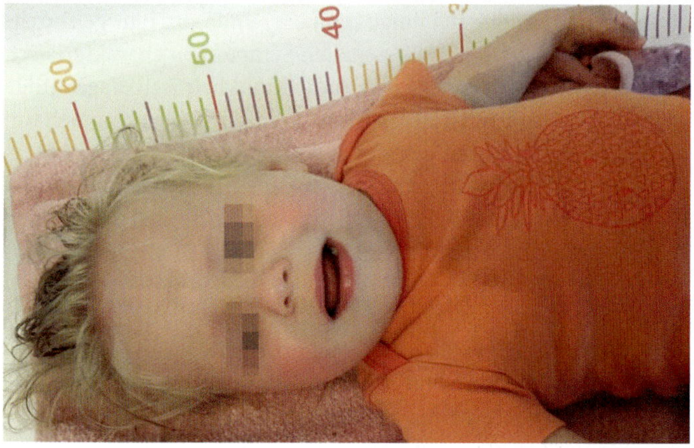

Abb. 10.25 Scharlach bei einem Kleinkind mit perioraler Blässe [O1081]

Die Spezifität ist mit ≥ 95 % gut. Die Bestimmung von Serum-Antikörpern (Antistreptolysin 0 oder S) kann bei der Diagnostik von Folgekrankheiten nützlich sein. Für akute Infektionen sind Titerbestimmungen obsolet! Mithilfe des McIsaac-Scores (Prädiktor einer GAS-Tonsillopharyngitis für Patienten im Alter von 3–14 Jahren), in den Fieber, zervikale Lymphknotenschwellung, Hustenstatus und Tonsillenbefund eingehen, kann das Risiko für eine GAS-Tonsillopharyngitis und die sich daraus ergebende weitere Diagnostik abgeleitet werden (s. Leitlinie).

S3-Leitlinie Halsschmerzen. AWMF-Registernummer 053-010. Stand: 31.10.2020, gültig bis 30.10.2025; https://register.awmf.org/de/leitlinien/detail/053-010

Therapie Es sollte zwischen GAS-Trägertum, viraler und GAS-Tonsillopharyngitis unterschieden werden. Die Indikation zur antiinfektiven Therapie der GAS-Tonsillopharyngitis kann nicht als absolut betrachtet werden.

Bei Scharlach bzw. gesicherter GAS-Tonsillopharyngitis wird im Regelfall eine antiinfektive Behandlung empfohlen. Therapie der Wahl ist Penicillin (Penicillin V: 50.000–100.000 IE/kg KG/Tag, 4 ED. Tageshöchstdosis für Kinder: 2 Mio. IE, für Erwachsene: 3 Mio. IE in 2–3 ED). Neben Penicillin V kann auch Phenoxymethylpenicillin-Benzathin mit einer deutlich längeren Halbwertzeit angewendet werden (50.000 IE/kg KG/Tag, 2 ED). Auch Amoxicillin ist alternativ denkbar. Die Therapiedauer beträgt 7 Tage. Bei Penicillinallergie gelten Oralcephalosporine als Mittel der Wahl. Makrolide führen wegen der auch in Deutschland erkennbaren Resistenzrate nicht immer zu einer zuverlässigen Heilung.

Prävention 24 h nach Einleitung einer antiinfektiven Therapie sind Patienten mit Tonsillopharyngitis und Scharlach nicht mehr infektiös. Die Prophylaxe bei Patienten nach akutem rheumatischem Fieber (ARF) kann mit einem oralen Penicillin (400.000 IE/Tag, 2 ED) oder mit Benzylpenicillin-Benzathin (1,2 Mio. IE i. m., alle 4 Wochen) erfolgen. Die Prophylaxe nach ARF ist besonders für Patienten nach rheumatischer Karditis bedeutsam, da sie eine hohe Resistenzrate aufweisen. Die Gesamtdauer der ARF-Prophylaxe sollte minimal 5 Jahre dauern, bei einem ARF-Rezidiv lebenslang. Es besteht keine Meldepflicht.

Invasive Streptokokken-Infektionen und akutes rheumatisches Fieber

Invasive Streptokokken-Infektionen können als nekrotisierende Fasziitis, Sepsis oder Streptokokkentoxin-Schocksyndrom (früher toxischer Scharlach) auftreten.

Das **akute rheumatische Fieber** gehört zu den immunvermittelten Streptokokken-Folgekrankheiten und tritt 1–4 Wochen nach einer akuten GAS-Infektion auf.

Diagnosekriterien, Diagnostik und Therapie ➢ Kap. 15.4.2.

Post-Streptokokken-Glomerulonephritis

Die akute Post-Streptokokken-Glomerulonephritis tritt vorwiegend 1–4 Wochen nach einer GAS-Tonsillopharyngitis mit „nephrophilen" GAS-Stämmen auf. Zur klinischen Symptomatik gehören Fieber, Makrohämaturie, Oligurie, periorbitale Ödeme, Hypertonie, Kopfschmerzen und Sehstörungen sowie Proteinurie, Erythrozyten- und Leukozytenzylinder im Urin und eine C3-Hypokomplementämie.

Weitere immunvermittelte Streptokokken-Folgekrankheiten sind Poststreptokokken-reaktive Arthritis, Chorea minor Sydenham und PANDAS. PANDAS ist ein Akronym für **P**ediatric **A**utoimmune **N**europsychiatric **D**isorders **A**ssociated with **S**treptococcal Infections. Hierbei handelt es sich um ein nicht scharf umrissenes Krankheitsbild mit Symptomen aus dem Bereich der Ticstörungen und des Tourette-Syndroms. Der kausale Zusammenhang zwischen einer vorausgegangenen GAS-Tonsillopharyngitis und PANDAS wird (kontrovers) diskutiert.

β-hämolysierende Streptokokken der Gruppe B (GBS)

β-hämolysierende Streptokokken der Gruppe B *(Streptococcus agalactiae)* sind fakultativ anaerobe grampositive Kettenkokken. Es sind 10 Serotypen bekannt. GBS sind die häufigsten Erreger der neonatalen Sepsis bei Reifgeborenen (s. Leitlinie).

> S2k-Leitlinie Sepsis bei Neugeborenen – frühe Form – durch Streptokokken der Gruppe B, Prophylaxe. AWMF-Registernummer 024-020. Stand: 9.3.2016 (in Überarbeitung); https://register.awmf.org/de/leitlinien/detail/024-020

Die Häufigkeit wird in Deutschland mit etwa 0,34 je 1.000 Lebendgeborene angegeben. Klinisch werden eine Frühform (Early-Onset-Sepsis, EOS) und eine Spätform (Late-Onset-Sepsis, LOS) definiert. Die EOS mit einem Erkrankungsbeginn innerhalb der ersten 6 Lebenstage) umfasst 75 % der Fälle. Von LOS spricht man beim Auftreten der Sepsis nach dem 6. Lebenstag bis zu 3(–4) Monaten nach der Geburt.

Übertragung Bei der EOS entstammen die GBS praktisch immer der mütterlichen Rektovaginalflora. Die mütterliche Besiedelung stellt einen wesentlichen Risikofaktor einer Sepsis dar. Bei der LOS sind die horizontale oder nosokomiale Infektion die wahrscheinlichsten Übertragungswege.

Klinische Symptome Das klinische Spektrum der perinatalen GBS-Infektion reicht von Spätabort bis zu Sepsis, Meningitis und transitorischer asymptomatischer Bakteriämie. Die Diagnose wird durch den Erregernachweis in Blut, Liquor und anderen typischerweise sterilen Materialien gestellt. Daneben werden Entzündungszeichen (IL-6, CRP, Blutveränderungen) sowie der klinische Status des Kindes berücksichtigt.

Therapie und Prävention GBS sind empfindlich gegen alle Betalaktam-Antibiotika. Typischerweise wird Ampicillin eingesetzt. Zur Prophylaxe wird eine intrapartale Antibiotikaprophylaxe bei besiedelten Müttern durchgeführt. Neugeborene von besiedelten Müttern sollten bei klinischem V. a. eine Infektion stationär aufgenommen und antimikrobiell behandelt werden. Asymptomatische Neugeborene von Müttern mit positivem GBS-Screening, einer GBS-Bakteriurie in der Schwangerschaft oder vorherigem Kind mit GBS-Infektion sollen nach der Geburt für 48 h engmaschig klinisch überwacht werden. Asymptomatische Neugeborene von Müttern mit vorzeitigem Blasensprung, Frühgeburtlichkeit oder mütterlichem Fieber sollen ebenfalls für 48 h überwacht werden. Asymptomatische Neugeborene von Müttern mit negativem GBS-Screeningergebnis bedürfen keiner über die normale Versorgung gesunder Neugeborener hinausgehende Überwachung. Eine Isolation ist nicht nötig. Es besteht keine Meldepflicht.

10.3.68 Syphilis

Erreger der Syphilis ist *Treponema pallidum.* Man unterscheidet die erworbene von der konnatalen Syphilis. In Deutschland lag die Inzidenz für Syphilis zuletzt bei 8,5 je 100.000 Einwohner mit steigender Tendenz.

Erworbene Syphilis

Die Übertragung erfolgt durch sexuellen Kontakt mit einer Partnerin oder einem Partner mit syphilitischen Läsionen. Bei Kindern und Adoleszenten mit erworbener Syphilis muss an sexuellen Missbrauch gedacht werden, wobei nur wenige Daten zu einer erworbenen Syphilis bei Kindern und Jugendlichen in Deutschland vorliegen. Die Inkubationszeit der erworbenen Syphilis beträgt 10–90 Tage. Das klinische Bild beginnt mit einer schmerzlosen Schleimhautulzeration („Schanker") und regionalen Lymphknotenschwellungen (Primärstadium). Danach kommt es bei einem Teil der Infizierten zu einem chronischen Verlauf mit einer grippalen Symptomatik und Lymphadenopathie, Exanthem und ggf. Haarausfall (Sekundärstadium). Das Tertiärstadium mit multipler Organbeteiligung (Aorta, Haut, ZNS, Augen) ist selten. Zur Diagnostik s. u. Antiinfektiv ist Penicillin G das Mittel der Wahl. Alternativ kommen Doxycyclin, Ceftriaxon und ggf. Azithromycin bei der Frühsyphilis in Betracht.

Konnatale Syphilis

Die Infektion der Schwangeren erfolgt ausschließlich über sexuelle Kontakte. Die transplazentare Infektion des Feten kann in jedem Syphilisstadium der Schwangeren erfolgen. Infiziert sich die Mutter während der Schwangerschaft, beträgt die Übertragungsrate ohne Behandlung 50 %. Neben der transplazentaren Infektion ist auch eine Infektion des Kindes bei Passage der Geburtswege möglich (perinatale Infektion); daneben kommt eine Übertragung durch Stillen in Betracht, wenn sich syphilitische Läsionen an der Brust befinden.

Klinische Symptome Das klinische Bild der konnatalen Syphilis wird in ein Frühstadium (Auftreten der Symptome in den ersten 2 Lebensjahren) und ein Spätstadium (Auftreten der Symptome nach dem 2. Lebensjahr) eingeteilt. Etwa 30–50 % der intrauterin infizierten Kinder, meist Frühgeborene, sind bei Geburt symptomatisch.
Für das **Frühstadium** sind folgende Symptome typisch:
- Rhinitis mit dickflüssigem Sekret
- Kleine erythematöse makulopapulöse und vesikuläre Effloreszenzen
- Hepatosplenomegalie
- Therapierefraktäre Enteritis
- Hydrops
- Ikterus
- Trinkschwäche und Gedeihstörung
- Pseudoparalyse und pathologische Frakturen
- Hydrozephalus, Hirnnervenausfälle und Krampfanfälle

Weitere Symptome und typische Befunde für das **Spätstadium** sind:
- Uveitis, Keratitis
- Tonnenzähne
- Schwellung der Gelenke
- Veränderungen an Tibia, Gaumen, Stirn sowie Nasenseptumperforation
- Taubheit
- Rhagaden
- ZNS-Beteiligung

Diagnose Die Diagnostik erfolgt in Form eines Stufenscreenings. Für jeden der Schritte (Screening, Bestätigungstest, Aktivitätstestung) stehen mehrere Verfahren zur Verfügung. Beim Screening werden polyvalente AK-Teste eingesetzt. Zur Bestätigung folgt der Einsatz von Bestätigungs- und IgM-Tests. Bei positivem Bestätigungstest soll zur Unterscheidung einer Seronarbe von einer behandlungsbedürftigen Syphilis eine Bestimmung der Aktivitätsparameter durchgeführt werden. Da 60 % der Neugeborenen mit konnataler Syphilis eine ZNS-Beteiligung aufweisen, empfiehlt sich eine Liquordiagnostik. Da *Treponema pallidum* nicht kultivierbar ist, basiert der Direktnachweis auf der Visualisierung der beweglichen Spirochäten in der Dunkelfeldmikroskopie. Eine schnelle, sensitive Methode ist die PCR.

Therapie Neugeborene mit konnataler Syphilis erhalten 200.000–250.000 IE/kg KG/Tag Penicillin G i. v., verteilt auf 2 (1. Lebenswoche) bzw. 3 (2. bis 4. Lebenswoche) ED und ab der 5. Lebenswoche in 4 ED. Die Therapiedauer beträgt 14 Tage.

Prävention Die beste Prophylaxe der konnatalen Syphilis ist die rechtzeitige Diagnose und Therapie der Syphilis bei der Schwangeren. Negative serologische Befunde der Mutter im 3. bzw. 4. Schwangerschaftsmonat schließen eine konnatale Syphilis nicht aus. Kinder mit konnataler Syphilis sind infektiös, insbesondere bei Kontakt mit Blut sowie Wund- und Nasensekret.

10.3.69 Tetanus

Tetanus wird durch *Clostridium (C.) tetani,* ein grampositives, sporenbildendes, aerob wachsendes Bakterium hervorgerufen. Die Sporen finden sich ubiquitär im Erdreich und im Stuhl von Tieren und Menschen. Sie sind weitgehend resistent gegen Hitze und gebräuchliche Antiseptika und überleben in Geweben für Monate. Die vegetative Form von *C. tetani* bildet unter anaeroben Bedingungen Tetanolysin und Tetanospasmin. Letzteres verursacht die charakteristischen klinischen Symptome durch eine irreversible Bindung an Motoneurone mit Verstärkung der muskulären Erregbarkeit bei inhibitorischer Hemmung der Synapsen. Tetanus ist weltweit verbreitet und führt zu einer erheblichen Morbidität und Letalität. Dank der guten Immunisierungsraten kommt Tetanus in Deutschland nur noch sehr selten vor.

Übertragung und Inkubationszeit Eine direkte Ansteckung von Mensch zu Mensch erfolgt nicht. Die Inkubationszeit beträgt i. d. R. 3 Tage bis 3 Wochen. Prinzipiell besteht bei jeder Verletzung das Risiko einer Infektion mit *C. tetani,* besonders dann, wenn Schmutz oder Erdreich sowie Spuren von Fäzes in die Wunde gelangen.

Klinische Symptome Das häufigste klinische Bild des Tetanus (Wundstarrkrampf) ist mit 80 % die generalisierte Form mit tonischen Spasmen der Skelettmuskulatur sowie Spasmen der mimischen Gesichts- und Kaumuskulatur mit charakteristischem Gesichtsausdruck und hochgezogenen Augenbrauen. Es folgen eine Kieferklemme (Trismus) und Dysphagie. Kompliziert wird das Krankheitsbild durch einen Laryngospasmus. Das Bewusstsein bleibt erhalten. Fieber fehlt meistens. Es kommt zu einer Obstruktion der Atemwege, Sekretstau und sekundärer Pneumonie sowie Atelektasen mit konsekutiver Ateminsuffizienz.

Daneben ist der „zephale Tetanus" zu nennen. Hierbei sind vor allem die Hirnnerven betroffen. Schluckstörungen, anhaltendes Schreien und eine tonische Starre sind möglich. Die Letalität des Tetanus ist selbst bei intensivmedizinischer Behandlung hoch und beträgt bis zu 25 %. Noch deutlich höher liegt die Letalität des neonatalen Tetanus.

Diagnose und Therapie Die Diagnose wird klinisch gestellt. Ein Toxinnachweis im Tierversuch mittels Neutralisationstest aus Wundmaterial oder Patientenserum ist möglich. Die Behandlung erfolgt durch Bindung des freien Tetanustoxins an Tetanusimmunglobulin. Eine frühzeitige antiinfektive Therapie mit Metronidazol oder Penicillin G kann die Toxinbildung verhindern.

Prävention Zur Prophylaxe steht eine aktive Immunisierung zur Verfügung. Bei Verletzungen wird unter bestimmten Voraussetzungen eine passive Immunisierung durchgeführt. Diesbezüglich wird auf die STIKO-Empfehlungen verwiesen.

10.3.70 Tollwut

In Deutschland ist es vor allem durch die systematische orale Immunisierung der heimischen Fuchspopulation gelungen, die Tollwut (Rabies) zurückzudrängen. Deutschland gilt als frei von klassischer Tollwut. Ausgenommen hiervon ist jedoch die Fledermaustollwut.

Inkubationszeit Die Inkubationszeit der Tollwutinfektion ist sehr variabel: Sie schwankt von wenigen Tagen bis zu Jahren.

Klinik und Verlauf Nach durchschnittlich 30–90 Tagen setzt eine Prodromalphase von 2–10 Tagen mit einem allgemeinen Krankheitsgefühl, Schlafstörung, Übelkeit und Fieber ein. Parästhesien im Bereich der Bissstelle bilden sich aus. Die neurologische Symptomatik beginnt mit Muskelhypertonie, paroxysmalen Muskelkrämpfen, Tremor bei gleichzeitiger Abschwächung der Muskeleigenreflexe und Koordinationsstörungen. Die Patienten sind bei Bewusstsein. Es stellen sich Depressionen sowie Halluzinationen und das Bild einer Pseudopsychose ein. Sodann kommt es zu Hypersalivation und zur Ausbildung einer Hydrophobie. Bei etwa 20 % der Patienten verläuft die Erkrankung paralytisch als „stille Wut“, die dem Bild eines Guillain-Barré-Syndroms ähnelt. Der Tod tritt innerhalb von 7–14 Tagen ein. Ursache ist eine periphere bzw. zentrale Ateminsuffizienz oder ein Herzversagen infolge der Rabiesmyokarditis.

Diagnostik und Therapie Eine Tollwutdiagnostik sollte nur erfolgen, wenn ein begründeter Verdacht auf das Vorliegen der Erkrankung besteht. Dies gilt bei Patienten, die an einer Myelitis oder unklaren Meningoenzephalitis leiden und sich im zeitlich relevanten Zusammenhang mit Beginn der neurologischen Symptomatik in einem Tollwutendemiegebiet aufgehalten haben. Zur virologischen Diagnostik (Speichel, Liquor, ggf. Hautbiopsie, Tränenflüssigkeit, aber auch postmortal: Hirngewebe) stehen Verfahren zum Nachweis viraler Antigene (IFT), die Virusisolierung sowie eine PCR und der Nachweis neutralisierender und bindender Antikörper zur Verfügung. Eine spezifische Therapie existiert nicht.

Prävention Es sind Impfstoffe zur aktiven und passiven Immunisierung verfügbar. Diesbezüglich wird auf die STIKO-Empfehlungen verwiesen. Die Durchführung einer postexpositionellen Tollwutprophylaxe hängt vom Grad und von der Art der Exposition ab. Es besteht eine Meldepflicht (IfSG).

10.3.71 Toxocariasis

Die Toxocariasis wird durch Larven des Hunde- und selten des Katzenspulwurms *(Toxocara [T.] canis, T. cati)* hervorgerufen. *T. canis* und auch *T. cati* sind bei Hunden und Katzen weltweit verbreitet. Beinahe alle Welpen sind infiziert.

Übertragung und Inkubationszeit Von besonderer Bedeutung für die Übertragung sind Kinderspielplätze. Bis zu 7 % der Kinder in Deutschland haben *Toxocara*-AK. Der Lebenszyklus von *Toxocara* in Hunden und Katzen entspricht dem des humanpathogenen Spulwurms *(Ascaris lumbricoides)*. Die Mehrzahl der Larven verweilt in Organen der Muskulatur in einem hypobiotischen Zustand und wird erst bei Trächtigkeit der weiblichen Tiere wieder aktiv. Welpen werden vom befallenen Muttertier diaplazentar oder über die Milch infiziert. Im Darm der Welpen reifen die Würmer aus und werden mit dem Kot ausgeschieden. Menschen infizieren sich über die Hände beim Kontakt mit Hunden und Katzen oder über eierhaltige, mit Hunde- und Katzenkot kontaminierte Böden. Beim Menschen werden im Dünndarm aus den verschluckten embryonierten Eiern Larven freigesetzt, die dann die Darmwand emittieren, im Körper wandern und mehrere Jahre überleben können. Sie geraten nicht in die Blutbahn und die Alveolen, sodass sie nicht zu adulten Würmern heranreifen. Der Mensch fungiert als Fehlwirt (➤ Abb. 10.26). Eine Reaktivierung eingekapselter hypobiotischer Larven nach Jahren erscheint ebenfalls möglich. Die Inkubationszeit beträgt vermutlich Wochen bis Monate.

Klinische Symptome Die Toxocariasis lässt sich in zwei Krankheitsbilder unterteilen:

1. Okuläre Toxocariasis (okuläre Larva migrans bei Augenbefall)
2. Larva migrans visceralis, in der angloamerikanischen Literatur als „covert“ (verdeckte) oder „common“ Toxocariasis bezeichnete Verlaufsformen.

Die vor allem im Kindesalter beobachtete Larva migrans visceralis ist durch Fieber, Hepatosplenomegalie, Abdominalschmerzen, Pneumonie und ausgeprägte Eosinophilie charakterisiert. Komplizierend wurden Myokarditis, eosinophile Meningoenzephalitis und andere Symptome beobachtet. Der Augenbefall mit Larven wird ebenfalls überwiegend bei Kindern beobachtet. Es entstehen ein oder mehrere periphere oder zentrale eosinophile Granulome, fokale Läsionen der hinteren Augenabschnitte, oder es besteht eine Endophthalmitis.

Der versteckten Toxocariasis werden Husten, abdominale Beschwerden, Kopfschmerzen, Schlaf- und Befindlichkeitsstörungen zugeordnet. Häufige Differenzialdiagnosen der okulären Larva migrans sind Toxoplasmose, Morbus Coats, Makuladegeneration, hämorrhagische Chorioretinitis und Retinoblastom.

Diagnose, Therapie und Prävention Diagnostisch beweisend für die Infektion ist der Nachweis von Larven in histologischen Präparaten von Granulomen. Eine medikamentöse Therapie ist nicht zwingend notwendig; eine Toxocariasis kann spontan ausheilen. Bei schwerwiegenden Fällen ist eine Therapie mit Albendazol in einer Dosierung von 15 mg/kg KG/Tag für 2–4 Wochen empfohlen. Präventiv gilt es, Hunde und Katzen zu „entwurmen“ sowie Verunreinigungen von Kinderspielplätzen mit Hunde- und Katzenkot zu vermeiden.

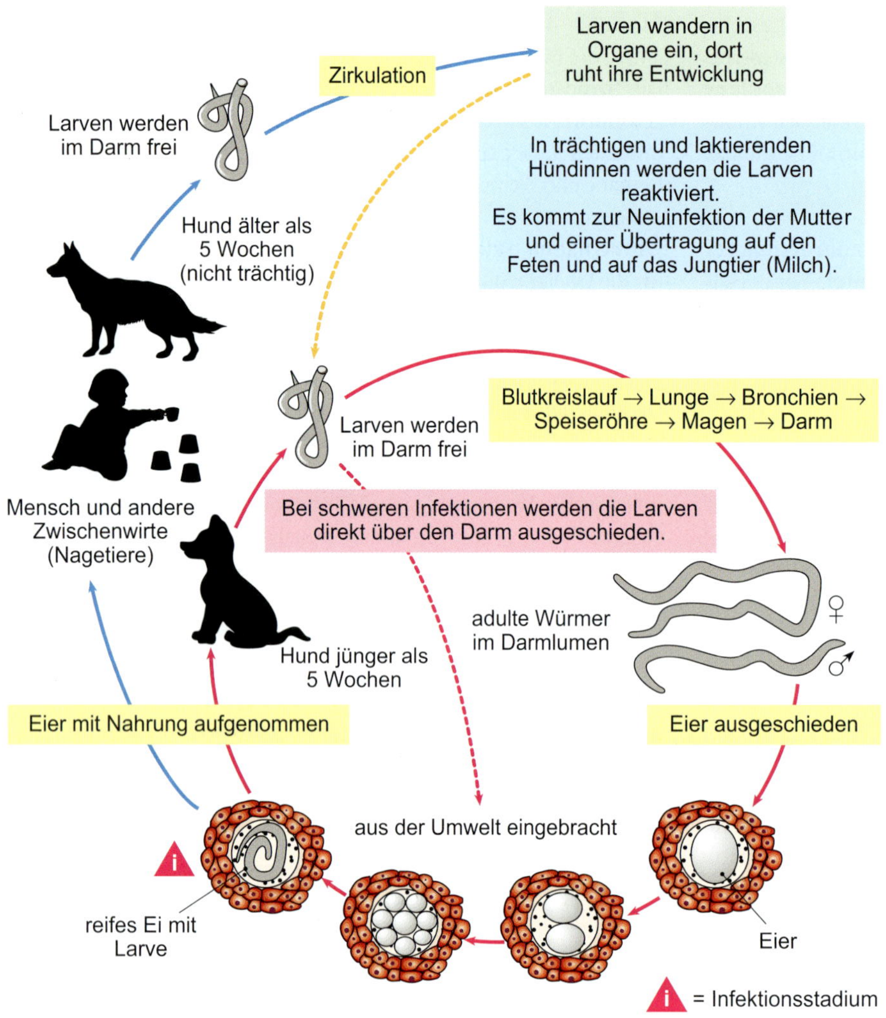

Abb. 10.26 Toxocariasis: Lebenszyklus des Spulwurms [P516/L141]

10.3.72 Toxoplasmose

Die Toxoplasmose wird durch *Toxoplasma (T.) gondii,* ein Protozoon der Klasse *Sporozoa* hervorgerufen. *T. gondii* lebt in der vegetativen Form intrazellulär. Im Trophozytenstadium befällt der Parasit Zellen des Monozyten-Makrophagen-Systems, Fibroblasten und Epithelzellen. Die erste Vermehrungsform wird als Tachyzoit bezeichnet, die intrazystische, sich langsam teilende Form als Brachyzoit. Das einzige extrazelluläre Stadium des Parasiten entsteht nach geschlechtlicher Reproduktion im Darm von Katzen und katzenähnlichen Tieren und wird als Oozyste mit dem Kot ausgeschieden. *T. gondii* kommt weltweit vor. Nur (Haus-)Katzen können als Endwirt fungieren und Oozysten ausscheiden, die mehr als 1 Jahr lang lebens- und infektionsfähig sind. Die Erstinfektion von jungen Katzen führt über etwa 2 Wochen zur Ausscheidung mehrerer Millionen Oozysten mit dem Kot.

Übertragung und Inkubationszeit Die postnatale *Toxoplasma*-Infektion des Menschen entsteht durch den Genuss von zystenhaltigen, ungenügend gekochten Fleischprodukten, insbesondere von Schafen, Wild und Geflügel. Milch infizierter Tiere kann Tachyzoiten enthalten. Der über den Darm aufgenommene Parasit gelangt via Blutbahn in andere Organe. So kann er in die Wirtszelle eindringen und sie mit konsekutiver Freisetzung von Tachyzoiten zerstören. Nach Eliminierung der im Blut zirkulierenden Stadien (Parasitämie) und Übertritt der intrazellulären Tachyzoiten in das Bradyzoitenstadium verbleiben Zysten als Dauerform im Gewebe, vor allem in Muskulatur und Gehirn. Dieser Verbleib ist als latente Infektion anzusehen und kann bei Verlust der Immunkompetenz reaktivieren. Die Inkubationszeit der postnatalen Toxoplasmose wird mit 7–21 Tagen angenommen.

Klinische Symptome Das klinische Krankheitsbild „Toxoplasmose" entspricht der symptomatischen Infektion mit *T. gondii.* Es sind drei bedeutsame klinische Bilder voneinander abzugrenzen:

1. Toxoplasmose bei immunologisch Gesunden
2. Toxoplasmose bei immunkompromittierten Patienten
3. Fetale und neonatale Infektion

Die postnatale *Toxoplasma*-Infektion verläuft meist asymptomatisch und führt nur selten zu milden, meist unspezifischen Symptomen. Im Vordergrund steht eine Lymphadenopathie. Bei immundefizienten Patienten liegt meist eine Reaktivierung einer latenten Toxoplasmose vor, die zu schweren Krankheitsverläufen mit multiplen nekrotisierenden Herden in verschiedenen Organen führen kann. Eine diaplazentare Übertragung findet nur bei Primärinfektion der Schwangeren statt. Die Transmissionsrate ist abhängig vom Schwangerschaftsverlauf. Im letzten Trimenon beträgt sie bis zu 70 %. Der Schweregrad der fetalen Infektion nimmt mit steigendem Gestationsalter ab. Die meisten der infizierten Neugeborenen sind asymptomatisch. Bei symptomatischen Neugeborenen stehen unspezifische Symptome wie Untergewicht, Hepatomegalie, prolongierter Ikterus u. a. im Vordergrund. Eine Thrombozytopenie, Eosinophilie oder Transaminasenerhöhung kann wegweisend sein. Schwere Verläufe gehen mit purpuraähnlichen Hautblutungen, interstitieller Pneumonie, Myokarditis, Enteritis und Enzephalitis einher. Die klassische Trias Hydrozephalus, Chorioretinitis und zerebrale Verkalkungen ist eher selten (max. 3 %).

Diagnose Die Diagnose wird mittels PCR aus Körperflüssigkeiten und Gewebe gestellt. Da die PCR nicht zwischen akuter, latenter und reaktivierter Infektion differenzieren kann, ist eine serologische Begleitdiagnostik notwendig. Weil spezifische IgM-AK erst 1–2 Wochen nach Erstinfektion auftreten und zuweilen schwach positiv sein können, wird zur besseren Eingrenzung des Infektionszeitpunkts daher die Antigenbindungsstärke von IgG-AK (IgG-Avidität) bestimmt, die mit der Dauer der Infektion ansteigt.

Bei Schwangeren lassen sich verschiedene diagnostische Befundkonstellationen erheben, die in ➤ Tab. 10.50 mit dem hieraus folgenden Vorgehen dargestellt sind. Die pränatale Diagnose der fetalen Infektion stützt sich neben der sonografischen Untersuchung des Feten im Wesentlichen auf die serologischen Befunde der Mutter. Diagnostische Kriterien für eine konnatale Infektion sind:

- Toxoplasma-IgM und/oder -IgA in den ersten 6 Lebensmonaten positiv
- Titeranstieg Toxoplasma-IgG im 1. Lebensjahr
- Persistenz von Toxoplasma-IgG > 1. Lebensjahr
- Toxo-DNA-Nachweis in Fruchtwasser, Blut, Liquor und Gewebe
- Nachweis einer Chorioretinitis in den ersten Lebensmonaten mit und ohne zerebrale Läsion

Therapie Die Therapie während der Schwangerschaft besteht wegen der potenziellen Teratogenität von Pyrimethamin aus Spiramycin. Nach der 16. SSW werden Pyrimethamin und Sulfadiazin sowie Folinsäure hinzugegeben und über mindestens 4 Wochen appliziert. Mit dieser Therapie lässt sich die Infektion des Feten nicht sicher verhindern.

Die Therapie des Neugeborenen ist hinsichtlich Art und Dauer umstritten. Für symptomatische Früh- und Neugeborene liegen Empfehlungen zur Standardtherapie für 12 Monate vor. Sie besteht aus Pyrimethamin, Sulfadiazin und Folinsäure. Asymptomatische Neugeborene sollten 3–6 Monate behandelt werden. Hierfür wurde aufgrund der besseren Verträglichkeit alternativ auch die Kombination von Pyrimethamin und Sulfadoxin plus Folinsäure alle 10–14 Tage empfohlen.

Leichte Formen einer postnatalen Toxoplasmose bedürfen keiner Therapie. Schwere Formen, insbesondere bei Patienten mit Immundefekt, können mit einer Kombination aus Pyrimethamin und Clindamycin sowie Clarithromycin und Azithromycin behandelt werden.

Prävention Wichtigste Maßnahme zur Verhütung der konnatalen Toxoplasmose ist die primäre Infektionsprophylaxe. Schwangeren ist zu empfehlen, kein rohes oder ungenügend behandeltes Fleisch zu essen. Vorsicht und eine entsprechende Händehygiene sind bei Gartenarbeit, beim Reinigen von Katzentoiletten oder im Umgang mit erdbehaftetem Gemüse geboten. Bei immunsupprimierten Patienten ist die Chemoprophylaxe der *Pneumocystis*-Pneumonie mit Trimethoprim-Sulfamethoxazol i. d. R. auch gegen eine *Toxoplasma*-Reaktivierung wirksam.

10.3.73 Tuberkulose

Erreger und Übertragung Unter dem Begriff Tuberkulose (Tbc) werden Erkrankungen zusammengefasst, die durch Erreger des *Mycobacterium-tuberculosis*-Komplexes verursacht werden: Dazu gehören *Mycobacterium (M.) tuberculosis, M. africanum, M. bovis, M. caprae, M. microti* und *M. pinnipedii.*

Nach jahrelangem Rückgang von Tbc-Fällen in Deutschland war vor der SARS-CoV-2-Pandemie wieder eine steigende Inzidenz, vor allem bei Kindern und Jugendlichen < 15 Jahren zu beobachten. Am

Tab. 10.50 Serologische Befundkonstellationen und Maßnahmen bei Toxoplasma-gondii-Diagnostik im 1. Trimenon

IgG-AK	IgM-AK	IgG-Avidität	Infektionsstadium	Maßnahmen
negativ	negativ	–	keine Infektion	keine Immunität, Hygiene, Kontrolle alle 4–6 Wochen
positiv	negativ	–	latente Infektion	Immunität, keine Kontrolle
negativ	positiv	–	V. a. akute Infektion	Kontrolle nach 10–14 Tagen
positiv	positiv	gering	V. a. akute Infektion	Kontrolle nach 10–14 Tagen
positiv bei Kontrolle Anstieg	positiv	gering	akute Infektion	Therapie
positiv bei Kontrolle kein Anstieg	positiv bei Kontrolle kein Anstieg	gering oder intermediär	akute Infektion unwahrscheinlich	keine Therapie
positiv	positiv	hoch	latente Infektion	keine Kontrolle keine Therapie

häufigsten ist die Lungentuberkulose als Organmanifestation anzutreffen. Seltener werden extrapulmonale Erkrankungen beobachtet. Genaue Angaben zu Inzidenz, Altersverteilung und Organmanifestation werden in aktualisierter Form regelmäßig vom RKI bereitgestellt.

Nach Übertragung der langsam wachsenden Bakterien des *Mycobacterium-tuberculosis*-Komplexes, die aerogen durch < 5 µm große Aerosolpartikel von Mensch zu Mensch stattfindet, gelangt das Bakterium in die Alveolen, wo es phagozytiert wird. Nach Prozessierung der bakteriellen Antigene erfolgt eine spezifische T-Zell-Aktivierung. Dieses klinische Stadium verläuft ohne Symptome und wird als latente tuberkulöse Infektion bezeichnet. Es handelt sich um eine tuberkulöse Primärinfektion ohne Nachweis eines Organbefunds. Bei den meisten infizierten Personen persistieren die Erreger in den Endosomen der Alveolarmakrophagen. Oft ist ein kleiner granulomatöser Herd, in dem eine Balance zwischen Replikation des Erregers und spezifischer T-Zell-Antwort besteht, radiologisch sichtbar. In den ersten 2–3 Jahren nach einer Primärinfektion ist das Risiko für eine Progression der Tbc am höchsten und altersabhängig. Für Säuglinge und Kleinkinder besteht im Vergleich zu älteren Kindern und Jugendlichen generell ein höheres Risiko des Fortschreitens einer latenten tuberkulösen Infektion zu einer aktiven Tbc. Bei unbehandelten Kindern im 1. Lebensjahr liegt das Krankheitsrisiko bei bis zu 50 %, im 3. Lebensjahr bei 25 %. Unbehandelte Kinder im 1. Lebensjahr weisen darüber hinaus ein erhöhtes Risiko (10–20 %) für eine tuberkulöse Meningitis (➤ Abb. 10.27) und/oder Miliartuberkulose auf.

Klinische Symptome Die Tbc kann sich pulmonal und extrapulmonal manifestieren. Primärinfektion und Lymphadenopathie werden zusammen als Primärkomplex bezeichnet, der meist nur kurz (4–6 Wochen) nachweisbar ist. Die primäre pulmonale Tbc kann kompliziert verlaufen, wenn es zur Kompression der Trachea oder Bronchien mit Lymphknoteneinbruch und Kavernenbildung kommt.

Extrapulmonale Tbc-Formen entstehen durch hämatogene oder lymphogene Streuung eines pulmonalen Primärherdes. Bei jüngeren Kindern sind die Miliartuberkulose und die tuberkulöse Meningitis aufgrund der Schwere der Erkrankung von besonderer Bedeutung. Klinische Symptome, die auf eine Tbc hinweisen können, sind persistierender Husten über 2 Wochen, ungeklärter Gewichtsverlust/ Gedeihstörung, unklares Fieber, unklare Hepatosplenomegalie, „Sepsis", Meningitis und bei älteren Kindern ein Erythema nodosum.

Diagnose Zur Diagnostik der Tbc gehört der mikrobiologische oder molekularbiologische Nachweis von Bakterien des *Mycobacterium-tuberculosis*-Komplexes und die Identifikation eines Indexfalls. Ferner wird ein positiver Tuberkulin-Hauttest (THT) bzw. ein positiver Interferon-Gamma-Release-Assay (IGRA) als Nachweis einer tuberkulösen Infektion gefordert. Klinische Symptomatik und/oder bildgebende Diagnostik vervollständigen die Diagnosestellung. Eine Röntgenaufnahme ist bei V. a. pulmonale Tbc oder für eine Umgebungsuntersuchung ausreichend. Ein unauffälliges Röntgenbild schließt eine Tbc nicht aus. Ein CT der Lunge soll seltenen Fällen mit schwieriger Differenzialdiagnostik und V. a. Komplikationen vorbehalten bleiben.

Der THT wird seit vielen Jahren angewendet. Hierbei wird Tuberkulin intrakutan appliziert und nach 48–72 h ermittelt, ob es zu einer Hautrötung gekommen ist. Als positive Reaktion für den THT gilt generell eine Induration von > 5 mm. Die Sensitivität des THT für eine Tbc ist abhängig von der Induration und liegt bei 67–91 %. Die Spezifität wird (BCG-Impfung!, NTM-Infektion) mit 49–93 % angegeben. Bei Kindern < 5 Jahren ist der THT der bevorzugte immunologische Test. Bei Kindern ab 5 Jahren und Jugendlichen können THT und IGRA alternativ eingesetzt werden. Bei einem IGRA werden Blutlymphozyten 16–24 h mit Mykobakterien-Antigen inkubiert. Das resultierende γ-Interferon der Gedächtnis-T-Zellen wird mittels ELISA oder ELISpot gemessen. Die Sensitivität lag in pädiatrischen Studien bei 62–83 %, die Spezifität bei 90–100 %. Bei V. a. Tbc sollte immer ein Erregernachweis angestrebt werden. Untersuchungsmaterialien können sein: Magensaft, induziertes Sputum, BAL, Liquor, Pleurapunktat, Knochenmark, Abszessmaterial, Biopsie, Blut, Urin, Stuhl.

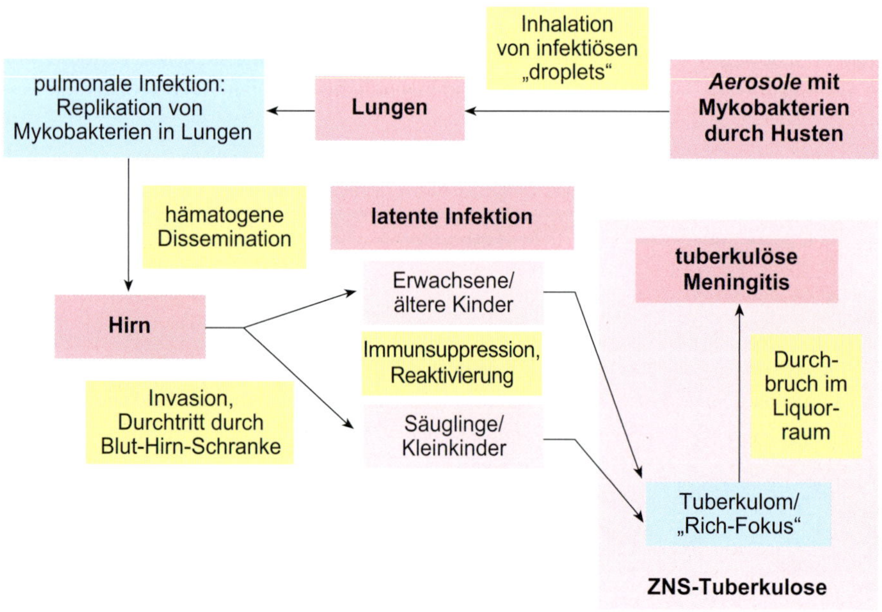

Abb. 10.27 Infektionszyklus der tuberkulösen Meningitis (mod. nach Nicholas et al. 2009) [H092-001/L141]

10

Therapie Bezüglich der Therapie der Tbc ist die Erregerresistenz bedeutsam (unkompliziert, multiresistent). Erstrang-Antituberkulotika sind Isoniazid (INH), Rifampicin (RMP), ggf. Rifabutin, Pyrazinamid (PZA) und Ethambutol (EMB). Ferner sind die Behandlungsart und -dauer abhängig von der Manifestationsform der Tbc. Die Behandlung einer komplizierten Primär- sowie Miliartuberkulose, einer tuberkulösen Meningitis und vor allen Dingen von medikamentenresistenten Tbc-Formen und Tbc bei HIV-infizierten Patienten ist spezialisierten Zentren vorbehalten.

S2k-Leitlinie zur Diagnostik, Prävention und Therapie der Tuberkulose im Kindes- und Jugendalter. AWMF-Registernummer 048-016. Stand: Oktober 2017 (in Überarbeitung); https://register.awmf.org/assets/guidelines/048-016m_S2k_Tuberkulose-Kindesr-Jugendliche-Diagnostik-Praevention-Therapie_2018-02.pdf

Prävention Zur Prophylaxe nach Tbc-Exposition soll bei allen Kindern < 5 Jahren eine medikamentöse Prophylaxe mit INH für 3 Monate durchgeführt werden. Bei einer erneuten Testung mit positivem Testergebnis verlängert sich die INH-Prophylaxe um weitere 6 Monate. ➤ Tab. 10.51 gibt das prophylaktische Vorgehen bei einer latenten Tuberkulose wieder. Um eine Progression zu einer Tbc zu verhindern, sollten alle Kinder und Jugendlichen behandelt werden. Die BCG-Impfung ist in Deutschland nicht verfügbar und wird auch nicht empfohlen. Alle Kinder und Jugendlichen mit V. a. eine infektiöse Lungentuberkulose sind bis zum Ausschluss der Infektiosität zu isolieren. Es besteht Meldepflicht (IfSG).

10.3.74 Typhus und Paratyphus

Erreger Die Typhus- und Paratyphus-Erreger gehören zur Spezies *Salmonella (S.) enterica* (Serovar *typhi* bzw. *paratyphi*). In der Literatur werden die Erreger auch *S. typhi* und *S. paratyphi* genannt. Es handelt sich um gramnegative Bakterien aus der Familie der Enterobacteriaceae. Die Erreger besitzen die Fähigkeit, in die Mukosa des Dünndarms zu penetrieren, wo sie von Makrophagen aufgenommen werden oder in mesenteriale Lymphknoten diffundieren. Nach intrazellulärer Vermehrung kommt es zu einer sekundären andauernden Bakteriämie, die mit der Typhuserkrankung einhergeht. Typhus-Salmonellen haben eine Prädilektion für die Gallenblase. Weltweit erkranken mehr als 25 Mio. Menschen an Typhus mit mehreren 100.000 Todesfällen. Typhus tritt etwa 10-mal häufiger auf als Paratyphus. Die Erkrankung findet sich bevorzugt bei Kindern, Jugendlichen und jungen Erwachsenen. Das einzige Reservoir von *S. typhi* ist der Mensch.

Übertragung und Inkubationszeit Die Übertragung erfolgt fäkal-oral oder über kontaminierte Lebensmittel und Trinkwasser. Auch eine Mensch-zu-Mensch-Übertragung ist denkbar. Konnatale Infektionen können diaplazentar oder unter der Geburt erfolgen. Die Ansteckungsfähigkeit für Typhus beginnt 1 Woche nach Beginn des Fiebers. Nach Abklingen der Symptome kann sich die Ausscheidung noch Wochen fortsetzen. Auch eine lebenslange symptomlose Ausscheidung ist denkbar. Die Inkubationszeit beträgt bei Typhus 7–21 Tage (3–60) und bei Paratyphus 14 Tage.

Klinische Symptome Typhus erscheint klinisch als systemische bakterielle Infektion mit vielfältigen Symptomen: Kopfschmerzen, Lethargie, Myalgie, Durst, weiß-gräulich belegte Zunge, trockener Husten, rezidivierende, z. T. hohe Fieberspitzen, Bauchschmerzen, Obstipation. Im späteren Verlauf stehen Darmsymptome im Vordergrund. In der klinischen Untersuchung können eine Hepatosplenomegalie oder stammbetonte Roseolen auffallen. Kleinkinder leiden eher an Durchfall und bieten eine Hepatomegalie, Anämie und Hepatitis. Ältere Kinder zeigen eher Bauchschmerzen, ZNS- und Atemwegssymptome sowie eine Leukopenie. Bei Jugendlichen und Erwachsenen stehen Splenomegalie, Thrombozytopenie und gastrointestinale Komplikationen im Vordergrund. Komplikationen sind gastrointestinale Blutungen oder Perforationen (bis 3 %), Enzephalopathie, Schock, Myokarditis und Septikämien. Unbehandelt ist von einer Rekonvaleszenzphase über mehrere Wochen auszugehen. Etwa 3 % der mit *S. typhi* infizierten Patienten werden Dauerausscheider. Paratyphus führt zu ähnlichen klinischen Symptomen wie Typhus, i. d. R. aber mit milderen Verläufen.

Diagnose Typhus ist eine diagnostische Herausforderung, da die Symptome oft unspezifisch sind. Ein zuverlässiger Schnelltest ist nicht verfügbar. Zur Erregeranzucht werden mehrere Kulturen und ggf. Kulturen aus Knochenmark, Abszessmaterial und Hautbiopsien angelegt. Die primäre Diagnostik wird daneben meist mithilfe molekulardiagnostischer Techniken durchgeführt.

Tab. 10.51 Prophylaktisches Vorgehen bei latenter Tuberkulose

	Dosis	Therapiedauer [Monate]	Bemerkungen
INH + RMP (mit Pyridoxin 1–2 mg/kg KG)	INH 1 × 10 mg/kg KG/Tag + RMP 1 × 15 mg/kg KG/Tag	3	Alternative zu 9 Monaten INH-Monotherapie, bessere Adhärenz, keine vermehrten NW
INH (mit Pyridoxin 1–2 mg/kg KG)	1 × 10 mg/kg KG/Tag	9	hohe Evidenz, < 0,1 % NW
RMP	1 × 15 mg/kg KG/Tag	4	bei INH-Unverträglichkeit oder INH-Resistenz

INH = Isoniazid; RMP = Rifampicin; NW = Nebenwirkungen

Therapie Eine antiinfektive Therapie verkürzt die Krankheitsdauer. Mit einer Entfieberung ist 3–5 Tage nach Therapiebeginn zu rechnen. Die frühe antiinfektive Behandlung verringert die Letalität und die Wahrscheinlichkeit von Komplikationen. Amoxicillin und Cotrimoxazol können bei empfindlichen Erregern angewendet werden. Bei resistenten Erregern sind Ciprofloxacin, Ceftriaxon und Azithromycin einsetzbar. Patienten mit schweren Verläufen und ZNS-Beteiligung bzw. Schock können von Dexamethason profitieren.

Prävention Wesentlich ist die Expositionsprophylaxe, da die Erreger i. d. R. über verunreinigtes Trinkwasser übertragen werden. Zur aktiven Immunisierung stehen zwei Vakzintypen zur Verfügung: ein attenuierter Lebendimpfstoff zur oralen Verabreichung und ein parenteral zu verabreichender Totimpfstoff. Daneben ist ein Kombinationsimpfstoff zusammen mit Hepatitis A verfügbar. Allen Impfstoffen ist gemein, dass sie nur eine reduzierte Schutzwirkung für einen kurzen Zeitraum besitzen. Einzelheiten sind den STIKO-Empfehlungen zu entnehmen. Patienten mit Ausscheidung des Erregers sind zu isolieren. Es besteht Meldepflicht (IfSG).

10.3.75 Varizellen (Windpocken)

Erreger Der Erreger der Varizellen ist das Varicella-zoster-Virus (VZV), ein doppelsträngiges DNA-Virus, das zu den Herpesviren gehört. Das VZV persistiert nach Abklingen der Windpocken in den dorsalen Spinal- und Hirnnervenganglien sowie in den enterischen und autonomen Ganglien. Eine Reaktivierung der latenten Infektion führt zu einem Herpes zoster (Gürtelrose). Eine intrauterine VZV-Infektion kann zu einem „fetalen Varizellensyndrom“, neonatalen Varizellen und/oder Herpes zoster im 1. Lebensjahr führen. Varizellen sind weltweit verbreitet. In Regionen ohne Varizellenimpfung liegt der Häufigkeitsgipfel im Kleinkindesalter. In der Vorimpfära waren im Alter von 14–17 Jahren etwa 95 % der Kinder und Jugendlichen bereits an Varizellen erkrankt.

Der **Herpes zoster** tritt in den meisten Fällen erst nach dem 5. Lebensjahrzehnt auf. Die Inzidenz liegt bei den 75- bis 90-Jährigen bei 14 je 1.000. Auch Kinder < 10 Jahren können betroffen sein (1–2 je 1.000 Personen). Das Erregerreservoir für VZV ist der Mensch.

Übertragung und Inkubationszeit Das Virus wird durch Speichel und Konjunktivalflüssigkeit übertragen. Die Infektion erfolgt durch infektiöse Tröpfchen und direkten Kontakt mit Varizelleneffloreszenzen, seltener durch Kontakt mit Zostereffloreszenzen. Im Gegensatz zum Herpes zoster scheiden Patienten mit Varizellen 1–2 Tage vor Ausbruch des Exanthems VZV aus. Die aerogene Übertragung („Windpocken“) von VZV ist möglich, aber eher selten. Begünstigend wirkt der relativ intensive Kontakt in Familien oder KJGE. Die Inkubationszeit beträgt 14–16 Tage, sie kann auf bis zu 8–10 Tage verkürzt bzw. zu 21 Tage verlängert sein. Nach Gabe von VZV-Immunglobulin verlängert sich die Inkubationszeit auf bis zu 28 Tage.

Klinische Symptome Das klinische Bild der Windpocken beginnt mit einem Prodromalstadium mit unspezifischen Symptomen (Fieber), dem dann das typische Varizellenexanthem mit gleichzeitiger Expression von Papeln, Vesikeln und Krusten folgt. Varizellen sind hochkontagiös. Kompliziert wird das Krankheitsbild durch Zerebellitis (1 : 4.000), Enzephalitis (1 : 25.000), Meningitis, Krampfanfälle, Synkopen, Fazialisparesen, bakterielle Sekundärinfektionen, Impetigo, Abszesse, nekrotisierende Fasziitis und Toxic-Shock-Syndrom (hier vor allem durch *Streptococcus pyogenes).* Nicht selten kommt es im Zusammenhang mit einer Varizellen-Infektion zu kindlichen Schlaganfällen. Weitere Symptome sind Blutbildveränderungen (Thrombozytopenie), die Varizellenpneumonie, Bronchitis und Otitis media sowie gastrointestinale Symptome, Myokarditis und Glomerulonephritis. Die Komplikationsrate ist bei immunkompetenten Patienten im 1. Lebensjahr am höchsten, bei Kleinkindern weniger häufig und steigt ab dem 4. Lebensjahr mit zunehmendem Alter wieder an. Der Großteil der Komplikationen sind dem Nervensystem und der Haut zuzuordnen. Eine zerebelläre Vaskulitis (Kopfschmerzen, Erbrechen, Fieber und Krampfanfälle, zerebraler ischämischer Infarkt mit Hemiplegie, Aphasie und Visusausfällen) kann bis zu mehrere Monate nach Varizellen oder Herpes zoster auftreten. Problematisch sind Windpocken für abwehrgeschwächte Patienten, insbesondere solche mit T-Zell-Defekten. Hier kommt es zu schwersten, teils tödlichen Verläufen.

Bis zu 2 % der Kinder von Schwangeren mit Varizellen erleiden in den ersten 20 SSW das sog. **fetale Varizellensyndrom.** Die häufigsten Fehlbildungen sind dabei Hautdefekte, ZNS-Anomalien, Augenanomalien sowie Skelett- und Muskelhypoplasien. Die Letalität beträgt etwa 30 %. Erkrankt eine Mutter im Zeitraum von 5 Tagen vor bis 2 Tage nach der Geburt an Varizellen (nicht Herpes zoster), werden diaplazentar ungenügende „Antikörpermengen“ auf das Neugeborene übertragen, sodass bis zu 30 % dieser Kinder zwischen dem 5. und 10. (bis 12.) Lebenstag an Varizellen erkranken. Das klinische Bild der neonatalen Varizellen ist variabel. Es reicht von einzelnen Effloreszenzen bis hin zu lebensbedrohlichen Organmanifestationen. Eine antivirale Therapie ist angezeigt. Exogen erworbene Varizellen in der Neonatalperiode kommen frühestens nach dem 10. Lebenstag vor.

Beim **Herpes zoster** handelt es sich um eine meist einseitige Neuritis in einem oder mehreren Dermatomen, die bei Kindern mit bis zu 75 % im Thoraxbereich mit typischen, gruppiert angeordneten Effloreszenzen und selten bei älteren Kindern mit lokalen Schmerzen anzutreffen ist. Das Übertreten der Mittellinie (Zoster duplex) ist selten. Eine postzosterische Neuralgie kommt bei Kindern ebenfalls selten vor. Hirnnerven können betroffen sein (Zoster ophthalmicus, Zoster oticus). Eine Fazialisparese kann wenige Tage vor und nach Beginn des Zoster oticus auftreten (Ramsay-Hunt-Syndrom). Chronische Formen bei abwehrgeschwächten Patienten und Rezidive sind auch im Kindesalter zu beobachten.

Diagnostik Zum Nachweis einer akuten Infektion stehen PCR, Virusanzucht oder der Immunfluoreszenztest mit monoklonalen Antikörpern zur Verfügung. Die Differenzierung von Wild- und Impfvirusstämmen erfolgt mittels PCR, Restriktionsenzymanalyse und Sequenzierung. Der Nachweis von spezifischen Antikörpern (IgG, IgA, IgM) kann eine akute Infektion oder den Impfstatus anzeigen. Weitere diagnostische Methoden sind der Fluoreszenz-Antikörpermemban-Antigen-Test (FAMA) sowie ELISA und IFAT zur Prüfung der VZV-IgG-Avidität. Beide Verfahren gehören in den Bereich der Spezialdiagnostik.

Therapie Neben der symptomatischen Therapie und Maßnahmen zur Reduktion des Juckreizes können VZV-Infektionen kausal durch Nukleosidanaloga behandelt werden, die wirksam sind, wenn sie innerhalb von 48–72 h nach Krankheitsbeginn zur Anwendung kommen. Die Indikation ist bei zu erwartender schlechter Prognose gegeben. In diesem Fall sollten sie sofort nach Auftreten der ersten Effloreszenzen eingesetzt werden. Behandlungsindikationen sind neonatale Varizellen, Varizellen bei Frühgeborenen in den ersten 6 Lebenswochen, Varizellen oder Herpes zoster bei abwehrgeschwächten Patienten, immunkompetente Patienten mit Risikofaktoren (chronische Hautkrankheiten, Langzeittherapie mit Kortikosteroiden oder Salicylaten) und Patienten > 16 Jahren.

Darüber hinaus sollten Komplikationen durch VZV wie Enzephalitis, Vaskulitis oder Pneumonie behandelt werden. Mittel der Wahl ist Aciclovir (30–45 mg/kg KG/Tag i. v.). In leichteren Fällen kann auch p. o. (60–80 mg/kg KG/Tag, 3 ED) behandelt werden. Alternativen sind ggf. Brivudin oder Famciclovir, die jedoch beide nicht für das Kindes- und Jugendalter zugelassen sind.

Prävention **Expositionsprophylaxe:** Während eines stationären Aufenthalts ist ein immunkompetentes Kind mit Varizellen oder Herpes zoster i. d. R. bis 5 Tage nach Beginn des Exanthems zu isolieren. Der Nutzeffekt des Lüftens ist wissenschaftlich nicht bewiesen. Exponierte empfängliche Patienten sollten vom 8. bis 21. Tag bzw. nach Erhalt von VZV-Immunglobulin bis zum 28. Tag nach Beginn der Exposition isoliert werden.

Neugeborene von Müttern mit Varizellen während der Perinatalperiode sind, sofern sie in der Klinik verbleiben müssen, bis 28 Tage *post natum* zu isolieren. Eine Prophylaxe mit VZV-Immunglobulin ist möglich. Die STIKO empfiehlt den Einsatz von VZV-Immunglobulin als postexpositionelle Prophylaxe für ungeimpfte Personen mit negativer Varizellenanamnese und Kontakt zu Risikopersonen, ungeimpfte Schwangere ohne Varizellenanamnese, immunkompromittierte Patienten mit unsicherer oder fehlender Varizellenimmunität, Neugeborene, deren Mütter 5 Tage vor bis 2 Tage nach der Entbindung an Varizellen erkrankt sind, Frühgeborene ab der 28. SSW, deren Mütter keine Immunität aufweisen (nach Exposition in der Neonatalperiode), Frühgeborene, die vor 28. SSW geboren wurden (nach Exposition in der Neonatalperiode), unabhängig vom Immunitätsstatus der Mutter. Eine **Chemoprophylaxe** mit Aciclovir ist ab dem Tag 7–9 nach Exposition möglich (60–80 mg/kg KG/Tag), p. o. über 5–7 Tage. Diese Prophylaxe ist bisher nur bei immungesunden Kindern erprobt.

Zur aktiven **Immunisierung** steht eine Impfung zur Verfügung. Auch nach Impfung sind Durchbruchsvarizellen möglich. Die Prävalenz wird nach einmaliger Impfung mit 4–9 % der jährlich geimpften Personen angegeben. Auch nach zweimaliger Impfung besteht kein 100-prozentiger Schutz. Die Varizellenimpfung ist eine Standardimpfung im STIKO-Impfkalender (➤ Abb. 10.17).

10.3.76 Wurmerkrankungen

Als Wurmerkrankungen oder Helminthiasen werden durch parasitische Würmer ausgelöste Erkrankungen bezeichnet. Für Menschen bedeutsam sind Plattwürmer (Bandwürmer *[Cestoda]* und Saugwürmer *[Trematoda]*) sowie Fadenwürmer *(Nematoda)*. Daneben sind Filarien sowie Kratzwürmer von Bedeutung. Die Schistosomiasis (Bilharziose) wird in ➤ Kap. 10.3.63 besprochen. Durch fäkal-orale Übertragung mit infektionsfähigen Wurmstadien beginnt die sog. präpatente Infektion. Im Wirtsorganismus entwickeln sich die Würmer. Als patente Infektionsphase bezeichnet man jenen Teil des Zyklus, bei dem die Entwicklung der eierlegenden Würmer abgeschlossen ist und ihre Fortpflanzungsprodukte ausgeschieden werden. Die bedeutendsten Wurmerkrankungen sind: Ascariasis, Enterobiasis, Filariose, Taeniasis, Echinokokkose, Onchozerkose, Trichinose und Capillariasis. Detaillierter besprochen werden Taeniasis, Echinokokkose und Trichinose.

Taeniasis

Als Taeniasis wird der intestinale Befall des Menschen mit Adultwürmern der Zestodengattung *Taenia (T.)* bezeichnet. Drei verschiedene humanpathogene Arten kommen vor: Rinderbandwurm *(T. saginata)*, ostasiatischer Finnenbandwurm *(T. asiatica)* und Schweinebandwurm *(T. solium)*. Als Zystizerkose wird der Befall des Menschen als Zwischenwirt mit dem Finnen- bzw. Larvenstadium (Cysticercus cellulosae von *T. solium)* bezeichnet. Selten sind Infektionen des Menschen als Zwischenwirt durch andere *Taenia*-Arten beschrieben worden.

T. saginata besteht aus einem Kopf mit vier Saugnäpfen, einem kurzen Halsteil und der 6–10 m lang werdenden Gliederkette aus 1.000–2.000 Gliedern. *T. solium* wird selten viel länger als 3–4 m und ist ähnlich gebaut. Der Mensch dient als Endwirt von dem im Dünndarm lebenden adulten Bandwürmern; er scheidet dann mit dem Stuhl die reifen Proglottiden (Glieder) mit einer großen Anzahl infektionstüchtiger Larven aus, die ihre Eier enthalten. Die Taeniasis ist weit verbreitet. Bedingt durch Fleischbeschau und korrekte Fleischlagerung geht die Prävalenz von *T. saginata* in Europa zurück.

Übertragung und Inkubationszeit Eine Mensch-zu-Mensch-Übertragung ist nicht bekannt. Die Übertragung erfolgt durch fäkal kontaminierte Nahrungsmittel. Die Präpatenzzeit der Taeniasis bis zum Beginn der Ausscheidung von Bandwurmgliedern bzw. Eiern beträgt 8–12 Wochen. Inkubationszeit für die Zystizerkose ist extrem variabel.

Klinisches Bild Das klinische Bild ist oligosymptomatisch. Zu erwähnen ist die Neurozystizerkose mit parenchymatösen Zysten im Gehirn. Bei multiplen Zysten mit entzündlicher Reaktion kann es zur schwerwiegenden Zystizerkose-Enzephalitis kommen. Wenn der Liquorraum durch die Zysten verlegt wird, kann eine Shuntversorgung notwendig sein.

Diagnostik und Therapie Die Diagnose der Taeniasis basiert auf der Entdeckung der Bandwurmglieder im Stuhl und deren Untersuchung. Daneben spielen bildgebende Verfahren eine Rolle. Therapiert wird mit Praziquantel (1 ED 10 mg/kg KG). Alternativ steht Niclosamid oder Mebendazol zur Verfügung. Die Zystizerkose wird mit Albendazol behandelt.

Echinokokkose

Die Echinokkokose besteht aus zwei unterschiedlichen Erkrankungen:

- Die **zystische Echinokokkose** wird durch den Hundebandwurm *(Echinococcus granulosus)* hervorgerufen; der Mensch fungiert als Fehlwirt. Die zystische Echinokokkose ist weitverbreitet. Es kommt zur Zystenbildung in Leber, Lunge und anderen Organen. Alle Altersgruppen sind betroffen. Die Diagnose wird durch Detektion der Zysten gestellt. Die Serologie dient allenfalls der Bestätigung des bildgebenden Verdachts. Die zystische Echinokokkose wird zystenstadienspezifisch (nach einer sonografischen Einteilung) therapiert. Mittel der Wahl ist Albendazol. Stadienabhängig kommen chirurgische Verfahren hinzu.
- Die **alveoläre Echinokokkose** wird durch den Fuchsbandwurm hervorgerufen. Der Mensch fungiert ebenfalls als Fehlwirt. Die alveoläre Echinokokkose kommt vor allem in Europa vor. Aufgrund der langen Inkubationszeit (5–15 Jahre) sind Erkrankungen bei Kindern und Jugendlichen selten. Auch hier steht die bildgebende Diagnostik im Vordergrund. Serologisch wird, wie bei der zystischen Echinokokkose, zunächst ein sensitiver AK-Suchtest durchgeführt und im Falle der Positivität durch einen Immunoblot oder ELISA verifiziert. Zum Zeitpunkt der Diagnosestellung sind viele Patienten nicht mehr kurativ operierbar. Die Resektion wird von einer 2-jährigen Albendazol-Therapie begleitet.

Trichinellose

Übertragung und Inkubationszeit *Trichinella spiralis* und andere *Trichinella* spp. gehören zum Stamm der Nematoden. Die Erkrankung wird durch die Aufnahme von Trichinenlarven mit rohem und ungekochtem Fleisch von Schweinen und Wildtieren ausgelöst. Die Larven werden freigesetzt und besiedeln anschließend den Dünndarm. Nach Penetration durch das Epithel einer Zottenbasis entwickeln sich geschlechtsreife Entwicklungsstadien. Die weiblichen Adultwürmer beginnen 5–7 Tage *post infectionem* mit der Larvenproduktion. Einige Larven verbleiben im Stuhl, die Mehrzahl jedoch migriert via Mukosa über Lymph- und Blutgefäße in die quergestreifte Skelettmuskulatur, wo sie von einer Kollagenkapsel umgeben persistieren. Man geht von etwa 10.000 Erkrankungen pro Jahr in der nördlichen Hemisphäre aus.

Diagnose und Therapie Bei bestehendem Krankheitsverdacht ist die Anamnese hinsichtlich der Essgewohnheiten zu durchleuchten. Die Trias Lidödeme, Muskelschmerzen und Fieber ist typisch für die Trichinellose. Serologische Tests (ELISA, Immunoblot) werden 2–6 Wochen nach einer Infektion positiv. Klinisch können 1–7 Tage nach der Ingestion der Larven Durchfälle auftreten. Die Symptomatik ist mit Übelkeit und Erbrechen unspezifisch. Das Intervall zwischen Infektion und beginnender Symptomatik in der Migrationsphase beträgt meist 1–3 Wochen. Intermittierendes Fieber sowie eine „B-Symptomatik" können auf eine Trichinellose hinweisen. Therapeutisch steht Albendazol zur Verfügung. Fleisch sollte stets gekocht oder durchgebraten gegessen werden. Es besteht Meldepflicht (IfSG).

10.3.77 Yersiniose

Yersinien gehören zur Familie der Enterobacteriaceae und sind gramnegative Stäbchen. *Yersinia (Y.) enterocolitica* ruft eine akute Enteritis mit stärkstem Befall des terminalen Ileums hervor und *Y. pseudotuberculosis* die mesenteriale Lymphadenitis. Die höchste Inzidenz findet sich im 2. Lebensjahr.

Übertragung und Inkubationszeit Die Yersiniose wird typischerweise durch die Ingestion kontaminierter Nahrung hervorgerufen. Yersinien können wahrscheinlich auch über eine Vielzahl von Säugern übertragen werden. Der langfristige Einsatz von PPI begünstigt die Empfänglichkeit für eine Yersinien-Infektion. Eine fäkal-orale Übertragung von Mensch zu Mensch ist möglich. Auch Ausbrüche in Familien und KJGE wurden beobachtet. Die Ausscheidung der Yersinien mit dem Stuhl kann Wochen nach Ende des Durchfalls fortbestehen (6 Wochen). Eine Übertragung über kontaminierte Blutkonserven ist möglich. Die Inkubationszeit beträgt 1–14 Tage, bei *Y. pseudotuberculosis* bis zu 20 Tage.

Klinische Symptome Klinisch kommt es zur akuten Enteritis und mesenterialen Lymphadenitis und komplizierend zu einer reaktiven Arthritis. Die mesenteriale Lymphadenitis ist zuweilen schwer von einer akuten Appendizitis zu unterscheiden. Zu den atypischen bzw. oligosymptomatischen Yersiniosen gehen mit Schmerzen im rechten Unterbauch, Invagination, Pharyngitis, FUO- oder Kawasaki-Syndrom-ähnlichen Symptomen einher. Bei diffusen Bauchschmerzen, Lymphknotenschwellungen und V. a. eine CED sollte eben auch an eine Yersiniose gedacht werden. Sehr selten kommt es zu intestinalen Blutungen oder zur Perforation des Ileums. Abszedierungen sind möglich. Eine wichtige Komplikation ist die reaktive Arthritis, besonders bei HLA-B27-positiven Kindern ab dem 7. Lebensjahr.

Diagnose Die Diagnose erfolgt bei der akuten Enteritis durch Anzucht des Erregers, meist *Y. enterocolitica* aus dem Stuhl. Aber auch andere Abstriche (Rachen) können zur Diagnose führen. Neben der Erregeranzucht kann der AK-Nachweis die Diagnose sichern. Bei der reaktiven Arthritis finden sich in Gelenken und bakteriellen Produkten keine vermehrungsfähigen Erreger.

Therapie Die meisten Infektionen verlaufen selbstlimitierend. Die Therapie ist i. d. R. symptomatisch. Eine antiinfektive Behandlung ist bei septischen Krankheitsbildern und Infektionen außerhalb des GIT indiziert. Als Medikamente stehen Cotrimoxazol, Cephalosporine der Gruppe 3 und Aminoglykoside zur Verfügung.

Prävention Die Prophylaxe erfolgt durch Vermeidung der Kontamination von Nahrungsmitteln. Isolierung und sorgfältige Händedesinfektion sind angezeigt. Es besteht Meldepflicht (IfSG).

10.4 Antiinfektive Therapeutika

10.4.1 Antibiotika

Betalaktam-Antibiotika

Betalaktam-Antibiotika hemmen die Zellwandsynthese und sind daher gegen Mykoplasmen, Chlamydien und Legionellen unwirksam.

Penicilline

Penicilline sind wirksam gegen Streptokokken, vor allem β-hämolysierende der Gruppen A und B (sowie C und G), Pneumokokken, Penicillinase-negative Staphylokokken, Betalaktamase-negative Gonokokken, Meningokokken, Corynebakterien, Aktinomyzeten, *Bacillus anthracis,* Clostridien (außer *C. difficile),* anaerobe Streptokokken, Fusobakterien, Treponemen, Borrelien, Leptospiren und Rotlaufbakterien. Zur Verfügung stehen die i. v. zu verabreichenden Benzylpenicilline (Penicillin G) und die oral zu verabreichenden magensäurestabilen Phenoxypenicilline (Penicillin V). Die orale Bioverfügbarkeit von Penicillin V liegt bei 50 % und wird durch Nahrungsaufnahme reduziert; daher wird eine von Mahlzeiten getrennte Gabe empfohlen.

Aminopenicilline und Betalaktamase-Inhibitoren

- **Ampicillin** besitzt ein im Vergleich zu Penicillin G erweitertes Aktivitätsspektrum, vor allem im gramnegativen Bereich. Zusätzlich werden *Enterococcus faecalis* (nicht aber *E. faecium), Haemophilus influenzae,* Listerien, *E. coli* (bis 50 % resistente Stämme), *Proteus mirabilis,* Salmonellen und Shigellen (teilweise hohe Resistenzraten) erfasst.
- **Amoxicillin** hat das Wirkspektrum von Ampicillin und ist dessen Hydroxyderivat. Die orale Bioverfügbarkeit liegt bei 60–70 %. Wird Ampicillin oder Amoxicillin bei der infektiösen Mononukleose verabreicht, liegt die Exanthemrate bei nahezu 100 %.
- **Amoxicillin/Clavulansäure** steht zur oralen und parenteralen Gabe zur Verfügung und kann ab dem 1. Lebenstag verabreicht werden. Durch die Kombination von Clavulansäure mit Amoxicillin gelingt es, das Spektrum auf Keime zu erweitern, die aufgrund von Betalaktamasebildung gegen Aminopenicilline resistent sind (Staphylokokken, *Bacteroides fragilis* u. v. a.). Das Mischungsverhältnis von 7 : 1 ist die oral besser verträgliche Formulierung und sollte die 4:1-Formulierung ersetzen. Die Applikation erfolgt 2 ×/Tag.
- **Ampicillin/Sulbactam** steht für die parenterale Gabe in einem Mischungsverhältnis von 2 : 1 zur Verfügung. Sulbactam inhibiert die meisten Betalaktamasen und wird p. o. nicht resorbiert. Das Wirkspektrum entspricht dem von Amoxicillin/Clavulansäure.
- **Sultamicillin** ist eine feste chemische Verbindung von Ampicillin mit Sulbactam, die p. o. eine Bioverfügbarkeit von 80–85 % erreicht.

Isoxazolylpenicilline Hierbei handelt es sich um Penicillinase-feste Penicilline, die gegen Penicillin-G-resistente Staphylokokken eine über 20- bis 50-fach stärkere Wirkung zeigen als Standard-Penicillin. Allerdings ist die Wirkung gegenüber Penicillin-G-empfindlichen Bakterien um das 10- bis 100-Fache schwächer als die Wirkung von Penicillin.

- **Di- und Flucloxacillin** können oral und parenteral verabreicht werden.
- **Oxacillin** wird aufgrund seiner geringen oralen Bioverfügbarkeit von nur 30 % parenteral verabreicht. Bei längerer hoch dosierter Anwendung sind Kontrollen des Blutbilds (Granulozytopenie) und der Leberwerte erforderlich.

Acylaminopenicilline

- **Mezlocillin** eignet sich zur Behandlung von Infektionen durch indolpositive *Proteus* (*Proteus vulgaris* u. a.), *Providencia, Serratia,* Klebsiellen, *Enterobacter.* Resistent sind alle Penicillinase-bildenden Staphylokokken und Ampicillin-resistente *Haemophilus-influenzae*-Stämme.
- **Piperacillin** umfasst das Spektrum von Mezlocillin und ist zusätzlich gegen *Pseudomonas (P.) aeruginosa* wirksam. Es ist nur parenteral anwendbar.
- **Piperacillin/Tazobactam:** Tazobactam erweitert das Spektrum des Piperacillins um Erreger, wie z. B. Staphylokokken, Klebsiellen und Anaerobier, die aufgrund der Bildung von Betalaktamasen resistent gegen Piperacillin sind.

Cephalosporine

Parenterale Cephalosporine

- **Gruppe 1 – Cefazolin-Gruppe: Cefazolin** ist gut gegen Staphylokokken und Streptokokken wirksam. Die Hauptindikation besteht in der perioperativen Antibiotikaprophylaxe für invasive Infektionen durch sensible *S. aureus.*
- **Gruppe 2 – Cefuroxim-Gruppe: Cefuroxim** hat ein breites Wirkspektrum und eine gute Gewebegängigkeit mit hoher Stabilität gegen Betalaktamasen. Es kann parenteral und oral angewendet werden, wobei die orale Bioverfügbarkeit mit 30–50 % vergleichsweise schlecht ist. Es zeigt eine sehr gute Wirkaktivität bei Infektionen mit Staphylokokken, Streptokokken, Gonokokken und Meningokokken, *Haemophilus influenzae, Moraxella catarrhalis, E. coli, Proteus mirabilis* und Klebsiellen.
- **Gruppe 3a – Cefotaxim-Gruppe:**
  - **Cefotaxim** hat eine 10- bis 100-fach höhere Aktivität gegen einige gramnegative Spezies als die Cephalosporine der Gruppen 1 und 2. Die meisten Stämme von *E. coli* und *Klebsiella pneumoniae* werden bereits bei geringen Konzentrationen gehemmt. Cefotaxim ist gut liquorgängig und wird parenteral angewendet.
  - **Ceftriaxon** ist ab der 6. Lebenswoche zugelassen und wird parenteral angewendet. Da es nur 1 ×/Tag verabreicht wird, eignet es sich auch für die ambulante Therapie. Zu beachten sind die durch die hohe biliäre Ausscheidung (etwa 40 %) bedingten Nebenwirkungen wie die reversible Bildung von Gallengrieß und eine hohe Plasmaeiweißbindung von > 90 %, die zur Verdrängung von Bilirubin aus der Albuminbindung führen kann (bei Früh- und Neugeborenen mit Hyperbilirubinämie kontraindiziert).

- **Gruppe 3b: Ceftazidim** ist wie Cefotaxim hoch wirksam gegen gramnegative Bakterien und zusätzlich gegen *P. aeruginosa.* Gegenüber *S. aureus* und Pneumokokken besteht eine geringere Aktivität.
- **Gruppe 4: Cefepim** ist ein Breitspektrum-Cephalosporin mit guter Aktivität gegen *P. aeruginosa* und Enterobacteriaceae. Für die Behandlung schwerer Infektionen durch ESBL-bildende gramnegative Erreger ist Cefepim nicht geeignet.
- **Gruppe 5: Ceftobiprol** und **Ceftarolin** sind parenteral verfügbar und wirksam gegen gramnegative Bakterien, ähnlich wie die Cephalosporine der Gruppe 3, jedoch zusätzlich aktiv gegenüber MRSA, penicillinresistenten Pneumokokken und *E. faecalis.*

Die Cephalosporine der Gruppen 1–5 verfügen über eine unterschiedlich gut ausgeprägte Betalaktamasestabilität. Die Basis-Cephalosporine der Gruppe 1 und 2 zeigen eine gute Staphylokokkenaktivität. Gegen Methicillin-resistente Staphylokokken (MRSA) sind sämtliche Cephalosporine, mit Ausnahme der bisher bei Kindern nicht zugelassenen Cephalosporine der Gruppe 5, unwirksam. Die Empfindlichkeit gegen gramnegative Erreger ist stark variabel und nimmt grundsätzlich von Gruppe 1 zu 4 zu. Cephalosporine sind, mit Ausnahme der Gruppe 5, inaktiv gegen Enterokokken, Listerien und Bordetellen. Gramnegative Anaerobier sind meist resistent.

Die Cephalosporine der Gruppe 2 sind weitgehend betalaktamasestabil. Sie wirken wesentlich stärker gegen gramnegative Stäbchen als die Cephalosporine der Gruppe 1.

Die Breitspektrum-Cephalosporine der Gruppen 3 und 4 haben im Vergleich zu den Cephalosporinen der Gruppe 1 und 2 ein breiteres Wirkspektrum, eine stärkere antibakterielle Aktivität gegenüber gramnegativen Stäbchen und eine unterschiedliche Wirksamkeit gegen *P. aeruginosa, Enterobacter spp.* und Staphylokokken.

Bei einer Penicillinallergie vom Soforttyp sollten folgende Cephalosporine nicht verabreicht werden: Cefazolin, Cephalexin, Cefadroxil und Cefamandol. Patienten mit einer Penicillin-Spätreaktion können dagegen Cephalosporine erhalten.

Orale Cephalosporine

Die Oralcephalosporine haben aufgrund ihrer guten Wirksamkeit, Verträglichkeit und einfachen Verabreichung einen hohen Stellenwert in der Behandlung von Infektionskrankheiten bei Kindern. Für viele Indikationen sollten aber wegen der Breite ihrer antimikrobiellen Aktivität primär schmäler aktive Substanzen (z. B. Amoxicillin) verwendet werden. Patienten mit einer Penicillin-Spätreaktion können Oralcephalosporine erhalten.

- Die **Gruppe 1** der Oralcephalosporine ist vor allem gegenüber *S. aureus* und Streptokokken aktiv.
  - **Cefalexin** hat eine sehr gute orale Bioverfügbarkeit von 90 % und ist sehr gut wirksam gegen grampositive Kokken wie *S. aureus* und GAS; gegen *H. influenzae* ist es unwirksam.
  - **Cefadroxil** zeigt eine vergleichbare Wirksamkeit wie Cefalexin bei einer etwas längeren Eliminationshalbwertszeit.
  - **Cefaclor** hat eine Bioverfügbarkeit von 90–95 % und besitzt als einziges der älteren Oralcephalosporine eine geringe Wirksamkeit gegen *H. influenzae* und Enterobakterien wie *E. coli.* Daher wird es auch zur Behandlung bzw. Prophylaxe von HWIs eingesetzt.
- Die **Gruppe 2** der Oralcephalosporine sind aktiv gegenüber *S. aureus,* Streptokokken und *H. influenzae* sowie enterischen gramnegativen Erregern.
  - **Loracarbef** ist ein orales Carbacephem-Antibiotikum mit einem etwas breiteren Wirkspektrum als Cefaclor und einer Bioverfügbarkeit von 90 %. Es ist nicht für Kinder im 1. Lebenshalbjahr zugelassen.
  - **Cefuroximaxetil** ist ein Ester des Cefuroxims und entspricht demzufolge dessen Wirkspektrum. Die Bioverfügbarkeit von 35–40 % lässt sich durch gleichzeitige Nahrungsaufnahme auf 50–55 % steigern.
  - **Cefpodoximproxetil** ist ebenfalls ein Ester mit einem breiten antibakteriellen Wirkspektrum sowohl im grampositiven als auch im gramnegativen Bereich. Die Aktivität gegenüber *S. aureus* entspricht etwa derjenigen von Cefuroximaxetil. Die Bioverfügbarkeit wird durch Nahrungsaufnahme auf 40–50 % erhöht. Es wird teilweise auch der Gruppe 3 zugeordnet.
- Die **Gruppe 3** der Oralcephalosporine hat ein breites Spektrum, ist jedoch unzureichend aktiv gegenüber *S. aureus* und *S. pneumoniae.*
  - **Cefixim** zeigt eine gute Wirksamkeit gegen Streptokokken und eine hohe Aktivität gegen *H. influenzae, E. coli, K. pneumoniae, P. mirabilis, P. vulgaris, Providencia* spp., *Salmonella spp., Shigella spp.* und *N. gonorrhoeae* und wird deshalb häufig zur oralen Therapie von HWIs mit resistenten gramnegativen Erregern eingesetzt. Nicht wirksam ist Cefixim gegenüber *S. aureus, S. epidermidis, Pseudomonas spp.* und *B. fragilis.* Die Bioverfügbarkeit liegt bei 40–50 %; es besteht kein wesentlicher Resorptionsverlust nach Nahrungsaufnahme.
  - **Ceftibuten** ist ein Carboxymethyl-Cephalosporin mit breitem Wirkspektrum gegenüber gramnegativen Bakterien. Es ist unwirksam gegen Staphylokokken und wenig aktiv gegen Pneumokokken. Gegenüber plasmid- und chromosomal vermittelten Betalaktamasen ist es sehr stabil. Die Bioverfügbarkeit von 75–90 % nimmt durch Nahrungsaufnahme um 10–20 % ab.

Andere Betalaktam-Antibiotika

Carbapeneme

Die nur parenteral verfügbaren Carbapeneme stellen eine Weiterentwicklung der Betalaktam-Antibiotika mit sehr breitem antibakteriellem Wirkspektrum dar. Von klinischer Bedeutung ist vor allem ihre Wirkung gegen ESBL-produzierende Bakterien.

Imipenem erfasst im grampositiven Bereich sowohl Enterokokken (Ausnahme: *E. faecium*) und Staphylokokken als auch gramnegative Keime ähnlich den parenteralen Cephalosporinen der Gruppe 3 inkl. *P. aeruginosa* sowie Anaerobier. Imipenem wird zur Antagonisierung nephrotoxischer Metaboliten fest mit Cilastatin kombiniert. Es sollte nur zur Behandlung schwerer Infektionskrankheiten eingesetzt werden. Überdosierungen und rasche Applikation sind zu vermeiden (Krampfanfälle). Zur Therapie der Meningitis ist Imipenem nicht geeignet. Das Spektrum von Imipenem ist im Vergleich zu Penicillinen und Cephalosporinen deutlich erweitert.

Meropenem besitzt ein Wirkspektrum gegen grampositive Erreger (Ausnahme: *Enterococcus faecium*), mit etwas geringerer Aktivität ge-

10

gen Enterobacteriaceae und einer guten Aktivität gegen *P. aeruginosa*. Es ist für die Therapie der Meningitis zugelassen und gut liquorgängig.

Ertapenem ist zur Therapie ambulant erworbener Pneumonien sowie intraabdominaler und gynäkologischer Infektionen zugelassen. Es hat ein breites Wirkspektrum gegen grampositive und gramnegative, aerobe und anaerobe Bakterien inkl. *S. aureus* und *Bacteroides fragilis*. Enterokokken, *P. aeruginosa* und ein Teil der *Acinetobacter*-Stämme sind resistent. Es ist für Kinder ab 3 Monate zugelassen. Kinder < 12 Jahren benötigen zwei Einzelgaben pro Tag.

Aminoglykoside

Aminoglykoside werden vor allem für die empirische Kombinationstherapie schwerer Infektionskrankheiten eingesetzt. Bei schweren Atemwegsinfektionen (z. B. bei Patienten mit Mukoviszidose) kann Tobramycin bei *Pseudomonas*-Infektion zur Inhalation verordnet werden. Für die Therapie von ZNS-Infektionen sind Aminoglykoside aufgrund ihrer schlechten Liquorgängigkeit nicht geeignet. Im sauren Milieu (Abszess) sind sie inaktiv.

Aminoglykoside können bei eingeschränkter Nierenfunktion kumulieren, sodass eine Dosisanpassung und die Kontrolle der Serumkonzentration erforderlich sind. Auch bei normaler Nierenfunktion ist die Bestimmung des Talspiegels vor der 3. Gabe empfohlen.

- **Gentamicin** wird vor allem in der empirischen Kombinationstherapie bei schweren Infektionskrankheiten mit gramnegativen Bakterien eingesetzt. In Kombination mit Penicillinen kann Gentamicin synergistisch auf Enterokokken, GBS und Listerien wirken, wobei die klinische Relevanz dieses Effekts nicht sicher ist. Im Kindesalter sind die Nebenwirkungen, insbesondere die Oto- und Nephrotoxizität, geringer als bei Erwachsenen.
- **Tobramycin** entspricht weitgehend dem Anwendungs- und Wirkungsbereich von Gentamicin und ist zusätzlich zur inhalativen *Pseudomonas*-Therapie bei Mukoviszidose zugelassen.
- **Amikacin** gilt als Reserve-Aminoglykosid und sollte möglichst nur gegen Gentamicin-resistente Stämme von Klebsiellen, *Enterobacter, Serratia, Pseudomonas aeruginosa* etc. eingesetzt werden.

Tetrazykline

Tetrazykline sind wirksam gegen Mykoplasmen, Chlamydien, Brucellen, Rickettsien, *Campylobacter, Vibrio cholerae*, Yersinien, Borrelien (*B. burgdorferi*), Spirochäten, Leptospiren, *Francisella tularensis, Burkholderia mallei* und *B. pseudomallei* sowie einige Anaerobier, grampositive und gramnegative Erreger. Derzeit sind in Deutschland die meisten MRSA Doxycyclin-empfindlich. Tetrazykline werden vorwiegend oral, aber auch parenteral verabreicht. Die orale Bioverfügbarkeit beträgt 90 %, wird aber, wenn die Einnahme in Kombination mit Milch und Milchprodukten erfolgt, wesentlich reduziert. Tetrazykline sind gut liquorgängig und im Allgemeinen gut verträglich. Allergien sind selten, wegen der Phototoxizität sollten die Patienten starke Sonnenexposition jedoch meiden. Tetrazyklin-Kalzium-Komplexe können irreversibel im Knochen und in den Zähnen abgelagert werden, sodass eine Anwendung bei Kindern unter 9 Jahren und bei Schwangeren vermieden werden sollte. Am häufigsten eingesetzt wird heute Doxycyclin. Aufgrund ihrer Lipophilie werden Tetrazykline in Talgdrüsen akkumuliert und sind daher besonders gut für die Therapie der Acne papulopustulosa geeignet.

Makrolide und Azalide

Makrolide sind gegen die wichtigsten Erreger von Atemwegsinfektionen inkl. *Mycoplasma pneumoniae, Moraxella, Legionella* spp. und Chlamydien wirksam. Darüber hinaus sind sie u. a. aktiv gegen Bordetellen, Borrelien, *Helicobacter pylori, Corynebacterium diphtheriae, Erysipelothrix rhusiopathiae* und *Ureaplasma urealyticum*. Weniger gut bis mäßig empfindlich sind Staphylokokken, *H. influenzae, Campylobacter jejuni, Treponema pallidum* und Rickettsien.

Clarithromycin wird auch zur Kombinationstherapie von Infektionen durch nichttuberkulöse Mykobakterien (NTM) eingesetzt.

Die Verträglichkeit der Makrolide bei Kindern ist grundsätzlich gut. An Nebenwirkungen sind jedoch eine Verlängerung des QT-Intervalls und vielfältige Interaktionen mit anderen Pharmaka (u. a. Theophyllin, Carbamazepin, Terfenadin, Triazolam, Midazolam, Astemizol, Ciclosporin A) zu beachten. Aufgrund ihres Wirkspektrums sind Makrolide für die Behandlung von Weichteilinfektionen nicht geeignet.

Erythromycin stellt bei Penicillinunverträglichkeit eine gute Alternative dar. Erythromycin-Estolat ist aufgrund seiner besseren Bioverfügbarkeit den anderen Erythromycinderivaten vorzuziehen. Die intrazelluläre Konzentration von Erythromycin ist etwa 5-fach höher als die extrazelluläre, und die Ausscheidung erfolgt überwiegend hepatobiliär. Erythromycinlactobionat (Erythrocin) kann auch i. v. verabreicht werden. Kombinationen von Erythromycin bzw. Erythromycinethylsuccinat und Bromhexin sind nicht zu empfehlen.

Roxithromycin und **Clarithromycin** haben ein dem Erythromycin sehr ähnliches antibakterielles Wirkspektrum. Jedoch sind verbesserte pharmakokinetische Eigenschaften von Vorteil, sodass sie niedriger dosiert werden können. Indikationen sind Infektionen durch *Bordetella pertussis, Helicobacter pylori*, Borrelien, *Mycobacterium avium* und Bartonellen. Die orale Bioverfügbarkeit von Roxithromycin liegt bei 50–80 % und geht mit einer Reduktion durch Nahrungsaufnahme einher; die von Clarithromycin beträgt 55 % (ohne Reduktion durch Nahrungsaufnahme). Clarithromycin ist auch für die Behandlung von Kindern im 1. Lebenshalbjahr zugelassen. Zur i. v. Gabe ist nur Clarithromycin ab dem 13. Lebensjahrzugelassen.

Azithromycin ist ein Azalid und hat im Vergleich zu Erythromycin in vitro eine verbesserte Wirkung gegen gramnegative Erreger (*H. influenzae*) und eine schwächere Aktivität gegen grampositive Bakterien. Bei der Legionellose ist Azithromycin neben Fluorchinolonen das Mittel der Wahl. Nach Abklingen der akuten Symptome bei EHEC-Infektionen verkürzt es die Phase der asymptomatischen Ausscheidung. Aufgrund besonderer pharmakokinetischer Eigenschaften (Halbwertszeit: > 40 h) ist eine Kurzzeittherapie mit täglicher Einmalgabe (Atemwegsinfektionen) möglich. Nachteilig dagegen ist, dass die sehr lang anhaltenden subinhibitorischen Konzentrationen die Entwicklung resistenter Bakterien (z. B. Pneumokokken, GAS) fördern. Azithromycin sollte daher sehr zurückhaltend und nur bei fehlenden Alternativen eingesetzt werden. Die orale Bioverfügbarkeit liegt bei ca. 40 %.

Lincosamide

Clindamycin wirkt hauptsächlich auf grampositive Bakterien (Streptokokken, Staphylokokken, Corynebakterien), Anaerobier, Toxoplasmen und Plasmodien. Es ist gut schleimhautwirksam, sodass es zur Eradikationsbehandlung bei rezidivierenden Streptokokken- und Staphylokokken-Infektionen verwendet werden kann. Die Resistenzraten von Streptokokken und Staphylokokken steigen jedoch an. Das Haupteinsatzgebiet von Clindamycin sind Haut- und Weichteilinfektionen, odontogene Infektionen, Knochen- und Gelenkinfektionen sowie Infektionskrankheiten durch anaerobe Bakterien (z. B. Aspirationspneumonie). Es ist nicht liquorgängig. Eine zunehmende Bedeutung und die Möglichkeit zur oralen Therapie hat Clindamycin bei caMRSA-Infektionen. Die orale Bioverfügbarkeit liegt bei 75–85 %, eine parenterale Applikation ist ebenfalls möglich. Bei schweren toxinvermittelten Haut- und Weichgewebsinfektionen durch Staphylokokken oder GAS wird Clindamycin in Kombination mit Betalaktam-Antibiotika eingesetzt, um die Toxinproduktion rasch zu unterbinden. Bezüglich der Nebenwirkungen ist an ein erhöhtes Risiko für eine *Clostridium-difficile*-assoziierte Enterokolitis zu denken.

Glykopeptidantibiotika

Vancomycin ist ein Reserveantibiotikum zur Behandlung von Infektionen durch Methicillin-resistente Staphylokokken-Stämme, Enterokokken inkl. *E. faecium,* Streptokokken, Pneumokokken inkl. Penicillin-resistenter Stämme, *C. difficile,* Corynebakterien (auch *C. jeikeium*), Listerien und grampositive Anaerobier. Die Applikation erfolgt parenteral als Infusion über mindestens 1 h (bei *C.-difficile*-assoziierter Enterokolitis ausschließlich oral). Ein Red-Man-Syndrom kann bei zu schneller i. v. Gabe auftreten, was fälschlicherweise oft als allergische Reaktion interpretiert wird. Bei Kumulation ist Vancomycin oto- und nephrotoxisch. Infektionen durch Methicillin-sensible Staphylokokken sollten nicht mit Vancomycin behandelt werden, da Betalaktam-Antibiotika besser wirksam und nebenwirkungsärmer sind. Bei der Behandlung von Shuntinfektionen durch grampositive Erreger kommt Vancomycin zur Anwendung. Der Talspiegel (vor der 3. Gabe) korreliert mit der systemischen Wirkung. Bei Kindern < 12 Jahren sollte der Talspiegel mindestens bei 5–10 mg/l, bei älteren Kindern und schweren Infektionen zwischen 15 und 20 mg/l liegen.

Talspiegelbestimmungen sind obligat und werden i. d. R. 2 ×/Woche sowie nach Dosisänderungen durchgeführt. Liegt die minimale Hemmkonzentration (MHK) des Erregers über 1 mg/l, ist die Effektivität einer Therapie mit Vancomycin oft eingeschränkt, weil auch mit sehr hohen Dosierungen keine ausreichende Bakterizidie erreicht werden kann.

Teicoplanin hat ein identisches Wirkspektrum wie Vancomycin, jedoch mit längerer Halbwertszeit und nahezu fehlender Nephrotoxizität. Einige KNS sind gegen Teicoplanin resistent. Bei Enterokokken, die eine VanB-Resistenz tragen, ist Teicoplanin wirksamer als Vancomycin. Teicoplanin kann, nach initial 2-mal täglicher Gabe an Tag 1, einmal täglich verabreicht werden, ebenso ist die i. m. Gabe möglich. Serumspiegelbestimmungen sind nur in besonderen klinischen Situationen notwendig. Bei Shuntinfektion mit Ventrikulitis kann es sinnvoll sein, den Medikamentenspiegel im Liquor zu bestimmen. Auch eine intraventrikuläre Gabe von Teicoplanin oder Vancomycin bei nosokomialer Meningitis oder Ventrikulitis ist möglich.

Fluorchinolone (Gyrasehemmer)

Das Wirkspektrum der Chinolone umfasst grampositive und gramnegative Mikroorganismen inkl. *Pseudomonas aeruginosa.* Die Fluorchinolone der Gruppen 3 (Levofloxacin) und 4 (Moxifloxacin), die sog. Atemwegschinolone, zeigen eine verbesserte Wirksamkeit gegen Pneumokokken inkl. Penicillin-resistenter Stämme und andere grampositive Bakterien (z. B. *S. aureus).* Moxifloxacin ist zudem gegen Anaerobier wirksam (intraabdominale Infektionen) und wird zur Therapie bei multiresistenter Tbc eingesetzt.

In Deutschland ist nur **Ciprofloxacin** (Gruppe 2) für Kinder ab 5 Jahren mit einer *Pseudomonas*-Infektion bei zystischer Fibrose, bei Kindern ab 1 Jahr mit komplizierter HWI und Pyelonephritis als Zweittherapie und für alle Kinder zur Soforttherapie des Milzbrands mit systemischer Beteiligung und bei Inhalation von *B. anthracis* zugelassen. Irreversible Schädigungen der Gelenkknorpel wurden bei Kindern (inkl. Neugeborene > 1.000 g) und Jugendlichen bislang nicht nachgewiesen. Als Nebenwirkungen sind zwar Arthralgien beobachtet worden, diese waren nach Absetzen der Therapie aber fast immer reversibel, traten nicht häufiger auf als in der Kontrollgruppe und entsprachen nicht den in den Tierversuchen beschriebenen Knorpelschäden.

Fluorchinolone können daher bei Kindern und Jugendlichen angewendet werden, wenn es für die indizierte Therapie keine Alternative gibt und die Eltern ausreichend aufgeklärt wurden. Zu den Indikationen zählen Infektionskrankheiten durch *P. aeruginosa* oder multiresistente gramnegative Bakterien. Hierzu gehören die gegen *P. aeruginosa* gerichtete Eradikationstherapie oder die akute Exazerbation bei zystischer Fibrose, komplizierte HWI, Osteomyelitis, chronisch-eitrige Otitis media, schwere Otitis externa, Shuntinfektionen sowie GIT-Infektionen durch Shigellen, Salmonellen, *Vibrio cholerae* und *C. jejuni.*

Unter der Behandlung mit Fluorchinolonen können neurotoxische und psychiatrische Nebenwirkungen auftreten. Auch ist die Vorbehandlung mit Fluorchinolonen im Kindes- und Jugendalter einer der wichtigsten Risikofaktoren für eine *C.-difficile*-assoziierte Enterokolitis.

Im Kindes- und Jugendalter sollte Ciprofloxacin bevorzugt werden, da es am besten untersucht ist und eine Saftzubereitung zur Verfügung steht. Kinder < 5 Jahren sollten Levofloxacin 2 ×/Tag erhalten. Bei **Moxifloxacin** ist die am besten geeignete Dosis bei Kindern noch nicht abschließend untersucht. Ciprofloxacin kann als Umgebungsprophylaxe mit einer Einmaldosis bei invasiver Meningokokken-Infektion verabreicht werden.

Sonstige antibakterielle Chemotherapeutika

Nitrofurantoin eignet sich zur Behandlung der Zystitis und zur Infektionsprophylaxe von HWIs. Die Substanz erreicht keine nennenswerten Serumkonzentrationen und wird nur im Harn ausgeschieden. Nicht verordnet werden sollte Nitrofurantoin bei Säuglingen in den ersten 3 Monaten und bei Patienten mit Niereninsuffizienz oder schwerer Neuropathie. Laut Fachinfo darf es nur verabreicht werden, wenn effektivere und risikoärmere Antibiotika oder Chemotherapeutika nicht einsetzbar sind.

Rifampicin ist gegen *Mycobacterium tuberculosis, M. leprae,* Staphylokokken und andere grampositive Kokken, Meningokokken, *H. influenzae,* Chlamydien und Legionellen wirksam. Da es unter der Therapie mit Rifampicin zu einer schnellen Resistenzentwicklung kommen kann, darf es nur in Kombination mit anderen antibakteriell wirksamen Medikamenten eingesetzt werden. Eine Ausnahme stellt die Meningokokkenprophylaxe dar. Zu beachten ist, dass sich Tränenflüssigkeit (**cave:** Kontaktlinsenträger), Urin, Sputum, Schweiß und andere Körperflüssigkeiten orange färben können. Zahlreiche Interaktionen mit anderen hepatisch metabolisierten Arzneimitteln sind bekannt.

Kombinationen von Sulfonamiden und Trimethoprim/Tetroxoprim

Sulfonamide haben ein Wirkspektrum, das grampositive Bakterien, Shigellen, Aktinomyzeten, *Toxoplasma gondii, Pneumocystis jirovecii* und Plasmodien erfasst. Aufgrund der Nebenwirkungen wie Appetitlosigkeit, Brechreiz, zentralnervösen Symptomen, schweren mukokutanen Unverträglichkeitsreaktionen (Stevens-Johnson-Syndrom und toxische epidermale Nekrolyse) und möglicher Nieren- und Lebertoxizität sowie der hohen Resistenzraten werden die Sulfonamide kaum noch als Monosubstanz angewendet.

Trimethoprim/Tetroxoprim mit Sulfonamiden: Die synergistische Kombination von Trimethoprim oder Tetroxoprim als Folsäure-Antagonisten mit Sulfonamiden (im Verhältnis 1 : 5) wirkt gegen zahlreiche pathogene Erreger, insbesondere grampositive Kokken, Enterobacteriaceae inkl. Salmonellen und Shigellen, *V. cholerae, H. influenzae, M. catarrhalis, B. pertussis,* Brucellen und *Nocardia spp.* Unwirksam ist die Kombination gegen Enterokokken, Mykoplasmen, Chlamydien und Legionellen. Für die Behandlung von GAS-Infektionen ist Cotrimoxazol (Sulfamethoxazol + Trimethoprim) ungeeignet. Die Kombinationspräparate eignen sich heutzutage nur noch zur Infektionsbehandlung der Harnwege bei nachweislich empfindlichen Erregern. Auch bei Infektionen durch MRSA kann bei nachgewiesener Empfindlichkeit die Behandlung mit Cotrimoxazol indiziert sein.

Trimethoprim kann zur Therapie der Zystitis und zur Infektionsprophylaxe einer HWI eingesetzt werden. Durch den fehlenden Sulfonamid-Anteil sind weniger Nebenwirkungen zu beobachten.

Dosierungen

Die Dosierungen parenteral applizierter Antiinfektiva in der Neugeborenenzeit bis zum 3. Lebensmonat sowie bei Kindern, Jugendlichen und Erwachsenen sind in ➤ Tab. 10.52 bzw. ➤ Tab. 10.53 angegeben.

Tab. 10.52 Dosierungen wichtiger parenteral applizierter Antiinfektiva in der Neugeborenenzeit bis zum 3. Lebensmonat (Meningitisdosis in Klammern)

Substanz	Tagesdosis [mg (IE)/kg KG]	Anzahl ED	Bemerkungen
Amikacin	< 30. SSW: 7,5	1	Erwünschte Serumspiegel vor Dosis: < 4 mg/l
	30.–37. SSW: • < 28 Tage: 10,0 • > 28 Tage: 15,0	 1 2	
	> 37. SSW: 15,0	2	
Aminoglykoside wie Gentamicin, Netilmicin, Tobramycin	≤ 29. SSW: • ≤ 7 Tage: 5 • 8–28 Tage: 4 • > 28 Tage: 4	alle 48 h alle 36 h 1 1	Talspiegel vor 2. oder 3. Gabe Erwünschte Serumspiegel vor Dosis: < 2 mg/l Spitzenspiegel nach 1 h: 5–12 mg/l Infusion über 1 h
	30.–34. SSW: • ≤ 7 Tage: 4,5 • > 7 Tage: 4	 1 1	
	> 35. SSW: 4		
Ampicillin	≤ 29. SSW: ≤ 28 Tage: 50–100 > 28 Tage:75–150	 2 3	Bei Meningitis 200 mg/kg KG in 3 ED
	30.–36. SSW: ≤ 14 Tage: 50–100 > 14 Tage: 75–150	 2 3	
	37.–44. SSW: ≤ 7 Tage: 50–100 > 7 Tage: 75–150	 2 3	
	≥ 45. SSW: 100–200	4	

10

Tab. 10.52 Dosierungen wichtiger parenteral applizierter Antiinfektiva in der Neugeborenenzeit bis zum 3. Lebensmonat (Meningitisdosis in Klammern) *(Forts.)*

Substanz	Tagesdosis [mg (IE)/kg KG]	Anzahl ED	Bemerkungen
Cephalosporine Gruppe 2 und 3	100(–200)	2–3	
Clindamycin	≤ 29. SSW: • ≤ 28 Tage: 10–15 • >28 Tage: 15–22,5	 3 2	
	30.–36. SSW: • ≤ 14 Tage:10–15 • > 14 Tage: 15–22,5	 3 2	
	37.–44. SSW: • ≤ 7 Tage: 10–15 • > 7 Tage: 15–22,5	 3 4	
	≥ 45. SSW: 20–30		
Erythromycin	40	3	Infusion über 1 h **Cave:** Arrhythmien; venenwandreizend
Flucloxacillin	100–150	3	
Imipenem/Cilastin	40–50	2	Infusion über 30 min
Meropenem	40–90(–120)	2–3(–3)	
Metronidazol	Start: 15 mg/kg/ED i.v./p. o Erhaltungsdosis:7,5 mg/kg/ED i.v.	 alle 48 h	Infusion über 1 h
	< 29. SSW: • < 28 Tage • > 28 Tage	 1 1	
	30.–36. SSW: • < 14 Tage • > 14 Tage	 2 1	
	37.–44. SSW: • < 7 Tage • > 7 Tage	 2 3	
Mezlocillin	150–200(–300)	3	
Penicillin G	Bakteriämie: 25–50.000 IE/kg KG/ED i.v. Meningitis:75–100.000 IE/kg KG/ED i.v.	2	Bei Meningitis: bis 500.000 IE/kg KG/Tag in 4 ED
	≤ 29. SSW: • ≤ 28 Tage: • >28 Tage:	 3 2	
	30.–36. SSW: • ≤ 14 Tage: • > 14Tage:	 3 2	
	37.–44. SSW: • ≤ 7 Tage: • > 7 Tage:	 3 4	
Piperacillin	≤ 29. SSW: • ≤ 28 Tage: 100–200 • > 28 Tage: 150–300	 2 3	
	30.–36. SSW: • ≤ 14 Tage: 100–200 • > 14 Tage: 150–300	 2 3	
	37.–44. SSW: • ≤ 7 Tage: 100–200 • > 7 Tage: 150–300	 2 3	
	≥ 45. SSW: 200–400	4	

Tab. 10.52 Dosierungen wichtiger parenteral applizierter Antiinfektiva in der Neugeborenenzeit bis zum 3. Lebensmonat (Meningitisdosis in Klammern) *(Forts.)*

Substanz	Tagesdosis [mg (IE)/kg KG]	Anzahl ED	Bemerkungen
Piperacillin/Tazobactam	≤ 29. SSW: • ≤ 28 Tage: 100–200 • > 28 Tage: 150–300	 2 3	
	30.–36. SSW: • ≤ 14 Tage: 100–200 • > 14 Tage: 150–300	 2 3	
	37.–44. SSW: • ≤ 7 Tage: 100–200 • > 7 Tage: 150–300	 2 3	
	≥ 45. SSW: 200–400	4	
Teicoplanin	**Initial:** Reifgeborene: 20 Frühgeborene: • 1.500 g: 10 • < 1.500 g: 8	 2 1 1	Talspiegel vor der 3. oder 4. Gabe 10–20 mg/l
	Erhaltungsdosis: Reif- und Frühgeborene > 1.500 g: 10	 1	
	Frühgeborene: • 1.000–1.500 g: 8 • < 1.000 g: 6	 1 1	
Vancomycin	Bakteriämie: 10 mg/kg/ED i. v. Meningitis: 15 mg/kg/ED i. v.	alle 18 h	Infusion über 1 h. Talspiegel Ziel: 5–10 mg/l Spitzenspiegel nach 1 h: 30–40 mg/l
	≤ 29. SSW: • ≤ 14 Tage • > 14 Tage	 2 2	
	30.–36. SSW: • ≤ 14 Tage • > 14 Tage	 3 2	
	37.–44. SSW: • ≤ 7Tage • > 7Tage	 3 4	

Tab. 10.53 Dosierung von Antiinfektiva bei Kindern, Jugendlichen und Erwachsenen

Substanz	Appl.	Patient	Dosis in 24 h	ED	Tageshöchstdosis
Penicilline					
Parenterale Penicilline (Benzylpenicilline)					
Penicillin G	i. v.	Säuglinge	0,03–0,5 Mio. IE/kg KG	4–6	
	i. v.	Kinder 1–12 J.	0,03–0,5 Mio. IE/kg KG	4–6	
	i. v.	Jugendliche, Erw.	1–3 Mio. IE	4–6	
		Hohe Dosis	18–24 Mio. IE	4–6	24 Mio. IE
Orale Penicilline (Phenoxypenicilline)					
Penicillin V, Propicillin	p. o.	Säuglinge	0,1 Mio. IE/kg KG	2–3	
	p. o.	Kinder 1–12 J.	0,05–0,1 Mio. IE/kg KG	2–3	
	p. o.	Jugendliche, Erw.	1,5–3 Mio. IE	2–3	6 Mio. IE
Benzathin-Penicillin V	p. o.	Säuglinge, Kinder	50000 IE/kg KG	2	
	p. o.	Jugendliche, Erw.	1,5 Mio. IE	2	
Azidocillin	p. o.	Kinder > 6 J., Jugendliche, Erw.	1–1,5 g	2	
Aminopenicilline					
Ampicillin	i. v.	Säuglinge	100–200 (–400) mg/kg KG	3–4	
	i. v.	Kinder 1–12 J.	100–200 (–400) mg/kg KG	3–4	
	i. v., i. m.	Jugendliche, Erw.	3–6 g	3–4	15 g

Tab. 10.53 Dosierung von Antiinfektiva bei Kindern, Jugendlichen und Erwachsenen *(Forts.)*

Substanz	Appl.	Patient	Dosis in 24 h	ED	Tageshöchstdosis
Amoxicillin	p.o.	Säuglinge	50–90 mg/kg KG	2–3	
	p.o.	Kinder 1–12 J.	50–90 mg/kg KG	2–3	
	p.o.	Jugendliche, Erw.	1,5–6 g	2–3	6 g
Isoxazolylpenicilline					
Oxacillin	i.v.	Säuglinge	80–150 (–200) mg/kg KG	3–4	
	i.v.	Kinder 1–12 J.	80–150 mg/kg KG	3–4	
	i.v.	Jugendliche, Erw.	2–8 g	3–4	12 g
Dicloxacillin	p.o.	Säuglinge	30–100 mg/kg KG	3–4	
	p.o.	Kinder 1–12 J.	1–3 g	3–4	
	p.o.	Jugendliche, Erw.	3–4 g	3–4	8 g
Flucloxacillin	p.o.	Säuglinge	100–150 mg/kg KG	3–4	
	p.o.	Kinder 1–12 J.	1–3 g	3–4	
	p.o.	Jugendliche, Erw.	3–4 g	3–4	8 g
	i.v.	Säuglinge	100–150 mg/kg KG	3–4	
	i.v.	Kinder 1–12 J.	2–6 g	3–4	
	i.v., i.m.	Jugendliche, Erw.	3–8 g	3–4	12 g
Acylaminopenicilline					
Mezlocillin	i.v.	Säuglinge	150–200 mg/kg KG	2	
	i.v.	Kinder 1–12 J.	200 mg/kg KG	3	8 g
	i.v.	Jugendliche, Erw.	6–12 g	3	15 g
Piperacillin	i.v.	Säuglinge	200 mg/kg KG	3	
	i.v.	Kinder 1–12 J.	200(–300) mg/kg KG	3	12 g
	i.v.	Jugendliche, Erw.	6–12(–16) g	3	16(–24) g
Penicillinkombinationen mit Betalaktamase-Inhibitoren					
Amoxicillin/Clavulansäure	i.v.	Säuglinge	60–100 mg/kg KG bezogen auf den Amoxicillin-Anteil	3	
	i.v.	Kinder 1–12 J.	60–100 mg/kg KG bezogen auf den Amoxicillin-Anteil	3	
	i.v.	Jugendliche, Erw.	3,6–6,6 g bezogen auf den Amoxicillin-Anteil	3	6,6 g
4:1-Formulierung	p.o.	Säuglinge	45–60 mg/kg KG bezogen auf den Amoxicillin-Anteil	3	
	p.o.	Kinder 1–12 J.	45–60 mg/kg KG	3	
	p.o.	Jugendliche, Erw.	1.500 + 375 mg bezogen auf den Amoxicillin-Anteil	3	3,75 g
7:1-Formulierung	p.o.	Kinder 2–12 J. (bis 40 kg KG)	45–80 mg/kg KG bezogen auf den Amoxicillin-Anteil	2	
		Kinder > 40 kg KG	2 g (1.750 + 250 mg) bezogen auf den Amoxicillin-Anteil	2	3 g
Ampicillin/Sulbactam	i.v.	Säuglinge	100–150 mg/kg KG	3	
	i.v.	Kinder 1–12 J.	150 mg/kg KG	3	
	i.v.	Jugendliche, Erw.	2,25–6,75 g	3	12 g
Sultamicillin	p.o.	Säuglinge	50 mg/kg KG bezogen auf den Ampicillin-Anteil	2	
	p.o.	Kinder 1–12 J.	50 mg/kg KG bezogen auf den Ampicillin-Anteil	2	
	p.o.	Jugendliche, Erw.	0,75–1,5 g	2	
Piperacillin/Tazobactam	i.v.	Kinder 1–12 J.:		3–4	
		• < 40 kg KG	225 mg/kg KG		
		• > 40 kg KG	13,5 g		
		Jugendliche, Erw.	13,5–16 g	3–4	16 g
Sulbactam	i.v.	Kinder 1–12 J.	50(–80) mg/kg KG	2–4	
	i.v.	Jugendliche, Erw.	1–4 g	2–4	4 g

Tab. 10.53 Dosierung von Antiinfektiva bei Kindern, Jugendlichen und Erwachsenen *(Forts.)*

Substanz	Appl.	Patient	Dosis in 24 h	ED	Tageshöchstdosis
Parenterale Cephalosporine					
Gruppe 1					
Cefazolin	i.v.	Kinder 1–12 J.	50–100 mg/kg KG	2–3	
	i.v., i.m.	Jugendliche, Erw.	2–6 g	2–3	8 g
Gruppe 2					
Cefuroxim	i.v.	Säuglinge	75–150 mg/kg KG	3–4	
	i.v.	Kinder 1–12 J.	75–150 mg/kg KG	3–4	
	i.v., i.m.	Jugendliche, Erw.	2,25–4,5 g	3–4	6 g
Gruppe 3 und 4					
Cefotaxim	i.v.	Säuglinge	100–200 mg/kg KG	2–4	
	i.v.	Kinder 1–12 J.	100–200 mg/kg KG	2–4	
	i.v., i.m.	Jugendliche, Erw.	3–6 g	2–4	12 g
Ceftriaxon	i.v.	Säuglinge	50–100 mg/kg KG[1]	1–2	
	i.v.	Kinder 1–12 J.	50–100 mg/kg KG[1]	1–2	
	i.v., i.m.	Jugendliche, Erw.	1–2 g	1–2	4 g
Ceftazidim	i.v.	Säuglinge	100–150 mg/kg KG	2–3	
	i.v.	Kinder 1–12 J.	100–150 mg/kg KG	2–3	
	i.v., i.m.	Jugendliche, Erw.	2–6 g	2–3	6 g
Cefepim	i.v.	Kinder 1–12 J.	100–150 mg/kg KG	2–3	
	i.v.	Jugendliche, Erw.	4 g	2	6 g
Oralcephalosporine					
Gruppe 1					
Cefalexin	p.o.	Säuglinge	50–100 mg/kg KG	3	
	p.o.	Kinder 1–12 J.	50–100 mg/kg KG	3	
	p.o.	Jugendliche, Erw.	1,5–3 g	3	
Cefadroxil	p.o.	Säuglinge	50–100 mg/kg KG	2	
	p.o.	Kinder 1–12 J.	50–100 mg/kg KG	2	
	p.o.	Jugendliche, Erw.	2–4 g	2	
Cefaclor	p.o.	Säuglinge	30–50(–100) mg/kg KG	2–3	
	p.o.	Kinder 1–12 J.	30–50(–100) mg/kg KG	2–3	
	p.o.	Jugendliche, Erw.	1,5–4 g	3	
Gruppe 2					
Cefuroximaxetil	p.o.	Säuglinge	20–30 (–50) mg/kg KG	2	
	p.o.	Kinder 1–12 J.	20–30 (–50) mg/kg KG	2	
	p.o.	Jugendliche, Erw.	0,5–1 g	2	
Gruppe 3					
Cefpodoximproxetil	p.o.	Säuglinge	8–10 mg/kg KG	2	
	p.o.	Kinder 1–12 J.	8–10 mg/kg KG	2	
	p.o.	Jugendliche, Erw.	0,4 g	2	
Cefixim	p.o.	Säuglinge	8–12 mg/kg KG	1–2	
	p.o.	Kinder 1–12 J.	8–12 mg/kg KG	1–2	
	p.o.	Jugendliche, Erw.	0,4 g	1–2	
Ceftibuten	p.o.	Säuglinge	9 mg/kg KG	1–2	
	p.o.	Kinder 1–12 J.	9 mg/kg KG	1–2	
	p.o.	Jugendliche, Erw.	0,4 g	1–2	
Carbapeneme					
Imipenem	i.v.	Säuglinge	60 mg/kg KG	(3–)4	
	i.v.	Kinder 1–12 J.	60 mg/kg KG	(3–)4	
	i.v.	Jugendliche, Erw.	2–4 g	(3–)4	4 g

Tab. 10.53 Dosierung von Antiinfektiva bei Kindern, Jugendlichen und Erwachsenen *(Forts.)*

Substanz	Appl.	Patient	Dosis in 24 h	ED	Tageshöchstdosis
Meropenem	i.v.	Säuglinge, Kinder ab 3 Mon.	60 mg/kg KG	3	
	i.v.	Meningitis	80–120 mg/kg KG	3	
	i.v.	Jugendliche, Erw.	1,5–3 g	3	
	i.v.	Meningitis	6 g	3	6 g
Ertapenem	i.v.	Säuglinge, Kinder 3 Mon. bis 12 J.	30 mg/kg KG	2	1 g
	i.v.	Jugendliche, Erw.	1 g	1	1 g
Aminoglykoside					
Amikacin	i.v.	Säuglinge	15 mg/kg KG	1	
	i.v.	Kinder 1–12 J.	15 mg/kg KG	1	
	i.v., i.m.	Jugendliche, Erw.	15 mg/kg KG	1	1,5 g
Gentamicin	i.v.	Säuglinge	5–7,5 mg/kg KG	1	
	i.v.	Kinder 1–12 J.	7,5 mg/kg KG	1	
	i.v., i.m.	Jugendliche, Erw.	7, 5 mg/kg KG	1	
Tobramycin	i.v.	Säuglinge	5–7,5 mg/kg KG	1	
	i.v. inhalativ	Kinder 1–12 J. Atemwegsinfektionen bei Mukoviszidose	5(–10)[2] mg/kg KG	1–3	
	i.v., i.m.	Jugendliche, Erw.	3–5 mg/kg KG	1–3	
Tetrazykline					
Tetrazyklin	p.o.	Kinder 9–12 J.	20–30 mg/kg KG	2	
	p.o.	Jugendliche, Erw.	1–2 g	2	
	i.v.	Jugendliche, Erw.	10(–20) mg/kg KG	1–3	2 g
Doxycyclin	p.o., i.v.[2]	Kinder 8–12 J.	initial 4, danach 2 mg/kg KG	1	
	p.o., i.v.[2]	Jugendliche, Erw.	0,1–0,2 g	1–2	
Makrolide					
Erythromycin-Estolat	p.o.	Säuglinge	30(–50) mg/kg KG	2	
	p.o.	Kinder 1–12 J.	30(–50) mg/kg KG	2–3	
	p.o.	Jugendliche, Erw.	1,5 g	2–3	2–4 g
E.-Ethylsuccinat	p.o.	Säuglinge	(30–)50 mg/kg KG	3	
	p.o.	Kinder 1–12 J.	(30–)50 mg/kg KG	3	
	p.o.	Jugendliche, Erw.	1,5 g	3	2 g
E.-Lactobionat	i.v.	Kinder 1–12 J.	20–50 mg/kg KG	4	
E.-Stearat	p.o.	Säuglinge	50 mg/kg KG	3	
	p.o.	Kinder 1–12 J.	25–50 mg/kg KG	3	
	p.o.	Jugendliche, Erw.	1,5 g	3	2 g
Clarithromycin	p.o.	Säuglinge	10–15 mg/kg KG	2	
	p.o.	Kinder 1–12 J.	15 mg/kg KG	2	
	p.o.	Jugendliche, Erw.	0,5–1 g	2	1 g
	i.v.	Kinder ab 12 J., Jugendliche, Erw.	1 g	2	
Roxithromycin	p.o.	Säuglinge	5–7,5 mg/kg KG	1–2	
	p.o.	Kinder 1–12 J.	5–7,5 mg/kg KG	1–2	
	p.o.	Jugendliche, Erw.	0,3(–0,6) g	1–2	0,3 g
Azithromycin[3]	p.o.	Säuglinge 3–11 Mon.	10 mg/kg KG	1	
	p.o.	Kinder 1–12 J.	10 mg/kg KG	1	
	p.o.	Jugendliche, Erw.	0,5 g	1	1 g
Lincosamide					
Clindamycin	i.v., p.o.	Säuglinge	20–40 mg/kg KG	3	
	i.v., p.o.	Kinder 1–12 J.	20–40 mg/kg KG	3	
	i.v.	Jugendliche, Erw.	1,8–2,7 g	3–4	
	p.o.	Jugendliche, Erw.	0,6–1,8 g	3–4	

10

Tab. 10.53 Dosierung von Antiinfektiva bei Kindern, Jugendlichen und Erwachsenen *(Forts.)*

Substanz	Appl.	Patient	Dosis in 24 h	ED	Tageshöchstdosis
Glykopeptidantibiotika					
Teicoplanin	i.v.	Säuglinge, Kinder ab 1 Mon.	initial 20, dann 10 mg/kg KG	Tag 1: 2 Dosen, dann 1 Dosis	
		Endokarditis	20(–30) mg/kg KG	1	0,8 g
	i.v., i.m.	Jugendliche, Erw.	0,4–0,8 g	1	
Vancomycin	i.v.	Säuglinge, Kinder ab 1 Mon.	40 mg/kg KG	3	
	i.v.	Meningitis	60 mg/kg KG	3	
	p.o.	*C.-difficile*-Kolitis	40 mg/kg KG	3–4	
	i.v.	Jugendliche, Erw.	2 g (30 mg/kg KG)	2	3 g
	i.v.	Meningitis	3–4 g	2	4 g
	p.o.	Kolitis	0,5–2 g	4	2 g
Antibiotika unterschiedlicher chemischer Struktur					
Nitrofurantoin[4]	p.o.	Säuglinge, Kinder ab 3 Mon.	3–5 mg/kg KG	2	
	p.o.	HWI-Prophylaxe ab 3 Mon.	1–2 mg/kg KG	2	
	p.o.	Jugendliche, Erw.	0,3–0,4 g	2–4	0,4 g
	p.o.	HWI-Prophylaxe	50–100 mg	1	
Metronidazol	i.v.	Säuglinge, Kinder 1–12 J.	15–30 mg/kg KG	2	
	i.v.	Anaerobierinfektion	30 mg/kg KG	3	
	p.o.	Trichomoniasis	15 mg/kg KG	1–2	
	p.o.	Giardiasis	15 mg/kg KG	2	
	i.v., p.o.	Amöbiasis	30 mg/kg KG	3	
	i.v., p.o.	Jugendliche, Erw.	1–2 g	2	2 g
Rifampicin	p.o. (i.v.)	Säuglinge, Kinder ab 1 Mon.	10–20 mg/kg KG	1–2	
	p.o. (i.v.)	Jugendliche, Erw.	450–600 mg	1–2	0,9 g
Chinolone (Gyrasehemmer)					
Ciprofloxacin	p.o.	Kinder und Jugendliche	30–40 mg/kg KG	2	1,5 g
	p. o	Milzbrand (Prophylaxe)	30 mg/kg KG	2	1,0 g
	p.o.	Erw.	1–2,25 g	2–3	1,5 g
	i.v.	Kinder und Jugendliche	20–30 mg/kg KG	2–3	1,2 g
	i.v.	Milzbrand (Therapie)	20 mg/kg KG	2	0,8 g
	i.v.	Erw.	0,4–1,2 g	2–3	1,2 g
Levofloxacin	p.o., i.v.	Kinder	20 mg/kg KG	2	
	p.o., i.v.	Jugendliche, Erw.	0,5–1 g	1	1 g
Sulfonamide – Trimethoprim/Sulfamethoxazol (TMP/SMX, Cotrimoxazol)					
TMP-Mono	p.o.	Säuglinge ab 6 Wo.	6 mg TMP/kg KG	2–3	
TMP/SMX	p.o.	Säuglinge ab 6 Wo.	5 mg TMP/kg KG	2	
	p.o.	Kinder 1–12 J.	5 mg TMP/kg KG	2	
	p.o.	Langzeitprophylaxe	1–2 mg/kg KG	1	
	i.v.	Kinder	10–20 mg TMP/kg KG	2–3	
	p.o.	Jugendliche, Erw.	320 mg TMP + 1.600 mg SMZ	2–3	
Sulfadiazin[5]	p.o.	Kinder	50–100 mg/kg KG	2	
	p.o.	Jugendliche, Erw.	50 mg/kg KG	2	4 g

Erw. = Erwachsene; J = Jahre; Mon. = Monate; Wo. = Wochen

[1] bei bakterieller Meningitis am 1. Tag 100 mg/kg KG, ab 2. Tag 75 mg/kg KG/Tag

[2] bei i.v. Gabe am 1. Tag 4 mg/kg KG bzw. bei Jugendlichen 200 mg/Tag

[3] Die Dosierungsangaben gelten für die bei Kindern übliche Kurzzeittherapie von 3 Tagen. Bei einer 5-Tage-Therapie wird die Dosis vom 2.–5. Tag reduziert, z. B. Erwachsene: 1. Tag 500 mg, 2.–5. Tag 250 mg/Tag.

[4] Nitrofurantoin darf laut Fachinfo nur verabreicht werden, wenn effektivere und risikoärmere Antibiotika oder Chemotherapeutika nicht einsetzbar sind

[5] zur Toxoplasmosetherapie

10.4.2 Antimykotika

Amphotericin B

Amphotericin B hat ein breites Wirkspektrum und ist eine wichtige Substanz in der Behandlung invasiver Pilzinfektionen. Es schließt die meisten Hefen und Fadenpilze ein. Ausnahmen sind Dermatophyten und einige seltene Pilze wie *Aspergillus terreus, Scedosporium prolificans, Candida lusitaniae, Trichosporon asahii* und *Malassezia* spp., die eine reduzierte Empfindlichkeit gegenüber Amphotericin B besitzen. Amphotericin B wird oral verabreicht, kaum resorbiert und kann zur Dekontamination des Darms und zur topischen Therapie von *Candida*-Infektionen der Schleimhäute eingesetzt werden.

Amphotericin-B-Desoxycholat (AMBD)

Nach i. v. Gabe dissoziiert Amphotericin B von seinem Carrier Desoxycholat und verteilt sich vorwiegend in Leber, Milz und Knochenmark. Die Elimination aus dem Körper dauert Tage bis Wochen und erfolgt in unveränderter Form über den Urin und die Galle. Die wesentlichen Nebenwirkungen sind Nephrotoxizität und infusionsassoziierte Reaktionen wie Fieber, Schüttelfrost, Myalgien und Arthralgien. Hypokaliämien sind nicht selten substitutionsrefraktär und können zum Therapieabbruch zwingen. Therapieindikation sind die Candidämie bei Neu- und Frühgeborenen und (in Kombination mit Flucytosin) die Induktionstherapie der Kryptokokken-Meningoenzephalitis.

Liposomales Amphotericin B (LAMB)

LAMB ist weniger nephrotoxisch als AMBD und mit weniger infusionsassoziierten Reaktionen verbunden. Es hat zugelassene Erstlinienindikationen für alle Altersstufen in der empirischen antimykotischen Therapie bei Fieber und Granulozytopenie (3 mg/kg KG/Tag in 1 ED) und in der Therapie invasiver Pilzinfektionen inkl. invasiver *Aspergillus*- und *Candida*-Infektionen (3 bis max. 5 mg/kg KG/Tag in 1 ED). Die Therapie sollte mit der vollen Zieldosis unter klinischem Monitoring begonnen werden und eine Infusionsdauer von 1–2 h nicht unterschreiten.

Amphotericin-B-Lipid-Komplex (ABLC)

ABLC hat eine im Vergleich zu AMBD verminderte Nephrotoxizität, die Häufigkeit der infusionsassoziierten Reaktionen bleibt jedoch gleich. ABLC ist ab dem 1. Lebensmonat zur Zweitlinienbehandlung invasiver Pilzinfektionen zugelassen und eine Option der Primärtherapie extrakranieller Mukormykosen. Die empfohlene Dosierung ist 5 mg/kg KG/Tag in 1 ED, infundiert über 2 h.

Flucytosin

Flucytosin (5-Fluorocytosin; 5-FC) ist ein pilzspezifisches synthetisches Basenanalogon, das ein RNA-Miscoding und eine Hemmung der DNA-Synthese bewirkt. Seine antimykotische Aktivität ist im Wesentlichen auf Hefepilze beschränkt. 5-FC ist in Deutschland als i. v. Lösung verfügbar. Es hat eine sehr niedrige Eiweißbindung mit gleichmäßiger Verteilung in alle Gewebe- und Körperflüssigkeiten inkl. Liquor. Die Elimination erfolgt überwiegend (> 90 %) in unveränderter Form durch glomeruläre Filtration über den Urin.

Aufgrund einer raschen Resistenzausbildung in vitro wird 5-FC generell nur in Kombination eingesetzt. Die Kombination mit Amphotericin B ist eine etablierte, evidenzbasierte Indikation zur Induktionstherapie bei der Kryptokokkenmeningitis und zur Behandlung komplizierter invasiver *Candida*-Infektionen. In Kombination mit Fluconazol ist 5-FC eine Alternative in der Behandlung der Kryptokokkenmeningitis, wenn eine Amphotericin-B-basierte Behandlung nicht eingesetzt werden kann bzw. eine orale Behandlung erforderlich ist.

Unerwünschte Arzneimittelwirkungen (UAW) beinhalten gastrointestinale Beschwerden und Blutbildveränderungen (orale Gabe). Ein therapeutisches Monitoring wird empfohlen, insbesondere bei Patienten mit Nierenfunktionsstörungen. Die Anfangsdosierung für Erwachsene und pädiatrische Patienten aller Altersstufen beträgt 100 mg/kg KG/Tag in 3–4 ED; das Dosierungsziel sind Plasmaspiegel zwischen 40 und 60 mg/l vor Gabe.

Fluconazol

Das Wirkspektrum von Fluconazol umfasst verschiedene *Candida*-Arten, *Cryptococcus neoformans, Trichosporon asahii* und die endemischen dimorphen Pilze. *Candida krusei* ist intrinsisch resistent, *Candida glabrata* hat eine eingeschränkte Empfindlichkeit.

Fluconazol ist oral und parenteral anwendbar. Die orale Bioverfügbarkeit liegt bei > 90 %. Die Eiweißbindung ist gering und die Penetration in Liquor und Gewebe aufgrund der hohen Wasserlöslichkeit ausgezeichnet. Die Elimination erfolgt überwiegend unverändert durch glomeruläre Filtration in den Urin. Mit Ausnahme sehr unreifer Frühgeborener in den ersten Lebenstagen haben pädiatrische Patienten eine raschere Clearance als Erwachsene.

Bei pädiatrischen Patienten aller Altersstufen wird Fluconazol in Dosierungen bis 12 mg/kg KG/Tag gut toleriert. Die häufigsten UAW sind gastrointestinale Störungen (8 %) Transaminasenanstiege (5 %) und Hautreaktionen (1 %). Fluconazol inhibiert CYP3A4 und einige andere Isoformen und kann zu zahlreichen Arzneimittelinteraktionen führen.

Zugelassene Indikationen sind die Prophylaxe und Behandlung oberflächlicher und invasiver *Candida*-Infektionen durch Fluconazol-empfindliche Erreger. Weitere potenzielle Indikationen sind die Konsolidierungstherapie der Kryptokokkenmeningitis und die Behandlung von Infektionen durch *Trichosporon asahii*. Der empfohlene therapeutische Dosierungsbereich für pädiatrische Patienten beträgt 6–12 mg/kg KG/Tag.

Terbinafin

Terbinafin ist ein systemisch anwendbares Antimykotikum zur Behandlung von Dermatophytosen, wenn eine topische Therapie nicht erfolgreich ist. Terbinafin hemmt die Ergosterol-Biosynthese auf der Stufe der Squalen-Epoxidase und hat einen hohen fungiziden Effekt. Es erreicht schnell die Nagelplatte und verbleibt dort für mehrere Monate. Terbinafin ist für das Kindesalter bisher nicht zugelassen. Seine Wirksamkeit und Verträglichkeit bei Tinea capitis im Kindesalter sind jedoch durch mehrere Studien belegt. Auf Basis von sorgfältigen Pharmakokinetikstudien werden Dosierungen von 250 mg/Tag für pädiatrische Patienten mit einem Gewicht von > 40 kg, 125 mg/Tag für Kinder von 20–40 kg, und 62,5 mg/Tag für Kinder mit einem Gewicht von < 20 kg vorgeschlagen.

Antimykotika zur topischen Anwendung

- **Polyene:** Amphotericin B, Nystatin oder Natamycin werden vorwiegend zur Prophylaxe und Therapie von *Candida*-Infektionen der Haut und Schleimhäute eingesetzt.
- **Azole:** Bifonazol, Clotrimazol, Econazol, Ketoconazol, Miconazol, Sertaconazol und Tioconazol u. a. (überwiegend generische Substanzen) haben ein breites Wirkspektrum gegenüber *Candida*-Arten, *Malassezia spp.* und Dermatophyten *(Microsporon, Epidermophyton, Trichophyton)* und kommen als Mundgel, Salben, Cremes, Sprays und Shampoo in der Therapie von Infektionen der Schleimhäute, der Haut und der Haare zur Anwendung.
- **Allylamine:** Terbinafin ist als Creme oder Spray erhältlich und zur Behandlung von Infektionen der Haut durch Dermatophyten geeignet.
- **Ciclopirox** (generisch): ein Pyridonderivat mit komplexem Wirkmechanismus. Sein Wirkspektrum umfasst Dermatophyten, Hefen und Schimmelpilze. Es ist in verschiedenen Zubereitungen zur Therapie von Pilzinfektionen der Haut und Schleimhäute erhältlich.
- **Amorolfin:** ein Morpholinderivat, das über eine Hemmung der Ergosterol-Biosynthese wirkt. Es ist wirksam gegen Dermatophyten, Hefen sowie Fadenpilze und als Lack bzw. Creme zur Behandlung der Onychomykose erhältlich.

Dosierungen

Angaben zur Dosierung der beschriebenen Antimykotika sind ➢ Tab. 10.54 zu entnehmen.

10.4.3 Antiparasitäre Medikamente

Antiparasitika werden bei Krankheiten eingesetzt, die durch Protozoen, Helminthen, verschiedene Insekten oder Larven hervorgerufen werden. Bei der Malaria stehen Medikamente zur Prophylaxe zur Verfügung. Ein Problem stellt die Resistenzentwicklung der Erreger bei der Anwendung von Antiparasitika dar. Dies ist z. B. bei *Plasmodium falciparum*, dem Erreger der Malaria tropica, von erheblicher Bedeutung.

Anthelminthika hemmen bzw. unterbrechen den Glukosestoffwechsel oder die neuromuskulären Funktionen des Parasiten. Die verabreichten Substanzen wirken außer auf den Stoffwechsel des Parasiten auch auf den menschlichen Stoffwechsel. Je nach Parasit kann die Therapie lokal auf die intestinalen Entwicklungsstadien beschränkt bleiben oder systemisch erfolgen.

Tab. 10.54 Dosierung von Antimykotika

Substanz	App.	Patient	Dosis in 24 h	ED in 24 h	Tageshöchstdosis
Amphotericin B	i.v.	Kinder, Jugendliche, Erw.	Hefepilze: 0,7–1,0 mg/kg KG Fadenpilze: 1,0–1,5 mg/kg KG	1	1,5 mg/kg KG
Liposomales Amphotericin B	i.v.	Kinder, Jugendliche, Erw.	Empirische Therapie bei Fieber und Granulopenie:3 mg/kg KG	1	10 mg/kg KG
			Therapie nachgewiesener Infektionen durch Hefe- und Fadenpilze (Mukormykose: 5 mg/kg KG)		3 mg/kg KG
Amphotericin-B-Lipid-Komplex	i.v.	Kinder, Jugendliche, Erw.	Therapie nachgewiesener Infektionen durch Hefe- und Fadenpilze: 5 mg/kg KG	1	7,5 mg/kg KG
Flucytosin	i.v., p.o.	Kinder, Jugendliche, Erw.	100–150 mg/kg KG plus TDM	3–4	n.b.
Fluconazol	i.v., p.o.	Säuglinge, Kinder, Erw.	Therapie invasiver Infektionen: 12 mg/kg KG	1	800 mg
Terbinafin [1]	p.o.	Kinder < 20 kg KG	62,5 mg	1	62,5 mg
		Kinder 20–40 kg KG	125 mg	1	125 mg
		Patienten > 40 kg KG und Erw.	250 mg	1	250 mg

[1] nicht zugelassen für pädiatrische Patienten; TDM, therapeutisches Drug-Monitoring

Mebendazol ist ein Benzimidazolderivat, das zur oralen Therapie bei Askariasis, Ankylostomiasis, Oxyuriasis, Enterobiose, Trichuriasis, Strongyloidiasis, Echinokokkose und Trichinose eingesetzt wird. Die Einnahme sollte immer im Rahmen einer fetthaltigen Mahlzeit erfolgen, da Mebendazol schlecht resorbiert wird.

Pyrantel hemmt Acetylcholinesterasen und blockiert neuromuskuläre Synapsen in den Muskelzellen der Helminthen. Es kommt bei *Enterobius vermicularis, Askaris lumbricoides, Ankylostoma duodenale, Necator americanus* zur Anwendung und wird ebenfalls oral nur schwach resorbiert.

Permethrin wird zur lokalen Behandlung bei Pedikulose und Skabies eingesetzt. Es ist als 0,5-prozentige alkoholische Lösung zur Anwendung in den Haaren und als 5-prozentige Creme zum Auftragen auf die Haut verfügbar. In der Regel genügt eine einmalige Anwendung. Das RKI empfiehlt bei der Pedikulose vorsorglich eine zweite Behandlung, um Ausbrüche in Gemeinschaftseinrichtungen erfolgreich zu therapieren. Die Lösung ist für Säuglinge ab 2 Monaten und die Creme ab einem Alter von 3 Monaten zugelassen.

Metronidazol ist ein Chemotherapeutikum mit Wirksamkeit gegen Protozoen (Amöben, Lamblien, Trichomonaden) des Intestinal- und Urogenitaltrakts sowie gegen anaerobe Bakterien inkl. *C. difficile* und *B. fragilis.* Die orale Bioverfügbarkeit beträgt 90 % ohne wesentliche Reduktion durch Nahrungsaufnahme. An Nebenwirkungen sind Dunkelfärbungen des Urins, gastrointestinale Symptome, metallischer Geschmack, Exanthem mit Pruritus, Schwindel, Ataxien, Enzephalopathien und Krampfanfälle bekannt.

Für die **Malaria-Therapie und Chemoprophylaxe** im Kindesalter stehen Mefloquin, Atovaquon/Proguanil, Doxycyclin, Chloroquin und Proguanil zur Verfügung.

10.4.4 Virostatika

Viren sind bei ihrer Vermehrung auf den Stoffwechsel der Wirtszelle angewiesen. Bei der Anwendung antiviraler Substanzen besteht daher die Gefahr der toxischen Schädigung der Wirtszelle. Idealerweise sollte ein Virostatikum nur virusspezifische Prozesse hemmen, ohne die Wirtszellen zu schädigen. Die höchste Effektivität von Virostatika wird erreicht, wenn die Therapie innerhalb von 24(–48) h nach Auftreten von Symptomen einsetzt. Eine später begonnene Therapie ist bei immunkompetenten Kindern oft wirkungslos. Bei einer länger anhaltenden Virusreplikation, z. B. bei immundefizienten Kindern oder bei virusbedingten Komplikationen, kann eine Therapie mit Virostatika auch noch später als 48 h nach Auftreten der Symptome begonnen werden.

Viele Virostatika wie Famciclovir, Valaciclovir, Valganciclovir und Ganciclovir sind für Kinder und Jugendliche nicht zugelassen. Da der Pädiater aber nicht auf die modernen Virostatika verzichten kann, sollte vor einer Anwendung eine sehr sorgfältige Risiko-Nutzen-Abwägung erfolgen.

Nukleosidanaloga mit vorwiegender Wirkung gegen Herpesviren

- **Aciclovir** ist das erste hoch wirksame, selektive und gut verträgliche Virostatikum zur systemischen Therapie. Das Wirkspektrum umfasst HSV-1 und HSV-2 sowie VZV, dessen Empfindlichkeit aber 10-fach schwächer ist als die von HSV. Selten sind HSV- oder VZV-Stämme gegen Aciclovir resistent.

Wegen der geringen oralen Bioverfügbarkeit von 20 % sollte Aciclovir möglichst parenteral appliziert werden. Ist dies nicht möglich, sollte es in einer hohen Dosierung verordnet werden. Die lokale Anwendung ist nur bei Herpeskeratitis von Bedeutung.

Indikationen für Aciclovir sind: Behandlung von Herpes-Enzephalitis, Eczema herpeticatum, Herpes genitalis, Varizellen und Zoster bei immunsupprimierten Patienten sowie Patienten mit anderen Risikofaktoren, Prophylaxe der HSV- und VZV-Infektion bei exponierten immundefizienten Patienten (onkologische Krankheiten, Organtransplantation).

- **Valaciclovir** (z. B. Valtrex®) ist ein Ester von Aciclovir, das die Darmzellen nach der Resorption in Aciclovir und Valin spalten. Die Bioverfügbarkeit liegt bei 54 %. Valaciclovir ist für immunkompetente Jugendliche (≥ 12 Jahre) zugelassen.
- **Ganciclovir** (Cymeven®) ist gegen CMV 8- bis 20-fach stärker wirksam als Aciclovir. Gegen HSV und VZV ist es jedoch deutlich schwächer aktiv. Die orale Bioverfügbarkeit ist mit 5–9 % gering. Ganciclovir ist viel weniger selektiv wirksam als Aciclovir und hat daher auch nicht unbeträchtliche Nebenwirkungen. Dazu gehören Knochenmarkdepression (Neutropenie) sowie Leber- und Nierenfunktionsstörungen. Eine Therapie mit Ganciclovir ist vor allem bei immunsupprimierten Patienten mit lebens- und das Augenlicht bedrohenden CMV-Infektionen indiziert. Ein Therapieversuch ist auch bei einer symptomatischen konnatalen CMV-Infektion (Enzephalitis, Hepatitis etc.) angezeigt.

Neuraminidasehemmer

Neuraminidasehemmer hemmen selektiv das aktive Zentrum der Influenzavirus-Neuraminidase. Dadurch können keine neu gebildeten Influenzaviren von der Zelle freigesetzt werden. Diese Virostatika sind gegen alle bekannten viralen Neuraminidase-Subtypen (n = 9), darunter auch gegen den Subtyp des Vogelgrippevirus, wirksam. Bei Kindern können als UAW abnorme Verhaltensstörungen vorkommen. Mit resistenten Virusstämmen muss gerechnet werden.

Zanamivir (Relenza®) ist zur Behandlung und Prophylaxe geeignet und wird 2-mal täglich über 5 Tage inhaliert. In Deutschland ist es für Kinder ab 5 Jahren zugelassen.

Oseltamivir (Tamiflu®) hat eine orale Bioverfügbarkeit von 80 %. Es wird metabolisiert und ausschließlich renal ausgeschieden, sodass bei Patienten mit Nierenfunktionsstörungen eine Dosisreduktion erforderlich ist. Die Halbwertszeit beträgt 6–10 h. Oseltamivir ist für Kinder ab 1 Jahr zur Therapie und Prophylaxe zugelassen.

Dosierungen

Angaben zur Dosierung der beschriebenen Substanzen sind ➤ Tab. 10.55 zu entnehmen.

Tab. 10.55 Dosierungen von Virostatika

Substanz	Indikation	Appl.	Patient	Dosis in 24 h	ED in 24 h	Tageshöchstdosis
Aciclovir	• Neonatale HSV-Infektionen • HSV-Enzephalitis • Varizellen • Herpes zoster	i.v.	Säuglinge	45–60 mg/kg KG	3	
		i.v.	Kinder 1–12 J.	15–30(–45) mg/kg KG	3	2,5 g
		i.v.	Jugendliche, Erw.	1,5–2,5 g	3	
		p.o.	Kinder 1–12 J.	(60–)80 mg/kg KG	4–5	4,0 g
		p.o.	Jugendliche, Erw.	2–4 g	(4–5)	
Cidofovir[1]	CMV-Retinitis	i.v.	Erw.; bei Kindern nur Off-Label-Einsatz möglich	Induktion: 5 mg/kg KG	2	
				Erhaltung: 3 mg/kg KG	1 alle 2 Wo.	
Famciclovir[1]	HSV	p.o.	Kinder 1–12 J.	0,375–0,75 g	3	
	Herpes Zoster	p.o.	Jugendliche, Erw.	0,75–1,5 g	3	
Foscarnet[1]	CMV HSV VZV	i.v.	Kinder 1–12 J., Jugendliche, Erw.	180 mg/kg KG Nach 14 Tagen: 80–120 mg/kg KG	3	
Ganciclovir[1]	Symptomatische kongenitale CMV-Inf. CMV-Retinitis CMV-Inf. bei Hochrisikopatienten	i.v.	Kinder, Jugendliche, Erw.	10 mg/kg KG	2	
				Erhaltungsdosis: 5 mg/kg KG	1	
Oseltamivir[2]	Influenza A und B	p.o.	Säuglinge	2–3 mg/kg KG	2	
			Kinder < 15 kg	60 mg	2	
			Kinder 15–23 kg	90 mg	2	
			Kinder 24–40 kg	120 mg	2	
			Kinder > 40 kg, Jugendliche, Erw.	150 mg	2	
Valaciclovir[1]		p.o.	Jugendliche, Erw.	3 g	3	
Valganciclovir[1]		p.o.		16 mg/kg/KG	2	off-label
Zanamivir		inhalativ	Kinder ab 5 J., Jugendliche, Erw.	20 mg	2	

Erw. = Erwachsene; J. = Jahre; Wo. = Wochen
[1] nicht zugelassen für Kinder; Dosierungsangaben gelten unter Vorbehalt
[2] zugelassen für Kinder ab 1 Jahr

10.4.5 Antibiotikaresistenzen

Resistenz ist definiert als eine minimale Hemmkonzentration eines Antibiotikums gegen ein Bakterium, die so hoch ist, dass auch bei der zugelassenen Höchstdosierung kein therapeutischer Erfolg erzielt wird. Es können zwei verschiedene Resistenzformen unterschieden werden.

- **Natürliche (primäre) Resistenz:** Hierbei handelt es sich um eine stets vorhandene, genetisch bedingte Unempfindlichkeit einer Bakterienart gegen ein Antibiotikum. Beispiele sind die Unwirksamkeit von Cephalosporinen gegen Enterokokken oder von Penicillin gegen *Pseudomonas aeruginosa.*
- **Erworbene (sekundäre) Resistenz:** Erworbenen Resistenzentwicklungen liegen Mutationen zugrunde. Der eigentliche Mechanismus besteht in einer Selektion resistenter Stämme, die in jeder Bakterienpopulation in geringer Zahl vorkommen. Die Selektion findet unter Einwirkung eines Antibiotikums statt, das die empfindlichen Bakterien abtötet.

Darüber hinaus können resistente Bakterien durch Mutation oder Übertragung von Resistenzgenen unter Einwirkung eines Chemotherapeutikums herausselektioniert werden. Ein Beispiel hierfür ist die Induktion von Betalaktamasen unter der Therapie mit Betalaktam-Antibiotika.

MERKE
Je häufiger eine antiinfektive Substanz verwendet wird, desto wahrscheinlicher entsteht eine Resistenz!

Die genetischen Mechanismen der Resistenzbildung sind Chromosomenmutationen, übertragbare Resistenz sowie Nutzung von Genkassetten. Bei der übertragbaren Resistenz nimmt der Mikroorganismus DNA aus der Umgebung auf (Transformation). Bei der Transduktion wird resistenzkodierende DNA durch einen Bakteriophagen übertragen. Bei der Konjugation werden über ein „Sex-pilus" Plasmid-DNA oder Fragmente eines Chromosoms auf ein anderes Bakterium übertragen. Plasmide werden Resistenzfaktoren (RTF) genannt. Das Phänomen der Konjugation findet vorwiegend zwischen gramnegativen Bakterien statt und kann auch speziesübergreifend beobachtet werden: z. B. innerhalb der Enterobacteriaceae. Neben Plasmiden kommen auch sog. springende Gene als Träger von Resistenzen in-

frage. Die Weitergabe von Resistenzen gegen verschiedene Antibiotikagruppen in Kombination erfolgt mittels Genkassetten. Ein Beispiel hierfür stellen die nosokomialen MRSA-Stämme dar.
Zu den wichtigen Resistenzmechanismen gehören:

- **Inaktivierende Enzyme:** Betalaktamasen, Aminoglykosid-modifizierende Enzyme, Chloramphenicol-Acetyltransferasen, Erythromycin-Esterasen.
- **Veränderte Zielmoleküle:**
  - Unmöglichkeit der Bindung eines Antibiotikums an ein Zielmolekül verhindert Permeabilität der Zellhülle.
  - Unmöglichkeit der Aufnahme eines Antibiotikums in das Bakterium.
  - Verstärkte Ausschleusung aus der Zelle: rasche Elimination des Antibiotikums.
- **Überproduktion des Zielmoleküls/Umgehungswege:** unzureichende Wirksamkeit des Antibiotikums.
- **Kreuzresistenz:** Ein Resistenzmechanismus kann nicht nur gegen ein Antibiotikum, sondern auch gegen mehrere Antibiotika, u. U. sogar gegen mehrere Antibiotikagruppen wirksam sein.

Resistenzen können verhindert werden durch:

- Strenge Indikationsstellung zur antiinfektiven Therapie: Hierbei kommt insbesondere der Erkennung und Einordnung von Virusinfektionen eine große Bedeutung zu. Insbesondere im Kindesalter stellen Atemwegsinfektionen die Mehrzahl der Infektionskrankheiten dar. Diese werden überwiegend durch Viren hervorgerufen und bedürfen keiner antiinfektiven Therapie.
- Verwendung eines erregerspezifischen Antibiotikums bzw. einer erregerspezifischen antiinfektiven Substanz, d. h.: möglichst „schmal" therapieren. Einsatz von sog. Breitspektrum-Antibiotika vermeiden.
- Minimierung des Einsatzes antiinfektiver Substanzen im Rahmen einer „Prophylaxe".
- Elimination von Antiinfektiva aus der Umwelt, aus der Nahrungskette etc. Insbesondere in der Tiermast spielt der weitverbreitete Einsatz von Antibiotika auch für die Resistenzentwicklung beim Menschen eine große Rolle.

10.4.6 Antibiotic Stewardship (ABS) in der Pädiatrie

In den letzten Jahren ist eine deutliche Zunahme multiresistenter Erreger (MRE), im Wesentlichen als Folge einer ungezielten antiinfektiven Therapie, zu beobachten gewesen.

MERKE
Bei der Auswahl von Antiinfektiva, insbesondere Antibiotika, kommt es auf die korrekte Indikation, die Auswahl des am besten geeigneten Antibiotikums sowie die angemessene Dosierung und Dauer der Therapie an. Wenn möglich, sollte die frühzeitige orale Sequenztherapie initiiert und eine nicht indizierte Behandlung selbstverständlich abgesetzt werden.

ABS in der Pädiatrie unterscheidet sich wesentlich von ABS in der Erwachsenenmedizin. In der DGPI-Leitlinie sind die Besonderheiten bei Neugeborenen, Kindern und Jugendlichen hinsichtlich der antiinfektiven Therapie (Pharmakokinetik, Pharmakodynamik u. a.) berücksichtigt.

S2k-Leitlinie „Antibiotic Stewardship – Konzeption und Umsetzung in der stationären Kinder- und Jugendmedizin. AWMF-Registernummer 048-015. Stand: 1.8.2018, gültig bis 31.7.2023; https://register.awmf.org/de/leitlinien/detail/048-015

Im Zentrum von ABS in der Pädiatrie steht das ABS-Team. Das **ABS-Team** sollte aus dem ärztlichen Leiter mit der Fachgebietsbezeichnung Pädiatrie und infektiologischer Zusatzbezeichnung, einem Apotheker mit klinisch-infektiologischer Erfahrung und/oder Weiterbildung sowie dem Krankenhaushygieniker und einem Mikrobiologen bestehen. Der Zugriff auf eine EDV-Kompetenz ist wünschenswert. Idealerweise ist das ABS-Team durch die Klinikleitung mandatiert und kann entsprechende Vorgaben für die Klinik erlassen.

Zu den ABS-**Kernmaßnahmen** gehört das Verfassen einer restriktiven Liste von Standard-Antiinfektiva für die jeweilige Klinik. Reserveantibiotika oder antiinfektive Therapien mit ungewöhnlicher Indikation sollten immer in Rücksprache mit dem ABS-Team eingesetzt werden.

Der **Verbrauch der Antiinfektiva** sollte erfasst werden. Diese Verbrauchsanalysen sollten mindestens jährlich für die gesamte Klinik sowie ggf. für Risikobereiche (Onkologie, Intensivstationen, Neonatologie u. a.) erstellt werden. Aus der Erwachsenenmedizin sind die „daily defined doses" (DDD) bekannt. Hierbei wird der Gesamtverbrauch durch die von der WHO festgelegte typische Tagesdosis für einen Erwachsenen (Körpergewicht 70 kg) auf 100 oder 1.000 Pflegetage bezogen. In der Kinder- und Jugendmedizin ist dieses Verfahren wegen des Gewichtsbezugs kaum möglich. Dennoch kann der Einsatz von DDDs oder absoluten Liefermengen je 1.000 Patiententagen orientierende Hinweise auf eine Zu- oder Abnahme des Verbrauchs von Einzelsubstanzen geben. Für die Pädiatrie besser geeignete Kenngrößen sind die *Therapietage* („Days of Therapy", DoT) und die *Therapiedauer* („Length of Therapy", LoT), die den direkten Vergleich ermöglichen. Für Prävalenzstudien sollte die Anzahl von Antibiotikaverordnungen und/oder die Anzahl exponierter Kinder erfasst werden.

Weiterhin bedeutsam für ein ABS-Konzept ist die **regelmäßige Erfassung von Erregern** invasiver Infektionen sowie Angaben zum **Resistenzprofil.** Hierbei ist die intensive und vertrauensvolle Zusammenarbeit mit dem mikrobiologischen Labor unerlässlich. Es muss betont werden, dass lokale Gegebenheiten und Arbeitsabläufe Eingang in interne Leitlinien zur Diagnostik und Therapie wichtiger und häufiger Infektionen finden sollten. Eine allgemeingültige ABS-Leitlinie kann es nicht geben. Zur Überprüfung eines ABS-Programms gibt es Qualitätsindikatoren (QI), die in strukturelle, organisatorische und personelle sowie prozedurale QI unterteilt werden. Wissenschaftlich werden diese QI mit Punktprävalenzstudien überprüft.

Der therapeutische Erfolg des Einsatzes von Antiinfektiva hängt sehr wesentlich von der **korrekten Dosierung** des jeweiligen

Medikaments ab. Dafür ist nicht nur ein Verständnis der Pharmakokinetik und Pharmakodynamik erforderlich, sondern es sind auch Kenntnisse über den Wirkmechanismus eines Antibiotikums oder Antimykotikums auf den entsprechenden Erreger vonnöten. Einige Antibiotika verfügen z. B. über einen „postantibiotischen Effekt“, manche erreichen ihre Wirksamkeit über hohe Spitzenspiegel oder Talspiegel, die über der minimalen Hemmkonzentration liegen. Bei anderen Substanzen wiederum ist es wichtig, die Konzentration im Serum zu definierten Zeitpunkten zu messen („therapeutisches Drug-Monitoring“), um eine effektive Wirkung zu gewährleisten. Beispiele hierfür sind Gentamicin-Spitzenspiegel und Vancomycin-Talspiegel. Bezüglich der Toxizität sind die Talspiegel bei Aminoglykosiden zu nennen.

Bei der Verordnung von Antiinfektiva in der Pädiatrie ist Vorsicht geboten. Stets ist eine Dosierung nach Körpergewicht (KG) oder Körperoberfläche (KOF) vorgesehen. Hierbei können sich Kalkulationsfehler ergeben. Die praktische Erfahrung lehrt, dass bei Kindern und Jugendlichen > 40 kg KG die Erwachsenenhöchstdosis gegeben werden kann.

Eine Besonderheit in der Pädiatrie ist, dass manche Infektionskrankheiten nur bei Kindern und Jugendlichen vorkommen (z. B. Neugeborenensepsis) und andere Infektionskrankheiten (Atemwegsinfektionen, Meningitis, Keuchhusten) viel häufiger auftreten als bei Erwachsenen. Ferner werden Antibiotika, die in der Erwachsenenmedizin weitverbreitet sind, in der Pädiatrie off-label eingesetzt (z. B. Fluorchinolone).

Etwa 75 % der Antibiotika werden im ambulanten Bereich verordnet. Die ABS-Maßnahmen beziehen sich jedoch im Wesentlichen auf das stationäre Setting und hier insbesondere auf besonders kritische Bereiche wie die Neonatologie oder die pädiatrische Hämato-Onkologie.

Praxistipp

Gerade weil Atemwegsinfektionen in der Pädiatrie besonders häufig sind und zunächst meist ambulant behandelt werden, sind Kenntnisse über Indikation, Therapiedauer und Auswahl eines geeigneten Antibiotikums (möglichst kein Breitspektrum-Antibiotikum) sinnvoll. Analog dem stationären Bereich sollten ABS-Maßnahmen und Schulungen auch im ambulanten Sektor durchgeführt werden. Empfehlungen zur kurz gefassten Standardbehandlung in der ambulanten Pädiatrie sind 2022 von der DGPI veröffentlicht worden: https://dgpi.de/ueber-uns/ausschuesse/arbeitsgemeinschaft-antibiotic-stewardship-ambulante-paediatrie/

LITERATUR

Deutsche Gesellschaft für Pädiatrische Infektiologie, Berner R, Bialek R, Forster J, Härtel C, et al. (Hrsg.). DGPI-Handbuch: Infektionen bei Kindern und Jugendlichen. 7. A. Stuttgart: Thieme 2018.

DGPI, GTP, BVKJ, DGKJ. Aktualisierte Empfehlungen zur infektiologischen Versorgung von Flüchtlingen im Kindes- und Jugendalter in Deutschland. Stand: 30.3.2022 – angemeldet als S1-Leitlinie; https://register.awmf.org/assets/guidelines/048-017l_S1_Infektiologische-Versorgung-von-Fluechtlingen-im-Kindes-und-Jugendalter__2022-07.pdf (letzter Zugriff: 22.4.2023).

Höger P. Kinderdermatologie. 4. A. Stuttgart: Thieme 2021.

Niehues T, Nadal D. HIV/AIDS bei Kindern. Pädiatrie up2date 2014; 9(2): 107–125.

Pfeil J, Kobbe R, Trapp S et al. Empfehlungen zur infektiologischen Versorgung von Flüchtlingen im Kindes- und Jugendalter in Deutschland. Monatsschri Kinderheilkd 2015; 163(12): 1269–1286.

S2k-Leitlinie Entzündliche Erkrankungen der Gaumenmandeln/Tonsillitis, Therapie. AWMF-Registernummer 017-024. Stand: 31.8.2015 (in Überarbeitung); https://register.awmf.org/de/leitlinien/detail/017-024 (letzter Zugriff: 22.4.2023).

Schroten H, Tenenbaum T. Pädiatrische Antiinfektiva. 2. A. Wiesbaden: mhp-Verlag 2017.

Suerbaum S, Burchard G-D, Kaufmann SHE, Schulz TF (Hrsg.). Medizinische Mikrobiologie und Infektiologie. 9. A. Berlin, Heidelberg: Springer 2020.

INTERNETQUELLEN

Empfehlungen der Ständigen Impfkommission (STIKO) am Robert Koch-Institut: www.rki.de/DE/Content/Kommissionen/STIKO/Empfehlungen/Impfempfehlungen_node.html (letzter Zugriff: 14.4.2023).

KAPITEL

11 Immunologie

Tim Niehues und Gregor Dückers

11.1 Immunsystem im Kindesalter

Das Immunsystem befindet sich während des Neugeborenen-, Säuglings- und Kleinkindesalters in einem steten Ausreifungsprozess. Insbesondere Neugeborene und Säuglinge weisen diesbezüglich im Vergleich zu Erwachsenen wesentliche Unterschiede auf (➤ Tab. 11.1).

Während IgA und IgM die Plazenta nicht passieren können, wird das IgG von der Mutter durch einen aktiven Transportmechanismus ab der 33. SSW auf das Kind übertragen. So entsteht der sog. Nestschutz. Das Spektrum der Antikörper (AK) im Neugeborenen entspricht damit i. d. R. der Antigenexposition der Mutter. Frühgeborene und extrem Frühgeborene (Geburt < 33. SSW) weisen u. a. wegen des fehlenden Nestschutzes eine stark erhöhte Infektionsanfälligkeit auf.

11.2 Immunologische Diagnostik

11.2.1 Anamnese

Eine gründliche Anamnese ist sehr wichtig bei der Diagnose von Immundefekterkrankungen. Sie umfasst Häufigkeit und Schweregrad

Tab. 11.1 Immunsystem bei Neugeborenen

Humorale Immunität	
IgG	IgG-Konzentration bei Geburt in Mutter und Neugeborenem etwa gleich, danach sinkt sie ab. Beginn der eigenen IgG-Produktion bei Reifgeborenen mit ca. 6–12 Monaten postpartal
IgM	erreicht im Alter von 1 Jahr ca. 60 % der Erwachsenenkonzentration
IgA	erreicht im Alter von 1 Jahr ca. 20 % der Erwachsenenkonzentration
Sekretorisches IgA	bereits 10 Tage nach Geburt in ausreichenden Mengen nachweisbar
Zelluläre Immunität	
Neonatale Monozyten	verminderte Zytokinproduktion verminderte Chemotaxis reduzierte Kapazität, zu phagozytieren und Keime intrazellulär abzutöten
Neutrophile Granulozyten	verminderte Adhärenz, Migration
NK-Zellen	verminderte Zytotoxizität

der Infektionen (hilfreich ist das Akronym ELVIS), Objektivierbarkeit/Dokumentation der Infektion (z. B. Röntgenbild bei Pneumonie oder mikrobiologischer Erregernachweis), Art des Erregers und Beurteilung des Therapieansprechens.

MERKE

Akronym ELVIS

E	Erreger:	Wurden ungewöhnliche Erreger (z. B. *Pneumocystis*) nachgewiesen?
L	Lokalisation:	Gab es besondere Lokalisationen der Infektionen (z. B. Leberabszess)?
V	Verlauf:	War der Verlauf der Infektion ungewöhnlich (z. B. Pneumonie > 3 Wochen)?
I	Intensität:	War die Infektion besonders schwer (z. B. Intensivpflichtigkeit)?
S	Summe:	Gab es besonders viele Infektionen?

Alter und Geschlecht des Kindes können Aufschluss über die Art des Immundefekts geben. Unverzichtbare Frage ist, ob die Eltern miteinander verwandt sind. Bei konsanguinen Ehen treten gehäuft genetische Erkrankungen und damit auch angeborene Störungen der Immunität auf. Besonders in solchen Familien empfiehlt es sich, einen Stammbaum über mindestens drei Generationen anzufertigen. Mit Einfühlungsvermögen wird die Frage nach (unklaren) Todesfällen in der Familie gestellt. Ebenso ist nach weiteren Fällen in der Familie mit Immundysregulation oder Autoimmunität oder evtl. bereits gesicherter angeborener Störung der Immunität („inborn error of immunity") zu fragen.

11.2.2 Klinische Symptome

Je nach betroffenem Teil des Immunsystems sind bei angeborenen Störungen der Immunität unterschiedliche Symptome zu erwarten (➤ Box 11.1).

Box 11.1

Typische Warnsymptome für angeborene Immundefekte

- Positive Familienanamnese für angeborene Immundefekte
- Zahlreiche eitrige Otitiden pro Jahr
- ≥ 2 schwere Sinusitiden pro Jahr
- ≥ 2 Pneumonien innerhalb von 1 Jahr
- Antibiotische Therapie über ≥ 2 Monate ohne Effekt
- Impfkomplikationen bei Lebendimpfungen (z. B. Rotavirus- und BCG-Impfung; Letztere wird in einigen Ländern noch bei allen Neugeborenen durchgeführt)
- Gedeihstörung im Säuglingsalter mit und ohne chronische Durchfälle
- Rezidivierende tiefe Haut- oder Organabszesse
- ≥ 2 viszerale Infektionen (z. B. Meningitis, Zellulitis, Osteomyelitis, septische Arthritis, Empyem, Sepsis)
- Persistierende *Candida*-Infektionen an Haut oder Schleimhaut jenseits des 1. Lebensjahres
- Akute oder chronische Graft-vs.-Host Reaktion (klinisch am häufigsten: Ekzem)
- Rezidivierende Infektionen mit atypischen Mykobakterien

Die gezielte Einleitung einer Labordiagnostik ist nur möglich, wenn auf **Leitsymptome** bei der körperlichen Untersuchung geachtet wird. Die Leitsymptome sind in den einzelnen Unterkapiteln aufgeführt. Jegliche Dysregulation des Immunsystems kann Ursache oder Folge bei fast allen immunologischen Erkrankungen sein. Für die Erkennung der klinischen Zeichen von Immundysregulation hilft das Akronym GARFIELD.

MERKE

Akronym GARFIELD

G	Granulomatöse Entzündung
A	Autoimmunerkrankungen
RFI	Rezidivierendes Fieber

E	Ungewöhnliche Ekzeme
L	Lymphoproliferation
D	Chronische Darmentzündung

Für eine detaillierte Übersicht zur Diagnostik angeborener Defekte der Immunität:
S2k-Leitlinie Diagnostik auf Vorliegen eines primären Immundefekts (PID). AWMF-Registernummer 112-001. Stand: 31.10.2017 (in Überarbeitung); https://register.awmf.org/de/leitlinien/detail/112-001

11.2.3 Labor

Die wichtigsten Laboruntersuchungen sind die Bestimmung der Serum-Immunglobuline IgG, IgM, IgA und IgE, das Blutbild und ein Differenzialblutbild. Die Werte sind immer altersabhängig zu interpretieren. Nach Dokumentation des Impfstatus ist die Bestimmung von **Impf-Antikörpern** sehr hilfreich, da sie das Endprodukt einer Vielzahl von immunologischen Reaktionen darstellen. Sie zeigen an, dass das Immunsystem des Kindes in der Lage ist, ein spezifisches immunologisches Gedächtnis aufzubauen.

Bei Auffälligkeiten dieser Screeningtests der humoralen und zellulären Immunität wird eine weiterführende Diagnostik notwendig. Hierzu gehört die Differenzierung von Leukozyten anhand der **Durchflusszytometrie** oder **FACS-Analyse** („fluorescence-activated cell sorting"). Sie ermöglicht z. B. eine Differenzierung in T-, B-, NK-Zellen, Monozyten und Granulozyten. Zellen bzw. Zellpopulationen können je nach Expression von Oberflächenmolekülen charakterisiert und quantifiziert werden, z. B. Interferon (IFN) γ oder IL-17 produzierende Zellen. Mit dem Einzug der Hochdurchsatz-DNA-Sequenzierung (Next Generation Sequencing, NGS) in die klinische Diagnostik wurde die Diagnosestellung von angeborenen genetischen Erkrankungen signifikant beschleunigt. Heute werden das gesamte Exom („whole exome sequencing", WES) oder in Studien und an wenigen Standorten auch das gesamte Genom („whole genome sequencing", WGS) oder Teile davon (Gruppen von Genen, sog. Panels) in einer einzigen Untersuchung auf Varianten gescreent und damit die Diagnosestellung erheblich beschleunigt (➤ Kap. 4). Zur Bestätigung genetischer Befunde werden nach einer Segregationsanalyse der Eltern evtl. Funktionstests (z. B. eine Stimulation der Varianten zu Lymphozyten in vitro) durchgeführt werden müssen, um die funktionelle pathogene Relevanz evtl. ganz neuer Varianten zu bestätigen. Funktionsteste sind z. B. der **Lymphozytentransformationstest** oder eine **Messung der Zytotoxizität von T- oder NK-Zellen.** Zur Untersuchung des Komplementsystems werden üblicherweise die klassische Komplementaktivierung durch den CH50-Test und der alternative Komplementaktivierungsweg über den AP50 bestimmt.

Für die Untersuchungen von Phagozytendefekten ist das Differenzialblutbild von entscheidender Bedeutung. Es wird ggf. eine Neutrozytopenie (im zeitlichen Verlauf) dokumentiert, oder die morphologische Beurteilung zeigt charakteristische Riesenvakuolen wie beim Chediak-Higashi-Syndrom. Für Defekte der intrazellulären Abtötung steht ebenfalls die FACS-Analyse mit einer intrazellulären Dihydro-Rhodamin-123-Färbung zur Verfügung.

11.3 Immundefekterkrankungen

11.3.1 Primär angeborene und sekundär erworbene Defekte der Immunität

Primäre Defekte der Immunität („inborn errors of immunity", IEI) sind angeboren und durch eine erhöhte Anfälligkeit gegenüber Infektionen und eine Immundysregulation gekennzeichnet, z. B. Autoimmunerkrankungen, Tumoren oder Autoinflammation. Die einzelnen IEI sind sehr selten. In der Summe der > 480 beschriebenen Immundefekte wird die Inzidenz auf ca. 1 : 10.000 geschätzt.

Sekundäre Immundefekte sind wesentlich häufiger als primäre. Am häufigsten entstehen sie durch Medikamente (z. B. Kortikosteroide, Zytostatika, Ciclosporin, Biologika), Chromosomenaberrationen, Stoffwechselerkrankungen, Malignome, Infektionen (z. B. HIV) und eine defekte Milzfunktion (z. B. Milzentfernung nach Trauma, Hämoglobinopathien, hämolytische Anämie, angeborenes Fehlen der Milz).

CAVE

Bei Patienten mit defekter Milzfunktion oder nach Splenektomie ist jederzeit mit einer perakuten Sepsis durch bekapselte oder grammnegative Erreger zu rechnen (sog. Postsplenektomie-Sepsis [PSS] oder „overwhelming post-splenectomy infection" [OPSI]). Wichtig ist:

- Aufklärung des Patienten bzw. der Sorgeberechtigten.
- Ausstellung eines „Asplenie"-Patientenausweises.
- Rechtzeitig Immunisierung vor elektiver Splenektomie.
- Alle Kinder mit Sichelzellanämie oder nach Splenektomie müssen eine Penicillin-Prophylaxe erhalten.
- Weitere Informationen vgl. ➤ Kap. 18 sowie www.onkopedia.com/de/onkopedia/guidelines/asplenie-und-hyposplenismus-frueher-praevention-von-infektionen-und-thrombosen-nach-splenektomie-oder-funktioneller-asplenie/@@guideline/html/index.html

11.3.2 Physiologische und pathologische Infektanfälligkeit

Die anatomischen Verhältnisse bei Kindern mit engem Nasen-Rachen-Raum und kleinem Durchmesser der Atemwege begünstigen das Auftreten von Infekten. Zwar kann das angeborene Immunsystem von Beginn an Infektionen schnell und effektiv bekämpfen; jedoch ist das adaptive Immunsystem noch weitgehend naiv. Infekte und Impfungen haben einen „Trainingseffekt" für das Immunsystem und erzeugen beim gesunden Kind das wichtige immunologische

Gedächtnis für viele Erreger. **Daher ist „Infektanfälligkeit" in gewisser Weise etwas Physiologisches.** Das normale Wachstum und Gedeihen des Kindes führen dazu, dass die Infekte mit zunehmendem Alter besser beherrschbar werden und im Laufe des Lebens langsam zurückgehen.

Bei Vorliegen von Warnzeichen (➤ Box 11.1) spricht man von **pathologischer Infektanfälligkeit.** In diesem Fall ist eine Spezialdiagnostik und je nach Immundefekt auch eine mehr oder weniger intensive Therapie angezeigt.

11.4 Kombinierte Immundefekte

11.4.1 Schwerer kombinierter Immundefekt (SCID)

Definition Der SCID („severe combined immunodeficiency") umfasst eine heterogene Gruppe von primären Immundefekterkrankungen, die durch eine massive Verminderung bis hin zum vollständigen Fehlen der **T-Lymphozyten** definiert ist. Bestimmte SCID-Formen zeigen auch zusätzliche Störungen der B- oder NK-Zell-Immunität. Unbehandelt verlaufen SCID meist tödlich. Es handelt sich um seltene Erkrankungen mit einer Häufigkeit von ca. 1 : 50.000–100.000 Lebendgeburten.

Ätiologie und Pathogenese Die Ursache des SCID sind Genmutationen, die bei der Entwicklung zu reifen T-Zellen (und B-Zellen bzw. NK-Zellen) unverzichtbar sind. Betroffene Schlüsselstellen sind z. B. der gemeinsame Zytokinrezeptor (sog. „common gamma chain" für IL-2, IL-4, IL-7, IL-9, IL-15 und IL-21 X-chromosomal), der IL-7-Rezeptor oder die Enzyme RAG1, RAG2 und Artemis, die an der Umlagerung der B- und T-Zell-Rezeptor-Gensegmente beteiligt sind (alle autosomal-rezessiv). Bei Fehlen der Enzyme Adenosin-Desaminase 1 (ADA1) und Purinnukleosidphosphorylase (PNP) kommt es zu einer Anreicherung von toxischen Metaboliten in Lymphozyten und damit zu einer schweren Lymphopenie sowie früher oder später zum klinischen Bild eines SCID.

Symptome Charakteristisch für einen SCID ist neben dem Auftreten opportunistischer Infektionen das Auftreten einer Spender-gegen-Empfänger-Reaktion (Graft-versus-Host-Reaktion, GVH). Eine solche Reaktion wird durch die Passage mütterlicher T-Zellen über die Plazenta und deren ungehinderte Expansion im Kind verursacht. Sie äußert sich klinisch oft in eindrucksvollen **erythematösen Hauteffloreszenzen** (z. B. an Handinnenflächen und Fußsohlen) und laborchemisch in einer **Transaminasenerhöhung, Eosinophilie** und **Panzytopenie** (➤ Abb. 11.1).

Als Folge einer Panzytopenie und des zellulären sowie humoralen Immundefekts entstehen besonders im Windelbereich tiefe, bakteriell besiedelte Hautulzerationen (➤ Abb. 11.2a, b). Säuglinge präsentieren sich mit schwer verlaufenden Durchfallerkrankungen durch Wildtyp- oder Impf-Rotaviren oder andere Viren und Gewichtsstillstand. Darüber hinaus treten Infektionen mit Pilzen (z. B. *Aspergillus, Pneumocystis)* auf. Der Nestschutz ist bei diesen Kindern schnell verbraucht.

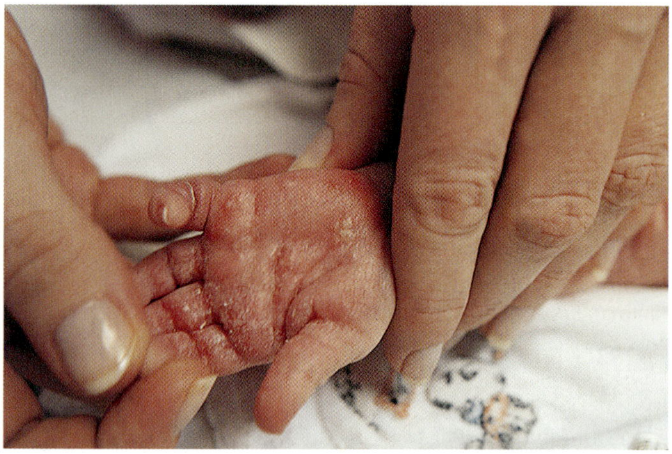

Abb. 11.1 Charakteristisches Ekzem der Handinnenfläche bei einem 3 Monate alten Säugling mit SCID. Durch intrauterinen Übertritt von mütterlichen T-Zellen kommt es zu einer Spender-gegen Empfänger-Reaktion. [R232]

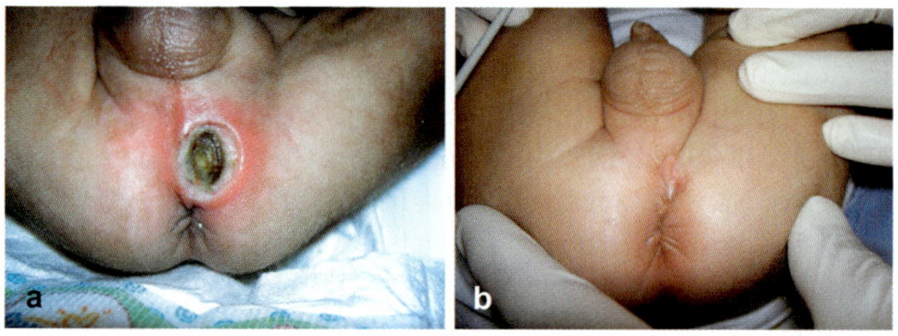

Abb. 11.2 **a** Tiefes Ulkus im Windelbereich bei einem 4 Monate alten Jungen mit SCID und **b** Verlauf 8 Monate nach Transplantation mit Knochenmark einer HLA-identischen Schwester [R232]

MERKE

Die Maximalform der angeborenen Störung der Immunität ist der SCID. Betroffene Säuglinge haben eine schwere (T-Zell-)Lymphopenie, gedeihen nicht und haben chronische Durchfälle und Exantheme, die irrtümlich als atopische oder seborrhoische Dermatitis bewertet werden.

Diagnostik Einen Quantensprung in der Diagnostik dieser IEI stellt die Einführung des bundesweiten Neugeborenenscreenings auf SCID mittels Analyse von TRECs („T-cell receptor excision circles") dar. Sind in der Guthrie-Karte keine TRECs nachweisbar oder sind die TRECs unter einem Cut-off-Wert, ist Kontakt mit Zentren aufzunehmen (www.kinderimmunologie.de). Das SCID-Screening dient dazu, SCID-Fälle vor dem Auftreten potenziell vital bedrohlicher Symptome zu erkennen.

Die Basisdiagnostik beinhaltet aber unverändert vor allem das Differenzialblutbild. Bei fast allen Kindern mit einem SCID findet sich eine stark erniedrigte Lymphozytenzahl im peripheren Blut, meist < 1.000/µl; normal sind im Säuglingsalter zwischen 4.000 und 10.000/µl. Es muss dann sofort eine weitere Differenzierung der Lymphozyten in T-, B- und NK-Lymphozyten mittels durchflusszytometrischer Analyse veranlasst werden. Die Präsenz mütterlicher T-Zellen im Blut des Kindes lässt sich durch HLA-Typisierung der Mutter und HLA-Typisierung der T-Zellen beim Kind nachweisen. Gesichert wird die Diagnose eines SCID durch gezielte molekulargenetische Analyse.

11

MERKE

Im Differenzialblutbild liegt bei einem SCID oft eine erniedrigte relative Lymphozytenzahl vor. Eine Lymphozytopenie < 1.000/µl im Neugeborenenalter ist bis zum Beweis des Gegenteils immer verdächtig für einen SCID.

Therapie, Verlauf und Prognose Der SCID verläuft ohne Behandlung innerhalb des 1. Lebensjahres in den meisten Fällen tödlich. Aus der Diagnose SCID folgt unmittelbar eine absolute Indikation für eine **Notfallbehandlung.** Zuerst muss das Kind zur Vermeidung von (weiteren) Infektionen isoliert werden. Dann wird sofort Kontakt mit einem spezialisierten Transplantationszentrum für Kinder mit Immundefekten aufgenommen. Die defekte humorale Immunität wird durch die Gabe von i. v. verabreichten Immunglobulinen behandelt. Zudem werden Cotrimoxazol zur *Pneumocystis-jirovecii*-Prophylaxe und eine Prophylaxe gegen Pilzinfektionen verabreicht. Lebendimpfungen oder nicht bestrahlte CMV-positive Blutprodukte sind kontraindiziert.

Ist ein passendes Geschwisterkind vorhanden, können mit einer **Stammzelltransplantation** > 90 % der Kinder mit SCID langfristig geheilt werden. Je eher Kinder mit SCID transplantiert werden, desto besser ist ihre Prognose. Bei fehlendem passendem Geschwisterkind kommen HLA-idente Fremdspender oder ggf. die haploidenten Eltern als Spender in Betracht. Alternativ zur Stammzelltransplantation stehen z. B. beim Adenosin-Desaminase(ADA)-SCID **Enzympräparate** zur Verfügung, die i. m. verabreicht werden können. Gentherapeutische Ansätze befinden sich weiterhin in der Entwicklung.

11.4.2 Weniger schwere kombinierte Immundefekte

DOCK8-Defizienz

Definition, Ätiologie und Pathogenese Die Erkrankung wird auch als autosomal-rezessives Hyper-IgE-Syndrom bezeichnet. Ursache sind Mutationen im *DOCK8*-Gen. Das Genprodukt von DOCK8 („dedicator of cytokinesis 8") spielt beim Aufbau und Umbau des Zytoskeletts eine wichtige Rolle. Die T-Zell-Funktion ist maßgeblich beeinträchtigt.

Symptome Klinisch finden sich sehr schwere (generalisierte) Manifestationen von Mollusca contagiosa und anderen Virusinfektionen (➤ Abb. 11.3), darüber hinaus eine Eosinophilie, ein IgE-Exzess und ein eher niedriges IgM. Es bestehen rezidivierende sinupulmonale Infektionen.

Therapie Die Therapie der Wahl ist bei Vorhandensein eines geeigneten Spenders eine Stammzelltransplantation. Bis dahin besteht die Therapie aus rein symptomatischen und antiinfektiösen Maßnahmen sowie der Gabe von polyvalenten IgG.

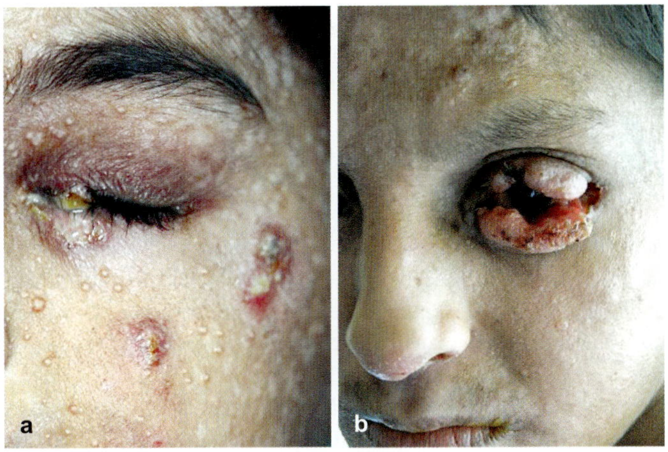

Abb. 11.3 Ausgeprägte Warzen (Herpes simplex bzw. Molluscae contagiosae) und Lymphoproliferation im Bereich der Konjunktiven bei autosomal-rezessivem Hyper-IgE-Syndrom [G116]

Hyper-IgM-Syndrome (HIGM)

Definition Sehr selten sind **Defekte in der B-Zell-Differenzierung,** z. B. das **HIGM.** Hierbei handelt es sich um sog. **Switch-Defekte.** Unreife B-Zellen produzieren nahezu ausschließlich IgM, aber i. d. R. kein IgG, IgA oder IgE.

Ätiologie und Pathogenese Die (fast) isolierte IgM-Synthese der unreifen B-Zellen ist auf eine Ausreifungsstörung der B-Zell-Reihe zurückzuführen. Der notwendige Immunglobulin-Klassenwechsel („switch") zu IgG, IgA und IgM produzierenden Zellen funktioniert beim HIGM nicht. Bei den Typen I und III fehlen die für die T- und B-Zell-Interaktion wichtigen Oberflächenmoleküle CD40-Ligand bzw. CD40. Bei den Typen II und IV fehlen z. B. die intrazellulären Enzyme aktivierungsinduzierte Cytidin-Desaminase (AID) bzw. Uracil-DNA-Glykosylase (UNG).

Symptome Bei **Typ I und Typ III** ist mit Symptomen eines zellulären Immundefekts (z. B. *Pneumocystis-jirovecii*××[1]-Pneumonie [PJP]) und Autoimmunerkrankungen (sklerosierende Cholangitis) zu rechnen. Charakteristisch ist das Auftreten einer Neutrozytopenie bei ca. 50 % der Patienten mit Typ I. Patienten mit **Typ II und Typ IV** zeigen einen milderen Phänotyp mit rezidivierenden Atemwegs- und Darminfektionen. Ein HIGM-Phänotyp kommt auch bei Defekten im NFκB-Aktivierungsweg vor.

Therapie Es ist eine konsequente Substitution mit polyvalenten Immunglobulinen und eine PJP-Prophylaxe indiziert.

Ein Teil der Defekte kann mit einer rechtzeitig durchgeführten Stammzelltransplantation, idealerweise von einem HLA-identischen Geschwisterkind, geheilt werden.

[1] vormals *P. carinii*

11.5 Immundefekte mit Antikörpermangel

11.5.1 X-chromosomale Agammaglobulinämie (Bruton-Syndrom)

Definition Die X-chromosomal vererbte Agammaglobulinämie ist über das Fehlen aller Ig-Isotypen G, A, M, D und E und über das Fehlen von B-Lymphozyten bei Jungen definiert. Darüber hinaus existieren aber auch andere Formen der hereditären Agammaglobulinämie.

Ätiologie und Pathogenese Molekulargenetisch finden sich **Mutationen im Gen für die Bruton-Tyrosinkinase** (BTK), die bei der Entwicklung von B-Lymphozyten von entscheidender Bedeutung ist. BTK ist eine intrazellulär lokalisierte Tyrosinkinase, die an den B-Zell-Rezeptor gebunden ist. Bei Fehlen der BTK ist eine Ausreifung der B-Zellen nicht möglich; in der Folge können AK-produzierende Plasmazellen nicht gebildet werden.

Symptome Erst im Kleinkindesalter (mit Verschwinden des Nestschutzes nach dem 1. Lebensjahr) kommt es zu auffällig häufigen und teils invasiven sinupulmonalen Infektionen. Die häufigsten Erreger sind Staphylokokken, Streptokokken, *Haemophilus, Mycoplasma* spp., aber im Gastrointestinaltrakt auch Enteroviren oder enteropathogene Erreger wie z. B. *Giardia lamblia.* Gefürchtet sind auch enterovirale Infektionen des ZNS. Die assoziierte Immundysregulation beim Bruton-Syndrom begünstigt die Entstehung von Autoimmunerkrankungen oder granulomatösen Entzündungen an diversen Organen. Etwa 20 % der Patienten entwickeln eine Arthritis. Bei einigen Patienten lässt sich Mykoplasma oder Ureaplasma aus der Synovialflüssigkeit kultivieren; meist ist die Arthritis aber aseptisch.

MERKE
Beim Prototyp des Antikörpermangels (Agammaglobulinämie), dem Bruton-Syndrom oder Morbus Bruton, fehlen alle Ig-Isotypen IgG, IgA, IgM und IgE (oder sind extrem stark erniedrigt).

Diagnostik Alle Ig-Isotypen (IgG, IgA, IgD, IgM und IgE) fehlen oder sind stark reduziert. Im peripheren Blut lassen sich keine reifen B-Zellen und keine spezifischen Antikörpertiter nachweisen. Bei 10–25 % der Jungen findet sich eine Neutrozytopenie im Rahmen akuter Erkrankungen. Die Diagnose lässt sich durch eine molekulare Untersuchung des *BTK*-Gens bestätigen.

Therapie Jeder Junge mit gesicherter (primärer) Agammaglobulinämie bedarf der regelmäßigen, lebenslangen Ig-Substitution (i. v. 4-wöchentlich oder s. c. wöchentlich). Hierbei sind Talspiegel von 600–700 mg/dl IgG anzustreben. Unter dieser Therapie können die Patienten ein weitgehend normales Leben führen und das Erwachsenenalter erreichen. Zur Prophylaxe und Therapie von Bronchiektasien – als gefürchtete pulmonale Komplikation bei Antikörpermangelerkrankungen – ist eine intensive krankengymnastische Behandlung, u. a. zur Mobilisation des Bronchialsekrets, sinnvoll.

11.5.2 Common Variable Immunodeficiency (CVID)

Synonyme Erworbene Hypogammaglobulinämie, Late-Onset-Hypogammaglobulinämie.

Definition CVID ist definiert als Verminderung (< 2 SD unterhalb des Normalwerts) von mindestens zwei AK-Klassen ohne Anhalt für andere Ursachen (z. B. Proteinverlustenteropathie, Proteinurie, iatrogene Ursachen). Mit einer Inzidenz von ca. 1 : 25.000–66.000 repräsentiert CVID unter den primären Störungen der Immunität eine relativ große Erkrankungsgruppe. Die Diagnose wird typischerweise erst zwischen dem 2. und 3. Lebensjahrzehnt gestellt.

Ätiologie, Pathogenese und Pathophysiologie Bei CVID handelt es sich um eine heterogene Gruppe von Erkrankungen, deren Ätiologie nicht einheitlich geklärt ist (bzw. nicht einheitlich geklärt werden kann). Zunehmend werden genetische Ursachen für einzelne CVID-Formen aufgeklärt, die als eigene Entität definiert werden. So wurden bei Patienten mit Antikörpermangel Mutationen in Genen für Oberflächenrezeptoren auf Lymphozyten (CD8, TACI, BAFF, CD19, CD20, CD21, CTLA4, LRBA), Transkriptionsfaktoren (NFκB) oder für Glykosylierung (ATP6AP1) beschrieben. Aufgrund unterschiedlicher Ursachen kommt es zu einem Ausreifungsdefekt der B-Zellen und zu Störungen in der T- und B-Zell-Interaktion. Bei einigen CVID ist in Gewebebefunden histologisch eine chronisch-granulomatöse Entzündung (granulomatöse CVID) zu beobachten, die Ausdruck einer Immundysregulation ist.

Klinik Beim CVID sind sinupulmonale Infektionen häufig. Als Folge des Mangels an sekretorischem IgA kommt es insbesondere im Bereich der Lungen und des GIT zu Langzeitkomplikationen im Sinne chronischer Entzündungen. Bei einem Teil der Patienten werden schwere Lungenveränderungen, Bronchiektasen, Granulome oder interstitielle Veränderungen beobachtet. Diese Komplikationen werden in Fällen einer verspäteten oder suboptimalen Therapie mit Immunglobulinen regelmäßig gefunden. Die Manifestation eines CVID am Darm ist von einer chronisch entzündlichen Darmerkrankung (CED) zunächst nicht zu unterscheiden. Bei einigen Patienten lassen sich opportunistische Erreger wie z. B. *Giardia lamblia* oder *Campylobacter* isolieren. Bei 20–25 % der Patienten kommt es darüber hinaus zu verschiedenen Autoimmunerkrankungen. Lymphome und gastrointestinale Tumoren treten bei Patienten mit CVID häufiger auf als in der Normalbevölkerung.

Diagnostik Im Unterschied zur X-chromosomal gebundenen Agammaglobulinämie (Bruton-Syndrom) sind beim CVID noch residuale IgG, IgA oder IgM nachweisbar. Die Titer spezifischer AK können erniedrigt sein; auch nach Boosterung ist i. d. R. kein weiterer Anstieg der spezifischen AK feststellbar. Bevor die Diagnose eines CVID gestellt werden kann, müssen andere (primäre und vor allem sekundäre) Immundefekte ausgeschlossen werden. Bei Kleinkindern < 5 Jahren kann die Diagnose nur gestellt werden, wenn im Verlauf die Bestimmung der Ig-Spiegel wiederholt und anhand von altersspezifischen Normwerten (www.immundefekt.de/immunologische-tabellen) bewertet wird. Die Bestimmung von IgG-Subklassen (IgG1,

IgG2, IgG3 und IgG4) hat bis zu einem Alter von 5–6 Jahren keinen diagnostischen Stellenwert.

Therapie, Verlauf und Prognose Die Therapie besteht aus einer regelmäßigen und dauerhaften IgG-Substitution. Anders als bei schweren Immundefekten stellt die Stammzelltransplantation bei Patienten mit CVID unter Abwägung von Nutzen und Risiko gegenwärtig keine therapeutische Alternative dar.

Substitution mit Immunglobulinen

S3-Leitlinie Therapie primärer Antikörpermangelerkrankungen. AWMF-Registernummer 189-001. Stand: 1.4.2019 (in Überarbeitung); https://register.awmf.org/de/leitlinien/detail/189-001

11.5.3 Selektiver Mangel bestimmter Immunglobulin-Isotypen

IgG-Subklassen-Defekt

IgG-Subklassen-Defekte sind extrem selten. IgG-Subklassen müssen im infektionsfreien Intervall mehr als 2 SD unter dem Mittelwert liegen. Im Nachgang von Infektionen sind bei gesunden Kindern einzelne IgG-Subklassen erniedrigt. Ein klinisch relevanter Subklassendefekt liegt ausschließlich dann vor, wenn auch signifikante, rezidivierende Infektionen nachweisbar sind. Mehrere Defekte können miteinander kombiniert sein (z. B. IgG1 und IgG3, IgG2 und IgG4). Genau wie die Ig-Hauptklassen (IgG, IgA, IgM, IgE) sind auch die IgG-Subklassenwerte immer mit den Alterskontrollen zu vergleichen, da sich die Ig-Subklassenwerte insbesondere in den ersten Lebensjahren stark ändern. Nur Kinder mit gesichert schweren und rezidivierenden Infektionen werden mit Immunglobulin substituiert. Gerade bei jüngeren Kindern ist immer wieder zu überprüfen, ob es nicht zu einer Ausreifung der IgG-Subklassen gekommen ist.

IgA-Mangel

Definition Der **selektive IgA-Mangel** ist definiert als ein IgA-Plasmaspiegel von < 5 mg/dl, bei altersnormwertigen IgG und IgM. Der **selektive IgA-Mangel** ist der häufigste angeborene Immundefekt. Die Prävalenz beträgt ca. 1 : 500–3.000.

Ätiologie, Pathogenese und Pathophysiologie Die Pathogenese des IgA-Mangels ist nicht geklärt. Es gibt zwei IgA-Subklassen: IgA1 macht 93 % des IgA im Serum und IgA2 60 % des IgA in Körperflüssigkeiten aus. Isolierte Defekte von IgA1 oder IgA2 sind extrem selten.

Symptome Die meisten Patienten mit IgA-Mangel sind asymptomatisch. Die klinische Präsentation kann in einzelnen Fällen aber auch einem CVID ähneln (➤ Kap. 11.5.2). Assoziationen oder Koinzidenzen mit anderen Autoimmunerkrankungen (Alopezie, Kolitis, Thyreoiditis, juvenile idiopathische Arthritis) sind beschrieben. Für Patienten mit selektivem IgA-Mangel wird ein gering erhöhtes Malignomrisiko vermutet (Magenkarzinom, Lymphome).

Diagnostik Neben einem Blutbild mit Differenzierung müssen die Ig-Hauptklassen bestimmt und mit den altersgerechten Normwerten verglichen werden. Die Diagnose kann vor dem 5. Lebensjahr nicht gestellt werden. Bei nicht wenigen sonst gesunden Kindern tritt eine reguläre IgA-Bildung erst verzögert ein. Bei Vorliegen von schweren Infektionen werden die IgG-Subklassen bestimmt, da der selektive IgA-Mangel bei einzelnen Patienten mit einem IgG-Subklassen-Mangel kombiniert ist. Finden sich Serum-IgA-Spiegel > 5 mg/dl, aber < 30 mg/dl, spricht man von einem **partiellen IgA-Mangel,** der keinen Krankheitswert hat.

Therapie, Verlauf und Prognose Für den selektiven IgA-Mangel gibt es keine spezifische Therapie. Die Gabe von Ig-Präparaten ist nur dann sinnvoll, wenn der selektive IgA-Mangel mit einem IgG-Subklassen-Defekt kombiniert ist und schwere rezidivierende Infektionen vorliegen. Der selektive IgA-Mangel hat eine gute Prognose.

MERKE

Der IgA-Mangel ist der häufigste angeborene Immundefekt, führt aber nur bei einem Teil der Patienten zu Symptomen (vor allem rezidivierende Atemwegsinfektionen). Es gibt keine spezifische Therapie.

11.6 Immundefektsyndrome

11.6.1 Immundefektsyndrome mit fazialen Auffälligkeiten

DiGeorge-Syndrom

Definition Ein DiGeorge-Syndrom (DGS) basiert auf einer chromosomalen Mikrodeletion auf Chromosom 22 (del22q11.2). Mit erheblicher klinischer Variabilität führt diese zu einer Kombination von angeborenem Herzfehler, Gaumenanomalien, Gesichtsdysmorphien, Entwicklungsverzögerung und Hypo- oder Aplasie von Thymus- oder Nebenschilddrüsengewebe.

Ätiologie und Pathogenese del22q11.2 gehört zu den häufigsten strukturellen chromosomalen Aberrationen mit einer geschätzten Frequenz von ca. 1 : 4.000. In etwa 90 % der Fälle handelt es sich um eine Neumutation. Die Deletion führt zu einer gestörten Embryogenese der sog. 3.–4. Schlundtasche.

Symptome Synonym mit DGS wird die Bezeichnung CATCH-22-Syndrom gebraucht (CATCH als Akronym für **C**ardiac abnormality + **A**bnormal facies + **T**hymic aplasia + **C**left palate+ **H**ypocalcemia/hypoparathyroidism). Eine kardiale Beteiligung tritt bei über 70 % der Patienten auf (z. B. Fehlanlage des Aortenbogens, Fallot-Tetralogie, Ventrikelseptumdefekte). Die **typische Gesichtsdysmorphie** bei

DGS umfasst Hypertelorismus, Ohrfehlbildungen (niedrig sitzender Ohransatz, eingezogene Pinna und reduzierte Helixformation), fischartiger Mund, Mikrognathie und antimongoloide Lidachsen. Die Thymushypo- bzw. -aplasie führt (häufig) zu einer allenfalls leichten Verminderung bzw. (selten) zu einem vollständigen Fehlen von T-Zellen. Meist bestehen kleine Thymusreste im Bereich der Zunge, der Schilddrüse oder sogar im Mittelohr fort, die eine noch ausreichende T-Zell-Produktion gewährleisten. Gaumenspalten verursachen eine nasale Sprache oder andere Sprechauffälligkeiten. Die Fehlanlage der Nebenschilddrüse bedingt einen Hypoparathyreoidismus und somit u. a. eine Hypokalzämie. Bei ca. 50–60 % der Patienten tritt in den ersten 1–2 Lebenstagen eine hypokalzämiebedinge Tetanie auf. Patienten mit DGS zeigen eine erhebliche Variabilität bzgl. ihrer psychomotorischen und kognitiven Entwicklung und orthopädischen Beschwerden. Assoziationen zu Autoimmunerkrankungen sind zudem bekannt.

MERKE

Bei ausgewählten Vitien (z. B. Fallot-Tetralogie, Anomalitäten des Aortenbogens), Hypokalzämie und Leukozytopenie sollte großzügig an ein DiGeorge-Syndrom-gedacht werden. Die phänotypische Variabilität des DGS ist sehr groß. Ältere Kinder präsentieren sich mitunter „nur" mit (Sprach-) Entwicklungsverzögerungen.

Diagnostik Die Diagnose eines DGS wird durch den Nachweis der 22q11.2-Deletion mittels (klassischer) Fluoreszenz-in situ-Hybridisierung (FISH), Array-CGH oder genomweiter SNP[2]-Mikroarrays.

Therapie, Verlauf und Prognose Die Behandlung des DGS richtet sich nach dem klinischen Phänotyp. Oft ist eine multidisziplinäre Versorgung notwendig. Von entscheidender Bedeutung für die Prognose ist die Ausprägung und ggf. Korrektur des Vitiums. Nur selten ist der Immundefekt stark ausgeprägt, häufiger sind Autoimmunerkrankungen. Bei fehlenden oder stark erniedrigten T-Zell-Zahlen sind mindestens eine Isolierung, eine Substitution mit Immunglobulinen und eine PJP-Prophylaxe (ähnlich wie bei einem SCID, ➤ Kap. 11.5.2) zu erwägen. Im sehr seltenen Fall eines DGS-assoziierten SCID (absolute Thymusaplasie und damit schwerste T-Zell-Lymphozytopenie) kann eine Thymustransplantation den SCID beheben.

Hyper-IgE-Syndrom (autosomal-dominant)

Synonyme Buckley- oder Hiob-Syndrom (nach dem biblischen Hiob, der von Kopf bis Fuß mit Abszessen übersät war).

Definition und Ätiologie Das Hyper-IgE-Syndrom ist geno- und phänotypisch charakterisiert. Klinisch besteht eine chronische seborrhoisch-ekzematöse Haut mit u. a. rezidivierenden Hautabszessen *(Staphylococcus aureus)* oder Mykosen (Candida- oder Onychomykose). In der Lunge treten typischerweise Pneumatozelen nach abszedierenden Pneumonien auf.

Genetische Ursache sind autosomal-dominante, heterozygote Nonsense- oder Loss-of-Function-Mutationen im *STAT3*-Gen (STAT3 = „signal transducer and activator of transcription" 3). STAT3 ist u. a. für die Wirkung des IL-6- und IL-17-Signalling wichtig, z. B. bei der Immunität gegenüber Staphylokokken (IL-6) oder Pilzen (IL-17).

Symptome Fast charakteristisch erscheinen gröbere Gesichtszüge und eine oft zu beobachtende Prognathie. Die Nase erscheint groß, der Abstand zwischen den Nasenflügeln ist typischerweise vergrößert. Bei kleinen Kindern sind diese Auffälligkeiten mitunter noch nicht sehr ausgeprägt. Oft tritt ein verspäteter Zahnwechsel auf, oder es bildet sich eine zweite Zahnreihe. Am Knochen können pathologische Frakturen auftreten, die Gelenke lassen eine Hypermobilität erkennen, und regelmäßig kommt es zu einer Skoliose. Vaskuläre Malformationen können assoziiert sein.

Diagnostik Das Serum-IgE ist bei diesen Patienten variabel, aber z. T. sehr stark erhöht (2.000–40.000 IU). Eine IgE-Erhöhung per se ist aber nicht hinreichend für die Diagnose, da das IgE z. B. auch bei anderen primären Immundefekten oder bei „nur" atopischen Erkrankungen erhöht sein kann. Die Diagnosestellung besteht aus einem (o. g.) Symptommosaik, das sich z. T. auch erst im Laufe der weiteren Lebensjahre entwickelt. Hilfreich sind HIE-Scores (u. a. Grimbacher-Score).

Therapie Die Versorgung richtet sich nach der Leitsymptomatik und soll multidisziplinär sein. Es gibt bisher keine kausale Therapie. Gentherapien sind nicht verfügbar, Daten über Wirksamkeit und Sicherheit von Stammzelltransplantationen sind nur als Fallberichte vorhanden. Prophylaktisch werden staphylokokkenwirksame Antibiotika und Pilzprophylaxen eingesetzt. Die regelmäßige Substitution von polyvalenten IgG kann supportiv sein.

Prognose Unter einer regelmäßigen Betreuung, einer aggressiven, erregerkalkulierten antiinfektiven Therapie und multidisziplinären Versorgung ist die Prognose gut. Problematisch und prognostisch limitierend kann eine chronische Lungenerkrankung (Bronchiektasen, Pneumatozelen) als Folge rezidivierender Infektionen sein.

Chronische mukokutane Candidiasis (CMC)

Bei der CMC handelt es sich um einen spezifischen Defekt des Immunsystems gegenüber Infektionen mit i. d. R. *Candida*-Spezies, der zu einer chronischen Infektion von Haut, Mundschleimhaut, Nägeln und Schleimhäuten führt. Die Patienten haben eine erhöhte Infektionsanfälligkeit gegenüber Bakterien und insbesondere Pilzen. Tödliche Verläufe als Folge einer Sepsis oder zerebraler Insulte sind beschrieben. Als genetische Grundlagen für CMC sind pathogene Mutationen z. B. Loss-of-Function, IL-17 oder IL-17-Rezeptor, *CARD9* oder Gain-of-Function in *STAT1* beschrieben. Diese Gene kodieren für wichtige Signaltransduktionsmoleküle. In einigen CMC-Fällen ist das *AIRE*-Gen (Autoimmunregulator) mutiert und die **autosomal-**

[2] SNP: single nucleotide polymorphism

rezessive APECED-Erkrankung mit einer Polyendokrinopathie assoziiert (APECED = Autoimmunpolyendokrinopathie, Candidiasis und ektodermale Dystrophie), weil als Folge der Autoimmunität Antikörper gegen IL-17 gebildet werden. Zur systemischen Therapie der CMC werden u. a. Ketoconazol und Fluconazol eingesetzt.

MERKE
Hinter Immundefekten mit fazialen Auffälligkeiten können sich Multisystemerkrankungen verbergen, die Herz und Endokrinium (DiGeorge-Syndrom), Lunge und Haut (Hyper-IgE-Syndrom) oder Endokrinium (chronische mukokutane Candidiasis) betreffen können.

11.6.2 Immundefektsyndrome mit neurologischen Symptomen

Ataxia teleangiectasia (Louis-Bar-Syndrom)

Definition Die Ataxia teleangiectasia (AT) ist durch zerebelläre Ataxie und okulokutane Teleangiektasien charakterisiert. Ihre Prävalenz wird auf 1 : 40.000 geschätzt.

Ätiologie, Pathogenese und Pathophysiologie Die AT entsteht als Folge von autosomal-rezessiv vererbten **Mutationen im *ATM*-Gen** („ataxia teleangiectasia mutated gene"). Das Genprodukt von ATM ist ein Sensor für Doppelstrangbrüche der DNA. Es interagiert mit NBS1, dem Genprodukt, das bei Mutationen das Nijmegen-Breakage-Syndrom verursacht.

Symptome Die neurologischen Symptome stehen im Vordergrund: Im Schulalter verschlechtern sich Grob- und Feinmotorik, und im 2. Lebensjahrzehnt kommt es zu Rollstuhlpflichtigkeit. Ein Großteil der Patienten verstirbt in der 2.–3. Lebensdekade an pulmonalen Infektionen. Es besteht zwar eine erhöhte Prävalenz für Non-Hodgkin-Lymphome, Leukämien, solide Tumoren und Hodgkin-Lymphome, aber die Mehrzahl der Patienten mit AT entwickelt im Verlauf keine Tumoren. Es können granulomatöse Hautveränderungen in Erscheinung treten, mit teils mutilierendem Charakter. Junge erwachsene Patienten haben ein erhöhtes Risiko für eine chronische Hepatopathie.

Diagnostik Die Diagnose erfolgt vor allem klinisch aufgrund der progressiven Ataxie und der Teleangiektasien und wird gendiagnostisch gesichert. Das erhöhte **Alpha-Fetoprotein (AFP)** ist ein Marker für die Ataxia teleangiectasia. Bei den immunologischen Befunden finden sich häufig ein IgA-Mangel, z. T. ein IgG2-Subklassen-Mangel, eine IgM-Erhöhung und eine Lymphozytopenie. In sehr seltenen Fällen entspricht die Lymphozytopenie bei AT einem SCID. Die erhöhte DNA-Brüchigkeit lässt sich funktionell mit einer Zellzyklusanalyse in vitro nachweisen.

Differenzialdiagnose Differenzialdiagnostisch müssen andere Syndrome mit defekter DNA-Reparatur erwogen werden. Von den inzwischen 13 genetisch charakterisierten sind z. B. das **Nijmegen-Breakage-Syndrom** (autosomal-rezessive Erkrankung mit Kleinwuchs und Mikrozephalie mit Einschränkung der intellektuellen Fähigkeiten) oder das **Bloom-Syndrom** (autosomal-rezessives Syndrom mit vogelähnlichem Gesicht, Photosensitivität, ggf. frühem Auftreten onkologischer Erkrankungen) zu erwähnen.

Therapie Eine interdisziplinäre Betreuung unter Einbeziehung von Neuropädiatern und Onkologen ist notwendig. Es steht keine spezifische Therapie zur Verfügung. Die Therapie onkologischer Erkrankungen mit Zytostatika oder ionisierenden Strahlen ist wegen der gestörten DNA-Reparatur ausgesprochen schwierig. In Einzelfällen, d. h. bei AT mit assoziiertem SCID, kann eine Stammzelltransplantation unter sehr schonender Konditionierung erfolgreich (in Bezug auf den Immundefekt) sein.

CAVE
Patienten mit Ataxia teleangiectasia, Nijmegen-Breakage-Syndrom, Bloom-Syndrom und Fanconi-Anämie haben eine gestörte DNA-Reparatur. Die Anwendung ionisierender Strahlung darf nur nach strengster Indikationsprüfung erfolgen.

11.6.3 Immundefekte mit gastrointestinaler Beteiligung

Defekte im IL-10-Signalweg

Definition IL-10- und IL-10-Rezeptor-Defekte führen bereits im Säuglingsalter zu einer schwersten Immundysregulation mit lebensbedrohlichen blutigen Durchfällen. Sie gehören zu den hereditären Formen der „(very) early onset inflammatory bowel disease" ([V] EO-IBD).

Ätiologie, Pathogenese und Pathophysiologie Das Zytokin IL-10 hat diverse immunsuppressive Funktionen; es wirkt vor allem antiinflammatorisch. So unterdrückt es die Produktion proinflammatorischer Zytokine (TNF-α, IL-1β und IL-6). Ursächlich für die Defekte sind Mutationen im IL-10-Zytokin-Gen oder im IL-10-Rezeptor-Gen.

Symptome Kinder mit Defekten im IL-10-Signalweg werden im frühen Säuglingsalter mit schwerster therapieresistenter und teils vital bedrohlicher Kolitis auffällig.

Diagnostik Diagnostiziert werden die Erkrankungen genetisch. Mit zunehmender genetischer Aufklärung von (EO-)IBD werden ebenso zunehmend phänotypische Überlappungen gefunden. Rein klinisch lassen sich die einzelnen Entitäten so nicht mehr sicher unterscheiden. Als primärer Diagnostikansatz empfiehlt sich daher ein Next Generation Sequencing, z. B. Genpanelanalysen für EO-IBD.

Therapie Die schwere Erkrankung stellt letztendlich eine Indikation zur Stammzelltransplantation dar.

11.6.4 Immundefektsyndrom mit Blutungen

Wiskott-Aldrich-Syndrom

Definition Das Wiskott-Aldrich-Syndrom (WAS) ist genetisch determiniert und zeigt die klassische Trias von Thrombozytopenie, Ekzem und rezidivierenden Infektionen.

Ätiologie und Pathogenese Das Wiskott-Aldrich-Syndrom wird X-chromosomal vererbt. Das WAS-Gen kodiert das Wiskott-Aldrich-Syndrom-Protein (WASP), welches das Zytoskelett und die Aktinpolymerisation organisiert. Es spielt bei der Aktivierung von Lymphozyten, Thrombozyten und Makrophagen sowie bei der Chemotaxis von Phagozyten eine wichtige Rolle. Mutationen im *WASP*-Gen verursachen darüber hinaus die Krankheitsbilder XLT (X-chromosomal vererbte Thrombozytopenie) und XLN (X-chromosomal vererbte Neutrozytopenie).

Symptome Ein Leitsymptom stellen petechiale Blutungen dar, die im Zusammenhang mit einem Ekzem auftreten (➤ Abb. 11.4). Die Blutungen können das Gehirn betreffen und ein lebensbedrohliches Ausmaß annehmen oder sich wie bei einer chronisch entzündlichen Darmerkrankung (CED) präsentieren. Rezidivierende sinupulmonale und opportunistische Infektionen mit z. B. *Pneumocystis jiroveci* oder CMV treten auf. Autoimmunerkrankungen werden bei bis zu 40 % der Patienten beobachtet. Bei Adoleszenten und jungen Erwachsenen können sich Lymphome entwickeln.

Diagnostik Pathognomonisch ist eine Thrombozytopenie mit einem verminderten mittleren Plättchenvolumen (MPV < 6 fl). Gesichert wird das Wiskott-Aldrich-Syndrom durch eine durchflusszytometrische Untersuchung auf WASP und Nachweis von pathogenen Mutationen im *WASP*-Gen.

Therapie Bei vital bedrohlichen Blutungen sind Thrombozytentransfusionen notwendig. Als kurative, sehr effektive und zugleich relativ sichere Therapieform steht die Transplantation von Stammzellen aus Knochenmark oder Nabelschnurblut zur Verfügung.

CAVE
Jeder männliche Säugling mit Thrombozytopenie, Ekzem, blutigen Durchfällen und rezidivierenden Infektionen hat bis zum Beweis des Gegenteils ein Wiskott-Aldrich-Syndrom.

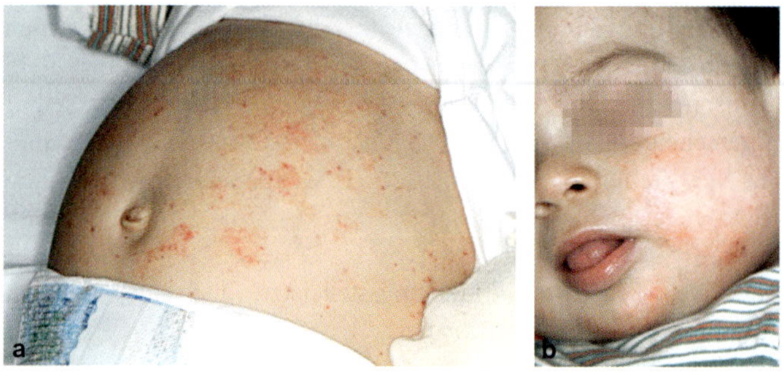

Abb. 11.4 Ekzem mit petechialen Einblutungen bei einem Kind mit Wiskott-Aldrich-Syndrom [G116]

11.6.5 Immundefektsyndrome mit Lymphoproliferation/Immundysregulation

Autoimmunes lymphoproliferatives Syndrom (ALPS)

Synonyme Canale-Smith-Syndrom, lymphoproliferatives Syndrom mit Autoimmunität (➤ Abb. 11.5).

Ätiologie und Pathogenese Das autosomal-dominant vererbte ALPS entsteht durch einen Defekt des programmierten Zelltods (Apoptose) in Lymphozyten. Als Folge der gestörten Apoptose kommt es zu einer unkontrollierten Proliferation autoreaktiver T-Zellen, die zu Autoimmunität mit z. B. **autoimmunhämolytischer Anämie** und **Thrombozytopenie** führt. Für die Apoptoseinduktion spielt das **FAS-Molekül** (CD95 oder TNFRSF6 oder Apo1) eine wichtige Rolle. Es aktiviert im Zellinnern die Caspasekaskade (u. a. Caspase

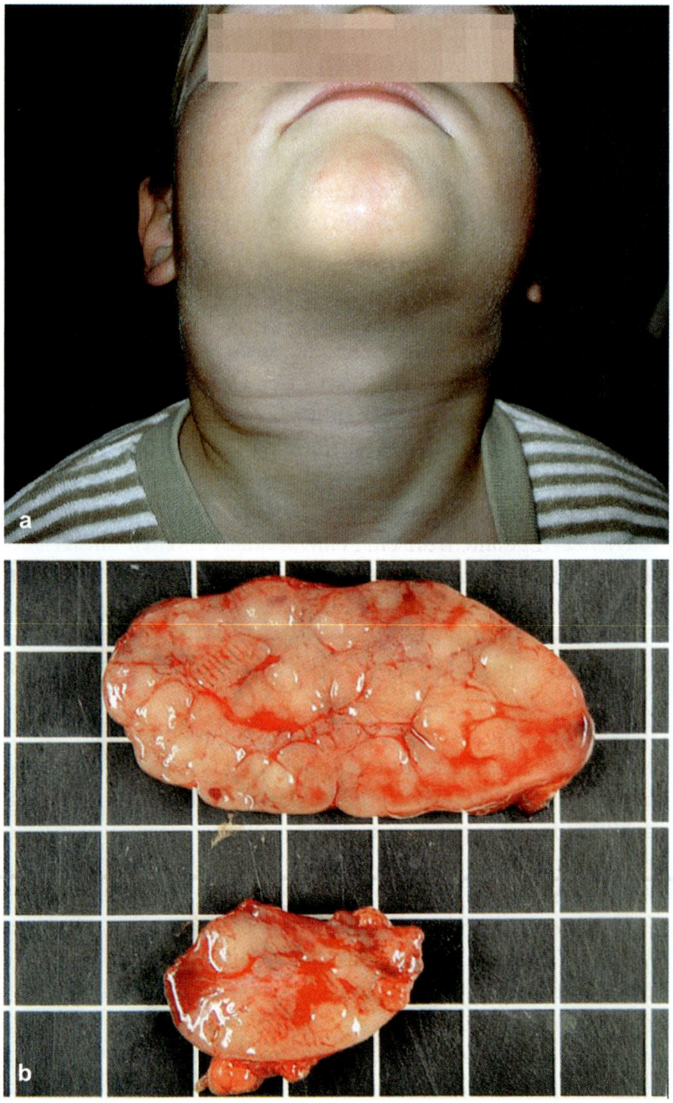

Abb. 11.5 Ausgeprägte zervikale Lymphadenopathie bei einem Jungen. Ein schmerzhafter Lymphknoten (5,5 × 2,7 cm) musste operativ entfernt werden. [G116]

8, Caspase 10). Bei Mutationen in diesem Apoptose-Aktivierungsweg kommt es zum ALPS.

Diagnostik Ein charakteristisches Zeichen ist die vermehrte absolute und relative Anzahl an T-Lymphozyten, die kein CD4 und kein CD8, aber den T-Zell-Rezeptor αβ tragen (doppeltnegative T-Zellen). Weitere Surrogatmarker sind erhöhtes Vitamin B_{12} und löslicher Fas-Ligand.

Therapie Die Lymphoproliferation bedarf zunächst keiner spezifischen Behandlung. Je nach Verlauf können Immunsuppressiva zum Einsatz kommen (sog. mTor-Inhibitoren, z. B. Sirolimus [Rapamycin]).

X-chromosomal vererbte Immundysregulation, Polyendokrinopathie und Enteropathie (IPEX-Syndrome)

Definition Bereits im frühen Säuglingsalter zeigen die betroffenen Kinder eine schwere Gedeihstörung mit schweren multiplen Autoimmunerkrankungen (Diabetes, Enteropathie, Thyreoiditis, Anämie, Ekzem). Das IPEX ist der Prototyp der sog. Treg-opathien, einer Gruppe von Erkrankungen, bei denen die regulatorischen T-Zellen (Tregs) defekt sind.

Ätiologie und Pathogenese Ursächlich für das Fehlen von Treg-Zellen sind Mutationen im Transkriptionsfaktor FOXP3.

Diagnostik Bei Gesunden machen Tregs weniger als 1 % der Lymphozyten im Blut aus. Fehlen diese Tregs oder sind sie funktionsgestört, kommt es zu dieser sehr schweren Erkrankung. FOXP3 kann durchflusszytometrisch quantifiziert werden. Eine genetische Diagnostik ist obligat.

Therapie Es sollte frühzeitig eine Stammzelltransplantation angestrebt werden. Bis dahin muss symptomatisch und u. a. immunsuppressiv therapiert werden.

Chediak-Higashi-Syndrom

Das Chediak-Higashi-Syndrom ist eine seltene, lebensbedrohliche autosomal-rezessiv vererbte Erkrankung mit **rezidivierenden eiterbildenden Infektionen, neurologischen Auffälligkeiten** und **okulokutanem Albinismus.** Als Ursache der Erkrankung wurden Mutationen im *LYST* („lysosome trafficking regulator gene")- bzw. *CHS1*-Gen identifiziert, deren Genprodukte für die Bildung von zytotoxischen Granula wichtig sind. Im peripheren Blutausstrich finden sich Riesengranula in Neutrophilen, Eosinophilen und Basophilen. Eine aggressive und prompte Therapie von Infektionen ist notwendig. Getriggert durch einfache Virusinfektionen, kommt es als Folge zu einer schweren Immundysregulation mit unkontrollierter T-Zell-Aktivierung, zu einer schweren, potenziell lebensgefährlichen hämophagozytären Lymphohistiozytose (HLH). Symptome einer solchen HLH sind Fieber, Hepatosplenomegalie, Lymphadenopathie, Zytopenie, Hypertriglyzeridämie, Hypofibrinogenämie. Es besteht die Indikation zur Stammzelltransplantation.

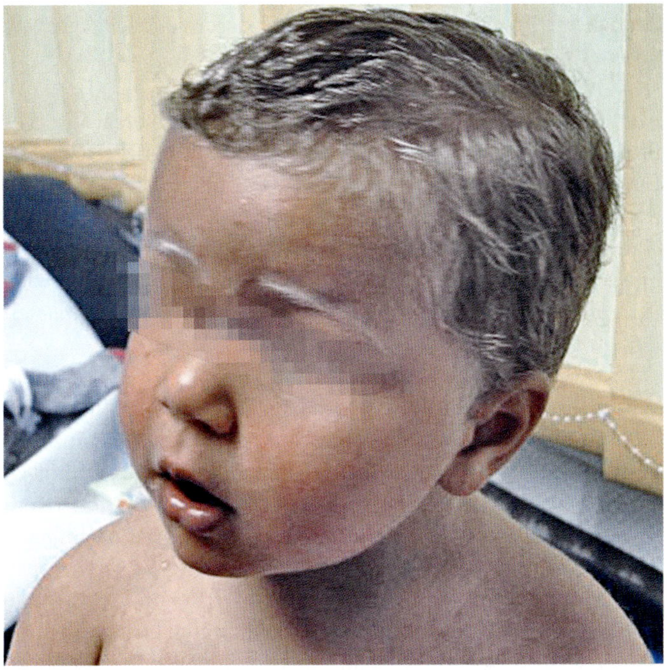

Abb. 11.6 2-jähriges Mädchen aus Marokko mit silbergrauen Haaren als pathognomonische Besonderheit des genetisch diagnostizierten Griscelli-Syndroms [G116]

Griscelli-Syndrom

Beim Griscelli-Syndrom handelt es sich um eine seltene autosomal-rezessiv vererbte Erkrankung mit **partiellem Albinismus** (auffällig silbrig-graue Haare, ➤ Abb. 11.6) und **Immundefekt,** die dem Chediak-Higashi-Syndrom ähnlich ist, aber keine Neutrozytopenie und Riesengranula zeigt. Ursächlich sind Mutationen im *Myosin5A*- und *RAB27a*-Gen, die ebenfalls wichtig für die Bildung von zytotoxischen Granula und Melanosomen sind. Auch hier kann eine HLH eine Komplikation sein. Eine Stammzelltransplantation kann den hämatologischen Phänotyp heilen.

11.7 Phagozytendefekte

Neutropenie ➤ Kap. 17.4.2.

11.7.1 Defekte der Sauerstoffradikalproduktion

Septische Granulomatose („chronic granulomatous disease", CGD)

Definition Es handelt sich um eine Gruppe von monogenetischen **Defekten in der NADPH-Oxidase,** die für die Sauerstoffradikalproduktion und intrazelluläre Abtötung von Erregern durch Phagozyten benötigt wird.

Ätiologie und Pathogenese Die NADPH-Oxidase besteht aus sechs Proteinuntereinheiten. Vier Gene kodieren für die NADPH-Oxidase. Das X-chromosomal vererbte GP91-PHOX ist die am häufigsten betroffene Untereinheit und führt zum X-chromosomalen Erkrankungsbild. Die anderen Untereinheiten werden autosomal-rezessiv vererbt. Erreger, die Katalase produzieren, können nicht abgebaut werden (z. B. *Staphylococcus aureus, Burkholderia cepatia, Serratia marcescens, Nocardia, Aspergillus).*

Symptome Am häufigsten werden Lunge, Haut, Lymphknoten und Leber befallen. Osteomyelitiden, perianale oder hepatische Abszesse (➤ Abb. 11.7) und Gingivitis oder Kolitis kommen vor. Es kommt zu einer Wachstumsverzögerung. Charakteristisch ist das Auftreten eines diskoiden Lupus erythematodes bei den Müttern der betroffenen Patienten (➤ Abb. 11.8).

Diagnostik Die Diagnose kann durchflusszytometrisch über die Messung der Sauerstoffradikalproduktion im Dihydrorhodamin-Assay (DHR) gestellt werden. Eine genetische Analyse ist obligat. Gezielte bildgebende Untersuchungen wie Leber- und Milzsonografie sowie CT des Thorax sind notwendig, um nach pyogenen Abszessen oder invasiven Pilzinfektionen (z. B. Aspergillom) zu suchen.

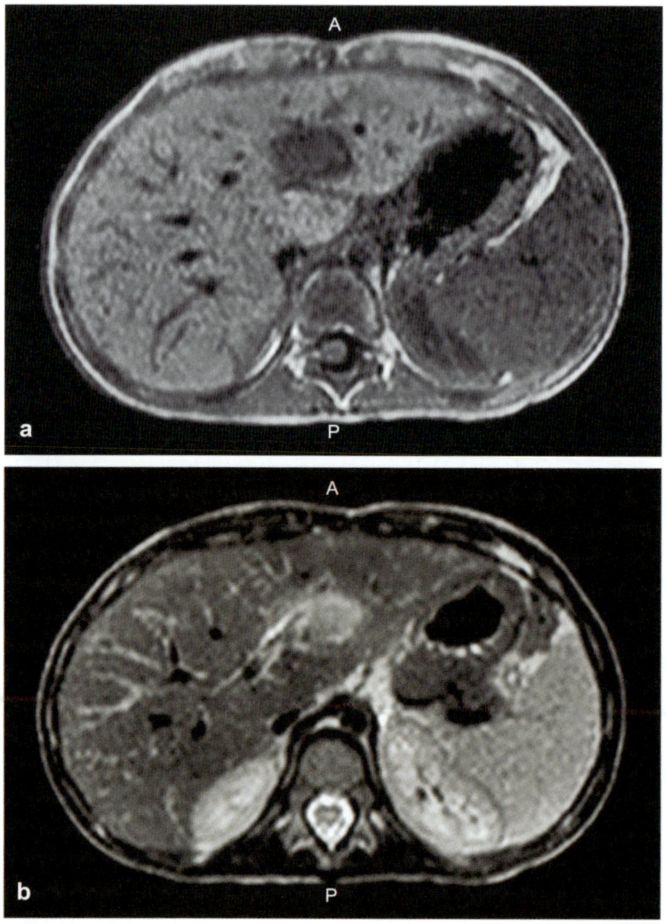

Abb. 11.7 Leberabszess als nahezu pathognomonische Infektion bei Diagnosestellung einer septischen Granulomatose [G116]

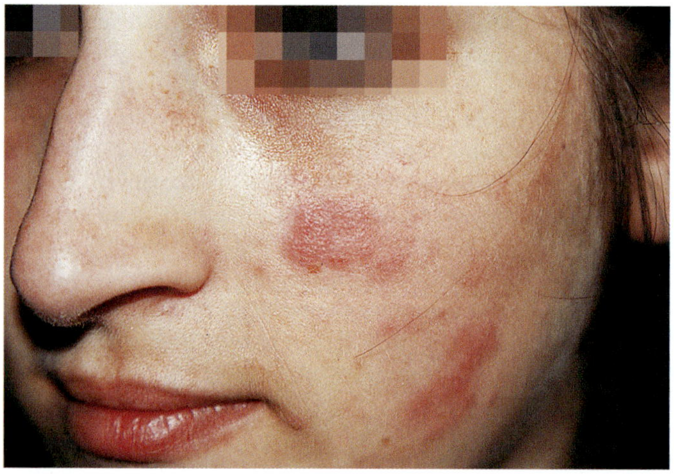

Abb. 11.8 Mutter eines Kindes mit septischer Granulomatose, die selbst unter einem diskoiden Lupus erythematodes leidet [R232]

Differenzialdiagnostik Wegen der granulomatösen Entzündung ist eine Differenzialdiagnose gegenüber dem Morbus Crohn gelegentlich schwierig. Insbesondere bei VEO-IBD sollte eine septische Granulomatose differenzialdiagnostisch in Betracht gezogen werden.

Therapie Von entscheidender Bedeutung sind eine antibakterielle Prophylaxe mit Trimethoprim-Sulfonamid und eine antimykotische Prophylaxe mit Itraconazol. Bei Infektionen ist die Gabe von Antibiotika sinnvoll, die intrazellulär eine hohe Konzentration aufweisen (z. B. Azithromycin, Vancomycin, Teicoplanin, Ciprofloxacin). Bei schwersten Abszesskomplikationen sind Granulozytentransfusionen eingesetzt worden, was in spezialisierten Zentren erfolgen sollte. Differenzialdiagnostisch muss an invasive *Aspergillus*-Infektionen gedacht werden. Eine effektive Behandlungsform stellt die Transplantation hämatopoetischer Stammzellen dar, die bei Vorhandensein eines passenden Spenders so früh wie möglich angestrebt werden sollte.

MERKE
Die septische Granulomatose manifestiert sich oft mit rezidivierenden abszedierenden Lymphadenitiden und Abszessen innerer Organe (Lunge, Leber und Milz) mit vor allem langfristigem Verlauf und Wundheilungsstörung.
Eine ungewöhnlich frühe kindliche Manifestation einer CED sollte auch an einen Immundefekt, z. B. eine septische Granulomatose, denken lassen.

11.7.2 Leukozytenadhäsionsdefekte (LAD1, LAD2, LAD3)

Der **LAD1** ist eine autosomal-rezessiv vererbte Erkrankung, die durch schwere, tief ulzerierende Hautinfektionen bei gleichzeitig vorliegender Leukozytose charakterisiert ist. Ursächlich sind Mutationen in der gemeinsamen Kette der β2-Integrine (CD18). Integrine sind wichtige Adhäsionsmoleküle, die für Leukozyten notwendig sind, um von der Blutbahn in das Gewebe auszuwandern. Leitsymptome sind der verzögerte Abfall der Nabelschnur (> 30 Tage) *und* eine ausgeprägte Nabelgrundentzündung.

Der **LAD2** ist Folge einer Glykosylierungsstörung („congenital disorder of glycosylation", CDG). Die Patienten zeigen eine schwere psychomotorische Retardierung.

Der autosomal-rezessive **LAD3** ist wahrscheinlich Folge einer Mutation im *Rap1*-Gen, das für eine GTPase kodiert, die wichtig für die Zelladhäsion ist. Der LAD3-Defekt geht mit einer erhöhten Blutungsneigung einher.

11.7.3 Spezifische Defekte bei der Abwehr gegenüber Mykobakterien

Nach Aufnahme von Mykobakterien in Makrophagen wird die Produktion von **Interleukin 12** (IL-12) induziert, das über den IL-12-Rezeptor die Produktion von IFN-γ anregt. **IFN-γ** führt über den IFN-γ-Rezeptor zur intrazellulären Abtötung von Mykobakterien. In der Zelle wird das Signal über die **Proteine STAT1** und den nukleären **Transkriptionsfaktor NFκB** weitergegeben. Defekte der IFN-γ-Rezeptoren 1 oder 2, des IL-12 und des IL-12-Rezeptors, des STAT-1 und der Aktivierung des NFκB (NEMO-Defekte) sind durch eine erhöhte Empfänglichkeit für mykobakterielle Infektionen charakterisiert.

11.8 Komplementdefekte

Komplementdefekte sind sehr selten. Die Defekte der Einzelkomponenten von C1 bis C9 werden **autosomal-rezessiv** vererbt. Einzig der sog. Properdin-Defekt wird X-chromosomal gebunden vererbt. Hilfreich für die Diagnose sind die Komplementfunktionstests CH50 und AP50. Es besteht keine Möglichkeit, einzelne Komplementfaktoren zu substituieren.

MERKE

Die entscheidende Maßnahme bei Patienten mit Komplementdefekten zur Verhinderung potenziell gefährlicher Infektionen liegt in der Aufklärung und Impfung gegen Pneumokokken, *Haemophilus influenzae* und Meningokokken. Kommt es zu einer Infektion, ist eine frühe Antibiotikagabe wichtig. Eine prophylaktische Antibiotikagabe (Penicillin) ist in solchen Fällen gründlich abzuwägen.

11.8.1 C1q-, C2-, C3-, C4-Defekt

Bei Störungen der frühen Komplementkaskade treten ein **systemischer Lupus erythematodes** oder ein **diskoider Lupus** als Folge der defekten Immunkomplex-Clearance auf. Gleichzeitig ist die Häufigkeit bakterieller Infektionen erhöht.

11.8.2 C5-, C6-, C7-, C8- und C9-Defekte

Allen Defekten der späten Komplementkaskade gemeinsam ist eine erhöhte Empfänglichkeit für **Infektionen mit *Neisseria* spp.** (Meningokokken, Gonokokken).

11.8.3 Faktor-D-Defekt, Faktor-I-Defekt

Die Komplementaktivierung über den alternativen Weg ist extrem niedrig (im AP50-Test). Es besteht eine Empfänglichkeit gegenüber **Infektionen mit *Neisseria* spp. oder bekapselten Erregern.**

11.8.4 Faktor-H-Defekt

Die Patienten bekommen ein atypisches **hämolytisch-urämisches Syndrom (HUS).**

11.8.5 Properdin-Defekt

Dies ist der einzige X-chromosomal vererbte Komplementdefekt. Die Patienten zeigen einen ungewöhnlich schweren Verlauf von Meningokokken-Infektionen.

11.8.6 Defekt des Mannose-bindenden Lektins (MBL)

Das Mannose-bindende Lektin (MBL) erkennt N-Acetylglucosamin und Mannose sowohl auf grampositiven als auch auf gramnegativen Bakterien, Kryptokokken, *Candida* und Viren. Es aktiviert einen dritten Aktivierungsweg in der Komplementkaskade über C3. Niedrige Werte für MBL und Veränderungen im *MBL*-Gen finden sich auch bei vielen Gesunden, sodass die Diagnose einer MBL-Defizienz schwierig ist. Bei einigen Patienten kommt es zu rezidivierenden Infekten der oberen Atemwege, zu Abszessen, Sepsis und Meningokokkeninfektionen. Das MBL kann mittels ELISA-Test nachgewiesen werden; nur bei stark erniedrigten Werten (< 75 mg/ml) ist eine weitere Abklärung sinnvoll.

11.8.7 Hereditäres Angioödem (HAE, C1-Esterase-Inhibitor-Defekt)

Definition Das HAE ist der häufigste Komplementdefekt, der episodisch als Folge einer unkontrollierbaren lokalen Komplementaktivierung zu Schwellungen der Haut, der Extremitäten, der Genitalien, aber auch der inneren Organe (z. B. GIT) führt.

Ätiologie und Pathogenese Die Erkrankung wird autosomal-dominant vererbt. Das Angioödem entsteht durch das Fehlen der hemmenden Wirkung von C1-Esterase-Inhibitor auf die vasoaktiven Entzündungsmediatoren Kallikrein und Bradykinin.

Klinik 85 % der Patienten zeigen bereits im Kindes- und Jugendalter Symptome. Typisch sind weißblass-teigige, nicht schmerzhafte und nicht juckende Schwellungen, die sich nach 2–5 Tagen zurückbilden und insbesondere nicht auf Kortikoide ansprechen. Warnzeichen für das lebensgefährliche Larynxödem sind ein Engegefühl im Rachenbereich, eine Zungenschwellung oder Heiserkeit. Es handelt sich um einen Notfall. Aufgrund der Schmerzattacken im Gastrointestinalbereich kommt es bei Unkenntnis der Diagnose zu Appendektomien.

Diagnostik Hinweise kann evtl. bereits die Familienanamnese geben. In den Komplementuntersuchungen finden sich niedrige Werte für C4-Komplement. Es folgt ein direkter Nachweis des C1-Esterase-Inhibitors und seiner Funktion. Schwellungen des GIT sind sonografisch nachweisbar.

Therapie Die wichtigste Maßnahme ist eine intensive Aufklärung aller Familienangehörigen über die Erkrankung. Für den Notfall müssen C1-Esterase-Inhibitor-Depots leicht verfügbar sein. Patienten sind mit einem Ausweis zu versehen. Für operative Eingriffe, insbesondere im Hals- und Kopfbereich, ist eine Kurzzeitprophylaxe mit C1-Esterase-Inhibitor indiziert.

S1-Leitlinie Hereditäres Angioödem durch C1-Inhibitor-Mangel. AWMF-Registernummer 061-029. Stand: 10.9.2018, gültig bis 9.9.2023; https://register.awmf.org/de/leitlinien/detail/061-029

CAVE

Wichtig bei HAE

Das Larynxödem bei HAE-Patienten ist potenziell tödlich und spricht nicht auf Kortikosteroide an, sondern nur auf Infusion des C1-Esterase-Inhibitors, der immer schnell verfügbar sein sollte. Patienten müssen einen Notfallausweis erhalten.

11.9 Autoinflammatorische Erkrankungen

Autoinflammatorische Erkrankungen sind gekennzeichnet durch rezidivierende, selbstlimitierende Entzündungsschübe, oft mit Fieber und Exanthem, denen symptomfreie Intervalle folgen. Es handelt sich um eine Dysregulation der angeborenen Immunität („innate immunity"). Durch Gefahrensignale („danger signals") (z. B. Freisetzung viraler RNA oder DNA, bakterieller Membranbestandteile wie z. B. Lipopolysaccharid [LPS]) werden Monozyten, Makrophagen und dendritische Zellen so stark stimuliert, dass es zur ungebremsten Ausschüttung von inflammatorischen Zytokinen kommt. Die Folge sind Erkrankungen, bei denen entweder IL-1β oder Typ-I-Interferone (IFN-α, -β) im Übermaß produziert werden. IL-1β wird durch einen intrazellulären Proteinkomplex, das sog. Inflammasom, reguliert. Bei gestörter Funktion des Inflammasoms kommt es zur ungehinderten Sekretion von IL-1β (Inflammasomopathien). Bei ungehinderter Ausschüttung von Typ-I-Interferonen spricht man von Interferonopathien.

11.9.1 Inflammasomopathien

Kryopyrinopathie („cryopyrin-associated periodic syndrome", CAPS)

Definition und Ätiologie Es handelt sich um eine Gruppe von Erkrankungen mit spontanen, episodischen Attacken mit urtikariellen Hauterscheinungen und systemischer Entzündung. Ursache sind u. a. Mutationen im Gen für Kryopyrin *NLRP3.*

Symptome Es gibt Formen, die sich im Kleinkindes- bzw. Kindesalter manifestieren, die nur leichte Symptome verursachen und daher keine Therapieindikation darstellen. Die schwerste Form tritt im Säuglingsalter auf und wird NOMID („neonatal onset multi-inflammatory disease") oder CINCA („chronic infantile neurocutaneous articular syndrome") genannt. Aufgrund der schweren Entzündung kann es zu Taubheit, Blindheit und schweren Gelenkdestruktionen sowie geistiger Retardierung kommen.

Diagnostik Goldstandard ist der Nachweis pathogener Mutationen und in dem Zusammenhang eine kritische Bewertung des klinischen Phänotyps.

Therapie Ein frühzeitiger Einsatz von IL-1-blockierenden Substanzen ist bei gesichertem CINCA dringend indiziert.

Familiäres Mittelmeerfieber (FMF)

Definition und Ätiologie Das FMF ist ein periodisches Fiebersyndrom, das in einigen ethnischen Gruppen besonders häufig vorkommt, z. B. in der türkischen Bevölkerung und bei anderen Bewohnern des Mittelmeerraums. Ursache sind Mutationen in dem für Pyrin kodierenden Gen (Marenostrin, *MEFV).*

Symptome Oft besteht während einer Inflammationsepisode eine klassische Trias von Fieber, Gelenk- und Bauchschmerzen. Bei Jahre anhaltender chronischer Entzündung kann es zu schweren, irreversiblen Veränderungen an Gelenken oder Nieren kommen. Regelmäßig erhalten Patienten mit FMF, die noch nicht diagnostiziert wurden, aufgrund der Bauchschmerzen eine Appendektomie, ohne dass nach der OP eine Appendizitis diagnostiziert werden kann.

Diagnostik Die Diagnose wird auf der Grundlage klinischer Kriterien und einer gründlichen Familienanamnese gestellt, die dann ggf. durch eine genetische Untersuchung bestätigt wird.

Therapie Sehr effektiv ist die Therapie mit Colchicin. Als tägliche, lebenslange Prophylaxe dient Colchicin der Verhinderung schwerer Komplikationen, z. B. der Dialysepflichtigkeit als Folge der Nierenamyloidose.

MERKE
Hauptgrund für eine unzureichende Krankheitskontrolle bei FMF ist meist eine mangelnde Therapieadhärenz.

Hyper-IgD-Syndrom

Definition und Ätiologie Die Erkrankung ist gekennzeichnet durch periodisches Fieber, Arthralgien, Exanthem und Durchfälle. Ursache sind Mutationen in dem Gen, das für die Mevalonatkinase (MVK) kodiert.

Symptome Neben Fieberschüben und Hautausschlägen können die Patienten eine Lymphadenopathie und Splenomegalie aufweisen.

Diagnostik Die Diagnose kann durch Bestimmung der MVK-Aktivität gestellt werden. Bei komplettem Fehlen der Enzymaktivität liegt ein homozygoter Gendefekt vor, der ursächlich für eine schwere Stoffwechselerkrankung (Mevalonazidurie) ist, bei „nur" erniedrigter Aktivität liegt ein Hyper-IgD-Syndrom vor.

Therapie Bei schweren Fällen ist eine Therapie mit IL-1-blockierenden Substanzen indiziert.

11.9.2 Interferonopathien

STING-assoziierte Vaskulopathie mit Beginn im Säuglingsalter

Definition und Ätiologie Bei der „STING-associated vasculopathy with onset in infancy" (SAVI) handelt sich um eine sehr schwere Entzündungserkrankung insbesondere der Gefäße, z. T. mit Extremitätenverlust und pulmonalen Veränderungen. Ursache der Erkrankung sind funktionssteigernde Mutationen im Gen *STING,* das die Sekretion von Typ-1-Interferon reguliert. Als Folge der Mutation kommt es zu einer ungebremsten Ausschüttung von Typ-1-Interferonen (IFN-1α, IFN-β).

Symptome Das klinische Bild ist eindrucksvoll. Als Folge der Vaskulopathie und einer nekrotisierenden Vaskulitis können die Kinder mutilierende Verletzungen an den akralen Regionen erleiden. Es kommt immer wieder zu ungehinderten Entzündungsschüben und an Knochen und Lunge zu schweren Veränderungen, die unbehandelt zum Tod führen.

Diagnostik Die Diagnose aller Interferonopathien inkl. SAVI wird auf der Grundlage einer Bestimmung der Interferonsignatur ermöglicht. Die Diagnose SAVI wird durch einen Nachweis einer „Gain-of-Function"-Mutation im *STING*-Gen gestellt.

Therapie Therapeutische Ansätze sind die Blockade von bestimmten Signaltransduktionsmolekülen (JAK1 oder Tyk2), welche die Signaltransduktion durch den IFN-Typ-1-Rezeptor vermitteln und durch Medikamente geblockt werden können (z. B. Ruxolitinib oder Baricitinib).

LITERATUR

Aghamohammadi A, Abolhassani H (eds.). Inborn Errors of Immunity. London: Elsevier/Academic Press 2021.

Bousfiha A. The 2017 IUIS phenotypic classification for primary immunodeficiencies. J Clin Immunol 2018; 38: 129–143.

Hanitsch L, Baumann U, et al. Treatment and management of primary antibody deficiency: German interdisciplinary evidence-based consensus guideline. Eur J Immunol 2020; 50: 1432–1443.

Peter H-H, Pichler WJ, Müller-Ladner Ü. Klinische Immunologie. München: Elsevier Urban & Fischer 2012.

Rezaei N, Aghamohammadi A, Notarangelo LD (eds.). Primary Immunodeficiency Diseases. 2nd ed. Berlin, Heidelberg: Springer 2017.

Sullivan K, Stiehm ER (eds.). Stiehm's Immune Deficiencies. Waltham, Mass.: Academic Press 2014.

Tangye SG, Al-Herz W, et al. Human inborn errors of immunity: 2022 update on the classification from the International Union of Immunological Societies Expert Committee. J Clin Immunol 2022; 42(7): 1473–1507.

KAPITEL

12 Rheumatische Erkrankungen

Gregor Dückers und Tim Niehues

Kinder und Jugendliche berichten oft über Beschwerden am Bewegungsapparat oder über Hautausschläge. In einigen Fällen kann dies auf eine rheumatische Erkrankung, d. h. auf eine **chronische idiopathische Entzündungsreaktion** hinweisen. „Rheuma" wird dabei meist als eine Entzündung am Gelenk (Arthritis) oder am Bandapparat (Tenosynovitis bzw. Enthesitis) aufgefasst. Theoretisch können alle Körperorgane von einer idiopathischen Entzündung betroffen sein. Besondere Bedeutung haben systemische Entzündungen mit Organmanifestation, z. B. Entzündungen der Gefäße (Vaskulitiden), der Haut (Dermatitiden), der Muskulatur (Myositiden) oder der Nieren (Nephritiden), im ZNS oder am Auge (Uveitis oder Iridozyklitis).

Praxistipp
Die Kardinalsymptome einer Entzündung sind: Rötung (Rubor), Schmerz (Dolor), Wärme (Calor), Schwellung (Tumor) und Funktionsstörung (Functio laesa).

12.1 Pathophysiologie

Die physiologische Funktion des Immunsystems besteht in einer Balance zwischen immunologischer Toleranz gegenüber den eigenen Körperstrukturen und Erkennung/Elimination von Fremdstrukturen. Eine wesentliche Rolle bei der Durchbrechung der Selbsttoleranz können Infektionen als initiale Trigger für Autoimmunerkrankungen spielen (➤ Tab. 12.1). Typischerweise treten solche Autoimmunerkrankungen mit einer zeitlichen Latenz von Wochen bis Monaten nach einer Infektion auf.

Tab. 12.1 Assoziationen zwischen Infektionen und Autoimmunerkrankungen

Infektion/Erreger	Autoimmunerkrankung
Streptokokken der Gruppe A	Rheumatisches Fieber
Shigellen, Salmonellen, *Yersinia, Campylobacter*	Reaktive Arthritis
Chlamydia trachomatis	Reiter-Syndrom
Borrelia burgdorferi	Lyme-Arthritis
Virusinfektionen	Immunthrombozytopenie, systemischer Lupus erythematodes

Eine Idee zur Pathophysiologie ist, dass bei Infektionen Körperzellen geschädigt und so z. B. Kernbestandteile durch das eigene Immunsystem detektiert werden. Die so erkannten körpereigenen Zellstrukturen werden als (Auto-)Antigen erkannt und fälschlich nicht ignoriert (defekte Ignoranz). T-Zellen können dabei stark aktiviert und anschließend nicht mehr zerstört werden (defekte Deletion). Sie produzieren übermäßig proentzündliche Zytokine (defekte Regulation). Eine weitere Idee zur Pathophysiologie ist die sog. **Molekulare-Mimikry-Hypothese.** Hierbei wird postuliert, dass Strukturen auf Erregern körpereigenen Strukturen sehr ähnlich sehen und so eine Kreuzreaktion des Immunsystems entsteht.

Schließlich begünstigen genetische Faktoren die Entstehung von Autoimmunerkrankungen. Eine Hauptassoziation mit Autoimmunerkrankungen besteht für den *Major Histocompatibility Complex* (MHC) auf Chromosom 5, der für die HLA-Moleküle kodiert. Antigene, also auch Autoantigene, werden T-Zellen bzw. autoreaktiven T-Zellen im Zusammenhang mit den HLA-Molekülen präsentiert. HLA-Moleküle sind außerordentlich vielfältig und spielen eine entscheidende Rolle für die Histokompatibilität z. B. bei Transplantationen. Gewisse HLA-Allele scheinen die Präsentation von Autoantigenen zu begünstigen. In der Zwillingsforschung wurde bei eineiigen Zwillingen eine Konkordanzrate für Autoimmunerkrankungen von bis zu 50 % festgestellt. Jedoch ist die Konkordanzrate bei HLA-identen Geschwistern niedriger als bei eineiigen, HLA-identen Zwillingen, sodass vermutlich noch weitere Faktoren/Gene für das Auftreten von Autoimmunerkrankungen eine Rolle spielen.

Jede idiopathische Entzündungsreaktion gliedert sich in einen autoinflammatorischen und einen autoimmunen Anteil. Je nach Manifestation bzw. Erkrankungsart sind die Anteile unterschiedlich stark ausgeprägt. Autoinflammation, Autoimmunität und Immundefizienz (➤ Kap. 11.3) ergeben das kontinuierliche Spektrum der (pathologischen) Immundysregulation.

Bei **Autoimmunität** wird eine Entzündungsreaktion vor allem von T- und B-Zellen vermittelt. Sie basiert auf einer verlorenen Toleranz gegenüber körpereigenen Gewebebestandteilen. Toleranz ist im Gesunden ein aktiver Vorgang. Regulatorische Zellen z. B. sog. Tregs (regulatorische T-Zellen) neutralisieren oder eliminieren autoreaktive Zellen und verhindern so eine autoimmune Reaktion. Bei Gesunden kann immer eine gewisse Autoimmunität gegenüber Autoantigenen ohne klinische Manifestation nachgewiesen werden. Ein Beispiel ist die Präsenz antinukleärer Antikörper (ANA) bei ca. 5 % der „asymptomatischen" Normalbevölkerung.

Unter **Autoinflammation** wird eine Entzündung verstanden, die auf eine Dysregulation der „innate immunity" zurückzuführen ist. Die Entzündungsreaktion erfolgt also ohne Beteiligung von T- und B-Zellen, sondern vielmehr durch stark aktivierte Makrophagen und Neutrophile. In den letzten Jahren konnten bei zahlreichen autoinflammatorischen Erkrankungen monogenetische Ursachen identifiziert und deren nähere Pathophysiologie konnte aufgeklärt werden. Wie bei der Autoimmunität, so ist auch bei der Autoinflammation nicht jede Reaktion (apodiktisch) als eine pathologische Reaktion zu verstehen.

12.2 Diagnostik

12.2.1 Anamnese

Der Erstkontakt legt den entscheidenden Grundstein für den künftigen Verlauf der Betreuung des Patienten. Der Arzt eröffnet im Idealfall das Gespräch mit einer offenen Frage, um die Hauptanliegen des Patienten zu erfassen.

Praxistipp

Fragen, die in der (Rheuma-)Anamnese geklärt werden sollen:

- Welche Symptome bestehen? Wo werden sie empfunden?
- Sind Kardinalsymptome einer Entzündung erfüllt?
- Wann haben die Symptome begonnen, und wie lange haben sie angehalten?
- Besteht eine Periodizität im Monatsverlauf oder ein zirkadianer Verlauf?
- Besteht ein zeitlicher Zusammenhang zu möglichen Ursachen, z. B. Trauma oder (Darm-)Infektionen?
- Bestehen weitere systemische Zeichen einer Inflammation, d. h. Fieber, Dermatitis oder Polyserositis?
- Gibt es Verhaltensweisen, die das Beschwerdebild verstärken oder abschwächen?
- Können bestimmte Tätigkeiten seit den Symptomen nicht mehr durchgeführt werden? Ist eine Teilnahme in der Schule und beim Sport möglich?
- Wie ausgeprägt werden die Symptome vom Patienten empfunden bzw. vom Arzt beurteilt (visuelle Analogskala)?
- Sind in der Familie entzündliche Erkrankungen oder Autoimmunerkrankungen bekannt? Gibt es Fälle von Psoriasis, Augenentzündungen oder chronisch entzündlichen Darmerkrankungen (CED)?

S2k-Leitlinie Muskuloskelettale Schmerzen bei Kindern und Jugendlichen – Ein Algorithmus zur differenzialdiagnostischen Abklärung eines häufigen Leitsymptoms in der Kinder- und Jugendmedizin. AWMF-Registernummer 027-073. Stand: 30.11.2020, gültig bis 29.11.2025; https://register.awmf.org/de/leitlinien/detail/027-073

Zur semiquantitativen Erfassung von Schmerzen bietet sich eine visuelle Analogskala (VAS) an. Auf einer 10 cm langen Skala werden Aktivitäts- bzw. Schmerzgrade von 0 (kein Schmerz) bis 10 (maximale Schmerzempfindung) eingeordnet.

Zur Ermittlung der Lebensqualität bzw. der Beeinträchtigung im Alltag hat sich der *Childhood Health Assessment Questionnaire* (CHAQ) etabliert.

MERKE

Charakteristische Beschwerden (Red Flags) einer rheumatischen Gelenkerkrankung sind:

- Zeichen einer Arthritis (Schmerzen, Schwellung, Funktionsstörung, Überwärmung)
- Schleichender Beginn und Dauer der Beschwerden über mehrere Wochen
- Auftreten von Morgensteifigkeit an den Gelenken oder Verschlechterung der Beschwerden nach Ruhephasen und eine gewisse Besserung durch Aktivität

Aufgrund der Anamnese wird eine diagnostische Hypothese aufgestellt, die bei den weiteren Untersuchungen bestätigt oder verworfen wird.

12.2.2 Körperliche Untersuchung

MERKE
Eine gründliche Anamnese und ein ausführlicher körperlicher Untersuchungsbefund erlauben bereits in über 90 % der Fälle eine sichere Diagnosestellung der häufigsten rheumatischen Erkrankung bei Kindern: einer juvenilen idiopathischen Arthritis (JIA).

Die körperliche Untersuchung beginnt mit der Beobachtung der allgemeinen Erscheinung des Patienten und der Beurteilung des Gangbildes beim Betreten des Untersuchungsraums. Die körperliche Untersuchung am weitestgehend entkleideten Kind umfasst die seitenvergleichende Inspektion, die Palpation und die Funktionsprüfung aller Gelenke.

Der Bewegungsumfang ist nach der **Neutral-0-Methode** zu prüfen und zu dokumentieren. Hiernach wird nach Benennung der untersuchten Bewegung (z. B. Flexion/Extension) der Bewegungsumfang in Grad angegeben. Da die Bewegung in einem gesunden Handgelenk für Flexion (F)/Extension (E) 80/0/70 beträgt, würde z. B. ein komplettes Streckdefizit im Handgelenk z. B. als F/E 80/0/0 angegeben werden.

Praxistipp
Standardbögen für die Dokumentation der Neutral-0-Methode findet man z. B. auf der Internetseite des Spitzenverbandes Deutsche Gesetzliche Unfallversicherung unter „Formtexte für Ärzte": https://dguv.de/formtexte/index.jsp

Es schließt sich eine allgemeinpädiatrische, orientierende körperliche Untersuchung an, bei der eine Inspektion der Haut und der Schleimhäute unverzichtbar ist, um z. B. typische Exantheme, Aphthen, Purpura, Nagelveränderungen, Alopezie, Kalzinose nicht zu übersehen. Jedes Kind mit Verdacht auf eine rheumatische Erkrankung muss in regelmäßigen Abständen zum Augenarzt, um mittels Spaltlampenuntersuchung eine Uveitis auszuschließen.

12.2.3 Labor- und apparative Untersuchungen

Die Bedeutung der Laboruntersuchungen für die Diagnose rheumatischer Erkrankungen wird überschätzt. Laboruntersuchungen sind daher vor allem zum Ausschluss anderer Erkrankungen und zur Klassifikation hilfreich. Laborparameter müssen stets im klinisch-anamnestischen Kontext betrachtet werden.

CAVE
Eine rheumatische Erkrankung kann weder durch einen Normalwert sicher ausgeschlossen noch durch einen veränderten Laborwert bewiesen werden.

Initial empfiehlt sich die **Bestimmung folgender Parameter:** Blutbild mit Leukozytendifferenzierung, Aspartat-Aminotransferase (AST) und Alanin-Aminotransferase (ALT), Gamma-Glutamyl-Transferase (GGT), Kreatinin (zur Beurteilung der Nierenfunktion), Harnsäure (HS), Harnstoff, Laktatdehydrogenase (LDH) (z. A. Zellzerfall z. B. bei Leukämie), Kreatinkinase (CK) (als ein Parameter für eine etwaige Myositis), C-reaktives Protein (CRP) und Blutsenkungsgeschwindigkeit (BSG) bzw. Erythrozytensedimentationsrate (ESR) (zur Beurteilung des Ausmaßes der Entzündungsaktivität). Nicht zur Diagnose aber zur **Klassifikation** können folgende Parameter dienen: antinukleärer Antikörper (ANA), Rheumafaktor (RF) oder Anti-CCP-AK (bei Kindern frühestens ab dem 10. Lebensjahr), Anti-Doppelstrang-DNA-AK (Anti-ds-DNA-AK) (bei V. a. einen SLE) und humanes Leukozytenantigen Typ B27 (HLA-B27) (z. B. bei V. a. eine Enthesitis).

Führend bei der Gelenkbeurteilung ist der körperliche Untersuchungsbefund. Bei bildgebenden Untersuchungen können mittels Sonografie Gelenkergüsse und Synovialitiden dokumentiert werden. Konventionelle Röntgenuntersuchungen und MRT werden zum Ausschluss anderer Erkrankungen oder zur Dokumentation von Gelenkschäden eingesetzt. Arthroskopien und Synoviabiopsien haben in der Diagnostik rheumatischer Erkrankungen im Kindes- und Jugendalter keinen Stellenwert.

12.3 Therapie

Zur Sicherung einer qualitativ hochwertigen Patientenversorgung hat die Gesellschaft für Kinder- und Jugendrheumatologie (GKJR) in Zusammenarbeit mit anderen Fachgesellschaften einige Therapieleitlinien publiziert.

MERKE
Übergeordnete Ziele einer raschen und effektiven leitliniengerechten Therapie der JIA sind:
- Schmerzlinderung und Entzündungshemmung
- Erhalt bzw. Wiederherstellung von Gelenkfunktionen
- Verhindern von Komorbiditäten (Behinderungen, Wachstumsstörung, Organschäden, Visusminderung, psychosoziale Entwicklungsstörungen)
- Erzielen von Beschwerdefreiheit und Remission

Die Therapie sollte interdisziplinär erfolgen, d. h., der Kinder- und Jugendarzt/Kinderrheumatologe arbeitet u. a. mit Physiotherapeuten, Kindernephrologen und Neuropädiatern, Ophthalmologen und Orthopäden zusammen.

12.3.1 Medikamentöse Therapie

Nichtsteroidale Antirheumatika (NSAR)

Bei vielen rheumatischen Erkrankungen werden zuerst NSAR zur Entzündungshemmung (antiphlogistische Wirkung) und zur Schmerzlinderung (analgetische Wirkung) eingesetzt. NSAR wirken über eine Hemmung von zwei Isoformen des Enzyms Cyclooxygenase (COX-1 und -2). Diese Inhibition führt zu einer verminderten Synthese von wichtigen Entzündungsmediatoren (Prostaglandinen). COX-1 wird in allen Körperzellen, COX-2 wird bei entzündlichen Prozessen in Makrophagen, Monozyten, Synovial- und Endothelzellen exprimiert. Typische Vertreter von COX-1-Inhibitoren sind Ibuprofen, Naproxen oder Diclofenac. COX-2-Inhibitoren sind im Kindes- und Jugendalter nicht zugelassen.

MERKE

Bei rheumatischen Erkrankungen sind nichtsteroidale Antirheumatika (NSAR) zur Schmerzlinderung und Entzündungshemmung wirksam und sollten initial eingesetzt werden.

Glukokortikoide

Physiologisch werden Kortikoide im menschlichen Körper von der Nebennierenrinde synthetisiert. Glukokortikoide als Arzneimittel (z. B. Prednison oder Prednisolon) sind bei schwerer Entzündungsreaktion für die akute Therapie unverzichtbar. Sie haben den Vorteil, dass sie im Unterschied zu anderen Immunsuppressiva (z. B. Methotrexat [MTX], Azathioprin) einen sehr schnellen Therapieeffekt haben. Sie wirken unmittelbar antiinflammatorisch, antiproliferativ und immunsuppressiv. Kortikoide können lokal (intraartikulär, intraokulär) oder systemisch (oral oder intravenös) eingesetzt werden. Eine lokale Anwendung erfolgt durch z. B. intraartikuläre Instillation von Triamcinolonhexacetonid-Kristallen in entzündete Gelenke. Die Kortisonkristalle mit langer Halbwertszeit wirken so direkt am akuten Entzündungsherd effektiv und ohne wesentliche systemische unerwünschte Arzneimittelwirkung (UAW). Der lokal verabreichte Wirkstoff löst sich langsam im Gelenk auf und kann so über Monate das Wiederauftreten erneuter Gelenkentzündungen verhindern.

Der systemische Einsatz von Kortison, d. h. als Tablette oder Infusionslösung, ist i. d. R. bei schweren Formen entzündlicher Erkrankungen indiziert. Die Dosierung reicht von niedrigen Dosen (0,2 mg/kg KG/Tag) bis hin zu Stoß- oder Pulstherapien (30 mg/kg KG/Tag, max. 1 g pro Infusion, über 4 h an 3 Tagen in Folge).

Praxistipp

Bei der Dosierung von Kortison gilt: so wenig wie möglich, so viel wie nötig.

Der Einsatz von Kortison im Kindes- und Jugendalter wird zuweilen sehr kritisch gesehen, auch wenn die Anwendung teilweise lebensrettend sein kann. Zweifelsohne muss die Indikation kritisch geprüft und die Therapie ärztlich überwacht werden. Bei längerem Einsatz von Kortison kann es zum sog. Cushing-Syndrom kommen. Hier treten eine vorübergehende Gewichtszunahme und Hautveränderungen in Erscheinung. Weitere langfristige UAWs können sein: irreversible Wachstumshemmung, Atrophie des subkutanen Gewebes, Katarakt, Glaukom, diabetische Stoffwechsellage, Osteoporose, Myopathie. Um dem betroffenen Kind rasch zu helfen, lässt sich der Einsatz von Kortison nicht immer vermeiden.

MERKE

Glukokortikoide hemmen Entzündungsreaktionen rasch und sehr effektiv. Eine langfristige Anwendung (> 2 Wochen) ist bei Kindern – wann immer möglich – zu vermeiden. Im Einzelfall kann der niedrig dosierte (< 0,2 mg/kg KG/Tag) Einsatz mittelfristig gerechtfertigt sein, wenn andere Therapieformen nicht hinreichend effektiv sind.

csDMARDs/Basistherapeutika

Basistherapeutika oder „conventional synthetic (= non-biological) disease modifying antirheumatic drugs" (csDMARDs) wirken sehr unterschiedlich, u. a. durch Hemmung der Proliferation aktivierter Lymphozyten. Sie entfalten einen generellen antientzündlichen oder immunmodulatorischen Effekt. Zu den am häufigsten eingesetzten Medikamenten zählen MTX, Sulfasalazin, Azathioprin oder Leflunomid. Alle csDMARDs sind durch einen langsameren Wirkungseintritt gekennzeichnet (bis zu 3 Monaten). Die Anwendung sollte nach strenger Indikationsprüfung meist für mehrere Monate erfolgen und die Dosis dabei an Körpergewicht, -höhe bzw. -oberfläche angepasst werden. Einige DMARDs können bei guter Verträglichkeit über mehrere Jahre und auch in Kombination mit anderen antirheumatischen Medikamenten eingenommen werden. Der Einsatz dieser Wirkstoffe bedarf einer ausführlichen Aufklärung der Familien und regelmäßiger und qualifizierter Überwachung.

Praxistipp

Zur strukturierten Aufklärung u. a. über csDMARDS finden sich Patienteninformationsbögen auf der Seite der GKJR: www.gkjr.de/fur-aerztinnen-und-aerzte/therapie/aufklarungsbogen-zu-krankheitsmodifizierenden-medikamenten/

bDMARDs, Biologika, Biosimilars

Biologika und Biosimilars sind biologische Arzneimittel, deren arzneilich wirksame Bestandteile mit Mitteln der Biotechnologie und gentechnisch veränderten Organismen hergestellt werden. Biosimilars besitzen eine strukturell hohe Ähnlichkeit mit einem bereits in der EU zugelassenen Biologikum und üben eine identische pharmakologische Wirkung aus. Zu den Biologika/Biosimilars gehören monoklonale Antikörper und Fusionsproteine mit unterschiedlichen Wirkmechanismen. Entweder werden proinflammatorische Zytokine (z. B. TNF-α, IL-1 oder IL-6) direkt gebunden und eliminiert, oder ihre entsprechenden Zytokinrezeptoren werden blockiert. Darüber hinaus ist auch eine direkte Bindung an B- oder T-Zellen möglich, was wiederum zu deren Elimination führt.

Eine spezifische Zytokinhemmung blockiert einerseits gezielt die Entzündungsreaktion, andererseits steht das blockierte Zytokin bzw. der Rezeptor nicht mehr für die physiologische Funktion z. B. bei der wichtigen Infektabwehr oder Tumorsurveillance zur Verfügung. Der Einsatz von Biologika ist daher kritisch zu prüfen. Obwohl die Kosten von Biologika immens sind, hat der Einsatz dieser Wirkstoffart in der Kinderrheumatologie in den letzten Jahren erheblich zugenommen. Die Evidenz für die Anwendung von Biologika ist ebenfalls kritisch zu sehen. Die Wirksamkeit von Biologika (bDMARDs) wurde fast ausschließlich in Studien zum Absetzen des Medikaments untersucht (sog. „withdrawal design"). Vergleichsstudien zu csDMARDs und bDMARDs in Bezug auf ihre Wirksamkeit und Sicherheit bei der JIA existieren nicht. Dennoch stellen Biologika bei polyartikulärer oder systemischer JIA eine Therapieoption dar, wenn sich csDMARDs als nicht hinreichend wirksam erwiesen haben.

12.3.2 Physiotherapie, Hilfsmittel

Neben der medikamentösen Therapie hat Physiotherapie eine zentrale Bedeutung bei kinderrheumatologischen Erkrankungen. Durch regelmäßige Physiotherapie können Kontrakturen und Muskelatrophien vermieden werden. Zur Gelenkentlastung und Korrektur von Fehlstellungen werden einige Kinder vorübergehend mit Gelenkschienen oder anderen orthopädischen Hilfsmitteln versorgt. Schließlich kann sportliche Betätigung bei Kindern und Jugendlichen innerhalb von kontrollierten Übungsprogrammen und wohl dosiert einen positiven Effekt auf die Erkrankung haben. Schwimmsport ist unverändert der gelenkschonendste Ausgleichssport.

12.3.3 Chirurgische Therapie

Nur in Fällen der sehr seltenen septischen Arthritis ist eine sofortige ausgiebige Gelenkspülung und evtl. Ausräumung infektiöser Herde indiziert. Eine septische Arthritis ist als absoluter Notfall anzusehen und zu versorgen. Der CRP-Wert allein stellt kein hinreichendes Diagnosekriterium dar. Entscheidend ist das klinische Gesamtbild.

CAVE

Bei einem Kind mit Fieber, absoluter Gelenkschonung (= Pseudoparalyse eines einzelnen Gelenks) und Arthritiszeichen ist bis zum Beweis des Gegenteils von einer septischen Arthritis auszugehen.
Im Falle von Gelenkinfektionen (= **septische Arthritis**) liegt eine absolute **Notfallindikation** für eine chirurgische Intervention (Arthroskopie mit Gelenkspülung) und konsekutiver erregergerichteter i. v. Antibiotikatherapie vor.

Abgesehen von dieser Notfallindikation haben Gelenkspiegelungen oder Synovektomien in der Kinderrheumatologie keinen Stellenwert. Darüber hinaus sind chirurgische Therapien in der Kinderrheumatologie heutzutage ohnehin nur sehr selten erforderlich. Kann unter Ausschöpfung der bisher dargestellten Therapieoptionen keine hinreichende Krankheitskontrolle erzielt werden, so ist in einzelnen Fällen eine operative Therapie, z. B. ein Hüftgelenkersatz (Endoprothese), unvermeidlich.

12.4 Arthritiden

12.4.1 Juvenile idiopathische Arthritis

Definition Die juvenile idiopathische Arthritis (JIA) ist durch eine Gelenkentzündung charakterisiert, die mindestens 6 Wochen anhält, vor dem 16. Geburtstag beginnt und nicht durch andere Ursachen erklärt werden kann.

Die JIA bei Kindern und Jugendlichen und die rheumatoide Arthritis (RA) der Erwachsenen unterscheiden sich definitionsgemäß in Bezug auf Manifestationszeitpunkt, Verlauf und Nachweis bestimmter Laborparameter sowie deren jeweiliger Prognose.

MERKE

Arthritiszeichen

Schmerzen + Schwellung + Funktionsstörung (+ Überwärmung + Rötung) am Gelenk

Durch kritische Prüfung der o. g. Symptome können reine Gelenk*schmerzen* (Arthralgien) differenzialdiagnostisch abgegrenzt werden. Vor der Diagnose JIA müssen andere Ursachen für Arthritiden ausgeschlossen werden.

Klassifikation Die rheumatoide Arthritis (RA) stellt die prototypische Form einer rheumatischen Gelenkentzündung **bei Erwachsenen** dar. Sie verläuft im Gegensatz zur JIA aggressiver und führt schneller zu einer knöchernen Destruktion an den Gelenken. Regelmäßig sind bei der RA z. B. Rheumafaktor oder Anti-CCP-AK nachweisbar. Bei der RA ist eine rasche und oft intensivere Therapie indiziert. Eine Subform der JIA, die seropositive polyartikuläre JIA, kann in eine RA übergehen bzw. eine RA kann in einzelnen Fällen vor dem 16. Lebensjahr als eine seropositive polyartikuläre JIA manifest werden.

Unter einer „klassischen" JIA werden verschiedene Erkrankungen bzw. JIA-Subtypen mit unterschiedlicher, aber charakteristischer Manifestation, unterschiedlichem Therapiebedarf und unterschiedlicher Prognose gefasst (➤ Tab. 12.2).

Der häufigste Subtyp ist die **Oligoarthritis** („Kleinmädchenform") (➤ Abb. 12.1). Sie betrifft vorwiegend Mädchen im Kleinkindesalter mit Entzündungen an großen Gelenken (Knie-, Sprunggelenke). In bis zu 70 % der Fälle sind ANA nachweisbar. Bei ca. einem Viertel der Kinder tritt im Verlauf eine Uveitis auf. Je nach kumulativem Gelenkbefall in den ersten 6 Monaten nach Diagnosestellung spricht man von einer **persistierenden** oder **erweiterten Oligoarthritis.** Der oligoartikuläre JIA-Subtyp hat die günstigste Prognose (> 70 % der Fälle) für eine Remission.

Die **Enthesitis-assoziierte Arthritis** („Großjungenform") betrifft vorwiegend Jungen. Knie, Sprunggelenke und Achsenskelett sind entzündet, und bei ca. 10 % der Kinder tritt eine akute Iridozyklitis auf. Die Enthesitis-assoziierte Arthritis weist eine Assoziation mit HLA-B27 auf und gehört zur Gruppe der **juvenilen Spondylarthropathien.** Hierbei handelt es sich um einen Sammelbegriff

Tab. 12.2 Klassifikation der JIA

Subtyp	Charakteristika
Systemische JIA (SJIA, Morbus Still)	Arthritis (mindestens 1 Gelenk) *mit* oder nach vorherigem Fieber (Mindestdauer 2 Wochen, mindestens 3 Tage Verlauf dokumentiert) *und* mindestens eines der folgenden Kriterien: • flüchtiger flächig-erythematöser Ausschlag • generalisierte Lymphknotenvergrößerung • Hepato- und/oder Splenomegalie • Serositis
Oligoarthritis 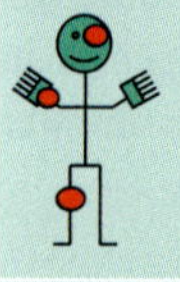 [P504]	Arthritis, binnen der ersten 6 Monate max. 4 Gelenke betreffend Subkategorien: • *Persistierende Oligoarthritis:* andauernd nicht mehr als 4 Gelenke betreffend • *Erweiterte („extended") Oligoarthritis:* im Anschluss an die ersten 6 Monate kumulativ mehr als 4 Gelenke betreffend **Cave:** hohes Risiko für idiopathische Uveitis
RF-negative Polyarthritis 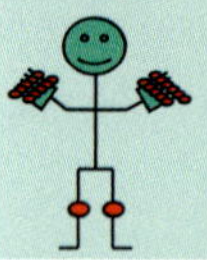 [P504]	Arthritis, die in den ersten 6 Monaten > 4 Gelenke betrifft RF-Testergebnis negativ
RF-positive Polyarthritis	Arthritis, die in den ersten 6 Monaten > 4 Gelenke betrifft Mindestens 2 × positiver RF oder Anti-CCP-Nachweis im Testabstand von mindestens 3 Monaten
Psoriasis-Arthritis	Arthritis und Psoriasis *oder* Arthritis *und* mindestens zwei der folgenden Kriterien: • Daktylitis • Nagelauffälligkeiten (Tüpfelung oder Onycholyse) • Psoriasis bei einem Verwandten ersten Grades
Enthesitis-assoziierte Arthritis 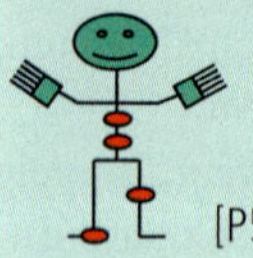 [P504]	**Arthritis und Enthesitis** *oder* Arthritis oder Enthesitis und mindestens zwei der folgenden Kriterien: • Sakroiliitis • Nachweis von HLA-B27 • Familienanamnese einer HLA-B27-assoziierten Erkrankung bei einem Verwandten ersten Grades • Anteriore Uveitis • Junge mit Manifestation der Arthritis > 6. Lebensjahr
Andere (undifferenzierte) Arthritis	Für wenigstens 6 Wochen andauernde Arthritis unbekannter Ursache mit Beginn vor dem 16. Geburtstag, die keiner anderen Subgruppe zugeordnet werden kann, weil sie die Kriterien anderer Kategorien nicht erfüllt oder weil sie Kriterien für mehr als eine Kategorie erfüllt

von mehreren Erkrankungen (juvenile ankylosierende Spondylitis, Psoriasis-Arthritis, Arthritis bei entzündlicher Darmerkrankung und reaktive Arthritis, s. u.).

Seltener ist die **polyartikuläre JIA,** bei der mehr als 4 Gelenke in den ersten 6 Krankheitsmonaten betroffen sind. Die Gelenkentzündungen zeigen oft ein symmetrisches Verteilungsmuster an den Fingern. Häufig sind die Gelenke nur geringfügig geschwollen, haben aber eine ausgeprägte Funktionsstörung und Morgensteifigkeit: „trockene Synovitis". Nur bei dieser Unterform spielt der Nachweis oder das Fehlen eines Rheumafaktors (RF) bzw. von Anti-CCP-AK eine klassifizierende Rolle. Die **seronegative polyartikuläre JIA (RF nicht nachweisbar)** kommt in jedem Alter vorwiegend bei Mädchen vor. ANA sind nur in ca. 25 % der Fälle nachweisbar. Die **seropositive polyartikuläre JIA (RF nachweisbar)** entspricht der adulten RA. Hier zeigt sich ebenfalls ein symmetrisches Verteilungsmuster der Arthritis mit Bevorzugung der Hände und Finger. Die ANA sind in 50–70 % der Fälle positiv. Die meisten der betroffenen weiblichen Jugendlichen mit polyartikulärer JIA müssen auch über das 18. Lebensjahr hinaus bei einem internistischen Rheumatologen versorgt werden. In diesen Fällen ist eine systematische Transition enorm wichtig.

Die **systemische Arthritis (Morbus Still)** beginnt klassischerweise mit Fieber, flüchtigem Hautauschlag und Arthritis. Weitere Diagnosekriterien sind in ➢ Tab. 12.2 aufgeführt. Kürzlich wurden Sonderformen des Morbus Still beschrieben, bei denen es zu einer interstitiellen Lungenerkrankung kommt. Kinder mit Morbus Still/systemischer Autoinflammation sollten daher initial eine gründliche Abklärung auf weitere Organmanifestationen erhalten. Insuffizient

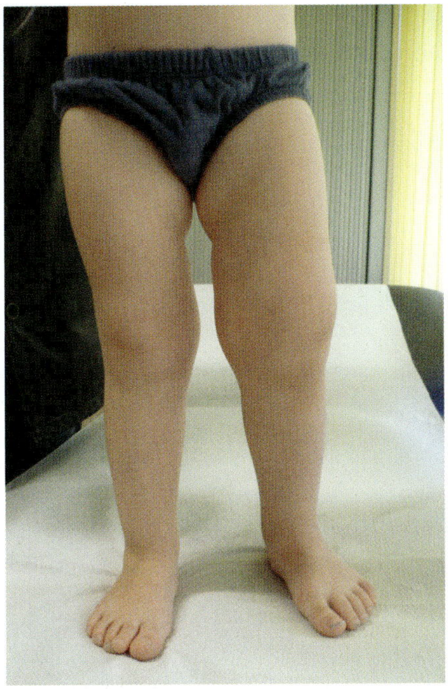

Abb. 12.1 3-jähriges Mädchen mit oligoartikulärer juveniler idiopathischer Arthritis, linkes Knie in gebeugter Schonhaltung. Massiver Erguss und verstrichene Konturen [T993]

behandelt nehmen einige Fälle einen sehr schweren Verlauf mit bleibenden Gelenkdestruktionen, was heutzutage aber nur noch selten beobachtet wird.

Ätiologie, Pathogenese und Pathophysiologie Aufgrund der vielen Subtypen der JIA kann nicht von einem einzelnen genetischen Defekt ausgegangen werden. In der Synovialflüssigkeit werden stark aktivierte T-Lymphozyten gefunden, die u. a. TNF-α sezernieren. Während bei der Oligoarthritis oder der seronegativen Polyarthritis die Zytokine IL-1 und TNF-α in der Synovialflüssigkeit erhöht sind, scheint beim Morbus Still (JIA mit systemischem Beginn) das IL-6 stärker erhöht zu sein, und es scheinen autoinflammatorische Reaktionen zu dominieren. Die HLA-Assoziationen sind bei der JIA schwächer ausgeprägt als bei anderen Autoimmunerkrankungen.

MERKE

Die Pathogenese der JIA ist nur unvollständig geklärt. Immunologische Faktoren (autoreaktive T-Zellen und Zytokine) treiben die autoimmune Entzündung an. Autoinflammatorische Faktoren spielen insbesondere bei der systemischen JIA eine Rolle. Weitere Faktoren (Hormone, Infektionen, Ernährung und Psyche) können die Krankheitsaktivität beeinflussen.

Symptome Im Anamnesegespräch sollte geklärt werden, ob die Kriterien für Arthritiden oder „nur" für Arthralgien erfüllt sind. Sicherheit liefert die klinische und ggf. eine bildgebende Untersuchung mit Fokus auf die o. g. klassischen Entzündungssymptome einer Arthritis. Weitere Symptome wie Fieber, Dermatitis, Lymphadenopathie, Hepatosplenomegalie oder Perikarditis, Pleuritis, Peritonitis sind bei einer JIA extrem selten, mit Ausnahme der „systemischen" JIA. Sie können Hinweis auf andere Erkrankungen sein.

Bei den nichtsystemischen JIA-Typen können als Folge einer JIA-assoziierten Uveitis Schmerzen, Rötung, Fremdkörpergefühl und Lichtempfindlichkeit am Auge auftreten. Eine Uveitis kann aber auch mehrere Monate symptomlos verlaufen und daher unerkannt bleiben. Schmerzen an der Ferse, an anderen Sehnenansatzpunkten oder über dem Iliosakralgelenk deuten auf eine Enthesitis-assoziierte Arthritis/Spondyloarthritis hin. Hautveränderungen (auch nur an der Kopfhaut) bzw. Nagelauffälligkeiten können bei der Psoriasis-Arthritis auftreten. Bei schweren Verläufen kann es zu Wachstumsstörungen und Kontrakturen im Verlauf kommen.

Diagnostik und Differenzialdiagnosen Eine Auswahl von Beispielen für die Diagnostik und Differenzialdiagnostik bei Gelenkschwellungen bzw. bei muskuloskelettalen Schmerzen (➤ Abb. 12.2) ist ➤ Tab. 12.3 zu entnehmen.

Therapie

Praxistipp

Therapieziel ist eine rasche und dauerhafte Beschwerdefreiheit des Kindes.

Voraussetzungen dafür sind:

1. Effektive Schmerzlinderung bzw. Entzündungshemmung
2. Herstellen des normalen Bewegungsumfangs
3. Reintegration des Kindes in den Alltag

Das Therapieregime umfasst medikamentöse und nichtmedikamentöse Maßnahmen.

S2k-Leitlinie Therapie der Juvenilen Idiopathischen Arthritis. AWMF-Registernummer 027-020. Stand: 30.11.2019, gültig bis 30.11.2023; https://register.awmf.org/de/leitlinien/detail/027-020

Je schwerer die klinische Präsentation, desto schneller und effektiver sollte die Ursache behandelt werden. Bei einigen unkomplizierten Fällen der JIA kann eine Remission bereits durch eine konsequente analgetische und antiphlogistische Therapie mit NSAR (z. B. Naproxen oder Ibuprofen), Physiotherapie und/oder eine hocheffektive intraartikuläre Instillation von Steroidkristallen (= Triamcinolonhexacetonid) erreicht werden.

Auch bei schwereren JIA-Verläufen ist eine intraartikuläre Therapie effektiv und kann zeitgleich in mehrere Gelenke erfolgen. Viele Patienten mit einem schwereren Verlauf erhalten neben der intraartikulären Therapie zusätzlich eine immunmodulatorische Behandlung mit konventionell synthetisierten DMARDs. Mittel der Wahl ist niedrig dosiertes MTX (10–15 mg/m^2 KOF/Woche p. o. oder s. c.). MTX wird in einer ca. 1000-fach niedrigeren Dosis eingesetzt als z. B. bei der Behandlung von onkologischen Erkrankungen. Sollte der Einsatz von NSAR, MTX und wiederholten intraartikulären Therapien nicht ausreichend sein, können sog. Biologika oder Biosimilars indiziert sein, z. B. TNF-α-Antagonisten (Etanercept oder Adalimumab). Im

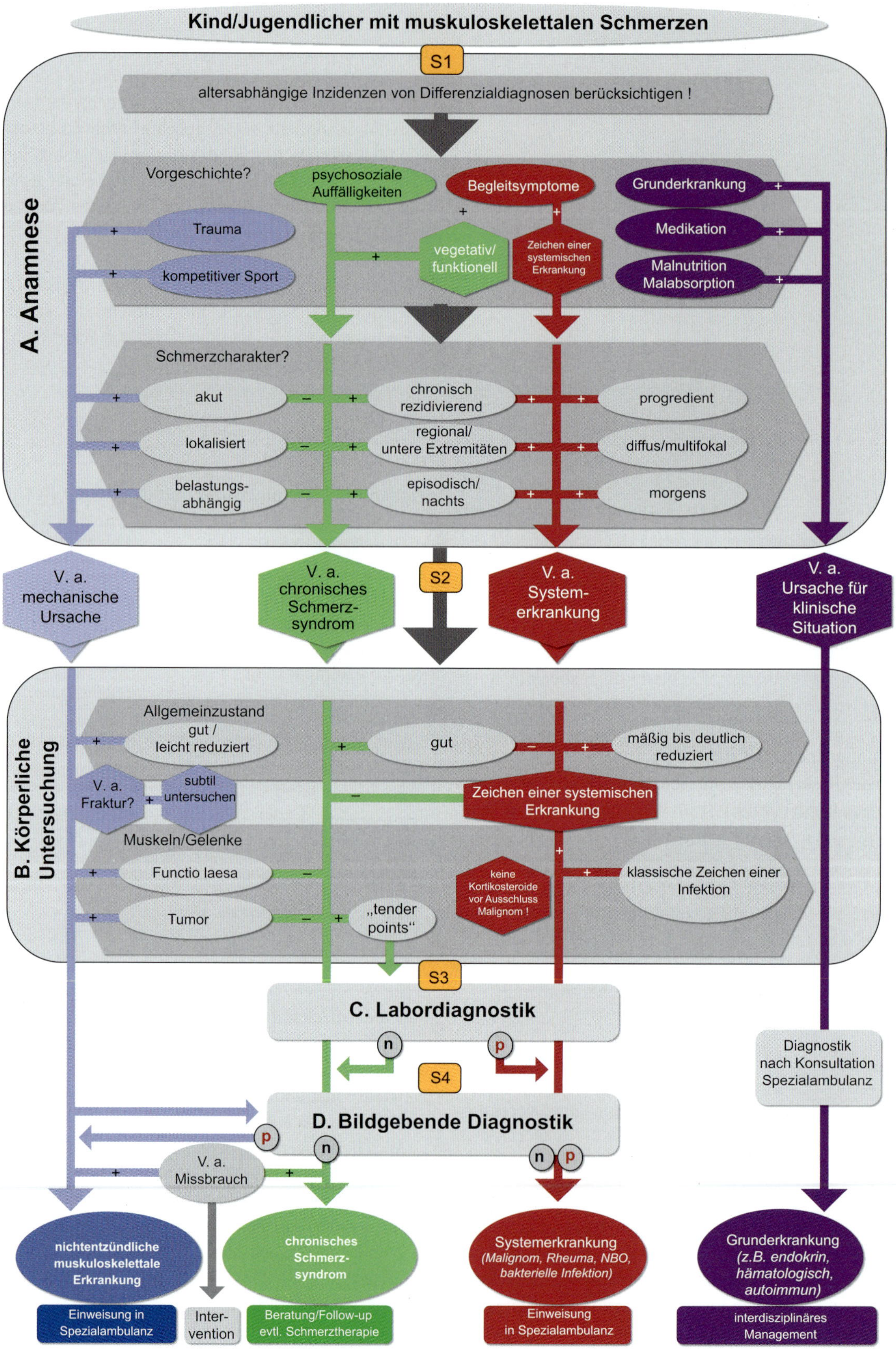

Abb. 12.2 Algorithmus zur Differenzialdiagnose bei muskuloskelettalen Schmerzen in der Pädiatrie [V786]

Tab. 12.3 Differenzialdiagnose (DD) der Gelenkschwellungen im Kindes- und Jugendalter

Erkrankungsgruppe	Erkrankung (Beispiele)	Diagnostik/DD
Infektionen	Septische Arthritis (selten) Osteomyelitis Lyme-Arthritis Rheumatisches Fieber (selten) Peri- oder postinfektiöse Arthritis Reaktive Arthritis	Septische Arthritis: Notfalldiagnostik und Notfalltherapie Akuter Verlauf, Fieber, Beteiligung nur eines Gelenks mit Pseudoparalyse, Labor Bei Lyme-Arthritis: Bei passender Anamnese Borrelienserologie Bei rheumatischem Fieber: Prüfen der Jones-Kriterien und echokardiografischer Nachweis der Karditis
Andere entzündliche Erkrankungen	Kollagenosen Vaskulitiden Muskelerkrankungen Chronisch entzündliche Darmerkrankungen Zöliakie	Beteiligung von Haut- und Bindegeweben bzw. Muskelschwäche Labor: Differenzierung der ANAs, z. B. Anti-DNS-AK, Anti-Neutrophilen-Zytoplasma-AK (ANCAs), Komplement, Urin: Proteinurie? Kreatinkinase Bildgebende und histologische Untersuchungen zur Darstellung der Vaskulitis Kapillarmikroskopie Calprotectin im Stuhl, Hämoccult-Test, Endoskopie Transglutaminase-AK
Nichtentzündliche Erkrankungen	Morbus Perthes Epiphysiolysis capitis femoris (ECF) Chondromalacia patellae	Bildgebende Untersuchungen mit Röntgen in 2 Ebenen (a.-p. und orthograde Aufnahme nach Lauenstein [bei V. a. ECF]) MRT Entzündungsparameter nicht erhöht
Maligne Erkrankungen	Leukämie Knochentumoren (z. B. Osteosarkom, Ewing-Sarkom, gutartige Knochentumoren)	B-Symptome, Schmerzcharakter: Knochenschmerzen Labor: Blutbild, Differenzialblutbild, LDH und Harnsäure, Knochentumoren: bildgebende Untersuchung
Stoffwechselerkrankungen	Mukoviszidose Diabetische Cheiroarthropathie Seltene Stoffwechselerkrankungen	Schweißtest Blutzucker, HbA_{1c} Spezialdiagnostik für Stoffwechseldefekte
Hämatologisch-immunologische Erkrankungen	Hämoglobinopathie Hämophilie Immundefekte Hereditäres Angioödem	Hämoglobinelektrophorese, Gerinnungsstatus, Differenzialblutbild, Immunglobuline, Bestimmung des C1-Esterase-Inhibitors
Nichtentzündliche Bindegewebserkrankungen	Banale Hypermobilität der Gelenke Hypermobilitätssyndrome: • Marfan-Syndrom • Ehlers-Danlos-Syndrom	Typische klinische Präsentationen Genetische Untersuchung
Schmerzverstärkungssyndrome	Fibromyalgie Sympathikus-Reflexdystrophie	Ausschluss anderer organischer Erkrankungen Interdisziplinäre Zusammenarbeit mit Psychologen

Falle einer systemischen JIA (Morbus Still) kommen u. a. Steroide auch in teils sehr hoher Dosierung (Steroidpulstherapie) oder eine IL-1- bzw. IL-6-Blockade zur Anwendung. Für alle JIA-Typen soll eine professionelle krankengymnastische Behandlung angeboten werden, um langfristige Schäden an den Gelenken zu vermeiden.

MERKE

Die First-Line-Therapie der JIA besteht aus der Kombination NSAR + Physiotherapie. Weitere Therapieeskalationen für schwerere Verläufe umfassen die intraartikuläre Instillation von Steroidkristallen und den Einsatz von DMARDs. In einzelnen Fällen können Biologika indiziert sein.

Verlauf und Prognose Mit den gegenwärtig verfügbaren Therapieformen lässt sich eine JIA meist relativ gut behandeln. Die Prognose der oligoartikulären JIA, eine Remission zu erreichen, ist in der überwiegenden Zahl (> 70 %) der Fälle sehr gut. Die meisten Kinder werden bis zur Pubertät wieder vollständig gesund. Bei anderen JIA-Typen benötigen knapp 50 % der Jugendlichen eine weitere Betreuung bei einem internistischen Rheumatologen. Da eine seropositive polyartikuläre JIA einer RA der Erwachsenen gleichkommt und ebenfalls durch einen aggressiven, chronischen Verlauf gekennzeichnet ist, sollte gerade in diesen Fällen eine strukturierte Transition zum internistischen Rheumatologen erfolgen.

Komplikationen sind bei JIA unter konsequenter und leitliniengerechter Therapie mittlerweile erfreulich selten geworden. Eine wichtige Komplikation stellt jedoch unverändert eine Uveitis dar, die bei etwa 10 % aller JIA-Patienten auftritt. Uveitiden können erhebliche, z. T. irreversible Schäden mit u. a. Katarakt und Synechien bis zur Erblindung des betroffenen Auges verursachen.

CAVE

Die anteriore Uveitis bei JIA verläuft lange asymptomatisch, bevor okuläre Komplikationen auftreten.

S2k-Leitlinie Diagnostik und antientzündliche Therapie der Uveitis bei juveniler idiopathischer Arthritis. AWMF-Registernummer 045-012. Stand: 3.5.2021, gültig bis 31.5.2024; https://register.awmf.org/de/leitlinien/detail/045-012

Alle Kinder mit einer JIA müssen zum Ausschluss einer Uveitis regelmäßig augenärztlich vorgestellt werden. Die Frequenz der augenärztlichen Konsultation richtet sich nach JIA-Typ, Alter bei Erstmanifestation, Krankheitsdauer und ANA-Nachweis.

Als „Hochrisiko-Kinder" für das Auftreten einer Uveitis gelten die mit ANA-Nachweis und der häufigsten JIA-Form, d. h. einer oligoartikulären JIA. Diese Kinder müssen mindestens (!) alle 3 Monate zum Augenarzt.

Durch eine leitliniengerechte Versorgung kann frühzeitig eine effektive und sichere Therapie initiiert werden. Nur so lassen sich Spätschäden an Augen (z. B. Katarakt, Visusverlust) oder Gelenken (Arthrose, Kontrakturen, sekundäre muskuläre Hypotrophien) weitestgehend verhindern. Darüber hinaus ist bei der Betreuung von Kindern mit rheumatischen Erkrankungen stets auch an relativ häufige (autoimmune) Komorbiditäten (z. B. Zöliakie, Thyreoiditis, Diabetes, selektiver IgA Mangel) zu denken.

Durch neue Wirkstoffe oder Therapiestrategien kann in Zukunft ggf. eine noch bessere Prognose erreicht werden. Rheumakranke Kinder und Jugendliche sind früh bei der Reintegration in den Alltag zu unterstützen. Hierzu gehören Hilfen bei der Schulausbildung sowie später Beratung bei der Berufswahl und Vermittlung an Selbsthilfegruppen.

12.4.2 Infektionsassoziierte Arthritiden

Coxitis fugax und peri-/parainfektiös auftretende virale Arthritiden

Definition Peri-/parainfektiös auftretende Arthritiden sind wesentlich häufiger als eine JIA. Sie treten in direktem zeitlichem Zusammenhang mit einer Virusinfektion auf und verlaufen selbstlimitierend.

Das klassische Krankheitsbild ist die Coxitis fugax („Hüftschnupfen"). Sie ist die häufigste Arthritis bei Kindern und tritt üblicherweise im Alter zwischen 3 und 10 Jahren auf. In 70 % der Fälle sind Jungen betroffen, und in fast allen Fällen ist nur eine Seite befallen. Im Durchschnitt dauern die Gelenkbeschwerden 6 Tage. In seltenen Fällen kann die Coxitis fugax rezidivieren.

Ätiologie, Pathogenese, Pathophysiologie Oft liegt eine Virusinfektion zugrunde. Etwa 7–14 Tage nach der Virusinfektion kommt es als Folge einer Immunreaktion gegen das Virus parallel zu einer kurzfristigen entzündlichen Veränderung der Synovia des Hüftgelenks.

Symptome Je nach Virus finden sich vor Beginn der Arthritis unterschiedliche unspezifische Symptome, z. B. Exantheme, Pharyngitis, Durchfall etc. Die Arthritis kann direkt nach der Virusinfektion oder mit gewissem zeitlichem Abstand (1–2 Wochen) auftreten. Gelegentlich wird ein „springender" Gelenkbefall beobachtet, d. h., in kurzer zeitlicher Folge und mit nur kurzer Dauer (1–2 Tage) sind unterschiedliche, meist große Gelenke arthritisch verändert oder schmerzen zumindest. Die Gelenkbeschwerden dauern üblicherweise nicht länger als 2–3 Wochen.

Diagnostik Nach einer klassischen Anamnese kann meist bereits der Verdacht auf eine Coxitis fugax bzw. periinfektiöse Arthritis anderer Gelenke gestellt werden. Zur Bestätigung und Dokumentation des Gelenkergusses kann eine Sonografie hilfreich sein. Blutanalysen sollten der Vollständigkeit halber und zum Ausschluss anderer Ursachen veranlasst werden. Bei unklaren Fällen oder kompliziertem Verlauf ist weitere Diagnostik (z. B. Röntgen oder MRT) indiziert, um z. B. einen Morbus Perthes auszuschließen.

Bei septischem Geschehen (septische Arthritis) findet sich im Untersuchungsbefund meist eine sehr eindrucksvolle, stark schmerzhafte Bewegungseinschränkung, die sog. **Pseudoparalyse.** Darüber hinaus besteht meist Fieber.

CAVE
Jeder Verdacht auf eine septische Arthritis ist als Notfall zu behandeln. Unverzüglich sind eine Gelenkspülung und eine i. v. antibiotische Therapie indiziert, um dauerhaften Gelenkschäden vorzubeugen.

Therapie Aufgrund des selbstlimitierenden Verlaufs von peri-/parainfektiösen Arthritiden ist eine abwartende Haltung sinnvoll. Bei starken Schmerzen kann der Einsatz von NSAR erwogen werden, die i. d. R. sehr gut und prompt wirksam sind.

Lyme-Arthritis

Ätiologie und Pathogenese Die Lyme-Arthritis ist eine seltene Erkrankung, die mit einer Latenz von Wochen bis mehreren Monaten nach Infektion mit Spirochäten *(Borrelia burgdorferi)* auftreten kann. Zecken *(Ixodes ricinus)* sind selbst in Endemiegebieten in Deutschland maximal zu ca. 30 % mit Borrelien infiziert; nicht jeder Stich einer infizierten Zecke führt zu einer Infektion. Erst ab einer Saugdauer von mehr als 1 Tag steigt das Risiko einer Borrelieninfektion signifikant an. Bei einem Zeckenstich ist es sinnvoll, saugende Zecken von der Haut zu entfernen (Zeckenzange, - schlaufe, -karte). Hiermit wird das Übertragungsrisiko reduziert. Im seltenen Falle einer Borrelieninfektion kommt es viele Wochen später zu einer pathologisch gesteigerten Immunreaktion gegen den Erreger und an den Gelenken. In diesen Fällen besteht eine gewisse HLA-Assoziation mit HLA-DR2, -DR3 und -DR4.

Symptome Die Immunreaktion manifestiert sich im Verlauf mit einem sog. Erythema migrans. Das Erythem tritt bei 70–80 % der Infizierten auf. 1–3 Wochen nach Zeckenstich manifestiert es sich als ca. 10 cm großer, zentral abgeblasster, sich ausbreitender Hautauschlag („Wanderröte"). Das Erythema migrans muss dabei nicht zwingend genau an der Zeckenstichstelle auftreten, und auch ein multilokuläres Auftreten ist möglich. Nach Wochen bis Monaten kann es zu Symptomen am Nervensystem (Fazialisparese, Meningitis, chronische Enzephalomyelitis), am Herzen (atrioventrikulärer Block), an der Haut (Lymphozytom, Acrodermatitis atrophicans) oder am Auge kommen. Eine Lyme-Arthritis manifestiert sich meist als Oligo- oder Monarthritis. Sie erscheint klinisch meist mit ausgeprägten Schmerzen, verläuft episodisch über mehrere Wochen mit z. T. spontanen Besserungen. Chronische Arthritiden sind hierbei selten.

Diagnostik Wichtig sind eine gründliche Anamnese und das Wissen um die (eingeschränkte) Wertigkeit serologischer Untersuchungen.

CAVE
- Bei Arthralgien ohne weitere Entzündungszeichen ist die Bestimmung einer Borrelienserologie **nicht** indiziert.
- Bei einer Arthritis sollte eine Borrelienserologie nur erfolgen, wenn eine Übertragung plausibel und die Genese bisher unklar erscheint.
- Fehldiagnosen sind häufig, weil positive serologische Ergebnisse fälschlicherweise als „beweisend" für das Vorliegen einer Borrelieninfektion interpretiert werden.

Viele asymptomatische Menschen weisen positive Titer auf, ohne jemals erkrankt zu sein. Oft kommt es zu falsch positiven Reaktionen. Der hochtitrige Nachweis von IgG-AK gegen *Borrelia burgdorferi* ist selten. Die serologischen Tests haben eine geringe Sensitivität und geringe Spezifität. Die Tests sind nicht standardisiert, und Befunde aus verschiedenen Laboren können nur sehr schlecht miteinander verglichen werden. – Prinzipiell wird als Screeningtest zunächst ein ELISA-Test angewendet. Bei positivem ELISA muss der Befund im Western Blot bestätigt werden. Dabei ist stets *klinisch* abzuwägen, ob der Nachweis von Borrelien-IgG bzw. -IgM wahrscheinlich auf eine tatsächliche, abgelaufene bzw. frische Infektion oder nicht vielmehr auf eine unspezifische Kreuzreaktivität bei Stimulation des Immunsystems zurückzuführen ist. Solche Kreuzreaktionen können grundsätzlich bei allen Infekten auftreten. Sie finden sich gehäufter bei EBV-, VZV- oder Influenza-Infektionen. Der Direktnachweis von Borrelien mittels Kultur oder PCR und/oder zelluläre Stimulationstests mit Borrelien-Antigenen sind für die Diagnostik im klinischen Alltag nicht geeignet.

Therapie Nur bei manifester und persistierender Lyme-Arthritis ist eine antiinfektiöse Behandlung indiziert, nicht bei Arthralgien. Beim Auftreten eines Erythema migrans oder einer Lyme-Arthritis wird intravenös mindestens über 14 Tage mit Ampicillin oder einem Cephalosporin behandelt. Die häufigste Ursache für ein „Therapieversagen" ist darin begründet, dass die Diagnose Borrelieninfektion nicht zutrifft.

MERKE
Die Diagnose Lyme-Arthritis ist sehr selten. Häufiger sind das Erythema migrans und Arthralgien. Die serologische Labordiagnostik bei Borrelien besitzt nur eine geringe Sensitivität und Spezifität. Sie sollte nur bei eindeutigen klinischen Befunden (z. B. Fazialisparese + Arthritis) veranlasst werden. Der Nachweis eines Borrelientiters im ELISA ist *keine* hinreichende Behandlungsindikation.

Rheumatisches Fieber

Definition Das rheumatische Fieber ist eine in Europa selten gewordene Streptokokken-Folgeerkrankung, die zu Hautausschlag, Polyarthritis und einer schweren Herzbeteiligung führt (➤ Kap. 15.4.2).

Ätiologie und Pathogenese In Deutschland beträgt die Inzidenz < 2/100.000, und erkrankte Kinder werden zur Gruppe mit niedrigem individuellem Risiko gerechnet. Nach einer Pharyngitis mit Gruppe-A-Streptokokken kommt es im Abstand von ca. 2 Wochen zu einer Kreuzreaktion (molekulare Mimikry) des Immunsystems, bei der kardiale Autoantigene angegriffen werden. Möglicherweise gibt es Ähnlichkeiten zwischen Oberflächenantigenen auf Streptokokken und den Glykoproteinen der Herzklappen.

Symptome Im Vordergrund stehen Fieber und eine wandernde (polyartikuläre) Arthritis. Von einem Tag auf den anderen können Gelenke schmerzhaft oder geschwollen sein. Die kardiale Beteiligung kann durch ein neu auftretendes Herzgeräusch dokumentiert werden. An der Haut treten ein Erythema marginatum und subkutane Knötchen auf, die aber im Vergleich zur Karditis und Arthritis sehr selten sind. Eine Chorea kommt bei ca. 10–20 % der Patienten vor und ist durch unwillkürliche Bewegung der Hände, des Gesichts und der Zunge gekennzeichnet.

Diagnostik Seit den 1940er-Jahren wird die Diagnose akutes rheumatisches Fieber ausschließlich bei Erfüllung der sog. Jones-Kriterien gestellt (➤ Tab. 12.4). Die Kriterien wurden wiederholt überprüft und geringfügig angepasst – zuletzt 2015, als erstmals Risikogruppen definiert wurden.

Die Diagnose kann gestellt werden, wenn zwei Majorkriterien oder wenn ein Major- und zwei Minorkriterien erfüllt sind. Ein erhöhter oder im Verlauf steigender Anti-Streptolysin-Titer oder ein positiver Rachenabstrich für Streptokokken der Gruppe A stützen die Diagnose, beweisen sie aber nicht. An Diagnostik sind eine klinische Untersuchung inkl. Auskultation und Laborbestimmungen sowie eine Echo- und Elektrokardiografie unumgänglich.

MERKE
Die Diagnose „Rheumatisches Fieber" kann nur bei Erfüllung der Jones-Kriterien gestellt werden. Der Nachweis und die Höhe eines ASL-Titers stellt kein hinreichendes Diagnosekriterium dar. Meist ist ein erhöhter ASL-Titer Ausdruck einer unspezifischen Immunstimulation (Kreuzreaktivität).

Therapie, Verlauf und Prognose Nach Diagnosestellung ist bei Vorliegen einer Karditis eine prompte Therapie dringend notwendig.

Tab. 12.4 Jones-Diagnosekriterien für das rheumatische Fieber

Majorkriterien	Minorkriterien
1. Karditis (klinisch und subklinisch)	1. Fieber
2. Wandernde Polyarthritis	2. Arthralgien
3. Chorea minor (Chorea Sydenham)	3. BSG- oder CRP-Erhöhung
4. Erythema marginatum	4. EKG-Veränderungen (z. B. verlängerte PQ-Zeit)
5. Subkutane Knötchen	

Die Therapie zielt auf Eradikation der Streptokokken ab. Dafür wird Penicillin in hohen Dosen eingesetzt. Die aktuellen Leitlinien empfehlen zur Entzündungshemmung NSAR bis zur Normalisierung der Entzündungsreaktion. Die mehrwöchige Gabe von Acetylsalicylsäure (ASS) wird wegen fehlender Evidenz und eines eher ungünstigen Sicherheitsprofils (Tinnitus, Übelkeit, Hörstörung) nicht mehr empfohlen. Bei schwerer Karditis und Herzinsuffizienz werden Kortikosteroide verabreicht, die lebensrettend sein können. Die Arthritis ist normalerweise selbstlimitierend und dauert selten länger als 1 Woche pro Gelenk. Nach Ablauf der akuten Phase ist eine medikamentöse Prophylaxe gegen Streptokokken erforderlich, die nach Auftreten des ersten Schubs meist über 5 Jahre durchgeführt wird. Verlauf und Prognose hängen wesentlich von der Schwere der Herzbeteiligung ab. Todesfälle sind selten geworden.

Reaktive Arthritis

Definition Die Diagnose einer reaktiven Arthritis ist zunächst aus rein klinischer Sicht nicht einfach. Man versteht unter reaktiven Arthritiden eine Gruppe von Gelenkentzündungen, die nicht septisch sind und im Abstand von Wochen bis Monaten nach Infektionen mit Enteritis-Erregern oder Erregern genitaler Erkrankungen (z. B. Chlamydien, Yersinien, Salmonellen, Shigellen oder *Campylobacter*) auftreten. Sie gehört zur Gruppe der juvenilen Spondylarthropathien. Sie dauern sie über Monate bis Jahre an. Zu dieser Erkrankungsgruppe gehört auch das Reiter-Syndrom mit der Trias: Arthritis, Konjunktivitis und Urethritis.

Die selten auftretende reaktive Arthritis muss klar von häufigen peri-/parainfektiösen Arthritiden abgegrenzt werden. Letztere treten oft bei banalen Virusinfektionen auf, halten für Tage bis maximal Wochen an und sistieren prompt. Sie werden dann oft fälschlich als reaktive Arthritiden bezeichnet.

Ätiologie und Pathogenese Bei 65–85 % der Kinder findet sich eine Assoziation einer reaktiven Arthritis und einer HLA-B27-Expression. Meist geht die Darminfektion der Arthritis 1–4 Wochen voraus.

Symptome Neben den zunächst typischen Enteritissymptomen mit teilweise auch hohem Fieber und krampfartigen Bauchschmerzen kommt es im Verlauf zu charakteristischen Begleitsymptomen wie z. B. Arthritis, Enthesitis, Tendosynovitis sowie Bursitis. Typischerweise sind die Gelenke der unteren Extremität, Knie oder obere Sprunggelenke, symmetrisch betroffen. An den Zehen kommt es nicht selten zu einer Daktylitis. Typisch ist auch ein Befall des Achsenskeletts, d. h. einer Beteiligung der Wirbelsäule und der Iliosakralgelenke.

Diagnostik Die Diagnose gelingt durch die Anamnese, den Untersuchungsbefund und den serologischen Nachweis von spezifischen AK (z. B. gegen *Campylobacter* oder Salmonellen). Im Röntgen sind subchondrale Zysten, Erosionen und Destruktionen der Gelenke nicht selten. Eine HLA-B27-Expression findet sind regelmäßig, ist aber kein notwendiges Diagnosekriterium.

Therapie Die Therapie entspricht der der JIA. Neben NSAR und intraartikulärer Gabe von Triamcinolonhexacetonid wird bei reaktiven Arthritiden als Basistherapeutikum bevorzugt das antiphlogistisch wirkende Sulfasalazin eingesetzt. MTX und andere DMARDs sind Alternativen. Der Krankheitsverlauf ist unterschiedlich. Meist tritt nur eine einzelne Episode der Erkrankung auf, die aber teilweise über 1 Jahr dauern kann.

MERKE
Reaktive Arthritiden werden zu den rheumatischen Erkrankungen gezählt. Sie treten mit erheblicher Latenz nach enteritischen oder urogenitalen Infektionen auf, dauern im Allgemeinen Monate bis Jahre an und bedürfen i. d. R. einer konsequenten antiinflammatorischen Therapie ähnlich wie bei einer JIA.
Von den langfristig verlaufenden reaktiven Arthritiden nach Enteritis müssen die peri- oder parainfektiösen Arthritiden mit nur kurzfristigem Verlauf und banaler Infektursache klar abgegrenzt werden.

12.5 Rheumatische Erkrankungen der Haut, der Bindegewebe und der Blutgefäße

12.5.1 Kollagenosen

Systemischer Lupus erythematodes

Definition Der SLE ist eine bei Jugendlichen seltene (Prävalenz etwa 2 : 10.000), in Schüben verlaufende Autoimmunerkrankung, die mit einer Vaskulitis der Haut, der Gelenke und lebenswichtiger innerer Organe einhergeht. Typischerweise treten antinukleäre Antikörper (ANA) bzw. Antikörper gegen doppelsträngige DNA (Anti-ds DNA-AK) auf. Der SLE tritt ca. 5-mal häufiger bei Mädchen auf als bei Jungen. Die betroffenen Kinder und Jugendlichen sind meist schwerst erkrankt.

Ätiologie, Pathogenese und Pathophysiologie Genetische Faktoren spielen eine wichtige Rolle, da bei eineiigen Zwillingen bis zu 58 % der Paare konkordant für den SLE sind. Zu den Genen, die für einen SLE prädisponieren, gehören insbesondere die Gene für Typ-I-Interferone (z. B. *TREX1, TMEM13)* und für die Komplementfaktoren C1q, C2 und C4. In diesem Zusammenhang stellen Interferonopathien eine heterogene Gruppe von Autoinflammationserkrankungen dar, die genetisch determiniert ist und zu einer inadäquat überschießenden Aktivierung von Typ-I-Interferonen führt (➤ Kap. 11.9.2). Zu dieser Gruppe kann auch der SLE gezählt werden, weil einige phänotypische Ähnlichkeiten zu monogenetischen Interferonopathien bestehen.

Die Pathophysiologie des SLE wird bisher sowohl in autoimmunen als auch in autoinflammatorischen Anteilen gesehen. Fcγ-Rezeptoren auf Monozyten und Makrophagen sind für die Clearance von Autoantikörpern und Immunkomplexen zuständig. Die besondere Empfänglichkeit von Patienten mit Komplementdefekten und die Assoziation mit gewissen Allelen von Fcγ-Rezeptoren deuten auf die zentrale Rolle von Immunkomplexen bei der Pathogenese hin. Darüber hinaus gibt es HLA-Assoziationen (HLA-B8, HLA-DR3,

HLA-DQw2). Wegen einer gestörten Entsorgung apoptotischer Zellen werden Antigene von Zellkernen sichtbar, die dem Immunsystem normalerweise verborgen sind und gegen die so Auto-AK gebildet werden können. Zunehmend wird auch eine autoinflammatorische Komponente (pathologische Aktivierung der „innate immunity" über z. B. Toll-like-Rezeptoren) bei der Pathogenese des SLE diskutiert. Bei weit über der Hälfte der Patienten können Krankheitsschübe durch Sonnenlichtexposition ausgelöst werden. Auch beim SLE werden ätiologische Zusammenhänge in einer molekularen Mimikry gesehen. So finden sich bei fast allen Patienten mit SLE eine vorherige Infektion mit dem Epstein-Barr-Virus (EBV).

Symptome Aufgrund einer *systemischen* Vaskulitis besteht regelmäßig eine Multiorganmanifestation. Häufig bestehen **allgemeine Symptome** wie starke Müdigkeit, Abgeschlagenheit, Fieber, Gewichtsverlust, Gelenk- und Muskelschmerzen. **Arthritiden** sind regelmäßig vorhanden. Pathognomonisch erscheinen bestimmte **Hautveränderungen:** Das Schmetterlingserythem breitet sich über den Wangen aus und überbrückt typischerweise die Nase (➤ Abb. 12.3). Diskoide Hautveränderungen können andere kutane Manifestationsformen des SLE sein. Regelmäßig findet sich beim SLE im Jugendalter eine Beteiligung lebenswichtiger Organe. Zeichen einer **SLE-Nephritis** sind Gewichtszunahme durch eine unkontrollierte schwere Proteinurie bzw. sekundäre Ödembildung. Eine Beteiligung des **ZNS** ist äußerst variabel und reicht von leichten Kopfschmerzen über Migräne bis hin zu kognitiven Verwirrtheitszuständen, Psychosen und Krampfanfällen. SLE-assoziierte Störungen des **Gerinnungssystems** können eine Thrombophilie begünstigen. Komplikationsreich ist das SLE-assoziierte Antiphospholipid-Syndrom, das zu schweren venösen und arteriellen Thrombosen führen kann. Im Rahmen einer Polyserositis kann an **Herz und Lungen** eine Perikarditis bzw. Pleuritis auftreten. Patienten mit SLE weisen im Rahmen der Immundysregulation eine erhöhte Infektanfälligkeit auf. Bei Fieber ist eine konsequente Fokussuche zu betreiben, und es ist antiinfektiös zu therapieren. Am **Gastrointestinaltrakt** können Übelkeit, Erbrechen bis hin zu einem akuten Abdomen als Folge einer intestinalen Vaskulitis entstehen. Schließlich kann die Netzhautvaskulitis am **Auge** innerhalb weniger Tage zu Blindheit führen. Darüber hinaus ist jedwede weitere Immundysregulation möglich, z. B. autoimmunhämolytische Anämie oder andere Zytopenien.

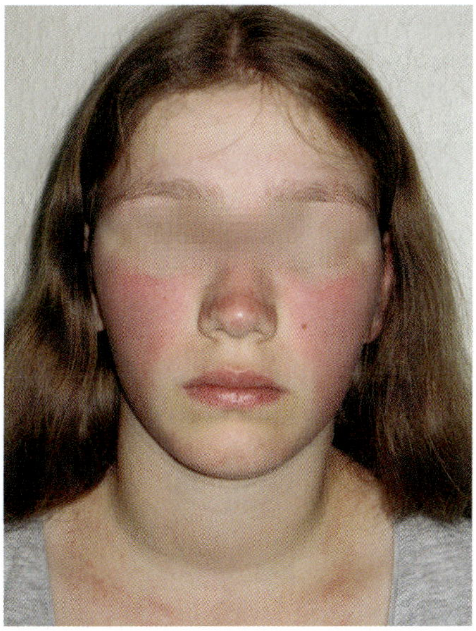

Abb. 12.3 Schmetterlingserythem bei SLE [T993]

Eine Sonderform des Lupus erythematodes stellt der **neonatale Lupus erythematodes** dar. Hier kommt es zu einem Transfer von mütterlichen AK gegen die Autoantigene La oder Ro auf das Kind. Die Mutter selbst muss in dem Fall nicht unter einer Autoimmunerkrankung leiden. Die Antikörper können intrauterin zum fetalen Abort oder beim Neugeborenen zu einem kutanen Lupus erythematodes und am Herzen zu einem irreversiblen AV-Block 3. Grades führen. Jedes Neugeborene einer Mutter mit SLE muss daher zwingend nach der Geburt ein EKG zum Ausschluss relevanter Rhythmusstörungen erhalten.

Diagnostik Die Diagnose wird klinisch-anamnestisch und aufgrund von Laborbefunden gestellt.

Praxistipp

Die Kriterien des American College of Rheumatology (ACR) sind streng genommen reine **Klassifikation**skriterien. Im Praxisalltag kommen sie jedoch als eine Art „Checkliste" bei der Diagnosestellung zur Anwendung (➤ Tab. 12.5). Alternativen bestehen in den sog. SLICC[1]-Kriterien oder in den Diagnosekriterien nach Aringer et al. (2019).

[1] Systemic Lupus International Collaborating Clinics (Group)

Die ACR-Kriterien fassen die häufigsten Symptome zusammen; für einen SLE müssen mindestens 4 der 11 Kriterien erfüllt sein. Die Diagnosestellung eines SLE kann schwierig sein, da die oben aufgeführten Symptome meist nicht alle gleichzeitig, sondern in verschiedenen Schüben auftreten und die Kriterien zunächst nicht erfüllt werden. Vor wenigen Jahren hat die EULAR (European League Against Rheumatism) zusammen mit dem ACR die Klassifikationskriterien für den SLE erneut definiert (Aringer et al. 2019) (➤ Tab. 12.6).

Für die Anwendung der 2019 EULAR/ACR-Klassifikationskriterien auf den SLE gilt ein positiver ANA-Test als obligate, d. h. notwendige Voraussetzung. Dann folgen zusätzliche, semiquantitativ gewichtete Kategorien, teils mit Unterkriterien. Für eine Wichtung werden jeweils Punkte zwischen 2 und 10 für die betreffenden Kriterien vergeben. Patienten, die kumulativ ≥ 10 Punkte erreichen und das notwendige Einschlusskriterium erfüllen, können als SLE klassifiziert werden. – Um hingegen den Krankheitsverlauf und das Therapieansprechen zu bewerten, bietet sich die Anwendung standardisierter Krankheitsaktivitäts-Scores (z. B. SLEDAI) an.

Die Erstdiagnostik sollte möglichst rasch und umfassend sein und, soweit möglich, die systemische Entzündung, die hämatologische Manifestation und Organbeteiligung vollständig dokumentieren. Es sollten mindestens folgende **Laborparameter** bestimmt werden: Blutbild mit Differenzialblutbild, Entzündungsparameter, Interferon-Signatur, IgG, IgA, IgM, hepatische Transaminasen, Retentionsparameter, ANA, Anti-ds-DNA-AK, Phospholipid-AK, Lupus-Antikoagulanzien und Komplement (C3d, C3, C4, CH50, AP50), Urinstatus und Quantifizierung/Klassifizierung der Proteinurie, Blutgruppe und Coombs-Test. Die **apparative Diagnostik** sollte mindestens

Tab. 12.5 Die 11 ACR-Diagnosekriterien für den systemischen Lupus erythematodes

Diagnosekriterien	Erläuterungen	
1.	**Schmetterlingserythem**	flaches oder leicht erhabenes Erythem über Wangen und Nasenrücken mit Aussparung der Nasolabialfalten
2.	**Diskoider Lupus**	erhabene, gerötete, evtl. vernarbende oder schuppende Effloreszenz
3.	**Photosensibilität**	Exposition gegenüber UV-Licht kann zu Hauteffloreszenzen führen
4.	**Schleimhautulzera**	Aphthen oder Ulzerationen im Mund, nasopharyngeal oder anogenital
5.	**Arthritis**	Nichterosive Arthritis, die zwei oder mehr Gelenke betrifft
6.	**Serositis, Pleuritis oder Perikarditis**	Pleurodynie, Dokumentation des jeweiligen Ergusses durch Sonografie bzw. EKG
7.	**Nierenbeteiligung**	Proteinurie von > 0,5 g/Tag oder Zylindrurie (Erythrozyten, Hämoglobin, granuläre oder gemischte Zylinder)
8.	**ZNS-Beteiligung**	Krampfanfälle ohne andere Ursache, Psychose ohne andere Ursache
9.	**Hämatologische Beteiligung**	Hämolytische Anämie oder Leukopenie (< 4.000/µl) oder Lymphopenie (< 1.500/µl) oder Thrombozytopenie (< 100.000/µl) ohne auslösende Medikamente
10.	**Immunologische Befunde:** • **Anti-DNA-AK**	AK gegen doppelsträngige DNA, Anti-Sm- und/oder Antiphospholipid-AK
11.	• **Antinukleäre AK**	Erhöhter Titer in der indirekten Immunfluoreszenz ohne auslösende Medikamente

Tab. 12.6 EULAR/ACR-Klassifikationskriterien 2019 für SLE (adaptiert nach Aringer et al. 2019)

Notwendiges Einschlusskriterium
Jemals Nachweis antinukleärer Antikörper (ANA), Titer mindestens 1 : 80 auf HEp-2-Zellen oder vergleichbarer Test
↓
Einschlusskriterium *nicht* erfüllt → Ende der Evaluation, SLE liegt nicht vor **Einschlusskriterium** erfüllt → Vorliegen „zusätzlicher Kriterien" prüfen
↓
Zusätzliche Kriterien
• Kriterium nicht berücksichtigen, wenn es hinreichend anderweitig als durch SLE erklärt ist. • Kriterium berücksichtigen, wenn es mindestens einmalig im Verlauf auftritt. • Kriterien müssen nicht zeitgleich auftreten. • Klassifikation als SLE erfordert mindestens 1 klinisches Kriterium und kumulativ 10 Punkte. • Bei der kumulativen Punktezahl wird jeweils nur das Kriterium mit dem höchsten Punktwert innerhalb einer jeden Kategorie berücksichtigt.[§]

Klinische Kategorie		Immunologische Kategorie	
Kriterien	**Punkte**	**Kriterien**	**Punkte**
Konstitutionell		Antiphospholipid-Antikörper	
Fieber	**2**	Anti-Cardiolipin-Antikörper ODER Anti-GP1-Antikörper ODER Lupus-Antikoagulanzien	**2**
Hämatologisch		**Komplementproteine**	
Leukozytopenie	**3**		
Thrombozytopenie	**4**	Verminderung von C3 ODER C4	**3**
Autoimmune Hämolyse	**4**	Verminderung von C3 UND C4	**4**
Neuropsychiatrisch		**SLE-spezifische Antikörper**	
Delir	**2**	Anti-dsDNA-AK* ODER **Anti-Smith-AK**	**6**
Psychose	**3**		
Zerebrale Krämpfe	**5**		

Tab. 12.6 EULAR/ACR-Klassifikationskriterien 2019 für SLE (adaptiert nach Aringer et al. 2019) *(Forts.)*

Klinische Kategorie		Immunologische Kategorie	
Kriterien	**Punkte**	**Kriterien**	**Punkte**
Mukokutan			
Nichtvernarbende Alopezie	**2**		
Orale Ulzerationen	**2**		
Subakuter kutaner ODER diskoider Lupus	**4**		
Akuter kutaner Lupus	**6**		
Serosal			
Pleurale oder perikardiale Ergüsse	**5**		
Akute Perikarditis	**6**		
Muskuloskelettal			
Gelenkbeteiligung	6		
Renal			
Proteinurie > 0,5 g/24 h	**4**		
Nierenbiopsie:			
• Klasse-II- oder -V-Lupus-Nephritis	**8**		
• Klasse-III- oder -IV-Lupus-Nephritis	**10**		
Kumulative Punktzahl:			
↓			
Wenn das notwendige Einschlusskriterium erfüllt ist und kumulativ mindestens 10 Punkte erreicht werden, dann ist die Klassifikation als systemischer Lupus erythematodes hinreichend erfüllt.			

§ = Zusätzliche Kriterien in der gleichen Gruppe werden nicht gezählt.
Anti-β_2-GPI = Anti-β_2-Glykoprotein I; anti-dsDNA = Anti-Doppelstrang-DNA.

Folgendes umfassen: Schädel-MRT, EEG, Sonografie Pleura, Lungenfunktion, Sonografie des Abdomens und der symptomatischen Gelenke, Echokardiografie, EKG, Kapillarmikroskopie der Fingernägel, Augenhintergrundspiegelung und Farbsehtest.

Die Diagnostik ist je nach klinischer Situation zu wiederholen bzw. anzupassen.

Differenzialdiagnosen Differenzialdiagnostisch sind andere rheumatische Systemerkrankungen einzubeziehen. Hier kommen neben o. g. Interferonopathien eine juvenile Dermatomyositis oder ein Overlap-Syndrom, auch seltene Immundefekte (z. B. Komplementdefekte) infrage. Bei Overlap-Syndromen sind Kennzeichen von zwei oder mehr der o. g. Entitäten erfüllt. Wichtig ist auch, dass bestimmte **Arzneimittelwirkstoffe** einen Lupus erythematodes induzieren können. Hierzu gehören z. B. Procainamid, Hydralazin, Isoniazid, Chlorpromazin, Penicillamin, Practolol, Methyldopa, Etosuccinid, orale Kontrazeptiva und bestimmte Antikonvulsiva. Bei V. a. das Vorliegen eines SLE sollte frühzeitig mit einem Kinder-/Jugendrheumatologen Rücksprache gehalten werden.

MERKE

Der SLE ist eine systemische Erkrankung mit vor allem schwerer Multiorganmanifestation und schubartigem Verlauf im Jugendalter, z. B. Nephritis oder ZNS-Vaskulitis. Historisch sollten bei der Diagnose eines SLE mindestens 4 der 11 ACR-Klassifikationskriterien erfüllt sein. Neue Diagnosekriterien sind etabliert (SLICC-Kriterien oder Kriterien nach Aringer et al. 2019). Die Behandlung umfasst meist eine mehrmonatige intensive immunsuppressive Therapie und sollte von einem Kinderrheumatologen mit Erfahrung in Bezug auf Diagnostik und Therapie von Patienten mit SLE in enger Zusammenarbeit mit pädiatrischen Nephrologen, Neuropädiatern, Dermatologen etc. durchgeführt werden.

Therapie Die Indikation zur Therapie richtet sich nach der Krankheitsaktivität. Im Jugendalter müssen regelmäßig immunsuppressive Wirkstoffe eingesetzt werden, vor allem wenn eine schwere Organbeteiligung (Nieren oder ZNS) vorliegt. Die nationalen (GKJR, Gesellschaft für Pädiatrische Nephrologie) und internationalen Fachgesellschaften/Arbeitsgemeinschaften (CARRA, EULAR) publizieren regelmäßig Therapieempfehlungen für Kinder bzw. Erwachsene.

Zum Einsatz kommen u. a. NSAR oder Glukokortikoide (z. B. in Form von Pulsen bis zu 30 mg/kg KG/Tag über 3 Tage, max. 1 g/Gabe). Goldstandard für alle Patienten mit SLE ungeachtet des Manifestationsalters ist Hydroxychloroquin. Die biologische Wirkung von Hydroxychloroquin ist vielfältig. So werden vor allem über eine Inhibition der Toll-like-Rezeptor-vermittelten Aktivierung der „innate immunity" eine generelle Immunmodulation wie auch antithrombotische und antilipidämische Effekte erklärt. Bei Beteiligung von lebenswichtigen Organen werden Zytostatika (z. B. Cyclophosphamid per infusionem) eingesetzt. Alternativen bestehen in Mycophenolat-Mofetil oder Azathioprin. Die Wirkstoffe können teilweise kombiniert werden und über Monate indiziert sein.

Zu den Präventivmaßnahmen gehört vor allem ein konsequenter Sonnenschutz (Sonnencreme mit LSF > 30, lichtundurchlässige Kleidung). Aufgrund der häufigen Multiorganmanifestation sollten SLE-Patienten entsprechend multidisziplinär versorgt werden, was u. a. auch die Mitbetreuung durch einen Psychologen beinhalten sollte.

Verlauf und Prognose Der SLE kann schubweise verlaufen, mit individuell sehr unterschiedlichen Intervallen. Patienten mit SLE müssen aufgrund der Erkrankung und der erforderlichen Therapie als schwer immunkompromittiert bewertet werden. Prognostisch bestimmend ist ein rasches Therapieansprechen. Wichtig ist das Verhindern oder frühzeitige Therapieren disseminierter, rapid verlaufender Infektionen. Leider zählt ein SLE weiterhin zu den potenziell tödlichen Erkrankungen. Die 5-Jahres-Überlebensraten bei Kindern und Jugendlichen variieren zwischen 70 und 90 %. Viele der Patienten verbleiben auch im Erwachsenenalter in der steten Betreuung eines Rheumatologen.

Sklerodermie

Definition Eine Sklerodermie ist durch einen fibrotischen Umbau der Haut und z. T. Atrophie des Unterhautfettgewebes gekennzeichnet. Man unterscheidet eine extrem seltene **systemische** von einer häufigeren **lokalisierten, zirkumskripten Sklerodermie.** Die lokalisierte Form befällt ausschließlich isolierte Hautareale und wird auch als Morphea bezeichnet. Die Manifestation der systemischen Sklerodermie umfasst nicht nur die Haut, sondern auch innere Organe und ist im Kindes- und Jugendalter eine absolute Rarität.

Ätiologie, Pathophysiologie und Pathogenese Die Ätiologie ist ungeklärt. Klinisch ist eine Sklerodermie nicht von einer Graft-versus-Host-Reaktion zu unterscheiden, wie sie als eine immunologische Reaktion nach einer Stammzelltransplantation auftreten kann. Diverse Faktoren sind mit der Pathogenese der Sklerodermie in Verbindung gebracht worden, u. a. Veränderungen des Kollagens, der Fibroblastenfunktion, der vaskulären Permeabilität und der Endothelzellfunktion. Ein Teil der Fälle spricht auf eine immunsuppressive Therapie (z. B. MTX) an und unterstützt die Vorstellung, dass eine Adenosin-vermittelte Entzündung eine Rolle spielt.

Symptome Der Name beinhaltet bereits das Hauptsymptom: *Sklero*sierung der Haut. Die betroffenen Areale erscheinen schleichend zunehmend verhärtet, d. h. von lederartiger Haptik. Gelegentlich treten Raynaud-Phänomene oder Hautödeme auf. Wegen eines Sklerodermie-assoziierten gestörten Pigmenttransports aus den Melanozyten in der Haut kommt es oft zu Hyper- oder Hypopigmentierung in den betroffenen Arealen. Zu Beginn einer Morphea finden sich randständige Rötungen und manchmal auch Erhabenheiten. Bei der sog. linearen Form der Sklerodermie über einem Gelenk kann die Verhärtung der Haut zu Gelenkimmobilisation und dann -kontraktur führen. Aufgrund einer gestörten Hautperfusion und verminderter Hautdicke kann die Haut vulnerabler sein, und es können Hautulzerationen auftreten. In extrem seltenen Fällen einer Beteiligung von inneren Organen kann es zu einer Striktur z. B. des Ösophagus, zu Stenosen im Bereich des Dünndarms, zu einem Raynaud-Phänomen der Koronararterien, zu einer myokardialen Fibrose oder zu einem pulmonalen Hypertonus kommen. Öfter findet sich hingegen eine sog. Sicca-Symptomatik. Besondere Formen einer lokalisierten Sklerodermie sind: eine sog. tiefe Morphea, bei der sich die sklerodermalen Veränderungen auch noch auf das tiefe Unterhautfettgewebe erstrecken, säbelschnittartige Veränderungen („Coup en sabre"-Läsionen) oder auch das sog. Parry-Romberg-Syndrom mit teils eindrucksvoller Hemiatrophie des Gesichts.

Diagnostik In der Regel ist die lokalisierte Sklerodermie per Blickdiagnostik und Tastbefund zu erkennen. In einigen Fällen kann eine Hautbiopsie erwogen werden, allerdings ist in einigen Fällen mit Heilungsstörungen nach Biopsie zu rechnen. Die Diagnostik bei systemischen Formen richtet sich nach dem Verdacht auf Organbeteiligung. In der Labordiagnostik können gelegentlich ANA gefunden werden, die evtl. im ENA-Blot weiter differenziert werden können. Andere Ursachen oder übergeordnete systemisch-rheumatische Erkrankungen sollten ausgeschlossen werden.

Differenzialdiagnosen Wichtig ist die differenzialdiagnostische Abgrenzung zu einem Lichen sclerosus (et atrophicus), der als Sonderform einer lokalisierten Sklerodermie mit z. T. porzellanartigen Hautveränderungen aufgefasst werden kann. Insbesondere können diese Hautveränderungen bei Mädchen im Bereich der Vulva auftreten und werden oft erst verzögert diagnostiziert und therapiert (lokale Kortisonsalben). Darüber hinaus ist differenzialdiagnostisch an andere Kollagenosen bzw. entzündliche Muskelerkrankungen wie die „mixed connected tissue disease" oder chemisch induzierte Sklerodermien (z. B. PVC) zu denken. Die Kombination aus Kalzinose, Raynaud-Phänomen, Ösophagusbeteiligung, Sklerodaktylie und Teleangiektasien bezeichnet man als CREST-Syndrom. Diese Differenzialdiagnosen sind im Kindes- und Jugendalter extrem selten.

Therapie, Verlauf und Prognose Eine kausale Therapie fehlt. Evidenz für Therapieempfehlungen ist allenfalls in geringem Umfang vorhanden. Grundsätzlich empfiehlt sich wegen einer Photosensibilität die Vermeidung übermäßiger Sonnenexposition. Ein Lichen sclerosus (et atrophicus) sollte mit topischen Kortikoiden therapiert werden. Zur Prävention einer Sklerodermie-assoziierten Raynaud-Symptomatik ist ein suffizienter Kälteschutz der Hände und Füße durch Handschuhe bzw. Socken oder durch Anwendung von handelsüblichen Taschenwärmern oft hinreichend hilfreich. Eine intensive Hautpflege mit fetthaltigen Cremes ist symptomatisch wichtig. Soweit möglich, sollte versucht werden, Gelenkkontrakturen durch krankengymnastische Behandlung zu vermeiden. Bei ausgeprägten Hautbefunden kann MTX eingesetzt werden. Kortison-Pulstherapien können bei signifikanter Manifestation ebenfalls erwogenen werden. Eine chirurgische Behandlung erfolgt nur in Ausnahmefällen (Abtragung von peripheren Nekrosen oder ausgeprägten Narbensträngen). Bei den lokalisierten Formen kann die Erkrankung zum Stillstand kommen, auch wenn das Monate dauern kann.

MERKE

Systemische Sklerodermien sind bei Kindern und Jugendlichen extrem selten, schwer zu therapieren und haben eine schlechte Prognose. Lokalisierte Sklerodermien sind häufiger und zeigen eine deutlich bessere Prognose. Der Lichen sclerosus et atrophicus als eine Sonderform der lokalisierten Sklerodermie bedarf bei Mädchen im Fall einer Beteiligung der Vulva einer konsequenten Therapie.

Mischkollagenosen

Bei den Mischkollagenosen (Syn. Sharp-Syndrom, „mixed connective tissue disease") handelt sich um extrem seltene Erkrankungen, die zeitgleich hinreichende Merkmale sowohl z. B. eines Lupus erythematodes als auch einer Sklerodermie oder Dermatomyositis aufweisen können. Ähnlich wie beim Lupus erythematodes und der Sklerodermie kann die Erkrankung im Verlauf mit schweren Komplikationen einhergehen.

12.5.2 Vaskulitiden

Vaskulitis der kleinen Gefäße

Purpura Schönlein-Henoch

Synonyme Syn. Henoch-Schonlein purpura (engl.), anaphylaktoide Purpura, IgA-Vaskulitis.

Definition Die Purpura Schönlein-Henoch (PSH) ist im Kindesalter die häufigste akute Entzündung der kleinen Gefäße. Klassischerweise tritt sie nach einem Atemwegsinfekt auf und manifestiert sich in fast allen Fällen an der Haut. Nur bei Beteiligung des Gastrointestinaltrakts und der Nieren bedürfen Kinder und Jugendliche einer weiteren antiinflammatorischen Therapie.

Im Kleinkindesalter (< 2 Jahre) wurde bisher das akute hämorrhagische Ödem (Syn. Kokardenpurpura Seidlmayer) als eine Sonderform der PSH aufgefasst. Mittlerweile stellt diese Form der leukozytoklastischen Vaskulitis jedoch eine eigene Entität dar. Die klassische Trias besteht aus Fieber, Ödem und teils eindrucksvoller rosettenartiger oder kreisförmiger Purpura.

Ätiologie, Pathogenese und Pathophysiologie Bei der klassischen PSH handelt es sich um eine Immunkomplexerkrankung. Die Ablagerung von Immunkomplexen (IgA) an der Gefäßwand führt über eine Komplementaktivierung zur Migration und Adhäsion von Neutrophilen und Makrophagen an die Endothelzellen. Es werden Entzündungsmediatoren ausgeschüttet, die dann die Gefäßwand schädigen und zum Durchtritt von Erythrozyten führen. Die PSH kann auch nach Insektenstichen, Medikamenteneinnahme oder Nahrungsmittelallergien oder bei Patienten mit C2- und C4-Komplementdefekten auftreten.

Symptome Die Effloreszenzen sind meist zuerst über dem Gesäß bzw. an den unteren Extremitäten erkennbar. Die Purpura sind zunächst rötlich, dann livide und z. T. tastbar (palpable Purpura). Zwei Drittel der Kinder weisen eine Schwellung der Haut oder eine sichere Arthritis an Sprunggelenken und Knien auf. Die Hoden können in Form einer Orchitis mitbetroffen sein. Mehr als die Hälfte der Kinder hat krampfartige Bauchschmerzen, die z. T. sehr ausgeprägt und mit Erbrechen assoziiert sein können. Bei einem Drittel der Kinder besteht eine Nephritis (➤ Kap. 19.6.1), die aber nur in 10 % der Fälle zu einer signifikanten Hämaturie und Proteinurie führt. Nur sehr selten kommt es zu einem ZNS-Befall mit Krampfanfällen, Ataxie und Koma.

Diagnostik Die Diagnose wird klinisch gestellt. Gelegentlich findet sich eine Erhöhung des IgA im Serum. Zur Beurteilung der abdominalen und renalen Beteiligung sind eine Abdomensonografie und eine Urinanalyse sinnvoll. Selten ist eine Nierenbiopsie oder ein Schädel-MRT nötig. Nach Diagnose einer PSH sollte der Urin aber über mindestens 6 Wochen mindestens einmal pro Woche gestixt werden.

Differenzialdiagnose Differenzialdiagnostisch müssen andere Ursachen für Blutungen bzw. die Vaskulitis ausgeschlossen werden. Im Fall großflächiger Kokardenpurpura mit Fieber und Ödemen in den ersten 2 Lebensjahren sollte an die Kokardenpurpura Seidlmayer gedacht werden.

CAVE

Eine Sepsis, die mit Purpura (fulminans) einhergehen kann und durch z. B. Meningokokken oder Pneumokokken verursacht ist, darf unter keinen Umständen übersehen werden. Die betroffenen Kinder sind i. d. R. schwer erkrankt und haben meist Fieber. Dann handelt es sich um einen absoluten Notfall, der einer sofortigen intensivmedizinischen und antiinfektiösen Therapie bedarf. Weitere wichtige, wenn auch seltene Differenzialdiagnosen umfassen eine thrombotisch-thrombozytopenische Purpura (TTP) oder Formen eines hämolytisch-urämischen Syndroms (HUS).

Beim Erythema nodosum treten eher knotenförmige subkutane Entzündungen über den Schienbeinen auf, die mit Streptokokken-Infektionen oder chronisch entzündlichen Darmerkrankungen (CED) assoziiert sein können. Purpura finden sich beim Erythema nodosum nicht. Ein Erythema nodosum sollte Anlass zur Bestimmung von Calprotectin im Stuhl sein, um eine in Bezug auf den Gastrointestinaltrakt subklinische CED nicht zu übersehen.

Therapie, Verlauf und Prognose In den meisten Fällen einer gesicherten PSH ist keine weitere Therapie erforderlich. Bei starken Gelenkschmerzen können NSAR verordnet werden. Bei gastrointestinaler Beteiligung wird Prednison gegeben, da es zu lebensbedrohlichen intestinalen Blutungen, Obstruktion oder Invagination kommen kann. Meist bewirken NSAR eine prompte Besserung der Beschwerden. Im Fall einer PSH-assoziierten Nephritis sollte frühzeitig ein ACE-Hemmer und ggf. eine immunsuppressive Therapie verordnet werden. Dapson scheint bei chronisch rezidivierenden Verläufen eine Option zu sein. Die Prognose ist in den meisten Fällen insgesamt gut. Chronische bzw. rezidivierende Verläufe sind vereinzelt beschrieben.

S2k-Leitlinie Immunglobulin A (Purpura Schönlein-Henoch) Vaskulitis. AWMF-Registernummer 185-002. Stand: 1.8.2022, gültig bis 31.7.2027; https://register.awmf.org/de/leitlinien/detail/185-002

MERKE

Die Purpura Schönlein-Henoch ist die häufigste Vaskulitis im Kindesalter. Sie verläuft meist selbstlimitierend und hat eine gute Prognose. Die eindrucksvollen, fast pathognomonischen Hautveränderungen treten bei weitestgehend unbeeinträchtigten Kindern nach Atemwegsinfekten auf und befallen die unteren Extremitäten und das Gesäß.

Vaskulitiden der mittelgroßen Arterien

Kawasaki-Syndrom

Synonym Mukokutanes Lymphknotensyndrom.

Definition Das Kawasaki-Syndrom ist eine akute, hoch fieberhafte Erkrankung mit zervikaler Lymphknotenschwellung, Konjunktivitis und Befunden an Haut- und Schleimhäuten. Eine wesentliche Komplikation ist die Vaskulitis der Koronararterien, in deren Folge sich Aneurysmen der Herzkranzgefäße ausbilden können.

Ätiologie, Pathogenese und Pathophysiologie Die Ätiologie ist unklar. Verschiedene Ideen zur Entstehung wurden aufgrund von pathologischen, epidemiologischen und demografischen Daten postuliert. So wird z. B. eine infektassoziierte Triggerung bei genetisch veranlagten Patienten vermutet. Passend hierzu ist, dass das Kawasaki-Syndrom meist im frühen Kleinkindesalter und selten bei Erwachsenen auftritt.

Symptome und Diagnostik Die Hauptsymptome gehen aus den Diagnosekriterien hervor (➤ Tab. 12.7). Bei jedem Kind mit über mindestens 5 Tage anhaltendem sehr hohem Fieber (> 39 °C) ist an ein Kawasaki-Syndrom zu denken. Die wichtigste Manifestation ist am Herzen, die bei 10–40 % der unbehandelten Kinder bereits in den ersten Wochen auftritt. Über Aneurysmen hinaus können Zeichen eines Myokardinfarkts, einer Perikarditis, Myokarditis, Endokarditis, von Arrhythmien und Herzinsuffizienz auftreten. Daher müssen alle Kinder bei Verdacht auf eine Kawasaki-Erkrankung zügig echokardiografisch untersucht werden (einschl. Farbdoppler-Echokardiografie), um die Koronararterien darzustellen. Darüber hinaus wird stets ein EKG und in besonderen Fällen eine Herzkatheteruntersuchung zur Koronarangiografie durchgeführt.

Die Diagnose eines Kawasaki-Syndroms erfordert das Vorliegen von fünf der sechs Kriterien oder von vier Kriterien mit Nachweis von Koronararterienaneurysmen. Ein inkomplettes Kawasaki-Syndrom ist definiert als Fieber über > 5 Tage und Vorliegen von zwei bis drei klinischen Kriterien.

Ein weiteres typisches Symptom ist der Gallenblasenhydrops, der mittels Abdomensonografie dargestellt werden kann. Einen spezifischen Labortest für das Kawasaki-Syndrom gibt es nicht. Die Laboruntersuchungen umfassen ein Blutbild, Entzündungsparameter, Blutkulturen und eine Infektionsserologie.

MERKE

Das Kawasaki-Syndrom ist eine wichtige Differenzialdiagnose bei hochfiebernden Kindern. Rechtzeitiges Erkennen und Therapieren sind wichtig. Eine wesentliche Komplikation droht durch entzündete Koronararterien, auch Jahre nach der akuten Erkrankung.

Differenzialdiagnosen In der Differenzialdiagnose müssen andere Systemerkrankungen, die mit hohem Fieber einhergehen, ausgeschlossen werden: u. a. Infektionskrankheiten, systemische JIA und andere Vaskulitiden. Im Rahmen der SARS-CoV2-Pandemie sind Kawasaki-ähnliche Erkrankungsbilder im Rahmen von sog. PIMS („pediatric inflammatory multisystem syndromes") beschrieben worden. Für nähere Informationen wird auf die Homepage der DGPI verwiesen: https://dgpi.de/pims-survey-update/.

Therapie Die Therapie richtet sich nach der S2k-Leitlinie „Kawasaki-Syndrom".

S2k-Leitlinie Kawasaki-Syndrom. AWMF-Registernummer 185-003. Stand: 16.12.2020, gültig bis 15.12.2025; https://register.awmf.org/de/leitlinien/detail/185-003

Tab. 12.7 Diagnosekriterien für das Kawasaki-Syndrom

Leitsymptom	Eigenschaften
Fieber	Temperatur von 39–40 °C, Dauer: 5 Tage oder mehr, Antibiotikaresistenz
Konjunktivitis	beidseitig und nicht eitrig
Lymphadenopathie	zervikal, oft einseitig und > 1,5 cm im Durchmesser
Hautausschlag	polymorph, keine Vesikel oder Krusten
Veränderungen der Lippen oder der Mundschleimhaut	trocken, geschwollen, gerötet, mit Einrissen oder Erdbeerzunge oder diffus geröteter Rachen
Veränderungen an den Extremitäten	Erythem der Fußsohlen oder Handinnenflächen, später Abschälung der Haut von den Fingerspitzen

Therapie der Wahl für die akute Phase ist die zeitnahe Gabe von hoch dosiertem polyvalenten Immunglobulin (2 g/kg KG). Bei zügiger Einleitung kann dies Schäden an den Koronararterien verhindern. Bei fehlendem Ansprechen (Fieber, Entzündungsparameter) erfolgt eine weitere hoch dosierte Gabe von Immunglobulinen. Zusätzlich wird akut mit ASS in hoher Dosierung behandelt (30–50 mg/kg KG/Tag).

Nach Überwinden der akuten Phase wird die ASS-Therapie niedrig dosiert (3–5 mg/kg KG/Tag) über 5–8 Wochen fortgeführt, bis die aktive Phase der Erkrankung abgeklungen ist.

Verlauf und Prognose Meist kommt es zu einer kompletten Erholung, und erneute Attacken treten nur selten auf. Auch lange nach der Erkrankung sind jedoch noch vereinzelt Todesfälle infolge von Koronararterienaneurysmen beschrieben.

Polyarteriitis nodosa (PAN)

Die PAN (Syn. Peri-/Panarteriitis nodosa) ist eine nekrotisierende Vaskulitis der mittelgroßen Gefäße, die bei Kindern extrem selten vorkommt. Die Therapie basiert auf einzelnen Fallbeschreibungen und umfasst ein antiinflammatorisches/immunsuppressives Konzept.

Vaskulitiden der großen Arterien

Takayasu-Arteriitis

Die Takayasu-Arteriitis ist eine bei Kindern sehr seltene granulomatöse Entzündung der Aorta und ihrer Hauptäste. Möglicherweise fallen schwache oder fehlende Pulse an den oberen Extremitäten auf („pulseless disease"). Die Erkrankung ist extrem selten, hat insgesamt eine schlechte Prognose und muss immunsuppressiv behandelt werden.

Granulomatose mit Polyangiitis

Die Granulomatose mit Polyangiitis (GPA; ehemals Morbus Wegener) ist eine nekrotisierende granulomatöse Entzündung, vorwiegend im Bereich von Nase, hartem Gaumen, Larynx, Trachea und Nieren. Die Diagnose wird anhand des typischen klinischen Bildes, histologischer Befunde und ggf. serologischer Tests (z. B. cANCA) gestellt. Ohne intensive Therapie ist die Prognose schlecht. Auch diese Vaskulitisform ist im Kindesalter extrem selten.

Andere Vaskulitiden

Morbus Behçet

Der Morbus Behçet ist eine Erkrankung, die durch bipolare (orale und genitale) Aphthen, eine posteriore Uveitis und eine meist oligo- oder polyartikuläre Arthritis gekennzeichnet ist. Es besteht eine Häufung bei Menschen aus dem Mittelmeerraum, und es ist eine relativ starke HLA-Assoziation (HLA-B5 oder HLA-B51) beschrieben. Bezogen auf das ZNS können Enzephalomyelitiden, aseptische Meningitiden und psychiatrische Veränderungen auftreten.

12.6 Idiopathische Myositiden

Juvenile Dermatomyositis

Definition Die juvenile Dermatomyositis (JDM) ist eine systemische Vaskulitis mit vorwiegender Beteiligung der Haut und der Muskulatur. Im Verlauf kann eine Calcinosis cutis auftreten. Die Erkrankung ist selten und kommt typischerweise zwischen dem 5. und 14. Lebensjahr vor.

Ätiologie, Pathogenese und Pathophysiologie Die Ätiologie ist unbekannt. Wie bei allen systemisch rheumatischen Erkrankungen gibt es Parallelen bzw. Überlappungen zum SLE oder zu anderen monogenetischen Autoinflammationserkrankungen mit pathologischer Interferonsignatur. Neben der Ablagerung von Immunkomplexen in Haut- und Muskelgefäßen richten sich autoreaktive T-Zellen gegen HLA-Klasse-I-Moleküle der Muskelzellen erkrankter Patienten. Zudem scheint bei der Pathogenese der JDM auch eine über Toll-like-Rezeptoren vermittelte Entzündung wichtig zu sein.

Symptome Die klinische Symptomatik beginnt meist schleichend mit Auftreten von allgemeinen Symptomen wie Fieber, Abgeschlagenheit und leichter Ermüdbarkeit. Hiernach kommt es in variabler Ausprägung zu einer rasch progredienten generellen Muskelschwäche, die symmetrisch und proximal betont ist. Dysphagie und Dyspnoe können zu schweren Komplikationen führen. Pathognomonisch an der Haut sind die **Gottron-Papeln.** Am Nagelbett kann man bei mikroskopischer Untersuchung u. a. Teleangiektasien darstellen. Im Gesicht finden sich u. U. eine periorbitale Schwellung und eine rötlich-violette Hautfarbe, die auch als **heliotrope Dermatitis** oder **Lilac-Ring** bezeichnet wird. Das MRT der Oberschenkelmuskulatur zeigt diffuse bis homogene ödematöse entzündliche Veränderungen (> Abb. 12.4).

Bei der körperlichen Untersuchung sind betroffene Kinder evtl. nicht in der Lage, aus dem Liegen aufzustehen. Die Muskelkraft sollte initial und im Verlauf systematisch mit dem *Childhood Myositis Activity Score* (CMAS) erhoben werden.

Praxistipp

Das **Gower-Zeichen** ist positiv, wenn das Kind ohne fremde Hilfe nicht in der Lage ist, aus dem Sitzen aufzustehen, oder wenn es sich auf den eigenen Knien abstützen muss, um sich aufzurichten.

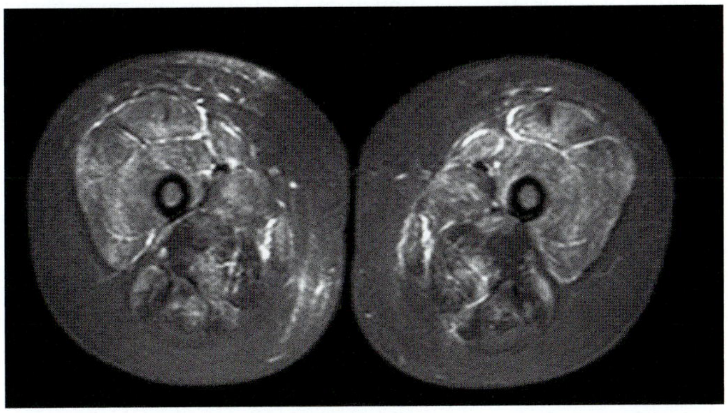

Abb. 12.4 Entzündliche MRT-Veränderungen in der Oberschenkelmuskulatur beidseits bei juveniler Dermatomyositis [T933-1]

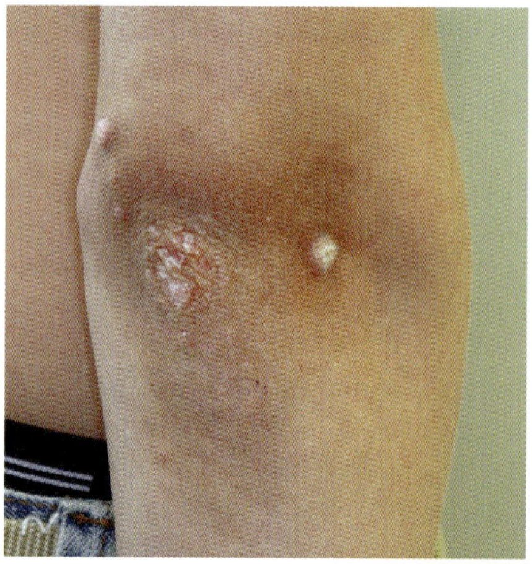

Abb. 12.5 Calcinosis cutis am Ellenbogen rechts bei juveniler Dermatomyositis [T933]

Das Gesichtserythem kann mit dem Exanthem beim SLE verwechselt werden. Im weiteren Verlauf der Erkrankung kommt es bei vielen Kindern zu einer charakteristischen Calcinosis cutis, die – wenn überhaupt – schwer zu therapieren ist. Die Kalzinose kann theoretisch überall auftreten und an inneren Organen zu Komplikationen führen (➤ Abb. 12.5).

MERKE

Die JDM ist gekennzeichnet durch eine Komanifestation von Myositis und Dermatitis. Weitere Kennzeichen an der Haut können Gottron-Papeln, Calcinosis cutis und periorbitale, fliederfarbene Hautveränderungen sein. Es gibt seltene Fälle isolierter Hautmanifestationen, d. h. eine „Dermatomyositis sine Myositis".

Diagnostik Die diagnostischen Kriterien für die JDM sind:

- Symmetrische proximale Muskelschwäche
- „Weiß leuchtende" Muskeln im MRT
- Erhöhung der Kreatinkinase (ggf. nur geringfügig) oder anderer muskelspezifischer Enzyme im Serum
- Typische entzündliche Hautveränderungen
- Myositis (möglicher Nachweis in der Muskelbiopsie)

Die definitive Diagnose erfordert neben der Hautentzündung drei weitere Kriterien. Der Stellenwert einer Muskelbiopsie wird diskutiert. Ultraschalluntersuchungen können eine erhöhte Echogenität der Muskulatur erkennen lassen, und in der MRT lassen sich myositische Veränderungen schon in der Frühphase der Erkrankung darstellen. Im Labor hingegen finden sich manchmal nur leichte Erhöhungen der muskelständigen Enzyme CK, GOT oder LDH. Häufig sind die ANA erhöht. Es gibt spezifische Auto-AK, die mit einer ungünstigen Prognose bzw. einem ungünstigen Therapieansprechen regelmäßig assoziiert sind, z. B. anti-TIF1γ, -NXP2 oder -MDA5.

Differenzialdiagnose JDM-Mischformen mit zusätzlichen Kennzeichen von SLE-Symptomen oder Sklerodermie sind bekannt und können zu den **Overlap-Syndromen** gerechnet werden. Zunehmend werden SLE, JDM, Overlap-Syndrome oder auch monogenetische Autoinflammationserkrankungen als markante Entitäten innerhalb eines Erkrankungsspektrums verstanden. Zur Differenzierung innerhalb des Spektrums werden sowohl klinische und apparative Befunde als auch moderne Laboranalyen, z. B. Zytokinprofile und jeder Art von „-omis" bemüht. Klassische Differenzialdiagnosen einer JDM umfassen aber unverändert auch virusinduzierte Myositiden, z. B. durch Coxsackie B und Influenza. Diese dauern i. d. R. aber nur wenige Tage an. Die lokal begrenzte **Pyomyositis** kann im Oberschenkel, in den Waden oder in den Armen auftreten und spricht auf Staphylokokken-wirksame i. v. Antibiotika meist gut an. Bei der im Kindesalter extrem seltenen **juvenilen Polymyositis** oder den (etwas häufigeren) **neuromuskulären Erkrankungen** wie Poliomyelitis, Guillain-Barré-Syndrom und Myasthenia gravis fehlen die Hautveränderungen. Wichtig ist zudem die Abgrenzung zu **Muskeldystrophien,** was durch eine versierte neuropädiatrische Untersuchung und ggf. eine Muskelbiopsie gesichert werden kann (➤ Kap. 20.12).

Therapie Das Mittel der Wahl bei JDM sind Glukokortikoide, meist als hoch dosierte i. v. verabreichte Pulse in monatlichen Abständen. Das Ansprechen kann einige Monate dauern; bei schweren Verläufen werden zusätzlich Immunsuppressiva wie Azathioprin, CSA oder (immunmodulatorisch) auch intravenöse Immunglobuline (IVIG) eingesetzt. Aufgrund einer gewissen Schnittmenge bei der Pathogenese und Manifestation zum SLE erscheint auch hier die Gabe von Hydroxychloroquin sinnvoll. Seit Neuestem finden auch sog. Januskinase(JAK)-Inhibitoren eine therapeutische Anwendung bei JDM. JAK-Inhibitoren blockieren den Typ-I-Interferon-Signalweg, dem eine pathogenetische Rolle bei dieser Erkrankungsart zukommt.

Verlauf und Prognose Es gibt mono- und mehrphasische Verläufe. Unbehandelt kann die Erkrankung insbesondere bei Beteiligung des Respirationstrakts zum Tod führen. Durch rechtzeitigen Einsatz von Steroiden und Immunsuppressiva hat sich die Prognose inzwischen wesentlich verbessert. Trotzdem können Kontrakturen, Residuen der Dermatitis und insbesondere die Kalzinose und auch etwaige therapieassoziierte UAWs zu einer erheblichen Einschränkung der Lebensqualität führen. Die Morbidität einer JDM ist als hoch anzusehen.

12.7 Andere rheumatische Erkrankungen

Nichtbakterielle Osteitis

Synonym Chronisch rezidivierende multifokale Osteomyelitis (CRMO), nichtbakterielle Osteitis (NBO).

Definition Die NBO ist eine aseptische Entzündung des Knochens, die sowohl uni- als auch multifokal auftreten kann. Am häufigsten betroffen sind lange Röhrenknochen, Rippen, Clavicula und Wirbelkörper.

Ätiologie und Pathogenese Die Ätiologie ist unbekannt. Zunehmend wird eine autoinflammatorische Genese postuliert.

Symptome Im Vordergrund stehen Knochenschmerzen in Ruhe und bei mechanischer Belastung. Es kann eine begleitende Gelenkschwellung auftreten. Häufig sind schubartige Verläufe. Über Jahre können sich symptomfreie Intervalle mit Phasen einer aktiven NBO abwechseln. Tritt eine Kombination von Synovitis, Akne, Pustulosis, Hyperostosis und Osteitis bei Jugendlichen oder Erwachsenen auf, so wird die Erkrankung auch als SAPHO-Syndrom bezeichnet.

Diagnostik und Differenzialdiagnosen Es handelt sich um eine klinische Diagnose. Ein pathognomonischer Blutwert fehlt. Die histologische und mikrobiologische Analyse einer Knochenbiopsie helfen hauptsächlich, andere Erkrankungen auszuschließen, z. B. eine Langerhanszell-Histiozytose. Die histopathologischen Befunde sind hoch variabel und hängen u. a. vom Alter der jeweiligen Läsion ab. Neutrophile dominieren in frischen NBO-Herden, wohingegen sich in älteren Läsionen ein gemischtes Bild (Lymphozyten, Plasmazellen und Skleroseherde) zeigt.

CAVE

Histologisch kann nicht sicher zwischen einer bakteriellen und einer *nicht*-bakteriellen Osteomyelitis unterschieden werden. So kommt der Anamnese und der klinischen Beurteilung eine tragende Rolle zu.

Die Darstellung der Knochenherde gelingt hinreichend mittels MRT. Zum Ausschluss eines Knochentumors ist ein konventionelles Röntgenbild anzufertigen. Die Deutsche Gesellschaft für Pädiatrische Radiologie sieht in ihrer S1-Leitlinie“ Ganzkörpermagnetresonanztomografie im Kindes- und Jugendalter“ in der N_BO/CRMO einer Indikation für eine solche Untersuchung. Seitens der GKJR gibt es noch keine aktuelle Leitlinie. Auf europäischer Ebene existieren von der ESPID konsentierte Handlungsempfehlungen (http://links.lww.com/INF/C729).

Differenzialdiagnosen Essenziell ist der sichere differenzialdiagnostische Ausschluss von Tumoren, Leukämien oder von Herden einer Langerhanszell-Histiozytose. Zudem muss an eine bakterielle Osteomyelitis gedacht werden, die jedoch in fast allen Fällen mit Fieber einhergeht, zu einer Pseudoparalyse des betroffenen Gelenks führen kann und sich mit meist akuter Vorgeschichte präsentiert.

Therapie und Prognose Zur Behandlung der NBO werden NSAR wie Naproxen, Ibuprofen, Indometacin oder Diclofenac verordnet. Über den Einsatz von Bisphosphonaten wurde wiederholt in Fallserien berichtet. Andere immunsuppressive Therapien umfassen z. B. Glukokortikoide, MTX, Sulfasalazin oder Azathioprin. Die Datenlage zur Effizienz ist jedoch sehr spärlich, daher muss eine Therapieeskalation gründlich abgewogen werden. In Einzelfällen ist auch eine antibiotische Therapie mit Azithromycin erfolgreich eingesetzt worden. Sonst sind Antibiotika bei der NBO ohne gesicherten Effekt; dasselbe gilt für chirurgische Eingriffe. Dennoch wird oft initial mit einer antibiotischen Therapie begonnen, da eine bakterielle Osteomyelitis schwierig auszuschließen sein kann. Eine NBO kann spontan ausheilen.

LITERATUR

Aringer M, Costenbader K, Daikh D, et al. 2019 European League Against Rheumatism/American College of Rheumatology classification criteria for systemic lupus erythematosus. Ann Rheum Dis 2019; 78: 1151-1159.

Petty R (eds.). Textbook of Pediatric Rheumatology. 8th ed. Philadelphia: Elsevier Saunders 2021.

Wagner N, Dannecker G (Hrsg.). Pädiatrische Rheumatologie. 3. A. Berlin, Heidelberg: Springer 2022.

KAPITEL

13 Allergologie

Christian Vogelberg

DEFINITION

Als Allergien werden spezifische Immunreaktionen auf harmlose Eiweißstoffe bezeichnet, die zu einer krankmachenden Überempfindlichkeit führen.

13.1 Immunologische Grundlagen

Eine allergische Reaktion stellt eine immunologische Hypersensitivität gegenüber einem i. d. R. harmlosen Antigen dar, der ein Verlust der immunologischen Toleranz vorangeht. Die Ursache hierfür ist multifaktoriell. Voraussetzung für eine allergische Reaktion ist die Sensibilisierung, die wiederum auch ohne konsekutive Reaktion bestehen kann.

13.1.1 IgE-vermittelte Typ-I-Allergie

Die verschiedenen Formen der Hypersensitivität werden nach Coombs und Gell differenziert. Die Typ-I-Reaktion ist eine Sofortreaktion, bei der sich IgE-Antikörper gegen Allergene richten. In der Sensibilisierungsphase wird das Allergen durch antigenpräsentierende Zellen (APZ; u. a. Makrophagen, dendritische Zellen) aufgenommen und prozessiert. Durch Andocken einer nativen T-Zelle an die APZ erfolgt die Aktivierung der T-Zelle zur TH2-Zelle, die verschiedene Zytokine wie IL-4, IL-5 und IL-13 produziert und sezerniert. Die TH2-Zellen stimulieren B-Zellen zur Synthese von IgE, die dadurch zu IgE-sezernierenden Plasmazellen werden. Die ausgeschütteten IgE-Antikörper binden über die hochaffinen IgE-Rezeptoren an Mastzellen, Basophile, Eosinophile und Neutrophile (➤ Abb. 13.1).

Bei einer Kreuzvernetzung von zwei oder mehr IgE-Antikörpern wird die entsprechende Zelle aktiviert, und es kommt zur raschen Ausschüttung von Entzündungsmediatoren wie Histamin, Leukotrienen, Prostaglandinen, Proteasen, plättchenaktivierendem Faktor und Zytokinen. Basophile sowie eosinophile Granulozyten und gewebsständige Mastzellen gehören zu den wichtigsten Effektorzellen. Die eosinophilen Granulozyten spielen auch bei der chronischen Entzündung eine wichtige Rolle und tragen zur irreversiblen Gewebsveränderung bei. Durch Aktivierung von Fibroblasten und Myofibroblasten als Versuch der Geweberekonstruktion kommt es so u. a. zur pathologischen Verdickung der Basalmembran und der glatten Bronchialmuskulatur beim Asthma bronchiale.

Allergeneigenschaften

DEFINITION

Antigene, die potenziell zu einer Sensibilisierung mit nachfolgender Überempfindlichkeit führen, heißen Allergene.

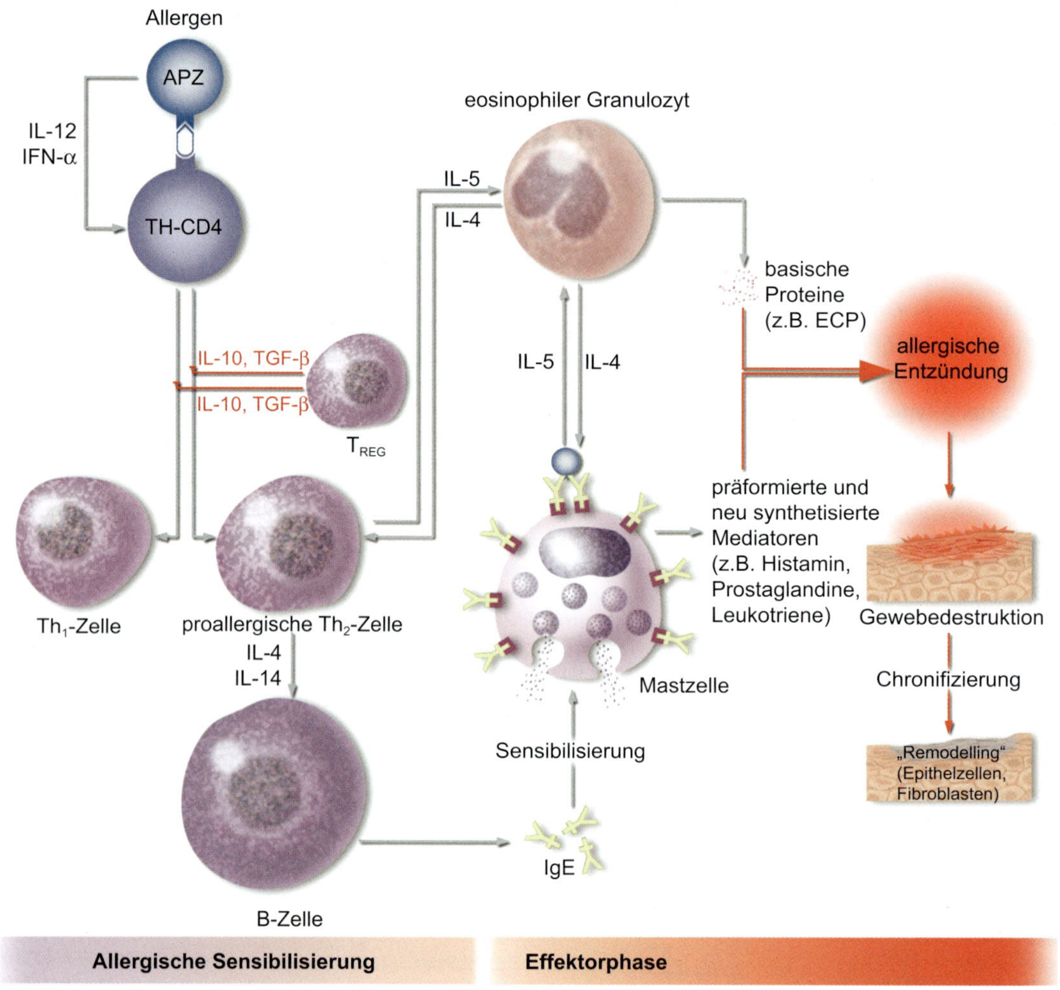

Abb. 13.1 Pathogenese der allergischen Entzündung [L238]

Bei Allergenen handelt es sich um Proteine mit einem Molekulargewicht von 5.000–100.000 Dalton, die nahezu ausschließlich aus biologischen Quellen stammen. Meistens sind sie wasserlöslich und stabil – Voraussetzung für eine Interaktion mit dem Immunsystem. Die häufigsten Allergene sind pflanzlichen (Pollen, Nahrungsmittel) oder tierischen Ursprungs (Tierhaare, Kot, Nahrungsmittel, Insektengift), seltener aus chemischer Quelle (Medikamente) (➤ Tab. 13.1). Sensibilisierungswege sind vor allem inhalativ und transkutan, ferner durch orale und selten durch parenterale Aufnahme.

Die Vielzahl der identifizierten Allergenarten macht eine einheitliche Nomenklatur notwendig. Diese setzt sich aus dem Genus, der Spezies und der Gruppe (Reihenfolge der Erstbeschreibung) zusammen. Beispiel Bet v1 = Betula (Genus) verrucosa (Spezies) 1 (Allergennummerierung). Die Allergenkomponenten, gegen die 50 % oder mehr der Allergiker reagieren, werden als Majorallergene bezeichnet, die mit unter 50 % Reaktion als Minorallergene.

Tab. 13.1 Häufige für das Kindesalter relevante Allergene (*häufig transient im Säuglings- und Kleinkindesalter)

Inhalationsallergene	Frühblühende Bäume (Birke, Erle, Hasel)
	Gräserpollen (Lieschgras, Honiggras, Lolchgras, Roggenpollen)
	Kräuterpollen (Beifuß, Ambrosia)
	Schimmelpilze *(Alternaria, Aspergillus, Cladosporium)*
	Milben (Hausstaub- und Vorratsmilben)
	Tierepithelien (Katze, Hund, Pferd)
Nahrungsmittelallergene	Hühnereiweiß*
	Kuhmilchprotein*
	Erdnuss
	Weizen
	Soja
	Fisch
	Haselnuss, Cashew, Walnuss
Insektengiftallergene	Bienen- und Wespengift

13.1.2 T-Zell-vermittelte Typ-IV-Allergie

Von der IgE-vermittelten Soforttypreaktion zu differenzieren ist die T-Zell-vermittelte Typ-IV-Allergie, bei der Monozyten und Makrophagen durch spezifische T-Zellen aktiviert werden. Die klinische Reaktion tritt zeitlich verzögert nach 24–48 h auf und manifestiert sich vor allem an der Haut, klassischerweise als **Kontaktdermatitis.** Kontaktallergene sind mit < 500–1.000 Dalton kleiner als Allergene der Sofortreaktion und gehören zumeist zu den organischen und anorganischen Molekülen. Klassische Vertreter sind Metalle wie Nickelsulfat oder Kaliumdichromat, Inhaltsstoffe von Externa wie Kosmetika, Konservierungsmittel, Duft- und Farbstoffe oder topische Arzneimittel.

13.1.3 Pseudoallergische Reaktion

Bei der pseudoallergischen Reaktion treten Symptome auf, die mit denen einer allergischen Reaktion vergleichbar sind, aber ohne dass die spezifischen immunologischen Wege beschritten werden. Beispiele hierfür sind die Analgetikareaktion oder die Mastzelldegranulation mit Auftreten einer Urtikaria durch Morphinderivate. Die zeitliche Dynamik der Reaktion entspricht der Typ-I-Reaktion.

13.2 Epidemiologie, Genetik, Epigenetik

13.2.1 Epidemiologie

Erkrankungen des atopischen Formenkreises haben in den letzten Jahrzehnten deutlich zugenommen, wobei sorgfältig zwischen Atopie und atopischer Erkrankung unterschieden werden muss. **Atopie** als Möglichkeit, allergische Symptome zu entwickeln, betrifft häufig Kinder mit entsprechendem familiärem Hintergrund. Hinweis dafür ist die allergische Sensibilisierung. In Deutschland sind nach Erhebung der Studie zur Gesundheit von Kindern und Jugendlichen in Deutschland (KiGGS Welle 2) 37,1 % sensibilisiert. Die Rate der **atopischen Erkrankungen** ist jedoch deutlich niedriger: So beträgt die 12-Monats-Prävalenz für Asthma 3,5 %, für die allergische Rhinitis 8,8 %, für die Neurodermitis 7 % und für das allergische Kontaktekzem 1,2 %. Für alle genannten Erkrankungen gibt es Alters- und Geschlechtsunterschiede, ferner Einflüsse durch den sozioökonomischen Status und z. T. auch durch die Wohnregion. Weltweit variieren die Prävalenzen der einzelnen Erkrankungen erheblich, wobei insbesondere in den Industrienationen die Rate deutlich erhöht ist.

Atopische Erkrankungen treten je nach Lebensalter unterschiedlich häufig auf, bei manchen Kindern auch in einer Reihenfolge. Ein unmittelbarer „atopischer Marsch", wie er längere Zeit postuliert wurde, existiert aber nicht generell. Vielmehr trifft diese strenge Reihenfolge der Erkrankungsprävalenz, beginnend mit der Nahrungsmittelallergie im Säuglingsalter, der atopischen Dermatitis, gefolgt von Asthma bronchiale und allergischer Rhinitis nur bei rund 3 % der betroffenen Kinder zu. Grundsätzlich kann zu jedem Zeitpunkt im Laufe der Entwicklung des Kindes oder in der Adoleszenz eine allergische Erkrankung beginnen. Vor allem die frühen und schweren Erkrankungsverläufe, gepaart mit einer Polysensibilisierung und einer Konstellation der familiären Atopie, sind jedoch Prädiktoren für folgende atopische Erkrankungen auch der Atemwege. Die frühen Nahrungsmittelallergien im jungen Säuglingsalter sistieren zumeist spontan im 2. oder 3. Lebensjahr, insbesondere bei Reaktionen gegen Hühnerei- und Milcheiweiß. Auch die milde atopische Dermatitis, die nur z. T. mit einer allergischen Sensibilisierung einhergeht, hat eine gute Prognose. Frühe und schwerer sich manifestierende Atemwegsallergien haben hingegen eine schlechtere Langzeitprognose und gehen mit einer frühzeitig eintretenden und persistierenden Verschlechterung der Lungenfunktion einher.

Insgesamt ist in den letzten Jahren zu beobachten, dass sich insbesondere Atemwegsallergien und Sensibilisierungen zunehmend auch bereits bei jungen Kleinkindern manifestieren, was sowohl für die Langzeitprognose als auch für frühe immunmodulatorische Maßnahmen wie z. B. die Allergen-Immuntherapie (➤ Kap. 13.5.3) eine Konsequenz haben könnte.

13.2.2 Genetik

Die Beobachtung, dass Kinder mit Allergien häufig entsprechend betroffene Familienangehörige haben, weist auf den Einfluss der genetischen Prädisposition hin. Das Erkrankungsrisiko folgt aber keinem klassischen Mendel-Erbgang, sondern einem **polygenen Einfluss.** Das bedeutet, dass verschiedene Genveränderungen in mehreren Genen gemeinsam für ein erhöhtes Erkrankungsrisiko verantwortlich sind. Schädigende Umwelteinflüsse wie z. B. Tabakrauchexposition oder Feinstaubbelastung oder aber fehlende protektive Umweltfaktoren wie eine mikrobielle Diversität können letztendlich zur Erkrankungsmanifestation im Sinne einer **Gen-Umwelt-Interaktion** beitragen. Ein wichtiger Mechanismus dafür beruht auf einer sekundären Einflussnahme und Veränderung der genetisch determinierten Information. Dieses Prinzip der Epigenetik beeinflusst durch unterschiedliche Methoden wie Methylierung von Cytosinnukleotiden der DNA, Histonmodifikation sowie Regulation von RNA unmittelbar genetisch determinierte Prozesse wie z. B. die Zytokinproduktion. Insbesondere veränderte Umwelteinflüsse und Noxen wie Tabakrauch, Änderungen der Ernährung oder der mikrobiellen Exposition können über diesen Weg die Erkrankungsmanifestation beeinflussen.

13.2.3 Umweltfaktoren

Vor diesem Hintergrund wird nachvollziehbar, warum es einerseits in den letzten Jahrzehnten zu diesem dramatischen Anstieg atopischer Erkrankungen kam (veränderte Lebensbedingungen und Hygieneverhältnisse) und welche protektiven Möglichkeiten andererseits konkret für die Bekämpfung dieser Entwicklung zur Verfügung stehen. Sehr gut belegt ist der Einfluss von **aktiver und passiver Tabakrauchexposition** auf die Entwicklung eines Asthma bronchiale und auf die allergische Sensibilisierung. Bereits eine pränatale Exposition beeinflusst das Risiko für ein Asthma bronchiale erheblich. Darüber hinaus tritt eine unmittelbare sowie dosisabhängige Einschränkung der Lungenfunktion auf; ferner steigt das Risiko für respiratorische

Infektionen der oberen und unteren Atemwege. Verkehrsbedingte **Verunreinigungen der Luft** durch Schwefeldioxid, Stickstoffmonoxid oder Feinstaub tragen gleichermaßen zu einer Verschlechterung der Lungenfunktion bei. Die aktuell in dramatischer Weise wahrnehmbaren **Klimaveränderungen** führen durch verschiedene Effekte ebenfalls zu einer Zunahme der atopischen Erkrankungen, aber auch zu einem höheren Schweregrad.

Protektive Ansätze neben Maßnahmen für die Verbesserung des Klimas und der Luftreinheit wurden in verschiedenen sog. Bauernhofstudien erforscht. Die natürliche verstärkte mikrobielle Exposition im Umfeld eines Bauernhofs mit bakteriellen Endotoxinen und Stallstäuben reduziert signifikant das Erkrankungs- und Sensibilisierungsrisiko. Aber auch andere Aspekte der indirekten immunologischen Beeinflussung wie z. B. erhöhte Infektionsraten durch Ansteckung bei Geschwisterkindern oder der frühe Besuch einer Kindertagesstätte haben einen protektiven Effekt. Diese unter der **Hygienehypothese** zusammengefassten Erkenntnisse könnten in Zukunft präventive Ansätze durch gezielte mikrobielle Exposition innerhalb eines relevanten „window of opportunity" bieten.

MERKE

Die Zunahme allergischer Erkrankungen im Kindesalter basiert u. a. auf einer genetischen Prädisposition und geänderten Umweltlebensbedingungen (Hygienehypothese).

13.3 Diagnostik

13.3.1 Anamnese

Wie für alle Bereiche der Medizin verallgemeinerbar ist die sorgfältig erhobene Anamnese die Basis aller weiteren Diagnostik. Aufgrund der Komplexität und des Umfangs der Fragen ist es sinnvoll, die Eltern im Vorfeld einen Fragebogen ausfüllen zu lassen. Wichtige Inhalte umfassen u. a.:

- Genaue Symptomanamnese
- Potenzielle Auslöser
- Zeitlicher Zusammenhang zwischen Exposition und Ereignis
- Bereits erfolgte Diagnostik
- Eigenanamnese
- Weitere atopische Erkrankungen und ihr Beginn
- Ernährungsbesonderheiten
- Foto- oder Filmdokumente (Handy)
- Familienanamnese
- Umfeldanamnese (u. a. Wohnverhältnisse, Teppichboden, [Haus-]Tierexposition, Tabakrauchexposition, Schimmelpilzbefall)
- Bisherige Therapien und ihre Effekte

13.3.2 In-vivo-Verfahren

Die Haut und Schleimhäute bieten sich für die allergologische **Provokationstestung** an, die Haut im Speziellen auch für die Sensibilisierungsdiagnostik. Von den verschiedenen Methoden wie Reibetest, Scratchtest, Epikutantest, Pricktest und Intrakutantest hat der Pricktest die höchste Relevanz zum Nachweis einer IgE-vermittelten Sensibilisierung. Er ist vergleichsweise schnell durchzuführen und bietet den Vorteil des sofortigen Befundes. Die Durchführung, aber auch die Interpretation verlangt jedoch eine gewisse Erfahrung.

Hautpricktest

Beim Hautpricktest wird das Allergen mit einer Lanzette in die obere Dermis eingetragen. Dort kommt es bei sensibilisierten Menschen zu einer Quervernetzung von IgE-Antikörpern, die auf lokalen Mastzellen gebunden sind. Innerhalb weniger Minuten wird dadurch die Mastzelle aktiviert mit Ausschüttung von Histamin, wodurch eine Quaddel und Rötung auftreten. Für die Bewertung wird nur die Größe der Quaddel gemessen und ins Verhältnis zur Positivkontrolle (Histaminlösung) gesetzt. Ein positiver Befund liegt bei einem Ablesezeitpunkt von 15 min nach Auftragen ab einer Quaddelgröße von ≥ 3 mm vor (➤ Abb. 13.2).

Klassische Indikation für die Testung ist der Nachweis einer **Soforttypsensibilisierung** gegen Aeroallergene oder Nahrungsmittelallergene. Ein seltener Anlass ist der Nachweis einer Insektengift-, Medikamenten- oder Latexsensibilisierung.

Grundsätzlich kann der Test in jedem Alter durchgeführt werden. Die Haut im Testareal darf nicht entzündet oder infiziert sein. Bei Klein- und Schulkindern wird als Testareal die Volarseite des Unterarms ausgewählt, im Säuglingsalter kann auch aufgrund der geringeren Armgröße der Rücken gewählt werden. Für die gängigen Aero- und Insektengiftallergene existieren standardisierte Testlösungen: Diese werden als Tropfen auf die Haut aufgetragen, durch die hindurch dann mit der Lanzette gepricktwird. Eine weitere Option, insbesondere für den Nachweis einer Nahrungsmittelsensibilisierung, für die nur wenige Testlösungen existieren, ist der **Prick-to-Prick-Test.** Bei diesem wird die Pricklanzette in das Nahrungsmittel gestochen und anschließend gleich in die Haut.

Da die Hautreagibilität durch bestimmte Medikamente wie z. B. Antihistaminika oder Glukokortikosteroide beeinflusst wird, müssen

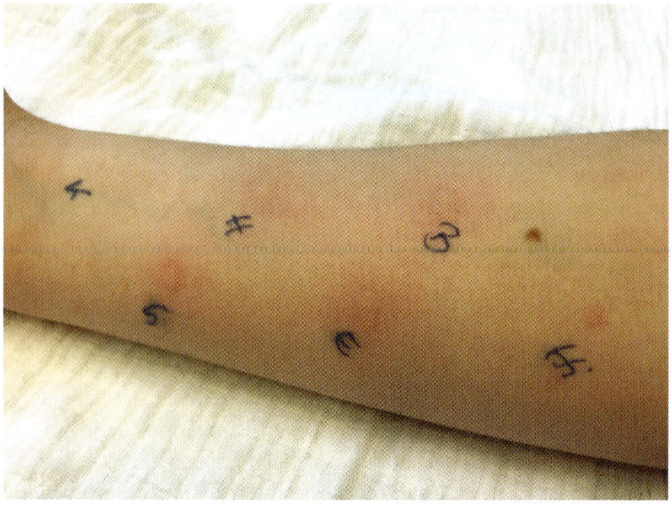

Abb. 13.2 Hautpricktest [M1231]

vor der Testung Karenzzeiten für diese Medikamente eingehalten werden. Grundsätzlich stellt ein Pricktest eine Allergenprovokation dar, wenngleich es in der Praxis nur extrem selten zu einer entsprechenden **anaphylaktischen Reaktion** kommt. Dennoch sollte die Indikation bei Vorliegen eines schweren Asthma bronchiale oder bei bekannter Anaphylaxie auf das zu testende Allergen mit Vorsicht gestellt werden. Zudem muss das Management anaphylaktischer Reaktionen beherrscht werden.

Intrakutantest

Für die Durchführung des Intrakutantests existieren nur wenige allergologische Indikationen. Sie konzentrieren sich auf die Option des Nachweises einer Insektengiftsensibilisierung, auf den Nachweis einer Medikamentensensibilisierung sowie auf den autologen Serumtest bei chronischer Urtikaria.

Epikutantest

Beim Epikutantest wird das Allergen in einer Okklusionskammer auf die Haut aufgetragen. Durch Penetration in die Haut induziert es bei sensibilisierten Menschen eine lokale **Spättypreaktion.** Diese beruht auf einer Aktivierung von T-Lymphozyten durch Kontaktallergene oder Medikamente. Die wichtigsten Indikationen für den Epikutantest umfassen den Verdacht auf ein allergisches Kontaktekzem, eine sekundäre Kontaktsensibilisierung und eine Arzneimittelallergie vom Spättyp. Die Kontraindikationen sind die gleichen wie beim Hautpricktest. Topisch wie systemisch immunsuppressiv wirkende Medikamente können den Befund beeinflussen, weshalb ein Abstand von 2–3 Wochen zwischen letzter Gabe und Testdurchführung eingehalten werden sollte. Die Testsubstanzen werden in aufklebbaren Testkammern entweder in Vaseline als Vehikel oder in wässriger oder alkoholischer Lösung auf Filterpapier auf die Haut des Rückens aufgetragen. Nach 24 (bei Kindern < 12 Jahre) bzw. 48 h wird das Pflaster entfernt, der Befund 30 min später sowie 72 h nach Auftragen abgelesen. Es können sowohl Einzelsubstanzen als auch Standardreihen getestet werden. Die Bewertung erfordert eine gewisse Erfahrung.

MERKE
Der Hautpricktest ist der wichtigste In-vivo-Test für die Sensibilisierungsdiagnostik.

13.3.3 In-vitro-Verfahren

Zu den wichtigsten In-vitro-Verfahren der Sensibilisierungsdiagnostik gehört die Bestimmung des Gesamt-IgE und der allergenspezifischen IgE einschließlich der Allergenkomponenten. Weitere Untersuchungen wie der Basophilen-Aktivierungstest, der Lymphozyten-Transformationstest, der *Cellular Antigen Stimulation Test* oder der Histamine-Release-Assay sind besonderen Fragestellungen vorbehalten und nicht Teil der Routine. Indikationen für den Gesamt- und spezifischen IgE-Nachweis sind die fehlende Möglichkeit für eine Pricktestung (z. B. wegen einer ekzematösen Haut), ein hohes Anaphylaxierisiko durch eine Hauttestung, eine Diskrepanz zwischen klinischem Befund und Ergebnis der In-vivo-Testung, eine hohe Anzahl zu testender Substanzen bei Säuglingen oder Kleinkindern oder die fehlende Option zur Absetzung von Medikamenten wie z. B. von Antihistaminika, welche die In-vivo-Testbefunde beeinflussen.

Das **Gesamt-IgE** hat als alleiniger Parameter aufgrund seiner hohen interindividuellen Variabilität keinen Aussagewert und sollte daher auch nicht ohne die Bestimmung von allergenspezifischen Antikörpern gemessen werden. Insbesondere stellt es keinen Parameter für ein „Atopie-Screening" dar. Die Konzentration der **spezifischen IgE** kann durch die Höhe des Gesamt-IgE beeinflusst werden. Eine Korrelation zwischen der Höhe der spezifischen IgE-Antikörper und den klinischen Symptomen besteht nicht, lediglich bei einzelnen Allergenkomponenten aus dem Bereich der Nahrungsmittel konnte die Wahrscheinlichkeit einer anaphylaktischen Reaktion in Abhängigkeit von der Konzentration im Studienkontext nachgewiesen werden. Dies hat für die Routinediagnostik jedoch nur geringe Relevanz.

Die Auswahl relevanter **Aeroallergene** hängt wesentlich von der geografischen Lage ab; wichtige und in Deutschland relevante Allergene sind in ➤ Tab. 13.1 aufgeführt. Neben dem Nachweis einzelner allergenspezifischer IgE existieren verschiedene Kombinationen für ein **Multiallergen-Screening** (➤ Tab. 13.2). Hierbei handelt es sich um eine Mischung verschiedener inhalativer oder nutritiver Allergene, die mit dem Patientenserum inkubiert werden. Sofern ein oder mehrere spezifische IgE im Serum vorhanden sind, wird der Test positiv; in der Folge kann dann die Aufschlüsselung zur Identifikation der relevanten IgE durchgeführt werden.

In den letzten Jahren hat die Nachweismöglichkeit einzelner Allergenkomponenten für eine wachsende Zahl an Allergenen die Sensibilisierungsdiagnostik weiter präzisiert. Insbesondere bei der Identifikation von Kreuzreaktionen, z. B. zwischen Birkenpollen- und Steinobstsensibilisierung, sowie bei der Risikoeinschätzung für anaphylaktische Reaktionen im Rahmen von Nahrungsmittelallergien hat die komponentenbasierte Diagnostik inzwischen einen hohen Stellenwert erreicht (➤ Tab. 13.3).

Tab. 13.2 Multiallergenscreening-Teste

Inhalationsscreening sX1	*Dermatophagoides pteronyssinus*
	Katzenschuppen
	Hundeschuppen
	Lieschgras
	Roggen
	Cladosporium herbarum
	Birke
	Beifuß
Nahrungsmittelscreening fX5	Hühnereiweiß
	Milcheiweiß
	Kabeljau (Dorsch)
	Weizenmehl
	Erdnuss
	Sojabohne

Tab. 13.3 Komponentenbasierte Diagnostik

Proteinfamilie	Empfindlichkeit gegenüber Hitze und Proteasen	Beispiele für pflanzliche Nahrungsmittel-Allergenquellen	Klinische Expression
PR-10 Proteine (Bet v1-Homologe)	empfindlich	Haselnuss, Apfel, Kirsche, Pfirsich, Karotte, Sellerie, Fenchel, Petersilie, Erdnuss, Soja	hauptsächlich OAS*
nsLTP (nichtspezifische Lipidtransferproteine)	resistent	Haselnuss, Apfel, Kirsche, Pfirsich, Mais, Erdnuss, Gerste, Weintraube, Kohl	häufig systemische Reaktionen
Profiline (Bet-v2-Homologe)	empfindlich	weitverbreitet, typisch: Zitrusfrüchte, Melone, Banane, Tomate	hauptsächlich OAS
Speicherproteine (2S-Albumine, 7S/11S-Globuline)	resistent	Kerne/Nüsse/Samen: z. B. Erdnuss/Soja, Baumnüsse, Getreide	häufig systemische Reaktionen
CCDs (kreuzreaktive Kohlenhydratdeterminanten)	resistent	in pflanzlichen Nahrungsmitteln weitverbreitet, Allergenität bei Sellerie, Tomate, Zucchini angenommen	eher klinisch weniger relevant

OAS: orales Allergiesyndrom

MERKE
Das Gesamt-IgE eignet sich als einzelner Parameter nicht für die Allergiediagnostik. Der Nachweis spezifischer IgE weist nur auf eine Sensibilisierung hin, die allergologische Relevanz wird durch die Anamnese und den klinischen Befund geklärt.

13.3.4 Provokation

Auch wenn der Begriff des Allergietests nach wie vor geläufig ist, handelt es sich doch genau genommen nur um eine Sensibilisierungsdiagnostik. Erst der kausale Nachweis einer allergischen Reaktion mit der entsprechenden Sensibilisierung belegt die Relevanz. Nicht immer ist dies aber eindeutig, so z. B. bei einem Kleinkind mit einer Sensibilisierung gegen Erdnüsse, das noch nie wissentlich Erdnüsse erhalten hat. In diesen Fällen ist die allergologische Provokationstestung notwendig. Für die Einschätzung der klinischen Relevanz einer unklaren Aeroallergensensibilisierung kann diese nasal oder konjunktival durchgeführt werden, bei unklarer Nahrungsmittelsensibilisierung erfolgt diese standardisiert als orale (häufig placebokontrollierte) Provokation. Hierbei wird unter ärztlicher Kontrolle in mehreren Portionen, mit kleinsten Mengen beginnend, das verdächtige Allergen i. d. R. verblindet gegessen.

MERKE
Die standardisierte Nahrungsmittelprovokation ist der Goldstandard zur Sicherung oder Ausschluss einer Nahrungsmittelallergie.

13.4 Krankheitsbilder

13.4.1 Atopische Dermatitis

Epidemiologie Die atopische Dermatitis ist eine chronische oder chronisch-rezidivierende, nicht kontagiöse Hauterkrankung mit altersabhängig unterschiedlicher Morphologie und Lokalisation. Die Lebenszeitprävalenz liegt bei rund 13 % mit der häufigsten Erstmanifestation im Alter von 0–2 Jahren. Mädchen sind im Verlauf häufiger betroffen als Jungen, eine höhere Prävalenz liegt in Ostdeutschland sowie bei Kindern aus Familien mit einem höheren sozioökonomischen Status vor.

Ätiologie und Pathogenese Als Ursache für die atopische Dermatitis spielen verschiedene Aspekte wie eine genetische Prädisposition, das Vorliegen einer Hautbarrierestörung sowie eine immunologische Dysregulation sowohl der angeborenen Immunität als auch des adaptiven Immunsystems eine Rolle. Einzelne Mutationen und Polymorphismen sind identisch mit bereits für respiratorische allergische Erkrankungen beschriebenen. Eine besondere Bedeutung für den Schweregrad sowie assoziierte atopische Erkrankungen wie Nahrungsmittelallergie oder Asthma bronchiale haben Filaggrin-Mutationen. Im Rahmen der komplexen immunologischen Interaktionen sind aktivierte T-Zellen und IgE-Antikörper tragende dendritische Zellen von Bedeutung, wobei das relevante Allergenspektrum über mikrobielle, Nahrungsmittel- und Aeroallergene hinausgeht.

Symptome Die meist mit starkem Juckreiz einhergehenden Hautveränderungen variieren in Abhängigkeit von Lebensalter und Stadium (akut vs. chronisch). Der frühe Beginn im Säuglingsalter tritt meist nach dem 3. Lebensmonat ein. In der Akutphase dominieren unscharf begrenzte, erythematöse, infiltrierte Plaques, z. T. mit Exkoriationen und nässender Superinfektion. Im chronischen Stadium dominieren etwas weniger erythematöse, feinschuppige Ekzeme mit im Verlauf zunehmender Lichenifikation. Die pruriginöse Variante mit Papeln und Knötchen sowie starkem Juckreiz kann sich vor allem im Jugendalter manifestieren. Die Prädilektionsstellen variieren altersabhängig von Wangen, behaartem Kopf und Streckseiten der Extremitäten im Säuglingsalter (➤ Abb. 13.3) zu Ellenbeugen, Kniekehlen und Halsregion bei älteren und Schulkindern. Im Jugendalter können Hand- und Fußekzeme hinzukommen.

Komplikationen der atopischen Dermatitis betreffen virale Infektionen vor allem aus der Herpesgruppe (Eczema herpeticatum bei HSV-Infektion), die frühzeitig und meist stationär behandelt werden müssen, aber auch durch Mollusca contagiosa oder Verruca vulgaris. Bakterielle Infektionen, überwiegend durch *Staph. aureus,* führen

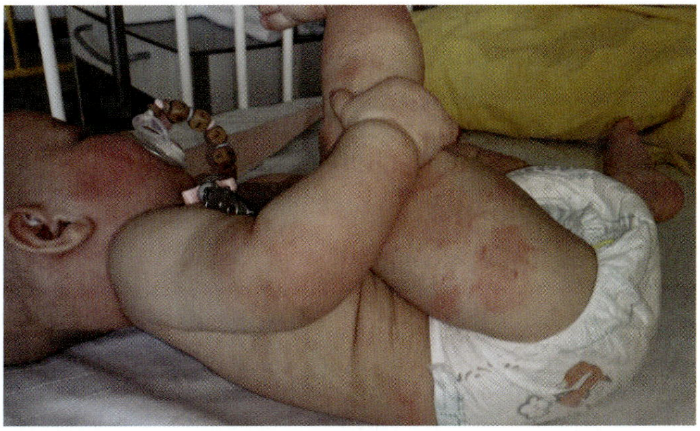

Abb. 13.3 Atopische Dermatitis [M1231]

zur Exazerbation des Ekzems mit vermehrter Impetiginisierung, Exsudation, gelber Krustenauflagerung und ggf. Fieber.

Diagnostik und Differenzialdiagnosen Die Diagnose der atopischen Dermatitis ist primär eine klinische. Neben einer sorgfältigen Anamnese (Beginn, bisheriger Verlauf und Therapie, Lokalisation, Ernährung, atopische Familienanamnese) einschließlich der Suche nach Triggerfaktoren gehört dazu die detaillierte Untersuchung der gesamten Haut mit Befunddokumentation. Eine Hilfestellung können z. B. Hauptmerkmale der Diagnosekriterien nach Hanifin/Rajka wie Juckreiz, typische Morphologie und altersbezogene Verteilung, chronischer bzw. chronisch-rezidivierender Verlauf sowie die atopische Eigen- und Familienanamnese sein. Kinder mit einem moderaten oder schweren Ekzem haben in rund einem Drittel der Fälle eine Nahrungsmittelallergie, häufiger aber eine irrelevante Sensibilisierung. Daher sollte isoliert nur dann eine Sensibilisierungsdiagnostik durchgeführt werden, wenn ein konkreter klinischer Verdacht besteht, um unnötige diätetische Maßnahmen zu vermeiden (➤ Kap. 13.3). Je nach Befundkonstellation muss der Verdacht durch eine Provokation gesichert werden (➤ Kap. 13.3.4).

Die wichtigsten Differenzialdiagnosen sind die Skabies und die infantile seborrhoische Dermatitis. Seltenere Erkrankungen entstammen dem syndromalen Formenkreis, z. B. das Comèl-Netherton-Syndrom, Hyper-IgE-Syndrom, Wiskott-Aldrich Syndrom oder Omenn-Syndrom.

Therapie Die Therapie basiert auf vier Säulen:
1. Identifikation und Vermeidung von Triggerfaktoren
2. Anwendung der Basistherapie
3. Dem Hautstatus angepasste Wirkstofftherapie
4. Patientenschulung

Zu den häufigen Triggerfaktoren zählen bakterielle oder virale Hautinfektionen, Infekte, Irritation durch Wolle, Schwitzen, Kratzen, psychische (Stress-)Faktoren, Allergenbelastung und Tabakrauchexposition. Die rückfettende und hydratisierende wirkstofffreie Behandlung mit Cremes oder Salben orientiert sich am jeweiligen Hautzustand (fette Konsistenz auf trockene Haut, feuchte auf feuchte) und muss mindestens zweimal täglich aufgetragen werden, damit die gestörte Hautbarriere beeinflusst wird. Hydratisierende Zusätze wie Harnstoff, Milchsäure und Glycerin werden häufig mit der Basistherapie kombiniert. Die Hautreinigung erfolgt mit seifenfreien Syndets. Die Wirkstofftherapie orientiert sich an einem Stufenplan und beinhaltet die antientzündliche Externatherapie bzw. bei schweren Verläufen die Systemtherapie. Wichtigste Substanzgruppe sind die topischen Glukokortikosteroide, die entsprechend ihrer Wirkstärke in unterschiedliche Klassen eingeteilt werden. Ergänzend werden die Calcineurin-Inhibitoren Tacrolimus und Pimecrolimus als steroidsparende Substanzen eingesetzt. Die Biologikatherapie ist den schweren Manifestationen vorbehalten. Aufgrund der Komplexität der Erkrankung und ihrer Einflussfaktoren stellt eine standardisierte Eltern- und Patientenschulung (www.neurodermitisschulung.de) eine wichtige Säule zur korrekten Umsetzung der Therapie, aber auch zur Verarbeitung der häufig hohen krankheitsbedingten Belastung für die Familie dar.

MERKE

Die erfolgreiche Therapie der atopischen Dermatitis basiert auf der Vermeidung von Triggerfaktoren, der konsequent durchgeführten Basistherapie und der angepassten Wirkstofftherapie.

13.4.2 Nahrungsmittelallergie

Epidemiologie Die Prävalenz allergologisch gesicherter Nahrungsmittelallergien liegt im Kindesalter bei ca. 3 %, wobei die Rate von Eltern (fälschlicherweise) vermuteter Nahrungsmittelallergien erheblich höher ist. Die häufigsten Auslöser sind Kuhmilch, Erdnuss, Hühnerei, Nüsse, Fisch und Meeresfrüchte.

Ätiologie und Pathogenese Neben den IgE-vermittelten primären Nahrungsmittelallergien existieren die sekundären, durch Kreuzreaktionen mit Aeroallergenen verursachten Allergien. Davon streng zu trennen sind Nahrungsmittelunverträglichkeiten, die andere immunologische Ursachen haben, z. B. eine Laktoseintoleranz. Eine Sensibilisierung kann intestinal, aber auch transkutan erfolgen.

Symptome Allergische Reaktionen auf Nahrungsmittel können grundsätzlich alle Organsysteme betreffen, wobei die kutane Reaktion (Urtikaria, Angioödem) am häufigsten (mit-)auftritt, gefolgt von gastrointestinalen Symptomen wie Übelkeit, Erbrechen, Bauchschmerzen und Durchfall. Eine Atemwegsbeteiligung mit nasaler, laryngealer oder bronchialer Obstruktion ist seltener, aber ebenfalls möglich. Als Maximalvariante kann eine Anaphylaxie auftreten. Die Akutreaktion innerhalb von Sekunden bis zu 1 h ist die häufigste Form, verzögerte Reaktionen 2–3 h nach Allergenexposition sind aber möglich. Die sekundäre Nahrungsmittelallergie manifestiert sich fast immer als **orales Allergiesyndrom** mit promptem enoralem Kribbeln oder Taubheitsgefühl nach Allergenaufnahme; anaphylaktische Reaktionen sind hier nahezu nie zu erwarten.

Diagnostik und Differenzialdiagnosen Neben einer detaillierten Anamnese mit genauer Exploration der aufgenommenen Nahrungsmittel wird eine Sensibilisierungsdiagnostik durchgeführt. Sofern nicht ein unmittelbarer zeitlicher Zusammenhang zwischen der Einnahme eines einzelnen Nahrungsmittels und der Reaktion sowie dem Sensibilisierungsnachweis besteht, muss häufig die Relevanz der Sensibilisierung durch die Nahrungsmittelprovokation gesichert werden. Weitere spezifische Formen der Nahrungsmittelallergie sind die zellulär vermittelte allergische Proktokolitis, das nahrungsprotein-induzierte Enterokolitis-Syndrom (FPIES) oder die eosinophile Ösophagitis.

Mögliche Differenzialdiagnosen umfassen u. a. die Laktose- und Fruktoseintoleranz sowie die Zöliakie.

Therapie In den meisten Fällen sind die strikte Meidung des auslösenden Allergens unter Beachtung diätetischer Konsequenzen sowie das ständige Mitführen der Notfallmedikation die einzige Option. Die orale Immuntherapie ist für erdnussallergische Kinder und Jugendliche zugelassen; an weiteren Optionen wird geforscht. Für die Kuhmilchallergie existieren entsprechende hydrolysierte Ersatznahrungen bzw. Aminosäuremischungen. Insbesondere für die Kuhmilch- und Hühnereiweißallergie im Säuglingsalter ist die Prognose mit einer hohen Rate an Spontanremissionen sehr gut.

MERKE
Die Häufigkeit von Nahrungsmittelallergien wird überschätzt. Daher sind eine Sensibilisierungsdiagnostik und ggf. eine standardisierte Nahrungsmittelprovokation zur Sicherung oder aber zum Ausschluss unnötiger Diäten wichtig.

13.4.3 Allergische Rhinokonjunktivitis

Epidemiologie Die allergische Rhinitis oder Rhinokonjunktivitis hat eine Lebenszeitprävalenz von 11 %. Jungen sind im Vergleich zu Mädchen häufiger betroffen.

Ätiologie und Pathogenese Die häufigsten Auslöser der IgE-vermittelten Reaktion sind bei der saisonalen Form Aeroallergene der Gras-, Getreide-, Baum- und Kräuterpollen, bei der perennialen Form ganzjährige Allergene wie die der Hausstaubmilben, (Haus-)Tiere oder Schimmelpilze.

Symptome Klassisches Symptom und hilfreich zur Differenzierung von einer infektiösen Rhinitis ist das Jucken der Nasenschleimhaut und/oder der Konjunktiven, die Niesanfälle, eine nasale Hypersekretion und eine behinderte Nasenatmung zur Folge haben. Charakteristisch für die Hausstaubmilbenallergie sind die nächtlich behinderte Nasenatmung mit morgendlichen Niesattacken. Riech- und Geschmacksstörungen, Tubenventilationsstörungen und Müdigkeit aufgrund fehlenden erholsamen Schlafs sind begleitende Symptome.

Diagnostik und Differenzialdiagnosen Neben einer sorgfältigen Anamnese bzgl. des zeitlichen Auftretens der Symptome stehen die Sensibilisierungsdiagnostik und ggf. nasale Provokationstestung im Vordergrund. Letztere ist besonders bei der Sonderform der lokalen allergischen Rhinitis (LAR) relevant, bei der allergische Antikörper nicht nachweisbar sind. Differenzialdiagnostisch kommen der nasale Fremdkörper (einseitiger Befund), die infektiöse Rhinitis, die adenoide Hyperplasie sowie chronische Erkrankungen wie die primär ziliäre Dyskinesie oder die Mukoviszidose infrage.

Therapie Sofern möglich, ist eine Allergenkarenz anzustreben, z. B. durch Verzicht auf Tierkontakt oder hausstaubmilbendichte Überzüge. Von medikamentöser Seite werden schweregradabhängig topische und systemische Antihistaminika sowie topische Steroide eingesetzt. Eine weitere Behandlungsdomäne ist die Allergen-Immuntherapie (➤ Kap. 13.5.3).

MERKE
Charakteristisches Zeichen der allergischen Rhinitis oder Rhinokonjunktivitis ist der Juckreiz der Nasenschleimhaut und der Konjunktiven.

13.4.4 Asthma bronchiale

➤ Kap. 14

13.4.5 Anaphylaxie

Epidemiologie Unter Anaphylaxie versteht man eine akute systemische Reaktion mit Symptomen einer allergischen Sofortreaktion, die den ganzen Organismus erfassen kann und potenziell lebensbedrohlich ist. Im Kindes- und Jugendalter werden anaphylaktische Reaktionen vor allem durch Nahrungsmittel ausgelöst, während andere Allergene wie Insektengift oder Medikamente eine vergleichsweise untergeordnete Rolle spielen.

Ätiologie und Pathogenese Klassischerweise handelt es sich fast ausschließlich um IgE-vermittelte Sofortreaktionen mit Beginn der klinischen Symptome innerhalb der ersten 30 min nach Allergenexposition. Verzögert einsetzende Reaktionen sind jedoch möglich, auch ein zweigipfliger Verlauf mit erneuter Reaktion nach 6–24 h kann auftreten. Durch die Quervernetzung der IgE-Antikörper durch das Allergen kommt es zur Freisetzung von anaphylaktogenen Mediatoren aus Mastzellen und basophilen Granulozyten, von denen dem Histamin eine besondere Relevanz zukommt. Als Folge kommt es innerhalb weniger Minuten zur peripheren Vasodilatation mit erhöhter Gefäßpermeabilität, dadurch zur Hypovolämie und Kreislaufdepletion. Eine Schwellung insbesondere im Bereich der oberen Atemwege ist eine weitere mögliche Folge. Durch Kontraktion der glatten Muskulatur kann eine bronchiale Obstruktion auftreten; gastrointestinale Symptome mit Bauchschmerzen, Durchfall und Erbrechen sind möglich.

Symptome Grundsätzlich ist der Einbezug aller Organe in unterschiedlichen Ausmaßen möglich. Eine gängige Einteilung des Schweregrades orientiert sich an dem Symptom mit der maximalen Ausprägung (➤ Tab. 13.4). Der klinische Verlauf ist nie im Vorhinein absehbar: Es kann ebenso zum spontanen Sistieren der Symptome kommen wie zur Eskalation. Neben der Auslösung durch das Allergen selbst können Triggerfaktoren wie körperliche Belastung oder Infekte eine zusätzliche Rolle spielen.

Diagnostik und Differenzialdiagnosen Die klinische Symptomatik der akuten anaphylaktischen Reaktion ist für die diagnostische Ein-

Tab. 13.4 Schweregradeinteilung der anaphylaktischen Reaktion (mod. nach Ring et al. 2021: Leitlinie Anaphylaxie)

Grad	Haut- und subjektive Allgemeinsymptome	Magen-Darm-Trakt	Atemwege	Herz-Kreislauf
I	Juckreiz Flush Urtikaria Angioödem	–	–	–
II	Juckreiz Flush Urtikaria Angioödem	Übelkeit Krämpfe Erbrechen	Rhinorrhö Heiserkeit Dyspnoe	Tachykardie Hypotension Arrhythmie
III	Juckreiz Flush Urtikaria Angioödem	Erbrechen Defäkation	Larynxödem Bronchospasmus Zyanose	Schock
IV	Juckreiz Flush Urtikaria Angioödem	Erbrechen	Atemstillstand	Kreislaufstillstand

ordnung i. d. R. bereits ausreichend. Eine Hilfe kann, vor allem bei kreislaufrelevanter Reaktion, die Bestimmung der Serumtryptase innerhalb der ersten 30–120 min sein, die im Vergleich zum Wert 24 h nach dem Ereignis erhöht ist. Der Sensibilisierungsnachweis mit Bestimmung des spezifischen Allergens kann bereits unmittelbar nach dem Ereignis erfolgen, muss aber bei niedriger Konzentration oder unklarem Befund nach 4–6 Wochen wiederholt werden. Bei weiterhin uneindeutiger Konstellation kann insbesondere bei nahrungsmittelverursachter Anaphylaxie die diagnostische orale Provokation im Verlauf notwendig werden.

Therapie Sofern möglich, muss das auslösende Allergen schnellstmöglich entfernt werden. Für die Akuttherapie ist aufgrund des schnellen Wirkeintritts das wichtigste Medikament das Adrenalin, das intramuskulär verabreicht wird. Eine Volumensubstitution ist insbesondere bei Kreislaufreaktion frühzeitig durchzuführen. Glukokortikoide sowie Antihistaminika werden ergänzend gegeben, ihr Wirkeintritt ist jedoch deutlich verzögert und ihre Relevanz nach wie vor Gegenstand der Diskussion. Im Anschluss an eine Anaphylaxie muss das betroffene Kind mit einem Notfallset und einem Notfallpass ausgestattet werden, dessen Inhalt sich am Einbezug der Organsysteme bei der vorangegangenen Reaktion orientiert.

MERKE

Das wichtigste Medikament für die Akuttherapie der Anaphylaxie ist aufgrund des schnellen Wirkeintritts das Adrenalin, das intramuskulär verabreicht wird.

S2k-Leitlinie Akuttherapie und Management der Anaphylaxie. AWMF-Registernummer 061-025. Stand: 31.1.2021, gültig bis 30.1.2026; https://register.awmf.org/de/leitlinien/detail/061-025

13.4.6 Insektengiftallergie

Epidemiologie Systemische Reaktionen auf Insektengift ereignen sich bei bis zu 3,4 % der gestochenen Kinder, eine (irrelevante) Insektengiftsensibilisierung ist insbesondere bei Kindern hingegen häufig.

Ätiologie und Pathogenese Am häufigsten treten IgE-vermittelte Reaktionen gegen Bienen- und Wespengift auf; Hornissen- und Hummelgiftallergien sind sehr selten.

Symptome Es wird zwischen gesteigerten lokalen und systemischen Reaktionen differenziert. Die normale lokale Reaktion ist eine schmerzhafte gerötete Schwellung von < 10 cm im Durchmesser und deutlicher Rückbildung innerhalb von einem Tag. Die gesteigerte Lokalreaktion hat dementsprechend einen Durchmesser von > 10 cm, eine Persistenz von mehr als einem Tag und ist vermutlich nicht IgE-vermittelt ausgelöst. Die systemischen Reaktionen (kein Zusammenhang zur Stichlokalisation) umfassen die generalisierte Hautreaktion (Erythem, Juckreiz, Urtikaria, Angioödem) als meist milde Variante bis hin zu respiratorischen, gastrointestinalen und kardiovaskulären Reaktionen mit dem Vollbild der Anaphylaxie (➤ Kap. 13.4.5).

Diagnostik und Differenzialdiagnosen Durch die Bestimmung der spezifischen IgE-Antikörper 4–6 Wochen nach dem Stichereignis einschließlich der Giftkomponenten kann meist eine klare Zuordnung auch bei Unsicherheit bzgl. des Insekts durchgeführt werden. Die Bestimmung der Mastzelltryptase unmittelbar nach dem Stich kann zur Differenzialdiagnose der angst- bzw. schmerzbedingten Reaktion auf den Stich hilfreich sein.

Therapie Neben der Versorgung mit einem Notfallset (je nach Stichreaktion Kombinationen aus Antihistaminikum, Glukokortikoid und Adrenalin-Autoinjektor) ist die Allergen-Immuntherapie die erfolgreichste Behandlung; sie ist bei allen systemischen allergischen Reaktionen, die über die Haut hinausgehen, indiziert.

13

13.4.7 Arzneimittelallergie

Epidemiologie Arzneimittelallergien treten im Kindesalter mehr bei stationär als bei ambulant behandelten Kindern auf; insbesondere Eltern überschätzen aber in bis zu 90 % die Häufigkeit. Zuvorderst stehen Antibiotika, Antikonvulsiva und NSAR unter Verdacht.

Ätiologie und Pathogenese Während die Arzneimittelallergie eine immunologisch vermittelte Überempfindlichkeitsreaktion darstellt, beruht die Arzneimittelintoleranz vorwiegend auf einer Dysbalance von Entzündungsmediatoren. Der Pseudoallergie liegt eine unspezifische Mastzelldegranulation zugrunde.

Symptome Hautsymptome unterschiedlichster Form dominieren neben seltener auftretenden Knochenmarks-, Leber-, Nieren- oder Lungenaffektionen. Urtikaria, makulopapulöse Exantheme oder Ekzeme sind ebenso vertreten wie schwere Verlaufsformen des DRESS („drug rush with eosinophilia and systemic symptoms"), der AGEP (akute generalisierte exanthematische Pustulose) oder dem Stevens-Johnson-Syndrom.

Diagnostik und Differenzialdiagnosen Eine Diagnostik sollte bei jedem Verdacht erfolgen, um sowohl das Risiko zukünftiger Therapien zu objektivieren, aber auch um unnötige Karenzen oder ein Ausweichen auf Alternativpräparate zu vermeiden. Neben der detaillierten Anamnese stehen die Hautpricktestung mit dem nativen Präparat, die Epikutantestung bei der verzögerten Reaktion und im Falle des negativen Hauttestbefunds die Provokation zur Verfügung.

Therapie Bei bestätigter Allergie existieren für die meisten Präparate Alternativen; das allergieauslösende Medikament muss hingegen gemieden werden. In Einzelfällen kann eine Desensibilisierung versucht werden.

13.4.8 Urtikaria

Epidemiologie Die exakte Häufigkeit der Urtikaria ist bislang nicht dokumentiert, sie gehört aber gerade bei Klein- und Schulkindern zur häufigen dermatologischen Erkrankungsform.

Ätiologie und Pathogenese Durch unterschiedliche immunologische und nichtimmunologische Faktoren kommt es zur Aktivierung und Degranulation dermaler Mastzellen.

Symptome Die führenden Symptome sind Urticae, flüchtige, scharf begrenzte oberflächliche Ödeme mit Umgebungserythem unterschiedlicher und wechselnder Größe und Formen (➤ Abb. 13.4). Sie variieren innerhalb von 24 h ihre Lokalisation oder blassen ab. Seltener treten zusätzlich perioral/periorbital, oral, akral oder genital Angioödeme auf. Charakteristisch ist der starke Juckreiz. Seitens der Verlaufsform werden die akute spontane von der chronischen spontanen Urtikaria unterschieden. Der häufigste Auslöser der akuten Urtikaria (< 6 Wochen Dauer) ist ein viraler Infekt. Der chronischen Urtikaria (> 6 Wochen Dauer) kann eine Vielzahl unterschiedlicher

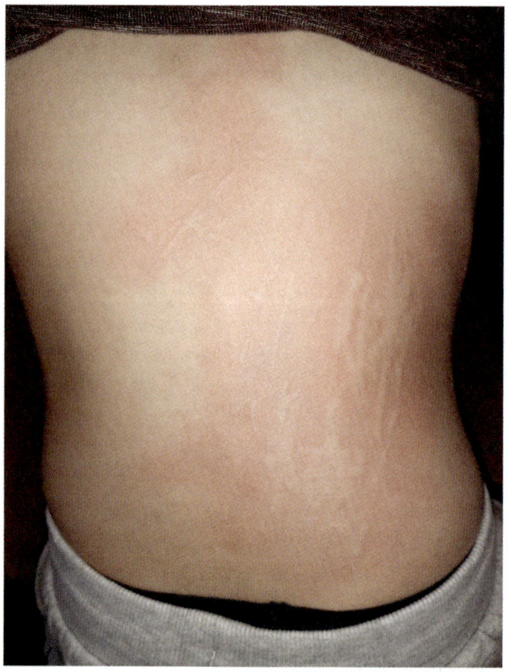

Abb. 13.4 Urtikaria [M1231]

infektiologischer, autoimmunologischer und allergologischer Ursachen zugrunde liegen. Sonderformen umfassen u. a. die physikalische und die cholinergische Urtikaria.

Diagnostik und Differenzialdiagnosen Für die akute Urtikaria reichen Anamneseerhebung (Dauer, Häufigkeit, Verlauf, Auslöser, Therapiemaßnahmen, Vorerkrankungen) und klinischer Untersuchungsstatus. Bei der chronischen Verlaufsform ist eine abgestufte weiterführende Diagnostik indiziert, die das Führen eines Symptomtagebuchs, immunologische und allergologische Untersuchungen, Erregerdiagnostik, physikalische und/oder Allergenprovokation sowie ggf. eine Hautbiopsie einschließt. In mehr als der Hälfte der Fälle lässt sich jedoch keine Ursache für die chronische spontane Urtikaria finden.

Therapie Die Stufentherapie beinhaltet die Gabe von Antihistaminika bis zur 4-fachen Dosierung, die kurzzeitige Gabe systemischer Glukokortikoide sowie in schweren Fällen die Biologikatherapie.

MERKE
Die häufigste Ursache der akuten Urtikaria ist der einfache (virale) Infekt. Eine weiterführende Diagnostik ist dann nicht notwendig.

13.5 Therapie

13.5.1 Allergenkarenz

Die Allergenkarenz stellt, sofern möglich, die wichtigste therapeutische und auch kausale Maßnahme dar, lässt sich aber nur für eine begrenzte Anzahl an Allergenen durchführen. Da sich trotzdem im Alltag eine vollständige Meidung des Allergens nicht erreichen lässt, führt die Allergenkarenz weniger zu einem kompletten Beschwerderückgang als vielmehr zu einer Symptomlinderung mit geringerem Medikamentenbedarf. Karenzmöglichkeiten bestehen in folgenden Fällen:

- Hausstaubmilben (milbendichte Überzüge für Bettzeug und Matratze, synthetisches und waschbares Bettzeug, Einfrieren und Waschen von Kuscheltieren, Reduktion der Kuscheltierzahl im Bett, wischbarer Boden statt Teppichbelag, Stoßlüften)
- Haustiere (konsequente Entfernung aus dem Haushalt)
- Pollen (Pollenfilter, Wechsel der Kleidung nicht im Schlafzimmer, Waschen der Haare vor dem Zubettgehen)
- Schimmelpilze (Reduktion der Zimmerpflanzen, Sanierung betroffener Feuchtstellen, ausreichendes Stoßlüften)

13.5.2 Medikamentöse Therapie

Antihistaminika Histamin gehört zu den wichtigsten Mediatoren in der Pathophysiologie der allergischen Sofortreaktion an der Haut, den Schleimhäuten und der glatten Muskulatur. Die heute verfügbaren Antihistaminika werden der 1. und 2. Generation zugeordnet. Während die 1. Generation durch eine schlechtere Histamin-Rezeptorselektivität und damit durch mehr Nebenwirkungen gekennzeichnet ist, hat die 2. Generation weniger sedierende Effekte und wird dementsprechend bevorzugt verwendet. Erstgenerations-Antihistaminika finden noch Verwendung in der intravenösen Gabe (Dimetinden) oder topisch (Ketotifen), Zweitgenerations-Antihistaminika sind die gängigen oral oder topisch applizierten Produkte vor allem bei der allergischer Rhinitis und Rhinokonjunktivitis, Urtikaria und Anaphylaxie.

MERKE
Antihistaminika der 2. Generation sollten aufgrund der geringeren sedierenden Nebenwirkung bevorzugt eingesetzt werden.

Glukokortikosteroide Die Glukokortikosteroide sind potente und breit antiinflammatorisch wirkende Substanzen, welche die Freisetzung proinflammatorischer Mediatoren reduzieren und durch Membranstabilisierung die Gefäßexsudation verringern. Klinisch resultieren eine geringere entzündliche Gewebsinfiltration und eine Besserung der Hyperreagibilität. Von wenigen Ausnahmen abgesehen, bei denen eine kurzzeitige orale Gabe erfolgt (Anaphylaxie, schwerer Asthmaanfall, schwere Urtikaria), werden Glukokortikosteroide topisch als Nasensprays, Inhalativa und Dermatika appliziert. Die systemische Resorption ist bei den meisten Substanzen gering, kann aber bei kumulativer und hoch dosierter Gabe (z. B. Nasenspray, Dosieraerosol und Steroidcreme parallel) bei Polyatopikern relevant werden. Als Nebenwirkung tritt bei den Steroidnasensprays gelegentlich eine Austrocknung der Schleimhäute mit Epistaxis auf.

Topische Immunmodulatoren Als steroidsparende antientzündliche Substanzen sind die Calcineurin-Inhibitoren Tacrolimus und Pimecrolimus in Salben- und Cremeform verfügbar. Insbesondere für die Behandlung von empfindlichen Hautpartien wie im Gesicht sind sie besonders gut geeignet, da sie nicht die Nebenwirkungen der topischen Steroide aufweisen.

Biologika Durch die gezielte Blockade relevanter Rezeptoren, Mediatoren oder Antikörper ist die Biologikatherapie ein innovativer und sehr effektiver Behandlungsansatz insbesondere bei schweren Verläufen chronisch-entzündlicher Erkrankungen mit i. d. R. sehr günstigem Nebenwirkungsprofil. Für die Asthmatherapie sind inzwischen drei Substanzen im Kindes- und Jugendalter zugelassen (➤ Kap. 14.5.4). Der IgE-Antikörper Omalizumab kann ferner als Zusatztherapie für die Behandlung der chronischen spontanen Urtikaria mit unzureichendem Ansprechen auf H_1-Antihistaminika ab 12 Jahren angewandt werden. Der IL-4-Rezeptor-Antikörper Dupilumab blockiert den IL-4-/IL-13-Signalweg und ist neben der Therapie des schweren Asthmas mit Typ-2-Inflammation für die Behandlung der schweren atopischen Dermatitis zugelassen, bei der eine systemische Therapie infrage kommt. Weitere Indikationen wie die Nahrungsmittelallergie sind denkbar und Gegenstand wissenschaftlicher Studien.

13.5.3 Allergen-Immuntherapie

Die Allergen-Immuntherapie (AIT) ist die einzige kausale Therapie zur Behandlung allergischer Erkrankungen. Ihre Wirkung beruht auf der Aktivierung regulatorischer Immunzellen, der Induktion spezifischer blockierender IgA- und IgG-Antikörper und der Reduktion allergenspezifischer angeborener Immunität und T-Helfer-Zellaktivität. Ihr Haupteinsatzgebiet umfasst die allergische Rhinitis und Rhinokonjunktivitis, das Asthma bronchiale und die Insektengiftallergie. Mit initial geringen Allergenmengen, die im Verlauf auf die Erhaltungsdosis gesteigert werden, wird eine klinische Toleranz induziert. Die Behandlung wird i. d. R. 3 Jahre durchgeführt. Zwei unterschiedliche Applikationswege stehen zur Verfügung: die **subkutan** in die Oberarmrückseite injizierte Variante mit wässrigen Extrakten oder Allergoiden (➤ Abb. 13.5) und die **sublinguale** in Form

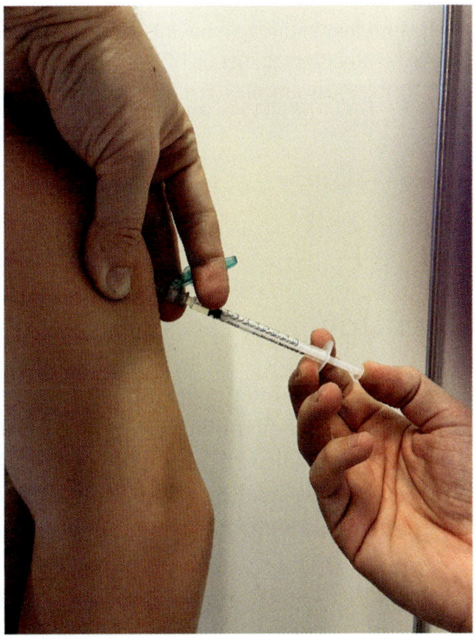

Abb. 13.5 Subkutan injizierte Allergen-Immuntherapie [M1231]

von Tropfen oder Tabletten. Während die subkutane Therapie nach Aufdosierung im monatlichen Abstand unter ärztlicher Kontrolle durchgeführt wird, muss die sublinguale Behandlung täglich selbstständig erfolgen. Dies erfordert ein hohes Maß an Therapieadhärenz als Voraussetzung für eine erfolgreiche Behandlung. Die Verträglichkeit ist bei beiden Applikationsformen gut, am häufigsten treten lokale Reaktionen an der Einstichstelle bzw. im Mund-Rachen-Raum auf.

Voraussetzung für die Therapie ist das Vorliegen einer moderaten bis schweren intermittierenden oder persistierenden Rhinitis/Rhinokonjunktivitis und/oder ein kontrolliertes Asthma mit dem Nachweis einer entsprechenden allergischen Sensibilisierung. Ferner müssen Symptome trotz Allergenkarenz und/oder symptomatischer Therapie bestehen und ein Wirksamkeitsnachweis für das verwendete Präparat in der entsprechenden Altersgruppe vorliegen. Besonders erfolgversprechend ist die AIT bei Insektengiftallergie, ferner bei Gras- und Baumpollenallergie sowie Hausstaubmilbenallergie und allergischer Rhinitis/Rhinokonjunktivitis. Tierepithelallergien und die meisten Schimmelpilzallergien eigenen sich aufgrund der schlechten Verträglichkeit zumeist nicht für eine AIT. Eine Sonderform stellt die **orale Immuntherapie** dar, für die erste Behandlungsansätze bei Erdnussallergikern zugelassen sind. Hier liegt das Ziel in der Anhebung der Toleranzschwelle, nicht jedoch in der unbegrenzten Aufnahme des Nahrungsmittels.

Der klinische Effekt der AIT ist in drei Bereichen belegt: Minderung der Symptom- und Medikamentenlast, Vermeidung der Entwicklung eines Asthma bronchiale bei allergischen Rhinitikern sowie Verhinderung der Ausweitung der allergischen Sensibilisierung. Somit stellt die AIT eine wichtige Therapiesäule in der Allergologie dar.

MERKE

Die Allergen-Immuntherapie ist die einzige kausale Therapieform. Sie führt zu einer Linderung der Symptome und des Medikamentenverbrauchs und verhindert eine Ausweitung der Sensibilisierung und die „Etagenerweiterung" mit Ausbildung eines Asthma bronchiale.

S2k-Leitlinie Allergen-Immuntherapie bei IgE-vermittelten allergischen Erkrankungen. AWMF-Registernummer 061-004. Stand: 30.6.2022, gültig bis 29.6.2027; https://register.awmf.org/de/leitlinien/detail/061-004

13.6 Prävention

Über viele Jahre hinweg dominierten die Empfehlungen zur Allergenkarenz die präventiven Behandlungsansätze. Inzwischen liegt ausreichend Evidenz aus Studien vor, dass eine **gezielte Exposition,** möglicherweise **in einem speziellen Entwicklungszeitfenster** des Kindes, zu Toleranzentwicklung und -erhalt beiträgt. Dementsprechend schränken die aktuellen Empfehlungen, die in einer S3-Leitlinie zusammengefasst sind, die betroffenen Kinder auch deutlich weniger ein.

Für alle Säuglinge gilt, dass sie, soweit möglich, die ersten 4–6 Monate gestillt und auch mit Einführung der Beikost weitergestillt werden sollen. Eine Zufütterung von kuhmilchbasierter Formulanahrung sollte bei Stillwunsch der Mutter vermieden werden. Aktuell besteht keine ausreichende Evidenz für hydrolysierte Säuglingsnahrung bei nicht gestillten Risikokindern. Stattdessen sollte eine Säuglingsanfangsnahrung mit in Studien zur Allergieprävention nachgewiesener Wirksamkeit verwendet werden. Durcherhitztes Hühnerei soll mit der Beikost eingeführt und regelmäßig angeboten werden. Für Familien, in denen regelmäßig Erdnüsse verzehrt werden, kann eine frühzeitige altersgerechte Gabe bei Säuglingen mit atopischer Dermatitis erwogen werden. Eine Erdnussallergie muss jedoch zuvor ausgeschlossen werden. Prä- oder Probiotika, Vitamin D oder andere Vitamine konnten bislang keinen allergiepräventiven Nutzen aufweisen und sind daher auch nicht zu empfehlen.

Bezüglich der Haustierhaltung sind die Empfehlungen inzwischen ebenfalls deutlich weniger einschränkend – nur bei erhöhtem Allergierisiko sollte eine Katze nicht neu angeschafft werden, von einer Hundehaltung sollte hingegen nicht abgeraten werden.

Da eine Sectiogeburt das Asthmarisiko erhöhen kann, sollte die Indikation hierzu sorgfältig gestellt werden.

Aktive und passive Tabakrauchexposition erhöht das Allergierisiko und muss daher vermieden werden. Das Gleiche gilt für Stickoxide, Ozon und Feinstaub der Partikelgröße < 2,5 µm. Da es Hinweise gibt, dass Impfungen das Allergierisiko senken, sollte auch aus diesen Gründen gemäß den STIKO-Empfehlungen geimpft werden.

MERKE

Die Vermeidung der Tabakrauchexposition stellt eine der wichtigsten umsetzbaren Präventionsmaßnahmen dar.

S3-Leitlinie Allergieprävention. AWMF-Registernummer 061-016. Stand: 7.12.2021, gültig bis 1.1.2026; https://register.awmf.org/de/leitlinien/detail/061-016

LITERATUR

Ring J, Beyer K, Biedermann T, Burcher A, Fischer M, Fuchs T, et al. Leitlinie zu Akuttherapie und Management der Anaphylaxie – Update 2021. Allergo J Int 2021; 30: 1–25.

Vogelberg C, Bufe A (Hrsg.). Pädiatrische Allergologie. Berlin, Boston: de Gruyter 2021.

INTERNETQUELLE

Gesellschaft Pädiatrische Allergologie und Umweltmedizin. Umfangreiche Eltern-/Patienteninformationen: www.gpau.de/.

KAPITEL

14 Pneumologie

Dirk Schramm

14.1 Diagnostische Techniken

14.1.1 Spirometrie

Die Spirometrie ist eine einfache Untersuchungstechnik zur Messung dynamischer Lungenvolumina im Rahmen eines forcierten Atemmanövers. Wesentliche Indikationsstellungen zur Spirometrie sind die lungenphysiologische Charakterisierung einer obstruktiver Ventilationsstörung, die Quantifizierung des Schweregrads sowie die Verlaufskontrolle zur Objektivierung eines Therapieeffekts. Durch die Mitarbeitsabhängigkeit ist die Anwendung dieser Methodik erst ab dem ca. 4. Lebensjahr möglich. Das Atemmanöver umfasst nach normaler Ruheatmung eine maximale Ausatmung mit folgender maximaler Inspiration; die Differenz stellt die Vitalkapazität dar. Die forcierte Exspiration aus maximaler Inspirationslage erfolgt zur Registrierung der **Einsekundenkapazität (= FEV_1)** sowie der **forcierten Vitalkapazität (FVC).** Dieses forcierte Exspirationsmanöver ist bis heute als **Tiffeneau-Manöver** bekannt. Durch Aufzeichnung des maximalen exspiratorischen Flusses gegen das Volumen ergibt sich das sog. **Fluss-Volumen-Diagramm** (➤ Abb. 14.1). Der während dieses Atemmanövers registrierte Ausatemspitzenfluss (= Peak-Flow, PEF) kann auch mit einem handgehaltenen **Peak-Flowmeter** bestimmt werden. Peak-Flow-Aufzeichnungen dienen als Hilfsmittel zur Selbstkontrolle der Asthmaeinstellung im ambulanten Bereich.

Die für die Lungenfunktion notwendigen Sollwerte wurden zuletzt im Jahre 2012 von der Global Lung Initiative (GLI) auf der Basis von fast 100.000 Untersuchungen an 76 Zentren in 33 Ländern bei gesunden Probanden im Alter von 3–95 Jahren erhoben, die Länge, Alter, Geschlecht und ethnische Zugehörigkeit berücksichtigten. Hiermit liegen für die gemessenen Absolutwerte für FEV_1, $FEV_{0,75}$, FVC, FEV_1/FVC, MMEF und MEF_{25} erstmals zuverlässige Referenzwerte vor, die in Z-Scores bzw. Perzentilen angegeben werden. Diese berücksichtigen besser als die bisher verwendeten Normwerte die bei biologischen Parametern bekannte hohe interindividuelle Variabilität.

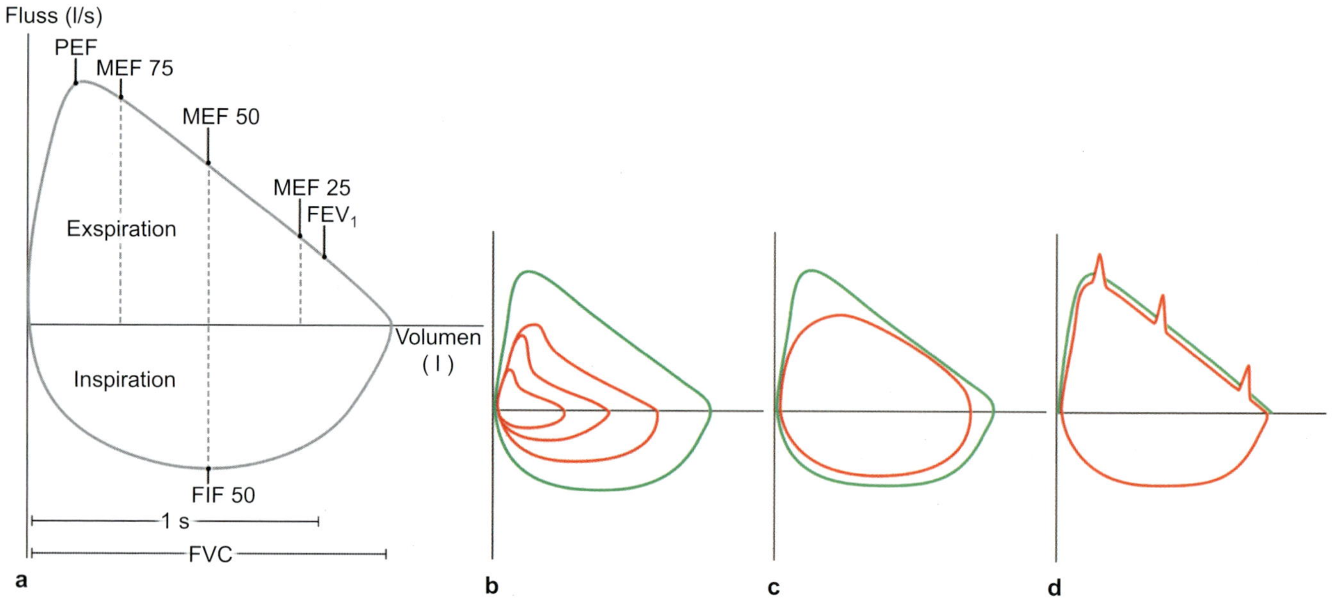

Abb. 14.1 Lungenfunktion: **a** schematische Darstellung einer Fluss-Volumen-Kurve. Abkürzungen: FEV_1 (l) = forciertes exspiratorisches Volumen der ersten Sekunde (= absolute Sekundenkapazität), FIF_{50} (l/s) = forcierter inspiratorischer Fluss bei 50 % der VK, FVK (l) = forcierte Vitalkapazität (= FVC), MEF_{75} (l/s) = maximaler exspiratorischer Fluss, wenn 75 % der FVC noch auszuatmen sind (= FEF_{25}), MEF_{50} (l/s) = maximaler exspiratorischer Fluss, wenn 50 % der FVC noch auszuatmen sind (= FEF_{50}), MEF_{25} (l/s) = maximaler exspiratorischer Fluss, wenn 25 % der FVC noch auszuatmen sind (= FEF_{75}), PEF (l/s) = Peak Expiratory Flow (= exspiratorischer Spitzenfluss); **b** verschiedengradig kombinierte obstruktiv-restriktive Ventilationsstörungen; **c** mangelnde Kooperation; **d** Hustenartefakte [R232]

MERKE

Die Anfertigung von Peak-Flow-Protokollen ermöglicht eine effektive häusliche Selbstkontrolle und Therapiesteuerung von Patienten mit Asthma bronchiale.

14.1.2 Bodyplethysmographie

Die Bodyplethysmographie stellt die ideale Methode der Lungenfunktionsprüfung dar. Sie kann über die Messgrößen der Spirometrie hinaus und mitarbeitsunabhängig im gleichen Untersuchungsgang den **spezifischen Atemwegswiderstand** (sRAW) mit Atemschleife und das **thorakale Gasvolumen (TGV)** direkt messen. Weitere wichtige Parameter werden errechnet. Für die Messung sitzt der Patient in einer gasdicht abgeschlossenen Kammer und atmet durch einen Tachografen in einen separaten Raum. Das intrathorakale Gasvolumen ist das Volumen, das nach normaler Exspiration in der Lunge verbleibt. Der Atemwegswiderstand ist ein Maß für die Kraft, die sich dem Gasfluss zwischen Alveolen bei normaler Atmung entgegenstellt, und hängt hauptsächlich vom Durchmesser der Atemwege ab. Die Messung erfolgt in entspannter aufrechter Sitzposition in der Kabine bei dichtem Sitz des Mundstücks und Tragen einer Nasenklemme. Während normaler Atemzüge werden Atemschleifen aufgezeichnet, die den Druckgradienten vom Alveolarraum zum Mund zu jedem Zeitpunkt des Atemzyklus darstellen. Aus der Beziehung beider Parameter errechnet sich der **Atemwegswiderstand unter Ruhebedingungen** (Resistance, Raw). Anschließend erfolgt die Aufzeichnung einer Verschlussdruckkurve, bei der die normale Ausatmung durch einen Shutter blockiert wird. Während dieses Manövers werden die durch frustrane Thoraxbewegungen ausgelösten in- und exspiratorischen Druckschwankungen aufgezeichnet und so das **intrathorakale Gasvolumen (ITGV)** bestimmt.

Bestimmung der Diffusionskapazität

Bei Verdacht auf eine interstitielle Lungenerkrankung ist die Messung des Transferfaktors für Kohlenmonoxid sowohl für die Diagnose als auch für die Verlaufsbeurteilung und die Therapie bedeutsam. Am häufigsten kommt die Ein-Atemzug-Methode zur Anwendung, bei welcher der Proband ein **Tracergas (CO)** einatmet und nach ca. 10 s das inhalierte Gasgemisch wieder maximal ausatmet. Die Methode ist somit jedoch erst ab dem Schulkindalter geeignet, um bei Verdacht auf eine interstitielle Lungenerkrankung mit einer restriktiven Ventilationsstörung die Diffusionskapazität zu bestimmen.

14.1.3 Lung-Clearance-Index

In den letzten Jahren wurde ein Gasdilutionsverfahren entwickelt, das weitestgehend mitarbeitsunabhängig ist und ab dem Vorschulalter eine Messung in ruhiger Spontanatmung ermöglicht. Es handelt sich hierbei um einen sehr sensitiven Lungenfunktionsparameter, mit dem es gelingt, sehr frühzeitig z. B. bei Patienten mit Mukoviszidose erste Veränderungen zu detektieren. Der sog. **Lung-Clearance-Index (LCI)** ist hierbei der wichtigste Parameter des **Multiple-Breath-Washout-Tests (MBW).** Der LCI ist definiert als die Anzahl der „Lung-Turnovers" (Verhältnis zwischen dem kumulierten exspiratorischen Tracer-

Gasvolumen und der funktionellen Residualkapazität), die benötigt werden, um die Konzentration eines eingeatmeten Tracergases auf 1/40 der Ausgangskonzentration wieder auszuwaschen. Dazu atmet der Patient ein Gasgemisch aus Luft und einer kleinen Menge eines unlöslichen Tracergases (z. B. SF6) ein, bis sich die ein- und ausgeatmeten Konzentrationen ausgleichen (Wash-in-Phase). In der anschließenden Auswaschphase werden die ausgeatmete Tracergaskonzentration und das ausgeatmete Volumen gemessen, bis die Tracergaskonzentration auf 1/40 der Gleichgewichtskonzentration (den LCI-Punkt) gesunken ist. Der LCI wird berechnet als das kumulative ausgeatmete Volumen an diesem Punkt, geteilt durch die funktionelle Residualkapazität (FRC), die aus der Auswaschkurve des Tracergases abgeleitet wird. Hierbei werden Ventilationsinhomogenitäten – also ungleiche Belüftungen verschiedener Lungenabschnitte – frühzeitig wahrgenommen, insbesondere bei Kindern mit normaler/übernormaler Spirometrie.

14.1.4 Bronchodilatationstest

Zur Sicherung der Diagnose Asthma bronchiale kann bei bestehender obstruktiver Ventilationsstörung die Reversibilität mittels Inhalation eines kurzwirksamen β_2-Sympathomimetikums (z. B. bis zu 400 µg Salbutamol) oder eines schnellwirksamen Anticholinergikums (z. B. 160 µg Ipratropiumbromid) untersucht werden. Die Diagnose ist somit wahrscheinlich, wenn ein FEV_1-Zuwachs von > 12 % bzw. um 200 ml gemessen wird.

MERKE
Der Bronchodilatationstest ist Bestandteil der Basisdiagnostik und Verlaufsbeurteilung obstruktiver Ventilationsstörungen und dient zusätzlich der Abgrenzung zur chronisch obstruktiven Lungenerkrankung.

14.1.5 Provokationstestung

Fehlen in der Spirometrie Zeichen einer obstruktiven Ventilationsstörung bei jedoch bestehendem anamnestischem Verdacht auf ein Asthma bronchiale, ist eine Provokationstestung empfohlen. Dabei stehen unterschiedliche Verfahren zur Verfügung. Medikamentös kann eine **unspezifische inhalative Provokation** (z. B. mit Methacholin) durchgeführt werden. Unter Einhaltung bestimmter Karenzzeiten für bronchial wirksame Medikamente werden die Parameter der obstruktiven Ventilationsstörung nach inhalativer Provokation gemessen. Kriterien für eine **bronchiale Hyperreagibilität** sind der FEV_1-Abfall um 20 % oder ein Anstieg des Atemwegswiderstands um 50 % nach jeder Applikationsstufe mit ansteigender Dosierung der bronchokonstriktiven Substanz Methacholinchlorid mittels Vernebler. Zwischen den einzelnen Stufen (meistens fünf) wird die sog. Einsekundenkapazität (engl. „forced expiratory volume per 1 second“, FEV_1) gemessen und eine Dosis-Wirkungs-Kurve erstellt. Andere Substanzen wie Histamin eignen sich zwar ebenfalls, haben jedoch eine niedrigere Spezifität bei hoher Sensitivität. Manche Provokationsverfahren wie die Hyperventilation von trockener und kalter Luft (Kaltluftprovokation) oder die Inhalation von hyper- oder hypotoner Kochsalzlösung haben sich in der Kinderpneumologie nicht etabliert.

In der täglichen Routinediagnostik wird am häufigsten die **nicht-pharmakologische Bronchialprovokation** durch standardisierte körperliche Belastung auf dem Laufband oder als „Free-Running-Test“ durchgeführt. Diese Messmethode ist ausreichend gut standardisiert. Die Kinder sollen während einer Belastungszeit von 7–10 min einen Herzfrequenzanstieg auf > 80 % der vorhergesagten Maximalfrequenz [220 Schläge/min minus Alter (Jahre)] über ≥ 4 min erreichen. Eine Lungenfunktionskontrolle wird direkt nach Belastung sowie im Abstand von 5, 10 und 15 min durchgeführt. Eine signifikante bronchiale Hyperreagibilität liegt vor, wenn ein FEV-Abfall um ≥ 10 % gemessen wird.

14.1.6 Spiroergometrie

Die Spiroergometrie erfolgt zur Objektivierung der allgemeinen körperlichen Belastbarkeit der Lunge und des Herz-Kreislauf-Systems. Dabei werden zusätzlich zum Elektrokardiogramm (EKG) und zur Atemfrequenz die Konzentration von Sauerstoff und Kohlendioxid in der Atemluft (Atemgase) des Patienten unter körperlicher Belastung gemessen. Dies dient der Beurteilung und Verlaufskontrolle von latenten Störungen, die sich erst unter körperlicher Belastung manifestieren. Indikationen sind interstitielle Lungenerkrankungen, gutachterliche Fragestellungen (z. B. Sportbefreiung, Berufswahl, Freizeitaktivitäten von Kindern mit Asthma) sowie die Testung vor rehabilitativen Maßnahmen. Die praktische Durchführung erfolgt mit einem Fahrradergometer in sitzender Position, was eine Limitation hinsichtlich des Lebensalters darstellt. Eine Alternative ist die Untersuchung mittels Laufband. Die am häufigsten gewählten Parameter zur Beurteilung der körperlichen Belastbarkeit sind die **PWC_{170}** („power walking capacity“, d. h, die ermittelte Leistung in Watt bei einem Puls von 170/min), die **maximale Sauerstoffaufnahme (VO_{2max})**, der **Sauerstoffpuls** (d. h. die Menge Sauerstoff, die bei einer Herzaktion transportiert wird) oder die **Bestimmung der anaeroben Schwelle** mithilfe der Laktatkonzentration im Serum.

Bei kleineren oder kränkeren Kindern, die eine Spiroergometrie nicht durchführen können, ist ein submaximaler Belastungstest in Form eines **6-Minuten-Gehtests** einfacher durchführbar und ausreichend gut standardisiert.

MERKE
Eine differenzierte lungenfunktionelle Abklärung ist spirometrisch etwa ab dem 4. Lebensjahr und bodyplethysmografisch ab dem 6. Lebensjahr möglich.

14.1.7 Atemwegsendoskopie

Starre Bronchoskopie

Die starre Bronchoskopie ist das durch den Hals-Nasen-Ohren-Arzt Gustav Killian erstmals 1898 beschriebene Verfahren zur Atemwegsendoskopie. Dabei wird ein starres Bronchoskop oder Beatmungsrohr in den Atemweg vorgeschoben, durch das der Atemweg mit starrer Optik begutachtet wird. Das Verfahren benötigt i. d. R. eine Narkose, womit die Durchführung meist an einen Operationssaal gebunden ist. Der große Vorteil dieser Technik liegt in der Sicherung des Atemwegs durch den starren Beatmungszugang. Seit Gustav Killian liegt die Hauptindikation dieser Technik in der Fremdkörperentfernung. Eine weitere, deutlich seltenere Indikation ist der Nachweis von Fisteln oder Spalten im kindlichen Atemweg. Die starre Bronchoskopie ist in jedem Lebensalter möglich. Nachteilig sind die Invasivität bzgl. der Notwendigkeit einer Allgemeinnarkose sowie die mechanische Gefährdung. Die früher im Rahmen von starren Bronchoskopien durchgeführten Bronchografien sind heute nicht mehr üblich; sie wurden von bildgebenden Verfahren abgelöst.

Flexible Laryngo-, Tracheo-, Bronchoskopie

Die flexible Bronchoskopie ist eine seit vielen Jahrzehnten etablierte Technik in der erweiterten kinderpneumologischen Diagnostik. Korrekterweise sollte man hier von einer „Laryngo-Tracheo-Bronchoskopie" sprechen, weil es stets um die Beurteilung der oberen und unteren Atemwege geht. Vor allem der Anteil an Pathologien der oberen Atemwege bezogen auf chronische respiratorische Symptome im Kindesalter wird häufig unterschätzt.

Die flexible Bronchoskopie kann sowohl in Narkose beim intubierten Kind als auch in Sedierung durchgeführt werden. Die besondere Stärke liegt in der Diagnostik **dynamischer Atemwegspathologien,** weshalb die Untersuchung bevorzugt am sedierten, spontan atmenden Kind erfolgt. Die technische Weiterentwicklung ultradünner Bronchoskope hat die Bandbreite des Patientenspektrums deutlich erweitert, sodass die Technik fester Bestandteil beispielweise der Neonatologie und der pädiatrischen Intensivmedizin geworden ist. Schließlich wurde in den letzten Jahren Zubehör für interventionelle Techniken auch für den pädiatrischen Patienten entwickelt; allerdings sind diese Prozeduren aufgrund niedriger Fallzahlen nur in wenigen Zentren verfügbar.

Die häufigsten Indikationen zur diagnostischen Atemwegsendoskopie im Kindes- und Jugendalter stellen neben der Abklärung rezidivierender oder chronischer, z. T. therapierefraktärer Symptome die Abklärung angeborener oder neu aufgetretener **Atemgeräusche** dar. Hier steht der inspiratorische Stridor im Vordergrund. Im Säuglingsalter sind diese meist kurz nach der Geburt erscheinenden Atemgeräusche Ausdruck einer laryngealen Instabilität, der Laryngomalazie. Bei hypoxischen Anfällen besteht die Indikation zur Atemwegsendoskopie (DD Stimmbandparese). Auch bei einer notwendigen atemunterstützenden Therapie, einem progredienten Atemgeräusch (DD Hämangiom, glottische oder subglottische Zyste), einer Dysphagie (DD Larynxfehlbildungen) oder Gedeihstörung sollte der obere Atemweg inspiziert werden. Kinder mit Laryngomalazie haben in relevantem Anteil eine kombinierte Pathologie der oberen und unteren Atemwege, warum insbesondere bei komplizierten Verläufen eine Atemwegsendoskopie auch der unteren Atemwege gerechtfertigt ist. Eine endoskopische Darstellung der Atemwege sollte zudem auch bei einem fortbestehenden Atemgeräusch über das 1. Lebensjahr hinaus und einer exspiratorischen Komponente (DD Kompression der Trachea durch z. B. Gefäße) erfolgen. Der therapierefraktäre Stridor nach einer Extubation stellt eine weitere Indikation zur Bronchoskopie dar. Hierbei können relevante Verletzungen der Atemwege, eine Laryngitis, Zysten oder Stenosen diagnostiziert und behandelt werden.

Eine rein laryngeale Untersuchung kann auch im Wachzustand erfolgen und dient meist der Beurteilung der Anatomie und Stabilität. Um das Schluckverhalten zu beurteilen. kann in dieser Situation die geschulte Logopädin das Schlucken unterschiedlicher Konsistenzen prüfen, was man als **FEES (fiberoptisch-endoskopische Evaluation des Schluckens)** bezeichnet. Bei allen endoskopischen Untersuchungen besteht die Möglichkeit zur Videodokumentation, was der Nachvollziehbarkeit und Verlaufsdokumentation dient.

Beispielhafte Indikationen für die flexible Bronchoskopie finden sich in ➢ Box 14.1.

Box 14.1

Indikationen für die flexible Bronchoskopie (Beispiele)

- **Atemwegsobstruktion:** Stridor, Atemgeräusche, rezidivierendes oder persistierendes Giemen/Obstruktion etc.
- **Radiologische Auffälligkeiten:** Atelektasen, Verdichtungen, atypische Infiltrate, persistierende Konsolidierungen etc.
- **Akuter/chronischer Husten:** Fremdkörperaspiration, Hämoptyse (an Pneumonie gekoppelt? – auch an eine Aspiration denken!) etc.
- **Rezidivierende Infektgeschehen:** Bronchitiden, Pneumonien etc.
- **Therapeutische Fragestellungen:** muköse Plugs, Blutkoagel, Erweiterung von Stenosen etc.
- **Spezielle Prozeduren:** bronchoalveoläre Lavage (BAL), Applikation von Medikamenten, Biopsie der Schleimhaut, Biopsie der Schleimhautläsionen, transbronchiale Biopsie, fiberoptische Intubation etc.

Die Untersuchung erfolgt meist in Analgosedierung sowie unter Verwendung eines Oberflächenanästhetikums, das nasal, pharyngeal, tracheal und bronchial verabreicht wird. An **Nebenwirkungen** sind die Hypoventilation und Hypoxie aufgrund der Analgosedierung bei gleichzeitiger partieller Verlegung der Atemwege durch das Bronchoskop zu nennen. Bronchospasmus und Laryngospasmus sind sehr seltene Komplikationen. Nach der Untersuchung werden gelegentlich vorübergehende Erniedrigungen der Sauerstoffsättigung oder obstruktive Atemwegsgeräusche beobachtet.

Bronchoalveoläre Lavage

Die bronchoalveoläre Lavage ist essenzieller Bestandteil einer erweiterten kinderpneumologischen Diagnostik, weil sich nur damit objektivierbare Parameter über die Art und Ausprägung bronchoalveolärer Entzündung (z. B. Asthma bronchiale) und die Erreger (z. B. protrahierte bakterielle Bronchitis) gewinnen lassen. Mit einem flexiblen Bronchoskop kann nach dem sog. Wedging, d. h. dem okkludierenden Verschluss eines Segment- oder Subsegmentbronchus, eine Spülung des dahinterliegenden Lungenabschnitts mit Kochsalzlösung (Lavage) durchgeführt werden. Typische Indikationen sind die Erregerdiagnostik bei Kindern mit Verdacht auf infektiöse Lungenerkrankungen und die Untersuchung interstitieller Lungenerkrankungen. Die **Alveolarproteinose** ist die einzige Indikation für eine therapeutische Lavage.

In geübten Händen ist die BAL eine sichere Untersuchungsmethode, gelegentlich finden sich kurzzeitige Temperaturerhöhungen sowie flüchtige Lungeninfiltrate. In der Regel findet die Lavage in drei Probendurchgängen statt, wobei die zytologische Aufarbeitung des Materials aus der letzten Probe erfolgen sollte, da es sich hierbei um die alveoläre Lavage handelt. Die beiden ersten Proben können beispielsweise für mikrobiologische und virologische Tests herangezogen werden.

MERKE
Die flexible Bronchoskopie in Analgosedierung ist im Kindesalter eine sichere Methode zur Beurteilung von Anatomie, Stabilität und Inflammation der oberen und unteren Atemwege.

Interventionelle Techniken

Im Kindesalter gibt es nur selten eine Indikation zur **Lungenbiopsie.** Zumeist wird diese zur Klärung interstitieller oder parenchymatöser Läsionen oder im Rahmen der Nachsorge nach Lungentransplantation angefordert. Die Biopsie kann transthorakal, transbronchial, als offene Lungenbiopsie oder als videoassistierte thorakoskopische Lungenbiopsie durchgeführt werden.

Seit wenigen Jahren hat die **Kryobiopsie** Einzug in die pädiatrische Bronchoskopie gehalten. Hier wird ein ultradünner Katheter durch den Arbeitskanal des flexiblen Bronchoskops eingeführt, der eine kleine Metallspitze mit bis zu –80° einfriert. Relative Kontraindikationen sind eine verstärkte Blutungsneigung sowie eine pulmonale Hypertonie.

Eine weitere Möglichkeit, zumeist tracheale Schleimhaut zu biopsieren, erfolgt mittels Bürste im Rahmen der Diagnostik einer primären ziliären Dyskinesie (➤ Kap. 14.4.2). Biopsien können auch durch ein endobronchiales Ultraschallsystem geführt und navigiert werden. Diese Technik wird vor allem zur Biopsie von auffälligen Lymphknoten im Rahmen der Malignom- oder Tuberkulosediagnostik eingesetzt.

Weitere interventionelle Techniken, die seit einigen Jahren Eingang in die pädiatrische Atemwegsendoskopie gefunden haben, sind Ballondilatationen und Stentimplantationen. Hierbei werden interventionell und wenig invasiv vor allem stenotische oder instabile Bereiche des Atemwegs behandelt.

MERKE
Biopsien kommen nur selten bei Erkrankungen zum Einsatz, die sich mit bildgebender und/oder endoskopischer Diagnostik nicht aufklären lassen.

S2k-Leitlinie Atemwegsendoskopie im Kindesalter. AWMF-Registernummer 026-025. Stand: 17.11.2020, gültig bis 16.11.2025; https://register.awmf.org/de/leitlinien/detail/026-025

14.2 Fehlbildung von Trachea und Bronchien

14.2.1 Trachealstenose

Als Stenose wird allgemeingültig die Verengung eines Hohlorgans bezeichnet. Für die Atemwege wird dieser Begriff mit einer Vielzahl unterschiedlicher Bedeutungen leider oft uneinheitlich verwendet. Grundsätzlich unterscheiden sich **primäre oder angeborene** von **sekundären oder erworbenen** Stenosen. In der Qualität einer Stenose beschreibt man darüber hinaus **fixierte oder dynamische** bzw. atemabhängige Verengungen. Letztere werden auch als **Malazien** beschrieben, wenn sie exspiratorisch auftreten. Fixierte angeborene Trachealstenosen treten im Kindesalter selten auf. Sie sind zumeist strukturell und durch intraluminäre Verengung oder extrinsische Kompression verursacht. Entsprechende sekundäre Formen werden am häufigsten durch Traumata verursacht, hier ist allen voran das Intubationstrauma zu nennen. Dynamische Stenosen werden häufig durch Fehlbildungen der Knorpelspangen hervorgerufen und führen konsekutiv zu einem schlaffen Kollaps der posterioren Trachealwand.

Der Grad der Stenosierung und die Lokalisation bestimmen die Symptomatik, die i. d. R. aus in- und/oder exspiratorischem Stridor bzw. Giemen sowie Einziehungen und einer Tachydyspnoe besteht. Anamnese, klinische Untersuchung und Röntgen-Thorax können erste Hinweise geben; entscheidend ist jedoch die flexible Tracheoskopie in Spontanatmung, die insbesondere die Unterscheidung zwischen einer fixierten Stenose und einer dynamischen Atemwegsverengung ermöglicht. Das therapeutische Spektrum reicht von abwartendem Verhalten bei Aussicht auf Symptombesserung durch kontinuierliches Wachstum der Trachealringe bis zu plastisch-chirurgischen Eingriffen.

MERKE
Extrathorakale Atemwegsobstruktionen verursachen einen inspiratorischen Stridor, intrathorakale Obstruktionen verursachen exspiratorische Atemgeräusche. Die wichtigste diagnostische Maßnahme ist die flexible Atemwegsendoskopie.

14.2.2 Tracheobronchomalazie

Definition Die Tracheomalazie oder Tracheobronchomalazie kann eine primäre Anomalie der großen Atemwege sein und mit einer Vielzahl von angeborenen und erworbenen Erkrankungen einhergehen. Pathophysiologisch kommt es zu einem übermäßigen **exspiratorischen Kollaps der Trachea,** die entweder auf eine unverhältnismäßige Schlaffheit der posterioren Trachealwand (Pars membranacea) oder einer beeinträchtigten Knorpelintegrität beruht.

Ätiologie und Pathogenese Eine allgemein anerkannte Klassifizierung des Schweregrads gibt es nicht. Je nach Lokalisation und Schweregrad der Läsion umfasst das klinische Erscheinungsbild einen früh einsetzenden Stridor, ein persistierendes Giemen, rezidivierende Infektionen, einen karchelnden Husten bis hin zu scheinbar lebensbedrohlichen Ereignissen („apparent life-threatening event“, ALTE).

Symptome Ein Stridor ist ein abnormaler, hoher Ton, der durch einen turbulenten Luftstrom entsteht, verursacht durch die Oszillation eines verengten Atemwegs. Das Geräusch deutet auf eine erhebliche Obstruktion der großen Atemwege auf Höhe von Supraglottis, Glottis, Subglottis oder Trachea hin. Je nach Lokalisation der Obstruktion unterscheidet man den inspiratorischen Stridor (extrathorakal) vom exspiratorischen Stridor (intrathorakal) oder biphasischen Stridor (meist in der Grenzregion) (➤ Tab. 14.1).

Diagnostik Einen Goldstandard in der Diagnostik der Malazie gibt es ebenfalls nicht. Radiologisch zeigen sich gelegentlich Bereiche mit einer Überblähung der Lunge. Diagnostisch wegweisend ist allerdings die flexible Endoskopie in Analgosedierung beim spontan atmenden Kind. Bedacht werden muss hier, dass es bislang keine Möglichkeit gibt, endoskopisch einen Durchmesser zu messen. Bildgebende Verfahren wie MRT, CT oder Angiografie sind insbesondere zum Ausschluss einer externen Kompression durch Gefäßanomalien notwendig.

Differenzialdiagnose ➤ Tab. 14.1

Therapie und Prognose Bei den unkomplizierten Formen der Tracheomalazie ist ein abwartendes Verhalten gerechtfertigt, da in den ersten beiden Lebensjahren wachstumsbedingt eine Stabilisierung der Trachealwand zu erwarten ist. In schweren Fällen kann die Langzeitbehandlung mit positivem Atemwegsdruck (in Form von „continuous positive airway pressure" [CPAP] oder „high flow nasal cannula" [HFNC]) erfolgen. Eine Tracheotomie oder aber operative Eingriffe zur Stabilisierung der Trachea sind selten erforderlich.

Tab. 14.1 Differenzialdiagnostik des Stridors im Säuglingsalter

Anatomische Region	Differenzialdiagnosen
Pharyngeale Anomalien[1]	Anomalien, die einen veränderten Gesichtsschädel bedingen (z. B. Crouzon-Syndrom, Pierre-Robin-Sequenz, Apert-Syndrom)
Zunge[1]	Makroglossie Glossoptose
Larynx	Laryngomalazie (häufigste Ursache für chronisch-inspiratorischen Stridor bei Säuglingen; Erstmanifestation bis zum Alter von 6 Wochen; stärker ausgeprägte Symptome nach Infektionen der oberen Atemwege Seltene Anomalien (laryngeales Segel, laryngeale Spalte, laryngeale Zyste, subglottisches Hämangiom, subglottische Stenose, Stimmbandparese)
Trachea[2]	Trachealstenose (meist isoliert mit Stridor oder Stridor und Giemen gemeinsam) Gefäßanomalie, z. B. doppelter Aortenbogen, „Pulmonalisschlinge" Tracheomalazie (Verschlechterung bei oberer Atemwegsinfektion, Schreien, Husten oder Nahrungsaufnahme)
Bronchien	Bronchogene Zysten

[1] Eher schnarchendes/röchelndes Geräusch von tiefer Frequenz.
[2] Geräusche, die von der Trachea, den Bronchien oder den distalen Atemwegen ausgehen, sind meist hochfrequentes Giemen.

14.2.3 Bronchusanomalien

Definition und Ätiologie Es existieren zahlreiche anatomische Variationen des Bronchialbaums, welche die Definition einer Anomalie erschweren. Häufig bleiben Verzweigungsanomalien asymptomatisch, es können jedoch auch **Bronchusabgangsstenosen** oder Wanddefekte im Sinne einer Bronchomalazie resultieren. Die **Bronchomalazie** bezeichnet die übermäßige Kollapsfähigkeit auf der Ebene einer oder beider Hauptstammbronchien und/oder deren Abzweigungen auf lobärer oder segmentaler Ebene. Eine isolierte Bronchomalazie ist selten. **Trachealbronchien,** die meist aus der rechten seitlichen Wand der Trachea abgehen und einen dislozierten rechten Oberlappenbronchus repräsentieren, werden in ca. 0,5 % der Bronchoskopien beobachtet. Fixierte angeborene **Bronchusstenosen** finden sich hauptsächlich im Bereich der Hauptbronchien und können bei einem Ventilmechanismus zu Überblähungen oder aber eingeschränkter Ventilation bzw. Atelektase führen.

Symptome Bedingt durch bronchiale Stenosen finden sich therapieresistente obstruktive Atemwegsbeschwerden, Husten und ggf. Auswurf durch die Sekretretention im Rahmen der eingeschränkten mukoziliären Clearance.

Diagnostik Die Thorax-Röntgenuntersuchung zeigt meist nur sekundäre Veränderungen, entscheidend für die Diagnostik der tracheobronchialen Fehlbildung ist die flexible Atemwegsendoskopie. Bei Verdacht auf externe Kompressionen sind weiterführende bildgebende Verfahren wie Echokardiografie, MRT, CT oder Angiografie zu veranlassen.

Differenzialdiagnose Die wichtigsten Differenzialdiagnosen sind infektiöse obstruktive Bronchitiden (➤ Kap. 14.5.1) und die Fremdkörperaspiration (➤ Kap. 14.7).

Therapie Therapeutisch strebt man eine abwartende konservative Therapie bis zur spontanen Stabilisierung der Bronchialwände an. Atemphysiotherapeutische Maßnahmen zur Verbesserung der mukoziliären Clearance helfen in der Prävention rezidivierender Atemwegsinfekte. Bei vaskulären Fehlbildungen ist ggf. eine operative Korrektur notwendig. Der Einsatz von Stents am wachsenden kindlichen Organismus ist nur in Ausnahmefällen gerechtfertigt, z. B. im Rahmen der Palliation. Insgesamt erscheint dieses Verfahren noch sehr komplikationsreich.

MERKE
Entscheidend für die Diagnostik der tracheobronchialen Fehlbildung ist die flexible Endoskopie.

14.3 Fehlbildungen der Lunge

14.3.1 Kongenitales lobäres Emphysem

Definition Das kongenitale lobäre Emphysem ist eine massive lobäre Überblähung, die sich wahrscheinlich aus einer Vielzahl von Unterbrechungen der bronchopulmonalen Embryogenese ergibt.

Ätiologie Es entwickelt sich ein Ventilmechanismus mit konsekutiver Überblähung des entsprechenden Lungenlappens, bedingt durch eine Bronchomalazie im Bereich des lobären Abgangs, eine intraluminäre Obstruktion (z. B. Schleimpfröpfe), Knorpeldysplasien oder eine externe Kompression des Bronchus durch Lymphknoten oder Gefäßanomalien. Häufig ist jedoch keine Ursache nachweisbar. Dabei sind meist einer oder mehrere Lungenlappen mit Bevorzugung des linken Ober- und des rechten Mittellappens betroffen.

Symptome In Abhängigkeit von der Größe des betroffenen Lungenabschnitts kommt es zur Verdrängung breiter Lungenanteile bzw. des Mediastinums mit Tachypnoe, anstoßender Atmung, Dyspnoe oder Zyanose als Zeichen zunehmender Ateminsuffizienz. In 40 % der Fälle bestehen Begleitfehlbildungen an Herz, Nieren oder Skelettsystem.

Diagnostik Radiologisch findet sich eine große überblähte Raumforderung mit Verdrängung angrenzender Strukturen. Gegebenenfalls ist eine endoskopische Diagnostik zum Ausschluss einer intraluminären Obstruktion erforderlich.

Therapie Bei geringfügigen Beschwerden ist ggf. abwartendes Verhalten gerechtfertigt, da spontane Besserungen beobachtet wurden. Hierbei sei erwähnt, dass wahrscheinlich ein großer Anteil an kongenitalen Überblähungen nicht diagnostiziert wird, da sie nicht klinisch in Erscheinung treten. Bei schwerer respiratorischer Symptomatik muss der betroffene Lungenlappen reseziert werden. Bei Emphysemen durch malazische Bronchialabgänge wurden in den letzten Jahren vereinzelt mittels interventioneller starrer Endoskopie Occluder in den entsprechenden Segmentbronchien mit Erfolg eingesetzt.

MERKE
Beim kongenitalen lobären Emphysem finden sich in 40 % begleitende Fehlbildungen an Herz, Nieren oder Skelettsystem.

14.3.2 Lungensequestration

Definition Der Lungensequester ist abnormes, nicht funktionierendes Lungengewebe mit fakultativem Anschluss an das Bronchialsystem und einer Blutversorgung aus der thorakalen (⅔) oder abdominalen (⅓) Aorta. Man unterscheidet einen **extralobären** Sequester (25 %) mit einem separaten Pleuraüberzug von einem **intrapulmonalen** Sequester (75 %) mit Lage innerhalb des Lungenlappens.

Symptome Ein extralobärer Sequester wird häufig bei pränatalen Ultraschalluntersuchungen festgestellt und macht sich schon früh im Leben durch Verdrängung benachbarter Strukturen bemerkbar. In der Hälfte der Fälle extralobärer Sequester finden sich assoziierte Fehlbildungen. Intrapulmonale Sequester manifestieren sich eher im späteren Leben durch Infektionen oder Blutungen.

Diagnostik Die Diagnosestellung erfolgt als radiologischer Zufallsbefund oder aber im Rahmen rezidivierender pulmonaler Infektionen. Die bildgebende Diagnostik umfasst die Röntgenuntersuchung des Thorax, ein CT sowie den Nachweis einer abnormen Blutversorgung aus Systemgefäßen durch die farbkodierte Doppler-Sonografie oder die Angiografie. In den letzten Jahren finden sich zunehmend pränatal diagnostizierte Lungensequester, die jedoch teilweise einen spontanen Rückgang (➤ Abb. 14.2) im letzten Trimenon zeigen.

Therapie Die Therapie besteht in der frühzeitigen chirurgischen Entfernung des Gewebes.

MERKE
Die häufigste klinische Manifestation der Lungensequestration ist die therapieresistente Pneumonie.

14.3.3 Zystische Lungenfehlbildungen

Definition Angeborene zystische Fehlbildungen des unteren Atemwegs kommen u. a. als bronchogene Zysten vor. Diese entstehen im Rahmen einer embryonalen Fehlbildung durch anomale Knospung und können anatomisch an jeder Stelle des Tracheobronchialbaums auftreten. Eine Sonderform stellt die kongenitale pulmonale Atemwegsmalformation (CPAM) dar (früher cystisch-adenoide Malformation, CCAM), bei der es sich um eine Parenchymfehlbildung der Lunge handelt (➤ Abb. 14.3). Es werden fünf Formen unterschieden, die durch Anzahl und Größe sowie Histologie der verschiedenen Zysten charakterisiert sind. In ca. 90 % der Fälle ist nur ein Lungenlappen betroffen.

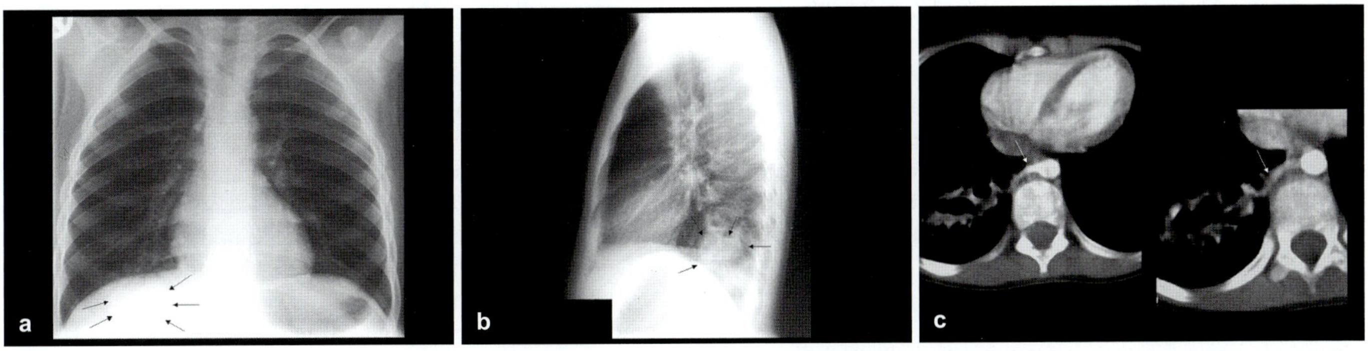

Abb. 14.2 Lungensequester. 6 Jahre altes Mädchen mit chronischem Husten seit 2 Jahren. Röntgen-Thorax: umschriebene Konsolidierung (Pfeile) im Segment 9 des rechten Unterlappens: **a** in der a.-p. Aufnahme, **b** in der Seitaufnahme und **c** mit Gefäßdarstellung [R232]

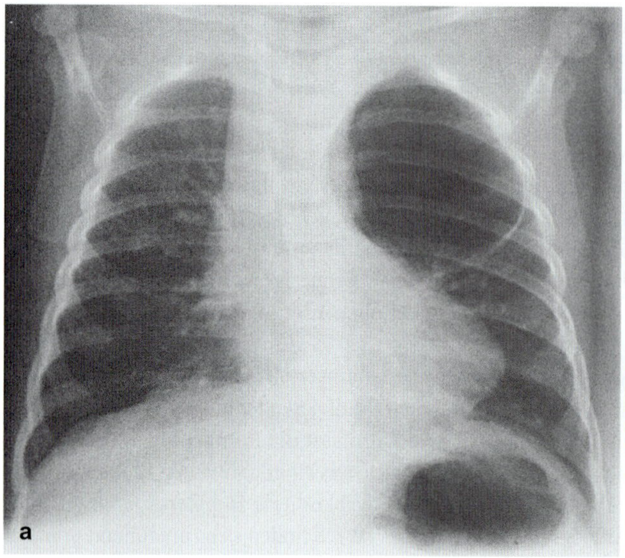

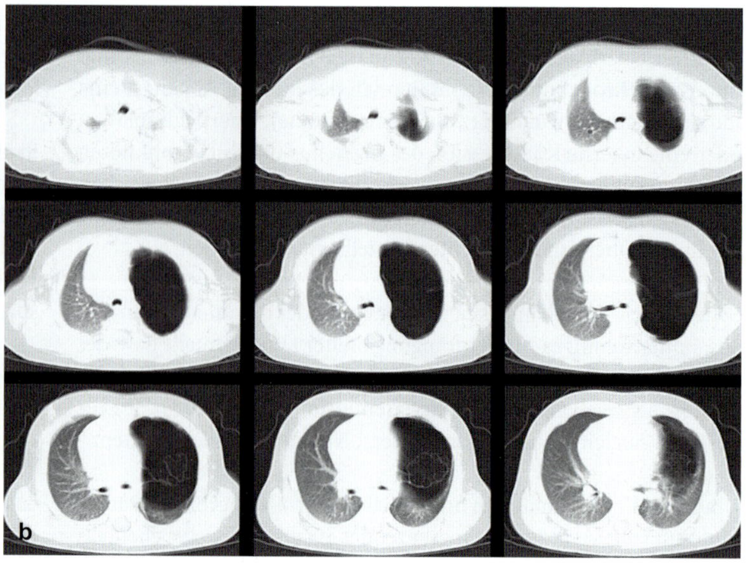

Abb. 14.3 6 Monate altes Mädchen mit Rhabdomyosarkom der Harnblase: **a** Röntgen-Thorax im Rahmen des initialen Stagings: lufthaltige Zyste im linken Oberlappen mit Abdrängung der angrenzenden gesunden Lunge; **b** CT des Thorax, gleiches Kind: zystisch-adenomatoide Malformation des linken Oberlappens, operativ bestätigt [R232]

Ätiologie Abhängig vom Entstehungszeitpunkt finden sich **bronchogene Zysten** mediastinal oder intrapulmonal und weisen entsprechend ihrem Entstehungsmechanismus kein alveoläres Gewebe auf. **Angeborene Lungenzysten** entstehen später, während der Gestation, enthalten alveoläres Gewebe und weisen i. d. R. eine Verbindung zum Bronchialbaum auf.

Symptome Zystische Veränderungen können jahrelang asymptomatisch bleiben, oder sie manifestieren sich durch Verdrängungserscheinungen oder bakterielle Superinfektionen und müssen dann operativ entfernt werden. Durch Verbindungen mit dem angrenzenden ventilierten Lungengewebe kommt es meist zu einer erheblichen Volumenzunahme der Läsionen mit Verdrängungserscheinungen und progredienter Atemnotsymptomatik.

Diagnostik Die Mehrzahl der kongenitalen pulmonalen Atemwegsmalformationen wird heute pränatal im Ultraschall diagnostiziert. Auch nach der Geburt eignet sich die Sonografie zur Verlaufskontrolle möglicher Größenveränderungen. In bildgebenden Verfahren (Sonografie, Röntgen-Thorax, MRT) zeigen sich multiple zystische Strukturen, ggf. mit Mediastinalverschiebung und Zwerchfelltiefstand.

Therapie und Prognose In einem Drittel der Fälle kommt es interessanterweise im Verlauf der Schwangerschaft zu einer spontanen Regression. Daher ist vielfach eine beobachtende Haltung mit regelmäßiger radiologischer Verlaufskontrolle angeraten. Über eine Resektion ist individuell im 1. Lebensjahr zu entscheiden, da es selten auch zu Infektionen oder maligner Entartung des verbleibenden Gewebes kommen kann.

MERKE

Zystische Lungenfehlbildungen bilden sich in einem Drittel der Fälle prä- oder postpartal spontan zurück; wegen der Gefahr einer malignen Entartung sollte eine Resektion diskutiert werden.

14.4 Genetische Erkrankungen mit pulmonaler Manifestation

14.4.1 Mukoviszidose

Definition Mukoviszidose (Syn. zystische Fibrose, „cystic fibrosis", CF) ist eine der häufigsten lebensverkürzenden, autosomal-rezessiv vererbten Krankheiten in Bevölkerungsgruppen nordeuropäischer Abstammung. Zu den üblichen Symptomen und Anzeichen gehören **anhaltende pulmonale Infektionen, Pankreasinsuffizienz** und **erhöhte Chloridwerte im Schweiß.** Im Vordergrund steht die progrediente respiratorische Insuffizienz, die für 90 % der Morbidität und Letalität verantwortlich ist.

Häufigkeit Die Inzidenz der Mukoviszidose liegt in der europäischen und nordamerikanischen Bevölkerung bei ca. 1 : 3.000 Neugeborenen; in Afrika und Asien ist die Erkrankung deutlich seltener (z. B. 1 : 10.000 Hispanics, 1 : 15.000 schwarze Amerikaner oder 1 : 30.000 asiatische Amerikaner). Knapp 5 % der Bevölkerung im europäischen Raum sind heterozygote Merkmalsträger und phänotypisch gesund.

Ätiologie Bei der Mukoviszidose wurden über 2.000 Mutationen im sog. *CFTR*-Gen beschrieben (CFTR = „cystic fibrosis transmembrane conductance regulator"), das den transmembranösen Fluss von Chlorid über spezifische Chloridkanäle exokriner Drüsenzellen reguliert. DeltaF-508 ist die häufigste krankheitsverursachende Mutation; mindestens eine Kopie dieser Mutation findet sich bei etwa 90 % der Patienten mit CF, und ca. 50 % der Patienten sind homozygot. Es bestehen keine strengen Korrelationen zwischen dem CFTR-Mutationsgenotyp und dem klinischen Phänotyp der Mukoviszidose.

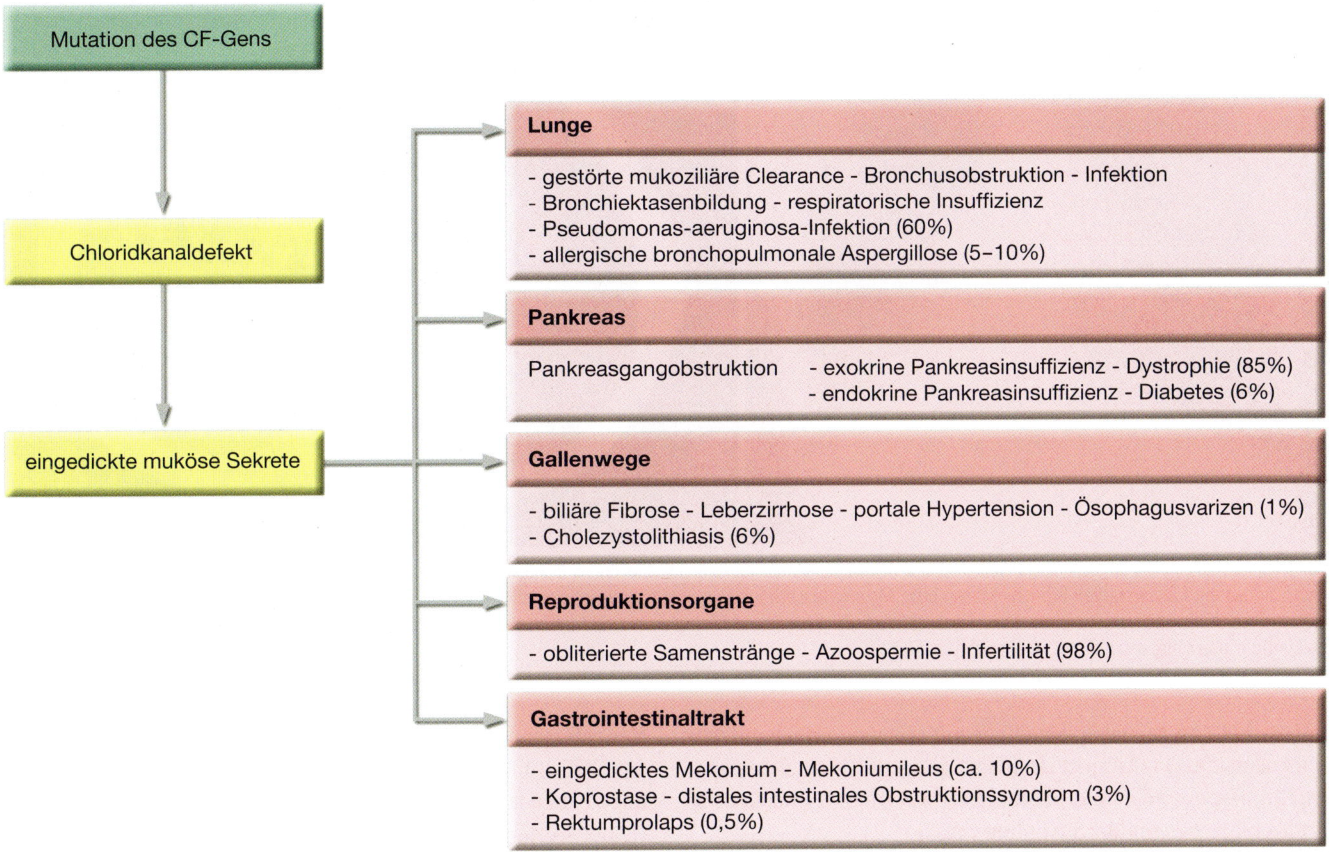

Abb. 14.4 Pathogenese der Organmanifestationen bei Mukoviszidose und ihre Häufigkeiten [L238]

Der Basisdefekt bei der Mukoviszidose führt zu einer Verminderung der Chloridpermeabilität epithelialer Zellmembranen und somit zu einer Eindickung seromuköser und muköser Sekrete. Die daraus resultierende Verstopfung der Ausführungsgänge resultiert in reaktiven Entzündungen der betroffenen Organe und einem progredienten Funktionsverlust.

In der Lunge führt dies zu einer deutlichen Störung der mukoziliären Clearance. In den Bronchien sammelt sich zähflüssiges, eitriges Sputum, welches das Lumen verlegt und zu Belüftungsstörungen führt. Chronische Entzündungsprozesse führen in der Folge zu einer Zerstörung der Bronchialwand und zur Bildung von Bronchiektasen (➤ Abb. 14.5). In den Spätstadien der Erkrankung kommt es zu zunehmender respiratorischer Insuffizienz mit chronischer Hypoxie und Ausbildung einer pulmonalen Hypertonie. Von besonderer Bedeutung für den klinischen Verlauf sind Infektionen durch Bakterien, Viren und Pilze. Im Vordergrund steht die chronische Infektion mit *Staphylococcus aureus* und *Pseudomonas aeruginosa* (PsAer).

Etwa 85 % aller Patienten mit Mukoviszidose weisen eine Pankreasinsuffizienz auf, wenn mehr als 95 % des Gewebes durch eine Gangobstruktion und nachfolgende Entzündung zerstört sind. Funktionell führt die exokrine Pankreasinsuffizienz zu einer Maldigestion von Fett, Eiweiß und in geringerem Ausmaß auch zu Fibrosierung. Auch eine Dysfunktion des endokrinen Pankreas mit Entwicklung eines Diabetes mellitus zeigt sich bei älteren Kindern. Bei einem großen Teil der Patienten mit Mukoviszidose kommt es zu progredienten Veränderungen im Sinne einer fokalen biliären Fibrose. Als Folge finden sich nach Jahren portale Hypertonie, Varizenblutungen, Aszites, Hypersplenismus sowie Leberversagen. Neben diesen intrahepatischen Veränderungen entwickeln sich, ebenfalls gehäuft, eine Cholelithiasis und Cholezystitis (➤ Abb. 14.4).

Eine charakteristische Komplikation beim Neugeborenen ist der Mekoniumileus, der bei ca. 10 % aller Patienten auftritt. Durch die gestörte Verdauung des albuminhaltigen Fruchtwassers kommt es zu einer Verstopfung des distalen Dünndarms mit zähem Mekonium. Distal des Verschlusses findet sich ein englumiges Mikrokolon. Weitere betroffene Organe sind die Schweißdrüsen (Salzmangelsyndrom durch hohe Kochsalzausschüttung mit dem Schweiß bei Fieber und hohen Außentemperaturen), ein obliterierter Ductus deferens (männliche Infertilität), die Nase und ihre Nebenhöhlen (Polypen und Sekretverlegung).

Symptome In der Vergangenheit wurde die Mukoviszidose bei den meisten Patienten erst nach Auftreten von Symptomen diagnostiziert, wobei die Kinder mit chronischem produktivem Husten sowie voluminösen Durchfällen und Gedeihstörung auffällig wurden. Als Kardinalsymptom des Neugeborenen gilt der **Mekoniumileus;** das Durchschnittsalter der Erstdiagnose lag bei 2 Lebenswochen. Bei Kindern mit anderen Symptomen lag das mittlere Alter der Erst-

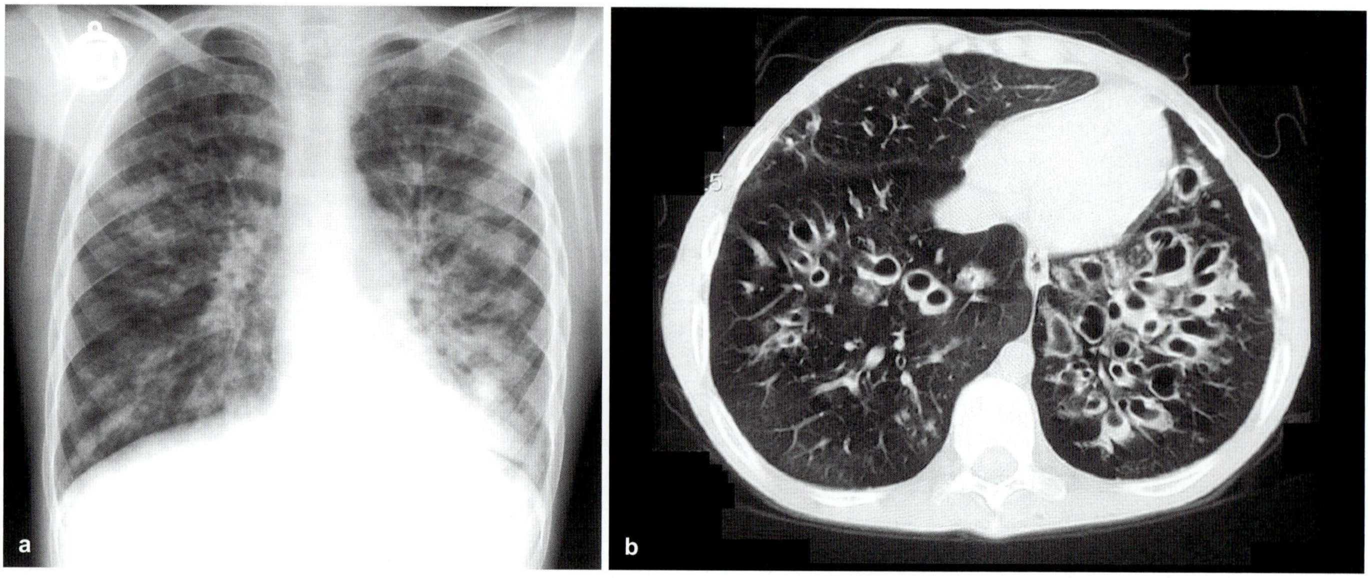

Abb. 14.5 16 Jahre alter Junge mit zystischer Fibrose vor geplanter Lungentransplantation: **a** Röntgen-Thorax p.-a.; **b** CT-Thorax, Lungenfenster: fortgeschrittene Mukoviszidose mit kaliberstarken Bronchiektasen bds., Maximalausprägung im linken Unterlappen mit massiver Reduktion des Alveolarraums. Chronisch-entzündlich verdickte Bronchialwände, multiple alveoläre Fleckschatten als Hinweis auf frische pulmonale Infiltrate sowie rechtsbetonte chronische Überblähung der Lunge mit vergrößertem Thoraxtiefendurchmesser (Fassthorax) [R232]

diagnose bei 14,5 Monaten. Säuglinge mit schwerer unbehandelter Pankreasinsuffizienz können zusätzlich gelegentlich ein Ödemsyndrom mit Hypoproteinämie, Elektrolytverlust, Anämie und Gedeihstörung aufgrund von Malabsorption zeigen.

Im weiteren Verlauf des kindlichen Lebens entwickeln sich häufige pulmonale Infekte, ein grau-zyanotisches Hautkolorit, eine zunehmende Belastungsintoleranz und schließlich eine zunehmende Ateminsuffizienz. Nach längerem Verlauf finden sich typischerweise Trommelschlegelfinger und Uhrglasnägel. Die exokrine Pankreasinsuffizienz bedingt eine Maldigestion, die mit chronischen, oft übelriechenden, voluminösen Durchfällen mit Fettauflagerungen einhergeht. Da Patienten mit CF aufgrund der vermehrten Atemarbeit und der intermittierenden pulmonalen Infekte einen erhöhten Kalorienbedarf haben und sich andererseits durch Maldigestion ein Energie- und Substratmangel ergibt, entwickelt sich bei ihnen eine ausgeprägte Dystrophie mit spärlicher Muskulatur und dünnem Unterhautfettgewebe. Die erhöhte Elektrolytkonzentration im Schweiß führt oft zu einem salzigen Geschmack der Haut, der bereits im Säuglingsalter wahrgenommen werden kann (früher auch als der „Fluch des salzigen Kusses" bezeichnet). Durch den Salzverlust beim Schwitzen, durch Fieber, sportliche Belastung oder bei hohen Außentemperaturen kommt es insbesondere im Kindesalter leicht zu einer hypochlorämischen Alkalose. Erst im Erwachsenenalter wird die mit Infertilität einhergehende Obliteration des Ductus deferens bei jedoch unbeeinträchtigter Spermienproduktion relevant.

Durch die Ausweitung des Neugeborenenscreenings (NGS) in den letzten Jahren ist die Zahl der Fälle von Mukoviszidose, die vor dem Auftreten von Symptomen erkannt werden, deutlich gestiegen.

MERKE

Leitsymptome der Mukoviszidose sind chronischer produktiver Husten sowie voluminöse fettige Durchfälle, die mit einer Gedeihstörung einhergehen.

Neugeborenenscreening Im Herbst 2016 wurde in Deutschland das NGS auf Mukoviszidose flächendeckend eingeführt. Zeitgleich mit anderen neonatalen Screeninguntersuchungen wird aus dem Trockenblut immunreaktives Trypsin (IRT) bestimmt (36.–72. Lebensstunde). Bei pathologischem IRT-Befund erfolgt eine weiterführende Untersuchung des Pankreatitis-assoziierten Protein I (PAP); danach wird ein DNA-Screening auf die häufigsten CFRT-Mutationen in der Bevölkerung durchgeführt. Bei positivem Screeningtest wird ein Schweißtest zur Konfirmationsdiagnostik veranlasst. Das positive CF-NGS ist in ca. 80 % der Fälle falsch positiv; nur etwa 20 % der Kinder haben eine Mukoviszidose.

MERKE

Im NGS können vereinzelt Patienten mit seltenen Mutationen nicht detektiert werden, sodass bei klinischem Verdacht auch weiterhin eine Schweißtestdiagnostik erforderlich ist.

Schweißtest Der Schweißtest ist die Konfirmationsdiagnostik und der Goldstandard zur Diagnosestellung der Mukoviszidose. Durch die Bestimmung des Chlorids im Schweiß nach Stimulation der Haut durch eine Pilocarpiniontophorese ist bereits ab der 2. Lebenswoche und einem Gewicht von > 2.000 g eine Diagnosestellung mit hoher Sensitivität und Spezifität möglich. Ein Schweißchloridwert von 30–59 mmol/l ist erhöht, liegt aber noch im Graubereich. Dieses Ergebnis deutet auf eine mögliche Mukoviszidose hin und erfordert eine weitere Untersuchung durch Wiederholung des Schweißchlorid-Tests und auch eine CFTR-Sequenzierung. Ein Schweißchlorid ≥ 60 mmol/l ist pathologisch. Eine zweite Bestätigung reicht aus, um die Diagnose Mukoviszidose bei Patienten mit klinischen Symptomen der Mukoviszidose zu sichern. Das Vorliegen von klinischen Symptomen ist bei Neugeborenen bzw. Säuglingen, die durch das NGS identifiziert wurden, für eine Diagnosestellung nicht erforderlich.

Therapie Die optimale Langzeitbetreuung erfordert eine enge Kooperation von niedergelassenem Arzt und spezialisierter CF-Ambulanz. Die Mukoviszidose bedarf einer lebenslangen intensiven, täglich zu Hause von den Patienten bzw. ihren Eltern durchzuführenden Behandlung, die durch intermittierende Krankenhausaufenthalte und Rehabilitationsmaßnahmen ergänzt wird. Ziel der Behandlung ist es, möglichst lange eine gute Lebensqualität der Patienten zu gewährleisten. Dies bedeutet insbesondere den Erhalt eines normalen Gewichts und einer normalen Lungenfunktion.

Therapie der Atemwege Um die gestörte mukoziliäre Clearance zu kompensieren, wird durch die Inhalation von sekreto- und bronchospasmolytischen Substanzen (z. B. hypertone Kochsalzlösung, Mannitol oder rekombinante humane Desoxyribonuclease) eine Verflüssigung des zähen Bronchialsekrets herbeigeführt, das in der Folge physikalisch durch Physiotherapie (Atemgymnastik, autogene Drainage, Flutter oder PEP-Maske) mobilisiert und entfernt wird. Jegliche Art von Ausdauersportarten ist ausdrücklich empfohlen und führt zu einer zusätzlichen Schleimmobilisation.

Zu den begleitenden medizinischen Maßnahmen, meist im Rahmen einer spezialisierten CF-Ambulanz, zählt die regelmäßige mikrobiologische Diagnostik mittels Rachenabstrich oder Sputumuntersuchung. Werden hier Erreger nachgewiesen, erfolgt meist eine antibiotische Therapie. Entscheidend ist die Unterscheidung zwischen einer möglichen bakteriellen Besiedelung und einer Infektion. Infektionen gehen meist mit dem klinischen Bild einer Exazerbation einher (Lungenfunktionsverminderungen, eingeschränkte körperliche Leistungsfähigkeit, ggf. Fieber und reduzierter Allgemeinzustand). Nicht selten ist hier eine stationäre Behandlung notwendig. Die Auswahl der Antibiotika sollte vom Erreger und immer auch von dessen Resistenzverhalten abhängig gemacht werden. Bei Nachweis von PsAer werden bevorzugt parenteral zu verabreichende Aminoglykoside, Cephalosporine oder Gyrasehemmer angewendet. Da die endobronchiale Infektion mit PsAer durch schlechte Penetration von i. v. Aminoglykosiden in das Sputum nicht optimal erreichbar und darüber hinaus mit dem Risiko von Nebenwirkungen behaftet ist, hat sich die Inhalationstherapie mit *Pseudomonas*-wirksamen Antibiotika (Tobramycin, Colistin, Aztreonam, Levofloxacin) als Lösung oder in Pulverform durchgesetzt. Der Einsatz erfolgt sowohl zur Behandlung der erstmals nachgewiesenen Besiedelung als auch der Suppressionstherapie bei chronischer PsAer-Besiedelung. Sorge bereitet die in den letzten Jahren beobachtete Zunahme multiresistenter PsAer-Stämme und die Besiedelung mit *Burkholderia cepacia,* die zu unaufhaltsamen klinischen Verschlechterungen führen können und meist nur auf wenige Antibiotika empfindlich sind.

Die allergische bronchopulmonale Aspergillose (ABPA) ist eine komplexe Überempfindlichkeitsreaktion als Reaktion auf die Besiedelung der Atemwege mit *Aspergillus fumigatus,* die fast ausschließlich bei Patienten mit Mukoviszidose auftritt. In chronischen Fällen können wiederholte Episoden bronchialer Obstruktion, Entzündung und Mukoidimpaktion zu Bronchiektasien, Fibrose und Ateminsuffizienz führen. Die Therapie wird mit systemischen Steroiden und ggf. der Gabe von Antimykotika durchgeführt.

Durch die zunehmende ventilatorische und muskuläre Insuffizienz bei gleichzeitig zunehmender Sekretretention kommt es zu einer respiratorischen Insuffizienz, die zunächst eine nächtliche, dann eine kontinuierliche Sauerstoffgabe erfordert. Zur Verringerung der Rechtsherzbelastung und Vermeidung eines Cor pulmonale ist eine Sauerstoffbehandlung ab einer transkutan gemessenen Sauerstoffsättigung in Ruhe < 88 % anzustreben. Als weitere unterstützende Maßnahme hat sich in den letzten Jahren der Einsatz von CPAP über eine Nasenmaske bewährt. Droht eine nicht mehr zu kompensierende pulmonale Insuffizienz, ist eine bilaterale sequenzielle Einzel- oder Doppellungentransplantation indiziert. Aufgrund des großen Spendermangels sterben zwischen 30 und 50 % der Patienten auf Wartelisten. Erfahrungsgemäß überleben ca. 50 % der Patienten die ersten 5 Jahre.

MERKE

Die beiden wesentlichen Elemente der Atemwegstherapie bei CF sind die Physio- und Inhalationstherapie zur Sekretdrainage sowie die antimikrobielle Behandlung pathologischer Keimbesiedelung.

Therapie des Gastrointestinaltrakt Bei ca. 85 % der Patienten liegt eine exokrine Pankreasinsuffizienz vor, sodass zur Gewährleistung einer normalen Verdauung zu jeder Mahlzeit mikroverkapselte säurestabile Pankreasenzym-Präparate verabreicht werden. Hierdurch kommt es meist zu einer weitgehenden Normalisierung der Stuhlkonsistenz und -frequenz. Sinnvoll kann außerdem die zusätzliche Supplementierung mit fettlöslichen Vitaminen bzw. Kochsalz bei starkem Schweißverlust sein. Da Patienten mit Mukoviszidose einen erhöhten Energie- und Substratbedarf (ca. 140 % der Altersnorm) haben, sollte auf eine hochkalorische Nahrung mit hohem Fettgehalt (ca. 40 %) und die Einnahme regelmäßiger Zwischenmahlzeiten geachtet werden. Lässt sich unter den konservativen Maßnahmen eine progrediente Verschlechterung des Ernährungszustands nicht verhindern, muss eine nächtliche Sondenernährung, z. B. über eine PEG-Sonde, erwogen werden. Ein in der Neugeborenenzeit auftretender Mekoniumileus muss sofort chirurgisch behandelt werden. Das bei älteren Kindern durch Koprostase auftretende Mekoniumäquivalent, die distale intestinale Obstruktion (DIOS), wird mit retro- und anterograden Spüleinläufen behandelt. Ausreichende Enzymsubstitution, hohe Trinkmengen, schlackenhaltige Kost und ggf. zusätzliche stuhlaufweichende Maßnahmen helfen, das Auftreten eines DIOS zu vermeiden.

Therapie der Lebererkrankung In über der Hälfte aller Fälle findet sich eine hepatobiliäre Manifestation. Bei Zeichen der Cholestase wird Ursodesoxycholsäure eingesetzt. Die häufig vorhandenen Gallenblasensteine sind meist asymptomatisch. Bei rezidivierender Cholezystitis ist eine i. d. R. laparoskopisch durchgeführte Cholezystektomie indiziert. Bei Fortschreiten der Lebererkrankung mit Ausbildung einer biliären Zirrhose kommt es zu einer portalen Hypertonie sowie zur Ausbildung von Ösophagusvarizen. Nach Auftreten der ersten Varizenblutungen ist die endoskopische Sklerosierung oder Ligatur die Therapie der ersten Wahl. In seltenen Fällen ist die Anlage eines transjugulären intrahepatischen portosystemischen Shunts (TIPS) bei wiederholten Ösophagusvarizenblutungen erforderlich.

Therapie des Diabetes mellitus Zur Erfassung einer gestörten Glukosetoleranz wird ab dem 10. Lebensjahr einmal jährlich ein oraler Glukosetoleranztest durchgeführt. Ungefähr 10 % entwickeln einen behandlungsbedürftigen Diabetes. Neben einer Ernährungsumstellung bei gleichbleibender Kalorienzufuhr wird in den meisten Fällen eine Behandlung mit schnellwirksamen Insulinen zu den Mahlzeiten durchgeführt.

CFTR-Modulatoren Diese Klasse von Arzneimitteln verbessert die Produktion, die intrazelluläre Verarbeitung und/oder die Funktion des defekten CFTR-Proteins. Die erstmals 2012 zugelassene mutationsspezifische Therapie ist ein Meilenstein in der Behandlung der Mukoviszidose, da sie auf die Produktion oder Funktion des mutierten CFTR-Proteins und nicht auf dessen nachgeschaltete Folgen abzielen. Der zuerst zugelassene CFTR-Potentiator *Ivacaftor* interagiert mit dem defekten CFTR-Chloridkanal und erhöht die Öffnungswahrscheinlichkeiten bei Patienten mit einem seltenen „Gating"-Effekt (ca. 3 % der Patienten in Deutschland). Seit 2015 steht für 50 % der CF-Patienten mit deltaF508-Homozygotie ein Kombinationspräparat aus *Ivacaftor und* dem CFTR-Korrektor *Lumacaftor* zur Verfügung, das zu einer Stabilisierung des CFTR-Kanals führt.

Der mittlerweile am häufigsten eingesetzte zugelassene Modulator ist die Dreifachkombination *Elexacaftor-Tezacaftor-Ivacaftor* (ETI), die in Deutschland seit August 2020 zugelassen ist. Eingesetzt werden diese Medikamente bei Patienten ≥ 6 Jahren mit Homozygotie für deltaF508 oder mindestens einer deltaF508-Mutation und einer anderen *CFTR*-Gen-Mutation mit nachgewiesenem Ansprechen auf die Therapie. Eine Zulassung ab dem 2. Lebensjahr wird erwartet.

Prognose Die Lebenserwartung der Patienten mit Mukoviszidose hat sich in den letzten Jahrzehnten durch die Intensivierung der konservativen Therapie und die Einführung des NGS deutlich verbessert. Die mittlere Lebenserwartung liegt in Deutschland aktuell bei etwa 53 Jahren. Mehr als die Hälfte aller Patienten mit Mukoviszidose hat mittlerweile das Erwachsenenalter erreicht. Weitere Verbesserungen sind durch den Einsatz von CFTR-Modulatoren zu erwarten.

S3-Leitlinie Mukoviszidose bei Kindern in den ersten beiden Lebensjahren, Diagnostik und Therapie. AWMF-Registernummer 026-024. Stand: 24.9.2019, gültig bis 23.9.2024; https://register.awmf.org/de/leitlinien/detail/026-024

14.4.2 Primäre ziliäre Dyskinesie

Synonym Syndrom der immotilen Zilien.

Definition Angeborene Erkrankung mit einer Prävalenz von ca. 1 : 15.000, die mit einer Fehlfunktion der Flimmerhärchen der oberen und unteren Atemwege einhergeht. Dies führt zu einer angeborenen Beeinträchtigung der mukoziliären Clearance. Grund hierfür ist ein Defekt der Zilien, was dazu führt, dass sie eingeschränkt schlagen (Dyskinesie), gar nicht mehr schlagen (Immotilität) oder nicht vorhanden sind (Aplasie). Die Kombination aus Situs inversus, Bronchiektasie und Polypen bei ziliärer Dysfunktion wird auch als **Kartagener-Syndrom** bezeichnet.

Ätiologie und Pathogenese In den meisten Fällen handelt es sich um einen autosomal-rezessiven Erbgang. Mehrere Mutationen von Zilienstrukturgenen wurden beschrieben. In den Atemwegen zeigen die Zilien eine oralwärts gerichtete homogene wellenartige Bewegung. Durch ultrastrukturelle oder funktionelle Defekte kommt es zu einer deutlichen Reduzierung der Schlagfrequenz und/oder einer Aufhebung der koordinierten Zilienbewegung. Diese Dysfunktion der Zilien führt zu einer verminderten mukoziliären Clearance und konsekutiven Besiedelung mit pathogenen Keimen.

Symptome Der unzureichende Schleimtransport führt in der Lunge zu chronisch-produktivem Husten, zu rezidivierenden oberen und unteren Atemwegsinfekten sowie zur Ausbildung von Bronchiektasen. Die oberen Atemwege sind mit einer chronischen Rhinitis, Sinusitiden oder Otitiden schon früh und hörbar betroffen. In ca. 50 % der Fälle besteht ein Situs inversus. Männliche Betroffene sind i. d. R. infertil.

Die primäre ziliäre Dyskinesie ist eine seltene Ursache eines chronisch-produktiven Hustens. Vor allem in Kombination mit einer chronischen Affektion der oberen Atemwege sollte dies differenzialdiagnostisch bedacht werden.

MERKE
Häufig rezidivierende Symptome der oberen und unteren Atemwege sollten nach Ausschluss einer Atopie und Mukoviszidose an das Vorliegen einer Ziliendyskinesie denken lassen. 50 % der Patienten weisen einen Situs inversus auf.

Diagnostik Im Rahmen des differenzialdiagnostischen Work-up kann der **PICADAR-Score** eine Hilfe sein. Diagnostisch stehen im Weiteren Screeninguntersuchungen (nasale NO-Konzentration), mikroskopisch funktionelle und strukturelle Untersuchungen an zilientragenden Epithelien und schließlich genetische Tests zur Verfügung. Für eine zuverlässige Diagnose ist meist eine Kombination aus verschiedenen Untersuchungen notwendig.

Therapie Die Therapie erfolgt symptomatisch. Neben der Meidung von Noxen (insbesondere Tabakrauchbelastung) sind die Gabe von Sekretolytika und die Inhalationstherapie mit antiinflammatorischen und bronchodilatatorischen Substanzen mit anschließender Atemphysiotherapie eine der Säulen der Therapie. Bei Atemwegsinfekten sollte die Indikation zur antibiotischen Therapie, orientiert an mikrobiologischer Sputumdiagnostik, großzügig gestellt werden.

Prognose Bei früh einsetzender Therapie ist die Prognose gut; Lebensqualität und Lebenserwartung sind in günstigen Fällen nur wenig eingeschränkt.

14.5 Entzündliche pulmonale Erkrankungen

14.5.1 Obstruktive Bronchitis

Definition Akute, meist viral ausgelöste Infektion der unteren Atemwege, die hauptsächlich die kleinen Atemwege (Bronchiolen) betrifft und eine häufige Ursache für Erkrankungen und Krankenhausaufenthalte bei Säuglingen und Kleinkindern ist.

Ätiologie Die obstruktive Bronchitis wird im Allgemeinen als das klinische Syndrom der Atemnot definiert, das überwiegend durch pneumotrope Viren verursacht wird und den Häufigkeitsgipfel in den ersten beiden Lebensjahren hat. Die klinischen Kennzeichen sind typische Symptome der oberen Atemwege (z. B. Rhinorrhö), gefolgt von einer Infektion der unteren Atemwege mit Entzündung, die zu Giemen und/oder Knistern (Rasseln) führt.

Im Kleinkindesalter ist die Differenzierung zwischen einem Asthma bronchiale und einer obstruktiven Bronchitis schwierig. In den ersten 2 Lebensjahren hat ca. jedes fünfte Kind eine obstruktive Bronchitis, von denen im Schulalter aber nur ein kleiner Teil ein Asthma bronchiale entwickelt. Einflussfaktoren für die Ausbildung von Asthma im späteren Lebensalter sind:

- Positive atopische Familienanamnese
- Vorliegen einer atopischen Erkrankung
- Häufigkeit und Schwere obstruktiver Episoden im Kleinkindesalter
- Weibliches Geschlecht
- Gleichzeitiges Vorliegen verschiedener Auslöser von Giemen („Multi-Trigger")

Als Sonderform wird im deutschen Sprachraum die **RSV-induzierte Bronchiolitis** des Säuglingsalters abgegrenzt, die einen Manifestationsgipfel in den ersten Lebensmonaten hat. RSV-Infektionen treten bevorzugt im Herbst und Winter auf und führen insbesondere bei ehemaligen Frühgeborenen mit chronischen neonatalen Lungenerkrankungen oder Kindern mit Herzvitien zu schweren Verläufen. Ab dem 2. Lebensjahr stehen Infektionen mit Adeno-, Rhino-, Influenza- und Parainfluenzaviren sowie Chlamydien und Mykoplasmen im Vordergrund.

Die Pandemie der Infektion mit SARS-CoV-2 (Coronavirus 2) und die dadurch bedingten Hygienemaßnahmen haben die Verbreitung von RSV und anderen Atemwegsviren in den Herbst- und Wintermonaten z. B. im Jahr 2020 deutlich verringert. Im Herbst/Winter 2021 kam es jedoch zu einem starken Anstieg der Aktivität von RSV, Parainfluenza-Virus und humanem Metapneumovirus. Es ist unklar, wie die SARS-CoV-2-Pandemie und die damit verbundenen Hygienemaßnahmen die Epidemiologie der Bronchiolitis/Bronchitis in den kommenden Jahren verändern wird.

Symptome Bei der obstruktiven Bronchitis im Kleinkindesalter finden sich neben den typischen Zeichen des fieberhaften Atemwegsinfekts (Fieber, nasale Obstruktion, Husten) Zeichen der Atemwegsobstruktion wie z. B. verlängertes Exspirium, obstruktive Nebengeräusche, Tachypnoe und ggf. Zyanose. Häufig gehen 1- bis 3-tägige Symptome der oberen Atemwege voraus (z. B. verstopfte Nase). Atemnot, erhöhte Atemarbeit, Atemfrequenz und Oxygenierung können sich bei Schreien, Husten und Unruhe schnell ändern. Eine erniedrigte periphere Sauerstoffsättigung kann unter diesen Umständen und auch während des Schlafs auftreten, wenn sich die Brustwandmuskeln entspannen und die intrathorakalen Atemwege weiter verengen. Bei schweren Verlaufsformen sind Infektionsparameter, BGA und in ausgewählten Fällen eine röntgenologische Bildgebung erforderlich. Besonderer Aufmerksamkeit bedürfen hier sehr junge Säuglinge, die mit erhöhter Atemarbeit einen relevanten Verlust an Energie haben, wodurch es schnell zu einem klinischen Verfall des Kindes kommen kann.

Mögliche Differenzialdiagnosen chronisch-rezidivierender Atemwegsobstruktionen finden sich in ➤ Tab. 14.2.

Therapie Die Therapie sollte sich am Schweregrad der Infektion orientieren. Hier fehlen jedoch einheitliche Leitlinien zur Unterscheidung der leichten und schweren Form. Als Symptome einer schweren obstruktiven Bronchitis gelten im Allgemeinen:

- Anhaltend erhöhte Atemanstrengung (Tachypnoe, Nasenflügeln, interkostale, subkostale oder suprasternale Einziehungen, Einsatz akzessorischer Muskeln, Stöhnen), die bei wiederholten Untersuchungen im Abstand festgestellt werden können.

Tab. 14.2 Differenzialdiagnose des chronischen Hustens und der chronisch rezidivierenden Atemwegsobstruktion im Kindesalter

Säuglingsalter	Vorschulalter	Schul- und Jugendalter
Atemwegsinfektionen	Atemwegsinfektionen	Asthma bronchiale
Fehlbildungen der Atemwege (z. B. Tracheobronchomalazie)	Fremdkörperaspiration	Atemwegsinfektionen (z. B. Mykoplasmen)
Mukoviszidose	Manifestation eines Asthma bronchiale	Gastroösophagealer Reflux (GÖR)
Primäre ziliäre Dyskinesie	Primäre ziliäre Dyskinesie	Primäre ziliäre Dyskinesie
Immundefektsyndrome	Mukoviszidose	Immundefekte
Rezidivierende Aspirationen	GÖR	Stimmbanddysfunktion
GÖR	Tracheobronchomalazie	Husten-Tic
Passive Tabakrauchexposition	Passive Tabakrauchexposition	Aktive/passive Tabakrauchexposition
Schluckstörungen bei neuromuskulären Erkrankungen		

- Hypoxämie (SpO_2 < 94 %); SpO_2 sollte im Zusammenhang mit anderen klinischen Zeichen, dem Zustand des Patienten (z. B. wach, schlafend, hustend) interpretiert werden
- Apnoe
- Akutes Atemversagen

Säuglinge und Kinder mit leichter obstruktiver Bronchitis können i. d. R. ambulant behandelt werden, es sei denn, es bestehen Bedenken hinsichtlich der häuslichen Versorgung. Supportive Maßnahmen wie eine angemessene Flüssigkeitszufuhr, die Behandlung einer nasalen Obstruktion und die Überwachung des Krankheitsverlaufs stehen dabei im Vordergrund. Bei immunkompetenten Säuglingen und Kindern mit einer leichten Verlaufsform sind routinemäßig keine pharmakologischen Maßnahmen indiziert, da ihr Nutzen nicht erwiesen ist. Viele Studien haben hier gezeigt, dass Bronchodilatatoren (inhalativ oder oral), Glukokortikoide (inhalativ oder systemisch) oder Leukotrien-Rezeptor-Antagonisten keinen Benefit für den Krankheitsverlauf haben. Antibiotika sind nur bei Hinweisen auf eine gleichzeitig bestehende bakterielle Infektion angezeigt. Säuglinge und Kinder mit einer schweren obstruktiven Bronchitis müssen in der Notaufnahme untersucht werden und benötigen i. d. R. eine unterstützende Behandlung im stationären Bereich. Die stationäre Behandlung konzentriert sich auf die Unterstützung der Flüssigkeitszufuhr und Atemfunktion. Belege für den Nutzen medikamentöser Maßnahmen (z. B. vernebelte Bronchodilatatoren, vernebelte oder systemische Glukokortikoide, vernebelte hypertone Kochsalzlösung) fehlen; dennoch werden sie häufig eingesetzt. Zumindest für die Bronchodilatatoren gilt, dass deren Benefit nach der Verabreichung überprüft werden sollte.

Finden sich im Vorschulalter rezidivierende obstruktive Bronchitiden mit Symptomen der bronchialen Hyperreagibilität im infektfreien Intervall, wird häufig die Indikation zu einer antiinflammatorischen Langzeittherapie gestellt. Diese Verlaufsform entspricht einem „multitrigger wheeze" und ist oftmals mit atopischen Erkrankungen assoziiert. In diesen Fällen wird häufig die Gabe inhalativer Kortikosteroide, zumindest während der infektreichen Jahreszeit, empfohlen. Keine der oben beschriebenen antientzündlichen Langzeittherapien der rezidivierenden obstruktiven Bronchitiden im Vorschulalter hat einen nachhaltigen präventiven Einfluss auf den natürlichen Verlauf einer Asthmaerkrankung.

14.5.2 Ambulant erworbene Pneumonie

Definition Als Pneumonie bezeichnet man eine Infektion auf **Ebene der Alveolen** mit oder ohne Beteiligung der angrenzenden bronchialen Strukturen. Davon ist die Alveolitis oder Pneumonitis abzugrenzen, die durch andere Noxen hervorgerufen wird. Von der **ambulant erworbenen Pneumonie** (engl. „community-acquired pneumonia", CAP) unterscheidet sich die (in der Klinik erworbene) **nosokomiale Pneumonie.**

Symptome Kinder mit ambulant erworbener Pneumonie werden vor allem durch **Fieber und Tachypnoe** auffällig. Begleitend kann es zu Husten, reduziertem Allgemeinzustand, Thorax- oder Bauchschmerzen oder Erbrechen kommen. Bei der klinischen Untersuchung sind die altersentsprechenden Atemfrequenzen zu beachten. Das Erregerspektrum lässt sich anhand von Anamnese, klinischer Untersuchung oder Röntgen-Thorax nur schwer abschätzen. Verschiedene Merkmale können jedoch Hinweise geben, beispielsweise der stark reduzierte Allgemeinzustand, der häufiger bei bakteriellen Infektionen zu finden ist. In vielen Fällen sind jedoch Koinfektionen mit Viren und Bakterien möglich.

Therapie Ambulant erworbene Pneumonien ohne schwere Symptome, wie Dehydratation oder reduzierte Sauerstoffsättigung, können ambulant betreut werden. Zusätzliche laborchemische, infektiologische oder radiologische Untersuchungen sind hier nicht notwendigerweise durchzuführen.

Eine antibiotische Therapie ist individuell und nach oben beschriebenen Untersuchungsbefunden zu erwägen. Grundsätzlich ist im Kleinkindesalter davon auszugehen, dass die meisten Pneumonien viraler Genese sind. Sollte es dennoch Hinweise für eine bakterielle Ursache geben, wird primär mit Amoxicillin behandelt.

14.5.3 Erkrankungen der Pleura

Definition Erkrankungen der Pleura entstehen überwiegend als Begleitreaktion bei Erkrankungen angrenzender Organe (z. B. Pneumonien, Pankreatitis, Mediastinitis) oder im Rahmen von Systemerkrankungen (z. B. Sepsis, Malignome, rheumatologische Erkrankungen).

Ätiologie und Pathogenese Unter dem Einfluss von Entzündungsmediatoren kommt es zur Fibrinakkumulation auf der Pleura visceralis, welche die gegenüberliegende schmerzempfindliche Pleura parietalis reizt und zu Schmerzen führt (**Pleuritis sicca**). Bei persistierender Entzündung kommt es zur Ansammlung seröser Flüssigkeit (**exsudative Pleuritis**). Das nach 2–3 Tagen folgende **fibrinopurulente Stadium** ist charakterisiert durch Eindickung des Exsudats, die Bildung von Bindegewebssepten sowie einen pH- und Glukoseabfall. Schließlich kommt es im dritten Stadium (**organisiertes Stadium**) zur bindegewebigen Organisation des Ergusses sowie zur Pleuraverdickung. Das Erregerspektrum umfasst bei kleinen Kindern insbesondere *Staphylococcus aureus,* bei älteren Kindern finden sich auch *Haemophilus influenzae,* Streptokokken und Pneumokokken sowie seltener Anaerobier.

Symptome Klinisch imponieren neben hohem Fieber und schlechtem Allgemeinzustand **atemabhängige Thoraxschmerzen,** Einschränkungen der Atemexkursionen mit begleitender Dyspnoe sowie die Symptome der pleuritisauslösenden Erkrankungen.

Diagnostik Auf der betroffenen Seite finden sich ein abgeschwächtes Atemgeräusch, eingeschränkte Atemexkursionen sowie ein gedämpfter Klopfschall bei skoliotischer Schonhaltung. Die Diagnostik erfolgt durch eine Röntgen-Thorax-Aufnahme sowie den sonografischen Nachweis freier Flüssigkeit und schließlich die Pleurapunktion zur Klärung der Ätiologie. Je nach Erscheinungsbild, Ergusskammerung sowie pH-, Glukose- und Proteingehalt unterscheidet man Transsudate von unkomplizierten sowie komplizierten Ergüssen und dem Empyem.

Therapie Die therapeutischen Maßnahmen berücksichtigen die Behandlung des zugrunde liegenden Prozesses, supportive Maßnahmen wie Bettruhe, Schmerzbekämpfung sowie ggf. Sauerstoffgabe und Flüssigkeitsinfusion. Die antibiotische Therapie richtet sich nach dem Ergebnis der mikrobiologischen Diagnostik oder erfolgt mit einer Staphylokokken-wirksamen Kombinationstherapie. Bei komplizierten Ergüssen oder einem Empyem sind meist eine Drainage und die Spülung mit Antifibrinolytika notwendig. Bei mangelnder Besserung des Allgemeinzustands unter Drainagetherapie muss ggf. eine chirurgische Intervention im Sinne einer Dekortikation erfolgen. Die Prognose einer Pleuritis bzw. eines Empyems ist im Kindesalter i. d. R. gut. Nachuntersuchungen nach 6–12 Monaten zeigen eine meist vollständige klinische Normalisierung sowie normale Lungenfunktionsparameter.

MERKE
Alle Pleuraergüsse sollten aus diagnostischen Erwägungen und zur Planung des weiteren therapeutischen Vorgehens punktiert werden.

14.5.4 Asthma bronchiale

Definition

Das kindliche Asthma bronchiale ist eine heterogene Erkrankung, die aufgrund chronischer Entzündungen der Atemwege mit rezidivierenden, teilweise reversiblen Obstruktionen und/oder mit einem hyperreagiblen Bronchialsystem einhergeht.

Epidemiologie

In industrialisierten Regionen ist das Asthma bronchiale eine der häufigsten Erkrankungen des Kinder- und Jugendalters. Allein in Deutschland sind etwa 500.000 Kinder und damit ca. 4 % der Minderjährigen betroffen, die errechnete 12-Monats-Prävalenz liegt bei 5 %. Besonders betroffen sind Kinder im Alter von 5–17 Jahren, im Alter von 0–4 wird die Diagnose seltener gestellt.

Ätiologie

Die Entstehung von Asthma bronchiale ist nur multifaktoriell zu erklären und unterliegt Einflüssen von Umwelt und Genetik, die von psychosozialen Faktoren verstärkt werden können. Die Risikofaktoren lassen sich in **endogene** (durch die Anlage des jeweiligen Individuums bedingt) und **exogene** (durch den Einfluss äußerer Faktoren entstehend) unterteilen.

Zu den *endogenen* Risikofaktoren zählt neben einem erhöhten Körpergewicht und psychosozialer Belastung auch die **genetische Prädisposition.** Die genetische Heritabilität (der Grad der Variabilität des Phänotyps in einer Population, der auf die genetische Variation zwischen den Individuen dieser Population zurückzuführen ist) wird auf ca. 80 % geschätzt. Bislang wurden acht Gene für Asthma kloniert: *ADAM33, DPP10, PHF11, NPSR1, HLA-G, CYFIP2, IRAK3* und *OPN3*. Darüber hinaus gibt es über 100 Gene, die durch genomweite Assoziationsstudien (GWAS) entdeckt wurden und mit Asthma und verwandten Phänotypen in Verbindung gebracht werden. Diese Gene und Loci sind in einer öffentlichen Datenbank mit GWAS-Ergebnissen katalogisiert [www.ebi.ac.uk/gwas/]. Wie bei anderen komplexen Erkrankungen sind auch bei Asthma die genetischen Studien inkonsistent oder nicht universell replizierbar. Gründe hierfür sind u. a. Unterschiede in der Definition des Phänotyps (Asthma im Kindesalter vs. Asthma im Erwachsenenalter), Unterschiede in den Populationen und genetischen Strukturen (Auswirkungen anderer Gene und Wechselwirkungen zwischen Genen) sowie Unterschiede in der Exposition (Wechselwirkungen zwischen Genen und Exposition).

Die wichtigsten *exogenen* Risikofaktoren sind Allergene, da der überwiegende Anteil kindlicher Asthmatiker eine **allergische Sensibilisierung** aufweist. Neben den ganzjährigen Allergenen wie Hausstaubmilben und Tierepithelien sind saisonale Allergene wie Baum- und Gräserpollen von Bedeutung. Hausstaubmilben gehören zu den häufigsten Allergenen, die mit der Entwicklung von Asthma in Verbindung gebracht werden. Die Sensibilisierung wurde darüber hinaus mit einer Exazerbation von Asthma in Verbindung gebracht. Hausstaubmilben sind mikroskopisch kleine Organismen, die in Privathaushalten und Gebäuden allgegenwärtig sind. Sie gedeihen in feuchten Umgebungen. Maßnahmen zur Verringerung der Exposition gegenüber Hausstaubmilben sind die Reduktion der Luftfeuchtigkeit auf < 50 %, das Waschen der Bettwäsche mit heißem Wasser und die Verwendung von allergenundurchlässigen Schutzbezügen für Kissen und Matratze. Schimmelpilzsporen haben im Kindesalter nur eine untergeordnete Bedeutung. Nach erfolgter allergischer Sensibilisierung kommt es durch Kontakt der Allergene mit den Effektorzellen der allergischen Sofortreaktion zu bronchialen Entzündungen (➤ Kap. 13.4.4).

Weitere exogene Risikofaktoren sind **Luftverschmutzung, Atemwegsinfektionen, Medikamente** wie Ibuprofen oder Aspirin und das aktive und passive **Rauchen.** Neuere Studien zeigen, dass sogar das mütterliche und/oder das väterliche Rauchen während der Schwangerschaft das Risiko für die Entstehung von Asthma bronchiale erhöhen kann. Kinder mit pränataler Exposition durch Rauchen der Mütter im letzten Schwangerschaftstrimenon zeigen bereits im 1. Lebensjahr eine verminderte Lungenfunktion sowie eine erhöhte bronchiale Reagibilität.

Die aktuelle Forschung zur Entstehung von Asthma beschäftigt sich außerdem mit der Rolle des **gastrointestinalen und respiratorischen Mikrobioms.** Es ist hinreichend untersucht, dass europäische Kinder, die schon früh in der Landwirtschaft leben, seltener an Asthma erkranken und dass dies wahrscheinlich auf die erhöhte Exposition gegenüber verschiedenen Mikroorganismen zurückzuführen ist. Es wird angenommen, dass die Exposition gegenüber Mikroorganismen im frühen Leben aufgrund immunologischer Veränderungen schützend wirkt. Diese Veränderungen werden durch die Exposition gegenüber Endotoxinen, Muraminsäure und extrazellulären Polysacchariden stimuliert, und die Exposition gegenüber hohen Konzentrationen und einer vielfältigen Gruppe von Mikroorganismen führt zu einer verstärkten Aktivierung des angeborenen Immunsystems. Letztlich wird vermutet, dass in der Folge die Bildung regulatorischer T-Zellen (Tregs) und die Veränderung bei den invarianten NK-Zellen zur Förderung der Immuntoleranz führt.

Asthmaexazerbationen sind akute oder subakute Episoden von progressiver Verschlechterung der Asthmasymptome mit Atemnot, Husten, Giemen, Brummen, pfeifender Atmung oder einer Kombination dieser Symptome. Im Kindesalter werden die Exazerbationen in erster Linie durch virale Atemwegsinfektionen ausgelöst. Infektionen mit dem Respiratorischen Synzytial-Virus (RSV) können noch über Jahre hinweg mit einer erhöhten Inzidenz obstruktiver Atemwegssymptome einhergehen. Aber auch Infektionen mit anderen pneumotropen Viren bei Klein- und Schulkindern können zu einer langfristigen Zunahme der bronchialen Reagibilität führen. Die bronchiale **Hyperreagibilität** ist eine gesteigerte Empfindlichkeit des Bronchialsystems mit erhöhter Bereitschaft, auf physikalische, pharmakologische und emotionale Reize (z. B. Inhalation von Allergenen oder psychischer Stress) mit einem Bronchospasmus und damit einer Obstruktion zu reagieren. Die bronchiale Hyperreagibilität ist unspezifisch. Sie gehört zwar zu den Diagnosekriterien für Asthma bronchiale, kann aber auch bei anderen Erkrankungen wie allergischer Rhinitis, CF, Sarkoidose und bei Gesunden auftreten. Neben den Atemwegsinfektionen kann auch eine Allergenexposition oder das Einatmen von Umweltschadstoffen eine Asthmaexazerbation auslösen.

MERKE

Die genaue Ursache von Asthma bronchiale ist noch nicht geklärt. Endogene Risikofaktoren sind eine genetische Prädisposition, ein erhöhtes Körpergewicht und psychosoziale Belastung. Der wichtigste exogene Risikofaktor im Kindesalter ist die Allergenexposition.

Pathogenese

Der Entstehung von Asthma bronchiale liegt eine gestörte epitheliale Barrierefunktion der Bronchien zugrunde, die strukturell und funktionell verändert ist – vor allem in Hinblick auf die angeborene Immunantwort. Das daraus resultierende komplexe und chronische Entzündungsgeschehen der Bronchialschleimhaut trägt wesentlich zur Limitation des Atemflusses, also zur Obstruktion, bei (➤ Abb. 14.6).

Zusammenfassend gibt es vier Mechanismen, die zu einer Atemwegsobstruktion führen:

- Kontraktion der glatten Bronchialmuskulatur (**Bronchospasmus**)
- **Ödem der Bronchialschleimhaut** und Schleimhautinfiltration mit Hyperplasie der Becherzellen und Verdickung der Basalmembran
- „**Atemwegsremodelling**" mit Hypertrophie der glatten Muskelschicht, Verdickung der subepithelialen Basalmembran und Hyperplasie der Drüsenzellen
- Vermehrte Sekretion eines **zähen Schleims**

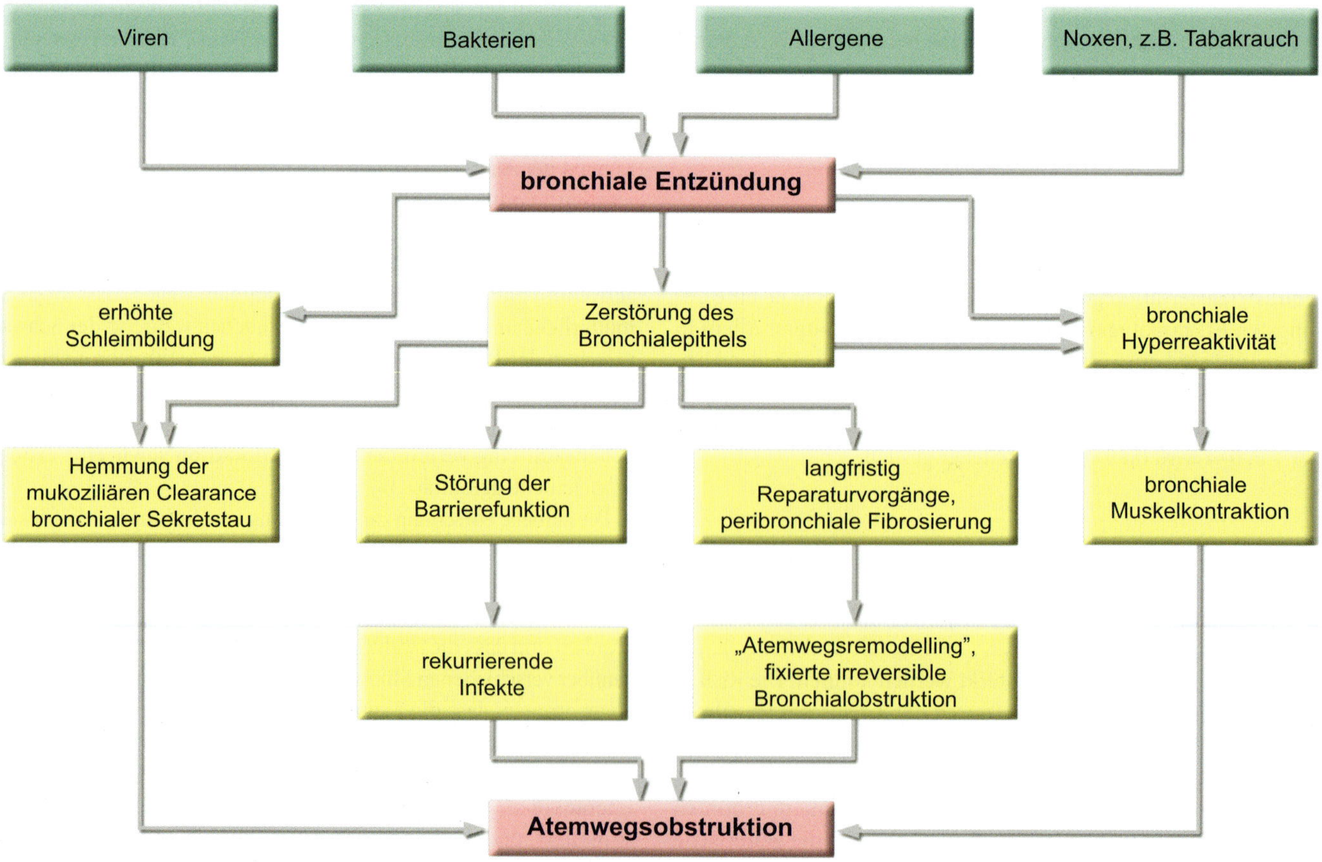

Abb. 14.6 Bronchiale Entzündung und Pathophysiologie der Atemwegsobstruktion [L238]

Das Entzündungsgeschehen in der Bronchialwand ist individuell und heterogen. Besonders bei Kindern mangelt es aufgrund der Hürde, invasive Gewebeproben zu entnehmen, an verwertbaren Daten. Molekulargenetische Analysen zeigen, dass es vorwiegend zwei inflammatorische Typen gibt: das nichteosinophile und das eosinophile Asthma:

- Dem **eosinophilen Asthma** liegt eine Typ-2-Inflammation zugrunde. Typ-2-Inflammation meint dabei das, was früher unter der TH2-vermittelten Immunreaktion gemeint war, und zwar die typische adaptive Immunantwort auf eine Allergenexposition von atopischen Individuen. Da diese Interleukine aber nicht nur von TH2-Lymphozyten, sondern u. a. auch von natürlichen lymphoiden Zellen exprimiert werden, spricht man von einer Typ-2-Inflammation. Traditionell wird die Typ-2-Immunität durch Allergene oder parasitäre Infektionen ausgelöst und ist durch die Differenzierung naiver T-CD4+ Zellen zu TH2-Effektorzellen gekennzeichnet. Dies geht typischerweise mit **IgE-Produktion, Eosinophilie** und **Mastzellenaktivierung** einher. Zu den wichtigsten Zytokinen der Typ-2-Immunantwort gehören die Interleukin IL-4, IL-5, IL-9 und IL-13. IL-4 ist entscheidend für die Differenzierung von naiven TH0-Zellen zu TH2-Zellen, die ihrerseits einen Isotypwechsel zur IgE-Produktion einleiten. Spezifische IgE-Antikörper binden an ihre hochaffinen Rezeptoren auf der Oberfläche von Basophilen oder Mastzellen, was zu einer Sensibilisierung dieser Zellen führt. IL-5 und IL-9 sind für die Aktivierung und Rekrutierung von Eosinophilen und Mastzellen verantwortlich, während IL-13 eine Hyperplasie der Becherzellen, eine Übersekretion von Schleim und eine Hyperreagibilität der Atemwege auslöst.
- Weniger ist bisher über das **nichteosinophile Asthma** bekannt. Zu den Subtypen des nichteosinophilen Asthma gehören das neutrophile Asthma, das Asthma bei Adipositas, das pauci-granulozytäres Asthma (kein Nachweis einer Granulozytenvermehrung) und das belastungsinduzierte Asthma. Obwohl bei einigen dieser Patienten eine Atopie vorliegen kann, stellen das neutrophile Asthma oder der pauci-granulozytäre Subtyp ein relativ TH2-armes Entzündungsmilieu dar. Stattdessen sind Aktivierungswege involviert, die eine neutrophile Entzündung und eine Dysfunktion der Atemwege auslösen.

In der Therapie ist die Unterscheidung in eosinophiles und nichteosinophiles Asthma dahingehend entscheidend, dass sich beide Typen in ihrem Ansprechen auf Kortikosteroide unterscheiden und eine Eosinophilenvermehrung den Erfolg einer Biologikatherapie wahrscheinlicher macht.

Langfristig kommt es durch die Einwirkung T-Zell-abhängiger proinflammatorischer Zytokine (z. B. IL-2, -4, -13 und -17) zu einer chronischen Entzündung und zu Umbauvorgängen, die histologisch durch eine Muskelzellhypertrophie, eine Verdickung der Basalmembran, eine Schleimdrüsenhyperplasie sowie Persistenz epithelialer und subepithelialer Entzündungszellen charakterisiert sind. Chronische Veränderungen konnten teilweise schon in bronchialen Biopsien nachgewiesen werden, die an Kleinkindern im Alter von 1½ Jahren durchgeführt wurden. Die Theorie des Remodellings der Atemwege basiert auf der Annahme, dass die Architektur der Atemwege durch persistierende entzündliche Vorgänge gestört wird und zu einer irreversiblen Verengung der Atemwege führt.

Symptome

In typischen Fällen finden sich ein anfallsartiger Husten, pfeifende Atemgeräusche, Kurzatmigkeit, insbesondere nach körperlicher Belastung, sowie gelegentlich ein Stechen in der Brust.

Der **akute Asthmaanfall** ist durch eine plötzlich auftretende Luftnot und exspiratorische Atemgeräusche wie Giemen, Brummen und Pfeifen gekennzeichnet. Es kommt zu Tachypnoe, thorakalen Einziehungen und ggf. zu einer leichten Wangenzyanose. Betroffene Kinder und Jugendliche haben Erstickungsangst, die Arme werden aufgestützt, Schulter- und Halsmuskulatur kommen als Atemhilfsmuskulatur zum Einsatz. Da die Bronchialweite einer zirkadianen Rhythmik unterliegt und nachts enger ist als tagsüber, treten akute Asthmaanfälle i. d. R. frühmorgens oder abends auf. Der Status asthmaticus ist als therapieresistenter schwerer Anfall mit einer Dauer von > 24 h definiert.

Diagnostik

Die Diagnose Asthma bronchiale wird vor allem klinisch gestellt und stützt sich neben den charakteristischen klinischen Symptomen auf den Nachweis einer reversiblen Atemwegsobstruktion und/oder einer bronchialen Hyperreagibilität.

Zu Beginn der Diagnostik sollte eine **asthmaspezifische Anamnese** zu den typischen Symptomen, auslösenden Faktoren, Risikofaktoren und Komorbiditäten erhoben werden (➤ Tab. 14.3).

Die **körperliche Untersuchung** dient dem Nachweis einer Atemwegsobstruktion, die im beschwerdefreien Intervall auch fehlen kann. Dazu gehören das verlängerte Exspirium und melodische Nebengeräusche in der Auskultation (Giemen, Pfeifen, Brummen). Bei kleinen Kindern zeigen sich thorakale Einziehungen (jugulär, interkostal, epigastrisch), und bei schwerer Obstruktion kann das Atemgeräusch sehr leise sein. Bei einer klinischen Untersuchung sollten darüber hinaus die oberen Atemwege eingehend untersucht werden, da eine eingeschränkte Funktion der Nase oft mit verstärkten asthmatischen Atembeschwerden einhergehen kann. An der Haut ist auf Stigmata einer atopischen Dermatitis zu achten.

Die **Lungenfunktionsdiagnostik** dient der Abgrenzung zu anderen Atemwegserkrankungen, der Sicherung der Diagnose sowie der Verlaufs- und Therapiekontrolle. Eine Spirometrie mit drei Fluss-Volumen-Kurven ist die Basis der Funktionsprüfung, von denen die jeweils beste berücksichtigt wird. Bei mangelnder Kooperationsfähigkeit oder -bereitschaft kann zusätzlich z. B. eine Bodyplethysmografie durchgeführt werden. Wichtige Obstruktionsparameter sind die Reduktion des altersabhängigen Quotienten aus FEV_1 und FVC (Tiffeneau-Index), der absoluten Einsekundenkapazität und der maximalen endexspiratorischen Atemstromstärke (➤ Kap. 14.1).

Bei Kindern unter 6 Jahren können diese Obstruktionsparameter aufgrund ihres veränderten Größenverhältnisses von Atemwegen

Tab. 14.3 Asthmaspezifische Anamnese (nach NVL Asthma 2020)

Symptome	• Wiederholtes Auftreten anfallartiger, oftmals nächtlicher Atemnot • Pfeifendes Atemgeräusch („Giemen") • Brustenge • Husten mit und ohne Auswurf
Auslösefaktoren	• Atemwegsreize (z. B. Exposition gegenüber Allergenen, thermischen und chemischen Reizen, Rauch und Staub, pathologischer GÖR, rezidivierende und chronische Entzündungen im HNO-Bereich) • Tages- und Jahreszeit (z. B. Tag-/Nachtrhythmus, Allergenexposition) • Aufenthaltsort und Tätigkeit (z. B. Schule, Hobbys) • Körperliche Belastung • Atemwegsinfektionen • Medikamente (z. B. NSAR, ASS, Betarezeptorenblocker) • Emotionale Belastungsfaktoren • Aktive und passive Tabakexposition
Risikofaktoren	• Vorhandensein anderer Erkrankungen des atopischen Formkreises (z. B. Ekzem, Rhinitis) • Positive Familienanamnese (Allergie, Asthma) • Psychosoziale Faktoren
Komorbiditäten	• Erkrankungen der oberen Atemwege • Pathologischer GÖR • Adipositas • Rhinitis und Sinusitis • Dysfunktionale Atmung • COPD • Psychische Erkrankungen

zum Lungenvolumen nicht zur Diagnostik eines Asthma bronchiale herangezogen werden; vielmehr wird eine **Reversibilitätsprüfung** durchgeführt. Dazu wird bei hörbarer Obstruktion in der Auskultation ein β_2-Sympathomimetikum gegeben und erneut auskultiert. Auch bei älteren Kindern soll zur Bestätigung der Diagnose und zur Abgrenzung gegenüber einer COPD ein Reversibilitätstest mit kurzwirkenden β_2-Sympathomimetika (SABA) erfolgen.

Spricht die Anamnese stark für ein Asthma bronchiale, obwohl die Lungenfunktionsdiagnostik nicht eingeschränkt ist, kann der Nachweis einer **bronchialen Hyperreagibilität** angestrebt werden.

Da die meisten Kinder mit Asthma bronchiale auch eine allergische Sensibilisierung aufweisen, ist die **Allergiediagnostik** ein wichtiger Bestandteil der Primärdiagnostik. Dem Nachweis einer spezifischen allergischen Sensibilisierung dienen die Bestimmung des allergenspezifischen IgE sowie die Durchführung von Hautpricktests (➤ Kap. 13). Eine **Röntgenaufnahme** des Thorax in einer Ebene kann sinnvoll sein, wenn differenzialdiagnostisch andere Ursachen der Symptome ausgeschlossen werden sollen.

Die Messung des **exhalierten Stickstoffmonoxids (FeNO)** ist insbesondere bei Kindern ab dem 6. Lebensjahr als Biomarker einer eosinophilen Entzündung hilfreich, um die Diagnose zu sichern und die Therapie mit inhalativen Kortikosteroiden zu steuern. Ein erhöhter Wert von > 35 ppb (parts per billion) macht eine asthmatische Entzündung sehr wahrscheinlich, ein normaler Wert schließt die Diagnose Asthma allerdings nicht aus. Inwiefern die FeNO-Messung zur Primärdiagnostik geeignet ist, ist Gegenstand aktueller Forschung.

Zusätzlich zur FeNO-Messung hat die laborchemische Bestimmung der **Eosinophilen** bei Kindern über 6 Jahren therapeutische Konsequenzen, da das eosinophile Asthma je nach Schwere mit einem IL-5-Antagonisten behandelt werden kann.

MERKE

Neben der charakteristischen klinischen Symptomatik ist der Nachweis einer reversiblen Atemwegsobstruktion und/oder bronchialen Hyperreagibilität für die Diagnosestellung des Asthma bronchiale entscheidend.

Differenzialdiagnose

Treten ungewöhnliche Befunde auf oder spricht das Kind nicht auf die Therapie an, sollten weitere differenzialdiagnostische Überlegungen angestellt werden. ➤ Tab. 14.4 gibt einen Überblick über relevante Differenzialdiagnosen.

Tab. 14.4 Differenzialdiagnosen Asthma bronchiale (nach NVL Asthma 2020)

Klinischer Hinweis	Mögliche Diagnose
Anamnese	
Symptome seit der Geburt **Peripartale exspiratorische Probleme**	Mukoviszidose Chronische Lungenerkrankung nach Frühgeburtlichkeit/bronchopulmonale Dysplasie Primäre ziliäre Dyskinesie Angeborene Fehlbildungen
Familienanamnese mit pulmonalen Erkrankungen	Mukoviszidose Neuromuskuläre Erkrankung Immundefekt Primäre ziliäre Dyskinesie
Akutes Auftreten ohne vorherige Probleme	Akute Fremdkörperaspiration
Symptome	
Fieber **Oberes Atemwegssymptom**	Akuter respiratorischer Infekt (z. B. Bronchitis, Bronchiolitis, Bronchopneumonie)

Tab. 14.4 Differenzialdiagnosen Asthma bronchiale (nach NVL Asthma 2020) *(Forts.)*

Klinischer Hinweis	Mögliche Diagnose
Produktiver Husten	Mukoviszidose Primäre ziliäre Dyskinesie Bronchiektasen Protrahierte bakterielle Bronchitis Rezidivierende Aspirationen Immundefekt Chronische Fremdkörperaspiration
Nächtliche Symptome **Verstärkte Spuckneigung**	Obere Atemwegsprobleme Pathologischer GÖR mit rezidivierenden Aspirationen
Anfallsartiger Husten	Pertussis/postinfektiöse Hyperreagibilität Dysphagie Habitueller Husten
Kurzatmigkeit mit Schwindel, Kribbelparästhesien	Dysfunktionale Atmung, z. B. überwiegend thorakale Atemexkursionen, Hyperventilation
In- und/oder exspiratorischer Stridor	Angeborene Fehlbildungen (Stenose oder Malazie im Bereich der großen Atemwege) Laryngitis Tracheitis Laryngeale Obstruktion Dysfunktion der Stimmlippen (VCD)
Abnorme Stimme, Heiserkeit	Laryngeale Pathologie Pathologischer GÖR
Trommelschlegelfinger	Mukoviszidose Interstitielle Lungenerkrankung Bronchiolitis obliterans
Gedeihstörung	Mukoviszidose Immundefekt Pathologischer GÖR Interstitielle Lungenerkrankung
Untersuchungsbefunde	
Lokalisierte radiologische Veränderungen	Angeborene Fehlbildung Mukoviszidose Postinfektiöse Veränderungen Fremdkörperaspiration Rezidivierende Aspirationen bei Dysphagie oder GÖR Bronchiektasen Tuberkulose

Einteilung des Asthma bronchiale

Das Asthma bronchiale wird auf Basis des vorliegenden Entzündungsgeschehens in die zwei Phänotypen unterteilt: eosinophiles und nichteosinophiles Asthma. Beim **eosinophilen Asthma** liegt eine erhebliche Anzahl von Eosinophilen im Sputum, in den Atemwegen und/oder im Blut vor. Beim **nichteosinophilen Asthma** können ebenfalls Eosinophile vorliegen, der vorherrschende Immunzelltyp sind jedoch häufig Neutrophile, gemischte Granulozyten oder aber sehr wenige Entzündungszellen. Subtypen des nichtallergischen Asthmas sind:

- Pauci-granulozytäres Asthma
- Asthma bei Aspirin-Intoleranz („aspirin-exacerbated airway disease“, AERD)
- Belastungsinduziertes Asthma („exercise-induced asthma”)
- Neutrophiles Asthma
- Asthma bei Adipositas („obesity-induced asthma”)
- Asthma bei Sensibilisierung gegen Pilzantigene („allergic bronchopulmonary mycosis“)

Bei Kindern überwiegt jedoch das eosinophile Asthma, das mit einer allergischen Diathese einhergeht, besser auf Steroide anspricht und mit einem IL-5-Antagonisten behandelt werden kann.

Eingeteilt wird das Asthma bronchiale außerdem nach dem Grad der Symptomkontrolle. Dieser sollte in regelmäßigen Abständen überprüft werden, um eine mögliche Anpassung der Therapie vornehmen zu können. Die Grundlage für den Grad der Asthmakontrolle bilden die aufgetretenen klinischen Symptome in den letzten vier Wochen (➤ Tab. 14.5).

MERKE

Atemwegsinfekte, Allergenexposition und körperliche Belastung sind die häufigsten Auslöser obstruktiver Atemwegssymptome beim kindlichen Asthma bronchiale.

Tab. 14.5 Grad der Asthmakontrolle (nach NVL Asthma 2020)

	gut kontrolliert	teilweise kontrolliert	unkontrolliert	
Symptomkontrolle	In den letzten 4 Wochen: • Symptome tagsüber • nächtliches Erwachen durch Asthma • Gebrauch von Bedarfsmedikation[1] • Aktivitätseinschränkungen durch Asthma	kein Kriterium erfüllt	1–2 Kriterien erfüllt	3–4 Kriterien erfüllt
Beurteilung des Risikos für eine zukünftige Verschlechterung des Asthmas	Erhebung von: • Lungenfunktion (Vorliegen einer Atemwegsobstruktion) • Anzahl stattgehabter Exazerbationen (keine/≥ 1 × im Jahr/in der aktuellen Woche)			

[1] Bei Patienten ab 12 Jahren, die in Stufe 2 ausschließlich die Fixkombination (ICS niedrig dosiert und Formoterol) bedarfsweise anwenden, ist das Kriterium nicht anwendbar: Bei gut kontrolliertem Asthma wird die Fixkombination nicht häufiger als 2 ×/Woche angewandt.

Therapie

Die Therapieplanung erfolgt mit dem Kind und seinen Sorgeberechtigten, wobei zunächst die Therapieziele in einer gemeinsamen Entscheidungsfindung festgelegt werden. Mögliche Therapieziele sind eine normale Lebensqualität ohne Beeinträchtigung der physischen, psychischen und geistigen Entwicklung, eine aktive Teilnahme an Spiel und Sport oder die Vermeidung von akuten und chronischen Krankheitserscheinungen.

Es stehen medikamentöse und nichtmedikamentöse Maßnahmen zur Verfügung, die größtenteils eine aktive Mitarbeit des Kindes erfordern. Umso wichtiger ist die individuelle Therapieplanung, damit auch langfristig eine Adhärenz gewährleistet werden kann.

Pharmakotherapie

Die medikamentöse Therapie orientiert sich an einem Stufenschema, das entsprechend der Asthmakontrolle intensiviert oder reduziert werden kann. Unterschieden wird die **Langzeittherapie** von der **Bedarfsmedikation,** die bei einer akuten Bronchokonstriktion eingesetzt wird. Bei neu diagnostiziertem Asthma bronchiale werden Kinder mit teilweise kontrolliertem Asthma gemäß Stufe 2 und Kinder mit nicht kontrolliertem Asthma gemäß Stufe 3 behandelt (➤ Abb. 14.7).

Kurzwirksame β-Sympathomimetika („short-acting β-agonists", SABA) werden i. d. R. inhalativ für die Akuttherapie asthmatischer Symptome eingesetzt und wirken über die Aktivierung von β_2-Adrenozeptoren in der Bronchialwand, wodurch es zu einer Bronchodilatation kommt. Die Wirkung tritt nach ca. 30 s ein und hält für etwa 4–5 h an. Die häufigsten Nebenwirkungen sind Tremor und Tachykardie. Die bedeutsamsten Wirkstoffe sind Salbutamol, Fenoterol, Reproterol und Terbutalin.

Langwirksame β-Sympathomimetika („long-acting β-agonists", LABA) haben je nach Wirkstoff einen sehr schnellen Wirkeintritt von ca. 30 s *(Formoterol)* oder einen längeren von ca. 10 min *(Salmeterol).* Sie werden ab der 4. Therapiestufe eingesetzt und wirken über einen Zeitraum von mehr als 12 h.

Kurzwirksame Anticholinergika („short-acting muscarinic antagonists", SAMA) binden an den muskarinergen M_3-Cholinozeptor und führen ebenfalls zu einer Bronchodilatation. Der wichtigste Vertreter ist *Ipratropiumbromid,* das ab 6 Jahren zugelassen ist und i. d. R. als Dosieraerosol inhaliert wird.

Langwirksame Anticholinergika („long-acting muscarinic antagonists", LAMA) sind Parasympatholytika mit einer langen Wirkdauer, deren wichtigster Vertreter *Tiotropiumbromid* ist. Es wird additiv ab Stufe 4 bei unzureichender Asthmakontrolle eingesetzt.

Antiinflammatorisch wirksame Medikamente sind:

- **Inhalative Glukokortikoide (ICS)** sind die 1. Wahl zur antiinflammatorischen Langzeittherapie bei Asthma bronchiale. Die Steroidtherapie führt über zahlreiche antientzündliche Mechanismen zu einer Senkung der bronchialen Hyperreagibilität, einer Verringerung der subepithelialen Fibrose und einer Hemmung der asthmatischen Spätreaktion. Als lokale Nebenwirkung treten gelegentlich Heiserkeit durch eine reversible Myopathie der Larynxmuskeln sowie selten ein Mundsoor auf. Systemische Nebenwirkungen wie Wachstumshemmung, eine NNR-Suppression oder eine Osteoporose treten nur bei längerfristiger Therapie mit hohen Dosen auf.
- **Leukotrien-Rezeptor-Antagonisten (LTRA):** Die Leukotriene LTC_4, LTD_4 und LTE_4 haben eine starke bronchokonstriktorische Wirkung und erhöhen die Gefäßpermeabilität und Schleimsekretion. Der einzige auf dem deutschen Markt verfügbare orale LTRA *Montelukast* zeichnet sich durch eine bronchodilatative und antientzündliche Aktivität aus. In neueren Studien hat sich die ICS-Monotherapie gegenüber LTRA jedoch als überlegen erwiesen, weshalb die Anwendung von LTRA nur eine nachrangige Therapiealternative in begründeten Fällen darstellt. Die amerikanische Zulassungsbehörde für Arzneimittel (Food and Drug Administration, FDA) hat eine „Boxed Warning" (Black-Box-Warnung) für Montelukast herausgegeben, da es zu schweren neuropsychiatrischen Nebenwirkungen kommen kann. Bei Jugendlichen über 15 Jahren wird Montelukast laut Nationaler VersorgungsLeitlinie nicht mehr empfohlen.
- Zu den **Biologika** der Asthmatherapie im Kindesalter gehören die drei monoklonalen Antikörper *Omalizumab* (Anti-IgE-AK), *Mepolizumab* (Anti-IL5-AK) und *Dupilumab* (Anti-IL4R-Antagonist). Die Anwendung setzt eine unzureichende Asthmakontrolle trotz 3-monatiger Therapie mit ICS in Höchstdosis plus LABA und LAMA voraus.

Nichtmedikamentöse Therapie

Die Ziele der nichtmedikamentösen Therapie sind vor allem eine Stärkung der Krankheitsbewältigung und des Selbstmanagements der Kinder und ihrer Sorgeberechtigten.

	Stufe 1	Stufe 2	Stufe 3	Stufe 4	Stufe 5	Stufe 6
Langzeittherapie		ICS niedrigdosiert (bevorzugt) oder LTRA *Alternative in begründeten Fällen:* ab 12 Jahren: bedarfsorientierte Anwendung der Fixkombination aus ICS niedrigdosiert + Formoterol[1]	ICS mitteldosiert	ICS mitteldosiert + LABA oder ICS mitteldosiert + LTRA oder ICS mitteldosiert + LABA + LTRA *Bei unzureichender Kontrolle*: ICS mitteldosiert + LABA + LTRA + LAMA[2]	ICS hochdosiert + LABA oder ICS hochdosiert + LTRA oder ICS hochdosiert + LABA + LTRA oder ICS hochdosiert + LABA + LAMA[2] oder ICS hochdosiert + LABA + LTRA + LAMA[2]	*zusätzlich zu Stufe 5* Anti-IgE-Antikörper[2] oder Antil-IL-4-R-Antikörper[2] oder Anti-IL-5-Antikörper[2] *Alternative in begründeten Fällen:* OCS (zusätzlich oder alternativ)
Bedarfstherapie	SABA oder ab 12 Jahren: Fixkombination aus ICS niedrigdosiert + Formoterol[1]	SABA (wenn Fixkombination aus ICS niedrigdosiert + Formoterol bedarfsorientiert als Langzeittherapie: keine weitere Bedarfstherapie mit SABA notwendig)	SABA	SABA oder ab 12 Jahren: Fixkombination aus ICS + Formoterol, wenn diese auch die Langzeittherapie darstellt		

Alternativen in begründeten Fällen:
Zusätzlich oder alternativ Ipratropiumbromid

Asthmaschulung, Allergie-/Umweltkontrolle, Beachtung von Komorbiditäten

Spezifische Immuntherapie (bei gegebener Indikation)

Überweisungsindikationen:
Stufe 4: Überweisung zum pädiatrischen Pneumologen (⇑)
Stufe 5: Überweisung zum pädiatrischen Pneumologen (⇑⇑), Vorstellung in kinderpneumologischem Zentrum (⇑)
Stufe 6: Vorstellung bei einem in der Vorsorgung von schwerem Asthma erfahrenen pädiatrischen Pneumologen (⇑⇑), Vorstellung in kinderpneumologischem Zentrum (⇑⇑)

Im Stufenschema werden zur besseren Übersicht übergeordnete Arzneimittelkategorien und keine einzelnen Präparate genannt. Nicht alle Präparate und Kombinationen sind für die jeweilige Indikation zugelassen (siehe Fachinformationen), teilweise handelt es sich um einen Off-Label-Use (siehe Kapitel 4.2 Hinweis zum Off-Label-Use)

[1] Fixkombination (ICS niedrigdosiert + Formoterol) bedarfsorientiert in Stufe 1 und 2 nicht zugelassen (Stand: August 2020)

[2] aus der Gruppe der LAMA ist Tiotropium und aus der Gruppe der Anti-IgE-Antikörper ist Omalizumab für die Behandlung des Asthmas ab 6 Jahren zugelassen (Stand: August 2020). Aus der Gruppe der Antil-IL-4-R-Antikörper ist ab 12 Jahren Dupilumab und aus der Gruppe der Anti-IL-5-Antikörper ist Mepolizumab für die Behandlung des Asthmas ab 6 Jahren zugelassen (Stand: August 2020)

ICS: Inhalative Corticosteroide, IgE: Immunglobulin E, IL: Interleukin, LABA: Langwirkende Beta-2-Sympathomimetika, LAMA: Langwirkende Anticholinergika, LTRA: Leukotrienrezeptorantagonisten, OCS: Orale Corticosteroide, R: Rezeptor, SABA: Kurzwirkende Beta-2-Sympathomimetika

Abb. 14.7 Stufenschema der medikamentösen Langzeittherapie des Asthma bronchiale bei Kindern und Jugendlichen lt. Nationaler VersorgungsLeitlinie 2020. Im Stufenschema werden zur besseren Übersicht übergeordnete Arzneimittelkategorien und keine einzelnen Präparate genannt. Nicht alle Präparate und Kombinationen sind für die jeweilige Indikation zugelassen (siehe Fachinformationen); teilweise handelt es sich um einen Off-Label-Use (Hinweis zum Off-Label-Use siehe Kapitel 4.2 in der NVL Asthma bronchiale). [W867-005]

Asthmaschulungen sind in Deutschland seit 1988 etabliert und fester Bestandteil der Disease-Management-Programme vom Kleinkindes- bis zum Jugendalter. Hier lernen die Kinder, ihre Erkrankung realistisch einzuschätzen und wahrzunehmen, werden in Eigenverantwortung und Kompetenz gestärkt und eignen sich Wissen um Symptomatik und medikamentöse Behandlung an. Besonders wichtig ist dabei das Trainieren von Selbsthilfetechniken bei Atemnot (z. B. Lippenbremse), atmungserleichternden Körperstellungen und ein gleichbleibendes Atemzugvolumen.

Eine wichtige nichtmedikamentöse Maßnahme ist die **Vermeidung von Allergenen und irritierenden Noxen.** Im Vordergrund steht die Allergenreduktion im Haushalt durch Maßnahmen zur Hausstaubmilbenreduktion, Verzicht auf Haustiere sowie die Beseitigung von Schimmelpilzbesiedelungen. Außerdem sollten das Kind und seine Familienmitglieder auf die Schädlichkeit der Tabakrauchexposition hingewiesen werden.

Besonders bei Kindern und Jugendlichen ist der Einbezug der psychischen Gesundheit und des sozialen Umfelds in die Therapieplanung und Verlaufsbeurteilung von Bedeutung. Adipösen Patienten wird zu einer Gewichtsreduktion geraten.

Die einzige kausale Therapie des allergischen Asthma bronchiale ist die Immuntherapie oder **Hyposensibilisierung.** Die Indikation wird dann gestellt, wenn eine klinisch relevante allergische Sensibilisierung und eine ausreichende Asthmakontrolle vorliegen.

Therapie des akuten Asthmaanfalls

Der akute Asthmaanfall wird in leicht bis mittelschwer, schwer und lebensbedrohlich eingeteilt und je nach Stadium behandelt. Allen Stadien ist gemein, dass die Kinder keinen längeren Satz während eines Atemzugs vollenden können, dyspnoisch sind und eine verlängerte Ausatemzeit aufweisen. Außerdem können melodische Nebengeräusche wie Giemen und Brummen hinzukommen. Im schweren Asthmaanfall haben die Kinder eine erhöhte Atemfrequenz (> 40/min bei Kindern zwischen 2 und 5 Jahren, > 30/min bei Kindern über 5 Jahren), einen um die Hälfte verringerten Peak Expiratory Flow, eine Zyanose und eine periphere Sauerstoffsättigung von < 92 %. Der lebensbedrohliche Asthmaanfall ist durch Erschöpfung und Konfusion gekennzeichnet; die Kinder können Brady- oder Apnoen zeigen, der Blutdruck ist hypoton und die oben genannten Nebengeräusche können in eine „stille Lunge" („silent chest") übergehen, bei der man weder Atem- noch Nebengeräusche mehr auskultieren kann.

Im akuten Asthmaanfall soll das Kind die bereits erlernten Selbsthilfetechniken anwenden (atmungserleichternde Körperhaltung, Lippenbremse, normales Atemzugvolumen). Die pharmakologische Initialtherapie im **leichten bis mittelschweren Asthmaanfall** besteht aus 2–4 Hüben SABA alle 10–20 min. Wenn sich nach der zweiten Anwendung keine Besserung einstellt, wird Prednisolon (1–2 mg/kg KG oral oder i. v.) verabreicht. Ist auch nach 20–30 min keine Besserung auszumachen, wird das Kind in einer Notaufnahme weiterbehandelt. Im **schweren Asthmaanfall** wird zu den oben aufgeführten Medikamenten noch Sauerstoff verabreicht und eine Zielsättigung von > 94 % angestrebt. Außerdem inhalieren die Kinder alle 6–8 h mit 2–4 Hüben Ipratropiumbromid als Add-on zu SABA. Im **lebensbedrohlichen Anfall** kann die SABA-Inhalation auch als Dauerverneblung mit Sauerstoff unter Kontrolle der Herzfrequenz erfolgen. Das Prednisolon wird hier in derselben Dosierung sofort i. v. verabreicht.

Kriterien für eine intensivmedizinische Überwachung im akuten Asthmaanfall sind eine initiale Präsentation mit lebensbedrohlichem Anfall, Hyperkapnie oder Hypoxämie trotz ausgeschöpfter Therapie, drohender Intubationsbedarf, Koma oder Atemstillstand.

MERKE
Zu den Warnzeichen eines schweren Asthmaanfalls zählen eine erniedrigte transkutane O_2-Sättigung < 90 % nach SABA-Gabe und ein erhöhter pCO_2 > 40 mmHg.

Natürlicher Verlauf und Prognose

Die Asthmasymptomatik verschwindet häufig nach der Pubertät, ein Wiederauftreten im Erwachsenenalter ist jedoch möglich. Bei adäquater Therapie haben die Patienten eine normale Lebenserwartung, und in den letzten Jahren zeigt sich eine sinkende Mortalitätsrate.

Nationale VersorgungsLeitlinie (NVL) Asthma 2020. Stand: 7.9.2020, gültig bis 7.9.2025; https://www.leitlinien.de/themen/asthma

14.6 Chronischer Husten und Bronchiektasie

14.6.1 Chronischer Husten

Ätiologie und Symptome Husten ist einer der häufigsten Gründe, warum Kinder ambulant vorgestellt werden. Während es weltweit keine einheitliche Definition der Diagnose „chronischer Husten" gibt, wird in Deutschland die Diagnose nach 6 Wochen täglichen Hustens gestellt. Der Grund dafür ist, dass die meisten akuten Atemwegsinfektionen bei Kindern innerhalb dieses Zeitraums abklingen und darüber hinaus der Husten möglicherweise auf eine schwerwiegende Ursache zurückzuführen ist (➤ Tab. 14.6).

Diagnostik Das diagnostische Work-up bezieht sich zumeist auf die Verdachtsdiagnose. Hier stehen die Lungenfunktionsdiagnostik, die radiologische Diagnostik, der Schweißtest oder weitere genetische Tests, serologische Untersuchungen (Allergiediagnostik, immunologische Diagnostik), pH-Metrie oder Manometrie und die Atemwegsendoskopie, auch mit bronchoalveolärer Lavage, im Vordergrund.

Therapie Wenn keine spezifische Grunderkrankung nachgewiesen werden kann, erfolgt die Therapie bei sekretorischer Bronchitis u. a. mittels Physiotherapie zur Sekretdrainage nach Inhalation von Kochsalzlösung, ggf. mit bronchialerweiternden Medikamenten. Zur

Tab. 14.6 Differenzialdiagnostik des chronischen Hustens

Symptom	Ursache
Husten mit Episoden hörbarer Atemwegsobstruktion (Giemen), bekannte allergische Sensibilisierung	Asthma bronchiale
„Clearing throat" (morgendliches produktives Räuspern), allergischer Gruß	Post-Nasal-Drip-Syndrom, allergische Rhinitis
„Feuchter", produktiver Husten	Mukoviszidose Primäre ziliäre Dyskinesie Immundefekt Protrahierte bakterielle Bronchitis
Husten während der Nahrungsaufnahme, fehlendes Speichelmanagement	Aspirationsereignisse bei Dysphagie
„Bellender oder karchelnder" Husten	Anatomische Ursache, z. B. Tracheobronchomalazie
Bizarrer, selbstinduzierter Husten	Funktioneller (psychogener) Husten, Husten-Tic
Trockener Husten, Atemnot, restriktive Ventilationsstörung	Interstitielle Lungenerkrankung
Zunehmender Husten, Gewichtsverlust, Fieber	Tuberkulose

Behandlung der entzündlichen Veränderungen kommen außerdem inhalative Steroide in Betracht. Beim Nachweis von Krankheitserregern in Bronchialsekreten kann ggf. eine antibiotische Therapie versucht werden. Die passive Tabakrauchexposition muss in jedem Fall gemieden werden.

14.6.2 Protrahierte bakterielle Bronchitis

Die protrahierte bakterielle Bronchitis (PBB) ist eine der häufigsten Ursachen für den chronischen feuchten Husten, insbesondere bei Kleinkindern (< 5 Jahre). Unbehandelt kann die PBB eine Vorstufe der Bronchiektasie darstellen. Die Diagnose wird rein klinisch gestellt, wobei der produktive Husten über 6 Wochen bestehen muss und dabei kein Hinweis auf eine andere Ursache besteht (inkl. normaler Spirometrie und normalem Röntgenbild, mit Ausnahme einer bilateralen peribronchialen Akzentuierung). Ein weiteres wichtiges Diagnosekriterium ist das Abklingen des Hustens nach einer 2-wöchigen Behandlung mit geeigneten Antibiotika. Typische Erreger sind *H. influenzae, Streptococcus pneumoniae* und *Moraxella catarrhalis.* Eine Bronchoskopie ist für die Diagnose primär nicht erforderlich. Ein relevanter Anteil der Patienten erlebt jedoch nach Absetzen der antibiotischen Therapie einen Rebound, sodass im Verlauf eine Bronchoskopie gerechtfertigt ist.

14.6.3 Bronchiektasen

Definition Bronchiektasen sind erworbene, teils irreversible Veränderungen der Bronchialwand.

Ätiologie und Pathogenese Die Bronchiektasie ist eine chronische Lungenerkrankung, ein Überbegriff für ein klinisches Syndrom mit rezidivierendem oder chronisch-produktivem Husten, Atemwegsinfektionen sowie abnormalen Bronchialerweiterungen, die in der CT des Thorax festgestellt werden. Bronchiektasen können bei frühzeitiger Diagnosestellung und mit einer wirksamen Behandlung im Laufe der Zeit reversibel sein. Darüber hinaus stellen sie einen fortschreitenden, irreversiblen Prozess der Destruktion von Bronchialwänden dar. Bei Bronchiektasen handelt es sich fast ausschließlich um erworbene Bronchialerweiterungen, deren Ursache jedoch durchaus auf einer angeborenen Erkrankung beruhen kann. Die häufigsten Ursachen von Bronchiektasen sind ➤ Tab. 14.7 zu entnehmen. Man unterscheidet irreversible sackförmige Bronchiektasen von den früher als zylindrisch bezeichneten Bronchiektasen, die heute Bronchusdeformierungen genannt werden. Bei den Bronchusdeformierungen ist eine vollständige Rückbildung möglich. Durch chronisch-entzündliche Vorgänge kommt es infolge der Zerstörung des Knorpelskeletts sowie der elastischen und glatten Fasern zu einer Aufweitung der Bronchien.

Symptome Die häufigsten Symptome sind ein chronischer, meist produktiver Husten und rezidivierende Exazerbationen.

Diagnostik Auskultatorisch finden sich charakteristischerweise mittel- bis grobblasige Rasselgeräusche. Insbesondere bei Verdacht auf akute Exazerbationen sollte eine mikrobiologische Untersuchung des Sputums erfolgen, die oft den Nachweis von *Haemophilus influenzae,* Pneumokokken oder Staphylokokken erbringt. Die radiologischen Zeichen hängen von der Grunderkrankung ab. Meist findet sich eine deutlich verstärkte Bronchialzeichnung, es bestehen jedoch nicht in allen Fällen radiologische Auffälligkeiten in der Röntgen-Thorax-Aufnahme. Bei klinischem Verdacht ist daher die Schnittbildgebung mittels CT oder MRT die diagnostische Methode der Wahl. Hier soll vor allem auf die bronchoarterielle Ratio Wert gelegt werden, die im Gegensatz zum Erwachsenenalter ≥ 0,8 sein sollte. Entscheidend ist jedoch die Suche nach den möglichen Ursachen der Bronchiektasen, bei der eine Vielzahl weiterer diagnostischer

Tab. 14.7 Ursachen von Bronchiektasen

Ursachen	Beispiele
Infektionen	Mykoplasmen, Adenoviren
Angeborene genetische Erkrankungen	Mukoviszidose, primäre ziliäre Dyskinesie, Immunmangelerkrankungen
Mechanische Ursachen	Fremdkörperaspiration
Fehlbildungen	Tracheal- und Bronchialstenosen, Fisteln
Störung der Atmung	Zwerchfellparese

Verfahren zum Einsatz kommt: z. B. Schweißtest, Bronchoskopie, Biopsie, pH-Metrie, immunologische Untersuchungen etc.

MERKE
Bronchiektasen sind nicht angeboren; daher sollte immer eine sorgfältige differenzialdiagnostische Abklärung erfolgen.

Therapie Die konservative Therapie bei Bronchusdeformierungen hat die Verbesserung der mukoziliären Clearance durch eine Inhalations- und Physiotherapie zum Ziel. Darüber hinaus wird die Indikation zu einer oralen antibiotischen Therapie großzügig gestellt. Zeigt sich hierunter keine adäquate klinische bzw. radiologische Besserung oder haben sich bereits sackförmige Bronchiektasen gebildet, die in einem Segment oder Lappen lokalisiert sind, muss die Indikation zur chirurgischen Resektion diskutiert werden. Bei generalisierten Bronchiektasen, wie sie z. B. bei Mukoviszidose oder Immunmangelkrankheiten auftreten, ist eine chirurgische Therapie nicht indiziert.

Prognose Bei lokalisierten Bronchiektasen ist der Patient nach Resektion beschwerdefrei. Die Prognose wird bei generalisierten Bronchiektasen im Wesentlichen vom Charakter der Grunderkrankungen geprägt. Abszesse, Empyeme, Amyloidose und Lungenblutungen sind bei konsequenter konservativer Therapie seltene Komplikationen.

14.7 Fremdkörperaspiration

Definition Die Fremdkörperaspiration ist eine gefürchtete Notfallsituation im Kindesalter. Sie entsteht durch artifizielles Eindringen von organischem oder anorganischem Material in die Atemwege.

Ätiologie In deutschen Krankenhäusern werden schätzungsweise jährlich bis zu 2.000 Aspirationsereignisse bei Kindern behandelt. In den meisten Fällen handelt es sich dabei um Kleinkinder (< 5 Jahre). In Abhängigkeit von Ernährungsgewohnheiten und ethnischer Herkunft finden sich in diesem Lebensalter am häufigsten organische Fremdkörper (zumeist Nüsse und Körner). Meist besteht ein Zusammenhang zur Nahrungsaufnahme beim Spielen oder Toben, beobachtet oder unbeobachtet. Im Kleinkindesalter ist zudem der Zahnstatus durch Fehlen der Molaren noch inkomplett, und es findet sich eine ungenügende Koordination des Schluckaktes.

Symptome Subglottisch und tracheal gelegene Fremdkörper sind als Notfallsituation zu betrachten, da es bei entsprechender Größe zu akuter Atemnot und Tod durch Ersticken kommen kann. Führendes Symptom ist hierbei der neu aufgetretene Stridor. Die Mehrzahl aller Fremdkörper findet sich jedoch im Bronchialsystem, wo es zu einer partiellen Atemwegsobstruktion mit konsekutiver Überblähung im Sinne eines Ventilmechanismus kommt. Berichtet wird dann von Husten/Hüsteln, Würgen und/oder Erbrechen bis hin zu heftigen Husten- und Erstickungsanfällen. In der Literatur findet man das Symptom Husten mit 60–70 % anamnestisch als häufigstes Kardinalsymptom, gefolgt von Würgen und Luftnot. Zu bedenken ist, dass es unmittelbar nach Aspiration zu diesem Symptom kommt, gefolgt von einer Phase der Symptomfreiheit.

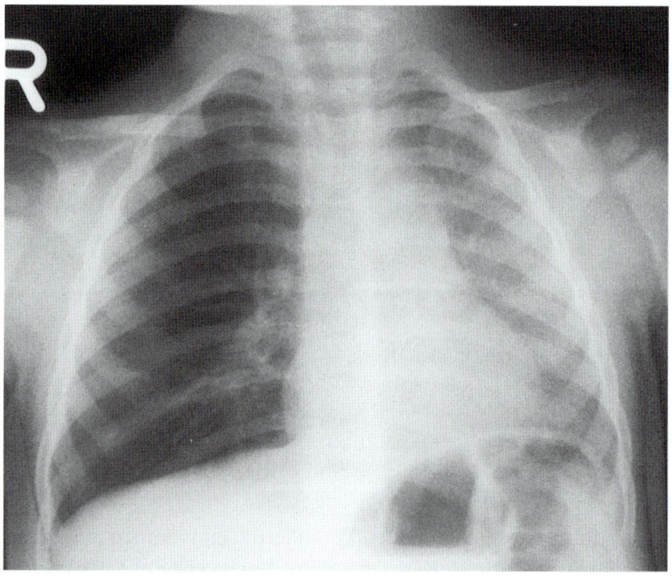

Abb. 14.8 Fremdkörperaspiration: 15 Monate altes Mädchen mit akut aufgetretenem Husten und Dyspnoe. Röntgen-Thorax p.-a.: einseitige Überblähung der rechten Lunge mit leichter Mediastinalverschiebung nach links. Dringender Verdacht auf das Vorliegen einer Fremdkörperaspiration rechts. Therapie: bronchoskopische Entfernung mehrerer Erdnussfragmente [R232]

Diagnostik Die Diagnose ergibt sich aus der typischen Anamnese. Auskultatorisch finden sich gelegentlich ein abgeschwächtes Atemgeräusch auf der betroffenen Seite oder Giemen und Brummen bei partieller Atemwegsobstruktion. Auf der Röntgen-Thorax-Aufnahme (➤ Abb. 14.8) zeigt sich ebenfalls nur gelegentlich eine vermehrte Transparenz der betroffenen Seite, die mit Zwerchfelltiefstand und Mediastinalverlagerung zur gesunden Seite einhergehen kann. Der eigentliche Fremdkörper findet sich nur bei röntgendichten Materialien. Ein pathologischer Röntgen-Thorax-Befund zeigt sich in der Initialphase jedoch nur bei ca. der Hälfte aller Fremdkörperaspirationen. In allen fraglichen Fällen sollte daher zum Ausschluss einer Aspiration eine flexible Endoskopie in Analgosedierung erfolgen.

Therapie Die Extraktion erfolgt im Rahmen einer Bronchoskopie bei gesichertem Atemweg. Die jeweilige Extraktionstechnik muss individuell gewählt werden, jedoch sollte der Endoskopeur jederzeit die Möglichkeit haben, auf entweder die starre oder die flexible Technik zu wechseln.

Prognose Verbleiben Fremdkörper lange in den Atemwegen, kann dies zu einer komplizierten Pneumonie führen. Insbesondere bei verschiedenen organischen Materialien wie Sonnenblumenkernen führt entzündliches Granulationsgewebe zu schweren Vernarbungen des Atemwegs. Langfristig kann sich dadurch die Lunge bronchiektatisch umbauen.

Prophylaxe Kleinkindern sollten keine Nüsse oder nusshaltigen Produkte angeboten werden, und kleinere aspirationsfähige Spielzeugteile sollten für Kinder unzugänglich aufbewahrt werden. Entsprechende Warnhinweise auf Verpackungen werden zunehmend eingeführt.

MERKE
Entscheidend für die Diagnose einer Fremdkörperaspiration ist die Anamnese. Im Zweifel wird die Diagnose mit einer Atemwegsendoskopie bestätigt. Ein pathologischer Röntgen-Thorax besteht nur bei ca. der Hälfte aller Fremdkörperaspirationen.

14.8 Primäre Erkrankungen des Lungenparenchyms

Interstitielle Pneumopathien sind eine ätiologisch heterogene Gruppe von Lungenerkrankungen, die sich klinisch, radiologisch und lungenphysiologisch ähnlich manifestieren. Interstitielle Pneumonien sind im Kindesalter sehr selten. In der Folge sollen daher nur die häufigsten Erkrankungen beschrieben werden.

14.8.1 Exogen-allergische Alveolitis

Synonym Hypersensitivitätspneumonie (engl. „hypersensitivity pneumonitis").

Definition Die exogen-allergische Alveolitis ist ein komplexes Syndrom mit unterschiedlicher Intensität und klinischer Präsentation sowie unterschiedlichen Verläufen.

Ätiologie und Pathogenese Es handelt sich um eine immunologische Reaktion auf ein inhalatives Agens, insbesondere ein organisches Antigen, wie z. B. landwirtschaftliche Staubpartikel, Bioaerosole und bestimmte reaktive chemische Substanzen. Durch Inhalation derartiger Partikel, seltener anorganischer Stoffe oder oral verabreichter Substanzen, kommt es zu einer allergischen Typ-III-Reaktion nach Gell und Coombs. Die wichtigsten Allergenquellen sind Proteine aus Vogelkot, Vogelfedern und Schimmelpilzsporen. Oral eingenommene Medikamente wie Nitrofurantoin, Carbamazepin und Hydrochlorothiazid kommen ebenfalls als Allergene in Betracht.

Symptome Die Symptomatik der akuten Verlaufsform ähnelt den Symptomen einer bakteriellen Pneumonie. 8–12 h nach Exposition werden Fieber, Husten, Tachydyspnoe und ein schweres Krankheitsgefühl beobachtet. Bei chronischem Verlauf finden sich unspezifische Krankheitszeichen wie Gewichtsabnahme, Husten und Verringerung der körperlichen Belastbarkeit.

Diagnostik Auskultatorisch sind charakteristische endexspiratorische feinblasige Rasselgeräusche zu vernehmen. Radiologisch bestehen teils granuläre, teils retikuläre oder auch milchglasartige Veränderungen mit Betonung der Lungenmittel und -unterfelder. Ein normaler Röntgenbefund schließt eine Alveolitis jedoch nicht aus. Im hochauflösenden CT finden sich feingranuläre Veränderungen, teilweise zentrilobuläre, schwer abgrenzbare Knötchen. Lungenfunktionell bestehen eine restriktive Ventilationsstörung sowie eine reduzierte CO-Diffusion. Im körperlichen Belastungstest zeigt sich ein relevanter Abfall der transkutanen Sauerstoffsättigung. Die BAL ergibt eine deutliche Erhöhung der Lymphozyten (> 50 %) und in typischen Fällen einen erniedrigten CD4/CD8-T-Zell-Quotienten. Eine Lungenbiopsie zur Sicherung der Diagnose ist nur in Einzelfällen erforderlich. Serologische Methoden dienen dem Nachweis spezifischer IgG- und IgA-Antikörper. Der Nachweis von Antikörpern ist jedoch für eine allergische Alveolitis nicht beweisend, da falsch positive Ergebnisse häufig sind.

MERKE
Anzeichen einer interstitiellen Lungenerkrankung sind ein unspezifisches Krankheitsgefühl und mangelndes Gedeihen in Verbindung mit Belastungsdyspnoe und Husten.

Therapie Die wichtigste therapeutische Maßnahme ist die sofortige Meidung der Allergenexposition. Im akuten Schub und bei deutlicher Einschränkung der körperlichen Belastbarkeit im Rahmen chronischer Verlaufsformen ist eine kurzzeitige systemische Steroidgabe sinnvoll. Bei langfristigem progredientem Krankheitsverlauf kommen neben Steroiden andere Immunsuppressiva zum Einsatz.

Prognose Der Krankheitsverlauf wird entscheidend von der Dauer und Intensität des Allergenkontakts beeinflusst. Haben sich noch keine Fibrosierungsprozesse eingestellt, ist bei frühzeitiger Therapie eine vollständige Reversibilität möglich.

14.8.2 Idiopathische Lungenhämosiderose

Definition Die idiopathische Lungenhämosiderose ist eine chronische Erkrankung des Lungeninterstitiums, die durch rezidivierende Einblutungen in Alveolen und Alveolarwände charakterisiert ist.

Ätiologie und Pathogenese Aufgrund einer vermehrten Gefäßpermeabilität, eines erhöhten pulmonalkapillären Drucks oder einer Gerinnungsstörung kommt es zum Austritt von Erythrozyten aus alveolären Kapillaren. Die Organisation des ausgetretenen Blutes führt zu interstitiellen Entzündungen und schließlich zu einer Fibrosierung. Als Ursache werden exogene Faktoren (Insektizide, Infektionen Schimmelpilztoxine, Kuhmilchproteine) auf der Grundlage einer genetischen Disposition diskutiert.

Symptome In klassischen Fällen findet sich die Trias aus rezidivierenden Hämoptoen, Eisenmangelanämie und alveolären Infiltraten. Während des akuten Schubs bestehen eine Belastungsdyspnoe, Hustenepisoden, Fieber und ein allgemeines Krankheitsgefühl, die als rezidivierende Pneumonien fehlgedeutet werden können. Im fortgeschrittenen Stadium steht die respiratorische Insuffizienz infolge der zunehmenden Lungenfibrose im Vordergrund.

Diagnostik Auskultatorisch sind endexspiratorische feinblasige Rasselgeräusche typisch. Radiologisch findet sich eine meist basal betonte, fein-noduläre interstitielle Zeichnungsvermehrung. Im Intervall können sich auch Normalbefunde zeigen. Im Blutbild besteht eine mikrozytäre hypochrome Anämie. In der BAL findet sich ein hoher Anteil von siderinbeladenen Alveolarmakrophagen. Lungenfunktionell entwickelt sich im Verlauf eine restriktive Ventilationsstörung mit deutlich verringerter körperlicher Belastbarkeit in der Laufbandbelastung.

MERKE
Charakteristisch für die Lungenhämosiderose ist die Trias aus rezidivierenden Hämoptoen, Eisenmangelanämie und alveolären Infiltraten.

Differenzialdiagnose Differenzialdiagnostisch müssen Pseudohämoptoen aus den oberen Atemwegen oder dem oberen GIT, bronchiale Ursachen (Bronchiektasien, hämorrhagische Bronchitis) und seltenere Erkrankungen wie z. B. die granulomatöse Polyangiitis (GPA) (früher Wegener-Granulomatose) oder das Goodpasture-Syndrom ausgeschlossen werden.

Therapie Im akuten Schub erfolgt bei ausgeprägten Blutungen eine symptomatische Therapie mit Bluttransfusionen. Die Wirksamkeit einer immunsuppressiven Therapie bei akuter Blutung ist umstritten. Im Rahmen der Langzeittherapie erwartet man sich jedoch eine Verminderung der Fibrosereaktion der Lunge.

Prognose Der Verlauf der idiopathischen Hämosiderose lässt sich nicht vorhersagen; i. d. R. treten ein- bis zweimal jährlich kleinere Blutungsereignisse auf. In retrospektiven Analysen betrug die Überlebensrate von Kindern mit idiopathischer Hämosiderose 5 Jahre nach Diagnosestellung 86 %.

14.8.3 Pulmonale Alveolarproteinose

Definition Alveolarproteinosen sind bislang noch nicht vollständig verstandene Störungen des Surfactantmetabolismus, bei dem es zu Ablagerungen im Alveolarraum von zellfreiem, amorphem, eosinophilem, lipidreichem Material kommt.

Ätiologie und Pathogenese Bei der kongenitalen Form der Alveolarproteinose finden sich angeborene Störungen des Surfactantproteinmetabolismus, eine lysinurische Proteinintoleranz oder Mutationen der Komponenten des Granulozyten-Makrophagen-Kolonie-stimulierenden Faktors (GM-CSF-Faktor). Die Autoimmunform mit Anti-GM-CSF-Antikörpern, sekundären Verlaufsformen bei Infektionen, hämato-onkologischen Erkrankungen oder Immundefizienzen sowie Formen unklarer Ursache treten im Säuglings- und Kindesalter seltener auf.

Symptome In Abhängigkeit vom Alter finden sich Symptome einer zunehmenden respiratorischen Insuffizienz, Husten und eine Gedeihstörung.

Diagnostik Radiologische Verfahren zeigen meist ein diffuses interstitielles Bild sowie gelegentlich kleinknotige Veränderungen. Die Diagnosesicherung erfolgt durch eine BAL, genetische Untersuchungen sowie ggf. eine Lungenbiopsie.

Therapie Bei manchen Formen kommen therapeutisch wiederholte Lungenbronchiallavagen mit hohen Flüssigkeitsmengen zur Entfernung des proteinhaltigen Materials zum Einsatz. Bei schweren neonatalen Verläufen ist die Lungentransplantation oft die einzige therapeutische Alternative. Vereinzelt werden Versuche mit einer GM-CSF-Substitution durchgeführt.

LITERATUR

Chang AB, Fortescue R, Grimwood K, et al. European Respiratory Society guidelines for the management of children and adolescents with bronchiectasis. Eur Respir J 2021; 58: 2002990.

Wallis C, Alexopoulou E, Antón-Pacheco JL, et al. ERS statement on tracheomalacia and bronchomalacia in children. Eur Respir J 2019; 54(3): 1900382.

INTERNETQUELLE

Global Initiative for Asthma: https://ginasthma.org/gina-reports/.

KAPITEL

15

Birgit C. Donner

Kardiologie

15.1 Grundlagen

15.1.1 Ätiologie von angeborenen Herzfehlern

Die Inzidenz angeborener Herzfehler bei Neugeborenen beträgt etwa 1 %. Damit gehören sie zu den häufigsten angeborenen Fehlbildungen. Das Spektrum angeborener Herzfehler reicht von einfachen Fehlbildungen (z. B. Septumdefekte, milde Klappenstenosen) bis hin zu komplexen Herzfehlern (z. B. Klappenatresien, hypoplastische Ventrikel, Transpositionsstellung der großen Arterien).

Die **Auslöser** für eine kardiale Fehlentwicklung in der Embryonalentwicklung sind vielfältig und bleiben oft unbekannt. Fortschritte in der molekularen Embryologie des Herzens ermöglichen jedoch ein Verständnis des Entstehungsmechanismus struktureller Herzfehler. Genetische Ursachen (z. B. Mutationen in Transkriptionsfaktoren), Umwelteinflüsse (z. B. Rötelninfektion, Medikamente, radioaktive Strahlung) und mütterliche Erkrankungen (z. B. Diabetes mellitus, Phenylketonurie, Autoimmunerkrankungen) können zu einer Fehlentwicklung des Herzens führen. Zahlreiche **genetische Grunderkrankungen** sind mit strukturellen Herzfehlern assoziiert

Tab. 15.1 Mit Herzfehlern assoziierte genetische Syndrome (Auswahl)

Syndrom	Herzfehler
Trisomie 21	AVSD, VSD, TOF
Trisomie 13	ASD, VSD, PDA
Trisomie 18	Klappenfehlbildungen, VSD
Turner-Syndrom	Aortenisthmusstenose, Aortenstenose, CM
Noonan-Syndrom	Pulmonalklappenstenose, hypertrophe CM
Mikrodeletion 22q11.2 (DiGeorge-Syndrom)	Konotrunkale Fehlbildungen
CHARGE-Syndrom	Konotrunkale Fehlbildungen
Williams-Beuren-Syndrom (7q11.23-Deletion)	Periphere Pulmonalstenosen, supravalvuläre Aortenstenose, Aortenisthmusstenose
Alagille-Syndrom	Pulmonalklappenstenose, Stenosen der Pulmonalarterienäste, TOF
Tuberöse Sklerose	Rhabdomyome
VACTERL-Assoziation	VSD
Goldenhar-Syndrom	Konotrunkale Fehlbildungen
Holt-Oram-Syndrom	ASD, VSD
Marfan-Syndrom	Dilatation der Aortenwurzel → Aneurysma, Aortenklappeninsuffizienz, Mitralklappenprolaps mit Insuffizienz

AVSD = atrioventrikulärer Septumdefekt, VSD = ventrikulärer Septumdefekt, TOF = Fallot-Tetralogie, CM = Kardiomyopathie, TAC = Truncus arteriosus communis, ASD = Vorhofseptumdefekt. Konotrunkale Fehlbildungen umfassen TOF, TAC, Pulmonalatresie, „double outlet right ventricle", Aortenbogenanomalien.

(➤ Tab. 15.1). Für angeborene strukturelle Herzfehler besteht eine **familiäre Häufung.** Das Wiederholungsrisiko für Geschwisterkinder liegt bei ca. 4 %. Das Risiko für Kinder von Müttern mit einem strukturellen Herzfehler beträgt etwa 4–18 % und, wenn der Vater betroffen ist, ca. 1–3 %.

15.1.2 Perinatale Kreislaufumstellungsprozesse

In der **fetalen Zirkulation** erfolgt die Sauerstoff- und Nährstoffzufuhr über die Plazenta. Der Ductus venosus, das Foramen ovale und der Ductus arteriosus sind für die Hämodynamik des fetalen Kreislaufs wichtig (➤ Abb. 15.1a). Blut von der Plazenta fließt über die Umbilikalvene und den **Ductus venosus** zum rechten Vorhof, über das **Foramen ovale** in den linken Vorhof (Rechts-Links-Shunt), den linken Ventrikel und in die Körperhauptschlagader zur präferenziellen Versorgung des Gehirns. Systemvenöses (sauerstoff- und nährstoffarmes) Blut fließt über den rechten Vorhof, den rechten Ventrikel und überwiegend über den **Ductus arteriosus** in die Aorta descendens (Rechts-Links Shunt) und zurück in die Plazenta über die Umbilikalarterien.

Im Fetalkreislauf bestehen im System- und Lungenkreislauf gleiche Druckverhältnisse, aber ein hoher pulmonaler Gefäßwiderstand (Lunge nicht entfaltet) und ein niedriger systemischer Widerstand (plazentare Gefäße). Dies erklärt, warum die meisten strukturellen Herzfehler dennoch eine annähernd normale fetale Entwicklung ermöglichen. Mit der **Geburt** und der Entfaltung der Lungen führt der rasche Anstieg des arteriellen pO_2 zu einem raschen Abfall des pulmonalen Gefäßwiderstands. Mit Wegfall der Plazenta steigt der periphere Gefäßwiderstand an. Das gesamte Schlagvolumen des rechten Ventrikels fließt nun über die Pulmonalarterien in die Lunge. Bei abfallendem pulmonalarteriellem Widerstand und ansteigendem systemarteriellem Widerstand kommt es zu einer Shuntumkehr über den Ductus arteriosus (Links-Rechts-Shunt), der sich bei hohem pO_2 verschließt. Der nun größere pulmonalvenöse Rückfluss erhöht Volumen und Druck im linken Vorhof, was zu einem (teilweisen) Verschluss des Foramen ovale führt (➤ Abb. 15.1b). Somit tritt postnatal eine Umstellung eines parallel geschalteten Kreislaufs zu einem seriell geschalteten Kreislauf ein. Diese Prozesse beginnen unmittelbar mit dem ersten Atemzug des Neugeborenen und sind i. d. R. im Alter von 4–8 Wochen abgeschlossen.

MERKE

Die Kenntnis der fetalen und unmittelbar postnatalen Kreislaufphysiologie ist Voraussetzung für das Verständnis der klinischen Präsentation und Therapie angeborener Herzfehler.

15.2 Abklärung von Herz-Kreislauf-Erkrankungen

15.2.1 Anamnese

In der **Anamnese** werden Fragen zu Schwangerschaft, Perinatalzeit und Familienanamnese (➤ Tab. 15.2) sowie gezielt nach kardialen Belastungszeichen gestellt und in der klinischen Untersuchung objektiviert.

Zu den allgemeinen **klinischen Herzinsuffizienzzeichen** zählen u. a. Tachykardie, Tachypnoe, Dyspnoe, gehäufte Infekte der unteren Luftwege, vermehrtes Schwitzen sowie Blässe und eine schlechte Mikrozirkulation. Beim Neugeborenen und Säugling ist vor allem auf das Vorliegen von Lidödemen bzw. Ödemen im Bereich des Os sacrum, unzureichendes Trinkverhalten (reduzierte Gesamteinfuhr, rasche Erschöpfung, Schwitzen beim Trinken) und eine unzureichende Gewichtsentwicklung (Perzentilenknick) zu achten. Im Kindes- und Jugendalter gehören zu den klinischen Zeichen prätibiale und Fußrückenödeme, ein persistierender, insbesondere nächtlicher Husten, Orthopnoe, im Sitzen gestaute Halsvenen sowie eine reduzierte körperliche Leistungsfähigkeit.

15.2.2 Körperliche Untersuchung

- **Dokumentation der Entwicklung des Körperlängenwachstums, des Gewichts und des BMI gemäß Perzentilenkurven:** Chronische zyanotische Herzfehler und Herzfehler mit einem großen Shuntvolumen führen zu einer Gedeihstörung. Nach operativer Korrektur kann mit einem Aufholwachstum gerechnet werden. Übergewicht ist mit Risikofaktoren wie Fettstoffwechselstörungen und Hypertension assoziiert und begünstigt die Entwicklung einer koronaren Herzkrankheit (KHK).

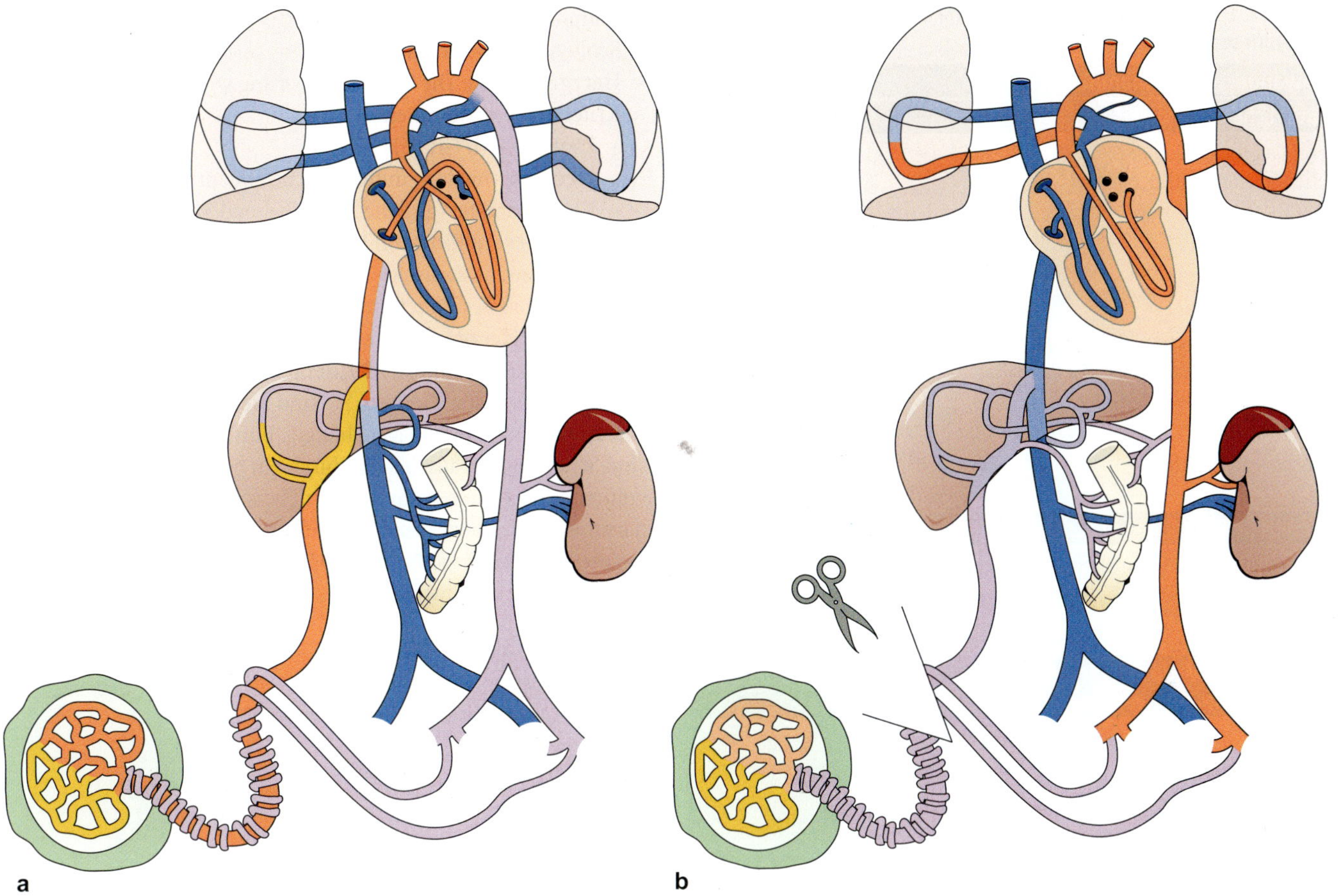

Abb. 15.1 **a** Fetaler Kreislauf und **b** postnatale Umstellung [L141]

- **Hautkolorit und Hautturgor:** Bei einer zentralen Zyanose ist die arterielle Sauerstoffsättigung reduziert. Eine periphere Zyanose (Akrozyanose) geht mit einer normalen arteriellen Sauerstoffsättigung einher. Ein „blaues Munddreieck" ist konstitutionell bedingt und besitzt keinen Krankheitswert. Trommelschlegelfinger und Uhrglasnägel sind Ausdruck einer chronischen zentralen Zyanose. Weitere Hinweise auf eine mögliche Herzerkrankung sind Blässe, Ikterus und vermehrtes Schwitzen in Ruhe.
- **Atemfrequenz und Atemmuster:** Die Atemfrequenz sollte bzgl. des Alters beurteilt werden (Tachypnoe beim Neugeborenen, wenn Atemfrequenz > 60/min). Zeichen der Dyspnoe beim Neugeborenen und Säugling sind inspiratorische Einziehungen und Nasenflügeln; beim Kleinkind und Schulkind ist es der Einsatz der Atemhilfsmuskulatur.
- **Inspektion des Thorax:** Eine vermehrte präkordiale Aktivität und Herzbuckel (Voussure) weisen auf eine Kardiomegalie hin. Thoraxdeformitäten können mit kardialen Erkrankungen assoziiert sein (z. B. Marfan-Syndrom). Narben können auf frühere kardiochirurgische Eingriffe hinweisen.
- **Palpation und Auskultation:** Die **peripheren Pulse** sollten palpiert und hinsichtlich Regelmäßigkeit und Stärke beurteilt werden. Durch **präkordiale Palpation** lassen sich der Herzspitzenstoß, eine vermehrte Aktivität und/oder ein Schwirren feststellen.
- **Blutdruckmessung:** Sie erfolgt bei jeder kinderkardiologischen Erstvorstellung an allen vier Extremitäten, dann am rechten Arm. Die Messung bei Säuglingen erfolgt im Liegen, ab dem Kleinkindesalter im Sitzen bei möglichst ruhigem Kind. Die Auswahl der Blutdruckmanschette orientiert sich an der Größe des Kindes (Manschettenbreite entspricht etwa zwei Dritteln des Oberarmumfangs; eine zu kleine Manschette führt zu falsch hohen Werten). Eine Blutdruckmessung kann auskultatorisch oder oszillometrisch erfolgen. Die Normwerte sind von Geschlecht, Alter oder Körperlänge abhängig. Blutdruckdifferenzen zwischen den Extremitäten weisen auf arterielle Stenosen hin.
- **Herzauskultation:** Diese erfolgt im Sitzen und Liegen. Es gibt vier typische Auskultationspunkte der Herzklappen. In die Untersuchung werden das gesamte Präkordium, die Karotiden und der Rücken einbezogen.
- **Herztöne im Kindesalter:** Häufig findet sich eine **physiologische Spaltung des zweiten Herztons** in der Inspiration (Pulmonalklappenschluss nach Aortenklappenschluss). Pathologisch ist eine atemunabhängige fixierte Spaltung des zweiten Herztons (Pulmonalklappenschluss deutlich später als Aortenklappenschluss) bei Volumenbelastung des rechten Ventrikels durch den Shunt eines Vorhofseptumdefekts oder einer höhergradigen Pulmonalstenose. Eine enge Spaltung des zweiten Herztons findet sich bei pulmonaler Hypertonie (früher, lauter Schluss der

Tab. 15.2 Fragen zu Schwangerschaft und Perinatalzeit sowie Familienanamnese

Schwangerschaftsanamnese	
Mütterliche Vorbefunde	
• Fetale Echokardiografie • Genetische Untersuchung	
Mütterliche chronische Erkrankungen	Auswirkungen auf das Kind
Diabetes mellitus	Kardiomyopathie (reversibel) Strukturelle Herzfehler: TGA, CoA, VSD
Lupus erythematodes und Sjögren-Syndrom mit Nachweis von Anti-Ro(SSA)- und Anti-LA(SSB)-Antikörpern	Angeborener kompletter AV-Block
Angeborener Herzfehler	Höheres Risiko für angeborene Herzfehler beim Kind (4–14 %)
Mütterliche Infektionen in der Schwangerschaft	
Rötelninfektion im 1. Trimenon	Strukturelle Herzfehler
HIV-Infektion	Kardiomyopathie
CMV-, Coxsackie-B-, Herpes-Infektion	Myokarditis
Einnahme von Medikamenten während der Schwangerschaft, die potenziell Herzfehler verursachen können (Auswahl)	
Lithium	Ebstein-Anomalie
Retinoide (Aknetherapie)	Konotrunkale Anomalien
ACE-Hemmer und AT_1-Antagonisten	Strukturelle Herzfehler
Valproat und Phenytoin	
Progesteron/Östrogen	
Exzessiver Alkoholkonsum	
Perinatale Anamnese	
• Gestationsalter • Geburtsgewicht	
Herzfehler und SGA	Intrauterine Infektion Fetales Alkoholsyndrom Medikamente
Herzfehler und Makrosomie	Mütterlicher Diabetes mellitus
Postnatale Adaptation	Apgar Pulsoxymetrie-Screening
Trinkverhalten Gewichtszunahme Allgemeine Entwicklungsschritte	Meilensteine der kindlichen Entwicklung
Familienanamnese	
Erbliche Erkrankungen	
Bikuspide Aortenklappe	Risiko für Aortovalvulopathie
Marfan-Syndrom	Risiko für progressive Aortendilatation
Kardiomyopathien	Risiko für plötzlichen Herztod
Ionenkanalerkrankungen	
• Frage nach plötzlichen Todesfällen in der Familie < 50. Lebensjahr • Frage nach Familienangehörigen mit Herzschrittmachern/AICDs • Hypertension • Frühzeitige Atherosklerose (< 55. Lebensjahr)	

TGA = Transposition der großen Arterien, CoA = Coarctatio aortae, VSD = Ventrikelseptumdefekt

Pulmonalklappe) oder höhergradiger Aortenstenose (verspäteter Schluss der Aortenklappe).

- **Herzgeräusche:** Die Charakterisierung wird nach folgenden Kriterien vorgenommen:
  - Lautstärke (6 Grade)
  - Frequenz (nieder-, mittel-, hochfrequent)
  - Klangcharakter (gießend, rau, schabend, rumpelnd, musikalisch)
  - zeitliches Auftreten im Herzzyklus (früh-, mittel-, spätsystolisch bzw. diastolisch)
- Lokalisation des Punctum maximum und Fortleitung

Organische Herzgeräusche haben ein strukturelles Korrelat (Stenose, Insuffizienz, Shunt). **Akzidentelle Herzgeräusche** finden sich häufig bei gesunden Kindern. Sie sind niederfrequent, von weichem Klangcharakter und oft lageabhängig. **Funktionelle Herzgeräusche** sind Strömungsgeräusche, die durch ein gesteigertes Herzminutenvolumen bei Fieber, Anämie oder Hyperthyreose auftreten. Beim harmlosen „Nonnensausen" handelt es sich um ein kontinuierliches venöses Strömungsgeräusch meist supraklavikulär rechts, das mit Kopfwendung verschwindet.

S2k-Leitlinie Abklärung eines Herzgeräusches im Kindes- und Jugendalter. AWMF-Registernummer 023-001. Stand: 29.11.2017 (in Überarbeitung); https://register.awmf.org/de/leitlinien/detail/023-001

Kinderkardiologische Leitsymptome

Herzgeräusche

Herzgeräusche, die in ersten Lebensstunden auskultiert werden können, weisen auf Stenosen der Aorten- oder Pulmonalklappe, Insuffizienzen der Mitral- oder Trikuspidalklappe oder Shuntvitien (kleiner Ventrikelseptumdefekt, Ductus arteriosus) hin. Bei großen Ventrikelseptumdefekten (VSDs) oder sehr großem persistierendem Ductus arteriosus tritt der Abfall des pulmonalarteriellen Widerstands verzögert ein, sodass oft erst nach einigen Tagen bis Wochen ein Systolikum auskultiert werden kann. Das Fehlen eines Herzgeräuschs schließt einen Herzfehler nicht aus. Herzgeräusche, die im Rahmen einer Routineuntersuchung bei einem ansonsten gesunden Klein- oder Schulkind erstmals auffallen, sind häufig akzidentell und damit harmlos. Bei Fieber und Anämie treten oft funktionelle Herzgeräusche auf.

Zyanose

Eine Zyanose ist ein Warnsignal und muss weiter abgeklärt werden. Wichtige anamnestische Fragen betreffen:

- den Zeitpunkt (unmittelbar nach Geburt, im Verlauf von Tagen),
- die Dauer des Auftretens,
- die Lokalisation (periphere Zyanose: Akren, zentrale Zyanose: Lippen, Schleimhäute, generalisiert),

- die Zunahme der Zyanose unter körperlicher Belastung (z. B. Trinken, Weinen).
- Zyanotische Anfälle:
  - zyanotische Affektkrämpfe (nach starkem Weinen, Anhalten der Atmung und Zyanose)
  - zyanotische Anfälle bei Fallot-Tetralogie (generalisierte Zyanose mit vertiefter Atmung)

CAVE
Eine Polyglobulie kann eine Zyanose vortäuschen, eine Anämie die Symptome abmildern.

Thoraxschmerzen

Diese sind ein häufiger Vorstellungsgrund von Schulkindern und Jugendlichen. Folgende anamnestische Fragen helfen, die Symptomatik einzuordnen:

- Charakter der Schmerzen (drückend, stechend, zusammen mit schnellem/unregelmäßigem Herzschlag)
- Dauer der Schmerzen
- Abhängigkeit der Schmerzen von der Atmung
- Ausstrahlen der Schmerzen (linke Schulter/Arm)
- Auftreten in Abhängigkeit körperlicher Aktivität

Praxistipp
Zu den häufigen nichtkardialen Ursachen für Thoraxschmerzen im Kindes- und Jugendalter gehören Erkrankungen muskuloskelettaler Genese, Costochondritis, Traumata, Infekte der Bronchien, Lunge und Pleura mit Husten sowie psychogene Ursachen (Ausschlussdiagnose). Anamnestische Angaben sind zumeist stechende, atemabhängige Schmerzen unabhängig von körperlicher Aktivität.

Seltene kardiovaskuläre, aber potenziell gefährliche Ursachen umfassen eine (Peri-)Myokarditis, Kardiomyopathien, Koronararterienanomalien (angeboren, erworben nach Kawasaki-Syndrom), Aortendissektion (bei Marfan-Syndrom), Koronarischämien bei Aortenstenose und Herzrhythmusstörungen. Anamnestische und klinische Warnsignale sind akut einsetzende, starke Schmerzen, verstärkt durch körperliche Aktivität in Zusammenhang mit Synkopen, Palpitationen oder Tachykardien, einhergehend mit Blässe und Kaltschweißigkeit.

S2k-Leitlinie Thoraxschmerzen im Kindes- und Jugendalter. AWMF-Registernummer 023-003. Stand: 29.4.2022, gültig bis 28.4.2025; https://register.awmf.org/de/leitlinien/detail/023-003

Arterielle Hypertonie

Bei mindestens dreimalig ambulant bestimmten erhöhten Blutdruckwerten > 90. Perzentile oder > 130/85 mmHg ist eine 24-h-Blutdruckmessung indiziert. Basierend auf den Perzentilenwerten der Mittelwerte der 24-h-Blutdruckmessung oder dreier Einzelmessungen wird die Diagnose gestellt. Die derzeitige Definition der Hypertonie für Kinder und Jugendliche ist ➤ Tab. 15.3 zu entnehmen.

Tab. 15.3 Definition von Hypertonie

Normaler Blutdruck	< 90. Perzentile
Hochnormaler Blutdruck	90.–94. Perzentile
Hypertonie 1°	95.–99. Perzentile + 5 mmHg
Hypertonie 2°	> 99. Perzentile + 5 mmHg

Die weitere Hypertonieabklärung umfasst Anamnese, körperliche Untersuchung (ein kraniokaudaler Blutdruckgradient weist auf eine Stenose, typischerweise im Aortenisthmus hin) und eine Basisdiagnostik (Labordiagnostik im Blut und Urin, Funduskopie, Abdomensonografie mit Dopplersonografie der Nierenarteriengefäße und Echokardiografie). Die Echokardiografie erfasst zum einen insbesondere eine Aortenisthmusstenose als Ursache einer arteriellen Hypertonie und quantifiziert das Ausmaß einer ventrikulären Hypertrophie als Folge einer länger bestehenden Hypertonie (Endorganschaden). In Abhängigkeit von den Befunden der Basisdiagnostik sind weitere Abklärungen indiziert. Bei einer sekundären Hypertonie wird zuerst die Ursache behandelt. Bei einer medikamentösen antihypertensiven Therapie richtet sich die Wahl des Präparats nach der zugrunde liegenden Erkrankung.

S2k-Leitlinie Pädiatrische Kardiologie, Pädiatrische Nephrologie und Pädiatrie: Arterielle Hypertonie im Kindes- und Jugendalter. Stand: 30.6.2015; https://www.dgpk.org/wp-content/uploads/Arterielle_Hypertonie-LL-Dallapozza-nach_Konsentierung_final_11072022.pdf

Verminderte körperliche Belastbarkeit, Stridor und Schluckbeschwerden

Erste Verdachtsmomente einer möglichen verminderten körperlichen Leistungsfähigkeit treten in der Anamnese beim Vergleich mit Gleichaltrigen auf. Ein (belastungsabhängiger) Stridor kann auf eine Trachealkompression durch einen Gefäßring hinweisen. Schluckbeschwerden können u. a. auch durch eine Ösophaguskompression durch eine A. lusoria verursacht werden.

EKG-Besonderheiten im Kindesalter

Aufgrund der höheren Herzfrequenz im Kindesalter werden die EKGs meist mit einer Papiergeschwindigkeit von 50 mm/s abgeleitet. Die Analyse des EKG folgt der gleichen Systematik wie im Erwachsenenalter. Im Folgenden werden nur einige spezifisch pädiatrische Aspekte genauer beschrieben.

- **Altersabhängige Herzfrequenz:** ➤ Tab. 15.4
- **Altersabhängiger Lagetyp (Vektor des QRS-Komplexes):** Bei Neugeborenen und jungen Säuglingen liegt aufgrund des muskelkräftigen rechten Ventrikels ein Rechtstyp (QRS-Vektor > 90°)

Tab. 15.4 Richtwerte für normale Herzfrequenzen

Neugeborenes	90–180/min
Säuglinge	80–170/min
Klein- und Vorschulkinder (1.–5. Lebensjahr)	70–140/min
Schulkinder (6.–16. Lebensjahr)	60–130/min
Jugendliche und junge Erwachsene (> 16. Lebensjahr)	60–100/min

vor. Etwa ab dem 3. bis 4. Lebensjahr entspricht die Herzachse dann einem Steiltyp/Indifferenztyp (30–90°).

CAVE

Ein überdrehter Linkstyp im Neugeborenenalter ist pathologisch und tritt bei atrioventrikulären Septumdefekten und Trikuspidalatresien auf (anderer Verlauf des Reizleitungssystems).

- **Depolarisation und Repolarisation:** Die **PQ-Zeit** wird mit dem Alter länger und verkürzt sich bei höheren Herzfrequenzen. Die **QRS-Dauer** verlängert sich ebenfalls mit dem Alter (Säuglinge < 70 ms, Kleinkinder < 90 ms, Schulkinder < 100 ms). Die **frequenzkorrigierte QT-Dauer** wird meist nach der Bazett-Formel in Ableitung II berechnet. Die **ST-Strecke** verläuft normalerweise isoelektrisch; im Jugendalter können Hebungen und Senkungen von 1 mm in den Extremitätenableitungen und 2 mm in den Brustwandableitungen noch physiologisch sein. Als frühe Repolarisation in der Adoleszenz wird eine ST-Strecken-Hebung ausgehend vom J-Punkt von max. 2 mm in den Brustwandableitungen (meist $V_2 – V_4$) bezeichnet und gilt als Normvariante. Die **T-Welle** ist in der ersten Lebenswoche in allen **Brustwandableitungen** positiv. Nach der Neugeborenenperiode sind die T-Wellen nur linkspräkordial positiv. Mit zunehmendem Alter werden die T-Wellen in allen Brustwandableitungen wieder positiv. In den **Extremitätenableitungen** ist die T-Welle meist mit dem QRS-Komplex konkordant.

CAVE

Eine **positive T-Welle in V_1** nach dem 1. Lebensmonat ist ein Hinweis für eine rechtsventrikuläre Belastung. **Tiefe Q-Zacken in I, aVL und V_4–V_6** bei einem Säugling sprechen für eine Myokardischämie und sind ein typischer Befund bei einem Bland-White-Garland-Syndrom.

- **Hypertrophiezeichen im EKG im Kindes- und Jugendalter:** Der Nachweis einer atrialen oder ventrikulären Hypertrophie im EKG ist oft der Auslöser für eine weitere kardiologische Abklärung.
  - **Atriale Hypertrophie:** Eine P-Wellen-Amplitude > 3 mm weist auf eine rechtsatriale Hypertrophie hin. Eine P-Wellen-Verlängerung (> 100 ms bei Kindern nach dem 1. Lebensjahr, > 80 ms bei Säuglingen) spricht für eine linksatriale Hypertrophie.
  - **Ventrikuläre Hypertrophie:** Hinweise sind Veränderungen der QRS-Achse, der QRS-Amplituden, des R/S-Verhältnisses in den Brustwandableitungen und der Ausrichtung des T-Vektors (konkordant oder diskordant mit dem QRS-Vektor).

Inwieweit das **EKG im Kindes- und Jugendalter als Screening** vor Beginn regelmäßiger leistungsorientierter sportlicher Aktivität eingesetzt werden soll, wird kontrovers diskutiert, von der Expertenkommission der Deutschen Gesellschaft für Pädiatrische Kardiologie (DGPK) aber empfohlen.

Synkopen

Eine Synkope ist ein plötzlich auftretender, reversibler Bewusstseins- und Tonusverlust infolge einer transienten zerebralen Minderperfusion. Die Dauer beträgt Sekunden bis wenige Minuten. Das Bewusstsein wird rasch und vollständig wiedererlangt.

Ätiologie ➤ Tab. 15.5.

Diagnostik: Anamnese und körperliche Untersuchung Eine strukturierte Anamnese (➤ Box 15.1) ist meist der Schlüssel zum Verständnis der Synkopenursache und bestimmt die weitere Diagnostik und Therapie. Die Auskultation des Herzens, eine Blutdruckmessung, eine neurologische Basisuntersuchung und die Identifizierung sturzbedingter Traumata sind essenzieller Bestandteil der körperlichen Untersuchung. Im (Langzeit-)EKG und in der Echokardiografie können Hinweise für kardiale Ursachen einer Synkope identifiziert werden.

Differenzialdiagnose ➤ Box 15.2.

Therapie Bei Störungen der autonomen Kontrolle mit orthostatischer Intoleranz ist ein Aufklärungsgespräch über die Harmlosigkeit der Symptome zu führen. Dieses umfasst u. a. eine Beratung über Präventivmaßnahmen (z. B. vorbeugend: ausreichende Flüssigkeitszufuhr, Ausdauersport; bei Symptomen: liegende Körperhaltung, isometrische Muskelkontraktionen). Nur selten ist eine kurzzeitige medikamentöse Therapie indiziert (Midodrin [α1-Agonist], Fludrocortison). Bei kardialen und arrhythmogenen Synkopen sind eine Risikostratifizierung und die Behandlung der Herzrhythmusstörungen bzw. der zugrunde liegenden strukturellen Herzerkrankung notwendig.

Prognose Störungen der autonomen Kontrolle haben eine sehr gute Prognose und nehmen an Häufigkeit mit dem Alter ab. Kardiale und arrhythmogene Synkopen haben ein erhöhtes Risiko für einen plötzlichen Herztod.

S2k-Leitlinie Synkope im Kindes- und Jugendalter. AWMF-Registernummer 023-004. Stand: 20.2.2020, gültig bis 28.2.2025; https://register.awmf.org/de/leitlinien/detail/023-004

15.2.3 Bildgebende Verfahren

Echokardiografie

Die **transthorakale Echokardiografie** ist das Standardverfahren zur kardialen Diagnostik bei V. a. eine Herzerkrankung. Damit lassen

Tab. 15.5 Ursachen für Synkopen im Kindes- und Jugendalter

Störungen der autonomen Kontrolle mit orthostatischer Intoleranz			
Reflexsynkopen (neural vermittelte Synkopen)	Neurokardiogene (vasovagale) Synkopen	Emotionale Belastung	Angst Schmerz Ekel Ärger
		Orthostatische Belastung	*Plötzliches* Versacken von Blut in untere Extremität
	Situative Synkopen	Nach Schlucken, Husten, Defäkation, Miktion	
	Karotissinus-Syndrom	Kämmen der Haare	
Synkopen als Folge orthostatischer Hypotension (Auswahl)	Dysautonome Synkope des Jugendlichen (nach langem Stehen, während Belastung, nach Mahlzeit, nach längerer Bettruhe)		
	Hypovolämie (Erbrechen, Durchfall, Blutung, Diuretika)		
	Familiäre Dysautonomien (selten)	z. B. Riley-Day-Syndrom	
Posturales Tachykardiesyndrom	Präsynkope/chronische Symptome		
Kardiale Synkopen			
Synkopen bei strukturellen Herzfehlern/ Kardiomyopathien (Auswahl)	Nichtoperierte Herzfehler		
	Korrigierte/palliativ operierte Herzfehler		
	Kardiomyopathien/Myokarditis		
	Pulmonale Hypertension		
	Koronararterienanomalie (angeboren/erworben: Kawasaki-Syndrom)		
	Kardiale Tumoren		
Herzrhythmusstörungen als primäre Ursache (Auswahl)	Tachykardien	WPW-Syndrom, wenn schnelle Überleitung auf die Ventrikel	
		Ventrikuläre Tachykardien	Ionenkanalerkrankungen: LQTS (DD: medikamentös induziert; www.qtdrugs.org) Brugada-Syndrom Katecholaminerge polymorphe VT
	Bradykardien	AV-Block Grad III	• angeboren • postoperativ • postinfektiös • genetisch
		Schrittmacherdysfunktion	

AV = atrioventrikulär; DD = Differenzialdiagnose; VT = ventrikuläre Tachykardie; WPW-Syndrom = Wolff-Parkinson-White-Syndrom

sich fast alle angeborenen Herzfehler umfassend diagnostizieren. Die Grenzen liegen z. B. in der Beurteilung des peripheren Verlaufs der Pulmonalarterienäste und der direkten Darstellung pulmonaler arteriovenöser Fisteln. Limitationen können ein schlechtes Schallfenster (z. B. bronchiale Obstruktion) und Unruhe des Patienten sein. Die Erfassung von Standardschnitten erfolgt von subkostal, apikal, parasternal und suprasternal. Bei komplexen Herzfehlern oder nach operativer Korrektur sind zusätzliche Schnittebenen hilfreich. Folgende echokardiografische Untersuchungstechniken kommen heute routinemäßig zum Einsatz:

- **Zweidimensionale Echokardiografie:** Schnittbilder zur Beurteilung der kardialen Morphologie, Quantifizierung der Dimensionen von Vorhöfen, Kammern und Gefäßen.
- **M-Mode-Verfahren:** Darstellung der Bewegung von kardialen Strukturen über die Zeit, Quantifizierung von Durchmessern der Ventrikel in Systole und Diastole zur Berechnung der Verkürzungsfraktion, Bestimmung der Durchmesser von Septum und Ventrikelwänden, Beurteilung der Beweglichkeit von Herzklappen.
- **Doppler-Echokardiografie:** Erfassung von Blutflussgeschwindigkeiten und -richtung:
  - *Farb-Doppler (Colour Doppler):* farbkodierte Darstellung von Flussgeschwindigkeit und Richtung (gemäß Konvention bedeutet Rot: Flussrichtung auf den Schallkopf zu, Blau: Flussrichtung vom Schallkopf weg; turbulente Flüsse enthalten mehrere Farbanteile).
  - *Continuous-Wave-Doppler (CW-Doppler):* Erfassung maximaler Flussgeschwindigkeiten; mittels CW-Doppler Berechnung von Gradienten über Klappenstenosen und VSD.
  - *Pulse-Wave-Doppler (PW-Doppler):* Erfassung von Flussgeschwindigkeiten in einem definierten Bereich; mittels PW-Doppler Darstellung von Flussprofilen mit niedriger Geschwindigkeit.
  - *Gewebe-Doppler (Tissue-Doppler):* Darstellung von Myokardbewegungen mit niedriger Geschwindigkeit, Beurteilung der diastolischen Ventrikelfunktion.
- **Dreidimensionale Echokardiografie:** Darstellung von Herzschnitten in jeder Ebene ermöglicht zusätzliche Informationen

15

Box 15.1

Anamnese nach Synkopen

Eigenanamnese

- Anzahl der Synkopen
- Zeitpunkt der Synkopen
- Verletzung im Rahmen einer Synkope
- Vorerkrankungen (Herzfehler/Rhythmusstörung, Epilepsie/Migräne, Stoffwechselerkrankung)
- Lebensgewohnheiten (Nahrungs- und Flüssigkeitszufuhr, Schlafverhalten, Gewichtsentwicklung, Wachstumsschub, sportliche Aktivitäten)
- Medikamente, Drogen, Allergien, Schwangerschaft

Familienanamnese

- Synkopen in der Familie: Ursachen?
- Plötzliche Todesfälle in der Familie bei jungen Erwachsenen
- Schrittmacherpatienten
- Kongenitale Taubheit

Auslösesituation

- Körperlage (Sitzen, Liegen, Stehen)
- Tätigkeit (in Ruhe, bei/nach körperlicher Belastung, beim Führen eines Fahrzeugs, Miktion/Defäkation, Husten, Lachen, Schlucken)
- Umgebungsreize (überfüllter Raum, emotionale Belastung)

Episodenverlauf

Beginn der Episode

- Vegetative Symptome (Übelkeit, Schwindel, Schwitzen)
- Neurologische Symptome (Verwirrtheit, Verschwommensehen, Hörstörung, Aura)
- Palpitationen (regelmäßig – unregelmäßig)
- Brustschmerzen
- Keine Warnsignale

Ablauf des Ereignisses (Beobachter)

- Zusammensacken oder Sturz
- Blässe – Zyanose – Flush
- Dauer der Bewusstlosigkeit
- Atemmuster – Myoklonien – Muskeltonus
- Krampfäquivalente (Zungenbiss, Einnässen, Speichelfluss, Automatismen)

Ende der Episode

- Vegetative Symptome (Übelkeit, Erbrechen, Schwitzen, Hautfarbe)
- Neurologische Symptome (Kopfschmerzen, Müdigkeit, Verwirrtheit, Schlaf, Lähmungen)
- Amnesie
- Palpitationen (regelmäßig – unregelmäßig)
- Verletzungen – Schmerzen

Anamnestische Warnsignale

- Synkope bei bekannter Herzerkrankung
- Synkopen nach Palpitationen/thorakalen Schmerzen
- Synkope beim Schwimmen, nach lauten Geräuschen, starker emotionaler Belastung, im Liegen/Schlaf – LQTS
- Synkope während körperlicher Belastung – Herzrhythmusstörung, z. B. katecholaminerge polymorphe Tachykardie, Koronararterienanomalie
- Familienanamnese mit plötzlichen Todesfällen < 30 Jahre – Kardiomyopathie, Ionenkanalerkrankung
- Synkope mit untypischer Anamnese – psychogene Synkope, Münchhausen-by-proxy-Syndrom

Box 15.2

Differenzialdiagnose extrakardialer Ursachen für einen plötzlichen Bewusstseinsverlust

- Hypoglykämie
- Hyperventilation/Hypokalzämie
- Hypoxie
- Pharmaka/Drogen
- Zerebrale Krampfanfälle
- Trauma
- Subclavian-Steal-Syndrom
- Psychogene Ursache/Münchhausen-by-proxy-Syndrom

über morphologische Details, Anwendungen zur Volumetrie und Funktionsanalyse (Ejektionsfraktion, „Speckle Tracking").

- **Transösophageale Echokardiografie:** Eine spezialisierte Ultraschallsonde wird über den Ösophagus hinter dem Herzen platziert. Die Untersuchung erfolgt im Kindesalter i. d. R. in Sedierung bzw. Intubationsnarkose und wird vor allem bei kardiochirurgischen Eingriffen, zur Beurteilung des Vorhofseptums und der Lungenvenenmündung bei katheterinterventionellem Verschluss von Vorhofseptumdefekten sowie zur Beurteilung von Herzklappen bei V. a. Vegetationen angewendet.
- **Fetale Echokardiografie:** Diese wird i. d. R. zwischen SSW 18 + 0 und SSW 21 + 6 durchgeführt. Eine standardisierte segmentale Echokardiografie ermöglicht die Diagnose vieler struktureller Herzfehler, kardialer Funktionsstörungen und Arrhythmien. Fetale supraventrikuläre Tachykardien wie Vorhofflattern und Reentry-Tachykardien bei akzessorischer Leitungsbahn lassen sich bereits intrauterin durch mütterliche Medikamentengabe behandeln. Dadurch kann eine Herzinsuffizienz mit Hydrops fetalis vermieden werden. Vor allem bei duktusabhängigen komplexen Herzfehlern trägt die Optimierung der perinatalen Versorgung mit Wahl des Entbindungsortes und Vermeidung einer kardialen Dekompensation zur Verbesserung der neonatalen Morbidität und Mortalität bei. Durch kinderkardiologische und humangenetische Beratungsgespräche können sich die Familien mit der Erkrankung auseinandersetzen und das weitere Vorgehen planen.

Röntgen-Thorax

Folgende Informationen einer Röntgen-Thorax Untersuchung können Hinweise auf eine mögliche Herzerkrankung liefern:

- *Herzgröße:* Eine Kardiomegalie liegt bei einem Herz-Thorax-Quotienten > 0,5 vor.
- *Herzform:* Sie wird durch die Größe der Vorhöfe, Ventrikel und den Verlauf der Aorta und der Pulmonalarterien beeinflusst. Beim Neugeborenen ist der noch altersphysiologisch große Thymus im vorderen Mediastinum vom Herzschatten abzugrenzen.
- *Lungengefäßzeichnung:* Hinweise für eine gesteigerte oder verminderte Lungenperfusion, eine schwere pulmonale Hypertonie (dilatierte zentrale Pulmonalarterien bei schmalkalibrigen peripheren Pulmonalarterienästen) oder ein Lungenödem sind hinweisend auf eine kardiale Grunderkrankung.
- *Kardialer und abdominaler Situs:* Die Lage des Herzens intrathorakal, die Ausrichtung der Herzspitze sowie die Lage der Abdominalorgane Leber und Magen geben wichtige erste Hinweise auf Situsanomalien (z. B. im Rahmen von Heterotaxie-Syndromen).
- *Knöcherne Strukturen:* Fehlbildungen der Wirbelsäule und des Thorax sind mit komplexen Herzfehlern assoziiert (z. B. Wirbelfehlbildungen bei VACTERL-Assoziation, Rippenusuren bei lange bestehender Aortenisthmusstenose).

Kardiale Magnetresonanztomografie (MRT) und Computertomografie (CT)

Diese nichtinvasiven Schnittbildverfahren ermöglichen zusätzliche Informationen zur genauen Charakterisierung struktureller oder funktioneller Herzerkrankungen.

Funktionsanalysen in der Kinderkardiologie

(Spiro-)Ergometrie

Die (Spiro-)Ergometrie wird auf dem Laufband oder Fahrrad durchgeführt. Erfasst werden EKG, Blutdruckverhalten, maximale Herzfrequenz und Symptome während der Untersuchung. Die Spiroergometrie erlaubt eine Beurteilung der kardiopulmonalen Leistungsfähigkeit, der Ventilation (Atemzug- und Atemminutenvolumen), des pulmonalen Gasaustauschs, der Atemökonomie und des Metabolismus. Der aussagekräftigste Parameter zur Beurteilung der körperlichen Leistungsfähigkeit ist die maximale Sauerstoffaufnahme unter Belastung. Die Möglichkeit einer Notfallbehandlung muss jederzeit gewährleistet sein.

Indikation

- Identifizierung möglicher belastungsabhängiger Herzrhythmusstörungen
- Risikostratifizierung
  - WPW-Syndrom (Verhalten der Deltawelle unter körperlicher Belastung)
  - V. a. Long-QT-Syndrom (LQTS, QT_c-Dauer 4 min nach Belastungsende kann LQTS1/2 demaskieren, Bewertung fließt in Schwartz-Score [➤ Tab. 15.18] ein)
  - Verhalten von wechselnden AV-Blockierungen unter Belastung
  - Analyse des Blutdruckverhaltens unter körperlicher Belastung
  - Identifizierung einer belastungsabhängigen Hypertonie (z. B. nach Korrektur einer Aortenisthmusstenose im Säuglingsalter)
  - Nachweis eines überschießenden Blutdruckabfalls nach körperlicher Belastung als Ursache von neurokardiogenen Synkopen
  - Nachweis möglicher kardialer Ischämien (z. B. ST-Strecken-Senkungen nach Kawasaki-Syndrom mit Koronararterienbeteiligung)
  - Objektivierung der körperlichen Leistungsfähigkeit vor bzw. nach katheterinterventionellen/operativen Eingriffen angeborener/erworbener Herzerkrankungen (Spiroergometrie mit Pulsoxymetrie)
  - Analyse der Schrittmacherfunktion unter körperlicher Belastung

Kontraindikation (Auswahl) Akute oder instabile kardiale und pulmonale Erkrankungen, Infektionen, unbehandelte Hypertonie, manifeste Herzrhythmusstörungen.

6-Minuten-Gehtest

Dabei handelt es sich um einen Belastungstest im submaximalen Bereich, wenn eine Ergometrie nicht möglich ist. Die Gehstrecke über 6 min wird quantifiziert. Der Test dient insbesondere zur Verlaufskontrolle einer pulmonalen Hypertonie unter medikamentöser Therapie mit pulmonalen Vasodilatanzien.

Herzkatheterverfahren und elektrophysiologische Untersuchung

Die **Herzkatheteruntersuchung** ist eine invasive Methode, mit der durch Verwendung spezieller Katheter unter Röntgendurchleuchtung hämodynamische Parameter der Herzkreislauffunktion erfasst und strukturelle Auffälligkeiten angiografisch dargestellt werden können (u. a. Druckkurven mit Bestimmung von Gradienten, Bestimmung von Herzzeitvolumina mit Shunt- und Widerstandsberechnungen).

Durch eine verbesserte Bildgebung mittels Echokardiografie und MRT überwiegen Indikationen für **katheterinterventionelle Eingriffe** wie z. B.:

- Ballonvalvuloplastie von Klappenstenosen (z. B. Aortenklappe, Pulmonalklappe)
- Ballonangioplastie von Gefäßstenosen (z. B. Pulmonalarterien, Reaortenisthmusstenosen, ggf. mit Stentimplantation)
- Ballonatrioseptostomie bei restriktivem Foramen ovale (sog. Rashkind-Manöver)
- Verschluss von Vorhofseptumdefekten
- Verschluss eines persistierenden Ductus arteriosus

- Verschluss von Ventrikelseptumdefekten (abhängig von Größe und Lokalisation)
- Perkutaner Pulmonalklappenersatz

Die **elektrophysiologische Untersuchung** ist ein invasives Verfahren, mit dem durch Verwendung spezieller Katheter elektrophysiologische Parameter erfasst, Arrhythmien induziert und akzessorische Leitungsbahnen gezielt durch Radiofrequenzablation oder Kryotherapie dauerhaft abladiert werden können. Der Einsatz moderner Katheternavigationssysteme (3-dimensionale farbkodierte Erfassung der Herzanatomie mit simultaner Registrierung elektrischer Signale in einem Magnetfeld) trägt zu einer deutlichen Reduktion des Einsatzes von Röntgenstrahlen bei.

Indikationen für eine elektrophysiologische Untersuchung mit Ablationstherapie im Kindesalter (Auswahl):

- Supraventrikuläre Reentry-Tachykardien mit Einschluss des AV-Knotens:
  - AV-nodale Reentry-Tachykardie
  - atrioventrikuläre Reentry-Tachykardie
- Supraventrikuläre Reentry-Tachykardien ohne Einschluss des AV-Knotens:
  - typisches Vorhofflattern
  - intraatriale Tachykardien nach Vorhofchirurgie
- Supraventrikuläre/ventrikuläre fokale Tachykardien:
  - fokal atriale Tachykardien
  - ventrikuläre Tachykardien

15.3 Angeborene Herzerkrankungen

15.3.1 Pulmonalstenose

Die Pulmonalstenose kann valvulär, subvalvulär (infundibulär oder abnorm verlaufendes Muskelbündel), supravalvulär und peripher im Bereich der Pulmonalarterienäste lokalisiert sein (➤ Abb. 15.2).

Bei einer **valvulären Stenose** sind die Klappentaschen verdickt und die Kommissuren teilweise verschmolzen; das Öffnungsverhalten ist somit eingeschränkt (systolisches „Doming" der Klappentaschen). Die Klappenanlage kann trikuspid, bikuspid und selten unikommissural sein. Der Durchmesser des Klappenrings kann normal bis hypoplastisch ausgebildet sein. Poststenotisch ist die Pulmonalarterie dilatiert. Bei einer **dysplastischen Klappenanlage** sind die Taschen deutlich verdickt und myxomatös verändert. Die Klappenbeweglichkeit ist stark eingeschränkt (kein systolisches Doming, keine poststenotische Dilatation), der Klappenring meist hypoplastisch. Dysplastische Klappenanlagen finden sich charakteristischerweise beim Noonan-Syndrom. Eine **subvalvuläre Stenose im Infundibulum** ist muskulär bedingt und tritt meist bei einer Fallot-Tetralogie auf. Eine **subvalvuläre Stenose durch ein abnorm verlaufendes Muskelbündel** wird als „double chambered right ventricle" bezeichnet. Durch das obstruierende Muskelbündel besteht ein hoher Druck im apikalen Teil des rechten Ventrikels. **Supravalvuläre Pulmonalstenosen** sind häufig mit valvulären Pulmonalstenosen vergesellschaftet. Periphere Pulmonalstenosen können auch multipel auftreten. Typischerweise sind sie mit einem Williams-Beuren-Syndrom, einem Alagille-Syndrom oder der Rötelnembryopathie assoziiert.

Hämodynamik, Klinik und Untersuchungsbefund Bei einer **kritischen Pulmonalklappenstenose** ist die Lungendurchblutung duktusabhängig. Mit Verschluss des Ductus arteriosus kommt es zu einer lebensbedrohlichen Hypoxämie und zu einem Rechtsherzversagen. Bei **weniger schwer ausgeprägten Pulmonalstenosen** führt die chronische Druckbelastung des rechten Ventrikels zur Hypertrophie (ventrikulär und infundibulär). Bei einem **„double chambered right ventricle"** kann die Obstruktion rasch zunehmen. Je ausgeprägter die Stenose, desto lauter und länger sind das systolische Austreibungsgeräusch und die atemunabhängige Spaltung des zweiten Herztons.

Diagnostik Im **EKG** zeigen sich Zeichen der rechtsventrikulären Hypertrophie. Die **Echokardiografie** erfasst die exakte Lokalisation der Stenose, die Morphologie und den Durchmesser der Klappe, den Schweregrad der Stenose und des rechtsventrikulären Drucks, Größe und Funktion des rechten Ventrikels, Funktion der Trikuspidalklappe sowie mögliche assoziierte kardiale Fehlbildungen.

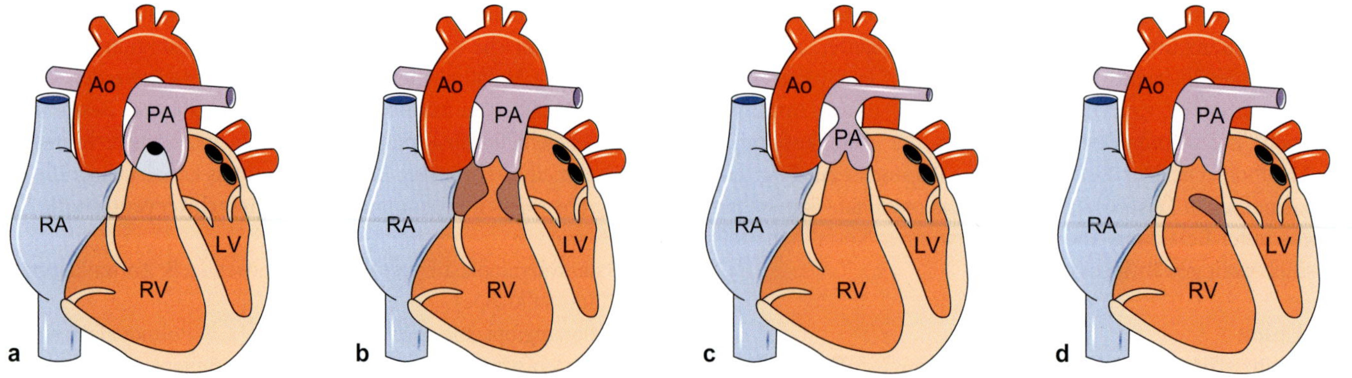

Abb. 15.2 Formen der Pulmonalstenose: **a** Valvuläre Pulmonalstenose: Die Klappentaschen sind verdickt, der Klappenring kann zierlich sein, das Öffnungsverhalten ist eingeschränkt (systolisches „Doming"). **b** Infundibuläre Pulmonalstenose: Die Stenose entsteht durch muskuläre Hypertrophie im rechtsventrikulären Ausflusstrakt. Sie ist typisch bei einer Fallot-Tetralogie. **c** Supravalvuläre Pulmonalstenose: Sie kann unmittelbar oberhalb der Pulmonalklappe oder im Abgangsbereich oder peripher im Verlauf der Pulmonalarterienäste liegen. **d** „Double chambered right" Ventrikel: Durch ein abnormes Muskelbündel wird der rechte Ventrikel in zwei Anteile getrennt. [L141]

Therapie

- **Interventionelle Therapie:** Bei der **kritischen valvulären Pulmonalstenose** des Neugeborenen ist die Therapieindikation zur Ballonvalvuloplastie mit Diagnosestellung nach klinischer Stabilisierung unter laufender Prostaglandin-E_1-Infusion gegeben. Eine Therapieindikation für eine Ballonvalvuloplastie einer **valvulären Pulmonalstenose** ist bei Säuglingen und Kleinkindern bei einem dopplerechokardiografisch maximalen systolischen Gradienten von > 50 mmHg, bei Schulkindern und Jugendlichen von > 40 mmHg und bei Symptomen gegeben. Dysplastische Klappen lassen sich meist weniger effektiv dilatieren. **Periphere Pulmonalstenosen** werden dilatiert, und ggf. wird ein Stent implantiert.
- **Chirurgische Therapie:** Sie ist bei **Klappenstenosen** erforderlich, die interventionell nicht ausreichend dilatiert werden können. Sie ermöglicht eine Kommissurotomie, eine Rekonstruktion („Shaving") dysplastischer Klappen und, falls erforderlich, eine Valvulotomie, eine plastische Erweiterung des Klappenrings und eine Resektion infundibulärer Muskelbündel. Wenn eine **schwer dysplastische Klappe** nicht rekonstruiert werden kann, erfolgt ein Pulmonalklappenersatz mit einem klappentragenden Conduit, einem Contegra®-Graft (bovine Jugularvene) oder einem Homograft. **Supravalvuläre Pulmonalstenosen** des Pulmonalarterienstamms können mit einem Patch erweitert werden.
  Beim **„double chambered right ventricle"** wird das abnorme Muskelbündel reseziert und der oft assoziierte VSD verschlossen.

Prognose Residuelle Stenosen können nach einem Eingriff bestehen bleiben. Insbesondere im ersten Jahr nach einer Intervention kann der Gradient über der Klappe wieder zunehmen. Pulmonalklappeninsuffizienzen können auch noch viele Jahre nach einer Intervention auftreten.

S2k-Leitlinie Valvuläre Pulmonalstenose im Kindes-, Jugend- und jungen Erwachsenenalter (EMAH-Patienten). AWMF-Registernummer 023-007. Stand 14.9.2018, gültig bis 13.9.2023; https://register.awmf.org/de/leitlinien/detail/023-007

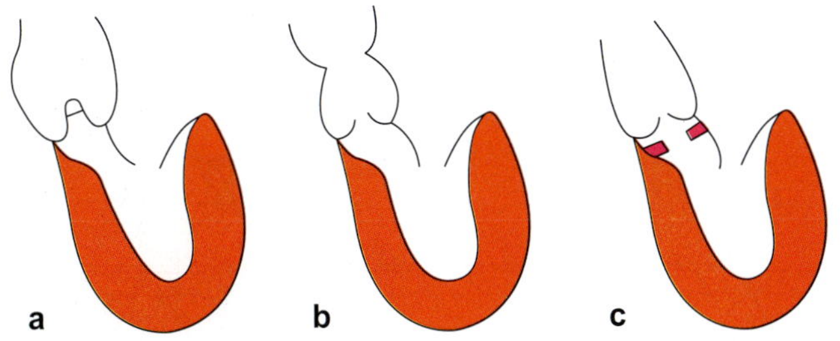

Abb. 15.3 Formen der Aortenstenose: **a** Valvuläre Aortenstenosen haben verdickte Klappentaschen und zeigen ein eingeschränktes Öffnungsverhalten mit systolischem „Doming" und poststenotischer Dilatation; häufig sind bikuspide Klappenanlagen. **b** Supravalvuläre Aortenstenosen sind seltener. **c** Subvalvuläre Aortenstenosen zeigen häufig eine Progredienz und können eine Aortenklappeninsuffizienz hervorrufen. [L141]

15.3.2 Aortenstenosen im Kindesalter

Die Stenose kann valvulär, subvalvulär (fibröse Leiste oder muskulärer Wulst) oder supravalvulär lokalisiert sein (➤ Abb. 15.3). Bei einer **Aortenklappenstenose** liegen entweder verdickte Klappentaschen mit eingeschränktem Öffnungsverhalten, ein zu enger Klappenring oder eine Kombination vor. Das Spektrum der Klappenfehlbildung reicht von teilweise verschmolzenen Kommissuren über bikuspide Klappenanlagen bis zu sog. Knopflochostien. Davon abzugrenzen sind **subvalvuläre Aortenstenosen,** die durch eine fibröse Membran oder einen muskulären Wulst charakterisiert sind. Sie können Teil eines Shone-Fehlbildungskomplexes (Kombination aus Mitralstenose, [sub-]valvulärer Aortenstenose und Aortenisthmusstenose) sein oder sich als isolierter Befund im Verlauf entwickeln. **Supravalvuläre Aortenstenosen** sind selten und charakteristischerweise mit dem Williams-Beuren-Syndrom assoziiert (➤ Abb. 15.3).

Hämodynamik, Klinik und Untersuchungsbefund Die **kritische Aortenstenose im Neugeborenenalter** ist durch eine duktusabhängige Systemperfusion gekennzeichnet. Sie geht gelegentlich mit einer Endokardfibroelastose und einem hypoplastischen linken Ventrikel einher. Der Übergang zum hypoplastischen Linksherzsyndrom ist fließend. Unbehandelt führt sie innerhalb von Stunden mit Verschluss des Ductus arteriosus zum kardiogenen Schock. Die **valvulären Aortenstenosen** werden anhand ihres Druckgradienten und ihrer Klappenöffnungsfläche in drei Schweregrade (leicht, mittel, schwer) eingeteilt.

Die Patienten sind lange asymptomatisch. Bei schweren Stenosen treten Angina Pectoris, Belastungsdyspnoe und belastungsabhängige Synkopen auf. Das Risiko für den plötzlichen Herztod ist dann erhöht. Es findet sich ein systolisches Austreibungsgeräusch rechts parasternal mit Fortleitung in die Karotiden. Bei höhergradigen Stenosen kann ein Schwirren im Jugulum palpiert werden.

Diagnostik Im **EKG** finden sich Hinweise für eine linksventrikuläre Hypertrophie und Störungen der Repolarisation. **Echokardiografisch** und im **MRT** können die Aortenklappe, der linksventrikuläre Ausflusstrakt und die Aorta ascendens dargestellt, ihr Durchmesser quantifiziert und mittels Doppleruntersuchung Gradienten bestimmt werden. Die Funktion des Ventrikels und das Ausmaß einer linksventrikulären Hypertrophie sind relevant für die Therapieentscheidung. Die Ergometrie mit Blutdruckmessung dient der Risikostratifizierung asymptomatischer Patienten. Beurteilt werden das Blutdruckverhalten, ST-Strecken-Veränderungen, das Auftreten von Herzrhythmusstörungen und allfällige klinische Symptome.

CAVE
Eine Ergometrie ist bei symptomatischen Patienten mit einer Aortenstenose kontraindiziert.

Die bikuspide Aortenklappe zählt mit einer Inzidenz von 1–2 % zu den häufigsten angeborenen kardialen Fehlbildungen und ist oftmals mit einer Aortopathie assoziiert; bei Nachweis einer bikuspiden Aortenklappe wird eine kardiologische Untersuchung von Verwandten ersten Grades empfohlen.

Therapie Die **kritische Aortenklappenstenose des Neugeborenen** ist ein Notfall (kardiogener Schock durch Linksherzversagen und sekundär Rechtsherzversagen). Nach Kreislaufstabilisierung erfolgt als Initialtherapie bei gut entwickeltem Klappenring entweder eine katheterinterventionelle Ballonvalvuloplastie oder eine operative Kommissurotomie. Bei zu engem Klappenring oder stark dysplastischer Klappe ist eine Ross-Operation erforderlich (s. u.). Ist eine biventrikuläre Korrektur bei hypoplastischem linkem Ventrikel oder aufgrund eines geringen Durchmessers der Aorten- und Mitralklappe nicht möglich, erfolgen Operationen zur Herstellung einer Fontan-Zirkulation (➤ Kap. 15.3.16).

Für die Indikation zur Therapie von **Aortenstenosen bei älteren Kindern** sind folgende Parameter relevant:

- Klinische Symptome oder
- Gradient über der Aortenklappe:
  - echokardiografisch maximale systolische Flussgeschwindigkeit > 4 m/s und mittlerer Druckgradient > 40 mmHg oder
  - invasiv gemessener Druckgradient ≥ 50 mmHg
- Wenn Gradient unterhalb des Grenzwerts:
  - eingeschränkte Funktion oder Dilatation des linken Ventrikels,
  - Repolarisationsstörungen im EKG oder
  - pathologische Ergometrie

Eine **katheterinterventionelle Ballonvalvuloplastie** zeigt mittelfristig sehr gute Ergebnisse, sodass eine Operation viele Jahre hinausgezögert werden kann. Eine höhergradige Aortenklappeninsuffizienz stellt eine Kontraindikation für den Eingriff dar.

Folgende **operative Verfahren** stehen zur Verfügung:

- Klappenerhaltende Rekonstruktion mit Kommissurotomie/Valvulotomie, Klappenplastik/Trikuspidalisierung (Verwendung von Perikard)
- Ross-Operation (Ersatz der Aortenklappe durch die eigene Pulmonalklappe, Implantation einer biologischen Klappe in Pulmonalisposition)
- Biologischer Klappenersatz (begrenzte Lebensdauer, insbesondere für junge Frauen mit Kinderwunsch)
- Mechanischer Klappenersatz (mit lebenslanger oraler Antikoagulation, möglichst nicht vor Abschluss des Körperwachstums)

Prognose Reeingriffe sind bei Reaortenstenosen oder zunehmenden Aortenklappeninsuffizienzen erforderlich. Nach einer Ross-Operation kann die biologische Klappe in Pulmonalklappenposition degenerieren und einen Pulmonalklappenersatz (wenn möglich katheterinterventionell) erforderlich machen. An mechanischen Herzklappen können bei unzureichender Antikoagulation Thromben entstehen. Eltern von Kindern mit einer mechanischen Herzklappe und Schulkinder sollten hinsichtlich einer Eigenkontrolle ihres INR-Wertes geschult werden. Störungen des Herzrhythmus und der Ventrikelfunktion können sich auch noch im Langzeitverlauf manifestieren. Eine antibiotische Endokarditisprophylaxe ist nach Aortenklappenersatz und nach Ross-Operation lebenslang erforderlich. Primäre Präventivmaßnahmen zur Verhinderung einer Endokarditis sollten beachtet werden.

S2k-Leitlinie Kongenitale Aortenklappenstenose. AWMF-Registernummer 023-047. Stand: 25.11.2020, gültig bis 24.11.2025; https://register.awmf.org/de/leitlinien/detail/023-047

15.3.3 Aortenisthmusstenose

Bei der Aortenisthmusstenose besteht eine umschriebene oder tubuläre Einengung am Übergang des distalen Aortenbogens in die Aorta descendens. Manchmal ist bereits der transverse Aortenbogen hypoplastisch. Je nach Ausprägungsgrad der Aortenisthmusstenose kann eine kritische Aortenisthmusstenose mit Manifestation im Neugeborenenalter von einer nicht kritischen Aortenisthmusstenose abgegrenzt werden (➤ Abb. 15.4). Häufig assoziierte Fehlbildungen sind eine bikuspide Aortenklappenanlage, eine valvuläre Aortenstenose oder ein VSD. Als weitere Gefäßanomalie finden sich in etwa 10 % aller Fälle zerebrale Aneurysmen. Beim Turner-Syndrom werden gehäuft Aortenisthmusstenosen gefunden.

MERKE
Ein **unterbrochener Aortenbogen** ist eine seltenere Fehlbildung mit kompletter Atresie der Aorta, der an unterschiedlichen Stellen des Aortenbogens lokalisiert sein kann und meist mit anderen Fehlbildungen assoziiert ist. Die klinische Präsentation entspricht im Wesentlichen der einer kritischen Aortenisthmusstenose.

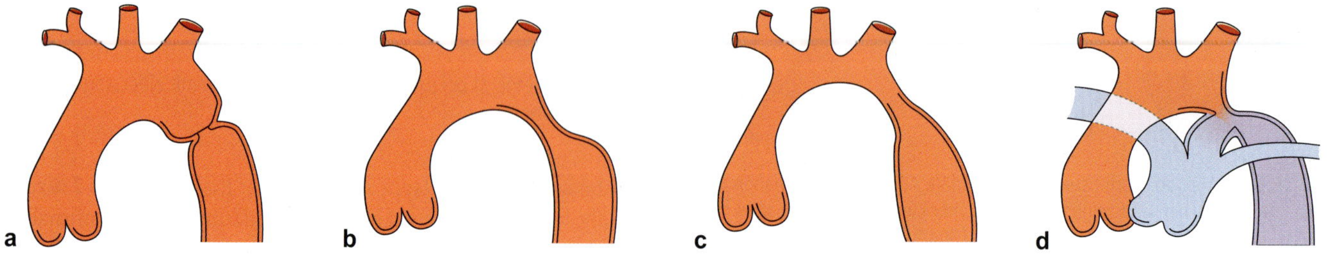

Abb. 15.4 Formen der Aortenisthmusstenose: **a** umschriebene Einengung im Isthmusbereich, **b** tubuläre Einengung, **c** Aortenisthmusstenose mit Hypoplasie des Aortenbogens, **d** kritische Aortenisthmusstenose mit duktusabhängiger Systemperfusion [L141]

Hämodynamik, Klinik und Untersuchungsbefund Bei der **kritischen Aortenisthmusstenose** erfolgt die Durchblutung der unteren Körperhälfte über den Ductus arteriosus mit Blut des rechten Ventrikels. Daher ist die postduktale Sättigung (der unteren Extremität) niedriger als die präduktale Sättigung (am rechten Arm). Im **klinischen Verlauf** entwickelt sich rasch eine Herzinsuffizienz (Linksherzversagen) mit konsekutivem Multiorganversagen. Im **Untersuchungsbefund** können mit Verschluss des Ductus arteriosus die Femoralispulse nur noch sehr diskret palpiert werden. Ein typisches Herzgeräusch kann fehlen.

Bei der **nicht kritischen Aortenisthmusstenose** können der Blutfluss über die Stenose und die Organperfusion distal der Enge auch nach Verschluss des Ductus arteriosus aufrechterhalten werden. Durch die Druckbelastung entstehen ein Bluthochdruck vor der Stenose und eine linksventrikuläre Hypertrophie. Im Verlauf entwickeln sich Kollateralgefäße.

Klinische Leitsymptome wie Kopfschmerzen und Nasenbluten sind Folgen der arteriellen Hypertonie der oberen Extremität; belastungsabhängige Beinschmerzen (Claudicatio intermittens) sind Ischämiezeichen einer Minderperfusion. Eine zerebrale Blutung kann eine fatale Erstmanifestation sein.

Im **Untersuchungsbefund** lässt sich eine Pulsdifferenz zwischen oberer und unterer Extremität nachweisen. Die prästenotischen Blutdruckwerte (am rechten Oberarm) sind hyperton, die poststenotischen Blutdruckwerte (an der unteren Extremität) sind niedriger. Auskultatorisch findet sich ein spätsystolisches Stenosegeräusch (Punctum maximum infraklavikulär und interskapulär mit Fortleitung in die Aorta abdominalis). Kontinuierliche Strömungsgeräusche weisen auf Kollateralgefäße hin.

Diagnostik Im **EKG** können sich im Kindes- und Jugendalter Zeichen der linksventrikulären Hypertrophie und Repolarisationsstörungen („strain pattern", ST-Strecken-Senkungen) zeigen. Die **Echokardiografie** ermöglicht in den meisten Fällen eine klare Diagnosestellung durch Darstellung des Aortenbogens und der Isthmusregion. Der Grad der Stenose kann durch Dopplermessungen abgeschätzt werden. Assoziierte Fehlbildungen werden erfasst, und die ventrikuläre Funktion wird quantifiziert. Bei größeren Kindern und Jugendlichen ist häufig zusätzlich eine **MRT-Untersuchung** des Herzens und des gesamten Aortenbogens mit Darstellung und Quantifizierung der Kollateralen erforderlich. Die **ambulante Blutdruckmessung über 24 h** und die **Ergometrie** geben Aufschluss über das Blutdruckverhalten im Tagesverlauf sowie unter Belastung und haben ihren Stellenwert in der Langzeitbetreuung.

Therapie Die Wahl des Verfahrens erfolgt in Abhängigkeit von Alter, klinischen Symptomen und etwaigen Begleitfehlbildungen. Die **kritische Aortenisthmusstenose** wird über eine posterolaterale Thorakotomie ohne Einsatz der Herz-Lungen-Maschine (HLM) reseziert, und die Gefäße werden anastomosiert (meist erweiterte End-zu-End-Anastomose, bei längerstreckigen Stenosen plastische Erweiterung des Aortenbogens). Bei sehr **langstreckigen Stenosen oder assoziierten Fehlbildungen** erfolgt die Korrektur über eine mediane Thorakotomie unter HLM-Einsatz. Bei Kindern und Jugendlichen können insbesondere bei **isolierten Stenosen** katheterinterventionelle Verfahren mit Ballonangioplastie und ggf. Stentimplantation zum Einsatz kommen.

Prognose **Postoperative Komplikationen** sind Paresen des N. phrenicus und N. laryngeus recurrens, Verletzungen des Ductus thoracicus mit Chylothorax und selten eine Paraplegie durch eine intraoperative Ischämie des Rückenmarks. **Postinterventionelle Komplikationen** sind Aneurysmenbildung, Dissektionen und Stentdislokationen. Im Langzeitverlauf müssen Restenosen erkannt werden; meist lassen sie sich katheterinterventionell behandeln. Eine arterielle Hypertonie auch ohne erneute Stenose ist medikamentös zu therapieren.

S2k-Leitlinie Aortenisthmusstenose im Kindes- und Jugendalter. AWMF-Registernummer 023-010. Stand: 20.6.2018, gültig bis 31.5.2023; https://register.awmf.org/de/leitlinien/detail/023-010

15.3.4 Aortenklappeninsuffizienz

Ein unvollständiger Aortenklappenschluss führt zur Aortenklappeninsuffizienz. Diese ist meist erworben, selten angeboren. Erworbene Ursachen einer Aortenklappeninsuffizienz sind Folge

- einer Ballonvalvuloplastie einer Aortenstenose,
- einer Valvulitis im Rahmen einer Endokarditis,
- eines rheumatischen Fiebers oder
- einer Dilatation des Aortenklappenrings (z. B. beim Marfan-Syndrom).

Hämodynamik, Klinik und Untersuchungsbefund Die Aortenklappeninsuffizienz bewirkt eine Volumenbelastung und Dilatation des linken Ventrikels. Der erhöhte myokardiale Sauerstoffverbrauch als Folge der Ventrikeldilatation und die verminderte Koronarperfusion als Folge des niedrigeren diastolischen Blutdrucks können zu einer Herzinsuffizienz führen. Erst eine schwere Aortenklappeninsuffizienz wird mit verminderter körperlicher Leistungsfähigkeit und klinischen Zeichen der Linksherzinsuffizienz symptomatisch. Charakteristisch sind eine hohe Pulsamplitude mit rascher Anstiegssteilheit (Pulsus celer et altus) und eine hohe Blutdruckamplitude. Auskultatorisch findet sich ein gießendes Diastolikum.

Diagnostik Echokardiografie und MRT erfassen alle wichtigen Parameter zur Einschätzung der Hämodynamik der Aortenklappeninsuffizienz und zur Planung des weiteren Vorgehens. Von besonderer Bedeutung sind die Größenentwicklung und die Funktion des linken Ventrikels.

Therapie Eine Operationsindikation besteht immer bei symptomatischen Patienten. Bei asymptomatischen Patienten ist die Indikation von der Ventrikelgröße und -funktion abhängig. Das Ziel ist eine Rekonstruktion der Aortenklappe und ggf. der Aortenwurzel.

Alternativ kommen diverse Möglichkeiten eines Klappenersatzes zur Anwendung (Homograft, Bioprothese, Ross-Operation, mechanischer Klappenersatz).

Prognose Nach Rekonstruktion der Aortenklappe können erneut Aortenklappeninsuffizienzen auftreten. Ein mechanischer Aortenklappenersatz macht eine lebenslange orale Antikoagulation mit Marcumar oder Warfarin (INR 2–3) erforderlich; er geht aufgrund des Blutungs- und Thrombembolierisikos mit einer erhöhten Morbidität und Mortalität einher. Eine Endokarditisprophylaxe ist bei jedem Klappenersatz und bei Restbefunden im Bereich von Fremdmaterial lebenslang erforderlich.

S2k-Leitlinie Aortenklappeninsuffizienz und Aortenklappenersatz im Kindes- und Jugendalter. AWMF-Registernummer 023-034. Stand: 11.11.2022, gültig bis 31.12.2024; https://register.awmf.org/de/leitlinien/detail/023-034

15.3.5 Fehlbildung der Trikuspidalklappe: Ebstein-Anomalie

Diese sehr variable Fehlbildung der Trikuspidalklappe ist durch eine Verlagerung und Rotation der Trikuspidalklappenebene nach apikal und in Richtung Ausflusstrakt charakterisiert. Dies ist die Folge einer langstreckigen Anheftung des septalen Segels am interventrikulären Septum, einem dysplastischen posterioren Segel und einem meist deutlich vergrößerten anterioren Segel. Die verlagerte Trikuspidalklappenebene teilt den rechten Ventrikel in einen atrialisierten und einen funktionellen Anteil. Das Ausmaß der Trikuspidalklappeninsuffizienz ist sehr variabel (➢ Abb. 15.5).

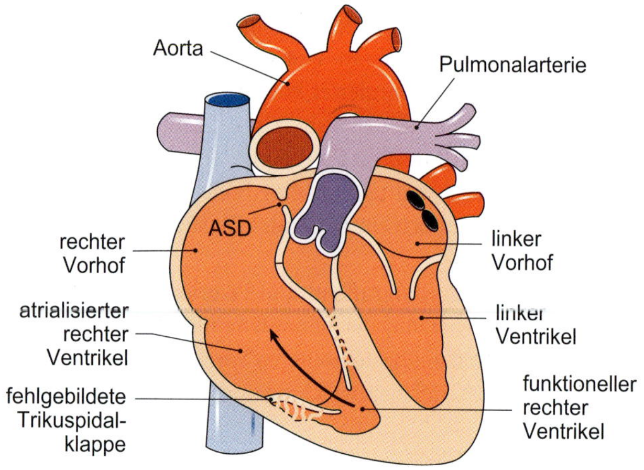

Abb. 15.5 Die Ebstein-Anomalie ist durch eine Verlagerung des Trikuspidalklappensegels nach apikal und Rotation in den rechtsventrikulären Ausflusstrakt gekennzeichnet. Daraus resultiert eine Atrialisierung von Teilen des rechten Ventrikels. [L141]

Hämodynamik, Klinik und Untersuchungsbefund Die Volumenbelastung der Trikuspidalklappeninsuffizienz führt zu einer Dilatation und Funktionsstörung des rechten Ventrikels. Je ausgeprägter die Trikuspidalklappeninsuffizienz ist, desto geringer ist der Vorwärtsfluss über die Pulmonalklappe. Dies führt zu einer geringeren Füllung des linken Ventrikels und einem reduzierten Herzschlagvolumen. Die Shuntrichtung über einen ASD hängt von der Schwere der Fehlbildung ab.

CAVE

Ebstein-Anomalie mit klinischer Manifestation im Neugeborenenalter

Eine ausgeprägte Trikuspidalklappeninsuffizienz mit sehr geringem antegradem Fluss über die Pulmonalklappe entspricht hämodynamisch einer funktionellen Pulmonalatresie und resultiert in einer duktusabhängigen Lungenperfusion. Leitsymptom ist die Zyanose.

Weniger ausgeprägte Formen können über viele Jahre klinisch inapparent verlaufen. Symptome im **Kindes- und Jugendalter** sind eine zunehmende Belastungsintoleranz bei Rechtsherzinsuffizienz, eine Zyanose (Rechts-Links-Shunt über ASD), atriale Tachykardien wie Vorhofflattern/-flimmern (durch Vorhofbelastung) und supraventrikuläre Tachykardien bei akzessorischer Leitungsbahn (häufig Assoziation mit WPW-Syndrom). Der klinische Untersuchungsbefund ist uncharakteristisch; auskultatorisch ist die Trikuspidalklappeninsuffizienz als Systolikum zu hören.

Diagnostik

- **EKG:** Als Ausdruck der rechtsatrialen Dilatation finden sich eine P-dextroatriale und eine rechtsatriale Leitungsverzögerung. Eine verkürzte PQ-Zeit und eine Deltawelle weisen auf ein WPW-Syndrom hin. Häufig findet sich ein (in-)kompletter Rechtsschenkelblock.
- **Echokardiografie:** Sie kann zuverlässig die Diagnose stellen. Die Beschreibung der individuellen Anatomie und der hämodynamischen Auswirkungen umfasst die Beurteilung
  - der Morphologie und Funktion aller drei Trikuspidalklappensegel,
  - eine Quantifizierung der Trikuspidalklappeninsuffizienz,
  - eine Beschreibung der Dimensionen des rechten Vorhofs, des atrialisierten rechten Ventrikels und des funktionellen rechten Ventrikels,
  - die Bestimmung der Shuntrichtung über einen möglichen ASD,
  - die Darstellung des rechtsventrikulären Ausflusstrakts sowie
  - Aussagen über die Funktion und Morphologie des linken Ventrikels.
- **MRT:** Ihr Stellenwert liegt in der präoperativen Planung.

Therapie

Therapieprinzipien im Neugeborenenalter:

- **Notfalltherapie:** Bei einer duktusabhängigen Lungenperfusion liegt ein Links-Rechts Shunt über den Ductus arteriosus vor. Therapieziel ist, eine ausreichende Perfusion des Pulmonalkreislaufs für eine ausreichende Oxygenierung zu erreichen.
  - Offenhalten des Ductus arteriosus durch Prostaglandin-E_1-Infusion

- großzügige Volumentherapie
- Erhöhung des Widerstands im Systemkreislauf (Erhöhung der Nachlast): Vasoaktiva zur Blutdrucksteigerung (Noradrenalin, ggf. Adrenalin)
- Senkung des Widerstands im Pulmonalkreislauf:
  - milde Hypokapnie durch Hyperventilation
  - Sauerstofftherapie
  - milde Alkalose
- **Chirurgische Therapie:** Eine modifizierte Blalock-Taussig-Anastomose (BT-Anastomose) erfolgt zur weiteren Sicherstellung der Lungenperfusion. Im Verlauf muss entschieden werden, ob eine Rekonstruktion der Trikuspidalklappe mit Verkleinerung des rechten Vorhofs möglich ist oder eine univentrikuläre Palliation erfolgen muss (Operationsprinzip ➤ Kap. 15.3.16).
- **Chirurgisches Vorgehen im Kindes- und Jugendalter:** Wenn möglich, wird eine Rekonstruktion der Trikuspidalklappe mit Verkleinerung des rechten Vorhofs durchgeführt. Ein Trikuspidalklappenersatz (Bio- oder Kunstprothese) erfolgt, wenn keine Rekonstruktion möglich ist. Bei hypoplastischem rechtem Ventrikel wird eine univentrikuläre Palliation durchgeführt.

  Beim WPW-Syndrom erfolgen eine **elektrophysiologische Untersuchung und Ablationstherapie.**

Prognose Je früher die klinische Präsentation, desto schlechter ist im Allgemeinen die Prognose. Im Verlauf können eine verminderte Leistungsfähigkeit, Zyanose, Herzinsuffizienz und Herzrhythmusstörungen (Vorhofflimmern/-flattern, Reentry-Tachykardien über akzessorische Leitungsbahn, ventrikuläre Tachykardien) auftreten. Spätestens beim Auftreten von klinischen Symptomen ist eine (Re-) Operation zu erwägen.

15.3.6 Anomalien der Mitralklappe: Stenose, Insuffizienz und Prolaps

Mitralstenose

Eine Mitralstenose erschwert den diastolischen Blutfluss vom linken Vorhof in den linken Ventrikel. Man unterscheidet **verschiedene Formen,** z. B.:

- ein Cor triatriatum (obstruierende Membran im linken Vorhof oberhalb des linken Herzohres),
- eine supravalvuläre Mitralstenose (obstruierende Membran unmittelbar oberhalb der Mitralklappe) oder
- eine subvalvuläre Mitralstenose, verursacht durch einen Monopapillarmuskel („Parachute“-Mitralklappe).

Hämodynamik, Klinik und Untersuchungsbefund Durch die Mitralstenose ist das Herzminutenvolumen vermindert und der pulmonalvenöse Druck erhöht, was zu einer Rechtsherzbelastung führen kann. Klinische Leitsymptome sind Tachy(dys)pnoe, chronischer Stauungshusten, Hepatosplenomegalie und Ödeme, Vorhofarrhythmien und eine verminderte körperliche Leistungsfähigkeit. Auskultatorisch finden sich gelegentlich ein Mitralöffnungston im Anschluss an den 2. Herzton und ein Diastolikum.

Diagnostik Im EKG fällt bei relevanter Mitralstenose ein P-mitrale auf. Beim Cor triatriatum sind frühzeitig rechtsventrikuläre Belastungszeichen nachweisbar. Echokardiografisch können die Morphologie der Mitralklappe, obstruierende Membranen und die Papillarmuskel dargestellt und somit der Pathomechanismus der Stenose aufgeklärt werden. Der Schweregrad der Stenose wird dopplerechokardiografisch erfasst.

Therapie Die Indikation für eine operative Therapie ergibt sich aus der klinischen Symptomatik, dem Gradienten über der Mitralklappe und dem Ausmaß der pulmonalen Druckerhöhung. Angeborene Mitralstenosen werden i. d. R. operativ korrigiert. Interventionelle Verfahren sind meist erworbenen Mitralstenosen vorbehalten. Operativ können Membranen reseziert, ein Monopapillarmuskel gespalten und Klappen rekonstruiert werden. Ist die Rekonstruktion nicht möglich, muss ein Mitralklappenersatz erfolgen.

Mitralklappeninsuffizienz und -prolaps

Bei einer Mitralklappeninsuffizienz kommt es zu einem vermehrten systolischen Rückfluss vom linken Ventrikel in den linken Vorhof.

Angeborenen Mitralklappeninsuffizienzen kann ein isolierter Spalt („cleft“) im Mitralsegel zugrunde liegen. Insuffizienzen der AV-Klappe treten häufig im Rahmen eines atrioventrikulären Septumdefekts (AVSD) auf.

Erworbene Mitralklappeninsuffizienzen können nach einer Endokarditis, einem rheumatischen Fieber, einem Kawasaki-Syndrom, nach einer Koronarischämie im Versorgungsbereich des Papillarmuskels (z. B. beim Bland-White-Garland-Syndrom) oder nach einem Trauma auftreten. Mitralklappeninsuffizienzen können darüber hinaus im Rahmen von **Grunderkrankungen** wie z. B. Bindegewebserkrankungen (Marfan-Syndrom, Ehlers-Danlos-Syndrom), Mukopolysaccharidosen, eines Mitralklappenprolaps oder von Myxomen entstehen.

Hämodynamik, Klinik und Untersuchungsbefund Folge des Regurgitationsvolumens sind eine linksatriale und im Weiteren eine linksventrikuläre Dilatation mit linksventrikulärer Funktionsstörung. Zusätzlich entwickelt sich eine pulmonale Hypertension. Leitsymptome der schweren Mitralklappeninsuffizienz sind Zeichen der Linksherzinsuffizienz, Herzrhythmusstörungen und ein Stauungshusten. Auskultatorisch findet sich ein gießendes Systolikum über der Herzspitze mit Fortleitung in die Axilla. Bei pulmonaler Hypertension ist der 2. Herzton prominent. Beim Mitralklappenprolaps imponiert ein systolischer Klick, ggf. mit Systolikum.

Diagnostik Im **EKG** können bei ausgeprägten Befunden ein P-mitrale (verbreiterte, doppelgipflige P-Welle) und Zeichen der links- oder biventrikulären Belastung nachweisbar sein. Im **Röntgen-Thorax** erhält man Hinweise für eine Lungenstauung oder ein Lungenödem. Indirektes Zeichen einer bedeutsamen linksatrialen Dilatation ist eine Aufspreizung der Trachealbifurkation. **Echokardiografisch** können die Mitralklappe, ihre Sehnenfäden und die Papillarmuskel dargestellt und die Größe und Funktion des linken Vorhofs und des linken Ventrikels quantifiziert werden. Im Farbdoppler lässt sich die Größe des Regurgitationsjets abschätzen.

Therapie

- **Medikamentöse Therapie:** ACE-Hemmer werden zur Nachlastsenkung eingesetzt. Die Gabe von Diuretika erfolgt zur symptomatischen Therapie.
- Eine **Operationsindikation** besteht bei symptomatischen Patienten.

Prognose Nach Rekonstruktion der Mitralklappe können noch nach vielen Jahren Restenosen, Insuffizienzen und atriale Tachyarrhythmien (Vorhofflimmern, Vorhofflattern) auftreten.

Biologische Mitralklappen können degenerieren. Mechanische Mitralklappen erfordern eine konsequente orale Antikoagulation mit Marcumar oder Warfarin (INR 2,5–3,5); sie gehen aufgrund des Blutungs- und Thrombembolierisikos mit einer erhöhten Morbidität und Mortalität einher. Eine Endokarditisprophylaxe ist bei jedem Klappenersatz und bei Restbefunden im Bereich von Fremdmaterial lebenslang erforderlich.

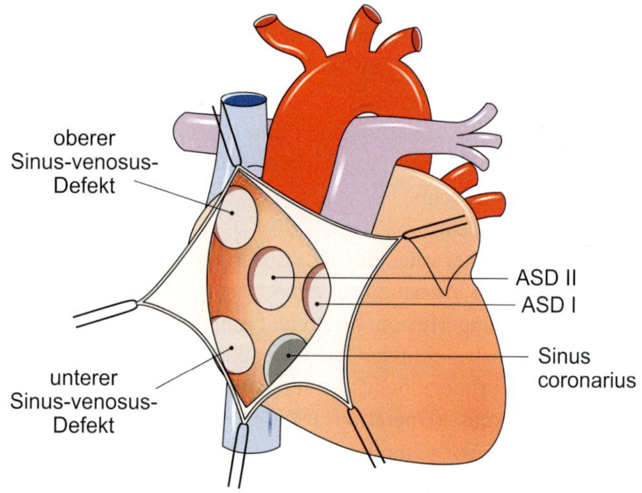

Abb. 15.6 Lokalisation von Vorhofseptumdefekten: Der Vorhofseptumdefekt vom Secundum-Typ liegt zentral im Bereich der Fossa ovalis. Sinus-venosus-Defekte sind am Übergang der oberen bzw. unteren Hohlvene in den rechten Vorhof lokalisiert. Ein Vorhofseptumdefekt vom Primum-Typ grenzt unmittelbar an die AV-Klappenebene. Beim Sinus-coronarius-Defekt fließt linksatriales Blut über den Defekt im Dach des Sinus coronarius in den rechten Vorhof. [L141]

15.3.7 Vorhofseptumdefekt (Atriumseptumdefekt, ASD)

Beim ASD handelt es sich um ein Loch in der Vorhofscheidewand. Vorhofseptumdefekte können an unterschiedlichen Stellen des Vorhofseptums liegen (➤ Tab. 15.6, ➤ Abb. 15.6).

Davon abzugrenzen ist ein persistierendes Foramen ovale (PFO), das eine schlitzförmige Verbindung zwischen den beiden Vorhöfen im Bereich der Fossa ovalis als Überrest der embryonalen Verbindung zwischen den Vorhöfen darstellt. Es handelt sich um eine ausbleibende Verschmelzung des Ostium primum mit dem Ostium secundum und nicht um einen Substanzdefekt. Ein PFO ist bei etwa 30 % aller Menschen nachweisbar und besitzt als isolierter Befund keinen Krankheitswert. In seltenen Fällen können über ein PFO venöse Thromben zu systemischen Embolien führen (paradoxe Embolie, z. B. nach Valsalvamanöver).

Hämodynamik, Klinik und Untersuchungsbefund ASDs führen zu einem Links-Rechts-Shunt. Der Druckgradient zwischen den Vorhöfen erklärt sich durch die höhere Dehnbarkeit (Compliance) des rechten Ventrikels im Vergleich zum linken Ventrikel. Das vermehrte Shuntvolumen führt zu einer Volumenbelastung des rechten Vorhofs, des rechten Ventrikels und der Lungengefäße. Ein hämodynamisch bedeutsames Shuntvolumen über einen ASD kann ab dem frühen Erwachsenenalter zu einer pulmonalen Druck- und Widerstandserhöhung, Vorhofrhythmusstörungen und einer Einschränkung der Funktion des rechten Ventrikels führen. Kinder mit einem kleinen ASD sind oft asymptomatisch; ein großes Shuntvolumen kann zu Herzinsuffizienzzeichen wie Tachypnoe, Gedeihstörung und reduzierter körperlicher Leistungsfähigkeit führen. Anamnestisch werden oft gehäufte respiratorische Infekte angegeben. Auskultatorisch ist der 2. Herzton atemunabhängig gespalten (fixierte Spaltung). Als Korrelat der relativen Pulmonalstenose findet sich ein 2–3/6-Systolikum im 2./3. ICR links parasternal.

Diagnostik Im **EKG** sind als Zeichen der rechtsventrikulären Volumenbelastung ein Rechtslagetyp, in V_1 eine rSR'-Konfiguration und eine Volumenhypertrophie des rechten Ventrikels nachweisbar.

Tab. 15.6 Lokalisation von Vorhofseptumdefekten (ASDs)

Bezeichnung	Lokalisation des Substanzdefekts	Bemerkung
ASD vom Secundum-Typ (ASD II)	Fossa ovalis	häufigste Form
Partieller atrioventrikulärer Septumdefekt (ASD I)	unmittelbar oberhalb der AV-Klappenebene	häufig mit Anomalien der AV-Klappen assoziiert
Sinus-venosus-Defekt		i. d. R. mit partieller Fehlmündung rechter Lungenvenen assoziiert; eine spontane Verkleinerung ist nicht zu erwarten
• oberer	• Einmündung der V. cava sup.	
• unterer	• Einmündung der V. cava inf.	
„Common" Atrium	Fehlen eines Vorhofseptums	oft assoziiert mit komplexen Herzfehlern
Koronarsinusdefekt	im Dach des Koronarsinus zum linken Vorhof	sehr selten, oft assoziiert mit totaler Lungenvenenfehlmündung oder Heterotaxie-Syndromen

CAVE
Ein ASD I zeigt im EKG einen überdrehten Linkstyp (das Reizleitungssystem nimmt einen anderen Verlauf) und oft einen AV-Block I°.

Beim oberen Sinus-venosus-Defekt liegt oft kein Sinusrhythmus, sondern ein Vorhofersatzrhythmus vor (Defekt umfasst Bereich des Sinusknotens). Im **Röntgen-Thorax** können bei großem Shuntvolumen eine Kardiomegalie, eine vermehrte Lungengefäßzeichnung und Zeichen der rechtsatrialen und rechtsventrikulären Dilatation (links herzrandbildender rechter Ventrikel, angehobene Herzspitze) nachgewiesen werden. Die **Echokardiografie** kann die Mehrzahl aller ASDs hinsichtlich Lage, Größe und hämodynamischer Bedeutsamkeit des Shuntvolumens ausreichend charakterisieren.

Praxistipp
Bei klinischem Verdacht auf einen ASD ist die Echokardiografie die Diagnostik der Wahl (Strahlenschutz). Eine transösophageale Echokardiografie oder eine MRT kann bei unklaren Befunden zur Klärung beitragen.

Therapie Die Indikation für den Verschluss eines ASD ist gegeben, wenn sich klinisch oder in der bildgebenden Diagnostik Zeichen einer Volumenbelastung (Shuntvolumen von > 30 % des pulmonalen Volumens) zeigen. Der Verschluss erfolgt meist im Alter von 3–5 Jahren; bei Symptomen gelegentlich auch in jüngerem Alter. Ein zentral gelegener ASD vom Secundum-Typ mit ausreichenden Geweberändern zu den angrenzenden Strukturen kann katheterinterventionell mit einem Device verschlossen werden (➤ Abb. 15.6b). Ein ASD II, der diese Kriterien nicht erfüllt, sowie alle anderen Vorhofseptumdefekte werden operativ an der Herz-Lungen-Maschine mit Direktnaht oder mit einem Patch verschlossen.

CAVE
Werden Grenzwerte einer deutlichen Druck- und Widerstandserhöhung im Lungenkreislauf überschritten, wird in einer Herzkatheteruntersuchung die pulmonale Gefäßreagibilität medikamentös getestet. Dies ermöglicht eine individuelle Risikostratifizierung, ob ein (Teil-)Verschluss des ASD noch indiziert ist.

Prognose ASD II mit einem Durchmesser von bis zu 5–6 mm tendieren häufig in den ersten Lebensjahren zur spontanen Verkleinerung. Alle anderen Defekte (➤ Tab. 15.6) zeigen keinen Spontanverschluss. Bei zeitgerechter Diagnose und Therapie ist die Langzeitprognose exzellent bzw. wird bei komplexen Herzfehlern von assoziierten Fehlbildungen bestimmt. Im Langzeitverlauf können jedoch eine Sinusknotendysfunktion und atriale Tachyarrhythmien auftreten.

S2k-Leitlinie Vorhofseptumdefekt. AWMF-Registernummer 023-011. AWMF-Registernummer 023-011. Stand: 27.11.2019, gültig bis 26.11.2024; https://register.awmf.org/de/leitlinien/detail/023-011

15.3.8 Ventrikelseptumdefekt (VSD)

Beim VSD handelt es sich um ein Loch in der Kammerscheidewand. Er ist der häufigste angeborene Herzfehler, sehr selten ist er sekundär traumatisch bedingt. VSDs treten isoliert oder im Rahmen von komplexen Herzfehlern auf. Sie können im perimembranösen oder muskulären Anteil des Ventrikelseptums liegen. Muskuläre Defekte treten oft auch multipel auf. Für eine exakte morphologische Beschreibung des VSD werden seine intrakardiale Lage und seine Relation zu Klappenstrukturen angegeben (➤ Tab. 15.7, ➤ Abb. 15.7).

Hämodynamik, Klinik und Untersuchungsbefund Shuntrichtung und Volumen über den VSD hängen von der Größe des Defekts und den Widerstandsverhältnissen im Lungen- und Systemkreislauf ab. Daher nimmt nach dem physiologischen Abfall des Lungengefäßwiderstands in den ersten Lebenswochen der Links-Rechts-Shunt zunächst zu. Dies führt zu einer vermehrten Lungendurchblutung und einer Volumenbelastung des linken Vorhofs und linken Ventrikels. Klinisch kann sich zu diesem Zeitpunkt eine Herzinsuffizienz manifestieren.

- **Kleiner VSD:** Es liegen normale Druck- und Widerstandsverhältnisse vor. Das Systolikum ist laut („viel Lärm um nichts"). Die Kinder sind klinisch völlig unauffällig.
- **Mittelgroßer VSD:** Der Druck im linken Ventrikel ist höher als im rechten. Pulmonalarterieller Mitteldruck und Widerstand sind normal bis gering erhöht. Auskultatorisch finden sich ein lautes Sys-

Tab. 15.7 Häufige Lokalisation von Ventrikelseptumdefekten (VSDs)

Bezeichnung	Lokalisation des Substanzdefekts	Bemerkung
Muskulärer VSD	muskuläres Septum, häufig apikal (Herzspitze)	gelegentlich multipel („Swiss cheese")
Perimembranöser VSD	membranöses Septum, häufig mit muskulären Anteilen	am häufigsten, gelegentlich Spontanverschluss durch Trikuspidalklappengewebe
VSD im Einlass-Septum	im Bereich des dorsal gelegenen Einlass-Septums unmittelbar unterhalb der AV-Klappen	typische Lokalisation bei AVSD
VSD im Auslass-Septum	unmittelbar unterhalb der Aorten- und/oder der Pulmonalklappe (subaortal, subpulmonal, „doubly committed")	Risiko für Aortenklappeninsuffizienz (Venturi-Effekt)
Malalignment-VSD bei Fallot-Tetralogie	unmittelbar unterhalb der Aortenklappe durch Verlagerung des Auslass-Septums (nach anterior und superior)	„Überreiten" der Aorta über dem VSD (Malalignment) Verlagerung des Auslass-Septums führt zur Pulmonalstenose

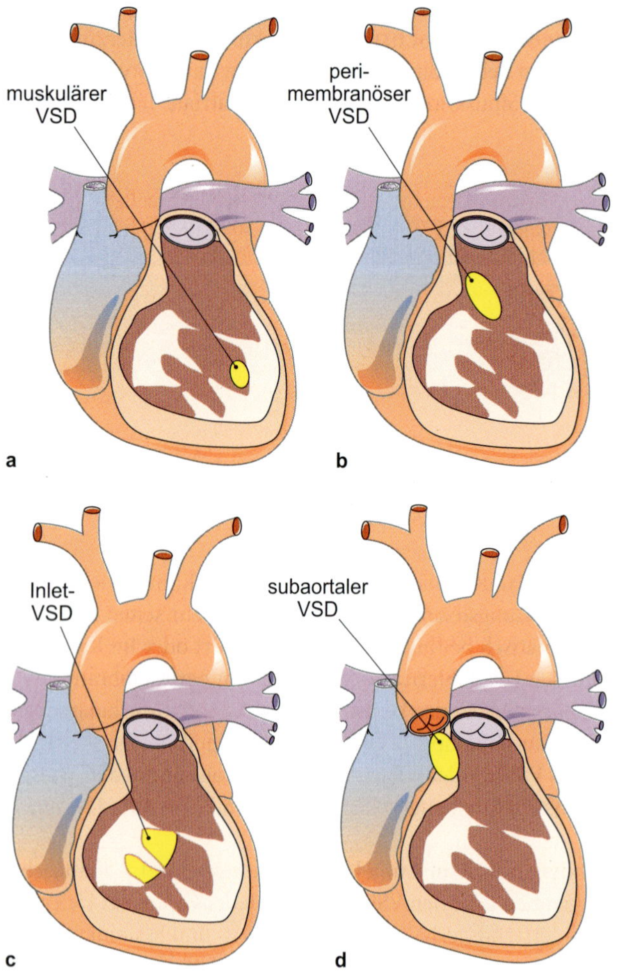

Abb. 15.7 Darstellung der typischen Lokalisation der häufigsten VSDs: **a** muskulär, **b** perimembranös, **c** Einlass-Septum („Inlet"-VSD), **d** Beispiel für Defekt im Auslass-Septum: subaortaler VSD [L141]

tolikum und ein normaler 2. Herzton. Klinische Zeichen der Herzinsuffizienz im Sinne einer Volumenbelastung können sich durch Tachypnoe, Gedeihstörung und gehäufte pulmonale Infekte zeigen.

- **Großer VSD:** In beiden Ventrikeln liegen annähernd gleiche Druckverhältnisse vor (nicht restriktiver VSD). Dementsprechend ist auch der pulmonalarterielle Mitteldruck erhöht. In Abhängigkeit vom Alter des Kindes und individuellen Faktoren ist der pulmonalarterielle Widerstand normal bis deutlich erhöht. Klinisch finden sich zunächst noch ein lautes Systolikum (aufgrund des Shuntvolumens), eine betonte Pulmonaliskomponente des 2. Herztons (aufgrund des erhöhten pulmonalarteriellen Drucks) und gelegentlich Zeichen der Herzinsuffizienz (durch die Volumenbelastung). Mit Anstieg des pulmonalarteriellen Widerstands wird das Systolikum leiser, der betonte 2. Herzton wird deutlicher, und die Volumenbelastungszeichen nehmen ab. Eine Zyanose tritt nach einigen Lebensjahren bei Shuntumkehr (Rechts-Links-Shunt) auf (Eisenmenger-Reaktion).

Diagnostik

- **Kleiner VSD:** Das EKG ist unauffällig. Echokardiografisch ist über den Defekt ein Links-Recht-Shunt mit einer hohen Flussgeschwindigkeit nachweisbar (Ausdruck der Drucktrennung, restriktiver VSD).
- **Mittelgroßer VSD:** Im EKG finden sich Zeichen der linksventrikulären Hypertrophie/Volumenbelastung. Echokardiografisch zeigen sich eine linksatriale und linksventrikuläre Dilatation. Eine Abschätzung des Druckgradienten über den VSD und des rechtsventrikulären Drucks ist möglich.
- **Großer VSD:** Im EKG finden sich biventrikuläre Hypertrophiezeichen oder eine isolierte Rechtsherzhypertrophie (bei Shuntumkehr im Sinne einer Eisenmenger-Reaktion). Zur Evaluation einer möglichen Operabilität bei Hinweisen für eine pulmonalarterielle Druck- und Widerstandserhöhung bei Kindern > 6 Lebensmonate ist eine Herzkatheteruntersuchung mit Testung der pulmonalvaskulären Reagibilität erforderlich (Bestimmung der Druckwerte und Widerstandsverhältnisse unter Raumluft, nach Gabe von Sauerstoff, Stickstoffmonoxid, inhalativen Prostanoiden und systemischen Phosphodiesterase-Inhibitoren).

Therapie Die Indikation für den Verschluss eines VSD ist bei Zeichen der Volumenbelastung ohne Hinweise für eine Tendenz zur spontanen Verkleinerung gegeben.

- **Kleine Defekte:** Sie haben eine hohe Spontanverschlussrate und führen selbst bei Persistenz nicht zu einer Volumenbelastung. Eine Therapie ist nicht erforderlich.
- **Mittelgroße Defekte:** Finden sich im Alter von > 12 Monaten keine Hinweise einer spontanen Defektverkleinerung und weiterhin Zeichen der Volumenbelastung, erfolgt der operative Verschluss (Direkt- oder Patchverschluss). Bei günstiger Lage ist auch ein interventioneller Verschluss mit einem VSD-Verschlussdevice möglich.
- **Große Defekte:** Große Defekte mit Zeichen der Volumenbelastung (Herzinsuffizienz, Gedeihstörung) und persistierenden oder sich rasch entwickelnden Zeichen einer pulmonalen Druck- und Widerstandserhöhung werden vor dem 6. Lebensmonat operativ verschlossen. Nach dem 6. Lebensmonat erfolgt die Therapieentscheidung nach Testung der pulmonalvaskulären Reagibilität und ggf. vorgängiger medikamentöser Therapie mit Phosphodiesterase-Inhibitoren und/oder Endothelin-Antagonisten. Bei stark erhöhten Widerstandsverhältnissen und/oder Zyanose (Eisenmenger-Reaktion, ➤ Box 15.3) kann eine inoperable Situation vorliegen.

CAVE

Ein VSD im Säuglingsalter darf nach Diagnosestellung nicht allein durch Herzauskultation evaluiert werden. Das Leiserwerden des Systolikums kann Ausdruck einer sich rasch entwickelnden Druck- und Widerstandserhöhung mit Entwicklung einer Eisenmenger-Reaktion sein. Eine verspätete Diagnosestellung kann für das Kind die Inoperabilität bedeuten und die Lebenserwartung dramatisch verkürzen.

Box 15.3

Exkurs: Eisenmenger-Syndrom

Beim Eisenmenger-Syndrom ist auf der Grundlage eines Shunt-Vitiums infolge einer sekundären pulmonalen Druck- und Widerstandserhöhung ein Rechts-Links-Shunt mit Zyanose aufgetreten. Die Prognose ist schlecht, die mittlere Lebenserwartung reduziert. Typische Todesursachen sind ein plötzlicher Herztod bei schwerer Herzinsuffizienz und Herzrhythmusstörungen. Folgende Herzfehler (Beispiele) können zu einem Eisenmenger-Syndrom führen, wenn sie nicht zeitgerecht therapiert werden: VSD, AVSD, Ductus arteriosus, Truncus arteriosus communis mit vermehrter Lungendurchblutung.

Prognose Die Langzeitprognose ist bei zeitgerechter Therapie sehr gut. Das Risiko für einen postoperativen kompletten AV-Block ist gering. Bedeutsame Rest-VSDs sind selten. Bei vorbestehender pulmonaler Hypertension kann diese unter Umständen persistieren und ist prognostisch ungünstiger zu werten.

S2k-Leitlinie Der isolierte Ventrikelseptumdefekt. AWMF-Registernummer 023-012. Stand: 27.11.2019, gültig bis 26.11.2024; https://register.awmf.org/de/leitlinien/detail/023-012

15.3.9 Atrioventrikulärer Septumdefekt (AVSD)

Der AVSD umfasst eine Fehlentwicklung des atrioventrikulären Septums, der AV-Klappen, des linksventrikulären Ausflusstrakts und des Erregungsleitungssystems (➤ Abb. 15.8). Beim **partiellen AVSD** liegt unmittelbar oberhalb der AV-Klappenebene ein Vorhofseptumdefekt vom Primum-Typ (ASD I) vor. Die gemeinsame AV-Klappe besitzt zwei Öffnungen. Beim **kompletten AVSD** besteht neben dem ASD I noch ein VSD (im Einlass-Septum) unmittelbar unterhalb der AV-Klappenebene. Die gemeinsame AV-Klappe besitzt nur eine Öffnung. Beim **unbalancierten AVSD** ist ein Ventrikel hypoplastisch.

Die gemeinsame AV-Klappe weist eine große Variabilität in Bezug auf die Anzahl und Größe der Segel (meist 5 Segel mit prominentem anteriorem und posteriorem Brückensegel) sowie den Verlauf der Sehnenfäden und ihre mögliche Funktion (insb. Insuffizienzen) auf. Der linksventrikuläre Ausflusstrakt ist elongiert, da die Aorta bei einem AVSD nicht zwischen den beiden AV-Klappen, sondern vor der gemeinsamen AV-Klappe aszendiert. Das Erregungsleitungssystem zeigt aufgrund des AVSD einen anderen Verlauf.

Hämodynamik, Klinik und Untersuchungsbefund Die Größe der atrioventrikulären Septumdefekte, die Funktion der gemeinsamen AV-Klappe und das Größenverhältnis der beiden Ventrikel bestimmen die Hämodynamik.

- **Partieller AVSD:** Hämodynamik, Klinik und Untersuchungsbefund entsprechen der Beschreibung des Vorhofseptumdefekts (➤ Kap. 15.3.7).
- **Kompletter AVSD:** Die Hämodynamik entspricht der eines großen nicht restriktiven Ventrikelseptumdefekts. Aufgrund der gemeinsamen AV-Klappe findet eine Durchmischung des Blutes intrakardial statt. Das Ausmaß der meist linksseitigen AV-Klappeninsuffizienz trägt mit zu der meist in den ersten Lebenswochen auftretenden Herzinsuffizienz bei (➤ Kap. 15.7.2). Eine pulmonale Widerstandserhöhung kann sich bereits in den ersten Lebensmonaten entwickeln. Dann nehmen die klinischen Zeichen der Herzinsuffizienz aufgrund der Volumenbelastung ab, aber die Zyanose nimmt zu. Auskultatorisch finden sich bei einer AV-Klappeninsuffizienz ein Systolikum im 2.–4. ICR links parasternal und eine fixierte Spaltung des 2. Herztons (Volumen-

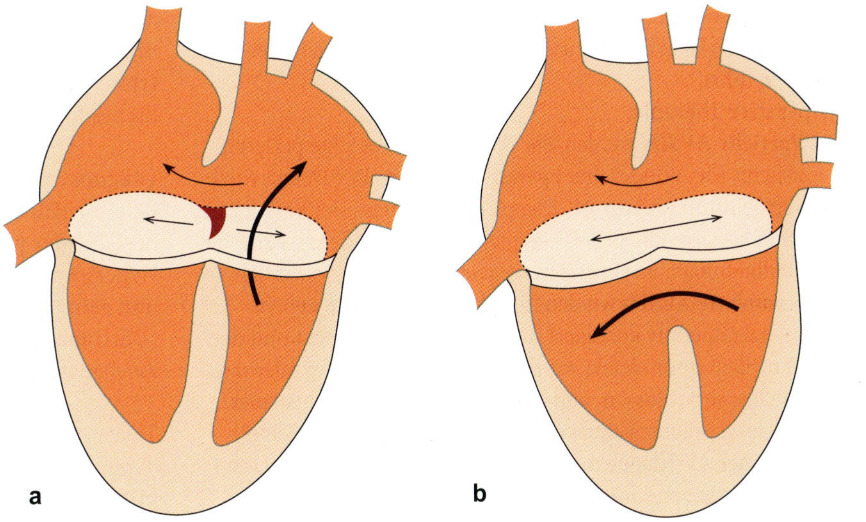

Abb. 15.8 Schematische Darstellung eines partiellen und eines kompletten AVSD: **a** Beim partiellen AVSD liegt ein ASD I vor. Der linksseitige AV-Klappenanteil ist oft insuffizient. **b** Beim kompletten AVSD finden sich ein ASD I und ein VSD im Einlass-Septum. Es gibt eine gemeinsame AV-Klappe. Alle Herzhöhlen stehen miteinander in Verbindung. [L141]

belastung) mit Betonung des Pulmonalissegments (pulmonale Hypertonie). Ein kompletter AVSD ist häufig mit einer Trisomie 21 assoziiert.

Diagnostik Folgende **EKG**-Befunde sind bei einem AVSD nachweisbar:

- Überdrehter Linkstyp (abnorm verlaufendes Reizleitungssystem)
- PQ-Zeit oberhalb der altersentsprechenden Norm (intraatriale Leitungsverzögerung)
- Zeichen der Rechtsherz- oder biventrikulären Hypertrophie
- Inkompletter Rechtsschenkelblock (Folge der Volumen- und/oder Druckbelastung)

Die **Echokardiografie** ermöglicht die exakte Diagnosestellung mit Identifizierung assoziierter Fehlbildungen und Risikofaktoren, die intraoperativ berücksichtigt werden müssen. Folgende Befunde werden erhoben:

- Morphologie und Funktion der gemeinsamen AV-Klappe mit Lokalisation der Anheftung der Sehnenfäden
- Nachweis eines „Clefts“ im anterioren Brückensegel und Quantifizierung der Insuffizienz
- Größe der Ventrikel und Klärung, ob Ventrikelimbalance vorliegt
- Obstruktionen im jeweiligen Ausflusstrakt sowie
- Ggf. assoziierte Fehlbildungen wie z. B. Aortenisthmusstenose, Fallot-Tetralogie oder Ductus arteriosus

Eine **Herzkatheteruntersuchung** ist indiziert bei V. a. eine pulmonale Widerstandserhöhung, vor allem bei Säuglingen > 6 Monate, mit Testung der pulmonalvaskulären Reagibilität zur Risikoabschätzung. Eine Indikation für einen **Röntgen-Thorax** ist bei respiratorischer Verschlechterung zum Ausschluss einer Pneumonie oder Atelektase gegeben. Es finden sich eine Kardiomegalie, ein prominentes Pulmonalissegment und eine vermehrte Lungengefäßzeichnung.

Therapie

- Eine **medikamentöse Therapie der Herzinsuffizienz** erfolgt zur Überbrückung bis zur operativen Korrektur in den ersten Lebensmonaten zur Minimierung kardialer Belastungszeichen und Optimierung des Gedeihens. Sauerstoffapplikation sollte sehr zurückhaltend eingesetzt werden, da sie zu einer Absenkung des pulmonalen Drucks und zu einer konsekutiven Lungenüberflutung führt.
- **Operative Therapie:**
  - **Partielle AVSDs** werden wie Vorhofseptumdefekte präferenziell im Kleinkindesalter operativ korrigiert. Der Defekt wird verschlossen und die AV-Klappe rekonstruiert. Bei Vorliegen einer höhergradigen AV-Klappeninsuffizienz oder assoziierten Fehlbildungen ist eine frühzeitigere Operation erforderlich.
  - **Komplette AVSDs** werden innerhalb der ersten 6 Lebensmonate operativ korrigiert. Der Vorhofseptumdefekt und der Ventrikelseptumdefekt werden entweder mit einem oder zwei Patches verschlossen, und die AV-Klappe wird rekonstruiert. Bei ausgeprägter Ventrikelimbalance oder schwerer Fehlbildung der AV-Klappe muss auf eine univentrikuläre Palliation mit Anlage einer totalen kavopulmonalen Anastomose ausgewichen werden (➤ Kap. 15.3.16).

Prognose Die Langzeitprognose ist bei zeitgerechter Korrekturoperation sehr gut. Im Verlauf können Funktionsstörungen an der rekonstruierten AV-Klappe (oft Insuffizienz der linksseitigen AV-Klappe), Obstruktionen im linksventrikulären Ausflusstrakt, atriale Arrhythmien, höhergradige AV-Blockierungen oder eine pulmonale Hypertonie auftreten.

S2k-Leitlinie Atrioventrikuläre Septumdefekte (AVSD). AWMF-Registernummer 023-013. Stand: 27.11.2019, gültig bis 26.11.2024; https://register.awmf.org/de/leitlinien/detail/023-013

15.3.10 Persistierender Ductus arteriosus (PDA)

Der PDA ist eine postnatal persistierende vaskuläre Verbindung zwischen der Aorta descendens und der Pulmonalisbifurkation. Bei komplexen Herzfehlbildungen kann diese Kurzschlussverbindung das Überleben sichern, sodass der physiologische Spontanverschluss des Ductus arteriosus medikamentös verhindert wird (➤ Kap. 15.7.2). Bei Frühgeborenen kommt es aufgrund der Unreife häufig zu einem protrahierten oder ausbleibenden Spontanverschluss des Ductus arteriosus. Darüber hinaus kann ein PDA auch als isolierte Fehlbildung auftreten (z. B. im Rahmen eines fetalen Alkoholsyndroms oder einer fetalen Rötelninfektion).

Hämodynamik, Klinik und Untersuchungsbefund Die Größe des Links-Rechts-Shunts ist vom Durchmesser und von der Länge des Ductus arteriosus sowie von der aortopulmonalen Druckdifferenz bzw. vom pulmonalen Gefäßwiderstand abhängig. Die hämodynamischen Auswirkungen und klinischen Befunde entsprechen denen eines Ventrikelseptumdefekts (Volumenbelastung des linken Vorhofs, des linken Ventrikels, Risiko der Entwicklung einer pulmonalarteriellen Hypertonie). Darüber hinaus ist bei einem großen Ductus arteriosus eine weite Pulsamplitude (Pulsus celer et altus) durch den diastolischen „Run-off“ des aortalen Blutes in die Pulmonalarterie typisch. Auskultatorisch besteht im 2. ICR links ein systolisch-diastolisches Maschinengeräusch.

Diagnostik Im EKG finden sich bei mäßiger hämodynamischer Relevanz Hinweise für eine Linksherzhypertrophie und bei bereits bestehender pulmonaler Hypertonie Zeichen der biventrikulären Hypertrophie. Echokardiografisch kann der PDA genau lokalisiert und seine hämodynamische Bedeutsamkeit abgeschätzt werden (Durchmesser des Ductus, Flussgeschwindigkeiten über den Ductus, Zeichen der linksatrialen und linksventrikulären Dilatation).

Therapie Ein **kleiner, drucktrennender Ductus** hat keine hämodynamischen Auswirkungen und erfordert keine Therapie. Ein **mittelgroßer Ductus arteriosus** mit Zeichen der intrakardialen Volumenbelastung und einem systolisch-diastolischen Maschinengeräusch im 2. ICR links sollte im Kleinkindesalter, wenn möglich katheterinterventionell (mit Coil oder Schirmchen), verschlossen werden. Der Verschluss eines **großen Ductus arteriosus** ist früher indiziert, da große Shuntvolumina zu Herzinsuffizienz und sekundär zu pulmonaler Hypertonie führen können. Ein katheterinterventioneller Verschluss wird meist ab einem Körpergewicht von etwa 3 kg erfolgen können. Sollte der Defekt zu groß sein, wird der Verschluss operativ durchgeführt.

CAVE

Vor Beginn eines medikamentösen Verschlusses des Ductus arteriosus beim Frühgeborenen mit einem Prostaglandinsynthesehemmer (Ibuprofen, Indometacin) ist eine duktusabhängige System- oder Lungenperfusion auszuschließen.

Prognose Als operative Komplikationen können aufgrund der engen Lagebeziehung des Ductus arteriosus eine linksseitige Phrenicus- oder Recurrensparese oder ein Chylothorax auftreten. Bei zeitgerechtem Ductus-arteriosus-Verschluss ist die Prognose sehr gut.

MERKE

DD Aortopulmonales Fenster

Bei dieser seltenen Fehlbildung liegt eine nicht restriktive Verbindung der Aorta ascendens mit dem Pulmonalarterienstamm vor. Häufige assoziierte Fehlbildungen sind ein VSD und ein unterbrochener Aortenbogen. Hämodynamik und Klinik entsprechen denen eines großen PDA. Die Diagnostik erfolgt überwiegend echokardiografisch, die Therapie immer operativ.

S2k-Leitlinie Persistierender Ductus arteriosus im Kindes- und Jugendalter. AWMF-Registernummer 023-014. Stand: 26.5.2020, gültig bis 31.12.2023; https://register.awmf.org/de/leitlinien/detail/023-014

15.3.11 Partielle und totale Lungenvenenfehlmündung

Bei einer **partiellen Lungenvenenfehlmündung** mündet mindestens eine Lungenvene fehlerhaft in den rechten Vorhof, die Hohlvenen oder die V. anonyma (V. brachiocephalica sinistra). Bei der **totalen Lungenvenenfehlmündung** fließen alle vier Lungenvenen zusammen (Pulmonalvenenkonfluens) und münden über ein gemeinsames Sammelgefäß in den rechten Vorhof. Je nach Konnektion dieses Sammelgefäßes zum rechten Vorhof werden vier Formen mit zahlreichen Variationen unterschieden (➤ Abb. 15.9):

- **Suprakardiale Lungenvenenfehlmündung** (➤ Abb. 15.9a): Der Pulmonalvenenkonfluens liegt hinter dem linken Vorhof. Das Sammelgefäß mündet in die V. anonyma, sodass das gesamte pulmonalvenöse Blut über die V. cava sup. in den rechten Vorhof drainiert.
- **Kardiale Lungenvenenfehlmündung** (➤ Abb. 15.9b): Der Pulmonalvenenkonfluens drainiert in den Sinus coronarius oder direkt in den rechten Vorhof.

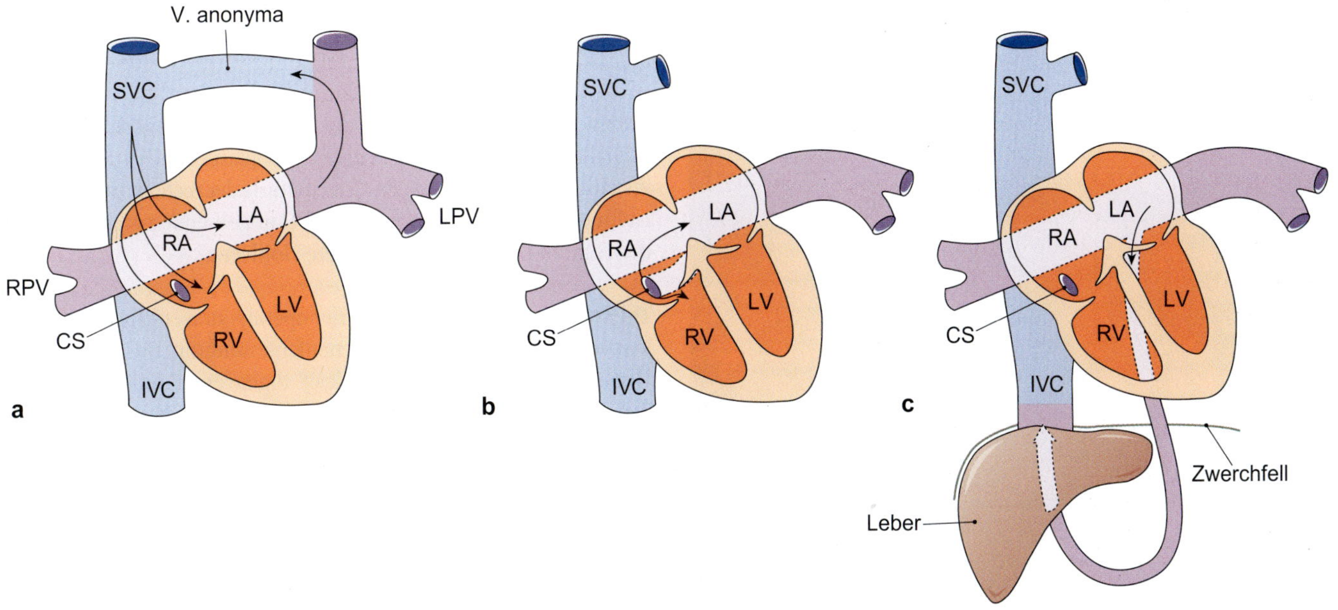

Abb. 15.9 Drei Hauptformen der totalen Lungenvenenfehlmündung: **a** Suprakardiale Form (häufigste Variante): Das Sammelgefäß mündet über die V. anonyma und die V. cava sup. in den rechten Vorhof. **b** Kardiale Form: Das Sammelgefäß drainiert über den Sinus coronarius in den rechten Vorhof. **c** Infrakardiale Form (seltenste Variante): Das Sammelgefäß zieht hinter dem linken Vorhof nach kaudal, passiert das Zwerchfell und drainiert direkt oder über den Ductus venosus in die V. cava inf. [L141]

- **Infrakardiale Lungenvenenfehlmündung** (➤ Abb. 15.9c): Das Sammelgefäß des Pulmonalvenenkonfluens zieht nach kaudal, passiert vor der Aorta das Zwerchfell und zieht zur Leber, wo es in den Ductus venosus oder in die V. cava inf. mündet.
- **Gemischte Lungenvenenfehlmündung:** Die Lungenvenen münden über verschiedene Wege fehl.

Praxistipp

Embryologie

In der Embryonalentwicklung verbindet sich normalerweise der Pulmonalvenenkonfluens mit dem linken Vorhof. Bei einer totalen Lungenvenenfehlmündung ist diese Fusion ausgeblieben, sodass die Drainage des Pulmonalvenenblutes über den Pulmonalvenenkonfluens zum systemvenösen Blut (rechten Vorhof) erfolgt.

Hämodynamik, Klinik und Untersuchungsbefund Die **Hämodynamik** der **partiellen Lungenvenenfehlmündung** entspricht der eines Vorhofseptumdefekts. Bei der **totalen Lungenvenenfehlmündung** drainiert das sauerstoffreiche Pulmonalvenenblut in den rechten Vorhof. Rechter Vorhof und rechter Ventrikel sind volumenbelastet und daher deutlich dilatiert (➤ Abb. 15.10); es entwickelt sich rasch eine pulmonale Druckerhöhung. Zum Überleben ist ein Rechts-Links-Shunt über einen Vorhofseptumdefekt erforderlich. Linker Vorhof und linker Ventrikel sind zierlich und erhalten Mischblut. Die **Klinik** der totalen Lungenvenenfehlmündung wird im Wesentlichen vom Vorhandensein oder Fehlen einer pulmonalvenösen Obstruktion bestimmt:

- Bei **totalen Lungenvenenfehlmündungen ohne Obstruktion** im Bereich der Fehlmündung manifestiert sich die Volumenbelastung des rechten Herzens und der pulmonalen Gefäße in einer Tachydyspnoe und Gedeihstörung durch Trinkschwäche. Die Zyanose ist durch die hohe Rezirkulation meist nur mäßig ausgeprägt. Auskultatorisch findet sich bei relativer Pulmonalstenose ein Systolikum im 2. ICR links mit einem fixiert gespaltenen 2. Herzton.
- Bei **totalen Lungenvenenfehlmündungen mit Obstruktion** im Bereich der Fehlmündung steht die rasche respiratorische Verschlechterung mit Entwicklung eines Lungenödems, einer Herzinsuffizienz und einer schweren Zyanose meist bereits innerhalb der ersten Lebensstunden im Vordergrund.

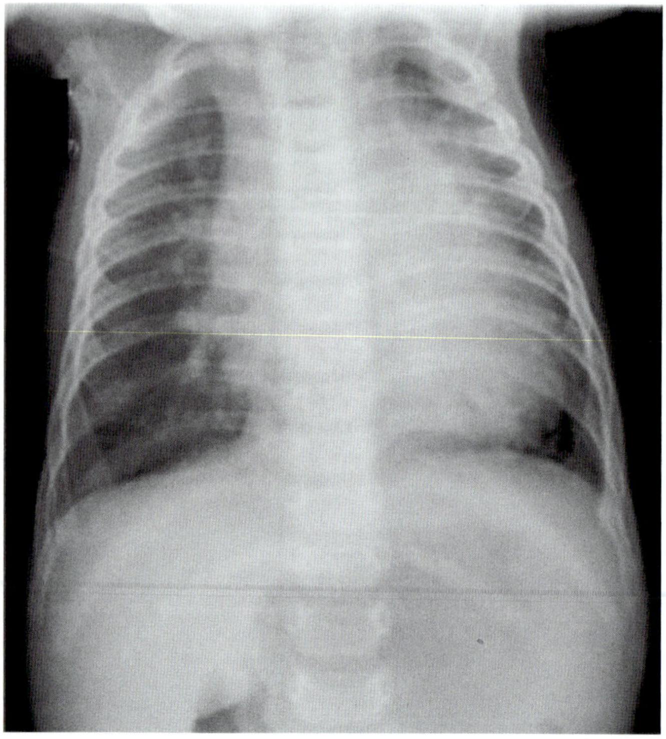

Abb. 15.10 Totale Lungenvenenfehlmündung vom suprakardialen Typ: Herzsilhouette zeigt charakteristische „Achterfigur" oder „Schneemannzeichen" durch Kardiomegalie (Dilatation von rechtem Vorhof und rechtem Ventrikel) und Mediastinalverbreiterung (Dilatation von Vertikalvene, V. anonyma und oberer Hohlvene). Hinweise für mäßige pulmonalvenöse Stauung [H090–001]

CAVE

Die totale Lungenvenenfehlmündung mit Obstruktion ist eine der Differenzialdiagnosen einer raschen respiratorischen Verschlechterung eines Neugeborenen mit einer „weißen Lunge" im Röntgen-Thorax. Sie ist ein kardiologischer Notfall.

Diagnostik Die Echokardiografie ermöglicht meist die exakte Diagnosestellung. Gelegentlich wird zur genauen Lokalisation aller Lungenvenen für die operative Planung eine weitere Schnittbildgebung (MRT, CT) erforderlich sein.

Praxistipp

Röntgen-Thoraxaufnahmen bei respiratorischer Verschlechterung eines Neugeborenen mit Kardiomegalie und vermehrter Lungengefäßzeichnung können auf eine Lungenvenenfehlmündung hinweisen.

Suprakardiale Lungenvenenfehlmündungen zeigen eine charakteristische „Achterfigur" bzw. ein „Schneemannzeichen". Ein Lungenödem bei einem Neugeborenen lässt auf eine pulmonalvenöse Obstruktion schließen. Eine rechtsseitige Lungenhypoplasie mit Dextropositio cordis und einer bogenförmigen Verschattung der rechten Herzsilhouette ist für ein Scimitar-Syndrom typisch (Lungensequester mit Mündung der rechten Lungenvenen in untere Hohlvene).

Therapie Die Therapie ist immer operativ und erfolgt in Abhängigkeit von der Form der Lungenvenenfehlmündung. Das Prinzip ist die Herstellung einer Verbindung des Lungenvenenkonfluens mit dem linken Vorhof. Totale Lungenvenenfehlmündungen mit Obstruktion müssen mit Diagnosestellung operiert werden, da sich rasch eine pulmonalvenöse Hypertonie mit therapierefraktärem Lungenödem entwickelt. Bei den anderen Formen erfolgt die Korrektur i. d. R. in den ersten Lebenstagen nach kardialer Stabilisierung bzw. klinischem Zustand.

Prognose Der Langzeitverlauf ist gut. Lungenvenenstenosen mit der Folge einer sekundären pulmonalen Hypertonie können allerdings noch viele Jahre postoperativ auftreten.

15.3.12 Fallot-Tetralogie

Eine Fallot-Tetralogie ist charakterisiert durch folgende kardiale Fehlbildungen (➤ Abb. 15.11):

- Malalignment-VSD
- Dextroposition und Anteposition der Aorta (über dem VSD „reitend")
- Rechtsventrikuläre Ausflusstraktobstruktion (infundibuläre und/oder valvuläre Pulmonalstenose mit teilweise hypoplastischen Pulmonalarterien)
- Rechtsventrikuläre Hypertrophie (als Folge der Obstruktion)

Häufige assoziierte Fehlbildungen sind Vorhofseptumdefekt, rechtsseitiger Aortenbogen und Koronararterienanomalien. Eine Fallot-Tetralogie tritt gehäuft mit einer Trisomie 21 oder einer Mikrodeletion 22q11 auf. Seltene Differenzialdiagnosen sind ➤ Box 15.4 zu entnehmen.

Box 15.4

Seltene Differenzialdiagnosen

Eine Pulmonalatresie mit Ventrikelseptumdefekt präsentiert sich klinisch wie eine Fallot-Tetralogie. Darüber hinaus zeigt sich eine große Variabilität in der Entwicklung des pulmonalarteriellen Systems. Häufig erfolgt die Lungendurchblutung teilweise über aortopulmonale Kollateralen (sog. MAPCAs, „major aortopulmonary collateral arteries"). Leitsymptome sind entweder eine Zyanose (insb. bei duktusabhängiger Lungenperfusion) oder eine Herzinsuffizienz (bei Lungenüberflutung über einen weit offenen Ductus arteriosus oder MAPCAs).

Bei einer Pulmonalatresie mit intaktem Ventrikelseptum entleert sich der rechte Ventrikel entweder über eine Trikuspidalklappeninsuffizienz oder über Fisteln zwischen dem rechten Ventrikel und den Koronararterien (Myokardsinusoide). Leitsymptome sind eine schwere Zyanose und häufig eine akute Rechtsherzinsuffizienz mit Verschluss des Ductus arteriosus und des Foramen ovale.

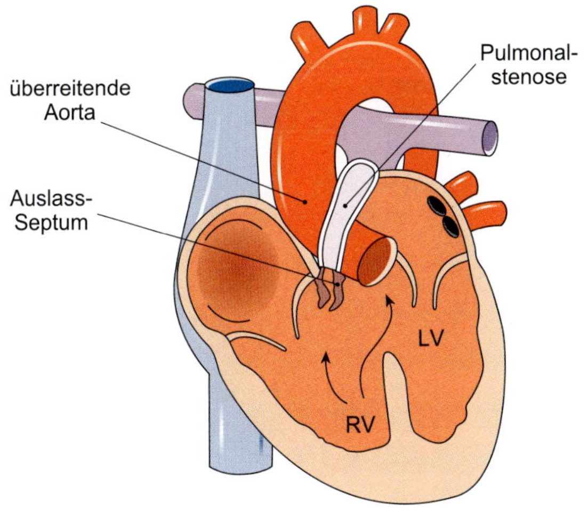

Abb. 15.11 Fallot-Tetralogie: Die Deviation des Auslass-Septums nach anterior und superior resultiert in einer Obstruktion im rechtsventrikulären Ausflusstrakt (RVOT) und einem Malalignment-VSD mit „Überreiten" der Aorta. Die Obstruktion im RVOT, der Pulmonalklappe und der Pulmonalarterie mit rechtsventrikulärer Hypertrophie ist sehr variabel ausgeprägt. [L141]

Hämodynamik, Klinik und Untersuchungsbefund Vom Ausmaß der Obstruktion im rechtsventrikulären Ausflusstrakt hängen der pulmonale Blutfluss und der Rechts-Links-Shunt über dem großen VSD ab. Sie bestimmt damit den Grad der Zyanose („pink vs. blue" Fallot-Tetralogie). Bei Neugeborenen mit höchstgradiger Obstruktion im rechtsventrikulären Ausflusstrakt ist die Lungenperfusion duktusabhängig. Infundibuläre Pulmonalstenosen können im Verlauf von Wochen zunehmen und zu hypoxämischen Anfällen führen.

CAVE

Hypoxämische Anfälle können lebensbedrohlich sein.

Ursächlich für hypoxämische Anfälle sind die akute Zunahme der infundibulären Pulmonalstenose und/oder ein Abfall des peripheren Widerstands. Auslöser sind emotionaler Stress (starkes Schreien), Fieber oder Hypovolämie. Klinische Symptome sind eine akute Zunahme der Zyanose und eine Tachykardie. Bei Persistenz der Obstruktion kann es zu einem Bewusstseinsverlust und zerebralen hypoxisch bedingten Krampfanfällen kommen. Ein hypoxischer Anfall in der Anamnese stellt eine dringliche Operationsindikation dar. Heutzutage sollte die Korrekturoperation vor dem Auftreten hypoxischer Anfälle erfolgen.

In der **Auskultation** findet sich ein systolisches Austreibungsgeräusch aufgrund der rechtsventrikulären Ausflusstraktobstruktion. Der Pulmonalisanteil des 2. Herztons ist abgeschwächt zu hören. Wegen des großen VSD herrschen in beiden Kammern annähernd gleiche Druckverhältnisse, sodass kein VSD-typisches Systolikum auskultiert werden kann.

Diagnostik Im **EKG** finden sich Zeichen der rechtsventrikulären Hypertrophie.

Die Diagnosestellung erfolgt mittels **Echokardiografie.** Wichtige Informationen, die das operative Vorgehen bestimmen, sind:

- Ausmaß und Lokalisation der rechtsventrikulären Ausflusstraktobstruktion,
- etwaige Koronararterienanomalien und
- assoziierte Fehlbildungen.

Eine **Herzkatheteruntersuchung** oder ein **MRT** werden präoperativ selten erforderlich sein. Im **Röntgen-Thorax** ist die Herzspitze angehoben, das Pulmonalissegment weniger ausgeprägt, die Lungengefäßzeichnung vermindert (Holzschuhherz). Ein rechtsseitiger Aortenbogen imponiert im rechten oberen Mediastinum.

Therapie

- **Medikamentöse Therapie:** Bei höchstgradiger rechtsventrikulärer Ausflusstraktobstruktion mit duktusabhängiger Lungenperfusion wird Prostaglandin E_1 erforderlich. Eine infundibuläre Pulmonalstenose mit dem Risiko für eine akute Obstruktion wird präventiv mittels Betablocker (Propranolol, Startdosis 1–2 mg/kg KG in 3 ED, Steigerung nach Wirkung) behandelt.
- Die **Akuttherapie eines hypoxischen Anfalls** umfasst folgende Maßnahmen:
  - Erhöhung des peripheren Widerstands durch Beugen des angewinkelten Knies an die Brust
  - Gabe von Sauerstoff

- Volumengabe im Bolus (10 ml/kg KG i. v., mehrfach)
- Sedierung (Morphin s. c. oder i. v. 0,1–0,2 mg/kg KG; Benzodiazepine, z. B. Midazolam 0,1 mg/kg KG i. v., 0,5 mg/kg KG rektal oder nasal, Ketamin 1–2 mg/kg KG i. v., 5 mg/kg KG i. m.) und ggf. weitere intensivmedizinische Maßnahmen mit Intubation, Noradrenalin-Perfusor und Betablocker.

- **Operative Therapie:** Der Operationszeitpunkt wird durch die Schwere der Zyanose bestimmt. Wiederholte pulsoxymetrische Sättigungswerte < 80 % stellen eine Behandlungsindikation dar. Die **elektive Korrekturoperation** wird präferenziell etwa ab dem 4. Lebensmonat durchgeführt. Sie umfasst folgende Maßnahmen:
  - Rekonstruktion der Pulmonalklappe mit Kommissurotomie bei ausreichend großem Pulmonalklappenanulus und ausreichend entwickelter Pulmonalklappe,
  - transanuläre Patcherweiterung oder ggf. Resektion der Pulmonalklappe bei hypoplastischem Pulmonalklappenanulus und/oder dysplastischer Pulmonalklappe,
  - Resektion der infundibulären muskulären Hypertrophie sowie
  - Verschluss des Ventrikelseptumdefekts.

Bei ausgeprägter Zyanose und hypoplastischen Pulmonalarterien ist eine **frühzeitige Palliation teilweise bereits im Neugeborenenalter** erforderlich. An interventionellen Herzkatheterverfahren steht die Stentimplantation in den rechtsventrikulären Ausflusstrakt oder den Ductus arteriosus zur Verfügung. Als chirurgische Palliation ist eine Erweiterung des rechtsventrikulären Ausflusstrakts ohne Verschluss des VSD oder die Anlage einer modifizierten BT-Anastomose (Goretex-Shunt vom Truncus brachiocephalicus zur rechten Pulmonalarterie) möglich. Das Vorgehen wird interdisziplinär unter Berücksichtigung der individuellen Situation des Kindes festgelegt.

Prognose

- **Herzrhythmusstörungen:** Postoperativ besteht meist ein kompletter Rechtsschenkelblock. Selten erfordert ein kompletter AV-Block eine Schrittmacherimplantation. Das Risiko für insbesondere ventrikuläre Tachykardien und plötzlichen Herztod ist lebenslang erhöht.
- **Indikationen für katheterinterventionelle oder operative Reeingriffe:**
  - relevante Pulmonalklappeninsuffizienzen (insb. bei transanulärer Patcherweiterung)
  - Stenosen im rechtsventrikulären Ausflusstrakt und der Pulmonalarterien (→ katheterinterventioneller oder operativer Pulmonalklappenersatz)
  - Dilatation der Aortenwurzel mit Insuffizienz

S2k-Leitlinie Fallot'sche Tetralogie. AWMF-Registernummer 023-015. Stand: 15.12.2021, gültig bis 14.12.2026; https://register.awmf.org/de/leitlinien/detail/023-015

15.3.13 Transposition der großen Gefäße

Bei der Transposition der großen Arterien (TGA) entspringt die Pulmonalarterie aus dem linken und die Aorta aus dem rechten Ventrikel (ventrikuloarterielle Diskordanz). Damit sind die beiden Kreisläufe parallelgeschaltet. Eine TGA kann mit weiteren Fehlbildungen wie einem VSD oder Obstruktionen im Ausflusstrakt der Ventrikel assoziiert sein (➤ Abb. 15.12).

Hämodynamik, Klinik und Untersuchungsbefund Die Organperfusion hängt vom Fluss des pulmonalvenösen (sauerstoffreichen) Blutes aus dem linken Vorhof über das Foramen ovale in den rechten Vorhof, den rechten Ventrikel und die Aorta ab. Der Links-Rechts-Shunt über den Ductus arteriosus trägt zur Verbesserung der Oxygenierung bei, indem er über den vermehrten Fluss in den Pulmonalvenen den linksatrialen Druck und somit das Shuntvolumen über das Foramen ovale erhöht. Leitsymptom der meist reifen und eutrophen Kinder ist die Zyanose, die sich unter Sauerstoffvorlage nicht verbessert. Ein typisches Herzgeräusch ist nicht vorhanden.

Diagnostik Die Diagnosestellung muss rasch echokardiografisch erfolgen. Sie liefert Informationen zur Hämodynamik (Shunt über Foramen ovale und Ductus arteriosus), zum Ursprung und proximalen Verlauf der Koronararterien sowie zu assoziierten Fehlbildungen.

Therapie

- **Initialtherapie:** Mit Diagnosestellung erfolgt eine Prostaglandin-E_1-Infusion zum Offenhalten des Ductus arteriosus. Eine restriktive Vorhoflücke wird durch eine Ballonatrioseptostomie (Rashkind-Manöver) vergrößert. Die Optimierung des Herzzeitvolumens und damit der Sättigung erfolgt durch Volumentherapie (nach Rashkind-Manöver), Senkung des pulmonalarteriellen

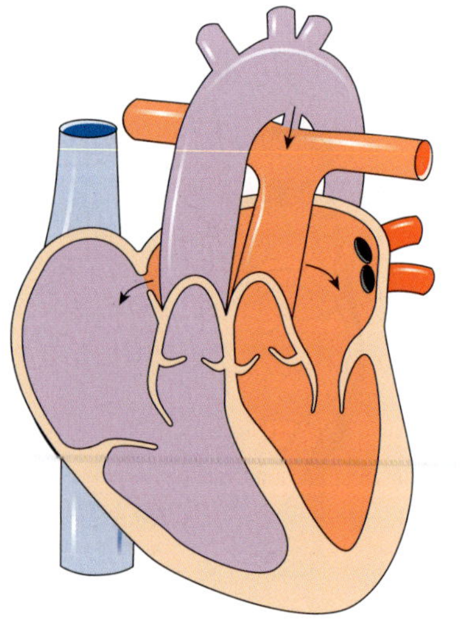

Abb. 15.12 D-Transposition der großen Arterien: Bei der d-TGA liegt eine ventrikuloarterielle Diskordanz vor. Daher kreuzen die Gefäße nicht. Funktionell besteht eine Parallelschaltung der beiden Kreisläufe. Das Überleben ist von einem nicht restriktiven Vorhofseptumdefekt und einem Ductus arteriosus abhängig. [L141]

Widerstands (milde Alkalose) und ggf. Inotropika (Erhöhung des Systemwiderstands).
- **Chirurgische Therapie:** Die arterielle Switch-Operation ist die Therapie der Wahl. Sie erfolgt i. d. R. in den ersten beiden Lebenswochen. Bei assoziierten Fehlbildungen (Koronaranomalien, VSD, Obstruktionen in den Ausflusstrakten) kommen alternative Operationsverfahren zur Anwendung.

Prognose Nach erfolgreicher Korrekturoperation ist die Prognose gut. Im Langzeitverlauf können folgende Probleme auftreten:
- Stenosen der translozierten und reimplantierten Koronararterien sowie der Anastomosen der Aorta und der Pulmonalarterie
- Dilatation und Insuffizienzen der Neo-Aortenklappe (ursprüngliche Pulmonalklappe)
- Pulmonale Hypertonie

CAVE

Kongenital korrigierte Transposition der großen Arterien

Fehlbildung, bei der eine Ventrikelinversion (atrioventrikuläre Diskordanz) und eine Transpositionsstellung der großen Arterien (ventrikuloarterielle Diskordanz) vorliegen. Sauerstoffreiches Blut des linken Vorhofs fließt in einen rechten Ventrikel und in die Aorta; sauerstoffarmes Blut des rechten Vorhofs fließt in den linken Ventrikel und die Pulmonalarterie. Die Klinik wird durch AV-Blockierungen und assoziierte kardiale Fehlbildungen bestimmt.

15.3.14 Double Outlet Right Ventricle (DORV)

Pulmonalarterie und Aorta entspringen ganz oder überwiegend aus dem rechten Ventrikel. Zwischen den beiden Herzkammern besteht ein Defekt im Ventrikelseptum. Die Aorta kann vor, hinter, links oder rechts der Pulmonalarterie verlaufen. Es kann eine Pulmonalstenose oder eine Aortenisthmusstenose vorliegen. Der linke Ventrikel kann normal groß oder hypoplastisch sein. Ein DORV kann mit anderen Herzfehlern assoziiert sein. Daher sind die klinische Präsentation und die operative Korrektur sehr variabel. Im Folgenden werden die drei häufigsten Varianten vorgestellt (➤ Abb. 15.13).

Hämodynamik und Leitsymptome
- **DORV mit subaortalem VSD ohne Pulmonalstenose** (➤ Abb. 15.13a): Die Hämodynamik entspricht der eines großen VSD mit Lungenüberflutung, Herzinsuffizienz und Entwicklung einer pulmonalen Hypertonie.
- **DORV mit subaortalem VSD und Pulmonalstenose** (➤ Abb. 15.13b): Die Hämodynamik entspricht der einer Fallot-Tetralogie mit zunehmender Zyanose.
- **DORV mit Malpositionsstellung der großen Gefäße** (Aorta entspringt aus rechtem Ventrikel, Pulmonalarterie reitet über VSD) und **subpulmonalem VSD ohne Pulmonalstenose** (➤ Abb. 15.13c): Die Hämodynamik entspricht der einer Transpositionsstellung der großen Arterien mit ausgeprägter Zyanose und Herzinsuffizienz im Neugeborenenalter.

Diagnostik Mittels Echokardiografie kann die komplexe Anatomie systematisch beschrieben werden.

Therapie Ziel ist eine operative Korrektur mit stenosefreier Konnektion der großen Arterien zu ihrem entsprechenden Ventrikel und Verschluss der interventrikulären Kommunikation. Bei komplexer Anatomie (z. B. hypoplastischem linkem Ventrikel) erfolgt eine univentrikuläre Operation nach dem Fontan-Prinzip (➤ Kap. 15.3.16).

Prognose Der Langzeitverlauf wird durch die Komplexität des Herzfehlers bestimmt. Häufig machen eine Restenose oder eine

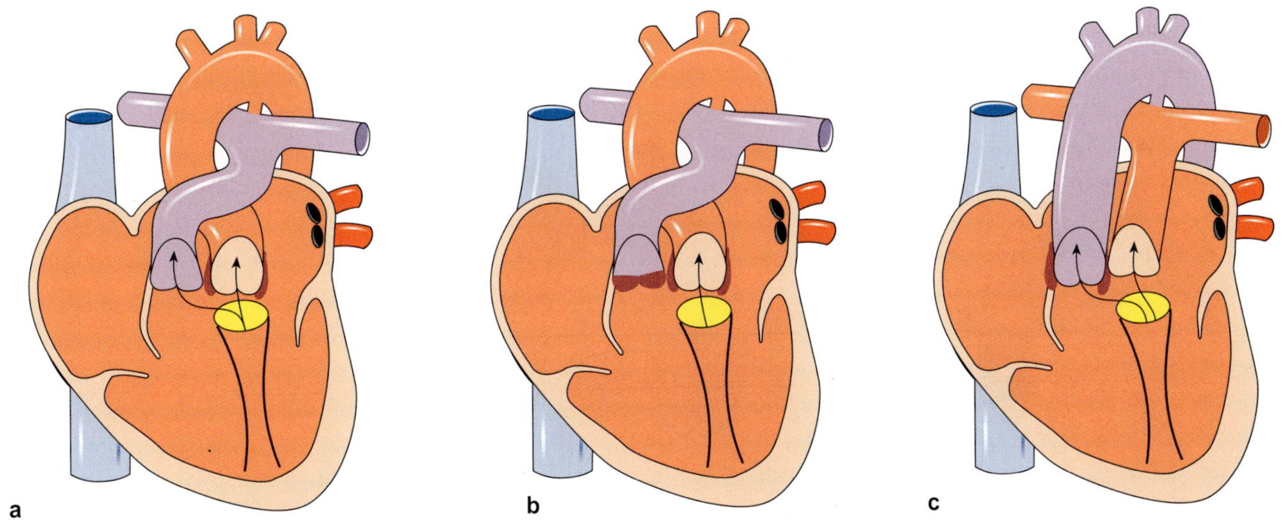

Abb. 15.13 Drei typische Formen eines DORV: **a** DORV mit subaortalem VSD ohne Pulmonalstenose, **b** DORV mit subaortalem VSD und mit Pulmonalstenose, **c** DORV mit Malpositionsstellung der großen Gefäße (Aorta entspringt aus rechtem Ventrikel, Pulmonalarterie reitet über VSD) und subpulmonalem VSD ohne Pulmonalstenose [L141]

Insuffizienz der Pulmonalklappe einen Pulmonalklappenersatz erforderlich. Atriale und ventrikuläre Arrhythmien können auftreten.

15.3.15 Truncus arteriosus communis

Ein großes arterielles Gefäß (Truncus arteriosus) mit einer sog. Trunkusklappe reitet über einem großen Ventrikelseptumdefekt. Die Trunkusklappe besitzt eine variable Anzahl von Klappentaschen und ist meist insuffizient. Es besteht eine große Variabilität hinsichtlich der Ausbildung und des Ursprungs der Lungenarterien aus dem Truncus und weiteren Aortenfehlbildungen (➤ Abb. 15.14). Ein Truncus arteriosus communis ist häufig mit einer Mikrodeletion 22q11 assoziiert.

Hämodynamik und Klinik Meist liegt bereits unmittelbar nach der Geburt eine **vermehrte Lungendurchblutung** mit deutlicher Volumenbelastung beider Ventrikel und rascher Entwicklung einer Herzinsuffizienz vor. Seltenere Formen gehen mit einer **duktusabhängigen Lungenperfusion bzw. einer duktusabhängigen Perfusion der unteren Körperhälfte** einher. Im ersten Fall dominiert die Zyanose, im zweiten der Kreislaufschock.

Diagnostik Die Blutdruckmessung an allen vier Extremitäten zeigt bei Vorliegen einer Aortenisthmusstenose einen kraniokaudalen Blutdruckgradienten. Die Pulsoxymetrie identifiziert die Zyanose, die Echokardiografie erfasst die komplexe Morphologie.

Therapie

- Die **medikamentöse Therapie** beinhaltet eine Herzinsuffizienztherapie sowie die Gabe von Prostaglandin E_1 bei duktusabhängiger System- oder Lungenperfusion.
- Eine **Korrekturoperation** umfasst den Verschluss des VSD, die Rekonstruktion der Trunkusklappe (funktionelle Aortenklappe), die Implantation eines klappentragenden Conduits in Pulmonalisposition sowie die Korrektur weiterer assoziierter Fehlbildungen (z. B. Rekonstruktion einer Aortenisthmusstenose).

Prognose Im Langzeitverlauf treten Stenosen oder Insuffizienzen im Bereich des Conduits in Pulmonalisposition und an der Trunkusklappe auf. Eine pulmonale Hypertonie kann persistieren oder fortschreiten. Es können ventrikuläre Tachykardien auftreten.

15.3.16 Herzfehler mit (funktionell) univentrikulärem Herzen

Bei univentrikulären Herzen ist nur eine Herzkammer vorhanden. Hierzu zählen das hypoplastische Linksherzsyndrom, die Trikuspidalatresie und der „double inlet left ventricle" (DILV). Bei funktionell univentrikulären Herzen ist eine zweite Herzkammer so unterentwickelt, dass sie nicht ihre Funktion übernehmen kann. Hierzu zählen z. B. Herzfehler mit sehr großen VSDs oder stark fehlgebildeten AV-Klappen.

- **Trikuspidalklappenatresie:** Die Trikuspidalklappe ist rudimentär angelegt und verschlossen. Somit besteht keine Verbindung zwischen rechtem Vorhof und rechtem Ventrikel. Auf Vorhofebene liegt ein Rechts-Links-Shunt vor. Die Lungendurchblutung hängt bei einer Normalstellung der großen Gefäße von der Größe eines VSD und dem Ductus arteriosus (Links-Rechts-Shunt) ab (➤ Abb. 15.15a).
- **Hypoplastisches Linksherzsyndrom:** Dieser variable Fehlbildungskomplex ist durch einen hypoplastischen linken Ventrikel und höchstgradige Stenosen bzw. Atresien der Mitral- und Aortenklappe charakterisiert. Die Aorta ascendens und der Aortenbogen sind hypoplastisch. Die Systemperfusion erfolgt über den Ductus arteriosus (Rechts-Links-Shunt). Die Koronarperfusion erfolgt retrograd. Eine Endokardfibroelastose des linken Ventrikels ist häufig nachweisbar (➤ Abb. 15.15b).

Hämodynamik univentrikulärer Herzen Auf Vorhof- oder Ventrikelebene kommt es zu einer Durchmischung des system- und pulmonalvenösen Blutes. Der singuläre Ventrikel pumpt das Blut sowohl in den Lungen- als auch den Systemkreislauf. Mit Verschluss des Ductus arteriosus werden die Kinder symptomatisch: Ist die pulmonale Durchblutung duktusabhängig, so ist das Leitsymptom

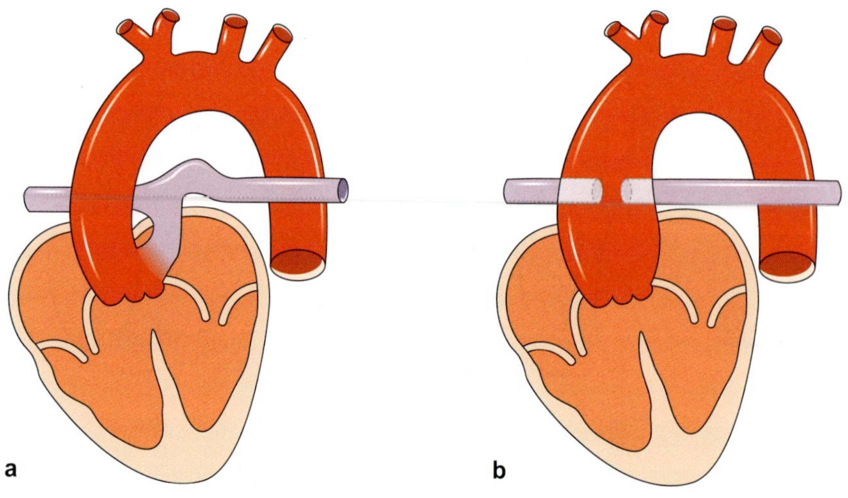

Abb. 15.14 Schematische Darstellung der beiden häufigsten Formen des Truncus arteriosus communis: **a** Aorta und Pulmonalarterie entspringen aus einem gemeinsamen Gefäß. **b** Beide Pulmonalarterienäste entspringen getrennt aus dem Truncus. Darüber hinaus gibt es sehr viele Varianten. [L141]

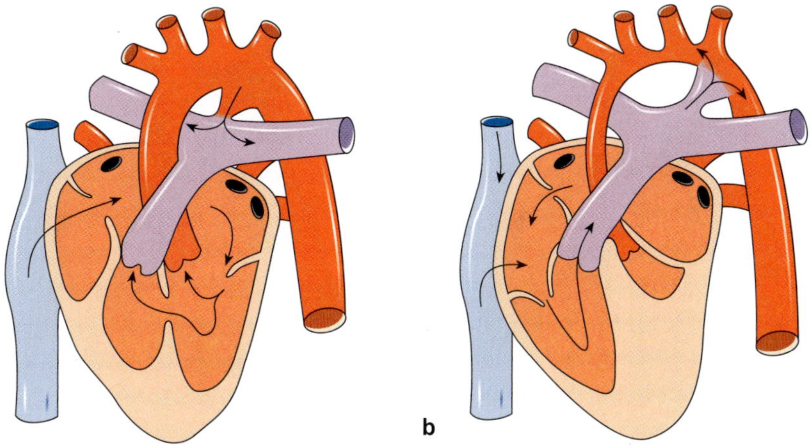

Abb. 15.15 Univentrikuläres Herz: **a** Trikuspidalatresie („hypoplastisches Rechtsherzsyndrom"), **b** hypoplastisches Linksherzsyndrom (Maximalvariante eines hypoplastischen Linksherzsyndroms mit Mitral- und Aortenatresie sowie hypoplastischer Aorta ascendens) [L141]

die Zyanose. Bei einer duktusabhängigen Systemperfusion kommt es rasch zur Herzinsuffizienz mit kardiogenem Schock.

Therapie

- **Initialtherapie bei duktusabhängiger Lungenperfusion (Trikuspidalatresie mit höhergradiger Pulmonalstenose):** ➢ Kap. 15.3.5
- **Initialtherapie bei duktusabhängiger Systemperfusion (hypoplastisches Linksherzsyndrom):** Bei einer duktusabhängigen Systemperfusion liegt ein Rechts-Links-Shunt über den Ductus arteriosus vor. Therapieziele sind, eine ausreichende Perfusion des Systemkreislaufs zu erreichen und eine Volumenbelastung des Pulmonalkreislaufs zu vermeiden.
  - Offenhalten des Ductus arteriosus durch Prostaglandin-E_1-Infusion
  - Volumentherapie zurückhaltend
  - Senkung des Widerstands im Systemkreislauf (Senkung der Nachlast)
    - Milrinon, Dobutamin
    - Nitroprussid-Na-Infusion
  - Erhöhung des Widerstands im Pulmonalkreislauf
    - permissive Hyperkapnie durch milde Hypoventilation
    - keine zusätzliche Sauerstoffgabe
    - Alkalose vermeiden
- **Chirurgisches Therapieprinzip bei hypoplastischen Ventrikeln** (➢ Abb. 15.16): Die Therapie ist eine palliative Operation. Dies bedeutet, dass keine komplette Korrektur erreicht werden kann. Das zugrunde liegende Prinzip ist eine vollständige Trennung des Pulmonalkreislaufs vom Systemkreislauf (Operation nach dem Fontan-Prinzip). Der singuläre Ventrikel pumpt das Blut in den Systemkreislauf, die pulmonale Perfusion erfolgt druckpassiv ohne einen vorgeschalteten Ventrikel. Um diese Kreislauftrennung zu erreichen, sind mehrere Operationen in Abhängigkeit des zugrunde liegenden Herzfehlers erforderlich:
  - In der **Neugeborenenzeit** erfolgt zunächst die Sicherstellung einer ausreichenden Durchblutung im Lungen- und Systemkreislauf. Die Sicherstellung bzw. Regulierung der **Lungendurchblutung** (z. B. Trikuspidalatresie mit Pulmonalstenose) erfolgt i. d. R. durch die Anlage eines modifizierten Blalock-Taussig-Shunts. Die Sicherstellung einer ausreichenden **Systemdurchblutung** über die Aorta (z. B. beim hypoplastischen Linksherzsyndrom) erfolgt meist zwischen dem 5. und 7. Lebenstag. Hierbei werden die Aorta und der Aortenbogen plastisch erweitert und mit dem proximalen Pulmonalarterienstamm anastomosiert (➢ Abb. 15.16a). Damit wird über die ehemalige Pulmonalklappe ein freier Fluss in die rekonstruierte Aorta ermöglicht. Die Resektion des Vorhofseptums ermöglicht einen freien Abstrom des pulmonalvenösen Blutes in den rechten Ventrikel, der die Funktion des Systemventrikels übernimmt. Der Ductus arteriosus wird durchtrennt; die Lungenperfusion wird über einen aortopulmonalen Shunt (z. B. BT-Anastomose) gewährleistet (Norwood-I-Operation). In der Folge ist die singuläre Kammer volumenbelastet. Die Sättigungswerte der Pulsoxymetrie liegen optimal bei ca. 85 %.
  - Etwa ab dem **4. Lebensmonat** erfolgt die Sicherstellung der pulmonalen Durchblutung im weiteren Wachstum durch Anlage einer bidirektionalen oberen kavopulmonalen Anastomose (sog. Glenn-Anastomose, ➢ Abb. 15.16b). Die obere Hohlvene wird mit der rechten Pulmonalarterie anastomosiert und der BT-Shunt entfernt. Damit wird die singuläre Kammer volumenentlastet. Die Sättigungswerte der Pulsoxymetrie steigen auf ca. 90 %.
  - Etwa zwischen dem **18. und 24. Lebensmonat** (Mindestgewicht 10 kg) erfolgt die Komplettierung der Kreislauftrennung durch Anlage einer totalen kavopulmonalen Anastomose (sog. Operation nach dem Fontan-Prinzip; ➢ Abb. 15.16c). Die untere Hohlvene wird meist über ein extrakardiales Conduit mit der Pulmonalarterie verbunden. Das gesamte systemvenöse Blut gelangt nun direkt in den Pulmonalkreislauf. Voraussetzungen für die Operation sind ein niedriger Pulmonalgefäßwiderstand und Pulmonalarteriendruck. Die Kinder sind nach der Operation nicht mehr zyanotisch. Die Sättigungswerte in der Pulsoxymetrie liegen bei > 95 %.

Prognose Die Überlebensraten haben sich durch die verbesserte Diagnostik, verbesserte Operationsverfahren und perioperative Intensivtherapie kontinuierlich verbessert. Die körperliche Leistungsfähigkeit ist reduziert und nimmt mit zunehmendem Alter über-

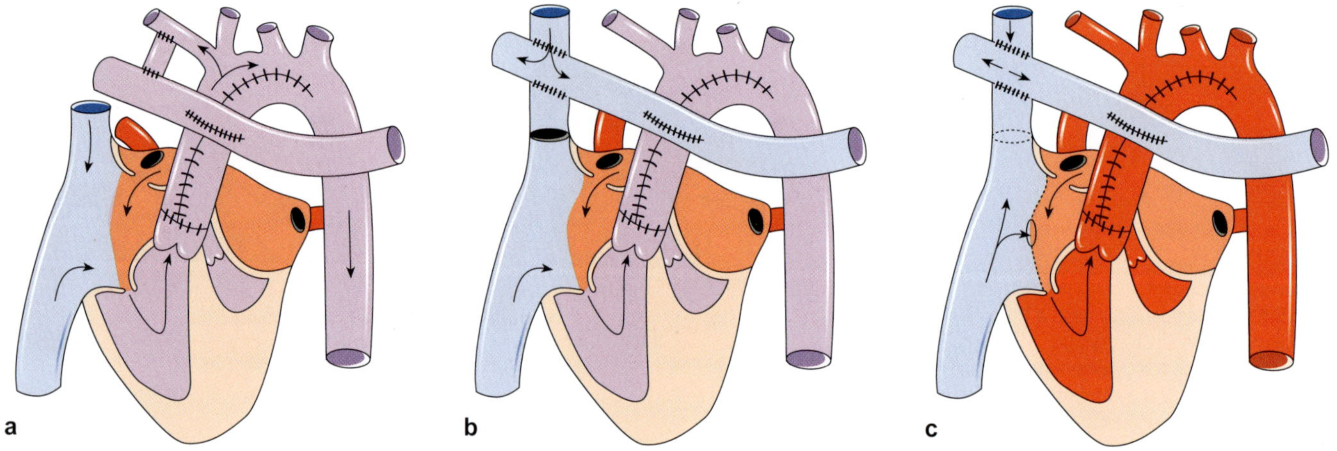

Abb. 15.16 Chirurgische Therapie hypoplastischer Ventrikel: **a** Erster Operationsschritt bei hypoplastischem Linksherzsyndrom: *Norwood-I-Operation.* Atrioseptektomie, Rekonstruktion der Aorta ascendens und des Aortenbogens, Anastomose zur Pulmonalklappe („Neoaorta"), Resektion des Ductus arteriosus, Anlage einer aortopulmonalen Anastomose. **b** Zweiter Operationsschritt bei univentrikulären Herzen: *Anlage einer oberen bidirektionalen kavopulmonalen Anastomose.* Die V. cava sup. wird mit der rechten Pulmonalarterie anastomosiert. Der aortopulmonale Shunt wird reseziert. **c** Dritter Operationsschritt bei univentrikulärem Herzen: *Vervollständigung zur totalen kavopulmonalen Anastomose.* Die V. cava inf. wird meist über ein extrakardiales Conduit mit der Pulmonalarterie anastomosiert. Das gesamte systemvenöse Blut gelangt nun direkt in den Pulmonalkreislauf. [L141]

proportional ab. Im Langzeitverlauf können als Folge des operativen Eingriffs oder der chronisch veränderten Hämodynamik zahlreiche Probleme auftreten. Zu den typischen Komplikationen zählen:

- Stenosen im Bereich der Anastomosen
- AV-Klappeninsuffizienzen oder Klappenstenosen
- Verschlechterung der myokardialen Funktion
- Herzrhythmusstörungen (aufgrund von Narben, Verletzung des Sinusknotens und Dilatation der Vorhöfe)
- Thrombosen und Embolien
- Leberzirrhose (Folge des erhöhten Lebervenendrucks)
- Eiweißverlustenteropathie
- Plastische Bronchitis und die Entwicklung einer pulmonalen Hypertonie

15.3.17 Koronararterienanomalien

Die Koronararterien entspringen normalerweise im Sinus valsalva oberhalb der Aortenklappe. Angeborene Anomalien betreffen den Ursprung, den Verlauf und die Mündung der Koronararterien. Sie treten isoliert auf oder sind mit angeborenen Herzfehlern assoziiert (z. B. Fallot-Tetralogie, Transposition der großen Arterien). Koronararterienanomalien mit verminderter Myokardperfusion können zum plötzlichen Herztod führen.

Das **Bland-White-Garland-Syndrom** beschreibt den Fehlabgang der linken Koronararterie aus der Pulmonalarterie („anomalous left coronary artery from pulmonary artery", ALCAPA, ➤ Abb. 15.17).

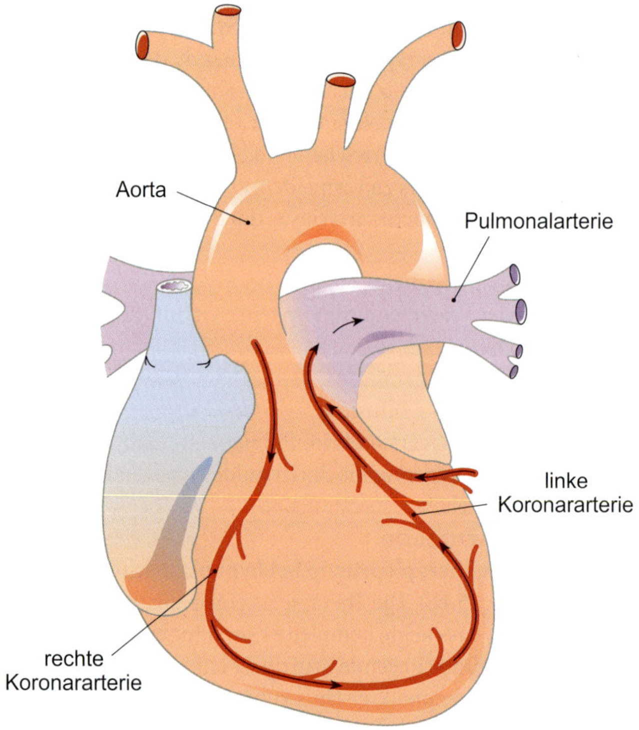

Abb. 15.17 Bland-White-Garland-Syndrom: Fehlabgang der linken Koronararterie aus der Pulmonalarterie. Mit Abfall des Lungengefäßwiderstands kommt es zu einem Steal-Phänomen mit Flussumkehr in der linken Koronararterie in die Pulmonalarterie. Die koronararterielle Versorgung des linken Ventrikels erfolgt über Kollateralen aus der rechten Koronararterie. [L141]

Hämodynamik, Klinik und Untersuchungsbefund Wenn in der Neugeborenenperiode der pulmonalarterielle Widerstand und somit der Druck in der Pulmonalarterie noch hoch ist, erfolgt die Durchblutung der linken Koronararterie antegrad mit sauerstoffarmem Blut aus der Pulmonalarterie. Mit Abfall des pulmonalarteriellen Widerstands erfolgt die Perfusion der linken Koronararterie retrograd über die rechte Koronararterie und Kollateralen. Es entwickelt sich ein Steal-Phänomen (retrograde Perfusion der linken Koronararterie und

Abfluss in die Pulmonalarterie). Die Folge ist eine Myokardischämie mit dem Risiko von Myokardinfarkten (typisch: Papillarmuskel des linken Ventrikels mit Mitralklappeninsuffizienz). Der Zeitpunkt der Manifestation klinischer Symptome hängt vom Ausmaß der Kollateralisierung ab. Typischerweise werden Säuglinge mit den Zeichen der Myokardischämie und Herzinsuffizienz klinisch auffällig.

Praxistipp

Warnsignale sind starkes Schreien im Anschluss an Nahrungsaufnahme/körperliche Anstrengung als Folge der pektanginösen Schmerzen, Zeichen der Herzinsuffizienz und ein neu aufgetretenes Systolikum (Mitralklappeninsuffizienz). Eine Kardiomegalie im Röntgen-Thorax im Rahmen eines pulmonalen Infekts oder einer Tachypnoe sollte differenzialdiagnostisch insbesondere im Säuglingsalter an ein Bland-White-Garland-Syndrom denken lassen.

Diagnostik

- **EKG:** Zeichen der linksventrikulären Myokardischämie sind tiefe Q-Zacken (I, aVL, $V_4 - V_6$), ST-Strecken-Veränderungen und beim Infarkt ein R-Verlust. Ein normales EKG schließt ein Bland-White-Garland-Syndrom allerdings nicht aus.
- **Echokardiografie:** Typische Befunde sind eine prominente rechte Koronararterie; kein Nachweis des Ursprungs einer linken Koronararterie im Bereich der linken Aortenklappentasche, gelegentlich Nachweis des retrograden Flusses in der linken Koronararterie, deutliche Funktionsstörung des linken Ventrikels mit echoreichem anterolateralem Papillarmuskel (infarziert) und Mitralklappeninsuffizienz.
- **MRT/Herzkatheteruntersuchung:** Diese Untersuchungen können die Koronararterienanomalie zweifelsfrei nachweisen und das Ausmaß der Kollateralisierung abschätzen. Sie sind hilfreich für die operative Planung.

Therapie Die **medikamentöse Therapie** erfolgt zur Rekompensation der Herzinsuffizienz und präoperativen Stabilisierung des Patienten. Die Indikation zur operativen Korrektur besteht im Säuglingsalter auch ohne klinische Symptome. Die linke Koronararterie wird in die Aortenwurzel reinseriert. Es bestehen verschiedene Verfahren, um einen spannungs- und stenosefreien Transfer der Koronararterie zu ermöglichen.

Prognose Im Langzeitverlauf können sich Stenosen im Bereich der Anastomosen ausbilden. Die Erholung der linksventrikulären Funktion hängt vom Ausmaß der myokardialen Ischämie/Infarzierung vor der Korrektur ab. Belastungsabhängige Herzrhythmusstörungen können zum plötzlichen Herztod führen. Eine Mitralklappeninsuffizienz aufgrund der Infarzierung des Papillarmuskels kann im Verlauf zunehmen und ggf. eine Rekonstruktion erforderlich machen.

15.3.18 Kongenitale Gefäßringe

Gefäßringe können zu einer Kompression der Trachea und des Ösophagus führen. Sie können isoliert oder in Kombination mit anderen Fehlbildungen auftreten. Es gibt zahlreiche Varianten:

- Beim **doppelten Aortenbogen** umschließen zwei Bogenanteile die Trachea und den Ösophagus. Der rechte Aortenbogen ist meist kräftiger ausgeprägt und verläuft dorsal, der linke Aortenbogen ist zierlicher und verläuft anterior der Trachea und des Ösophagus (➤ Abb. 15.18a).
- Bei einer **pulmonalen Schlinge** („pulmonary sling") entspringt die linke Pulmonalarterie weiter peripher aus der rechten Pulmonalarterie und zieht zwischen Trachea und Ösophagus nach links (➤ Abb. 15.18b). Diese Fehlbildung kann mit langstreckigen Trachealstenosen assoziiert sein.
- Als **A. lusoria** wird ein Fehlursprung der rechten A. subclavia als letztes Gefäß aus dem Aortenbogen bezeichnet (➤ Abb. 15.18c). Sie kann den Ösophagus von dorsal komprimieren.

Leitsymptome Beim Vorliegen eines doppelten Aortenbogens oder einer pulmonalen Schlinge sind Stridor, Dyspnoe, Husten und eine akute Verschlechterung im Rahmen banaler Atemwegsinfekte Leitsymptome. Eine A. lusoria imponiert durch Globusgefühl und Dysphagie.

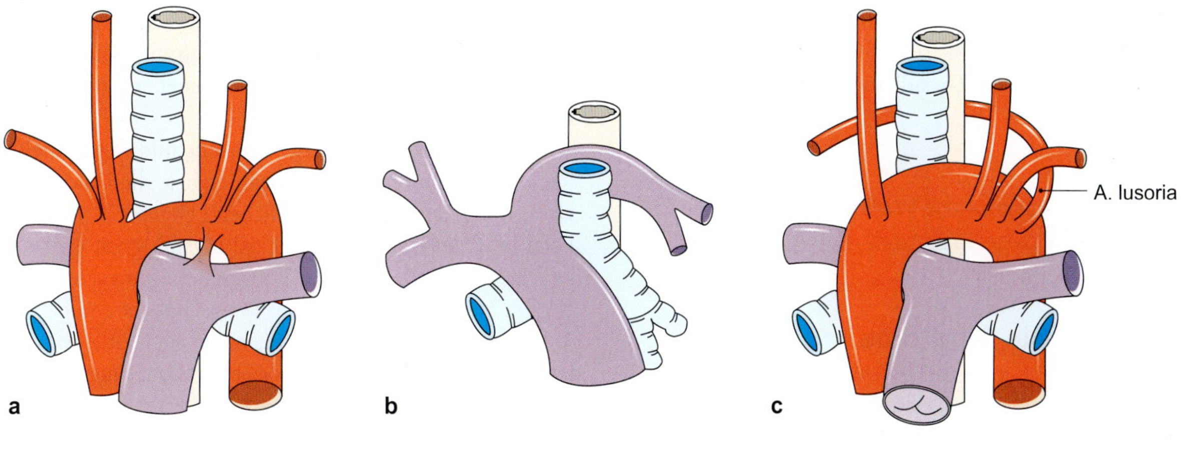

Abb. 15.18 Kongenitale Gefäßringe: **a** doppelter Aortenbogen, **b** Pulmonary Sling, **c** Arteria lusoria [L141]

15

Praxistipp

Bei rezidivierenden Infekten mit obstruktiver Komponente, chronischen Schluckbeschwerden insbesondere von fester Nahrung und Dyspnoe unter körperlicher Belastung ist auch im Kindes- und Jugendalter noch an einen Gefäßring zu denken.

Diagnose Die Echokardiografie kann Gefäßringe mit hoher Wahrscheinlichkeit ausschließen. Bei Nachweis eines operationsbedürftigen Gefäßrings sind meist noch zusätzlich eine MRT- oder CT-Untersuchung und eine Bronchoskopie erforderlich.

Therapie Beim symptomatischen doppelten Aortenbogen erfolgt die operative Durchtrennung des zierlicheren Bogenanteils. Bei einer pulmonalen Schlinge wird die linke Pulmonalarterie mit dem Pulmonalishauptstamm anastomosiert; ggf. muss noch die Trachea rekonstruiert werden. Eine symptomatische A. lusoria wird meist in die rechte A. carotis reinseriert.

Prognose Die Prognose ist sehr gut. Nach Korrektur einer pulmonalen Schlinge kann eine Abgangsstenose der linken Pulmonalarterie im Anastomosenbereich auftreten. Je nach Langstreckigkeit der Trachealstenose können chronische respiratorische Probleme persistieren. Puls- und Blutdruckdifferenzen zwischen beiden Armen können auf eine Stenose im Bereich der Anastomose der reinserierten A. subclavia hinweisen.

15.3.19 Lageanomalien des Herzens

Einer Lageanomalie des Herzens im rechten Thorax können unterschiedliche Ursachen zugrunde liegen:

- **Dextropositio cordis:** Das Herz ist nach rechts verlagert; die Herzspitze zeigt nach links. Ursache können schwere Skoliosen, eine rechtsseitige Lungenhypoplasie, ein Pneumothorax links oder eine linksseitige Zwerchfellhernie sein.
- **Dextrokardie:** Das Herz liegt spiegelbildlich im rechten Thorax; die Herzspitze zeigt nach rechts.

Die Lagebeziehung der Ventrikel im Thorax bleibt erhalten: Der rechte Ventrikel liegt anterior, der linke Ventrikel posterior. Beim Situs inversus totalis liegt eine Dextrokardie vor.

Praxistipp

Bei einem Situs inversus an eine Ziliendyskinesie denken (Kartagener-Syndrom)

MERKE

Negative P-Wellen, QRS-Komplexe und T-Wellen in Ableitung I weisen auf eine Dextrokardie hin.

15.3.20 Heterotaxie-Syndrome

Dabei handelt es sich um sehr variable Fehlbildungssyndrome, die Anomalien des Herzens, des Thorax und der Abdominalorgane umfassen.

- Beim **linksatrialen Isomerismus** sind beide Vorhöfe morphologisch linksseitig. Bei fehlendem Sinusknoten liegt häufig eine Bradykardie vor. Zudem finden sich häufig Lungenvenenfehlmündungen. Die untere Hohlvene ist unterbrochen, und das venöse Blut erreicht über die V. azygos den Vorhof. Zahlreiche weitere kardiale Fehlbildungen sind assoziiert. Beide Lungenflügel bestehen aus zwei Lungenlappen und einem typischen linken Bronchialsystem. Zudem weisen die Abdominalorgane eine anomale Lage auf; typisch ist eine Polysplenie. Auch bei einem Neugeborenen mit einer Bradykardie ist an eine linksatriale Isomerie zu denken.
- Beim **rechtsatrialen Isomerismus** sind beide Vorhöfe morphologisch rechtsseitig. Es liegen zwei Sinus- und AV-Knoten vor, und das Risiko für Reentry-Tachykardien ist erhöht. Die assoziierten Herzfehler sind i. d. R. komplex, und oft liegt ein funktionell univentrikuläres Herz vor. Beide Lungenflügel bestehen aus drei Lungenlappen und einem typischen rechten Bronchialsystem. Auch in diesem Fall zeigen die Abdominalorgane eine anomale Lage; typisch ist hier allerdings eine Asplenie.

Praxistipp

Kinder mit einer rechtsatrialen Isomerie haben eine funktionelle Asplenie; daher in der Anamnese immer nach Antibiotikaprophylaxe und Impfstatus fragen.

15.3.21 Aspekte der Langzeitbetreuung von Patienten mit angeborenem Herzfehler

Über 90 % der Patienten mit einem angeborenen Herzfehler erreichen heutzutage das Adoleszentenalter. Regelmäßige kardiologische Verlaufskontrollen sind essenziell. Die Langzeitbetreuung von Jugendlichen und jungen Erwachsenen mit einem angeborenen Herzfehler erfolgt durch Ärzte mit einer speziellen Expertise für diese Patientengruppe (kardiologische Spezialisierung für Erwachsene mit angeborenem Herzfehler, EMAH). Vielfältige Aspekte hinsichtlich der Grunderkrankung und der Lebensführung sind zu berücksichtigen. In Abhängigkeit der Komplexität des Herzfehlers besteht teilweise ein hohes Risiko für Spätkomplikationen, die chirurgischer oder katheterinterventioneller Reeingriffe bedürfen. Die Langzeitprognose wird von einer frühzeitigen Diagnose und einer optimalen Therapieplanung beeinflusst. Notfallvorstellungen aufgrund fehlender kardiologischer Verlaufskontrollen sind mit einer erhöhten Morbidität und Mortalität assoziiert.

Zu den Aspekten der Lebensführung und Gesundheitsförderung bei angeborenen Herzfehlern zählen u. a. die Unterstützung eines aktiven und selbstverantwortlichen Lebensstils. Eine regelmäßige Erfassung der individuellen Leistungsfähigkeit (Spiroergometrie auf Laufband oder Fahrrad) ermöglicht konkrete Empfehlungen bei der Wahl eines geeigneten Freizeitsports und hinsichtlich der Trainingsintensität. Regelmäßig sollte auch eine etwaige Rehabilitationsbedürftigkeit (familienorientierte oder Jugendrehabilitation) evaluiert werden. Optionen der Berufswahl sollten gemeinsam im Hinblick auf die kardiale Situation analysiert werden. Unter Berücksichtigung der individuellen persönlichen Reife, der aktuellen Lebenssituation und des gesellschaftlichen Hintergrunds sollen Aspekte der Familienplanung angesprochen werden. Adoleszente Frauen werden über potenziell teratogene Medikamente (Amiodaron, Vitamin-K-Antagonisten, ACE-Hemmer), unbedenkliche Alternativen, Möglichkeiten der Antikonzeption unter Berücksichtigung individueller Risikokonstellationen und vorgängiger Diagnostik bei Wunsch einer Schwangerschaft aufgeklärt.

EbM

McCrindle BW, Rowley AH, Newburger JW, et al.; American Heart Association Rheumatic Fever, Endocarditis, and Kawasaki Disease Committee of the Council on Cardiovascular Disease in the Young; Council on Cardiovascular and Stroke Nursing; Council on Cardiovascular Surgery and Anesthesia; and Council on Epidemiology and Prevention (2017). Diagnosis, treatment, and long-term management of Kawasaki disease: a scientific statement for health professionals from the American Heart Association. Circulation 135(17): e927–e999.

15.4 Erworbene Herzerkrankungen

15.4.1 Kawasaki-Syndrom

Definition Das Kawasaki-Syndrom ist eine selbstlimitierende akute Vaskulitis kleiner und mittlerer Arterien mit hohem Fieber bei Kindern < 5 Jahre (zu den Grundlagen ➢ Kap. 12.5.2). Die Entwicklung von Aneurysmen oder Stenosen der Koronararterien ist eine potenziell lebensbedrohliche Komplikation.

Ätiologie, Klinik und Diagnose ➢ Kap. 12.5.2.

Kardiale Manifestationen und Rolle der Echokardiografie für die Diagnosestellung des Kawasaki-Syndroms Folgende kardiale Manifestationen können beim Kawasaki-Syndrom auftreten und echokardiografisch erfasst werden:

- Nachweis von Koronararterienveränderungen (Echogenität der Gefäßwand, Dilatationen, Aneurysmen, Stenosen)
- Klappeninsuffizienzen im Sinne einer Valvulitis
- Perikarderguss
- Myokarditis mit Störung der Ventrikelfunktion

Ein echokardiografischer Nachweis von Koronararterienaneurysmen bei Fieber macht die Diagnose eines Kawasaki-Syndroms auch bei Fehlen von vier Hauptkriterien wahrscheinlich.

Therapie Nach der Akuttherapie (IVIG 2 g/kg KG über 10–12 h und ASS 30–50 mg/kg KG/Tag bis 48–72 h nach Entfieberung) erfolgt die Gabe von ASS 3–5 mg/kg KG 1 ×/Tag für mindestens 6–8 Wochen nach Krankheitsbeginn bzw. bis zur Normalisierung der Koronararterienveränderungen. Eine Antikoagulation mit Warfarin bzw. Marcumar ist bei Riesenaneurysmen (> 8 mm) indiziert.

MERKE

Hoch dosierte ASS wirkt als Entzündungshemmer, hat aber keinen Einfluss auf die Entwicklung von Koronararterienaneurysmen; IVIG reduziert die Inzidenz für Koronararterienaneurysmen von 25 % auf 4 %. Bei 5 % aller Erwachsenen mit einem akuten Koronarsyndrom vor dem 40. Lebensjahr sind Koronararterienaneurysmen nachweisbar.

Komplikationen und Langzeitprognose Das Risiko für Myokardischämien bis hin zu Myokardinfarkten besteht durch Thrombosen oder Stenosen der Koronararterien. Die Langzeitprognose wird von der initialen Koronararterienbeteiligung und vom aktuellen Befund bestimmt. Langfristige Verlaufskontrollen erfolgen gemäß aktuellen Leitlinien.

15.4.2 Rheumatisches Fieber

Definition Das akute rheumatische Fieber ist eine immunologisch vermittelte Folgeerkrankung einer Infektion mit β-hämolysierenden Streptokokken der Gruppe A (GAS; ➢ Kap. 10.3.66, ➢ Kap. 12.4.2). Sie wird typischerweise etwa 2–3 Wochen nach einer Tonsillopharyngitis klinisch apparent. Der Altersgipfel liegt zwischen 4 und 10 Jahren.

Das rheumatische Fieber manifestiert sich an Herz, Gelenken, Gehirn, Blutgefäßen und subkutanem Gewebe. Die kardiale Manifestation betrifft das gesamte Herz und ist die klinisch bedeutsamste Organbeteiligung.

Pathogenese Dem rheumatischen Fieber liegt eine durch β-hämolysierende Streptokokken ausgelöste Autoimmunreaktion zugrunde. Antikörper, die gegen das M-Protein der Streptokokken gebildet werden, und zytotoxische T-Lymphozyten interagieren bei genetischer Disposition auch mit körpereigenem Gewebe.

Epidemiologie Das rheumatische Fieber ist in Industriestaaten dank der frühen Diagnostik einer GAS-Infektion und der Möglichkeit einer effektiven Antibiotikatherapie sehr selten geworden. In Ländern mit niedrigem sozioökonomischem Status, in bestimmten geografischen Regionen oder bei einzelnen Subgruppen (z. B. australische Aborigines) ist die Inzidenz allerdings sehr hoch.

Klinik Leitsymptom ist das Fieber nach einer 2–3 Wochen zurückliegenden Streptokokken-Infektion. Das erste klinische Zeichen ist meist eine Polyarthritis der großen Gelenke, die wechselnd verschiedene Gelenke betrifft. Alle Herzstrukturen können betroffen sein; typisch ist die Beteiligung der Mitralklappe, seltener der Aortenklappe.

Schmerzlose, derbe subkutane Knötchen, die im Bereich der Streckseiten der Gelenke und der Wirbelsäule lokalisiert sind, verschwinden nach etwa 4 Wochen. Das Erythema marginatum konfluiert, ist scharfrandig begrenzt, juckt nicht und kann persistieren.

Eine Spätmanifestation ist die Chorea minor, die durch unkoordinierte Bewegungen und rhythmische Zuckungen gekennzeichnet ist.

Diagnose Risikogruppen wurden auf Basis der Inzidenz des rheumatischen Fiebers definiert. Eine Inzidenz ≤ 2/100.000 Kindern im Alter von 5–14 Jahren oder eine Prävalenz in der Bevölkerung von ≤ 1/1.000 gilt als niedriges Risiko, eine höhere Inzidenz als moderates bis hohes Risiko. Basierend auf dieser Risikoeinschätzung wurden die Jones-Kriterien 2015 durch die American Heart Association (AHA) angepasst, um einer Überdiagnose des rheumatischen Fiebers für Patienten mit niedrigem Risiko und einer unzureichenden Diagnose bei Patienten mit hohem Risiko entgegenzuwirken.

Des Weiteren wurden dopplerechokardiografische Kriterien für die Diagnose einer Beteiligung der Aorten- und Mitralklappe berücksichtigt. Damit fließen auch subklinische kardiale Manifestationen in die Diagnosekriterien ein.

Majorkriterien:
- Karditis (klinisch **und** subklinisch)
- Polyarthritis
- Subkutane Knötchen
- Erythema marginatum
- Chorea minor

Für Patienten aus Populationen mit mittlerem/hohem Risiko ist bereits eine Monarthritis oder eine Polyarthralgie ein Majorkriterium.

Minorkriterien:
- Fieber (≥ 38,5 °C)
- Erhöhung der Entzündungsparameter (CRP ≥ 3 mg/dl, BSG ≥ 60 mm/1 h)
- Polyarthralgie
- EKG: PQ-Zeit-Verlängerung

Für Patienten aus Populationen mit mittlerem/hohem Risiko ist bereits Fieber ≥ 38 °C bzw. eine BSG ≥ 30 mmHg oder eine Monoarthralgie ein Minorkriterium.

MERKE

Die Diagnose eines akuten rheumatischen Fiebers wird gestellt, wenn der **Nachweis einer vorausgegangenen Infektion mit Streptokokken der Gruppe A** (Streptokokken-Serologie mit Anti-Streptolysin O, Anti-DNAse B) gestellt ist

und

- **zwei Majorkriterien oder**
- **ein Major- und zwei Minorkriterien** erfüllt sind.

Update 2015
- Klassifikation von Risikogruppen hat Einfluss auf die Jones-Kriterien
- Integration der Doppler-Echokardiografie für die Diagnosestellung auch einer subklinischen Karditis

Praxistipp

Zum Zeitpunkt der klinischen Manifestation des rheumatischen Fiebers sind der Antigen-Schnelltest für Streptokokken der Gruppe A und die Kulturen meist schon wieder negativ.

Therapie
- **Allgemeinmaßnahmen und Herzinsuffizienztherapie:**
  - Bettruhe bei Karditis
  - Behandlung der Herzinsuffizienz (ACE-Hemmer, Diuretika, Betablocker)
- **Antibiotikatherapie:** Ziel ist die Eradikation der Streptokokken; die Dauer der Therapie beträgt 10 Tage:
  - Penicillin V 100.000E/kg KG/Tag p. o. in 2–3 ED
  - Penicillin-Benzathin (Depot-Penicillin bei schlechter Compliance) 50.000 E/Tag i. m. in 2 ED
  - Clarithromycin (bei Penicillinallergie) 10–15 mg/kg KG/Tag p. o. in 2 ED
- **Antiphlogistische Behandlung:** Ziel ist es, durch Unterdrückung der Entzündungsreaktion eine weitere Herzschädigung zu verhindern.
  - NSAR
  - Steroide bei schwerer Karditis

Prognose und Prophylaxe Die kardiale Manifestation an den Herzklappen bestimmt den Langzeitverlauf. Die Rezidivrate ist so hoch, dass eine antibiotische Dauerprophylaxe erforderlich ist (➤ Tab. 15.8).

EbM

Gewitz MH, Baltimore RS, Tani LY, et al.; American Heart Association Committee on Rheumatic Fever, Endocarditis, and Kawasaki Disease of the Council on Cardiovascular Disease in the Young. Revision of the Jones Criteria for the diagnosis of acute rheumatic fever in the era of Doppler echocardiography: a scientific statement from the American Heart Association. Circulation 2015; 131(20): 1806–1818.

15.4.3 Infektiöse Endokarditis und Endokarditisprophylaxe

Definition Die infektiöse Endokarditis ist eine Infektion des valvulären und intrakavitären Endokards sowie des Endothels herznaher Gefäße. Das infektiöse Agens sind meist Bakterien, seltener Pilze. Die Verläufe können akut und subakut sein. Eine Endokarditis kann zur Zerstörung der Herzklappen und zu septischen Embolien führen. Sie ist daher eine potenziell lebensbedrohliche Erkrankung.

Formen
- Endokarditis an strukturell normalen Herzen (sehr selten)
- Endokarditis bei nicht operierten Herzfehlern
- Endokarditis im Bereich von Kunstklappen/Gefäßprothesen/implantierten Devices (z. B. Herzschrittmacher)
- Nosokomial erworbene Endokarditis (z. B. durch Gefäßkatheter)
- Endokarditis durch i. v. Drogenabusus, Piercing, Tätowierung etc.

Pathogenese Die Voraussetzung für eine infektiöse Endokarditis ist eine Bakteriämie oder Fungämie. Endothelläsionen im Bereich turbulenter Blutflüsse mit Thrombozytenadhäsion und lokaler Aktivierung der Gerinnungskaskade und/oder die Oberfläche von

Tab. 15.8 Antibiotikaprophylaxe nach rheumatischem Fieber

Die Dauer der Antibiotikaprophylaxe richtet sich nach der kardialen Beteiligung:	
Ohne Herzbeteiligung	Prophylaxe für 5 Jahre, mindestens bis zum 21. Lebensjahr
Mit Herzbeteiligung, aber ohne Schädigung der Herzklappe	Prophylaxe für 10 Jahre, mindestens bis zum 21. Lebensjahr
Mit Herzbeteiligung und mit Schädigung der Herzklappe	Prophylaxe für 10 Jahre, mindestens bis zum 40. Lebensjahr, gelegentlich lebenslang

Fremdmaterial ermöglichen die Adhärenz der Bakterien. Typische Erreger sind in ➤ Tab. 15.9 aufgeführt.

Anamnese und Klinik Klinik und Verlauf der Erkrankung werden durch individuelle immunologische Abwehrmechanismen und die spezifischen Erregereigenschaften bestimmt (➤ Tab. 15.10).

CAVE
Fieber kann fehlen bei sehr jungen und sehr alten Patienten, bei Antibiotikatherapie, Immunsuppression und subakuten Verläufen.

Verläufe Leitsymptom der **akuten Endokarditis** ist die Sepsis mit Systolikum und rascher Entwicklung einer Herzinsuffizienz.

Leitsymptom der **subakuten Endokarditis** sind intermittierendes Fieber und unspezifische Krankheitssymptome (Abgeschlagenheit, Inappetenz, Gewichtsverlust, Myalgien/Arthralgien).

Diagnostik
- Mikrobiologischer Erregernachweis in der Blutkultur (mindestens 3, unabhängig von Fieber, mit Resistogramm)
- Echokardiografie (transthorakal/transösophageal):
  - Nachweis von Vegetationen
  - Beurteilung der Klappendestruktion und Herzfunktion
- Identifizierung extrakardialer Manifestationen (Abszesse, Embolien)
- Labordiagnostik: Entzündungsparameter, Gerinnungsfaktoren, Nierenfunktionsparameter, Urinstatus
- EKG zum Nachweis möglicher Herzrhythmusstörungen

Diagnose (➤ Box 15.5):

Tab. 15.9 Typische Endokarditiserreger in Abhängigkeit der klinischen Präsentation

Akute Endokarditis	*Staphylococcus aureus,* Enterobakterien, Pneumokokken, hämolysierende Streptokokken
Subakute Endokarditis	Streptokokken der Viridans-Gruppe, Enterokokken, koagulasenegative Staphylokokken, HACEK-Gruppe *(Haemophilus parainfluenzae, Actinobacillus, Cardiobacterium, Eikenella, Kingella),* Pilze

Tab. 15.10 Verdacht auf infektiöse Endokarditis bei folgenden anamnestischen und klinischen Befunden (nach DGPK-Leitlinie, mod. nach Leitlinie der Europäischen Gesellschaft für Kardiologie 2015)

Leitsymptom **Fieber** und **anamnestische Befunde**	
• Angeborener struktureller Herzfehler (korrigiert/unkorrigiert) • Intrakardiales/intravaskuläres prothetisches Material • Infektiöse Endokarditis in der Anamnese • Extrakardiale Risikofaktoren: Immunsuppression und Drogenkonsum	
Klinische Befunde	
Neu aufgetretenes Systolikum	
Neu aufgetretene Leistungsminderung	→ Herzinsuffizienz
Neu aufgetretene EKG-Veränderung	→ Reizleitungsstörung
Sepsis/Abszesse unklarer Genese	
Embolien	
• Zerebrale Embolien mit neurologischen Symptomen	→ Linksherzendokarditis
• Lungenembolie	→ Rechtsherzendokarditis
Mikroembolien/Immunkomplexvaskulitis	
• Subkutane, entzündlich gerötete Hämorrhagien an Finger- und Zehenkuppen (Osler-Knötchen, Janeway-Läsionen) • Vertikal verlaufende Einblutungen unter dem Nagelbett (Splinter-Hämorrhagien) • Retinale Einblutungen (Roth-Flecken)	

Box 15.5

Modifizierte Duke-Kriterien zur Diagnostik der infektiösen Endokarditis (DGPK und ESC 2015)

Hauptkriterien
- **Positive Blutkulturen:**
  - für typische Erreger in zwei Blutkulturen
  - für andere Erreger in mehreren Blutkulturen
  - für *Coxiella burnetii* in einer Blutkultur oder Phase-I-IgG-Antikörper-Titer > 1 : 800
- **Nachweis einer Endokardbeteiligung:**
  - Echokardiografischer Nachweis von Vegetationen, Abszessen, Dehiszenz einer Prothese, neu auftretenden Klappeninsuffizienzen
  - Kardiales CT zum Nachweis paravalvulärer Läsionen
  - PET/CT und SPECT/CT bei V. a. Endokarditis von Klappenprothesen

Nebenkriterien
- Fieber (Temperatur > 38 °C)
- Vorhandensein eines Risikofaktors (Herzfehler, Z. n. Endokarditis, Drogenkonsum)
- Mikrobiologischer oder serologischer Nachweis von Erregern, die nicht die Hauptkriterien erfüllen oder die mit einer Endokarditis vereinbar sind
- Vaskuläre Phänomene (s. o.)
- Immunologische Phänomene (s. klinische Befunde)

- **Definitive Endokarditis:**
  - 2 Hauptkriterien
  - 1 Haupt- und 3 Nebenkriterien
  - 5 Nebenkriterien
- **Mögliche Endokarditis:**
  - 1 Haupt- und 1 Nebenkriterium
  - 3 Nebenkriterien

Praxistipp
Kinder und Jugendliche mit einem erhöhten Risiko für eine Endokarditis sollten keine Antibiotikatherapie ohne eine vorgängige Blutkultur erhalten. Die Anwendung der Duke-Kriterien ersetzt nicht die klinische Beurteilung. Vor Therapiebeginn Expertenrat (Infektiologe, Kardiologe) einholen.

Therapie Die Festlegung der Therapie erfolgt interdisziplinär (Kardiologie, Kardiochirurgie, Infektiologie). Im Folgenden werden nur allgemeine Prinzipien aufgeführt:
- Eine erfolgreiche Behandlung setzt eine vollständige Eradikation des Erregers voraus, weshalb bakterizide Antibiotika zum Einsatz kommen.

- Die i. v. Antibiotikatherapie erfolgt bis zum Erregernachweis mit einer Kombinationstherapie, dann gezielt nach Resistogramm.
- Die empirische Therapie einer bakteriellen Endokarditis (an einer nativen Klappe oder einer Klappenprothese mindestens 12 Monate nach Implantation) erfolgt mit Ampicillin, Cloxacillin, Flucloxacillin oder Oxacillin und Gentamicin.
- Die Therapiedauer ist erregerabhängig und beträgt bei Klappenprothesen mindestens 6 Wochen.
- In Abhängigkeit des klinischen Verlaufs ist eine kardiochirurgische Therapie erforderlich. Indikationen für eine Operation: progrediente Herzinsuffizienz, Risiko von Embolien oder irreversible Schäden am Herzen.

Prophylaxe Eine **bakterielle Endokarditisprophylaxe** wird derzeit nur noch für Patienten mit einem besonders hohen Risiko empfohlen (➤ Box 15.6). Die Prophylaxe beinhaltet eine einmalige Antibiotikagabe vor einem invasiven Eingriff mit dem inhärenten Risiko einer transitorischen Bakteriämie. Als Primärprophylaxe einer bakteriellen Endokarditis kommt regelmäßiger Zahnhygiene, frühzeitiger Behandlung einer Karies sowie sorgfältiger Haut- und Nagelpflege große Bedeutung zu.

Box 15.6

Endokarditisprophylaxe

(gemäß ESC-Leitlinien 2015, aktuelle Endokarditisausweise der Fachgesellschaften beachten)

Hochrisikopatienten für eine bakterielle Endokarditis:

- Unkorrigierte zyanotische Vitien
- Klappenprothesen, Conduits, Shunts
- Restbefunde nach operativer Korrektur
- Die ersten 6 Monate nach operativer Korrektur, wenn Fremdmaterial verwendet wurde
- Eine durchgemachte Endokarditis

Risikokonstellationen (Beispiele)

- Zahnärztliche Eingriffe mit Verletzung der Gingiva
- HNO-ärztliche Eingriffe (z. B. Tonsillektomie/Adenotomie)

Antibiotikum für zahn- und HNO-ärztliche Eingriffe

- Amoxicillin p. o.
- Ampicillin i. v.
- Bei Penicillinallergie: Clindamycin

Prognose Die Prognose hängt von Risikofaktoren, vom Zeitpunkt der Diagnosestellung und von kardialen Restbefunden ab. Nach einer durchgemachten Endokarditis besteht ein lebenslang erhöhtes Risiko für eine erneute Erkrankung (Indikation zur Endokarditisprophylaxe).

S2k-Leitlinie Infektiöse Endokarditis und Endokarditisprophylaxe im Kindes- und Jugendalter. AWMF-Registernummer 023-024. Stand: 28.9.2022, gültig bis 27.9.2027; https://register.awmf.org/de/leitlinien/detail/023-024

EbM

Deutsche Gesellschaft für Pädiatrische Infektiologie, Berner R, Bialek R, Forster J, Härtel C et al. (Hrsg.). DGPI-Handbuch: Infektionen bei Kindern und Jugendlichen. 7. A. Stuttgart: Thieme 2018.

15.4.4 Perikarditis

Eine entzündliche Erkrankung des Perikards kann infektiös oder nichtinfektiös bedingt sein. Ein Perikarderguss kann zur Perikardtamponade führen. Die häufigste Ursache sind virale Infektionen. Sehr viel seltener sind Infektionen mit Bakterien, Parasiten und Pilzen. Eine immunvermittelte Perikarditis tritt im Kindesalter beim Kawasaki-Syndrom (➤ Kap. 15.4.1), beim akuten rheumatischen Fieber (➤ Kap. 15.4.2) und bei der juvenilen rheumatoiden Arthritis (➤ Kap. 12.4.1) auf. Ein Erguss im Anschluss an einen kardiochirurgischen Eingriff ist Ausdruck eines Postperikardiotomie-Syndroms. Nach Herztransplantation kann ein Perikarderguss auf eine Abstoßungsreaktion hinweisen.

Hämodynamik, Klinik und Untersuchungsbefund Ein sich langsam entwickelnder Perikarderguss kann lange gut toleriert werden; eine sich rasch entwickelnde Ergussbildung führt zur Perikardtamponade, die einen Notfall darstellt. Die verminderte rechtsventrikuläre Füllung durch die Perikardtamponade resultiert in einem niedrigeren linksventrikulären Schlagvolumen. Leitsymptome der Perikarditis sind atemabhängige thorakale Schmerzen im Rahmen eines fieberhaften viralen Infekts. Auskultatorisch ist ein Perikardreiben pathognomonisch. Mit Ergusszunahme kann das Geräusch verschwinden, und die Herztöne können leiser werden. Bei einer Perikardtamponade sind die Patienten aufgrund des reduzierten Schlagvolumens zentralisiert und tachykard. Als klinische Zeichen des erhöhten zentralen Venendrucks aufgrund der verminderten rechtsventrikulären Füllung zeigen sich gestaute Halsvenen, eine Hepatomegalie und ein Pulsus paradoxus (inadäquater Blutdruck- und Pulsabfall in der Inspiration).

Diagnostik Das EKG zeigt im Krankheitsverlauf typische, aber nicht spezifische Veränderungen wie z. B. konkave ST-Strecken-Hebungen (1. Krankheitswoche), eine Normalisierung der ST-Strecke, Abflachung der T-Wellen (2. Krankheitswoche) sowie eine T-Negativierung (bis 4. Woche nach Krankheitsbeginn). Bei chronischem Verlauf bleibt eine Normalisierung der T-Wellen aus. Bei einer Perikardtamponade ist die Amplitude der R-Zacken sehr niedrig („low voltage"), und es kann ein elektrischer Alternans der R-Zacken auftreten. Der Perikarderguss kann echokardiografisch durch engmaschige Kontrollen im Verlauf beurteilt und die Indikation zur Perikardpunktion gestellt werden. Es gibt keine Labordiagnostik, die eine Perikarditis beweist. Blutentnahmen erfolgen unter Berücksichtigung der vermuteten Ursache und weiterer klinischer Symptome (z. B. Virusserologie, Entzündungswerte, Herzenzyme).

Therapie Ein Postperikardiotomie-Syndrom wird mit NSAR therapiert; bei mangelndem Ansprechen sind gelegentlich Steroide oder Colchicin erforderlich. Eine infektiöse Perikarditis durch Bakterien oder Pilze wird nach Erregernachweis behandelt. Eine Perikardpunktion mit Anlage einer Drainage ist bei hämodynamischer Relevanz des Ergusses oder bei bakterieller Perikarditis erforderlich. Bei chronisch-rezidivierenden Perikardergüssen kann eine Perikardfensterung hilfreich sein.

Prognose Virale Perikarditiden sind selbstlimitierend und haben eine gute Prognose. Bakterielle Perikarditiden haben eine hohe Mortalität, wenn sie nicht rechtzeitig erkannt und behandelt werden. Als Langzeitkomplikation kann sich eine Pericarditis constrictiva entwickeln.

15.4.5 Myokarditis

Bei einer Myokarditis liegen eine meist fokale, seltener eine diffuse Infiltration des Myokards mit Entzündungszellen und eine Nekrose/Apoptose von Myozyten vor.

Ätiologie ➤ Tab. 15.11.

Klinik Es sind sowohl akute als auch chronische Verläufe möglich. Bei akutem Verlauf kann rasch eine Herzinsuffizienz auftreten. Komplikationen können tachykarde und bradykarde Herzrhythmusstörungen sein.

Diagnose Diagnostische Untersuchungen umfassen: EKG, Echokardiografie, ggf. MRT, Labordiagnostik (z. B. Troponin, CK und CK-MB, BNP/NT-proBNP), direkter Virusgenomnachweis im Blut/Stuhl sowie Antikörpernachweis von HCV, HIV und Borrelien.

Der Goldstandard ist eine Myokardbiopsie mit PCR und In-situ-Hybridisierung. Indiziert ist diese im Kindesalter aber nur, wenn unter symptomatischer Therapie oder IVIG keine klinische Besserung eingetreten oder nach etwa 4–6 Wochen keine Normalisierung der kardialen Funktion nachweisbar ist.

Tab. 15.11 Ursachen einer (Peri-)Myokarditis im Kindes- und Jugendalter

Viren (häufigste Ursache)	• Häufig: – Enteroviren: Coxsackie A/B, Echoviren, Polioviren – Adenoviren, Parvovirus B19, HHV6, Influenza • Seltener: HCV, EBV, CMV, Mumps, HSV, VZV, Röteln, RSV, HIV
Bakterien	Borrelien, Mykoplasmen, Tuberkulose
Protozoen	*Toxoplasma gondii, Trypanosoma cruzi*
Pilze, Hefen	
Diphtherietoxin	
Autoimmunvaskulitis (z. B. Kawasaki-Syndrom)	
Sarkoidose	
Arzneimittel (sehr selten)	

Therapie Die **symptomatische Therapie** der kardialen Funktionsstörung erfolgt in Abhängigkeit vom Schweregrad. Sie reicht von Bettruhe und oraler Herzinsuffizienztherapie über Inotropika auf der Intensivstation bis hin zum Assist Device, um Zeit für die Erholung des Myokards zu gewinnen bzw. als Überbrückung bis zu einer Herztransplantation. Eine **IVIG-Therapie** (1–2 g/kg KG über 48 h) wird derzeit bei direktem Virusnachweis im Blut und/oder Stuhl empfohlen. Die Befunde der Myokardbiopsie beeinflussen die weitere Therapie. Bei Nachweis von Inflammation und Viren erfolgt eine antivirale Therapie (z. B. mit Ganciclovir oder Interferon). Bei alleinigem Nachweis einer aktiven Inflammation ohne Virusnachweis ist eine immunsuppressive Therapie (Steroide und Azathioprin) indiziert.

Prognose Die meisten viralen Myokarditiden verlaufen passager und werden häufig nicht erkannt. Gelegentlich treten foudroyante Verläufe mit dann schlechter Prognose auf. Bei Persistenz der Viren und fortbestehender Entzündungsreaktion ist ein Übergang in eine chronische dilatative Kardiomyopathie möglich. Bei höhergradigen AV-Blockierungen kann eine Schrittmacherindikation gegeben sein (z. B. nach Borrelien-Infektion).

S2k-Leitlinie Myokarditis im Kindes- und Jugendalter. AWMF-Registernummer 023-025. Stand: 25.8.2022, gültig bis 24.8.2027; https://register.awmf.org/de/leitlinien/detail/023-025

15.4.6 Herztumoren

Klinik und Diagnose Herztumoren im Kindesalter sind selten. Sie können Herzrhythmusstörungen, Embolien, einen Perikarderguss oder bei Obstruktion im Bereich von Klappen eine Herzinsuffizienz verursachen. Die Diagnose erfolgt echokardiografisch. Größenausdehnung und hämodynamische Bedeutsamkeit werden echokardiografisch und im MRT erfasst. Das Signalverhalten im MRT lässt Rückschlüsse auf die Tumorentität zu und ermöglicht eine Abgrenzung von Thromben.

Entitäten und klinisches Verhalten

- **Rhabdomyom:** Dies ist der häufigste Herztumor im Kindesalter. Er tritt oft multipel auf und kann bereits in der fetalen Echokardiografie nachweisbar sein. Es besteht eine starke Assoziation mit tuberöser Sklerose. Klinisch wird der Tumor symptomatisch, wenn er Obstruktionen verursacht oder zu Herzrhythmusstörungen führt. Rhabdomyome neigen zu Spontanregression, insbesondere im 1. Lebensjahr.

- **Fibrom:** Dabei handelt es sich um den zweithäufigsten Herztumor im Kindesalter. Dieser zeigt oft ein langsames Wachstum und findet sich meist singulär im Bereich der Ventrikelwand. Fibrome können verkalken und zeigen keine Spontanregression. Sie werden symptomatisch, wenn sie obstruierend wirken oder Herzrhythmusstörungen auslösen (erhöhtes Risiko für plötzliche Todesfälle).
- **Myxom:** Dies ist der häufigste Tumor bei Jugendlichen und jungen Erwachsenen und tritt nur sehr selten früher aus. Eine familiäre Häufung ist insbesondere bei multiplem Auftreten möglich. Meist ist der Tumor im linken Vorhof lokalisiert (gestielt, im Bereich der Fossa ovalis). Es besteht ein erhöhtes Risiko für (thromb-)embolische Komplikationen. Daher müssen Myxome chirurgisch entfernt werden.
- **Teratom:** Hierbei handelt es sich um einen embryonalen Tumor, der auch oft bereits im Rahmen einer fetalen Echokardiografie nachweisbar ist. Er besteht aus zystischen und soliden Anteilen. Die Lokalisation ist meist extra- bzw. intraperikardial. Teratome gehen mit einem erhöhten Risiko für eine Perikardtamponade einher. Sie können maligne entarten.

Therapie Eine chirurgische Resektion ist indiziert, wenn Tumoren hämodynamisch relevant sind oder therapierefraktäre Herzrhythmusstörungen auslösen. Da bei Rhabdomyomen die Tendenz zur Regression besteht, ist eine chirurgische Resektion nur indiziert, wenn eine akute hämodynamische Beeinträchtigung vorliegt. Fibrome sollten hinsichtlich der Möglichkeit einer Resektion evaluiert werden, wenn sie symptomatisch werden. Die Indikation zur chirurgischen Entfernung ist bei Myxomen mit Diagnosestellung gegeben. Auf eine vollständige Resektion ist zu achten, da sie rezidivieren können. Bei Teratomen ist die chirurgische Resektion indiziert.

15.5 Kardiomyopathien

Primäre Kardiomyopathien sind Erkrankungen des Myokards, die mit einer mechanischen oder elektrischen Fehlfunktion des Herzens einhergehen. Sekundäre Kardiomyopathien beschreiben eine kardiale Beteiligung einer Systemerkrankung (➤ Tab. 15.12). Die dilatative und hypertrophe Kardiomyopathie sind die beiden häufigsten primären Kardiomyopathien.

Krankheitsbild und Leitsymptome

- **Dilatative Kardiomyopathie:** Diese kann genetisch bedingt sein (Mutationen im Aktin-, Desmin-, Dystrophin-Gen), Folge einer akuten Myokarditis sein oder toxische bzw. alimentäre Auslöser haben. Leitsymptome sind die klinischen Zeichen der Herzinsuffizienz.

CAVE
Vor der Diagnosestellung einer primären dilatativen Kardiomyopathie muss eine Koronaranomalie als Ursache einer ischämischen Myokardschädigung ausgeschlossen werden (z. B. Bland-White-Garland-Syndrom, ➤ Kap. 15.3.17).

Tab. 15.12 Kardiomyopathien im Kindes- und Jugendalter

Primäre Kardiomyopathien	
Angeborene (genetische) Formen	• Hypertrophe (nicht) obstruktive Kardiomyopathie • Arrhythmogene rechtsventrikuläre Kardiomyopathie • Non-Compaction-Kardiomyopathie • Ionenkanaldefekte (Long/Short-QT-Syndrom, Brugada-Syndrom, katecholaminerge polymorphe ventrikuläre Tachykardie) • Mitochondriale Kardiomyopathie
Gemischte (genetische und erworbene) Formen	• Dilatative Kardiomyopathie • Restriktive Kardiomyopathie
Erworbene Formen	• Myokarditis • Kardiomyopathie des Neugeborenen einer diabetischen Mutter • Tachykardieinduzierte Kardiomyopathie • Stressinduzierte Kardiomyopathie (Tako-Tsubo)
Sekundäre Kardiomyopathien	
Stoffwechselerkrankungen	Störung der β-Oxidation und des Fettsäuretransports
Speichererkrankungen	Glykogenspeichererkrankung Morbus Pompe
Endokrine Erkrankungen	Diabetes mellitus, Schilddrüsenfunktionsstörungen, Phäochromozytom
Autoimmunerkrankungen	Lupus erythematodes, rheumatoide Arthritis, Dermatomyositis
Neuromuskuläre Erkrankungen	Muskeldystrophien (Duchenne, Becker), Friedreich-Ataxie
Hämatologische Erkrankungen	Thalassämie, Sichelzellanämie
Fehlernährung	Mangel an Thiamin, Carnitin, Selen, Kupfer
Toxisch bedingt	Anthrazykline, Strahlentherapie, Alkohol
Infiltrative Erkrankungen	Amyloidose, Morbus Gaucher

- **Hypertrophe Kardiomyopathie:** Ursächlich liegen meist Mutationen in Genen, die für Proteine des Sarkomers codieren, zugrunde (z. B. schwere Kette des β-Myosins, Myosinbindungsprotein C, Troponin T). Mikroskopisches Kennzeichen ist eine Fehlorganisation der Myozyten („fiber disarray"). Die Prävalenz ist mit 1 : 500 hoch. Die Vererbung erfolgt überwiegend autosomal-dominant. Der linke Ventrikel ist meist asymmetrisch hypertrophiert. Es kann zu einer Obstruktion im linksventrikulären Ausflusstrakt kommen. Leitsymptome sind zunehmende Leistungseinschränkung, Belastungsdyspnoe und belastungsinduzierte Synkopen (Warnsignal). Der plötzliche Herztod kann insbesondere bei Jugendlichen die erste klinische Manifestation sein.
- **Arrhythmogene rechtsventrikuläre Kardiomyopathie:** Ursächlich liegen meist Mutationen in Genen, die für Proteine der Desmosomen kodieren, zugrunde (z. B. Plakophilin-2,

Desmoplakin). Die Prävalenz zeigt große regionale Unterschiede. Die Vererbung erfolgt autosomal-dominant. Das Myokard des rechten Ventrikels wird zunehmend durch Fettgewebe und Fibrose ersetzt. Die Folgen sind eine rechtsventrikuläre Dilatation und Funktionsstörung. Leitsymptome sind Synkopen und belastungsabhängige ventrikuläre Tachykardien.
- **Non-Compaction-Kardiomyopathie:** Dies ist eine seltene genetisch bedingte Kardiomyopathie. Sie ist durch tiefe intertrabekuläre Recessus insbesondere in der Spitze des linken Ventrikels charakterisiert und tritt isoliert oder in Kombination mit Herzfehlern auf. Leitsymptome sind Herzinsuffizienzzeichen mit embolischen Ereignissen durch Thromben aus den Recessus sowie Herzrhythmusstörungen.
- **Restriktive Kardiomyopathie:** Hierbei handelt es sich um eine seltene genetisch bedingte Kardiomyopathie. Ein bindegewebiger Umbau des Myokards resultiert in einer verminderten Dehnbarkeit und damit einer verminderten Füllung der Ventrikel. Die Vorhöfe sind massiv dilatiert. Leitsymptome sind die pulmonale Hypertension und die systemvenöse Stauung mit Dyspnoe, Hepatomegalie und peripheren Ödemen.

Diagnostik Die Labordiagnostik ist breit und erfasst kardiale Biomarker, kardiotrope Viren, Stoffwechseldiagnostik, Spurenelemente und ggf. eine genetische Diagnostik. Im EKG finden sich Zeichen von ventrikulärer Dilatation oder Hypertrophie, intraatrialer und intraventrikulärer Leitungsverzögerungen sowie Repolarisationsstörungen. Pathologische Q-Zacken sind Ausdruck der Septumhypertrophie. Die Diagnosestellung erfolgt echokardiografisch. Für die Risikostratifizierung und zur Darstellung der Koronararterien ist eine MRT hilfreich. Die Koronarangiografie in der Herzkatheteruntersuchung ist weiterhin der Goldstandard. Eine Myokardbiopsie erfolgt für spezielle Fragestellungen.

Therapie Bei sekundären Ursachen einer Kardiomyopathie wird die Grunderkrankung behandelt. Für alle primären Formen steht aktuell nur eine symptomatische Therapie zur Verfügung. Bei einer dilatativen Kardiomyopathie steht die Herzinsuffizienztherapie an erster Stelle, bei genetisch bedingten hypertrophen Kardiomyopathien werden primär Betablocker oder Verapamil eingesetzt. Eine Myektomie hypertrophierten Myokards im linksventrikulären Ausflusstrakt erfolgt bei Patienten, die trotz maximaler medikamentöser Therapie symptomatisch sind. Die Implantation eines AICD („automatic implantable cardioverter defibrillator") ist indiziert zur Sekundärprophylaxe nach ventrikulären Tachykardien oder überlebtem plötzlichem Herzstillstand sowie zur Primärprophylaxe bei Hochrisikopatienten (im Kindesalter individuelle Abwägung). Eine Herztransplantation ist die Ultima Ratio bei allen primären Kardiomyopathien, wobei die häufigste Indikation die dilatative Kardiomyopathie darstellt.

Prognose Die Prognose ist aufgrund der vielfältigen Ursachen und der unterschiedlichen klinischen Verläufe schwer vorhersagbar. Bei einer restriktiven und einer Non-Compaction-Kardiomyopathie ist sie meist schlechter als bei den anderen Formen. Das Risiko für einen plötzlichen Herztod ist bei allen Formen erhöht.

Praxistipp

Bei genetisch bedingten Kardiomyopathien wird für Geschwister und Verwandte ersten Grades eine kardiologische Untersuchung empfohlen.

MERKE

Die hypertrophe Kardiomyopathie, die arrhythmogene rechtsventrikuläre Kardiomyopathie, Ionenkanalerkrankungen und Koronararterienanomalien sind die häufigsten Ursachen eines sportassoziierten plötzlichen Herztods (< 35 Jahre).

Vor Aufnahme eines leistungsorientierten Trainings werden eine Anamnese, eine klinische Untersuchung und ein EKG empfohlen. Es besteht aktuell starker Expertenkonsens, dies auch für Jugendliche (im Rahmen der J1, 12–14 Jahre) zu empfehlen.

LL 28 Leitlinie Pädiatrische Kardiologie: Primäre Kardiomyopathien im Kindes- und Jugendalter. Stand: 13.6.2012 https://www.dgpk.org/wp-content/uploads/18-LL-Primaere-Kardiomyopathien.pdf

15.6 Herzrhythmusstörungen im Kindes- und Jugendalter

Herzrhythmusstörungen im Kindesalter haben vielfältige Ursachen und können potenziell lebensbedrohlich sein. Eine rasche Diagnosestellung und Therapieentscheidung sind daher sehr wichtig. Herzrhythmusstörungen können bei bisher Herzgesunden, bei Patienten mit Ionenkanalerkrankungen und nach einem kardiochirurgischen Eingriff auftreten.

Praxistipp

Altersunabhängige Warnzeichen, die auf eine hämodynamische Relevanz einer tachykarden oder bradykarden Herzrhythmusstörung hinweisen, sind marmoriertes und blasses Hautkolorit, Zentralisierung mit kühlen Extremitäten sowie eine verlängerte Rekapillarisierungszeit (Füllungszeit > 2 s im Bereich von Stirn oder Stamm). Die Blutdruckwerte bleiben lange in einem normalen Bereich und sind daher nicht als Frühzeichen einer drohenden Verschlechterung der Kreislaufsituation geeignet.

15

15.6.1 Tachykarde Herzrhythmusstörungen

Supraventrikuläre Tachykardien

Supraventrikuläre Tachykardien (SVTs) sind die häufigsten tachykarden Herzrhythmusstörungen im Kindes- und Jugendalter (Prävalenz 1 : 250–1.000). Sie entstehen oberhalb des His-Bündels.

Formen Unter Berücksichtigung des zugrunde liegenden elektrophysiologischen Pathomechanismus lassen sich verschiedene Formen von SVTs abgrenzen (➤ Tab. 15.13, ➤ Abb. 15.19):

- **Atrioventrikuläre Reentry-Tachykardie:** Dies ist die häufigste Form der SVT im Kindes- und Jugendalter. Das morphologische Substrat ist eine akzessorische atrioventrikuläre Leitungsbahn. Ein WPW-Syndrom liegt vor, wenn im Oberflächen-EKG die ventrikuläre Präexzitation über die akzessorische Leitungsbahn als Deltawelle erkennbar ist (gelegentlich auch intermittierend) und Tachykardien auftreten. Leitet die akzessorische Leitungsbahn nur retrograd von den Kammern auf die Vorhöfe, findet sich keine Präexzitation im Sinne einer Deltawelle (verborgenes WPW-Syndrom). Erfolgt während der Tachykardie die antegrade Erregungsleitung von den Vorhöfen auf die Kammer über den AV-Knoten und die retrograde Erregung von den Kammern zu den Vorhöfen über die akzessorische Leitungsbahn, liegt eine orthodrome SVT mit schmalen QRS-Komplexen vor. Im umgekehrten, selteneren Fall einer antidromen SVT erfolgt die antegrade Leitung über die Leitungsbahn und die retrograde Leitung über den AV-Knoten, was im EKG durch verbreiterte QRS-Komplexe sichtbar wird (DD ventrikuläre Tachykardie). Da die Leitungsbahn zusammen mit dem AV-Knoten das Substrat für die kreisende Erregung bildet, ist in der Tachykardie keine Deltawelle mehr nachweisbar. Diese Form der SVT kann sich bereits in der Fetalzeit manifestieren; eine spontane Regression der Leitungsbahn ist in den ersten Lebensjahren möglich.
- **AV-Knoten-Reentry-Tachykardie (AVNRT):** Hierbei handelt es sich um die zweithäufigste SVT im Kindes- und Jugendalter. Bei ihr liegen dem Reentry-Mechanismus unterschiedliche Leitungswege im AV-Knoten zugrunde. Meist leitet in der Tachykardie ein langsamer Leitungsweg („slow pathway") antegrad und ein schneller Leitungsweg („fast pathway") retrograd (duale AV-Knoten-Physiologie). Die Prävalenz dieser Form der SVT nimmt im Kindes- und Jugendalter zu.
- **Fokale atriale Tachykardien:** Diesen Tachykardien liegt eine abnorme Automatie in den Vorhöfen zugrunde. Ihr Frequenzspektrum liegt häufig unterhalb der Frequenzen der Reentry-Tachykardien. Typisch sind ein Anstieg der Herzfrequenz zu

Tab. 15.13 Supraventrikuläre Herzrhythmusstörungen

Reentry-Tachykardien		
Mit Einschluss des AV-Knotens (→ Adenosin unterbricht die SVT)	**EKG in Tachykardie**	**Bemerkung**
Atrioventrikuläre Reentry-Tachykardie		
WPW-Syndrom	QRS schmalkomplexig (orthodrome Leitung) QRS breitkomplexig (antidrome Leitung) P-Welle nach QRS-Komplex abgrenzbar	Risiko für rasche ventrikuläre Überleitung bei Vorhofflimmern
Akzessorische Leitungsbahn vom Mahaim-Typ	QRS verbreitert Linksschenkelblockbild	sehr selten
Permanent junktionale Reentry-Tachykardie	langes RP-Intervall, negative P-Wellen in II, III, aVF	selten, Risiko für tachykardieinduzierte Kardiomyopathie
AVNRT	P-Wellen verschmelzen mit QRS-Komplex	
Ohne Einschluss des AV-Knotens (→ Adenosin unterbricht die SVT nicht)		
Intraatriale Reentry-Tachykardie	P-Wellen-Konfiguration variabel	• isoliert/Reentry-Mechanismus um anatomische Barrieren/Narben • isoliert/im Langzeitverlauf nach kardiochirurgischem Eingriff Risikofaktor für plötzlichen Herztod
Vorhofflattern	Flatterwellen mit 2:1- oder 3:1-Überleitung Typische P-Wellen neg. in II, III, aVF	• isoliertes/neonatales/fetales Vorhofflattern bei strukturell normalem Herzen, meist kein Rezidiv nach Therapie (Kardioversion) • isoliert/im Langzeitverlauf nach kardiochirurgischem Eingriff Risikofaktor für plötzlichen Herztod
Tachykardien aufgrund abnormer Automatie (→ Adenosin unterbricht die SVT nicht)		
Fokale atriale Tachykardie	P-Wellen vor QRS, Morphologie nicht wie Sinusrhythmus, intermittierend AV-Block	Risiko für tachykardieinduzierte Kardiomyopathie
Multifokale atriale Tachykardie	mindestens 3 verschiedene P-Wellen	• isoliert/mit Herzfehler • selten angeboren
Junktionale ektope Tachykardie	Ursprung AV-Knoten QRS schmal, AV-Dissoziation	• frühpostoperativ nach kardiochirurgischem Eingriff • unbehandelt hohe Letalität

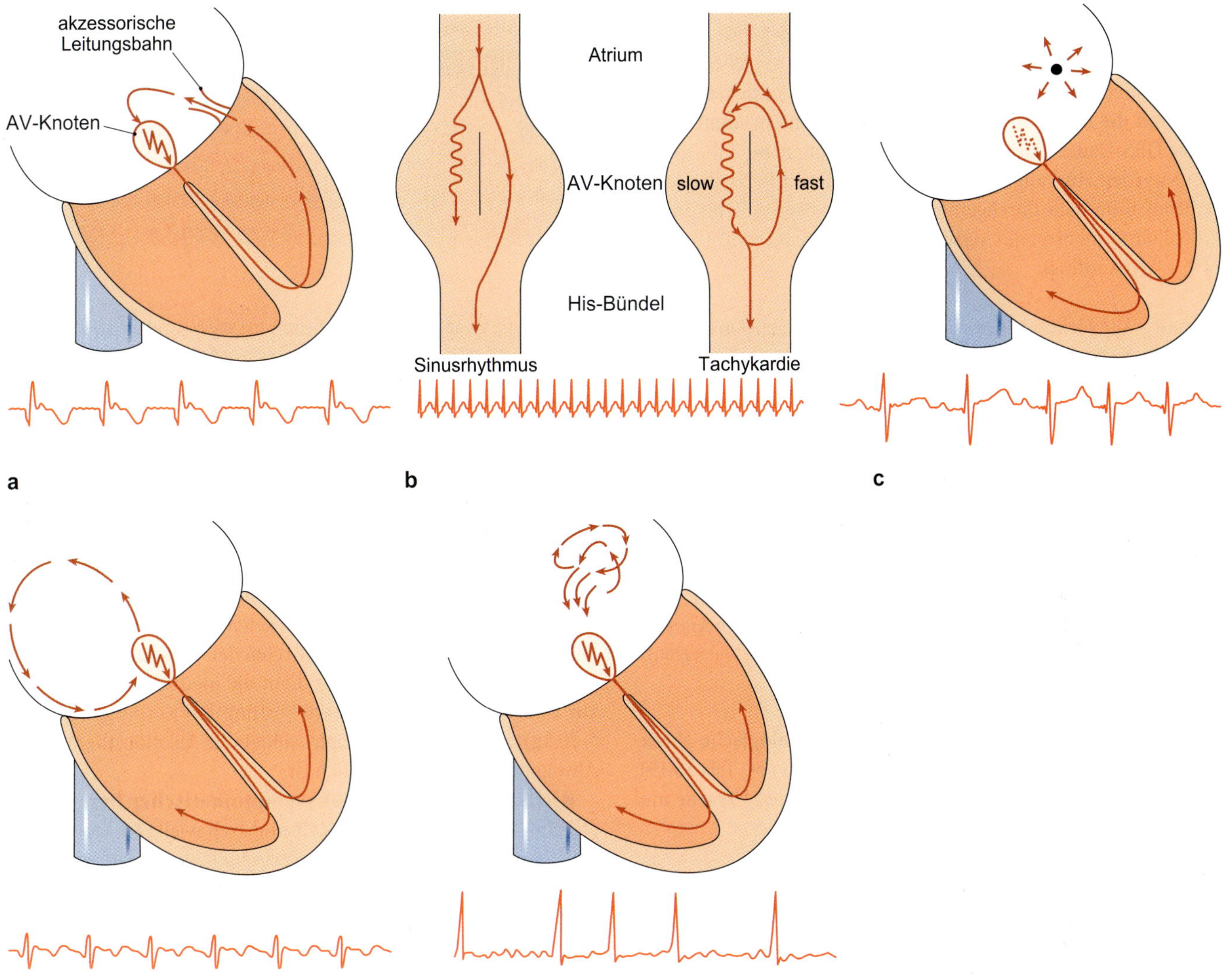

Abb. 15.19 Elektrophysiologische Mechanismen supraventrikulärer Tachykardien: **a** *AV-Reentry-Tachykardie (AVRT):* Reentry-Mechanismus über AV-Knoten und akzessorische Leitungsbahn

- Orthodrome Leitung, wenn atrioventrikuläre Leitung über AV-Knoten und retrograde Leitung über akzessorische Leitungsbahn → schmale QRS-Komplexe
- Antidrome Leitung, wenn atrioventrikuläre Leitung über akzessorische Leitungsbahn und retrograde Leitung über AV-Knoten → breite QRS-Komplexe (nicht dargestellt) **b** *AV-nodale Reentry-Tachykardie (AVNRT):* duale AV-Knoten-Physiologie („fast" und „slow pathway"). In der Tachykardie meist antegrade Leitung über „slow pathway" und retrograde Leitung über „fast pathway". Die P-Wellen sind oft nicht abzugrenzen, weil sie innerhalb des QRS-Komplexes liegen. **c** *Fokale atriale Tachykardie:* fokale Automatie mit wechselnder Überleitung auf Kammern, phasenweise AV-Blockierung II°. **d** *Vorhofflattern:* Makro-Reentry in den Vorhöfen mit meist regelmäßiger, z. B. 2:1-Überleitung auf die Ventrikel **e** *Vorhofflimmern:* Mikro-Reentry in den Vorhöfen mit unregelmäßiger Überleitung auf die Ventrikel (absolute Arrhythmie) [L141]

Beginn und eine Abnahme mit Beendigung der Tachykardie („Warm-up-and-cool-down"-Phänomen).

Klinik Die klinischen Symptome sind altersabhängig. Bei Säuglingen können ein schlechteres Trinkverhalten, eine abnorme Irritabilität oder auch Ruhe ein erstes klinisches Zeichen einer Tachykardie sein. Kleinkinder lokalisieren diverse Beschwerden häufig im Abdominalbereich. Schulkinder berichten über die Wahrnehmung von Palpitationen, einen verstärkten Herzschlag („Herz springt aus der Brust, Herzklopfen bis zum Hals") und ein thorakales Engegefühl. Selbst Jugendliche können oft nicht zwischen emotional bedingten oder unter körperlicher Belastung auftretenden Sinustachykardien und paroxysmal auftretenden supraventrikulären Tachykardien differenzieren, was eine besonders genaue Anamnese erfordert.

MERKE

Reentry-Tachykardien mit Einschluss des AV-Knotens zeigen i. d. R. einen abrupten Beginn und ein abruptes Ende (Blockade im AV-Knoten unterbricht die kreisende Erregung). Der Herzschlag ist starrfrequent. Das Herzfrequenzspektrum liegt für Säuglinge meist > 220/min und für Kinder und Jugendliche > 180/min.

Fokale atriale Tachykardien zeigen häufig einen langsameren Frequenzanstieg und Abfall („warm up and cool down"). Das Herzfrequenzspektrum variiert durch gelegentliche AV-Blockierungen.

Diagnostik Diese umfasst ein 12-Kanal-EKG mit Rhythmusstreifen. Im symptomfreien Intervall finden sich Zeichen der Präexzitation (kurze PQ-Zeit und Deltawelle) als Hinweis für ein WPW-Syndrom. Während einer Tachykardie (> 3 konsekutive tachykarde QRS-Komplexe) sind die P-Wellen nicht regelrecht oder nicht identifizierbar. Die QRS-Dauer beträgt < 80 ms (Ausnahmen ➤ Tab. 15.13). Zudem werden ein Langzeit-EKG und/oder Event Recorder sowie eine Echokardiografie durchgeführt. Die Labordiagnostik beinhaltet u. a. Schilddrüsenhormone (Ausschluss Hyperthyreose) und Troponin (bei V. a. Myokarditis).

Therapie Die Mehrzahl der supraventrikulären Tachykardien sind Reentry-Tachykardien über eine akzessorische Leitungsbahn mit Einschluss des AV-Knotens. Daher zielt die Therapie auf eine Hemmung der Impulsweiterleitung im AV-Knoten (➤ Tab. 15.14).

CAVE
Supraventrikuläre Tachykardien ohne Einschluss des AV-Knotens (Vorhofflimmern, Vorhofflattern und fokale atriale Tachykardien) werden durch Adenosin nicht beendet, aber durch die Blockade des AV-Knotens demaskiert. Im EKG sieht man die Flimmer-/Flatterwellen bzw. einzelne P-Wellen ohne ventrikuläre Aktionen. Vorhofflimmern/-flattern wird i. d. R. durch elektrische Kardioversion terminiert. Fokale atriale Tachykardien werden medikamentös therapiert (z. B. Ic-Antiarrhythmika oder Amiodaron).

Medikamentöse Dauertherapie und elektrophysiologische Therapie bei supraventrikulären Reentry-Tachykardien (➤ Tab. 15.15): Diese erfolgt in Abhängigkeit der zugrunde liegenden Ursache und der Häufigkeit des Auftretens.

Tab. 15.14 Akuttherapie der supraventrikulären Reentry-Tachykardien (AVRT, AVNRT)

Erstmaßnahme Vagusmanöver	• Eisbeutel auf das Gesicht (**cave** Kälteschaden!) • Würgereiz mit Spatel auslösen • Bauchpresse
Medikamentöse Akuttherapie	• Adenosin i. v. im schnellen Bolus (Startdosis 100 µg/kg KG bzw. max. 6 mg, repetitive Gaben möglich, Dosissteigerung bis 300 µg/kg KG bzw. max. 12 mg) • Verapamil langsam i. v. (0,1 mg/kg KG, max. 5 mg), erst ab Alter > 5 Jahre, nicht bei ventrikulärer Präexzitation
Weitere medikamentöse Therapie	• Flecainid 0,5–1 mg/kg KG i. v. oder Propafenon 1–2 mg/kg KG i. v. über 10 min • Amiodaron 5 mg/kg KG i. v. über 30 min (wenn möglich, vorgängig Blutentnahme für Schilddrüsenwerte)
Externe Kardioversion bei hämodynamischer Instabilität	• 0,5–2 J/kg KG, EKG synchronisiert, in Sedierung

Tab. 15.15 Auswahl für antiarrhythmische Dauertherapie supraventrikulärer Tachykardien (Dosisempfehlungen gemäß Leitlinien der DGPK)

Medikament	Dosierung
Propranolol	2 mg/kg KG/Tag in 3 ED
Flecainid	2–7 mg/kg KG/Tag in 2 ED
Propafenon	10 mg/kg KG/Tag in 3 ED
Sotalol	2–6 mg/kg KG/Tag in 2 ED
Amiodaron	3–5 mg/kg KG/Tag in 1 ED

CAVE
Digoxin und Verapamil sind bei Patienten mit WPW-Syndrom kontraindiziert, da sie die antegrade effektive Refraktärperiode der akzessorischen Leitungsbahn verkürzen und daher das Risiko für Kammertachykardie bei Vorhofflimmern/-flattern erhöhen können. Eine intravenöse Akuttherapie einer SVT mit einem Betablocker sollte aufgrund der negativ inotropen Wirkung vermieden werden.

Bei supraventrikulären Reentry-Tachykardien in der Neugeborenenzeit kann nach 1 Jahr ein medikamentöser Auslassversuch erfolgen, da viele akzessorische Leitungsbahnen eine spontane Regression zeigen. Bei Kindern und Jugendlichen mit selten auftretenden AVNRTs ist das Konzept der Therapie bei Auftreten der Tachykardie („pill in the pocket") zu besprechen. Meist dient die medikamentöse Therapie zur Überbrückung bis zu einem bestimmten Körpergewicht (etwa > 20 kg), ab dem eine elektrophysiologische Ablationstherapie unter Abwägung der Risiken möglich ist.

Risikostratifizierung bei asymptomatischer Präexzitation (Nachweis einer kurzen PQ-Zeit und Deltawelle im Oberflächen-EKG ohne Tachykardien): Akzessorische Leitungsbahnen mit sehr kurzer Refraktärzeit können rasche Vorhofaktionen (z. B. Vorhofflimmern) 1 : 1 auf die Kammern weiterleiten und damit zu Kammertachykardien bis hin zu Kammerflimmern führen. Eine Persistenz der Deltawelle auch bei hohen Herzfrequenzen (z. B. im Rahmen einer Ergometrie) weist auf eine kurze Refraktärzeit der Leitungsbahn hin. Eine Risikostratifizierung durch eine elektrophysiologische Untersuchung mit der Option der Ablation der Leitungsbahn wird derzeit auch bei asymptomatischen Patienten ab dem 8. Lebensjahr/> 15 kg KG empfohlen (Klasse-IIa-Empfehlung).

Supraventrikuläre Herzrhythmusstörungen bei Kindern und Jugendlichen mit angeborenen Herzfehlern: Supraventrikuläre Tachykardien über eine akzessorische Leitungsbahn sind mit Ebstein-Anomalie und der kongenital korrigierten TGA (➤ Kap. 15.3.13) assoziiert. Unmittelbar nach herzchirurgischen Eingriffen, aber auch noch im Langzeitverlauf können Herzrhythmusstörungen auftreten. Die Ursache sind u. a. myokardiale Fibrosen im Bereich von Narben und hämodynamisch relevante Residuen.

CAVE
Herzrhythmusstörungen bei Kindern mit einem Herzfehler können rasch zu einer kardialen Dekompensation führen und machen eine umgehende Therapie erforderlich.

Komplikationen Lang anhaltende oder häufig auftretende Tachykardien können zu einer Herzinsuffizienz führen.

Ventrikuläre Tachykardien

Ventrikuläre Tachykardien (VTs) sind im Kindesalter sehr viel seltener. Sie entstehen unterhalb des His-Bündels. Ihre Ursachen sind vielfältig.

Klinik Häufige Symptome ventrikulärer Tachykardien sind Palpitationen, Schwindel und Synkopen. Risikofaktoren für VTs, die zum plötzlichen Herztod führen können, sind vor allem kardiochirurgische Eingriffe und Ionenkanalerkrankungen (➤ Tab. 15.16).

Tab. 15.16 Formen von ventrikulären Tachykardien (Auswahl)

Tachykardien ohne kardiale Grunderkrankung	• Rechtsventrikuläre Ausflusstrakttachykardie • Verapamil-sensitive linksfaszikuläre ventrikuläre Tachykardie
Tachykardien bei Ionenkanalerkrankungen	• Long-QT-Syndrom • Brugada-Syndrom • Katecholaminerge polymorphe ventrikuläre Tachykardie
Tachykardien nach Herzoperationen	• z. B. Fallot-Tetralogie

Tachykardien ohne kardiale Grunderkrankung

Rechtsventrikuläre Ausflusstrakttachykardie

Dabei handelt es sich um die häufigste ventrikuläre Tachykardie im Kindesalter, die durch ventrikuläre Salven mit linksschenkelblockartig deformierten QRS-Komplexen und inferiorer Achse charakterisiert ist. Eine medikamentöse Therapie mit Verapamil oder Betablocker ist lediglich bei symptomatischen Patienten erforderlich und meist effektiv. Bei einer hohen Anzahl von Tachykardieepisoden ist eine Katheterablation möglich. Als wichtige Differenzialdiagnosen sind kardiale Tumoren, eine arrhythmogene rechtsventrikuläre Dysplasie und eine Myokarditis auszuschließen.

Linksfaszikuläre ventrikuläre Tachykardie (Verapamil-sensitiv)

Diese seltenere Form einer ventrikulären Tachykardie ist durch rechtsschenkelblockartig deformierte QRS-Komplexe und eine superiore Achse gekennzeichnet. Die Prognose ist gut; bei lang anhaltenden Tachykardien kann jedoch eine tachykardieinduzierte Kardiomyopathie auftreten. Zur Prävention dieser Komplikation ist eine Katheterablation indiziert.

Ionenkanalerkrankungen

Long-QT-Syndrom (LQTS)

Definition Eine verlängerte ventrikuläre Repolarisation prädisponiert zum Auftreten von Torsade-de-Pointes-Tachykardien mit dem Risiko für einen plötzlichen Herztod. Eine verlängerte Repolarisation ist beim angeborenen LQTS die Folge von Mutationen in Ionenkanälen (mindestens 16 krankheitsassoziierte Gene). Die Prävalenz wird auf etwa 1 : 2.000 geschätzt. Die meisten bekannten Mutationen verteilen sich auf LQTS1–3. Die Vererbung von LQTS1–3 erfolgt meist autosomal-dominant (früher zusammengefasst als Romano-Ward-Syndrom); selten zeigt das LQTS1 einen autosomal-rezessiven Erbgang und geht dann mit Innenohrschwerhörigkeit einher (Jervell-Lange-Nielsen Syndrom). Davon abzugrenzen sind erworbene QT-Zeit-Verlängerungen nach Einnahme bestimmter Medikamente (www.lqts.org), als Folge von Elektrolytstörungen (z. B. Hypokaliämie, Hypomagnesiämie, Hypokalzämie) oder im Rahmen einer Hypothyreose.

Diagnostik

- **Anamnese:** Synkopen im Zusammenhang mit körperlicher/emotionaler Belastung, eine positive Familienanamnese für plötzlichen Herztod in jungem Alter und eine Innenohrschwerhörigkeit sind anamnestische Hinweise für ein angeborenes LQTS.
- **EKG:** Die frequenzkorrigierte QT-Zeit (QT_c) wird mit der Bazett-Formel präferenziell in der Extremitätenableitung II berechnet (QT_c-Zeit = QT-Zeit/√RR Abstand).

Praxistipp

Eine fetale/neonatale Bradykardie kann auf ein LQTS hinweisen.

Weitere EKG-Befunde sind Kerbungen der T-Welle („notches") in mindestens drei Ableitungen und ein T-Wellen-Alternans (Ausrichtung der T-Welle ändert sich von Schlag zu Schlag). Torsade-de-Pointes-Tachykardien sind polymorphe ventrikuläre Tachykardien mit Undulation der Amplitude um die Nulllinie. Sie können in Kammerflimmern übergehen.

Die QT_c-Zeit im Neugeborenenalter ist altersphysiologisch noch etwas länger. Bei Befunden im Grenzbereich ist eine Verlaufskontrolle zu erwägen. Eine QT-Zeit-Verlängerung kann auch intermittierend auftreten, weshalb bei V. a. LQTS wiederholt EKGs abgeleitet werden sollten. Eine QT_c-Zeit-Verlängerung bei einem Leistungssportler kann Folge der höheren ventrikulären Muskelmasse sein. Bei Sportlern mit einer Sinusbradykardie (Herzfrequenz < 60 min^{-1}) kann die QT_c-Zeit überschätzt werden (➤ Tab. 15.17).

- **Ergometrie:** Die Analyse der QT_c-Zeit 4 min nach Beendigung einer Ergometrie hat eine hohe Aussagekraft für den Nachweis eines LQTS1 und 2.
- **Labor:** Bestimmt werden u. a. Elektrolyte (DD Hypokaliämie, Hypomagnesiämie und Hypokalzämie) und Schilddrüsenparameter (DD Hypothyreose).
- **Genetische Analyse (Klasse-I-Empfehlung):** Die Indikation zur genetischen Analyse besteht nach Ausschluss einer sekundären Ursache bei starkem klinischem Verdacht für ein LQTS (basierend auf dem Schwartz-Score; ➤ Tab. 15.18), QT_c > 480 ms (präpubertär) bzw. > 500 ms (adult) und bei Familienmitgliedern von Indexpatienten mit nachgewiesener pathogener Mutation.

15

Tab. 15.17 QT_c-Zeiten in Abhängigkeit von Alter und Geschlecht

Patientengruppe	Normwert [ms]	Grenzbereich [ms]	Verlängerte QT_c-Zeit [ms]
Neugeborene	< 450	460–470	> 470
Kinder und Jugendliche	< 440	440–460	> 460
Frauen	< 450	450–460	> 460
Männer	< 430	430–450	> 450

Tab. 15.18 Schwartz-Score

EKG-Veränderungen			Score
QT_c	≥ 480		3
QT_c	460–479		2
QT_c	450–459	(Männer)	1
QT_c	≥ 480	4 min nach Belastungsuntersuchung	1
Torsade-de-Pointes-Tachykardie			2
T-Wellen-Alternans			1
T-Wellen-Kerbungen (in mindestens 3 Ableitungen)			1
Niedrige Herzfrequenz (altersbezogen)			0,5
Eigenanamnese			
Synkope, stressinduziert			2
Synkope, andere Ursache			1
Innenohrschwerhörigkeit, kongenital			0,5
Familienanamnese			
LQTS bei einem Familienmitglied			1
Unerklärter plötzlicher Herztod < 30 Jahre bei Verwandten ersten Grades			0,5
Wahrscheinlichkeit für LQTS: ≤ 1: gering; 1,5–3: mittel; ≥ 3,5: sehr hoch			

Diagnosestellung

Die Diagnose eines angeborenen LQTS gilt unter folgenden Voraussetzungen als gesichert:

- Ausschluss sekundäre Ursache ***und***
- Schwartz-Score ≥ 3,5 ***oder***
- Pathogene Mutation in einem LQTS-Gen ***oder***
- QT_c-Intervall ≥ 500 ms in wiederholten 12-Kanal-EKGs

Therapie Die Therapie des LQTS erfolgt nach individueller Risikoabschätzung. Sie umfasst die **Anpassung des Lebensstils** (Vermeidung von Medikamenten, welche die QT-Zeit verlängern, und typischen Auslösefaktoren, ➤ Tab. 15.19). Eine **medikamentöse Prophylaxe** erfolgt für LQTS1 und LQTS2 mit Betablockern (meist Propranolol, 3 mg/kg KG/Tag in 3 ED); bei LQTS3 ist zusätzlich eine Therapie mit Mexiletin indiziert. Die Option einer **links-zervikothorakalen Sympathektomie** besteht für Hochrisikopatienten, die auf Betablocker nicht ansprechen bzw. diese nicht tolerieren. Ein **AICD** kann als Sekundärprophylaxe nach Kreislaufstillstand oder als Primärprophylaxe bei wiederholten Synkopen trotz Betablocker-Therapie indiziert sein. Die **Akuttherapie der Torsade-de-Pointes-Tachykardie** erfolgt mit Magnesium (25–50 mg, max. 2 g, i. v.; Infusionsgeschwindigkeit gemäß Empfehlungen PALS), bei Kammerflattern/-flimmern ist eine externe Kardioversion/Defibrillation indiziert.

Prognose Unbehandelt ist die Prognose schlecht. Betablocker sind meist effektiv. AICDs bewirken eine signifikante Senkung der Inzidenz des plötzlichen Herztods. Das Ausmaß der QT_c-Zeit-Verlängerung korreliert mit dem Risiko für Torsade-de-Pointes-Tachykardien.

Praxistipp

Eine Liste mit Medikamenten, die bei Patienten mit LQTS vermieden werden sollten, finden Sie unter: https://crediblemeds.org

Brugada-Syndrom

ST-Strecken-Hebungen (sattelförmig oder gewölbt) in den rechtspräkordialen Brustwandableitungen weisen auf ein Brugada-Syndrom hin. Mutationen im Natriumkanal SCN5a sind für etwa 25 % aller Fälle ursächlich. Darüber hinaus gibt es noch mindestens 19 weitere Kandidatengene. Die Vererbung erfolgt autosomal-dominant mit unvollständiger Penetranz. Die Prävalenz wird auf 1 : 2.000 geschätzt; 90 % sind männlichen Geschlechts.

Natriumkanalblockierende Antiarrhythmika (Ajmalin, Flecainid), das Anbringen der rechtspräkordialen EKG-Elektroden einen ICR höher oder Fieber demaskieren oder verstärken die charakteristischen EKG-Zeichen. Polymorphe ventrikuläre Tachykardien oder Kammerflimmern können in Ruhe, im Schlaf oder bei Fieber auftreten. Daher ist bei Fieber rasch eine Antipyrese indiziert. Spezifische Medikamente sollten vermieden werden.

Tab. 15.19 Häufige Ionenkanalerkrankungen des Herzens: Übersicht

Erkrankung	Gen	Proteinfunktion	EKG	Auslöser
LQTS1	*KCNQ1*	Kaliumkanal Iks („loss of function")	T-Welle verlängert Paradoxe QT_c-Verlängerung unter Belastung	Sprung ins Wasser, körperliche Anstrengung
LQTS2	*hERG/KCNH2*	Kaliumkanal Ikr („loss of function")	T-Welle gekerbt	akustische Signale (Wecker, Telefon), Erschrecken
LQTS3	*SCN5a*	Natriumkanal („gain of function")	T-Welle spitz	Schlaf, Bradykardie
SQTS	*KCNH2, KCNJ2* *KCNQ1*	Kaliumkanal	QT ≤ 340 ms, hohe T-Welle, häufig Vorhofflimmern	
Brugada-Syndrom	*SCN5a* (25 % der Fälle), mindestens 19 weitere Kandidatengene	Natriumkanal („loss of function")	Rechtsschenkelblockbild ST-Hebungen V_1-V_3 (sattelförmig oder gewölbt)	Fieber, Ajmalin/Flecainid demaskieren EKG-Zeichen VT in Ruhe oder im Schlaf
CPVT	Ryanodin-Typ-2-Rezeptor	Ca^{2+}-freisetzender Kanal im SR	Polymorphe VES/VT bei ansteigender HF	körperliche/emotionale Belastung

Abkürzungen: LQTS = Long-QT-Syndrom, SQTS = Short-QT-Syndrom, CPVT = katecholaminerge polymorphe ventrikuläre Tachykardie, SR = sarkoplasmatisches Retikulum, VES = ventrikuläre Extrasystolen, VT = ventrikuläre Tachykardie

Praxistipp

Eine Liste mit Medikamenten, die bei Patienten mit Brugada-Syndrom vermieden werden sollten, finden Sie unter: https://brugadadrugs.org

Zur Prävention eines plötzlichen Herztods erfolgt unter Berücksichtigung der individuellen Situation und aktueller Leitlinien die Implantation eines AICDs.

Katecholaminerge polymorphe ventrikuläre Tachykardie (CPVT)

Klinisch verdächtig für eine CPVT sind emotional oder physisch belastungsinduzierte Synkopen. Im Belastungs-EKG treten mit steigender Herzfrequenz polymorphe ventrikuläre Extrasystolen auf, die zu ventrikulären Tachykardien und Kammerflimmern führen können. Auch komplexe Vorhoftachykardien können auftreten. Die Letalität ist bereits im frühen Kindesalter sehr hoch. Die medikamentöse Therapie erfolgt mit Betablockern, gelegentlich in Kombination mit Flecainid. Eine links-zervikothorakale Sympathektomie oder eine AICD-Implantation sind bei therapierefraktären Verläufen indiziert.

Ventrikuläre Tachykardien nach kardiochirurgischen Eingriffen bei angeborenen Herzfehlern

Diese entstehen meist durch Reentry-Mechanismen im Bereich chirurgischer Narben und als Folge einer Myokardfibrose (Remodelling nach chronischer Druck-, Volumenbelastung und Hypoxie). Zur Prävention werden hämodynamisch relevante Restbefunde katheterinterventionell oder operativ behandelt. Eine elektrophysiologische Ablationstherapie kann das arrhythmogene Substrat zerstören. Ob Antiarrhythmika das Auftreten von Herzrhythmusstörungen bei diesen Patienten langfristig verhindern können, ist derzeit unklar.

Nach individueller Abwägung und unter Berücksichtigung aktueller Leitlinien kann zur Prävention eines plötzlichen Herztods eine AICD-Implantation erforderlich werden.

Diagnostik bei ventrikulären Tachykardien Diese beinhaltet ein 12-Kanal-EKG mit Rhythmusstreifen, Langzeit-EKGs und/oder Event Recorder. Im symptomfreien Intervall können Zeichen für Ionenkanalerkrankungen vorliegen (z. B. LQTS oder Brugada-Syndrom).

Während der Tachykardie (> 3 konsekutive tachykarde QRS-Komplexe) können ggf. folgende Befunde erhoben werden:

- AV-Dissoziation
- Anderer QRS-Vektor als im Sinusrhythmus
- Verlängerte QRS-Dauer mit monomorphen oder polymorphen QRS-Komplexen

Bei Kammerflattern zeigen sich haarnadelförmige QRS-Komplexe, bei Kammerflimmern grobe oder feine Flimmerwellen ohne Regelmäßigkeit.

Eine Echokardiografie soll strukturelle Fehlbildungen ausschließen und die kardiale Funktion evaluieren.

Therapie ➤ Box 15.7.

Box 15.7

Akuttherapie bei klinischer Beeinträchtigung

V. a. ventrikuläre Tachykardie:

- Externe Kardioversion (0,5–2 J/kg KG, synchronisiert, in Sedierung ohne Zeitverlust)
- Gabe von Adenosin i. v., wenn V. a. SVT mit QRS-Verbreiterung besteht
- Gabe von Amiodaron (5 mg/kg KG über 30 min i. v.) bzw. Lidocain (1 mg/kg KG i. v.)

Schnelle ventrikuläre Tachykardie (Kammerflattern) oder Kammerflimmern:

- Defibrillation (2–)4 J/kg KG, in Sedierung ohne Zeitverlust
- Kardiale Reanimation gemäß aktuellen Leitlinien

S2k-Leitlinie Tachykarde Herzrhythmusstörungen im Kindes-, Jugend- und jungen Erwachsenenalter. AWMF-Registernummer 023-022. Stand: 28.11.2018, gültig bis 27.11.2023; https://register.awmf.org/de/leitlinien/detail/023-022

Die Leitlinie enthält einen praxisrelevanten Algorithmus zur Diagnostik und Therapie einer Tachyarrhythmie im Kindesalter auf der Basis aktueller Empfehlungen.

15.6.2 Bradykarde Herzrhythmusstörungen

Einer bradykarden Herzrhythmusstörung liegt in Bezug auf das Alter eine temporär oder permanent pathologisch verminderte Herzfrequenz zugrunde. Im Kindes- und Jugendalter handelt es sich dabei um folgende Ursachen:

- Angeborener oder erworbener AV-Block III° (Sjögren-Syndrom oder Lupus erythematodes der Mutter, Anlagestörung des Reizleitungssystems),
- Angeborene oder erworbene AV-Block II°, Typ 2 (Mobitz),
- Bradykardie-Tachykardie-Syndrom,
- Postoperativ nach kardiochirurgischem Eingriff mit Verletzung des AV-Knotens

Klinik Auffällig sind vor allem eine reduzierte körperliche Belastbarkeit, Schwindel, Synkopen sowie bei längerem Stehen Zeichen einer Herzinsuffizienz.

Diagnostik Diese beinhaltet u. a. Durchführung eines 12-Kanal-EKG mit Rhythmusstreifen, Langzeit-EKG (Detektion von Pausen, höhergradige AV-Blockierungen), Belastungs-EKG (Nachweis einer chronotropen Insuffizienz), Event Recorder, Echokardiografie und ggf. ein Röntgen-Thorax.

SS-A- und SS-B-Antikörper bei Müttern mit einem Sjögren-Syndrom oder einem Lupus erythematodes können nach transplazentarem Übertritt intrauterin zu einem AV-Block III° führen. Eine Borrelien-Serologie ist bei erworbener höhergradiger AV-Blockierung indiziert. Zum Ausschluss einer Bradykardie aufgrund einer Hypothyreose dient die Bestimmung von Schilddrüsenhormonen.

Therapie Die Notfalltherapie bei symptomatischen Patienten umfasst eine medikamentöse Therapie (Adrenalin i. v. mit 0,05–0,1 µg/kg KG/min, Orciprenalin i. v. mit 0,1–2 µ/kg KG/min, Atropin i. v. 0,01 mg/kg KG) und ggf. eine temporäre externe oder transvenöse elektrische Stimulation. Als Dauertherapie erfolgt individuell in Abhängigkeit der Symptome und unter Berücksichtigung aktueller Leitlinien eine Schrittmacherimplantation (transvenöse oder epikardiale Elektroden).

S2k-Leitlinie Bradykarde Herzrhythmusstörungen im Kindes- und Jugendalter sowie bei jungen Erwachsenen mit einem angeborenen Herzfehler (EMAH). AWMF-Registernummer 023-023. Stand: 4.9.2019, gültig bis 3.9.2024; https://register.awmf.org/de/leitlinien/detail/023-023

15.7 Kardiale Manifestation und Therapieprinzipien ausgewählter Krankheitsbilder und klinischer Situationen

15.7.1 Kardiale Manifestation des Marfan-Syndroms

Das Marfan-Syndrom ist die häufigste hereditäre Bindegewebserkrankung (Prävalenz 1 : 5.000). Ursächlich ist eine Mutation im Fibrillin-1-Gen. Die Vererbung ist autosomal-dominant; in 30 % liegen De-novo-Mutationen vor. Die Hauptmanifestationen finden sich am Herzen, an den Augen und am Skelettsystem. Die Diagnosestellung erfolgt nach klinischen und molekulargenetischen Kriterien (revidierte Ghent-Nosologie). Die molekulargenetische Analyse ist auch hilfreich in der Abgrenzung gegenüber anderen Bindegewebserkrankungen mit klinisch ähnlichem Phänotyp, aber anderem Verlauf und anderer Therapie (z. B. Loeys-Dietz-Syndrom, vaskuläres Ehlers-Danlos-Syndrom, Homocystinurie).

Klinik und Diagnose Für die **kardiale Manifestation des Marfan-Syndroms** ist ein Aneurysma der Aortenwurzel (Sinus valsalva, ➤ Abb. 15.20), häufig mit Insuffizienz der Aortenklappe, typisch. Alle Abschnitte der Aorta können dilatiert sein. Oftmals findet sich ein Mitralklappenprolaps, häufig mit Insuffizienz. Häufigste Todesursache ist die akute Aortendissektion (meist Typ A). Die Diagnosekriterien sind ➤ Tab. 15.20 zu entnehmen.

Therapie Im Vordergrund stehen eine optimale interdisziplinäre Betreuung und Beratung sowie eine frühzeitige medikamentöse Therapie. Erste Wahl im Kindesalter sind aktuell Betablocker, alternativ AT_1-Antagonisten. Zudem ist ein prosthetischer Ersatz der Aortenwurzel und dilatierter Aortenabschnitte möglich.

Prognose Diese ist abhängig vom Zeitpunkt der klinischen Manifestation und vor allem von der kardialen Beteiligung. Die medikamentöse Therapie und der prophylaktische Aortenwurzelersatz haben die Langzeitprognose deutlich verbessert.

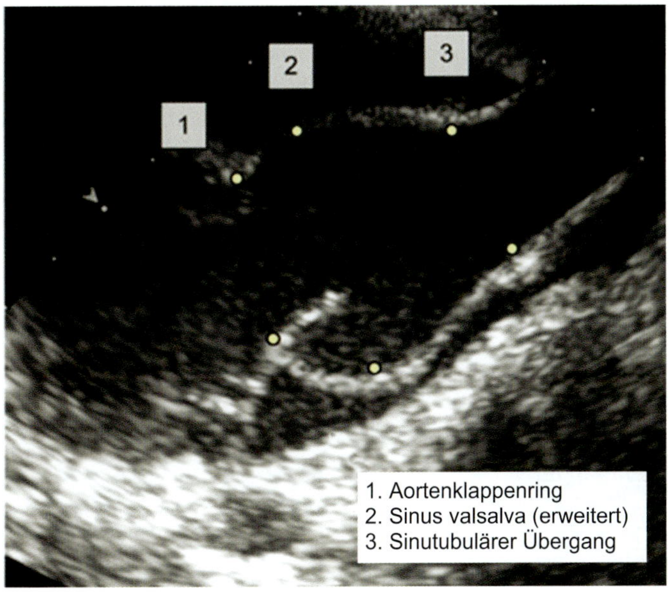

Abb. 15.20 Transthorakale Echokardiografie (parasternal lange Achse) eines Kleinkindes mit Marfan-Syndrom. Deutliche Dilatation des Anulus aortae (1), des Sinus valsalvae (2) und geringer des sinutubulären Übergangs (3) (Normwerte: parameterZ.com) [P517]

Tab. 15.20 Kriterien für die Diagnosestellung eines Marfan-Syndroms

Familienanamnese negativ:	
Dilatation der Aortenwurzel **und** eines der folgenden Kriterien: • Fibrillin-1-Gen-Mutation • Linsenluxation (➤ Abb. 15.21a) • Systembeteiligung	
Linsenluxation **und** Fibrillin-1-Gen-Mutation (mit bekannter Beteiligung der Aorta)	
Familienanamnese positiv:	
• Dilatation der Aortenwurzel oder • Linsenluxation oder • Systembeteiligung	
Systemische Manifestationen des Marfan-Syndroms	
(Wenn Nachweis ≥ 7 Punkte → systemische Beteiligung)	
Handgelenk- und Daumenzeichen (➤ Abb. 15.21b, c)	3
Handgelenk- oder Daumenzeichen	2
Pectus carinatus	2
Pectus excavatus/Thoraxasymmetrie	1
Valgusstellung Hinterfuß	1
Pes planus	1
Pneumothorax	2
Duraektasie	2
Protrusio acetabuli	2
Quotient Unterlänge/Oberlänge vermindert und Armspanne/Körperlänge erhöht (bei Patienten ohne Skoliose)	1
Skoliose und thorakolumbale Kyphose	1
Verminderte Streckung im Ellenbogen	1
Striae distensae	1
Myopie > 3 dpt	1
Mitralklappenprolaps	1
Faziale Auffälligkeiten (3 von 5) (Dolichocephalus, Enophthalmus, Malarhypoplasie, Retrognathie, nach außen abfallende Lidachsen)	1

15.7.2 Medikamentöse Therapie der chronischen Herzinsuffizienz im Kindesalter

Eine Herzinsuffizienz liegt vor, wenn das Herz die Zellen nicht ausreichend mit Sauerstoff über den Blutkreislauf versorgen kann. Kompensatorisch werden das Renin-Angiotensin-Aldosteron-System und das sympathische Nervensystem aktiviert, was zu den typischen klinischen Symptomen führt.

Die Ursachen der Herzinsuffizienz im Kindes- und Jugendalter umfassen strukturelle und funktionelle Herzerkrankungen, die meist zu einer systolischen Funktionsstörung des Herzens mit verminderter Auswurffraktion, seltener auch zu einer diastolischen Funktionsstörung mit linksventrikulärer Hypertrophie und linksatrialer Dilatation führen.

Als kardialer Biomarker hat sich auch im Kindesalter (NT-pro)BNP als Verlaufsparameter etabliert.

Wenn möglich, werden hämodynamisch relevante strukturelle Herzerkrankungen operativ oder interventionell behandelt. Gelegentlich ist eine unterstützende medikamentöse Therapie vor oder nach dem Eingriff erforderlich. Funktionelle Herzerkrankungen (Kardiomyopathien, Myokarditis) werden oft chronisch medikamentös unterstützend therapiert.

Die **medikamentöse Therapie** beruht wie auch im Erwachsenenalter auf verschiedenen Prinzipien: Hemmung der neurohumoralen Aktivierung (durch ACE-Hemmer, AT_1-Antagonisten, Aldosteron-Antagonisten, Betablocker), Minderung klinischer Symptome der Volumenüberladung (durch Diuretika) und Verbesserung klinischer Symptome der kardialen Funktionsstörung (durch Herzglykoside). Die Wahl des Medikaments folgt einem Stufenplan unter Berücksichtigung der klinischen Herzinsuffizienzsymptome:

- **ACE-Hemmer** werden als Medikament der 1. Wahl bei asymptomatischer und symptomatischer linksventrikulärer Funktionsstörung eingesetzt. Die Dosierung wird langsam gesteigert. Bei Nebenwirkungen (z. B. Reizhusten) kann nach sorgfältiger Abwägung auf einen AT_1-Antagonisten gewechselt werden.
- **Diuretika** werden bei Zeichen einer system- oder pulmonalvenösen Stauung vorübergehend zusätzlich eingesetzt.
- **Betablocker** können additiv in die Therapie eingeführt werden (langsame Dosissteigerung).
- **Aldosteron-Antagonisten** ergänzen die Therapie bei persistierenden klinischen Symptomen und reduzierter Ejektionsfraktion.
- **Herzglykoside** können zur Steigerung der Inotropie und zur Frequenzkontrolle zusätzlich erwogen werden.

CAVE

Die Therapieempfehlungen sind überwiegend von Studien an Erwachsenen für die pädiatrische Population modifiziert worden (kein hoher Evidenzgrad). Einige Medikamente werden bei Kindern „off-label" eingesetzt. Die Initialtherapie sollte gemäß den Leitlinien durch Kinderkardiologen erfolgen.

15

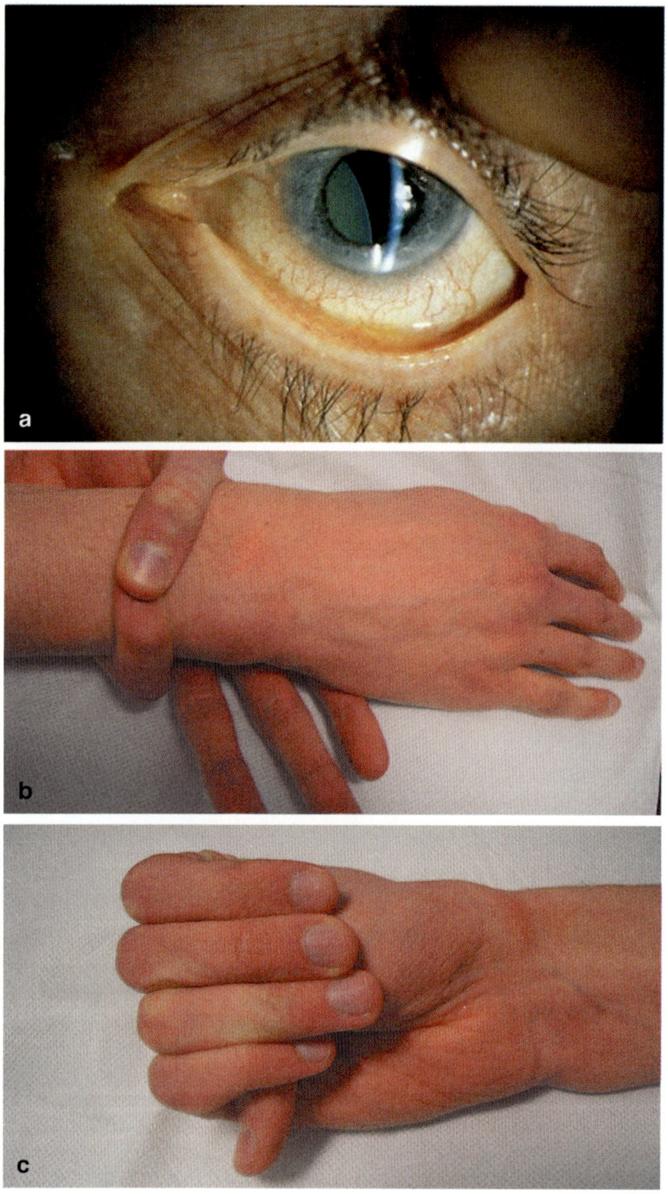

Abb. 15.21 **a** Linsenluxation [E282], **b** positives Handgelenkzeichen [G623] und **c** positives Daumenzeichen [G623]

Praxistipp

- Vor Beginn einer Therapie mit ACE-Hemmern und AT_1-Antagonisten müssen eine Nierenfunktionsstörung und eine Hyperkaliämie ausgeschlossen werden.
- Bei Einnahme von ACE-Hemmern und AT_1-Antagonisten in der Schwangerschaft besteht im 2./3. Trimenon das Risiko einer Fetopathie; weibliche Jugendliche sollten über diese Nebenwirkung aufgeklärt werden.
- Bei dem häufig eingesetzten Betablocker Propranolol besteht das Risiko einer Hypoglykämie.
- Eine Nebenwirkung von Aldosteron-Antagonisten ist eine Hyperkaliämie.
- Die Therapie mit Herzglykosiden sollte unter regelmäßigen Spiegelkontrollen erfolgen.

Supportive und prophylaktische Maßnahmen: Körperliche Aktivität zeigt auch im Kindesalter einen positiven Effekt und sollte symptomlimitiert und nicht kompetitiv erfolgen. Grundsätzlich ist auf eine gesunde Lebensweise zu achten, um zusätzliche Risikofaktoren zu vermeiden. Impfungen werden gemäß den aktuellen STIKO-Empfehlungen durchgeführt. Indikation und Zeitpunkt einer Thrombembolieprophylaxe, einer kardialen Resynchronisationstherapie mittels Herzschrittmacher und Implantation eines automatischen Defibrillators erfolgen in kinderkardiologischen Fachabteilungen auf Basis aktueller Empfehlungen und individueller Erwägungen.

S2k-Leitlinie Chronische Herzinsuffizienz im Kindes- und Jugendalter. AWMF-Registernummer 023-006. Stand: 31.10.2015 (in Überarbeitung); https://register.awmf.org/de/leitlinien/detail/023-006

15.7.3 Herztransplantation im Kindes- und Jugendalter

Eine Herztransplantation ist die Ultima Ratio bei finaler Herzerkrankung. Die Steigerung der Überlebensrate mit meist guter Lebensqualität wurde vor allem durch die Weiterentwicklung von Kreislaufunterstützungssystemen (extrakorporale Membranoxygenierung, Assist Devices) und Immunsuppressiva (z. B. Calcineurin-Inhibitoren: Ciclosporin A, Tacrolimus; Antimetaboliten: Azathioprin, Mycophenolat; mTOR-Inhibitoren: Sirolimus, Everolimus) möglich.

Indikationen Zu den Indikationen für eine Herztransplantation im Kindesalter gehören u. a. inoperable komplexe Herzfehler, palliativ operierte Herzfehler mit sich entwickelnder Herzinsuffizienz, therapierefraktäre Myokarditis und Kardiomyopathien.

Prognose und Verlauf Im Kindes- und Jugendalter liegt die 1-Jahres-Überlebensrate bei etwa 80 %, die 5-Jahres-Überlebensrate bei etwa 70 % und die 10-Jahres-Überlebensrate bei 60 %.

Der **Verlauf** nach einer Herztransplantation wird im Wesentlichen vom Risiko einer Abstoßungsreaktion und den Nebenwirkungen der Immunsuppressiva bestimmt. Das Risiko für eine akute oder chronische Abstoßungsreaktion ist in den ersten 6 Monaten nach Transplantation besonders hoch und nimmt im weiteren Verlauf ab. Die Haupttodesursache im Langzeitverlauf ist die Transplantatvaskulopathie der Koronararterien. Unter Immunsuppression treten Infektionen häufiger und mit schwererem Verlauf auf. Bei der Gabe von Antibiotika sind Wechselwirkungen und mögliche Spiegelveränderungen der Immunsuppressiva zu beachten. CMV-Infektionen müssen virostatisch behandelt werden. Eine EBV-Infektion ist ein Risikofaktor für die Entwicklung einer posttransplantationsbedingten lymphoproliferativen Erkrankung (PTLD). Therapeutisch kommen eine Dosisreduktion der Immunsuppression, die Gabe des CD20-Antikörpers Rituximab und in schweren Fällen eine Chemotherapie zum Einsatz. Calcineurin-Inhibitoren sind nephrotoxisch und können im Langzeitverlauf zu einer chronischen Niereninsuffizienz führen. Bei in jungem Lebensalter herztransplantierten Kindern treten oft neurokognitive Probleme auf, deren Ursachen multifaktoriell sind. Viele Kinder und Jugendliche nach Herztransplantation können unter Berücksichtigung bestimmter Vorsichtsmaßnahmen am alltäglichen Leben mit Kindergarten- und Schulbesuch teilnehmen.

LITERATUR

Apitz J (Hrsg.). Pädiatrische Kardiologie. 2. A. Darmstadt: Steinkopff 2012.

Blum U, Meyer H, Beerbaum P (Hrsg.). Kompendium angeborene Herzfehler bei Kindern: Diagnose und Behandlung. 2. A. Berlin, Heidelberg: Springer 2021.

Haas N, Kleideiter U. Kinderkardiologie: Klinik und Praxis der Herzerkrankungen bei Kindern, Jugendlichen und jungen Erwachsenen. 3. A. Stuttgart: Thieme 2021.

Lindinger A, Paul T (Hrsg.). EKG im Kindes- und Jugendalter. 7. A. Stuttgart: Thieme 2016.

Park Myung K (ed.). Park's Pediatric Cardiology for Practitioners. 7th ed. St. Louis, MS: Elsevier Mosby 2020.

Schumacher G, Hess J, Bühlmeyer K (Hrsg.). Klinische Kinderkardiologie. 4. A. Berlin, Heidelberg: Springer 2007.

Wernovsky G, Anderson RH, Kumar K, et al. (eds.). Anderson's Pediatric Cardiology. 4th ed. London: Elsevier Churchill-Livingstone 2019.

KAPITEL

16

Burkhard Rodeck

Gastroenterologie und Hepatologie

16.1 Erkrankungen der Speiseröhre

16.1.1 Gastroösophageale Refluxerkrankung, Refluxösophagitis

Definition Rezidivierendes Spucken tritt bei über 60 % der Säuglinge < 3 Monaten auf. Meist verliert sich der postprandiale kurze Reflux bis zum Ende des 1. Lebensjahres. Diesem unkomplizierten Reflux kommt kein Krankheitswert zu. Erst wenn Ösophagitissymptome, respiratorische, neurologische Symptome („seizure-like events") oder eine Gedeihstörung auftreten, spricht man von einer gastroösophagealen Refluxerkrankung (GÖRE). Eine Refluxösophagitis entsteht bei Rückfluss (und Verbleib) von Mageninhalt in den Ösophagus. Durch die Magensäure ist der Reflux meist sauer, kann aber bei ebenfalls bestehendem duodenogastralem Reflux auch alkalisch oder neutral durch den gastralen Nahrungsgehalt sein.

Ätiologie und Pathogenese Der untere Ösophagussphinkter in der Kardiaregion besteht aus längs- und spiralförmig querverlaufenden Fasern der Ösophaguswandmuskulatur, die im Ruhezustand eine zuverlässige Abdichtung der Speiseröhre zum Magen gewährleisten. Beim Schluckakt kommt es zur Erschlaffung des Muskelapparats bei gleichzeitiger propulsiver peristaltischer Welle.

Pathophysiologie Wenn die peristaltische Welle nicht mit der Erschlaffung des unteren Sphinkters koordiniert ist oder ausbleibt wie bei den transienten inadäquaten Relaxationen ohne Schluckakt („transient lower esophageal sphincter relaxation", TLESR), kommt es zu einem Reflux. Die zentrale Steuerung der transienten Relaxationen ist bei jungen Säuglingen noch nicht ausgereift, sodass Refluxepisoden physiologisch häufiger sind. Auch bei Kindern mit Zerebralparese treten TLESR häufig auf. Ein Reflux im Säuglingsalter kann Symptom einer Kuhmilchintoleranz sein.

Störungen der ösophagealen Clearance führen zu einem längeren Kontakt der Schleimhaut mit dem Refluxat und sind ein Cofaktor bei der Entstehung einer Refluxösophagitis. Eine Langzeitfolge kann ein Barrett-Ösophagus mit Schleimhautmetaplasie und höherem Risiko für ein Adenokarzinom sein.

Symptome Im Säuglingsalter ist ein Reflux physiologisch. Erst wenn die Kinder zusätzliche Symptome zeigen (➤ Tab. 16.1), kann eine Ösophagitis vermutet werden.

Praxistipp

Ein gastroösophagealer Reflux im Säuglingsalter ist physiologisch. Nur bei Krankheitssymptomen liegt eine Refluxerkrankung (GÖRE) vor.

Diagnostik Ein Ersatz kuhmilchbasierter Ernährung über 2–3 Wochen durch eine extensive Hydrolysatnahrung oder eine aminosäurenbasierte Nahrung mit Symptomprotokoll bei Säuglingen und anschließender Belastung mit kuhmilchbasierter Nahrung kann Hinweise auf eine Kuhmilchintoleranz geben. Eine spezifische Diagnostik ist bei Säuglingen und jungen Kleinkindern ohne zusätzliche Symptome selten indiziert und kann nach Scheitern symptomatischer Therapiemaßnahmen erwogen werden. Die pH-Metrie detektiert nur saure Refluxepisoden, kombiniert mit ösophagealer Impedanzmessung können auch nichtsaure Refluxepisoden quantifiziert werden. Eine **Ösophagogastroduodenoskopie** kann zwar eine Ösophagitis (Klassifikation nach Savary-Miller) und andere Pathologien im oberen Gastrointestinaltrakt (GIT) erkennen, bei unauffälligem Befund können aber refluxbedingte Beschwerden nicht ausgeschlossen werden. Das Ausmaß der Beschwerden korreliert nicht gut mit dem endoskopischen/histologischen Befund.

Bei Erwartung einer Ösophagitis sollte eine Ösophagogastroskopie mit Gewinnung von Biopsien aus allen Abschnitten durchgeführt werden, bei respiratorischen Problemen eher eine pH-Metrie/ösophageale Impedanzmessung, nur vor Durchführung einer Fundoplikation ggf. eine Röntgen-Breischluckdarstellung.

Differenzialdiagnose Im jüngeren Kindesalter sind alle Ursachen von Bauchschmerzen und Erbrechen differenzialdiagnostisch zu berücksichtigen (➤ Tab. 16.2). Hierzu gehören insbesondere Erkrankungen, die durch rezidivierendes Erbrechen zu einem sekundären Reflux führen.

Therapie Praktische Empfehlungen ➤ Tab. 16.3.

Tab. 16.1 Symptome einer gastroösophagealen Refluxkrankheit

Säuglinge	Klein- und Schulkinder
Ösophagitis	
• Schreien bei Nahrungsaufnahme, Nahrungsverweigerung, Irritabilität • Überstrecken von Rumpf und Nacken • Gedeihstörung • Anämie, Hämatinerbrechen	• Sodbrennen • Retrosternale/epigastrische Schmerzen • Schluckbeschwerden • Gedeihstörung • Anämie
Respiratorische Symptome	
• Apnoe, Zyanose, ALTE („acute live-threatening event") • Husten • Chronisch-obstruktive Bronchitis • Aspirationsereignisse	• Chronische HNO-Erkrankungen • Chronischer Husten • Asthma bronchiale • Aspirationspneumonie
Neurologische Symptome	
• „Krampfanfälle" („seizure-like events") • Sandifer-Syndrom	• Sandifer-Syndrom

Tab. 16.2 Auswahl von Differenzialdiagnosen der gastroösophagealen Refluxkrankheit (GÖRE)

Infektion	Harnwegsinfekt, Gastroenteritis, Pneumonie
Immunologie	Zöliakie, Nahrungsmittelunverträglichkeit, allergische eosinophile Ösophagitis
Stoffwechsel	Angeborene Stoffwechselerkrankungen, Niereninsuffizienz, Ketoazidose
Zentrales Nervensystem	Hirntumor, Hydrozephalus, subdurales Hygrom
Intestinale Obstruktion	Atresie, hypertrophe Pylorusstenose, Invagination, Volvulus, Subileus
Medikamente, Toxine	Zytostatika u. a.
Verschiedenes	Essstörungen, zyklisches Erbrechen

Tab. 16.3 Praktische Therapieempfehlung der Refluxerkrankung im Kindesalter

Alter/Problem	Behandlung
Säugling ohne Symptome	Hochlagerung, Andicken der Nahrung
Säugling mit Symptomen und Hinweisen auf eine Kuhmilch-Intoleranz	Kuhmilchproteinfreie Kost (Therapienahrung)
Kind > 12 Monate mit V. a. GÖRE	nach Endoskopie, PPI über 4–6 Wochen, ggf. Dauertherapie
Rezidivierende oder therapieresistente GÖRE	nach Endoskopie, PPI-Dauertherapie, Antirefluxoperation (Fundoplikatio)

- **Allgemeine Maßnahmen:** Beim Schlafen sollten Kinder in Oberkörperhochlage (ca. 25–30°) gelagert werden. Die Bauchlage erhöht im Säuglingsalter das Risiko für einen plötzlichen Kindstod und sollte vermieden werden. Die Linksseitenlage ist zu bevorzugen. Im Säuglingsalter führt das Andicken der Nahrung mit Johannisbrotmehl, Reisstärke oder „Antirefluxnahrung" zu einer Verminderung der Spuckneigung, allerdings kaum zu einer Reduktion der Kontaktzeit des Refluxats mit Schleimhautoberfläche. Begünstigende Faktoren sind Tabakrauch (**cave:** Passivrauchen!), Übergewicht, Alkohol, fette Speisen, Süßigkeiten und Kaffee.
- **Medikamentöse Therapie:** Antazida, Alginate und Schleimhautprotektoren werden wegen fehlender Daten zur Wirksamkeit im Kindesalter nicht empfohlen. Prokinetika (Domperidon, Metoclopramid, Erythromycin) haben ein ungünstiges Effektivitäts-/Nebenwirkungsprofil. Standardtherapie sind Protonenpumpen-Inhibitoren (PPI) bei älteren Kindern. Die Darreichung in MUPS-Applikation („multi-unit pellet system") gelingt auch bei „Tablettenverweigerern". Die Einstiegsdosierung liegt bei 0,7–3,5 mg/kg KG/Tag. Histamin-H_2-Rezeptor-Antagonisten haben wegen ihres im Vergleich zu den PPI geringeren säuresupprimierenden Effekts nur noch geringe Bedeutung.

MERKE

Eine probatorische PPI-Behandlung von Säuglingen und jungen Kleinkindern mit Unruhe und Irritabilität hat sich in mehreren placebokontrollierten Studien als ineffektiv erwiesen.

- **Antirefluxoperation:** Bei einer unter konsequenter konservativer Therapie persistierenden GÖRE, bei ausgeprägter Hiatushernie oder einem „upside-down stomach" ist eine Antirefluxoperation (meist laparoskopisch) indiziert. Bei psycho-/statomotorisch beeinträchtigten Kindern ist eine Operation häufiger notwendig.

16.1.2 Eosinophile Ösophagitis

Definition Eine eosinophile Ösophagitis ist eine chronische immunologisch mediierte Krankheit mit Symptomen einer ösophagealen Fehlfunktion, die histologisch durch eine eosinophile Inflammation gekennzeichnet ist. Bei ca. zwei Drittel der Patienten liegt eine i. d. R. nicht IgE-basierte Nahrungsmittelallergie vor. Die häufigsten Allergene sind Milch, Eier und Weizen. Jungen sind häufiger betroffen als Mädchen.

Pathophysiologie Im Verlauf kommt es, ähnlich wie bei einem chronischen Asthma bronchiale, zu einem „tissue remodeling" des Epithels. Es resultiert eine subepitheliale Fibrose und damit Stenose des Ösophagus.

Symptome Die Symptomatik variiert mit dem Alter. Jüngere Kinder fallen meist durch Schwierigkeiten beim Füttern bzw. bei der Nahrungsaufnahme, Erbrechen und Bauchschmerzen auf. Adoleszente klagen über Dysphagie (teils mit Nahrungsbolusimpaktion), Sodbrennen (teils nicht reaktiv auf PPI) oder Schmerzen im Epigastrium. Es gibt eine Assoziation mit anderen atopischen Erkrankungen. Häufig findet sich im Differenzialblutbild eine Eosinophilie.

CAVE

Bei jeder endoskopisch behandelten Nahrungsbolus- oder Fremdkörperobstruktion muss eine eosinophile Ösophagitis bioptisch ausgeschlossen werden.

Diagnose Die Diagnose kann nur endoskopisch mit einer Ösophagogastroduodenoskopie und Gewinnung von Biopsaten zur histologischen Untersuchung (> 15 eosinophile Granulozyten pro High-Power-Field) gestellt werden. Das morphologische Bild bei der Endoskopie ist charakteristisch mit ringförmigen Einschnürungen (Trachealisation der Schleimhaut), Längsfurchung, leichter Verletzlichkeit und Mikroabszessen (➤ Abb. 16.1). Es sollten ca. sechs Biopsien aus dem gesamten Ösophagus gewonnen werden.

Therapie Die Therapie kann mit PPI oder topischen Glukokortikoiden (Budesonid schlucken) erfolgen. Ein Teil der Patienten zeigt unter einer alleinigen Behandlung mit PPI eine Remission (8-wöchiger Versuch mit PPI mit anschließender Endoskopie).

Unter der Annahme einer Nahrungsmittelallergie ist der kausale Therapieansatz eine **Eliminationsdiät,** da das Allergen bei der zellvermittelten Hypersensitivität nicht anders erkannt werden kann. Die traditionelle „six-food elimination diet" (Kuhmilch, Hühnereier, Soja, Weizen, Erdnuss/Nuss und Fisch/Schalentiere) führt bei annähernd drei Viertel der Patienten zu einer Normalisierung, ist aber belastend. In einer prospektiven Studie mit einer „four-food elimination" (Milch, Eier, Soja, Weizen) bei 78 Kindern konnte bei 64 % eine histologische Remission erreicht werden, bei 91 % der Patienten zumindest eine Besserung der Symptome. Je nach Akzeptanz der doch einschränkenden Eliminationsdiäten kann auch mit einer „three-food-elimination" (Milch, Eier Weizen) oder „two-food elimination"

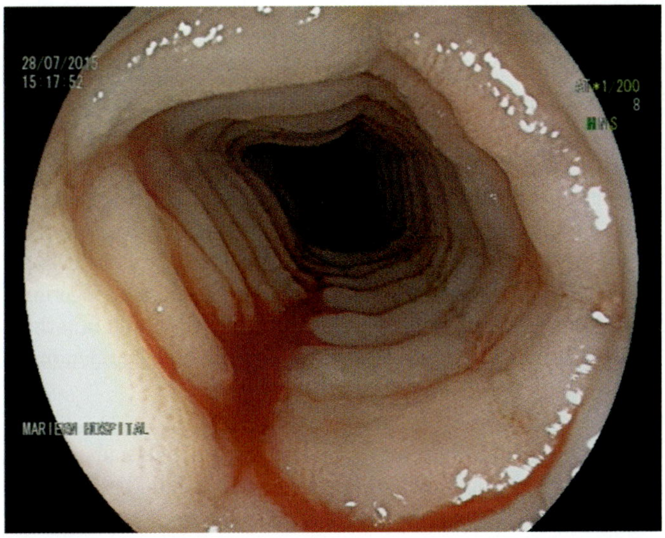

Abb. 16.1 Eosinophile Ösophagitis mit Trachealisation (Querrillen) des Ösophagus [P518]

16

(Milch, Eier) begonnen werden. Bei im Kindesalter seltenen fixierten Stenosen im Ösophagus muss eine Dilatationsbehandlung erfolgen.

16.1.3 Fremdkörperingestion

Insbesondere Kleinkinder neigen dazu, alle erreichbaren Gegenstände in den Mund zu nehmen. Sehr häufig sind dies z. B. Münzen oder Spielzeugteile. Im späteren Alter kommt es eher akzidentell zum Verschlucken von Fremdkörpern, gelegentlich passieren auch Nahrungsbestandteile den Ösophagus nicht.

Symptome Viele Fremdkörperingestionen verlaufen unbeobachtet, die Kinder fallen erst im Verlauf durch Schluckbeschwerden auf. Fremdkörper mit einem Durchmesser < 2 cm passieren meist den Ösophagus. Bleiben sie stecken, müssen sie wegen der Gefahr einer Perforation bzw. Aspiration umgehend endoskopisch entfernt werden: bei symptomatischen Kindern innerhalb weniger Stunden, bei asymptomatischen Kindern innerhalb eines Tages.

Diagnostik Röntgendichte Fremdkörper lassen sich mithilfe einer Röntgenaufnahme des Thorax und Abdomens von der unteren Zahnleiste bis zum Magenausgang darstellen. Bei nicht röntgendichten Fremdkörpern (scharfkantig, längere Liegedauer) sollte wegen der möglichen Perforationsgefahr auf eine Darstellung des Ösophagus mit Röntgenkontrastmittel verzichtet werden. Im Zweifel muss endoskopiert werden.

MERKE
Bei V. a. Ingestion röntgendichter Fremdkörper muss eine Röntgenaufnahme mit Aufblendung von der unteren Zahnleiste bis zum mittleren Abdomen erfolgen.

Fremdkörper im Magen können belassen werden, da eine spontane Passage des Magen-Darm-Trakts innerhalb von 2–30 Tagen erwartet werden kann. Ausnahmen sind Batterien und Magnete. Lithiumbatterien führen bei Entladung zur Bildung freier Sauerstoffradikale im Gewebe mit der Folge von Nekrosen. Die Eltern sollten angehalten werden, den Stuhlgang über mindestens 1 Woche auf den Abgang des Fremdkörpers zu prüfen. Liegt er noch im Magen, sollte er endoskopisch entfernt werden.

Große Objekte (> 5 cm Länge, > 2,5 cm Durchmesser) haben eine höhere Komplikationsrate, ebenso scharfe Gegenstände, Magnete (> als 1) und Batterien im Magen oder Duodenum. Spitze Gegenstände drehen sich bei der Passage im Magen-Darm-Trakt so, dass der stumpfe Teil führt und somit die spontane Verletzungsgefahr geringer ist. Dennoch gilt die Empfehlung, scharfe Gegenstände innerhalb weniger Stunden auch aus dem Magen/proximalen Duodenum zu entfernen.

Therapie Fremdkörper im Ösophagus müssen innerhalb von 24 h entfernt werden, Batterien/scharfe Gegenstände innerhalb von 2 h. Die Endoskopie sollte wegen der möglichen Aspirationsgefahr unter Allgemeinnarkose durchgeführt werden. Nahrungsbestandteile werden in den Magen vorgeschoben. Eine ursächliche Erkrankung wie Achalasie, Ösophagusstenose oder eosinophile Ösophagitis (Biopsate gewinnen zur Histologie!) muss ausgeschlossen werden.

16.1.4 Verätzungsösophagitis

Ösophagusverätzungen im Kleinkindesalter werden meist durch versehentliches Trinken von Haushaltsreinigern hervorgerufen. Mit Einführung von kindersicheren Verschlussmechanismen ist die Häufigkeit zurückgegangen. In ca. 70 % werden alkalihaltige Lösungen (pH > 11,5) verschluckt (säurehaltige Flüssigkeiten schmecken bitter). Laugen neigen zur Ausbildung von Kolliquationsnekrosen, die durch alle Wandschichten gehen können. Endoskopisch unterscheidet man vier Schweregrade der Verätzung (➤ Tab. 16.4).

Symptome Typische Symptome sind Trinkverweigerung, vermehrter Speichelfluss, Erbrechen und Schmerzen, Hämatemesis, insbesondere eine Dysphagie. Verätzungsspuren im Mund-Rachen-Raum können selbst bei höhergradigen Verätzungen im Ösophagus fehlen. Wenn ein Trinkversuch verweigert wird oder andere Symptome vorliegen, muss eine Endoskopie erfolgen. Wenn möglich, sollte die verschluckte Substanz identifiziert werden.

Diagnostik Etwa 5 bis max. 24 h nach der Ingestion sollte eine Ösophagogastroduodenoskopie durchgeführt werden. Bei respiratorischer Beeinträchtigung sollte eine Röntgenaufnahme des Thorax erfolgen. Bei Perforationsverdacht kann eine MRT die Nekrosetiefe und Nähe zu den zentralen Gefäßen detektieren.

MERKE
Innerhalb von 5–24 h nach Ingestion einer ätzenden Flüssigkeit sollte eine Ösophagogastroduodenoskopie erfolgen.

Therapie und Prognose Initial sollten Mundhöhle und Rachenraum mit Wasser gespült werden. Einige Schlucke Wasser können auch getrunken werden. Die Indikation zur Ösophagogastroduodenoskopie ist individuell nach Wahrscheinlichkeit einer Verätzung zu stellen, im Zweifelsfall sollte man endoskopieren. Bei Grad-I-Verätzungen ist keine spezifische Therapie notwendig. Bei Grad II und Grad III erfolgen Nahrungskarenz, Antibiotikaprophylaxe (z. B. Cefuroxim), Analgesie (z. B. Ibuprofen) und Protonenpumpenhemmung (z. B. Omeprazol 1 mg/kg KG/Tag). Eine nasale Magensonde sollte gelegt und bei zirkulären Verätzungen ggf. auch die Anlage einer PEG-Sonde erwogen werden. Prednisolon zur Strikturprophylaxe wird nach aktuellem Stand nicht empfohlen. Grad-IV-Verätzungen müssen

Tab. 16.4 Schweregrad von Ösophagusverätzungen

Grad	Schleimhautschaden
I	Erythem und Ödem
II	Erosionen und oberflächliche Ulzeration nicht in der gesamten Zirkumferenz
III	Tiefe Ulzerationen und Nekrosen in der gesamten Zirkumferenz
IV	Perforation

i. d. R. operativ versorgt werden. Frühestens nach 2 Wochen erfolgt eine Kontrollendoskopie. Bei Anzeichen von Strikturen (Schluckbeschwerden) muss eine Dilatation erfolgen.

Die Prognose ist abhängig von der Art und Menge des ingestierten Materials. Im Kindesalter ist sie meist als gut einzuschätzen.

16.1.5 Achalasie

Definition Eine Achalasie ist eine seltene neurodegenerative Erkrankung der glatten Muskulatur des tubulären Ösophagus und des unteren Ösophagussphinkters mit Fehlen der Peristaltik und koordiniertem Öffnen des Ösophagussphinkters.

Ätiologie, Pathogenese und Pathophysiologie Die Ursache der Achalasie ist ein selektiver Verlust der inhibitorischen nitrinergen Neurone im Plexus myentericus mit der Folge einer cholinergen Überreaktion. In Kombination mit einer NNR-Insuffizienz und einer Alakrimie (Unfähigkeit, Tränen zu bilden) wird die Erkrankung auch **Triple-A-Syndrom** genannt (Achalasie, Alakrimie, Addison-Krankheit) und ist genetisch determiniert. In der Speiseröhre kommt es zu einer funktionell wirksamen Einengung des unteren Ösophagusabschnitts mit Aufweitung der darüber gelegenen Abschnitte und Unfähigkeit zu schlucken.

Symptome Die Symptomatik entwickelt sich langsam. Nahrungsbestandteile verbleiben postprandial im Ösophagus, werden regurgitiert oder fließen passiv heraus. Thoraxschmerzen und Husten können hinzutreten. Langfristig entwickelt sich eine Gedeihstörung. Die Jahresinzidenz bei Kindern liegt bei 0,02–0,31 auf 100.000.

Diagnostik Die Diagnose wird mit einer Röntgenkontrastdarstellung des Ösophagus (weinglasförmige Dilatation oberhalb des unteren Ösophagusabschnitts, der selbst nach distal konisch filiform verengt erscheint). Die Ösophagusmanometrie ist ebenfalls zur Diagnostik geeignet. Differenzialdiagnostisch sind alle Ursachen einer Ösophagusverengung zu beachten (peptische Striktur, Fremdkörper, äußere Ösophaguseinengung durch Raumforderungen).

Therapie Die medikamentöse Behandlung kann mit Nifedipin oder Nitroglycerin erfolgen, meist ist eine endoskopische pneumatische Dilatation, Bougierung oder Botulinumtoxin-Injektion erforderlich. Medikamentöse Therapieverfahren führen nur kurzfristig zur Erschlaffung des unteren Ösophagussphinkters, sodass die Medikamente kurz vor den Mahlzeiten einzunehmen sind. Endoskopische Verfahren schaffen keine dauerhafte Lösung bzw. sind noch nicht etabliert wie z. B. die perorale endoskopische Myotomie (POEM). Die chirurgische Ösophagomyotomie (nach Heller) mit Spaltung der unteren Ösophagusmuskulatur ist die effektivste Therapieform, sie hat jedoch mit Entwicklung einer Refluxösophagitis in bis zu 20 % ein hohes Nebenwirkungspotenzial. Sie kann offen oder auch laparoskopisch durchgeführt werden.

16.2 Erkrankungen des Magens

16.2.1 Gastritis (Helicobacter-pylori-Infektion)

Definition Eine akute Gastritis kann auf dem Boden einer *Helicobacter*-Infektion (➤ Kap. 10.3.25), einer toxischen Schädigung durch Medikamente (NSAR, Glukokortikosteroide) oder durch Stress (Trauma, Verbrennung) bedingt sein. Die chronische *Helicobacter*-assoziierte Gastritis wird als Gastritis **Typ B** bezeichnet. Bei **Typ A** lassen sich oft Antikörper gegen Magenepithelzellen, Pepsinogen und Intrinsic-Factor nachweisen. Histologisch findet sich eine Atrophie des Drüsenkörpers. Eine **Typ-C**-Gastritis ist toxisch durch Gallereflux induziert. Spezielle seltene Formen sind eosinophile Gastritis, Autoimmun-Gastritis, kollagenöse Gastritis, lymphozytäre Gastritis oder idiopathische Gastritis.

Helicobacter pylori wurde erst 1983 als Ursache einer Antrum-/Korpusgastritis entdeckt. Es handelt sich um ein flagellentragendes, spiralförmiges, gramnegatives Bakterium, das den Magen besiedeln kann. Meist findet die Infektion im Kindes- und Jugendalter statt. Die Transmission erfolgt vorwiegend von Person zu Person (fäkal-oral oder oral-oral) und ist unter Familienmitgliedern hoch. Risikofaktoren sind niedriger sozioökonomischer Status, enge Wohnverhältnisse und schlechte Hygienebedingungen. In Entwicklungsländern sind etwa 70 % aller Kinder bis zum 15. Lebensjahr infiziert.

Ätiologie und Pathogenese Meist führt eine Infektion mit *H. pylori* im Kindesalter zu einer asymptomatischen chronischen Gastritis ohne peptisches Ulkus. Prinzipiell besteht ein Risiko zur Entwicklung eines Adenokarzinoms des Magens oder eines MALT-Lymphoms. Die *H.-pylori*-Infektion ist aber nur ein Faktor unter vielen, die zu Malignomen des Magens führen, sodass eine Eradikation aus dieser Indikation allein im Kindesalter nicht gerechtfertigt ist.

MERKE
Eine *Helicobacter-pylori*-Infektion im Kindesalter verläuft meist asymptomatisch.

Pathophysiologie Eine Infektion mit *H. pylori* führt zu einer Abnahme der gastralen Somatostatin-Freisetzung und zu einer Zunahme der Gastrinproduktion mit der Folge einer Veränderung der gastralen Hormonhomöostase und Zunahme der Azidität. Es resultiert eine oberflächliche Gastritis, die entweder ausheilt oder in eine chronisch-aktive Form übergeht und überwiegend im Antrum lokalisiert ist. Diese Form geht mit einem ca. 15-prozentigen Risiko für die Entwicklung eines Ulcus ventriculi einher. Die zweite, seltenere Form manifestiert sich als atrophische Gastritis im Korpusbereich mit einem Risiko für ein Adenokarzinom des Magens bei weniger als 1 % oder für ein MALT-Lymphom bei weniger als 0,1 %. Bei Kindern und Jugendlichen findet sich eine *H.-pylori*-infektion bei 92 % der Ulcus-duodeni-Patienten und bei 25 % der Ulcus-ventriculi-Patienten. Diskutiert wird auch ein positiver Effekt einer Eradikationstherapie auf eine Eisenmangelanämie.

Symptome Eine *H.-pylori*-Infektion im Kindesalter verläuft meist asymptomatisch. Eisenmangelanämie, Ulkusbeschwerden, Bauch-

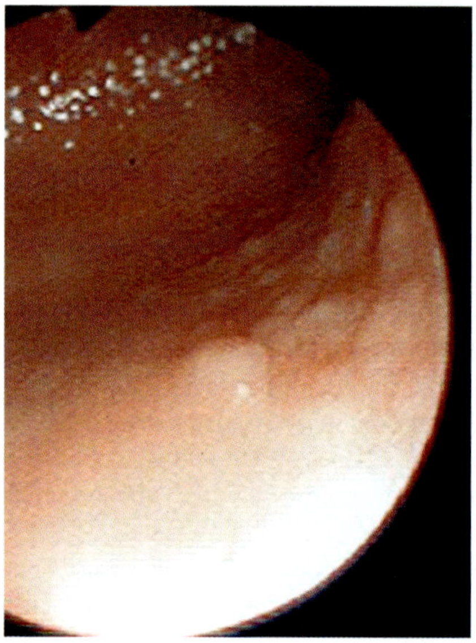

Abb. 16.2 Typische noduläre Schleimhautzeichnung im Magenantrum bei Helicobacter-Gastritis [P518]

schmerzen allein sind nicht signifikant häufig mit einer *H.-pylori*-Infektion vergesellschaftet, auch Refluxbeschwerden sind nicht signifikant häufiger. Beim Auftreten eines Ulkus sind die hierfür typischen Symptome zu erwarten.

Diagnostik Die überwiegende Anzahl der infizierten Patienten bleibt ihr Leben lang asymptomatisch, sodass eine Diagnostik nur dann sinnvoll ist, wenn Anamnese und Symptomatik eine Eradikationstherapie rechtfertigen.

- **Invasive Testverfahren:** Makroskopisch sieht man bei der Ösophagogastroduodenoskopie als Zeichen der chronischen Gastritis im Kindesalter eine typische noduläre Schleimhautzeichnung im Magenantrum (➤ Abb. 16.2). Mithilfe des *H.-pylori*-Urease-Schnelltests lässt sich die *H.-pylori*-Besiedelung innerhalb von längstens 24 h nachweisen. Der Keim findet sich auch in der Histologie (6 Biopsien sind empfohlen). In einem Spezialmedium ist eine kulturelle Anzüchtung mit Resistenzbestimmung möglich und sollte auch erfolgen. In den 2 Wochen vor der Endoskopie sollten keine Protonenpumpen-Inhibitoren (PPI) gegeben werden, ab 4 Wochen vorher keine Antibiotikatherapie.
- **Nichtinvasive Testverfahren:** Beim ^{13}C-Atemtest wird den Kindern ^{13}C-markierter Harnstoff (stabiles Isotop) oral als Trinklösung verabreicht. Ureaseaktive Keime wie *H. pylori* spalten Harnstoff und setzen dabei ^{13}C-markiertes Kohlendioxid frei. Dieses wird abgeatmet, in einem Behälter gesammelt und quantifiziert.

Die Spezifität bei Kindern < 6 Jahren ist schlecht, da Kinder die Testsubstanz im Mund retinieren. Durch die dort vorhandenen Urease enthaltenden Keime können falsch positive Befunde resultieren. Im Alter > 6 Jahren sind die Sensitivität und Spezifität hoch. Serologische Verfahren sind nicht geeignet, da sie nicht zwischen akuter, chronischer oder länger zurückliegender Infektion unterscheiden können. Der Nachweis von *H.-pylori*-Antigen im Stuhl mit monoklonalen Antikörpern ist dem Atemtest gleichwertig.

Bei der initialen Diagnostik sollte bei V. a. eine Organerkrankung eine Ösophagogastroduodenoskopie durchgeführt werden. Empfohlen ist eine Testung der Biopsate auf Clarithromycin-Resistenz. Eine Eradikationstherapie ist nur bei dort nachgewiesener Infektion gerechtfertigt. Antigennachweis im Stuhl oder ^{13}C-Atemteste sind nur zur Überprüfung der Eradikation 6 Wochen nach Therapieende sinnvoll.

MERKE
Eine Screening-Diagnostik auf *H. pylori* (AG-Test im Stuhl, ^{13}C-Atemtest, Serologie) ist nicht zielführend. Bei klinischen Symptomen sollte eine Endoskopie erfolgen.

Differenzialdiagnosen Differenzialdiagnostisch müssen alle Erkrankungen mit dyspeptischen Beschwerden bedacht werden.

Therapie Eine Eradikation (PPI mit den Antibiotika Amoxicillin und Clarithromycin oder Metronidazol) wird bei positivem endoskopischem Befund auch Patienten ohne Ulkus angeboten. Bei Versagen der Behandlung sollte eine Reendoskopie spätestens dann mit kultureller Anzüchtung des Erregers und Antibiogramm erfolgen. Aktuell ist eine zunehmende Clarithromycin-Resistenz zu beobachten. Die Therapie wird über 14 Tage durchgeführt und durch einen nichtinvasiven Test 6 Wochen nach Therapieende überprüft.

16.2.2 Peptisches Ulkus (Ulcus ventriculi/Ulcus duodeni)

Definition Ein peptisches Ulkus im Magen oder im Duodenum ist ein makroskopisch sichtbarer, meist mit Fibrin ausgekleideter Schleimhautdefekt, der über die Epithelschicht in die Tiefe hineinragt (➤ Abb. 16.3). Meist ist die Voraussetzung seiner Entstehung eine Infektion mit *H. pylori*.

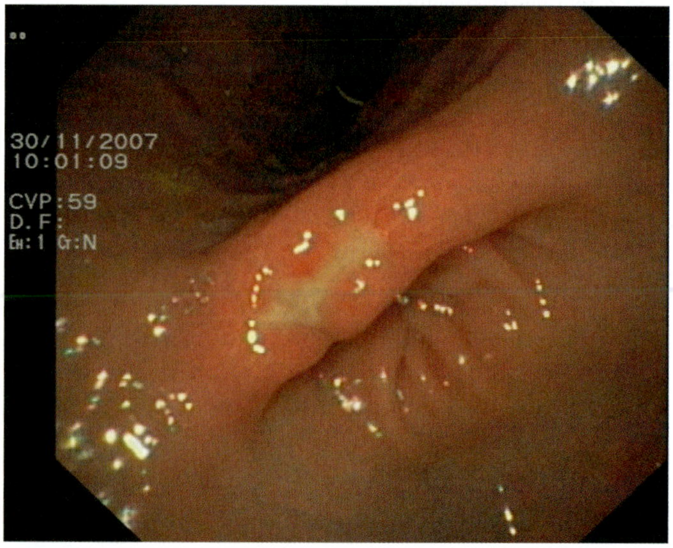

Abb. 16.3 Ulcus ventriculi (kleine Kurvatur) [P518]

Ätiologie und Pathogenese Ursache ist eine säureinduzierte Entzündungsreaktion mit einer Imbalance zwischen zytotoxischen und zytoprotektiven Faktoren im oberen GIT. Die toxischen Mechanismen sind Säure, Pepsin, Mediatoren wie ASS und NSAR sowie eine Infektion mit *H. pylori* (➤ Kap. 16.2.1). Zytoprotektive Mechanismen sind die Schleimschicht über dem Epithel, die lokale Bikarbonatkonzentration und die Schleimhautdurchblutung.

Pathophysiologie Die Säureproduktion der Parietalzellen wird durch Sekretagoga stimuliert: Histamin über den paraendokrinen Weg, Acetylcholin über den neuroendokrinen Weg und Gastrin über den endokrinen Weg. Die Protonenpumpe in den Parietalzellen wird stimuliert mit der Folge einer vermehrten HCl-Ausschüttung in den Magen.

Symptome Die Symptome eines Ulcus ventriculi oder duodeni sind Schmerzen (meist rezidivierend im Oberbauch), Blutung mit Abgang von Blut (Meläna oder Bluterbrechen) oder Anämie mit typischen Anämiesymptomen wie Abgeschlagenheit, Krankheitsgefühl und Blässe. Bei einer Ulkusperforation kann es zu einem akuten Abdomen kommen. Weniger spezifisch sind nächtliche Schlafstörungen, postprandiale Schmerzen, Erbrechen und Gewichtsverlust.

Diagnostik Die Diagnostik erfolgt durch eine Ösophagogastroduodenoskopie mit Biopsieentnahme von Ösophagus, Magen und Duodenum sowie *Helicobacter*-Urease-Schnelltest.

Differenzialdiagnose ➤ Box 16.1.

Box 16.1

Peptisches Ulkus (Ulcus ventriculi/duodeni) bei verschiedenen Erkrankungen

- Multiple endokrine Neoplasie (MEN) Typ I (Gastrinom)
- Zollinger-Ellison-Syndrom (Gastrinom)
- Familiäre G-Zell-Hyperplasie des Antrums
- Eosinophile Gastroenteropathie
- Infektionen (z. B. *Helicobacter pylori*, CMV)
- Systemische Mastozytose
- Vaskulitis (z. B. Morbus Behçet)
- Leberzirrhose
- Morbus Crohn
- Chronische Nieren- oder Lungeninsuffizienz

Andere Ursachen einer Gastritis oder eines Ulkus sind verschiedene Noxen (z. B. Alkohol), Medikamente (z. B. NSAR) oder ein galliger Reflux. Die seltene Riesenfaltengastritis (Morbus Ménétrier) ist fast immer mit CMV- oder *H.-pylori*-Infektionen assoziiert. Klinisch kann eine exsudative Enteropathie mit Eiweißverlust über die Magenschleimhaut vorliegen. Die Prognose ist im Gegensatz zu den chronischen Formen des Erwachsenenalters i. d. R. gut.

Therapie Bei akuten Blutungen aus einem Ulkus werden diese mit verdünnter Adrenalinlösung unterspritzt und/oder mit Clips verschlossen. Die medikamentöse Therapie wird mit einem PPI durchgeführt. Bei Nachweis einer *Helicobacter*-Infektion erfolgt eine entsprechende Triple-Therapie (s. o.).

16.3 Erkrankungen des Dünndarms

16.3.1 Pathophysiologie der Diarrhö

Durchfall entsteht durch Störungen der intestinalen Resorption oder Sekretion von Wasser. Eine erhöhte Sekretion (somit Störung des Elektrolyttransports) kann Folge von Enterotoxinen bei bakteriellen oder viralen Enteritiden sein, aber auch intraluminaler Metaboliten wie Gallensäuren oder Fettsäuren. Hormone und Neurotransmitter beeinflussen ebenfalls die Sekretion (z. B. vasoaktives intestinales Peptid [VIP], Acetylcholin). Diarrhöen dieses Typs werden auch als **sekretorische Diarrhöen** bezeichnet.

Eine verminderte Resorption ist bei einer reduzierten Resorptionsfläche wie z. B. nach Darmresektionen oder ausgedehnten Darmschleimhautschäden (wie z. B. bei Zöliakie) zu befürchten. Werden osmotisch wirksame Substanzen nicht aufgenommen (wie etwa bei Disaccharidintoleranzen), resultiert eine **osmotische Diarrhö.** Sie wird auch als nahrungsmittelabhängige Diarrhö bezeichnet. Eine beschleunigte intestinale Transitzeit bei einer Enteritis führt ebenfalls zu einer verringerten Wasserresorption.

Die **Unterscheidung einer vorwiegend sekretorischen von einer osmotischen Diarrhö** ist durch klinische Beobachtung und Stuhlanalyse möglich. Bei einer osmotischen Diarrhö sistiert der Durchfall unter oraler Nahrungskarenz, die sekretorische Diarrhö persistiert trotz Nahrungskarenz. Eine osmotische Komponente spielt allerdings bei allen Formen einer Diarrhö eine Rolle.

Die Osmolarität des frischen Stuhls liegt bei 290 mosm/kg H_2O, ist also isoton. Als osmotische Lücke („osmotic gap") bezeichnet man in Analogie zur Anionenlücke im Plasma die Differenz zwischen der normalen Stuhlosmolarität (290 mosm/l kg H_2O) und der doppelten Summe aus Natrium- plus Kaliumkonzentration im Stuhl (kalkulierte Stuhlosmolarität). Bei einer Na-Konzentration im Stuhl von > 90 mmol/l und einer osmotischen Lücke < 50 mosm/l kg H_2O liegt eine sekretorische Diarrhö vor, bei einer Na-Konzentration im Stuhl < 60 mmol/l und einer osmotischen Lücke von > 100 mosm/l kg H_2O eher eine osmotische Diarrhö. Die Ergebnisse der Analysen sind abhängig von der Art der Ernährung zum Testzeitpunkt.

MERKE
Bei einer osmotischen Diarrhö sistiert der Durchfall unter Nahrungskarenz, eine sekretorische Diarrhö persistiert auch unter Nahrungskarenz.

16.3.2 Kongenitale Diarrhö

Kongenitale Diarrhöen kann man in verschiedene Gruppen einteilen. Dazu gehören Störungen des epithelialen Elektrolyt-/Nährstofftransports wie kongenitale Chlorid- und Natriumdiarrhö, Glukose-Galaktose-Malabsorption, primäre Gallensäuremalabsorption und die Akrodermatitis enteropathica. Zu den Störungen epithelialer Enzyme bzw. Stoffwechselerkrankungen gehören: kongenitale Laktoseintoleranz, Saccharase-Isomaltase-, Trehalase- und Enterokinase-Mangel sowie verschiedene seltene Ursachen (DGAT1-Mangel, PLVAP-Mangel, A-/Hypobetalipoproteinämie, Chylomikronen-Retention-Erkrankung, Dyskeratosis congenita und Kabuki-Syndrom). Bei dieser Gruppe weist das Darmepithel keine histologisch-morphologischen Auffälligkeiten auf. Zu den angeborenen strukturellen Anomalien des Dünndarms mit kongenitaler Diarrhö zählen u. a. die „microvillous inclusion disease“ oder die kongenitale intestinale Epitheldysplasie („tufting enteropathy“). Enteropathien aufgrund einer Immundysregulation sind das IPEX-Syndrom (s. u.) und der ICOS-Mangel. Als letzte Gruppe ist die der enteroendokrinen Zelldysfunktion zu nennen. Der Gendefekt dieser Erkrankungen ist bekannt; eine molekulardiagnostische Diagnostik steht zur Verfügung.

16

Chloriddiarrhö

Kurz nach der Geburt haben die Kinder profuse wässrige Durchfälle mit nachfolgender Gedeihstörung. Pathophysiologisch liegt eine Störung des DRA-Chloridtransporters zugrunde (Chromosom 7q22-q31, autosomal-rezessiv). Der Transporter regelt den Chlorid- und den Bikarbonataustausch im Darm. Bei einem Defekt kommt es zu massiven Chlorid- und Flüssigkeitsverlusten im Stuhl (hypochlorämische Alkalose mit hoher Chloridaussscheidung im Stuhl). Pränatal fällt ein Polyhydramnion mit flüssigkeitsgefüllten Darmschlingen auf. Die Kinder benötigen meist längerfristig eine totale parenterale Ernährung. Später kann die sekretorische Diarrhö durch Substitution von Kalium- und Natriumchlorid kompensiert werden.

Natriumdiarrhö

Dieser Erkrankung liegt ein Defekt des intestinalen Natriumtransporters zugrunde, der ähnlich wie bei der Chloriddiarrhö schon pränatal zu einem Polyhydramnion mit Dilatation der Darmschlingen führt. Postpartal liegen profuse wässrige Durchfälle vor. Die Natriumkonzentration im Stuhl liegt bis 145 mmol/l, die Chloridkonzentration liegt stets darunter. Die Therapie besteht in der Substitution des Elektrolytverlustes (Natriumcitrat, Glukose-/Elektrolytlösungen). Darunter ist die Prognose gut.

Kongenitale Laktoseintoleranz

Die seltene kongenitale Laktoseintoleranz wird autosomal-rezessiv vererbt, kommt vorwiegend in Finnland vor und führt bei den betroffenen Säuglingen zu einer profusen Durchfallsymptomatik nach Aufnahme der Milchernährung. Die Patienten haben keine Laktaseaktivität. Davon unterschieden wird die Hypolaktasie des älteren Kindes/Erwachsenen, die mit einer abnehmenden Enzymaktivität etwa nach dem 3. Lebensjahr einhergeht (s. u.).

Glukose-Galaktose-Malabsorption

Glukose wird aus dem Darmlumen über den in der apikalen Membran des Enterozyten lokalisierten natriumabhängigen Glukosetransporter (SGLT1, Chromosom 22q13.1) aufgenommen. Postpartal treten nach dem Trinken von Milch profuse Durchfälle auf. Die Diagnose kann durch einen H_2-Atemtest mit Glukose bestätigt werden. Dabei gelangt der nicht resorbierte Zucker in den Dickdarm, wo er durch die dortige Flora abgebaut wird. Dabei entsteht molekularer Wasserstoff (H_2), der durch die Darmwand ins Blut diffundiert und mit dem Blutstrom bis in die Lungen gelangt, wo er dann messbar abgeatmet wird. Die Therapie erfolgt durch Gabe von glukosefreier, fruktosehaltiger Milch, die kommerziell erhältlich ist.

Enterokinasemangel

Die Enterokinase ist ein Bürstensaumenzym im Duodenum, das die Spaltung von Trypsinogen in Trypsin katalysiert. Trypsin aktiviert die proteolytischen Enzyme Chymotrypsinogen, Proelastase und Procarboxypeptidase. Klinische Folgen sind postpartale profuse Durchfälle, Gedeihstörung, Hypoproteinämie und Anämie. Die Diagnose erfolgt durch die Enzymaktivitätsmessung in einer Duodenalbiopsie. Die Therapie wird mit Semielementardiäten oder Elementardiäten durchgeführt, zusätzlich ist die Substitution von Pankreasenzymen notwendig.

Gallensäurenmalabsorption

Die primäre Gallensäurenmalabsorption ist eine Resorptionsstörung der Gallensäuren im terminalen Ileum (Gallensäuretransporter SLC10A2 auf Chromosom 13q33). Postpartal treten persistierende schwere Durchfälle mit Verlust von Gallensäuren im Stuhl auf. Es kommt zu einer Beeinträchtigung der Resorption von Fett und fettlöslichen Vitaminen mit Gedeihstörung. Die erhöhte Ausscheidung von Gallensäuren (diagnostisch verwertbar) führt zu einer Windeldermatitis. Die LDL-Cholesterin-Fraktion im Serum ist erniedrigt. Die Therapie erfolgt mit Reduktion langkettiger Fettsäuren und Ersatz mit mittelkettigen Triglyzeriden (MCT-Fette) in der Ernährung, zusätzlich Zinksubstitution.

Acrodermatitis enteropathica

Die Acrodermatitis enteropathica ist eine Störung der Zinkabsorption (*SLC39A4*-Gen auf Chromosom 8q24.3). Die betroffenen Kinder leiden an Dermatitis, Alopezie, Durchfall, Wachstumsretardierung, verzögerter Sexualentwicklung, neuropsychiatrischen Manifestationen und Infektanfälligkeit. Therapeutisch werden pharmakologische Dosen von Zink gegeben (3 mg/kg KG/Tag Zink ≙ 13,2 mg/kg KG/Tag Zinksulfat). Die Zinkspiegel sollten alle 3–6 Monate überprüft werden.

Microvillus Inclusion Disease

Die autosomal-rezessiv vererbte Erkrankung (Chromosom 18q21.1) beruht auf einem fehlerhaften Transport der intrazellulär gebildeten Mikrovilli an die Oberfläche der Enterozyten. Elektronenmikroskopisch kann man das Fehlen der Mikrovilli auf der Zelloberfläche erkennen, während intrazellulär Mikrovilli in Vakuolen zu sehen sind. Die Zottenstruktur des Darms selbst ist reduziert mit verkürzten Krypten. Die Resorptionsfläche des Darms wird durch die Erkrankung erheblich eingeschränkt. Kurz nach der Geburt kommt es zu einer gemischten sekretorischen/osmotischen Diarrhö mit Dehydratation und– abhängig von der Nahrungszufuhr – einer metabolischen Azidose. Es liegt eine verminderte Absorption der Nährstoffe mit gleichzeitiger Sekretion von Mineralien und Wasser vor. Auch bei Nahrungskarenz bestehen als Ausdruck der sekretorischen Komponente die schweren Durchfälle mit massivem Elektrolytverlust weiter fort. Die Diagnose erfolgt histologisch (inkl. Elektronenmikroskopie). Einzige Behandlungsmöglichkeit ist eine totale parenterale Ernährung, die lebenslang durchgeführt werden muss. Einige dieser Kinder sind erfolgreich dünndarmtransplantiert worden. Eine pränatale Diagnostik steht nicht zur Verfügung.

Kongenitale intestinale Epitheldysplasie („tufting enteropathy")

Die kongenitale intestinale Epitheldysplasie ist durch Mutationen im *EpCAM*-Gen verursacht. Die Säuglinge entwickeln kurz nach der Geburt eine sekretorische Diarrhö. Eine enterale Ernährung ist meist nicht möglich. Elektronenmikroskopisch findet man charakteristische epitheliale „tufts" (Büschel). Die Therapie besteht in langzeitiger parenteraler Ernährung und späterer Dünndarmtransplantation. Einige Patienten zeigen auch ophthalmologische Manifestationen (Keratitis, konjunktivale Erosionen).

IPEX-Syndrom

Das IPEX-Syndrom („immune dysregulation, polyendocrinopathy, enteropathy, X-linked syndrome") ist eine schwere Autoimmunerkrankung mit einer Defizienz an regulatorischen T-Zellen, verursacht durch Mutationen des *FOXP3*-Gens. Die klinischen Manifestationen sind eine schwere Enteropathie (gelegentlich auch mit kongenitaler Diarrhö), Polyendokrinopathie (Typ-1-Diabetes und/oder Thyreoiditis) und ein schweres Ekzem bei den betroffenen Jungen. Die Diagnose wird molekulargenetisch gesichert. Die Therapie erfolgt mit immunsuppressiven Medikamenten (Steroide, Sirolimus, Calcineurin-Inhibitoren wie Ciclosporin A oder Tacrolimus) und ggf. mit einer Knochenmarktransplantation.

16.3.3 Gastrointestinale Infektionen

Einzelheiten zu gastrointestinalen Infektionen ➤ Kap. 10.2 und ➤ Kap. 10.3.

Eine akute Durchfallerkrankung ist definiert als eine Vermehrung der Stuhlfrequenz und/oder Verminderung der Stuhlkonsistenz. Physiologisch beträgt die Stuhlmenge 5–10 g/kg KG/Tag bzw. 100–200 g/Tag. Häufig liegt auch Erbrechen vor.

MERKE

Je jünger das Kind ist, desto geringer sind aufgrund des relativ hohen Extrazellularraums seine Mechanismen zur Kompensation einer Dehydratation.

Therapie

Die Anamnese, eine sorgfältige klinische Untersuchung sowie ggf. bakteriologische, virologische und parasitologische Stuhl- und Serumuntersuchungen erlauben eine Steuerung der Rehydratationsbehandlung neben einer gezielten Therapie der zugrunde liegenden Erreger.

Antibiotika

Gastrointestinale Infektionen werden meist durch Viren hervorgerufen. Bei Immundefekten, unter Immunsuppression oder bei HIV-Krankheit kann eine CMV-Infektion auftreten, die mit Ganciclovir behandelt werden kann. Bei akuten bakteriellen Infektionen des Magen-Darm-Trakts ist eine antibiotische Therapie nur in Ausnahmesituationen notwendig. Schwere akute oder chronische bakterielle Infektionen mit den in ➤ Tab. 16.5 genannten Keimen können wie dort aufgeführt behandelt werden.

Tab. 16.5 Antibiotika bei bakteriellen gastrointestinalen Infektionen

Erreger	Therapie
Salmonella typhi	Trimethoprim-Sulfamethoxazol Ampicillin
Vibrio cholera	Trimethoprim-Sulfamethoxazol
Entamoeba histolytica	Metronidazol
Giardia lamblia	Metronidazol
Clostridium difficile	Vancomycin *Saccharomyces boulardii*

Orale Rehydratation und Realimentation

Orale Rehydratationslösungen (ORL) nutzen das Prinzip der gleichzeitigen Wasserresorption mit Transport von Glukose und Natrium und sind ähnlich effektiv wie eine i. v. Rehydratation.

Selbsthergestellte Rehydratationslösungen (z. B. Coca-Cola, Salzstangen) haben i. d. R. eine zu hohe Osmolarität (400–700 mosmol/l) und einen zu hohen Glukosegehalt. In ➤ Tab. 16.6 ist die Zusammensetzung der idealen ORL gemäß der European Society for Paediatric Gastroenterology, Hepatology and Nutrition (ESPGHAN) aufgeführt. Nur bei leichten Dehydratationen kann zu Beginn mit verdünnten Säften/Tee begonnen werden, wenn Kinder die ORL ablehnen.

Die orale Rehydratation sollte schnell über 3–4 h erfolgen: Bei einer leichten Dehydratation sollten in dieser Zeit 50 ml/kg KG und

Tab. 16.6 Orale Rehydratationslösung (ORL) gemäß ESPGHAN-Empfehlung

Natrium	60 mmol/l
Kalium	20 mmol/l
Chlorid	≥ 25 mmol/l
$NaHCO_3$	0 mmol/l
Citrat	10 mmol/l
Glukose	74–111 mmol/l 13,3–20 g/l
Osmolarität	251 mosm/l

bei einer mäßigen Dehydratation 100 ml/kg KG gegeben werden. Nicht überwindbares Erbrechen trotz Gabe von kleinen Mengen gekühlter ORL auf Teelöffeln ist wie eine schwere Dehydratation eine Indikation für eine i. v. Rehydrierung. Nach der Rehydratation wird die Realimentation sofort mit Muttermilch bzw. normaler Nahrung begonnen. Neben der Realimentation muss der laufende Verlust als ORL zusätzlich verabreicht werden (ca. 10–20 ml/kg KG ORL/h). ➤ Abb. 16.4 stellt ein vereinfachtes Flussdiagramm zum Management der akuten Durchfallerkrankung im Kindesalter dar.

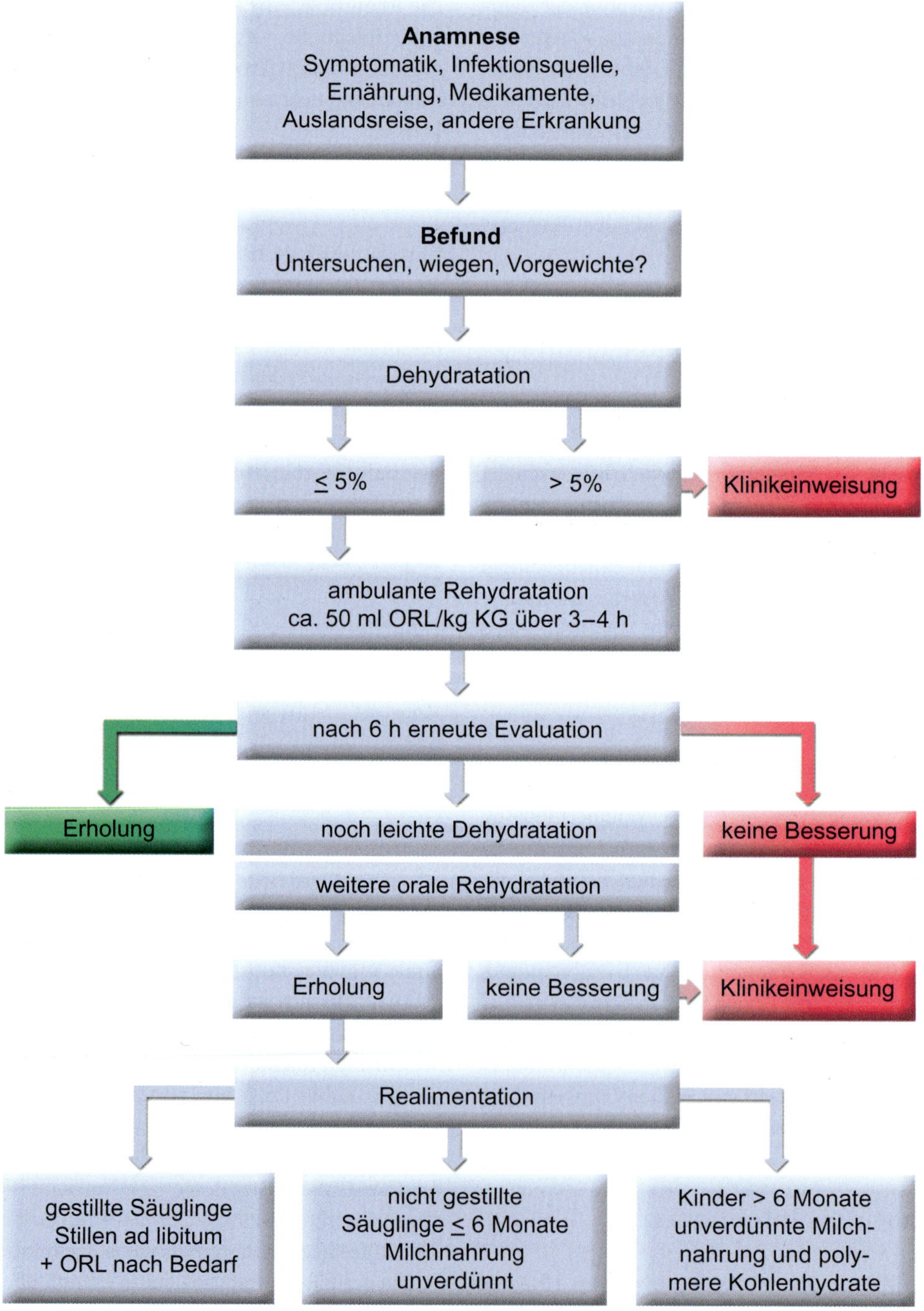

Abb. 16.4 Flussdiagramm zum Management der akuten Durchfallerkrankung im Kindesalter [L238]

Intravenöse Rehydratation

Die intravenöse Rehydratation erfolgt in der ersten Stunde mit physiologischer NaCl-Lösung oder Ringer-Laktat in einer Dosierung von 20 ml/kg KG. Danach sind balancierte Elektrolytlösungen (plasmagleicher Elektrolytgehalt) mit metabolisierbaren Anionen Mittel der Wahl. Kaliumhaltige Lösungen sollten erst nach Einsetzen der Urinproduktion gegeben werden. Sobald die Kinder wieder orale Flüssigkeit zu sich nehmen, sollte die i. v. Zufuhr eingestellt werden. Die Menge richtet sich nach dem Bedarf (➤ Tab. 16.7) und dem geschätzten aufzufüllenden Defizit.

Tab. 16.7 Berechnung des Flüssigkeitsbedarfs von älteren Kindern

Die ersten 10 kg KG	100 ml/Tag je kg KG
Die zweiten 10 kg KG	50 ml/Tag je kg KG
Jenseits 20 kg KG	20 ml/Tag je kg KG

Beispiel: 22 kg: 1.000 + 500 + 40 = 1.540 [ml/Tag]
Für jedes Grad kontinuierliche Temperaturerhöhung 12,5 % mehr berechnen.

CAVE

Bei einer hypertonen Dehydratation (Na > 145 mmol/l, Osmolarität > 295 mosm/l) sollte die Normalisierung des Natriums nicht vor Ablauf von 48 h erfolgen, bei Natrium > 160 mmol/l nicht vor 72 h. Bei länger dauernder hypertoner Dehydratation kommt es in den Gehirnzellen als Gegenregulation zur Bildung von osmotisch wirksamen Peptiden und biogenen Aminen, die bei rascher Normalisierung der Serum-Osmolarität nicht zeitadäquat abgebaut werden, ihre osmotische Wirkung entsprechend dem dann herrschenden Gefälle entfalten und zu einem intrazellulären Hirnödem führen.

MERKE

Nach einer kurzen Phase der Rehydratation (nicht zwingend intravenös) erfolgt eine rasche Realimentation.

Probiotika

Die Oberfläche des Darms ist etwa 150–200 m^2 groß (Haut knapp 2 m^2). Der (Dick-)Darm ist mit ca. 100 Billionen Keimen (400–500 verschiedene Arten) besiedelt. Der menschliche Organismus trägt zehnmal mehr Keime als Körperzellen in sich. Bei einer akuten infektiösen Durchfallerkrankung kommt es zu einer dramatischen Änderung der Darmflora. Probiotika wirken in Form einer intestinalen Bakterienkolonisation mit Verdrängung pathogener Keime, der kompetitiven Hemmung von Bindungsstellen, der Induktion von chemischen Mediatoren (Wasserstoffperoxid, Pyroglutamat, kurzkettige Fettsäuren [pH-Absenkung]), der Wiederherstellung der Mukosabarriere durch u. a. Förderung der mRNA-Expression von mucinbildenden Genen *(MUC2* und *MUC3)* und der Aktivierung des intestinalen Immunsystems (Phagozyten-, Komplement-, RES-Aktivierung).

Folgende Mikroorganismen gelten als Probiotika: Milchsäurebakterien (allerdings nicht alle!), Bifidusbakterien (bis auf eine Ausnahme alle ca. 20 Arten), *Streptococcus thermophilus* und *Saccharomyces boulardii*. Voraussetzung für eine probiotische Wirkung sind Überlebensfähigkeit in der Magen-Darm-Passage, Resistenz gegenüber Magensaft/Gallensäuren, Einnahme einer Menge von mindestens 108 CFU, Adhärenz an Enterozyten und Besiedelung des Dickdarms.

Lactobacillus GG

Einer der am besten untersuchten probiotischen Keime ist Lactobacillus GG (LGG, > 1.010 CFU/Tag für 5–7 Tage). Der Keim ist apathogen, zeigt eine hohe Resistenz gegen Magen- und Gallensäure und weist eine gute Adhärenz an Mukosazellen auf. Die Durchfalldauer bei Kindern unter Therapie kann um mehr als die Hälfte verringert sein. Die signifikante Verkürzung wird auf die Wirkung gegen Rotaviren zurückgeführt. Auch die Dauer der Ausscheidung von Rotaviren ist unter einer LGG-Therapie signifikant kürzer. Ähnlich wirksam ist *Saccharomyces boulardii* 250–750 mg (109–1.010 CFU)/Tag für 5–7 Tage. Bei Patienten mit bakteriellen Infektionen des Magen-Darm-Trakts sind die Therapieeffekte deutlich schwächer.

Andere Mikroorganismen sind weniger gut untersucht, oder es handelt sich um hitzeinaktivierte, abgetötete Bestandteile der Keime, die dann im eigentlichen Sinn keine Probiotika sind (Probiotika sind definitionsgemäß lebende Mikroorganismen).

Enkephalinase-Hemmer

Ein anderes Therapiekonzept ist die Verwendung von Enkephalinase-Hemmern. Sekretion und Resorption von Wasser stehen normalerweise im Darm in einem ausbalancierten Gleichgewicht. Durch die Inhibition von Enkephalinase kommt es zu einem verzögerten Abbau der Enkephaline in der Darmschleimhaut und damit zu einer Hemmung der durch Toxine bei einer Enteritis-gesteigerten cAMP-Synthese. Dieser Mechanismus begründet eine sekretionshemmende Wirkung und begünstigt die Rückresorption von Wasser und Elektrolyten im Darm. Das Wirkprinzip hat keinen Einfluss auf die Darmmotilität und verursacht weder eine sekundäre Obstipation noch Blähungen. In ersten Studien konnten die Effektivität und Sicherheit dieser Therapie auch im Kindesalter gezeigt werden. Eine Therapie kann nach ESPGHAN-Empfehlung erwogen werden.

16.3.4 Disaccharidasemangel

Saccharoseintoleranz

Das defekte Enzym bei einer seltenen Saccharoseintoleranz ist die Saccharase-Isomaltase (Chromosom 3q25-q26), die im Bürstensaum des Dünndarms lokalisiert ist. Bei Genuss von Maltose, Saccharose oder Isomaltose in Süßigkeiten oder Früchten kommt es zu Bauchschmerzen und Durchfall. Eine Gedeihstörung liegt nur selten vor. Die Diagnose kann mittels H_2-Atemtest nach Belastung mit Saccharose oder durch Enzymbestimmung in einem Duodenalbiopsat gestellt werden. Die Therapie besteht in der Elimination der entsprechenden Zucker aus der Ernährung.

Laktoseintoleranz

Der kongenitale Laktasemangel ist sehr selten. Häufiger ist die Hypolaktasie des älteren Kindes und Erwachsenen. Physiologisch kommt es bei bis zur Hälfte der Weltbevölkerung zu einem Nachlassen der Laktaseaktivität nach dem 3. Lebensjahr. Nur Populationen mit früher

Herdenbewirtschaftung (Laktase-Gen-Mutationen) und damit Milchernährung über die Säuglings-/Kleinkinderzeit hinaus haben eine stabile Laktaseaktivität. Die Patienten haben bei Aufnahme einer individuell verschieden hohen Laktosemenge gastrointestinale Beschwerden mit Bauchschmerzen, Blähungen, Völlegefühl und Durchfall. Die Diagnose ist mit H_2-Atemtesten nach Belastung mit Laktose oder Enzymbestimmung im Duodenalbiopsat möglich. Die Therapie besteht in der weitgehenden Elimination von Milchzucker (**cave:** auch in vielen Medikamente enthalten!). Eine weitere Möglichkeit ist die Zufuhr von pharmazeutischen Laktasepräparaten.

Trehalasemangel

Trehalose ist ein in Pilzen vorkommendes Disaccharid. Bei Fehlen des Bürstensaumenzyms Trehalase kommt es nach Genuss von Pilzen zu Durchfällen. Bei entsprechenden anamnestischen Hinweisen sollte an die Möglichkeit des seltenen Trehalasemangels gedacht werden.

Fruktose-/Sorbitmalabsorption

Fruktose wird zusammen mit Glukose durch einen in der apikalen Membran der Enterozyten gelegenen Glukosetransporter (GLUT5) aufgenommen. Bei einem Mangel an Transportkapazität kommt es zu wässrigen Durchfällen und Bauchschmerzen. Bei betroffenen Kindern ist meist ein hoher Konsum an Apfelsaft zu erfragen. Apfelsaft hat ein ungünstiges Fruktose/Glukose-Verhältnis von 2,7 : 1. Anamnestisch hinweisend ist ein hoher Fruchtsaftkonsum. Die Diagnose wird mittels Fruktosebelastung und H_2-Atemtest gestellt. Alternativ kann ein Auslassversuch mit Anfertigung eines Beschwerdeprotokolls durchgeführt werden. Die Therapie besteht in der Reduktion der Fruktosezufuhr (besonders in Apfel, Birne, Wassermelone, bestimmten Gemüsesorten). Auch die Zuckeraustauschstoffe Sorbit/Xylit (z. B. in Eistee, Kaugummi) können die Aufnahmekapazitäten der Enterozyten überfordern und ähnliche Symptome hervorrufen.

MERKE

Unspezifische chronische Bauchschmerzen sind häufig durch Disaccharidintoleranzen bedingt. Immer nach der Nahrungsanamnese fragen (z. B. Milch, Apfelsaft, Eistee)!

16.3.5 Nahrungsmittelallergie

➤ Kap. 13.4.2.

16.3.6 Zöliakie

Definition Die Zöliakie ist eine autoimmunologische Erkrankung der Dünndarmschleimhaut durch eine Unverträglichkeit der alkohollöslichen Anteile (Prolamine) der Getreide Weizen, Roggen, Gerste und weniger wahrscheinlich Hafer auf dem Boden einer genetischen Prädisposition. Das Prolamin des Weizenproteins Gluten wird Gliadin genannt, das von Roggen Secalin, von Gerste Hordein und von Hafer Avenin. Die lebenslang einzuhaltende glutenfreie Diät führt zur raschen Normalisierung der Histologie des Dünndarms und zum Verschwinden der Symptome.

Epidemiologie Die Prävalenz der Zöliakie ist geografisch unterschiedlich. Geht man von serologischen Untersuchungen aus, so kommt man auf 1 : 200–300. Damit ist die Zöliakie im Gegensatz zu bisherigen Annahmen eine häufige Erkrankung.

Ätiologie und Pathogenese Die durch die toxisch wirkenden Prolamine der Getreide induzierte chronische Entzündung führt zu einer Zerstörung der Zottenstruktur der Schleimhaut durch Apoptose der Enterozyten (Zottenatrophie) mit der Folge einer generellen Malabsorption. Kompensatorisch entwickelt sich eine Verlängerung der Krypten (Kryptenhypertrophie). Eine genetische Disposition mit HLA-DQ2- oder HLA-DQ8-Locus ist Voraussetzung für die Entstehung der Immunreaktion.

Pathophysiologie Die toxischen Aminosäuren des Gliadins sind Prolin und Glutamin. Die o. g. HLA-Allele sind allerdings bei ca. 30–40 % der gesunden Normalbevölkerung vorhanden, sodass sie allein zur Diagnostik nicht geeignet sind. Glutamin ist das Substrat der Gewebstransglutaminase, die als Autoantigen der Zöliakie identifiziert wurde. Die Gewebstransaminase verstärkt die Antigenität der Gliadinpeptide. Die zelluläre Immunreaktion wird überwiegend durch TH1-Lymphozyten gesteuert und nicht wie bei allergischen Erkrankungen durch TH2-Lymphozyten. Die Zottenatrophie resultiert aus der verstärkten Apoptose der Enterozyten. Eine sekundäre Toleranz gegenüber Gliadin entwickelt sich nicht.

Symptome Die Zeit zwischen Einführen einer glutenhaltigen Kost und Auftreten erster Symptome ist variabel und kann Wochen bis Jahre dauern. Prinzipiell unterscheidet man eine klassische Verlaufsform von nichtklassischen Formen. Das klassische Krankheitsbild manifestiert sich mit Gedeihstörung (siehe Perzentilenkurven), Durchfall, Anorexie, Erbrechen, ausladendem Abdomen (➤ Abb. 16.5), Müdigkeit, Schwäche und Misslaunigkeit. Dieses typische Krankheitsbild ist insbesondere bei jüngeren Kleinkindern anzutreffen. Später sind oligo- bis monosymptomatische Verläufe häufiger. Alarmsymptome sind: Bauchschmerzen, Obstipation, Wachstums- oder Pubertätsverzögerung, Eisenmangelanämie, Osteopenie, Arthritis, respiratorische Infekte, Zahnschmelzdefekte, orale Aphthen, Cheilitis, Nagelauffälligkeiten und psychiatrische Auffälligkeiten. Selten ist die Dermatitis herpetiformis Duhring, eine juckende bullöse Manifestation an der Haut, die an Herpes-Effloreszenzen erinnert. Eine Einteilung der Zoliakieformen ist ➤ Tab. 16.8 zu entnehmen.

Diagnostik Als Erstes werden die Transglutaminase-IgA-Antikörper (TGA) und das Gesamt-IgA bestimmt. Bei einem IgA-Mangel sind die TGA nur mit Einschränkungen bewertbar; die Diagnostik sollte bioptisch gesichert werden. Sind die TGA um mehr als das 10-Fache der Norm erhöht, erfolgt eine Kontrolle der Endomysium-Antikörper (EMA). Bei passender Klinik, positiven EMA und Einverständnis der Patienten bzw. Erziehungsberechtigten nach entsprechender Auf-

Tab. 16.8 Klassifikation der Zöliakie (HLA DQ2 und/oder HLA DQ8 positiv)

Typ	Malabsorption	Unspezifische Symptome	TGA	Marsh-Typ 2 oder 3
Klassisch	+	±	+	+
Symptomatisch	–	+	+	+
Subklinisch	–	–	+	+
Potenziell	–	–	+	–
Asymptomatisch	–	–	+	+
Refraktär (bei erwachsenen Patienten)	+	±	+	+

klärung kann die Diagnose einer Zöliakie ohne Endoskopie gestellt werden. Im Zweifel muss eine Ösophagogastroduodenoskopie mit Gewinnung von Duodenalbiopsien durchgeführt werden.

Die histologische Einteilung erfolgt nach den **Marsh-Kriterien** (➤ Tab. 16.9).

Tab. 16.9 Histologische Kriterien einer Zöliakie nach Marsh

Marsh 0	Normale Schleimhaut
Marsh 1	Vermehrung der intraepithelialen Lymphozyten (IEL) (< 40 pro 100 Epithelzellen) ohne Kryptenhyperplasie und Zottenatrophie
Marsh 2	Vermehrung der IEL, Kryptenhyperplasie, keine Zottenatrophie
Marsh 3	Vermehrung der IEL, Kryptenhyperplasie, Zottenatrophie

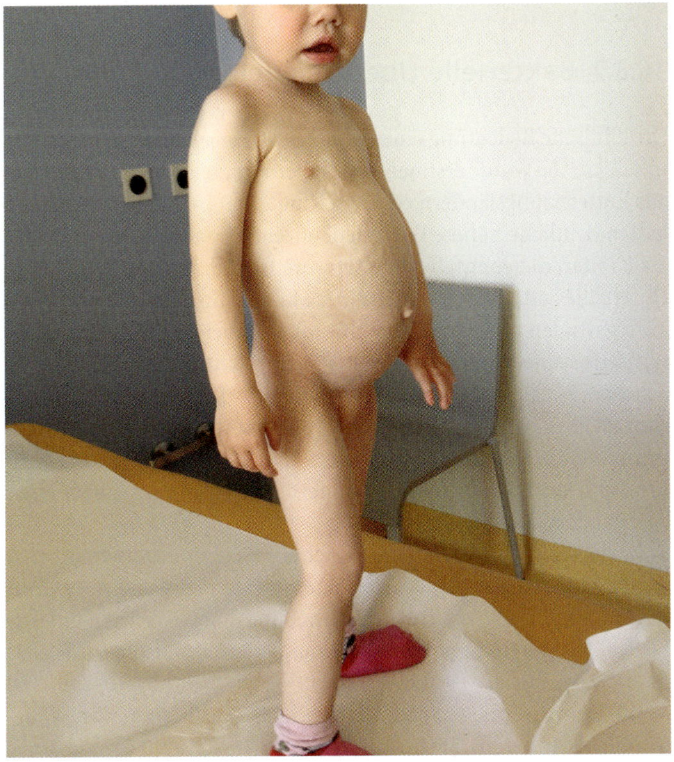

Abb. 16.5 Kind mit Zöliakie (Dystrophie, vorgewölbtes Abdomen) [P518]

➤ Abb. 16.6 stellt den von der ESPGHAN empfohlenen Algorithmus zur Diagnostik einer Zöliakie dar. Unter einer glutenfreien Diät fallen die TGA innerhalb von Monaten (bis zu 2 Jahren) in den Normbereich ab.

MERKE

Labordiagnostik bei V. a. Zöliakie umfasst: Gesamt-IgA, Transglutaminase-IgA-AK (TGA), Endomysium-AK. Bei klinischen Hinweisen oder Risikofaktoren und typischem Labor muss nicht unbedingt eine Endoskopie durchgeführt werden.

Bei den in ➤ Box 16.2 genannten Situationen sollte ein Zöliakiescreening erfolgen.

Box 16.2

Risikofaktoren mit Indikation zum serologischen Zöliakiescreening (Häufigkeit in %)

- Verwandte ersten Grades (10 %)
- Dermatitis herpetiformis
- Trisomie 21 (7 %), Turner-Syndrom (8–10 %), Williams-Beuren-Syndrom
- Thyreoiditis (2–5 %), Typ-1-Diabetes (2–4 %), Autoimmunhepatitis, primär sklerosierende Cholangitis (PSC)
- Eisenmangelanämie (5 %), Kleinwuchs (8 %), neurologische/psychiatrische Erkrankung (35 %), Infertilität (3 %), Osteoporose (3 %), unklare Transaminasenerhöhung

Differenzialdiagnosen Differenzialdiagnostisch sind u. a. alle mit Malabsorption und/oder Abdominalsymptomen einhergehenden Krankheiten zu berücksichtigen (➤ Box 16.3).

Box 16.3

Differenzialdiagnosen der Zöliakie (Auswahl)

- Mukoviszidose
- Nahrungsmittelallergie (inkl. Weizenallergie)
- Gastroenteritis (Postenteritis-Syndrom)
- Lambliasis
- Kwashiorkor
- Akrodermatitis enteropathica
- Nicht-Zöliakie-nicht-Weizenallergie-Weizensensitivität

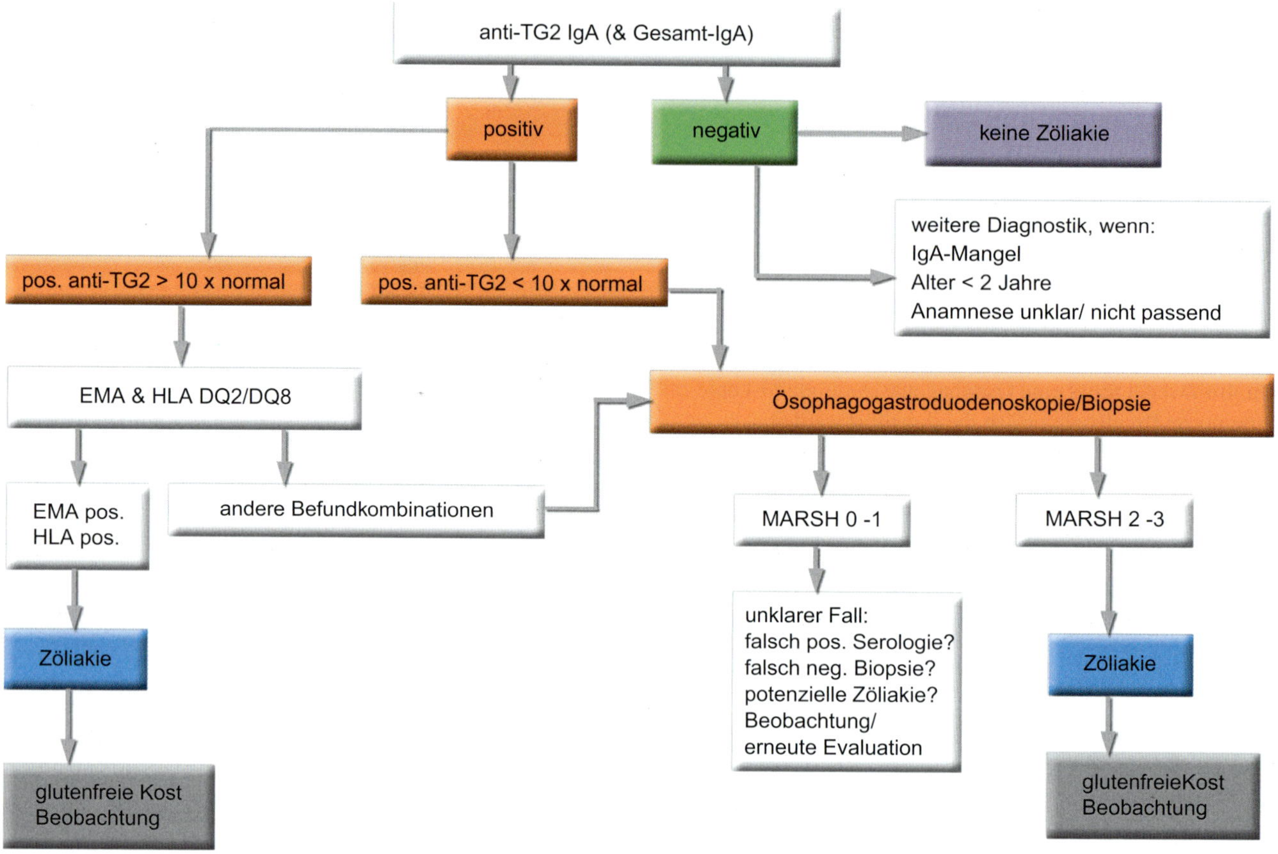

Abb. 16.6 Diagnostischer Algorithmus bei Zöliakie (mod. nach Husby et al. 2012) [V786]

Therapie Die Therapie besteht in der lebenslangen Einhaltung einer glutenfreien Kost. Eine genaue Auskunft über den Glutengehalt verschiedener Produkte gibt die Produktzusammenstellung der deutschen Zöliakiegesellschaft (DZG), deren „Aufstellung glutenfreier Lebensmittel" jährlich neu publiziert wird (dzg-online.de). Der Gehalt an Prolamin der glutenfrei gekennzeichneten Lebensmittel (durchgestrichene Ähre) darf 10 mg/100 g Trockenmasse nicht übersteigen.

Im Rahmen der Zottenatrophie kann es in der Initialphase der Behandlung notwendig sein, Vitaminmangelzustände auszugleichen. Bei einer totalen Zottenatrophie kann zudem ein sekundärer Laktasemangel vorliegen.

Praxistipp

Im Rahmen eines Europaprojekts ist ein Zöliakiepass entwickelt worden, der über die Deutsche Zöliakiegesellschaft (www.dzg-online.de) bezogen werden kann und in dem die leitliniengerechte Diagnostik und Verlaufskontrollen dokumentiert werden sollten.

S2k-Leitlinie Zöliakie. AWMF-Registernummer 021-021. Stand: 1.12.2021, gültig bis 31.10.2026; https://register.awmf.org/de/leitlinien/detail/021-021

16.3.7 Bakterielle Überbesiedelung

Die klinische Bedeutung einer pathologischen jejunalen Besiedelung mit Bakterien wurde erstmals bei Kindern mit schwerer Malnutrition aus Entwicklungsländern erkannt. Kinder mit profusen Durchfällen hatten deutliche höhere Bakterienkonzentrationen im Jejunalsekret als Kinder, die ebenfalls eine schwere Gedeihstörung, aber keine Durchfälle hatten. Im Rahmen einer Malnutrition kommt es zu einer auch gastralen mukosalen Atrophie mit reduzierter Antwort auf Pentagastrinstimulation. Damit entfällt ein wichtiger antibakterieller Schutz der distal gelegenen Dünndarmanteile. Die schwere Gedeihstörung ist ein Grund für eine sekundäre Immundefizienz. Die zelluläre Immunität ist beeinträchtigt; es liegt ein Mangel an sekretorischem IgA vor. Das trägt zu einer verminderten Resistenz gegenüber einer bakteriellen Kontamination bei.

Ein weiterer Grund für eine bakterielle Fehlbesiedelung sind anatomische Gegebenheiten, die zu einer intestinalen Stase des Darminhalts führen: u. a. ein chirurgisches Blind-Loop-Syndrom, interne Fisteln, Strikturen, Divertikel oder ein Kurzdarmsyndrom (insbesondere mit Verlust der Bauhin-Klappe).

Die Klinik ist unterschiedlich: Durchfall, Bauchschmerzen, Völlegefühl, Meteorismus, Steatorrhö, Elektrolytverschiebungen, Anämie, Vitamin-B_{12}-Mangel, Gedeihstörung bis zur Wachstumsretardierung. Die Diagnose kann durch mikrobiologische Untersuchung der duodenalen/jejunalen und fäkalen Flora bestätigt werden (meist Anaerobier). Ein H_2-Atemtest mit Glukose oder Laktulose fällt positiv aus. Die Therapie erfolgt bei entsprechender Indikation chirurgisch, sonst antibiotisch mit Metronidazol. Der Stellenwert einer probiotischen Behandlung ist diskutabel; es kommt zu Besserung der klinischen Symptome und Dekontamination, allerdings ohne anhaltenden Effekt.

16.3.8 Intestinales Organversagen

Definition Ein intestinales Organversagen ist definiert als Unmöglichkeit des Magen-Darm-Trakts, ein autonomes Leben zu gewährleisten. Es kommt zur Malabsorption, Unterernährung und Durchfällen. In der Regel müssen die Patienten parenteral ernährt werden. Meist ist das Organversagen Folge eines anatomischen Kurzdarmsyndroms. Ein geringerer Anteil leidet an Erkrankungen mit einem nichtfunktionalen Magen-Darm-Trakt auf dem Boden einer neuromuskulären Störung (extensiver Morbus Hirschsprung, intestinale Pseudoobstruktion) oder angeborene strukturelle Erkrankungen des Darmepithels wie z. B. (Microvillus Inclusion Disease, intestinale Epitheldysplasie). Das Kurzdarmsyndrom ist Folgezustand nach chirurgischer Resektion von größeren Darmabschnitten.

Ätiologie und Pathogenese Die häufigste Ursache eines intestinalen Versagens ist ein Kurzdarmsyndrom infolge einer ausgedehnten Darmresektion. Mögliche zugrunde liegende Erkrankungen sind ➤ Box 16.4 zu entnehmen.

Box 16.4

Ätiologie des Kurzdarmsyndroms

- Darmatresie
- Nekrotisierende Enterokolitis
- Volvulus
- Gastroschisis
- Extensiver Morbus Hirschsprung, intestinale Pseudoobstruktion
- Mesenterialgefäßthrombose
- Mekoniumileus
- Morbus Crohn
- Traumatischer Abriss der Mesenterialgefäße

Pathophysiologie Der Verlust an intestinaler Resorptionsfläche führt zu einer Reduktion der intraluminalen Verdauungskapazität und zur Beeinträchtigung intestinale hormoneller Feedbackmechanismen mit der Folge eines Anstiegs der gastralen und intestinalen Sekretion. Neben der generellen Resorptionseinschränkung sind auch spezifische Resorptionsleistungen betroffen. Bei Verlust des Ileums sind das die Resorption von Vitamin B_{12} und Gallesäuren und damit von Fett bzw. fettlöslichen Vitaminen. Der Übertritt der nicht aufgenommenen Gallensäuren in das Kolon kann zu einer chologenen sekretorischen Diarrhö führen. Der Verlust des Kolons führt zur Reduktion der Absorption von kurzkettigen Fetten und zur Beeinträchtigung der Aufnahme von Flüssigkeit, Kalzium und Magnesium.

In den Monaten nach der Resektion von Darmabschnitten kommt es zu einer physiologischen Adaptation des Darms mit muskulärer Hypertrophie und Hyperplasie der Mukosa mit Kryptenhyperplasie und Verlängerung der Zotten. Die Freisetzung der enterotrophen Hormone wird durch eine intestinale Ernährung stimuliert.

Symptome Die Symptome sind Malabsorption, Maldigestion, Mangel an spezifischen Substraten und Durchfall. Kurzfristig kommt es zu Dehydratation und Elektrolytentgleisungen. Mittelfristig entwickelt sich unbehandelt eine schwere Gedeihstörung mit Wachstumsretardierung.

Therapie

- **Konservative Therapieverfahren:** Initial erfolgt eine totale parenterale Ernährung (TPN). Sobald möglich, sollte eine teilenterale Ernährung etabliert werden, da sie eine enterotrophe Wirkung hat. Ein anderer Vorteil ist das Erlernen des Schluck- und Saugaktes. Bei teilparenteraler Ernährung ist eine cholestatische Lebererkrankung als Komplikation der TPN seltener. Die enterale Ernährung sollte anfangs kontinuierlich appliziert werden, i. d. R. über eine nasogastrale Sonde oder eine PEG. Bei Säuglingen ist Muttermilch angeraten, sonst eine Semielementardiät mit MCT-Anteil. Der Versuch, die Patienten von der parenteralen Ernährung zu entwöhnen, sollte in jedem Fall erfolgen. Je länger der erhaltene Darmanteil ist, umso höher sind die Erfolgsraten, insbesondere bei erhaltener Bauhin-Klappe. Oft muss eine dauerhafte heimparenterale Ernährung durchgeführt werden. Langfristig können sich dabei Komplikationen summieren (rezidivierende Sepsis, Gefäßzugangsprobleme, Lebererkrankungen).

MERKE
Bei intestinaler Insuffizienz sollte eine teilparenterale Ernährung angestrebt werden. Sie wirkt enterotroph und beugt einer Cholestase vor.

- **Chirurgische Therapieverfahren:** Chirurgisch ist eine longitudinale Verlängerung des Darms möglich (z. B. Bianchi-Operation). Bei Kontraindikationen oder Versagen dieser Möglichkeit ist ggf. eine Dünndarmtransplantation indiziert. Als Indikationen gelten eine schwere zusätzliche Lebererkrankung (ggf. kombinierte Dünndarm-/Lebertransplantation), rezidivierende Thrombosen der großen Gefäße, rezidivierende Katheterinfektionen mit Sepsis oder schwere, sonst nicht beherrschbare Durchfälle. Auf der Basis historischer Langzeitergebnisse beträgt die 5-Jahres-Überlebensrate der Dünndarmtransplantation insgesamt knapp 50 %; aktuell liegt sie höher. Die Prinzipien der immunsuppressiven Therapie nach Dünndarmtransplantation entsprechen denen nach Lebertransplantation (➤ Kap. 16.7.9).

16.3.9 Eiweißverlierende Enteropathie

Definition Eine eiweißverlierende Enteropathie (exsudative Enteropathie) liegt vor, wenn Serumproteine über die Darmschleimhaut ausgeschieden werden. Die Auswirkungen auf den Patienten basieren auf der Balance zwischen ausgeprägtem Eiweißverlust, Neusynthese von Eiweiß in der Leber und der Verteilung im Körper.

Ätiologie Erkrankungen des Magens, Dünndarms und Dickdarms können zu intestinalem Eiweißverlust führen, aber auch extraintestinale Erkrankungen sind in der Ätiologie zu berücksichtigen. Neben einer angeborenen gibt es erworbene Formen. Bei der angeborenen Form liegen kongenitale Ektasien/Fehlbildungen der intestinalen Lymphgefäße und/oder des Ductus thoracicus vor (kongenitale Lymphangiektasie). In ➤ Box 16.5 sind die wichtigsten Ursachen des intestinalen Eiweißverlustes aufgeführt.

Box 16.5

Ursachen der eiweißverlierenden Enteropathie

- **Magen:**
  - Morbus Ménétrier
  - Riesenfaltengastritis (z. B. CMV-Infektion)
- **Dünndarm:**
  - Kongenitale Lymphangiektasie
  - CED (Morbus Crohn, eosinophile Enteritis)
  - Autoimmunenteropathie, Sarkoidose
  - Zöliakie
  - Infektion (HIV, Tbc, bakterielle Überwucherung, *Giardia lamblia*)
  - Strahlenschäden, Zytostatikaschäden
  - Nahrungsmittelallergie (Waldmann-Form der Kuhmilchallergie)
  - Malrotation
  - Lymphome
  - Phosphomannose-Isomerase-Mangel (früher: CDG-Syndrom Typ Ib)
- **Dickdarm:**
  - CED (Morbus Crohn, Colitis ulcerosa)
  - Allergische Colitis
  - Morbus Hirschsprung
  - Nekrotisierende Enterokolitis
- **Extraintestinale Erkrankungen:**
  - Pericarditis constrictiva, Rechtsherzinsuffizienz, Kardiomyopathie
  - Zustand nach Fontan-Operation
  - Immundefekte
  - Vaskulitis

Pathophysiologie Die Störung des Lymphabflusses über die mesenterialen Lymphgefäße führt zu einem Lymphstau in diesen Gefäßen mit Abfluss von Lymphozyten und Protein in das Darmlumen. Die Folgen sind eine Hypalbuminämie mit Ödemen und Aszites und ein Verlust von IgA und IgG mit der Konsequenz einer Immundefizienz. Fett, Cholesterin, Vitamine und Mineralien werden u. U. mangelhaft resorbiert.

Symptome Die Kinder weisen chronische Durchfälle mit Fettstühlen, Bauchschmerzen, Ödeme, Infektanfälligkeit und Gedeihstörung auf. Die Konzentration von Protein, Albumin, Gammaglobulin, Immunglobulinen, Cholesterin und Triglyzeriden im Serum ist erniedrigt.

Diagnose Die Diagnose wird durch die o. g. typischen Serumbefunde gestellt. Als Maß für die gesteigerte Eiweißausscheidung im Stuhl dient die α1-Antitrypsin-Ausscheidung. Bei der kongenitalen Lymphangiektasie sieht man in den endoskopisch gewonnenen Biopsaten die Lymphangiektasie. Die Differenzialdiagnose ergibt sich aus den in ➤ Box 16.5 genannten Erkrankungen.

Therapie Die Therapie richtet sich nach der Grunderkrankung. Bei der kongenitalen intestinalen Lymphangiektasie wird eine MCT-Diät mit Substitution der fettlöslichen Vitamine verordnet. MCT-Fette werden über den portalen Blutkreislauf unter Umgehung der intestinalen Lymphgefäße aufgenommen.

16.3.10 Morbus Hirschsprung, chronische intestinale Pseudoobstruktion

Morbus Hirschsprung

Definition Ein angeborenes Fehlen der enteritischen Nervenzellen im Kolon mit unterschiedlicher Ausdehnung nach proximal definiert den Morbus Hirschsprung (Aganglionose). Meist betrifft die Störung nur das Rektum und/oder das Sigma. Die Prävalenz liegt bei ca. 1 : 5.000 Lebendgeburten.

Ätiologie Der Erkrankung liegt eine Migrations- und Reifungsstörung des enteritischen Nervensystems zugrunde. Die kraniokaudale Ausbreitung der aus dem Vagussegment der Neuralleiste stammenden Ganglienzellen ist unvollständig. In den betroffenen Darmanteilen fehlen die Ganglienzellen im Plexus myentericus und im Plexus submucosus. Der genetische Hintergrund ist heterogen: Es gibt autosomal-dominante und rezessive Formen.

Pathophysiologie Der aganglionäre Darmanteil ist nicht zur Relaxation fähig, die Muskulatur bleibt dauerhaft tonisch kontrahiert. Die darüber liegenden Darmabschnitte dilatieren bis zum Bild des „Megacolon congenitum".

Symptome Bei über 90 % der betroffenen Kinder fällt ein verspäteter Mekoniumabgang (< 24 h nach Geburt) auf. In der Neonatal- und Säuglingszeit entwickelt sich ein Stuhlverhalt mit seltenem Stuhlabgang, Meteorismus, Gedeihstörung bis zum Subileus oder sogar Ileus. Bei gestillten Kindern kann die Symptomatik erst nach dem Abstillen bzw. nach Beginn der Zufütterung evident werden. Selten entwickelt sich ein toxisches Megakolon mit septischem Verlauf und vitaler Bedrohung des Kindes.

Diagnose Bei der körperlichen Untersuchung findet man Stuhlmassen im Abdomen, im Unterschied zur habituellen Obstipation ist allerdings die Rektumampulle leer. Das aganglionäre kontrahierte enge Segment schmiegt sich dem tastenden Finger eng an (Handschuhphänomen). Die weitere Diagnostik kann mit einem Kolonkontrasteinlauf durchgeführt werden, wobei sich der Übergang des normal innervierten zum aganglionären Segment als Kalibersprung darstellt. In einer Rektummanometrie kann die fehlende Relaxation des aganglionären Segments belegt werden. Goldstandard ist eine Rektum(saug)biopsie mit enzymhistochemischer Untersuchung der nativen Biopsie. Man findet einerseits eine erhöhte Aktivität der Acetylcholinesterase, andererseits eine Hypo- oder Aganglionose. Es sollte möglichst auch die Submukosa miterfasst werden, in der die Hypo- oder Aganglionose mittels Hämatoxilin-Eosin-Färbung dargestellt werden kann.

MERKE

Bei einem Morbus Hirschsprung ist die rektale Ampulle leer, bei der habituellen Obstipation i.d.R. stuhlgefüllt.

Differenzialdiagnosen Die wichtigsten Differenzialdiagnosen des Morbus Hirschsprung sind in ➤ Box 16.6 aufgeführt.

Box 16.6

Differenzialdiagnose Morbus Hirschsprung

- Verspäteter Mekoniumabgang:
  - Zystische Fibrose (CF)
  - Hypothyreose
  - Mikrokolon
  - Mekoniumileus
  - Andere Innervationsstörungen
  - Angeborene Myopathien
- Anorektale Fehlbildungen
- Chronische habituelle Obstipation

Therapie Nach Diagnosestellung muss bei entsprechender Klinik eine Entlastung durch Anlage eines Stomas geschaffen werden. In einer zweiten Operation wird das aganglionäre Segment reseziert und der proximale normal innervierte Darm mit dem Anorektum anastomosiert. Die Kinder sollten im Verlauf nachbeobachtet werden; langwierige Probleme mit hartnäckiger Verstopfung sind nicht selten.

Chronische intestinale Pseudoobstruktion

Mit dem Begriff „chronische intestinale Pseudoobstruktion" wird keine fest umrissene Krankheitsentität beschrieben, sondern eine heterogene Gruppe seltener gastrointestinaler neurogener und myogener Krankheitsbilder, die als gemeinsames klinisches Korrelat die Passagestörung des Darminhalts ohne Obstruktion des Darmlumens haben. Die Passage kann dauerhaft oder auch intermittierend gestört sein. Die Kinder leiden unter Bauchschmerzen, Übelkeit, Erbrechen, aufgetriebenem Abdomen, Obstipation oder auch Durchfällen und Gedeihstörung. Im Röntgenbild sieht man erweiterte Darmschlingen mit Spiegelbildung. Ein mechanischer Ileus muss ausgeschlossen werden.

Die Therapie kann schwierig sein; eine wirksame Medikation steht nicht zur Verfügung. Teilweise ist eine zumindest teilparenterale Ernährung notwendig. Oft ist zur Entlastung des Darms eine chirurgische Intervention erforderlich. Dabei sollte immer eine Ganzwandbiopsie zur Diagnostik neurogener und myogener Erkrankungen entnommen werden. Prinzipiell stellt diese Gruppe auch eine Indikation zur Dünndarmtransplantation dar.

16.3.11 Invagination

Definition Eine Invagination ist eine Einstülpung proximaler Darmabschnitte in distale Abschnitte mit der Folge von zunächst venösen Abflussstörungen und später auch der arteriellen Perforation und damit Darmischämie. Die Inzidenz liegt bei 1,5–4 pro 1.000 Neugeborene. Jungen sind häufiger betroffen (3 : 2). Meist tritt die Invagination zwischen dem 4. Lebensmonat und dem 4. Lebensjahr auf.

Ätiologie Ursachen sind Gastroenteritiden (Schwellung Peyer-Plaques), mesenteriale Lymphome, Meckel-Divertikel, Duplikaturen, Hämatome (z. B. bei Purpura Schönlein-Henoch), Polypen (Polyposis-Syndrome). Die Strukturen werden von der propulsiven Peristaltik erfasst und in nachgelegene Darmabschnitte vorgeschoben. Nicht immer ist eine klare Ursache zu erkennen. In 85–90 % liegt eine ileokolische Invagination vor, bei der Ileumanteile über die Bauhin-Klappe in das Zökum gelangen.

Klinische Symptome Typische Symptome sind kolikartige Schmerzen (oft mit beschwerdearmem Intervall), ein tastbarer Tumor im rechten Mittelbauch/Oberbauch, blutige, teils durchfällige Stühle bis zum manifesten Ileus.

Diagnostik Die Diagnostik erfolgt mittels Sonografie, bei der sich im Querschnitt eine typische Kokarde zeigt, im Längsschnitt ein „pseudo-kidney sign" (➤ Abb. 16.7).

Therapie Die Invagination lässt sich durch eine hydrostatische Reposition unter sonografischer Kontrolle zurückdrängen (80–90 % Erfolgsrate). Kontraindikationen sind Ileus, Symptomdauer > 24 h,

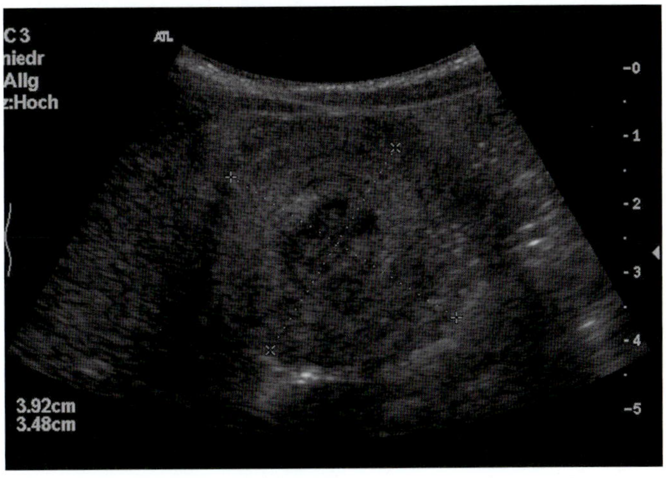

Abb. 16.7 Sonografie bei Invagination [P518]

16

Peritonitis, freie Luft im Abdomen. Bei Misserfolg der hydrostatischen Reposition oder Kontraindikationen ist eine chirurgische Therapie notwendig.

16.4 Chronisch entzündliche Darmerkrankungen

Bei den chronisch entzündlichen Darmerkrankungen (CED) unterscheidet man den Morbus Crohn, der den gesamten Magen-Darm-Trakt vom Mund bis zum Anus betreffen kann (➤ Kap. 16.4.1), die Colitis ulcerosa, bei der seitens des Darms nur der Dickdarm betroffen ist (➤ Kap. 16.4.2), und die nicht klassifizierbare Kolitis, bei der eine Zuordnung zu den beiden bekannten o. g. Formen nicht möglich ist (➤ Kap. 16.4.1). Die Erkrankungen können in jedem Lebensalter auftreten. Die Ursache ist multifaktoriell; eine genetische Disposition, eine Fehlfunktion des angeborenen Immunsystems, Infektionen und Ernährungseinflüsse scheinen eine Rolle zu spielen.

16.4.1 Morbus Crohn

Definition Es handelt sich um eine chronische, transmurale granulomatöse Entzündung, die den GIT vom Mund bis zum Anus befallen kann. Bevorzugte Lokalisation sind das terminale Ileum und das Kolon. Typisch sind Fistelbildungen zwischen Darmschlingen, zur Haut (insbesondere in der Anal- und Dammregion) sowie zum Harntrakt und zur Vagina. Die Inzidenz und Prävalenz haben in den letzten Jahren zugenommen. Rund 25 % aller neu diagnostizierten Patienten sind unter 20 Jahre alt.

Ätiologie und Pathogenese Ätiologisch liegt dem Morbus Crohn eine pathologische Aktivierung des mukosalen Immunsystems zugrunde. Bei Kindern findet man in bis zu 30 % eine positive Familienanamnese. Mutationen im *NOD2*-Gen auf Chromosom 16 kommen gehäuft vor. Das von *NOD2* kodierte Protein aktiviert nach Stimulierung durch bakterielle Lipopolysaccharide den nukleären Faktor kappa B (NF-kB). Das NF-kB-aktivierende Protein wird in abgekürzter Form und geringerer Aktivität gebildet. Darüber hinaus gibt es noch andere Gene, die zurzeit untersucht werden. Umweltfaktoren tragen ebenfalls zur Entstehung der Erkrankung bei: Rauchen, Passivrauchen, orale Kontrazeptiva, Zustand nach Appendektomie, verschiedene Nahrungsbestandteile und Infektionen. Es ist nicht gelungen, einen spezifischen pathogenen Keim zu entdecken, allerdings scheinen kommensale Bakterien und ihre Produkte an der Entstehung und/oder Aufrechterhaltung der Erkrankung beteiligt zu sein.

Pathophysiologie Bei einem Morbus Crohn überwiegt eine Th1-gewichtete Immunreaktion. Th1-Lymphozyten produzieren Zytokine, die primär die zelluläre Immunität beeinflussen und proinflammatorische Wirkung haben (z. B. Il-2, TNF-α, IFN-γ). Die überschießende Immunreaktion resultiert aus dem Mangel an regulatorischen bzw. Suppressorzellen; auch Defekte in der mukosalen T-Zell-Apoptose werden angenommen.

Symptome Ein Morbus Crohn kann selten auch im Säuglingsalter auftreten. Ein Altersgipfel liegt bei ca. 12 Jahren. Die Klinik kann initial unspezifisch sein, chronische Durchfälle kommen z. B. nur bei ca. 30 % der Kinder und Jugendlichen vor. Rezidivierende Bauchschmerzen, Inappetenz, Durchfallepisoden, Gewichtsabnahme oder -stillstand sind typische klinische Zeichen. Insbesondere bei Verzögerung der Diagnose kann auch eine Wachstumsretardierung resultieren (10–30 %). Andere Zeichen sind Fieber, Gelenkbeschwerden, Erythema nodosum, Iridozyklitis, sekundäre Amenorrhö bei Mädchen oder eine Stomatitis aphthosa. Zahlreiche Komplikationen sind im Verlauf möglich: Stenosen mit (Sub-)Ileus, Perforation und Peritonitis, Abszesse im Abdomen, septisch-toxische Krankheitsbilder, seltener schwere Blutung, toxisches Megakolon, Fisteln (viszeroviszeral, viszerokutan, viszerovesikal, rektovaginal, rektoperineal). Die Erkrankung kann in Schüben auftreten mit dazwischenliegenden Remissionsphasen, in denen es dem Patienten gut geht.

MERKE
Patienten mit Morbus Crohn müssen keinen Durchfall haben. Die Erkrankung kann alle Teile des Magen-Darm-Trakts befallen.

Diagnostik Die Diagnose beruht auf Laborparametern und bildgebenden Verfahren. Im Labor findet man Zeichen der chronischen Entzündung mit Erhöhung der Blutkörperchensenkung, CRP, Anämie (Eisenmangel), Thrombozytose, Erhöhung der α1- und α2-Globulinfraktion in der Eiweißelektrophorese bei niedrigem Albumin. Es ist auf einen Mangel an Vitamin B_{12}, Folsäure, Zink und Magnesium zu achten. Die Entzündungsparameter im Stuhl (Laktoferrin, Calprotectin) sind erhöht, ggf. ist auch okkultes Blut im Stuhl nachweisbar (positiver Hämoccult-Test) (➤ Abb. 16.8). Sonografisch lassen sich verdickte Darmwände darstellen, ggf. auch mit gesteigerter Perfusion der Darmwandgefäße (➤ Abb. 16.9).

Die Diagnostik erfolgt mittels Ösophagogastroskopie und Ileokoloskopie. Die Schleimhaut ist diskontinuierlich betroffen mit Verlust der normalen Gefäßzeichnung, Aphthen, Erosionen und fissuralen Ulzerationen. Im Verlauf können sich entzündliche Pseudopolypen entwickeln, die normale Haustrierung des Kolons verliert sich. Biopsien sind stets aus unterschiedlichen Darmabschnitten zu entnehmen. Auch bei wenig beeindruckenden makroskopischen Darmabschnitten lassen sich ggf. die nahezu pathognomonischen eosinophilen Granulome darstellen. Andere histologische Zeichen sind transmurale lymphozytäre Infiltrationen oder eine Fibrosierung. Die endoskopisch nicht einsehbaren Darmanteile müssen mittels Sonografie, MR-Enterografie (➤ Abb. 16.10) oder Videokapselendoskopie dargestellt werden. Bei Kindern < 2 Jahren muss ein Immundefekt ausgeschlossen und bei Kindern < 6 Jahren bedacht werden. Routineendoskopien sind im Kindesalter nicht notwendig.

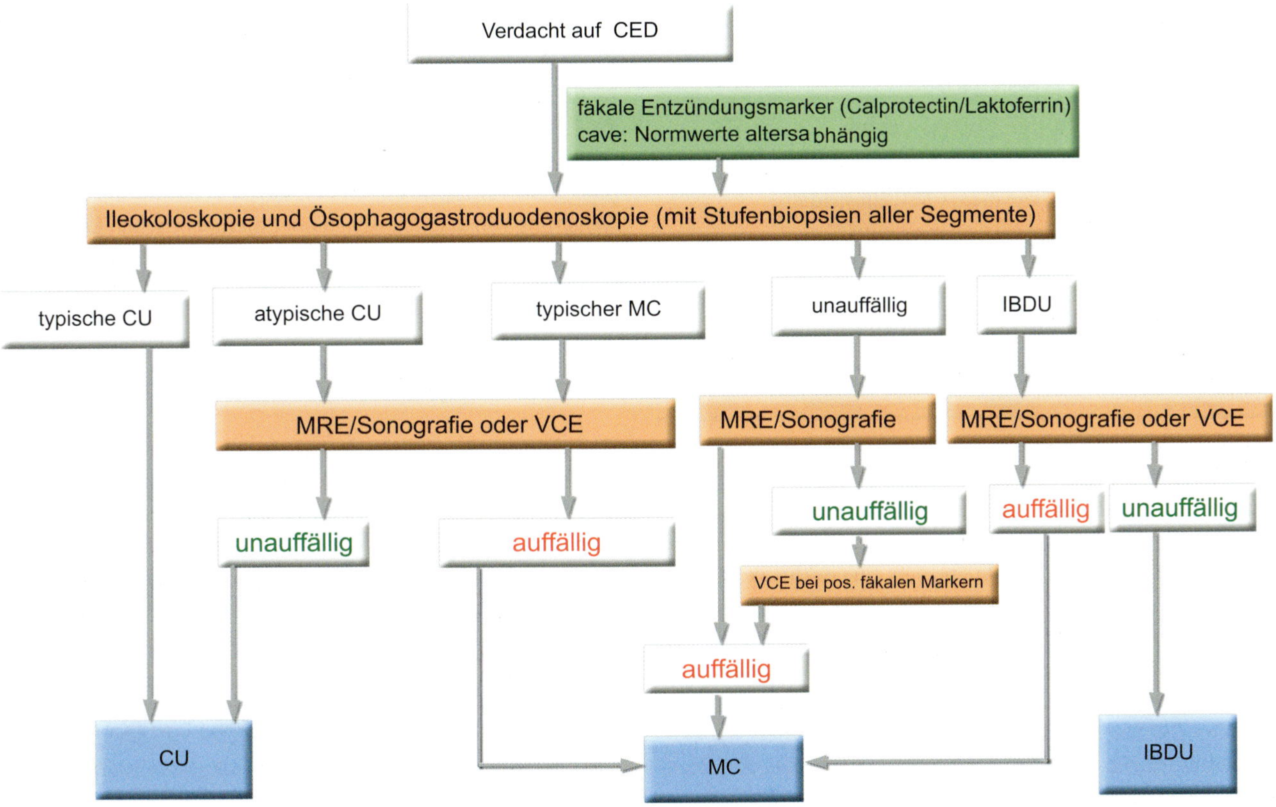

Abb. 16.8 Diagnostik bei Verdacht auf chronisch entzündliche Darmerkrankung (CED; mod. nach Levine et al. 2014) (CU = Colitis ulcerosa, MC = Morbus Crohn; IBDU = nicht klassifizierbare CED, MRE m= Magnetresonanzenterografie, VCE = Videokapselendoskopie [V786]

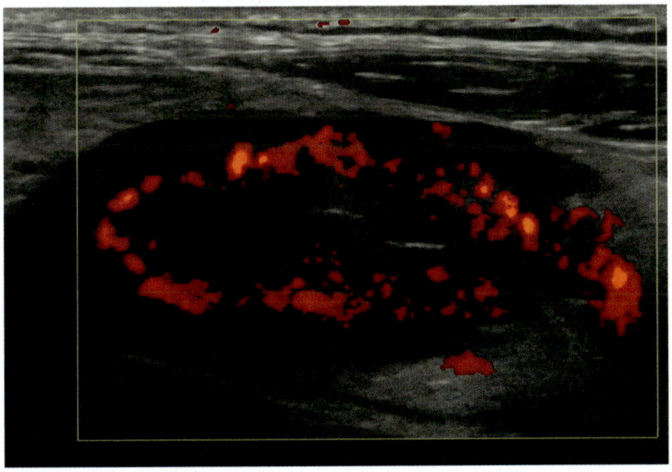

Abb. 16.9 Sonografie bei Morbus Crohn: wandverdickte Darmschlinge mit entzündlicher Umgebungsreaktion und Hyperperfusion [P518]

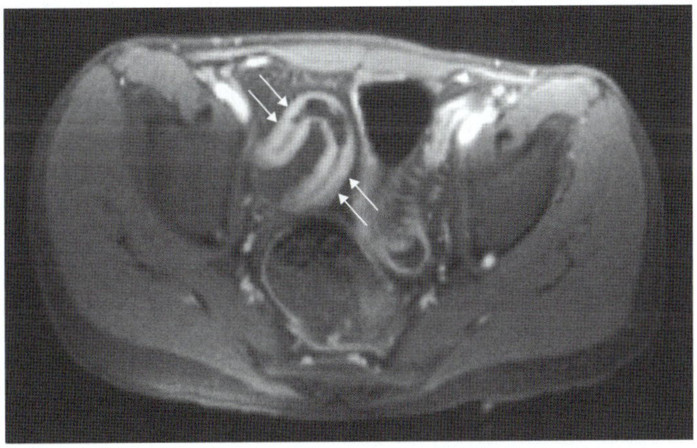

Abb. 16.10 MR-Enterografie bei Morbus Crohn [R232]

Differenzialdiagnosen ➤ Box 16.7 informiert über die wahrscheinlichsten Differenzialdiagnosen.

Box 16.7

Differenzialdiagnosen bei Morbus Crohn

- Infektiöse Enteritis (Salmonellen, Shigellen, *Campylobacter*, Yersinien, Amöben, Chlamydien, CMV, Clostridien)
- Colitis ulcerosa/nicht klassifizierbare Kolitis
- Appendizitis
- Blutende Darmpolypen
- HIV-Krankheit
- Darmtuberkulose
- Zöliakie

16

Therapie Man unterscheidet die Therapie bei akutem Schub bzw. Erstmanifestation zur Remissionsinduktion von der Langzeittherapie. Zum Erreichen der Remission sollte primär eine exklusive enterale Ernährungstherapie (Elementar- oder Polymerdiät für 6 Wochen mit 120–150 % der empfohlenen täglichen Energiezufuhr) empfohlen werden. Bei Ablehnung oder Nichtansprechen nach 2 Wochen kann bei mildem ileozökalem Befall auf eine Budesonid-Therapie (9 mg/Tag p. o. über 4 Wochen, Reduktion/Ausschleichen über 10 Wochen) umgestellt werden. Bei mittlerer oder hoher Aktivität sollte die Initialtherapie zur Remissionserhaltung mit Azathioprin oder Methotrexat kombiniert werden, ebenso bei Risikofaktoren (➤ Box 16.8). Bei Nichtansprechen nach 2 Wochen Prednisolon 1 mg/kg KG p. o. mit Dosisreduktion über 8 Wochen, bei Nichtansprechen nach 2 Wochen Methylprednisolon 1,5 mg/kg KG, max. 40 mg über 4 Tage i. v., bei Nichtansprechen Adalimumab (20 mg s. c. bei < 40 kg KG, 40 mg bei > 40 kg KG) oder Infliximab (5 mg/kg KG i. v. alle 8 Wochen), bei Nichtansprechen innerhalb von 4 Wochen andere Biologika (Ustekinumab, Vedolizumab, **cave:** Off-Label-Use). Sollte auch das nicht zur Remission führen, sind chirurgische Therapieansätze zu prüfen.

Box 16.8

Prädiktoren eines schlechten Outcomes bei Morbus Crohn

- Tiefe Ulzerationen im Kolon
- Hohe Entzündungsaktivität trotz adäquater Therapie zur Remissionsinduktion
- Ausgedehnter Befall des gesamten Kolons
- Deutliche Wachstumsretardierung (< –2,5 SDS)
- Schwere Osteoporose
- Gelenk-/Hautbeteiligung
- Strikturierende oder penetrierende Erkrankung
- Perianaler Befall

Rektal stehen unterschiedliche Steroidpräparate und 5-Aminosalicylsäure-Präparate als Einläufe und Suppositorien zur Verfügung. Bei Kolonbefall wirken sie allerdings höchstens bis zur linken Flexur.

Eine schwere Wachstumsretardierung kann auch früh eine Indikation zur (sparsamen) operativen Resektion eines entzündeten Darmabschnitts sein. Prinzipiell ist die Indikation zu operativen Maßnahmen zurückhaltend zu stellen. Bei Notfällen mit Ileus, Perforationen oder schweren Blutungen muss natürlich operiert werden.

Im Verlauf kommt es bei vielen Patienten insbesondere mit kompliziertem Verlauf zu einer depressiven Verstimmung, ggf. mit Verweigerung von diagnostischen oder therapeutischen Empfehlungen, sodass eine begleitende psychologische oder psychotherapeutische Behandlung sinnvoll ist.

16.4.2 Colitis ulcerosa

Definition Die Colitis ulcerosa ist eine chronische, diffuse kontinuierliche Entzündung der Dickdarmschleimhaut, meist hämorrhagisch-ulzerierend, die vorwiegend vom distalen Rektum (Proctitis ulcerosa) ausgeht, wobei der Übergang in alle proximalen Kolonabschnitte möglich ist. Anders als beim Morbus Crohn, der alle Darmwandschichten betreffen kann, umfasst die Entzündung nur Mukosa und Submukosa.

Ätiologie Die Ätiologie ist im Detail unbekannt, es werden aber ähnliche Mechanismen diskutiert wie beim Morbus Crohn (pathologische Aktivierung der mukosalen Immunantwort). Eine genetische Prädisposition ist aufgrund der familiären Häufung anzunehmen.

Symptome Führend sind schleimig-blutige Durchfälle, denen häufig ein schmerzhafter Stuhldrang (Tenesmen) vorausgeht. Die Patienten fühlen sich abgeschlagen, der Appetit ist vermindert. Bei längerem Verlauf kommt es zu Gewichtsverlust, selten zur Wachstumsretardierung. Auch bei der Colitis ulcerosa können extraintestinale Symptome auftreten, z. B. Erythema nodosum, Arthritis, Uveitis oder eine charakteristische Hauterkrankung, das Pyoderma gangraenosum. Eine primär sklerosierende Cholangitis kann der Kolitis vorausgehen oder in der Folge entstehen.

CAVE

Gefürchtet ist das seltene toxische Megakolon mit fulminantem Verlauf, septischem Krankheitsgeschehen mit massiven Durchfällen (2–3 Entleerungen pro Stunde) und nachfolgend Dehydratation, Elektrolytentgleisung und lebensbedrohlichem hypovolämischem Schock. Es ist die Folge einer transmuralen Entzündung mit Paralyse der glatten Darmwandmuskulatur und Einschwemmung von Bakterien und Toxinen in die Blutbahn.

Diagnostik Die Diagnostik entspricht den Porto-Kriterien. Die Parameter für chronische Entzündung im Blut (BSG, Thrombozytose, CRP, Eisenmangelanämie, α1-, α2-, γ-Globulin-Erhöhung, Hypalbuminämie) sind bei distalen Kolitiden oft nicht sehr ausgeprägt. Die Entzündungsmarker im Stuhl (Laktoferrin, Calprotectin) sind positiv, ebenso oft der Hämoccult-Test. Bei der Ileokoloskopie finden sich eine hyperämisch-, teils hämorrhagisch-ulzerierende Schleimhaut mit Verlust der Gefäßzeichnung, erhöhter Vulnerabilität, Pseudopolypen und Verlust der Haustrierung. In der Regel ist der

Übergang der distal befallenden Schleimhaut zur proximal gesunden Schleimhaut scharf erkennbar. Die Entnahme von Stufenbiopsien ist obligat. In der Histologie findet man eine polymorphkernige Infiltration in der Mukosa, typischerweise mit Kryptenabszessen.

Komplikationen Die schwerwiegendste Komplikation einer Colitis ulcerosa ist ein toxisches Megakolon (s. Cave-Kasten). Eine andere Komplikation ist das kolitisassoziierte Darmkarzinom, dessen Inzidenz nach 10 Jahren Krankheitsdauer signifikant ansteigt. Als Prävention wird empfohlen, nach mehr als 8- bis 10-jährigem Krankheitsverlauf mindestens einmal pro Jahr eine Kolonoskopie mit Biopsieentnahme durchzuführen.

Therapie

- **Konservative Therapie:** Die Therapieprinzipien entsprechen denen beim Morbus Crohn, zusätzlich wird initial Mesalazin (60–80 mg/kg KG) oder bei Gelenkbeteiligung Sulfasalazin (40–70 mg/kg KG) gegeben. Die Auswahl der Medikamente richtet sich nach Krankheitslokalisation und Krankheitsaktivität. Bei einer isolierten Proktosigmoiditis wird eine topische Therapie mit Mesalazin-, Sulfasalazin- und/oder Steroidklysmen, Steroid- oder Mesalazin-Suppositorien eingesetzt. Bei steroidabhängigen bzw. refraktären Verläufen wird frühzeitig Azathioprin oder im weiteren Verlauf der TNF-α-Blocker Infliximab gegeben. Bei einem schweren akuten Schub können eine TPN und/oder Ciclosporin A effektiv sein.
- **Chirurgische Therapie:** Eine Colitis ulcerosa ist im Gegensatz zum Morbus Crohn chirurgisch durch eine Proktokolektomie heilbar. Die Kolektomie ist bei sonst therapierefraktären Verläufen insbesondere bei längerer Krankheitsdauer indiziert, gelegentlich kann auch ein toxisches Megakolon dazu zwingen. Als Komplikation kann sich in dem chirurgisch aus dem Ileum rekonstruierten Kolonersatz (ileoanaler Pouch) eine Entzündung entwickeln (Pouchitis), die topisch wie eine Proctitis ulcerosa behandelt wird.

16.4.3 Nicht klassifizierbare Kolitis

Die nicht klassifizierbare Kolitis zeigt in der Symptomatik und Initialdiagnostik die Zeichen einer CED, die allerdings nicht zweifelsfrei diagnostisch sind, sodass eine klare Einordnung nach endoskopischen und histologischen Kriterien nicht möglich ist. Häufig ist eine spätere genauere Zuordnung aus dem Krankheitsverlauf doch noch möglich. Die Therapie entspricht der einer CED.

16.4.4 Extraintestinale Manifestationen

In ➤ Tab. 16.10 sind die extraintestinalen Manifestationen aufgeführt. Die Inzidenz bei Erwachsenen liegt z. T. bei > 60 %. Im Kindesalter liegt sie nicht so hoch. Bei Colitis ulcerosa oder Morbus Crohn mit Lokalisation vorwiegend im Kolon sind extraintestinale Manifestationen häufiger.

Tab. 16.10 Extraintestinale Manifestationen chronisch entzündlicher Darmerkrankungen

Gelenke	Arthritis, Arthralgie, Spondylarthropathie
Haut	Erythema nodosum, Pyoderma gangraenosum, Cheilitis granulomatosa
Augen	Konjunktivitis, Episkleritis, Uveitis
Leber	Primär sklerosierende Cholangitis, granulomatöse Hepatitis, Autoimmunhepatitis
Gefäßsystem	Vaskulitis, aseptische Knochennekrose, Thrombembolien

16.5 Dickdarmerkrankungen

16.5.1 Obstipation

Definitionen

- **Obstipation:** Stuhlretention wegen unvollständiger Stuhlentleerung. Oft liegen Defäkationsbeschwerden bei hartem Stuhl zugrunde. Bei einer Dauer von > 3 Monaten spricht man von chronischer Obstipation.
- **Stuhlinkontinenz (Enkopresis):** regelmäßige Stuhlentleerung an Stellen, die für den sozialen Kontext unangemessen sind, oberhalb eines Alters von 4 Jahren.
- **Überlaufinkontinenz:** Einkoten im Rahmen einer chronischen Obstipation mit rektaler Stuhlimpaktion.

Ätiologie Die Ursache im Kindesalter ist in 90–95 % der Fälle funktionell, d. h. eine durch exogene Störfaktoren (z. B. Änderung des Tagesrhythmus, Probleme der Sauberkeitserziehung, anale Läsionen mit Defäkationsschmerz, medikamentös, alimentär [zu wenig Ballaststoffe, Nahrungsmittelunverträglichkeit]) oder selten psychisch ausgelöste akute Verstopfungsperiode, die nicht adäquat behandelt wurde. Seltene Ursachen sind anorektale Fehlbildungen oder mit Motilitätsstörungen einhergehende Dickdarmerkrankungen oder neurologische Erkrankungen (s. u.). Der Beginn der Symptomatik liegt dann meist im Säuglingsalter.

Symptome Die Beschwerden sind auf die Stuhlretention zurückzuführen: Bauchschmerzen, Blähungen, Appetitlosigkeit oder bei analen Läsionen Defäkationsschmerz. Im Langzeitverlauf kann sich eine Überlaufinkontinenz bzw. -Enkopresis oder Stuhlschmieren einstellen. Häufig findet sich bei den betroffenen Kindern auch eine Enuresis. Die Entwicklung von Ritualen um die Defäkation im Sinne von Verhaltensauffälligkeiten ist im Langzeitverlauf ein häufig zu beobachtendes Symptom. Bei Chronifizierung ist das Thema Stuhlgang in vielen betroffenen Familien ein Reizthema, das ein hohes Konfliktpotenzial mit sich bringt und sehr belastend für Kind und Eltern sein kann, sodass psychologische Interventionen notwendig sind.

Diagnostik Beginn, Dauer und Art der Beschwerden müssen erfragt werden. Häufig sind vorausgegangene Durchfallerkrankungen oder Nahrungsumstellungen, beim älteren Kind manchmal auch die Notwendigkeit, eine andere als die häusliche Toilette zu benutzen (z. B. Schullandheim, Klassenfahrten etc.). Familiäres und psychosoziales Umfeld sind zu beachten. Organische Erkrankungen mit sekundärer Obstipation müssen ausgeschlossen werden. Eine rektale Untersuchung sollte keinesfalls erzwungen werden. Stuhlimpaktionen in der Ampulle sind immer ein klassisches Zeichen einer Obstipation (Sonografie).

Differenzialdiagnose ➤ Box 16.9.

Box 16.9

Differenzialdiagnose der chronischen Obstipation

- Hypothyreose
- Spina bifida occulta
- Ektope Lokalisation des Anus
- Morbus Hirschsprung
- Münchhausen-/Münchhausen-by-proxy-Syndrom
- Medikamenteninduzierte Obstipation
- Kuhmilchproteinallergie
- Zöliakie

Ein typisches Zeichen einer Hypothyreose ist die Obstipation. Bei der neurologischen Untersuchung (Reflexstatus, Analreflex) und Inspektion der LWS (Lipom, Grübchen, abnorme Behaarung) finden sich ggf. Zeichen einer Spaltbildung der Wirbelsäule. Eine genaue Inspektion der Analregion lässt eine ggf. vorliegende Analektopie erkennen. Liegt die Obstipation bereits seit der frühen Säuglingszeit vor, so sollte an einen Morbus Hirschsprung gedacht werden. Typische Zeichen dafür sind ein tastbar enges Segment oberhalb des Anus und eine leere Ampulle. Im Zweifel ist ein Morbus Hirschsprung mittels Rektumbiopsie auszuschließen. Bietet die klinische Untersuchung überhaupt keinen Hinweis auf eine Obstipation bzw. Stuhlretention (leere Ampulle, keine abdominale Resistenz), so muss auch ein Münchhausen- bzw. Münchhausen-by-proxy-Syndrom in Betracht gezogen werden. Zur Erfassung der medikamenteninduzierten Obstipation ist die genaue Medikamentenanamnese unerlässlich. Gelegentlich kann eine Verstopfung auch Symptom einer Kuhmilcheiweißallergie oder einer Zöliakie sein.

S2k-Leitlinie Funktionelle (nicht-organische) Obstipation und Stuhlinkontinenz im Kindes- und Jugendalter. AWMF-Registernummer 068-019. Stand: 4.4.2022, gültig bis 3.4.2027; https://register.awmf.org/de/leitlinien/detail/068-019

Therapie Liegt eine organische Grunderkrankung vor, ist diese ursächlich zu behandeln. Zunächst erfolgt eine Beseitigung der Stuhlretention mit Sorbitklysmen oder Einläufen. Bei Analfissuren mit Defäkationsschmerz sollten anästhesierende und granulationsfördernde Salben appliziert werden. Ziele der Obstipationsbehandlung sollten eine regelmäßige, möglichst tägliche, komplette und schmerzfreie Stuhlentleerung ohne Haltemanöver mit Relaxation des willkürlichen Sphinkters bei der Defäkation und eine komplette Kontinenz sein. Die Kinder sollten im Rahmen eines Toilettentrainings angehalten werden, möglichst nach den Mahlzeiten zu defäkieren, um den physiologischen gastrokolischen Reflex auszunutzen. Anfangs kann eine Desimpaktion mit laxierenden Zäpfchen induziert werden (max. 2 Wochen). Der Stuhlgang muss im Verlauf mit einer oralen Laxanstherapie weich gehalten werden. Mittel der Wahl ist Polyethylenglykol (PEG, Macrogol) in einer individuell auszutitrierenden Dosis (0,2–0,8 g/Kg). Der Wirkstoff hat eine hohe Wasserbindungskapazität, ist chemisch weitgehend inert und wird daher allenfalls nur in Spuren resorbiert. Außerdem wird er von Bakterien nicht zersetzt, sodass er kaum Blähungen oder Bauchschmerzen verursacht. Eine Behandlung mit jeweils kompletter Entleerung sollte über mindestens 6 Monate erfolgen, um eine Tonisierung des Dickdarms zu ermöglichen. Die Therapie sollte mit einer kindzentrierten Beratung sowie ggf. verhaltenstherapeutischen und psychosozialen Interventionen kombiniert werden.

Die Ernährung sollte ballaststoffreich sein, und die Kinder sollten zu Bewegung bzw. sportlicher Betätigung angehalten werden. Bei Säuglingen und Kleinkindern kann der Versuch einer kuhmilchfreien Kost über einen Zeitraum von ca. 2 Wochen unternommen werden, um eine ggf. vorliegende Kuhmilchallergie auszuschließen. Sonografische Kontrollen zur Überprüfung von erneuten Stuhlimpaktionsepisoden unter Therapie sollten regelmäßig erfolgen.

Eine ausführliche Aufklärung über die Genese der Erkrankung und über die Notwendigkeit einer langwierigen Behandlung neben dem Angebot regelmäßiger Kontrolluntersuchungen verbessern die Compliance und helfen, das sonst fast unweigerlich praktizierte „Doctor Hopping“ vieler Eltern zu vermeiden. In vielen Fällen einer primären oder sekundären psychischen Störung ist eine begleitende psychotherapeutische Betreuung notwendig; komorbide psychische Störungen und somatische Erkrankungen sollen miterfasst werden.

Praxistipp

Bei einer chronischen, habituellen Obstipation ist oft eine auch über 6 Monate dauernde Therapie mit Macrogol-Präparaten unter enger klinischer und sonografischer Kontrolle erforderlich.

16.5.2 Intestinale Polypen

Definition Man unterscheidet singuläre Polypen, multiple Polypen und Polyposis-Syndrome. Die häufigste Form des intestinalen Polyposis im Kindesalter ist der an sich harmlose juvenile Kolonpolyp. Die anderen Formen kommen viel seltener vor, haben aber ein unterschiedliches, z. T. hohes Entartungsrisiko (➤ Tab. 16.11) und gehen teilweise mit extraintestinalen Manifestationen einher. Meist liegt ein autosomal-dominanter Vererbungsmechanismus vor, sodass bei entsprechenden Indexpatienten eine Familienuntersuchung notwendig ist.

Ätiologie Die Ätiologie der intestinalen Polypen ist unterschiedlich; häufig handelt es sich aber um genetisch determinierte Erkrankungen, deren Gen z. T. bekannt ist. Histologisch unterscheidet man prinzipiell die adenomatösen Polypen, die mit dem Risiko einer malignen Ent-

Tab. 16.11 Intestinale Polyposis im Kindesalter

	Vererbung	Gen	Entartungsrisiko
Isolierter juveniler Polyp			nein
Juvenile Polyposis coli	autosomal-dominant		möglich
Familiäre adenomatöse Polyposis coli (FAP)	autosomal-dominant	*APC*	hoch
Gardner-Syndrom	autosomal-dominant	*APC*	hoch
Turcot-Syndrom	autosomal-rezessiv	*APC*	hoch
Peutz-Jeghers-Syndrom	autosomal-dominant	*STK11, SMAD4, BMPR1A*	bis zu 85 %
PTEN, Harmatoma Tumor Syndrome (PHTS), Cowden-Syndrom	autosomal-dominant	*PTEN*	möglich
Cronkhide-Canada-Syndrom			möglich

artung einhergehen, von den entzündlichen/hyperplastischen, die kein Entartungsrisiko aufweisen.

Bei der juvenilen Polyposis liegt ein Verlust des Tumorsuppressorgens *SMAD4* (DPC4) vor. Die familiäre adenomatöse Polyposis coli (FAP) hat eine Prävalenz von 1 : 10.000 (*APC*-Gen, Chromosom 5q). Die Inaktivierung des *APC*-Gens ist eine obligate Präkanzerose und findet sich bei 1 % aller kolorektalen Karzinome im Erwachsenenalter. Das Gardner-Syndrom und das Turcot-Syndrom werden als Varianten der FAP aufgefasst. Beim Peutz-Jeghers-Syndrom findet man eine Mutation einer Serin/Threonin-Kinase (STK11). Bei Patienten mit Cowden-Syndrom wird eine Keimbahnmutation einer regulatorischen Phosphatase auf Chromosom 10 (PTEN) angenommen.

Symptome Kolonpolypen verursachen außer rezidivierenden Blut-/Schleimabgängen auf sonst normalen Stühlen meist kaum klinische Symptome. Juvenile Kolonpolypen kommen gelegentlich auch multipel vor (selten mehr als zwei Polypen). Bei längerer Anamnese kann sich eine Eisenmangelanämie entwickeln. Sie treten bei Jungen häufiger auf als bei Mädchen. Das typische Prädilektionsalter liegt zwischen dem 2. und 5. Lebensjahr.

Diagnostik Bei Verdachtsdiagnose sollte ileokoloskopiert (inkl. Histologie) werden. Eine molekulardiagnostische Untersuchung bei multiplen Polypen und Polyposis-Syndromen sollte angestrebt werden. Bei einer FAP sind bis zur später notwendigen Kolektomie regelmäßige Koloskopien notwendig, um das Entartungsrisiko zu erkennen.

Differenzialdiagnose ➢ Box 16.10.

Box 16.10

Differenzialdiagnose juveniler Kolonpolyp

- Andere Polyposisformen
- Obstipation
- Analfissur
- Angiodysplasien, Hämangiome
- Meckel-Divertikel
- Chronisch entzündliche Darmerkrankungen

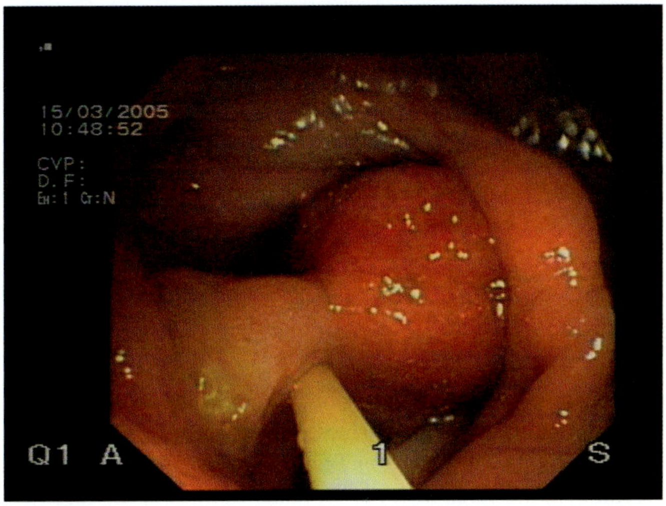

Abb. 16.11 Endoskopische Abtragung eines juvenilen Kolonpolypen [P518]

Therapie Ein typischer juveniler Kolonpolyp wird im Rahmen einer Koloskopie mit einer Diathermieschlinge abgetragen und geborgen (➢ Abb. 16.11). Je nach Entartungsrisiko der anderen Polypformen müssen im Verlauf jährliche Koloskopien erfolgen, um frühzeitig Schleimhautmetaplasien zu erkennen. Bei morphologischen oder histologischen Zeichen einer Präkanzerose ist eine totale Kolektomie erforderlich. Bei der FAP ist sie auf Dauer unumgänglich und wird meist im jungen Erwachsenenalter durchgeführt.

16.5.3 Proktologische Erkrankungen

Analfissur

Eine Analfissur ist ein Schleimhautdefekt am Übergang zwischen Haut und analer Schleimhaut. Meist entsteht sie bei obstipierten Kindern durch die Passage von harten Stuhlmassen bei der Defäkation. Das typische Prädilektionsalter ist das Kleinkindesalter. Andere Ursachen einer Analfissur können eine CED oder auch eine akute anale Entzündung (nach Durchfallerkrankung, *Candida*-Dermatitis, Streptokokkenanitis) sein. Das klinische Symptom sind i. d. R. Blutauflagerungen auf dem Stuhl oder Blut auf dem Toilettenpapier mit Defäkationsschmerz. Therapeutisch ist zunächst die Ursache anzugehen. Eine Obstipation muss diätetisch und ggf. mit Laxanzien behandelt werden. Symptomatisch werden granulationsfördernde anästhesierende Salben eingesetzt.

Perianitis

Die nicht seltene Streptokokkenanitis im Kleinkindesalter ist eine Infektion der perianalen Haut mit β-hämolysierenden Streptokokken der Gruppe A (perianales Erysipel). Der Anus und die umgebende Haut sind hochrot mit meist scharfer Abgrenzung zur umgebenden gesunden Haut. Ein Hautabstrich kann die Streptokokken-Infektion nachweisen. Die externe Anwendung von Salben und Hautpflegemitteln ist ohne Effekt. Eine systemische Behandlung mit einem Streptokokken-wirksamen Antibiotikum (z. B. Penicillin über 7–10 Tage) ist indiziert.

MERKE

Bei perianaler Rötung muss immer an eine Streptokokkenanitis gedacht werden; in diesem Fall ist eine systemische antibiotische Behandlung notwendig.

Analprolaps

Ein Analprolaps ist gelegentlich bei Kleinkindern im Rahmen der Sauberkeitserziehung zu beobachten, seltener bei Säuglingen. Oft liegt eine begleitende Obstipation vor. Die Kinder sitzen meist zu lange und in einer unphysiologischen Defäkationshaltung auf dem Töpfchen: Die Füße sind aufgestellt, Knie und Hüfte sind mehr oder weniger maximal flektiert, sodass zur Defäkation eine sehr effektive Bauchpresse eingesetzt werden kann, die manchmal bis zum Prolabieren von Rektumschleimhaut führt. Diese Kinder sollten eine Erwachsenentoilette mit einem Kinderaufsatz und Fußbänkchen benutzen. Selten liegt bei einem Analprolaps eine Pankreasinsuffizienz vor. Eine zystische Fibrose sollte immer ausgeschlossen werden. Andere Ursachen können intestinale Infektionen sein (z. B. *Giardia lamblia, Trichuris, Entamoeba histolytica* etc.). Symptomatisch reicht meist eine Stuhlregulierung aus. Nur in seltenen Fällen wird bei Austreten von mehreren Zentimetern Rektum ohne spontane Reposition eine submukosale Injektion von Sklerosierungsmitteln oder eine operative Rektopexie notwendig.

Analabszess

Analabszesse gehen i. d. R. von Infektionen der proktodermalen Drüsen aus, die im Bereich der Linea dentata (Haut-Schleimhaut-Übergang) einmünden. Meist sind Säuglinge oder Kleinkinder im Wickelalter betroffen. Zunächst kommt es zu einer schmerzhaften Induration perianal, die einschmilzt und spontan perforieren kann. Ein solcher Abszess muss operativ entlastet und drainiert werden. Unbehandelt kann eine perianale Fistel resultieren. Bei Patienten mit Morbus Crohn sind hartnäckige, schwer therapierbare perianale Fisteln nicht selten.

16.6 Funktionelle Bauchschmerzen

Einer der häufigsten Vorstellungsgründe beim Kinder- und Jugendarzt sind chronische bzw. rezidivierende Bauchschmerzen. Diese funktionellen Bauchschmerzen werden als Untergruppe des **Reizdarmsyndroms** aufgefasst. Die möglichen Ursachen sind vielfältig. Das Diagnostikschema sollte sinnvoll aufgebaut sein, zumal die meisten Schmerzen funktioneller Natur sind. Eine immer weiterführende somatisch orientierte Diagnostik ist für den betroffenen Patienten und die Behandler frustrierend und führt eher zu Somatisierung und Schmerzverstärkung. Die Anamnese sollte gezielt nach Hinweisen für eine somatische Erkrankung fahnden; sehr sinnvoll ist die Verwendung eines standardisierten Bauchschmerzfragebogens, auf dem die „Red Flags", die auf eine Organerkrankung hinweisen, dezidiert abgefragt werden. Alarmzeichen können sein: Erbrechen, Blut im Stuhl, ungewollte Gewichtsabnahme, chronischer Durchfall, unklares Fieber, positive Familienanamnese für CED. Die Rom-IV-Kriterien erlauben eine genauere Einteilung. Differenzialdiagnostisch sollten die in ➤ Tab. 16.12 genannten Erkrankungen ausgeschlossen werden. In der Regel reichen eine Basislabordiagnostik, ein Auslassversuch von Laktose und Fruktose oder H_2-Atemteste, eine Stuhluntersuchung auf Parasiten und fäkales Calprotectin zum Ausschluss einer CED aus. Eine routinemäßige *Helicobacter*-Stuhldiagnostik wird nicht empfohlen; es besteht keine Korrelation zwischen *Helicobacter*-Besiedelung und

Tab. 16.12 Differenzialdiagnose chronischer Bauchschmerzen

Gastrointestinaltrakt	• Gastroösophageale Refluxerkrankung • Gastritis, Ulcus ventriculi/duodeni • Zöliakie • Chronisch entzündliche Darmerkrankung • Chronische Cholezystitis • Chronische Hepatitis • Granulomatöse Enterokolitis • Intestinale Tuberkulose • Zuckerintoleranzen, -malabsorptionen (Laktose, Fruktose, Zuckerersatzstoffe) • Parasitäre Erkrankungen *(Giardia lamblia)* • Postoperative Briden
Andere Organerkrankungen	• Nierensteine • Ovarialzyste • Paroxysmale nächtliche Hämoglobinurie • Pyelonephritis/Harnweqsinfekt
Systemerkrankungen	• Familiäres angioneurotisches Ödem • Nahrungsmittelallergie • Familiäres Mittelmeerfieber • Schwermetallvergiftung (Blei, Arsen) • Abdominale Migräne • Abdominale IgA-Vaskulitis (Purpura Schönlein-Henoch) • Porphyrie • Sichelzellanämie

chronischen Bauchschmerzen. Bei einem positiven Ausfall würden unnötig viele Kinder ohne therapeutischen Nutzen behandelt.

Therapeutisch können verkapselte Laktobazillen oder auch Pfefferminzölkapseln als Spasmolytikum genutzt werden. Kognitiv-verhaltenstherapeutische Programme können hilfreich sein, oft reicht aber auch allein die klare Diagnoseformulierung mit Hinweis auf eine viszerale Hypersensitivität des individuellen Patienten.

Praxistipp

Basisdiagnostik bei chronischen Bauchschmerzen

Blutbild, BSG, CRP, GOT, GPT, Lipase, TSH, Bilirubin, Kreatinin, IgA, Transglutaminase-IgA, Calprotectin im Stuhl, Urinstatus, Abdomensonografie, ggf. H_2-Atemteste (Laktose, Fruktose, Sorbit).

16.7 Lebererkrankungen

16.7.1 Neonatale Cholestase

Definition Eine neonatale Cholestase ist definiert als eingeschränkte oder aufgehobene Galleausscheidung der Leber in den Darm des Neugeborenen.

Ätiologie und Pathogenese Als pathologisch gilt ein direktes Bilirubin im Serum > 1 mg/dl (17 µmol/l) bei einem Gesamtbilirubin ≤ 5 mg/dl oder > 20 % des Gesamtbilirubins, wenn dieses > 5 mg/dl (85 µmol/l) beträgt. Die Häufigkeit eines cholestatischen Ikterus liegt bei etwa 1 von 2.500 Neugeborenen. Obwohl die Zahl der unterschiedlichen Krankheitsursachen sehr hoch ist, liegen etwa 95 % aller neonatalen Cholestasen nur zehn verschiedene Krankheiten zugrunde. Ein über den 14. Tag andauernder Ikterus (Icterus prolongatus) soll bei formulaernährten Kindern geklärt werden (Bestimmung von Bilirubin und direktem Bilirubin), insbesondere wenn die Kinder entfärbte Stühle haben. Bei gesunden, mit Muttermilch ernährten Kindern mit normaler Stuhl- und Urinfarbe sollte die Evaluation nach spätestens 21 Tagen erfolgen. Mit der Stuhlfarbenkarte bei der U3 (➤ Kap. 2.4.4) kann die Stuhlfarbe objektiviert werden.

Praxistipp

Bei der U3 die Stuhlfarbenkarte abfragen oder kontrollieren! Weißer bzw. entfärbter Stuhl bedarf zwingend einer raschen hepatologischen Diagnostik.

Pathophysiologie Pathophysiologisch kann eine Störung der hepatozellulären Funktion der Gallebildung, der hepatozellulären Exkretion der Galle oder des Galleabflusses über die Gallenwege zugrunde liegen.

Symptome Das erste Symptom einer neonatalen Cholestase ist ein Icterus prolongatus (fortbestehender Ikterus über ein Alter von 14 Tagen), ggf. mit acholischen Stühlen und/oder dunkel gefärbtem Urin. Die U3 findet i. d. R. zwischen der 4. und 6. Lebenswoche statt, sodass Säuglinge im Alter von 2–3 Wochen nicht ärztlich gesehen werden und die Eltern bzw. auch Hebammen das klinische Alarmsymptom Ikterus kennen und erkennen müssen. Es kann eine Hepatomegalie vorliegen. Auch ein Icterus gravis (Bilirubin bei Reifgeborenen mit Flaschennahrung > 14 mg/dl, bei Reifgeborenen mit Muttermilchernährung > 16 mg/dl) oder ein Icterus praecox (Ikterus mit Anstieg des Bilirubins > 7 mg/dl in den ersten 24 Lebensstunden) kann Ausdruck einer Lebererkrankung sein. Ein Icterus prolongatus wird bei 2,4–15 % aller Neugeborenen gefunden. Die meisten dieser Kinder haben eine unkonjugierte Hyperbilirubinämie infolge eines Muttermilchikterus, der mit der Zeit folgenlos abklingt. Bei einigen Erkrankungen kann die Cholestase Begleitsymptom einer schweren Beeinträchtigung der Leberfunktion bis hin zum akuten Leberversagen (ALV) sein (Enzephalopathie, Blutungsneigung). Auch ohne schwere Leberinsuffizienz kann eine Cholestase zu einer Vitamin-K-Mangel-Blutung führen (Verminderung der Resorption des fettlöslichen Vitamin K). Die Anamnese oder Komorbidität kann Hinweise auf die Ätiologie geben (z. B. Konsanguinität der Eltern, Frühgeburtlichkeit, parenterale Ernährung, Sepsis).

16

Diagnostik Bei erhöhtem direktem Bilirubin liegt eine Cholestase vor. Weitere Cholestaseparameter sind die GGT und Gallensäurenkonzentration. Die alkalische Phosphatase (AP) ist im Kindesalter nicht verwertbar, da mit dem Analyseansatz alle Isoenzyme der AP (Knochen-AP und Leber-AP) bestimmt werden. In Wachstumsschüben kommt es zu einer vermehrten AP-Ausschüttung des Knochen-Isoenzyms. Der Leberzellschaden wird durch die Erhöhung der Transaminasen (ALT = GPT, AST = GOT) definiert. Die Leberfunktion kann durch die Cholinesteraseaktivität (CHE), die Albuminsynthese und die Synthese der Gerinnungsfaktoren bestimmt werden. Bei einer Cholestase ist die Resorption der fettlöslichen Vitamin A, D, E und K beeinträchtigt. Vitamin K ist zur Synthese der Gerinnungsfaktoren II, VII, IX und X notwendig, sodass die Gerinnungs-Globalteste auch bei guter Leberfunktion pathologisch ausfallen können und ggf. eine Einzelfaktoranalyse (Faktor II: Vitamin-K-abhängig, Faktor V: Vitamin-K-unabhängig) vorgenommen werden sollte. Die Diagnostik der Ursache der Cholestase richtet sich nach den in ➤ Tab. 16.13 genannten spezifischen Erkrankungen. Das Ergebnis des Neugeborenenscreenings sollte aktiv überprüft werden. Die genetischen Ursachen einer neonatalen Cholestase sind einer molekulargenetischen Diagnostik zugänglich (Mutationsscreening mittels MGP-Sequenzierung).

Differenzialdiagnosen ➤ Tab. 16.13.

Therapie Die Therapie richtet sich spezifisch nach der Grunderkrankung. Zusätzlich wird Ursodesoxycholsäure (15–20 mg/kg KG) gegeben; sie wirkt choleretisch, tauscht den körpereigenen toxischen Gallesäurepool aus und ist hepatoprotektiv. Die fettlöslichen Vitamine müssen ggf. substituiert werden. Wegen der Fettmalabsorption ist eine mit mittelkettigen Triglyzeriden (MCTs) angereicherte Ernährung zu empfehlen. MCTs werden ohne Gallensäureemulgation direkt über das portale Blut aufgenommen. Der manchmal hartnäckige Juckreiz bei einer anhaltenden Cholestase kann mit Phenobarbital,

Tab. 16.13 Ursachen der neonatalen Cholestase*

Infektionen	**Sepsis, HWI,** Syphilis, Listeriose, Tuberkulose, Toxoplasmose, Röteln, **CMV,** Herpes simplex, Enteroviren, Adenoviren, VZV, **HIV,** EBV, Parvovirus B19, Paramyxoviren, Reoviren 3, (Hepatitis A, B, C)
Gallenwegsanomalien	**Gallengangsatresie, Choledochuszyste, kongenitale Leberfibrose/Caroli-Syndrom, Syndrom der eingedickten Galle,** Gallensteine, spontane Gallenwegsperforation, neonatale sklerosierende Cholangitis
Stoffwechselerkrankungen, Erbleiden	**⊠$_1$-Antitrypsin-Mangel, Alagille-Syndrom, progressive familiäre intrahepatische Cholestase, Galaktosämie, Tyrosinämie Typ I,** Nieman-Pick Typ C, Morbus Gaucher, Wolman-Erkrankung, Zellweger-Syndrom, **zystische Fibrose,** CDG-Syndrom, Dubin-Johnson-Syndrom, Rotor-Syndrom, Gallensäurestoffwechselstörungen, Aagenaes-Syndrom, Arginasemangel, zerebrotendinöse Xanthomatose, Citrin-Defizienz (Citrullinämie Typ II), Mitochondriopathien, Atmungskettendefekte
Endokrinologische Erkrankungen	Panhypopituitarismus, **Hypothyreose,** Hypoadrenalismus (NNR-Insuffizienz)
Chromosomale Erkrankungen	Trisomie 21, 13, 18, Turner-Syndrom
Vaskuläre Erkrankungen	Budd-Chiari-Syndrom, perinatale Asphyxie, Hämangioendotheliome, Herz-Kreislaufversagen
Toxische Erkrankungen	**Parenterale Ernährung,** Frühgeburtlichkeit, fetales Alkoholsyndrom (FAS) etc.
Verschiedenes	Gestations-Alloimmunlebererkrankung (GALD), **neonatale Hepatitis,** familiäre hämophagozytotische Lymphohistiozytose, ARC-Syndrom (Arthrogryposis, renale tubuläre Erkrankung, Cholestase) etc.

* Die fettgedruckten Erkrankungen gehören zu den häufigeren Ursachen.

ggf. Cholestyramin, Rifampicin, Naloxon, ggf. Antihistaminika und Lokaltherapeutika behandelt werden.

16.7.2 Gallengangsatresie

Definition Die Gallengangsatresie ist durch einen Verschluss der extra-, später auch der intrahepatischen Gallenwege mit zunehmender Fibrosierung der Leber gekennzeichnet. Unbehandelt endet die Erkrankung in der raschen Entwicklung einer Leberzirrhose (im 1. Lebensjahr).

Ätiologie und Pathogenese Grundsätzlich können vier Formen der Gallengangsatresie mit entsprechender prozentualer Verteilung unterschieden werden:

- Typ 1: BASM-Syndrom („biliary atresia splenic malformation syndrome") (ca. 10 %)
- Typ 2: zystische biliäre Atresie (5–10 %)
- Typ 3: CMV-IgM-assoziierte biliäre Atresie (10–20 %)
- Typ 4: isolierte biliäre Atresie (70–80 %)

Die Gallengangsatresie gehört zu den wichtigsten Differenzialdiagnosen einer neonatalen Cholestase (20–40 %; Zahlen variabel, Häufigkeit 1 : 15.000–20.000 Geburten in Europa). Mädchen sind etwas häufiger betroffen. Die Ursache ist vermutlich multifaktoriell, bereits vorgeburtlich beginnend mit einer destruierenden, entzündlichen und obliterierenden extrahepatischen Cholangiopathie als gemeinsamem Endpunkt. Verschiedene hepatotrope Viren (z. B. Reoviren, Rotaviren, CMV, EBV, Parvovirus B19) sind verantwortlich gemacht worden, die aber nicht immer nachgewiesen wurden. Wahrscheinlich wird über ein noch unbekanntes Antigen eine zytotoxische T-Zell-Reaktion aktiviert, die zu einer zunehmenden Fibrosierung der Gallenwege führt.

Beim Typ 1 (BASM) sind assoziierte anatomische Fehlbildungen/Varianten im abdominalen Bereich beschrieben. Die Ursache bei diesen Formen ist unbekannt; bei Kindern mit Variationen wie Polysplenie, Situs inversus oder anderen Lageanomalien im Abdomen wird eine gestörte Differenzierung der Duktalplatte in der Embryonalzeit angenommen. Hierbei handelt es sich meist um weibliche Neugeborene, und es sind Assoziationen zu einem maternalen Diabetes beschrieben.

Symptome Die Kinder fallen durch einen Icterus prolongatus mit direkter Hyperbilirubinämie und entfärbten Stühlen auf. Die Symptome entsprechen denen einer neonatalen Cholestase.

Diagnose In der Initialdiagnostik zeigt die Sonografie meist eine rudimentäre Gallenblase und oft, aber nicht obligat ein echoreiches Band kranial der Pfortadergabel („triangular cord sign"). Zusätzliche sonografische Parameter wie die Darstellung des subkapsulären hepatischen Flows in der Farbdopplersonografie als Resultat der hepatischen Arteriopathie und Fibrose oder das „Porta hepatis microcyst"-Zeichen (Mikrozysten < 5 mm Durchmesser) können vorliegen. Bei einer Atresie des Ductus hepaticus kann die Gallenblase nahezu normal angelegt sein mit postprandialer Entleerung, sodass ein entsprechender Befund eine Gallengangsatresie nicht ausschließt. Mit einer hepatobiliären Sequenzszintigrafie (HBSS) mit Imidodiacetat-Tracern kann die fehlende Ausscheidung des Tracers in den Darm und damit eine Unterbrechung des enterohepatischen Kreislaufs belegt werden. Die szintigrafische Diagnostik verliert allerdings zunehmend an Bedeutung.

Typischerweise zeigt die Leberbiopsie Gallepfröpfe in Gallengängen, ein portales Stromaödem, eine fehlende Gallengangshypoplasie und fehlende bzw. wenige Riesenzellformationen. Letztlich beweist eine Cholangiografie die Verdachtsdiagnose. Diese wird entweder im Rahmen einer Laparotomie durchgeführt, bei der sich dann auch die Therapie in Form einer chirurgischen Gallenwegsrekonstruktion (Hepatoportoenterostomie nach Kasai) anschließt, oder erfolgt an einem Zentrum mit Erfahrung in der Säuglingsendoskopie mittels endoskopischer retrograder Cholangiografie (ERC). Die Diagnose muss vor Ablauf der 6. Lebenswoche gestellt werden; danach sinken die Erfolgschancen der chirurgischen Therapie signifikant.

MERKE
Eine Gallengangsatresie muss innerhalb der ersten 6 Lebenswochen erkannt werden! Später sind die Erfolgsaussichten einer Portoenterostomie deutlich schlechter.

Differenzialdiagnosen ➤ Tab. 16.13.

Therapie Bei der Hepatoportoenterostomie nach Kasai werden zunächst die verbleibenden extrahepatischen Gallenwegsreste reseziert. Die Narbenplatte der Leberpforte wird exzidiert, um möglichst viele kleinlumige Gallenwege offenzulegen. Die Leberpforte mit den offenen Gallenwegen wird dann mit einer nach Roux-Y hochgezogenen Darmschlinge anastomosiert. Die Galle wird somit in den oberen Dünndarmbereich abgeleitet. Der Erfolg der Kasai-Operation ist vom Fortschreiten der Erkrankung abhängig, weshalb sie möglichst vor der 6. Lebenswoche durchgeführt werden sollte. Die unspezifische Therapie entspricht der der neonatalen Cholestase (➤ Kap. 16.7.1). Obwohl bei den meisten Kindern bei rechtzeitiger Operation ein Gallefluss induziert werden kann, entwickelt sich im Langzeitverlauf meist doch eine Leberzirrhose, sodass die große Mehrzahl der Kinder mit Gallengangsatresie einer Lebertransplantation zugeführt werden muss.

16.7.3 Familiäre intrahepatische Cholestasesyndrome

Alagille-Syndrom

Das Alagille-Syndrom ist eine syndromale Erkrankung mit charakteristischer Fazies (breite Stirn, tiefliegende Augen, Hypertelorismus, schmales Kinn; ➤ Abb. 16.12), intrahepatischer Gallengangshypoplasie und häufig assoziierten Fehlbildungen wie periphere Pulmonalstenose, Embryotoxon posterior am Auge (prominente Schwalbe-Linie am anterioren Kammerwinkel) und Schmetterlingswirbel. Oft entwickelt sich im Verlauf eine Gedeihstörung.

Die Häufigkeit liegt bei 1 : 70.000 Geburten, der Defekt betrifft das *JAG1*-Gen (Chromosom 20 p12), seltener das *NOTCH2*-Gen. Die Erkrankung wird autosomal-dominant mit variabler Expression, aber kompletter Penetranz vererbt. Der Anteil spontaner De-novo-Mutationen wird auf ca. 50 % geschätzt. Das *JAG1*-Gen kodiert für das Protein Jagged 1, das als Ligand für das transmembranäre Rezeptorprotein Notch 1 fungiert. NOTCH 2 ist in vielen Geweben exprimiert, die neben den o. g. auch beim Alagille-Syndrom betroffen sein können (Nephropathie, Vaskulopathien, ggf. mentale Entwicklungsretardierung).

Die Cholestase kann sehr ausgeprägt sein und mit erheblichem Juckreiz einhergehen. Die Diagnose erfolgt aufgrund der Klinik und kann durch den Befund der Gallengangshypoplasie in der Leberbiopsie gestützt werden. Bei unter 6 Monate alten Kindern ist diese typische Histologie möglicherweise noch nicht nachweisbar. Bei passender Klinik sollte zur Sicherung der Diagnose daher eine molekulargenetische Diagnostik erfolgen. Die Prognose ist durch eine Mortalität von 20–30 % beeinträchtigt. Todesursache sind kardiovaskuläre Probleme oder eine fortschreitende Lebererkrankung.

Der häufig quälende Juckreiz kann medikamentös oder mit einer partiellen externen biliären Ableitungsoperation (s. u.) behandelt werden. Als Ultima Ratio ist auch eine Lebertransplantation möglich, wobei die Komorbiditäten sorgfältig abgewogen werden müssen.

Familiäre intrahepatische Cholestase

Die Gruppe der progressiven familiären intrahepatischen Cholestasen (PFIC) umfasst genetische Erkrankungen, die durch einen beeinträchtigten Transport von Gallebestandteilen in die Gallenkanalikuli der Leber charakterisiert sind. Das Protein „bile salt excretory pump" (BSEP) transportiert monovalente Gallensäuren. Phospholipide werden durch das MDR3-P-Glykoprotein und das FIC-1-Protein zwischen den Anteilen der kanalikulären Membran transportiert. Defekte in den *FIC-1-*, *BSEP-* und *MDR3*-Genen sind für klinisch unterschiedliche Formen der PFIC verantwortlich.

Der z. T. ausgeprägte Juckreiz ist medikamentös und/oder mit einer partiellen externen biliären Ableitungsoperation behandelbar (s. u.).

Einteilung

- **PFIC Typ 1:** Dieser Typ ist durch eine initial episodische, später kontinuierliche Cholestase gekennzeichnet. Die Patienten fallen meist vor dem 1. Lebensjahr auf (Manifestationsalter ca. 2 Monate), sind kleinwüchsig, leiden unter Juckreiz und können

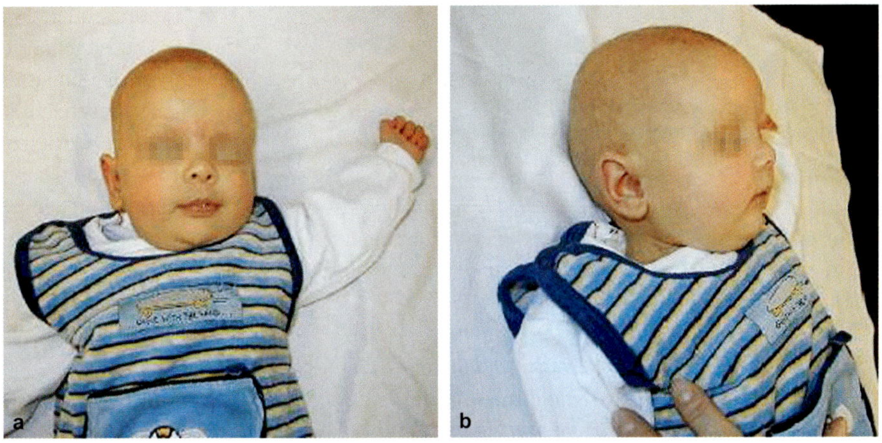

Abb. 16.12 Säugling mit Alagille-Syndrom (Balkonstirn, breiter Nasensteg, gerade Nase, spitzes Kinn) [R232]

schwere, kaum beeinflussbare Diarrhöen aufweisen. Typisch ist eine normale Serumaktivität der GGT bei gleichzeitiger Erhöhung anderer Cholestaseparameter wie z. B. der Gallensäurekonzentration im Serum. Die Natriumkonzentration im Schweißtest kann erhöht sein. Der Defekt liegt auf Chromosom 18 im Bereich q21-q22 (FIC-1-Locus; „familial intrahepatic cholestasis").

- **PFIC Typ 2 (BSEP-Defizienz):** Typ 2 basiert auf Mutationen auf Chromosom 2q24. Das Gen kodiert für das BSEP-Protein. Der klinische Verlauf kann unterschiedlich sein. In der Regel manifestiert sich eine progressive Cholestase bereits in der Neonatalperiode. Die GGT ist wie bei Typ 1 niedrig. Auch die Klinik entspricht dem Typ 1; extrahepatische Manifestationen sind selten. Die Prognose ist schlecht, meist entwickelt sich im 2. Lebensjahrzehnt eine Leberzirrhose.
- **PFIC Typ 3 (MDR3-Defizienz):** Typ 3 ist durch Mutationen des *MDR3*-Gens („multidrug resistance protein") auf Chromosom 7q21 bedingt. Die unzureichende Expression des Proteins an der kanalikulären Membran führt zu einem Mangel an Phospholipiden der Galle mit der Folge einer Cholangitis. Die Klinik ist abhängig von der Mutation, die Patienten werden oft später symptomatisch, vorwiegend mit einer portalen Hypertension. Kleinwuchs und Juckreiz sind im Vergleich zu den anderen Typen weniger schwer ausgeprägt.
- **Benigne rekurrierende intrahepatische Cholestase (BRIC):** Dieser Erkrankung liegen ebenfalls wie beim Typ 1 Mutationen im *FIC1*-Gen zugrunde. Die Cholestase verläuft episodisch mit Phasen von schwerem Pruritus, Steatorrhö und ggf. Gewichtsverlust, ohne allerdings bleibende Schäden zu hinterlassen.
- **Gallensäuresynthesedefekte (PFIC 4), Gallensäurekonjugationsdefekte:** Gallensäuresynthesedefekte können phänotypisch der PFIC 2 ähneln. Defekte der 3β-Hydroxy-C27-steroid-Dehydrogenase/-Isomerase, der Δ4–3-Oxosteroid-5β-Reduktase, der 3β-Δ5-C27-Hydroxysteroid-Oxidoreduktase sowie Mutationen des 24,25-Dihydroxycholanoic-Cleavage-Enzyms verursachen ein Bild von neonataler Cholestase mit progressivem Ikterus, erhöhten Transaminasen und konjugierter Hyperbilirubinämie. Charakteristisch ist bei diesen Cholestaseformen die meist normale Aktivität der GGT. Die unzureichende Gallesynthese führt zu einer Anhäufung toxischer Metaboliten. Die Diagnose wird mittels Fast-Atom-Bombardment-Massenspektrometrie (FABMS) gestellt. Die Therapie erfolgt mit Ursodesoxycholsäure (UDCA).

MERKE

Ein ausgeprägter Juckreiz bei einer cholestatischen Grunderkrankung kann auf eine Erkrankung aus der Gruppe der familiären Cholestasen hinweisen. Eine niedrige GGT bei Cholestase ist ein starker Hinweis auf PFIC I oder II.

Differenzialdiagnosen Die Differenzierung der unterschiedlichen Formen der familiären Cholestasen ist durch die in ➤ Tab. 16.14 aufgeführte Diagnostik möglich.

Therapie der PFIC und des Alagille-Syndroms Die Progression der Erkrankung wie auch die Klinik mit dem hartnäckigen Juckreiz können mit einer partiellen externen Galleableitung bei Patienten mit Alagille-Syndrom und PFIC1 oder PFIC 2 aufgehalten bzw. deutlich gebessert werden. Bei der Operation wird ein ca. 15 cm langes Jejunumstück zwischen Gallenblasendach und einem externen Stoma auf der Bauchdecke anastomosiert. Die Galle wird partiell nach außen abgeleitet, kann nicht mehr am enterohepatischen Kreislauf teilnehmen und somit auch ihre toxische Wirkung nicht entfalten. Bei allerdings fortgeschrittener Lebererkrankung mit zirrhotischem Umbau ist mittel- bis langfristig eine Lebertransplantation nicht zu umgehen.

Eine neue medikamentöse Behandlungsoption bei PFIC ist *Odevixibat,* ein reversibler, selektiver Inhibitor des ilealen Gallensäuretransporters (IBAT), der zu einer Unterbrechung des enterohepatischen Gallensäurekreislaufs führt. In ersten Studien scheint die Therapie ähnlich effektiv zu sein wie die chirurgische externe Galleableitung. Der Einsatz beim Alagille-Syndrom, der Gallengangsatresie oder der primär biliären Zirrhose wird geprüft.

Tab. 16.14 Differenzialdiagnose der familiären Cholestasesyndrome

Alagille-Syndrom	GGT ↑↑, Gallensäuren ↑↑, Cholesterin ↑↑, typische Facies
PFIC ½	GGT normal, Gallensäuren ↑↑, Cholesterin normal
PFIC 3	GGT ↑↑, Gallensäuren ↑↑, Cholesterin ↑↑
PFIC 4 (Gallesynthesedefekte)	GGT normal, Gallensäuren normal bis ↓, Cholesterin normal

16.7.4 Neonatale Hepatitis und kongenitale Infektionen

Kongenitale Infektionen mit Bakterien, Viren, selten auch Pilzen können zu einer Hepatitis führen. Die Cholestase ist oft nur ein Begleitsymptom. Die Diagnostik ist entsprechend ➤ Tab. 16.13 zu führen. Bakterielle und Pilzinfektionen müssen spezifisch behandelt werden. Nur für wenige Virusinfektionen ist eine effektive antivirale Therapie verfügbar.

Die meisten Cholestaseformen im Neugeborenenalter können durch verbesserte diagnostische Verfahren geklärt werden. Häufig liegen ihnen genetische Ursachen zugrunde, die mittels Next Generation Sequencing (NGS) diagnostiziert werden können.

Die auch damit nicht zu klärenden Cholestaseformen bezeichnet man als idiopathische neonatale Hepatitis. Histologisch findet man eine Riesenzellbildung ohne wesentliche portale Fibrose. Bei den meisten der betroffenen Kinder ist die Prognose gut.

Bei Frühgeborenen, insbesondere nach kompliziertem neonatalem Verlauf mit Sepsis, Antibiotikatherapie und parenteraler Ernährung, ist eine passagere Cholestase nicht selten (**Frühgeborenencholestase**). Die Ursachen sind multifaktoriell. Mit zunehmendem Alter und Wegfall der einzelnen Teilursachen verschwindet die Cholestase in aller Regel. Letztlich stellt diese Form eine Ausschlussdiagnose dar.

16.7.5 Stoffwechselerkrankungen der Leber

α_1-Antitrypsin-Mangel

Definition Ein **α_1-Antitrypsin-Mangel** ist eine Erkrankung, bei der pathologische Phänotypen des α_1-Antitrypsin-Proteins in der Leber synthetisiert werden. Durch unterschiedliche Mutationen des α_1-AT-Gens (Chromosom 14q.31-32.1) wird in den Hepatozyten nicht sekretionsfähiges α_1-AT gebildet, z. T. abgebaut, zum großen Teil aber in der Leber gespeichert. Die Erkrankung wird autosomal-kodominant vererbt. α_1-AT ist ein Inhibitor der Serinproteasen, insbesondere der Elastase der neutrophilen Leukozyten. Bei verringerter Aktivität im Serum kommt es zur Destruktion der elastischen Fasern in den Alveolen und zu einem progressiven Lungenemphysem. Im Kindesalter kann die Akkumulation des mutierten Proteins in der Leber Zellschäden auslösen, die zu Lebererkrankungen und bei einigen letztlich zur Ausbildung einer Leberzirrhose führen.

Ätiologie und Pathogenese Entsprechend ihrer Wanderung bei isoelektrischer Fokussierung werden die allelen Varianten des α_1-AT als Proteinase-Inhibitor(Pi)-Phänotypen klassifiziert. Die dominierende Isoform ist der normale Phänotyp M; daneben gibt es die Mangelvarianten S und Z sowie eine 0-Variante. Beim Phänotyp MM sind die α_1-AT-Konzentrationen im Serum normal, bei den Phänotypen MZ, SS auf etwa 60 %, bei ZZ auf 15 % vermindert, bei 00 ist kein α_1-AT im Serum nachweisbar. Die Prävalenz der homozygoten Form (PiZZ) liegt bei ca. 1 : 1.500.

Bei fehlender Hemmung der Neutrophilenelastase kommt es durch die Destruktion der elastischen Fasern in den Alveolen zu einem progressiven Lungenemphysem im jungen Erwachsenenalter. Zigarettenrauch oder andere inhalative Umweltfaktoren verstärken über vermehrte Leukozytenrekrutierung im unteren Respirationstrakt die Symptomatik. Eine ausreichende Schutzwirkung des α_1-AT liegt bei etwa 35 % des normalen Plasmaspiegels (bei ca. 70–80 mg/dl). Destruktive Lungenerkrankungen finden sich sehr häufig bei den Phänotypen Pi0 und PiZZ, weniger häufig bei PiSZ.

Der Mechanismus der Leberzellschädigung bei Kindern wird über eine Akkumulation von α_1-AT-Proteinaggregaten im endoplasmatischen Retikulum der Hepatozyten erklärt. Dazu kommt es allerdings nur bei 6–15 % der PiZZ-Träger.

Symptome Das häufigste Symptom im Kindesalter ist die neonatale Cholestase. Die Prävalenz liegt bei 1 : 2.500, 20 % dieser Kinder hat einen PiZZ-Phänotyp. Die sich langsam entwickelnde Leberzirrhose kann aber auch im späteren Alter klinisch manifest werden (➤ Abb. 16.13). Das klinische Bild hängt ab vom Ausmaß des zirrhotischen Umbaus und der Einschränkung der Leberfunktion, d. h. Ikterus, Blutungsneigung, Aszites, portale Hypertension, hepatische Enzephalopathie bis zum terminalen Organversagen.

In einer großen schwedischen Studie zeigten im 1. Lebensjahr ca. 11 % der Kinder mit einem PiZZ-Phänotyp eine neonatale Cholestase und 6 % klinische Zeichen einer Lebererkrankung. Auch bei den klinisch unauffälligen Patienten waren in den ersten Lebensmonaten die Transaminasen bei bis zu 47 % erhöht. Im Laufe einer bis 18-jährigen Beobachtung verstarben vier der Kinder an Leberzirrhose oder -fibrose. Im 18. Lebensjahr fanden sich nur noch bei 10 % pathologische Transaminasen. Von den heterozygoten Kindern (PiSZ) hatten anfangs 23 % erhöhte der ALT- und/oder GGT-Aktivitäten, im Alter von 18 Jahren noch 10 %.

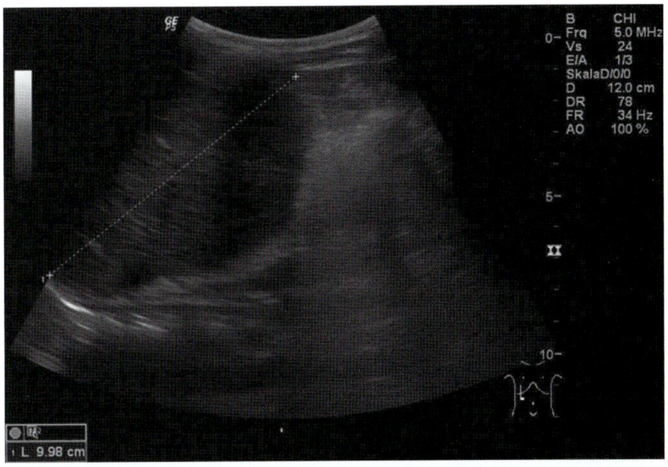

Abb. 16.13 Sonografie einer Leberzirrhose, unruhige Kontur, abgerundeter Unterrand [P518]

Diagnose Die Diagnose erfolgt durch die quantitative Bestimmung des α_1-AT im Serum. Als Akute-Phase-Protein kann allerdings die Syntheserate unter Stressbedingungen (Neonatalzeit) gesteigert sein, sodass eine im unteren Normbereich liegende Konzentration phänotypisiert (isoelektrische Fokussierung) bzw. genotypisiert (Restriktionsanalysen) werden sollte, um auch Heterozygote zu diagnostizieren. In der Leberbiopsie finden sich meist PAS-positive hepatozelluläre Einschlusskörperchen, die immunhistochemisch α_1-AT-Ablagerungen entsprechen.

Differenzialdiagnosen Differenzialdiagnostisch sind alle Ursachen einer neonatalen Cholestase zu erwägen (➤ Tab. 16.13). Auch im späteren Lebensalter kann die Erkrankung auffallen (DD ➤ Tab. 16.15).

Therapie Eine spezifische Standard-Therapie des α_1-AT-Mangels steht aktuell noch nicht zur Verfügung. Sonst gelten die Therapieprinzipien wie bei allen cholestatischen Erkrankungen. Es muss auf eine kalorisch ausreichende Ernährung geachtet werden, die fettlöslichen Vitamine müssen ggf. substituiert werden. Eine Behandlung mit Ursodesoxycholsäure kann eingeleitet werden, einen Beweis für deren langfristige Wirksamkeit gibt es allerdings nicht. Bei fortgeschrittener Zirrhose ist eine Lebertransplantation indiziert; der Stoffwechseldefekt ist damit geheilt.

Störungen des Kohlenhydratstoffwechsels

➤ Kap. 7.4.

Tab. 16.15 Ursachen einer Hepatopathie im Klein-, Schulkind- und Jugendalter

Infektiöse Hepatitis	Virusinfektionen: Hepatitis A, B, C, D, E, hepatotrope Viren (z. B. EBV, CMV, HSV, VZ, Adeno-, Entero-, Rötelnviren)
	Bakterielle, parasitäre Infektionen: Brucellose, Leptospirose, Q-Fieber, Amöbiasis, Echinokokkose, Toxoplasmose, Schistosomiasis
Gallenwegserkrankungen	Choledocholithiasis
Autoimmunerkrankungen der Leber	Autoimmunhepatitis (AIH), primär sklerosierende Cholangitis (PSC), primär biliäre Zirrhose (PBC)
Nichtalkoholische Steatosis hepatis (NASH)	
Stoffwechselerkrankungen	➤ Tab. 16.13 (Ursachen der neonatalen Cholestase)
	Morbus Wilson
	Hereditäre Hämochromatose
	Porphyrien (akute hepatische Porphyrie, chronische hepatische Porphyrie, erythropoetische Porphyrie)
Medikamente	Anästhetika, Hypnotika, Sedativa, Anxiolytika, Neuroleptika, Antidepressiva, Antiepileptika, Analgetika, NSAR, Antibiotika, Tuberkulostatika, Antimykotika
Toxine	German/Indian Childhood Disease (exogene Kupferintoxikation), Knollenblätterpilz, Organophosphate, Alkohol
Perfusionsschäden	Budd-Chiari-Syndrom, „veno-occlusive disease", Hypotension/Hypoxie/Schock
Begleithepatopathie bei Systemerkrankungen	Sepsis, Diabetes mellitus, Kawasaki-Syndrom, CED
Lebertumoren	Benigne Raumforderungen, hepatozelluläre Karzinome, maligne mesenchymale Tumore

Morbus Wilson

Definition Der Morbus Wilson geht mit einer pathologischen Speicherung von Kupfer in Leber, ZNS (inkl. Augen), Nieren, Blut und anderen Organen einher.

Synonyme Hepatolentikuläre Degeneration (Leber- und Augenbeteiligung), Pseudosklerose (an MS erinnerndes klinisches Bild) und Kupferspeicherkrankheit.

Ätiologie und Pathogenese Ursächlich sind Mutationen des auf Chromosom 13 (13q.14.3-q.21.1) lokalisierten Gens *ATB7B*, das für eine kupferbindende ATPase kodiert. Zurzeit sind mehr als 700 verschiedene Mutationen bekannt. Die Krankheitshäufigkeit beträgt etwa 1 : 30.000, die Heterozygotenfrequenz liegt bei 1 : 180. In Deutschland haben ca. 40 % der Patienten die Mutation H1069Q.

Nahrungskupfer gelangt nach enteraler Aufnahme mit dem Pfortaderblut in die Leber und wird dort in Coeruloplasmin eingebaut oder an Metallothionin gebunden. Rund 80 % des Kupfers wird über die Galle ausgeschieden, nur ein kleinerer Teil wird an Coeruloplasmin gebunden in das Plasma sezerniert. Die Sekretion in Galle und Plasma wird von der kupferbindenden ATPase reguliert und ist von der Kupferbeladung der Hepatozyten abhängig. Durch den Defekt der ATPase sind die biliäre Sekretion und die Sekretion in das Plasma gestört. Die erhöhte Kupferbeladung der Hepatozyten ist hepatotoxisch. Eine weitere Folge ist die über einen Rückkopplungsmechanismus ausgelöste verminderte Syntheserate des Kupfertransportproteins Coeruloplasmin. Kupfer wird im Blut vermehrt an Albumin und Aminosäuren gebunden transportiert, ist leichter dissoziierbar und wird in andere Organe eingelagert und vermehrt im Urin ausgeschieden. Die Kupferspeicherung beginnt bereits nach der Geburt.

Symptome Die Hepatopathie entwickelt sich meist schleichend. In seltenen Fällen kann die Erstmanifestation als akutes Leberversagen (häufig mit Hämolyse) verlaufen. Eine leichte Hämolyse kann auch bei den chronischen Verlaufsformen auftreten. Bei Adoleszenten ab dem 15. Lebensjahr ist die neurologische Beteiligung im Rahmen der Kupferspeicherung des ZNS (Stammganglien, Hirnstamm, Kleinhirn) häufig klinisch führend. Dementsprechend sieht man extrapyramidale Bewegungsstörungen, Koordinationsstörungen, Ruhe- und Intentionstremor, Dysarthrie, Dysphagie, Hypersalivation und Maskengesicht. Dazu kommen zerebelläre Bewegungsstörungen. Als sichtbares Zeichen der ZNS-Beteiligung kann man die Kupferablagerungen in der Kornea bei 90 % der betroffenen Patienten als Kaiser-Fleischer-Kornealring (ggf. Spaltlampenuntersuchung) erkennen. Auch psychiatrische Symptome sind bekannt. Seltenere Organmanifestationen betreffen die Nieren (Kupferablagerungen im proximalen Tubulus) mit Aminoazidurie, Glukosurie, Hyperphosphaturie und Hyperkalziurie. Da die Glomeruli nicht betroffen sind, sind die harnpflichtigen Substanzen nicht erhöht. Folge des Tubulusschadens können Skelettmanifestationen mit Demineralisation der Knochen sein. Selten sind Herzrhythmusstörungen und eine Kardiomyopathie.

MERKE

Bei Jugendlichen mit Morbus Wilson steht die neurologische Manifestation häufig im Vordergrund.

Diagnose Die Diagnose beruht auf den in ➤ Tab. 16.16 genannten Kriterien. Ergänzend kann noch die Kupferausscheidung im Urin unter D-Penicillamin-Belastung (450 mg oral zu Beginn, 450 mg nach 12 h während der 24-h-Sammelperiode) getestet werden, bei typischen Befunden beträgt sie > 1.600 µg/24 h (> 25 µmol/24 h). Sensitivität und Spezifität des D-Penicillamin-Belastungstests sind allerdings nicht hoch. Meist muss eine Leberbiopsie mit Bestimmung des Kupfergehalts durchgeführt werden. In Europa ist die häufigste Mutation H1069G, in Asien R778L.

Differenzialdiagnose Die Differenzialdiagnose umfasst die in ➤ Tab. 16.15 genannten Erkrankungen. Ferner sind auch neurologische Differenzialdiagnosen wie z. B. die Multiple Sklerose (MS) zu berücksichtigen.

Tab. 16.16 Charakteristische Laborbefunde bei Morbus Wilson

Parameter	Normal	Heterozygotie	Symptomatischer Morbus Wilson
Coeruloplasmin im Serum (mg/dl)	20–35	0–35	0–10 (20 % haben normale Befunde)
Kupfer im Urin (µg/24 h)	20–50	20–75	> 100
Kupfergehalt der Leber (µg/g Trockengewicht)	20–50	20–150	> 200
Einbau von 64Cu in Coeruloplasmin nach 24 h (Quotient 24 h/Ausgangswert)	0,6–1,3	0,3–1,2	0,1–0,5

Therapie Mittels Chelatbildnern ist es möglich, Kupfer aus dem Organismus zu eliminieren und eine vermehrte Speicherung zu verhindern. Die Therapie muss lebenslang durchgeführt werden. Mittel der 1. Wahl ist D-Penicillaminhydrochlorid, das initial einschleichend, nach kurzer Zeit aber hoch dosiert (4 × 300–600 mg/Tag, Kinder 20–30 mg/kg KG/Tag) 30 min vor den Mahlzeiten oral zu nehmen ist. Die Steuerung der Dosierung erfolgt über die Messung der Kupferurinausscheidung; sie sollte in den ersten Monaten > 1.000 µmol/24 h liegen. Als Nebenwirkungen sind aplastische Anämien, Nephrosen, Autoimmunerkrankungen und Geschmacksstörungen beschrieben. Eine Alternative mit geringerer Wirkung, aber auch günstigerem Nebenwirkungsprofil stellt der Chelatbildner Triethylentetraminhydrochlorid (Trien, 3 × 250–750 mg/Tag p. o.) dar. In der Langzeittherapie nach initialer Kupferentspeicherung kann die Therapie mit Zinkacetat fortgeführt werden (3 × 50–100 mg/Tag p. o.). Zink induziert in den Enterozyten die Synthese des kupferbindenden Metallothionins. Im fortgeschrittenen Stadium einer Leberzirrhose oder bei einem ALV ist eine Lebertransplantation indiziert.

Exogene Kupferintoxikation

Bei Säuglingen, die einer hohen exogenen Kupferbelastung ausgesetzt sind, kann es zur Entwicklung einer Hepatopathie bis hin zur Leberzirrhose kommen. Das typische Szenario ist eine Wasserversorgung über einen hauseigenen Brunnen und die Ernährung der Säuglinge mit Milchformula, die mit dem in der Nacht in Kupferleitungen stehendem Wasser zubereitet wurden. Bei saurem pH-Wert kann über Nacht eine signifikante Menge an Kupferionen aus den Rohren gelöst werden, was letztlich zur Hepatopathie führt. Ein möglicherweise zusätzlicher genetischer Defekt des Kupferstoffwechsels wird angenommen. Die Anamnese sollte daher bei allen frühkindlichen Leberschäden auch die Frage nach der hauseigenen Wasserversorgung einschließen. Gemäß den Prinzipien beim Morbus Wilson erfolgt die Therapie mit einem kupferbindenden Chelatbildner. Das Krankheitsbild entspricht der in Indien vorkommenden „Indian childhood cirrhosis“, die ebenfalls auf eine Kupferintoxikation zurückzuführen ist.

Primäre (hereditäre) Hämochromatose

Definition Bei der primären (hereditären) Hämochromatose (autosomal-rezessiv) ist die intestinale Eisenaufnahme stark erhöht und führt zu einer zunehmenden Eisenüberladung parenchymatöser Organe, insbesondere von Leber, Pankreas, Herz, Gelenken und Hypophyse. Die Eisenspeicherung entwickelt sich über Jahre bis Jahrzehnte, sodass die klinische Manifestation meist erst im Erwachsenenalter erfolgt, allerdings auch bei Adoleszenten möglich ist. Die Erkrankung kommt mit einer Homozygotenprävalenz von 1 : 150–400 häufig vor.

Ätiologie und Pathogenese Ursache der Hämochromatose sind Mutationen des auf Chromosom 6 lokalisierten *HFE*-Gens. Die häufigste Mutation ist ein Austausch von Cystein durch Tyrosin an Position 282 (C282Y). Allerdings entwickelt nicht jedes Individuum mit einer homozygoten C282Y-Mutation eine Hämochromatose. Das Hämochromatose-Gen-Produkt HFE bildet zusammen mit dem Transferrinrezeptor TFR und β_2-Mikroglobulin den „Eisensensor“ der Enterozyten. Eine Fehlfunktion führt zu einer unkontrollierten Induktion der Eisentransportproteine von Enterozyten mit der Folge einer 2- bis 4-fach höheren Eisenaufnahme. Die Eisenspeicherung erfolgt in den Hepatozyten und führt dort über die Induktion von freien Radikalen zu einer Gewebsschädigung mit Fibrose und letztlich Zirrhose. In anderen Organen (Pankreas, Herz, Gelenke, Hypophyse) kann die Eisenspeicherung ebenfalls zu einer Funktionseinschränkung führen.

Symptome Die Symptome entsprechen den Funktionsbeeinträchtigungen der betroffenen Organe: Leberfibrose/-zirrhose, pathologische Glukosetoleranz bis zum Diabetes mellitus, dilatative Kardiomyopathie mit Rhythmusstörungen, Gelenkschmerzen, Hodenatrophie und Störungen der endokrinen Funktion der hypothalamisch-hypophysären Achse. Aufgrund einer höheren Melatoninsynthese kommt es zu einer Hautpigmentierung an belichteten Hautarealen. Die klassische Trias Hepatomegalie, Diabetes und Hyperpigmentierung wird allerdings nur bei ca. 8 % der Patienten beobachtet. Der klinische Verlauf kann sehr variabel sein.

Diagnose Die Diagnose wird laborchemisch gestellt. Die typische Konstellation ist ein Ferritin > 300 µg/l bei Männern bzw. 200 µg/l bei Frauen (Referenzbereich 30–200 µg/l), eine Transferrinsättigung von > 45 % (Referenzbereich 15–40 %) und ein Serum-Eisen von meist > 30 mmol/l (Referenzbereich 11–36 mmol/l).

Die HFE-Mutation kann durch Genotypisierung diagnostiziert werden. Bei hohem Ferritin (> 1.000 µg/l) und klinischen bzw. laborchemischen Zeichen einer Lebererkrankung sollte der Eisengehalt der

Leber mittels Leberbiopsie bestimmt werden. Er liegt bei der Hämochromatose meist zwischen 2 und 30 mg/g Lebertrockengewicht (Referenzbereich < 1 mg/g). Alternativ kann die Eisenspeicherung der Leber auch mittels MRT abgeschätzt werden. Eine Möglichkeit, die intestinale Eisenabsorption direkt zu messen, ist die Verabreichung von radioaktiv markiertem Eisen (^{59}Fe).

Differenzialdiagnose Differenzialdiagnostisch sind im Adoleszentenalter prinzipiell alle in ➢ Tab. 16.15 genannten Lebererkrankungen zu bedenken. Zusätzlich kommen sekundäre Hämochromatosen in Betracht, z. B. bei Störungen der Hämatopoese, die mit ineffektiver oder hypoplastischer Erythropoese einhergehen (z. B. Thalassaemia major, sideroachrestische Anämie; ➢ Kap. 17.4.2). Eine alimentäre Eisenüberladung ist eher selten.

16

Therapie Durch regelmäßige Aderlässe können die Eisendepots des Körpers entspeichert werden. Als Maß der Eisenüberladung gilt der Ferritinspiegel, der unter Therapie < 50 µg/l betragen sollte und etwa alle 3 Monate überprüft werden muss. Die Therapie mit Chelatoren wie Deferoxamin ist weniger effektiv und wird meist nur bei sekundären Hämochromatosen eingesetzt oder wenn unter der Aderlasstherapie eine Anämie auftritt. Im Endstadium einer Leberzirrhose kann eine Lebertransplantation indiziert sein, die den Stoffwechsel aber anders als z. B. bei einem α_1-AT-Mangel nicht korrigiert.

Gestations-Alloimmunlebererkrankung

Definition Eine Gestations-Alloimmunlebererkrankung ist eine teils sehr schwer verlaufende neonatale Lebererkrankung mit einer Eisenspeicherung, deren Muster an das einer hereditären Hämochromatose erinnert. Eine ältere Bezeichnung ist daher auch „neonatale Hämochromatose". Die Erkrankung ist insgesamt selten, aber der häufigste Grund eines ALV im Neugeborenen- und frühen Säuglingsalter.

Ätiologie und Pathogenese Die Kinder werden bereits mit schweren Leberschäden bis hin zur Leberzirrhose geboren, sodass der Beginn der Erkrankung im späten 2. bzw. frühen 3. Trimenon angenommen werden muss. Ursächlich ist eine Alloimmunerkrankung des Feten nach intrauterinem Übertritt mütterlicher Antikörper gegen fetale Hepatozyten. Das pathogenetische Prinzip entspricht dem anderer Hämochromatoseformen mit Eisenspeicherung in verschiedenen Organen, insbesondere der Leber, und entsprechenden Funktionseinschränkungen.

Symptome In der Schwangerschaft liegen häufig ein Oligohydramnion und eine intrauterine Wachstumsretardierung vor. Die reifgeborenen, aber dystrophen Kinder fallen meist kurz nach der Geburt mit den Zeichen des Leberversagens auf.

Diagnose Wegweisend sind z. T. sehr hohe Ferritinkonzentrationen, die in den meisten Fällen > 1.000 µg/l liegen. Die pathologische Eisenspeicherung ist in Speicheldrüsen (Histologie) und Leberbiopsien nachweisbar. In der MRT-Diagnostik sieht man in der T1-Gewichtung ein Lebersignal entsprechend dem Milzsignal, in der T2-Gewichtung ein abgeschwächtes Lebersignal, passend zu einer Siderose.

Differenzialdiagnose Differenzialdiagnostisch müssen andere Ursachen des frühkindlichen ALV ausgeschlossen werden, z. B. Virushepatitiden, Tyrosinämie Typ I, Galaktosämie und Atmungskettendefekte.

Therapie Die Therapie entspricht der supportiven Therapie des ALV. Der Alloimmunprozess kann mit einer Austauschtransfusion und Immunglobulintherapie gestoppt werden.

Hepatische Porphyrien

Definition Porphyrien sind hereditäre Erkrankungen der Hämbiosynthese. Sie stellen eine heterogene Gruppe von Stoffwechselerkrankungen mit unterschiedlicher klinischer Manifestation dar. Man unterscheidet die erythropoetischen von den hepatischen Porphyrien. ➢ Tab. 16.17 differenziert die verschiedenen Formen der hepatischen Porphyrien.

Die Krankheitssymptomatik ist abhängig vom genetischen Enzymdefekt und zusätzlichen Manifestationsfaktoren (häufig Arzneimittel), sodass die Erkrankung zum pharmakogenetischen Formenkreis gerechnet wird. Die chronische hepatische Porphyrie ist in etwa der Hälfte der Fälle genetisch determiniert, braucht aber zusätzlich auch Umweltmanifestationsfaktoren. Bei anderen Fällen der „sporadischen" Form der PCT finden sich keine Mutationen im Uroporphyrinogen-Decarboxylase-Gen, sodass ggf. ein Enzyminhibitor oder ein toxischer Schaden angenommen werden muss.

Tab. 16.17 Hepatische Porphyrien

Hepatische Porphyrie		Genlocus	Vererbung
Akut	Akute hepatische Porphyrie mit Porphobilinogensynthetase-Defekt, DOSS-Porphyrie	9q34	autosomal-rezessiv
	Akute intermittierende Porphyrie (AIP)	11q24	autosomal-dominant
	Porphyria variegata (PV)	1q23	autosomal-dominant
	Hereditäre Koproporphyrie (HKP)	3q12	autosomal-dominant
Chronisch	Porphyria cutanea tarda (PCT)	1q34	autosomal-dominant
	Hepatoerythropoetische Porphyrie (homozygote PCT)	1q34	autosomal-dominant

Ätiologie und Pathogenese

- **Akute hepatische Porphyrien:** Die akuten hepatischen Porphyrien sind als molekulare Dysregulationskrankheiten zu verstehen. Ein Mangel der Enzyme ALS-Dehydratase, Porphobilinogen-Desaminase, Koproporphyrinogen-Oxidase oder Protoporphyrinogen-Oxidase führt zu einer Imbalance der regulatorischen Kontrolle des Regelkreises Hämsynthese/Aminolävulinsäure-Synthetase-Aktivität mit der Folge einer ungeregelten Induktion der ALS-Synthetase (➤ Abb. 16.14). Trotz verminderter Enzymaktivität werden bei dem aufgrund der

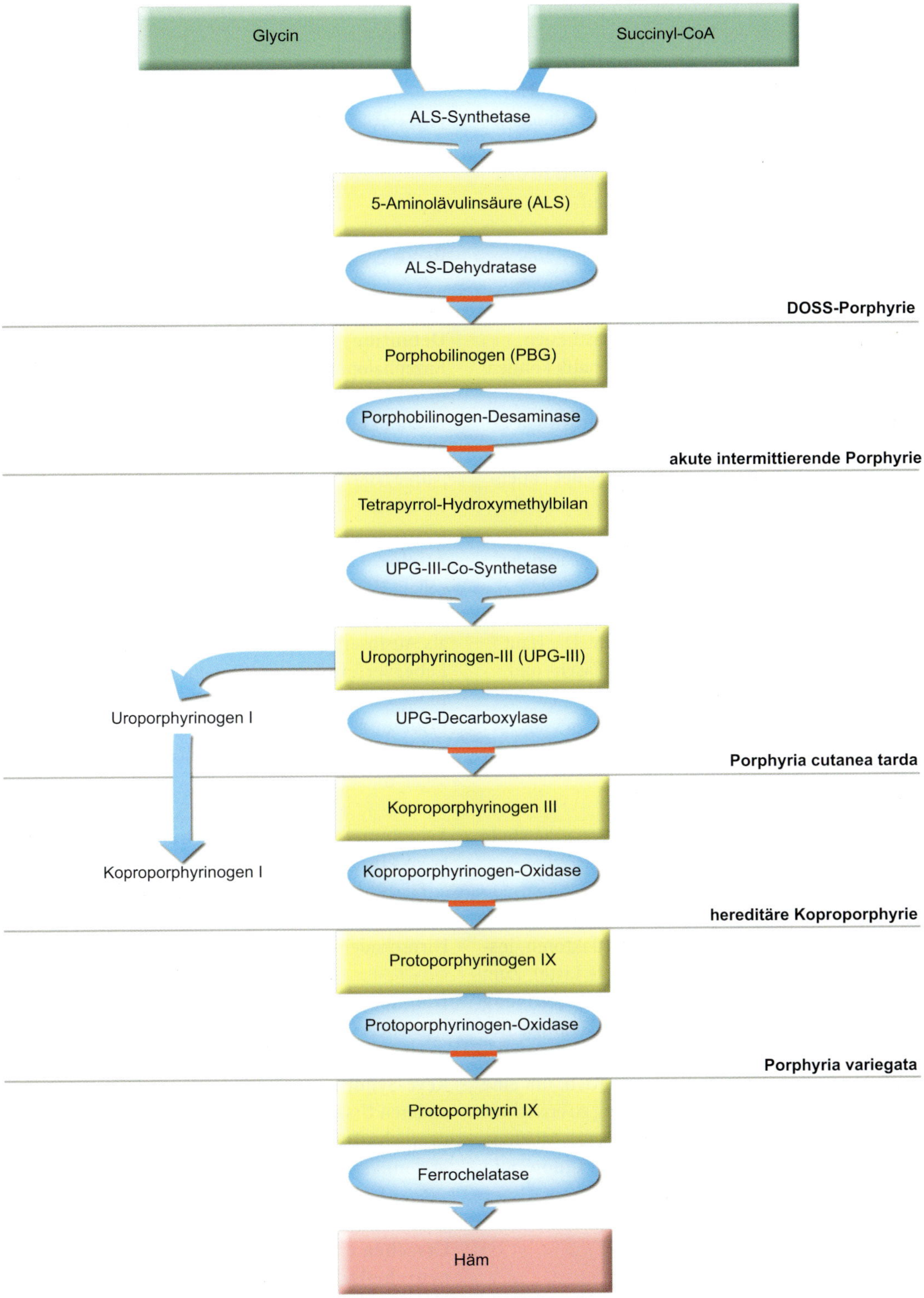

Abb. 16.14 Häm-Biosynthese mit Porphyrie-Enzymdefekten (DOSS-Porphyrie, akute intermittierende Porphyrie, Porphyria cutanea tarda, hereditäre Koproporphyrie, Porphyria variegata) [L238]

vermehrten ALS-Synthetase-Aktivität deutlich höheren Substratangebot vermehrt Porphyrine gebildet.

- **Chronische hepatische Porphyrien:** Die Porphyria cutanea tarda ist eine Porphyrinspeichererkrankung der Leber. Die Uroporphyrinogen-Decarboxylase-Aktivität ist vermindert. Bei den Patienten werden gehäuft Mutationen im *HFE*-Gen gefunden (s. o. primäre Hämochromatose), sodass angenommen wird, dass die dabei auftretende Hämosiderose der Leber zur Enzymaktivitätsminderung der Uroporphyrinogen-Decarboxylase beiträgt. Die klinische Manifestation ist abhängig von Umweltfaktoren wie z. B. Medikamenten (hormonelle Kontrazeptiva) oder Alkohol. Die homozygote Form der PCT – auch hepatoerythropoetische Porphyrie genannt – ist selten, tritt aber im Unterschied zu den anderen Porphyrieformen schon vor der Pubertät auf.

Symptome

- **Akute hepatische Porphyrien:** Das klinische Hauptsymptom sind **intermittierende Abdominalschmerzen** in Kombination mit Rücken- oder Extremitätenschmerzen und Parästhesien. Übelkeit, Erbrechen, Obstipation und Ileussymptomatik können begleitend auftreten. Der rot nachdunkelnde Urin kann diagnostische Hinweise geben. Bei längerem Verlauf entwickelt sich eine periphere motorische Neuropathie, beginnend an der Streckmuskulatur der oberen Extremitäten. Bei 10 % der Patienten können zerebrale Krampfanfälle auftreten, auch psychische Symptome sind beschrieben. Eine Photodermatose an Gesicht und Händen kann bei der hereditären Koproporphyrie und der Porphyria variegata beobachtet werden.
- **Chronische hepatische Porphyrien:** Im Vordergrund stehen die Hautsymptome mit einer photosensiblen Dermatose. Die Haut ist leicht verletzbar; es kommt zu rezidivierenden Blasen- und Narbenbildungen mit Pigmentierungsstörungen.

Diagnose Die Diagnose wird über das Ausscheidungsmuster der Porphyrinmetaboliten im Urin und Stuhl gestellt.

Differenzialdiagnose Differenzialdiagnostisch ist an eine akute oder chronische Bleivergiftung zu denken.

Therapie Die Therapie der akuten hepatischen Porphyrie besteht zum einen im Vermeiden von Umweltmanifestationsfaktoren, insbesondere von porphinogenen Medikamenten (s. Rote Liste). Zum anderen wird in der Akutsituation mit einer Glukoseapplikation (400 g enteral oder parenteral) eine Suppression der Aminolävulinsäure-Synthetase erreicht. In der Latenzphase kann eine wöchentliche Behandlung mit Hämarginat (i. v.) durchgeführt werden, um eine Normalisierung der Porphyrinmetabolitenausscheidung zu erreichen.

Die chronische hepatische Porphyrie wird ebenfalls mit Meidung der Manifestationsfaktoren behandelt, zusätzlich mit Chloroquin und Aderlasstherapie.

Tyrosinämie Typ I

➤ Kap. 7.5.1.

Lysosomale Speichererkrankungen

➤ Kap. 7.9.

Mitochondriale Hepatopathien

➤ Kap. 7.6.

Harnstoffzyklusdefekte

➤ Kap. 7.5.2.

Reye-Syndrom

Definition Das Reye-Syndrom ist eine akute, nichtentzündliche Enzephalopathie unklarer Genese mit Entwicklung eines ALV unter dem histologischen Bild einer mikrovesikulären Fettinfiltration der Leber. Es kann zu einer Erholung des Leberversagens kommen, etwa 20–60 % der Kinder versterben aber an den Folgen der Enzephalopathie oder des Leberversagens. Chronische Leberschäden sind nicht bekannt.

Ätiologie und Pathogenese Oft ist ein viraler Infekt (z. B. Varizellen, Herpes, Influenza) vorausgegangen, und viele dieser Kinder haben als symptomatische Behandlung ASS erhalten. Beides wird als Auslöser diskutiert. Pathognomonisch ist die mikrovesikuläre Leberverfettung (weiße Leber). Pathophysiologisch liegt eine Blockierung zahlreicher mitochondrialer Stoffwechselschritte vor, insbesondere eine Einschränkung der β-Oxidation der Fettsäuren und Glukoneogenese aus Aminosäuren. Es resultieren ein Leberversagen und Hirnödem.

Symptome Wenige Tage nach einem banalen viralen Infekt kommt es zu Erbrechen und zunehmendem Bewusstseinsverlust. Krampfanfälle können auftreten. Im weiteren Verlauf treten die Symptome des ALV in Erscheinung. In etwa 50 % entwickelt sich ein bleibender Hirnschaden infolge des Hirnödems.

Diagnostik Die Diagnose ergibt sich aus der Anamnese, dem typischen Verlauf und der Leberhistologie (sofern denn wegen der meist schon vorliegenden Koagulopathie durchführbar). Das beim Reye-Syndrom typische Leberversagen zeigt im Unterschied zu anderen Ursachen selten eine Hyperbilirubinämie. Sonst findet man deutliche Transaminasenerhöhungen, eine schwere Koagulopathie und im Verlauf eine Hyperammonämie.

Differenzialdiagnosen Differenzialdiagnostisch kommen alle Ursachen eines ALV in Betracht. Initial kann man wegen der neurologischen Symptomatik an eine Meningitis denken, der Liquorbefund zeigt aber eine normale Zellzahl und einen normalen Eiweißgehalt, lediglich die Liquor-Glukose kann etwas erniedrigt sein.

Therapie Die Therapie entspricht der des ALV (➤ Kap. 16.7.8).

MERKE
Auslöser eines Reye-Syndroms können Virusinfekte oder eine ASS-Therapie sein. Eine Therapie mit ASS sollte im Kindesalter vermieden werden.

Glucuronidierungsstörungen

Definition Das Hämabbauprodukt Bilirubin wird im Hepatozyten unter Katalyse der UDP-Glucuronosyltransferase (UGT1A1) an Glucuronsäure konjugiert. Erst das konjugierte Bilirubin kann über die kanalikuläre Membran in die Gallenwege ausgeschieden werden. Störungen der Glucuronidierungsreaktion haben eine Erhöhung des unkonjugierten, indirekten Bilirubins zur Folge.

Einteilung
- **Morbus Gilbert-Meulengracht:** Bei diesem Syndrom liegt eine Mutation der UGT1A1 mit Verminderung der Enzymaktivität auf 30–40 % vor. Die Kinder können initial mit einem Icterus prolongatus auffallen und haben intermittierende, stressinduzierte Episoden von Hyperbilirubinämie, die gelegentlich von Bauchschmerzen begleitet sind. Die Diagnose kann bei einer indirekten Hyperbilirubinämie ohne Zeichen einer Hämolyse gestellt werden. Eine spezifische Therapie ist nicht notwendig. Die Erkrankung kommt familiär vor.
- **Morbus Crigler-Najjar Typ I:** Auch bei dieser Störung fallen die Kinder mit einem Icterus prolongatus auf, der bei Bilirubinwerten > 20 mg/dl immer phototherapiepflichtig ist. Der Defekt der UGT1A1 ist komplett. Eine Enzyminduktion mit Phenobarbital ist nicht zu erreichen. Die Kinder sind lebenslang von einer Phototherapie abhängig, um einem Kernikterus oder später einer Bilirubin-Enzephalopathie vorzubeugen. Die Phototherapie bedeutet einen schwerwiegenden Eingriff in die Sozialisation der betroffenen Kinder und ist mit zunehmendem Alter ineffektiver, sodass als therapeutische Möglichkeit die Korrektur des Stoffwechseldefekts mit einer Lebertransplantation erwogen werden muss. Mit zunehmendem Alter kann sich eine Cholelithiasis entwickeln.
- **Morbus Crigler-Najjar Typ II:** Bei diesem Typ liegt kein kompletter, sondern nur ein partieller Defekt der UGT1A1 vor. Die Hyperbilirubinämie liegt < 20 mg/dl und lässt sich durch Enzyminduktion mit Phenobarbital senken.

Differenzialdiagnose Die klassischen Differenzialdiagnosen der unkonjugierten Hyperbilirubinämien sind **hämolytische Anämien.** Konjugierte Hyperbilirubinämien ohne Leberzellschaden sind das Dubin-Johnson- und das Rotor-Syndrom. Das **Dubin-Johnson-Syndrom** ist eine autosomal-rezessiv vererbte konjugierte Hyperbilirubinämie mit durch lysosomale Pigmentakkumulation schwarz verfärbter Leber. Ursache ist eine gestörte Bilirubinexkretion in die Galle. Die Patienten sind klinisch sonst gesund. Das **Rotor-Syndrom** beruht auf einem Defekt der intrazellulären Transport- und Speicherproteine des Bilirubins. Es ist gekennzeichnet durch eine Erhöhung des konjugierten Bilirubins ohne Zeichen einer Hepatopathie mit auch unauffälliger Histologie der Leber. Die Koproporphyrin-Ausscheidung im Urin ist erhöht. Die Erkrankung wird autosomal-rezessiv vererbt.

MERKE
Beim Crigler-Najjar-Syndrom Typ I ist eine langfristige Phototherapie notwendig, beim Typ II kann über eine Enzyminduktion mit Phenobarbital das Bilirubin meist in akzeptablen Bereichen gehalten werden.

16.7.6 Entzündliche Lebererkrankungen

Akute und chronische Virushepatitis

➤ Kap. 10.3.26.

Autoimmunhepatitis

Definition Eine autoimmune Hepatitis (AIH) ist eine chronisch-entzündliche Lebererkrankung mit fortschreitender Zerstörung des Parenchyms auf dem Boden einer Autoimmunerkrankung, d. h. Verlust der Toleranz gegenüber den eigenen Hepatozyten. Unerkannt und unbehandelt entwickelt sich eine Leberzirrhose. Typisch ist der Nachweis folgender Antikörper: antinukleäre Antikörper (ANA), Antikörper gegen glattes Muskelaktin (SMA), Leber-Niere-mikrosomale Antikörper gegen Antigene des endoplasmatischen Retikulums (LKM) und Antikörper gegen lösliches Leberantigen (SLA/LP). Inkonstant nachweisbare Antikörper sind antineutrophile zytoplasmatische Antikörper (ANCA). Zur Abgrenzung gegenüber einer primär biliären Zirrhose werden auch antimitochondriale Antikörper (AMA) bestimmt.

Einteilung Je nach Antikörperspektrum werden zwei Typen definiert.
- Die **Autoimmunhepatitis Typ 1** ist durch den Nachweis von ANA und/oder SMA charakterisiert. SLA/LP oder ANCA können ebenfalls nachweisbar sein. Meist findet sich eine deutliche Erhöhung der Gammaglobulinfraktion im Serum. Das Ansprechen auf eine immunsuppressive Therapie ist relativ zuverlässig zu erwarten.
- Bei der **Autoimmunhepatitis Typ 2** sind LKM-Antikörper und ggf. SLA/LP vorhanden. ANA, SMA oder ANCA findet man i. d. R. nicht. Etwa die Hälfte der klinischen Manifestationen ereignet sich im Kindesalter.
- Als **Overlap-Syndrom** bezeichnet man eine autoimmune sklerosierende Cholangitis, die vorwiegend im Kindesalter beschrieben ist. Zusätzlich zu den histologischen und serologischen Parametern einer Autoimmunhepatitis liegen Destruktionen der Gallenwege vor.

Ätiologie und Pathogenese Die Ursache ist unbekannt. Man vermutet eine genetische Prädisposition mit einem zusätzlichen auslösenden Umweltfaktor, z. B. Viren (Masern, Hepatitis, HSV, VZV, CMV oder EBV), Medikamente oder Immunreaktionen. Eine Assoziation zu den HLA-Antigenen A1, B8, DR3/DR3-Haplotyp ist bekannt. Bei Patienten mit Hepatitis C können die für die Autoimmunhepatitis Typ 2 typischen LKM-Antikörper auftreten, was die virale Induktionsthese stützt. Zusätzlich ist bekannt, dass die von LKM-Antikörpern erkannten Epitope Homologien zu Proteinsequenzen des Herpes-simplex-Virus (HSV) aufweisen.

Symptome Die Symptome entsprechen denen der chronischen Hepatopathie und sind anfangs unspezifisch mit Abgeschlagenheit, verminderter Belastbarkeit, später kommen Ikterus und Zeichen der Leberzirrhose mit portaler Hypertension, hepatischer Enzephalopathie und Koagulopathie hinzu. Bei einigen Patienten sind auch andere Autoimmunerkrankungen zu finden.

Diagnostik In ➤ Tab. 16.18 sind die diagnostischen Kriterien einer Autoimmunhepatitis im Kindesalter aufgeführt. Bei der Initialdiagnostik fallen meist noch eine hohe BSG und eine relative Lymphozytose auf. Bei Erwachsenen werden Titerstufen ≥ 1 : 80 als pathologisch eingeschätzt, im Kindesalter gelten auch schon niedrigere Titerstufen als pathologisch. Man sollte daher in der Anforderung der Labordiagnostik auf einer Ausdifferenzierung der Titerstufen bestehen. In der Leberbiopsie findet man typischerweise eine Hepatitis mit lymphoplasmatischem Infiltrat/Mottenfraßnekrosen/(Brücken-)Fibrose.

Differenzialdiagnosen Wie bei jeder Erkrankung, die mit einem Score diagnostiziert wird, sind auch bei der Autoimmunhepatitis andere Lebererkrankungen auszuschließen. Das betrifft im Prinzip alle in ➤ Tab. 16.15 genannten Erkrankungen. Schwierig kann die Abgrenzung zur primär sklerosierenden Cholangitis sein (PSC). Bei hohen Cholestaseparametern sollte eine MRT der Gallenwege (MRCP) erfolgen.

Therapie Die Remissionsinduktion erfolgt mit Prednisolon (2 mg/kg KG/Tag, nicht mehr als 60 mg absolut) mit wöchentlicher Reduktion der Steroidmedikation bis auf eine Erhaltungsdosis von 2,5–10 mg/Tag nach etwa 2–3 Monaten. Bei Steroidnebenwirkungen kann alternativ auch Budesonid 2–3 × 3 mg eingesetzt werden. Die Transaminasen sollten sich bis dahin normalisiert haben, zumindest deutlich rückläufig sein. Zum Remissionserhalt wird Azathioprin (2 mg/kg KG/Tag) eingesetzt. Wahrscheinlich muss die Therapie lebenslang durchgeführt werden, die Rezidivrate nach Absetzen der immunsuppressiven Behandlung ist langfristig mit > 80 % sehr hoch. Voraussetzung eines Therapieauslassversuchs ist auf jeden Fall eine mehrjährige komplette, auch histologische Remission mit unauffälligen Transaminasen, IgG und Autoantikörpern. Als Reservemedikation bei Nichtansprechen auf Steroide/Azathioprin können andere Immunsuppressiva eingesetzt werden (Ciclosporin A, Tacrolimus, Cyclophosphamid, Mycophenolat-Mofetil, Infliximab, Rituximab).

Tab. 16.18 Diagnostische Kriterien einer Autoimmunhepatitis bei Erwachsenen (nach Hennes et al. 2008)

Parameter		Score
ANA oder SMA	≥ 1 : 40*	+1
ANA oder SMA	≥ 1 : 80	+ 2
oder LKM	≥ 1 : 40*	+ 2
oder SLA/LP	Nachweis	+ 2
IgG oder γ-Globulin	> Normbereich > 1,1 × Normbereich	+ 1 + 2
Leberhistologie	vereinbar mit AIH typisch für AIH atypisch für AIH	+ 1 + 2 0
Virushepatitis	nein ja	+ 2 0
Autoimmunhepatitis	**wahrscheinlich** **sicher**	≥ 6 ≥ 7

* Bei Kindern ist auch ein niedriger AK-Titer (ANA, SMA, LKM) ≥ 1 : 20 signifikant.

MERKE
Grundprinzip der Therapie bei einer Autoimmunhepatitis ist eine Immunsuppression.

Bakterielle, parasitäre und Pilzinfektionen der Leber und/oder Gallenwege

➤ Kap. 10.

16.7.7 Portale Hypertension

Definition Ein vermehrter Pfortaderblutfluss in Kombination mit einem erhöhten Gefäßwiderstand führt zu einem Hochdruck im Pfortadersystem (> 10 mmHg).

Ätiologie und Pathogenese Ursache einer portalen Hypertension kann eine Durchblutungsstörung der Pfortader vor Eintritt in die Leber sein (prähepatischer Block), eine Störung der portalen Leberdurchblutung (intrahepatischer Block) oder eine Abflussstörung des Blutes aus den Lebervenen (posthepatischer Block). Dem *prähepatischen* Block liegt gelegentlich eine postpartal erworbene Pfortaderthrombose zugrunde, die durch Nabelvenenkatheterisierung oder Omphalitis ausgelöst oder durch thrombophile Grunderkrankungen (Protein-C-, Protein-S-, Antithrombin-III-Mangel, Faktor-V-, Faktor-II-Leiden-Mutation, Methyltetrahydrofolat-Mangel, myeloproliferative Erkrankungen, paroxysmale nächtliche Hämoglobinurie oder Antiphospholipid-Syndrom) bedingt sein kann.

Pathophysiologie Zur Druckentlastung des Portalsystems bilden sich Kollateralkreislaufsysteme (➤ Abb. 16.15), die zum Abfluss des Pfortaderblutes unter Umgehung der Leber in den Körperkreislauf führen. Ab einem Pfortaderdruck von > 12 mmHg können sich Ösophagus-, Magen- und rektale Varizen entwickeln, zusätzlich eine Splenomegalie und ggf. ein Aszites.

Symptome Häufig ist das erste Symptom die obere gastrointestinale Blutung. Bei einem intrahepatischen Block infolge einer Leberzirrhose stehen die Symptome der Zirrhose im Vordergrund. Das vorherrschende klinische Symptom ist die Splenomegalie, die bei den

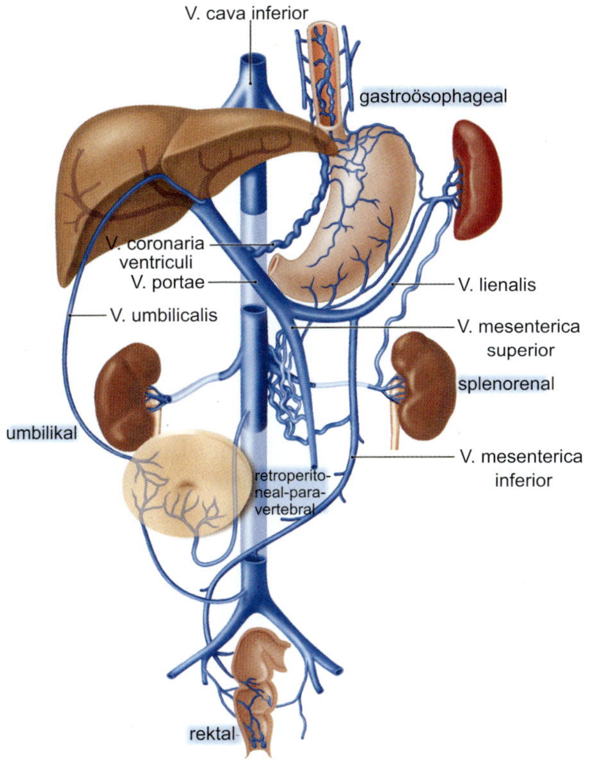

Abb. 16.15 Portosystemische Umgehungskreisläufe bei portaler Hypertension [L238]

Vorsorgeuntersuchungen im Kindesalter auffallen sollte. Im Blutbild fallen die Thrombopenie, seltener eine Leukopenie und noch seltener eine Anämie als Hypersplenie-Syndrom auf.

Diagnostik Mittels Ultraschall können folgende Parameter erfasst werden: Aszites, Organgrößen (z. B. Splenomegalie), Organbeschaffenheit (Leberechogenität, Leberechotextur), Gefäßverhältnisse (Durchmesser, kavernöse Transformation der Pfortader, Kollateralenbildung, Flussgeschwindigkeiten und -richtungen). Der normale portale Blutfluss fließt hepatopedal mit ca. 10–30 cm/s. Die Verdickung des Omentum minus durch Kollateralen im Vergleich zur Aorta kann dargestellt werden.

- **Radiologie:** Ein Breischluck (Gastrografin) kann das Vorhandensein und mit geringer Aussagekraft die Ausprägung von Ösophagusvarizen belegen, eine Indikation dazu ergibt sich aber allenfalls vor der Durchführung einer prophylaktischen interventionellen Therapie. Die selektive Angiografie mit Messung des hepatisch-venösen Druckgradienten (Differenz zwischen freiem Lebervenendruck und Lebervenenverschlussdruck), eine Angio-CT oder eine direkte Splenoportografie mit Druckmessung sind Sonderindikationen wie z. B. der Planung shuntchirurgischer Verfahren vorbehalten.
- **Endoskopie:** Die Ösophagogastroduodenoskopie ist das direkte Verfahren zur Visualisierung von Varizen im oberen GIT, zur Beurteilung anderer Blutungsquellen wie Ulzera oder einer portal-hypertensiven Gastropathie und zur gleichzeitigen interventionellen Therapie.

Differenzialdiagnose Je nach Ursprung der Durchblutungshinderung unterteilt man die Typen der portalen Hypertension in einen prähepatischen, einen intrahepatischen und einen posthepatischen Block. ➤ Tab. 16.19 zeigt die Typen der portalen Hypertension mit einigen differenzialdiagnostisch möglichen Grunderkrankungen.

Tab. 16.19 Differenzialdiagnose der portalen Hypertension

Prähepatischer Block	Thrombophile Grunderkrankungen Omphalitis Nabelvenenkatheter
Intrahepatischer Block	Leberzirrhose Leberfibrose
Posthepatischer Block	Budd-Chiari-Syndrom Pericarditis constrictiva

Therapie

- **Notfalltherapie:** Bei Hinweisen auf eine gastrointestinale Blutung muss sofort die Einweisung in das nächstgelegene Krankenhaus erfolgen. Vor Einsatz der Endoskopie müssen die Vitalparameter des Patienten stabilisiert sein. Bei entsprechendem Blutverlust muss eine Transfusion von Erythrozytenkonzentraten, ggf. von Thrombozyten (< 50.000/m^3) oder auch Frischplasma (INR > 2) erfolgen. Bei Kindern mit einer cholestatischen Grunderkrankung kann auch ein Mangel an Vitamin K mit Verminderung der Vitamin-K-abhängigen Gerinnungsfaktoren (II, VII, IX und X) vorliegen. Zur akuten Senkung des Pfortaderdrucks können Pharmaka (Somatostatin, Vasopressin, Somatostatin-Analoga) eingesetzt werden, welche die Durchblutung im Splanchnikusbereich drosseln. Das Somatostatin-Analogon Octreotid wird in einer Dosierung von 1–3 µg/kg KG als Bolus initial und 1–3 µg/kg KG/h als Dauerinfusion eingesetzt, bis i. d. R. nach der Endoskopie die Blutung steht (max. 5 Tage). Insbesondere bei Patienten mit Aszites ist eine antibiotische Behandlung notwendig. Wird die Blutung nicht zum Stillstand gebracht, so kann selten eine Kompression der Varizen mit einer Sengstaken-Blakemore-Sonde (Ballonsonde) notwendig werden.
- **Endoskopie (Ligatur, Sklerotherapie):** Mit endoskopisch gesetzten Gummibandligaturen kann eine Blutung gestoppt werden (➤ Abb. 16.16). Die Sklerosierungstherapie von Ösophagusvarizen mit Sklerosierungssubstanzen (z. B. Polidocanol 1 %) para- bzw. intravasal hat an Bedeutung verloren. Blutende Fundusvarizen werden mit Histoacrylkleber sklerosiert.
- **Chirurgische Verfahren:** Selten ist es möglich, in einer akuten Blutungssituation eine Lebertransplantation bei einer intrahepatischen Erkrankung durchzuführen. Als Überbrückungsverfahren wurde in den letzten Jahren die Einlage eines transjugulären intrahepatischen portosystemischen Stents eingeführt. Hier wird unter sonografischer und Röntgendurchleuchtungskontrolle über einen transjugulär eingeführten Katheter eine Verbindung zwischen Lebervenen und Pfortader geschaffen und mit einem Stent gesichert.
- **Langzeittherapie:** Die Langzeittherapie erfolgt mit endoskopischen Bandligaturen. Auch nach kompletter Eradikation der Varizen sind regelmäßige Endoskopien in ca. jährlichen Abständen notwendig, um Rezidive zu erkennen und zu be-

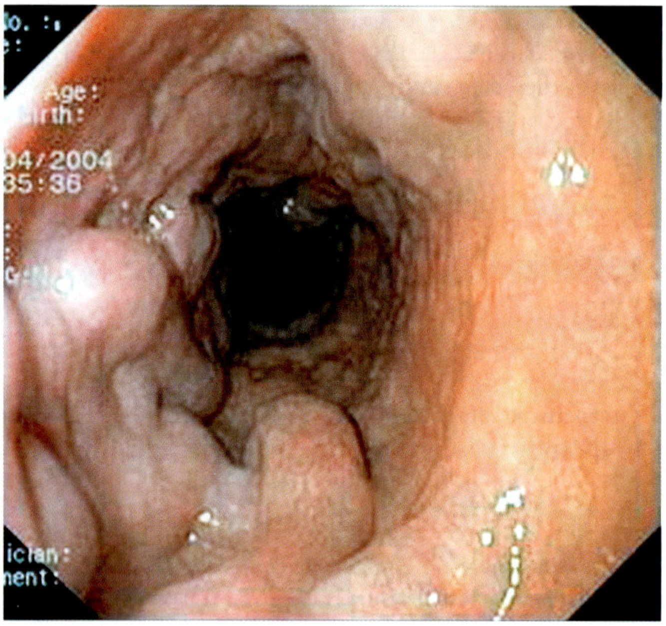

Abb. 16.16 Ösophagusvarizen [R232]

handeln. Bei Kindern mit Pfortaderthrombose kann operativ ein **portoportaler Shunt** mit Vena-jugularis-Interponat zwischen der extrahepatischen V. porta oder V. mesenterica superior und intrahepatischen, noch offenen Pfortaderästen im Bereich der linken Pfortaderbifurkation (Recessus Rex) angelegt werden, der zu einer Wiederherstellung der physiologischen Abflusssituation des Portalsystems führt. Wegen der Gefahr der mangelnden Kreislaufkompensation werden Betablocker nicht mehr empfohlen.

MERKE

Eine obere intestinale Blutung bei einem Patienten mit chronischer Hepatopathie ist eine Notfallindikation für eine rasche Endoskopie.

16.7.8 Fulminantes Leberversagen

Wenn eine akute Leberkrankheit bei einem vorher lebergesunden Erwachsenen innerhalb von 8 Wochen zu einer hepatischen Enzephalopathie (HE) führt, liegt ein **akutes Leberversagen (ALV)** vor. Im Kindes- und Jugendalter (von Geburt bis zum vollendeten 18. Lebensjahr) müssen nach Definition der Pediatric Acute Liver Failure Group (PALF-Gruppe) biochemische Zeichen einer Lebererkrankung und eine Gerinnungsstörung vorliegen, die durch Vitamin-K-Gabe nicht zu korrigieren ist. Als Koagulopathie im Sinne der Definition gilt eine INR zwischen 1,5 und 2,0 (Prothrombinzeit zwischen 15 und 20 s) bei Vorliegen einer HE oder INR ≥ 2,0 (Prothrombinzeit ≥ 20 s) auch ohne HE. Die HE ist somit keine Vorbedingung. Sie ist insbesondere bei Kindern < 3 Jahren schwer zu diagnostizieren bzw. quantifizieren und tritt oft erst spät im Rahmen des Leberversagens auf. Das ALV ist eine potenziell reversible Erkrankung.

Epidemiologie Die Erkrankung ist selten; im Erwachsenenalter liegt die Inzidenz bei 1–5 Fällen auf 1 Mio. Im Kindesalter liegen die Schätzungen in den USA bei ca. 500–600 Fällen pro Jahr.

Ätiologie Bei Kindern und Jugendlichen ist die Ursache altersabhängig. In ➤ Tab. 16.20 sind die Ursachen für Säuglinge und für Kinder bis 3 Jahren und ältere aufgeführt, die in der PALF-Group erfasst wurden. Gerade bei jüngeren Kindern bleibt die Ursache oft unklar, wobei der Anteil der unklaren Genese in den letzten Jahren zurückgegangen ist.

Pathogenese und Pathologie Bei Infektionen spielt u. a. das Alter, bei der Bewältigung der Infektionen der Immunstatus und bei Intoxikationen ein genetisch-biochemischer Polymorphismus eine wesentliche Rolle. Histologisch liegt meist eine Leberzellnekrose vor. Bei Virusinfektionen wirkt entweder das Virus selbst zytotoxisch, oder es induziert eine zytopathogene Immunantwort. Das toxische Agens bei Intoxikationen oder Stoffwechselkrankheiten kann meist identifiziert werden. Als Ausdruck der hohen Regenerationskapazität der Leber werden beim ALV erhöhte Spiegel des humanen Hepatozytenwachstumsfaktors (hHGF) gemessen. Auf der anderen Seite werden auch Inhibitoren der Zellregeneration aus den nekrotischen Hepatozyten freigesetzt. Der Ausgang eines ALV nach der Elimination des auslösenden Agens wird deshalb durch das Überwiegen der regenerativen oder der inhibierenden Faktoren bestimmt. Überwiegen die regenerativen Faktoren, kommt es zu einer Restitutio ad integrum; überwiegen die inhibierenden Faktoren, kommt es zum kompletten Leberausfall.

Symptome Das erste spezifische Krankheitszeichen ist ein Ikterus. Selten zeigt sich eine Enzephalopathie schon vorher. Der Ikterus sowie Anorexie, Erbrechen, Blutungen, später Foetor hepaticus, Aszites und die Zeichen der hepatischen Enzephalopathie führen zur klinischen Diagnose. Sinkende oder niedrige Transaminasen sind insbesondere bei abnehmender Lebergröße (Sonografie) ein Zeichen der bereits abgelaufenen massiven Leberzellnekrose und können daher prognostisch ungünstig sein. Die schlechte Lebersyntheseleistung lässt sich an der niedrigen Synthese der Cholinesterase und der Gerinnungsfaktoren erkennen. Die Hyperammonämie ist Ausdruck der beeinträchtigten Entgiftungsfunktion der Leber, korreliert aber nicht immer mit den klinischen Zeichen der Enzephalopathie. Die BGA zeigt ein breites Spektrum von einer metabolischen Azidose bis hin zu einer respiratorischen Alkalose. Elektrolytimbalancen sind häufig, ebenfalls Hypoglykämien.

- **Nierenfunktionsstörung und hepatorenales Syndrom:** Im Verlauf kann sich eine prognostisch ungünstige Niereninsuffizienz (Ursachen u. a.: akute Tubulusnekrose, Sepsis, nephrotoxische Medikamente) entwickeln. Kompliziert wird dies durch ein zusätzliches funktionelles Nierenversagen, basierend auf intrarenalen Vasokonstriktionen (hepatorenales Syndrom). Charakteristisch ist eine Natriumausscheidung im Urin < 20 mmol/l. Bei der selteneren akuten Tubulusnekrose ohne hepatorenales Syndrom liegt die Na-Ausscheidung meist > 20 mmol/l. Neben einer sorgfältigen Flüssigkeitsbilanzierung, dem Einsatz von Diuretika unter Überwachung des Elektrolythaushalts, Beachtung der potenziellen Nephrotoxizität der eingesetzten Medikamente und Dopamin lässt sich die Niereninsuffizienz letztlich mit einer kontinuierlichen Hämofiltration effektiv behandeln.
- **Hepatische Enzephalopathie und Hirnödem:** Es werden verschiedene Hypothesen als pathogenetischer Hintergrund der Enzephalopathie diskutiert: Veränderung der Blut-Hirn-Schranke, Akkumulation und/oder Synergismus von Neurotoxinen

Tab. 16.20 Ätiologie des akuten Leberversagens im Kindesalter (n = 986; nach Narkewicz)

Diagnose	< 3 Monate (n = 181) [%]	3 Monate bis 3 Jahre (n = 274) [%]	3–18 Jahre (n = 531) [%]
Unklare Ursache	**35**	**59**	**41**
Paracetamol-Intoxikation	1	4	21
Intoxikation (andere)	0	1	5
Autoimmunhepatitis	**0**	**7**	**9**
Gestations-Alloimmunlebererkrankung	15	0	0
Stoffwechselerkrankungen	**17**	**11**	**7**
Fettsäureoxidationsdefekt	0	17	0
Tyrosinämie	10	20	0
Galaktosämie	42	0	0
Morbus Wilson	0	0	92
Mitochondriopathie	29	33	3
Andere	19	30	5
Virusinfektionen	20	5	5
Herpes simplex	78	7	7
Enteroviren	17	7	4
Epstein-Barr-Virus	0	21	19
Zytomegalievirus	6	7	0
Adenovirus	0	14	11
Andere (Hepatitis A-E, HHV-6, Parvovirus, Influenza/Parainfluenza, Paramyxovirus)	0	44	59
Andere Diagnosen*	**12**	**13**	**12**

* Andere Diagnosen sind ischämische Erkrankungen (angeborene Herzfehler, herzchirurgische Eingriffe, Myokarditis, schwere Asphyxie, Budd-Chiari-Syndrom, „veno-occlusive disease"), maligne Erkrankungen, Sepsis, Pilzvergiftung, Hämophagozytotische Lymphohistiozytose.

(Ammoniak-Hypothese), Beeinträchtigung der Neurotransmission (GABA-Hypothese, falsche Neurotransmitter) und mögliche Verschlechterung des Energiestoffwechsels des Gehirns durch unzureichende Bereitstellung von Substraten (z. B. Glukose). Zudem kommt es zur Ausschüttung von proinflammatorischen Zytokinen (z. B. IL-1β, IL-6, TNF-α), denen zumindest eine partielle Rolle in der Genese zugeschrieben wird.

Klinisch wird die Enzephalopathie in vier Stadien eingeteilt, beginnend mit leichten neuropsychiatrischen Auffälligkeiten (I) über Somnolenz (II), Stupor (III) bis hin zum Koma (IV). Die hohe Letalität des akuten Leberversagens wird maßgeblich durch die Entwicklung eines Hirnödems bestimmt. Als Ursache gelten zum einen ein vasogenes Ödem, bei dem die geschädigte Blut-Hirn-Schranke proteinreiche Flüssigkeit in den Extrazellularraum entweichen lässt, zum anderen ein intrazelluläres zytotoxisches Ödem. Iatrogene Faktoren können zur raschen Entwicklung eines Hirnödems beitragen (Flüssigkeitsüberladung, anaerober Gehirnstoffwechsel durch nicht korrigierte Hypoglykämie, zerebrale Ischämie durch Hypotension).

Die Behandlung beruht auf Osmotherapie, Sedierung, Analgesie. Die Darmsterilisation hat in Studien kaum Effekte gezeigt, die Applikation von Ornithin-Phenylacetat scheint bei Erwachsenen erfolgreich zu sein.

- **Koagulopathie und Blutung:** Die verminderte Syntheseleistung von Gerinnungs- und Fibrinolysefaktoren (Faktoren I, II, V, VII, IX und X, AT III) in der Leber führt zur Koagulopathie. Neben einer Thrombopenie sind auch Veränderungen der Thrombozytenmorphologie und -funktion beschrieben. Quick, PTT, Fibrinogen, FV und FVII sollten auch nach parenteraler Substitution von Vitamin K regelmäßig kontrolliert werden. Der Nachweis von Fibrinspaltprodukten ohne Plasminogenaktivator ist Zeichen einer disseminierten intravasalen Gerinnung (DIC). Der Ersatz von Gerinnungs-/Fibrinolysefaktoren sollte in Form von Frischplasma (FFP) nur bei klinischen Blutungszeichen oder bevorstehenden invasiven Maßnahmen (z. B. Legen eines ZVK) durchgeführt werden. Nach FFP-Gabe muss beachtet werden, dass auch Cholinesterase (CHE) transfundiert wird und somit nicht mehr als Lebersyntheseparameter interpretiert werden darf.

Basisdiagnostik Die Basisdiagnostik zur Evaluation des Leberschadens umfasst folgende Parameter:

- Gerinnung (PT, PTT, INR, Fibrinogen, FV, FVII, FVIII)
- Leberfunktion (AST, ALT, GGT, AP, Bilirubin, Albumin, Protein, CHE)
- Stoffwechsel (Elektrolyte, Ca, PO_4, Magnesium, Harnstoff, Glukose, Ammoniak, BGA)
- Blutbild mit Differenzierung

Differenzialdiagnosen

- **Infektionen:** Virusinfektionen sind eine der häufigsten Ursache eines akuten Leberversagens im Alter von < 7 Monaten. Herpes-simplex-Viren sind dabei führend. Die Diagnostik beinhaltet die serologische Analytik der klassischen Hepatitisviren (anti-HAV-IgM, HBsAg, anti-Hbc-IgM und -IgG, anti-HCV, anti-HEV), zusätzlich (inkl. PCR-Analytik) EBV, CMV, Enterovirus, Adenovirus, HHV6, HSV-1 und -2, Parvovirus.

Die hohe Zahl ätiologisch unklarer Fälle ist wahrscheinlich seronegativen Virushepatitiden zuzuordnen. Die spontane Prognose ist im Vergleich mit anderen Ursachen ungünstig. Auch nach einer erfolgreichen Lebertransplantation tragen die Patienten ein erhöhtes Risiko, an einer durch die Virusinfektion induzierten Anämie/Thrombopenie zu erkranken.

- **Stoffwechselerkrankungen:** sind insbesondere bei Kindern < 1 Jahr zu bedenken. Zur Stoffwechseldiagnostik gehören u. a.: Laktat, Pyruvat, Aminosäuren im Serum und im Urin, organische Säuren im Urin, Succinylaceton im Urin, reduzierende Substanzen im Urin (Galaktose, Fruktose), Ferritin, Eisen, Eisenbindungskapazität, Carnitin- und Acylcarnitin-Profil, Coeruloplasmin, freies Kupfer, Kupferausscheidung im 24-h-Sammelurin.

Die Definition des ALV bei Neugeborenen und jungen Säuglingen ist bei Stoffwechselerkrankungen nicht exakt erfüllt, da eine prinzipiell chronische Leberkrankheit vorliegt („acute-on-chronic liver failure"). Dennoch können sich eine klassische Galaktosämie, die hereditäre Fruktoseintoleranz, die Tyrosinämie Typ 1 und seltener eine GALD („gestational alloimmune liver disease", früher: neonatale Hämochromatose) oder Atmungskettendefekte/Mitochondriopathien primär wie ein ALV manifestieren.

Frühestens ab einem Alter von 3 Jahren kann ein Morbus Wilson unter dem Bild eines ALV erstmals symptomatisch werden. Das Kupfer im Lebergewebe und im Serum ist charakteristischerweise hoch, das Coeruloplasmin im Serum niedrig, oft ist die AP auffallend niedrig, die AP/Bilirubin-Ratio liegt unter 4.

Der homozygote α_1-Antitrypsin-Mangel (PiZZ) führt nur selten zu einem ALV. Der Mangel wird im Serum nachgewiesen, mit einer Genotypisierung wird die Diagnose bestätigt.

Andere Stoffwechselkrankheiten wie z. B. Zellweger-Syndrom, Alpers-Syndrom, Störungen der Fettsäureoxidation, Harnstoffzyklusstörungen, Morbus Niemann-Pick Typ C und Störungen der oxidativen Phosphorylierung sind sehr seltene Ursachen eines ALV.

- **Intoxikation:**
  - Die häufigste Intoxikation, die zum ALV führt, ist eine **Paracetamol-Überdosierung,** bei jungen Kindern meist akzidentell, bei Jugendlichen oft suizidal. Bei Verdachtsfällen sollte ein Urinscreening erfolgen, ebenso eine Bestimmung im Serum.
  - Eine andere wichtige Ursache eines Leberversagens ist eine **Knollenblätterpilzvergiftung** *(Amanita phalloides).*
  - Eine seltene Ursache der frühkindlichen Leberzirrhose, die sich auch als ALV präsentieren kann, ist eine **Kupferintoxikation** (➤ Kap. 16.7.5, exogene Kupferintoxikation).
- **Ischämische Hepatopathie:** Gegenüber einer Hypoxie ist die Leber sehr resistent. Eine akute oder chronische Herzinsuffizienz kann allerdings auch mit einem ALV einhergehen. Das Budd-Chiari-Syndrom kann zu einem ALV führen, desgleichen die Lebervenenverschlusskrankheit („veno-occlusive disease", VOD). Die farbkodierte Doppler-Sonografie ist bei ischämischen Krankheiten wegweisend.
- **Andere Ursachen des ALV:**
  - Primäre Lebertumoren oder metastatische Lebertumoren können selten ein ALV auslösen, ebenso infiltrative lymphatische Krankheiten oder die hämophagozytotische Lymphohistiozytose (HLH, ➤ Kap. 18.2.1). Die Diagnostik erfolgt u. a. mittels Analytik der NK-Zell-Funktion, Perforin, Granzyme B, sIL2, Triglyzeride.
  - Auch eine Autoimmunhepatitis (AIH, ➤ Kap. 16.7.6) kann sich initial als ALV manifestieren. Die Diagnose wird durch Bestimmung der Autoantikörper (ANA, SLA, SMA, LKM, IgG) und eine Leberbiopsie gesichert.
  - Auch eine GALD („gestational alloimmune liver disease") kann zu einem ALV führen (hohes Ferritin, Speicheldrüsenbiopsie mit Eisenspeicherung, MRT Leber und Pankreas).

Therapie Aspekte der Diagnostik und der Therapie sind in ➤ Tab. 16.21 aufgeführt.

Prognose Die Prognose des ALV im Kindesalter unter rein supportiver Therapie ist mit Überlebensraten von bis zu 50 % eher schlecht. Das „molecular adsorbent recirculating system" (MARS oder Albumindialyse) hat bei Erwachsenen keinen Effekt auf das Überleben bei ALV gezeigt, eine „high-volume plasmapheresis" könnte Überlebensvorteile bieten. Aussagekräftige Studien bei Kindern sind rar; insgesamt wird der Einsatz eines extrakorporalen Leberersatzsystems bei Kindern aktuell nicht empfohlen.

Bei zunehmendem Koma mit Entwicklung eines Hirnödems ist allerdings die Durchführung einer orthotopen Lebertransplantation indiziert. Patienten mit Leberversagen sollten frühzeitig in ein Zentrum verlegt werden, welches das konservative Management beherrscht und wo vor allem auch die Möglichkeit zur Lebertransplantation gegeben ist. Mit einer Überlebenswahrscheinlichkeit von bis zu 90 % nach 4 Jahren ist die Transplantation heute bei entsprechender Indikation bei ALV im Kindesalter die Therapie der Wahl.

Die Festlegung des optimalen Zeitpunkts der Transplantation ist schwierig und muss individuell festgelegt werden. Entscheidet man sich zu früh für die Transplantation, transplantiert man unter Umständen Patienten, die sich auch ohne Transplantation erholt hätten; entscheidet man sich zu spät, kommt es evtl. zu einer Kontraindikation (z. B. irreversibler Hirnschaden). Zumindest steigen die Risiken der Transplantation erheblich an.

MERKE

Bei akutem Leberversagen sollte so rasch wie möglich der Kontakt zu einem Kinderlebertransplantationszentrum gesucht werden, um die Therapiemodalitäten festzulegen.

16.7.9 Lebertransplantation (LTx)

Indikation Jede terminale Lebererkrankung ohne kurative konservative Therapieoption ist eine Indikation zur LTx. Auch eine

Tab. 16.21 Ätiologiespezifische Therapie bei akutem Leberversagen

Ätiologie	Diagnostik	Therapie
Hepatitis B	Serologie	Entecavir, Tenofovir, Lamivudin
HSV 1,2	Serologie, PCR	Aciclovir i. v.
Tyrosinämie Typ 1	Succinylaceton im Trockenblut/Urin, AFP ↑	Nitisinon (NTBC)
Galaktosämie	Reduzierende Substanzen Urin, Galaktose-1-Phosphat-Uridyl-Transferase-Aktivität	Laktosefreie Formulaernährung
Morbus Wilson	Niedriges Coeruloplasmin, hohe Kupferausscheidung, hohe AP/Bilirubin-Ratio (> 4), hoher Kupfergehalt der Leber (Leberbiopsie)	Kupferchelate, Plasmapherese
Paracetamol	Anamnese, Paracetamol-Spiegel 4 h nach Ingestion ↑	N-Acetylcystein
Amanita-Toxin	Anamnese	Silibinin, Penicillin G
Autoimmunhepatitis	AIH-Antikörper	Methylprednisolon
Hämophagozytotische Lymphohistiozytose	s. Text	Kortikosteroide, Chemotherapie, Knochenmarktransplantation
GALD (früher: neonatale Hämochromatose)	Ferritin ↑, Speicheldrüsenbiopsie, MRT (Leber, Pankreas)	IgG-Gabe i. v., ggf. Austauschtransfusion

16

deutlich eingeschränkte Lebensqualität durch z. B. quälenden Juckreiz bei biliären Erkrankungen, Xanthome bei Cholestase oder Frakturneigung bzw. Knochenschmerzen bei hepatischer Osteopathie trotz noch ausreichender Leberfunktion kann eine Transplantationsindikation darstellen. Eine Besonderheit stellt die Transplantation bei Stoffwechselerkrankungen dar, die keine Leberzirrhose zur Folge haben, sondern bei denen eine Teilfehlfunktion der Leber zur Beeinträchtigung anderer Organfunktionen führt. ➤ Box 16.11 zeigt eine Auswahl von im Kindesalter typischen Transplantationsindikationen.

Box 16.11

Indikationen zur Lebertransplantation im Kindesalter

- **Cholestatische Lebererkrankungen** (➤ Kap. 16.7):
  - Gallengangsatresie
  - Gallenwegshypoplasie (Alagille-Syndrom, nicht syndromatisch)
  - Caroli-Syndrom
  - Sklerosierende Cholangitis
  - Cholangiodysplasie
  - Nutritiv-toxische Leberzirrhose
- **Hepatitiden:**
  - Hepatitis B, C, Non-ABCD (➤ Kap. 10.3.26)
  - Autoimmunhepatitis (➤ Kap. 10.7.6)
  - Neonatale Hepatitis (➤ Kap. 16.7.4)
- **Lebertumoren** (➤ Kap. 18.2.2):
  - Hepatoblastom
  - Hepatozelluläres Karzinom
  - Fibrolamelläres Karzinom
  - Sarkom
  - Hämangioendotheliom
- **Stoffwechselerkrankungen:** ➤ Box 16.12
- **Fulminantes Leberversagen** (➤ Kap. 16.7.8)
- **Verschiedenes:**
  - Budd-Chiari-Syndrom
  - Kryptogene Leberzirrhose

➤ Box 16.12 zeigt eine Auswahl von Transplantationsindikationen bei Stoffwechselerkrankungen mit und ohne Leberzirrhose. Der Zeitpunkt der Meldung zur Transplantation bei der europäischen Registrierungseinrichtung Eurotransplant sollte unter Berücksichtigung der kalkulierten Wartezeit und der Dynamik der Grunderkrankung möglichst so gewählt werden, dass die Patienten noch in einem guten Allgemein- und Ernährungszustand transplantiert werden. Bei einem fulminanten Leberversagen werden die Patienten in einer eigenen Dringlichkeitsstufe geführt, die es i. d. R. erlaubt, innerhalb weniger Tage ein Spenderorgan zu bekommen.

Box 16.12

Transplantationsindikationen bei Stoffwechselerkrankungen mit und ohne Leberzirrhose

- **Stoffwechselerkrankungen mit Zirrhose:**
  - Tyrosinämie Typ 1
  - Galaktosämie
  - Neonatale Hämochromatose
  - Mitochondriopathien
  - α_1-Antitrypsin-Mangel
  - Morbus Wilson
  - Glykogenose Typ IV
  - Morbus Niemann-Pick
  - Zystische Fibrose
- **Stoffwechselerkrankungen ohne Zirrhose:**
  - Familiäre Hyperlipidämie
  - Primäre Hyperoxalurie
  - Morbus Crigler-Najjar Typ 1
  - Hämophilie A, B; Protein-C-Mangel
  - Harnstoffzyklusdefekte
  - Glykogenose Typ I

Operationstechnik Die Transplantation wird grundsätzlich orthotop durchgeführt, d. h., die erkrankte Leber wird entfernt und durch das Transplantat ersetzt. Im Kindesalter stehen naturgemäß

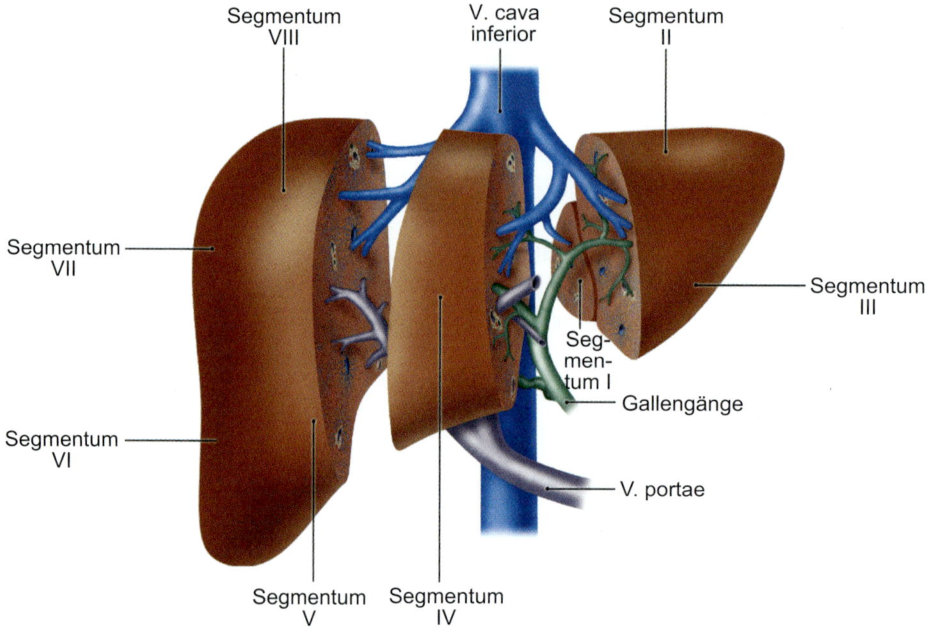

Abb. 16.17 Lebersegmentanatomie, der links-laterale Leberlappen (Segmente 2 und 3) wird bei der Leberteil- und Lebendspendetransplantation einem Kind übertragen. [L238]

nur wenige gleichaltrige Spender zur Verfügung, sodass die Technik der Lebersegmenttransplantation entwickelt wurde, bei der i. d. R. der links-laterale Leberlappen (Segmente 2 und 3) einem Kind übertragen wird, der andere Teil des Spenderorgans kann einem Erwachsenen transplantiert werden (➤ Abb. 16.17). Die Lebendspendetransplantation war eine weitere Konsequenz aus dieser Technik.

Immunsuppression Nach der Transplantation muss eine lebenslange immunsuppressive Behandlung durchgeführt werden. Akute Abstoßungsreaktionen sind in der Frühphase nach Transplantation nicht selten, sie lassen sich aber effektiv behandeln. Chronische Abstoßungsreaktionen sind selten, schwer zu therapieren und führen oft zu einer Retransplantation. Als Immunsuppressiva werden Steroide, Calcineurin-Inhibitoren (Ciclosporin A, Tacrolimus), Purin-Antagonisten (Azathioprin, Mycophenolat-Mofetil), Sirolimus und Everolimus eingesetzt. In der Initialphase wird in einigen Zentren eine Behandlung mit humanen chimären Antikörpern gegen IL-2-Rezeptoren (Basiliximab) durchgeführt.

Die Therapie muss sorgfältig eingestellt und überwacht werden (teils mit Blutspiegelkontrollen), um den optimalen Weg zwischen der Verhinderung von Abstoßungsreaktionen und Infektionen und den Therapienebenwirkungen zu finden. Als wichtigste Nebenwirkung der Calcineurin-Inhibitoren Ciclosporin A und Tacrolimus ist die Nephrotoxizität zu nennen. Allen Immunsuppressiva ist als Nebenwirkung ein erhöhtes Risiko für das Auftreten von Malignomen anzulasten.

Prognose Die Prognose nach LTx im Kindesalter kann heute als prinzipiell gut eingeschätzt werden, an großen Transplantationszentren liegen die 5-Jahres-Überlebensraten bei ca. 90 %. Die Langzeitüberwachung sollte an einem Transplantationszentrum durchgeführt werden.

16.8 Gallenwegserkrankungen

16.8.1 Cholelithiasis

Definition Ein oder mehrere Konkremente in der Gallenblase bezeichnet man als **Cholezystolithiasis,** Konkremente in den Gallenwegen als **Choledocholithiasis.** Eine Cholezystolithiasis ist ungleich häufiger. Je nach führendem Bestandteil unterscheidet man Cholesterin- (Cholesterin > 50 %) von Pigmentsteinen (Bilirubinat > 25 %) und gemischten Steinen. Cholesterinsteine sind in Deutschland mit gut 60 % am häufigsten, Bilirubinatsteine finden sich in ca. 5 %, gemischte Steine in 25 % der Fälle.

Ätiologie und Pathogenese Gallensteine bilden sich, wenn Gallebestandteile nicht mehr in Lösung gehalten werden und ausfallen (Übersättigung der Galle mit Kalzium, Cholesterin oder Pigment). Bei Cholesterinsteinen liegt ein Missverhältnis zwischen Gallensäure- und Cholesterinkonzentration vor. Pigmentsteine bestehen aus Kalziumbilirubinat oder anderen Kalziumsalzen. Als zusätzlicher Faktor gelten Gallenblasenmotilitätsstörungen. Risikofaktoren für Cholesterinsteine sind Übergewicht, Hyperlipidämie, Hyperkalzämie, Fasten oder parenterale Ernährung und Gallensäureverlustsyndrome (Z. n. Ileumresektion). Risikofaktoren für Pigmentsteine sind chronische Hämolyse, biliäre Infektionen oder Gallenwegsanomalien (z. B. Caroli-Syndrom). Gallensteine treten in Assoziation mit parenteraler Ernährung, prolongiertem Fasten (Anorexia nervosa) oder Ileumresektionen auf.

Symptome Das klassische Symptom der Cholezystolithiasis ist die meist postprandial auftretende Gallenkolik mit plötzlichen, heftigen, anfallsartigen Oberbauchschmerzen rechts. Ein großer Teil der Steinträger wird allerdings zufällig bei Sonografien aus anderer Indikation entdeckt. Dyspeptische Beschwerden finden sich zwar bei Gallensteinträgern, ob sie aber dem Steinleiden zuzuordnen sind, ist im Einzelfall schwer zu beurteilen. Eine Choledocholithiasis manifestiert sich ebenfalls mit einer akuten Kolik; sie ist viel seltener asymptomatisch.

Diagnose Die Diagnostik des Gallensteinleidens ist eine Domäne der Sonografie (➤ Abb. 16.18). Anamnestisch und laborchemisch muss man den Risikofaktoren nachgehen, um die Genese der Steine zu klären. Gelegentlich findet man bei einer Cholezystolithiasis, häufiger bei einer Choledocholithiasis eine Erhöhung der Cholestaseparameter (AP, GGT, selten Bilirubin). In einer Magnetresonanzcholangiografie (MRCP) kann der Aufstau dargestellt werden. Die Röntgenaufnahme kann röntgendichte Steine identifizieren, i. d. R. sind dies Bilirubinatsteine.

Therapie Asymptomatische Gallenblasensteine müssen nicht unbedingt therapiert werden. Sie zeigen je nach Ätiologie eine spontane Auflösungstendenz. Bei längerer Persistenz, wenn die Steine nicht röntgendicht (Cholesterinsteine) und kleiner als 5 mm sind, kann ein Therapieversuch über mehrere Monate mit Ursodesoxycholsäure (15–20 mg/kg KG/Tag) unternommen werden (medikamentöse Litholyse). In der akuten Kolik muss eine spasmolytische und analgetische Behandlung erfolgen. Bei rezidivierenden Koliken wird heute i. d. R. die laparoskopische Cholezystektomie durchgeführt. Bei Choledocholithiasis ist die Therapie der Wahl die endoskopische Papillotomie mit Steinextraktion im Rahmen einer ERCP.

16.8.2 Sklerosierende Cholangitis

Definition Die sklerosierende Cholangitis kann in die primäre Form und in sekundäre Formen unterteilt werden:

- Die **primär sklerosierende Cholangitis (PSC)** ist eine segmentale chronische Erkrankung der Gallenwege und der Leber mit Entzündung, Cholestase, zunehmender Fibrosierung und Stenose der intra- und extrahepatischen Gallenwege und letztlich Entwicklung einer biliären Leberzirrhose. Es besteht eine Assoziation mit einer Colitis ulcerosa (selten Morbus Crohn), die der PSC vorangehen oder aber ihr folgen kann. Sehr selten ist eine neonatale Form, die wahrscheinlich eine andere Entität als die PSC darstellt.
- **Sekundär sklerosierende Cholangitiden** sind Folgen chronischer Gallenwegsaffektionen (infektiöse, toxische, mechanische Einflüsse oder Malformationen). Im Kindesalter liegt häufig ein Immundefekt zugrunde (Histiozytose, kongenitaler Immundefekt), selten auch eine zystische Fibrose.

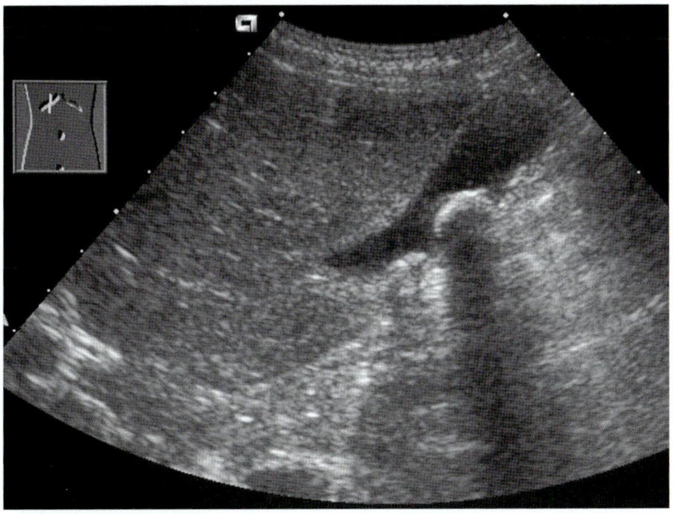

Abb. 16.18 Sonografie bei Cholezystolithiasis [R232]

Ätiologie und Pathogenese Die Ätiologie der PSC ist nicht bekannt, am ehesten liegt eine Autoimmunerkrankung vor. Die Assoziation zu HLA-B8, -DR3 und -DRw52a legt diese These nahe; zudem finden sich bei etwa 75 % der Patienten positive perinukleäre antineutrophile zytoplasmatische Antikörper (p-ANCA), seltener sind andere Autoantikörper (ANA, SMA), die man auch bei Autoimmunhepatitiden nachweisen kann. Möglicherweise spielen zusätzliche Faktoren bei der Manifestation eine Rolle. In Diskussion sind portale Bakteriämie, intestinale Toxinresorption, Gallengangsischämie, Virusinfektionen oder toxische Gallensäuren.

Symptome Die Klinik kann sehr variabel sein und von asymptomatischen Patienten bis zu schweren biliären Zirrhosen reichen. Dementsprechend umfasst die klinische Symptomatik das gesamte Spektrum einer chronischen Lebererkrankung.

Diagnose Die Laborchemie weist nur leicht erhöhte Transaminasen, aber insbesondere pathologische Cholestaseparameter auf (GGT, Gallensäuren). Das Bilirubin ist oft nur gering erhöht, das Serum-Kupfer kann wie bei allen cholestatischen Erkrankungen erhöht sein. Die typische Konstellation der Autoantikörper wurde oben erwähnt; unspezifisch können BSG, IgG und IgM erhöht sein. Die Diagnose wird mittels MRCP gesichert, die Kalibersprünge und Stenosen im Sinne eines perlschnurartigen Bildes der intra-, aber auch extrahepatischen Gallenwege zeigt. Die ERCP kann die entsprechenden Veränderungen bei gut auflösenden Geräten ebenfalls darstellen. In der Leberbiopsie kann man eine zwiebelschalenartige Fibrose um die Gallenwege sehen, wobei die Histologie bei der segmentalen Verteilung der Erkrankung und je nach Ausprägungsgrad nicht typisch sein muss.

Differenzialdiagnose Alle Ursachen einer Leberzirrhose mit Cholestase müssen differenzialdiagnostisch in Betracht gezogen werden. Schwierig kann manchmal die Abgrenzung gegenüber einer Autoimmunhepatitis sein (➤ Kap. 16.7.6). Gelegentlich liegt ein Overlap-Syndrom vor, bei dem Charakteristika beider Erkrankungen, AIH und PSC, gefunden werden.

Therapie **Ursodesoxycholsäure** (15–20 mg/kg KG/Tag p. o.) kann zu einer Besserung der Laborparameter führen; ob sie auch zu einer Besserung der Morbidität und vor allem der Mortalität beiträgt, konnte bislang noch nicht belegt werden. Eine immunsuppressive Therapie ist unwirksam und nur beim Overlap-Syndrom sinnvoll. Endoskopisch können prominente Stenosen dilatiert und ggf. mit Kunststoffendoprothesen (Stents) offengehalten werden.

Bei progressivem Verlauf ist eine Lebertransplantation indiziert (➤ Kap. 16.7.9). Bei Hinweisen auf eine zusätzliche bakterielle Infektion im vorgeschädigten Gallenwegssystem muss eine antibiotische Behandlung eingeleitet werden.

16.8.3 Caroli-Krankheit/-Syndrom, Duktalplattenmalformation

Definition Als Caroli-Krankheit bezeichnet man multiple Ektasien der intrahepatischen Gallenwege ohne weitere histologische Auffälligkeiten der Leber. Beim Caroli-Syndrom besteht zusätzlich eine periportale Fibrose, die einer kongenitalen Leberfibrose entspricht.

Ätiologie und Pathogenese Ätiologie und Pathogenese sind ungeklärt. Beim Caroli-Syndrom wird ein autosomal-rezessiver Erbgang angenommen. Möglicherweise liegt eine segmentale Störung der Duktalplattenmodellierung der Gallenwege vor. Kombinationen mit multizystischen Nierenerkrankungen sind beschrieben.

16

Symptome Die Symptome sind die einer cholestatischen Lebererkrankung. Es kann zu bakteriellen Cholangitiden mit entsprechenden klinischen Symptomen wie Fieber, Oberbauchschmerz, Ikterus oder auch Koliken kommen. Langfristig besteht ein Risiko für ein Cholangiokarzinom.

Diagnose Die Diagnose wird mit bildgebenden Verfahren (Sonografie, MRCP, ERCP) gestellt.

Therapie Bei Cholangitiden sollte eine antibiotische Therapie stattfinden. Gegebenenfalls kann eine Gallenwegsdrainage endoskopisch die Abflussverhältnisse verbessern, bei segmentalem Befall ist ggf. eine Leberteilresektion sinnvoll; ansonsten bleibt im fortgeschrittenen Fall nur die Lebertransplantation.

16.9 Pankreaserkrankungen

16.9.1 Pankreatitis

Es gibt primäre und sekundäre Pankreaserkrankungen. Sie können akut, akut rezidivierend und chronisch auftreten. Klinisches Symptom sind Oberbauchschmerzen, typischerweise gürtelförmig ausstrahlend, wobei die Schmerzcharakteristik im Kindesalter nicht immer klar erfassbar ist.

Diagnostik In der Initialdiagnostik von Bauchschmerzen sollte eine Bestimmung der Lipase nicht fehlen. Sie ist der Amylase an Sensitivität und Spezifität überlegen. Die Höhe der Lipase muss nicht mit dem Schweregrad der Pankreatitis korrelieren. Bei Schüben der Erkrankung liegt eine akut rezidivierende bzw. chronische Pankreatitis vor. Langfristig kann eine chronische Pankreatitis mit einer erst exokrinen (Fettmalassimilation), später dann auch endokrinen Insuffizienz (Diabetes mellitus) des Organs einhergehen.

In der Anamnese muss nach familiären Pankreatitiden und nach Begleiterkrankungen des Patienten mit entsprechender Medikation gefragt werden. BEI der Untersuchung sollten Hinweise für Infektionen berücksichtigt werden (Viren, Bakterien, Parasiten).

MERKE

Basislabor bei Pankreatitis

Lipase, Blutbild, BGA, BSG, Elektrolyte, Triglyzeride, Kreatinin, Harnstoff, GPT, LDH, CPR, Glukose.

Die weitere Diagnostik (Labor, Molekulargenetik, Bildgebung) richtet sich nach Hinweisen auf die grundsätzlich differenzialdiagnostisch zu erwägenden Erkrankungen.

Differenzialdiagnose ➤ Box 16.13.

Box 16.13

Differenzialdiagnose einer chronischen Pankreatitis

- **Hereditär/idiopathisch (Molekulardiagnostik):**
  - Kationisches Trypsinogen (PRSS1)
  - Claudin-2-locus X-Chromosom (CLDN2)
  - Cystic fibrosis transmembrane conductance regulator (CFTR)
  - Serinprotease-Inhibitor, Kazal-Typ 1 (SPINK1)
  - Carboxypeptidase A1 (CPA1)
  - Chymotrypsin C (CTRC)
  - Andere: Cathepsin B (CTSB), Calcium-Sensing-Receptor-Gen *(CASR)*, Carboxylester-Lipase (CEL), Transient Receptor Potential Cation Channel (TRPV6)
- **Systemische Erkrankungen:** Kollagenosen, CED, primär sklerosierende Cholangitis, Alagille-Syndrom, Morbus Behçet, Lupus erythematodes, rheumatoide Arthritis, Panarteriitis nodosa
- **Zystische Fibrose** (Schweißtest, Genetik)
- **Autoimmune Pankreatitis** (IgG 4)
- **Metabolische Erkrankungen** (Auswahl):
  - Hypertriglyzeridämien
  - Hyperkalzämie
  - Dystrophie, Malnutrition
  - Diabetische Ketoazidose
  - Niereninsuffizienz
- **Medikamente/Toxine:** Asparaginase, Azathioprin, Didanosin, Kalzium, 6-Mercaptopurin, Östrogene, Statine, Stiboglukonat, Suldinac, Valproat, Vincristin
- **Mechanische/strukturelle Ursachen (Bildgebung):**
  - Anatomische Anomalien (Choledochuszyste, Pancreas anulare, Pankreasgangduplikaturen, frgl. Pancreas divisum)
  - Obstruktion (Gallensteine, Tumoren, Parasiten)
  - Trauma
- **Infektionen:**
  - Viren (Enteroviren, Herpesviren, Hepatitis A, B, E, HIV, Masern, Mumps, Röteln)
  - Bakterien (*E. coli*, *Campylobacter*, Legionellen, Leptospiren, Mykoplasmen, Salmonellen, Yersinien)
  - Parasiten (*Ascaris lumbricoides*, *Clonorchis sinensis*, *Cryptosporidium parvum*, Echinokokken, *Fasciola hepatica*, *Toxoplasma gondii*)

Die exokrine Insuffizienz des Pankreas erfasst man durch Bestimmung der Pankreaselastase und/oder der Stuhlfettbestimmung. Alle anderen Verfahren werden heute wegen fehlender Sensitivität bzw. Spezifität oder Impraktikabilität kaum noch angewendet. Die endokrine Insuffizienz mit einer prädiabetischen bzw. diabetischen Stoffwechsellage lässt sich mit Glukoseausscheidung (U-Stix), Glukosetagesprofil, oralem Glukosetoleranztest und der Bestimmung des HBA_{1c} (Langzeitparameter) diagnostizieren.

Eine akute Pankreatitis ist meist ödematös und mittelfristig selbstlimitierend. Es kann sich aber eine schwere nekrotisierende Pankreatitis entwickeln. Ein CRP > 12 mg/dl spricht für einen nekrotisierenden Verlauf. Dabei entstehende Abszedierungen lassen sich am besten durch die kontrastmittelverstärkte CT erkennen.

Bildgebung Die bildgebende Diagnostik umfasst Sonografie, Endosonografie, kontrastmittelverstärkte CT, sekretinstimulierte MRCP (➤ Abb. 16.19) und ERCP.

Exokrine Pankreasinsuffizienz

Eine exokrine Pankreasinsuffizienz kann sich in der Folge einer chronischen Pankreatitis entwickeln, es gibt aber auch primäre Ursachen. Dazu zählen isolierte Enzymdefekte (Lipase, Kolipase, Trypsinogen und α-Amylase), das Shwachman-Diamond-Syndrom (metaphysäre Dysplasie, Rippenverkürzung, Klinodaktylie, zyklische Neutropenie, mentale Retardierung, Infektanfälligkeit), das Pearson-Syndrom (multisystemische mitochondriale Zytopathie) und das Johanson-Blizzard-Syndrom. Selten können diese auch mit akuten Pankreatitisschüben einhergehen. Bezüglich der Einzelheiten wird auf die weiterführende Literatur verwiesen.

16.9.2 Pankreasanomalien

Das Pankreas entwickelt sich aus der Verschmelzung zweier entodermaler Knospen des Vorderdarms, der ventralen und dorsalen Pankreasanlage. Pankreasanomalien können durch Störungen der Gewebsdifferenzierung und des zur späteren Fusion notwendigen Rotationsprozesses, sehr viel häufiger aber durch Störungen der Fusion selbst zustande kommen. Die dorsale Pankreasanlage entwickelt sich zum Pankreaskorpus und -schwanz und die ventrale Anlage zum Caput und Proc. uncinatus. Der Ductus pancreaticus (Wirsung-Gang) entsteht durch die Fusion des Gangs der ventralen Anlage mit dem distalen Ganganteil der dorsalen Anlage. Der proximale Ganganteil der dorsalen Anlage bildet sich entweder vollständig zurück oder bleibt als akzessorischer Gang (Ductus Santorini) bestehen. Seine Mündung in das Duodenum wird als endoskopisch sichtbare Minorpapille bezeichnet.

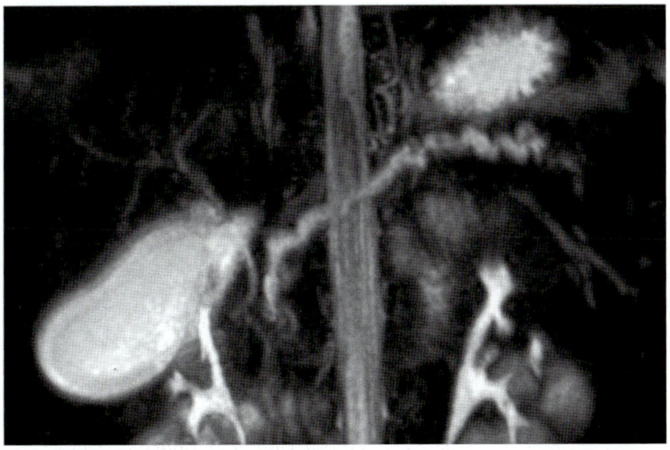

Abb. 16.19 Erweiterter Ductus pancreaticus bei chronischer Pankreatitis (MRCP) [P518]

Diagnostik Die Diagnose der Pankreasanomalien erfolgt mit bildgebenden Verfahren (Sonografie, MRCP, ERCP).

Pankreashypoplasie/-aplasie

Eine primäre Aplasie oder Hypoplasie ist sehr selten. Die klinische Problematik variiert je nach Ausmaß des angelegten funktionsfähigen Pankreasparenchyms.

Ektopes Pankreas

Als ektopes Pankreas wird Pankreasparenchym ohne Verbindung zur Hauptbauchspeicheldrüse bezeichnet. Die Pathogenese ist nicht vollständig geklärt; möglicherweise liegt eine fehlerhafte Differenzierung pluripotenter entodermaler Stammzellen vor. Meist besteht keine klinische Problematik.

Pancreas anulare

Das Pancreas anulare ist das Resultat einer Rotationsanomalie mit Fixierung und Persistenz der ventralen Organanlage. Das Duodenum wird teils komplett, seltener nur teilweise ringförmig von Pankreasgewebe eingeschlossen. Klinisch kommt es in der 1. Lebenswoche zu einer oberen intestinalen Obstruktion mit galligem Erbrechen. Im Röntgenbild sieht man die luftgefüllte Magenblase und den ebenfalls luftgefüllten Bulbus duodeni als „double bubble". Die Therapie erfolgt chirurgisch mit einer Duodeno-Duodenostomie im Sinne einer Bypass-Operation unter Erhalt der Pankreasstrukturen.

Pancreas divisum

Beim Pancreas divisum hat die normale Fusion beider Pankreasanlagen nicht stattgefunden. Der ventrale Anteil mündet in die Papilla major, der dorsale Anteil über den Ductus Santorini in die Papilla minor. Es wird diskutiert, ob diese Anomalie zu einer Häufung von Pankreatitisschüben führt, da möglicherweise die dorsale Anlage nicht ausreichend drainiert wird.

„Long common channel"

Als „long common channel" wird ein gemeinsames Gangsegment von Ductus choledochus und Ductus pancreaticus über eine Strecke von > 1,5 cm bezeichnet. Über einen galligen Reflux in das Pankreas kann es zur Induktion einer akuten Pankreatitis kommen.

Pankreaszysten

Echte Pankreaszysten sind im Gegensatz zu den Pseudozysten mit Epithel ausgekleidet. Sie können einzeln oder multipel vorkommen. Bei Patienten mit autosomal-dominanter polyzystischer Nierenerkrankung oder mit einem Von-Hippel-Lindau-Syndrom kommen multiple Pankreaszysten häufiger vor.

LITERATUR

D'Antiga L (ed.). Pediatric Hepatology and Liver Transplantation. Berlin: Springer 2019.

Felber J, Bläker H, Fischbach W et al. Aktualisierte S2k-Leitlinie Zöliakie der Deutschen Gesellschaft für Gastroenterologie, Verdauungs- und Stoffwechselkrankheiten (DGVS). Z Gastroenterol 2022; 60: 790–856.

Guandalini S, Dhawan A (eds.). Textbook of Pediatric Gastroenterology, Hepatology and Nutrition: A Comprehensive Guide to Practice. Berlin: Springer 2021.

Hennes EM, Zeniya M, Czaja AJ, et al. ; International Autoimmune Hepatitis Group. Simplified criteria for the diagnosis of autoimmune hepatitis. Hepatology 2008; 48: 169–176.

Husby S, Koletzko S, Korponay-Szabó IR, et al. European Society for Pediatric Gastroenterology, Hepatology, and Nutrition Guidelines for Diagnosing Coeliac Disease 2020. J Pediatr Gastroenterol Nutr 2020; 70: 141–156.

Husby S, Koletzko S, Korponay-Szabó IR, et al. European Society for Pediatric Gastroenterology, Hepatology, and Nutrition Guidelines for the Diagnosis of Coeliac Disease. J Pediatr Gastroenterol Nutr 2012; 54: 136.

Kelly D (ed.). Diseases of the Liver and Biliary System in Children. Hoboken: Wiley 2017.

Koppen IJ, Nurko S, Saps M, Di Lorenzo C, et al. The pediatric Rome IV criteria: What's new? Expert Rev Gastroenterol Hepatol 2017; 11: 193–201.

Layer P, Andresen V, Allescher H, et al. Update S3-Leitlinie Reizdarmsyndrom: Definition, Pathophysiologie, Diagnostik und Therapie. Z Gastroenterol 2021; 59: 1323–1415.

Levine A, Koletzko S, Turner D, Escher JC, et al. ESPGHAN revised Porto criteria for the diagnosis of inflammatory bowel disease in children and adolescents. J Pediatr Gastroenterol Nutr 2014; 58: 795–806.

Marsh MN. Gluten, major histocompatibility complex, and the small intestine. A molecular and immunobiologic approach to the spectrum of gluten sensitivity ('celiac sprue'). Gastroenterology 1992; 102: 330–354.

Narkewicz MR, Horslen S, Hardison RM, et al. A learning collaborative approach increases specificity of diagnosis of acute liver failure in pediatric patients. Clin Gastroenterol Hepatol 2018; 16: 1801–1810.

Rodeck B, Zimmer KP (Hrsg.). Pädiatrische Gastroenterologie, Hepatologie und Ernährung. Heidelberg: Springer 2013.

Thiagarajah JR, Kamin DS, Acra S, et al. Advances in evaluation of chronic diarrhea in infants. Gastroenterology 2018; 154: 2045–2059.

KAPITEL

17

Lothar Schweigerer

Hämatologie

17.1 Entwicklung des hämatopoetischen Systems

17.1.1 Lokalisation der Hämatopoese

Zu Beginn der 3. SSW bilden sich im Mesoderm des extraembryonal gelegenen Dottersacks Zellaggregate. Diese sog. Blutinseln bestehen aus Hämangioblasten. Letztere differenzieren sich in der Peripherie der Blutinseln weiter in die Angioblasten als Vorläuferzellen des Endothels, im Innern jedoch in die Hämatoblasten als Vorläuferzellen der Hämatopoese. Die Hämatopoese verlagert sich während der pränatalen Entwicklung vom extraembryonalen Mesoderm des Dottersacks in Leber und Milz und schließlich gegen Ende der Schwangerschaft endgültig in das Knochenmark (➤ Abb. 17.1).

Postnatal findet die Hämatopoese überwiegend in den peripheren Röhrenknochen statt; mit zunehmendem Alter verlagert sie sich zentripetal in die Wirbelkörper und das Sternum. Deshalb wählt man für die diagnostische Entnahme von Knochenmark bei Säuglingen und Kindern die proximalen Tibiae bzw. das Becken (➤ Kap. 18.1.3).

17.1.2 Differenzierung der Zellreihen

Aus dem Hämatoblasten entwickelt sich nach weiterer Differenzierung die pluripotente hämatopoetische Stammzelle. Das Knochen-

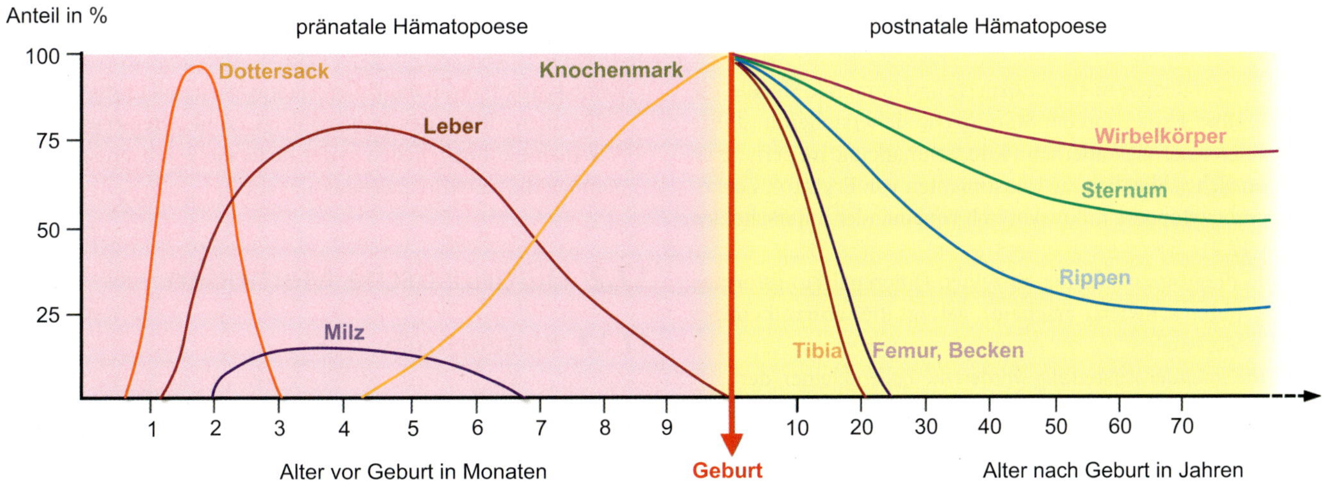

Abb. 17.1 Orte prä- und postnataler Hämatopoese [L238/V786]

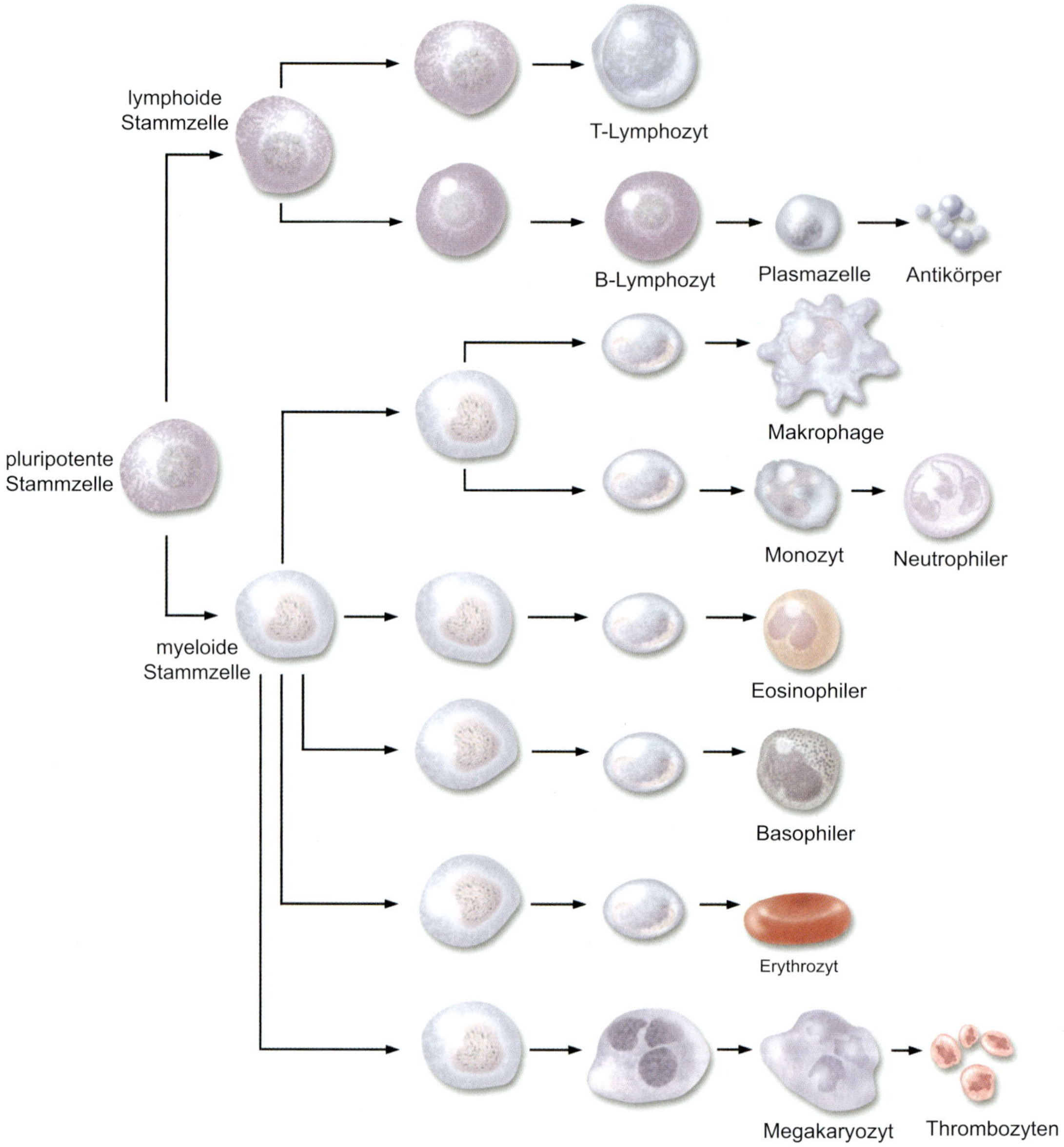

Abb. 17.2 Morphologische und funktionelle Differenzierung der pluripotenten hämatopoetischen Stammzelle [L238]

markstroma produziert matrixassoziierte und humorale Signale, die Überleben und Expansion der Stammzelle sicherstellen und ihre weitere Differenzierung fördern. Im Knochenmark und im peripheren Blut lassen sich schließlich die Konstituenten von Erythro-, Leuko- und Thrombozytopoese mikroskopisch voneinander unterscheiden (➤ Abb. 17.2).

Obwohl die Abgrenzung der einzelnen Differenzierungsformen dem Ungeübten schwierig erscheint, gelingt dies anhand einiger genereller Merkmale:

- Mit zunehmender Ausreifung werden die Zellen kleiner, der Kern nimmt an Größe ab, das Zytoplasma nimmt entsprechend zu und hellt sich auf (➤ Abb. 17.3).
- Neben der morphologischen lässt sich auch eine funktionelle Reifung feststellen. Mit zunehmender Reife der erythroiden Reihe synthetisieren die Zellen Hämoglobin und erscheinen rot; Zellen in der Reihe der neutrophilen Granulozyten erwerben Abwehrfunktionen; Zellen in der Reihe der B-Lymphozyten nehmen die Antikörperproduktion auf.

17.2 Diagnostische Methoden

17.2.1 Blutausstrich

Der Blutausstrich dient zur einfachen morphologischen Differenzierung peripherer Zellen (➤ Abb. 17.4). Die Bestimmung der Retikulozyten im Ausstrich gibt Auskunft über das Regenerationsvermögen der Erythropoese und (mit Einschränkung) der gesamten Hämatopoese.

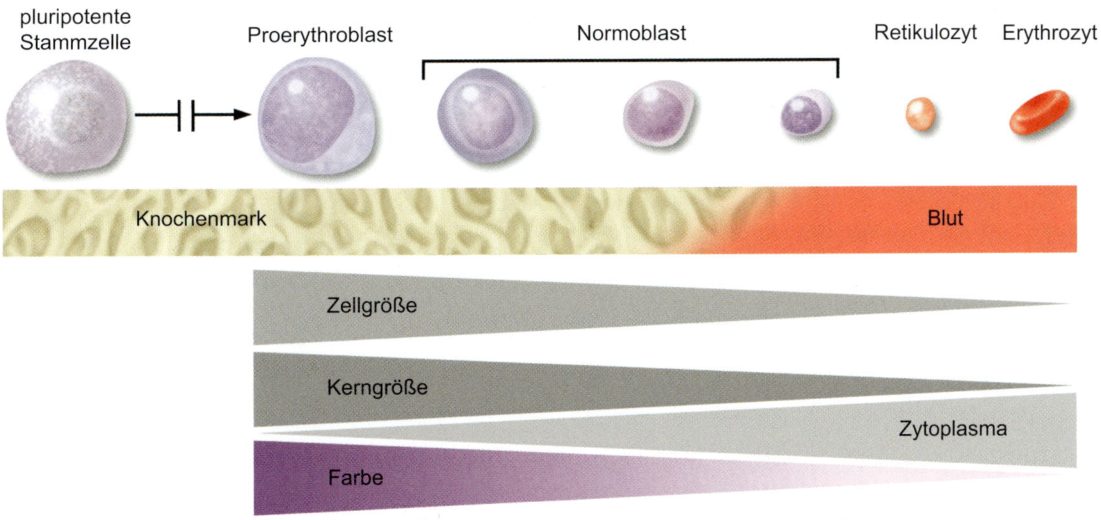

Abb. 17.3 Morphologische Differenzierung hämatopoetischer Zellreihen am Beispiel der Erythropoese [L238]

17.2.2 Knochenmarkanalyse

Die **Knochenmarkaspiration** dient der weiteren Abklärung hämatologischer Krankheiten und ist essenziell zum Ausschluss bzw. Nachweis aregeneratorischer (z. B. aplastische Anämie) oder hyperregeneratorischer Krankheiten (z. B. Leukämie). In der Regel punktiert man beim Kind den Beckenknochen, und zwar an der Spina iliaca anterior oder posterior, oder beim Säugling die proximale Tibia (➤ Abb. 17.5a). Nach Punktion wird das Knochenmarkblut auf Objektträgern ausgestrichen (➤ Abb. 17.5b) und nach Färbung mikroskopisch differenziert. Das Ergebnis ist unmittelbar verfügbar.

Die **Knochenmarkstanzung** ergänzt die Knochenmarkaspiration. Nach Gewinnung eines Stanzzylinders lässt sich darin die histologische Struktur des Knochenmarks (z. B. bei V. a. eine aplastische Anämie) darstellen. Wegen der notwendigen Entkalkung ist das Ergebnis erst nach ca. 1 Woche verfügbar.

Neben diesen morphologischen Methoden existieren funktionelle Untersuchungen (z. B. Granulozytenfunktionstest). Letztere sind unter der Diagnostik der entsprechenden Krankheiten aufgeführt.

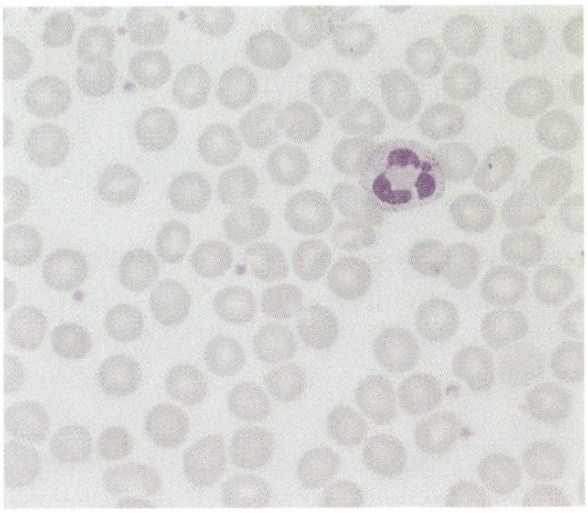

Abb. 17.4 Normaler Blutausstrich [P515]

17.3 Normwerte

Das hämatopoetische System muss sich mittels funktioneller Änderungen auf die Erfordernisse des postnatalen Lebens einstellen. Die hämatologischen Normwerte ändern sich deshalb besonders deutlich während des Neugeborenenalters. In den ersten Lebenstagen gelangen noch die (jeweils großvolumigen) fetalen Erythrozyten und erythroiden Vorstufen (Normoblasten und Retikulozyten, ➤ Abb. 17.3) aus dem Knochenmark in die Peripherie und erhöhen so vorübergehend das mittlere korpuskuläre Volumen (MCV, ➤ Tab. 17.1). Unmittelbar postnatal fällt die Konzentration von Erythropoetin (EPO) dramatisch ab. Als Folge sistiert die Erythropoese. Nachdem Hämoglobin- und Erythrozytenwerte ihre unteren Normwerte zwischen dem 3. und 6. Lebensmonat erreicht haben (sog. Trimenonreduktion), setzt die EPO-Synthese erneut ein, und die Vorstufen inkl. der Retikulozyten

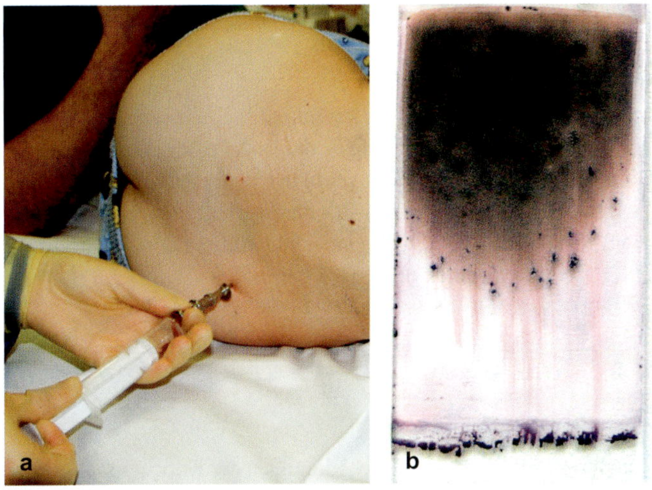

Abb. 17.5 Aspiration von Knochenmark **a** aus der Spina iliaca posterior und **b** Ausstrich auf einem Objektträger (in den Fahnen sind Knochenmarkbröckchen erkennbar) [R232]

Tab. 17.1 Altersabhängige Blutbildwerte

Alter	Hb [g%]		Hkt [%]		Erythrozyten $[10^{12}/l]$		MCV [fl]		MCH [pg]	Retikulozyten* [‰]	Leukozyten $[10^9/l]$	Thrombozyten $[10^9/l]$
	MW**	UNW**	MW	UNW	MW	UNW	MW	UNW	MW	MW	MW	MW
Geburt	16,5	13,5	51	42	4,7	3,9	108	98	35	60	18	300
1–3 Tage	18,5	14,5	56	45	5,3	4,0	108	95	35	40		
1 Woche	17,5	13,5	54	42	5,1	3,9	107	88	33	5		
1 Monat	14,0	10,0	43	31	4,2	3,0	104	85	31	5		
2 Monate	11,5	9,0	35	28	3,8	2,7	96	80	30	15*	10	430
3–6 Monate	11,5	9,5	35	29	3,8	3,1	91	74	30	15*	11,5	385
½–2 Jahre	12,0	10,5	36	33	4,5	3,7	78	70	27	10	11	380
2–6 Jahre	12,5	11,5	37	34	4,6	3,9	81	75	27	10	11,5	350
6–12 Jahre	13,5	11,5	40	35	4,6	4,0	86	77	29	10	9,5	310
12–18 Jahre, weiblich	14,0	12,0	41	36	4,6	4,1	90	78	30	10	8,5	305
12–18 Jahre, männlich	14,5	13,0	43	37	4,9	4,5	88	78	32	10		

Hb = Hämoglobin; Hkt = Hämatokrit; MCV = mittleres korpuskuläres Volumen; MCH = mittlerer Hb-Gehalt eines Erythrozyten
* Retikulozytenwerte: Zwischen dem 2. und dem 4. Lebensmonat kommt es am Ende der Trimenonreduktion zu einem Anstieg um bis zu 40 ‰.
** Neben dem Mittelwert (MW) sind jeweils die unteren Normalwerte (UNW = -2 SD) angegeben.

und schließlich auch die Erythrozyten steigen wieder an. Die Leukozytenwerte sind unmittelbar postnatal hoch, fallen jedoch rasch auf recht konstante Werte ab. Die Thrombozytenzahl ist weitgehend altersunabhängig.

S1-Leitlinie Anämiediagnostik im Kindesalter. AWMF-Registernummer 025-027. Stand: 2.5.2018, gültig bis 1.5.2023; https://register.awmf.org/de/leitlinien/detail/025-027

17.4 Krankheiten des hämatopoetischen Systems

Krankheiten der Hämatopoese können die gemeinsame Progenitorzelle mehrerer oder aller Zellreihen oder isoliert die Zellen einer Reihe betreffen (➤ Abb. 17.2). Sie lassen sich entsprechend klassifizieren. Die weitere Klassifikation kann sich daran orientieren, ob die Krankheit 1.) das Resultat von Verlust oder Neubildung der Zellspezies ist und 2.) ob sie angeboren oder erworben ist (➤ Tab. 17.2).

17.4.1 Krankheiten unreifer Zellen des hämatopoetischen Systems

Angeborene oder erworbene Schädigungen des Knochenmarks können die pluripotente Stammzelle oder eine davon abgeleitete, noch nicht determinierte Progenitorzelle aller Reihen betreffen. Führt die Störung zu einer Einschränkung des Expansionsvermögens der Zelle, so können die davon abgeleiteten Zellen mehrerer oder aller Zellreihen nicht ausreifen. Als Konsequenz fehlen die funktionell relevanten reifen Zellen, deren Funktionsausfall die zur Vorstellung führenden Symptome erklärt (➤ Tab. 17.3). Beim angeborenen Knochenmarkversagen ist die Schädigung meist permanent, bei den erworbenen Formen kann sich das Knochenmark regenerieren.

Verminderte Bildung oder vermehrter Abbau unreifer Zellen

Angeborenes Knochenmarkversagen

Bei einem Drittel der Patienten mit Knochenmarkversagen liegt eine angeborene Störung und bei der Hälfte davon eine Fanconi-Anämie zugrunde.

Fanconi-Anämie

Definition Die Fanconi-Anämie wird überwiegend autosomal-rezessiv vererbt. Im Vordergrund stehen die Zeichen der Panzytopenie mit oder ohne begleitende Fehlbildungen.

Epidemiologie Die Krankheit ist insgesamt selten.

Ätiologie und Pathogenese Sie resultiert aus der Schädigung von > 23 an der DNA-Reparatur beteiligten Genen (*FANCA* bis *FANCY* und weitere). Mutationen von *FANCA*, *FANCC* und *FANCG* sind am häufigsten.

Symptome Die genetische Heterogenität erklärt die Heterogenität der Symptome. Obwohl physische und hämatologische Anomalien isoliert vorliegen können, beobachtet man typischerweise eine Kombination

Tab. 17.2 Klassifikation von Krankheiten des hämatopoetischen Systems

Betroffene Zellspezies	Resultat der zellulären Störung	Manifestation	Ausgewählte Krankheiten
Gemeinsame Progenitorzelle	Bildung ↓ und/oder Abbau ↑	angeboren	Fanconi-Anämie
			Shwachman-Diamond-Syndrom
			Dyskeratosis congenita
		erworben	Aplastische Anämie
	Bildung ↑	angeboren/erworben	Leukämie
Erythroide Reihe	Bildung ↓	angeboren	Diamond-Blackfan-Anämie
			Kongenitale dyserythropoetische Anämien
		erworben	Erythroblastophthise
			Eisenmangelanämie
			Vitamin-B_{12}-Mangelanämie
			Folsäuremangelanämie
			Erythropoetinmangel
	Verlust ↑ und/oder Abbau ↑	angeboren	Sphärozytose
			Elliptozytose
			Pyruvatkinasemangel
			G6PD-Mangel
			Kongenitale erythropoetische Porphyrie
			Thalassämien
			Sichelzellanämie
		erworben	Blutverlust
			Morbus haemolyticus neonatorum
			Lupus erythematodes
			Mechanisch bedingte Hämolyse
	Bildung ↑		Polyzythämie
Leukozytäre Reihe	Bildung ↓ und/oder Abbau ↑	angeboren	Kostmann-Syndrom
			Zyklische Neutropenie
		erworben	Reaktive Neutropenie
			Autoimmunneutropenie
	Bildung ↑		Infektionen
Thrombozytäre Reihe	Bildung ↓ und/oder Abbau ↑	angeboren	Bernard-Soulier-Syndrom
			Kongenitale amegakaryozytäre Thrombozytopenie
			Wiskott-Aldrich-Syndrom
			X-chromosomale Thrombozytopenie
			Thrombozytopenie mit Radiusaplasie
		erworben	Idiopathische thrombozytopenische Purpura
			Heparininduzierte Thrombozytopenie
	Bildung ↑		Thrombozytose

↑: vermehrt; ↓: vermindert

Tab. 17.3 Aus dem Funktionsverlust hämatopoetischer Zellreihen resultierende klinische Symptome

Zellreihe	Symptome
Erythroide Reihe	Blässe, Müdigkeit, Abgeschlagenheit
Leukozytäre Reihe	Infektanfälligkeit, Diarrhö, Gedeihstörung
Thrombozytäre Reihe	Blutungen, insb. Petechien

aus beiden Symptomkomplexen (➢ Tab. 17.4 und ➢ Abb. 17.6). Zu den kongenital vorhandenen Fehlbildungen gesellen sich (meist im Alter zwischen 4 und 12 Jahren) die Symptome des Knochenmarkversagens (➢ Tab. 17.3). Meist entwickelt sich zunächst die Thrombozytopenie und dann sequenziell die Granulozytopenie und die Anämie. Bei etwa 20 % der Patienten kommt es aufgrund des DNA-Reparaturdefekts im späteren Lebensalter zur Entwicklung eines Malignoms.

Tab. 17.4 Charakteristische Anomalien bei der Fanconi-Anämie

Anomalie	Häufigkeit [%]
Hautpigmentveränderungen	65
Kleinwuchs	60
Fehlbildungen der oberen Extremität (Daumen, Hände, Radii, Ulnae)	50
Hypogonadismus und Genitalveränderungen	40
Andere Skelettveränderungen (Kopf, Gesicht, Hals, Wirbelsäule)	30
Augen-, Lid- und epikanthale Veränderungen	25
Nierenfehlbildungen	25
Ohrenfehlbildungen (extern und intern), Taubheit	10
Hüft-, Bein-, Fuß- und Zehenanomalien	10
Gastrointestinale/kardiopulmonale Fehlbildungen	10

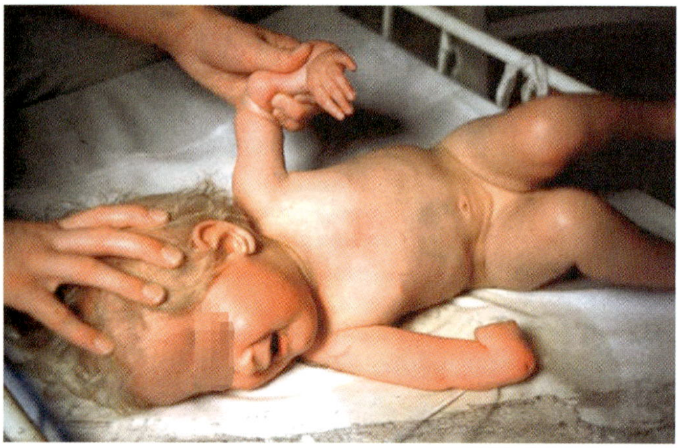

Abb. 17.6 Patient mit Fanconi-Anämie und Fehlbildungen beider oberer Extremitäten [P515]

Diagnostik Bei typischen klinischen und hämatologischen Befunden wird die Diagnose durch den Nachweis einer vermehrten Diepoxybutan- oder Mitomycin-C-induzierten Chromosomenbrüchigkeit (DEB- bzw. MMC-Test) in Zellen des peripheren Blutes endgültig gestellt. Die Subklassifikation erfolgt mittels genetischer Spezialdiagnostik.

Differenzialdiagnosen Fehlen physische Anomalien, so ist die Abgrenzung gegenüber der erworbenen aplastischen Anämie manchmal erschwert. DEB- bzw. MMC-Test schaffen hier Klarheit. Auch die Abgrenzung gegenüber dem Shwachman-Diamond-Syndrom ist manchmal schwierig, insbesondere wenn (wie bei der Fanconi-Anämie) Zeichen des Knochenmarkversagens und ein Kleinwuchs vorliegen. Da beim Shwachman-Diamond-Syndrom eine exokrine Pankreasinsuffizienz besteht, kann die Krankheit durch unauffällige Stuhlfettanalysen und Pankreasfunktionstest ausgeschlossen werden.

Therapie Die Substitution von Blutprodukten und die Gabe von Androgenderivaten dienen der symptomatischen Behandlung. Die gegenwärtig einzige kurative Behandlungsoption ist die Transplantation von Knochenmark (möglichst eines HLA-identischen Geschwisterkinds).

MERKE
Die Fanconi-Anämie ist Folge eines DNA-Reparaturdefekts. Bei bis zu 20 % der Patienten entwickelt sich später ein Malignom.

Shwachman-Diamond-Syndrom

Definition Das Shwachman-Diamond-Syndrom ist eine autosomal-rezessiv vererbte Störung der exokrinen Pankreasfunktion mit zusätzlichen Anomalien, darunter insbesondere ein Kleinwuchs, variable Zeichen des Knochenmarkversagens und Skelettveränderungen.

Epidemiologie Das Syndrom ist seltener als die Fanconi-Anämie, aber nach der Mukoviszidose die zweithäufigste Ursache der kongenitalen exokrinen Pankreasinsuffizienz.

Ätiologie und Pathogenese Bei den meisten Patienten liegen „compound"-heterozygote Mutationen des auf Chromosom 7 gelegenen (Shwachman-Bodian-Diamond-Syndrom-Gens, *SBDS)* vor. Die Mutationen führen zur Synthese eines verkürzten SBDS-Proteins. *SBDS*-Gen und -Protein steuern offenbar hauptsächlich die Ribosomensynthese, die zum klinischen Bild führenden Mechanismen sind jedoch unbekannt.

Symptome Führendes Symptom sind die Konsequenzen der exokrinen Pankreasinsuffizienz, darunter Malabsorption, Steatorrhö und schließlich Kleinwuchs. Zweithäufigstes klinisches Syndrom ist die Knochenmarkinsuffizienz, die sich bei 97 % der Patienten als chronische oder zyklische Neutropenie mit den entsprechenden Infektionen manifestiert. Bei einem Drittel der Patienten finden sich Zeichen der Anämie und Thrombozytopenie. Die Skelettveränderungen sind variabel. Metaphysäre Dysostosen des Femurkopfs und der proximalen Tibia gelten als charakteristisches Zeichen des Syndroms. Die Patienten neigen zur Entwicklung von Myelodysplasien und akuten myeloischen Leukämien.

Diagnostik Die Diagnose des Shwachman-Diamond-Syndroms ergibt sich aus der klinischen Symptomatik, insbesondere der Symptomkombination aus exokriner Pankreasinsuffizienz und Knochenmarkinsuffizienz. Der genetische Nachweis der SBDS-Mutationen sichert die Diagnose bei 90 % der Patienten; bei den übrigen liegen bislang unbekannte Mutationen vor.

Differenzialdiagnosen Differenzialdiagnostisch kommen am ehesten ein Pearson-Syndrom oder eine Fanconi-Anämie infrage. Der Ausschluss ist klinisch bzw. laborchemisch durch den DEB-Test möglich.

Therapie Zur symptomatischen Therapie der Pankreas- und Knochenmarkinsuffizienz eignen sich Enzymersatz bzw. G-CSF, Kortikosteroide und Blutprodukte. Die allogene Knochenmarktransplantation (KMT) ist kurativ; die Erfahrungen sind jedoch gering.

MERKE
Das Shwachman-Diamond-Syndrom ist durch exokrine Pankreas- und Knochenmarkinsuffizienz gekennzeichnet.

Dyskeratosis congenita

Definition Die Dyskeratosis congenita (DC) ist ein hereditäres Syndrom mit Haut-/Schleimhautanomalien und Zeichen der Knochenmarkinsuffizienz.

Epidemiologie Die Krankheit ist sehr selten. Weltweit sind etwa 200 Fälle dokumentiert.

Ätiologie und Pathogenese Die DC wird durch Mutationen verschiedener Gene verursacht, die zur Aufrechterhaltung der Chromosomenenden (Telomere) beitragen. Ihr funktioneller Ausfall führt zu pathologisch verkürzten Telomeren und zu den klinischen Symptomen.

Symptome Hypo- und hyperpigmentierte Hautareale insbesondere der oberen Körperpartien und Nageldystrophie manifestieren sich in den ersten 10 Lebensjahren. Es folgen Leukoplakie der Schleimhäute und im Jugendalter die Symptome des Knochenmarkversagens (➤ Tab. 17.3), meist beginnend mit dem Versagen der Thrombozytopoese. Etwa 10 % der Patienten entwickeln als Erwachsene solide Malignome, jedoch keine hämatologischen Neoplasien.

Erworbenes Knochenmarkversagen

Aplastische Anämie

Definition Die aplastische Anämie ist das Resultat einer erworbenen Schädigung einer sehr unreifen hämatopoetischen Stammzellpopulation mit Verlust des Differenzierungspotenzials. Dies führt zum Ausfall mehrerer oder aller Zellreihen und damit zu einer reversiblen oder irreversiblen Knochenmarkinsuffizienz.

Epidemiologie Die aplastische Anämie ist selten und betrifft 0,2/100.000 Kinder unter 15 Jahren/Jahr.

Ätiologie und Pathogenese Umwelteinflüsse wie Chemikalien, Medikamente und Virusinfektionen können eine aplastische Anämie auslösen. Vermutet wird eine direkte toxische Schädigung hämatopoetischer Stammzellpopulationen des Knochenmarks oder eine indirekte antigeninduzierte Aktivierung stammzellspezifischer zytotoxischer T-Zellen. Möglicherweise trägt auch die Schädigung der als Ammenzellen wirkenden Knochenmarkstromazellen zur Entwicklung der aplastischen Anämie bei. In den meisten Fällen bleibt die Ursache unklar. Resultat ist in allen Fällen jedoch der Verlust mehrerer oder aller hämatopoetischer Zellreihen.

Symptome Symptomatisch wird die Krankheit meist erst, wenn das Stammzellreservoir auf ca. < 1 % der Norm abgesunken ist (➤ Abb. 17.7). Die Symptome entsprechen denen der Knochenmarkinsuffizienz (➤ Tab. 17.3); ihr Schweregrad wird durch das Ausmaß der Insuffizienz bestimmt. Eine Hepatosplenomegalie (wie bei den differenzialdiagnostisch infrage kommenden akuten Leukämien) liegt nicht vor.

Diagnostik Im peripheren Blutbild sind alle Zellreihen (oft mit Ausnahme der Lymphozyten) erniedrigt. Für die Prognose bedeutsam ist die Zahl der neutrophilen Granulozyten. Bei > 500/µl handelt es sich um eine nicht schwere, bei < 500/µl um eine schwere und bei < 200/µl um eine sehr schwere aplastische Anämie. Als Ausdruck der Knochenmarkinsuffizienz besteht eine Retikulozytopenie. Knochenmarkaspirat und -stanze zeigen ein hypozelluläres Mark mit fehlender Hämatopoese, aber erhaltenem Stroma.

Differenzialdiagnose Der Ausschluss von Krankheiten mit angeborenem Knochenmarkversagen erfolgt wie bei diesen Krankheiten beschrieben. Akute Leukämien, myelodysplastische Syndrome und die potenziell zur Knochenmarkinsuffizienz führenden Knochenmarkinfiltrate anderer maligner Krankheiten werden klinisch und mittels Knochenmarkpunktion und -stanzung ausgeschlossen.

Therapie Zur symptomatischen Behandlung von Anämie, Thrombozyto- und Leukozytopenie werden bestrahlte Erythrozyten- bzw. Thrombozytenkonzentrate transfundiert und Antibiotika und Antimykotika eingesetzt. Zur kausalen Behandlung steht die allogene Transplantation von Stammzellen eines HLA-identischen Geschwisterkinds zur Verfügung. Fehlt ein geeigneter Spender, wird alternativ die Immunsuppression mit einer Kombination aus Antilymphozytenglobulin, Methylprednisolon und Ciclosporin A durchgeführt (➤ Abb. 17.7).

MERKE
Entscheidend für die Prognose der aplastischen Anämie ist die Zahl der neutrophilen Granulozyten.

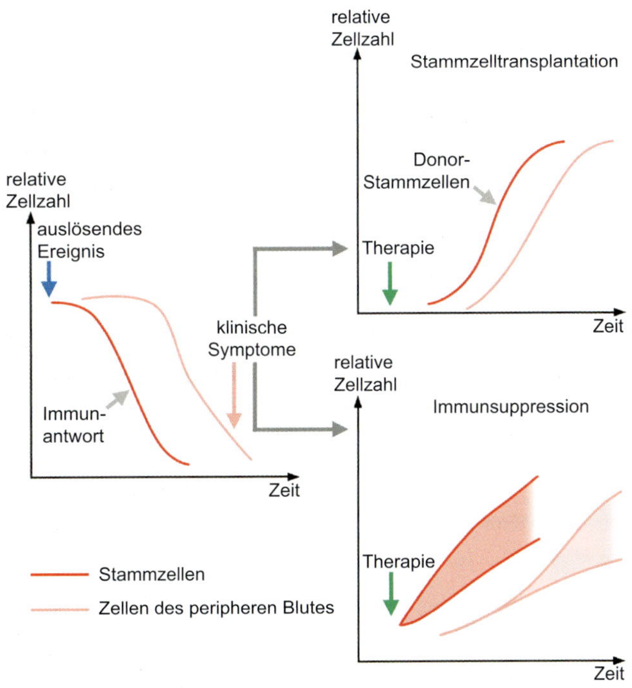

Abb. 17.7 Pathophysiologie und Behandlung der aplastischen Anämie [R232]

Vermehrte Bildung unreifer Zellen

Eine konstitutiv vermehrte Bildung unreifer Progenitorzellen wird bei den Leukämien beobachtet und in ➤ Kap. 18.2.1 abgehandelt.

17.4.2 Krankheiten reifer Zellen des hämatopoetischen Systems

Normale Erythropoese

Unter dem Einfluss von Hypoxie beginnt das renale Endothel mit der Synthese von EPO. Letzteres bindet an Rezeptoren erythroider Vorläuferzellen und veranlasst diese zur Expansion und Differenzierung. Die Proerythroblasten sind die ersten Progenitoren, die eindeutig der Erythropoese zugeordnet werden können. Sie differenzieren weiter in die Normoblasten. Nach weiterer Differenzierung und Ausschleusung des Kerns entstehen die Retikulozyten und schließlich die Erythrozyten (➤ Abb. 17.3). Während der Differenzierung wird die (blau gefärbte) RNA des Zytoplasmas zunehmend durch das rote Hämoglobin (Hb) ersetzt. Die altersabhängigen Normwerte der Vorstufen und der reifen Erythrozyten sind ➤ Tab. 17.1 zu entnehmen.

17

Krankheiten der Erythrozyten

Anämien

Definition Als Anämie bezeichnet man die Unterschreitung des unteren altersgerechten Hb-Normwerts (➤ Tab. 17.1).

Symptome Wird die erythroide Reihe vermindert gebildet, so treten die in ➤ Tab. 17.3 aufgeführten Symptome ein. Die bei einer Anämie vorhandene Blässe kann allerdings auch durch helles Hautkolorit vorgetäuscht werden. Die Differenzierung lässt sich einfach durch Inspektion der Konjunktiven und Schleimhäute treffen. Müdigkeit und Abgeschlagenheit müssen nicht immer nachweisbar sein, treten aber bei rascher Entwicklung der Anämie oder bei chronischen Anämien mit Hb-Werten von < 5 g% auf.

Diagnostik Viele Krankheiten des erythrozytären Systems lassen sich schon mithilfe weniger, einfach durchzuführender Basisuntersuchungen weitgehend diagnostizieren. Dazu gehören Hb, Hkt, Erythrozytenzahl, MCV, MCH, Retikulozytenzahl und die Differenzierung des gefärbten Blutausstrichs.

MERKE
Hämolytische Anämien sind meist begleitet von Splenomegalie und Ikterus, wobei der Ikterus klinisch erst ab einem Gesamt-Bilirubin von > 3 mg% sichtbar wird.

Einteilung Die Basisdiagnostik erlaubt die Einteilung der Anämien nach Regenerationspotenzial, Färbung und Größe. Erniedrigte bzw. erhöhte Retikulozytenzahlen definieren die Anämie als hypo- bzw. hyperregeneratorisch; ein erniedrigtes, normales bzw. erhöhtes MCH

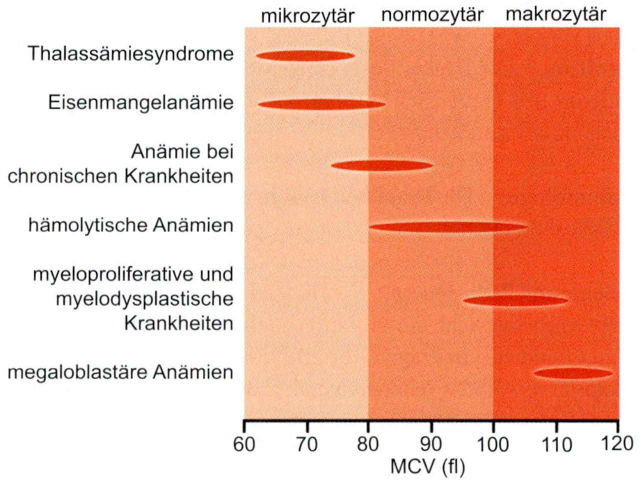

Abb. 17.8 Differenzialdiagnose von Anämien anhand der Erythrozytengröße (MCV) [L238]

definiert die Anämie als hypo-, normo- oder hyperchrom; ein erniedrigtes, normales bzw. erhöhtes MCV definiert die Anämie als mikro-, normo- oder makrozytär (➤ Abb. 17.8). Der für die Praxis wichtigste Parameter ist die Erythrozytengröße (MCV):

- Eine **Mikrozytose** repräsentiert das Unvermögen roter Vorstufen zur Synthese von Hämoglobin und ist deshalb Kennzeichen des Eisenmangels und der Thalassämie-Syndrome.
- Eine **Makrozytose** repräsentiert das Ergebnis übersprungener Teilungen erythroider Vorstufen bei erhaltener Proteinsynthese; sie ist Kennzeichen von Anämien mit abnormer Kernreifung oder der Stimulation durch EPO und wird bei Dysplasien, Vitamin-B_{12}- und Folsäuremangel sowie nach Chemotherapie beobachtet.

Anämien aufgrund eingeschränkter Erythrozytenbildung

Diamond-Blackfan-Anämie

Definition Es handelt sich um einen angeborenen Defekt erythroider Progenitorzellen mit resultierender Anämie, der oft von Fehlbildungen und Kleinwuchs begleitet ist.

Epidemiologie Die Krankheit ist selten und betrifft etwa 5 Kinder/1 Mio. Lebendgeburten. Sie tritt meist sporadisch auf. Nur bei 10 % der Patienten liegt eine (autosomal-dominante) Vererbung vor.

Ätiologie und Pathogenese Obwohl sich bei 25 % der Patienten Mutationen des auf Chromosom 19 gelegenen ribosomalen Proteins S19 nachweisen lassen, ist die molekulare Ätiologie unklar. Offensichtlich ist jedoch die Umschaltung von der fetalen auf die adulte Erythropoese gestört.

Symptome Das Umschalten von der fetalen zur adulten Erythropoese erfolgt in den ersten Lebensmonaten. Deshalb manifestiert sich die Krankheit bei fast allen Patienten bereits in den ersten Lebensmonaten mit den Symptomen der Anämie (➤ Tab. 17.3 und ➤ Tab. 17.5). Bei vielen Patienten liegen begleitende Anomalien vor,

Tab. 17.5 Vergleich der Eigenschaften der Diamond-Blackfan-Anämie und der transitorischen Erythroblastopenie

Charakteristikum	Blackfan-Diamond-Anämie	Transitorische Erythroblastopenie
Vorerkrankung	keine	oft Virusinfekt
Mittleres Manifestationsalter in Monaten	6 (1–72)	27 (1–192)
Physische Anomalien	50 %	keine
Erythrozytengröße	makrozytär	normozytär
HbF	erhöht	normal

u. a. Hypertelorismus, flache Nasenwurzel, Daumenanomalien und Taubheit. Über 60 % der Patienten sind kleinwüchsig.

Diagnostik Manifestationsalter, Begleitsymptomatik und eine Retikulozytopenie bei ausgeprägter Anämie sind typische Indizien. Bestätigt wird der Verdacht durch die Knochenmarkzytologie, die das Fehlen erythroider Vorläuferzellen bei normaler Zellularität der übrigen Reihen aufweist. Noch gebildete Erythrozyten weisen die Charakteristika fetaler Zellen auf: Sie sind makrozytär und produzieren überwiegend fetales Hämoglobin (HbF).

Differenzialdiagnose Die Kennzeichen der akuten transitorischen Erythroblastopenie sind in ➤ Tab. 17.5 aufgeführt.

Therapie Die meisten Patienten sprechen auf Kortikosteroide innerhalb von 2 bzw. 3 Wochen mit einem Anstieg der Retikulozyten bzw. des Hb an. Bei einigen Patienten kann man die Dosis ausschleichen und schließlich – in der Hoffnung auf eine nicht seltene Spontanremission – absetzen. Bei Patienten, die nicht auf Kortikosteroide ansprechen, kann ein Versuch mit Ciclosporin oder Valproat unternommen werden. Oft bleibt nur die lebenslange Substitutionstherapie mit Erythrozytenkonzentrat, die zur Vermeidung der Eisenüberladung von einer Chelattherapie begleitet werden muss. Als Alternative bietet sich die Transplantation von Knochenmark eines HLA-identischen Geschwisterkinds an, die gegen die mögliche Spontanremission der Krankheit abgewogen werden muss.

MERKE
Bei der Therapie der Blackfan-Diamond-Anämie muss man die mögliche Spontanremission in die therapeutischen Überlegungen einbeziehen.

Kongenitale dyserythropoetische Anämien

Definition Die seltenen und hereditär vorkommenden kongenitalen dyserythropoetischen Anämien (CDA) bestehen aus den drei klinisch differenzierbaren Typen CDA I – III. CDA II ist der häufigste, CDA III der seltenste Typ.

Ätiologie Die einzelnen Typen sind genetisch heterogen und werden offenbar durch Störungen bislang nicht identifizierter Gene auf den Chromosomen 20 und 15 verursacht.

Symptome Die Patienten leiden an einer milden normo- bis makrozytären Anämie und einer zunehmenden Splenomegalie. Retikulozyten und andere Zellreihen sind normal.

Diagnostik Typisches diagnostisches Merkmal des Knochenmarks sind die abnormen Erythroblasten mit Kernbrücken und mehreren Kernen.

Therapie Die therapeutischen Maßnahmen hängen vom Typ und Schweregrad der Krankheit ab.

Akute transitorische Erythroblastopenie

Definition Die auch unter dem Namen Erythroblastophthise bekannte schwere normochrome Anämie ist erworben und durch einen passageren Stopp der Erythropoese gekennzeichnet.

Epidemiologie Die Krankheit ist nicht selten und betrifft überwiegend Kleinkinder (➤ Tab. 17.5).

Ätiologie und Pathogenese Die Ätiologie ist unbekannt, doch sind offenbar postinfektiöse, die roten Vorstufen betreffende Autoimmunprozesse beteiligt. Die Erythropoese sistiert, und die Hb-Konzentration sinkt kontinuierlich (um bis zu 0,8 g%/Woche).

Symptome Die Symptome entsprechen denen des Versagens der erythroiden Reihe (➤ Tab. 17.3). In der Regel führt die ausgeprägte Blässe mit Hb-Werten von 4–6 g% zur Vorstellung. Da sich die Anämie über Wochen entwickelt, sind die Kinder adaptiert und meist beschwerdefrei.

Diagnostik Typischerweise fehlen Retikulozyten und erythroide Vorstufen im peripheren Blut und Knochenmark, während die übrigen Zellreihen nicht betroffen sind. Die Diagnose wird erschwert, wenn die Spontanremission der Krankheit in Form einer Retikulozytose bereits eingesetzt hat.

Differenzialdiagnose Differenzialdiagnostisch muss in erster Linie die Diamond-Blackfan-Anämie ausgeschlossen werden (➤ Tab. 17.5).

Therapie Liegt keine Beeinträchtigung z. B. in Form einer Herzinsuffizienz vor, kann man auf die Transfusion von Erythrozyten verzichten und durch Kontrolle der Retikulozyten die Spontanremission abwarten. Etwa 1–2 Monate nach Einsetzen der Erythropoese werden normale Hb-Konzentrationen erreicht.

Eisenmangelanämie

Definition Die Eisenmangelanämie ist das Resultat eines insuffizienten Einbaus von Eisen in das Hämoglobin von Zellen der erythroiden Reihe. Als Konsequenz entwickelt sich eine mikrozytäre hypochrome Anämie.

Epidemiologie Die Eisenmangelanämie ist die häufigste Anämie des Kindesalters. Kleinkinder sind häufiger betroffen als Schulkinder und Jugendliche.

Ätiologie und Pathogenese Gesunde Erwachsene verlieren pro Tag etwa 1–2 mg Eisen über abgestoßene Haut- und Schleimhautzellen. Dieser Verlust wird durch entsprechende Eisenzufuhr ausgeglichen. Gesunde Kinder benötigen dagegen pro Tag etwa 1 mg Eisen/kg KG bis zu einem Maximum von 15 mg/Tag, Frühgeborene und Adoleszenten aufgrund des starken Wachstumsschubs sogar das Doppelte. Kuhmilch und Frauenmilch enthalten nur 1 mg Eisen pro Liter, von denen lediglich 10 bzw. 50 % resorbiert werden. Pflanzliches Eisen wird 6-mal schlechter intestinal resorbiert als tierisches Eisen. Dies erklärt das Auftreten des alimentären Eisenmangels bei ausschließlich mit Milch und ohne zusätzliches Eisen ernährten Kleinkindern und bei Vermeidung von Wurst und Fleisch. Nach intestinaler Resorption wird ein Großteil des Eisens (an Transferrin gebunden) in den Normoblasten freigesetzt oder in andere Gewebe transportiert. Nicht utilisiertes Eisen wird im retikuloendothelialen System (RES) als Ferritin gespeichert und kann bei Bedarf wieder mobilisiert werden.

Bei chronischen Infektionen und malignen Krankheiten ist das Eisen aus diesen Depots nicht mobilisierbar. Der Serum-Ferritinspiegel korreliert i. d. R. mit der Menge an Speichereisen. Eisen unterstützt vielfältige Funktionen, darunter die Proliferation und Differenzierung vieler Zellen. Dies erklärt, warum Eisenmangel auch zu Funktionseinbußen des Nerven-, des kardiovaskulären und des Gastrointestinalsystems beitragen kann. Eisen ist für die Hb-Synthese essenziell. Deshalb entsteht eine Eisenmangelanämie immer dann, wenn langfristig Eisenzufuhr und -aufnahme gemessen am Bedarf vermindert sind, die Utilisation eingeschränkt ist oder der Verlust die Zufuhr überschreitet (➤ Tab. 17.6).

Symptome Bei schwerer Eisenmangelanämie findet man die Zeichen des Funktionsverlusts der erythroiden Reihe (➤ Tab. 17.3). Im Vordergrund steht die Blässe, doch treten fakultativ Haut- und Schleimhautsymptome hinzu, darunter brüchige Haare und Nägel, Lippenrhagaden und Dysphagie. In den meisten Fällen sind die Beschwerden gering, und die Anämie wird erst im Rahmen der routinemäßigen Anfertigung eines Blutbilds und der Bestimmung der Erythrozytenparameter entdeckt.

MERKE
Die Abgrenzung gegen andere mikrozytäre hypochrome Anämien, darunter insbesondere die Thalassämie-Syndrome und die sideroblastischen Anämien, ist einfach, denn bei Letzteren ist das Serum-Ferritin normal bis erhöht und das Transferrin erniedrigt.

Diagnostik Die Diagnosestellung ist einfach. Das Blutbild zeigt eine unterhalb der Norm (➤ Tab. 17.1) gelegene Hb-Konzentration mit Mikrozytose (➤ Abb. 17.8), Hypochromie und Anulozyten (ringförmige Erythrozyten; ➤ Abb. 17.9). Die Retikulozytenzahl ist normal bis erniedrigt, das Ferritin erniedrigt und das (im Zweifel zu bestimmende) Transferrin erhöht. Die alleinige Bestimmung der Eisenkonzentration zur Diagnosesicherung ist unzureichend, da die Eisenkonzentration auch bei Entzündungen vermindert ist und so einen Eisenmangel vortäuschen kann. Die Diagnose kann auch ex juvantibus gestellt werden. Beim Vorliegen eines Eisenmangels müssen Retikulozytenzahl und Hb-Konzentration durch Behandlung mit Eisen nach 1 Woche angestiegen sein.

Tab. 17.6 Pathophysiologie und mögliche Ursachen der Eisenmangelanämie

Pathophysiologie	Ursachen
Ungenügender Eisenvorrat	Frühgeborene
Ungenügende Eisenzufuhr	Säuglinge, Kleinkinder, Adoleszenten
Ungenügende Eisenabsorption	Malabsorptionssyndrome
Gestörter Eisentransport	Hereditäre Atransferrinämie
	Erworbene Atransferrinämie bei Eiweißverlust und Eiweißsynthesestörungen
Gestörte Eisenverwertbarkeit	Chronisch-rezidivierende Infektionen oder Entzündungen
	Malignome
Erhöhter Eisenverlust	Pränataler Verlust bei Placenta praevia
	Fetofetale Transfusion bei Mehrlingen
	Fetomaternale Transfusion
	Ungenügende plazentare Transfusion bei früher Abnabelung
Postnataler Blutverlust	Diagnostische Blutentnahmen
	Menstruation, Blutverluste im GIT bei Epistaxis, Hiatushernie, Ösophagitis, Ösophagusvarizen, Meckel-Divertikel, Polypen, Ulzera, CED und Salicylattherapie

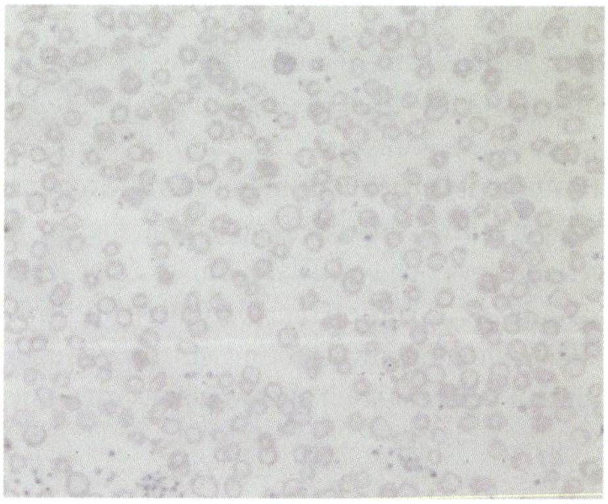

Abb. 17.9 Mikrozytäre Anämie mit Anulozyten bei Eisenmangelanämie [P515]

Therapie Die Behandlung der Wahl ist die orale Gabe von Eisen(II) sulfat über 3 Monate. Darunter steigt die Hb-Konzentration i. d. R. um 1–2 g%/Woche. Zur Wiederherstellung der Eisendepots sollte die Therapie um 2–4 Wochen über die Normalisierung des Werts hinaus fortgeführt werden. Bei Resorptionsstörungen wird manchmal eine parenterale Substitution notwendig. Frühgeborene mit einem

Geburtsgewicht von < 2.500 g sollten prophylaktisch bis zu einem chronologischen Alter von 12–15 Monaten p. o. behandelt werden. Führt die Substitutionsbehandlung nicht zum Hb-Anstieg, so muss nach folgenden Möglichkeiten gefahndet werden: mangelnde Compliance, Unterdosierung, Fehldiagnose, mangelnde Resorption infolge von Erbrechen, Durchfall oder Malabsorption oder Fortbestehen der Grundkrankheit (z. B. chronische Infektion oder Blutverlust und Malignom).

S1-Leitlinie Eisenmangelanämie. AWMF-Registernummer 025-021. Stand: 31.10.2021, gültig bis 30.10.2026; https://register.awmf.org/de/leitlinien/detail/025-021

MERKE
Die Eisenmangelanämie ist die häufigste Anämie im Kindesalter. Sie ist hyporegeneratorisch, mikrozytär und hypochrom.

Vitamin-B_{12}-Mangelanämie

Definition Die Vitamin-B_{12}-Mangel-Anämie ist eine seltene makrozytäre Anämie mit neurologischer Begleitsymptomatik.

Ätiologie und Pathogenese Vitamin B_{12} wird von Bakterien produziert; es ist in Fleisch sowie in geringen Mengen auch in Milch und Eiern vorhanden. Nach Ingestion bindet es an den Intrinsic Factor, der von den gastralen Parietalzellen synthetisiert wird, und wird in dieser gebundenen Form im terminalen Ileum absorbiert. In pharmakologischer Dosis zugeführt, gelangt Vitamin B_{12} auch durch passive Diffusion ins Blut. Im Blut wird das Vitamin an Transcobalamin I und II gebunden transportiert. Nur das an Transcobalamin II gebundene Vitamin B_{12} gelangt in die Zelle. Ein Mangel an Vitamin kann verursacht werden durch unzureichende Zufuhr (z. B. bei ausschließlich gestillten Säuglingen streng vegetarisch lebender Mütter), ungenügende Absorption (z. B. durch Mangel an Intrinsic Factor, durch ein fehlendes oder funktionell defektes terminales Ileum oder Fischbandwürmer) und fehlende Transportproteine (z. B. durch eine Transcobalamin-II-Defizienz). Die meisten dieser Ursachen sind extrem selten.

Symptome Da alle rasch proliferierenden (insb. hämatopoetischen) Zellen Vitamin B_{12} zur regelrechten Zellteilung benötigen, manifestieren sich die Symptome morphologisch als gestörte Reifung hämatopoetischer Zellen. Die Erythrozyten sind vermindert, ovalozytär, makrozytär (MCV > 100; ➤ Abb. 17.8), poikilo- und anisozytotisch (➤ Abb. 17.10). Auch die neutrophilen Granulozyten sind oft vermindert, makrozytär und hypersegmentiert. Klinisch stehen die Zeichen der Insuffizienz der roten Reihe – insbesondere die Blässe – im Vordergrund. Bei ausgeprägtem Vitamin-B_{12}-Mangel treten zusätzlich neurologische Symptome auf, darunter Parästhesien und beim Säugling Irritabilität und Trinkverweigerung.

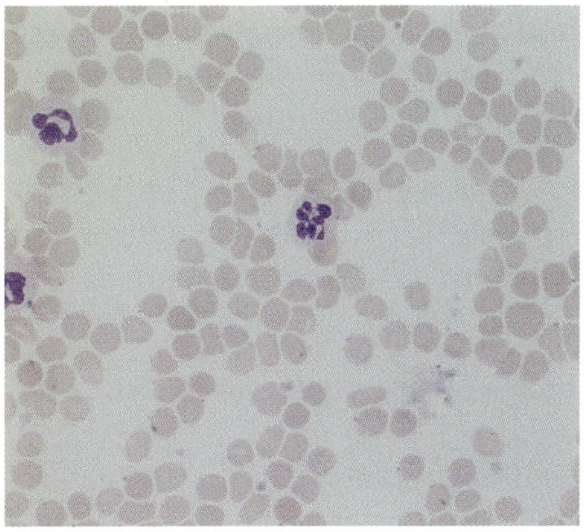

Abb. 17.10 Blutausstrich eines Patienten mit Vitamin-B_{12}-Mangel. Die Zellen sind makrozytär. [P515]

Diagnostik Die Diagnose wird durch den Nachweis einer makrozytären Anämie, die im Verhältnis zur Anämie niedrigen Retikulozyten und die erniedrigten Vitamin-B_{12}-Spiegel im Serum gestellt.

Differenzialdiagnose Differenzialdiagnostisch kommt am ehesten die Folsäuremangelanämie infrage, da sie ebenfalls makrozytär ist. Sie kann durch einen normalen Folsäurespiegel im Serum ausgeschlossen werden. Allerdings können bei gestörter intestinaler Absorption manchmal beide Mangelanämien gleichzeitig bestehen.

Therapie Der Vitamin-B_{12}-Mangel kann prinzipiell einfach mittels oraler Substitution behandelt werden. Da meist jedoch intestinale Resorptionsstörungen vorliegen, muss man das Vitamin i. d. R. parenteral substituieren. 3–4 Tage nach Behandlungsbeginn lässt sich der Erfolg an einem Anstieg der Retikulozyten ablesen.

MERKE
Ein Vitamin-B_{12}-Mangel ist meist Folge einer ungenügenden Absorption aufgrund eines Ausfalls der resorptiven Funktion des terminalen Ileums (operative Entfernung, Entzündung).

Folsäuremangelanämie

Definition Die Folsäuremangelanämie ist eine seltene makrozytäre Anämie.

Ätiologie und Pathogenese Folsäure ist überwiegend in Pflanzen, Gemüse und Obst vorhanden. Sie wird im proximalen Dünndarm resorbiert, zu Tetrahydrofolat modifiziert, zirkuliert frei im Blut und wird nach Bindung an den Folatrezeptor von Zielzellen aufgenommen. Ungenügende Zufuhr sowie Störungen von Absorption und Aufnahme kommen vor, sind aber insgesamt selten. Mit Abstand häufigste Ursache sind Medikamente (z. B. MTX im Rahmen einer Chemotherapie).

Symptome Die Laborbefunde und die klinischen Symptome entsprechen weitgehend denen beim Vitamin-B_{12}-Mangel. Parästhesien fehlen.

Diagnostik und Differenzialdiagnose Die diagnostischen Befunde sind identisch mit denen beim Vitamin-B_{12}-Mangel. Statt Vitamin B_{12} ist die Folsäure im Serum erniedrigt.

Therapie Die Substitution von Folsäure kann fast immer p. o. erfolgen. Der Erfolg lässt sich nach etwa 4 Tagen am Anstieg der Retikulozyten ablesen.

MERKE
Der Folsäuremangel ist meist medikamenteninduziert.

Erythropoetinmangelanämie

Beim chronischen Nierenversagen ist die EPO-Synthese eingeschränkt, und man spricht von einer renalen Anämie. Das Resultat ist eine normochrome, normozytäre Anämie ohne spezifische Anomalien. Sie kann durch toxische Metaboliten aggraviert werden, die im Rahmen der Grundkrankheit anfallen. Die Behandlung erfolgt durch s. c. Injektion von rekombinantem humanem EPO.

Anämien aufgrund vermehrten Erythrozytenverlusts oder -abbaus

Diese Anämien lassen sich in angeborene und erworbene Anämien einteilen. Bei den angeborenen hämolytischen Anämien liegt die Ursache in Form von Membran-, Enzym- und Hämoglobindefekten meist im Erythrozyten selbst. Bei den erworbenen hämolytischen Anämien wirken meist externe Störungen in Form von Antikörpern oder Toxinen auf die Erythrozyten ein. Deshalb bezeichnet man die beiden Formen auch als korpuskuläre bzw. extrakorpuskuläre Anämien (➤ Tab. 17.7). Die pathogenetischen Prinzipien sind ähnlich (➤ Abb. 17.11).

Pathogenese Die Erythrozyten der meisten hämolytischen Anämien akquirieren aufgrund intra- oder extrazellulärer Veränderungen zunehmend Membranschäden. Die daraus resultierende eingeschränkte Verformbarkeit manifestiert sich insbesondere im RES, dessen Adventitiaschlitze die rigiden Erythrozyten unzureichend passieren können. Sie werden vor allem in der Milz festgehalten, von den Makrophagen phagozytiert und abgebaut. Nur bei massiver, rasch eintretender Schädigung der Erythrozyten kommt es zu einer intravasalen Hämolyse mit freiem Hämoglobin. Durch den Abbau der Erythrozyten entwickeln sich eine Splenomegalie und Anämie (➤ Abb. 17.11). Da das Regenerationspotenzial des Knochenmarks i. d. R. erhalten ist, nimmt die Erythropoese im Knochenmark um das bis zu 10-Fache zu. Als Konsequenz gelangen die Vorstufen der Erythropoese (Normoblasten und Retikulozyten) vermehrt ins periphere Blut. Oft gelingt dadurch eine weitgehende bis vollständige Kompensation des Erythrozytenverlusts. Durch Hämolyse flutet die in den Erythrozyten vorhandene LDH vermehrt im Serum an. Das ebenfalls freigesetzte Hämoglobin wird in Bilirubin konvertiert und verursacht Hyperbilirubinämie, Hyperurobilirubinurie, Ikterus und Bilirubinsteine (➤ Abb. 17.11 und ➤ Abb. 17.12).

Die Kapazität der Kompensationsmechanismen kann sich bei interkurrenten Infekten erschöpfen, sodass sich die Anämie verstärkt und eine hämolytische Krise resultiert. Darüber hinaus können verschiedene Viren, darunter vor allem das Parvovirus B19, erythroide Vorstufen selektiv befallen und damit die Erythropoese mittelfristig so stark einschränken, dass eine aplastische Krise mit ausgeprägter, aber reversibler Anämie resultiert.

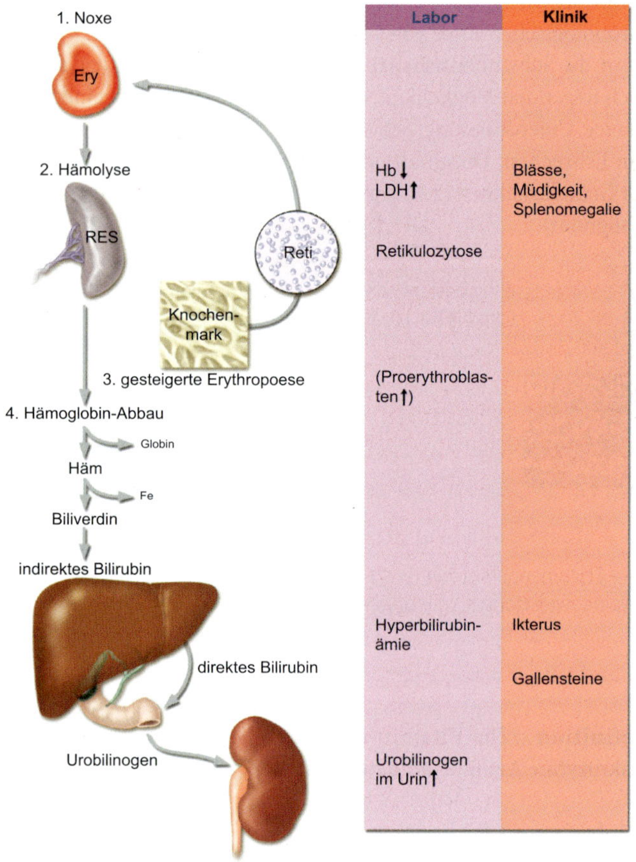

Abb. 17.11 Pathophysiologie und klinische Konsequenzen hämolytischer Anämien [L238]

Tab. 17.7 Einteilung hämolytischer Anämien nach ihrer Ätiologie

Korpuskuläre Defekte	
Membran	Sphärozytose
	Elliptozytose
Enzyme	Energiepotenzial: Pyruvatkinasemangel
	Reduktionspotenzial: G6PD-Mangel
Hämoglobin	Häm: kongenitale erythropoetische Porphyrie
	Globin: Thalassämien, Sichelzellanämie
Extrakorpuskuläre Defekte	
Immunsystem	Isoimmun: Morbus haemolyticus neonatorum
	Autoimmun: Lupus erythematodes
„Nicht"-Immunsystem	Idiopathisch
	Sekundär: Infekte, z. B. Malaria

Sphärozytose

Definition Die Sphärozytose (Syn. Kugelzellenanämie) ist die häufigste hämolytische Anämie in Mitteleuropa. Die Sphärozytose

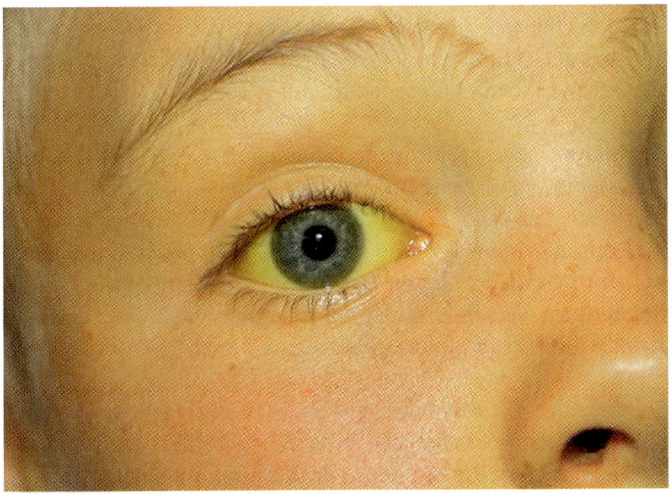

Abb. 17.12 Patient mit Sphärozytose und Sklerenikterus [R232]

betrifft 1/5.000 Kinder. Veränderungen des Zytoskeletts führen zu der charakteristischen Kugelform und einer verkürzten Erythrozytenlebensdauer.

Ätiologie und Pathogenese Bei 75 % der Patienten liegt ein autosomal-dominanter, bei den meisten übrigen ein rezessiver Vererbungsmodus vor. Vereinzelt treten Neumutationen auf, die dominant weitervererbt werden. Die heterogenen Mutationen erklären den variablen Phänotyp der Krankheit mit milder bis schwerwiegender Symptomatik. Das Zytoskelett der Erythrozyten besteht aus zwei Säulen. Die horizontale Säule umfasst im Wesentlichen die miteinander verbundenen Proteine α-und β-Spektrin. Die vertikale Säule besteht im Wesentlichen aus den Proteinen Ankyrin, Bande-3-und Bande-4.2-Protein. Sie verbindet die horizontale Säule mit der Membranlipidschicht. Gemeinsam verleiht diese Konstruktion dem Erythrozyten eine erhebliche strukturelle und dynamische Verformbarkeit (➤ Abb. 17.13a). Sie ist essenziell für die unbehinderte Passage durch die Milz. Mutationen der Gene von α-Spektrin, β-Spektrin und Ankyrin sind in Mitteleuropa am häufigsten. Sie führen zu einer verminderten qualitativen und/oder quantitativen Synthese der kodierten Proteine. Dadurch wird die Erythrozytenzellmembran in Bereichen der ausgeprägtesten lokalen Proteindefizienz instabil und buchtet sich dort aus (➤ Abb. 17.13b, c). Die Ausbuchtungen gehen nach kapillärer Passage zunehmend mechanisch verloren. Durch den fortwährenden Membranverlust vermindert sich das Verhältnis von Zelloberfläche zu Zellvolumen. Die Erythrozyten werden deshalb kugelig und rigide und werden schließlich in der Milz abgebaut.

Symptome Das Ausmaß der Proteindefizienz korreliert mit der Schwere der Symptome. Die meisten Patienten haben eine kompensierte Hämolyse mit milder Anämie und sind selten symptomatisch. Sie stellen sich meist bei Komplikationen vor, insbesondere bei hämolytischen oder aplastischen Krisen, wenn sich im Rahmen von (viralen) Infekten die Kompensationsmöglichkeiten der Erythropoese erschöpft haben. Im Vordergrund stehen die Symptome der Insuffizienz der roten Reihe (➤ Tab. 17.3) und der Ikterus. Bis zum Schulalter erreichen Bilirubinsteine symptomatische Größe, die zur Obstruktion der Gallenwege und – als Konsequenz – zu Gallenkoliken und Ikterus führen können (➤ Abb. 17.12). Bei Jugendlichen entwickeln sich manchmal paravertebral Herde mit extramedullärer Hämatopoese, die zu symptomatischen Blutungen (z. B. mit Hämatothorax) neigen.

Diagnostik Wegweisend sind der familienanamnestische Nachweis von Anämie, Ikterus, Cholezystektomie und Splenektomie sowie der eigenanamnestische Nachweis von Anämie und Ikterus. Bei der körperlichen Untersuchung findet sich oft eine Splenomegalie. Charakteristisch sind die im Blutausstrich nachweisbaren Kugelzellen. Aufgrund ihrer relativen Dehydratation ist die MCHC erhöht. Die Retikulozytenzahl ist kompensatorisch erhöht. Sphärozyten besitzen aufgrund ihrer Kugelform gegenüber normalen Erythrozyten ein vermindertes Schwellvermögen und platzen deshalb bereits bei geringgradig unterhalb der Norm gelegenen osmotischen Drücken. Entsprechend findet man eine verminderte osmotische Resistenz im „Acidified-Glycerol"- und Kryohämolyse-Test. In Zweifelsfällen ist die detaillierte elektrophoretische und immunologische Analyse der Erythrozytenmembranproteine indiziert.

MERKE
Hämolytische/aplastische Krisen werden meist durch virale Infekte ausgelöst.

Differenzialdiagnose Sphärozyten entstehen auch bei Krankheiten, bei denen – immunologisch bedingt – gegen Erythrozyten gerichtete Antikörper auftreten. Deshalb müssen AB0-Inkompatibilität, Wärmeantikörper und ähnliche extrakorpuskuläre Ursachen der Hämolyse mittels Coombs-Test ausgeschlossen werden.

Therapie Die meisten Patienten mit milder, kompensierter Anämie bedürfen – abgesehen von Krisensituationen – keiner Therapie. Bei schweren Verlaufsformen mit unkompensierter Anämie und zunehmendem Transfusionsbedarf ist die Teilsplenektomie indiziert. Vorher muss man gegen *H. influenzae* und Pneumokokken impfen und anschließend über mehrere Jahre eine antibiotische Prophylaxe durchführen. Mit der Splenektomie entfällt die Hämolyse, und die Patienten werden asymptomatisch. Langfristig kann die Krankheit jedoch durch Regeneration von Milzgewebe erneut symptomatisch werden. Symptomatische Gallensteine können mittels Sphinkterotomie entfernt werden. Alternativ kommt die operative Entfernung in Betracht, die simultan mit der Splenektomie erfolgen kann.

MERKE
Wegen der Gefahr einer foudroyanten Sepsis durch *Haemophilus influenzae* und Pneumokokken sollte die Splenektomie nicht vor dem 6. Lebensjahr erfolgen.

Elliptozytose

Definition Als Elliptozytose bezeichnet man eine heterogene Gruppe hämolytischer Anämien. Gemeinsames Kennzeichen sind elliptische oder ovale Erythrozyten im peripheren Blutausstrich.

Epidemiologie Die Elliptozytose ist in Afrika und im Mittelmeerraum verbreitet. In Mitteleuropa ist sie seltener als die Sphärozytose.

Ätiologie und Pathogenese Wie bei der Sphärozytose ist die Vererbung heterogen mit einem vorherrschend dominanten Vererbungsmodus. Bei den Patienten liegen überwiegend Mutationen in den Spektrin-α- und -β-Genen vor. Es resultieren Konformationsänderungen der kodierten Proteine mit eingeschränktem Kontakt der beiden Spektrine untereinander und einer Instabilität der horizontalen Säule (➤ Abb. 17.13). Weshalb die betroffenen Erythrozyten eine elliptische Form annehmen, ist bislang unklar. Wie bei der Sphärozytose werden die pathologisch veränderten Erythrozyten in der Milz sequestriert und abgebaut.

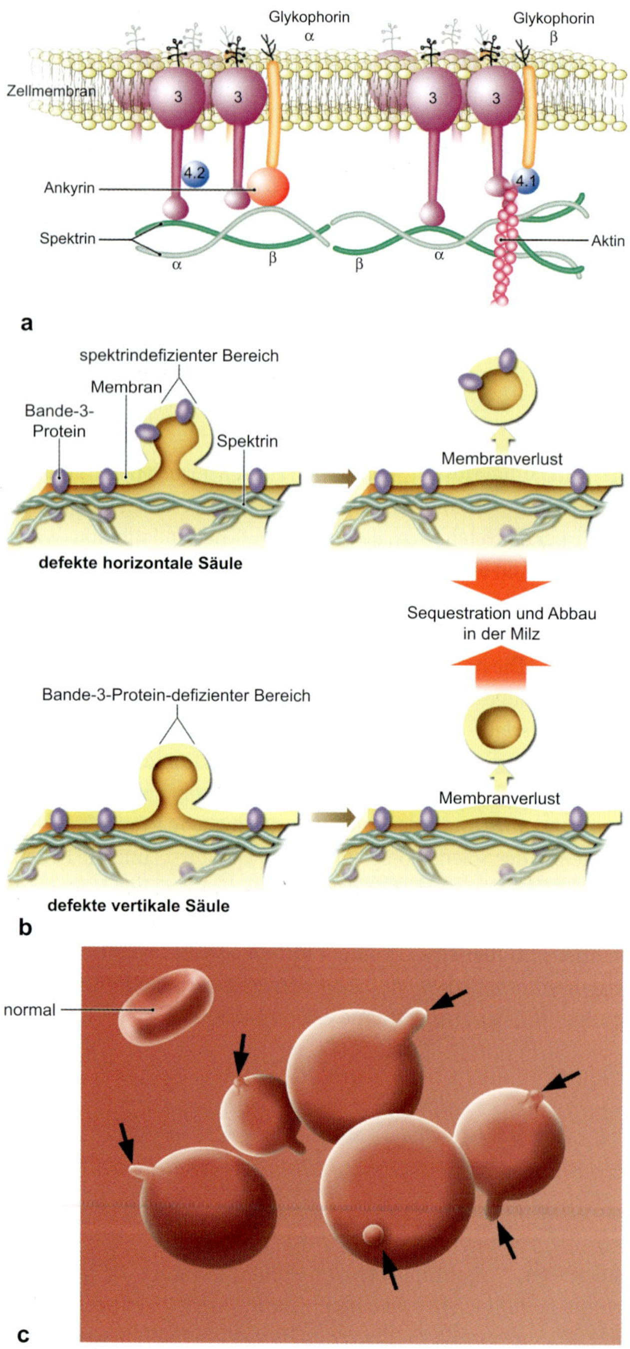

Abb. 17.13 Pathophysiologie der Sphärozytose: **a** Zytoskelett der Erythrozyten; **b** defekter der horizontalen Säule der Erythrozytenmembran. **c** Die in b dargestellten Spektrin- bzw. Bande-3-Protein-defizienten Ausbuchtungen der Erythrozyten sind mit Pfeilen markiert. [L238]

Symptome Das Spektrum der Symptome ist heterogen. Es reicht von asymptomatischen Trägern über asymptomatisch Erkrankte (Mehrzahl der Fälle) bis hin zu Patienten mit schwerer Hämolyse und intrauterinem Tod als Folge eines Hydrops fetalis. Generell entsprechen die Symptome denen bei der Sphärozytose. Bei der Sonderform der Elliptozytose mit infantiler Poikilozytose bessert sich die klinische Symptomatik nach 1–2 Jahren.

Diagnostik Die Krankheit wird meist zufällig bei der Anfertigung eines Blutausstrichs entdeckt, in dem sich Elliptozyten finden. Bei symptomatischen Patienten führt der Nachweis von Elliptozyten und verminderter osmotischer Resistenz zur Diagnose.

Differenzialdiagnose Die Differenzialdiagnose entspricht der bei der Sphärozytose.

MERKE
Die meisten Patienten mit Elliptozytose sind asymptomatisch.

Therapie Die (Teil-)Splenektomie führt bei symptomatischen Patienten zur Symptomfreiheit.

Glukose-6-phosphat-Dehydrogenase-Mangel (G6PD-Mangel)

Definition Der G6PD-Mangel ist ein erblicher Enzymdefekt des Energiestoffwechsels, der spontan oder unter besonderer Belastung zum vorzeitigen Erythrozytenabbau führt.

Epidemiologie Der G6PD-Mangel ist der häufigste erbliche Defekt des Erythrozytenstoffwechsels. Weltweit sind über 200 Mio. Menschen betroffen; ein Großteil davon stammt aus dem Mittelmeerraum.

Ätiologie und Pathogenese Die Vererbung ist X-chromosomal. Männliche Patienten und homozygot betroffene Frauen können symptomatisch werden, heterozygot betroffene Frauen nur nach Inaktivierung des intakten Allels. Ein kompletter Verlust des *G6PD*-Gens ist mit dem Leben unvereinbar, da die G6PD als nicht redundantes „Haushaltsenzym" vieler Gewebe wirkt. Deshalb findet man bei Patienten mit G6PD-Mangel i. d. R. Punktmutationen des Gens mit erhaltener Enzymrestaktivität. Diese Restaktivität erfüllt meist die Aufgabe des Enzyms, nämlich den Schutz des Erythrozyten vor schädlichen, beim O_2-Transport anfallenden Sauerstoffmetaboliten durch indirekte Bereitstellung von Glutathion. Verschiedene Medikamente (➤ Tab. 17.8) und Substanzen wie die in Kichererbsen (Favabohnen) vorhandenen Pyrimidinaglykone vermindern den eingeschränkten Vorrat an Glutathion, sodass lebensnotwendige SH-Gruppen des Hämoglobins und der Erythrozytenmembran nicht mehr geschützt sind. Das veränderte Hämoglobin präzipitiert und ist in Form von Heinz-Körpern in älteren Erythrozyten nachweisbar. Hämoglobinpräzipitate und Membranschädigung führen schließlich zur Hämolyse.

Tab. 17.8 Substanzen mit hämolytischem Potenzial bei Patienten mit Glukose-6-phosphat-Dehydrogenase-Mangel

Substanzklasse	Beispiele
Sulfonamide und Sulfone	Cotrimoxazol, Sulfacetamid, Sulfanilamid, Dapson
Andere antibakterielle Substanzen	Nitrofurantoin, Nalidixinsäure, Chloramphenicol, Ciprofloxacin
Analgetika und Antipyretika	Acetylsalicylsäure
Verschiedene	Probenecid, Dimercaprol, Vitamin-K-Analoga, Methylenblau, Ascorbinsäure, Pyrimidinaglykone (in Favabohnen)

MERKE

Der Glukose-6-phophat-Dehydrogenase-Mangel ist der häufigste erbliche Defekt des Erythrozytenstoffwechsels. Krisen werden meist durch Medikamente ausgelöst.

Symptome Die Patienten sind überwiegend beschwerdefrei. Innerhalb von 24 h nach Einwirkung der o. g. Noxen kann es zur Auslösung der Symptomatik in Form einer Dunkelverfärbung des Urins, einer Anämie und Tachykardie kommen. Die Milz ist normal groß.

Diagnostik Im Blutbild findet sich eine normozytäre Anämie mit Retikulozytose, gelegentlich lassen sich Heinz-Körper beobachten. Die Speziallaboratorien vorbehaltene quantitative Bestimmung der Enzymaktivität ist beweisend.

Therapie Die Therapie besteht in der Vermeidung von Noxen. Bei symptomatischer Anämie können Bluttransfusionen notwendig werden. Die Splenektomie ist unwirksam.

Pyruvatkinasemangel

Definition und Epidemiologie Die seltene Krankheit wird autosomal-rezessiv vererbt und ist das Resultat eines Enzymdefekts. Bislang wurde über 400 Fälle berichtet.

Ätiologie und Pathogenese Da Erythrozyten weder Zellkern noch Mitochondrien besitzen, sind sie auf die Energiegewinnung durch anaerobe Glykolyse angewiesen. Aufgrund des Mangels an Pyruvatkinase werden die Energievorräte rasch erschöpft, die Kationenpumpen versagen, die Erythrozyten dehydrieren und hämolysieren schließlich.

Symptome Die Symptomatik ist außerordentlich heterogen und reicht von einer schweren kongenitalen Hämolyse bis hin zum kompensierten subklinischen Trägerstatus. Aplastische Krisen können beim asymptomatischen Individuum zur klinischen Manifestation der Krankheit führen.

Diagnostik Das Blutbild ist wenig auffällig. Die Retikulozyten sind leicht erhöht. Die quantitative Enzymbestimmung in Speziallabors sichert die Diagnose.

Therapie Bei ausgeprägter Hämolyse und Komplikationen wie Transfusionsbedürftigkeit führt die Splenektomie zur Symptomfreiheit.

Thalassämie-Syndrome

Definition Die Thalassämien (Mittelmeeranämie; „thalassa" = Mittelmeer) stellen eine heterogene Gruppe von hereditären Anämien dar. Sie sind Resultat von Genmutationen der Hb-Ketten.

Epidemiologie Milde Formen der Thalassämie sind eine der häufigsten genetischen Störungen weltweit; schwere Formen verursachen eine beträchtliche Morbidität und Mortalität. Der kürzlich erfolgte verstärkte Migrantenzufluss hat zu einer beträchtlichen Zunahme diagnostizierter Fälle geführt.

Ätiologie und Pathogenese Nach dem frühen Embryonalstadium steuern α-, β-, γ- und δ-Globin-Gene die Synthese der Hb-Ketten. Das α-Globin-Gen wurde evolutionär dupliziert, sodass jede Zelle insgesamt vier α- sowie zwei β-, γ- und δ-Gene enthält. Die Expression der Gene ändert sich perinatal: Die Expression des γ-Globin-Gens vermindert sich, die des β-Globin-Gens erhöht sich. Jedes Hb-Molekül besteht aus zwei α- und je zwei β-, γ- oder δ-Globin-Ketten. Die resultierenden Hb-Tetramere $\alpha 2\beta 2$, $\alpha 2\gamma 2$ und $\alpha 2\delta 2$ werden als Hämoglobin A, F oder A_2 bezeichnet. Postnatal nimmt also $\alpha 2\gamma 2$ (= HbF) ab, und $\alpha 2\beta 2$ (= HbA) nimmt entsprechend zu (➤ Abb. 17.14). Nach dem 1. Lebensjahr setzt sich das Gesamt-Hb zu 95 % aus HbA und zu 5 % oder weniger aus HbF und HbA_2 zusammen.

Mutationen der α- und β-Globin-Gene mit funktionellem Ausfall der kodierten Proteine werden deshalb symptomatisch, und zwar unter dem klinischen Bild der α- bzw. β-Thalassämien. Beide Thalassämien werden i. d. R. autosomal-rezessiv vererbt. Bei der α-Thalassämie überwiegen Deletionen, bei der β-Thalassämie Punktmutationen. Durch den Ausfall einer der beiden Kettenarten präzipitiert die im Überschuss vorhandene Partnerkette intrazellulär (➤ Abb. 17.14) und bewirkt den vorzeitigen Untergang des betroffenen Erythrozyten in der Milz.

Da jeder Mensch vier α-Globin-Gene besitzt, hat der Ausfall eines Gens keine klinischen Konsequenzen; der Ausfall zweier Gene führt zu einer sehr milden mikrozytären Anämie (α-Thalassaemia minor). Erst der Ausfall von drei α-Globin-Genen bewirkt eine mittelschwere mikrozytäre Anämie (HbH-Krankheit), der Ausfall aller vier α-Globin-Gene führt zum Hydrops fetalis und ist letal.

Da pro Zelle nur zwei β-Globin-Gene existieren, bewirkt der Ausfall eines Allels keine oder nur sehr milde Symptome (Thalassaemia minor) und der Ausfall beider Allele eine schwere transfusionsbedürftige Anämie (Thalassaemia major). Bei der homozygoten β-Thalassaemia major wird die Expression der γ-Globin-Ketten kompensatorisch erhöht, sodass die Erythrozyten überwiegend $\alpha 2\gamma 2$ (= HbF) enthalten.

Symptome Der Ausfall aller vier α-Globin-Gene bei der α-Thalassämie ist letal. Patienten mit HbH-Krankheit entwickeln eine moderate Anämie und Splenomegalie mit sehr variablem Phänotyp.

Die homozygote β-Thalassämie manifestiert sich mit der Umstellung von HbF auf HbA, also innerhalb des Säuglings- und Kleinkindesalters (➤ Abb. 17.14). Im Vordergrund stehen Gedeihstörung,

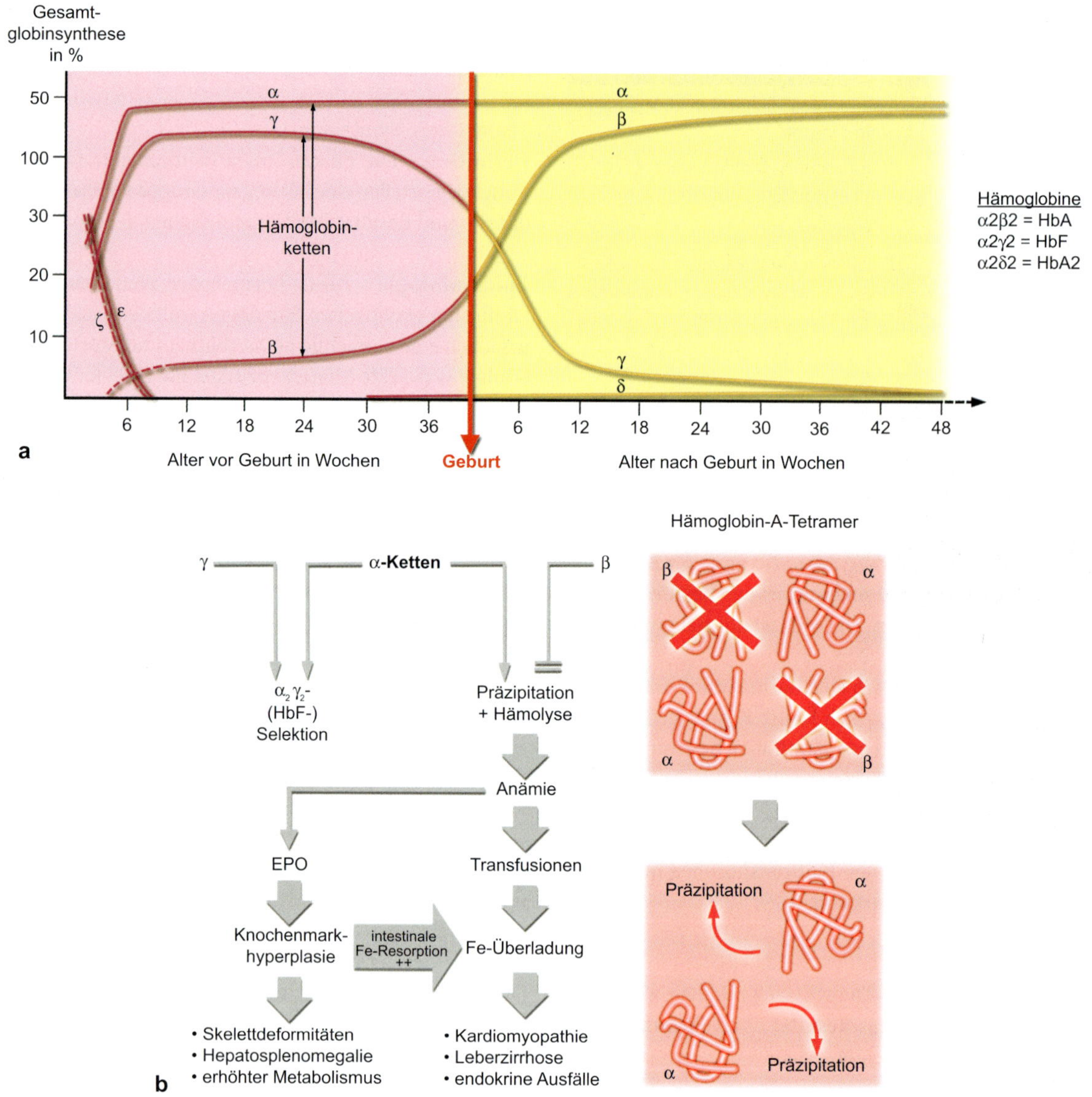

Abb. 17.14 **a** Ontogenese der Hämoglobinkettensynthese [V786], **b** Pathophysiologie der β-Thalassaemia major [L238]

Blässe und Auftreibung des Abdomens infolge einer Splenomegalie (➤ Abb. 17.15). Wird die Anämie nicht korrigiert, so expandiert das Knochenmark kompensatorisch. Klinisch manifestiert sich dies in Form von Knochenauftreibungen (z. B. als Bürstensaumschädel).

MERKE

Die vermehrte intestinale Eisenresorption führt gemeinsam mit der therapeutisch notwendigen Erythrozytensubstitution zur Eisenablagerung in Herz, Leber und endokrinen Organen mit der Entwicklung von Kardiomyopathie, Leberzirrhose und endokrinen Ausfällen.

Diagnostik Wie alle Störungen der Hämoglobinsynthese führt auch die Thalassämie zur mikrozytären Anämie. Die Verdachtsdiagnose lässt sich mittels Hb-Elektrophorese bestätigen.

Bei der β-Thalassaemia minor ist die Hb-Konzentration normal bis grenzwertig erniedrigt. Elektrophoretisch zeigen sich HbA_2 und HbF auf bis zu 7 bzw. 20 % des Gesamt-Hb erhöht. Bei der β-Thalassaemia major finden sich die laborchemischen Zeichen von Anämie und Hämolyse. Targetzellen sind typisch, aber nicht beweisend. Die Retikulozyten sind mäßig, das Ferritin ist mäßig bis stark und das HbF deutlich (auf 20–95 % des Gesamt-Hb) erhöht.

Differenzialdiagnose Andere mikrozytäre, hypochrome Anämien – in erster Linie die Eisenmangelanämie – müssen ausgeschlossen werden. Bei Letzterer ist (im Gegensatz zur Thalassämie) das Ferritin normal bis erniedrigt.

Therapie Bei der HbH-Krankheit ist eine Transfusion manchmal, bei der β-Thalassaemia major nahezu ausnahmslos notwendig. Damit werden erstens die endogene Erythropoese und Knochenmarkhyperplasie mit assoziierten Skelettdeformitäten und zweitens die gesteigerte intestinale Eisenresorption unterdrückt. Trotzdem nimmt

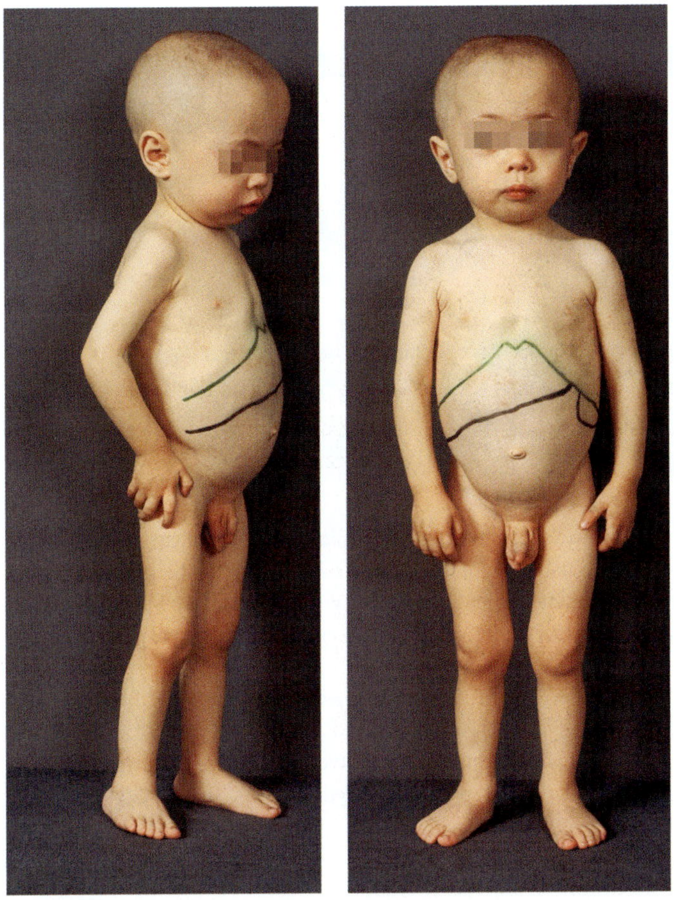

Abb. 17.15 Patient mit homozygoter β-Thalassämie. Schädeldeformierung und vorgewölbtes Abdomen infolge von Hepatosplenomegalie [O530]

durch die transfundierten Erythrozyten die Eisenzufuhr (und mit ihr die Hämosiderose) kontinuierlich zu. Dieser Entwicklung gilt es durch frühzeitige Chelation des Eisens mit kontinuierlicher subkutaner Gabe von Deferoxamin oder orale Gabe von Deferasirox entgegenzuwirken. Als Alternative kommt die Transplantation von Knochenmark eines klinisch gesunden Geschwisterkinds infrage. Diese Maßnahme ist allerdings nur vor der Entwicklung einer klinischen Hämosiderose sinnvoll und gefahrlos möglich.

S2k-Leitlinie Diagnostik und Therapie der sekundären Eisenüberladung bei Patienten mit angeborenen Anämien. AWMF-Registernummer 025-029. Stand: 28.2.2022, gültig bis 27.2.2027; https://register.awmf.org/de/leitlinien/detail/025-029

MERKE

Die β-Thalassaemia major wird mit regelmäßiger Erythrozytentransfusion und Eisenchelation behandelt.

Sichelzellkrankheit (Sichelzellanämie)

Definition Die Anämie resultiert aus einer hereditären Punktmutation im β-Globin-Gen, die aufgrund der resultierenden Rigidität der Erythrozyten durch Gefäßverschlüsse kompliziert wird.

Epidemiologie Die Krankheit ist in Afrika, Asien und in Südeuropa häufig, in Mitteleuropa dagegen selten. Die häufigste Form ist die homozygote Sichelzellanämie (HbSS).

Ätiologie und Pathogenese Ätiologisch verantwortlich ist der Austausch eines Nukleotids im Codon 6 des β-Globin-Gens. Die resultierenden β-Hämoglobin-Ketten enthalten Valin statt Glutamin und assoziieren mit den α-Hämoglobin-Ketten zum Tetramer HbS. Die HbS-Moleküle polymerisieren nach Desoxygenierung und bewirken eine Rigiditätssteigerung und Sichelung der Erythrozyten (➤ Abb. 17.16). Dadurch werden die Erythrozyten erstens im RES vorzeitig zerstört und können zweitens Kapillaren verstopfen. Wie bei der Thalassaemia major manifestiert sich die Krankheit erst nach Umstellung der Hb-Synthese von den γ- auf die (mutierten) β-Globin-Ketten, d. h. im späten Säuglingsalter (➤ Tab. 17.9).

Symptome Die meisten Symptome sind durch akute und chronische Folgen von verkürzter Erythrozytenüberlebenszeit und Hämolyse einerseits und Gefäßokklusion andererseits erklärbar (➤ Tab. 17.9). Oft findet man als Initialmanifestation im Säuglings- und Kleinkindesalter eine schmerzhafte periphere Schwellung der Extremitäten (Hand-Fuß-Syndrom) als Folge einer avaskulären Nekrose des Knochenmarks. Mit der altersabhängigen Verlagerung der Hämatopoese nach zentripetal wird diese Komplikation später selten. Die Kapillarokklusion findet auch an anderen Organen statt. Das akute Thoraxsyndrom besitzt eine erhebliche Mortalität. Unter dem Bild einer Pneumonie mit thorakalen Schmerzen entwickelt sich rasch eine Tachydyspnoe bis hin zur Notwendigkeit der maschinellen Beatmung. Besonders gefürchtet ist die seltene und vor allem bei Kleinkindern auftretende lebensbedrohliche Milzsequestration, bei der die Milz durch Einlagerung großer Blutvolumina rasch anschwillt. Die resultierende Hypovolämie und Anämie können innerhalb von Stunden letal sein. Mit zunehmendem Alter bewirken protrahierte Episoden der Kapillarokklusion Atrophie, Schrumpfung und Funktionsverlust der Milz (sog. Autosplenektomie) mit dem Risiko einer späteren, foudroyant verlaufenden bakteriellen Sepsis. Die Patienten sollen deshalb bereits im Säuglingsalter gegen *H. influenzae* und

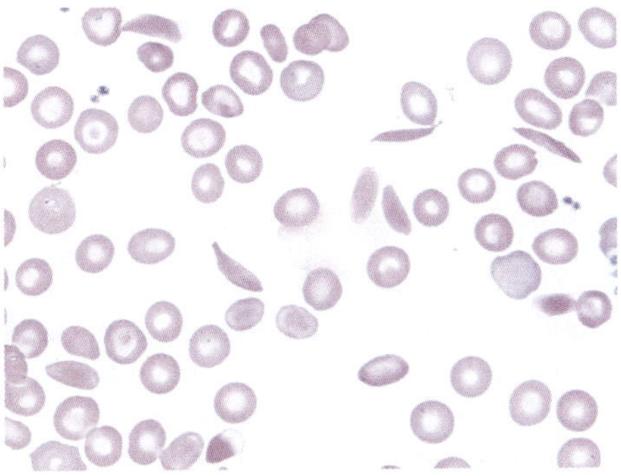

Abb. 17.16 Blutausstrich eines Patienten mit Sichelzellkrankheit [L238]

17

Tab. 17.9 Pathogenetische Mechanismen und klinische Symptomatik der Sichelzellkrankheit

Mechanismus	Ort, Organ	Symptomatik	Folge
Verkürzte Erythrozytenüberlebenszeit, Hämolyse	Milz	Hämolyse	Splenomegalie
		Hyperspleniesmus	Panzytopenie
	Haut	Ikterus	Juckreiz
	Gallenwege	Hyperbilirubinämie	Gallensteine
	Knochenmark	Aplastische Krise	Herzinsuffizienz
Gefäßokklusion	ZNS	Apoplex	
	Retina	Visusverlust	
	Lunge	Akutes Thoraxsyndrom	Respiratorische Insuffizienz
	Milz	Akut: Milzsequestration mit Anämie	Hypovolämischer Schock, Herzinsuffizienz
		Chronisch: Autosplenektomie	Foudroyante Sepsis
	Extremitäten	Hand-Fuß-Syndrom	Schwellung, Schmerzen

Pneumokokken geimpft werden und anschließend über mehrere Jahre eine antibiotische Prophylaxe erhalten.

MERKE

Hand-Fuß- bzw. akutes Thoraxsyndrom sind Folgen der durch die Sichelzellen verursachten Verstopfung kleiner Gefäße.

Diagnostik Sichelzellen im Blutausstrich deuten auf die Diagnose, sind aber nicht immer nachweisbar. Die Diagnose wird durch den elektrophoretischen Nachweis von HbS gesichert. Die Sichelzellkrankheit ist mittlerweile auch empfohlene Zielkrankheit des erweiterten Screenings bei Neugeborenen.

Therapie Im Vordergrund steht die frühzeitige symptomatische Behandlung der Krisen zur Prävention der in ➤ Tab. 17.9 genannten Komplikationen. Dazu gehören eine erhöhte Flüssigkeitszufuhr und Schmerzmedikation bei Vasookklusion und eine antibiotische Behandlung bei bakterieller Infektion. In bestimmten Fällen kommt eine allogene KMT in Betracht.

S2k-Leitlinie Sichelzellkrankheit. AWMF-Registernummer 025-016. Stand: 2.7.2020, gültig bis 1.7.2025; https://register.awmf.org/de/leitlinien/detail/025-016

Blutverlust

Definition Blutverlust führt zu einem Mangel an Erythrozyten.

Ätiologie und Pathogenese Größere akute Blutverluste werden in den ersten Stunden durch Vasokonstriktion kompensiert. Anschließend manifestiert sich die normozytäre, normochrome Anämie. Bei chronischen Blutverlusten existieren keine zirkulatorischen Probleme. Ohne adäquate Eisensubstitution resultiert eine mikrozytäre, hypochrome Anämie.

Symptome Nach erheblichen Blutverlusten im gastrointestinalen Bereich, insbesondere auch in die Milz (z. B. bei Sichelzellanämie), stehen Kreislaufprobleme oft im Vordergrund. Die Symptome beim chronischen Blutverlust entsprechen denen der Eisenmangelanämie.

Diagnostik Beweisend sind Anamnese, Klinik und Blutbild.

Therapie Symptomatischer Blutverlust wird mit Volumen (Plasmaexpander) und Blutkonserven (Erythrozyten-, Thrombozytenkonzentrate) ausgeglichen.

Isoimmunhämolytische Anämie

Definition Die Krankheit entsteht durch maternale (Iso-)Antikörper beim Morbus haemolyticus neonatorum, die an Oberflächenmoleküle fetaler Erythrozyten binden und mittels Makrophagenaktivierung zur Erythrozytenzerstörung führen.

Ätiologie und Pathogenese Bei etwa 10 % der Schwangerschaften ist die Mutter Rhesus-(Rh- bzw. D-)negativ, der Fetus dagegen Rh-positiv. Bei traumatischen Geburten (z. B. Sectio) gelangen kleinste Volumina (Mikroliter) fetaler Erythrozyten in die maternale Zirkulation. Ohne Anti-D-Prophylaxe werden 6 % dieser Mütter isoimmunisiert. Bei nachfolgenden Schwangerschaften mit einem Rh-positiven Feten können Anti-D-Antikörper der IgG-Klasse die Plazenta passieren und an das Rhesus-Antigen der fetalen Erythrozyten binden. Die antikörperbeladenen Erythrozyten werden von Makrophagen (insb. der Milz) erkannt und abgebaut. Resultat ist eine pränatale hämolytische Anämie mit einer kompensatorisch einsetzenden hyperplastischen Erythropoese. Da die fetale Hämatopoese größtenteils extramedullär stattfindet (➤ Abb. 17.1), ist das Ergebnis eine Hepatosplenomegalie, die durch den intrasplenalen Erythrozytenabbau noch verstärkt wird. Bei massiver maternaler Anti-D-Last können die fetalen Kompensationsmechanismen versagen. Die resultierende Hypoxie führt zum Hydrops fetalis mit einem häufig letalen Ausgang. Bei niedriger Anti-D-Last und intakten Kompensationsmechanismen stehen die Konsequenzen des hämolytischen Ikterus im Vordergrund.

Auch bei AB0-Inkompatibilität sind maternale Isoantikörper der IgG-Klasse pathogenetisch relevant. Sie entstehen natürlich durch Auseinandersetzung mit A/B-Antigenen, die in Nahrungsmitteln und gramnegativen Bakterien vorhanden sind. Bei etwa 20 % der Schwangerschaften manifestieren sich die Isoantikörper klinisch als AB0-Inkompatibilität. Eine Anämie ist nur bei Feten von Müttern mit extrem hoher Antikörperlast nachweisbar. Im Vordergrund stehen die Konsequenzen des hämolytischen Ikterus.

Neben A, B und D existieren noch weitere „Minor"-Erythrozytenantigene (E, c, Kell), doch besitzen weniger als 0,1 % der Mütter entsprechende Isoantikörper. Sie sind deshalb seltene Ursachen perinataler hämolytischer Anämien. Bedeutend sind Anti-Kell-Antikörper, da sie manchmal eine schwere Anämie mit intrauterinem Hydrops und Tod verursachen.

MERKE

Da fetale Erythrozyten erheblich weniger A- bzw. B-Antigene als D-Antigene aufweisen, sind die klinischen Konsequenzen der AB0-Inkompatibilität wesentlich milder als bei der Rhesus-Inkompatibilität.

Symptome Bei den meisten Patienten entwickelt sich innerhalb von 24 h nach der Geburt aufgrund der pränatalen Hämolyse und der Trennung von der maternalen Leberfunktion ein Icterus praecox. Der massive Anfall von Bilirubin überschreitet die metabolische Kapazität der unreifen Leber. Im Blut steigt das nicht glucuronidierte (indirekte) lipophile Bilirubin (➤ Abb. 17.11) und lagert sich bevorzugt in fetthaltigen Geweben (insb. den Stammganglien) ab. Als Konsequenz droht der sog. Kernikterus mit den entsprechenden gravierenden Folgen für die zentralnervösen Funktionen. Die prophylaktisch initiierte Phototherapie (➤ Abb. 17.17) verhindert diese Komplikation durch Überführung des lipophilen Bilirubins in hydrophile, durch die Niere ausscheidbare Bilirubinmetaboliten mit einem Abfall des Gesamtbilirubins. Durch den frühzeitigen Einsatz der Phototherapie hat die Frequenz der früher häufig durchgeführten Austauschtransfusion abgenommen. Dadurch verbleiben aber freie oder an Erythrozyten gebundene maternale Antikörper mit erhöhter Frequenz im Blut des Säuglings und können eine protrahierte und klinisch als Blässe imponierende Hämolyse verursachen. Diese Komplikation ist wesentlich häufiger bei der Rhesus- als bei der AB0-Inkompatibilität.

Diagnostik Wegweisend sind typische Blutgruppenkonstellation, anamnestisch evtl. fehlende Anti-D-Prophylaxe, klinische Symptomatik (Blässe, Ikterus und Hepatosplenomegalie), typische Laborbefunde, darunter eine normochrome, normozytäre Anämie (➤ Abb. 17.8) sowie erhöhte Werte für Retikulozyten, LDH, Gesamt- und indirektes Bilirubin (➤ Abb. 17.11). Der direkte Coombs-Test (zum Nachweis erythrozytengebundener Isoantikörper) ist meist stark positiv bei der Rhesus- und eher schwächer positiv bei der AB0-Inkompatibilität.

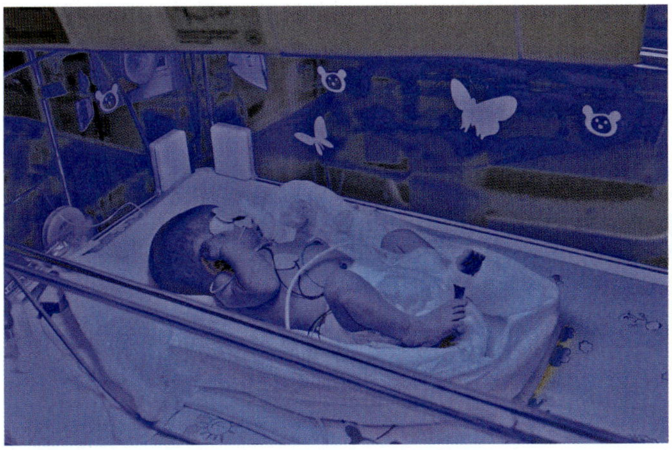

Abb. 17.17 Phototherapie eines Säuglings mit Neugeborenenikterus [R232]

Differenzialdiagnose Differenzialdiagnostisch abzugrenzen sind die kongenitalen hämolytischen Anämien, insbesondere solche mit Membrandefekten. Die Hämoglobinopathien manifestieren sich aufgrund der verzögerten Umstellung von der fetalen auf die adulte Hämoglobinsynthese eher im späteren Säuglingsalter. Der Coombs-Test ist immer negativ.

Therapie Bei allen Rh-negativen Müttern sollte nach Geburt eines Rh-positiven Kindes eine Anti-D-Prophylaxe erfolgen. Dazu injiziert man intravenös Anti-D-Antikörper, welche die Isoantikörper binden, eliminierbar machen und so einer Sensibilisierung vorbeugen. Eine ausgeprägte symptomatische Anämie wird durch Transfusion kompatibler Erythrozytenkonzentrate, der Icterus praecox mittels Phototherapie – und bei Überschreitung eines kritischen Bilirubinwerts – mittels Austauschtransfusion behandelt.

Autoimmunhämolytische Anämien

Definition Gemeinsames Kennzeichen der Krankheitsgruppe ist das Auftreten von Autoantikörpern, die gegen Erythrozyten gerichtet sind. Die Antikörper können einziges klinisches Symptom oder eines von mehreren Symptomen einer generalisierten Grundkrankheit sein (primäre bzw. sekundäre autoimmunhämolytische Anämie; ➤ Tab. 17.10). Resultat ist die extravaskuläre, intralienale, seltener die intravaskuläre Hämolyse.

Epidemiologie Primäre autoimmunhämolytische Anämien sind nicht selten und manifestieren sich mit einer jährlichen Inzidenz von 1 : 80.000 Personen. Am häufigsten ist die wärmereaktive autoimmunhämolytische Anämie, gefolgt von der paroxysmalen Kältehämoglobinurie und der Kälteagglutininkrankheit. Die Häufigkeit der sekundären autoimmunhämolytischen Anämien korreliert mit der Grundkrankheit.

Tab. 17.10 Klassifikation autoimmunhämolytischer Anämien

Typ	Beispiele
Primäre autoimmunhämolytische Anämie	Wärmereaktive Autoantikörper
	Paroxysmale Kältehämoglobinurie
	Kälteagglutininkrankheit
Sekundäre autoimmunhämolytische Anämie	Systemische Autoimmunkrankheit, z. B. Lupus erythematodes
	Maligne Lymphome
	Immundefizienz
	Infektionen, insb. mit Mykoplasmen und Viren
	Medikamente

17

MERKE
Die Kälteagglutininkrankheit ist oft Folge einer Infektion mit *Mycoplasma pneumoniae.*

Ätiologie und Pathogenese Die Ursachen der primären autoimmunhämolytischen Anämien sind unklar. Das I-Erythrozytenantigen gleicht Mykoplasmenantigenen. Dies erklärt die gelegentlich nach Mykoplasmeninfekten auftretenden Kälteagglutinine. Für die variable klinische Symptomatik entscheidend sind die Eigenschaften der Autoantikörper, darunter Isotyp, thermische Reagibilität, Komplementfixationspotenzial, Bindungsaffinität und Antigenspezifität (➤ Tab. 17.11). Liegen ätiologisch kälteassoziierte Antikörper vor, so bleiben diese in kühlen Körperregionen (z. B. Akren) an Erythrozyten gebunden, dissoziieren aber in wärmeren Regionen rasch von dort, sodass die pathogenetisch entscheidende komplementvermittelte Hämolyse unterbrochen wird. Unter fortwährender Kälteexposition führt die Komplementaktivierung zur intravaskulären Hämolyse.

Symptome Die Symptome entsprechen denen der hämolytischen Anämien. Bei der paroxysmalen Kältehämoglobinurie und der Kälteagglutininkrankheit löst Kälte die Symptome aus.

Diagnostik Die diagnostischen Maßnahmen entsprechen denen bei hämolytischen Anämien. Bei Vorliegen wärmereaktiver Antikörper kann das morphologische Bild im Blutausstrich manchmal nicht von der hereditären Sphärozytose unterschieden werden. Die Diagnose wird dann mithilfe des direkten und indirekten Coombs-Tests gestellt.

Therapie Häufig ist keine spezielle Therapie notwendig, da die Hämolyse rasch von selbst sistiert. Ist dies nicht der Fall, so kommen die in ➤ Tab. 17.11 aufgeführten Maßnahmen infrage.

Prognose Die Prognose primärer autoimmunhämolytischer Anämien ist insgesamt gut. Patienten mit kältereaktiven Autoantikörpern haben einen rasch einsetzenden, aber günstigen, selbstlimitierenden klinischen Verlauf. Bei Patienten mit wärmereaktiven Autoantikörpern ist der Verlauf eher langsam einsetzend und chronisch. Bei allen sekundären Formen muss nach einer zugrunde liegenden Krankheit gefahndet werden.

Nicht immunologisch bedingte Anämien

Definition Kennzeichen dieser ätiologisch heterogenen Gruppe ist eine extrakorpuskuläre, Coombs-negative hämolytische Anämie. Man unterscheidet mikroangiopathische hämolytische Anämien vom Hypersplenismus.

Ätiologie und Pathogenese Den mikroangiopathischen hämolytischen Anämien gemeinsam ist ein einheitliches hämatologisches Bild. Die Ursachen sind heterogen (➤ Tab. 17.12). Der Hypersplenismus kann sich bei allen Krankheiten entwickeln, bei denen die Milz expandiert.

Symptome Zu den typischen Zeichen der hämolytischen Anämie treten bei den mikroangiopathischen hämolytischen Anämien gelegentlich – als Ausdruck der Thrombozytopenie – petechiale Blutungen. Beim Hypersplenismus werden neben Erythrozyten zunehmend auch Zellen der anderen Reihen sequestriert. Ergebnis sind eine moderate Thrombo- und Neutropenie mit begleitender hämatopoetischer Hyperplasie.

Diagnostik Bei den mikroangiopathischen hämolytischen Anämien ist aufgrund der intravaskulären Hämolyse das freie Hämoglobin oft erhöht und das Haptoglobin entsprechend erniedrigt. Der Blutausstrich zeigt fragmentierte Erythrozyten. Der Coombs-Test ist negativ.

Therapie Die Therapie orientiert sich an der Grundkrankheit. Beim Hypersplenismus ist die Splenektomie die Therapie der Wahl.

Tab. 17.12 Ursachen mikroangiopathischer hämolytischer Anämien

Ursache	Beispiele
Nierenerkrankungen	HUS, Nierenvenenthrombose
Kardiologische Erkrankungen	Herzklappenfehler, künstliche Herzklappen
Zystische Gefäßmalformationen	Kasabach-Merrit-Syndrom
Infektionen	Disseminierte Herpeserkrankungen, Meningokokkensepsis, Malaria tropica *(Plasmodium falciparum)*

Polyzythämien

Definition und Einteilung Polyzythämie ist definiert als quantitative Zunahme von zirkulierenden Erythrozyten, Hämoglobin und Hämatokrit. Sie lässt sich einteilen in:

- Primäre Polyzythämie (Polycythaemia vera)
- Sekundäre Polyzythämie

Tab. 17.11 Eigenschaften von Erythrozyten-Autoantikörpern bei der primären autoimmunhämolytischen Anämie

Eigenschaft	Wärmereaktive Auto-AK	Paroxysmale Kältehämoglobinurie	Kälteagglutininkrankheit
Immunglobulin-Isotyp	IgG	IgG	IgM
Thermische Reaktivität	37 °C	37 °C	4 °C
Komplementfixation	variabel	ja	ja
Hämolysin	nein	ja	variabel
Antigenspezifität	Rh, andere	P	I/i
Behandlung	Kortikosteroide, Splenektomie	Kältevermeidung, Kortikosteroide	Kältevermeidung, Plasmapherese

- Relative Polyzythämie

Bei den ersten beiden Typen sind die Erythrozyten tatsächlich vermehrt, beim dritten Typ ist lediglich das Plasmavolumen vermindert.

Primäre Polyzythämie

Die Polycythaemia vera ist eine myeloproliferative Krankheit. Sie entsteht durch die klonale Expansion maligne transformierter erythroider Vorläuferzellen. Im Gegensatz zu normalen erythroiden Vorläuferzellen können sie ohne EPO fortwährend proliferieren. Der Altersmedian liegt bei etwa 60 Jahren. Die Krankheit ist bei Kindern extrem selten. Komplikationen entstehen aufgrund des hohen Hämatokrits sowie der damit verbundenen Zirkulationsstörungen und Thrombosen. Die Behandlung besteht aus Aderlässen, Interferon und Anagrelid.

Sekundäre Polyzythämie

Die sekundäre Polyzythämie hat viele Ursachen, die alle insgesamt selten sind. Dazu gehören die Erhöhung von EPO aufgrund (physiologischer) Gewebshypoxie und der Synthese eines malignen Tumors sowie Hämoglobin mit niedriger Sauerstoffaffinität.

Krankheiten der Leukozyten

Krankheiten der Leukozyten lassen sich in solche mit erniedrigten und solche mit erhöhten Leukozytenzahlen einteilen.

Leukozytopenie

Eine Leukozytopenie ist erreicht, wenn die Gesamt-Leukozytenzahl unterhalb der Altersnorm liegt, meistens < 4.000/µl.

Neutrozytopenie

Neutrozytopenien sind das Resultat einer verminderten Bildung oder eines vermehrten Abbaus neutrophiler Granulozyten. Eine Neutrozytopenie liegt vor, wenn die Gesamtzahl der Neutrophilen < 1.500/µl beträgt. Die Ursachen sind vielfältig, die klinischen Symptome jedoch ähnlich (➤ Tab. 17.13). Eine selektive verminderte Bildung der Neutrophilen liegt bei einigen kongenitalen Krankheiten vor, u. a. bei der infantilen Agranulozytose und der zyklischen Neutropenie. Die meisten anderen kongenitalen Syndrome (Fanconi-Anämie, Shwachman-Diamond-Syndrom) betreffen auch die restlichen Zellreihen (➤ Kap. 17.4.1). Auch bei den verschiedenen Formen der erworbenen Knochenmarkinsuffizienz (z. B. aplastische Anämien) sind die übrigen Zellreihen mit betroffen.

Tab. 17.13 Klinische Symptome der Neutrozytopenie

Allgemeinsymptome	Erhöhte Körpertemperatur, Schüttelfrost, Irritabilität
Symptome an Haut und Schleimhäuten	Nekrotische/ulzerative Läsionen, insb. des GIT
Infektionen	Sepsis, bevorzugt durch gramnegative Keime

Infantile Agranulozytose

Definition Die infantile Agranulozytose (Syn. Kostmann-Syndrom) ist eine angeborene Störung der Reifung myeloider Zellen mit konsekutiver Neutropenie und eitrigen Infektionen.

Epidemiologie Die Krankheit ist mit einer Inzidenz von 1 : 2 Mio. Menschen selten.

Ätiologie und Pathogenese Die Ätiologie ist heterogen. Bei den meisten Patienten liegt eine autosomal-dominant vererbte Genmutation der Neutrophilen-Elastase vor, bei einigen wenigen autosomal-dominante oder rezessive Punktmutationen des Rezeptors für den Granulozytenwuchsstoff G-CSF. Die Mutationen führen auf bislang unbekannte Weise zu einem Reifungsstopp und/oder zu einer vermehrten Apoptose auf Promyelozyten/Myelozyten-Niveau mit einer konsekutiv verminderten Produktion und Anwesenheit reifer neutrophiler Granulozyten im peripheren Blut (< 200/µl).

Symptome Bei 90 % der Patienten manifestiert sich die Krankheit innerhalb der ersten 6 Lebensmonate mit den in ➤ Tab. 17.14 aufgeführten Symptomen. Bei 5–10 % der Patienten treten nach Jahren bis Jahrzehnten myelodysplastische Syndrome und/oder akute myeloische Leukämien auf (➤ Kap. 18.2.1).

Tab. 17.14 Charakteristika angeborener, mit Thrombozytopenie einhergehender Krankheiten

Bezeichnung	Molekularer Defekt	Begleitende Anomalien	Diagnose	Therapie
Bernard-Soulier-Syndrom	Defekt im Glykoprotein-komplex GPIb/IX/V auf der Thrombozytenoberfläche	keine	pathologischer Ristocetin-Test	symptomatisch (Transfusion, Gabe von rekombinantem aktiviertem FVII)
Kongenitale amegakaryozytäre Thrombozytopenie	Mutationen des Thrombopoetin-Rezeptors	manchmal kardiale Vitien	Knochenmarkmorphologie, Molekulargenetik	symptomatisch (Transfusionen), KMT
Wiskott-Aldrich-Syndrom und **X-chromosomale Thrombozytopenie**	Mutationen im Gen des WAS-Proteins	Beim Wiskott-Aldrich-Syndrom: kombinierte Immundefekte (T- und B-Zell-Defizienz), Ekzeme, Autoimmunphänomene Bei X-chromosomaler Thrombozytopenie: leichte Immunschwäche	Klinik, Thrombozytenmorphologie, Molekulargenetik	symptomatisch (Splenektomie), KMT
Thrombozytopenie mit Radiusaplasie	unbekannt	bilaterale Radiusaplasie, andere Fehlbildungen des Skelettsystems	klinisch, Serum-Thrombopoetin ↑	symptomatisch (Transfusion)

Diagnostik Obwohl die Anzahl der Neutrophilen im peripheren Blut in der ersten Lebenswoche noch normal sein kann, so beträgt sie später < 200/µl. Eosinophile und Monozyten können kompensatorisch ansteigen. Die Anzahl der Erythrozyten und Thrombozyten ist normal. Der Knochenmarkausstrich ist beweisend. Er zeigt einen Reifungsarrest der Neutrophilenreihe auf Promyelozyten/Myelozyten-Niveau mit dem Fehlen aller davon abgeleiteten reiferen Zellen (➤ Abb. 17.2).

Differenzialdiagnose Durch Anfertigung wöchentlicher Blutbilder und den Nachweis intermittierend normaler Neutrophilenzahlen lässt sich die zyklische Neutropenie einfach ausschließen.

Therapie Die Therapie der Wahl ist die lebenslange s. c. Applikation von rekombinantem G-CSF. 5 % der Betroffenen sprechen nicht auf die Therapie an. Bei diesen Patienten und solchen, die ein myelodysplastisches Syndrom oder eine Leukämie entwickeln, stellt die allogene KMT eine Alternative dar.

17

Zyklische Neutropenie

Definition Die zyklische Neutropenie ist gekennzeichnet durch eine zyklische Erniedrigung der neutrophilen Granulozyten mit den in ➤ Tab. 17.13 aufgeführten klinischen Konsequenzen.

Epidemiologie Die Krankheit ist selten. Ihre Inzidenz beträgt ca. 1 : 1 Mio.

Ätiologie und Pathogenese Die Krankheit tritt sporadisch oder autosomal-dominant auf. Die molekulare Ätiologie ist unklar, doch sind Mutationen der für die Neutrophilen-Elastase verantwortlichen Gene offenbar beteiligt. Das zyklische Element der Krankheit ist damit jedoch nicht erklärt. Vermutlich wird die Reifung der Neutrophilen periodisch gestört.

Symptome Die Symptome entsprechen denen der Neutropenie (➤ Tab. 17.13) und treten während der neutropenischen Phasen auf. Diese Phasen besitzen typischerweise eine Zeitspanne von 3 Wochen, sie können jedoch lediglich 2 oder sogar 5 Wochen betragen. Der Leukozytennadir liegt für mehrere Tage bei < 200/µl und steigt oft nicht > 2.000/µl bzw. 1.000 Neutrophile/µl an. Andere Zellreihen (andere Leukozyten, Retikulozyten, Thrombozyten) undulieren oft zeitgleich. Mit zunehmendem Alter werden die Schwankungen geringer. Es kann ein chronisch-asymptomatischer Verlauf eintreten. Anders als bei der infantilen Agranulozytose besteht keine Neigung zur Entwicklung maligner hämatologischer Erkrankungen.

Diagnostik Wöchentliche Anfertigungen eines Differenzialblutbilds über 2 Monate mit einer Knochenmarkpunktion während des Leukozytennadirs zeigen die typischen zyklischen Veränderungen der neutrophilen Granulozyten (und manchmal der anderen Reihen) und den passageren Arrest der Knochenmarkreifung auf Myelozytenniveau.

Differenzialdiagnose Durch den typischen undulierenden Verlauf kann die Krankheit von der infantilen Agranulozytose abgegrenzt werden.

Therapie Wie bei der infantilen Agranulozytose wird die s. c. Gabe von G-CSF empfohlen. Dadurch werden Gesamt-Leukozytenzahlen und -nadir höher, und die Gefahr einer unbeherrschbaren septischen Krankheit wird reduziert.

Reaktive Neutropenie

Definition Die reaktive Neutropenie ist eine reversible, exogen induzierte Erniedrigung der neutrophilen Granulozyten.

Ätiologie und Pathogenese Ursächlich sind insbesondere Infektionen und Arzneimittel beteiligt (➤ Box 17.1). Virusassoziierte Neutropenien entwickeln sich meist während der ersten 1–2 Krankheitstage. Oft sind sie das Resultat virusinduzierter Gewebeschäden und einer sekundären Umverteilung zirkulierender Neutrophiler in die geschädigten Gewebe. Manche Viren (z. B. Masern) infizieren die Endothelzellen und bewirken dadurch eine verstärkte periendotheliale Neutrophilenakkumulation auf Kosten zirkulierender Neutrophiler. Bei der bakteriellen Sepsis können die Neutrophilen direkt geschädigt werden. Im Neugeborenenalter sind die Neutrophilenreserven limitiert und rasch erschöpft, sodass die bakterielle Sepsis im Neugeborenenalter besonders gefährlich ist. In der Regel persistiert die Neutropenie über 3–6 Tage. Medikamente können über direkte, toxische Mechanismen (z. B. Sulfonamide) oder indirekt über immunologische Mechanismen (z. B. Phenytoin) zur passageren Neutropenie führen. Sie beginnt meist später (nach Wochen) als die infektiös induzierte Neutropenie und kann länger persistieren.

Box 17.1

Exogene Ursachen der Neutropenie

Infektiös

- **Virusinfektionen:**
  - Respiratorisches Synzytial-Virus (RSV)
  - Masern
  - Röteln
  - Varizellen
  - HIV
- **Bakterielle Infektionen:**
  - Typhus
  - Paratyphus
  - Tuberkulose
- **Sepsis, insb. bei Neugeborenen**

Medikamentös

- **Analgetika, antiinflammatorische Medikamente:**
  - Ibuprofen
  - Indometacin
  - Phenylbutazon
- **Antibiotika:**
  - Chloramphenicol
  - Penicillin
  - Sulfonamide
- **Antiepileptika:**
  - Phenytoin
  - Carbamazepin

- **Antihypoglykämika:** Chlorpropamid
- **Kardiovaskuläre Medikamente:**
  - Hydralazin
  - Procainamid
  - Chinidin
- **Sedativa:**
  - Chlorpromazin
  - Phenothiazine
- **Thyreostatika:** Propylthiouracil
- **Sonstige:**
  - Cimetidin, Ranitidin
  - Levamisol

Symptome Meist asymptomatisch.

Diagnostik Die Neutropenie wird meist im Rahmen der hämatologischen Diagnostik erkannt.

Therapie Die Therapie besteht in der Behandlung der Grundkrankheit. G-CSF wird meist nicht benötigt.

Autoimmunneutropenie

Definition Kennzeichen ist eine durch Autoimmunantikörper vermittelte Zerstörung neutrophiler Granulozyten.

Epidemiologie Die Autoimmunneutropenie ist die häufigste Ursache chronischer Neutropenien mit einer Inzidenz von ca. 1 : 100.000 Kindern und einem Altersgipfel bei 8–11 Monaten.

Ätiologie und Pathogenese Die Ätiologie ist unklar, doch entstehen aufgrund meist unbekannter auslösender Ursachen Autoantikörper, die gegen verschiedene Oberflächenantigene neutrophiler Granulozyten gerichtet sind. Die Antikörper können primär oder sekundär im Rahmen anderer Grundkrankheiten (Autoimmunkrankheiten, Infektionskrankheiten, hämatopoetische Systemerkrankungen und Hypogammaglobulinämie) entstehen. Die mit Antikörpern besetzten Neutrophilen werden mittels Komplementaktivierung zerstört.

MERKE

Die Autoimmunneutropenie ist die häufigste Ursache chronischer Neutropenien. Sie tritt vor allem im Säuglingsalter auf.

Symptome Die Krankheit und die im Rahmen der Neutropenie auftretenden Symptome (➤ Tab. 17.13) sind insgesamt blande. Im Vordergrund stehen Infektionen der Haut und des oberen Respirationstrakts. Bei einigen Patienten ist die Milz leicht vergrößert. Auch bei längerem Verlauf (bis zu 2 Jahre) kommt es fast immer zur Spontanremission.

Diagnostik Im peripheren Blut finden sich immer erniedrigte Neutrophile, meist mit Werten um 200/μl. Die übrigen Zellreihen sind normal. Oft sind im Blut Antikörper gegen Oberflächenmoleküle der Neutrophilen nachweisbar und beweisend. Das Knochenmark ist unauffällig bis leicht hyperplastisch. Bei Zweifeln kann die Diagnose ex juvantibus durch Gabe von Immunglobulinen und den anschließenden Anstieg der Neutrophilen gestellt werden.

Differenzialdiagnose Die Differenzialdiagnose umfasst primär die infantile Agranulozytose, sekundär die postinfektiöse Neutropenie und Immundefektsyndrome.

Therapie Die prophylaktische Gabe von Antibiotika (z. B. Cotrimoxazol) verhindert bakterielle Infektionen. Bei protrahierter schwerer Neutropenie und Symptomen führt die Gabe von Kortikosteroiden und/oder Immunglobulinen oft zu einem zeitweiligen, aber nicht nachhaltigen Anstieg der Neutrophilen. Alternativ und/oder zusätzlich kann G-CSF verabreicht werden.

Eosinozyto-, Basozyto- und Lymphozytopenie

Krankheiten mit isolierter Eosinozyto- bzw. Basozytopenie sind nicht bekannt. Eine Lymphozytopenie tritt bei Immundefektsyndromen (insb. HIV-Infektion, Agammaglobulinämie) auf.

Leukozytose

Die Vermehrung von Leukozyten ist meist Ausdruck einer reversiblen physiologischen Reaktion auf exogene Schädigungen. Eine irreversible progrediente Vermehrung von Leukozyten liegt bei Leukämien vor (➤ Kap. 18.2.1).

Granulozytose

Neutrophile Granulozyten repräsentieren den Großteil aller Granulozyten. Deshalb werden die Begriffe Granulozytose und Neutrophilie auch häufig synonym verwendet.

Neutrophile Granulozyten werden zur Abwehr (überwiegend bakterieller) Infektionen benötigt. Die im Knochenmark mobilisierbaren Reserven neutrophiler Granulozyten sind 20- bis 40-fach höher als die im peripheren Blut verfügbaren. Sind auch diese Reserven erschöpft, so werden aus dem Knochenmark auch die unreifen Neutrophilen (stabkernige Granulozyten) in das periphere Blut freigesetzt.

MERKE

Da Differenzierung und Reifungsstadien hämatopoetischer Zellen (➤ Abb. 17.2) von links nach rechts aufgetragen werden, ergibt sich bei einer bakteriellen Infektion im peripheren Blut eine Verschiebung der Neutrophilen nach links (➤ Abb. 17.18). Diese physiologische Linksverschiebung grenzt man von den pathologischen Linksverschiebungen ab.

Eosinophilie

Eine Eosinophilie liegt bei einer Vermehrung eosinophiler Granulozyten (> 450/μl) vor. Sie entwickelt sich nach wiederholter oder lang dauernder Exposition gegenüber Antigenen und repräsentiert das primäre Abwehrsystem gegenüber Parasiten. Auslösende Stimuli stammen meist aus dem allergischen Formenkreis.

Lymphozytose

Eine primäre Lymphozytose ist selten und meist das Ergebnis einer malignen hämatologischen Systemerkrankung (z. B. lymphatische

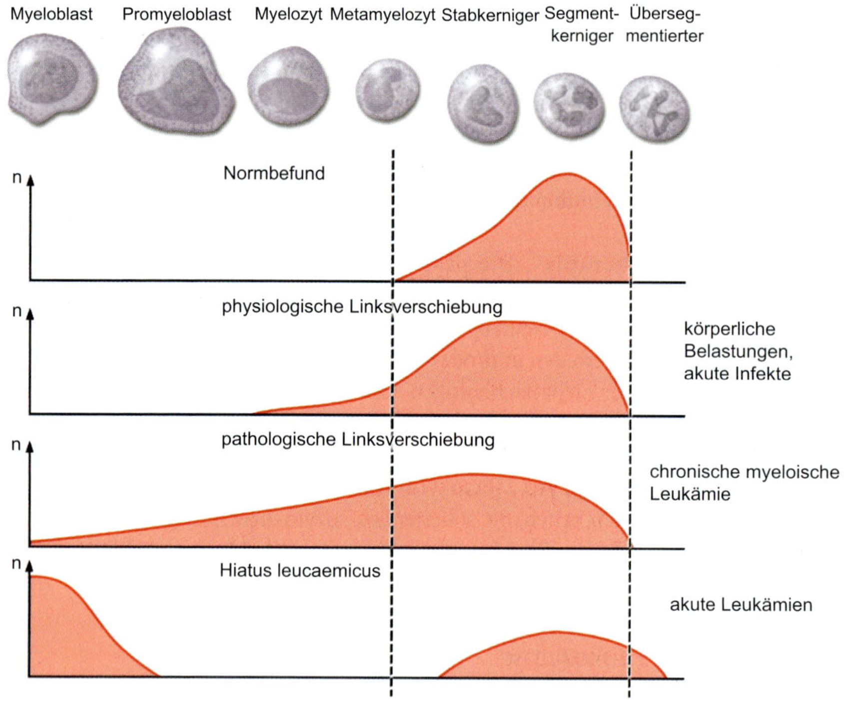

Abb. 17.18 Differenzialdiagnose der Neutrophilenverschiebung im peripheren Blut [L238]

Leukämie, ➤ Kap. 18.2.1). Die Lymphozyten sind absolut erhöht. Bei einer Neutropenie können die Lymphozyten relativ erhöht sein.

Die sekundäre Lymphozytose ist häufig. Da Lymphozyten insbesondere der Abwehr von Viren dienen, sind sie bei den meisten viralen Krankheiten absolut und/oder relativ erhöht. Zu den wenigen mit Lymphozytose assoziierten bakteriellen Krankheiten gehört die Pertussis.

Leukozytenfunktionsstörungen

Qualitative Veränderungen der Leukozyten, d. h. Funktionsstörungen, können auf verschiedenen Ebenen auftreten. Die Defizienz von Adhäsionsmolekülen (insb. von Integrinen) beeinträchtigt das Vermögen der Leukozyten zur Adhäsion am Endothel und zur anschließenden transendothelialen Migration in Richtung auf einen Entzündungsherd (➤ Abb. 17.19). Die folglich als Leukozytenadhäsionsdefizienz bezeichnete Störung führt bei den Patienten zu den in ➤ Tab. 17.13 aufgeführten Symptomen.

Defekte der Chemotaxis sind ursächlich beim Chediak-Higashi-Syndrom und beim Jobs-Syndrom beteiligt, während Defekte der Erregerabtötung ursächlich an der septischen Granulomatose beteiligt sind (➤ Abb. 17.19). Die Symptome entsprechen denen in ➤ Tab. 17.13.

Leukozytenfunktionsstörungen werden in ➤ Kap. 11.7.2 abgehandelt.

Krankheiten der Monozyten/Makrophagen

Eine quantitative Vermehrung des Monozyten-/Makrophagensystems tritt bei den Histiozytosen auf (➤ Kap. 18.2.1). Bezüglich der Funktionsstörungen wird auf ➤ Kap. 17.4.2 und ➤ Kap. 11.9 verwiesen.

Krankheiten der Thrombozyten

Normale Thrombopoese und Normwerte

Wie bei der Erythro- und Leukopoese so existieren im Knochenmark auch thrombopoetische Stammzellen und Vorläuferzellen. Unter dem Einfluss verschiedener Moleküle (darunter insb. Thrombopoetin) reifen sie aus in Megakaryoblasten, Promegakaryozyten und Megakaryozyten und verlassen das Knochenmark schließlich als reife Thrombozyten.

Die Thrombozytenzahl wird im Rahmen des Routine-Blutbilds maschinell bestimmt. Unterhalb eines Wertes von 20.000/µl ist sie unzuverlässig, sodass die Bestimmung manuell erfolgen muss. Die Thrombozytenzahl unterliegt geringen Schwankungen, ist aber im Säuglings- und Kleinkindalter etwas höher als später (➤ Tab. 17.1).

MERKE

Die funktionelle Qualität der Thrombozyten wird durch Bestimmung der Blutungszeit ermittelt. Sie wird standardisiert durchgeführt und liegt zwischen 2,5 und 8,5 min.

Thrombozytopenie

Definition Als Thrombozytopenie bezeichnet man die quantitative Verminderung der Thrombozyten auf unter die in ➤ Tab. 17.1 angegebenen Werte.

Einteilung Thrombozytopenien sind das Resultat einer verminderten Bildung oder eines vermehrten Verbrauchs von Thrombozyten bzw. ihren Vorstufen:

- **Thrombozytopenien aufgrund verminderter Bildung** sind meist angeborene Krankheiten. Sie sind sehr selten. Bei einigen dieser

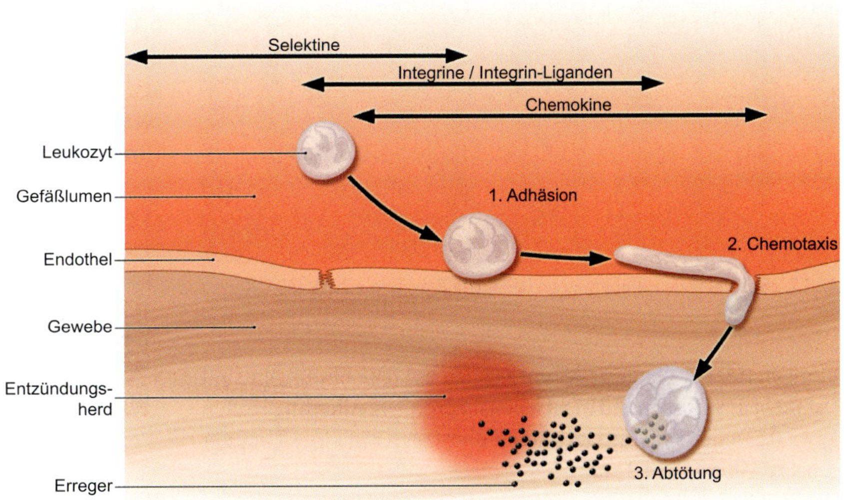

Abb. 17.19 Leukozytenfunktionen und ihre Störungen [L238]

Krankheiten, darunter Fanconi-Anämie, Shwachman-Diamond-Syndrom und Dyskeratosis congenita (➤ Kap. 17.4.1), liegt ein Versagen der gesamten Hämatopoese vor. Demnach beobachtet man neben der Thrombozytopenie meist auch eine Verminderung der übrigen Zellreihen. Bei anderen angeborenen Krankheiten existiert eine isolierte Thrombozytopenie, begleitend dazu finden sich oft Fehlbildungen und andere Anomalien (➤ Tab. 17.14).

- **Thrombozytopenien aufgrund vermehrten Verbrauchs** sind viel häufiger als Thrombozytenbildungsstörungen. Die mit Abstand häufigste Krankheit dieses Formenkreises ist die idiopathische thrombozytopenische Purpura (ITP).

Idiopathische thrombozytopenische Purpura

Definition Die ITP ist die häufigste Ursache für Blutungen im Kindesalter. Sie ist durch den vorzeitigen immunologischen Abbau funktionell intakter zirkulierender Thrombozyten charakterisiert.

Epidemiologie Die Inzidenz beträgt etwa 1 : 20.000. Jungen und Mädchen sind gleich häufig betroffen und im Mittel 7 Jahre alt.

Ätiologie und Pathogenese Die Symptome entwickeln sich oft im Anschluss an einen banalen Infekt. Offensichtlich wird dadurch die Entwicklung von Antikörpern gegen verschiedene Thrombozyten-Oberflächenantigene angestoßen. Die Antikörper binden mit ihrer Fab-Domäne an diese Antigene. An die Fc-Domäne binden Zellen des monozytären/phagozytären Systems und zerstören anschließend die Thrombozyten. Obwohl die Thrombopoese maximal gesteigert ist, reicht diese Menge zum Ersatz der untergegangenen Thrombozyten nicht aus, und es resultieren die Symptome der Thrombozytopenie. Hält die Thrombozytopenie länger als 6 Monate an, sind die Kriterien einer chronischen ITP erfüllt (➤ Tab. 17.15).

MERKE
Die ITP ist die häufigste Ursache für Blutungen im Kindesalter. Pathogenetisch liegt eine vermehrte Zerstörung der Thrombozyten zugrunde.

Symptome Typisch ist ein den klinischen Symptomen etwa um 1–3 Wochen vorausgegangener banaler Infekt. Die aktuellen Symptome variieren entsprechend der individuellen Intensität des Thrombozytenabbaus und der Fähigkeit zur Thrombozytenregeneration. Bei Thrombozytenwerten unterhalb von etwa 20.000/µl treten i. d. R. Blutungen – überwiegend in Form von Petechien (➤ Abb. 17.20), manchmal auch von Hämatomen – auf. Die Petechien sind meist an Haut und Schleimhäuten (Nasen-Rachen-Raum) nachweisbar. Manchmal treten auch gastrointestinale

Tab. 17.15 Die wichtigsten klinischen Unterschiede zwischen akuter und chronischer ITP

Klinische/laborchemische Eigenschaften	Akute ITP	Chronische ITP
Beginn	akut, postinfektiös	häufig keine Korrelation zu vorausgegangenen Infektionen
Alter	meistens < 10 Jahre	oft > 10 Jahre
Geschlechtsverteilung	weiblich/männlich 1 : 1	weiblich/männlich 3 : 1
Jahreszeitliche Häufung	Frühjahr/Herbst	keine
Plättchenzahl	oft < 20.000/µl	oft 20.000–50.000/µl

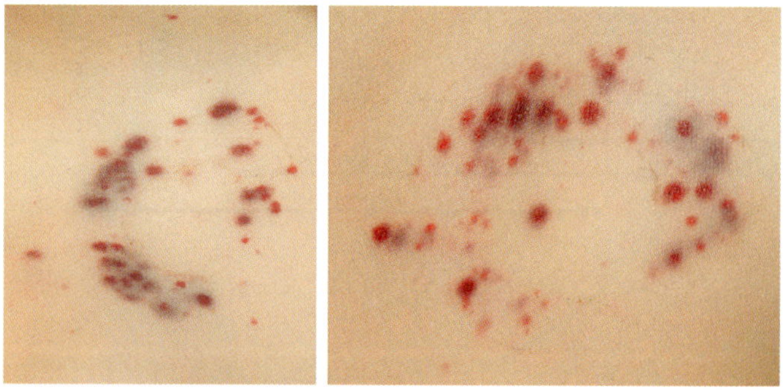

Abb. 17.20 Petechiale Hautblutungen bei einem Patienten mit ITP [R232]

Blutungen oder verlängerte Menorrhagien auf. Die Blutungen sind meist nicht ausgeprägt und nicht lebensbedrohlich. Allerdings treten in etwa 0,5 % der Fälle intrazerebrale Blutungen mit einer Letalität von bis zu einem Drittel auf.

Diagnostik Essenziell ist die Anfertigung eines Blutbilds mit Differenzierung. Es zeigt typischerweise eine Thrombozytopenie bei unauffälligem restlichem Blut- und Differenzialblutbild. Gegen Thrombozyten-Oberflächenantigene gerichtete Antikörper sind beweisend, aber nur bei 30 % der Patienten nachweisbar.

Differenzialdiagnose Differenzialdiagnostisch ist in erster Linie eine maligne Systemerkrankung (Leukämie) auszuschließen. Bei der körperlichen Untersuchung sollte man deshalb auf entsprechende Zeichen (Lymphknotenvergrößerungen, Hepatosplenomegalie) achten. Im Zweifel muss durch Begutachtung des Knochenmarkaspirats eine Leukämie sicher ausgeschlossen werden, insbesondere jedoch vor einer geplanten Behandlung der ITP mit Glukokortikoiden, da diese die Symptome einer Leukämie verschleiern können. Petechien treten auch bei Vasopathien (z. B. bei der Purpura Schönlein-Henoch, ➤ Kap. 12.5.2) auf, lassen sich durch die typische Klinik (Petechien überwiegend im Glutealbereich) und Laborbefunde (normale Thrombozytenzahlen) aber einfach ausschließen.

MERKE

Bei der Begutachtung von Blutbild und Differenzialblutbild muss eine Leukämie ausgeschlossen und deshalb auf dabei auftretende Verminderungen der übrigen Zellreihen und das Vorliegen von Lymphoblasten geachtet werden.

Therapie Die Therapie der Wahl bei symptomatischer ITP (z. B. Schleimhautblutungen) sind Immunglobuline in einer Gesamtdosis von 2 g/kg KG. Vorteilhaft ist der i. d. R. rasch (innerhalb von Stunden) erfolgende Thrombozytenanstieg; nachteilig sind die Gefahr der Anaphylaxie und die hohen Kosten. Glukokortikoide können alternativ oder zusätzlich gegeben werden, doch steigen die Thrombozytenwerte langsamer an als bei Immunglobulinen. In therapieresistenten Fällen kommt die Gabe von Anti-D in Betracht. Therapieindikation ist immer die Prävention einer letalen Hirnblutung. Bislang gibt es für diese Annahme jedoch keine gesicherten Belege.

Bei der chronischen ITP sind die Thrombozytenwerte oft > 20.000/µl und die Patienten asymptomatisch. Akute und chronische Formen heilen mit Eintritt der Pubertät meist aus, sodass auch aus diesem Grund die Indikation zu einer lang dauernden Therapie kritisch zu stellen ist. In sehr seltenen Fällen bleibt als letzte Therapiemaßnahme – insbesondere bei Therapieresistenz und stattgehabter Hirnblutung – nur die (Teil-)Splenektomie.

S2k-Leitlinie Neu diagnostizierte Immunthrombozytopenie im Kindes- und Jugendalter. AWMF-Registernummer 086-001. Stand: 31.10.2018, gültig bis 31.1.2023; https://register.awmf.org/de/leitlinien/detail/086-001

Heparininduzierte Thrombozytopenie

Epidemiologie Die heparininduzierte Thrombozytopenie (HIT) tritt im Erwachsenenalter häufig, im Kindesalter dagegen selten auf. Bevorzugt sind dann Neugeborene oder Kleinkinder nach kardiochirurgischen Eingriffen betroffen.

Ätiologie und Pathogenese Man unterscheidet zwei Typen:

- **HIT I** ist nicht immunologisch bedingt. Sie tritt einige Tage nach Behandlung mit Heparin in Form einer mäßigen, laborchemisch nachweisbaren, aber klinisch stummen Thrombozytopenie auf. Sie ist (auch unter weiterer Heparingabe) spontan reversibel.
- **HIT II** ist immunologisch bedingt. Injiziertes (unfraktioniertes) Heparin bindet an aus Endothelzellen und Thrombozyten freigesetzten Plättchenfaktor-4 (PF4). An die Heparin-PF4-Konjugate binden IgG-Antikörper und bilden Immunkomplexe, die mit ihrem Fc-Teil an zirkulierende Thrombozyten binden und die Ausschüttung von weiterem PF4 bewirken. Im Überschuss vorhandener PF4 bindet an Heparansulfatproteoglykane auf der Endothelzelloberfläche. Die endothelzellassoziierten Komplexe bewirken über die Bindung von IgG eine immunvermittelte Thrombozytenaktivierung und -aggregation mit Ausbildung von Thromben.

Symptome Einige Tage nach Beginn einer Behandlung mit unfraktioniertem – selten mit niedermolekularem – Heparin entwickelt sich bei fallenden Thrombozyten eine zunehmende Thrombose mit möglichem Gefäßverschluss. Die Art der Symptome ist vom Sitz des Thrombus abhängig.

Diagnostik Wegweisend sind neben den klinischen Beschwerden das Nichtansprechen von Klinik (wachsender Thrombus) und Laborparametern (PTT) auf die Heparinbehandlung.

Differenzialdiagnose Differenzialdiagnostisch müssen die in ➤ Tab. 17.14 erwähnten Erkrankungen erwogen werden. Darüber hinaus sind beim Neugeborenen und Säugling Infektionen (TORCHes) und ein Kasabach-Merritt-Syndrom auszuschließen.

Therapie Die Behandlung besteht in der Vermeidung von Heparin. Als Antikoagulans kann stattdessen ein Heparinoid (Danaparoid-Natrium) oder das rekombinante Hirudoid (Refludan®) angewendet werden.

Thrombozytose

Unter Thrombozytose versteht man eine Erhöhung der Thrombozyten auf Werte > 500.000/µl.

Die Einteilung erfolgt in eine **primäre (essenzielle)** und eine **sekundäre** Form. ➤ Tab. 17.16 zeigt die wichtigsten Eigenschaften, anhand derer sich die beiden Formen sicher voneinander differenzieren lassen. Die primäre Thrombozytose ist im Kindesalter sehr selten. Symptomatische Patienten können prophylaktisch mit ASS oder Anagrelid behandelt werden.

Meist liegt eine **sekundäre** Thrombozytose vor, die nach Beseitigung der Ursache verschwindet. Eine medikamentöse Behandlung ist nicht notwendig.

Thrombozytenfunktionsstörungen

Thrombozytenfunktionsstörungen sind hereditär oder erworben. Hereditäre Thrombozytenfunktionsstörungen sind selten und autosomal-rezessiv vererbt.

Ursache der **Thrombasthenie Glanzmann** ist ein Mangel an Membranglykoprotein GPIIb–IIIa. Dadurch wird die Bindung aktivierter Thrombozyten an Fibrinogen und somit die Aggregation erschwert. Die Folge sind petechiale Blutungen. Die Diagnose wird durch die verlängerte Blutungszeit sowie durch den Nachweis der gestörten Thrombozytenaggregation und der Mutation des Glykoproteins gestellt. Lang dauernde, schwerwiegende Blutungen können durch Gabe von Thrombozytenkonzentraten beherrscht werden.

Dem **Bernard-Soulier-Syndrom** (➤ Tab. 17.14) liegt ein Defekt des Glykoproteins Ib-V-IX zugrunde. Die Symptome gleichen denen der Thrombasthenie Glanzmann. Die Diagnose wird durch den Nachweis des pathologischen Komplexes, der gestörten Thrombozytenaggregation, der verlängerten Blutungszeit und der Thrombozytopenie gestellt. Die Behandlung ist ➤ Tab. 17.14 zu entnehmen.

17.4.3 Krankheiten der humoralen Gerinnung

Krankheiten mit Blutungsneigung

Hämophilie

Definition Die Hämophilie ist eine angeborene X-chromosomal vererbte Erkrankung mit einem Mangel der Gerinnungsfaktoren VIII (Hämophilie A) oder IX (Hämophilie B), der klinisch meist zu Blutungen führt.

Epidemiologie Die Krankheitsinzidenz beträgt etwa 1 : 5.000 Männer; 85 % davon entfallen auf die Hämophilie A.

Ätiologie und Pathogenese Die Hämophilie wird X-chromosomal vererbt: Frauen sind Konduktorinnen, Männer erkranken. In bis zu 30 % liegen allerdings Spontanmutationen vor. Die Hämophilie A und die Hämophilie B sind das Resultat von Mutationen der Gene, die für Faktor (F) VIII bzw. FIX kodieren. Die Mutationen sind sehr heterogen. Dies erklärt die Variabilität von Aktivitätsminderung und Schwere der klinischen Symptomatik.

FVIIIa und FIXa aktivieren gemeinsam FX. Da diese Reaktion für die Überführung von Prothrombin in Thrombin essenziell ist, führt die Aktivitätsminderung zu schweren plasmatischen Gerinnungsstörungen. Die primäre Hämostase (Reaktion der Thrombozyten) ist zwar intakt, weshalb sich bei kleinen Verletzungen und in der Nähe von Tissue Factor ein Thrombus bilden und die Blutung sistieren kann. Pathognomonisch entscheidend ist jedoch das Versagen der sekundären Hämostase (Reaktion des Gerinnungssystems) in der Tiefe von Verletzungen (d. h., jenseits von Tissue Factor). Körperpartien, die besonders belastet sind, werden häufig verletzt. Deshalb entstehen Blutungen bei Hämophilen in erster Linie (in > 90 % der Fälle) in den großen Gelenken (Ellenbogen-, Knie- und Sprunggelenke) und Muskeln (M. iliopsoas), gelegentlich auch im ZNS (➤ Abb. 17.21). Nach wiederholten inadäquat behandelten Gelenkblutungen bildet sich als Residuum ein reich vaskularisierter, aber zugleich verletzungsanfälliger Gelenkpannus. Dort manifestieren sich regelmäßig erneute Blutungen. Dieser Zusammenhang erklärt, warum sich charakteristischerweise rezidivierende Blutungen im gleichen Gelenk ereignen.

Tab. 17.16 Eigenschaften der primären und sekundären Thrombozytose

Kriterien	Primäre (essenzielle) Thrombozytose	Sekundäre Thrombozytose
Alter, Jahre	meist > 20, oft > 40	meist < 20
Dauer	> 2 Jahre	Tage/Wochen, selten Jahre
Ursache	Stammzelldefekt	Reaktion auf Hypoxie, Infektion, Thrombozytenverlust, Verschiebung des Thrombozyten-„Pools"
Thrombose	oft	sehr selten
Blutung	oft	sehr selten
Splenomegalie	oft	selten
Anzahl der Thrombozyten/µl	meist > 1 Mio.	meist < 1 Mio.
Thrombozytenmorphologie	groß, dysmorph	groß, sonst unauffällig
Speichereisen	erhöht	niedrig
Akute-Phase-Reaktion (CRP, Fibrinogen)	normal	erhöht, falls Infektion vorliegt

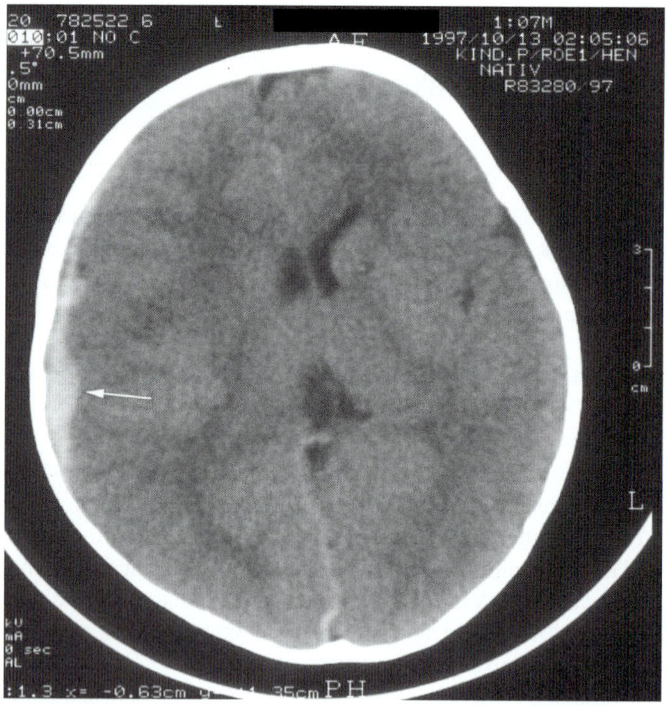

Abb. 17.21 Darstellung einer rechtsseitig gelegenen intrazerebralen Blutung bei einem Patienten mit Hämophilie A. Die Blutung (als helles Signal sichtbar, Pfeil) hat zu einer Kompression der rechts gelegenen Liquorräume und einer Mittelinienverschiebung nach links geführt. [R232]

MERKE

Charakteristisches klinisches Kennzeichen der Hämophilie sind Blutungen in die großen Gelenke.

Symptome Die Hämophilie manifestiert sich meist jenseits der Neugeborenenperiode in den ersten beiden Lebensjahren, nachdem die Patienten laufen gelernt haben und zunehmend mobiler werden. Die Symptome sind das Resultat posttraumatischer Blutungen in die großen Gelenke, in Muskeln und Schleimhäute, selten in das ZNS. Führende Symptome sind Gelenk- und Muskelschmerzen. Erbrechen und Störungen der Vigilanz deuten auf eine intrazerebrale Blutung, Hämaturie oder Bauchschmerzen auf Blutungen in den ableitenden Harnwegen oder in den M. iliopsoas hin.

Diagnostik Thrombozytenzahl, Blutungszeit und Quick-Wert sind normal. Die PTT ist jedoch verlängert, und die Aktivitäten der beiden Faktoren sind auf Werte zwischen 30 und 5 % (milde Form), 5–1 % (mittelschwere Form) oder < 1 % (schwere Form) vermindert. Eine molekulare Diagnostik sollte zur Diagnosesicherung und zur Abwägung des Wiederholungsrisikos bei weiterem Kinderwunsch immer angestrebt werden.

Differenzialdiagnose Durch den Nachweis normaler Von-Willebrand-Faktor-Antigen- und -Aktivitätstests, einer normalen Blutungszeit und das charakteristische klinische Bild kann das Von-Willebrand-Syndrom sicher ausgeschlossen werden.

Therapie Ziele der Behandlung:

- Verhinderung von Blutungen
- Bei bereits eingetretener Blutung die Blutungsstillung und die Prophylaxe damit verbundener Akut- (z. B. Hirndruckerhöhung) oder Spätschäden, insbesondere Gelenkdeformitäten, Muskelverkürzungen und Einschränkungen der Mobilität

Eingesetzt werden aus Plasma gewonnene gereinigte oder rekombinante FVIII- oder FIX-Präparate. Bei eingetretener akuter Blutung werden die Präparate möglichst rasch (z. B. durch den Patienten selbst) verabreicht. Bei der anzustrebenden klinischen Vorstellung in einem Zentrum wird nach dem Grad des angestrebten Aktivitätsmaßes dosiert. Bei oberflächlichen Blutungen sollten mindestens 15 %, bei Gelenk- und Muskelblutungen mindestens 30 % und bei intrazerebralen Blutungen mindestens 50 % Faktoraktivität erreicht werden.

Jenseits des/der initialen Blutungsereignisse(s) muss das Konzept der weiteren Behandlung individuell festgelegt werden. Angestrebt wird eine Mindestaktivität von 1 % mittels prophylaktischer Faktorapplikation. Nach einer akuten Blutung und bei chronischen Veränderungen muss eine adäquate Physiotherapie erfolgen, um die Blutungshäufigkeit in die Gelenke durch den Erhalt der Muskulatur und des Stützapparats zu reduzieren.

Die Übertragung pathogener Viren (Hepatitis, HIV, Parvoviren) ist durch intensive Überwachung der Plasmapräparate und die Einführung rekombinanter Faktoren selten geworden. Hauptproblem ist (auch bei Applikation rekombinanter Präparate) die Entwicklung von Hemmkörpern gegen FVIII und FIX. Es handelt sich dabei um polyklonale, gegen verschiedene Epitope der Faktoren gerichtete Antikörper. Klinisch äußert sich dies in einem zunehmenden Bedarf an FVIII- oder -IX-Präparaten bis hin zur Wirkungslosigkeit. Zur Behandlung akuter Blutungen stehen dann nur noch aktivierter Prothrombinkomplex, FEIBA oder rekombinanter aktivierter FVIII zur Verfügung.

CAVE

Unter Therapie mit FVIII- und FIX-Präparaten können Antikörper gegen diese entstehen und so zur Therapieresistenz führen.

S2k-Leitlinie Synovitis bei Hämophilie. AWMF-Registernummer 086-005. Stand: 7.3.2018 (in Überarbeitung); https://register.awmf.org/de/leitlinien/detail/086-005

Von-Willebrand-Syndrom

Definition Das Von-Willebrand-Syndrom (VWS) ist eine autosomal vererbte Blutungskrankheit, die durch einen quantitativen oder qualitativen Verlust des Von-Willebrand-Faktors (vWF) verursacht wird.

Tab. 17.17 Differenzierung der VWS-Typen I bis III

	Typ I	Typ IIA	Typ IIB	Typ IIN	Typ III
Anteil an VWS-Patienten [%]	80	10–15	< 5	< 1	< 1
Blutungssymptome: Nasen- und Hautblutungen, Menorrhagien	leicht bis schwer			wie bei Hämophilie	schwer, früher Beginn + Gelenkblutungen
Blutungszeit	Grenzbereich oder ↑	↑		normal	stark ↑
vWF-Menge	↓	normal oder ↓		normal	fehlend
vWF-Struktur (Multimere)	normal	keine hoch- und mittelmolekularen Multimere	keine hochmolekularen Multimere	normal	fehlend
vWF-Funktion (Ristocetin): Aggregation	↓	normal oder ↓	↑	normal	fehlend
vWF-Funktion (Ristocetin): Cofaktor	↓	normal oder ↓	↓	normal oder ↓	fehlend
FVIII-Gerinnungsaktivität	Grenzbereich oder ↓	normal oder ↓		stark ↓	
Therapie mit vWF	hilft				
Therapie mit DDAVP*	hilft meistens	hilft nicht		kontraindiziert bei bestehender Thrombozytopenie	hilft nicht

↑: erhöht bzw. verlängert: ↓: erniedrigt
* 1-Desamino-8-D-Arginin-Vasopressin

Epidemiologie Mit einer Inzidenz von etwa 1 : 100 ist das VWS die häufigste hereditäre Blutungskrankheit. Davon entfallen 80 % auf den Typ I und der Rest nahezu vollständig auf die Typen IIA und IIB. Die Typen IIN (für Normandie) und III sind selten (➤ Tab. 17.17). Im Gegensatz zur Hämophilie erkranken auch Mädchen klinisch.

MERKE
Das Von-Willebrand-Syndrom ist die häufigste hereditäre Blutungskrankheit. Im Gegensatz zur Hämophilie entwickeln auch Mädchen und Frauen klinische Symptome.

Ätiologie und Pathogenese Das vWF-Gen kodiert ein überwiegend (zu 80 %) im Endothel, in geringen Mengen auch in den Megakaryozyten gebildetes Proteindimer, das zu (gerinnungsaktiven) Multimeren aggregiert und so Größen von bis zu 20 Mio. Dalton erreichen kann. In der Zirkulation funktioniert vWF als Brücke zwischen Thrombozyt und verletztem Endothel (d. h. dem Subendothel). Bindungsstelle aufseiten des Thrombozyten und des Subendothels ist dabei der Glykoprotein-Ib/IX-Komplex bzw. Kollagen Typ VI. Im Blut wirkt vWF darüber hinaus als Trägerprotein für FVIII und schützt ihn vor Degradation, insbesondere durch aktiviertes Protein C (➤ Abb. 17.22). Die Brückenfunktion des vWF ist für die nach Verletzung des Endothels einsetzende Thrombozytenadhäsion und -aggregation essenziell.

Ist das vWF-Gen mutiert, so wird das kodierte Protein entweder in geringeren Mengen oder gar nicht mehr gebildet (VWS-Typen I und III), oder es ist funktionell minderwertig (Typ II) (➤ Tab. 17.18)

Symptome Da die primäre Blutstillung beeinträchtigt ist, werden protrahierte Blutungen bereits bei kleinsten Verletzungen (z. B. Schürfwunden) beobachtet. Im Unterschied zur Hämophilie sind bei den Typen I, IIA und IIB die großen Gelenke nicht betroffen. Typisch sind Nasen- und Hautblutungen sowie verstärkte Menorrhagien. Da vWF aber auch als Trägerprotein für FVIII dient, tritt beim kompletten Fehlen von vWF – wie beim Typ III – zusätzlich der für die Hämophilie A charakteristische Blutungstyp (z. B. Gelenkblutungen) auf (➤ Tab. 17.18). Typ IIN ist eine Sonderform, bei der vWF nicht zur Bindung von FVIII fähig ist. Die Symptome sind deshalb identisch mit denen der Hämophilie A (➤ Tab. 17.17).

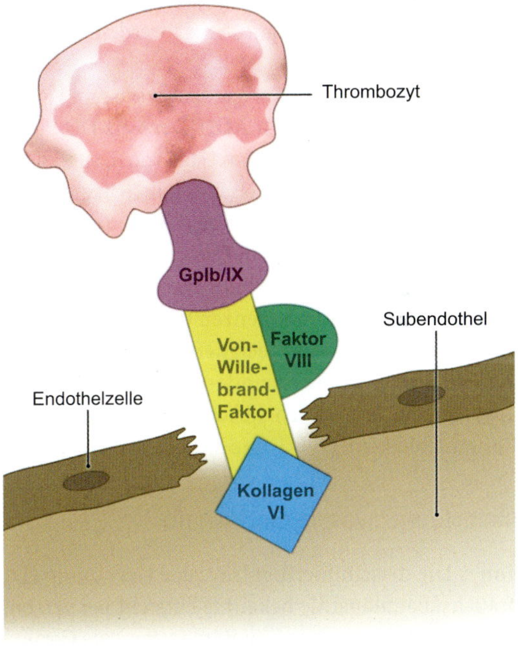

Abb. 17.22 Interaktion des Von-Willebrand-Faktors mit Thrombozyten, Endothel und Faktor VII [L238]

Diagnostik und Differenzialdiagnostik Anamnese, klinische Symptomatik (➤ Tab. 17.17 und ➤ Tab. 17.18) und die verlängerte

Tab. 17.18 Typische Blutungskomplikationen bei Patienten mit Von-Willebrand-Syndrom

Symptome	Häufigkeit [%]
Nasenbluten	68
Gingivablutungen	41
Hämatomneigung	30
Menorrhagien	30
Gastrointestinale Blutungen	11
Verlängerte Nachblutungen nach kleineren Verletzungen	8
Postoperative Nachblutungen	8
Gelenkblutungen	4

Blutungszeit lenken den Verdacht auf das Vorliegen eines VWS. Allerdings liegt mit dem Typ IIN das klinische Bild einer Hämophilie vor, beim Typ III ein Mischbild aus beiden Formen. Die in ➤ Tab. 17.17 aufgeführten Untersuchungen gestatten die weitere Differenzierung. Typ IIB geht oft mit einer vermehrten Thrombozytenaggregation und einer daraus resultierenden Thrombozytopenie einher. Er verhält sich also klinisch wie eine ITP, kann aber mithilfe der in ➤ Tab. 17.17 aufgeführten Methoden eindeutig von Letzterer abgegrenzt werden. Typ IIN kann nur durch die fehlende Bindung von vWF and FVIII im Faktor-VIII-Bindungsassays diagnostiziert werden.

17

Therapie Ist endogener vWF vorhanden (wie beim Typ I), so kann er durch Gabe des synthetischen ADH-Derivats DDAVP aus dem Endothel mobilisiert werden. Nach i. v. Gabe von 0,3 µg/kg KG beträgt die Wirkdauer etwa 4–8 h. Damit lässt sich meist eine perioperative oder posttraumatische Blutstillung erzielen. Wegen der sich rasch entwickelnden Tachyphylaxie ist die Maßnahme nach wiederholter Applikation unwirksam. Wegen der Wasserretention und Hyponatriämie mit den entsprechenden Konsequenzen (z. B. Krampfanfälle) ist sie für Kinder unter 3 Jahren nicht geeignet.

Ist kein endogener vWF vorhanden, so kann ein vWF-haltiges FVIII-Präparat appliziert werden. Rekombinante oder hochgereinigte Präparate enthalten keinen vWF und sind deshalb unwirksam.

Disseminierte intravasale Gerinnung

Definition Die disseminierte intravasale Gerinnung (DIC; auch als Verbrauchskoagulopathie bekannt) entsteht bei verschiedenen Krankheiten. Resultat ist eine ubiquitäre intravasale Gerinnung mit Thrombosen der Mikrozirkulation, sich anschließender Fibrinolyse und einem Verbrauch von Thrombozyten und Gerinnungsfaktoren, der schließlich zu einer generellen Blutungsneigung führt.

Ätiologie und Pathogenese Die auslösenden Ursachen einer DIC sind vielfältig. Am häufigsten sind septische Infektionen, insbesondere mit gramnegativen Bakterien und Meningokokken, deren Lipopolysacharidbestandteile den Prozess anstoßen. Freigesetztes Gewebethromboplastin bewirkt die Bildung von Thrombin und Fibringerinnseln in der Mikrozirkulation. Durch den Verbrauch der Gerinnungsfaktoren und Thrombozyten ergeben sich typische Veränderungen der Globaltests und eine Thrombozytopenie. Die sekundär einsetzende Fibrinolyse führt zu erhöhten Fibrinspaltprodukten und D-Dimeren.

MERKE
Die häufigste Ursache einer DIC sind septische Infektionen mit gramnegativen Bakterien.

Symptome Die klinischen Symptome resultieren aus dem Ungleichgewicht zwischen aktivierter Gerinnung und gesteigerter Fibrinolyse. Die durch Aktivierung der Gerinnung resultierenden Mikrothromben bewirken Verschlüsse der Mikrostrombahn mit Nekrosen in Haut und Organen. Die Nekrosen in Lungen und Nieren führen zu mangelnder Oxygenierung bzw. Oligo-/Anurie und sind somit prognostisch entscheidend. Die sekundäre Fibrinolyse ist an der Haut in Form von Petechien und Ekchymosen nachweisbar und führt an den erwähnten Organen zu weiteren Funktionseinbußen.

Diagnostik Im Frühbild der Krankheit sind Anamnese und klinischer Verlauf besonders bedeutsam. Die Globalparameter der Gerinnung sind kaum verändert. Der Nachweis erhöhter Fibrinspaltprodukte bzw. D-Dimere ist aber zielführend. Beim Vollbild der DIC zeichnet sich der Verbrauch aller Gerinnungsfaktoren und der Thrombozyten durch hochpathologische Globalparameter und eine Thrombozytopenie ab.

Therapie Die DIC besitzt eine hohe Mortalität. Entscheidend ist daher die frühzeitige therapeutische Unterbrechung von Verbrauch und Fibrinolyse durch gezielte Bekämpfung der Grundkrankheit (z. B. Septikämie durch Antibiotika) und ihrer Folgen (z. B. Schock durch Volumen und Katecholamine; Ersatz von Gerinnungsfaktoren, Antithrombin und Thrombozyten mittels Frischplasma, Antithrombin und TKs). Die Gabe von Heparin ist umstritten.

Krankheiten mit Thromboseneigung

Epidemiologie Mit einer Inzidenz von etwa 1 : 20.000 sind Thrombosen im Kindesalter selten. Betroffen sind überwiegend Neugeborene und postpubertäre Kinder.

Ätiologie und Pathogenese Die Aufklärung der individuellen Ätiologie ist essenziell, da meist Krankheiten mit potenziell schwerwiegenden Konsequenzen (z. B. Hirninfarkte) zugrunde liegen.

Die Pathogenese einiger wichtiger Krankheiten, darunter APC-Resistenz, Protein-S-, Protein-C- und Antithrombinmangel, ist in ➤ Abb. 17.23 dargestellt. Das Protein-C-System ist eines der wichtigsten Systeme zur Hemmung der Blutgerinnung. Der prothombotische Faktor V besitzt in der Aminosäurenposition 506 ein Arginin. An dieser Stelle wird Faktor V durch das Protein C proteolytisch gespalten und damit inaktiviert. Ist diese wichtige Aminosäure wie bei der aktivierten Protein-C(APC)-Resistenz mutiert und durch Glutamin ersetzt, so ist die Protein-C-vermittelte Proteolyse von Faktor V erschwert: FV bleibt länger aktiv und wirkt so prothrombotisch (➤ Abb. 17.23b1). Die pathophysiologischen Kon-

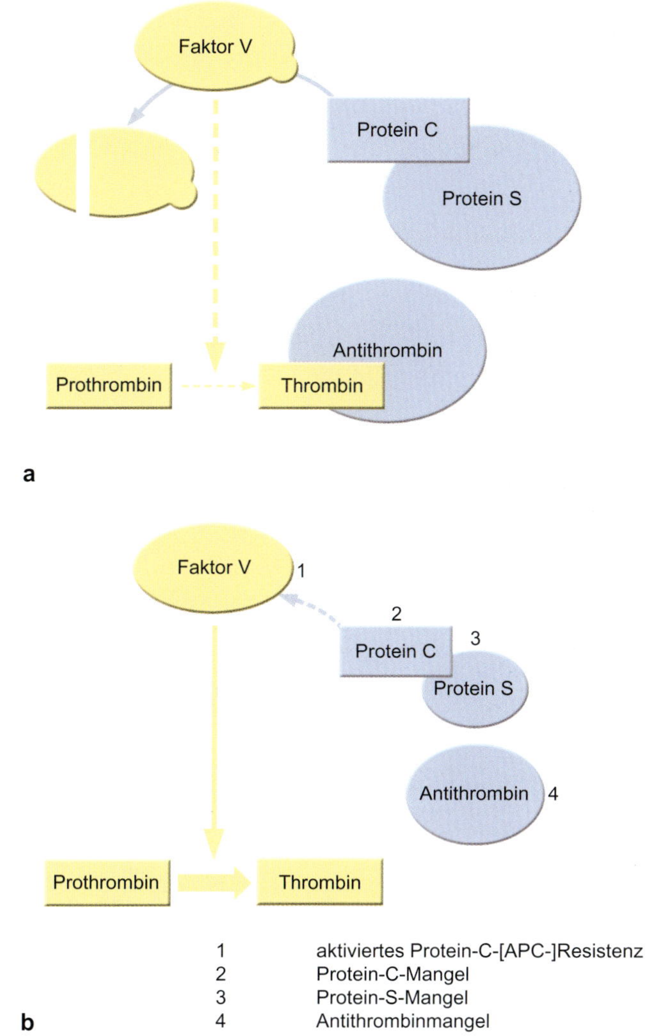

Abb. 17.23 Pathophysiologische Mechanismen von Krankheiten mit Thromboseneigung [L238]

sequenzen des hereditären oder nichthereditären Mangels an Protein C und des als Cofaktor wirkenden Protein S sind prinzipiell identisch (➤ Abb. 17.23b2,3): Beide Mangelzustände begünstigen die Entwicklung von Thrombosen. Antithrombin (AT; frühere Bezeichnung: Antithrombin III) ist ein weiteres wichtiges antithrombotisches Molekül; u. a. bindet es (insb. in Anwesenheit von Heparin) an Thrombin und verhindert so dessen prothrombotische Wirkung. Bei AT-Mangel ist diese vermindert und das Thromboserisiko erhöht (➤ Abb. 17.23b4). Der AT-Mangel kann angeboren oder (z. B. im Rahmen einer onkologischen Therapie mit Asparaginase) erworben sein.

Symptome Die Symptome aller genannten Krankheiten sind lokalisationsabhängig. Thrombosen im Bereich der Extremitäten äußern sich als Schmerzen, Schwellung und Hautverfärbung. Thrombosen der V. cava superior verursachen einen oberen Einflussstau, und solche des Sinus venosus äußern sich als Kopfschmerzen, Erbrechen und Meningismus bis hin zu Krampfanfällen. Lungenembolien manifestieren sich in Form von Atemnot, Thoraxschmerzen und Rechtsherzbelastung. Die Thrombosen werden mittels (Doppler-)Sonografie, CT und/oder MRT unter Zuhilfenahme kontrastgebender Medien nachgewiesen.

Diagnostik Die Diagnose der APC-Resistenz erfolgt durch modifizierte aPTT-Bestimmung und den Nachweis der Punktmutation. Die Diagnose des Mangels an Protein C und S wird durch funktionelle Tests und die quantitative Bestimmung der Faktoren gestellt. Der Mangel an AT wird durch quantitative Bestimmung des Faktors diagnostiziert. Hereditäre und nichthereditäre Formen können durch Bestimmung des AT-Antigens voneinander unterschieden werden.

Therapie Die Therapie bei erstmals eingetretener Thrombembolie ist zunächst einmal unabhängig von der Ursache. In jedem Falle wird Heparin in therapeutischer Dosis über 7–14 Tage appliziert. Alternativ bzw. zusätzlich kann eine Lysetherapie mit rekombinantem Plasminogenaktivator erfolgen. Manchmal muss die Thrombose interventionell oder chirurgisch beseitigt werden. Nachdem die Ursache der Thromboseneigung gefunden wurde, kann eine gezielte konservative Therapie erfolgen. Bei Thrombosen aufgrund eines Protein-C-Mangels kann Protein-C-Konzentrat zur Unterstützung der Lyse eingesetzt werden.

LITERATUR

Arceci RJ, Hann IM, Smith OP (eds.). Pediatric Hematology. 3rd ed. London: Blackwell 2006.

Lanzkowsky P, Lipton JM, Fish JD (eds.). Lanzykowsky's Manual of Pediatric Hematology and Oncology. 6th ed. London, San Diego: Academic Press 2016.

Niemeyer C, Eggert A (Hrsg.). Pädiatrische Hämatologie und Onkologie. Berlin, Heidelberg: Springer 2018.

Orkin SH, Nathan DG, Ginsburg D, Look T, Fisher DE, Lux S (eds.). Nathan and Oski's Hematology and Oncology of Infancy and Childhood. 8th ed. Oxford: Elsevier 2014.

17

KAPITEL

18 Onkologie

Lothar Schweigerer und Carl Friedrich Classen

18.1 Allgemeine Onkologie

Im Erwachsenenalter sind maligne Krankheiten häufig und für ein Viertel aller Todesfälle verantwortlich. Im Kindesalter dagegen sind sie mit 2 ‰ aller Kinder selten. Auch wenn dies in Deutschland lediglich etwa 2.000 Fälle pro Jahr sind, so sind onkologische Erkrankungen doch die zweithäufigste Todesursache bei Schulkindern und Jugendlichen.

Während bei Erwachsenen zahlenmäßig die Karzinome dominieren, stehen bei Kindern Malignome des blutbildenden Systems und des ZNS an erster Stelle. Die selteneren embryonalen Tumoren von Weichteilen und anderen Geweben sind eher nachrangig (➤ Abb. 18.1). Manche dieser Krankheiten sind mädchen- (Morbus Hodgkin des Jugendalters) oder knabenwendig (Medulloblastom), doch ist dies bei den meisten Malignomen des Kindesalters nicht der Fall. Die Inzidenz der Krebserkrankungen im Kindesalter ist in allen hoch entwickelten Industrieländern ähnlich. Abgesehen von dem endemisch in Äquatorialafrika auftretenden Burkitt-Lymphom ist auch für die Entwicklungsländer von einer ähnlichen Häufigkeit auszugehen.

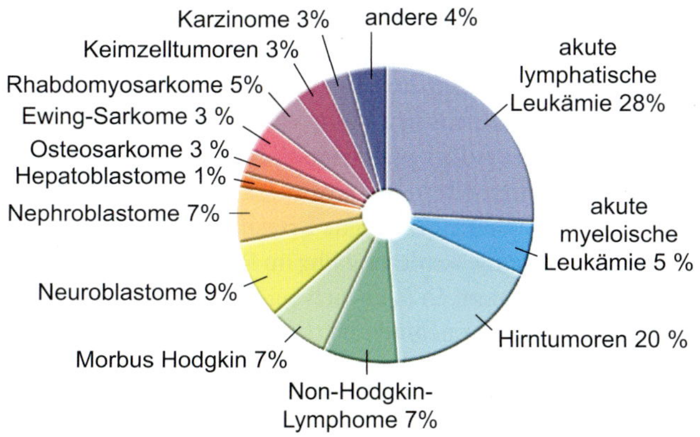

Abb. 18.1 Relative Häufigkeiten maligner Erkrankungen des Kindesalters [V786]

Die Rate langfristigen remissionsfreien Überlebens unterscheidet sich sehr stark in Bezug auf Art und Stadium der jeweiligen Erkrankung. Für die Gesamtgruppe der in Deutschland behandelten Kinder und Jugendlichen sind es derzeit etwa 80 %.

18.1.1 Tumorentstehung und -progression

Gemeinsame Kennzeichen aller Malignome sind eine oder mehrere genetische Aberrationen. Sie verschaffen der maligne transformierten Zelle einen Selektionsvorteil und ermöglichen ihre Expansion in einen Tumor. Proliferationsaktive Gewebe sind besonders anfällig gegenüber externen transformierenden Noxen. Bekanntes Beispiel sind die bei Erwachsenen häufigen (vom Epithel ausgehenden) Karzinome und deren Förderung durch exogene Mutagene (z. B. Lungenkarzinom und Zigarettenkonsum). Die meisten Malignome des Erwachsenenalters sind Folge mehrerer aufeinanderfolgender genetischer Mutationen. Im Gegensatz dazu genügt bei manchen Tumoren des Kindesalters eine einzige – mitunter bereits pränatal angelegte – Mutation zur Auslösung des malignen Phänotyps. Ein bekanntes Beispiel dafür ist das Retinoblastom.

Die wohl bekannteste onkogene Veränderung ist die Mutation zellulärer **Protoonkogene.** Letztere steuern im gesunden Organismus Wachstum und Differenzierung. Wenn sie jedoch mutiert sind, können sie ihren Kontrollmechanismen entgehen und mittels ungebremster Aktivierung zur Tumorexpansion beitragen. Typisches Beispiel für ein in pädiatrischen Malignomen verändertes Protoonkogen ist *MYCN.* Es ist in manchen Neuroblastomen bis zu tausendfach amplifiziert. Dass dieses Gen nicht – wie es in gesunden Geweben der Fall ist – in einer, sondern stattdessen in multiplen Kopien vorliegt, trägt offenbar kausal zur Entstehung und Progression von Neuroblastomen bei. Protoonkogene können auch durch andere Mechanismen aktiviert werden, darunter insbesondere durch **chromosomale Translokationen.** Die bekannteste Translokation entsteht durch einen Austausch zwischen Chromosom 9 und Chromosom 22 – t(9;22) – bei Leukämien. Resultat ist das sog. Philadelphia-Chromosom, bei dem das *bcr*-Gen auf dem Chromosom 9 mit dem Protoonkogen *abl* auf dem Chromosom 22 fusioniert ist. Das kodierte Genprodukt, die Tyrosinkinase BCR/ABL, vermittelt ein unreguliertes Wachstumssignal in den betroffenen Zellen. Andere Beispiele sind die Translokationen t(11;22) *ews/fli1* beim Ewing-Sarkom und t(15;17) *rara/pml* bei der akuten Promyelozytenleukämie (AML FAB M3).

Die maligne Transformation einer Zelle kann auch durch den **Verlust von Tumorsuppressorgenen** initiiert werden. So liegt dem Retinoblastom eine Anomalie des Tumorsuppressorgens Rb zugrunde. Auch andere Genmutationen können konstitutiv vorhanden sein und zur Entstehung pädiatrischer Malignome beitragen: DNA-Reparaturdefekte können zum Nijmegen-Breakage-Syndrom und Störungen von Wachstumsfaktor- und Differenzierungssignalen zum Gorlin-Syndrom samt den assoziierten Medulloblastomen beitragen.

Mittels moderner Hochdurchsatztechnologien lässt sich das Tumorgenom qualitativ und quantitativ erfassen, um damit die im Tumor vorliegenden molekularen Veränderungen und Mechanismen zu definieren. Der Nachweis solcher tumorspezifischen Mutationen ermöglicht die Anwendung einer dort angreifenden „maßgeschneiderten" Therapie, wie dies bereits jetzt z. B. durch Applikation von Imatinib beim Vorliegen eines BCR/ABL-Rearrangements geschieht. Die simultane Quantifizierung der RNA-Expression tausender Gene und deren Zusammenfassung in Form von Tumorprofilen ermöglichen seit einigen Jahren neben einer detaillierteren Krankheitsklassifikation die Korrelationen mit klinischen Parametern (z. B. Verlauf, Rückfallrisiko) und neue (experimentelle) Therapieansätze.

Die Tumorprogression verläuft exponentiell: Der Zeitraum von der malignen Transformation eines ersten Zellklons bis zur Entstehung eines etwa 1 Mio. Zellen enthaltenden malignen Tumors von einem Kubikmillimeter Durchmesser beträgt etwa ½ Jahr. Nach weiteren 2 Monaten ist daraus ein eben tastbarer Tumor von einem Kubikzentimeter, nach 4 weiteren Monaten ein 1 kg wiegender Tumor geworden. Für die Klinik bedeutet dies, dass Malignome über einen langen Zeitraum kaum fassbar sind. Erst wenn sie bereits weit fortgeschritten und ausgedehnt sind, werden sie klinisch symptomatisch. Damit wird verständlich, dass nach erfolgreichem Therapiebeginn auch ohne bildgebenden Tumornachweis von einem weiterhin bestehenden minimalen Resttumor auszugehen ist. Als Konsequenz muss die (empirische) Behandlung bis weit über einen Zeitpunkt hinaus erfolgen, zu dem der Tumor bildgebend nachweisbar ist.

18.1.2 Symptome

Allgemeines

Wegweisende Frühsymptome von Malignomen des Erwachsenenalters, darunter Gewichtsverlust und Leistungsknick, fehlen im Kindesalter meist. Symptomatisch im Vordergrund stehen Blässe, Kopf- und Bauchschmerzen sowie Erbrechen, ggf. tastbare Raumforderungen. Oft sind es also unspezifische Symptome, die auch Folge banaler Infekte sein können. Es gilt deshalb, rationale Kriterien für eine etwaige weitere Diagnostik zu finden. ➤ Tab. 18.1 zeigt häufige Symptome onkologischer Erkrankungen.

Tab. 18.1 Symptome onkologischer Erkrankungen

Erkrankung	Symptome
Leukämien	Blässe, Abgeschlagenheit, (petechiale) Blutungen, Lymphknotenvergrößerung, Hepatosplenomegalie, Knochenschmerzen
Hirntumoren	Nüchternerbrechen, Doppelbilder, Gesichtsfeldausfälle, Paresen, Ataxie, Krampfanfälle, Kopfschmerzen
Abdominale Tumoren	Ausladendes Abdomen, Hämaturie (beim Nephroblastom), Bauchschmerzen
Tumoren der Binde- und Stützgewebe	Tast-/sichtbare Schwellung

Symptome spezifischer Erkrankungen

Leukämien manifestieren sich meist durch die Konsequenzen der gestörten Knochenmarkfunktion, nämlich Anämie, Thrombozytopenie und/oder Granulozytopenie. Bei den Leukämien sind die Lymphknoten meist generalisiert vergrößert, bei malignen Lymphomen eher regional. Bei mediastinaler Manifestation verursachen Lymphknotenvergrößerungen oft Dyspnoe und Pleuraergüsse. Kennzeichnend sind rasch progrediente respiratorische Symptome bei gering ausgeprägten Infektzeichen. Manchmal sind auch Knochen- und Gelenkschmerzen das führende Symptom.

Tumoren der hinteren Schädelgrube führen durch Kompression des Aquädukts zu generalisiertem Hirndruck und in der Folge zu (insb. morgendlichem) Erbrechen (➤ Tab. 18.1). Parallel können sich Kopfschmerzen und Sehstörungen entwickeln, darunter Doppelbilder bzw. neu aufgetretenes Schielen, eine Blickparese oder Gesichtsfeldausfälle. Supratentorielle Tumoren manifestieren sich oft als fokal betonte Krampfanfälle.

Abdominale Tumoren, insbesondere Nephroblastome, Neuroblastome und Hepatoblastome, fallen im Kleinkindalter meist durch eine große, tastbare Schwellung auf. Der Kinderarzt sollte deshalb bei jeder Vorstellung eines Kleinkindes durch sorgfältige Palpation des Abdomens eine pathologische Raumforderung ausschließen.

Malignome des Skeletts manifestieren sich meist als Schwellung, schmerzhafte Läsion oder pathologische Fraktur. Werden sie von Patienten oder ihren Eltern mit einem Trauma in Verbindung gebracht, so schließt dies eine maligne Ursache keinesfalls aus.

Manche Malignome werden zufällig im Rahmen eines operativen Eingriffs diagnostiziert: So kann sich bei einer Appendektomie ein Burkitt-Lymphom oder neuroendokriner Tumor, bei Tonsillektomie oder Adenotomie ein Lymphom oder Rhabdomyosarkom herausstellen. Deshalb sollte jedes Resektat histologisch untersucht werden.

In ➤ Tab. 18.2 sind einige sinnvolle diagnostische Maßnahmen bei spezifischen Symptomkomplexen zusammengefasst.

Tab. 18.2 Diagnostische Maßnahmen und mögliche Indikationen

Maßnahme	Symptomkomplex
Knochenmarkpunktion	• Di- oder Trizytopenie ohne andere Erklärung • Atypische Zellen im Differenzialblutbild • Rheumatische Symptome ohne eindeutige anderweitige Zuordnung • Lymphknotenschwellung oder Hepatosplenomegalie ohne eindeutige anderweitige Zuordnung
MRT des Kopfes	Kopfschmerzen mit weiteren neurologischen Symptomen, Nüchternerbrechen, neu aufgetretenes Schielen, Stauungspapille, Gesichtsfeldausfälle, Paresen, Ataxie, fokale Krampfanfälle
MRT des Skelettsystems	Tastbare Gewebevermehrung, wenn mit Nativ-Röntgen bzw. Sonografie keine klare Zuordnung möglich ist
MRT des Abdomens	Sonografisch sichtbare Raumforderung

MERKE

Allgemeines Krankheitsgefühl und Gewichtsverlust sind keine typischen Merkmale einer malignen Erkrankung im Kindesalter. Bei Leukämien sind Blässe, Blutungszeichen, Lymphknotenschwellung, Hepatosplenomegalie und Knochenschmerzen typisch, bei Hirntumoren Nüchternerbrechen, neu aufgetretenes Schielen und fokal-neurologische Symptome; bei anderen Tumoren ist oft die Raumforderung selbst führendes Erstsymptom.

18.1.3 Diagnostik maligner Erkrankungen

Labor

Blutbild und klinische Chemie

Ausgangspunkt aller Diagnostik maligner hämatologischer Systemerkrankungen ist das Blutbild, inkl. Differenzialblutbild und Retikulozyten. Charakteristikum einer akuten **Leukämie** sind Thrombozytopenie, Granulozytopenie und eine normozytäre bis makrozytäre Anämie mit inadäquat niedriger Retikulozytenzahl. Häufig sind Leukämiezellen (sog. Blasten) im Blutausstrich sichtbar. Ihre Identifizierung erfordert Erfahrung. Typisch sind eine aufgelockerte, zugleich kompakt wirkende Kernstruktur, Nukleolen und ein dunkles Zytoplasma. Je nach Leukämieform haben die Zellen eher runde (ALL) oder unregelmäßige (AML) Kerne, ferner Granula, Vakuolen oder Anhängsel. Bei der **aplastischen Anämie** sind ebenfalls hyporegeneratorische Anämie, Thrombozytopenie und Leukozytopenie zu beobachten, beim **myelodysplastischen Syndrom** eine makrozytäre Anämie. Die Untersuchung des peripheren Blutausstrichs allein erlaubt aber meist keine sichere Diagnosestellung. Sie muss durch die Untersuchung des Knochenmarkaspirats verifiziert werden.

Bei nichthämatologischen Malignomen des Kindesalters sind Blutbildveränderungen selten führend. Intratumorale Blutungen können zur normochromen oder hypochromen Anämie führen, Knochenmarkbefall zu einer Trizytopenie. Die Tumoranämie ist im Kindesalter seltener als bei Erwachsenen.

Einige Veränderungen der Serumchemie sind typisch, beweisen die Diagnose aber nicht. Als Ausdruck des Tumorzellzerfalls (insb. bei Leukämien und Lymphomen) können manche Parameter – darunter LDH, Harnsäure, Phosphat und Kalium – erhöht nachweisbar sein. Laborparameter wie CRP und BSG erlauben keine sichere Abgrenzung gegen eine nichtmaligne Erkrankung, da sie bei beiden Krankheitsgruppen erhöht sein können.

Zur Knochenmarkdiagnostik sind zwei Techniken verfügbar: 1) die **Knochenmarkstanze,** bei der ein Zylinder zur histologischen Diagnostik aus dem Knochenmark herausgebohrt wird, und 2) die **Knochenmarkpunktion,** bei der Knochenmarkblut zur zytologischen Diagnostik aus den Markräumen aspiriert wird. Die Knochenmarkstanze ermöglicht Aussagen über den absoluten Zellgehalt, die Architektur des Knochenmarks und die Infiltration mit malignen, ortsfremden Zellen. Das Knochenmarkblut erlaubt die morphologische Beurteilung sowie die durchflusszytometrische und genetische Charakterisierung der Zellen und ist für die Leukämiediagnostik i. d. R. ausreichend.

Tumormarker

Tumormarker dienen bei einigen wenigen Malignomen zur spezifischen Diagnostik und Verlaufskontrolle, manche (LDH, Ferritin, CRP) sind unspezifisch, aber als Verlaufsparameter geeignet (➤ Tab. 18.3).

Histologie und Molekularpathologie

Bei fast allen soliden Tumoren ist die histologische Gewebeuntersuchung essenziell für die Diagnosestellung. Bei einigen wenigen Tumoren kann die Diagnose aber aus Bildgebung und/oder Tumormarkerdiagnostik gestellt werden. Neben der reinen Histomorphologie spielen molekulargenetische und immunologische Untersuchungen bei der Diagnose von Art, Unterart und Prognose zunehmend eine Rolle.

Vor einer Tumoroperation müssen verschiedene Aspekte berücksichtigt werden:

1. Es muss klar sein, ob das Ziel eine Biopsie oder eine Tumorresektion ist: Eine primäre Tumorresektion ist bei einer potenziell kurativ behandelbaren onkologischen Erkrankung nur als definitive R0-Resektion ohne Verstümmelung sinnvoll. Reine Tumorverkleinerungen schaden meist mehr als sie nützen. Daher beschränkt sich das Ziel meist auf eine aussagekräftige Biopsie.
2. Das gewonnene Material sollte optimal für alle molekulargenetischen und immunologischen Untersuchungen asserviert werden. Es muss deshalb sowohl in Formalin fixiert als auch schockgefroren werden.

Tab. 18.3 Tumormarker

Tumoren	Marker
Neuroblastom	Homovanillinsäure, Vanillinmandelsäure (im Urin) Neuronenspezifische Enolase
Hepatoblastom	AFP
Sezernierende Keimzelltumoren	AFP, β-HCG
Verschiedene	LDH, Ferritin, CRP

18

Bildgebung und Funktionsdiagnostik

Für die Initial- und Verlaufsdiagnostik solider Tumoren sind bildgebende Untersuchungen essenziell. Vor Beginn einer Therapie muss immer zunächst die Tumorausbreitung (sog. Staging) definiert werden. Die Auswahl des geeignetsten Verfahrens ist abhängig von der Körperregion, nachrangig von der Tumorart.

Die **Magnetresonanztomografie (MRT)** ist das optimale Diagnostikverfahren für Tumoren des ZNS. Sie sollte eine T1-gewichtete Diagnostik mit und ohne Kontrastmittel und eine T2-gewichtete Untersuchung mit transversalen, koronaren und sagittalen Schnitten umfassen. Die alleinige CT ist nicht ausreichend. Die MRT ist auch die Methode der Wahl zur Abklärung von Raumforderungen der Weichteilregionen und des Skeletts, darunter insbesondere von Sarkomen. Aussagen zur Kalkdichte lassen sich mit der MRT nicht treffen, sind jedoch mittels CT oder Nativ-Röntgen möglich.

Die **Computertomografie (CT)** ist der MRT bei der Beurteilung intrathorakaler Raumforderungen wie Lungenmetastasen und mediastinalen Lymphknoten meist überlegen, denn sie ermöglicht dort die Identifizierung von Strukturen mit weniger als 5 mm Durchmesser. Die MRT ist aber die Methode der Wahl bei Prozessen im Wirbelsäulen- und Brustwandbereich. Beide Verfahren sind zur Untersuchung des Abdomens geeignet, doch ist die MRT wegen der geringeren Strahlenbelastung und der größeren Auflösungsgenauigkeit der CT prinzipiell vorzuziehen.

18

Auch die **Sonografie** besitzt einen hohen diagnostischen Stellenwert, insbesondere zur Untersuchung des Säuglingsgehirns, der Lymphknoten und des Abdomens. Vorteile sind: rasche Verfügbarkeit, Freiheit von Strahlenbelastung, Untersuchung am bewegten Objekt und geringe Kosten. Nachteilig ist die hohe Untersucherabhängigkeit. Daher wird für wichtige Staging-Untersuchungen zusätzlich ein objektives Schnittbildverfahren gefordert. Die Doppler-Sonografie kann helfen, entzündliche von malignen Prozessen (z. B. Lymphknotenvergrößerungen) zu differenzieren.

Die **Nativ-Röntgendiagnostik** ist heute nahezu ausschließlich für die Suche nach Lungenmetastasen indiziert, doch ist hierbei die CT sensitiver. Funktionelle radiologische Untersuchungen, darunter intravenöse Pyelografie (IVP), Miktionszystourethrografie (MCU) und endoskopisch-retrograde Cholangio-Pankreatikografie (ERCP), sind heute aufgrund der Überlegenheit von MRT und Sonografie nur selten indiziert.

Die **Szintigrafie** hat durch neue Techniken wie die antikörpergebundenen Isotope an Bedeutung gewonnen. Seit Langem bewährt sind die Technetium-Szintigrafie bei der Knochen- und die Jod-Szintigrafie bei der Schilddrüsendiagnostik. Die ^{131}I-Meta-Jod-Benzylguanidin-(MiBG-)Szintigrafie ist wertvoll bei der Staging-Diagnostik der Neuroblastome.

Mithilfe der **Positronenemissionstomografie (PET)** lässt sich nach i. v. Applikation radioaktiver Tracer (insb. ^{18}F-Fluordesoxyglukose) die Stoffwechselaktivität eines Gewebes messen. Durch Kombination mit einem Schnittbildverfahren kann man vitales von avitalem Tumorgewebe differenzieren. Das Verfahren kommt vor allem beim Morbus Hodgkin und beim Ewing-Sarkom zum Einsatz. Bei der **Single-Photon-Emissions-Computertomografie (SPECT)** wird ein szintigrafisches mit einem Schnittbildverfahren verknüpft, doch werden andere Tracer verwendet.

Die **Magnetresonanzspektroskopie (MRS)** ist ein spezielles MRT-Verfahren, das an ausgewählten Regionen einer Raumforderung eine Aussage über die Gewebezusammensetzung macht, um auf ihre Malignität zu schließen (vor allem bei Hirntumoren). Bei der **funktionellen MRT (fMRT)** wird die Durchblutung von Gehirnarealen bei bestimmten Tätigkeiten, etwa Bewegung eines Fingers, gemessen. So kann die Nähe eines Tumors zu wichtigen Zentren abgegrenzt werden, um sie bei der neurochirurgischen OP zu schonen.

MERKE

Die wichtigste Maßnahme zur Diagnosestellung ist bei fast allen pädiatrischen Malignomen die Histologie bzw. Zytologie. Dabei geht es nie nur um die Morphologie, sondern um Immunhistologie, Immunzytologie und genetische Verfahren wie PCR, FISH oder konventionelle Genetik.

18.1.4 Behandlung

In der pädiatrischen Onkologie werden primär grundsätzlich drei Behandlungsverfahren eingesetzt, nämlich operative Resektion, Chemotherapie und Bestrahlung. Weitere Verfahren sind derzeit speziellen Indikationen vorbehalten. Der Erfolg basiert auf dem von Beginn an interdisziplinär zwischen Pädiatern, Chirurgen und Strahlentherapeuten abgestimmten kooperativen Einsatz der Verfahren. So zielt die initiale Behandlung solider Malignome zunächst auf eine Tumorverkleinerung mittels Chemotherapie, um den Tumor anschließend möglichst gefahr- und komplikationslos operativ *in toto* entfernen zu können. Eine primär operative Teilresektion des Tumors mit dem Versuch der anschließenden Entfernung des Resttumors mittels Chemo- und/oder Radiotherapie sollte vermieden werden.

Fast alle pädiatrisch-onkologischen Erkrankungen werden heute im Rahmen von Studien oder Registern mit dem Ziel der Therapieoptimierung und Qualitätssicherung behandelt. Die Studienzentralen stellen Referenzeinrichtungen und Therapieempfehlungen zur Verfügung.

Chirurgie

Bei einer pädiatrisch-onkologischen Erkrankung wird der Chirurg je nach Tumorart und -stadium vor sehr unterschiedliche Aufgaben gestellt.

Ziele eines operativen Eingriffs können die bioptische Diagnosesicherung, die primäre bzw. sekundäre komplette Tumorresektion, die möglichst weitgehende Tumorverkleinerung oder die Exstirpation von Metastasen sein. Gelegentlich sind Operationen auch notfallmäßig bei primären oder sekundären Komplikationen notwendig – z. B. drohende Querschnittlähmung durch intraspinalen Tumor, Tumorblutung bei Nephroblastom oder in palliativer Intention. Unabdingbar ist die Kenntnis der Einteilung der verschiedenen Resektionsarten (➤ Tab. 18.4).

Für fast alle Tumoren mit Ausnahme der malignen Hirntumoren sollte eine primäre Resektion nur dann angestrebt werden, wenn sie onkologisch radikal als R0-Resektion möglich, aber nicht verstümmelnd ist. In den meisten Fällen erfolgt also zunächst nur die

Tab. 18.4 Postoperative Resektionsgrade

Resektionsgrad	Bedeutung
R0	Entfernung im Gesunden (mit Sicherheitsabstand)
R1	Mikroskopische Tumoranteile verblieben (kein makroskopisch sichtbarer Tumorrest, aber Resektionsränder nicht tumorfrei)
R2	Makroskopische Tumoranteile verblieben

Biopsie zur Sicherung der Diagnose. Bei manchen Tumoren und unter bestimmten Bedingungen ist auch sie verzichtbar. So wird beim Nephroblastom die Diagnose allein mittels Bildgebung gestellt. Beim Hepatoblastom und einigen Keimzelltumoren ist die charakteristische Bildgebung mit dem gleichzeitigen Nachweis erhöhter Tumormarker diagnostisch beweisend. Beim Neuroblastom kann die Diagnose zwar manchmal durch den Nachweis pathologischer Zellen im Knochenmark und die gleichzeitige Erhöhung der als Tumormarker dienenden Katecholaminmetaboliten gestellt werden; die Biopsie ist zur Bestimmung des therapeutisch und prognostisch entscheidenden *MYCN*-Status aber trotzdem notwendig; auch beim diffus intrinsischen Ponsgliom dient die Biopsie nicht der Diagnosestellung an sich, sondern der Subklassifizierung.

Die typischen chirurgischen Interventionen sollen am Beispiel eines **Ewing-Sarkoms mit Lungenmetastasen** geschildert werden. Hier ist eine primäre Resektion im Gesunden mit Schonung der Extremitätenfunktion meist unmöglich und würde nur zur Tumorverschleppung führen. Der erste Eingriff ist also eine Biopsie mit Gewinnung von ausreichend Frischmaterial. Wichtig ist die Markierung des operativen Zugangsweges, da er durch den Eingriff tumorkontaminiert ist. Anschließend erfolgt die präoperative Chemotherapie. Darunter wird meist eine Tumorverkleinerung, oft ein Verschwinden der Lungenmetastasen beobachtet. Nach einem definierten Zeitintervall muss interdisziplinär entschieden werden, ob eine präoperative Bestrahlung indiziert ist. Diese führt zu einer weiteren Verkleinerung und Vitalitätsminderung des Tumors. Die Wundheilungsverhältnisse können allerdings ungünstig beeinflusst werden. Wenn nun die definitive Operation ansteht, sollte möglichst eine komplette Resektion erfolgen, ggf. ist jetzt auch ein verstümmelnder Eingriff indiziert. Wichtig ist, auch den gesamten Zugangsweg der Biopsie-OP zu resezieren. Wenn sich die Lungenmetastasen nicht zurückgebildet haben, so ist die Metastasektomie indiziert. In der Pädiatrie kann die Metastasektomie bei einer Vielzahl von Tumoren, speziell bei Osteosarkomen, Ewing-Sarkomen u. a. zur Heilung beitragen.

Bestimmte diagnostisch-therapeutische Eingriffe sind bei kindlichen Tumoren geradezu kontraindiziert. So kann die Biopsie eines Nephroblastoms zur prognostisch äußerst ungünstigen Tumorruptur und intraabdominalen Tumorzellverschleppung führen.

CAVE

Nicht die große Operation, sondern die Tumorkonferenz und meist eine Biopsie mit dem Ziel der neoadjuvanten Chemotherapie stehen am Anfang der kunstgerechten pädiatrischen Tumortherapie.

Chemotherapie

Zytostatika sind zur Zerstörung maligner Zellen eingesetzte Zellgifte, die durch Schädigung der DNA zur Apoptose führen. Besonders wirksam sind Zytostatika bei sich rasch teilenden Zellen. Viele Tumoren entwickeln während des Einsatzes einzelner Zytostatika eine Therapieresistenz. Deshalb werden Zytostatika fast ausschließlich in Kombination appliziert.

Der Einsatz von Zytostatika ist vor allem durch ihre Nebenwirkungen begrenzt; sie können alle Organe betreffen und führen gelegentlich auch zu lebensbedrohlichen Komplikationen. Die bekanntesten Nebenwirkungen von Zytostatika sind der (transiente) Haarausfall und das Erbrechen. Die medizinisch wichtigste ist allerdings die Immunsuppression. Hieraus ergeben sich Regeln für alle Patienten unter Chemotherapie:

- Applikation von Supportivtherapie, d. h. Prophylaxe der *Pneumocystis-jirovecii*-Infektion und von Pilzinfektionen der Schleimhäute
- Meidung von Menschenansammlungen mit potenziell infektiösen Personen in der Phase der Leukozytopenie
- Bei Fieber in der Phase der Leukozytopenie: Beginn einer frühzeitigen empirischen Antibiotikatherapie unter Überwachung

Wegen der möglichen Spätfolge einer Unfruchtbarkeit sollten, soweit sie für die Patienten in Betracht kommen, vor einer Chemotherapie immer fruchtbarkeitserhaltende Maßnahmen angesprochen werden.

Weitere typische Nebenwirkungen von Zytostatika sind ➤ Tab. 18.5 zu entnehmen.

Bestrahlung

Die Strahlentherapie ist essenzieller Bestandteil der Behandlung vieler Malignome des Kindes- und Jugendalters, insbesondere von Hirntumoren, Sarkomen und Hodgkin-Lymphomen. Meist wird sie mit kurativem Ziel eingesetzt. Bei inoperablen Malignomen (z. B.

Tab. 18.5 Häufige Nebenwirkungen von Zytostatika

Zytostatika	Nebenwirkungen
Viele	Immunsuppression, Anämie, Thrombozytopenie, Haarausfall, Erbrechen, Stomatitis, Hepato- und Nephrotoxizität, Infertilität, Paravasat-Nekrosen, Sekundärmalignome
Anthrazykline: Doxorubicin, Daunorubicin, Idarubicin, Mitoxanthron, Epirubicin	Kardiomyopathie
Alkylanzien: Cyclophosphamid, Ifosfamid	Hämorrhagische Zystitis
Platinderivate: Cisplatin, Carboplatin	Schwerhörigkeit, renale Tubulopathie
Tubulin-Antagonisten: Vincristin, Vinblastin, Vindesin	Polyneuropathie
L-Asparaginase	Allergische Reaktionen, Thrombophilie, Pankreatitis, Diabetes mellitus

18

Ewing-Sarkomen) kann der kombinierte Einsatz einen Teil der Patienten heilen.

Bei Kindern und Jugendlichen sind die Organtoleranzdosen (die Dosis, die bei < 5 % zu einer signifikanten Organschädigung führt) teils andere als bei Erwachsenen. Spätfolgen können mit einer Latenz von Jahrzehnten nach einer Radiotherapie auftreten. Wesentlich strahlensensibler als bei Erwachsenen sind bei Kindern die Wachstumszonen des Skeletts, das Gehirn – speziell bei Kleinkindern und in abnehmender Ausprägung bis zum Schulalter – die Lunge, die Zahnkeime und die endokrinen Drüsen.

Zur Vorbeugung einer Skoliose muss eine Strahlentherapie im Wirbelsäulenbereich unbedingt symmetrisch über den Wachstumszonen erfolgen.

Die Therapieprotokolle für Hirntumoren sind altersabhängig konzipiert. Bei kleinen Kindern wird die Strahlentherapie aufgrund der besonderen Sensitivität des Gehirns zugunsten der Chemotherapie zurückgestellt und ggf. zu einem späteren Zeitpunkt appliziert.

Die Bestrahlung kann Spätfolgen an nahezu allen Organen und Geweben hinterlassen: endokrine Ausfälle und Wachstumsstörungen (nach Bestrahlung der Hypophysenregion fast obligat) oder Sekundärmalignome (z. B. Osteosarkome im Gesichtsbereich wegen eines Retinoblastoms oder Rhabdomyosarkoms oder Schilddrüsenkarzinome nach Bestrahlung eines zervikal gelegenen Morbus Hodgkin).

Die Strahlentherapie wird heute meist in konventioneller Fraktionierung (1,8–2 Gy/Tag an 5 Tagen/Woche) appliziert. Bei bestimmten Indikationen kann hyperfraktioniert (mit 2 Sitzungen/Tag) oder hypofraktioniert bestrahlt werden.

Die konventionelle Photonentherapie vom Linearbeschleuniger wird bei Kindern zunehmend durch die meist gezielter applizierbare Protonentherapie ersetzt.

CAVE

Die Bestrahlung des kindlichen Gehirns hat mehr Spätfolgen als die des erwachsenen Gehirns.

Neue Behandlungsverfahren

Neben der klassischen Chemotherapie werden zunehmend weitere moderne medikamentöse Behandlungsverfahren eingesetzt. Manche davon befinden sich in der klinischen Erprobung, andere sind inzwischen therapeutischer Standard, darunter Substanzen, die auf pathologisch veränderte molekulare Strukturen zielen.

Im Rahmen dieser als **„targeted therapy"** bezeichneten Ansätze setzt man z. B. *Imatinib* zur Therapie von Philadelphia-Chromosom-positiven Leukämien (insb. der CML) sehr effektiv ein. Imatinib hemmt gezielt das tumorspezifische Fusionsprotein bcr/abl, das bei der Translokation t(9;22) entsteht und als wachstumsstimulierende Tyrosinkinase wirkt.

Neben kleinmolekularen Inhibitoren spielen monoklonale, gegen tumorspezifische Moleküle gerichtete **Antikörper** zunehmend eine therapeutische Rolle. Beispielhaft seien hier der Einsatz der beiden Antikörper Rituximab und Dinutuximab genannt. *Rituximab* erkennt selektiv das auf der Oberfläche von Non-Hodgkin-Lymphomen und Leukämien vorhandene CD20-Molekül, *Dinutuximab* das auf Neuroblastomzellen nachweisbare Gangliosid GD2. Das bispezifische Antikörperpräparat *Blinatumomab* wird zur Therapie B-lymphatischer Leukämien eingesetzt: Da es gleichzeitig an das B-Zell-Antigen CD19 auf den Leukämiezellen und an das T-Zell-Antigen CD3 bindet, vermittelt es die gezielte Vernichtung der CD19 exprimierenden Zellen. Besonders wirksam ist die (eingreifende) Methodik der Applikation von sog. *Chimeric-Antigen-Receptor(CAR)-T-Zellen:* Nach Identifikation eines tumorspezifischen Patientenantigens und Kopplung eines dafür spezifischen Antikörperfragments an einen T-Zell-Rezeptor wird das Konstrukt ex vivo in T-Zellen des Patienten exprimiert und die so transfizierten Zellen dem Patienten zurückgegeben. Daraus resultiert eine potente tumorspezifische Zytotoxizität. Auch *dendritische Zellvakzine* werden experimentell eingesetzt. *Checkpoint-Inhibitoren* haben durch das Aufheben von Immunblockaden bei einigen Tumoren des Erwachsenenalters spektakuläre Therapieerfolge ermöglicht, bislang jedoch nicht bei pädiatrischen Malignomen.

Seit Kurzem sind Wirkstoffe verfügbar, die den Tumorzellmetabolismus beeinflussen. So hemmt der Proteasomen-Inhibitor *Bortezomib* zelluläre Entsorgungsfunktionen, *Venetoclax* den Apoptose-Inhibitor Bcl-2, *Panabinostat* die Histon-Deacetylasen und damit die epigenetische Regulation, *Abemaciclib* hemmt den Zellzyklus regulierende Kinasen, *Trametinib* und *Dabrafenib* den Ras/Raf/MAPK-Kinase-Signalweg und damit letztendlich das onkogene Molekül BRAF, das u. a. bei niedriggradigen Gliomen und Histiozytosen mutiert sein kann.

All diese Substanzen werden in der Pädiatrie bisher nur in geringem Ausmaß eingesetzt.

Knochenmarktransplantation

Bei der **allogenen Knochenmark- oder Stammzelltransplantation** und der Hochdosistherapie mit autologem Stammzell-Rescue zerstört man zunächst mittels Chemotherapie und/oder Bestrahlung (sog. Konditionierung) das blutbildende Knochenmark irreversibel. Anschließend werden gesunde eigene (autologe) bzw. fremde (allogene) hämatopoetische Stammzellen transplantiert. Sie expandieren dann in den leeren Markräumen. Die **autologe Stammzelltransplantation** wird heute im Wesentlichen bei Hochrisikoformen von Neuroblastomen, Ewing-Sarkomen und Medulloblastomen eingesetzt, die allogene Stammzelltransplantation insbesondere bei Hochrisiko-Leukämien, darunter insbesondere frühe Rezidive der ALL und nahezu alle Rezidive der AML. Alle Verfahren sind hochtoxisch, risikoreich und nur bei sonst kaum behandelbaren oder infausten Erkrankungen indiziert.

Bei der **allogenen Transplantation** können hämatopoetische Stammzellen in Form von Knochenmark, peripheren Blutstammzellen und Nabelschnurstammzellen verwendet werden, und zwar von einem HLA-identischen oder -kompatiblen Familienmitglied oder Fremdspender oder von einem HLA-haploidentischen Familienmitglied.

Eine Stammzelle ist eine Zelle, aus der eine bestimmte Gruppe von Körperzellen entstehen kann – bei der hämatopoetischen Stammzelle sind das alle Zellen des hämatopoetischen Systems – und die sich zugleich selbst unbegrenzt regeneriert. Weniger als 1 % der Zellen im Knochenmark sind Stammzellen. Zellen, die das immunologische Merkmal CD34 exprimieren, können als hämatopoetische

Stammzellen eingesetzt werden. Durch Behandlung eines allogenen oder autologen Spenders mit Granulozyten-stimulierendem Faktor (G-CSF) werden sie ins periphere Blut ausgeschwemmt, woraus sie angereichert werden können. Schließlich enthält auch das Blut von Neugeborenen physiologischerweise eine hohe Zahl von $CD34^{+}$ Zellen, die mit dem Nabelschnurblut aus der Plazenta gewonnen werden können. Alle drei Arten von Transplantaten sind für eine allogene Transplantation verwendbar.

Eine **Graft-vs.-Host-Erkrankung** (GvHD) wird durch T-Lymphozyten vermittelt, die nach ihrer Ausreifung im Thymus zwischen „Selbst" und „Fremd" unterscheiden und das „Fremde" angreifen, wenn es ihnen über das HLA-System präsentiert wird. HLA-Moleküle selbst sind, wenn sie „fremd" sind, das stärkste Antigen. Doch auch wenn ein Spender HLA-identisch ist, können die sog. „minor antigens" dennoch eine GvHD bedingen.

Nach den Mendelschen Erbregeln liegt die Wahrscheinlichkeit, dass zwei Geschwister denselben HLA-Typ haben, bei 1 : 3. Bei nicht verwandten Menschen sind es etwa 1 : 1 Mio. In den heutigen weltweiten Fremdspenderegistern sind mehrere Millionen Spender registriert. Daher hat die Transplantation von einem HLA-identischen Fremdspender ein höheres GvHD-Risiko als die vom HLA-identischen Familienspender.

Bei **haploidentischer Transplantation** von den Eltern werden die im Transplantat enthaltenen T-Lymphozyten entfernt. Dadurch wird eine GvHD verhindert. Das Problem liegt in der Immunrekonstitution: Nach Transplantation ist kein T-Lymphozyten-System vorhanden; es dauert monatelang – wenn funktionstüchtiges Thymusgewebe vorhanden ist –, bis es ausgereift ist.

Eine milde Graft-vs.-Host-Reaktion ist bei Leukämiepatienten durchaus von Vorteil, da ein damit verbundener sog. Graft-vs.-Leukämie-Effekt zur Heilung beiträgt.

Psychosoziale Betreuung und Palliativmedizin

Psychosoziale Betreuung So wie der wachsende Körper des Kindes in einer besonderen und anderen Weise auf eine maligne Krankheit und eine Chemotherapie reagiert, so gilt dies natürlich auch für seine Psyche:

1. Kinder leben nicht autonom, sondern als Teil eines Beziehungsgeflechts, der Familie; und immer ist die Familie insgesamt von der Krankheit des Kindes betroffen, leidet darunter und muss gemeinsam den Bewältigungsprozess leisten.
2. Das kindliche Denkvermögen und seine Weltvorstellung befinden sich in einem beständigen Entwicklungsprozess – vom Säugling, der passiv dem Therapiegeschehen unterworfen wird, bis hin zum Jugendlichen, der wie ein Erwachsener die volle Tragweite einer Diagnose begreifen kann und Verantwortung für Entscheidungen übernimmt.
3. Die Tatsache, dass das Leben eines Kindes bedroht ist, ist für alle Beteiligten zutiefst verstörend. Die Aufgabe, den richtigen Ausgleich zwischen angemessener eigener Betroffenheit und notwendiger sachlicher Kompetenz zu finden, erfordert eine ganz persönliche Auseinandersetzung mit Grenzfragen, der man in anderen Bereichen der Medizin so nicht ausgesetzt ist.

MERKE
Bei Kindern und Jugendlichen tragen die behandelnden Ärzte daher auch hohe Verantwortung für die psychosoziale Betreuung; sie gehört zur Therapie dazu.

Ein wichtiger Teil der Arbeit in der pädiatrischen Onkologie ist die **Gesprächsführung.** Nicht nur muss eine Vielzahl von sachlichen Informationen weitergegeben werden – da die Eltern und die Patienten selbst immer ein wesentliches Mitglied im Behandlungsteam sind und eine Vielzahl von Maßnahmen mittragen und Komplikationen erkennen müssen. Es muss auch gelingen, die Diagnose, die im Schock des Anfangs meist wie eine Wand vor den Patienten und der Familie steht, in einen Berg umzuwandeln, der gewissermaßen erklommen und überwunden werden kann.

Kinder selbst verstehen meist sehr viel von ihrer Erkrankung, der Therapie und der Lebensbedrohung. Sie sprechen aber anders darüber, und sie wollen meist nicht immerzu mit einer evtl. in der Zukunft liegenden Bedrohung konfrontiert werden. Gesprächsführung mit Kindern heißt vor allem auch, auf sie zu reagieren, mit ihnen Situationen spielerisch zu bewältigen – nicht, ihnen nur verbale Informationen zu geben.

S3-Leitlinie Psychosoziale Versorgung in der Pädiatrischen Onkologie und Hämatologie. Stand: 31.12.2019, gültig bis 30.12.2024; https://register.awmf.org/de/leitlinien/detail/025-002

Palliativbetreuung Wenn heute mehr als drei Viertel aller Kinder mit malignen Erkrankungen geheilt werden können, so bedeutet dies dennoch, dass auch ein beträchtlicher Anteil sterben wird. Im Allgemeinen sind es gerade diejenigen, bei denen man zuvor besonders lange und intensiv um eine Heilung gerungen hat. Meist besteht ein sehr enger Kontakt zwischen der Familie und dem Behandlungsteam; und dieses ist nun in der Pflicht zu helfen, damit das Kind möglichst wenig leidet und seinen letzten Weg in würdiger und menschlicher Weise gehen kann.

Die Weichenstellung, ob eine Therapie noch ein kuratives Ziel hat und es also erlaubt ist, schwerste Nebenwirkungen in Kauf zu nehmen, oder ob sie palliativ ist und Lebensqualität vor Lebensverlängerung kommt, sollte bewusst und im Einvernehmen mit den Eltern und ggf. dem Patienten gefällt werden. Therapien, welche die Lebensqualität herabsetzen, sollten nicht aus Verlegenheit begonnen werden – gleich, ob es sich um eine Chemotherapie oder eine intensivmedizinische Therapie handelt. Umgekehrt sollte einem Menschen niemals eine lebensverlängernde Maßnahme vorenthalten werden, wenn er sie wünscht. So wenig, wie alle Menschen in Bezug auf ihr Leben die gleichen Prioritäten haben, so wenig haben sie diese hinsichtlich des Sterbens.

Palliativtherapie bedeutet eine umfassende Behandlung des unheilbar kranken Menschen. Dazu gehören Schmerztherapie und jede Therapie, welche die Grundkrankheit bei guter Lebensqualität

Tab. 18.6 Schmerztherapie nach dem WHO-Stufenschema

Stufe	Analgetika
1	Nichtopioid-Analgetikum ± Adjuvans
2*	Mittelstarkes Opioid sowie Nichtopioid-Analgetikum ± Adjuvans
3	Starkes Opioid sowie Nichtopioid-Analgetikum ± Adjuvans

* Diese Stufe kann übersprungen werden.

unterdrückt, aber auch Maßnahmen zur Hilfe bei Problemen mit Ernährung, Verdauung, Lagerung, Atmung etc. Es geht auch darum, nach positiven Erlebnismöglichkeiten zu suchen, die ein Sterbender noch haben kann. Und vor allem ist da die ursprünglichste aller ärztlichen Tätigkeiten: die tröstende menschliche Begleitung.

Die Schmerztherapie orientiert sich am WHO-Stufenschema (➤ Tab. 18.6), wobei Stufe 2 oft übersprungen wird. Keinesfalls sollte man bei einem Kind nur wegen seines Alters vor dem Einsatz starker Schmerzmittel zurückschrecken. Bei Nerven- und Knochenschmerzen können Antiepileptika, Antidepressiva bzw. Bisphosphonate hilfreich sein.

Für die meisten Kinder und Jugendlichen ist es wünschenswert, dass sie die letzte Lebensphase zu Hause verbringen und dort sterben können. Die Angehörigen dürfen allerdings mit medizinischen, pflegerischen und psychologischen Aufgaben nicht überlastet werden und müssen den notwendigen Beistand erhalten. Am ehesten kann dies durch Teams der Spezialisierten ambulanten Palliativversorgung (SAPV) für Kinder und Jugendliche geschehen, die es inzwischen in den meisten Regionen Deutschlands, wenn auch nicht flächendeckend, gibt. Dennoch sollte immer das Angebot bestehen bleiben, ein Kind bei kritischen Problemen doch in die Klinik aufzunehmen.

Für viele Familien stellt die letzte Phase im Leben ihres Kindes eine Zeit im Ausnahmezustand dar. Medizinische, psychologische und soziale Probleme oder Sinnfragen stürzen zugleich auf sie ein. Viele Familien haben große Angst vor dem Vorgang des Sterbens an sich – wenngleich dieser bei guter palliativmedizinischer Symptomkontrolle oft einem allmählichen Erlöschen gleicht. Es ist wichtig, dass die Familie möglichst vor Horrorszenen, Konflikten, aber auch Schuldgefühlen bewahrt bleibt. Die Eltern oder Geschwister werden das verstorbene Kind ihr Leben lang nicht vergessen. Es kommt darauf an, dass diese Erinnerung dann auch tröstend ist.

MERKE

Palliativmedizin ist keine Sterbemedizin, sondern Medizin für die Lebensqualität. Immer steht das kranke Kind mit seiner ganzen Familie im Mittelpunkt.

Spätfolgen und Nachsorge

Die meisten Kinder und Jugendlichen mit einer onkologischen Erkrankung werden heute wieder gesund – sie haben das Leben noch vor sich, wollen in Ausbildung und Beruf erfolgreich sein, eine Familie gründen und am gesellschaftlichen Leben teilnehmen wie alle anderen auch.

Auch die Erholung und die Rückkehr einer Familie zur Normalität kann nach einer onkologischen Therapie für alle Beteiligten eine große Herausforderung darstellen. Eine segensreiche Einrichtung stellt in diesem Zusammenhang die familienorientierte Rehabilitation dar, die in Deutschland in einer Reihe qualifizierter Kliniken angeboten wird.

In der Nachsorge, die regelhaft mindestens 10 Jahre, möglichst lebenslang nach einer intensiven onkologischen Therapie des Kindes- und Jugendalters erfolgen sollte, geht es daher nicht nur um die unmittelbare Erholung von der Therapie und um die Früherkennung von Rezidiven. Mögliche allgemeine Spätfolgen nach Chemotherapie sind das Risiko von Zweitmalignomen, Unfruchtbarkeit, Fatigue, Kleinwuchs und Zahnkeimschädigungen; speziell sind die Kardiomyopathie nach Anthrazyklin-Therapie, die Schwerhörigkeit nach der Behandlung mit Platinderivaten und Nierenschäden nach zahlreichen Zytostatika zu nennen.

Vielfältige Defizite können nach chirurgischen Eingriffen (Amputationen, Operationen von ZNS- oder Abdominaltumoren) zurückbleiben. Eine Strahlentherapie kann Zweittumoren auslösen, unfruchtbar machen, Entwicklungsrückstände im ZNS bewirken oder – teils im Zusammenwirken mit der Chemotherapie – eine Kardiomyopathie auslösen.

S1-Leitlinie Langzeit-Nachsorge von krebskranken Kindern, Jugendlichen und jungen Erwachsenen – Vermeiden, Erkennen und Behandeln von Spätfolgen. Stand: 30.4.2021, gültig bis 29.4.2026; https://register.awmf.org/de/leitlinien/detail/025-003

S1-Leitlinie Beeinträchtigung der Gonadenfunktion nach Chemo- und Strahlentherapie im Kindes- und Jugendalter: Risiken, Diagnostik, Prophylaxe- und Behandlungsmöglichkeiten. Stand: 31.5.2020, gültig bis 31.3.2025; https://register.awmf.org/de/leitlinien/detail/025-034

S2k-Leitlinie Fertilitätserhalt bei onkologischen Erkrankungen. Stand: 1.11.2017 (in Überarbeitung); https://register.awmf.org/de/leitlinien/detail/015-082

18.2 Spezielle Onkologie

Das Spektrum und die Häufigkeit maligner Erkrankungen des Kindes- und Jugendalters unterscheiden sich deutlich von denen des Erwachsenenalters. Malignome des Erwachsenenalters haben ihren Ursprung nahezu ausschließlich in epithelialen Geweben: Deshalb dominieren Karzinome deutlich. Malignome des Kinder- und Jugendalters entspringen dagegen überwiegend aus Geweben, die sich aus dem Meso- und Neuroderm ableiten. Qualitativ und quantitativ stehen deshalb Leukämien, Lymphome, Hirn- und Weichteil- oder Knochentumoren im Vordergrund. Karzinome sind eine Ausnahme.

18.2.1 Leukämien, myelodysplastisches Syndrom, Lymphome und Histiozytosen

Akute lymphatische Leukämie

Definition Die akute lymphatische Leukämie (ALL) ist die häufigste maligne Erkrankung des Kindesalters.

Es handelt sich um eine Proliferation klonaler maligner lymphatischer Zellen mit Knochenmarkbefall. Wenn maligne lymphatische Zellen hingegen nur in Lymphknoten, Leber und Milz oder anderen Organen ausgebreitet sind, aber kein signifikanter Knochenmarkbefall vorliegt, sprechen wir von einem **Non-Hodgkin-Lymphom.**

Fast immer ist bei Diagnose einer ALL das normale Knochenmark schon zu über 80 % von Leukämiezellen verdrängt (➤ Abb. 18.2).

Ätiologie und Pathogenese Eine Vielzahl genetischer Veränderungen bei ALL ist beschrieben. Einige, wie die Translokation t(9;22) (Philadelphia-Chromosom), sind in ihrem Mechanismus im Wesentlichen aufgeklärt, bei anderen ist der Mechanismus noch unklar. Eine besondere Häufung der ALL wird bei Patienten mit Down-Syndrom, aber auch mit DNA-Reparaturdefekten wie der Fanconi-Anämie oder dem Bloom-Syndrom gefunden.

Pathophysiologie Die morphologische Klassifikation der akuten lymphatischen Leukämien nach dem FAB-System umfasst drei Typen: die ALL FAB L1, L2 und L3. Die Unterscheidung zwischen FAB L1 und L2 hat im Alltag allerdings selten eine Bedeutung, und die ALL FAB L3 ist als Spezialform immer eine reife B-ALL.

Die ALLs werden daher vor allem mittels Durchflusszytometrie anhand ihrer Oberflächenmerkmale (CD-Antigene) unterteilt, nach der Klassifikation der *European Group for the Immunological Characterization of Leukemias* (EGIL). Eine ALL kann T- oder B-lymphozytäre, unreife oder reife Merkmale aufweisen. Die häufigste ALL im Kindesalter – deswegen Common-ALL (c-ALL) – ist die prä-prä-B-ALL, mit dem Antigen CD10 (Common-ALL-Antigen, CALLA) (➤ Tab. 18.7).

Für die Charakterisierung einer ALL sind weiter genetische Merkmale wichtig, z. B. das sog. Philadelphia-Chromosom, die Translokation t(9;22) bzw. BCR/ABL (sonst typischerweise bei der CML), ein sehr schlechter Prognosemarker. Andere Chromosomenanomalien in ALLs sind die t(4;11), ML/AF4, die ebenfalls mit einer schlechteren Prognose assoziiert ist, und die Translokation t(12;21), TEL/AML1, die eher auf eine bessere Prognose hinweist.

➤ Tab. 18.8 zeigt die EGIL-Klassifikation auf der Basis des Immunphänotyps der ALL-Blasten.

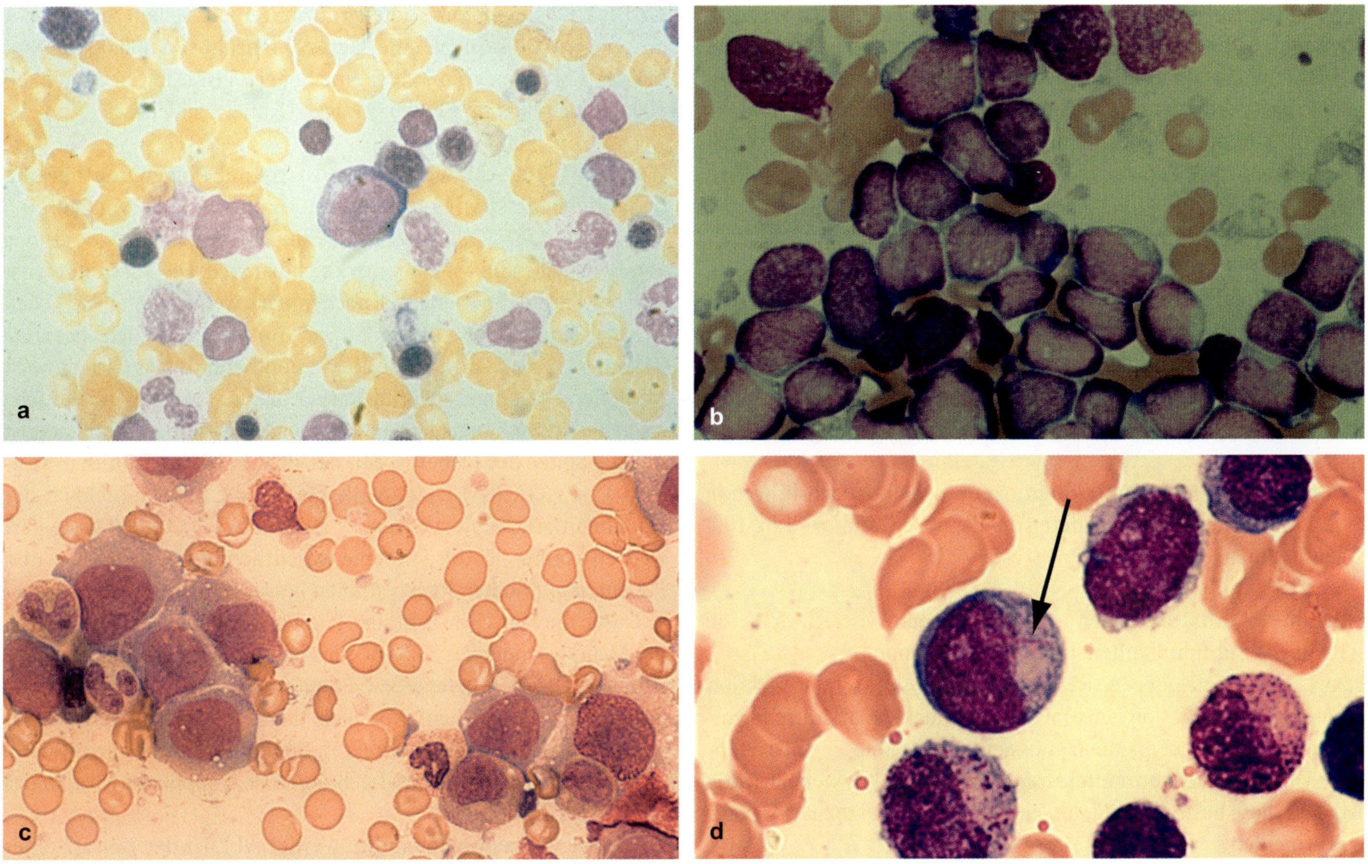

Abb. 18.2 Knochenmarkausstrichpräparate: **a** normales Knochenmark, **b** akute lymphatische Leukämie, **c** akute myeloische Leukämie FAB M5a, **d** akute myeloische Leukämie FAB M4 mit Auerstäbchen (Pfeil) [R232]

Tab. 18.7 Immunphänotyp akuter lymphatischer Leukämien

B-Linien ALL	Immunphänotyp
pro-B	TdT, HLA-DR, CD19, CD22, CD79alpha
Common	TdT, HLA-DR, CD10, CD19, CD22, CD79alpha
prä-B	TdT, HLA-DR, (CD10), CD19, CD22, CD79alpha, cyIgM
reife B	HLA-DR, CD19, (CD10), CD22, CD79alpha, mIg

Tab. 18.8 Immunphänotyp akuter lymphatischer Leukämien

T-Linien ALL	Immunphänotyp
pro-T	TdT, cyCD3, CD7
prä-T	TdT, cyCD3, CD7, CD2
kortikal/thymisch	TdT, cyCD3, CD7, CD2, CD1alpha
reife T	CD7, CD2, sCD3

Symptome Die Erstsymptome einer ALL sind typischerweise Anämie, Blutungszeichen, protrahierte Infekte, im Blutbild eine normozytäre Anämie, eine Thrombozytopenie und atypische Leukozyten, sog. Blasten. Die Gesamt-Leukozytenzahl im Blut kann normal oder sogar erniedrigt sein. Erhöht ist sie nur bei knapp der Hälfte. Selten kann auch das gesamte Blutbild unauffällig sein.

Weitere Symptome einer ALL sind Lymphknotenvergrößerungen, Leber- und Milzvergrößerung sowie Knochen- oder Gelenkschmerzen. In der Serumchemie sind eine Erhöhung der LDH, oft von Harnsäure, Kalium, Phosphat und in besonderen Fällen auch von Kreatinin, ALT und AST und anderen Leberenzymen zu beobachten.

Während das klinische Beschwerdebild oft uncharakteristisch ist, ist der Befund der Knochenmarkuntersuchung meist eindeutig: Er zeigt die komplette Verdrängung der normalen Blutbildung durch eine monomorphe Population atypischer Zellen, der Leukämiezellen (➤ Abb. 18.1b).

Abgegrenzte Infiltrate außerhalb des Knochenmarks erscheinen als Leukämie-Herde am Knochen (gelegentlich schwer abzugrenzen von Osteomyelitis-Herden), an der Retina, im Gehirn oder Spinalkanal und selten an der Haut, wohingegen ein diffuser Befall typischerweise an den Nieren und an den Hoden beobachtet wird. Mediastinale Lymphome können zur Tracheakompression, rückenmarkskomprimierende Lymphome zur akuten Querschnittlähmung führen.

Diagnose und Differenzialdiagnosen Diagnostisch führende Symptome und mögliche Differenzialdiagnosen sind ➤ Tab. 18.9 zu entnehmen.

Tab. 18.9 Symptome und Differenzialdiagnosen bei der akuten lymphatischen Leukämie

Symptome	Differenzialdiagnosen
Anämie	Eisenmangel, hämolytische Anämien, Thalassämie-Syndrome, chronisch-entzündliche Erkrankungen
(Petechiale) Blutungen	Immunthrombozytopenie, Von-Willebrand-Jürgens-Syndrom
Lymphknotenschwellungen, Hepatosplenomegalie	Infektiöse Mononukleose, Zytomegalie, Lymphadenitis
Knochenschmerzen	Rheumatoide Arthritis

Initiale Notfallsituationen Manchmal manifestiert sich eine ALL initial mit fulminanten, bedrohlichen Symptomen, etwa einer schweren Anämie oder Massenblutung, einer septischen Infektion oder einer Kompression von Trachea bzw. Rückenmark durch Lymphommassen. Gegebenenfalls müssen notfallmäßig Erythrozyten- oder Thrombozytenkonzentrate transfundiert werden, wobei wichtig ist, dass diese bestrahlt sind, um eine transfusionsassoziierte GvHD zu vermeiden.

Durch spontanen Zellzerfall – oder dann auch im Rahmen der Initialtherapie – kann es zu einem sog. **Tumorlysesyndrom,** d. h. zu einem massenhaften Anfall von Harnsäure, Kalium und ggf. Phosphat mit dem Risiko von Nierenversagen oder Herzrhythmusstörungen, kommen. Zur Prophylaxe sollten eine kaliumfreie Hydrierung, ggf. eine Diuretikagabe, und eine Alkalisierung mit Natriumbikarbonat erfolgen, da Harnsäure in alkalischem Milieu weniger leicht auskristallisiert. Das Enzym Rasburicase kann Harnsäure direkt spalten. Die Indikation zur Dialyse hängt von den Harnsäure-, Kreatinin- und vor allem von den Elektrolytwerten ab.

Bei extrem hoher Zahl an weißen Blutkörperchen – Hyperleukozytose – droht durch erhöhte Blutviskosität eine Mikrozirkulationsstörung, die sog. **Leukostase** mit Oxygenierungsstörungen in der Lunge, ggf. Krampfanfällen, Verwirrtheit oder Koma und Niereninsuffizienz. Eine Austauschtransfusion ist bei der ALL, wenn sich die Leukostasesymptome unter großzügiger Flüssigkeitszufuhr nicht ausreichend bessern, ab einer Leukozytenzahl von 300.000/µl und bei der AML, da deren Zellen eine höhere Viskosität bedingen, ab 100.000/µl Zellen im Blut zu erwägen (Anhaltszahlen).

Therapie Die ALL wird mit zytostatischer **Polychemotherapie** behandelt. Meist wird bereits innerhalb weniger Wochen eine sog. Remission erreicht, bei der definitionsgemäß weniger als 5 % atypische Zellen im Knochenmark sichtbar sind. Diese Definition hat sich bewährt, denn wenn im Knochenmark weniger auffällige Zellen sichtbar sind, handelt es sich oft nur um blastenähnliche gesunde Zellen. Natürlich kann ein in Remission befindlicher Patient noch Millionen Leukämiezellen im Körper haben. Man behandelt meist also eine Erkrankung, ohne sie zu sehen: Die sichtbare Krankheit ist nur die Spitze des Eisbergs. Mit der PCR-basierten Minimal-Residual-Disease(MRD)-Diagnostik, bei der die Empfindlichkeit der Knochenmarkdiagnostik von 1 : 20 auf etwa 1 : 10.000 gesteigert werden konnte, ist die Therapie wesentlich besser steuerbar, und Patienten mit hohem Risiko können besser identifiziert werden.

Durch die Blut-Hirn-Schranke können Leukämiezellen im Bereich der Meningen oder des ZNS vor der Chemotherapie abgeschirmt persistieren. Als ZNS-Therapie bzw. Prophylaxe wurde früher primär eine Schädelbestrahlung, heute vor allem das Zytostatikum **Methotrexat** eingesetzt, das zum einen direkt in den Liquorraum injiziert wird, zum anderen auch, wenn es hoch dosiert i. v. appliziert wird, in das ZNS übertritt.

Für die wirksame Behandlung einer ALL ist der Einsatz einer Kombination von verschiedenen Zytostatika sowie von Steroiden von Bedeutung. Nur so wird verhindert, dass die malignen Zellen resistent werden. Die komplexe Zytostatika-Kombinationstherapie besteht aus einer Intensivtherapie, die sich über gut ½ Jahr erstreckt, darauf folgt die orale Dauertherapie über ca. 1½ Jahre. Die Protokolle haben sich über Jahrzehnte durch Versuch und Irrtum entwickelt. Einzelne sehr wichtige Fragestellungen wurden über die Jahre in randomisierten Studien geprüft, z. B. die Wirksamkeit von Blinatumomab oder Bortezomib.

Wichtig ist die korrekte Stratifizierung, d. h., dass Patienten mit hohem Rückfallrisiko – z. B. diejenigen mit Translokation t(9;22) oder schlechtem Ansprechen auf die anfängliche Prednison-Therapie – wesentlich intensiver behandelt werden als solche mit einem niedrigeren Risiko. Bei Patienten mit sehr hohem Risiko kommt selten auch einmal die primäre KMT in Betracht.

Verlauf und Prognose Die ALL des Kindesalters ist heute in ca. 90 % der Fälle heilbar, in der Standardrisiko-Gruppe in > 90 %. Bei Hochrisikopatienten hingegen ist die Prognose schlechter. Kinder unter 1 Jahr haben eine besonders schlechte Prognose, da sie andere molekulare Unterformen der Leukämie aufweisen. Kinder über 6 Jahren und Jugendliche haben eine statistisch etwas schlechtere Prognose als Kleinkinder.

Rezidive der Erkrankung treten meist innerhalb weniger Jahre nach Therapieende, selten etwa bis 10 Jahre später auf. Die schlechteste Prognose haben Patienten, die innerhalb von 18 Monaten nach der Erstdiagnose rezidivieren; diese Patienten sollten auf jeden Fall eine KMT erhalten. Bei Spätrezidiven kann weit mehr als die Hälfte der Patienten durch eine intensive Rezidivtherapie ohne KMT geheilt werden.

MERKE

Typische Notfallsituationen akuter Leukämien sind:
- Bedrohliche Anämie
- Blutung durch Thrombozytopenie
- Hyperleukozytose
- Hyperurikämie/Tumorlysesyndrom
- Akutes Nierenversagen
- Mediastinaltumor
- Akute Querschnittlähmung durch Rückenmarkstumor

S1-Leitlinie Akute lymphoblastische Leukämie – ALL – im Kindesalter. Stand: 31.5.2021, gültig bis 30.5.2026; https://register.awmf.org/de/leitlinien/detail/025-014

Akute myeloische Leukämie

Definition Die akute myeloische Leukämie (AML) ist im Kindesalter wesentlich seltener als die lymphatische Form. Ihre Prognose ist schlechter, die notwendige Chemotherapie wesentlich intensiver.

Bei der AML handelt es sich um eine maligne klonale Erkrankung der nichtlymphatischen hämatologischen Vorläuferzellen des Blutes. Die AMLs werden traditionell nach ihrem morphologischen Aspekt nach der FAB-Klassifikation (vgl. den Abschnitt Pathophysiologie) eingeteilt; moderner ist die stärkere Berücksichtigung der Genetik im Rahmen der WHO-Klassifikation (➤ Tab. 18.10).

Wie die ALL ist die AML eine Erkrankung des Knochenmarks und wird durch Knochenmarkuntersuchung diagnostiziert. Gelegentlich gibt es auch AML-Infiltrate außerhalb des Knochenmarks – Chloro-

Tab. 18.10 WHO-Klassifikation der AML (nach Arber et al. 2016, 2022)

Subgruppe	Charakterisierung
Akute myeloische Leukämie mit rekurrenten zytogenetischen Anomalien	• AML mit t(8;21)(q22;q22); RUNX1-RUNX1T1 • AML mit inv(16)(p13.1q22) oder t(16;16)(p13.1;q22); CBFB-MYH11 • APL mit t(15;17)(q22;q12); PML-RARA • AML mit t(9;11)(p22;q23); MLLT3-KMT2A • AML mit t(6;9)(p23;q34); DEK-NUP214 • AML mit inv(3)(q21q26.2) oder t(3;3)(q21;q26.2); GATA2, MECOM • AML (megakaryoblastisch) mit t(1;22)(p13;q13); RBM15-MKL1 • Vorläufige Entität: AML mit BCR-ABL1 • AML mit mutiertem NPM1 • AML mit biallelischen CEBPA-Mutationen • Vorläufige Entität: AML mit mutiertem RUNX1
Akute myeloische Leukämie mit Myelodysplasie-assoziierten Veränderungen	
Therapieassoziierte myeloische Neoplasien	
Akute myeloische Leukämie, nicht anderweitig spezifiziert	• Akute myeloische Leukämie mit minimaler Differenzierung • Akute myeloische Leukämie ohne Ausreifung • Akute myeloische Leukämie mit Ausreifung • Akute myelomonozytäre Leukämie • Akute Monoblasten-/Monozytenleukämie • Reine Erythroleukämie • Erythroleukämie, erythroid/myeloisch • Akute Megakaryoblastenleukämie • Akute Basophilenleukämie • Akute Panmyelose mit Myelofibrose (Syn. akute Myelofibrose; akute Myelosklerose)
Myeloisches Sarkom	
Myeloische Proliferationen bei Down-Syndrom	• Down-Syndrom-assoziierte myeloische Leukämie • Transiente abnormale Myelopoese (Syn. transientes myeloproliferatives Syndrom)
Akute Leukämien unklarer Linienzugehörigkeit	• Akute undifferenzierte Leukämie • Akute Leukämie mit gemischtem Phänotyp und t(9;22)(q34;q11.2); BCR-ABL1 • Akute Leukämie mit gemischtem Phänotyp und t(v;11q23); ML-Rearrangement/KMT2A • Akute Leukämie mit gemischtem Phänotyp, B/myeloisch, nicht anderweitig spezifiziert • Akute Leukämie mit gemischtem Phänotyp, T/myeloisch, nicht anderweitig spezifiziert

me – so z. B. in der Haut, im Zahnfleisch oder am Auge. Ein alleiniger extramedullärer Befall ist eine große Ausnahme.

Ätiologie und Pathogenese AMLs können primär oder aus einem myelodysplastischen Syndrom (MDS) entstehen. Im Kindesalter überwiegen primäre Fälle. Verschiedene Mutationen werden bei der AML gefunden.

Pathophysiologie Die FAB-Klassifikation basiert auf der panoptischen Färbung, ergänzt durch zytochemische Färbungen.

- Die **AML FAB M1** ist eine Myeloblastenleukämie ohne Ausreifung. Die Leukämiezellen sehen wie atypische Granulozyten-Vorläuferzellen aus. Typisch bei allen granulozytären Leukämien ist die positive Peroxidase-Reaktion in der Zytochemie.
- Die **AML FAB M2** ist eine Myeloblastenleukämie mit Ausreifung; es erscheinen Zellen mit deutlicherer Granulierung und kleineren, kompakteren Kernen. Hier können die sog. Auerstäbchen vorkommen – Kristalle, die sich in der Färbung wie Granula verhalten. Außer bei AMLs kommen Auerstäbchen gelegentlich beim MDS vor, bei Gesunden treten sie nicht auf. Die AML FAB M2 mit Auerstäbchen hat eine etwas bessere Prognose als die ohne Auerstäbchen und ist typischerweise mit der Translokation t(8;22) AML1/ETO verknüpft (➤ Tab. 18.10).
- Die **AML FAB M3** heißt auch *akute Promyelozytenleukämie* (APL). Sie ist gekennzeichnet durch sehr stark granulierte Blasten mit vielen Auerstäbchen. Hier liegt fast immer die chromosomale Translokation t(15;17) mit dem Fusionsgen PML/RARa vor (➤ Tab. 18.10). RARa bezeichnet den Retinsäure-Rezeptor, über den Vitamin A (Retinsäure) das Differenzierungssignal vermittelt, das bei der PML/RARa-Translokation blockiert ist. Durch therapeutische Dosen von Retinsäure können die Zellen ausdifferenziert werden. Bei der APL hat auch Arsentrioxid eine therapeutische Wirkung. In vielen Fällen ist eine Heilung allein mit diesen beiden Substanzen möglich. Nur bei Hochrisikoverläufen muss eine intensivere Chemotherapie eingesetzt werden. Die AML FAB M3 hat insgesamt eine vergleichsweise gute Prognose.
- Die **AML FAB M4,** die myelomonozytäre Leukämie, sieht aus wie eine Kombination von AML M2 und AML FAB M5, der Monoblastenleukämie; mit granulierten und ungranulierten Blasten; auch hier können Auerstäbchen auftreten. Bei der Sonderform AML FAB M4eo – mit einer Inversion des Chromosoms 16 assoziiert – sind besonders viele Eosinophile im Knochenmark (eher bessere Prognose).
- Die **AML FAB M5** ist eine Monoblastenleukämie. Die Zellen sind Esterase-positiv. Es werden die FAB M5a und M5b – mit bzw. ohne Ausreifung – unterschieden. Sie haben eine ungünstige Prognose. Bei der AML M5a ist oft der MLL-Lokus involviert, womit dann lt. WHO-Klassifikation eine genetisch definierte AML vorliegt (➤ Tab. 18.10).
- Die **AML FAB M6** (Erythroleukämie) und die **AML FAB M7** (Megakaryozytenleukämie) sind im Kindesalter sehr selten. Die Prognose ist sehr schlecht, außer bei Kindern mit Down-Syndrom, die eine spezielle Leukämieform aufweisen.
- Unter einer **AML FAB M0** versteht man eine sehr unreife Leukämie. Sie kann mikroskopisch einer ALL gleichen, weist aber keine lymphatischen Marker auf.

Prognostisch ungünstig ist das MLL-Rearrangement, das bei der AML FAB M0, M4 und M5 in Form von verschiedenen Translokationen oder Inversionen an Chromosom 11 vorkommt. Es ist ein häufiges Merkmal bei sekundären Leukämien (Zweiterkrankungen nach zytostatischer Chemotherapie).

Symptome Viele Symptome einer AML entsprechen denen der ALL, z. B. Anämie, Thrombopenie, Abwehrschwäche, Hepatosplenomegalie. Lymphknotenvergrößerungen und Hodenbefall sind eher selten, Herde im Bereich von Haut und Schleimhäuten häufiger.

Durch Zerfall myeloischer Blasten kann es zur Freisetzung von plasminogenähnlichen Mediatoren mit Verbrauchskoagulopathie kommen, besonders bei der AML FAB M3.

Eine Hyperleukozytose kann bei der AML bereits bei > 100.000 Zellen pro µl symptomatisch werden. Zur Therapie der Hyperleukozytose siehe unter ALL.

Differenzialdiagnosen Differenzialdiagnostisch muss insbesondere die ALL abgegrenzt werden (➤ Tab. 18.9).

Therapie Die Therapie der AML muss wesentlich intensiver sein als die der ALL, die Erkrankung verläuft bösartiger. Die Steroide haben keine ausgeprägte Wirkung auf AML-Blasten. Auch bei der AML muss initial auf Zeichen der Tumorlyse geachtet werden: Hyperurikämie, Elektrolytentgleisungen, Nierenversagen.

Die Therapie ist eine intensive blockförmige Polychemotherapie. Wie bei der ALL ist die intrathekale Chemotherapie von großer Bedeutung.

Patienten mit Down-Syndrom bilden eine Sondergruppe, hier liegt oft eine ganz besondere Variante der AML FAB M6 oder 7 vor. Da bei ihnen das Ansprechen der Chemotherapie durchweg günstiger, die Therapietoxizität jedoch höher ist, erhalten sie eine modifizierte Chemotherapie.

Die Chemotherapie der AML ist eine der intensivsten in der pädiatrischen Onkologie überhaupt. Das Toxizitätsrisiko entspricht fast dem einer KMT; die Knochenmarkaplasie kann sogar deutlich länger andauern als bei einer Transplantation. In besonderer Weise gefürchtet sind schwere Pilzinfektionen, die tödlich verlaufen können. Die Behandlung von AMLs sollte daher entsprechend erfahrenen onkologischen Zentren vorbehalten bleiben.

Verlauf und Prognose Bei einem hohen Anteil von AML-Patienten muss die Prognose nach konventioneller Chemotherapie als so schlecht angesehen werden, dass eine KMT (s. u.) indiziert ist. Insgesamt liegt die Heilungsrate bei etwas über 60 %. Rezidive einer AML haben eine schlechte Prognose. In dieser Situation ist eine Heilung nur durch KMT möglich.

MERKE
Die AMLs werden nach morphologischen und genetischen Kriterien klassifiziert, sie haben eine schlechtere Prognose als ALLs; ihre Therapie ist hochtoxisch.

S1-Leitlinie Akute myeloische Leukämie – AML – im Kindes- und Jugendalter. Stand: 25.3.2019, gültig bis 24.3.2024; https://register.awmf.org/de/leitlinien/detail/025-031

Myelodysplastisches Syndrom und chronische myeloproliferative Erkrankungen

Myelodysplastische Syndrome (MDS) sind klonale Erkrankungen des hämatopoetischen Systems, bei denen die erkrankten Zellen dennoch in alle Reihen ausdifferenzieren. Typisch sind die periphere Trizytopenie bei Hyperzellularität und Dysplasiezeichen im Knochenmark. Es können dabei auch Blasten vorkommen. Ab Blastenzahlen von 20 % spricht man von einer AML. Tatsächlich bestehen hier Übergänge.

Die MDS werden nach der Blastenzahl eingeteilt: die sog. refraktäre Anämie – im Kindesalter aktuell bezeichnet als „refractory cytopenia of childhood" (RCC) – weist eine Blastenzahl im Blut von < 2 %, im KM von < 5 % auf, die refraktäre Anämie mit Blastenexzess (RAEB) und Blastenexzess in Transformation (RAEB-T) entsprechend mehr. Typisch sind einige chromosomale Alterationen: Monosomie 7, Deletion 7q und Trisomie 8. Andere komplexe Aberrationen treten ebenfalls auf.

Alle MDS können in eine AML übergehen; dies ist bei den refraktären Anämien ohne Blastenanteil im Verlauf von vielen Jahren, bei der RAEB-T kurzfristig zu erwarten. Eine aus einem MDS hervorgegangene AML hat eine sehr schlechte Prognose. Bei der RCC kann eine immunsuppressive Therapie mit Anti-Lymphozyten-Globulin, Ciclosporin A und Prednisolon erfolgreich sein, ansonsten ist die Therapie der Wahl bei allen MDS eine KMT.

Die **chronischen myeloproliferativen** Erkrankungen sind im Kindesalter selten:

- Die **chronische myeloische Leukämie (CML)** macht etwa 2 % aller Leukämien des Kindesalters aus. Sie ist eine Erkrankung der Granulopoese, bei der meist eine Translokation t(9;22), also das Philadelphia-Chromosom bzw. bcr/abl, gefunden wird. Die Diagnosestellung erfolgt meist aufgrund von Leistungsabfall, Blässe, Hepatosplenomegalie, Knochenschmerzen sowie ausgeprägter Granulozytose mit Linksverschiebung – Zahlen bis 250.000/µl sind möglich – LDH- und Harnsäureerhöhung. Seitdem mit Imatinib ein spezifischer Antagonist der BCR/ABL-Tyrosinkinase zur Verfügung steht, hat sich die Therapie dieser Erkrankung deutlich gewandelt. Viele Kinder erreichen allein durch diese orale Medikation eine Langzeitremission, und es wird derzeit geprüft, ob dann auch ein Absetzen der Behandlung möglich ist. Die Aussage, dass nur eine KMT kurativ ist, ist daher zu hinterfragen. Bei Resistenzentwicklung muss auf andere Tyrosinkinase-Inhibitoren übergegangen werden. Das klinische Bild eines Blastenschubs, der bei unbehandelter oder unerkannter CML auftreten kann, entspricht einer foudroyant verlaufenden, meist therapieresistenten AML.
- Die **juvenile myelomonozytäre Leukämie** (JMML) ist eine Erkrankung des Kleinkindesalters, die mit besonderer Häufigkeit bei Neurofibromatose Typ I vorkommt. Beim Noonan-Syndrom kann ein sehr ähnliches Bild auftreten, das aber spontan ausheilt. Klinisch manifestiert sich die JMML mit Blässe, Hepatosplenomegalie und Blutungszeichen, im Labor mit Anämie, Thrombozytopenie und Monozytose. Es liegt eine Hypersensitivität gegenüber GM-CSF zugrunde. Wenngleich mit einigen experimentellen zytostatischen Therapieansätzen ein vorübergehendes Ansprechen beobachtet wurde, liegt die einzige kurative Chance in der KMT. Patienten mit Noonan-Syndrom sollten hingegen zunächst beobachtet werden, da hier eine gutartig verlaufende Variante der Erkrankung vorliegen kann.

MERKE
Myelodysplastische Syndrome (MDS) sind im Kindesalter selten und unterscheiden sich von denen bei Erwachsenen. Am häufigsten ist die RCC („refractory cytopenia of childhood").

Non-Hodgkin-Lymphom

Definition Non-Hodgkin-Lymphome (NHL) sind maligne Erkrankungen des lymphatischen Systems, die nicht das Knochenmark betreffen und damit definitionsgemäß keine Leukämien sind. Im Kindesalter hat man fast ausschließlich die sog. hochmalignen Lymphome, die meist sehr rasch proliferieren – die Prognose ist aber bei entsprechender Therapie ähnlich wie bei den lymphatischen Leukämien durchweg recht gut.

18

Ätiologie und Pathogenese Ätiologie und Pathogenese ähneln denen der ALL. Immunologische Untergruppen sind allerdings in anderer Häufigkeit vertreten. Man unterscheidet die folgenden großen NHL-Untergruppen – wobei es daneben noch zahlreiche seltene Varianten gibt:

- T- und B-lymphoblastische Lymphome, die aus Vorläufern der T- oder B-Zellen entstehen.
- Burkitt-Lymphome und andere periphere B-Zell-Lymphome, darunter die großzellig-diffusen B-Non-Hodgkin-Lymphome, entstehen aus reifen B-Zellen.
- Großzellig-anaplastische Lymphome sind heterogen, können T- (z. B. CD3, CD5, CD7) oder B- oder auch keine solchen Antigene exprimieren. Immer sind das CD30- (ehemals Ki-1-)Antigen und oft eine (prognostisch ungünstige) Translokation und Überexpression des *ALK*-Gens nachweisbar.

Symptome Die Symptomatik ist abhängig vom Ort der Krankheitsmanifestation. Je nachdem kann eine Schwellung sicht- oder tastbarer Lymphknoten im Hals- oder auch Leistenbereich oder eher eine solche im Mediastinum oder Abdomen im Vordergrund stehen, wo dann Symptome der Raumforderung oder Ergussbildung imponieren. Seltener ist eine primär extralymphatische Manifestation, z. B. als Leberbefall.

Die **lymphoblastischen Lymphome** entsprechen den akuten lymphatischen Leukämien vom Vorläufer-T- oder Vorläufer-B-Typ. Ein typisches Bild ist das lymphoblastische T-Zell-Lymphom des Mediastinums. Die Kinder werden oft mit Tachypnoe oder Dyspnoe manifest; radiologisch zeigt sich eine massive Erweiterung des Mediastinums, und Pleuraergüsse sind häufig.

Das **Burkitt-Lymphom** tritt weltweit sporadisch und endemisch in Äquatorialafrika auf. Das afrikanische Burkitt-Lymphom ist immer mit einer EBV-Infektion assoziiert und befällt typischerweise den Kiefer- oder Gesichtsbereich. Dagegen tritt das sporadische Burkitt-Lymphom EBV-unabhängig im Abdominal- oder Zervikalbereich auf. Das Burkitt-Lymphom gehört zu den am schnellsten proliferierenden malignen Erkrankungen. Abdominale Burkitt-Lymphome im Frühstadium werden gelegentlich anlässlich einer Appendektomie diagnostiziert – sie führen oft zur Aszitesbildung.

Die **großzellig-anaplastischen Lymphome** sind klinisch sehr heterogen. Sie breiten sich oft interstitiell aus, oftmals ohne wie andere Lymphome die Grenzen der einzelnen Lymphknotenregionen zu respektieren. Sie können sich im Bereich der Unterhaut wie eine Phlegmone ausdehnen. Schließlich werden verschiedenste Organinfiltrationen beobachtet.

Diagnostik Im Kindesalter schreiten NHL meist rasch voran. Ein beträchtlicher Anteil der Todesfälle entfällt auf die Frühmortalität. Patienten, denen zur histologischen Diagnoseklärung Operationen – wie abdominale Lymphknotenexplorationen – zugemutet wurden, sind dadurch gefährdet, dass sie sich bei Voranschreiten der Grunderkrankung nicht mehr erholen. Bei der NHL-Diagnostik sollte immer zuerst geprüft werden, ob eine diagnostische **Materialgewinnung** aus Körperhöhlenergüssen oder aus dem Knochenmark möglich ist. Beim typischen mediastinalen T-Zell-Lymphom mit ausgeprägten Pleuraergüssen wie auch dem Burkitt-Lymphom mit Aszites wird dem Patienten durch die Punktion Erleichterung verschafft; und im Punktat finden sich massenhaft Lymphoblasten, die durch die Mikroskopie und Durchflusszytometrie die Diagnosestellung erlauben. Wichtig ist dann das **Staging,** d. h. die bildgebende Darstellung aller Lymphknotenregionen und typischerweise betroffener Organe (z. B. CT-Thorax mit Darstellung von Lunge und Mediastinum, Sonografie aller Lymphknotenregionen, der Abdominalorgane und ggf. der Hoden, MRT des Abdomens, ggf. auch PET und Knochenszintigrafie).

Die Stadieneinteilung der NHLs erfolgt nach Murphy (➤ Tab. 18.11).

Differenzialdiagnose Die Differenzialdiagnose der bei malignen Lymphomen nachweisbaren Lymphknotenschwellung umfasst verschiedene Krankheitsgruppen (➤ Tab. 18.12).

Therapie Für die Therapie der NHL ist der Subtyp entscheidend. Während die **lymphoblastischen Lymphome** ähnlich wie eine ALL behandelt werden, der sie biologisch ja auch entsprechen, erfordern die Burkitt- und Burkitt-ähnlichen Lymphome und die großzellig-anaplastischen Lymphome eine sehr hohe Therapiedichte. In den deutschen Therapiestudien wurden daher entsprechend drei strategische Therapiegruppen gebildet.

Tab. 18.11 Stadieneinteilung der NHLs (nach Murphy 1980)

Stadium	Definition
I	Ein einzelner nodaler oder extranodaler Tumor ohne lokale Ausbreitung, mit Ausnahme mediastinaler, abdominaler und epiduraler Lokalisationen
II	Mehrere nodale und/oder extranodale Manifestationen auf derselben Seite des Zwerchfells mit oder ohne lokale Ausbreitung. Lokalisierte resektable abdominale Tumoren. Nicht: mediastinale, epidurale oder ausgedehnte nichtresektable abdominale Lokalisationen
III	Lokalisationen auf beiden Seiten des Zwerchfells, alle thorakalen Manifestationen (Mediastinum, Thymus, Pleura), alle ausgedehnten nichtresektablen abdominalen Manifestationen, Epiduralbefall
IV	Befall des Knochenmarks (< 25 %) und/oder des ZNS

Tab. 18.12 Differenzialdiagnose der Lymphknotenschwellung

Krankheitsgruppe	Ätiologisches Agens/Krankheit
Virale Infektionen	CMV, EBV, HIV, Röteln, Adenoviren, Influenza, Masern
Bakterielle Infektionen	Staphylokokken, Streptokokken, *Mycobacterium tuberculosis,* atypische Mykobakterien, Brucellen, Bartonellen, *Haemophilus,* Listerien, Aktinomyzeten, Toxoplasmen, Mykoplasmen
Malignome	Morbus Hodgkin, Leukämien, Rhabdomyosarkome, Neuroblastome, andere metastasierende Erkrankungen
Verschiedene	Kawasaki-Syndrom, Sarkoidose, Rosai-Dorfman-Syndrom

Bei der **Therapie der Burkitt-Lymphome** spielt der Anti-CD-20-Antikörper Rituximab eine wichtige Rolle. Insbesondere initial wird er zusammen mit Steroiden in Kombination mit 4–6 verschiedenen Zytostatika in intensiven Therapieblöcken von 4–7 Tagen Dauer eingesetzt. So wird die Resistenzentwicklung verhindert. Wie bei den Leukämien und den lymphoblastischen Lymphomen muss auch eine ZNS-Therapie durch intrathekale Zytostatika erfolgen. Aus der geschilderten Abfolge der Therapie resultiert eine hohe Toxizität: Myelotoxizität, Stomatitiden, Hepatopathie und Enteropathie. Die Gesamtzahl der notwendigen Therapieblöcke richtet sich nach dem Krankheitsstadium.

Die Therapie der **großzellig-anaplastischen Lymphome** ist eine ähnlich geartete Blocktherapie. Bei niedrigen Stadien scheint möglicherweise eine zeitlich ausgedehnte, aber viel weniger toxische Erhaltungstherapie mit Vinblastin allein gleich wirksam zu sein.

Prognose Auch die Prognose der NHL ist sehr stark von der Lymphom-Subgruppe abhängig. Lymphoblastische Lymphome verhalten sich ähnlich wie die ALL, d. h., dass die Prognose von Rezidiven umso schlechter ist, je früher sie auftreten, und dass Rezidive nach mehr als 5 Jahren sehr selten sind. Wichtig ist zu beachten, dass Rezidive keineswegs immer am Ort der Primärerkrankung lokalisiert sind; im Rahmen der Nachsorge sollten daher alle Lymphknotenregionen, Leber, Milz, Hoden etc. untersucht werden. Die Erkrankung kann sich auch im Rezidiv wie eine ALL manifestieren. Die Gesamtgruppe der lymphoblastischen Lymphome erreicht heute eine Heilungsrate von > 80 %.

Die Burkitt-Lymphome und ähnliche Erkrankungen reifer B-Zellen zeichnen sich auch im Rezidiv durch stürmisches Wachstum aus und sind dann oft infaust. Ist ein Patient allerdings 2 Jahre nach Therapieende rezidivfrei geblieben, so ist ein Rückfall recht unwahrscheinlich.

MERKE

Die im Kindesalter vorkommenden NHLs sind hochmaligne. Sie werden nach drei Therapiegruppen behandelt: lymphoblastische, Burkitt- und großzellig-anaplastische Lymphome.

S1-Leitlinie Non-Hodgkin-Lymphome im Kindes- und Jugendalter. Stand: 2.5.2017 (in Überarbeitung); https://register.awmf.org/de/leitlinien/detail/025-013

S1-Leitlinie Lymphknotenvergrößerung. Stand: 30.4.2020, gültig bis 29.4.202; https://register.awmf.org/de/leitlinien/detail/025-020

Morbus Hodgkin (Hodgkin-Lymphom)

Definition Der Morbus Hodgkin ist eine maligne Erkrankung des lymphatischen Systems, die durch charakteristische Tumorzellen gekennzeichnet ist: die einkernigen Hodgkin- oder mehrkernigen Sternberg-Reed-Riesenzellen, die von einer großen Anzahl reaktiver lymphatischer Zellen umgeben sind. Die maligne entarteten Zellen machen weniger als 1 % der Tumorzellmasse aus. **Histologisch** werden vier Typen unterschieden: die lymphozytenreiche, klassische Form, die nodulär sklerosierende Form, der Mischtyp und der lymphozytenarme Typ, ferner die Sonderform des lymphozytenprädominanten Morbus Hodgkin, auch Paragranulom genannt.

Ätiologie und Pathogenese Als Ursprungszelle des Morbus Hodgkin wurde die B-Zelle identifiziert. Es gibt eine Korrelation zur EBV-Infektion, ohne dass, wie beim endemischen Burkitt-Lymphom, ein ursächlicher Bezug bekannt ist.

Prognostisch ist vor allem die Stadieneinteilung wichtig, die auf der **Ann-Arbor-Klassifikation** basiert, in die Ausbreitungsmuster und die sog. B-Symptomatik eingehen (➤ Tab. 18.13). Als B-Symptomatik gelten streng mindestens eines der drei Kriterien Fieber (> 38 °C), massiver Nachtschweiß (komplett nasse Bettwäsche) und unwillkürlicher Gewichtsverlust (>10 % in 6 Monaten).

Typisch ist die Sekretion einer Reihe von Zytokinen, die sowohl zur Akkumulation der Lymphozyten im Lymphom als auch zur Ausprägung von B-Symptomatik führen. Hierzu gehören – vom Subtyp der Erkrankung abhängig – IL-1, IL-6, IL-9, TGF-β u. a.

Tab. 18.13 Stadieneinteilung der Hodgkin-Lymphome

Stadium	Definition
I	Befall einer einzelnen Lymphknotenregion (I) oder lokalisierter Befall eines einzelnen extralymphatischen Organs oder Bezirks (IE)
II	Befall von 2 oder mehr Lymphknotenregionen auf der gleichen Seite des Zwerchfells (II) oder lokalisierter Befall eines einzelnen extralymphatischen Organs oder Bezirks und seines/seiner regionären Lymphknoten mit oder ohne Befall anderer Lymphknotenregionen auf der gleichen Zwerchfellseite (IIE)
III	Befall von Lymphknotenregionen auf beiden Seiten des Zwerchfells (III), ggf. zusätzlich lokalisierter Befall eines extralymphatischen Organs oder Bezirks (IIIE) oder gleichzeitiger Befall der Milz (IIIS) oder gleichzeitiger Befall von beiden (IIIE + S)
IV	Disseminierter (multifokaler) Befall eines oder mehrerer extralymphatischer Organe mit oder ohne gleichzeitigen Lymphknotenbefall oder isolierter Befall eines extralymphatischen Organs mit Befall entfernter (nichtregionärer) Lymphknoten
B	Fieber (> 38 °C, sonst unerklärt) Nachtschweiß (stark ausgeprägt) Gewichtsverlust (sonst unerklärt, > 10 %)
A	Keines der Allgemeinsymptome (kein B-Stadium)

Symptome Manifest werden Hodgkin-Lymphome meist durch den raumfordernden Charakter des Lymphoms selbst (➤ Abb. 18.3, ➤ Abb. 18.4) oder auch durch die B-Symptomatik. Die Diagnose wird histologisch gestellt. Wichtig ist dann die Staging-Diagnostik.

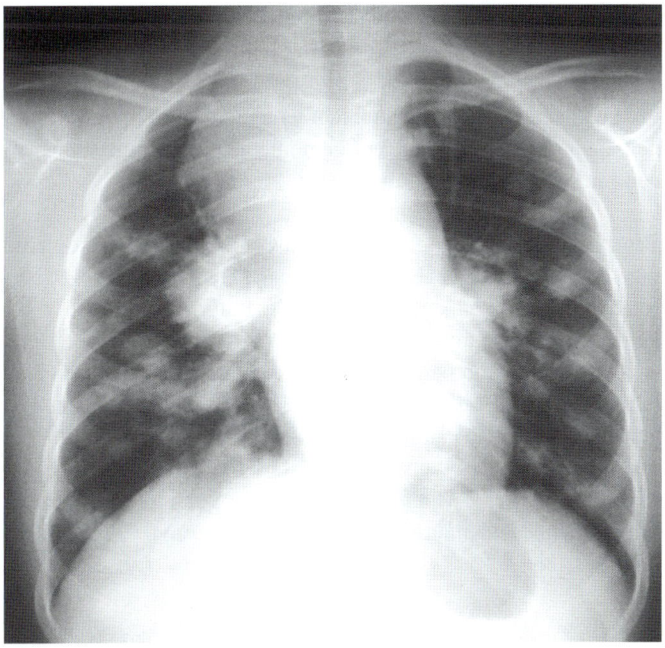

Abb. 18.3 Röntgenaufnahme des Thorax mit Mediastinalverbreiterung und intrapulmonalen Rundherden bei Morbus Hodgkin [R232]

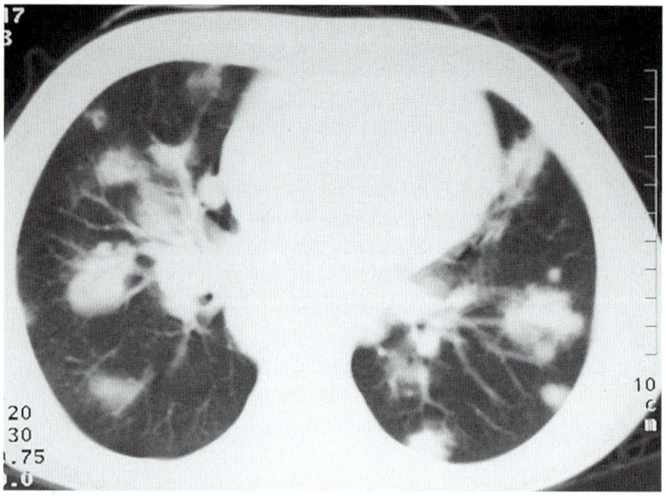

Abb. 18.4 CT des Thorax bei der in ➤ Abb. 18.1 gezeigten Patientin mit Morbus Hodgkin [R232]

Diagnostik und Differenzialdiagnosen ➤ Tab. 18.12.

Therapie Bereits früh wurden beim Morbus Hodgkin durch Strahlentherapie Langzeitremissionen erreicht. In der pädiatrischen Onkologie, bei der die chronischen Nebenwirkungen der Bestrahlung gefürchtet sind, wurden primäre Chemotherapieprotokolle mit Kombination von Steroiden und 3–4 Zytostatika entwickelt und die Radiotherapie auf möglichst kleine Zielvolumina, nämlich die initial befallenen Regionen („involved field radiotherapy"), beschränkt. In jüngster Zeit wurde eruiert, bei welchen Patienten auf eine Bestrahlung ganz verzichtet werden kann. Vor allem die PET zu einem frühen Zeitpunkt („early response assessment") ist hier zu guten Vorhersagen fähig. Auch die initiale BSG ist relevant. Die Zahl der Therapieblöcke ist stadienabhängig. Bewährt hat sich eine Einteilung in drei Therapie-Level – bei der die genannten Kriterien zusammen mit den Stadien einfließen – mit speziellen Regelungen für die E- und S-Stadien.

Auch heute noch ist die Strahlentherapie für die höheren Krankheitsstadien, wenn es unter der Chemotherapie nicht zur ausreichenden Rückbildung kommt, unerlässlich.

Prognose Die Prognose des Morbus Hodgkin im Kindes- und Jugendalter ist – auch bei fortgeschrittenen Stadien – gut. Die Überlebenswahrscheinlichkeit liegt für die Gesamtgruppe bei > 95 %, für Patienten mit Stadium IV bei > 80 %.

Durch die Chemotherapie wird meist eine deutliche Tumorrückbildung erreicht. Da die Lymphknoten ja überwiegend nicht aus malignen Zellen bestehen und – vor allem bei der häufigsten Form, der nodulären Sklerose – typischerweise stark bindegewebig umgebaut sind – ist das Fortbestehen vergrößerter Lymphknoten nicht unbedingt gleichbedeutend mit aktiver Erkrankung.

MERKE
Das Stadium eines Morbus Hodgkin ist für die Therapie und Prognose wesentlich wichtiger als der histologische Subtyp. Der Morbus Hodgkin im Kindes- und Jugendalter wird mit Chemotherapie, meist gefolgt von Radiotherapie, behandelt. Die Prognose ist gut.

S1-Leitlinie Hodgkin-Lymphom. Stand: 21.12.2018, gültig bis 20.12.2023; https://register.awmf.org/de/leitlinien/detail/025-012

Histiozytosen

Unter dem Begriff Histiozytosen werden drei Gruppen von proliferativen Erkrankungen der Histiozyten, also Makrophagen oder dendritischen Zellen, zusammengefasst, bei denen ganz unterschiedliche Mechanismen zugrunde liegen:

- die Langerhanszell-Histiozytose (LCH),
- die hämophagozytische Lymphohistiozytose (HLH) und die
- seltenen bzw. Non-Langerhanszell-Histiozytosen.

Langerhanszell-Histiozytose

Definition Die klinisch heterogene Präsentation hat zu verschiedenen Namensgebungen geführt. Die Bezeichnungen eosinophiles Granulom, Histiozytose X, Hand-Schüller-Christian-Krankheit und Abt-Letterer-Siwe-Krankheit wurden schließlich durch den übergreifenden Begriff Langerhanszell-Histiozytose (LCH) ersetzt. Die LCH ist eine durch die klonale Proliferation und Akkumulation von Langerhanszellen – dendritischen Zellen der Haut – in verschiedenen Geweben gekennzeichnete Krankheit. Die Verläufe können von ganz banal bis hochmaligne, ja letal reichen.

Ätiologie und Pathogenese Seitdem gefunden wurde, dass bei rund der Hälfte der Patienten eine Mutation im BRAF-Molekül und bei den meisten übrigen Patienten auch an anderen Molekülen im Ras/Raf/MAPK-Kinase-Signalweg vorliegt – einem Signalweg, der für die Regulation der Proliferation und Differenzierung von Zellen von hoher Bedeutung ist –, geht man von einer klonal-proliferativen Genese der Erkrankung aus. Infolge der Histiozytenproliferation kommt es zu Gewebsschädigung und Fibrose sowie zur Zytokinaktivierung mit Einstrom weiterer Entzündungszellen.

Pathophysiologie Charakteristikum der Krankheit ist die **abnorme CD1a⁺ dendritische Zelle vom Langerhans-Typ.** Sie enthält typische sog. **Birbeck-Granula,** die der Plasmamembran entstammen und physiologischerweise an der Endozytose partizipieren. Die pathologisch-anatomisch nachweisbaren Granulome bestehen aus Langerhanszellen, Granulozyten und Lymphozyten. Die Granulome sind zunächst proliferationsaktiv und lokal destruierend, werden dann oft nekrotisch und schließlich durch Narbengewebe ersetzt. Am häufigsten befallen sind die Knochen aktiver Hämatopoese und hierbei insbesondere die Schädelknochen. In absteigender Häufigkeit sind Wirbelsäule, Rippen, lange Röhrenknochen und Becken betroffen. Die LCH kann sich darüber hinaus in vielen weiteren Geweben manifestieren (➤ Tab. 18.14).

Tab. 18.14 Lokalisation und Häufigkeit klinischer Symptome der Langerhanszell-Histiozytose

Lokalisation	Symptome	Häufigkeit [%]
Knochen		80
	Schmerzen	40
	Exophthalmus	15–25
	Otitis media	20–30
	Zahnanomalien	20
Haut und Schleimhäute		35–45
	Seborrhoische Dermatitis	
	Gingivostomatitis	
	Magendarm-Ulzera	
Hämatopoetisches System		30
	Anämie	
	Leukozytopenie	
	Thrombozytopenie	
Lunge		25–30
	Dyspnoe	
	Tachypnoe	
Retikuloendotheliales System		25–30
	Hepatosplenomegalie	
	Leberfunktionsstörungen	
	(Zervikale) Lymphknotenvergrößerung	
Hypophyse		15–20
	Diabetes insipidus	
	Wachstumsretardierung	
	Verzögerte Geschlechtsreifung	
Systemisch		häufig
	Fieber	
	Gewichtsverlust	

Symptome Die Symptome sind vielfältig und Ausdruck des heterogenen Befalls (➤ Tab. 18.14). Die erhöhte Zytokinaktivität führt gelegentlich zu Fieber, der Knochenbefall zu lokalen Schmerzen und/oder Funktionsbeeinträchtigungen. Manchmal ist das erste Krankheitszeichen eine chronische purulente Otitis media infolge einer Beteiligung des Os temporale. Die gestörte Lebersynthese kann zu Hypalbuminämie mit sekundären Ödemen führen.

Diagnostik Wegweisend ist die klinische Symptomatik. Die laborchemische Bestimmung von Blutbild, Leberenzymen, Serumeiweiß, Gerinnungsfaktoren, Harnosmolalität und Vasopressin-Bestimmung in Serum und Harn dient der Feststellung der Organbeteiligung. Diese wird mittels Ganzkörperröntgen unter Einschluss der Lungen sowie CT und MRT des Schädels verifiziert. Die Röntgenaufnahmen zeigen scharf demarkierte osteolytische Areale mit periostaler Reaktion (➤ Abb. 18.5). Im Anschluss an die Diagnostik erfolgt die Klassifizierung als Ein- oder Multisystemkrankheit. Unverzichtbar ist die Sicherung der Diagnose mittels Biopsie und anschließender morphologischer Begutachtung unter Einschluss des Nachweises von Birbeck-Granula und CD1a-Antigen.

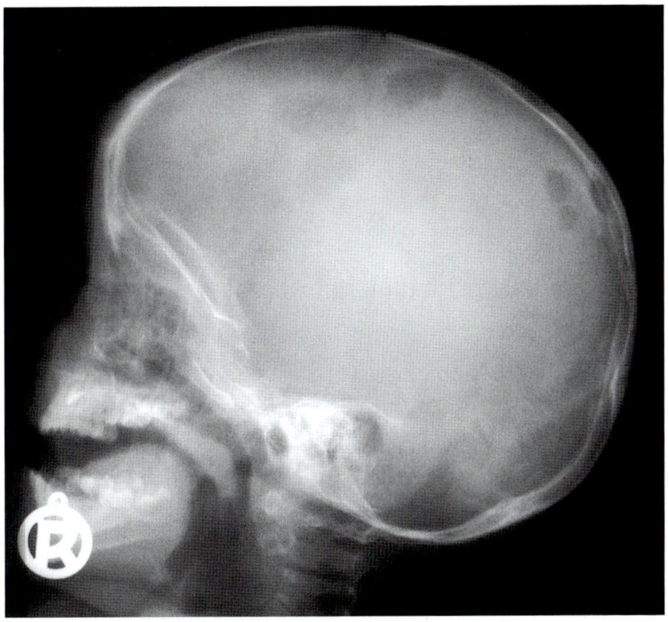

Abb. 18.5 Langerhanszell-Histiozytose: Röntgen Schädel seitlich. 3 Jahre alter Junge mit multiplen Osteolysen der Schädelkalotte [R232]

Differenzialdiagnose Differenzialdiagnostisch kommen insbesondere Osteomyelitiden, andere Histiozytosen, Leukämien und Knochentumoren infrage.

Therapie Die Therapie richtet sich danach, ob lediglich ein System (Knochen oder Haut oder Lunge oder Lymphknoten oder ZNS) befallen ist oder mehrere Systeme und ob solitäre oder multiple Herde vorhanden sind. Bei einem isolierten Herd (z. B. Knochen) genügt oft die alleinige Ausräumung mit oder ohne lokale Instillation von Kortikosteroiden zur Ausheilung. Bei multifokalem und/oder Multisystembefall wird eine Kombination von systemisch verabreichten Kortikosteroiden, Vinblastin und evtl. Etoposid eingesetzt. Selten ist der Einsatz von Radiotherapie notwendig. Bei schwerem systemischem Befall mit fehlendem Ansprechen auf die konventionelle Therapie kann auch eine allogene Stammzelltransplantation in Betracht kommen.

Eine „targeted therapy", z. B. mit BRAF-Inhibitoren, ist noch in der Erprobungsphase; insbesondere über die notwendige Dauer einer solchen Therapie besteht noch keine Klarheit.

Prognose Patienten mit Einsystemerkrankung und unilokulärem Befall haben eine ausgezeichnete, solche mit Multisystemkrankheit, multifokalem Befall und schlechtem Ansprechen auf die Behandlung eine schlechte Prognose.

MERKE
Die LCH ist eine Krankheit der Langerhanszellen, deren Lokalisation und Ausprägung extrem variiert.

S1-Leitlinie Langerhanszell-Histiozytose (LCH) im Kindes- und Jugendalter. Stand: 30.6.2017 (in Überarbeitung); https://register.awmf.org/de/leitlinien/detail/025-015

Hämophagozytische Lymphohistiozytose

Definition Die hämophagozytische Lymphohistiozytose (HLH) ist gekennzeichnet durch eine überschießende, ineffektive Immunreaktion mit Aktivierung von Lymphozyten und Makrophagen/Histiozyten und begleitender Hyperzytokinämie. Die Patienten zeigen typischerweise exzessives Fieber, einen Abfall mindestens zweier hämatopoetischer Zellreihen und eine Hepatosplenomegalie; daneben findet sich eine Reihe spezifischer Laborveränderungen.

Ätiologie und Pathogenese Ursächlich für die Fehlreaktion des Immunsystems können genetische Störungen der zytotoxischen Zellen (zytotoxische T-Zellen bzw. NK-Zellen) sein, am häufigsten **Mutationen des Perforin-Gens** (dann spricht man von familiärer HLH), oder es handelt sich um eine sekundäre Störung im Kontext maligner, infektiöser oder rheumatischer Erkrankungen; in letzterem Fall spricht man auch von einem Makrophagenaktivierungssyndrom (MAS). Typische maligne Grunderkrankungen bei HLH sind Leukämien und Lymphome, das Syndrom kann auch nach KMT auftreten. Als Infektionen, welche die HLH triggern können, sind vor allem EBV-, CMV-Infektionen oder die Leishmaniose zu nennen; es kommt aber eine Vielzahl weiterer Erreger in Betracht.

Pathophysiologie Laborchemisch fallen massive Zytokinerhöhungen auf, vor allem betrifft dies den löslichen Interleukin-2-Rezeptor (sCD25); dies erklärt das exzessive Fieber. Daneben sind eine Hypertriglyzeridämie, eine Hypofibrinogenämie und eine Erhöhung des Ferritins zu beobachten. Charakteristisch ist die Verminderung der NK-Zell-Aktivität. Offenbar findet durch die Hyperzytokinämie eine Überstimulation der Makrophagen bzw. Histiozyten statt, die typischerweise Zellen der hämatopoetischen Reihe phagozytieren können und in vielen Organen (insb. Lymphknoten, Knochenmark, Leber und Milz) Infiltrate bilden.

Symptome Betroffen sind überwiegend Säuglinge und Kleinkinder. Führendes Symptom ist exzessives, oft rezidivierendes Fieber, typischerweise in Kombination mit Hepatosplenomegalie und Bi- bzw. Panzytopenie. Seltener finden sich Exantheme, Ödeme (➤ Abb. 18.6) oder neurologische Ausfälle als Ausdruck einer ZNS-Beteiligung.

Diagnostik und Differenzialdiagnose Die Diagnose wird anhand der hier aufgeführten Kriterien gestellt:

- Familiäre Erkrankung bzw. bekannter Defekt im Perforin-Gen oder in anderen HLH-assoziierten Genen
  oder

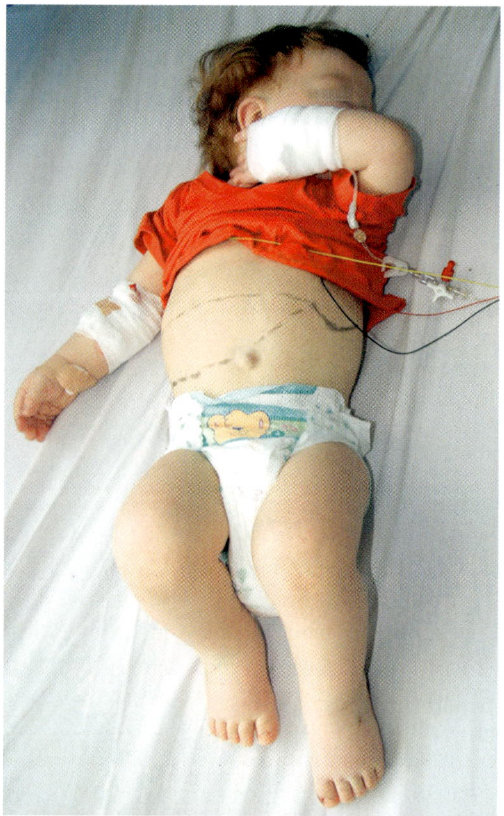

Abb. 18.6 Hepatosplenomegalie, Exanthem und periphere Ödeme bei einem Patienten mit HLH [R232]

- Erfüllung von 5 der nachfolgenden 8 Kriterien:
  - Fieber
  - Splenomegalie
  - Hämophagozytose-Phänomene
  - Verminderung von mindestens zwei hämatopoetischen Zellreihen
  - Erniedrigte NK-Aktivität
  - Erhöhtes Serum-Ferritin
  - Hypertriglyzeridämie und/oder Hypofibrinogenämie
  - Erhöhter sCD25

Fieber, Splenomegalie, Bi- bzw. Panzytopenie sind fast immer vorhanden. Bei > 60 % der Patienten fehlen anfangs jedoch die klassischen Hämophagozytose-Phänomene (insb. im Knochenmark). Sie manifestieren sich aber bei > 90 % der Patienten im späteren Verlauf.

Therapie Bei der familiären Form ist nur die KMT kurativ. Die Therapie der sekundären HLH erfolgt in Anpassung an den Schweregrad der Krankheit. Liegt eine infektassoziierte leichte Form vor, so kann die alleinige Behandlung des infektiösen Agens ausreichend sein. In der Mehrzahl der Fälle muss jedoch zunächst eine Kombinationsbehandlung mit Dexamethason, Etoposid, Ciclosporin A und MTX erfolgen. Ist ein Auslassversuch nach 2 Monaten erfolgreich, so ist die Krankheit meist überstanden und die Diagnose einer sekundären HLH gestellt. Ist dies nicht der Fall bzw. liegt eine genetische Form vor, so ist aufgrund der schlechten Prognose die allogene KMT zügig anzustreben.

Prognose Die meisten Patienten sprechen auf die Behandlung an, doch verläuft die Krankheit bei 20 % der Patienten trotz aller Therapiemaßnahmen letal.

MERKE
Bei Säuglingen und Kleinkindern mit therapieresistentem Fieber, Splenomegalie und Erniedrigung der hämatopoetischen Zellreihen muss immer eine HLH ausgeschlossen werden.

Seltene bzw. Non-Langerhanszell-Histiozytosen

Die seltenen bzw. Non-Langerhanszell-Histiozytosen müssen sowohl von der Langerhanszell-Histiozytose (LCH) als auch von der hämophagozytischen Lymphohistiozytose (HLH bzw. MAS) abgegrenzt werden.

Sie leiten sich von anderen Subgruppen der Histiozyten ab und können einen sehr unterschiedlichen klinischen Verlauf nehmen. Hierzu gehören gutartige und bösartige, nur auf der Haut oder systemisch auftretende bei Kindern oder bei Erwachsenen typische Erkrankungen; entsprechend vielzählig sind auch die jeweils empfohlenen therapeutischen Maßnahmen. Sie lassen sich nach ihrer Malignität, ihren histologischen und immunologischen Merkmalen und ihrem Verteilungsmuster im Körper einteilen. Wie die LCH gehen sie aus klonal proliferierenden Zellen hervor, bei denen meist Mutationen im Ras/Raf/MAPK-Kinase-Signalweg gefunden werden.

Aufgrund der immensen Fülle unterschiedlicher Erkrankungen können hier nur einige wenige Beispiele herausgriffen werden.

Die Xanthogranulome kommen sowohl als typisch pädiatrische Form – **juveniles Xanthogranulom** – als auch als Erwachsenenerkrankung vor, die juvenile Form oft als kleine, begrenzte Form, vor allem mit einzelnen Infiltraten in der Haut, selten anderswo lokalisiert. Namensgebend sind Knötchenbildungen, die eine charakteristische gelbliche bzw. rötlichbraune Färbung aufweisen. Beim juvenilen Xanthogranulom weisen die Läsionen zumeist zahlreiche mehrkernige Riesenzellen mit einem zentralen Kranz von Zellkernen und lipidgefüllten zytoplasmischen Vakuolen auf. Vereinzelt enthalten sie auch Eosinophile, Lymphozyten und Plasmazellen. Bei den reinen Hautherden ist i. d. R. die chirurgische Entfernung ausreichend, bei systemischen Erkrankungen werden am besten Therapien angewendet, die sich an denen der LCH orientieren.

Die **Erdheim-Chester-Erkrankung** (ECD) erinnert im histopathologischen Bild an eine Xanthogranulomatose, befällt indessen primär vor allem die langen Extremitätenknochen. Sie ist bei Kindern selten. Zusätzlich zum Knochen werden oft Nieren, Retroperitoneum, Lungen und andere Organe, nicht zuletzt die Haut befallen. Molekulargenetische Studien zeigen in etwa der Hälfte der Fälle eine V600E-Mutation im *BRAF*-Gen. Dabei oder bei Nachweis anderer Mutationen sollte eine „targeted therapy" erfolgen, wobei die notwendige Behandlungsdauer noch unklar ist. Die Erkrankung spricht darauf meist an; bereits eingetretene Organschäden sind aber meist irreversibel. Eine konventionelle Therapiemöglichkeit besteht im Einsatz von IFN-α.

Maligne Histiozytosen sind seltene Malignome mit Charakteristika von Lymphomen, Sarkomen und Leukämien, die durchweg eine sehr ungünstige Prognose haben und bei Kindern äußerst selten vorkommen. Unterschieden werden u. a. das histiozytäre Sarkom, das Langerhanszell-Sarkom (LCS) und schließlich das Sarkom der follikulären dendritischen Zellen (FCDS). Bei allen diesen Malignomen werden – nach möglichst kompletter Resektion der Tumormassen – kombinierte Chemotherapieprotokolle eingesetzt, die sich an der Therapie der Lymphome oder der myeloischen Leukämien orientieren. Eine gewisse Wirksamkeit wird i. d. R. beobachtet, die Heilungsprognose ist indessen, jedenfalls bei fortgeschrittenen Fällen, meist ungünstig.

Bei der **Rosai-Dorfman-Erkrankung** (RDD), auch Sinushistiozytose mit massiver Lymphadenopathie, kommt es zu einer polyklonalen Proliferation von Histiozyten, typischerweise mit sehr großen, schmerzlosen Lymphknotenkonglomeraten, seltener auch mit extralymphatischer Beteiligung an allen Organen. Die Assoziation mit Autoimmunerkrankungen oder seltenen familiären Syndromen kommt vor. Als klassisches Merkmal werden Histiozyten beobachtet, die intakte Erythrozyten, Lymphozyten und Plasmazellen in sich aufgenommen haben (sog. Emperipolese).

Wenn die chirurgische Beseitigung der veränderten Lymphknoten möglich ist, ist dies kurativ i. d. R. ausreichend. Selten ist eine systemische Therapie, etwa mit Steroiden, IFN-α oder Zytostatika notwendig, oder ggf. auch der Einsatz einer „targeted therapy".

18.2.2 Solide Tumoren

Retinoblastom

Definition Das Retinoblastom ist ein Malignom der embryonalen Retina. Es ist vererbbar und befällt nahezu ausschließlich Säuglinge und Kleinkinder.

Ätiologie und Pathogenese Ätiologisch entscheidend ist der funktionelle Verlust beider Allele des Retinoblastom-1-(Rb1-)Tumorsuppressorgens in einer unreifen Retinazelle. Das erste Rb1-Allel kann dabei bereits in der Keimbahn durch Mutation inaktiviert sein und ist dann folglich in allen Körperzellen inaktiv. Eine somatische Mutation des zweiten Rb1-Allels kann später in einer unreifen Retinazelle erfolgen. Der Verlust beider Allele des für die Wachstumssuppression zuständigen *Rb1*-Gens führt dann zur Entwicklung eines hereditären Retinoblastoms. Das hereditäre Retinoblastom neigt zu bilateralem Auftreten. Alternativ können beide Rb1-Allele in einer Retinazelle (somatisch) mutiert sein und dann zum Auftreten sporadischer Retinoblastome führen.

Das Retinoblastom tritt bei 60 % der Patienten unilateral auf. Bei bilateralem Befall finden sich oft multifokale Tumoren. Das Retinoblastom wächst insbesondere endophytisch in den Glaskörper, in geringerem Ausmaß exophytisch zum subretinalen Raum. In letzterem Fall kann der Tumor hämatogen metastasieren. Die lymphogene Metastasierung ist selten.

Symptome Retinoblastome sind i. d. R. asymptomatisch. Leitsymptom ist die Leukokorie (auch amaurotisches Katzenauge genannt), die zufällig oder während der Vorsorgeuntersuchungen auffällt (➤ Abb. 18.7). Seltene Symptome sind neu aufgetretenes Schielen, lokale Schmerzen oder Rubeosis iridis.

18

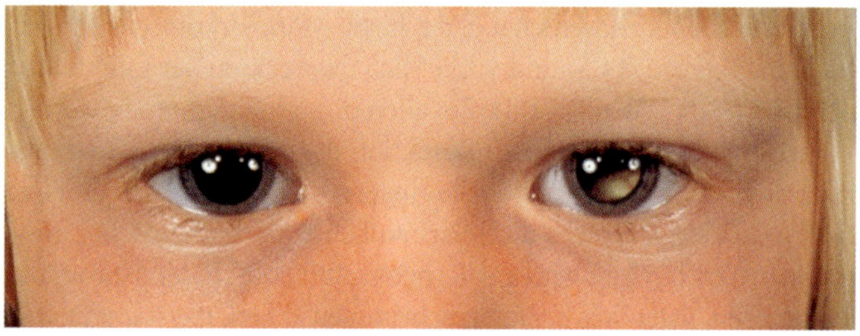

Abb. 18.7 Leukokorie des linken Auges bei einer Patientin mit unilateralem Retinoblastom [R232]

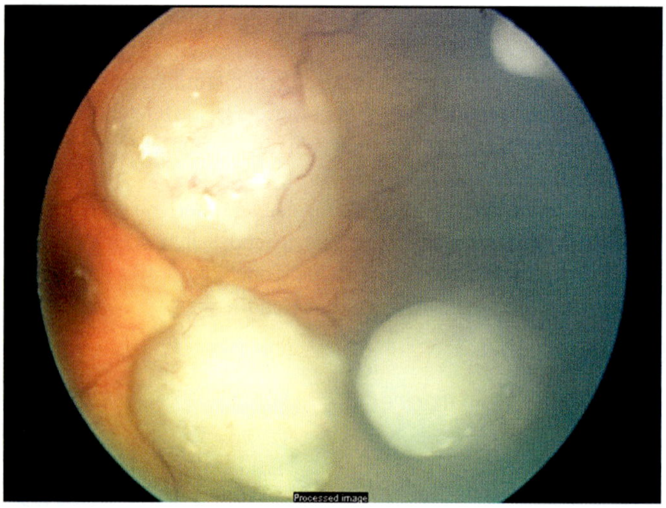

Abb. 18.8 Ophthalmoskopischer Nachweis multipler Retinoblastome [R232]

Diagnose und Differenzialdiagnose Der Nachweis typischer Netzhauttumoren mittels indirekter Ophthalmoskopie ist diagnostisch beweisend (➤ Abb. 18.8). Die Untersuchung wird in Vollnarkose durchgeführt. In gleicher Sitzung wird das kontralaterale Auge zum Ausschluss eines bilateralen Retinoblastoms inspiziert. Probeentnahmen sind nicht notwendig und wegen der Gefahr der Tumordissemination kontraindiziert.

MRT und Ultraschalluntersuchungen sind zur Bestimmung der Größenausdehnung (über die Orbita hinaus, z. B. intrazerebral), zum Ausschluss eines trilateralen Retinoblastoms (mit zusätzlicher Lokalisation in der Pinealisregion) bzw. zur Kontrolle des therapeutischen Ansprechens notwendig.

Therapie Prinzipielles therapeutisches Ziel ist die Eradikation des Retinoblastoms und der Erhalt des Visus. Insbesondere bei unilateralen sporadischen Formen ist der Tumor oft so groß, dass die Enukleation unvermeidbar ist. In den übrigen Fällen muss die Behandlung individuell gestaltet werden. Je nach Ausdehnung, Anzahl der Tumoren, Befall von Makula und/oder N. opticus kommen Lokalmaßnahmen wie Kryotherapie/Photokoagulation, perkutane Radiatio und Brachytherapie zum Einsatz. Als systemische Behandlung steht die Chemotherapie zur Verfügung. Sie dient der Tumorverkleinerung, um anschließende Lokalmaßnahmen nebenwirkungsärmer einsetzen zu können.

Prognose Patienten mit lokalisiertem Retinoblastom haben nach adäquater Behandlung eine Überlebensprognose von nahezu 100 %. Bei den seltenen metastasierten Formen ist ein kurativer Ansatz mittels Chemotherapie möglich. Die Patienten müssen insbesondere während des Säuglings- und Kleinkindesalters wegen der Tendenz zum Auftreten neuer Retinoblastome engmaschig überwacht werden. Liegt eine Keimbahnmutation vor, so ist auf das mögliche Auftreten von Zweittumoren (insb. von Osteosarkomen) zu achten.

MERKE

Bei allen Patienten mit nachgewiesenem Retinoblastom sollte mittels molekulargenetischer Untersuchungen nach einer Keimbahnmutation des *Rb1*-Gens gesucht werden.

Neuroblastom

Definition Das Neuroblastom ist das häufigste solide Malignom des Kindesalters. Der Tumor entsteht aus unreifen Zellen des Sympathikus und befällt überwiegend Säuglinge und Kleinkinder. Er wird deshalb zu den embryonalen Tumoren gerechnet.

Ätiologie und Pathogenese Die Ätiologie des Tumors ist unklar. Die (seltene) Assoziation mit dem Morbus Hirschsprung und syndromalen Krankheiten (z. B. Beckwith-Wiedemann- und Frazier-Syndrome) weisen auf den Beitrag genetischer Komponenten. Tatsächlich werden verschiedene genetische Veränderungen für Entstehung und Progression des Tumors verantwortlich gemacht, darunter der Verlust von Genmaterial im kurzen Arm von Chromosom 1, die Amplifikation des *MYCN*- und die Mutation des *ALK*-Onkogens.

Da das Neuroblastom aus unreifen sympathischen Vorläuferzellen entsteht, manifestiert es sich klinisch primär in den paravertebralen Ganglien von Hals (z. B. Ganglion stellatum) und Thorax sowie in den prä- bzw. paravertebralen Ganglien des Abdomens (z. B. Nebennierenmark) (➤ Abb. 18.9).

Der Primärtumor kann sich lokal ausbreiten. Gefürchtet ist das Vordringen durch die Foramina intervertebralia mit Expansion in den Spinalkanal und konsekutiver Querschnittlähmung. Der Tumor metastasiert lymphogen in benachbarte Lymphknoten und hämatogen in entfernte Gewebe, darunter insbesondere in Leber, Knochen, Knochenmark und Meningen. Lungenmetastasen sind selten. Die Stadieneinteilung gemäß dem **International Neuroblastoma Staging System (INSS)** erfolgt entsprechend initialer Tumorausbreitung, Lymphknoteninfiltration und Ausmaß der initialen Tumorresektion (➤ Tab. 18.15). Die alternative Einteilung der International Neuroblastoma Risk Group (INRG) berücksichtigt allein die initiale Tumorausbreitung.

Symptome Die Symptome des Neuroblastoms sind heterogen und Folge der individuellen Lokalisation und Ausbreitung des Tumors (➤ Tab. 18.16). Charakteristisch sind das Horner-Syndrom und ein- bzw. beidseitige Brillenhämatome (➤ Abb. 18.10) als Ausdruck eines Befalls des Ganglion stellatum bzw. der retroorbitalen Metastasierung. Die mit 70 % häufigsten abdominal gelegenen Neuroblastome können sich recht unbehindert ausdehnen, ohne (wie es z. B. im ZNS und Thorax der Fall ist) Kompressions- und Schmerzsymptome zu ver-

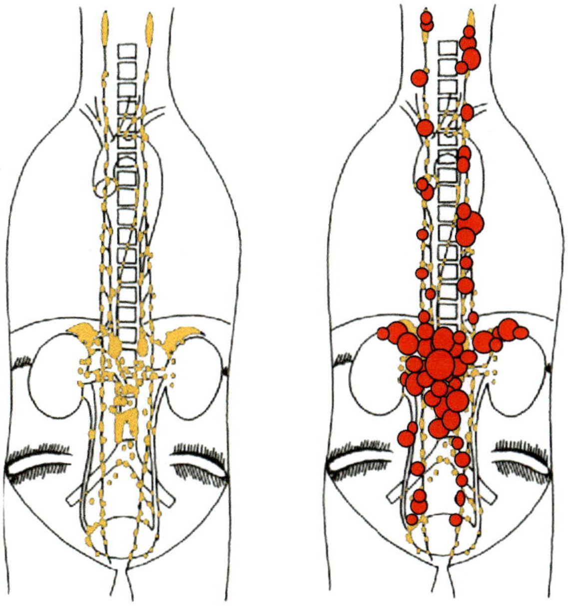

Abb. 18.9 Vergleich der Lokalisationen des sympathischen Nervensystems (gelb) und von Neuroblastomen (rot) [P515]

Tab. 18.15 Stadieneinteilung des Neuroblastoms gemäß INSS

Stadium	Ausbreitung
1	Lokalisierter Tumor mit makroskopisch kompletter Entfernung
2A	Lokalisierter Tumor mit makroskopisch inkompletter Entfernung
2B	Lokalisierter Tumor mit oder ohne makroskopisch komplette Entfernung; Befall benachbarter Lymphknoten
3	Unilateraler Tumor mit Befall von Lymphknoten der Gegenseite; nichtresektabler unilateraler Tumor mit Überschreiten der Mittellinie; keine Fernmetastasen
4	Tumor mit Fernmetastasen
4S	Lokalisierter Tumor bei Säuglingen mit Dissemination in Haut, Leber und/oder Knochenmark

Tab. 18.16 Symptome in Abhängigkeit von der Lokalisation des Neuroblastoms

Lokalisation	Mögliche Symptome
Meningen	Kopfschmerzen
Ganglion stellatum	Horner-Trias: Miose, Ptose, Enophthalmus
Paravertebraler (Sanduhr-)Tumor mit intraspinaler Expansion	Querschnittsymptomatik
Thorax	Dyspnoe
Abdomen	Oft keine
Sakralbereich	Miktions- und Defäkationsstörungen
Knochen	Schmerzen
Knochenmark	Knochenmarksuppression bis hin zur Panzytopenie
Verschiedene	Opsoklonus-Myoklonus-Ataxie-Syndrom

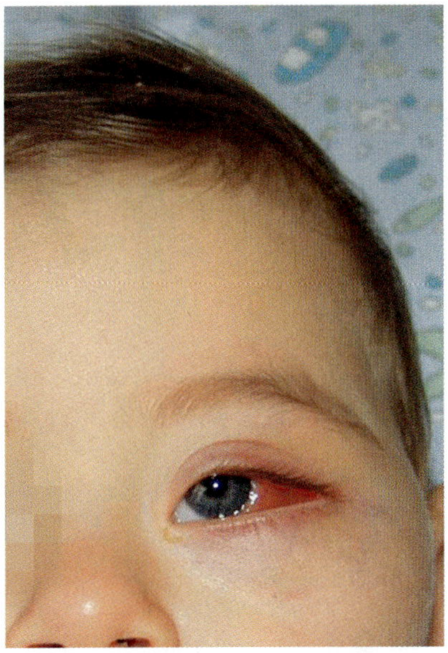

Abb. 18.10 Neuroblastommetastase mit peritumoraler Einblutung (Brillenhämatom) [R232]

ursachen. Sie werden deshalb oft zufällig von den Eltern oder dem Kinderarzt beim Wickeln bzw. den Vorsorgeuntersuchungen als abdominale Raumforderung getastet. Zwar produziert das Neuroblastom Katecholaminmetaboliten, doch ist die Hypertonie kein klinisches Symptom. Eine besondere Manifestation ist das paraneoplastische, ätiologisch ungeklärte Opsomyoklonus-Ataxie-Syndrom. Es bestehen Myoklonien von Rumpf und Extremitäten, Ataxie sowie schnelle, unregelmäßige Augenbewegungen. Da das Symptom wegweisend ist, muss ein Neuroblastom sicher ausgeschlossen werden.

Diagnose und Differenzialdiagnose Die sich aus den klinischen Symptomen ergebende Verdachtsdiagnose lässt sich durch pathologisch veränderte Laborparameter erhärten (darunter insb. die Erhöhung des Serum-Ferritins und der Serum-LDH sowie die Katecholaminmetaboliten Vanillin- und Homovanillinmandelsäure in Serum und/oder Urin, erniedrigte Hb- und Thrombozytenwerte). Entscheidend ist die histologische Tumordiagnose. Bei ausgedehntem Knochenmarkbefall und erhöhten Katecholaminmetaboliten kann man die Diagnose aufgrund dieser beiden Parameter stellen und auf die Entnahme von Gewebe aus dem Primärtumor verzichten. Aufgrund der essenziellen Bedeutung für Therapie und Prognose ist die Bestimmung des *MYCN*-Status im Tumor jedoch unverzichtbar.

Die Krankheitsausdehnung wird mit bildgebenden Verfahren definiert, darunter CT und MRT (➤ Abb. 18.11). Nach i. v. Verabreichung des Katecholamin-Vorläufermoleküls ^{123}Meta-Jodbenzylguanidin (^{123}mIBG) wird dieses selektiv in katecholaminproduzierendes Gewebe eingebaut. Metastatische Neuroblastome können so auf elegante Weise entdeckt und sichtbar gemacht werden.

Die differenzialdiagnostisch infrage kommenden Krankheiten sind in ➤ Tab. 18.17 festgehalten.

Therapie Alter, Tumorausdehnung und *MYCN*-Status sind prognostisch entscheidend und bestimmen deshalb das therapeutische

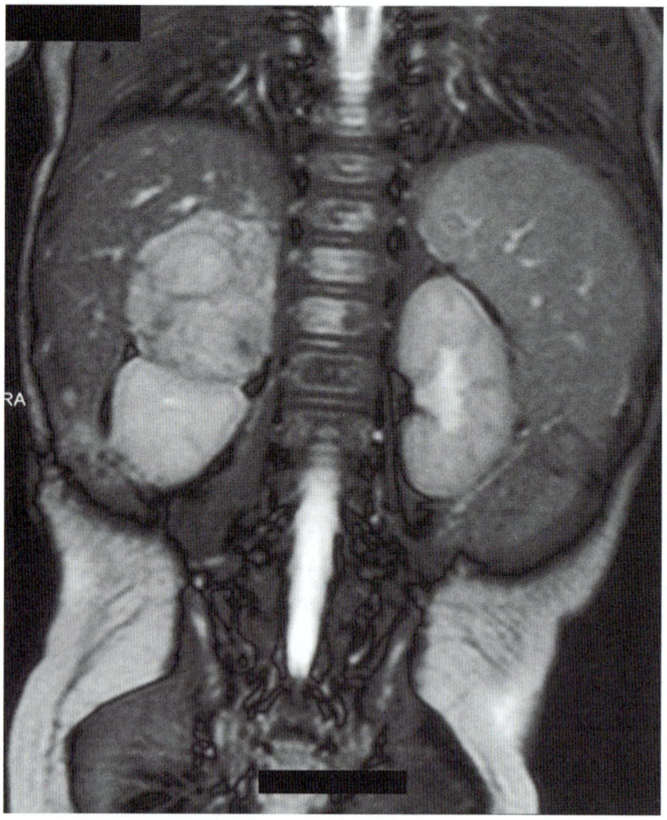

Abb. 18.11 Kernspintomografischer Nachweis eines Neuroblastoms der rechten Nebenniere [R232]

Tab. 18.17 Differenzialdiagnose des Neuroblastoms

Symptom	Differenzialdiagnose
Kopfschmerzen	Hirneigener Tumor
Orbitale Raumforderung	Embryonales Rhabdomyosarkom, Chlorom (bei AML), Hämangiom
Dyspnoe	Mediastinales Lymphom, Teratom
Abdominale Raumforderung	Nephroblastom, Hepatoblastom, Lymphom
Miktionsstörungen	Nephroblastom, embryonales Rhabdomyosarkom, Teratom
Anämie, Thrombozytopenie	Leukämie

Vorgehen. Bei Säuglingen mit einem Stadium 4 s ohne Lebensbedrohung oder rasche Progredienz kann die Spontanregression abgewartet werden. Bei Säuglingen und älteren Kindern mit den niedrigen Krankheitsstadien 1 und 2 und ohne *MYCN*-Amplifikation kann die alleinige makroskopisch vollständige Tumorresektion zur Heilung führen. Tumoren des Stadiums 3 und 4 werden nach histologischer Diagnosesicherung primär chemotherapeutisch behandelt, mit dem Ziel der weitgehenden Tumorverkleinerung. Im Rahmen eines späteren operativen Eingriffs können die Resttumoren dann einfacher und mit geringerem Risiko entfernt werden. Bei ungenügendem Therapieansprechen sind weitere Maßnahmen, darunter die Hochdosischemotherapie mit Stammzell-Rescue, die Radiotherapie mit ^{123}mIBG und/oder experimentelle Maßnahmen notwendig.

Prognose Die Sonderform des im Neugeborenen- und Säuglingsalter auftretenden Stadiums 4 s repräsentiert ein primär metastatisches Neuroblastom mit Befall von Haut, Leber und Knochenmark. Diese Form bildet sich regelhaft spontan und ohne therapeutische Intervention zurück und besitzt deshalb eine Überlebensprognose von etwa 80 %. Auch Säuglinge mit den fortgeschrittenen Stadien 3 und 4 haben eine gute Prognose, z. T. aufgrund ihres Vermögens zur Differenzierung in die nichtmalignen Ganglionneurome. Dagegen sind fortgeschrittene Neuroblastome jenseits des Säuglings- und Kleinkindesalters oft therapieresistent und damit biologisch ungünstig. Die bei 20 % der Patienten vorliegende Amplifikation des *MYCN*-Onkogens trägt offenbar entscheidend dazu bei. Sie repräsentiert einen prognostisch entscheidenden, ungünstigen Parameter und erklärt die mit 20 % sehr ungünstige Überlebenswahrscheinlichkeit von Patienten mit einem Neuroblastom im Stadium 4 mit *MYCN*-Amplifikation.

MERKE
Das Neuroblastom ist biologisch und klinisch enorm variabel: Neben der Spontanheilung primär metastasierter Tumoren existieren solche, die trotz intensiver multimodaler Therapie rasch progredient zum Tod führen.

S1-Leitlinie Neuroblastom. Stand: 30.6.2019, gültig bis 29.6.2024; https://register.awmf.org/de/leitlinien/detail/025-008

Nephroblastom (Wilms-Tumor)

Definition Das Nephroblastom (Syn. Wilms-Tumor) ist ein embryonaler, von den Nieren ausgehender maligner Tumor, der unbehandelt letal ist. Er ist selten (ca. 6 % aller pädiatrischen Malignome).

Ätiologie und Pathogenese Ätiologie und Pathogenese sind ungeklärt. Die lange bekannte (seltene) Assoziation mit Fehlbildungen (➤ Tab. 18.18) deutete auf einen Beitrag genetischer Komponenten. Diese Ansicht wurde durch den Nachweis verschiedener molekularer Aberrationen unterstützt. Der bei 10–15 % der Nephroblastome vorhandene somatische Verlust beider Allele des Wilms-Tumorsuppressorgens 1 *(WT1)* spielt eine besondere Rolle. Ist der Verlust bereits in der Keimbahn vorhanden, so treten überzufällig häufig bilaterale Nephroblastome auf. Möglicherweise gehen manche Nephroblastome aus einer Vorstufe, der sog. Nephroblastomatose, hervor. Dabei handelt es sich um eine bei Säuglingen und Kleinkindern auftretende uni- oder bilaterale Nierenvergrößerung als Ausdruck persistierenden

Tab. 18.18 Art und Häufigkeit von Fehlbildungen beim Nephroblastom

Fehlbildung, Syndrom	Häufigkeit [%]
Urogenitale Fehlbildungen	5
Beckwith-Wiedemann-Syndrom	3
Augenfehlbildungen	2
ZNS-Fehlbildungen	1,5

embryonalen Nierengewebes mit prämalignen Eigenschaften. Sie ist bei 40 % der Kinder mit einem Nephroblastom vorhanden.

Der *WT1*-Gen-Verlust besitzt nicht nur eine Schlüsselrolle bei der Entstehung zumindest eines Teils der Nephroblastome, sondern auch bei den assoziierten Fehlbildungen. Erwähnenswert ist der aus Wilms-Tumor, Aniridie, genitourinalen und renalen Fehlbildungen bestehende WAGR-Syndrom-Komplex.

Das Nephroblastom ist histologisch und prognostisch heterogen. Man findet niedrige Malignitätsgrade mit günstiger Histologie, intermediäre Malignitätsgrade mit der sog. Standardhistologie (Mischtyp) und hohe Malignitätsgrade mit anaplastischen Arealen und ungünstiger Histologie. Am häufigsten sind Tumoren mit intermediärer Malignität. Der Tumor tritt i. d. R. einseitig auf, bei 5 % der Patienten jedoch bilateral. Der Grad der Tumorausbreitung wird in fünf Stadien zunehmender Dissemination festgehalten (➤ Tab. 18.19).

Symptome Das Nephroblastom tritt überwiegend bei Säuglingen und Kleinkindern auf (➤ Abb. 18.12). Die zur Diagnose führenden Symptome sind wenig spezifisch. Die meisten Nephroblastome werden zufällig aufgrund der abdominalen Distension bemerkt (➤ Abb. 18.13) oder (z. B. von den Eltern beim Windelwechseln oder vom Kinderarzt anlässlich der Vorsorgeuntersuchungen) als hart imponierende Raumforderung getastet. Die weiteren Symptome sind meist Ausdruck der Kompression oder Invasion benachbarter Strukturen (z. B. Harntransportstörung mit Entwicklung eines Harnwegsinfekts, Einbruch in das Nierenbecken mit Hämaturie) (➤ Tab. 18.20).

Diagnose und Differenzialdiagnose Bei 93 % der Patienten kann die Diagnose eines Nephroblastoms durch alleinige Anwendung bildgebender Verfahren (MRT, CT) gestellt werden. Diese Tatsache ist von essenzieller Bedeutung. Da die Tumorbiopsie aufgrund der erhöhten Nierenkapselspannung das prognostisch ungünstige Risiko einer retroperitonealen Tumoraussaat birgt, wird in Deutschland und den meisten anderen Ländern zunächst auf die bioptisch-histologische Diagnosesicherung verzichtet. Nach chemotherapeutisch induzierter Tumorverkleinerung (mit nachlassender Kapselspannung) und anschließender operativer Totalexstirpation wird dies später nachgeholt.

Differenzialdiagnostisch kommen am ehesten andere im Säuglings- und Kleinkindesalter prävalente Malignome infrage, darunter insbesondere Neuroblastom, Hepatoblastom und Rhabdomyosarkom.

Tab. 18.19 Stadieneinteilung des Nephroblastoms gemäß der Internationalen Gesellschaft für Pädiatrische Onkologie (SIOP)

Stadium	Ausbreitung
I	Der Tumor ist auf eine Niere beschränkt und kann vollständig entfernt werden.
II	Der Tumor expandiert über die Niere hinaus, kann aber vollständig entfernt werden.
III	Der Tumor expandiert über die Niere hinaus und befällt lokale Lymphknoten, doch fehlen hämatogene Metastasen.
IV	Der Tumor hat Fernmetastasen, insbesondere in Lungen, Leber Knochen und Gehirn abgesetzt.
V	Es bestehen bilaterale Tumoren.

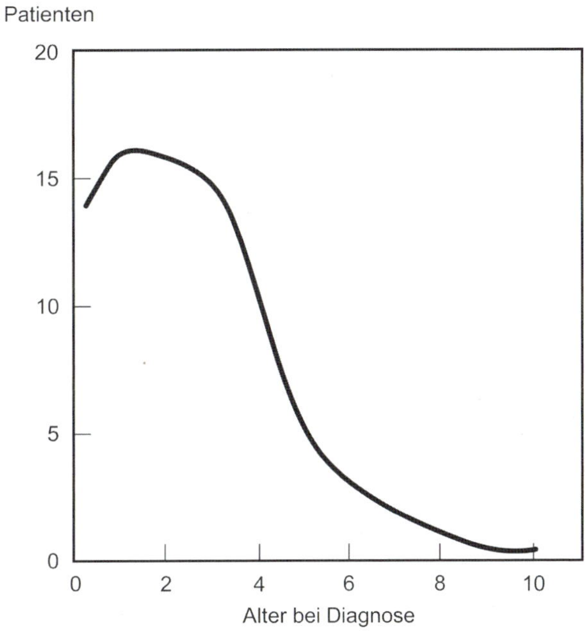

Abb. 18.12 Altersverteilung von Patienten mit Nephroblastom [V786]

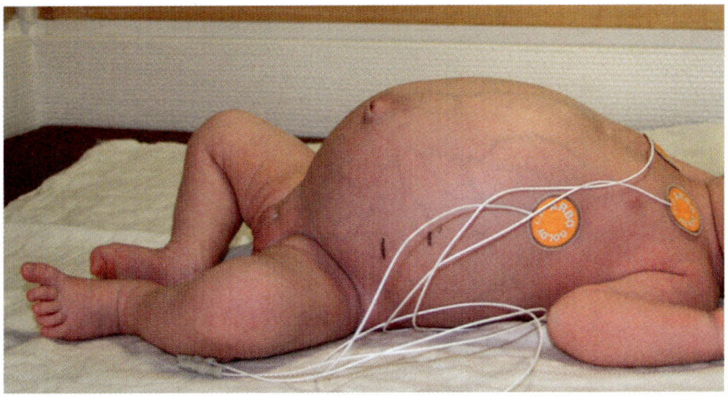

Abb. 18.13 Abdomenauftreibung bei einem Säugling mit Nephroblastom [R232]

Tab. 18.20 Symptomhäufigkeit beim Nephroblastom

Symptom	Häufigkeit [%]
Asymptomatische Raumforderung (Zufallsbefund)	62
Hämaturie	15
Vorsorgeuntersuchung	9
Obstipation	4
Gewichtsverlust	4
Harnwegsinfekt	3
Sonstige	3

Therapie Die primäre Chemotherapie besteht aus Vincristin und Actinomycin D. Sie zielt darauf ab, die Nephroblastome so zu verkleinern, dass sie zu Tumoren niedrigerer Stadien werden und damit Tumorruptur und intraoperatives Risiko vermieden bzw. vermindert werden. Angestrebt wird immer die radikale Tumorexstirpation.

Die Strahlentherapie ist prinzipiell wirksam, aber auf lokale Risikosituationen und die Behandlung von Lungenmetastasen beschränkt.

Bei bilateralen Nephroblastomen zielt die Behandlung darauf ab, möglichst viel gesundes Nierengewebe zu erhalten. Die präoperative Chemotherapie wird dabei individuell so lange durchgeführt, bis die organerhaltende Tumorexstirpation möglich ist.

Liegt eine Nephroblastomatose ohne Nephroblastom vor, so kann diese meist erfolgreich mit alleiniger Chemotherapie behandelt werden.

Prognose Bereits vor Einführung der Chemotherapie besaßen Patienten mit einem Nephroblastom gute Heilungsaussichten, da lokalisierte unilaterale Tumoren mittels Nephrektomie erfolgreich behandelt werden konnten. Die Einführung der Chemotherapie hat die Heilungsraten jedoch deutlich verbessern können, sodass derzeit etwa 90 % aller Patienten geheilt werden. Patienten mit fortgeschrittenem Tumorstadium und hohem Malignitätsgrad besitzen eine deutlich ungünstigere Prognose.

MERKE

Das Nephroblastom ist meist asymptomatisch, kann aber oft durch Palpation des Abdomens (z. B. bei den Vorsorgeuntersuchungen) nachgewiesen werden. Die Untersuchung hat schonend zu erfolgen, da andernfalls die Ruptur der unter Druck stehenden Nierenkapsel und die prognostisch ungünstige Tumordissemination drohen.

S1-Leitlinie Nephroblastom (Wilms-Tumor). Stand: 14.6.2016 (in Überarbeitung); https://register.awmf.org/de/leitlinien/detail/025-004

Maligne Tumoren der Leber

Maligne Primärtumoren der Leber sind selten und stellen insgesamt 1 % aller Malignome des Kindesalters. Mehr als die Hälfte der malignen Lebertumoren sind Hepatoblastome, etwa ein Drittel sind hepatozelluläre Karzinome.

Hepatoblastom

Definition Das Hepatoblastom ist der häufigste Primärtumor der Leber im Kindesalter. Als sog. embryonaler Tumor betrifft er überwiegend Säuglinge und Kleinkinder.

Ätiologie und Pathogenese Über die Ätiologie ist wenig bekannt. Der Nachweis hämatopoetischer und anderer Zellen der embryonalen Leberentwicklung im Hepatoblastom und das häufigere Auftreten bei Frühgeborenen lassen vermuten, dass die maligne Transformation unreifer Leberzellen eine wichtige Rolle spielt. Im Gegensatz zu manch anderen pädiatrischen Malignomen wurden bislang keine konsistenten, für die Pathogenese entscheidenden genetischen Veränderungen identifiziert. Auffällig ist jedoch die gelegentliche Assoziation mit einigen genetischen Syndromen, darunter das Beckwith-Wiedemann- bzw. Alagille-Syndrom.

Mehr als die Hälfte der Hepatoblastome entstehen im rechten Leberlappen. In einem Drittel der Fälle sind beide Lappen befallen. Lymphknotenabsiedelungen sind selten, hämatogene Fernmetastasen (überwiegend in die Lungen) treten oft erst spät auf.

Als Zeichen ihrer Unreife produzieren die Tumorzellen große Mengen von AFP, der embryonalen Form des Albumins. AFP ist daher im Serum der meisten Patienten erhöht, fällt unter erfolgreicher Behandlung des Tumors ab und wird deshalb als einfacher und verlässlicher Parameter der Tumorregression genutzt.

Symptome Die meisten Hepatoblastome sind asymptomatisch und werden – ähnlich wie andere im Abdomen lokalisierte Malignome – wegen der kaum eingeschränkten Expansionsmöglichkeit oft erst aufgrund des vorgewölbten Abdomens palpatorisch erfasst. Bei weiterer Tumorausdehnung mit Infiltration benachbarter oder entfernter Körperregionen können Schmerzen, Gewichtsverlust, Übelkeit und Erbrechen auftreten.

Diagnose und Differenzialdiagnose Mittels Ultraschall, MRT und CT lässt sich der palpatorisch erfasste Tumor der Leber zuordnen und so das differenzialdiagnostisch insbesondere infrage kommende Neuroblastom oder Nephroblastom weitgehend ausschließen (➤ Abb. 18.14). Insbesondere bei Neugeborenen muss differenzialdiagnostisch auch an eine Leberhämangiomatose und ein Hämangioendotheliom gedacht werden. Ist das Serum-AFP (wie bei etwa 80 % der Patienten der Fall) weit über die Altersnorm erhöht, so ist die Diagnose eines Hepatoblastoms wahrscheinlich. Sie wird

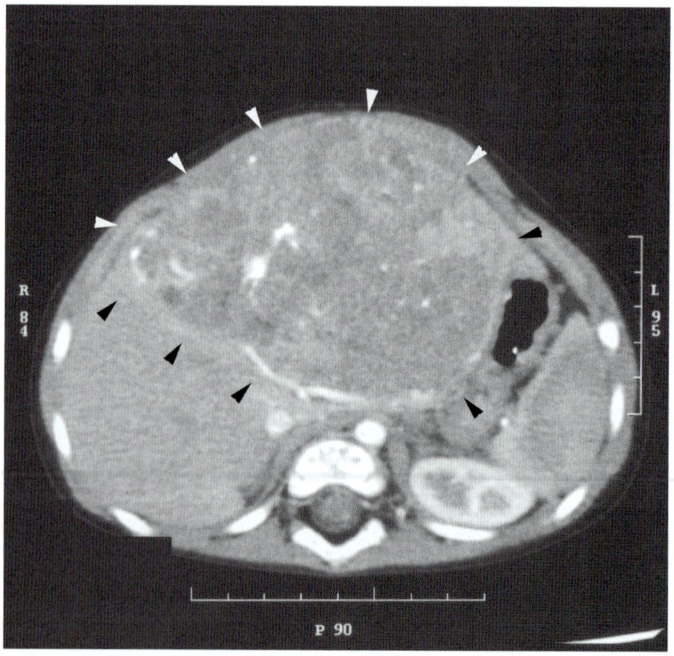

Abb. 18.14 Computertomografischer Nachweis eines (mit Pfeilen markierten) linksfrontal gelegenen Hepatoblastoms bei einem ehemaligen Frühgeborenen [R232]

nach offener Biopsie histologisch gesichert. Bildgebende Verfahren dienen auch der Festlegung der Tumorausdehnung. Sie wird in vier Stadien zunehmender Tumordissemination beschrieben und dient als Entscheidungshilfe für das therapeutische Vorgehen (➤ Tab. 18.21).

Therapie und Prognose Lokalisierte Hepatoblastome der Stadien I und II können primär operativ entfernt werden (➤ Abb. 18.15). Da Hepatoblastome chemotherapiesensibel sind, erhalten Patienten mit fortgeschrittenen Stadien der Krankheit zwecks Tumorverkleinerung zunächst eine präoperative Chemotherapie. Dadurch werden 85 % der Tumoren operabel, und das Operationsrisiko sinkt. Alle Patienten erhalten eine postoperative Chemotherapie.

Wenn die Leber diffus von Tumor befallen ist und keine systemischen Metastasen vorhanden sind, kann sie chirurgisch exstirpiert und die Übertragung eines Fremdtransplantats (z. B. des linken Leberlappens eines nahen Verwandten) versucht werden.

Durch Anwendung dieser Therapiestrategie liegen die Gesamtheilungsraten derzeit bei etwa 75 %. Patienten mit Tumoren des Stadiums I haben die günstigste, solche im Stadium IV die schlechteste Prognose (➤ Tab. 18.21).

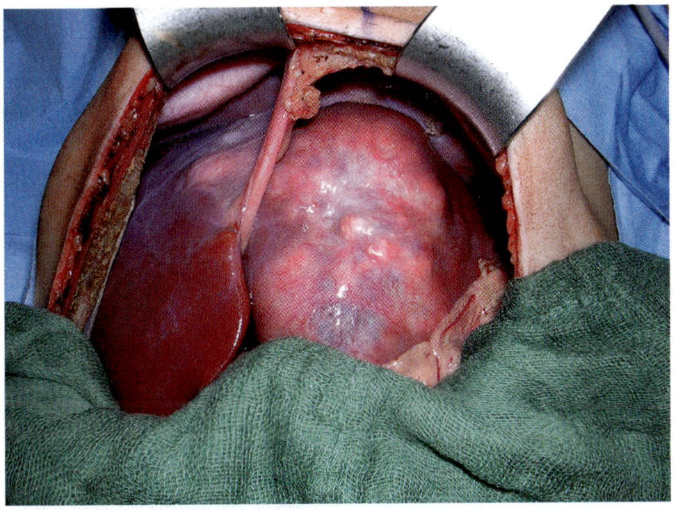

Abb. 18.15 Operationssitus des in ➤ Abb. 18.14 dargestellten Hepatoblastoms [R232]

MERKE
Mit Alpha-Fetoprotein steht ein sensibler Parameter zur Kontrolle des Therapieansprechens und zum Ausschluss eines Rezidivs zur Verfügung.

S1-Leitlinie Hepatoblastom. Stand: 2.6.2016 (in Überarbeitung); https://register.awmf.org/de/leitlinien/detail/025-011

Hepatozelluläres Karzinom

Definition Das hepatozelluläre Karzinom (HCC) ist ein maligner epithelialer Tumor der Leber, der überwiegend Jugendliche befällt.

Ätiologie und Pathogenese Die Ursachen des HCC sind noch ungeklärt. Die Ergebnisse molekularer Untersuchungen zeigen jedoch sicher Unterschiede zum Hepatoblastom. Das HCC des Erwachsenen ist in Asien, Afrika und Südamerika oft Folge einer früheren Hepatitis-B-Infektion. Ob dies in gleicher Weise für das HCC des Kindes gilt, ist bislang nicht zweifelsfrei erwiesen.

Das HCC ist ein epithelialer Tumor. Er tritt im Gegensatz zum Hepatoblastom bereits frühzeitig multifokal auf und besitzt die Tendenz zur systemischen Metastasierung – insbesondere in Lunge und Knochen. Für die Prognose entscheidend ist die vielen Karzinomen inhärente rasche Entwicklung einer Chemotherapieresistenz. HCC sind zur Bildung von AFP fähig, doch sind Frequenz und Höhe geringer als beim Hepatoblastom.

Symptome Die Symptome entsprechen denen des Hepatoblastoms.

Diagnose und Differenzialdiagnose Wie beim Hepatoblastom sind Bildgebung und Bestimmung des AFP entscheidend. Allerdings ist das AFP nur bei etwa 50 % der Patienten erhöht. Manchmal ist das Serum-CEA erhöht und eignet sich dann ebenfalls als Verlaufsparameter.

Therapie Durch die rasche Entwicklung von Resistenzmechanismen gegen Chemotherapeutika besitzt diese Therapiemodalität nicht den prominenten Stellenwert wie beim Hepatoblastom. Die Behandlung besteht in erster Linie in der chirurgischen Entfernung des Tumors. Radiotherapie und Leberexplantation mit anschließender Fremdtransplantation sind keine etablierten Therapiemodalitäten und dem Einzelfall vorbehalten.

Prognose Für die Prognose entscheidend sind Ausdehnung und chirurgische Resektabilität. Da viele HCC bereits bei Diagnosestellung

Tab. 18.21 Stadiendefinition und Heilungsraten des Hepatoblastoms

Stadium	Definition	Heilungsrate [%]
I	Tumor mikroskopisch komplett entfernt	98
II	Tumor makroskopisch reseziert, jedoch mikroskopische Tumorreste	78
III	Makroskopischer Resttumor und/oder Lymphknotenbefall und/oder Tumorruptur	75
IV	Fernmetastasen	38

ausgedehnt sind, liegen die Heilungsraten mit nur 43 % deutlich unter derjenigen des Hepatoblastoms.

MERKE

Die empfohlene Impfung gegen Hepatitis B kann möglicherweise auch in unseren Breiten die Inzidenz des HCC senken.

S3-Leitlinie Diagnostik und Therapie des Hepatozellulären Karzinoms und biliärer Karzinome. Stand: 1.7.2022 (in Überarbeitung); https://register.awmf.org/de/leitlinien/detail/032-053OL

Maligne Tumoren des endokrinen Systems

Schilddrüsenkarzinom

Definition Das Schilddrüsenkarzinom ist das häufigste Karzinom des Kindesalters. Es wird in insgesamt vier Typen eingeteilt. Von diesen sind die reifen (papillären und follikulären) Schilddrüsenkarzinome mit einem Anteil von 90 % am häufigsten. Medulläre Schilddrüsenkarzinome sind dagegen selten, anaplastische eine Rarität (➤ Tab. 18.22).

Ätiologie und Pathogenese Die differenzierten Schilddrüsenkarzinome entstehen aus den T_3- und T_4-produzierenden Zellen. An ihrer Ätiologie ist die Strahlenexposition entscheidend beteiligt. So stieg bereits 4 Jahre nach dem Reaktorunfall in Tschernobyl die Inzidenz papillärer Karzinome bei den dort lebenden Kindern dramatisch an. Bei einigen Patienten wurden Rearrangements des *RET*-Onkogens gefunden.

Medulläre Schilddrüsenkarzinome entstehen aus den Calcitonin-produzierenden C-Zellen. Sie treten in mehr als 30 % familiär auf. Die restlichen medullären Schilddrüsenkarzinome entstehen spontan. Bei beiden Formen findet man Mutationen des für das Auftreten der multiplen endokrinen Neoplasie 2 und B (MEN2A bzw. B) verantwortlichen *RET*-Onkogens.

Differenzierte Schilddrüsenkarzinome wachsen langsam und tendieren nicht zu Systemmetastasen. Als T_3- und T_4-produzierende Zellen sind sie zum therapeutisch relevanten Jodeinbau fähig. Dagegen wachsen medulläre Schilddrüsenkarzinome rasch und metastasieren früh in entfernte Körperregionen (➤ Tab. 18.22).

Symptome Schilddrüsenkarzinome fallen meist als therapieresistente zervikale Lymphadenopathie oder als intrathyreoidale Knoten auf. Bei 50 % der Patienten besteht eine Kombination von intrathyreoidalem Knoten und Lymphadenopathie. Insbesondere beim medullären Schilddrüsenkarzinom können Symptome des Befalls entfernter Organe (z. B. Knochenschmerzen) vorliegen.

Diagnose und Differenzialdiagnose Die zur Vorstellung führenden Knoten der Schilddrüse sind sonografisch echoarm und ^{99m}Tc-szintigrafisch kalt (➤ Abb. 18.16). Primärtumor und Metastasen differenzierter Schilddrüsenkarzinome können durch Einbau von ^{131}J sichtbar gemacht werden (➤ Abb. 18.17). Die laborchemische Bestimmung der Schilddrüsenhormone inkl. Thyreoglobulin und Calcitonin kann differenzialdiagnostisch genutzt werden (➤ Tab. 18.22). Die Punktionszytologie eines Knotens ist diagnostisch nicht verlässlich. Die Diagnose wird deshalb nach offener Biopsie mittels histologischer Untersuchung des Tumorpräparats gestellt.

Therapie Die Therapie der Wahl aller Schilddrüsenkarzinome ist die totale Thyreoidektomie unter Einschluss lokaler Lymphknoten mit anschließendem Beginn einer lebenslangen Schilddrüsensubstitutions-

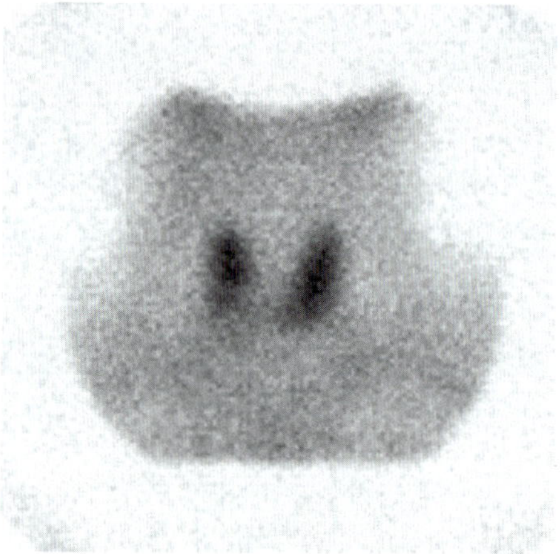

Abb. 18.16 Das ^{99}Tc-Schilddrüsenszintigramm zeigt das rechtskaudal im Isthmus gelegene papilläre Schilddrüsenkarzinom als einen signalaussparenden Bereich. [R232]

Tab. 18.22 Eigenschaften verschiedener Schilddrüsenkarzinome

	Differenziert			
Eigenschaft	papillär	follikulär	medullär	anaplastisch
Anteil (%)	70	20	5–10	sehr selten
Alter bei Diagnose (Jahre)	< 7	> 7	jedes	jedes
Hormonaktivität	–	± T_3, T_4	Calcitonin	–
Metastasierungsmuster	lokal, zervikal, Lymphknoten des oberen Mediastinums, Lungen	lokal, regionale Lymphknoten	lokale Invasion, regionale Lymphknoten, Lunge, Knochen, Leber	hochaggressiv

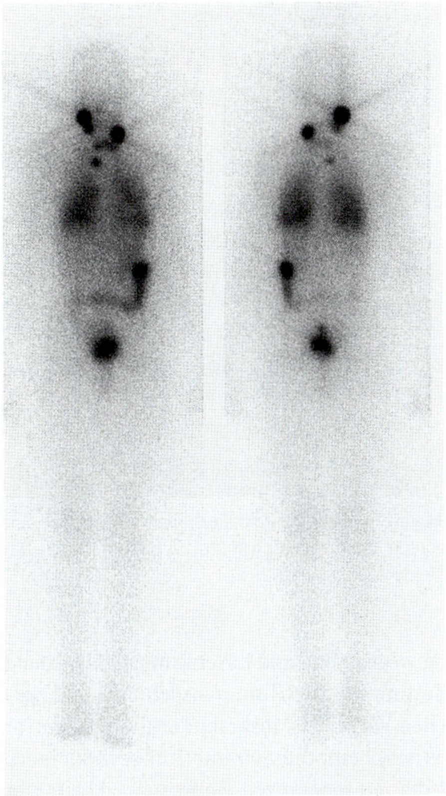

Abb. 18.17 Das ^{131}J-Szintigramm des Patienten in ➤ Abb. 18.1 zeigt multiple zervikal und mediastinal gelegene Lymphknotenmetastasen nebst diffusen intrapulmonalen Metastasen des Schilddrüsenkarzinoms. [R232]

behandlung. Da differenzierte Schilddrüsenkarzinome jodspeichernd sind und bei 20 % der Kinder bereits okkulte Lungenmetastasen vorliegen, erfolgt einige Wochen nach der Thyreoidektomie die Radiojodtherapie. Durch die selektive Anreicherung von Radiojod werden auch entfernte Metastasen gezielt zerstört.

Prognose Die Prognose für Patienten mit differenzierten Schilddrüsenkarzinomen ist günstig. Die Heilungsraten betragen zwischen 80 und 90 %. Selbst der Nachweis von Fernmetastasen ist nicht gleichbedeutend mit einer schlechten Prognose, da durch wiederholten Einsatz chirurgischer und radiotherapeutischer Maßnahmen die Krankheit erfolgreich angegangen werden kann. Insbesondere der Einsatz der Radiojodtherapie muss sorgsam abgewogen werden, da die Frequenz dieser Behandlungsform mit der Entwicklung einer späteren Sekundärleukämie korreliert. Behandlungssteuerung und Überwachung können auf einfache Weise durch Quantifizierung der „Tumormarker" Thyreoglobulin und Calcitonin erfolgen.

MERKE
Schilddrüsenknoten sind bei nur 5 % der Erwachsenen, aber bei 40 % der Kinder Manifestation eines Schilddrüsenkarzinoms.

Malignes Phäochromozytom

Das maligne Phäochromozytom ist selten. Nur etwa 10 % der Tumoren treten im Kindesalter auf. Phäochromozytome entstehen aus den katecholaminproduzierenden chromaffinen Zellen des Nebennierenmarks oder der Paraganglien. Manchmal tritt der Tumor extraadrenal auf, z. B. in ZNS, Mediastinum und Harnblase. Dann handelt es sich meist nicht um die sporadische, sondern um die hereditäre Form des Tumors.

Bei Kindern sind Bauchschmerzen das Leitsymptom. Anders als im Erwachsenenalter treten Flush und Hypertonus eher selten auf. Die Ausdehnungsbestimmung des Tumors erfolgt mittels Ultraschall und MRT. Die mIBG-Szintigrafie dient insbesondere dem Nachweis multifokaler Tumoren.

Die Behandlung muss aufgrund der Gefahr einer hypertensiven Krise durch exzessive Katecholaminausschüttung aus dem Tumor unter dem Schutz von α_1-Adrenozeptor-Antagonisten erfolgen. Angestrebt wird die totale Resektion des Tumors. Phäochromozytome sind weder chemo- noch radiosensibel. Bei gesicherter Malignität liegt die 5-Jahres-Überlebensrate unter 50 %.

Neuroendokrine Tumoren

Die neuroendokrinen Tumoren (früher: Karzinoide) werden eingeteilt in hoch und niedrig differenzierte Tumoren sowie neuroendokrine Karzinome. Als häufigste der endokrin aktiven Gastrointestinaltumoren entstehen sie aus hormonproduzierenden Zellen, insbesondere im Bereich der Appendix. Sie sind selten.

Die Symptome sind Ergebnis der Ausschüttung multipler Hormone, darunter Bradykinin, vasoaktives intestinales Peptid, Histamin und Serotonin. Sie bestehen insbesondere in Flush, Diarrhö, Koliken und Bronchospasmen. Oft werden sie zufällig bei einer Appendektomie erkannt.

Diagnostisch wegweisend sind die Bestimmung der Hormone im Serum und der spezifische Nachweis mittels ^{111}In-Octreotid-Szintigrafie. Die Resektion im Gesunden ist die Therapie der Wahl. Bei Fernmetastasen können Chemotherapie und/oder Radiotherapie hilfreich sein.

Keimzelltumoren

Keimzellen entstehen an der Basis der Allantois und des Dottersacks. Von dort wandern sie entlang des dorsalen Mesenteriums zu den Keimsträngen und besiedeln sekundär die Gonadenanlagen. Die Keimzellen können jedoch aberrant migrieren und nach maligner Transformation während bestimmter Differenzierungsstadien Tumoren im Bereich der Hoden, Ovarien und in der Mittellinie im Bereich von Steiß, Mediastinum und ZNS bilden (➤ Abb. 18.18). Als unreife Gewebe können sie die pathognomonischen Moleküle AFP und β-HCG bilden (➤ Tab. 18.23). Die einzelnen Entitäten weisen verschiedene Altersgipfel auf: Bei Neugeborenen dominieren Teratome, bei Kleinkindern Dottersacktumoren und später Seminome und Germinome. Keimzelltumoren sind selten und stellen gemeinsam etwa 3 % aller pädiatrischen Malignome.

Hodentumoren

Die Keimzelltumoren des Hodens besitzen eine zweigipfelige Verteilung: Bei Säuglingen und Kleinkindern überwiegen Teratome und Dottersacktumoren; zwischen dem 5. und 10. Lebensjahr sind

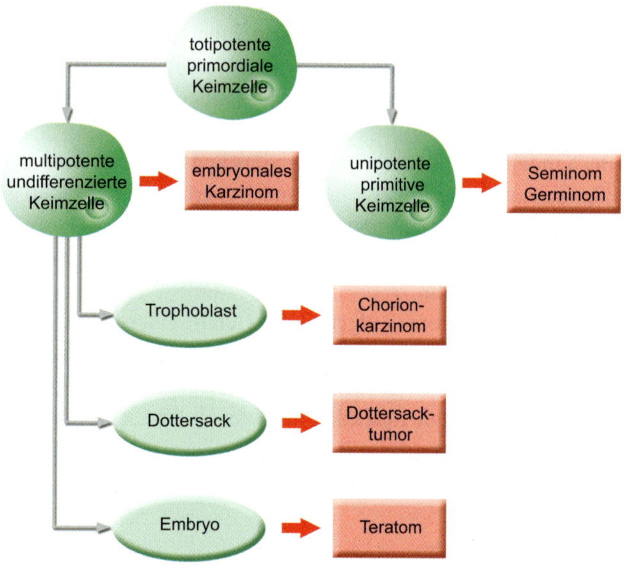

Abb. 18.18 Konzept zur Histogenese der Keimzelltumoren [L238]

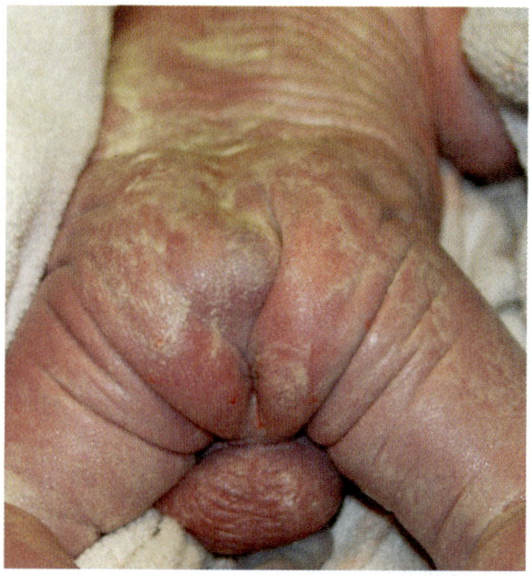

Abb. 18.19 Nachweis eines linkssakral extrapelvin gelegenen Teratoms bei einem Neugeborenen unmittelbar postnatal. Der Tumor ist als livide Schwellung unterhalb der Vernix sichtbar. [R232]

sie selten, nach Beginn der Pubertät überwiegen Seminome und embryonale Karzinome oder gemischte Tumoren mit Anteilen von Dottersacktumor und Chorionkarzinom.

Leitsymptom ist die zufällig getastete asymptomatische Hodenschwellung. Diagnostisch wegweisend sind die Bestimmung der Tumormarker (➤ Tab. 18.23), die Ultraschalldiagnostik und die MRT-Untersuchung des Beckens. Die bildgebenden Verfahren dienen auch der Bestimmung der Tumorausbreitung.

Die Behandlung besteht in der chirurgischen Ablatio testis. Sollte eine Metastasierung bestehen oder die Tumormarker postoperativ verzögert abfallen oder gar ansteigen, so kann ein Resttumor mittels adjuvanter Chemotherapie beseitigt werden. Die Prognose testikulärer Keimzelltumoren des Kindesalters ist mit Überlebensraten von > 95 % günstig.

Ovarialtumoren

Die Häufigkeit von Ovarialtumoren steigt mit Beginn der Pubertät. Ovarialtumoren sind nicht äußerlich tastbar und erreichen bis zum Zeitpunkt der Diagnosestellung oft beträchtliche Ausmaße. Leitsymptom ist dann meist der Unterbauchschmerz. Wie bei den Hodentumoren so ist auch beim Germinom der Ovarien die Bestimmung der Tumormarker wegweisend und unverzichtbar. Bildgebende Verfahren dienen zur Bestimmung der Tumorausdehnung und zur Planung des therapeutischen Vorgehens. Insbesondere bei großen Tumoren kann die präoperative Chemotherapie zur Tumorverkleinerung und zur Vermeidung der intraoperativen Tumoraussaat beitragen. Germinome können zu 90 % komplett geheilt werden.

Steißbeintumoren

Keimzelltumoren der Steißregion des Neugeborenenalters sind meist unreife oder reife Teratome. Sie manifestieren sich meist mit überwiegend extrapelviner Lokalisation (➤ Abb. 18.19). Im Kleinkindesalter überwiegen die intrapelvin gelegenen Dottersacktumoren. Aufgrund ihres Sitzes verursachen letztere oft Miktions- und Defäkationsstörungen. Essenziell ist auch hier die serologische Bestimmung des AFP (➤ Tab. 18.23). Ultraschalluntersuchung und MRT stellen die Tumorausdehnung dar.

Die Behandlung der Keimzelltumoren des Steißbeins erfolgt operativ. Dabei ist äußerste Sorgfalt auf die En-bloc-Resektion unter Mitnahme des Steißbeins zu legen, da verbleibende Steißbein- und Tumorreste den Ausgangsort von Lokalrezidiven bilden, die dann i. d. R. maligne sind. Bei großen und/oder metastasierten Tumoren und in der Rezidivsituation ist Chemotherapie wirksam.

Tab. 18.23 Einige Charakteristika von Keimzelltumoren

Tumor	Histologisches Grading	Tumormarker		Sensitivität gegenüber	
		AFP	β-HCG	Chemotherapie	Radiotherapie
Seminom, Germinom	maligne	–	(+)	++	++
Embryonales Karzinom	maligne	–	–	++	+
Chorionkarzinom	maligne	–	++	++	+
Dottersacktumor	maligne	++	–	++	+
Unreifes Teratom	potenziell maligne	(+)	–	?	?
Reifes Teratom	benigne	–	–	–	?

Mediastinaltumoren

Die Tumoren befinden sich im vorderen Mediastinum und manifestieren sich insbesondere durch Kompression der Atemwege in Form von Dyspnoe und Husten. Die serologisch erhöhten Tumormarker sind diagnostisch wegweisend. Sind sie normal, so muss die Diagnose mittels Biopsie und Histologie gestellt werden. Die Therapie besteht in einer Kombination aus Chemotherapie und chirurgischer Resektion.

ZNS-Tumoren

Keimzelltumoren des ZNS sind überwiegend Germinome oder Teratome bzw. gemischte maligne Keimzelltumoren, betreffen Jungen dreimal häufiger als Mädchen und treten überwiegend im 2. Lebensjahrzehnt auf. Sie liegen mittelliniennah, in der Pinealisregion und/oder supraselläar. Klinisch manifestieren sich die Tumoren durch Hirndruckzeichen (Kopfschmerzen, Morgenerbrechen), Sehstörungen und/oder endokrine Ausfälle (z. B. in Form eines Diabetes insipidus). In letzterem Fall ist insbesondere eine Langerhanszell-Histiozytose auszuschließen (➤ Kap. 18.2.1). Richtungweisend sind neben der MRT erhöhte Tumormarker. Bei der diagnostischen Lumbalpunktion sollten sie neben der Zellzahl auch quantifiziert werden.

S1-Leitlinie Extrakranielle Keimzelltumoren. Stand: 31.12.2021, gültig bis 30.12.2026; https://register.awmf.org/de/leitlinien/detail/025-010

S1-Leitlinie Keimzelltumoren des Zentralnervensystems (ZNS). Stand: 31.12.2021, gültig bis 30.12.2026; https://register.awmf.org/de/leitlinien/detail/025-028

Rhabdomyosarkom

Definition Das Rhabdomyosarkom ist ein von unreifen Skelettmuskelzellen ausgehendes Malignom, das in vielen Körperregionen entstehen kann. Mit etwa 50 jährlich in Deutschland neu erkrankten Kindern ist der Tumor zwar selten, repräsentiert aber das häufigste pädiatrische Weichteilsarkom. Man unterscheidet den häufigeren embryonalen vom weniger häufigen alveolären Typ (➤ Tab. 18.24).

Ätiologie und Pathogenese Die Ätiologie des Rhabdomyosarkoms ist ungeklärt. Die beim embryonalen Rhabdomyosarkom nachweisbaren Verluste von Teilen des Chromosoms 11 sind nicht tumorspezifisch und in anderen embryonalen Malignomen ebenfalls vorhanden. Die beim alveolären Rhabdomyosarkom nachgewiesenen Translokationen führen zu Fusionsproteinen aus Homeobox-Genen mit muskelspezifischen Transkriptionsfaktoren. Das dadurch auslösbare unkontrollierte Wachstum könnte pathogenetisch relevant sein. Der Ursprung aus unreifen Vorläuferzellen quergestreifter Muskulatur erklärt das ubiquitäre Auftreten des Tumors – auch in Geweben, in denen keine quergestreifte Muskulatur vorhanden ist.

Rhabdomyosarkome lassen sich durch die charakteristische Expression des muskelspezifischen Gens *MyoD1* und die elektronenoptisch erkennbare Querstreifung eindeutig von anderen Tumoren abgrenzen. Die Tumoren wachsen rasch, sind reichlich vaskularisiert und metastasieren frühzeitig und überwiegend hämatogen. Deshalb befinden sich mehr als 60 % der Patienten zum Zeitpunkt der Diagnosestellung bereits in den fortgeschrittenen Stadien III und IV (von insgesamt vier Stadien) (➤ Abb. 18.20).

Symptome Die Symptome sind unspezifisch und abhängig von der Lokalisation des Tumors. Sie ergeben sich im Wesentlichen aus dem raschen Tumorwachstum mit konsekutiver Kompression und funktioneller Beeinträchtigung anderer Gewebe und Organe (➤ Tab. 18.25).

Diagnose und Differenzialdiagnose Mittels einfacher Bildgebung (Ultraschall, MRT und CT) kann die Verdachtsdiagnose erhärtet und das Stadium der Tumorausbreitung bestimmt werden. In ➤ Tab. 18.25 sind die differenzialdiagnostisch in Betracht kommenden Krankheiten aufgeführt. Die definitive Diagnose wird nach offener Biopsie mittels pathologisch-anatomischer Evaluation des Tumorpräparats gestellt.

Therapie Rhabdomyosarkome sind chemo- und strahlensensibel. Die initiale Chemotherapie basiert auf einer Kombination von Vincristin und Actinomycin D (ohne oder mit Ifosfamid und Anthrazyklinen) und dient der Tumorverkleinerung. Zu einem späteren Zeitpunkt wird die radikale Tumorexstirpation angestrebt. Ist dies nicht möglich und/oder handelt es sich um eine ungünstige Prognose,

Tab. 18.24 Eigenschaften von Rhabdomyosarkomen

Eigenschaft	Rhabdomyosarkom-Typ	
	embryonal	alveolär
Relativer Anteil [%]	80	20
Zellmorphologie	spindelförmig	klein, rund
Chromosomale Veränderungen	Verlust von Genmaterial (Tumorsuppressoren?) von Chromosom 11	Translokationen t (2;13) und (1;13)
Typische Lokalisation	Kopf, Hals, Orbita, Urogenitalbereich	Stamm, Extremitäten
Typisches Alter [Jahre]	3–12	10–18
Prognose	eher günstig	ungünstig

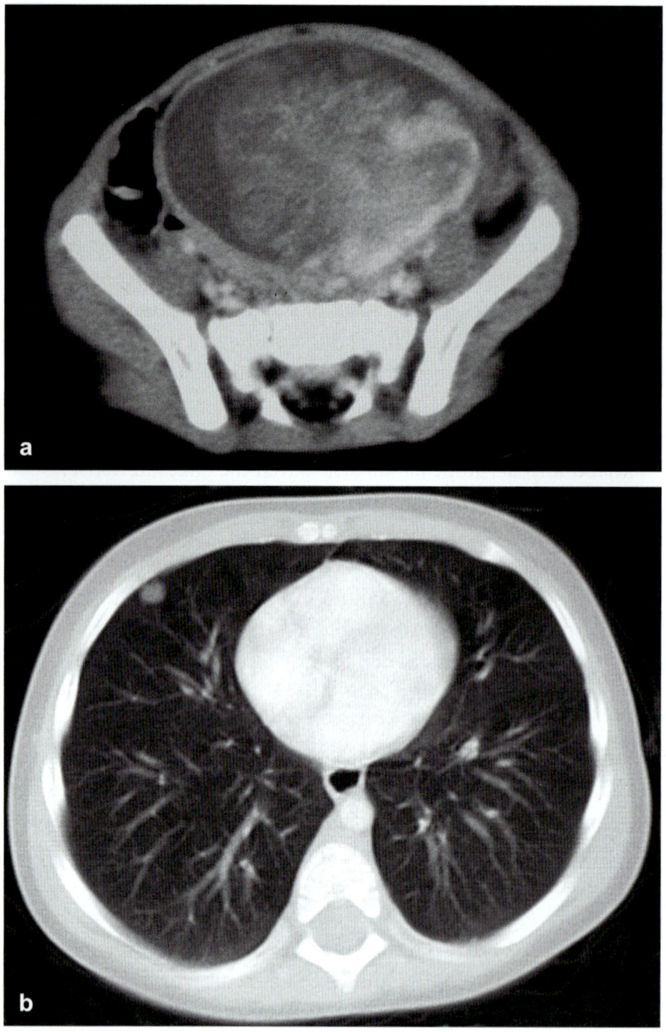

Abb. 18.20 Einjährige Patientin mit einem embryonalen Rhabdomyosarkom Stadium IV: **a** Computertomografische Darstellung des Beckens. Der in der Blase befindliche riesige signalintense Primärtumor hat hämatogen in die Lunge gestreut und dort zur Entwicklung einer ventral gelegenen Metastase geführt. **b** Thorax der Patientin [R232]

so wird der Tumor bestrahlt. Die Strahlendosis richtet sich nach dem Tumorausmaß und der Prognose. Zweck dieser intensivierten Lokaltherapie ist die Vermeidung der ohne diese Maßnahme recht häufigen lokalen Tumorrezidive.

Prognose Die Behandlung erstreckt sich über Monate. Länge und Intensität der Behandlung erfolgen angepasst an Tumorausdehnung und Prognose. Patienten mit fortgeschrittenen Stadien besitzen weiterhin eine ungünstige Prognose (➤ Abb. 18.21).

MERKE
Rhabdomyosarkome sind myogene Tumoren mit zweigipfeliger Inzidenz und ungewöhnlicher Lokalisation.

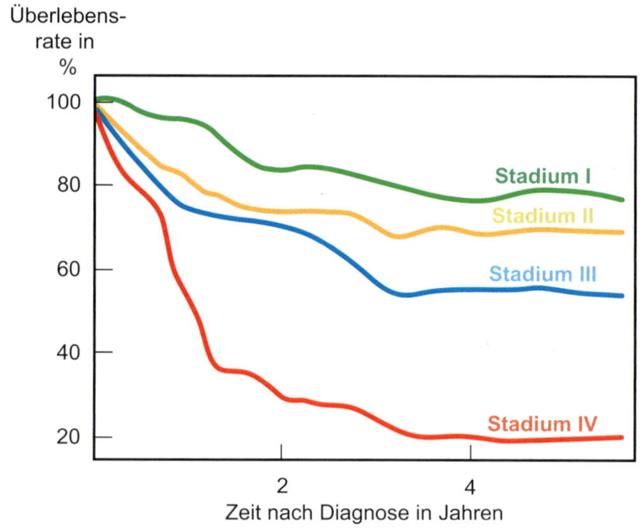

Abb. 18.21 Stadienabhängige Überlebensraten von Patienten mit Rhabdomyosarkomen [V786]

Tab. 18.25 Lokalisation, Symptome und Differenzialdiagnosen von Rhabdomyosarkomen

Lokalisation	Symptome	Differenzialdiagnosen
Kopf, Orbita	Kopfschmerzen, Sehstörungen, Strabismus, Exophthalmus, schmerzlose Raumforderung	Epidermoidzyste, Hämangiom, AML (Chlorom), metastatisches Neuroblastom
Nasopharynx und Mittelohr	Chronische Otitis media mit Entleerung eitrig-blutigen Sekrets, Nasenbluten, Schmerzen	Mastoiditis
Oropharynx	Dysphagie	Lymphom, Neuroblastom, Teratom
Hals	Schwellung mit oder ohne Schmerzen, Bewegungseinschränkung der oberen Extremität(en)	
Hepatobiliäres System	Ikterus	Hepatoblastom
Becken, Harnblase, Prostata, Uterus, Vagina	Harntransportstörung mit HWI, Hämaturie, Entleerung von Blut, aus der Vagina ragender Tumor	Neuroblastom, Nephroblastom, Teratom
Skrotum, Samenstrang	Schmerzlose paratestikuläre Raumforderung	Teratom
Stamm, Extremitäten	Schmerzlose Raumforderung	Weichteiltumoren, Neurinome

S1-Leitlinie Weichteilsarkome. Stand: 8.3.2017 (in Überarbeitung); https://register.awmf.org/de/leitlinien/detail/025-007

Ewing-Sarkom

Definition Ewing-Tumoren sind eine molekular einheitliche, klinisch jedoch heterogene Gruppe maligner Tumoren. Das **klassische Ewing-Sarkom** ist gekennzeichnet durch das Fehlen, der **primitive neuroektodermale Tumor (PNET)** durch das Vorhandensein neuronaler Moleküle. Eine Sonderform stellt der an der Thoraxwand vorkommende Askin-Tumor dar. Die meisten Ewing-Sarkome wachsen im Knochen, es gibt aber auch extraossäre Formen.

Ätiologie und Pathogenese Zwar ist die Ätiologie der Ewing-Tumoren nicht völlig geklärt, doch scheinen Translokationsereignisse des Chromosoms 22 entscheidend beteiligt zu sein. Das dort gelegene Ewing-Sarkom-Gen *(EWS)* ist bei 90 % der Patienten mit dem auf dem Chromosom 11 gelegenen sog. *FLI1*-Gen fusioniert. Bei weiteren 5 % der Patienten liegt eine Fusion von *EWS* mit dem *ERG*-Gen vor. Die aus den Translokationen resultierenden Fusionsproteine EWS-FLI1 bzw. EWS-ERG besitzen transformierende Eigenschaften und sind selektiv in Ewing-Tumoren vorhanden.

Obwohl von James Ewing initial als maligner Endothelzelltumor beschrieben, sprechen neuere Erkenntnisse für einen Ursprung des Tumors aus unreifen Zellen der Neuralleiste. Etwa ein Viertel der Patienten weist bei Diagnosestellung bereits Metastasen auf, deren Sitz durch die Primärlokalisation des Tumors und die spezifische Biologie erklärt wird (➤ Tab. 18.26). Insbesondere fortgeschrittene metastasierte Tumoren können durch Zytokinausschüttung Fieber verursachen.

Symptome Im Vordergrund stehen Schmerzen. Sie können in Ruhe bestehen und bei Belastung zunehmen. Begleitend kann Fieber auftreten. Weitere Symptome sind abhängig vom Sitz des Primärtumors bzw. seiner Metastasen.

Diagnose und Differenzialdiagnose Sind die in ➤ Tab. 18.26 aufgeführten Charakteristika erfüllt, so ist die Diagnose eines Ewing-Tumors wahrscheinlich. Die zur Sicherung der Diagnose notwendige offene Biopsie sollte immer aus der Weichteilkomponente des Tumors entnommen werden. Die pathologisch-anatomische Diagnostik wird ergänzt durch spezifische Immunhistochemie zum Nachweis bzw. Ausschluss neuronaler Strukturen in PNET bzw. im klassischen Ewing-Sarkom und den pathognomonischen molekularen Nachweis der EWS-Rearrangements.

Differenzialdiagnostisch kommt am ehesten das Osteosarkom infrage (➤ Tab. 18.26). Da der Tumor eine lokale Schwellung (➤ Abb. 18.22) und erhöhte Temperaturen verursachen kann, muss eine Osteomyelitis ausgeschlossen werden. Bei den zur Diagnostik gehörenden bildgebenden Verfahren steht die MRT an erster Stelle, da sie sowohl Knochenmark als auch Weichteilkomponenten gut erfasst (➤ Abb. 18.23).

Therapie Empirische Beobachtungen zeigen, dass – auch wenn bildgebend unauffällig – der Großteil der Tumoren bereits primär metastasiert ist. Deshalb erfolgt die Therapie grundsätzlich systemisch in Form der Chemotherapie. Besonders wirksam ist die Kombination von Vincristin mit Actinomycin D, Cyclophosphamid und Doxorubicin. Wegen der Gefahr eines Lokalrezidivs muss auch der Primärtumor ausreichend behandelt werden, und zwar mittels späterer Operation und Radiotherapie. Die Dosis der Radiotherapie richtet sich nach dem histologischen Ansprechen des Tumors auf die Chemotherapie und beträgt zwischen 45 und 55 Gy.

Prognose Die gegenwärtig empfohlene Therapie besteht in einer Kombination aus Radiotherapie und chirurgischer Tumorexstirpation.

Tab. 18.26 Differenzialdiagnostische Kriterien zur Unterscheidung von Ewing-Tumoren und Osteosarkomen

Eigenschaft	Ewing-Tumoren	Osteosarkome
Altersmaximum	10–18 Jahre	15–20 Jahre
Zytogenetik	t11;22, t 21;22	–
Molekulargenetik	Fusion der Gene *EWS/FLI1, EWS/ERG*	Verlust der Heterozygotie von RB1
Bevorzugte Lokalisation	Diaphysen	Metaphysen
Am häufigsten betroffene primäre Knochenregionen	Becken (26 %) Femur (20 %) Tibia (10 %) Rippen (10 %)	Femur (50 %) Tibia (27 %) Humerus (10 %) Becken (5 %)
Röntgenologische Charakteristika	Zwiebelschalenphänomen	Spiculae Codman-Dreieck
Bevorzugte Metastasierungsregionen	Lunge (38 %) Knochen (31 %) Knochenmark (11 %)	Lunge (70–80 %) Knochen (15 %)
Fieber	oft	selten
Strahlensensitivität	ja	nein

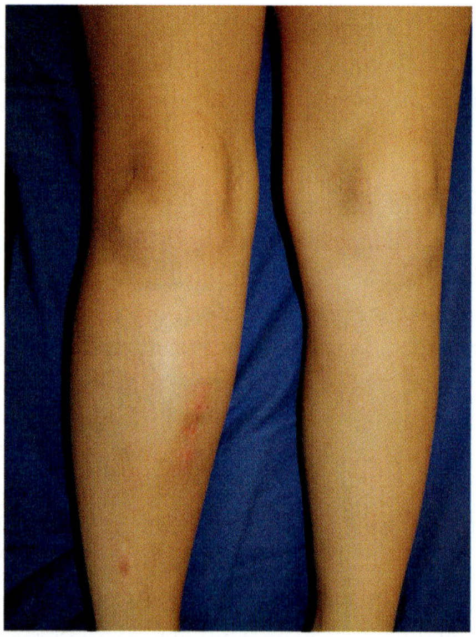

Abb. 18.22 Schwellung des proximalen Unterschenkels eines Patienten mit Ewing-Sarkom nach Probebiopsie [R232]

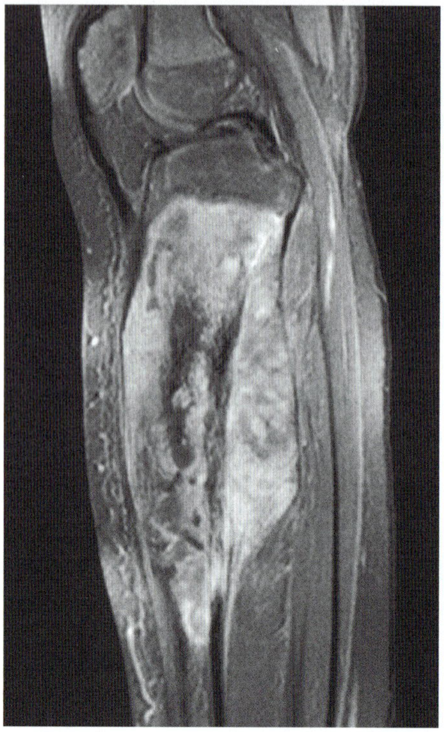

Abb. 18.23 Kernspintomografische Darstellung des in ➤ Abb. 18.22 gezeigten Ewing-Sarkoms [R232]

Vor und nach diesen Lokalmaßnahmen erfolgt die Chemotherapie. Mit dieser Strategie werden Gesamtheilungsraten von 50–65 % erzielt. Prognostisch ungünstig sind: Alter > 15 Jahre, großer Primärtumor, zentraler Sitz, bildgebend nachgewiesene Metastasen und schlechtes Ansprechen auf die Chemotherapie.

S1-Leitlinie Ewing Sarkom des Kindes- und Jugendalters. Stand: 31.12.2021, gültig bis 30.12.2026; https://register.awmf.org/de/leitlinien/detail/025-006

Osteosarkom

Definition Das Osteosarkom ist ein maligner Knochentumor, der unbehandelt zum Tod führt. Im deutschsprachigen Raum erkranken pro Jahr etwa 60 Kinder und Jugendliche.

Ätiologie und Pathogenese Die Ätiologie ist unbekannt. Das Osteosarkom entsteht manchmal als Zweittumor nach erfolgreich behandeltem Retinoblastom, nach Chemotherapie (insb. mit Cyclophosphamid) anderer Tumoren und nach Bestrahlung. Dies lässt den Beitrag genetischer Disposition, von Chemotherapeutika und Radiatio zur Krankheitsentstehung vermuten. Möglicherweise führt die Einwirkung dieser Stimuli auf besonders suszeptible, unreife und sich teilende Knochenzellen zum Ausbruch der Krankheit. Für diese Annahme spricht die Beobachtung, dass Osteosarkome überwiegend in den am pubertären Wachstumsschub besonders partizipierenden Metaphysen der langen Röhrenknochen entstehen.

Das distale Femur ist mit etwa 50 % der Fälle die mit Abstand häufigste Primärlokalisation ➤ Tab. 18.26). Im Tumorbereich existieren nebeneinander sarkomatöses Gewebe, Osteolysen und Knochenanbau. Diese Eigenschaften erklären röntgenologische Phänomene, insbesondere die aus Knochen bestehenden Spiculae und die als Codman-Dreieck imponierende Periostabhebung. Bei etwa 20 % der Patienten liegen zum Diagnosezeitpunkt bereits Metastasen vor, die sich ganz überwiegend in den Lungen befinden (➤ Tab. 18.26). Metastasierungen in die lokalen Lymphknoten sind selten.

Symptome Führendes Symptom ist in 90 % der Fälle der Knochenschmerz. Oft bestehen lokale Schwellung, Überwärmung, Ödem und/oder motorische Beeinträchtigung (➤ Abb. 18.24). Bei 10 % der Patienten führt die Spontanfraktur zur ärztlichen Vorstellung.

Diagnose und Differenzialdiagnose Die Konstellation der klinischen Symptome ist oft bereits sehr eindeutig. Das Röntgenbild ist charakteristisch und zeigt oft Spiculae oder Codman-Dreiecke. Knochenan- und -abbau sowie Weichteilinfiltration und -ödem sind klinisch und bildgebend nachweisbar. Die MRT ist die Bildgebung der Wahl (➤ Abb. 18.25). Sie wird zur Einschatzung der Prognose benötigt, insbesondere jedoch zur Therapieplanung. Systemische Metastasen werden am besten mit der Ganzkörperszintigrafie erfasst. Die Labordiagnostik ist von untergeordneter Bedeutung. Allenfalls alkalische Phosphatase und LDH können erhöht sein und dann als unspezifische Parameter des Krankheitsverlaufs dienen. Differenzialdiagnostisch ist am ehesten das klassische Ewing-Sarkom zu berücksichtigen (➤ Tab. 18.26).

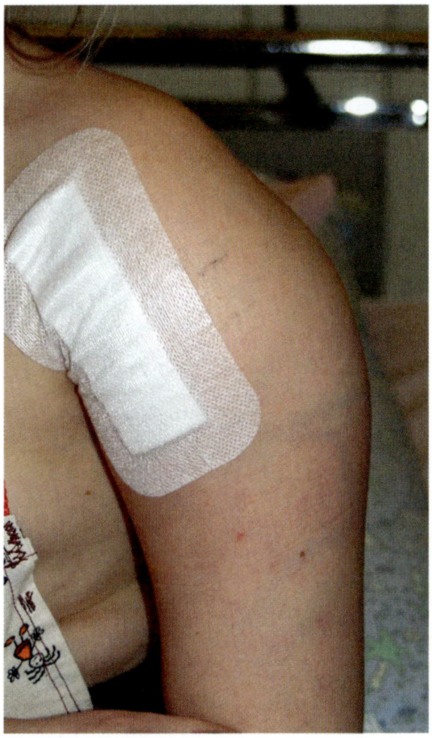

Abb. 18.24 Schwellung des linken Oberarms als Ausdruck eines Osteosarkoms bei einem 12-jährigen Mädchen [R232]

Therapie Wie bei den Ewing-Tumoren liegen auch bei den meisten Patienten mit Osteosarkom zu Beginn bereits okkulte Metastasen vor. Deshalb ist die systemische Kombinationschemotherapie auch beim Osteosarkom von zentraler Bedeutung. Als wirksam haben sich insbesondere Doxorubicin, Cisplatin, Ifosfamid und hoch dosiertes MTX erwiesen. Durch die präoperative Chemotherapie können große Tumoren verkleinert und so in einen operablen Zustand gebracht werden. Die chirurgische Therapie ist sorgfältig zu planen. Ziel ist die extremitätenerhaltende und zugleich ausreichend radikale Operation zur Vermeidung lokaler Tumorrezidive. Bei der Rekonstruktion von Knochendefekten werden verschiedene Vorgehensweisen eingesetzt, darunter die Implantation von Endoprothesen, Fremdknochen und die Versteifungsoperation. Bei kniegelenknahem Befall und Tumorfreiheit relevanter Gefäß-Nerven-Bündel kommt die sog. Umkehrplastik als partiell extremitätenerhaltender Eingriff in Betracht. Dabei wird das Kniegelenk entfernt und an dessen Stelle das um 180° gedrehte Sprunggelenk implantiert. Obwohl kosmetisch wenig befriedigend, garantiert die Umkehrplastik sehr gute funktionelle Ergebnisse. Nach der Operation wird weitere Chemotherapie eingesetzt. Die Radiotherapie ist wenig wirksam und daher nicht Bestandteil der konventionellen Therapie.

Prognose Der Einsatz der Chemotherapie hat in den letzten Jahrzehnten zu einer dramatischen Zunahme der Überlebensraten bis auf derzeit etwa 70 % geführt. Bei etwa 25–30 % der Patienten treten jedoch im Verlauf Metastasen auf, die sich ganz überwiegend in

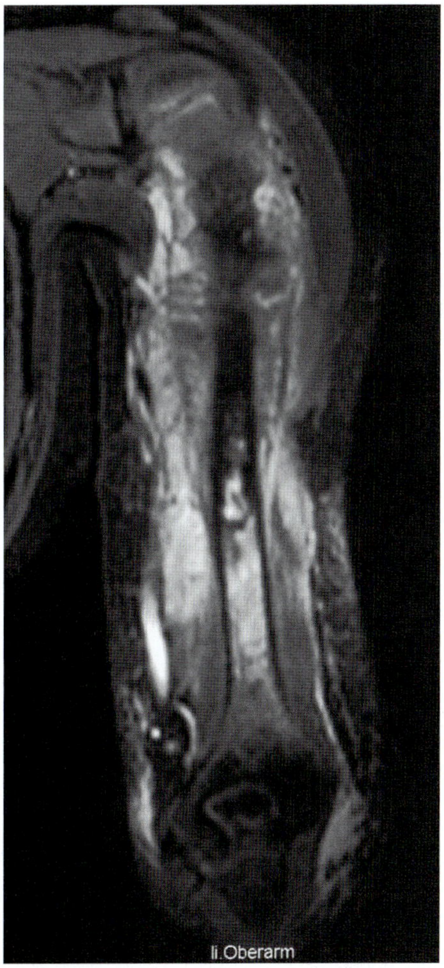

Abb. 18.25 MRT-Aufnahme des in ➤ Abb. 18.24 gezeigten Osteosarkoms im linken Humerus mit Weichteilkomponente [R232]

den Lungen manifestieren. Trotz regelmäßiger posttherapeutischer Röntgenkontrollen der Lungen werden damit nicht alle Metastasen erfasst. Bei der chirurgischen Metastasektomie werden nämlich meist mehr Tumoren gefunden, als bildgebend nachweisbar waren. Nach vollständiger chirurgischer Entfernung und anschließender Chemotherapie besteht die Hoffnung auf bleibende Heilung.

MERKE

Chemotherapie und besondere chirurgische Erfahrung garantieren in essenzieller Weise den Heilungserfolg beim Osteosarkom.

S1-Leitlinie Osteosarkome. Stand: 30.6.2021, gültig bis 29.6.2026; https://register.awmf.org/de/leitlinien/detail/025-005

LITERATUR

Arber DA, Orazi A, Hasserjian R, Thiele J, Borowitz MJ, Le Beau MM, Bloomfield CD, Cazzola M, Vardiman JW. The 2016 revision to the World Health Organization classification of myeloid neoplasms and acute leukemia. Blood 2016; 127(20): 2391–2405.

Arber DA, Orazi A, Hasserjian RP, Borowitz MJ, Calvo KR, Kvasnicka HM, et al. International consensus classification of myeloid neoplasms and acute leukemias: Integrating morphologic, clinical, and genomic data. Blood 2022; 140(11): 1200–1228.

Niemeyer C, Eggert A (Hrsg.). Pädiatrische Hämatologie und Onkologie. Berlin, Heidelberg: Springer 2018.

Pizzo PA, Poplack DG (eds.). Principles and Practice of Pediatric Oncology. Philadelphia: Wolters Kluwer 2020.

KAPITEL

19 Nephrologie

Franz Schaefer

19.1 Diagnostische Methoden

19.1.1 Urindiagnostik

Uringewinnung

Je nach Indikationsstellung wird Urin als Einzelprobe („Spontanurin“, üblicherweise erster Morgenurin) gewonnen oder über einen bestimmten Zeitraum (meist 12 oder 24 h) gesammelt. Spontanurine werden bei Kindern, die über eine willkürliche Blasenentleerung verfügen, prinzipiell als **Mittelstrahlurin** gewonnen, der für eine zytologisch-bakteriologische und einfache chemische Beurteilung geeignet ist. Bei Säuglingen und Kleinkindern erfolgen Urinsammlungen über sterile Plastikbeutel, die nach Reinigung der Genitalgegend über die Ureteröffnung geklebt werden („Beutelurin“). **Beutelurine** gestatten eine orientierende HWI-Diagnostik, die bei verdächtigem Befund durch eine sterile Blasenpunktion gesichert werden sollte. Eine Alternative zur Blasenpunktion bei Säuglingen stellt der sog. Clean-Catch-Urin dar, d. h. das Auffangen einer Urinportion während der spontanen Miktion.

MERKE

Die Uringewinnung über transurethrale Katheterisierung erfolgt bei Kindern wegen der hohen Infektions- und Verletzungsgefahr sowie aus psychologischen Gründen nur in Ausnahmefällen, z. B. bei Intensivpflegepatienten oder während urologischer Eingriffe.

Streifentests

Zur orientierenden Untersuchung von Urinproben stehen Streifentests zur Verfügung; sie erlauben die semiquantitative Abschätzung der Konzentration von Eiweiß (Albustix), Glukose, Blut, Leukozyten, nitritbildenden Bakterien sowie des Urin-pH und der Osmolalität. Die einfache Durchführung der Streifentests erlaubt ihren Einsatz im häuslichen Monitoring der Krankheitsaktivität bei chronischen und rezidivierend verlaufenden Nephropathien.

Urinmikroskopie

Mikroskopisch können im frischen Nativurin bzw. nach Zentrifugation im Urinsediment korpuskuläre Urinbestandteile wie Erythrozyten und Leukozyten, Uroepithelzellen, Zylinder, Bakterien, Pilze und Salzkristalle nachgewiesen werden.

Neben der quantitativen Bestimmung der Erythrozytenzahl kann die **Erythrozytenmorphologie** z. B. mittels Phasenkontrastmikroskopie genauer erfasst werden. Während dysmorphe Erythrozyten und **Erythrozytenzylinder** im Sediment beweisend für eine glomeruläre Ursache sind (➤ Abb. 19.1), deuten blutisomorphe Erythrozyten auf eine nicht glomerulär bedingte Hämaturieform hin.

Die **Differenzierung der Urin-Leukozyten** ist hilfreich bei tubulointerstitiellen Nephritiden; bei allergisch bedingten Erkrankungen findet sich eine erhöhte Zahl eosinophiler Leukozyten.

Der Nachweis von Plattenepithelzellen und **Epithelzylindern** (granuliert oder glatt, sog. Wachszylinder) deutet auf eine akute tubuläre Schädigung hin.

Bei Exsikkose finden sich gelegentlich **hyaline Zylinder,** bestehend aus Tamm-Horsfall-Protein, das im sauren Milieu ausfällt.

Dem Nachweis von **Kristallen** aus anorganischen oder organischen Salzen kann bei einer Steinerkrankung diagnostische Bedeutung zukommen.

Bakteriologische Diagnostik

Die Verdachtsdiagnose einer Harnwegsinfektion (HWI) wird durch den Nachweis einer signifikanten **Leukozyturie** mittels Teststreifen oder genauer durch Zellkammermikroskopie unzentrifugierten Harns gestellt. Praktisch jede symptomatische HWI geht mit einer Leukozyturie einher, jedoch ist diese für sich allein noch nicht beweisend für eine HWI. Eine unspezifische Leukozyturie findet sich auch aus anderer Ursache bei febrilen Kindern, bei anderweitigen Entzündungsreaktionen im oder benachbart zum Harntrakt oder infolge einer Kontamination durch Vaginalsekret oder Präputialinhalt.

S2k-Leitlinie Harnwegsinfektionen im Kindesalter – Diagnostik, Therapie und Prophylaxe. Stand: 23.8.2021, gültig bis 22.8.2026; https://register.awmf.org/de/leitlinien/detail/166-004

Die Kapazität der meisten pathogenen Erreger, im Urin Nitrat zu Nitrit zu reduzieren, erlaubt den indirekten Sofortnachweis von Bakterien im **Nitrit-Streifentest.** Da die Reaktion eine längere Blasenver-

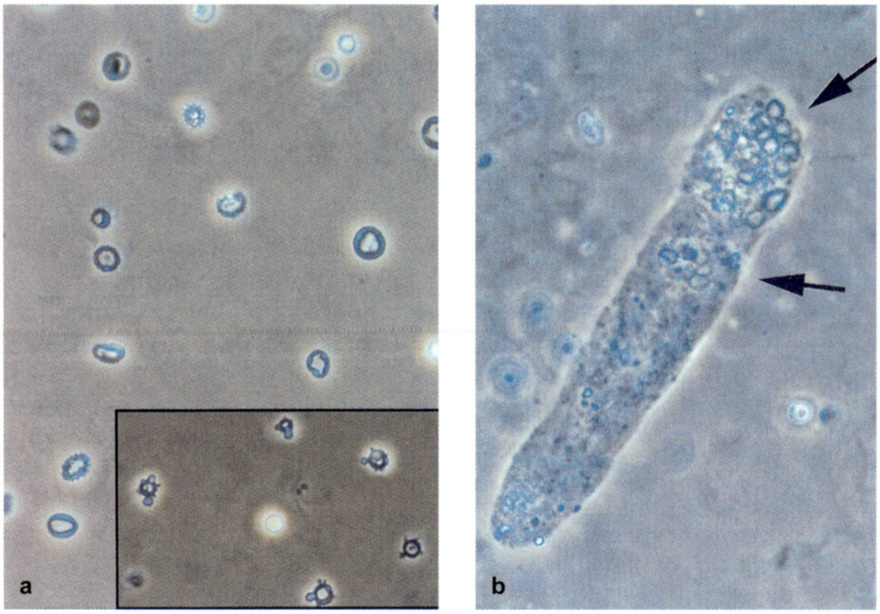

Abb. 19.1 Glomeruläre Erythrozyturie: **a** dysmorphe Erythrozyten (Akanthozyten), **b** Erythrozytenzylinder [R232]

weildauer des Urins voraussetzt, besitzt der Nitrittest bei Säuglingen und Kleinkindern nur eine geringe Sensitivität, hat aber bei positivem Ausfall eine hohe Vorhersagekraft für das Vorliegen einer Bakteriurie. Da sich kontaminierende Erreger in Urinproben rasch vermehren können, sind die Nitritprobe und die Anlage einer Bakterienkultur entweder in einer ganz frischen oder in einer unmittelbar nach Miktion gekühlten Urinprobe durchzuführen.

Die definitive Diagnose eines HWI wird über den **kulturellen Nachweis von Bakterien** im frischen Urin gestellt. Nach 16- bis 24-stündiger Kultivierungszeit bei 37 °C gelten Keimdichten ab 10^5/ml im Mittelstrahl- oder Beutelurin, > 10^3/ml im Katheterurin sowie jegliches Keimwachstum im Punktionsurin als signifikant. Mischkulturen mit mehreren Bakterienstämmen zeigen eine Kontamination an; in > 99 % aller echten HWIs wird nur ein einziger Erreger beobachtet.

MERKE
Nur der gleichzeitige Nachweis einer signifikanten Leukozyturie und Bakteriurie im adäquat gewonnenen Urin erlaubt die Diagnose eines Harnwegsinfekts.

19.1.2 Nierenfunktionsuntersuchungen

Blutuntersuchungen

Zur blutchemischen Standarduntersuchung bei Nieren- und Harnwegserkrankungen gehören die Bestimmung von Serum-Kreatinin und Serum-Harnstoff zur Orientierung über die globale Nierenfunktion, der Serum-Elektrolyte zur Beurteilung der tubulären Ausscheidungsfunktion, eine Blutgasanalyse zur Erfassung einer insuffizienten renalen Säureausscheidung sowie der Eiweißkonzentration im Serum zur Erfassung möglicher renaler Eiweißverluste.

Für die Differenzialdiagnostik und zur Verlaufskontrolle von Glomerulopathien ist die Analyse von Komplementfaktoren (C3, C4, CH50, C3-Nephritisfaktor), Immunglobulinen und spezifischen Antikörpern (antinukleäre Faktoren, DNA-AK, ANCA, Anti-GBM-AK) essenziell.

Proteinurie

Die Proteinurie stellt einen wichtigen Marker für akute und chronische Nephropathien dar. Die Eiweißausscheidung kann semiquantitativ mittels Teststreifen (Albustix) oder quantitativ im 12- oder 24-h-Sammelurin bzw. in Einzelproben bezogen auf die Kreatininkonzentration bestimmt werden. Mit Ausnahme einer etwas höheren physiologischen Albuminexkretion bei Neugeborenen und in der Pubertät schwankt die physiologische Proteinausscheidung im Verlauf der Kindheit nur wenig und liegt beim Gesunden unter 4 mg/m²/h (100 mg/m²/Tag). Bei einer Eiweißausscheidung von über 100, aber unter 1.000 mg/m²/Tag spricht man von einer kleinen Proteinurie, ab 1 g/m² pro Tag von großer oder nephrotischer Proteinurie. Der Protein-Kreatinin-Quotient im Spontanurin korreliert gut mit der kumulativen Ausscheidung und kann die Urinsammlung bei Kindern ohne Miktionskontrolle ersetzen.

Glomeruläre Filtrationsrate

Die glomeruläre Filtrationsrate (GFR) gibt Aufschluss über die globale Nierenfunktion. Die GFR entspricht der Clearance von Molekülen, die vollständig glomerulär filtriert und tubulär weder sezerniert noch rückresorbiert werden. Diese Bedingungen erfüllen z. B. Inulin (Goldstandard), EDTA, Iothalamat und Iohexol, deren Clearancebestimmung jedoch technisch aufwendig ist. In der klinischen Praxis wird die GFR daher meist über die endogene Kreatinin-Clearance ermittelt, die sich aus dem Quotienten der im Urin ausgeschiedenen Kreatininmenge und der Kreatininkonzentration im Blut ergibt. Die GFR wird im Kindesalter auf die durchschnittliche Körperoberfläche (KOF) des Erwachsenen (1,73 m²) normiert. Somit gilt:

$$\text{Endogene Kreatinin-Clearance (in ml/min/1,73 m}^2\text{)} = \frac{(\text{Urinvolumen [ml]} \times \text{Urin-Kreatinin} \times 1{,}73)}{(\text{Serum-Kreatinin} \times \text{Sammelzeit (min)} \times \text{KOF [m}^2\text{]})}$$

Die Bestimmung der **Kreatinin-Clearance** mittels 24-h-Sammelurin ist bei Kindern mit Miktionskontrolle praktikabel und bei adäquater Sammlung und Dokumentation der Sammelzeit zumindest bei normaler oder leicht eingeschränkter Nierenfunktion hinreichend genau. Bei fortgeschrittener Niereninsuffizienz wird Kreatinin jedoch zunehmend tubulär sezerniert, was zu einer Überschätzung der GFR durch die Kreatinin-Clearance führt.

Die **GFR** liegt **beim Neugeborenen** durchschnittlich bei 25–30 ml/min/1,73 m² und steigt in den ersten Lebensmonaten durch Ausreifung der Glomerulusfunktion rasch an. Mit dem 2. Lebensjahr ist die normierte GFR des Erwachsenenalters (90–140 ml/min/1,73 m²) erreicht (➤ Abb. 19.2).

Die GFR-Bestimmung ist vor allem bei mäßiger Einschränkung der Nierenfunktion hilfreich, da die Kreatininkonzentration im Serum erst bei einer GFR-Einschränkung um > 50 % messbar ansteigt. Darüber hinaus ist der Absolutwert des Serum-Kreatinins bei Kindern altersabhängig. Kreatinin ist ein Abbauprodukt des Muskelstoffwechsels; seine Steady-State-Konzentration reflektiert somit nicht nur die GFR, sondern auch die Muskelmasse. Daher steigt bei gleichbleibender GFR das Serum-Kreatinin im Kindesalter im Zuge des wachstumsbedingten Zuwachses an Muskelmasse von 0,3–0,4 mg/dl am Ende des 1. Lebensjahres auf Durchschnittswerte von 1,0–1,3 mg/dl im Erwachsenenalter an.

Für eine orientierende Bestimmung der GFR aus dem Serum-Kreatinin steht auch die sog. **Schwartz-Formel** zur Verfügung:

$$\text{GFR (ml/min/1,73 m}^2\text{)} = \frac{0{,}413 \times \text{Körperlänge (in cm)}}{\text{Serum-Kreatinin } (\mathit{in\ mg/dl})}$$

Fraktionelle Elektrolytausscheidung

Bei Elektrolytstörungen ist häufig eine Abschätzung der tubulären Elektrolytausscheidungsfunktion erforderlich. Diese lässt sich durch die Bestimmung der fraktionellen Elektrolytausscheidung im

19

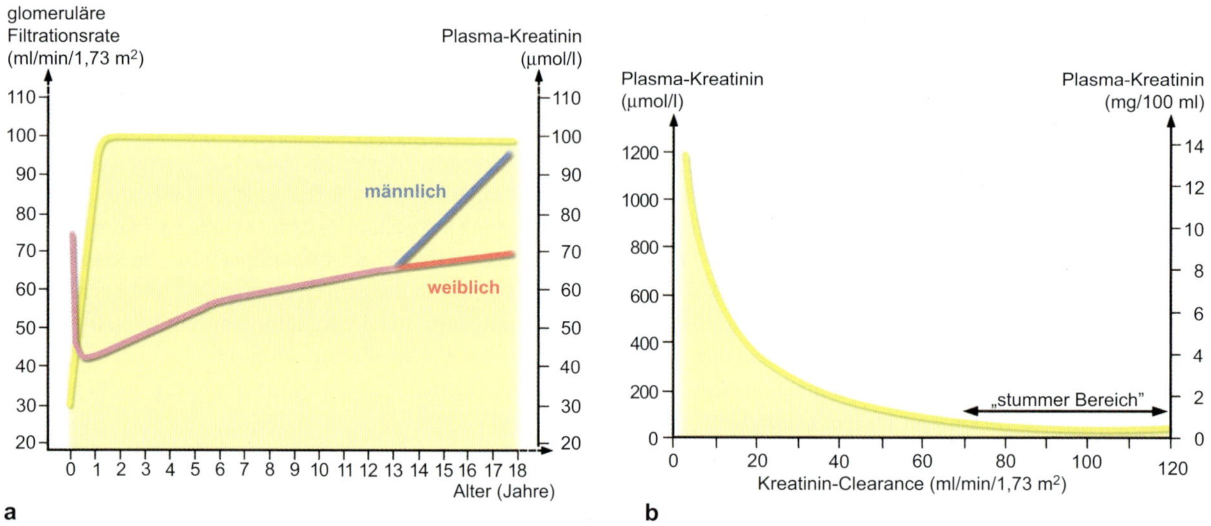

Abb. 19.2 Glomeruläre Filtrationsrate und Plasma-Kreatinin: **a** Entwicklung der glomerulären Filtrationsrate (GFR) im Kindesalter. Zu Beginn des 2. Lebensjahres sind die Nephrone voll entwickelt. Die GFR verändert sich bezogen auf die Körperoberfläche nicht mehr. Das Plasma-Kreatinin fällt in den ersten Lebensmonaten entsprechend der Nierenreifung ab und steigt in der weiteren Kindheit durch Zunahme der relativen Muskelmasse und Veränderungen des Kreatininverteilungsraums allmählich an. In der Pubertät entwickelt sich durch die stärkere Zunahme der Muskelmasse bei Jungen ein Geschlechtsunterschied. **b** Nichtlineare Beziehung zwischen Plasma-Kreatinin und GFR. Erst unter einer GFR von 60–70 ml/min/1,73 m² beginnt das Serumkreatinin signifikant anzusteigen. [L238]

Spontanurin nach folgender Formel abschätzen (z. B. **fraktionelle Natriumausscheidung [FENa]**):

$$\text{FENa (\%)} = \frac{\text{Urin-Natrium} \times \text{Serum-Kreatinin}}{\text{Serum-Natrium} \times \text{Urin-Kreatinin}} \times 100$$

Die fraktionelle Exkretion von Natrium liegt physiologischerweise unter 1 %. Bei einer FENa > 2 % muss von einer gestörten Tubulusfunktion ausgegangen werden.

Bei Störungen des Phosphattransports wird die Messung der **fraktionellen tubulären Rückresorption (T/GFR)** vorgezogen, da die fraktionelle Ausscheidung von Phosphat stark von der aktuellen Zufuhr abhängt. TPi/GFR lässt sich ebenfalls aus dem Spontanurin bestimmen nach der Formel:

$$\text{TPi/GFR} = \text{Serum-Phosphat} - \left(\frac{\text{Urin-Phosphat} \times \text{Serum-Kreatinin}}{\text{Urin-Kreatinin}} \right)$$

Der untere Normwert von 0,9 wird bei Erkrankungen mit Phosphatverlust (z. B. hypophosphatämische Rachitis, Fanconi-Syndrom) meist stark unterschritten.

19.1.3 Bildgebende Verfahren

Sonografie

Die Sonografie der Nieren und ableitenden Harnwege steht am Beginn jeder bildgebenden Diagnostik in der pädiatrischen Nephrologie und Urologie. Daneben ist die Nativsonografie ein wichtiges Hilfsmittel zur Verlaufskontrolle von chronischen Erkrankungen der Niere und Harnwege.

Indikationen zur sonografischen Diagnostik der Nieren und Harnwege:

- V. a. Fehlbildung der Nieren und/oder Harnwege
- Abdominale Raumforderungen
- Steinleiden
- Hämaturie
- Harnwegsinfektion
- Enuresis
- Blasenentleerungsstörung
- Nephrotisches/nephritisches Syndrom
- Hereditär auftretende Nierenerkrankungen
- Akute und chronische Niereninsuffizienz
- Stoffwechselerkrankungen
- Unklare Bauchschmerzen
- Unklare Wachstumsstörungen

Beurteilt werden die Lage, Größe und Form der Nieren, die Echogenität von Nierenrinde und Mark, die Parenchymdicke, die Weite und Form des Nierenbeckens und Proximalureters, die Weite des distalen Ureters sowie Konfiguration, Volumen und Wandstärke der Harnblase. Nierenzysten lassen sich als umschriebene echofreie Areale, Konkremente im Bereich der ableitenden Harnwege als hyperechogene Strukturen mit charakteristischem „Schallschatten" nachweisen.

Neben der morphologischen Diagnostik spielen spezielle sonografische Untersuchungen eine wichtige Rolle in der funktionellen Diagnostik von Harntransportstörungen. Hierzu gehören die **Restharnbestimmung** nach Blasenentleerung, die **Diuresesonografie** mit wiederholten Messungen der Nierenbecken- und Kelchhalsweite nach Applikation eines Diuretikums und **Miktionsurosonografie,** bei der die terminalen Ureteren und das Nierenbecken vor, während und nach der Miktion in Gegenwart eines in die Blase eingebrachten echodichten Kontrastmittels beurteilt werden. Die pathologische

Aufweitung des Nierenbeckens im Diuresesonogramm zeigt eine obstruktive, das Aufsteigen von Kontrastmittel während der Miktion in retrovesikalen Ureter und Nierenbecken eine refluxive Harntransportstörung an.

Die **Doppler-Sonografie** erlaubt die Messung von Geschwindigkeit und Richtung des Blutstroms in renalen Blutgefäßen. Die verschiedenen Modifikationen der Doppler-Technologie erlauben die globale Beurteilung der renalen Perfusion, den Nachweis von Stenosen oder Thrombosen der renalen Gefäße sowie die standardisierte Beschreibung der Flusskurven intrarenaler Arterien (Resistenzindex).

MERKE
Die Miktionsurosonografie ist eine strahlenfreie Alternative zur konventionellen Refluxdiagnostik.

Schnittbildgebende Verfahren

Die **Magnetresonanztomografie** (MRT) erlaubt eine hochaufgelöste Gesamtdarstellung der Nieren und der ableitenden Harnwege. Insbesondere bei stark vergrößerten Nieren ist das MRT in der Bestimmung des Nieren-Gesamtvolumens überlegen. Auch lassen sich Zahl und Größe von Nierenzysten mit höherer Präzision bestimmen.

Die MR-Urografie verbindet eine selektive statische Abbildung der Flüssigkeit in den Harnwegen (mittels T2-Wichtung) mit einer dynamischen (T1-gewichteten) Bildsequenz nach i. v. Kontrastmittelapplikation. Hieraus entsteht sowohl ein hochaufgelöstes dreidimensionales Bild der ableitenden Harnwege als auch eine Visualisierung der Kontrastmittelanflutung in der Niere, des intraparenchymalen Transports und der Urinausscheidung über die ableitenden Harnwege. Durch Analyse der Zeitsignalintensitätskurven lässt sich die Nierenfunktion recht genau bestimmen. Ein für die klinische Praxis oft relevanter Nachteil dieser nichtinvasiven Technologie ist die lange Untersuchungsdauer bei erforderlicher Immobilisierung des Patienten, die bei Säuglingen und Kleinkindern eine Sedierung nötig macht.

Die hochauflösende **Computertomografie** (CT) ist das Verfahren der Wahl zum Nachweis von Konkrementen im mittleren Ureterdrittel, die sonografisch häufig nicht dargestellt werden können.

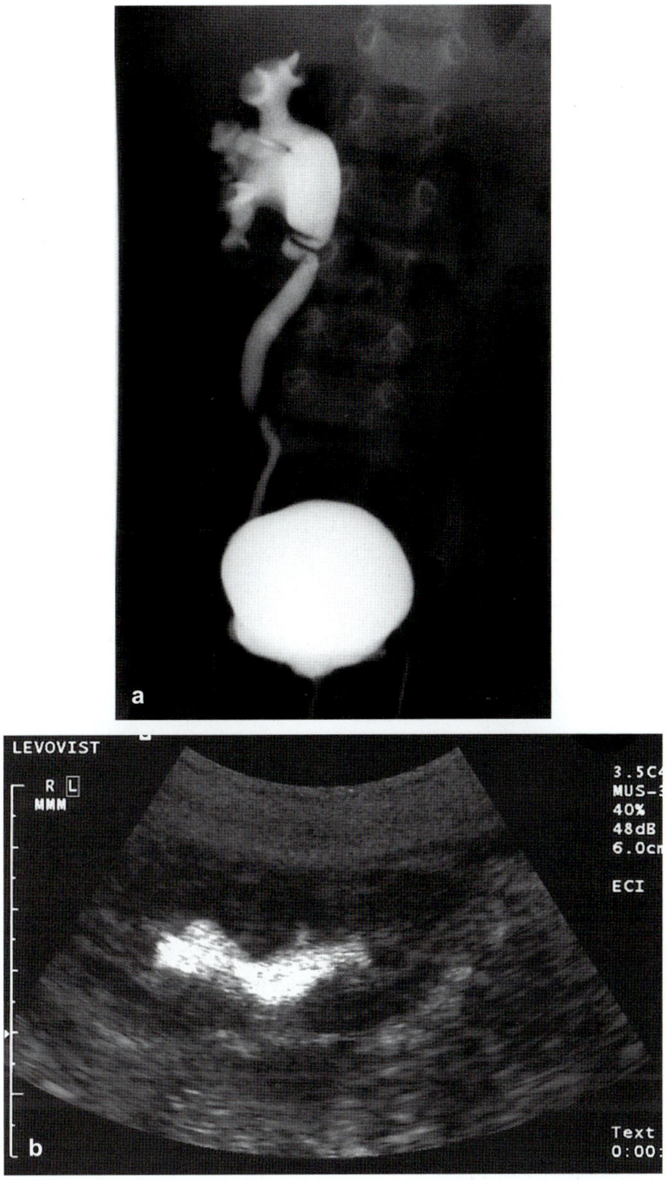

Abb. 19.3 Vesikoureteraler Reflux Grad III rechts: **a** Miktionszysturethrografie, **b** sonografischer Nachweis von echodichtem Kontrastmittel im Nierenbecken [R232]

Miktionszysturethrografie

Die Miktionszysturethrografie (MCU) stellt die wichtigste radiologische Methode im pädiatrisch-urologischen Bereich dar. Dabei wird ein Röntgenkontrastmittel mittels Katheter oder Punktion in die Blase instilliert und der Urinfluss unter Miktion beobachtet. Die Methode gestattet die Beurteilung der Blaseninnenkontur, der Urethra sowie eines vesikoureteralen Refluxes (➤ Abb. 19.3).

Nuklearmedizinische Diagnostik

Bei szintigrafischen Verfahren werden die renoparenchymatöse Anreicherung von radionuklidgekoppelten Testsubstanzen und/oder deren Ausscheidung über die ableitenden Harnwege mittels Gammakamera verfolgt. ^{99m}Technetium-gekoppeltes **Dimercaptosuccinat (DMSA),** das sich in den Tubulusepithelien anreichert, erlaubt den hochsensitiven Nachweis von Perfusions- und Funktionsausfällen im Nierenparenchym. Die **DMSA-Szintigrafie** wurde früher häufig zur Diagnostik von postpyelonephritischen „Parenchymnarben" eingesetzt. Wegen der mangelnden Spezifität (differenzialdiagnostische Abgrenzung von Zysten, dysplastischen Bezirken o. Ä.), aber auch wegen des zweifelhaften prognostischen Wertes pyelonephritischer Perfusionsausfälle wird diese relativ strahlenbelastende Untersuchung heute nur noch selten durchgeführt.

Einen hohen Stellenwert in der kinderurologischen Diagnostik hat hingegen die **^{99m}Tc-MAG3-Szintigrafie** (➤ Abb. 19.4a, b). Dieses zu 98 % tubulär sezernierte Radiopharmakon erlaubt die simultane Beurteilung der renalen Perfusion, des Transports durch das Nie-

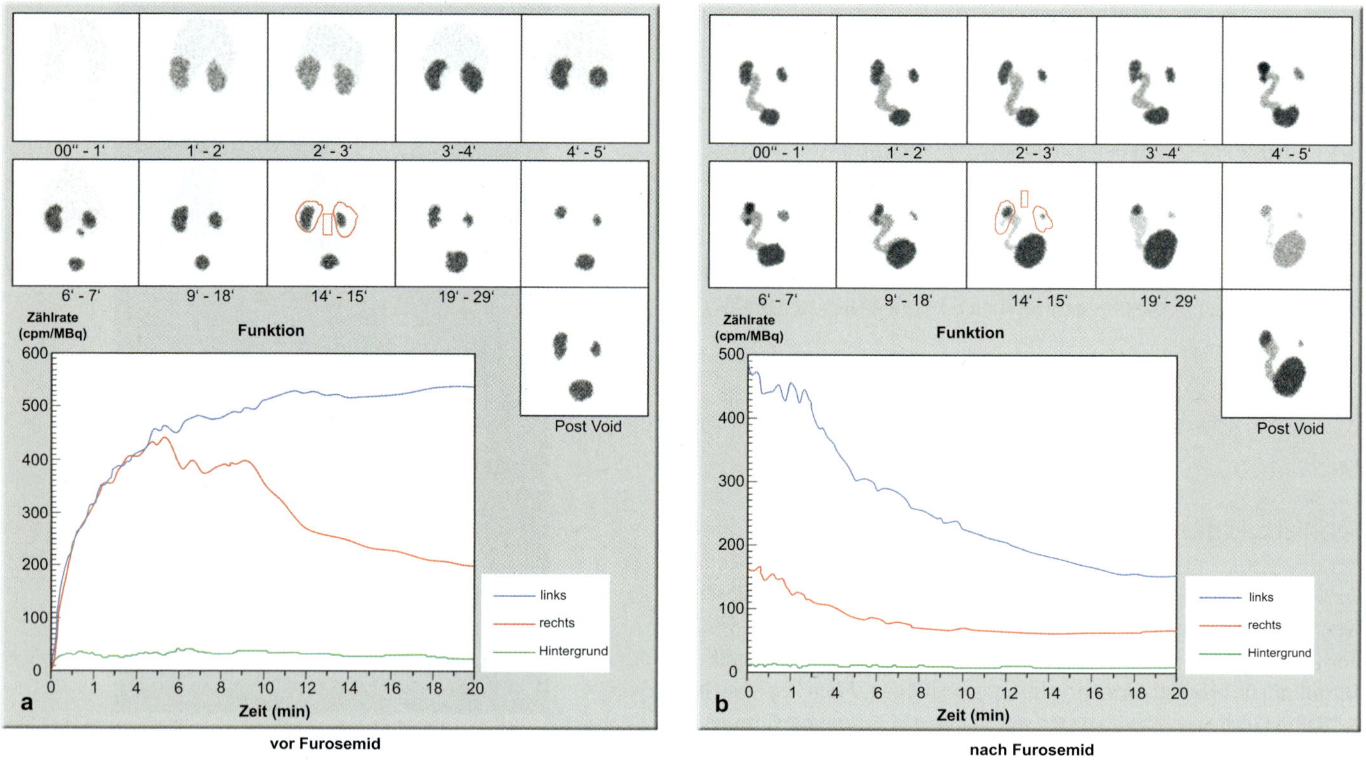

Abb. 19.4 MAG3-Diureseszintigrafie einer urodynamisch nicht relevanten subpelvinen Stenose links: **a** vor Furosemid-Gabe, **b** nach Furosemid. Links: Retention des Radionuklids im linken Nierenbecken, rechtsseitig zügiger Abfluss. Rechts: prompte Elimination des Radionuklids aus dem linken Nierenbecken nach Stimulation der Diurese mittels Furosemid [R232]

renparenchym und des Abflusses über die ableitenden Harnwege. Durch Fokussierung auf einzelne „Regions of Interest" (ROI) gelingt eine Quantifizierung der Funktion ausgewählter Nierenparenchymanteile. Die Analyse des Signalintensitätszeitverlaufs nach Gabe des Diuretikums Furosemid (Diureseszintigrafie) gestattet Aussagen zur urodynamischen Relevanz von Harnabflussstörungen bei sonografisch dilatierten Nierenbeckenkelchsystemen.

Intravenöse Urografie

Dieses mit einer relativ hohen Strahlenexposition behaftete Verfahren gilt in der pädiatrischen Nephrologie und Urologie als obsolet, da praktisch alle mit der Methode erhaltenen Informationen mittels Sonografie, Szintigrafie, MRT und CT in besserer Qualität und weniger invasiv gewonnen werden können.

19.1.4 Nierenbiopsie

Die Nierenbiopsie kann bei bestimmten Fragestellungen wertvolle Informationen zur diagnostischen Einordnung, Prognose und Therapie renaler Erkrankungen liefern. Nierenbiopsien werden i. d. R. perkutan unter sonografischer Kontrolle mithilfe eines halbautomatischen Biopsiegeräts durchgeführt. Die Untersuchung erfolgt bei Klein- und Schulkindern in Vollnarkose, bei Adoleszenten und Transplantatbiopsien meist in Analgosedierung.

Indikationen im Kindesalter

- Prolongiertes, nicht postinfektiöses nephritisches Syndrom
- Rasch progrediente Glomerulonephritis (RPGN)
- Glomerulonephritis (GN) bei V. a. Systemerkrankungen
- Persistierende Makrohämaturie (> 3–4 Wochen)
- Nephropathie bei Systemerkrankungen (Lupus erythematodes, Wegener-Granulomatose, schwer verlaufende Purpura Schönlein-Henoch)
- Akute Niereninsuffizienz unklarer Genese nach Ausschluss prä- und postrenaler Ursachen
- Chronische Niereninsuffizienz ungeklärter Genese
- Transplantatnieren bei akuter oder schleichender Abnahme der GFR
- Steroidresistente Transplantatabstoßungsreaktionen

Bei folgenden Krankheitsbildern besteht eine relative Indikation zur Nierenbiopsie (in Abhängigkeit von den genetischen Untersuchungsbefunden):

- Kongenitales oder im 1. Lebensjahr auftretendes nephrotisches Syndrom
- Steroidresistentes nephrotisches Syndrom
- Persistierende isolierte große Proteinurie

Die Biopsate werden für Standardfärbungen, immunhistologische und ggf. elektronenmikroskopische Untersuchungen aufgearbeitet.

Komplikationen An Komplikationen treten subkapsuläre oder perirenale Hämatome (sonografisch bei 40 %), eine i. d. R. kurz dauernde Makrohämaturie (5–10 %) sowie arteriovenöse Fisteln am

Punktionsort (meist spontan regredient) auf. Operative Revisionen wegen größerer Blutungskomplikationen sind nur selten erforderlich (ca. 0,5 %).

Kontraindikationen Eine verstärkte Blutungsneigung und unkontrollierte Hypertonie stellen absolute, Solitärnieren, Anomalien der Nierenform und -lage, Tumor oder Abszessverdacht, starke Adipositas sowie das frühe Säuglingsalter relative Kontraindikationen für die perkutane Nierenbiopsie dar. In diesen Fällen erfolgt die Gewinnung von Nierengewebe durch offene chirurgische Biopsie.

19.1.5 Urethrozystoskopie

Die Indikation zur endoskopischen Untersuchung von Blase und Urethra besteht bei unklaren radiologischen Befunden, vor geplanten Korrekturen im Bereich des unteren Harntrakts und im Rahmen endoskopischer Operationen. Die Verfügbarkeit kleinkalibriger starrer und flexibler Endoskope erlaubt die Urethrozystoskopie bereits bei Neugeborenen und kleinen Säuglingen. Allerdings wird die Indikation zur Urethrozystoskopie aufgrund des Risikos für postinterventionelle Urethrastrikturen sehr streng gestellt.

MERKE
Urethrozystoskopien werden zurückhaltend eingesetzt, da sie ein gewisses Risiko für postinterventionelle Strikturen beinhalten.

19.1.6 Urologische Funktionsdiagnostik

Zahlreiche urologische Fragestellungen erfordern urodynamische Untersuchungen des unteren Harntrakts. Die Aufzeichnung der miktionellen Urinflusskurve (**Uroflowmetrie**), ergänzt durch sonografische **Restharnmessung** und Bestimmung der **Blasenwanddicke,** gestattet ein nichtinvasives Screening auf Blasenfunktionsstörungen, lässt aber keine Rückschlüsse auf die Genese der Blasenentleerungsstörung zu. Zur genauen diagnostischen Einordnung ist eine vollständige **urodynamische Untersuchung** mit Zystomanometrie über einen transurethral oder suprapubisch applizierten Katheter, intraabdominaler Druckmessung über eine rektale Drucksonde, Beckenboden-EMG mittels Klebeelektroden und Uroflowmetrie erforderlich.

19.2 Nieren- und Harnwegsfehlbildungen

19.2.1 Pathophysiologie der Nieren- und Harnwegsentwicklung

Um die 11. SSW sprossen epitheliale Zellen des embryonalen Wolff-Ganges auf der Höhe eines benachbarten mesenchymalen Zellhaufens, dem sog. metanephrischen Blastem (➤ Abb. 19.5a), aus und wachsen tubulär auf diesen zu (Ureterknospe). In einem wechselseitig induktiven Prozess proliferieren und differenzieren die Blastenzellen zu tubulären und glomerulären Strukturen, die Ureterknospe zu Ureter, Nierenkelchen und Sammelrohren (➤ Abb. 19.5b). Störungen dieses von zahlreichen sequenziell aktivierten Entwicklungsgenen regulierten Prozesses können zu vielgestaltigen **Fehlbildungen der Nieren und der ableitenden Harnwege** führen. Diese reichen von der vollständigen Nierenagenesie über Doppelungsfehlbildungen, ein- oder beidseitig ausgeprägte hypo- oder dysplastische Nierenanlagen bis hin zu ein- oder beidseitig ektop mündenden, refluxiven, stenotischen oder atretischen Ureteren. Fehlbildungen der Nieren und der ableitenden Harnwege können isoliert oder in Kombination auftreten und werden in ihrer Gesamtheit auch unter dem Begriff **CAKUT** („congenital anomalies of the kidney and urinary tract") zusammengefasst.

19.2.2 Nierenfehlbildungen

Lage- und Fusionsanomalien

Störungen der Aszension der Nierenanlage resultieren in einer dystopen Positionierung z. B. in das kleine Becken (Beckenniere). Häufig bestehen hierbei eine partielle oder komplette Fehlrotation der Niere oder Ureteranomalien. Die physiologische Aszension der Nieren während der Nephrogenese wird gelegentlich auch durch eine Verschmelzung der beiden Nierenanlagen behindert. Bei vollständiger Verschmelzung spricht man von einer **Kuchenniere,** bei Verschmelzung lediglich der unteren Nierenpole von einer **Hufeisenniere.** Fusions- und Lageanomalien sind i. d. R. funktionell nicht bedeutsam und werden meist zufällig sonografisch entdeckt.

Nierenagenesie

Einseitige Nierenagenesien kommen mit einer Häufigkeit von ca. 1 : 1.000 Lebendgeborenen vor. Bereits intrauterin tritt eine kompensatorische Hypertrophie der kontralateralen Niere ein. In der Regel sind die Patienten asymptomatisch; die Diagnose wird prä- oder postnatal als sonografischer Zufallsbefund gestellt. Häufig finden sich aber auch Anlagestörungen des kontralateralen Ureters (Reflux, subpelvine Stenose, Megaureter). Bei bilateraler Nierenagenesie besteht intrauterin eine Oligo- oder Anhydramnie, was zu einer charakteristischen Fehlbildung, der sog. **Potter-Sequenz** mit weiterem Augenabstand, abgeflachter und verbreiterter Nase, schmalen Händen und hypoplastischem Thorax, führt. Das Fehlen der Amnionflüssigkeit resultiert in einer nicht behandelbaren Lungenhypoplasie und postnataler Ateminsuffizienz, die meist in den ersten Lebenstagen zum Tod führt. Das Potter-Syndrom ist nicht spezifisch für die bilaterale Nierenagenesie, sondern tritt auch bei anderen schweren bilateralen Nierenfehlbildungen mit intrauteriner Oligoanurie (z. B. polyzystische Nieren) auf.

MERKE
Potter-Syndrom: faziale Dysmorphie und Lungenhypoplasie aufgrund eines Anhydramnions bei beidseitiger Nierenagenesie

19

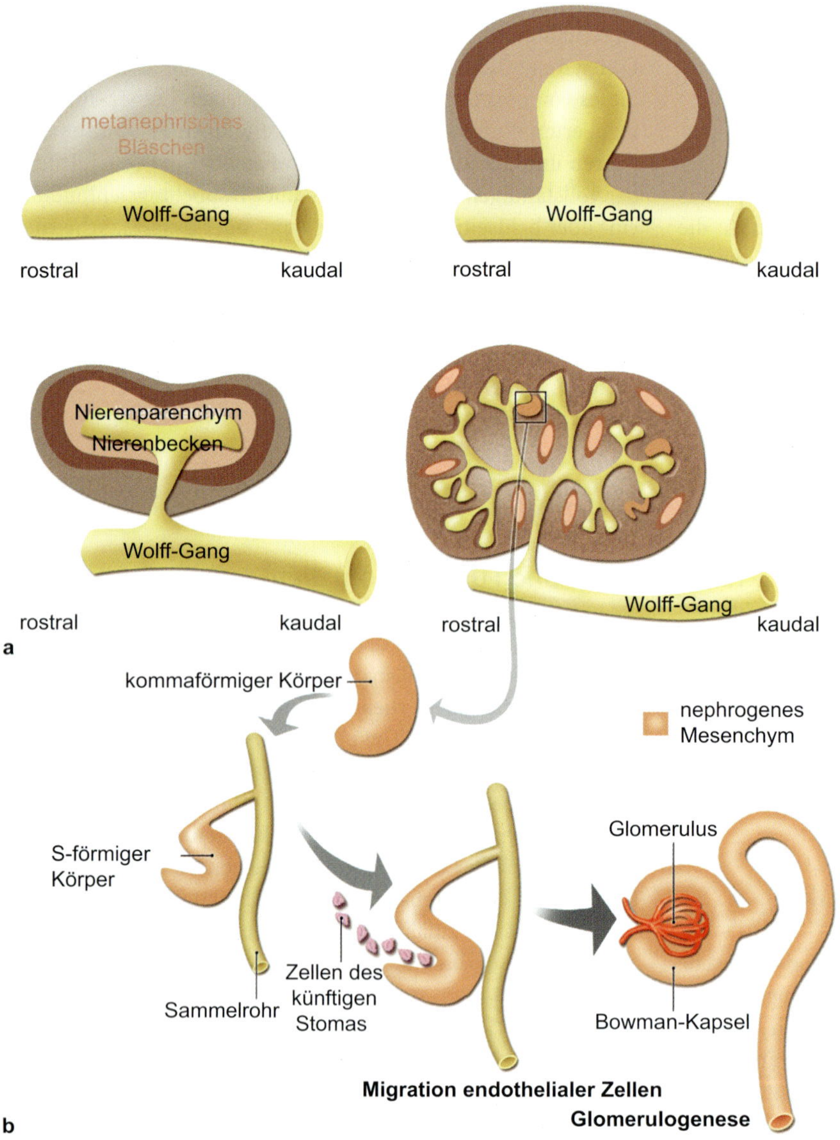

Abb. 19.5 **a** Embryonale Nierenentwicklung und **b** embryonale Nephronentwicklung [L238]

Nierenhypoplasie

Unter einer hypoplastischen Nierenanlage versteht man eine insgesamt zu kleine Niere, die aus einer reduzierten Anzahl angelegter Nephrone resultiert, deren Struktur aber primär nicht verändert ist (➤ Abb. 19.6). Nierenhypoplasien können ein- oder beidseitig bestehen. Bei der unilateralen Nierenhypoplasie besteht meist eine kompensatorische Hypertrophie des kontralateralen Organs. Bei bilateralen Nierenhypoplasien ist die globale Nierenfunktion vermindert, meist tritt noch im Laufe der Kindheit eine progrediente chronische Niereninsuffizienz ein.

Eine Sonderform der bilateralen Nierenhypoplasie besteht in der sog. **Oligomeganephronie,** bei der eine ausgeprägte Verminderung der Nephronzahl (um ca. 80 %) mit einer starken Vergrößerung der angelegten Nephrone auf das 12-fache Glomerulusvolumen und die 4-fache Tubuluslänge einhergeht.

Nierendysplasie

Dysplastische Störungen der Nierenentwicklung resultieren aus Differenzierungsstörungen des metanephrischen Gewebes. Histologisch finden sich undifferenzierte glomeruläre und tubuläre Elemente, Zysten unterschiedlicher Größe sowie Knorpelanlagen und glatte Muskelzellen. Dysplastische Anlagestörungen können uni- oder bilateral auftreten und die ganze Niere oder auch nur einzelne Nierensegmente betreffen. Häufig sind dysplastische mit hypoplastischen Anomalien sowie mit obstruktiven oder refluxiven Fehlbildungen der ableitenden Harnwege kombiniert.

Nicht selten finden sich dysplastische Nierenanlagen auch in Verbindung mit extrarenalen Fehlbildungen. In diesen Fällen lassen sich häufig Mutationen in Entwicklungsgenen nachweisen. So führen **Mutationen im *PAX2*-Gen** zum sog. Renal-Coloboma-Syndrom mit bilateraler renaler Hypo-/Dysplasie und okulären Veränderungen.

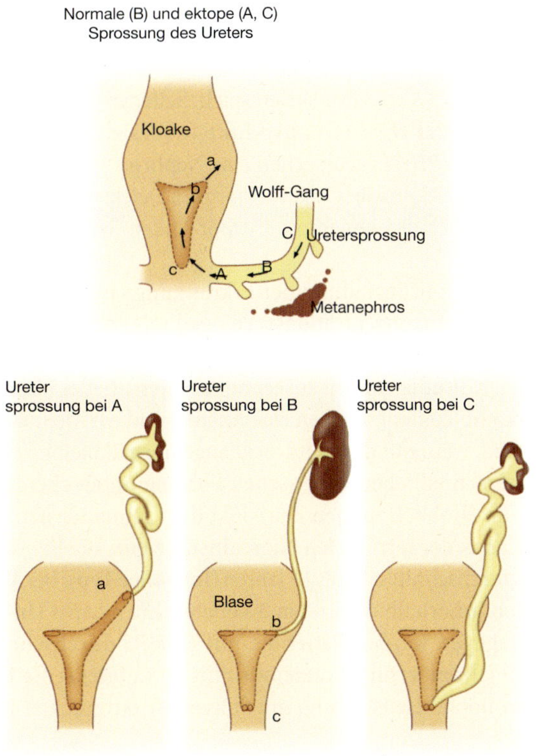

Abb. 19.6 Budding-Hypothese: Ektope Uretersprossung führt zu dystoper Uretermündung und hypoplastischer Nierenentwicklung. [L238]

Defekte im *EYA1*-Gen sind Ursachen für das branchiootorenale (BOR-)Syndrom mit Ohrfehlbildungen und Halszysten. Bei **Mutationen im *HNF1β*-Gen** kommt es zum sog. RCAD-Syndrom mit zystischer Nierendysplasie und Diabetes im jungen Erwachsenenalter.

Multizystische Nierendysplasie

Bei der multizystischen Nierendysplasie besteht eine vollständige Degeneration des Nierenparenchyms mit Ausbildung unterschiedlich großer Zysten bei vollständiger Atresie des Ureters. Während bilaterale Formen bereits intrauterin oder kurz nach der Geburt zum Tod führen, gehört die **unilaterale multizystisch-dysplastische Niere** zu den häufigsten Fehlbildungen (1 : 4.500 Lebendgeborene, 8–10 % aller pränatal diagnostizierten Harnwegsanomalien). Multizystisch-dysplastische Nieren bilden sich innerhalb der ersten Lebensjahre zu kleinen bindegewebigen Strukturen zurück und sind im weiteren Verlauf häufig nicht von primären Nierenagenesien zu unterscheiden. In etwa 30 % finden sich Anomalien der kontralateralen Niere (Hydronephrose, vesikoureteraler Reflux, Doppelniere oder Lageanomalie).

MERKE

Die unilaterale multizystisch-dysplastische Niere ist primär funktionslos und häufig mit Anomalien der kontralateralen Niere assoziiert.

Polyzystische Nierenerkrankungen

Definition und Häufigkeit Die polyzystischen Nierenerkrankungen stellen eine besondere erbliche Form der bilateralen Nierendysplasie dar. Es werden eine **autosomal-rezessive** („autosomal recessive polycystic kidney disease“, **ARPKD**) und eine **autosomal-dominante Form** („autosomal dominant polycystic kidney disease“, **ADPKD**) unterschieden.

Die ADPKD gilt mit einer Prävalenz von 1 : 1.000 als die häufigste hereditäre monogene Nephropathie. Die Häufigkeit der ARPKD wird auf ca. 1 : 20.000 geschätzt. Aufgrund ihres schwereren Verlaufs wird die ARPKD im Säuglings- und Kleinkindesalter etwa gleich häufig diagnostiziert wie die ADPKD, die bei nur etwa 2 % der betroffenen Patienten bereits im Kindesalter klinisch manifest wird.

S2k-Leitlinie Nierenzysten und zystische Nierenerkrankungen bei Kindern. Stand: 1.3.2020, gültig bis 28.2.2025; https://register.awmf.org/de/leitlinien/detail/166-003

Ätiologie und Pathogenese Histopathologisch finden sich bei der ADPKD Zysten in allen Nephronabschnitten, während die ARPKD praktisch nur die Sammelrohre betrifft. Bei beiden Formen wachsen die Zysten im Krankheitsverlauf, woraus eine Atrophie des umgebenden normal ausgebildeten Nierengewebes mit ausgedehnter interstitieller Fibrose resultiert. Bei der ARPKD finden sich zusätzlich eine Proliferation und Dilatation der intrahepatischen Gallengänge, die in eine zunehmende Leberfibrose übergehen.

Beide Formen der polyzystischen Nierenerkrankung sind genetisch weitgehend aufgeklärt:

- Bei der **ARPKD** liegt ein **Defekt des Proteins Fibrocystin** aufgrund homo- oder compound-heterozygoter Mutationen im *PKHD1*-Gen auf Chromosom 6 vor. Fibrocystin wird ausschließlich in den renalen Sammelrohren, in den Gallengängen und im Pankreas exprimiert und ist in den zentralen Zilien der Epithelzellen lokalisiert. Es besteht eine gewisse Genotyp-Phänotyp-Korrelation: Patienten mit der schweren neonatalen Verlaufsform weisen stets trunkierende Mutationen des sehr großen Gens (66 kodierende Exone) auf.
- Die **ADPKD** wird in 85 % aller Fälle durch eine Mutation im ***PKD1*-Gen** auf Chromosom 16, in den meisten übrigen Fällen durch Defekte im ***PKD2*-Gen** auf Chromosom 4 verursacht. Die beiden Gene kodieren für die Proteine **Polycystin-1 und -2,** die ebenfalls an den zentralen Zilien der Tubulusepithelien lokalisierte Membranproteine darstellen. Bisher ist ungeklärt, wie Störungen der vermutlich als Mechanosensor fungierenden Zilien zu Tubulusdegeneration und Zystenbildung führen.

Die Gene für PKD1 und die tuberöse Hirnsklerose (Typ 2, TSC2) liegen unmittelbar benachbart. Bei großen Deletionen können beide Gene betroffen sein („contiguous gene lesion“), was zu einer Assoziation von tuberöser Sklerose und ADPKD führt.

19

MERKE

Zystische Nierenerkrankungen werden durch Mutationen in Proteinen der zentralen Zilien der Tubulusepithelzellen ausgelöst.

Symptome Die **ARPKD** manifestiert sich bei über 80 % der Patienten bereits bei Geburt oder im 1. Lebensjahr als palpabler Bauchtumor. Häufig bestehen auch schon früh eine Hypertonie und klinische Zeichen einer Leberfibrose (Hepatosplenomegalie, Ösophagusvarizen). Frühzeitig liegt auch eine renale Konzentrationsschwäche mit Polyurie und Polydipsie vor. Die Nierenfunktion verschlechtert sich im Laufe der Kindheit; bis zum Alter von 15 Jahren sind 50 % der Patienten dialysepflichtig. Bei der besonders schweren neonatalen Verlaufsform (➤ Abb. 19.7a–d) muss aufgrund der zunehmenden Nephromegalie häufig bereits im Säuglingsalter bilateral nephrektomiert und eine Dialysebehandlung eingeleitet werden.

Bei der **ADPKD** werden prinzipiell dieselben Symptome wie bei ARPKD beobachtet, i. d. R. jedoch in abgeschwächter Form und langsamer verlaufend. Vor dem Erwachsenenalter treten nur selten klinische Symptome auf. Gelegentlich finden sich schon bei Jugendlichen eine behandlungsbedürftige arterielle Hypertonie, Schmerzen durch Zystendruck, Makrohämaturie-Episoden oder Zysteninfektionen. Eine Niereninsuffizienz entwickelt sich erst im Erwachsenenalter.

MERKE

Die ARPKD führt meist schon im Kindesalter, die ADPKD meist erst im 4. bis 5. Lebensjahrzehnt zur terminalen Niereninsuffizienz. Die begleitende Leberfibrose bei ARPKD kann noch im Kindesalter funktionell bedeutsam werden.

Therapie und Prognose Seit Kurzem steht mit dem Vasopressin-2-Antagonisten Tolvaptan eine wirksame Therapie zur Verlangsamung von Zystenwachstum und Nierenfunktionsverlust für Erwachsene mit ADPKD zur Verfügung. Diese Substanz, die derzeit bei Kindern mit ADPKD und ARPKD in klinischen Studien getestet wird, könnte bei langfristigem Einsatz das Erreichen der terminalen Niereninsuffizienz deutlich hinauszögern, ist aber mit signifikanten Nebenwirkungen wie Polyurie und idiosynkratischer Hepatotoxizität behaftet.

Daneben kann eine gute antihypertensive Therapieeinstellung den fortschreitenden Verlust funktionierenden Nierenparenchyms vermutlich verzögern. Bei Patienten mit ARPKD kann neben der Nieren- auch eine Lebertransplantation erforderlich werden.

Nephronophthise

Definition Die Nephronophthise ist eine angeborene progrediente tubulointerstitielle Nierenerkrankung mit autosomal-rezessivem Erbgang. Sie stellt mit ca. 10 % die häufigste erbliche Ursache eines chronischen terminalen Nierenversagens im Kindesalter dar. Charakteristisch für die Nephronophthise sind Mikrozysten im Bereich der Mark-Rinden-Grenze.

Ätiologie und Pathogenese Die genetisch heterogene Erkrankung wird durch Mutationen in Proteinen hervorgerufen, welche die Morphologie und Funktion der luminalen Zilien tubulärer Epithelzellen kodieren. Bisher wurden Defekte in über 20 Zilien- und assoziierten Proteinen beschrieben. Bis zu 50 % der Fälle beruhen auf Deletionen bzw. Mutationen im ***NPHP1*-Gen,** dessen Genprodukt **Nephrocystin** eine wichtige Rolle für die Signalübertragung zwischen extrazellulärer Matrix, Zilien und Aktin-Zytoskelett spielt. Seltener sind Mutationen in den Genen ***NPHP2*** (Genprodukt Inversin) und ***NPHP3*.** Mutationen in ***NPHP4*** verursachen eine Nephronophthiseform mit okulomotorischer Apraxie (Cogan-Syndrom), Defekte in ***NPHP5*** eine Variante mit Retinitis pigmentosa (Senior-Løken-Syndrom, s. u.).

Symptome Im Frühstadium der Erkrankung besteht bereits ein vermindertes Urinkonzentrationsvermögen mit Polyurie und Polydipsie. Nach einigen Jahren entwickelt sich eine progressive chronische Niereninsuffizienz mit ausgeprägter interstitieller Fibrose. An Sekundärkomplikationen stehen eine Anämie und ein Kleinwuchs im Vordergrund, während der Blutdruck lange normal bleibt.

Die unterschiedlichen genetischen Formen unterscheiden sich vor allem im Hinblick auf den Zeitpunkt der Erstmanifestation und des Erreichens der terminalen Niereninsuffizienz, die bei *NPHP1*-Mutation durchschnittlich mit 13 Jahren (**juveniler Typ**), bei *NPHP2*-Mutationen innerhalb der ersten 3 Lebensjahre eintritt (**infantile Form**). Dagegen werden Patienten mit *NPHP3* durchschnittlich erst mit 19 Jahren terminal niereninsuffizient (**adoleszente Form**). Die Nephronophthise ist häufig mit Störungen extrarenaler Organe assoziiert.

Als **Senior-Løken-Syndrom** bezeichnet man die Assoziation mit Nystagmus, tapetoretinaler Degeneration und Visusverlust, die bei bis zu 10 % aller Patienten mit Nephronophthise gefunden wird. Auch zentralnervöse Störungen mit Kleinhirnsymptomen und psychomotorischer Retardierung, knöchernen Auffälligkeiten (Zapfenepiphysen) und eine Leberfibrose können zur renalen Symptomatik hinzutreten.

Therapie und Prognose Kausale Therapieansätze existieren bislang nicht. Eine Therapie mit Angiotensin-Antagonisten kann möglicherweise die Progressionstendenz der interstitiellen Fibrose verlangsamen. Wichtig ist die frühzeitige und konsequente Behandlung von Polyurie, Azidose, Anämie und Kleinwuchs.

19.2.3 Harnwegsfehlbildungen

Doppelbildung des oberen Harntrakts

Definition Doppelbildungen der oberen Harnwege kommen bei 8 von 1.000 Neugeborenen vor und zählen somit zu den häufigsten kongenitalen Anomalien überhaupt.

Ätiologie und Pathogenese Sie entstehen, wenn in der frühen Embryonalentwicklung aus dem Wolff-Gang entweder zwei getrennte Ureterknospen entspringen (Ureter duplex) oder sich die Ureterknospe vor ihrer Verbindung mit dem Metanephros aufzweigt (Ureter fissus). Beim Ureter fissus entwickeln sich zwei getrennte Hohlsysteme mit einem gemeinsamen Ostium. Nach der sog. **Meyer-Weigert-Regel** mündet der zum oberen Doppelnierenanteil gehörige Ureter kaudal und medial von der Einmündung des den unteren Anteil drainierenden Ureters.

19

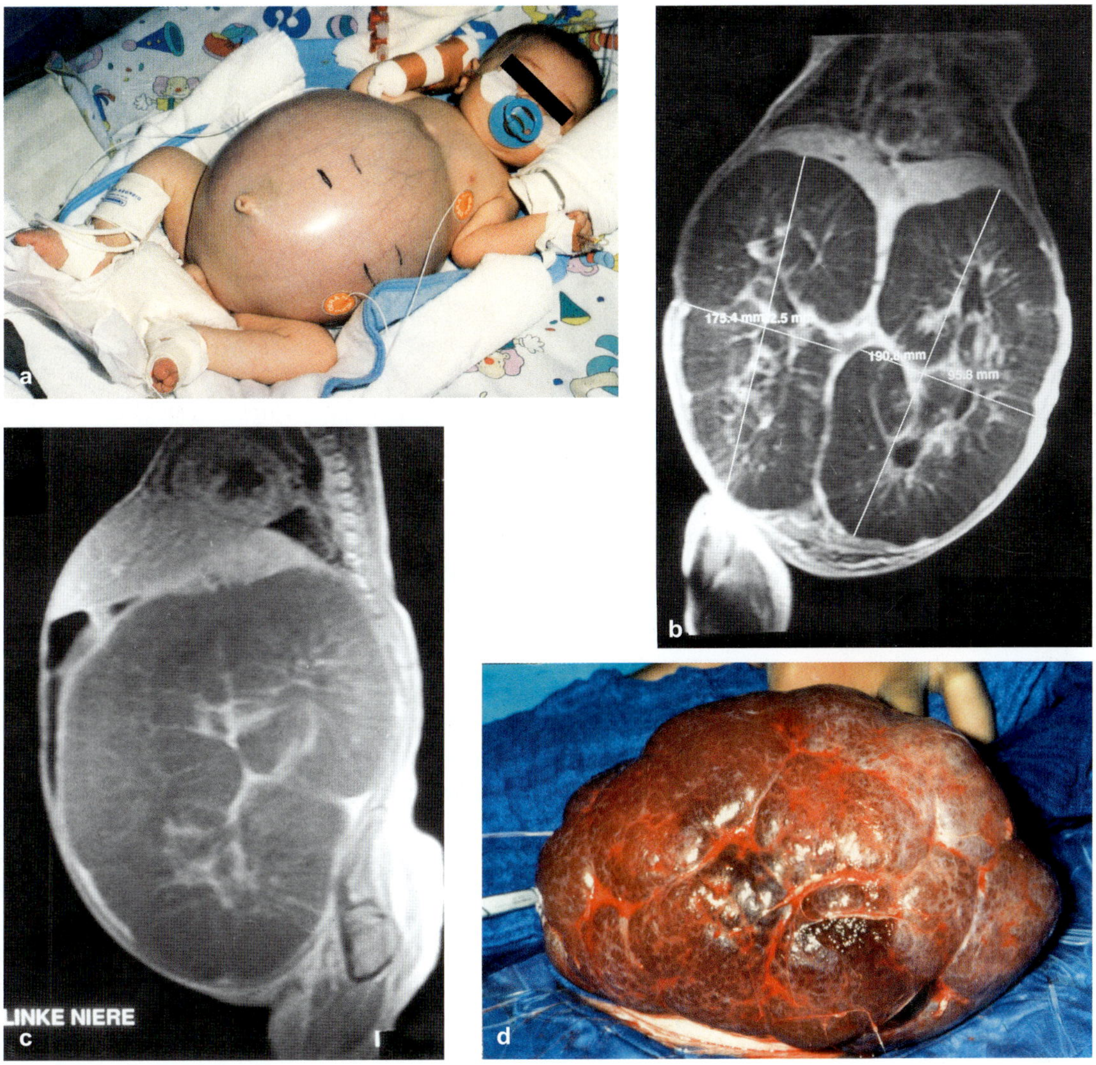

Abb. 19.7 Neonatale Verlaufsform einer autosomal-rezessiven polyzystischen Nierenerkrankung: **a** 3 Monate alter Säugling mit ARPKD. Riesiger abdominaler Tumor, allgemeine Dystrophie bei stark erschwerter enteraler Ernährung. **b** MRT (Längsschnitt): bilaterale Nephromegalie mit Verdrängung aller abdominalen Strukturen. **c** MRT (Sagittalschnitt): bilaterale Nephromegalie. **d** Resezierte ARPKD-Niere: höckrige, septierte Oberfläche mit hämorrhagisch infarzierten Arealen [R232]

Das Parenchym des oberen Nierenpols ist häufig dysplastisch und trägt nur zu einem geringen Teil zur Gesamtnierenfunktion bei.

Symptome Während der kaudal mündende Ureter des oberen Nierenpols durch seinen längeren intramuralen Verlauf häufig obstruktiv verändert ist, sind die lateralen Ostien des zum unteren Nierenpol gehörigen Ureters meist refluxiv. Der zum oberen Nierenpol gehörige Ureter mündet häufig in einer sog. Ureterozele. Hierunter versteht man eine zystische Dilatation des terminalen Ureters in seinem submukösen intravesikalen Verlauf. Die ektop mündenden Ureteren führen häufig zu HWIs oder unkontrollierter Harnentleerung.

Therapie Bei Komplikationen (gehäufte HWIs, Inkontinenz) ist eine operative Korrektur erforderlich. Je nach Funktionsanteil des betreffenden Doppelnierenanteils werden erhaltende Eingriffe (Ureterozelenresektion, Ureterozystoneostomie) oder Heminephrektomien mit partieller Ureterektomie durchgeführt.

MERKE

Doppelbildungen des oberen Harntrakts gehören zu den häufigsten kongenitalen Anomalien. Komplikationen entstehen meist nur bei ektop mündenden, refluxiven oder obstruktiven Ureteren.

Vesikoureteraler Reflux

Definition und Häufigkeit Als vesikoureteralen Reflux (VUR) bezeichnet man den retrograden Rückfluss von Urin aus der Harnblase in den Ureter. Reicht der Rückfluss bis in das Nierenparenchym, spricht man von **intrarenalem Reflux.** Der primäre VUR wird von sekundären Formen infolge einer intravesikalen Druckerhöhung (z. B. bei neurogener Blase oder subvesikaler Obstruktion) unterschieden.

Da MCUs üblicherweise nur bei Patienten mit HWI und sonografischen Auffälligkeiten der ableitenden Harnwege durchgeführt werden, ist die genaue Prävalenz des VUR bei gesunden Kindern nicht bekannt; sie wird auf 2–10 % geschätzt. Kinder mit fieberhaften HWIs weisen zu 30–40 % einen VUR auf. Die Anomalie tritt familiär gehäuft auf; ca. 30 % der Geschwisterkinder und 50–60 % der Kinder von Eltern mit VUR weisen ebenfalls einen Reflux auf. Diese Befunde sind mit einer **autosomal-dominanten Vererbung mit variabler Penetranz** vereinbar. Mutationen in mehreren Genen wurden mit familiärem VUR assoziiert *(TNXB, ROBO2, SOX17).*

Ätiologie und Pathogenese Die Ursache des VUR liegt i. d. R. in einer lateral-proximalen Dystopie der Uretermündung infolge einer ektopen Aussprossung der Ureterknospe aus dem Wolff-Gang. Durch die dystope Lage des Ureterostiums ist der submuköse Tunnel verkürzt, und der muskuläre Ventilmechanismus ist insuffizient.

Symptome In der Regel wird der VUR anlässlich einer febrilen HWI diagnostiziert. In einem Teil der Fälle ist der VUR mit dysplastischen Nierenveränderungen assoziiert. Hierbei handelt es sich überwiegend um männliche Säuglinge mit ausgeprägtem, meist bilateralem VUR. Hingegen finden sich leichtere Refluxgrade ohne fassbare Nierenanomalien mindestens 5-mal häufiger bei Mädchen.

Diagnostik Der VUR wird mittels MCU oder Miktionsurosonografie (MUS) diagnostiziert. Die radiologische Diagnostik unterscheidet fünf Schweregrade (➤ Abb. 19.8).

Therapie und Prognose Die Spontanheilungsrate vor allem leichter VUR-Grade ist hoch; Langzeitstudien haben ergeben, dass sich innerhalb der ersten 10 Lebensjahre ein unilateraler VUR Grad III immer, ein bilateraler in 50 % der Fälle zurückbildet. Selbst bilaterale Grad-IV-Refluxe maturieren zu 40 % spontan. Das Risiko, durch postpyelonephritische Narben im Nierenparenchym („Refluxnephropathie") langfristig eine progrediente Niereninsuffizienz zu entwickeln, wurde früher überschätzt. Neuere Studien belegen, dass bereits bei Neugeborenen mit VUR häufig Parenchymdefekte bestehen, die somit als primär dysplastische Bezirke zu interpretieren sind.

Aufgrund der hohen Spontanmaturationsrate und des eher geringen Risikos für irreversible pyelonephritische Parenchymschäden werden heute zumeist eine **niedrig dosierte antibiotische Infektionsprophylaxe** (abendliche Einzeldosis Nitrofurantoin, Cefaclor oder Trimethoprim) für 1–2 Jahre durchgeführt und der Maturationsprozess miktionsurosonografisch monitorisiert. Nur bei Durchbruchsinfektionen oder dringendem Elternwunsch nach operativer Sanierung wird eine **operative Refluxkorrektur** nach Politano-Leadbetter oder Grich-Legoir durchgeführt. Die operative VUR-Korrektur ist zwar zu über 95 % erfolgreich, zeigt aber keine Vorteile gegenüber einer antibiotischen Dauerprophylaxe hinsichtlich der Entstehung neuer Nierennarben und der Erhaltung der GFR. Auch entwickeln ca. 5 % der operierten Patienten eine sekundäre Harnwegsobstruktion. Eine minimalinvasive Alternative stellt die **zystoskopische Unterspritzung** des refluxiven Ureterostiums mit Hyalurondepots dar, mit der in 60–80 % eine anhaltende Beseitigung erzielt werden kann.

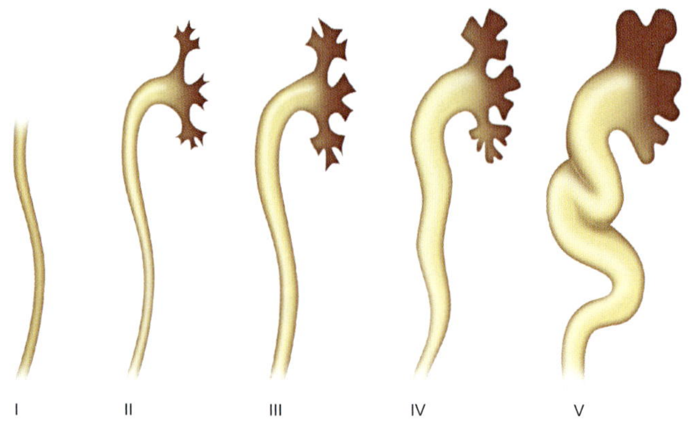

Abb. 19.8 Klassifikationsschema des vesikoureteralen Refluxes [R232]

MERKE
Aufgrund der hohen Spontanheilungsrate ist bei VUR eine niedrig dosierte antibiotische Dauerprophylaxe meist die Therapie der Wahl.

Ureteropelvine Stenose

Definition Die ureteropelvine oder Ureterabgangsstenose stellt die häufigste Ursache der Hydronephrose im Kindesalter dar.

Ätiologie und Pathogenese Die Einengung des ureteropelvinen Übergangs wird meist durch eine kongenitale fibrotische Strukturveränderung des proximalen Harnleiters hervorgerufen (**„intrinsische Stenose"**). Gelegentlich verursacht auch ein aberrierendes Polgefäß eine **„extrinsische" Verengung"** des Harnleiters. Die Obstruktion bewirkt passager eine Druckerhöhung im Nierenbecken, die zur Dilatation des Nierenhohlsystems führt.

Symptome Die ureteropelvine Stenose bleibt meist asymptomatisch. Gelegentlich werden von älteren Kindern kolikartige Flankenschmerzen vor allem nach Aufnahme größerer Trinkmengen angegeben. Selten treten fieberhafte HWIs und Nierensteine auf.

Diagnostik **Sonografisch** kann die Weite der extra- und intrarenalen Nierenbeckenanteile standardisiert gemessen und mit Referenzwerten verglichen werden. Dicke und Durchmesser des Nierenparenchyms gestatten indirekte Aussagen über bereits vorhandene Druckschädigungen des Nierengewebes. Etwa die Hälfte der ureteropelvinen Stenosen wird bereits pränatal diagnostiziert. Die urodynamische Relevanz einer ureteropelvinen Stenose kann jedoch nur durch eine **Diureseszintigrafie** erfasst werden. Eine etwas aufwendigere Alternative stellt die **MR-Urografie** dar, die eine simultane Beurteilung von Morphologie, seitengetrennter Nierenfunktion und Abflussdynamik erlaubt (➤ Abb. 19.9).

Da bei 7–10 % aller ureteropelvinen Stenosen auch ein ipsilateraler VUR besteht, sollte bei sonografischen Refluxhinweisen, spätestens aber bei Auftreten einer Pyelonephritis sowie vor geplanter Nierenbeckenplastik auch eine **MCU** durchgeführt werden.

S2k-Leitlinie Dilatation der oberen Harnwege: Diagnostik, Management und Therapie bei Nierenbeckendilatation/Ureteropelviner Stenose. Neuanmeldung, geplante Fertigstellung: 31.1.2024; https://register.awmf.org/de/leitlinien/detail/043-057

Therapie und Prognose In der Mehrzahl der prä- oder postnatal diagnostizierten ureteropelvinen Stenosen zeigt die ab dem 2. Lebensmonat durchführbare Diureseszintigrafie kompensierte Abflussverhältnisse. In diesen Fällen wird zunächst der weitere Verlauf durch sonografische Kontrollen in 6- bis 12-wöchigen Abständen und ggf. durch Wiederholungsszintigrafien nach 3–6 Monaten monitorisiert. Nur wenn die Nierenbeckenweite zunimmt und die anteilige Nierenfunktion der betroffenen Seite signifikant abfällt, wird eine Nierenbeckenplastik durchgeführt.

Megaureter

Definition Man unterscheidet den **primären Megaureter** von sekundären Megaureterausbildungen infolge weiter distal gelegener Anomalien und Abflussbehinderungen (z. B. Urethralklappe). Ist der Harnleiter im Rahmen eines ipsilateralen Refluxes erweitert, spricht man vom **refluxiven Megaureter.** Die refluxive Uretererweiterung verschwindet im Gegensatz zum primären Megaureter bei vollständiger Blasenentleerung. Der primäre (konnatale) Megaureter stellt

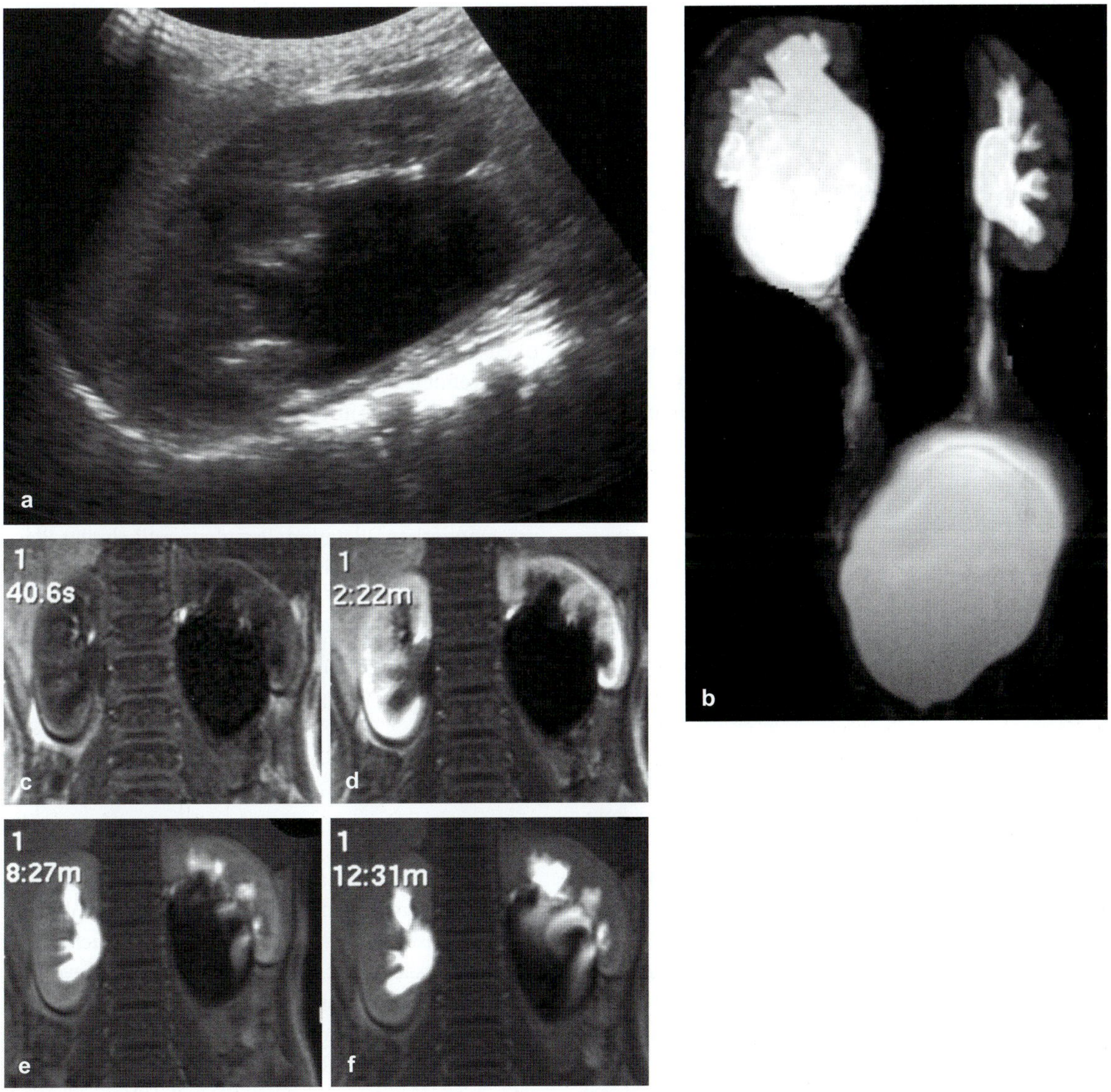

Abb. 19.9 Subpelvine Stenose der linken Niere: **a** Sonografie: überwiegend extrarenale Erweiterung des Nierenbeckens. **b** Statische MR-Urografie (T2-Wichtung, Wasser hyperintens): ausgeprägte subpelvine Stenose links, leichte Nierenbeckendilatation rechts. **c–f** Dynamische Sequenz-MR-Urografie mit MR-Kontrastmittel (Gadolinium): beidseits zeitgerechte Anflutung und Ausscheidung bei verzögertem Abfluss über stark dilatiertes linkes Nierenbecken. Somit urodynamisch nicht relevante Harntransportstörung [R232]

nach der ureteropelvinen Stenose die zweithäufigste Ursache von Hydronephrosen dar. Jungen sind bis zu 5-mal häufiger betroffen als Mädchen und linke Ureteren häufiger als rechte.

MERKE

Unterscheide primären Megaureter (Jungen/Mädchen = 5 : 1) von sekundärem Megaureter (refluxbedingt bei distaler Abflussstörung).

Ätiologie und Pathogenese Der **primäre Megaureter** wird durch eine Rarefizierung der Uretermuskulatur im prävesikalen Segment verursacht, die zu einer lokalen Unterbrechung der physiologischen Ureterperistaltik führt. So kommt es zu einer lokalen Harntransportstörung, obwohl das betroffene Segment anatomisch nicht eigentlich stenotisch ist. Möglicherweise wird die Störung durch ein Fehlen periureteraler Ganglienzellen verursacht. **Sekundäre Megaureteren** entstehen infolge anatomischer oder funktioneller infravesikaler Obstruktionen, zu denen Urethralklappen, Meatusstenose und Prune-Belly-Syndrom beim Jungen, Sinus urogenitalis bei Mädchen sowie neuropathische Blasenentleerungsstörungen (z. B. bei Myelomeningozele) gehören.

Symptome Primäre Megaureteren werden heute meist im Rahmen des prä- oder perinatalen Ultraschallscreenings diagnostiziert. Im Säuglings- und Kleinkindesalter werden die Patienten meist durch häufig schwer verlaufende Pyelonephritiden symptomatisch, im Jugendalter auch durch Hämaturie, Koliken und Steinbildung.

Diagnostik Im sonografischen Nachweis des Megaureters wird eine **seitengetrennte Diureseszintigrafie** durchgeführt, um die urodynamische Relevanz der Harnabflussstörung zu dokumentieren. Auch ist eine MCU indiziert, um eine infravesikale Obstruktion auszuschließen und einen möglichen VUR zu dokumentierten.

S2k-Leitlinie Primärer obstruktiver Megaureter im Kindesalter. Neuanmeldung, geplante Fertigstellung: 31.12.2023; https://register.awmf.org/de/leitlinien/detail/006-132

Therapie und Prognose Primäre Megaureteren können bei kompensiertem Harnabfluss, normaler ipsilateraler Nierenfunktion und fehlendem Reflux zunächst konservativ behandelt und 3- bis 6-monatlich sonografisch kontrolliert werden. Bei der Mehrzahl der Kinder zeigt sich eine spontane Rückbildungstendenz der Ureteraufweitung.

Tritt eine Urosepsis oder therapieresistente Pyelonephritis auf, muss das harnableitende System durch eine **perkutane Nephrostomie** akut entlastet werden. Bei häufigen Infektionen, relevanter Harnabflussverzögerung oder szintigrafischer Nierenfunktionsverschlechterung wird eine **Harnleiterneueinpflanzung** erforderlich. Die technisch anspruchsvolle Operation wird zumeist erst zum Ende des 1. Lebensjahres durchgeführt; zwischenzeitlich kann das harnableitende System durch Anlage einer **Pyelokutaneostomie** entlastet werden.

Urethralklappen

Definition Hintere Harnröhrenklappen sind beidseits vom Colliculus seminalis ausgehende, in das Urethralumen hineinragende Segel, welche die häufigste Ursache einer infravesikalen Obstruktion im Kindesalter darstellen (Inzidenz 1 : 5.000–8.000 Jungen).

Ätiologie und Pathogenese Posteriore Urethralklappen resultieren vermutlich aus einer Persistenz der Urogenitalmembran und gehören somit vermutlich in den Komplex der Entwicklungsstörungen des embryonalen Wolff-Ganges. Die ausgeprägte intravesikale Obstruktion führt konsekutiv zu einer Blasenwandhypertrophie mit Ausbildung von Pseudodivertikeln, meist bilateralem Reflux und Hydronephrose. Zumeist besteht auch eine hypodysplastische Nierenanlage, deren Ausprägungsgrad für den postnatalen Verlauf entscheidend ist.

Symptome Das klinische Bild hängt vom Grad der intravesikalen Obstruktion ab. Bei schweren Formen besteht bereits vor der 24. SSW ein Oligohydramnion mit konsekutiver Ausbildung einer sog. Potter-Sequenz (Lungenhypoplasie, Arthrogryposis, faziale Dysmorphie). Leichtere Formen werden häufig erst durch Pyelonephritiden, Miktionsstörungen, persistierende Harninkontinenz oder die Sekundärkomplikationen der chronischen Niereninsuffizienz manifest.

Diagnostik Die Folgen der chronischen Obstruktion wie Hydronephrose, Ureterdilatation, Blasenwandverdickung, Pseudodivertikelbildung und Erweiterung der proximalen Urethra sowie die begleitenden dysplastischen Nierenveränderungen mit verminderter Parenchymdicke, erhöhter Parenchymechogenität und Parenchymzysten lassen sich **sonografisch** erfassen. Die Diagnose wird durch eine **MCU** gesichert (➤ Abb. 19.10). Typischerweise finden sich eine Einengung der Urethra im proximalen Drittel mit prästenotischer Dilatation, Pseudodivertikeln der Blasenwand und in 30–50 % der Fälle ein uni- oder bilateraler VUR.

S2k-Leitlinie Harnröhrenklappen. Neuanmeldung, geplante Fertigstellung: 31.12.2024; https://register.awmf.org/de/leitlinien/detail/043-051

Therapie Bei pränataler Diagnosestellung besteht die Möglichkeit der Einbringung vesikoamnialer Stents, deren klinischer Nutzen aber umstritten ist. Die Stents dislozieren häufig; auch ist zum frühesten Interventionszeitpunkt vermutlich bereits eine irreversible Nierendysplasie ausgebildet. Postnatal können durch frühzeitige Druckentlastung infektiöse Komplikationen verhindert und noch eine gewisse Verbesserung der GFR erzielt werden. Als **Sofortmaßnahme** wird eine suprapubische Harnableitung mittels Verweilkatheter oder perkutaner Zystostomie durchgeführt. Die **endoskopische Resektion der Urethralklappen** erfolgt, sobald der klinische Zustand und die Größe des Kindes dies gefahrlos zulassen. Bleibt nach Entlastung eine

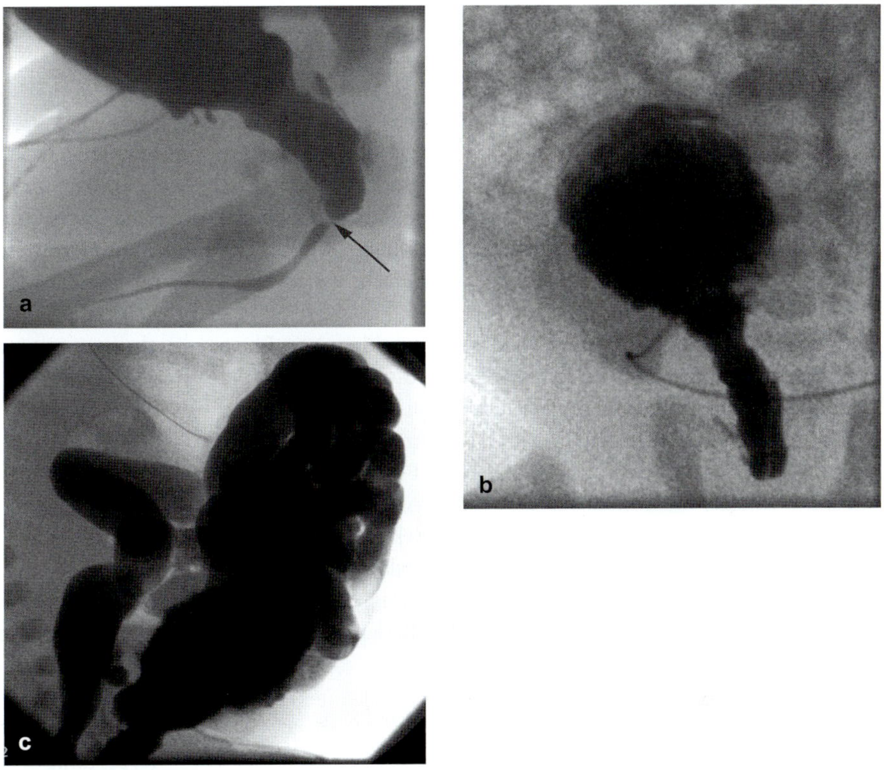

Abb. 19.10 Miktionszysturethrografie bei posteriorer Urethralklappe: **a** Unterbrechung der Urethra mit prästenotischer Dilatation der Pars prostatica; **b** hypertrophierte Harnblasenwand mit Trabekulierung und Divertikelbildung; **c** massiver beidseitiger sekundärer vesikoureteraler Reflux [R232]

urodynamisch relevante Hydronephrose bestehen, kann zusätzlich eine **Pyelokutaneostomie** erforderlich werden. Häufig bleiben auch nach erfolgreicher Klappenresektion Blasenfunktionsstörungen bestehen (funktionelle infravesikale Obstruktion), die medikamentös behandelt werden müssen (Betablocker, Anticholinergika).

Prognose Etwa 10–30 % der Kinder mit Urethralklappen entwickeln noch im Kindes- oder Jugendalter eine chronische Niereninsuffizienz. Klinisch stehen häufig Folgeerscheinungen der persistierenden Blasenentleerungsstörungen im Vordergrund. Bis zu 40 % aller Patienten mit Urethralklappen leiden unter Kontinenzproblemen. Bei Eintreten einer terminalen Niereninsuffizienz sind vor Nierentransplantation häufig die Blasenkapazität erhöhende plastische Eingriffe (z. B. ileozökale Blasenaugmentation) erforderlich.

MERKE

Persistierende Urethralklappen sind meist mit einer dysplastischen Nierenentwicklung assoziiert. Dennoch trägt eine frühzeitige postnatale Druckentlastung zu einer Stabilisierung der Nierenfunktion bei.

Prune-Belly-Syndrom

Bei dieser Erkrankung bestehen eine Hypo- oder Aplasie der Bauchmuskulatur, ein beidseitiger Kryptorchismus und eine nichtobstruktive dilatative Fehlbildung des Harntrakts, die meist mit einer renalen Dysplasie einhergeht. Die Inzidenz der Erkrankung liegt bei 1 : 30.000–40.000 Lebendgeborenen. Das Prune-Belly-Syndrom tritt meist sporadisch auf und wird als Folge einer **lokalen mesodermalen Entwicklungsstörung** in der 4. bis 10. Gestationswoche angesehen.

Die einzelnen Komponenten der Fehlbildung können stark unterschiedlich ausgeprägt sein. Meist bestehen eine Prostatahypoplasie mit konsekutiver Erweiterung der posterioren Harnröhre, eine massiv dilatierte Harnblase, refluxive Megaureteren und eine massive Dilatation des Nierenbeckenkelchsystems. Im Gegensatz zum Phänotyp der Urethralklappen besteht kein erhöhter Druck in den ableitenden Harnwegen. 30 % der Patienten entwickeln noch im Kindesalter eine terminale Niereninsuffizienz. Das Ausmaß der oberen Harntraktdilatation korreliert nicht mit dem Verlauf der Nierenfunktion.

Blasenekstrophie und Epispadie

Definition und Ätiologie In der Embryonalphase wird die ventrale Begrenzung der Kloake durch Einwachsen des mesodermalen Gewebes ersetzt, das die definitive Bauchwand bildet. Reißt die Kloakenmembran vorzeitig ein, so resultiert je nach Entwicklungsstadium eine **kloakale Ekstrophie** mit Einbeziehung von Darmanteilen und Zweiteilung von Klitoris bzw. Penis, eine **Blasenekstrophie** oder eine isolierte **Epispadie.** Die Störung tritt familiär gehäuft auf, das Risiko liegt für unmittelbare Nachkommen bei 1 : 70, für Geschwister bei 1 : 300.

Die Blasenekstrophie ist mit 60 % die häufigste der genannten Anomalien. Ihre Inzidenz liegt bei 1 : 10.000–50.000 Lebendgeburten.

Symptome Klinisch imponiert bei der **Blasenekstrophie** die komplett offen liegende vorgewölbte Blasenmukosa, die seitlich direkt in die Bauchwand übergeht. Die Harnröhre liegt als dorsale Urethrarinne offen. Meist besteht eine ausgedehnte Symphysendehiszenz, die später zu Gangauffälligkeiten führen kann. Bei 80 % der Jungen und 10 % der Mädchen entwickeln sich Inguinalhernien.

Das Erscheinungsbild der **Epispadie** reicht bei Jungen von einer rein glandulären Öffnung bis zur vollständig offenen Urethra. Je nach Integrität des Sphincter internus besteht eine partielle bis vollständige Inkontinenz. Mädchen mit Epispadie sind obligat inkontinent. Die Inkontinenz ist gelegentlich sogar das zur Diagnose führende Symptom, wenn die Genitalanomalie mit zweigeteilter Klitoris, weit offener Urethramündung und dehiszenter Symphyse übersehen wird.

Therapie Beginnend mit dem primären Verschluss von Blase und Bauchwand innerhalb der ersten 72 Lebensstunden, erfolgt die schrittweise anatomische und funktionelle Rekonstruktion von Blase und Urethra in einem operativen Stufenverfahren. Eine Urinkontinenz wird in 40–80 % der Fälle erzielt. Ist eine Blasen- und Sphinkterrekonstruktion nicht möglich, stellt die Harnumleitung mittels Ureterosigmoidostomie in ein aus Sigma und Rektum modelliertes Reservoir (sog. Mainz-Pouch II) eine Alternative dar.

Bei inkontinenten Epispadieformen ist eine Blasenhalsrekonstruktion notwendig. Häufig besteht eine reduzierte Blasenkapazität, die eine Blasenaugmentation erfordern kann.

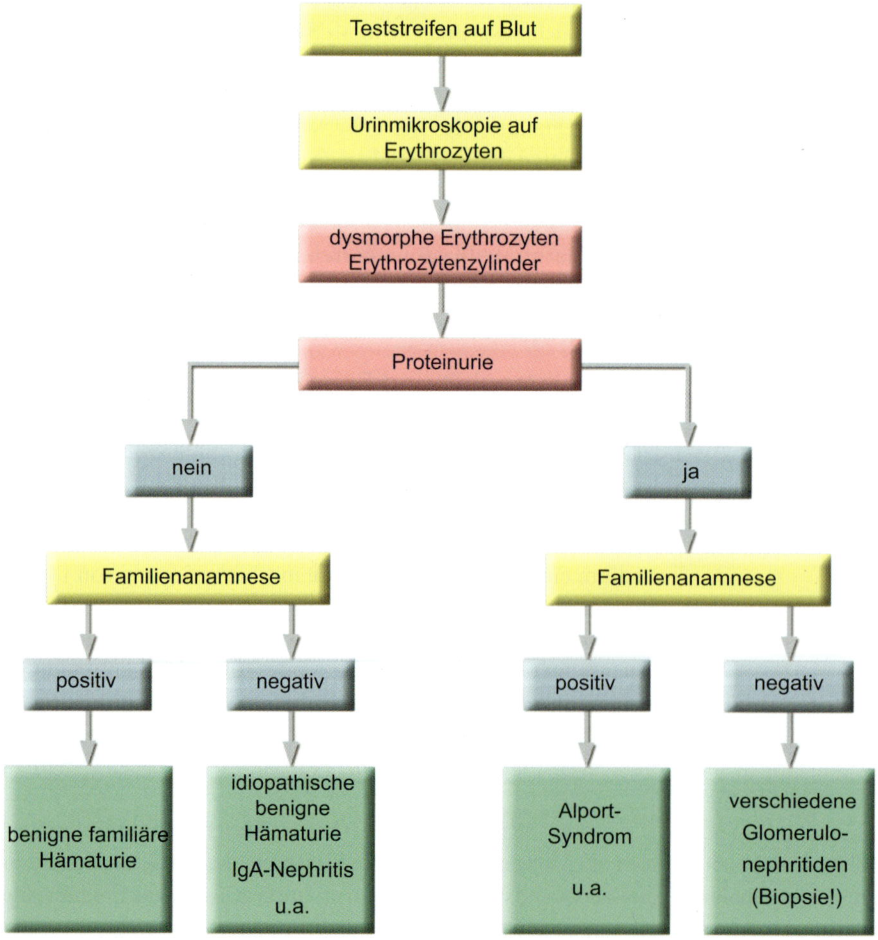

Abb. 19.11 Diagnoseschema der glomerulären Hämaturie [L238]

19.3 Glomerulopathien

19.3.1 Klinik der Glomerulopathien

Erkrankungen der Glomeruli gehen in variablem Ausmaß mit Hämaturie, Leukozyturie, Proteinurie, Hypertonie oder Abnahme der GFR einher. Unter klinischen und therapeutischen Gesichtspunkten hat sich die Unterteilung in „nephritische“ und „nephrotische“ Symptomkomplexe bewährt, wobei einzelne Glomerulopathien häufig als Mischformen aus beiden Zustandsbildern oder auch oligosymptomatisch, etwa mit isolierter Hämaturie oder Proteinurie, imponieren (➤ Abb. 19.11).

Nephritisches Syndrom

Das nephritische Syndrom („Glomerulonephritis“) ist charakterisiert durch:

- Nephritisches Sediment (Mikro- oder Makrohämaturie, Erythrozytenzylinder und dysmorphe Erythrozyten)
- Variable Proteinurie
- Abnahme der GFR
- Natrium- und Wasserretention mit Volumenexpansion und Hypertonie
- Ödeme und Oligurie.

Klinisch steht bei Glomerulonephritiden zumeist die Hypervolämie im Vordergrund, die zu Lungen- und Hirnödemen, Pleura- und Perikardergüssen sowie hypertensiven Krisen führen kann.

Nephrotisches Syndrom

Das nephrotische Syndrom im Kindesalter ist definiert durch:

- Proteinurie 40 mg/m²/h (> 1 g/m² pro Tag)
- Hypalbuminämie < 25 g/l

Meist assoziiert, aber nicht obligat bestehen Ödeme und Hyperlipidämie.

Der **renale Albuminverlust** führt zunächst zu einem Abfall des zirkulierenden Blutvolumens, der bei plötzlichem Einsetzen Schocksymptome auslösen kann. Kompensatorisch werden zunächst durch Aktivierung des Renin-Angiotensin-Aldosteron-Systems und Freisetzung von Katecholaminen und Vasopressin die Natrium- und Wasserretention gesteigert. Nach einer passageren Hypervolämie und Austritt von Natrium und H_2O in das Interstitium wird meist ein labiler Steady-State erreicht, der durch Normovolämie, normale Blutdruckverhältnisse und eine ausgeglichene Natriumbilanz bei tiefen Albuminspiegeln und peripheren Ödemen gekennzeichnet ist.

Der massive renale Eiweißverlust führt zu einer kompensatorischen, unspezifischen Steigerung der hepatischen Eiweißsynthese. Hieraus resultiert eine komplexe Verschiebung des Serum-Eiweißprofils, die zu diversen Sekundärkomplikationen führen kann.

Die **vermehrte Produktion von VLDL- und LDL-Lipoproteinen** geht mit einer Hypertriglyzeridämie und einer Hypercholesterinämie einher. Auch akkumulieren einzelne atherogene Apolipoproteine wie Lp(a). Diese Veränderungen können bei Persistenz des nephrotischen Syndroms zu akzelerierten atherosklerotischen Gefäßveränderungen beitragen.

Die **plasmatische Gerinnung** ist im Sinne einer Hyperkoagulabilität bei gesteigerter Fibrinolyse verändert. Durch die gleichzeitig vorliegende Hypovolämie und Hämokonzentration besteht eine Neigung zu thrombembolischen Komplikationen. Thrombosen treten bei 3–5 % auf, überwiegend bei Kindern mit steroidresistentem nephrotischem Syndrom; diese betreffen oberflächliche oder tiefe Bein- und Beckenvenen, die Hirnsinus sowie gelegentlich die Nierenvenen. Bei ausgeprägter Hypalbuminämie ist daher eine niedrig dosierte Antikoagulation indiziert.

Der ausgeprägte **renale Verlust von Immunglobulinen und Komplementfaktoren** bewirkt eine erhöhte Anfälligkeit für bakterielle Infektionen. Insbesondere das Risiko für schwere Pneumokokken-Septikämien ist stark erhöht, weswegen eine Impfung gegen diesen Erreger empfohlen wird (➤ Kap. 10.1.1).

Bei länger anhaltenden Nephrosezuständen verursacht der renale Verlust von Vitamin-D-bindendem Globulin und albumingebundenem Kalzium eine **Osteoporose** und die Depletion thyroxinbindenden Globulins eine **Hypothyreose,** die eine Substitution von Vitamin D, Kalzium und Thyroxin erfordern.

Bei andauernder Proteinurie kommt es zu einem Mangelernährungszustand, der durch intestinalen Eiweißverlust infolge eines Darmwandödems verstärkt werden kann. **Anorexie und allgemeiner Katabolismus** führen zu einer Wachstumsstörung, zu der auch die Steroidbehandlung beiträgt.

MERKE
Die komplexe Störung des Plasmaproteinprofils beim nephrotischen Syndrom führt zu Hyperkoagulabilität mit Thromboseneigung, Infektanfälligkeit, Osteoporose, Hypothyreose und allgemeinem Katabolismus.

19.3.2 Pathomechanismen der Glomerulopathien

Allen kindlichen Glomerulopathien gemeinsam ist die Schädigung der glomerulären Ultrastruktur. Diese wird entweder durch **genetisch** bedingte Struktur- bzw. Funktionsanomalien glomerulärer Proteine oder durch **Störungen des humoralen oder des zellulären Immunsystems** verursacht. Die bisher bekannten genetischen Ursachen kindlicher Glomerulopathien sind in ➤ Tab. 19.1 zusammengefasst.

Genetische Defekte können u. a. Komponenten des Schlitzdiaphragmas (Nephrin, Podocin), podozytäre Transkriptionsfaktoren (WT1, SMARCAL1, LMX1B), Elemente des podozytären Zytoskeletts (α-Actinin-4, INF2, Myosin-1E), podozytäre Signalproteine (Phospholipase C-Epsilon1, Kalziumkanal TRPC6, Tyrosinphosphatase PTPRO) und Proteine der glomerulären Basalmembran (Kollagen-4-α-Untereinheiten, Laminin-β2) betreffen (➤ Tab. 19.1). Mutationen

Tab. 19.1 Genetische Glomerulopathien

Erkrankung	Vererbungsmodus	Ursächliche Gene	Häufigste histologische Diagnose
Kongenitales nephrotisches Syndrom (NS)			
Kongenitales NS vom finnischen Typ	autosomal-rezessiv	*NPHS1*	DMS
Isoliertes kongenitales NS	autosomal-rezessiv	*PLCE1*	DMS
Isoliertes steroidresistentes nephrotisches Syndrom (SRNS)			
SRNS mit typischer Erstmanifestation im Säuglings- und Kleinkindesalter	autosomal-rezessiv	*NPHS2, MYO1E, PTPRO*	FSGS
SRNS mit typischer Erstmanifestation im Schulalter	autosomal-rezessiv	*COQ8B/ADCK4*	FSGS
SRNS mit typischer Erstmanifestation im jungen Erwachsenenalter	autosomal-dominant	*TRPC6, ACTN4, INF2, PAX2*	FSGS
Steroidresistentes nephrotisches Syndrom mit syndromalem Erscheinungsbild			
Denys-Drash-Syndrom: kongenitales NS mit Pseudohermaphroditismus	autosomal-dominant	*WT1*	DMS

19

Tab. 19.1 Genetische Glomerulopathien *(Forts.)*

Erkrankung	Vererbungsmodus	Ursächliche Gene	Häufigste histologische Diagnose
Pierson-Syndrom: kongenitales NS mit Mikrokorie	autosomal-rezessiv	*LAMB2*	DMS
Galloway-Mowat-Syndrom: kongenitales NS mit Mikrozephalie	autosomal-rezessiv	*KEOPS*	DMS
Kongenitales NS mit Ichthyose, NNR-Insuffizienz und Immundefizienz	autosomal-rezessiv	*SPGL1*	DMS/FSGS
Schimke-Syndrom: SRNS mit immunoossärer Dysplasie	autosomal-rezessiv	*SMARCAL1*	FSGS
SRNS mit Innenohrschwerhörigkeit	autosomal-rezessiv	*COQ6*	FSGS
Frasier-Syndrom: SRNS mit Pseudohermaphroditismus	autosomal-dominant	*WT1*	FSGS
Nail-Patella-Syndrom	autosomal-dominant	*LMX1B*	FSGS
Familiäre Hämaturie („Kollagenopathien")			
Alport-Syndrom	X-chromosomal	*COL4A5*	Alport-Glomerulopathie
	autosomal-rezessiv	*COL4A3, COL4A4*	
Benigne familiäre Hämaturie	autosomal-dominant	*COL4A3, COL4A4*	„Thin basement membrane"-Nephropathie
Glomerulonephritis (GN)			
Membranoproliferative GN	autosomal-dominant	Faktor H	MPGN
DMS = diffuse mesangiale Sklerose; FSGS = fokal-segmentale Glomerulosklerose; MPGN = membranoproliferative Glomerulonephritis			

wurden auch in verschiedenen Komponenten der mitochondrialen CoQ10-Synthase (PDSS1, COQ2, COQ6, COQ8) beschrieben, die zumeist syndromale Krankheitsbilder, im Falle von COQ8 aber eine isolierte proteinurische Glomerulopathie verursachen. Da die Defekte grundsätzlich Proteine betreffen, die ausschließlich oder überwiegend von Podozyten exprimiert werden, werden diese monogenen Krankheitsbilder häufig unter der Kategorie „Podozytopathien" zusammengefasst. Wichtige **humoral** vermittelte Schädigungsmechanismen umfassen die glomeruläre Ablagerung von zirkulierenden Immunkomplexen (z. B. MPGN Typ II) und die In-situ-Bildung von Immunkomplexen mit nichtglomerulären (z. B. postinfektiöse GN) oder glomerulären Antigenen (z. B. Goodpasture-Syndrom).

Die Ablagerung von **Immunkomplexen** in den Glomeruli führt zu einer Aktivierung des **Komplementsystems** mit Ausbildung des „Membrane-Attack"-Komplexes (C5b–9), der die glomerulären Zellen direkt schädigt oder aktiviert. Bestimmte Komplementfaktoren (C3a, C5a) sowie von residenten Zellen freigesetzte **Chemokine** führen zur Einwanderung von Makrophagen, Monozyten oder auch Granulozyten. Die leukozytäre Infiltration verstärkt die lokale Entzündungsreaktion durch Freisetzung reaktiver, zytotoxischer **Sauerstoffradikale.** Die Aktivierung von Arachidonsäuremetaboliten (Prostaglandine, Prostazykline) und Stickstoffmonoxid im Rahmen des Entzündungsprozesses verändert darüber hinaus die **glomeruläre Hämodynamik.** Auch das Gerinnungssystem wird sowohl systemisch als auch lokal aktiviert, was zur Verlegung der Glomeruluskapillaren durch **Thromben** führen kann (z. B. HUS, RPGN).

Bestimmte Glomerulopathien werden offenbar durch eine **Fehlregulation des zellulären Immunsystems** verursacht. Infiltrierende T-Lymphozyten produzieren zahlreiche Zytokine, die lokale Entzündungsprozesse initiieren, modulieren und chronifizieren können. Daneben können T-Lymphozyten, wie bei der Minimal-Change-GN vermutet, durch eine veränderte Zytokinsekretion auf humoralem Weg die glomeruläre Permeabilität beeinflussen.

Sowohl infiltrierende Leukozyten als auch die von ihnen aktivierten residenten Zellen produzieren darüber hinaus zahlreiche **Wachstumsfaktoren** (z. B. TGF-β, PDGF), die lokale Umbauprozesse (Proliferation, Transdifferenzierung, Fibrose) in Gang setzen können.

19.3.3 Nephritische Syndrome

Postinfektiöse Glomerulonephritis

Definition Die akute postinfektiöse Glomerulonephritis (AGN) manifestiert sich als nephritisches Syndrom, das 1–4 Wochen nach einer bakteriellen, viralen oder parasitären Infektion auftritt. Am weitaus häufigsten finden sich bestimmte Streptokokkenstämme der Gruppe A als auslösende Erreger (➤ Kap. 10.3.66). Vermutlich tritt nach 10–20 % aller Streptokokken-Infektionen im Kindesalter eine AGN auf. Diese verläuft jedoch bei weniger als 2 % klinisch apparent. Die absolute Häufigkeit der AGN war in den letzten Jahrzehnten, vor allem durch frühzeitige antibiotische Behandlung von Streptokokken-Infektionen, stark rückläufig, nimmt aber in jüngster Zeit, vermutlich im Zuge eines zurückhaltenderen Antibiotikaeinsatzes bei Atemwegsinfektionen, wieder zu.

Ätiologie und Pathogenese Es kommt zur Bildung von Antikörpern von Bakterienantigenen, die an glomeruläre Strukturen binden. Die lokale Ablagerung von Antigenen in Antikörperkomplexen führt zu einer Komplementaktivierung und Entzündungsreaktion (Immunkomplex-GN).

Symptome Typisch ist die Anamnese mit Pharyngitis, Angina, Otitis oder Scharlach. 80 % der Patienten weisen eine Makrohämaturie, 70 % ein erhöhtes Serum-Kreatinin, 60 % eine Hypertonie, 50 % Ödeme und 25 % eine große Proteinurie auf. Bei ca. 15 % der Patienten bestehen Zeichen einer kongestiven Herzinsuffizienz; auch zentralnervöse Symptome sind nicht selten.

MERKE
Hauptursache für AGN sind Streptokokken-Infektionen (Scharlach, Tonsillitis, Otitis media), deren Inzidenz durch frühzeitige antibiotische Therapie in letzten Jahrzehnten stark abgenommen hat.

Diagnostik Laborchemisch finden sich im Urin eine Mikrohämaturie mit Erythrozytenzylindern, Leukozyten, Nierenepithelien und granulierten Zylindern sowie eine Proteinurie. In 25 % der Fälle gelingt der Keimnachweis über einen Rachen- bzw. Hautabstrich. Antistreptolysin-Titer sind nur bei zunächst ansteigendem und später abfallendem Verlauf diagnostisch aussagekräftig. Einen aussagekräftigen Leitbefund stellen hingegen die Komplementspiegel dar. Gesamtkomplement und C3 im Serum sind bei Erkrankungsbeginn stark erniedrigt und normalisieren sich mit der klinischen Heilung innerhalb von 3 Monaten.

Differenzialdiagnose Differenzialdiagnostisch müssen bei Erkrankungsbeginn sämtliche Ursachen eines akuten nephritischen Syndroms erwogen werden. Bei Nachweis einer Hypokomplementämie stellen die Lupusnephritis und die membranoproliferative Glomerulonephritis (MPGN) Typ II die wichtigsten Differenzialdiagnosen dar. Die nur bei zweifelhafter Ätiologie indizierte Nierenbiopsie zeigt im akuten Stadium eine diffuse mesangioproliferative Glomerulonephritis sowie granuläre Immunglobulin- und Komplementablagerungen („humps") im Mesangium und auf der glomerulären Basalmembran.

Therapie Bei nachgewiesener Streptokokken-Infektion und bei jedem V. a. AGN sollte eine Penicillin-V-Therapie (0,9–1,8 Mio. IE/Tag oral für 10 Tage) eingeleitet werden, obwohl der weitere Krankheitsverlauf dadurch meist nicht wesentlich beeinflusst wird. Eine antibiotische Langzeitprophylaxe ist nicht indiziert. Auch Kortikosteroide haben keinen Einfluss auf den Krankheitsverlauf. Entsprechend der Schwere der Niereninsuffizienz erfolgen eine supportive Therapie mit Flüssigkeitsrestriktion, diuretischer sowie antihypertensiver Medikation und bei Bedarf eine passagere Dialysebehandlung.

Prognose Die klinische Symptomatik einschließlich der Niereninsuffizienz bildet sich üblicherweise innerhalb weniger Wochen zurück. Die Langzeitprognose ist ausgezeichnet. Eine chronische Niereninsuffizienz entwickeln nur 0,5–2 % aller AGN-Patienten.

IgA-Glomerulonephritis

Definition und Epidemiologie Es handelt sich um eine klinisch stark variierende chronische Nephropathie, die über eine massive Ablagerung von Immunglobulin A im Mesangium der Glomeruli definiert ist. Die Prävalenz der IgA-Nephropathie ist regional stark unterschiedlich. In Europa liegt bei 20–30 % aller primären Glomerulonephritiden eine IgA-Nephropathie vor.

Ätiologie und Pathogenese Aufgrund der Assoziation akuter IgA-Nephritis-Schübe mit Infektionen der Atemwege und des GIT wurde zunächst eine Überreaktion auf spezifische exogene Antigene vermutet. Die mesangial abgelagerten multimeren IgA-Komplexe sind jedoch polyspezifisch und bestehen aus der von den Plasmazellen in Knochenmark und Tonsillen produzierten **IgA_1-Subklasse.** Vermutlich liegt der Erkrankung eine gestörte Glykosylierung von IgA_1 zugrunde, die zu einer verminderten hepatischen Clearance, einer gesteigerten Aggregabilität zu Multimeren und einer erhöhten Affinität von IgA_1 zur mesangialen und Basalmembranmatrix führt. Die Immunkomplexablagerung löst über lokale Komplementaktivierung einen glomerulonephritischen Prozess aus.

Symptome Das klinische Bild der IgA-Nephropathie variiert von asymptomatischen Mikrohämaturien mit oder ohne Proteinurie über rezidivierende, meist infektassoziierte Makrohämaturie-Episoden bis hin zum Vollbild des nephritischen Syndroms mit akuter Niereninsuffizienz. Bei europäischen Kindern ist die **infektassoziierte rezidivierende Makrohämaturie** die häufigste Manifestationsform (ca. 80 %).

Diagnostik Bei etwa 15 % der pädiatrischen Patienten werden erhöhte Serum-IgA-Spiegel nachgewiesen. Beweisend ist der immunfluoreszenzmikroskopische Nachweis von mesangialen IgA-Ablagerungen. Lichtmikroskopisch findet sich eine diffuse mesangioproliferative oder eine fokal-segmentale GN, in schweren Fällen auch eine intra- und extrakapilläre GN. Halbmondbildungen mit mehr als 50 % betroffenen Glomeruli sind mit einer schlechten Prognose assoziiert.

Differenzialdiagnose Ätiologisch eng verwandt ist die Purpura-Schönlein-Henoch-Nephritis, die ebenfalls durch mesangiale IgA-Ablagerungen charakterisiert ist, aber häufiger akut verläuft. Sie betrifft vorwiegend jüngere Kinder und wird meist vom klinischen Vollbild der Purpura Schönlein-Henoch begleitet. Mesangiale IgA-Ablagerungen finden sich gelegentlich auch bei chronischen Lebererkrankungen sowie bei der Lupus-GN.

Therapie Bei isolierten hämaturischen Verlaufsformen ist keine spezifische Therapie erforderlich. Umstritten ist die Effektivität einer Tonsillektomie zur Reduktion der Häufigkeit von Krankheitsschüben. Bei schwereren Verläufen mit nephrotischem Syndrom und/oder Niereninsuffizienz sind immunsuppressive Maßnahmen indiziert. Als effektiv für die Erhaltung der Nierenfunktion wurden bei Kindern die orale Gabe von Prednison und Azathioprin über 2 Jahre, bei Erwachsenen i. v. Hochdosis-Methylprednisolon-Stöße, die Langzeitgabe von Fischöl (mit antioxidativ wirksamen Omega-3-Fettsäuren) und die Behandlung mit antiproteinurisch und antifibrotisch wirksamen ACE-Inhibitoren nachgewiesen.

Prognose Bei Kindern heilen 25–50 % der IgA-Nephropathien aus. Bei Persistenz der Erkrankung entwickelt sich eine langsam progrediente Niereninsuffizienz, die meist erst im Erwachsenenalter zur Dialysepflichtigkeit führt. Prognostisch ungünstige Faktoren sind schwere histomorphologische Veränderungen (Halbmondbildung) und das Auftreten einer großen Proteinurie und/oder Hypertonie. Dagegen sind Fälle mit isolierter Mikrohämaturie oder intermittierender Makrohämaturie als prognostisch günstig anzusehen.

MERKE

Glomeruläre IgA_1-Ablagerungen bei IgA-GN und Schönlein-Henoch-GN: wahrscheinlich gleiche pathogenetische Läsion mit unterschiedlicher klinischer Ausprägung.

Membranoproliferative Glomerulonephritis

Definition und Häufigkeit Die membranoproliferative Glomerulonephritis (MPGN) ist eine chronisch verlaufende GN mit mesangialer Zellproliferation und Matrixvermehrung mit gleichzeitiger Verdickung der glomerulären Kapillarrinde. Nach pathoanatomischen, klinischen und laborchemischen Kriterien lassen sich drei verschiedene Typen der MPGN unterscheiden.

Pathogenese Den drei Formen der MPGN gemeinsam ist die **Aktivierung des Komplementsystems** und der häufige **Nachweis des sog. C3-Nephritis-Faktors,** eines den Abbau einer C3-aktivierenden Konvertase hemmenden Autoantikörpers. In jüngster Zeit wurden bei Patienten mit MPGN-Mutationen im Faktor H, einem komplementinaktivierenden Protein, nachgewiesen.

Symptome Im Vordergrund steht eine **Proteinurie** variablen Ausmaßes. Ein nephrotisches Syndrom besteht initial bei 50 % der Patienten. Bei 20 % wird eine Makrohämaturie beobachtet.

Diagnostik Bei der Typ-II-MPGN sind erniedrigte C3-, bei Typ I verminderte C4-Serumspiegel charakteristisch. Der C3-Nephritis-Faktor findet sich in ca. 90 % der Fälle beim Typ II und in 40 % bei den Typen I und III. In der Nierenbiopsie zeigen sich eine Proliferation der Mesangialzellen und eine Vermehrung der mesangialen Matrix zusammen mit der diagnostisch beweisenden Verdickung der glomerulären Kapillarwände. Elektronenmikroskopisch zeigen sich bei Typ I ausschließlich subendotheliale, bei Typ III zusätzlich subepitheliale und bei Typ II bandförmige Ablagerungen innerhalb der Basalmembran („dense deposit disease").

Therapie Zur Behandlung der MPGN wurden zahlreiche immunsuppressive Konzepte vorgeschlagen, deren Effizienzbeurteilung durch die stark variierende Spontanaktivität der Erkrankung erschwert wird. Bei Vorliegen eines nephrotischen Syndroms werden i. v. Methylprednisolon-Stöße, gefolgt von einer oralen Steroidbehandlung über 1–2 Jahre empfohlen.

Prognose Insgesamt verläuft die Erkrankung progredient mit Erreichen des Terminalstadiums der Niereninsuffizienz innerhalb von 8–16 Jahren; die Prognose ist besonders ungünstig bei der MPGN Typ II und bei nephrotischem Beginn der Erkrankung. Nach Nierentransplantation besteht ein hohes Rezidivrisiko im Transplantat (> 90 % bei Typ-II-MPGN).

19.3.4 Nephrotische Syndrome

Kongenitales und infantiles nephrotisches Syndrom

Definition Nur ca. 3 % der Kinder mit idiopathischem nephrotischem Syndrom sind bei Erstmanifestation jünger als 1 Jahr. Ein nephrotisches Syndrom, das sich bis zum 3. Lebensmonat manifestiert, bezeichnet man als kongenital, bei einem Krankheitsbeginn zwischen dem 3. und 12. Lebensmonat spricht man von einem infantilen nephrotischen Syndrom.

Ätiologie und Pathogenese Die kongenitale Variante wird auch als nephrotisches Syndrom vom finnischen Typ bezeichnet, da diese autosomal-rezessiv vererbte Erkrankung stark gehäuft in Finnland auftritt, wo sie für 50 % aller pädiatrischen Fälle von terminalem Nierenversagen verantwortlich ist. Die Erkrankung wird durch Mutationen im *NPHS1*-Gen verursacht, das für das Podozytenprotein **Nephrin** kodiert. Dieses transmembranöse Protein bildet einen wesentlichen Bestandteil der podozytären Schlitzmembran. Beim finnischen Typ des kongenitalen Syndroms fehlen die Fußfortsätze der Podozyten.

Symptome Zwar ist die GFR bis zum 6. Lebensmonat normal, durch die massive Proteinurie entwickeln sich aber rasch gravierende Komplikationen des nephrotischen Syndroms mit Malnutrition und Wachstumsstillstand, häufigen Infektionen und Thrombembolien.

Therapie Durch eine intensive Behandlung mit Albumin-Infusionen und ggf. beidseitiger Nephrektomie und Dialysebeginn überleben heute die meisten Kinder. Nach Transplantation kann eine De-novo-Glomerulopathie durch eine gegen normale Nephrinmoleküle gerichtete Antikörperbildung entstehen.

S2e-Leitlinie Idiopathisches Nephrotisches Syndrom im Kindesalter: Diagnostik und Therapie. Stand: 19.6.2020, gültig bis 18.6.2023; https://register.awmf.org/de/leitlinien/detail/166-001

Differenzialdiagnose Die **diffuse mesangiale Sklerose** ist eine wichtige Differenzialdiagnose zur Nephrose vom finnischen Typ und die häufigste Ursache des infantilen nephrotischen Syndroms. Charakteristisch für die Erkrankung sind eine fibrilläre Expansion der Mesangiummatrix, eine Podozytenhypertrophie und eine Verdickung der glomerulären Basalmembran. Die Krankheit ist nicht behandelbar und schreitet meist innerhalb weniger Monaten bis Jahre zur terminalen Niereninsuffizienz fort.

In etwa einem Drittel der Fälle finden sich eine Assoziation mit einem Pseudohermaphroditismus masculinus und eine hochgradige Prädisposition für Wilms-Tumoren. Dieser Komplex wird durch eine spezifische Mutation im Wilms-Tumorsuppressorgen (WT1) verursacht und als **Denys-Drash-Syndrom** bezeichnet.

Nicht selten findet sich beim steroidresistenten infantilen nephrotischen Syndrom histopathologisch eine fokal-segmentale Glomerulosklerose, die auf genetischen Anomalien im *NPHS2*-Gen oder anderen podozytenspezifischen Genen beruhen kann.

MERKE

Beim kongenitalen nephrotischen Syndrom sollte auf Mutationen im Schlitzdiaphragmaprotein Nephrin gescreent und das mit Pseudohermaphroditismus assoziierte Denys-Drash-Syndrom ausgeschlossen werden.

Minimal-Change-Glomerulopathie

Definition und Epidemiologie Die Minimal-Change-Glomerulopathie ist die häufigste Ursache des nephrotischen Syndroms im Kindesalter. Der Häufigkeitsgipfel liegt zwischen 2 und 6 Jahren, und die Inzidenz beträgt 20–50 pro 1 Mio. Einwohner pro Jahr.

Ätiologie und Pathogenese Die Ätiologie der Minimal-Change-Glomerulopathie ist ungeklärt. Diskutiert wird ein von T-Lymphozyten produzierter zirkulierender Faktor, der die glomeruläre Permeabilität beeinflusst. Die Minimal-Change-Glomerulopathie tritt gehäuft im Anschluss an Atemwegsinfekte auf; auch Atopiker scheinen ein erhöhtes Erkrankungsrisiko aufzuweisen. In der Mehrzahl der Fälle liegt ein erhöhtes IgE im Serum vor. Die auch an der Pathogenese allergischer Erkrankungen beteiligten Zytokine IL-4 und IL-13 werden im akuten Krankheitsschub vermehrt produziert; ihre pathophysiologische Bedeutung ist aber noch unklar.

MERKE

Die Minimal-Change-Glomerulopathie tritt gehäuft bei Kleinkindern und allergischer Disposition auf, spricht zuverlässig auf Steroidbehandlung an und verläuft in 50 % der Fälle rezidivierend.

Symptome Die Erkrankung beginnt plötzlich mit einem schweren nephrotischen Syndrom und selektiver Proteinurie bis über 20 g/m^2 pro Tag. Die meist rasche Flüssigkeitsretention kann zu pulmonaler Insuffizienz und zerebralen Komplikationen führen. Die GFR bleibt i. d. R. normal; in seltenen Fällen kann infolge der intravasalen Hypovolämie ein akutes funktionelles Nierenversagen resultieren.

Diagnostik Für das Vorliegen einer Minimal-Change-Glomerulopathie bei einem nephrotischen Kind sprechen die Erstmanifestation im Prädilektionsalter, der Nachweis einer selektiven hochmolekularen Proteinurie und vor allem das zuverlässige Ansprechen (> 90 %) auf eine probatorische Steroidtherapie. Die bioptische Sicherung der Diagnose erfolgt i. d. R. nur bei verzögertem Ansprechen oder raschen Rezidiven nach Ende der Steroidtherapie. Lichtmikroskopisch und immunhistologisch findet sich typischerweise ein Normalbefund. Nur **elektronenmikroskopisch** sind die charakteristische Abflachung und Verschmelzung der podozytären Fußfortsätze erkennbar.

Therapie und Prognose Die Standard-Initialtherapie des nephrotischen Syndroms besteht in einer **3-monatigen oralen Steroidbehandlung** (6 Wochen 60 mg/m^2 KOF/Tag, anschließend 6 Wochen 40 mg/m^2

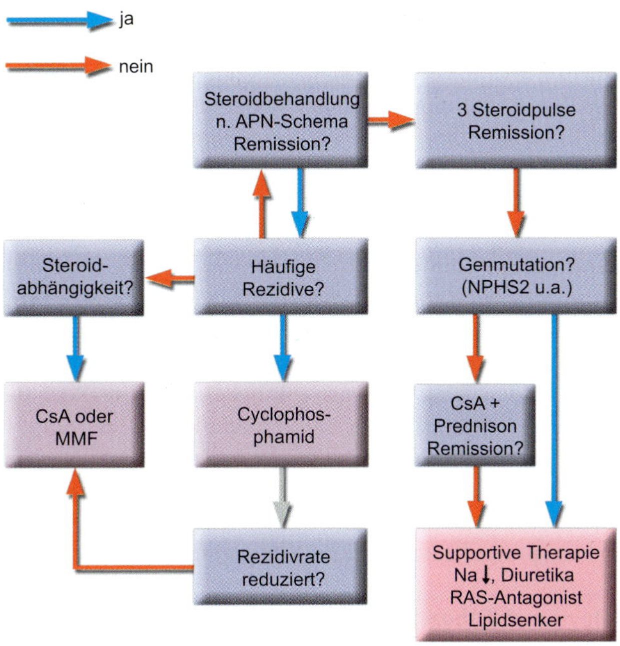

Abb. 19.12 Therapiealgorithmus für das nephrotische Syndrom im Kindesalter [L238]

an alternierenden Tagen). Mit dieser Therapie gelingt es in über 90 % der Fälle mit Minimal-Change-Glomerulopathie, eine Vollremission (Eiweißausscheidung < 150 mg/m^2/Tag) zu erzielen. 50 % der steroidresponsiven Patienten sind durch diese Therapie dauerhaft geheilt. Bei weiteren 20 % treten nach Abschluss der Initialtherapie seltene, bei den übrigen 30 % häufige Rezidive (> 2 pro 6 Monate) oder eine Steroidabhängigkeit auf (Rezidive noch unter oder binnen 2 Wochen nach Ende der alternierenden Steroidbehandlung). Rezidive werden erneut mit 60 mg/m^2/Tag Prednison behandelt bis zum Eintreten der Remission, gefolgt von einer 4-wöchigen alternierenden Prednison-Gabe.

Dieses Therapieschema (➢ Abb. 19.12) führt bei Patienten mit sehr häufigen Rezidiven oder Steroidabhängigkeit mittelfristig zu unerwünschten **Nebenwirkungen der Steroidtherapie** (cushingoider Habitus, Wachstumsverzögerung, Osteoporose, Hypertonie, Steroidkatarakt etc.). Bei 70 % der häufig rezidivierenden Patienten kann durch die Gabe von **Cyclophosphamid** über 8–12 Wochen eine mindestens 2 Jahre andauernde Remission induziert werden. Bei steroidabhängigen Patienten ist Cyclophosphamid weniger wirksam. Cyclophosphamid wurde wegen seiner Knochenmarks- und Gonadentoxizität weitgehend durch Calcineurin-Inhibitoren (CNI) (Ciclosporin A, Tacrolimus) sowie Mycophenolat-Mofetil (MMF) ersetzt, mit denen in den meisten Fällen eine Remission erreicht wird. Diese hält aber nur an, solange die Medikamente gegeben werden. Daneben kann auch durch eine B-Lymphozyten-depletierende Therapie mit dem monoklonalen Antikörper Rituximab zuverlässig eine vollständige, mindestens 6–9 Monate anhaltende Remission der Erkrankung induziert werden.

Essenziell ist auch die **symptomatische Therapie,** die im Ausschwemmen der Ödeme durch Flüssigkeits- und Kochsalzrestriktion sowie einer intensiven diuretischen Therapie (Furosemid, ggf. kombiniert mit Thiazid und/oder Spironolacton) und, bei ausgeprägter Hypalbuminämie, in einer prophylaktischen Antikoagulation besteht.

Die Langzeitprognose ist auch für Patienten mit häufigen Rezidiven oder Steroidabhängigkeit günstig. In der Pubertät nimmt die Rezidivfrequenz i. d. R. ab, im Erwachsenenalter treten nur noch bei etwa einem Drittel der Patienten gelegentliche Schübe auf.

Fokal-segmentale Glomerulosklerose

Definition und Häufigkeit Die fokal-segmentale Glomerulosklerose (FSGS) ist eine chronisch progrediente Nephropathie, bei der sklerotische Veränderungen in umschriebenen Segmenten einzelner Glomeruli (➤ Abb. 19.13) gefunden werden. Sie ist die zweithäufigste Ursache des nephrotischen Syndroms und die häufigste Glomerulopathie, die zur terminalen Niereninsuffizienz führt (je ca. 10 %).

Sekundäre FSGS-Formen werden vor allem als Spätfolge einer lang dauernden glomerulären Hyperfiltration bei reduzierter Nephronmasse (Zustand nach partieller Nephrektomie, renale Hypo-/Dysplasie, progrediente hereditäre Nephropathien) beobachtet.

Ätiologie und Pathogenese Allen Formen der FSGS gemeinsam ist eine **Störung der glomerulären Filtrationsbarriere** mit vermehrter Filtration von Eiweiß in den Primärharn. Während bei den meisten sekundären FSGS-Formen ein erhöhter transglomerulärer Filtrationsdruck besteht, scheint bei den primären Formen zumeist eine Dysfunktion der glomerulären viszeralen Epithelzellen (Podozyten) krankheitsauslösend zu sein. Ihre Funktion, die Aufrechterhaltung eines Netzes von interdigitierenden, durch die sog. Schlitzmembran miteinander verbundenen Fußfortsätzen, kann sowohl durch immunologische Pathomechanismen als auch durch angeborene Strukturanomalien gestört werden. Klinische und experimentelle Befunde deuten auf die Produktion eines die glomeruläre **Permeabilität steigernden Faktors** bei einem Teil der FSGS-Patienten hin.

19

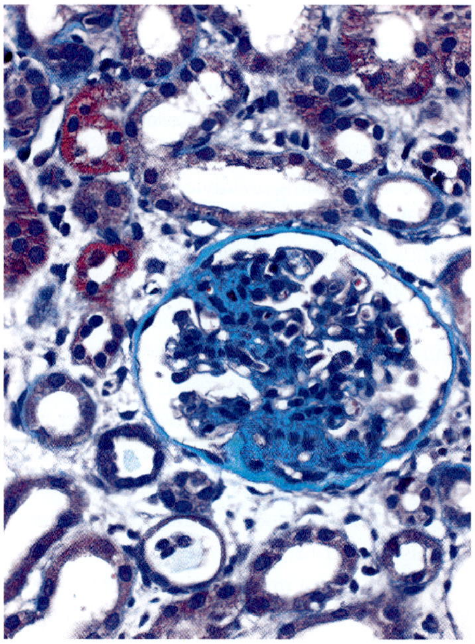

Abb. 19.13 Fokale Glomerulosklerose (FSGS) mit segmentaler Obliteration (Sklerose) der Kapillarschlingen und Kapseladhäsionen. Masson-Trichromfärbung, Originalvergrößerung × 100 [R232]

Die **molekulargenetische Aufklärung** familiärer FSGS-Formen hat darüber hinaus ergeben, dass genetisch bedingte Anomalien bestimmter podozytärer Strukturproteine ebenfalls zu defekter Ausbildung von Fußfortsätzen, Proteinurie und FSGS führen können (➤ Tab. 19.1).

Unabhängig von der auslösenden Ursache ruft die persistierende Proteinurie **sekundäre entzündliche Veränderungen** im tubulointerstitiellen Gewebe hervor und führt zur Freisetzung lokal wirksamer vasoaktiver, proinflammatorischer und fibrogener Peptide (Angiotensin II, Endothelin, Aldosteron, TGF-β). Dadurch kommt es zu verstärkter intraglomerulärer Hypertonie, interstitieller Fibrosierung und fortschreitendem Untergang von Nephronen.

Symptome Die primäre FSGS manifestiert sich meist als akut beginnendes nephrotisches Syndrom, seltener als zunächst isolierte Proteinurie. Häufig bestehen bereits initial eine Mikrohämaturie und Hypertonie. Unbehandelt entwickelt sich eine chronische Niereninsuffizienz, die durchschnittlich innerhalb von 10 Jahren den terminalen Zustand erreicht.

Diagnostik Der klinischen und laborchemischen Diagnose des nephrotischen Syndroms folgt zunächst ein Therapieversuch mit hoch dosierten oralen Steroiden. Bei Steroidresistenz wird ein genetisches Screening durchgeführt, bei dem sich in bis zu 25 % der Fälle Mutationen in Podozyten-Genen nachweisen lassen.

Die Nierenbiopsie gibt Aufschluss über das Krankheitsstadium; charakteristisch ist die segmentale Sklerosierung einzelner Glomeruli (fokal-segmentale Glomerulosklerose), tubuläre Atrophie und interstitielle Fibrosierung.

Therapie Etwa 30 % der FSGS-Fälle sind steroidsensibel. Bei primärer Steroidresistenz kann durch eine intensivierte immunsuppressive Behandlung mit Calcineurin-Inhibitoren noch bei 40 % der Patienten eine Remission induziert werden. Die gegenüber jeglicher Immunsuppression refraktären Fälle beruhen z. T. auf genetisch bedingten podozytären Strukturanomalien. Bei diesen wie auch bei den sekundären FSGS-Formen kann der Langzeitverlauf vermutlich durch die antihypertensiv, antiproteinurisch und antifibrotisch wirksamen ACE-Inhibitoren günstig beeinflusst werden.

Bei 25–50 % der FSGS-Patienten rezidiviert die Erkrankung nach Nierentransplantation, was auf die persistierende Produktion eines Permeabilitätsfaktors hindeutet. In diesen Fällen kann durch eine B-Lymphozyten-depletierende Therapie (Rituximab) und Plasmapheresen häufig eine partielle oder vollständige Remission erzielt werden. Genetisch verursachte Fälle rezidivieren nach Transplantation nicht.

19.3.5 Andere Glomerulopathien

Alport-Syndrom

Definition und Epidemiologie Das Alport-Syndrom ist eine hereditäre Erkrankung in der glomerulären Basalmembran mit progredienter Nephropathie, Innenohrschwerhörigkeit und charakteristischen Augenstörungen. Das Alport-Syndrom ist die häufigste vererbbare progrediente Nierenerkrankung. Die Prävalenz wird auf 1 : 5.000–10.000 geschätzt. 80 % der Patienten sind männlichen Geschlechts.

Pathogenese Dem Alport-Syndrom liegen Mutationen in einer der drei Untereinheiten des Typ-IV-Kollagens zugrunde (α_3, α_4 oder α_5), einem Grundbestandteil der glomerulären Basalmembran. Bei 85 % der Patienten ist die α_5-Kette betroffen. Die Lage des kodierenden *COL4A5*-Gens auf dem X-Chromosom erklärt den charakteristischen geschlechtsgebundenen Erbgang mit ausgeprägter klinischer Symptomatik beim männlichen und überwiegender Konduktorenfunktion beim weiblichen Geschlecht. In den übrigen 15 % der Alport-Fälle bestehen Mutationen in den für die α_3- bzw. α_4-Ketten des Typ-IV-Kollagen kodierenden Genen. Diese werden autosomal-rezessiv vererbt. In 10–15 % der Fälle liegen Neumutationen vor.

Symptome Die sehr heterogen verlaufende Krankheit beginnt meist mit dem Nachweis einer **Mikro- oder Makrohämaturie,** zu der im Verlauf eine Proteinurie hinzutritt. Männliche Patienten entwickeln obligat eine Niereninsuffizienz, deren Terminalstadium durchschnittlich im Alter von 25 Jahren erreicht wird. Weibliche Träger einer X-chromosomalen Mutation werden nur in ca. 15 % niereninsuffizient und erst in höherem Lebensalter dialysepflichtig. Eine beidseitige **progrediente Schwerhörigkeit** findet man bei zwei Drittel der männlichen und einem Fünftel der weiblichen Patienten. Der Hörverlust wird meist im 2. Lebensjahrzehnt manifest. Ausschließlich bei männlichen Patienten findet sich die Alport-spezifische Augenläsion des sog. **Lenticonus anterior,** eine konische Vorwölbung der Linse.

MERKE
Die häufigste Form des Alport-Syndroms wird X-chromosomal vererbt; weibliche Mutationsträger erkranken nicht oder wesentlich milder als männliche Patienten.

Diagnostik Die Diagnose kann i. d. R. klinisch durch das kombinierte Auftreten einer vererbten Nierenerkrankung und einer Schwerhörigkeit gestellt werden. In unklaren Fällen lässt sich die Diagnose genetisch sichern. Elektronenmikroskopisch findet sich eine charakteristische Aufhebung der trilaminären Struktur der glomerulären Basalmembran, die zunächst überwiegend als fokale Verdünnung, später als diffuse Verdickung und Aufsplitterung der Lamina densa imponiert.

Prognose und Therapie Der wichtigste prognostische Faktor beim Alport-Syndrom ist der Schweregrad der Proteinurie. ACE-Hemmer wirken auch beim Alport-Syndrom antiproteinurisch und können die Progression der Niereninsuffizienz vermutlich verlangsamen. Nach Nierentransplantation entwickelt sich in bis zu 5 % der Fälle eine Immunisierung gegen die glomeruläre Basalmembran des Transplantats, die zu einer meist rasch progredienten Glomerulonephritis (RPGN) führt. Im Blut lassen sich Antikörper gegen die α_3- und α_5-Ketten des Typ-IV-Kollagens nachweisen.

Benigne familiäre Hämaturie

Die durch eine **persistierende isolierte Mikrohämaturie** ohne Proteinurie, Schwerhörigkeit oder Augenstörungen definierte Erkrankung folgt einem autosomal-dominanten Erbgang. Meist finden sich heterozygote Mutationen in *COL4A3* oder *COL4A4;* somit ist die benigne familiäre Hämaturie als heterozygoter Trägerzustand der autosomal-rezessiven Variante des Alport-Syndroms zu betrachten.

Pathoanatomisch erscheint die Niere normal; elektronenmikroskopisch findet sich charakteristischerweise eine Verdünnung der glomerulären Basalmembran („thin basement membrane nephropathy"). Die Patienten behalten üblicherweise zeitlebens eine normale Nierenfunktion.

19.4 Tubulointerstitielle Erkrankungen

19.4.1 Tubulointerstitielle Nephritis

Definition und Häufigkeit Als tubulointerstitielle Nephritis (TIN) werden Nephropathien mit entzündlichen oder atrophischen Läsionen des tubulointerstitiellen Gewebes ohne wesentliche Beteiligung des glomerulären oder vaskulären Apparats bezeichnet. Man unterscheidet akute und chronische Formen.

Ätiologie und Pathogenese Die **akute TIN** tritt am häufigsten als toxisch-allergische Reaktion auf die Einnahme verschiedener Medikamente auf (Antiphlogistika, Antibiotika, Antikonvulsiva, Diuretika). Seltener können akute TIN auch durch direkte Infiltration des Gewebes durch infektiöse Erreger (z. B. Hantavirus) oder im Rahmen einer immunologisch vermittelten Reaktion auf Krankheitserreger auftreten (z. B. β-hämolysierende Streptokokken, Pneumokokken, Yersinien).

Chronische TIN werden häufig bei obstruktiven und hereditären/metabolischen Nierenerkrankungen beobachtet, die mit Druckschädigungen, interstitieller Ablagerung amorpher Kristalle oder primären tubuloepithelialen Zellfunktionsstörungen einhergehen (z. B. Zystennieren, Hyperoxalurie, Hyperurikämie, Morbus Fabry, Methylmalonazidurie). Auch autoimmunologische Erkrankungen (Sjögren-Syndrom), Bestrahlungsschäden, Neoplasien und Schwermetallvergiftungen können mit chronischen TIN einhergehen.

Histopathologisch finden sich bei der akuten TIN herdförmige Rundzellinfiltrationen, die bei medikamentös induzierter TIN aus Eosinophilen, Granulozyten, ansonsten aus Lymphozyten und Monozyten bestehen. Darüber hinaus finden sich ein interstitielles Ödem und eine Schädigung des Tubulusepithels. Bei chronischer TIN stehen die tubulointerstitielle Fibrose und tubuläre Atrophie im Vordergrund. Im Spätstadium finden sich sekundär sklerosierte Glomeruli.

MERKE
Tubulointerstitielle Nephritiden können durch toxisch-allergische, allo- bzw. autoimmunologische und metabolische Pathomechanismen ausgelöst werden.

Symptome Die akute Erkrankung beginnt unspezifisch mit Müdigkeit, Fieber und Gewichtsverlust infolge der meist bestehenden Polydipsie. Etwa ein Drittel der akuten TIN im Kindesalter ist mit einer Uveitis assoziiert (**TINU-Syndrom**).

Diagnostik Im Urin finden sich Mikrohämaturie, kleine Proteinurie, sterile Leukozyturie und Zylindrurie. Bei medikamentös ausgelösten TIN lassen sich häufig eine Bluteosinophilie und eosinophile Granulozyten im Urin nachweisen. Daneben bestehen tubuläre Funktionsstörungen mit Glukosurie und Hyperaminoazidurie. Die globale Nierenfunktion kann stark eingeschränkt sein.

Therapie und Verlauf Bei der akuten TIN müssen zunächst evtl. krankheitsauslösende Medikamente abgesetzt und Infektionen gezielt behandelt werden. Das Krankheitsbild bildet sich nach Elimination der auslösenden Noxe i. d. R. spontan zurück; protrahierte Verläufe können durch orale Steroidbehandlung (2 mg/kg KG Prednison) vermutlich rascher zur Abheilung gebracht werden. Auch bei immunologischen Formen (TINU-Syndrom) sind Steroide wahrscheinlich hilfreich. Die tubulointerstitielle Fibrose bei chronischer TIN lässt sich möglicherweise durch eine hoch dosierte Therapie mit Angiotensin-Antagonisten vermindern.

19.4.2 Steinerkrankungen und Nephrokalzinose

Definition und Epidemiologie Konkremente im Bereich der harnableitenden Wege entstehen meist im Nierenbecken. Sekundär können sie in Harnleiter, Blase oder Harnröhre gelangen und dort Beschwerden verursachen. In Europa kommen Nierensteine bei ca. 1–5 pro 10.000 Kinder vor. Die Nephrokalzinose ist durch die Ablagerung von Kalzium (als Oxalat oder Phosphat) im Nierenparenchym (charakteristischerweise im Nierenmark = medulläre Nephrokalzinose) gekennzeichnet.

Ätiologie und Pathogenese Bei pädiatrischen Steinpatienten ist die diagnostische Aufklärung der Ätiologie der Urolithiasis indiziert, da sich in der Mehrzahl der Fälle behandelbare Ursachen nachweisen lassen. In Mitteleuropa überwiegen **metabolische Ursachen** (60–70 %) und **Harnwegsfehlbildungen** mit Urinstase (10–15 %). **Infektsteine** bei rezidivierenden Infektionen mit ureaseproduzierenden Bakterien liegen nur bei 3 % der pädiatrischen Patienten mit Urolithiasis vor. Auch in diesen Fällen besteht meist eine primäre Harnwegsanomalie (vor allem Megaureter).

Für **metabolisch bedingte Steine** ist meist eine genetisch bedingte und/oder alimentär begünstigte erhöhte Ausscheidung lithogener Substanzen (Oxalat, Kalzium, Cystin, Harnsäure) oder eine erniedrigte Ausscheidung von physiologischen Kristallisationshemmern (Citrat) ursächlich.

Eine **erhöhte Kalziumausscheidung** (Grenzwert 4 mg/kg KG bzw. 0,1 mmol/kg KG/Tag) tritt bei familiärer Hypomagnesiämie, bei renal-tubulären Azidosen, beim Bartter-Syndrom, bei der Dent-Erkrankung, sekundär bei Vitamin-D-Überdosierung, Neoplasien, Cushing-Syndrom und Steroidmedikation sowie idiopathisch auf.

Einer erhöhten **Oxalatausscheidung** können eine primäre Hyperoxalurie sowie eine vermehrte Einnahme oxalatreicher Speisen wie Rhabarber, Schokolade etc. zugrunde liegen. Eine verminderte intestinale Kalziumaufnahme durch kalziumarme Kost oder Malabsorption kann durch die reduzierte Bildung unlöslichen Kalziumoxalats im Darmlumen zu einer erhöhten Oxalataufnahme führen. Auch eine fehlende intestinale Kolonisation mit dem Oxalat abbauenden *Oxalobacter formigenes,* z. B. nach prolongierter intestinaler Antibiotikaexposition, kann zum Auftreten von Oxalatsteinen beitragen.

Die **primäre Hyperoxalurie** (PH) wird durch genetische Defekte in Enzymen des hepatischen Glyoxalatstoffwechsels verursacht. Beim Typ 1 der Erkrankung (PH1; 80–90 % der Fälle) ist das Enzym Alanin-Glyoxylat-Aminotransferase (AGT), bei PH2 die Glyoxylat-Reduktase/Hydroxypyruvat-Reduktase (GRHPR) und bei PH3 die 4-Hydroxy-2-Oxoglutarat-Aldolase (HOGA1) betroffen. Diese seltenen autosomal-rezessiv vererbten Störungen führen zu einer exzessiven Synthese von Oxalat und Ausfällung von Kalziumoxalatkristallen in Form von Harnsteinen und/oder einer diffusen tubulointerstitiellen Gewebskalzinose, die vor allem bei PH1 eine fortschreitende chronische Niereninsuffizienz verursacht. Durch die verminderte glomeruläre Filtration von Oxalat steigen schließlich die Oxalatspiegel im Blut an, und es kommt zur systemischen Ausfällung von Oxalatkristallen (sog. Oxalose).

Bei der **distalen renal-tubulären Azidose** besteht eine ausgesprochene Hypocitraturie, die zu einer medullären Nephrokalzinose und Ausbildung von Kalziumphosphatsteinen führen kann.

Cystinsteine deuten auf eine Cystinurie hin, einen häufigen genetischen Defekt der Rückresorption dibasischer Aminosäuren.

Harnsäuresteine sind bei Kindern in Westeuropa selten (< 1 %) und meist durch sekundäre Hyperurikosurien bei purinreicher Ernährung, myeloproliferativen Erkrankungen bzw. Tumorlysesyndrom verursacht. In seltenen Fällen liegen genetische Defekte des X-chromosomal lokalisierten *HPRT*-Gens vor (bei vollständig fehlender Enzymaktivität: Lesch-Nyhan-Syndrom mit Entwicklungsretardierung, Choreoathetose, Selbstverstümmelung und Gicht).

Symptome Die klinische Symptomatik ist bei Kindern häufig uncharakteristisch. Nur bei älteren Kindern werden kolikartige Flankenschmerzen beobachtet, während Kleinkinder diffuse Bauchschmerzen, Übelkeit und Erbrechen zeigen. Bei der systemischen Oxalose treten häufig Knochenschmerzen und Frakturen auf, im weiteren Verlauf können Hautulzerationen, Herzrhythmusstörungen und Sehstörungen dazukommen.

MERKE

Die Symptome einer Urolithiasis sind bei Kleinkindern meist uncharakteristisch! Bei jeder Mikrohämaturie sollte zunächst eine Nierensonografie zum Konkrementscreening erfolgen.

Diagnostik Bei jeder mikroskopischen oder makroskopischen Hämaturie, aber auch bei steriler Leukozyturie sollte eine Urolithiasis in Betracht gezogen werden (➤ Abb. 19.14).

Meist erfolgt die Diagnose durch den **sonografischen Nachweis** einer echodichten Struktur mit oder ohne Schallschatten. Kleine und im Ureter lokalisierte Konkremente können dem sonografischen Nachweis entgehen. Einen weiteren wichtigen diagnostischen Baustein stellen wiederholte Urinuntersuchungen dar. Neben dem Nachweis charakteristischer Kristalle (z. B. sargförmige Cystinkristalle) ist

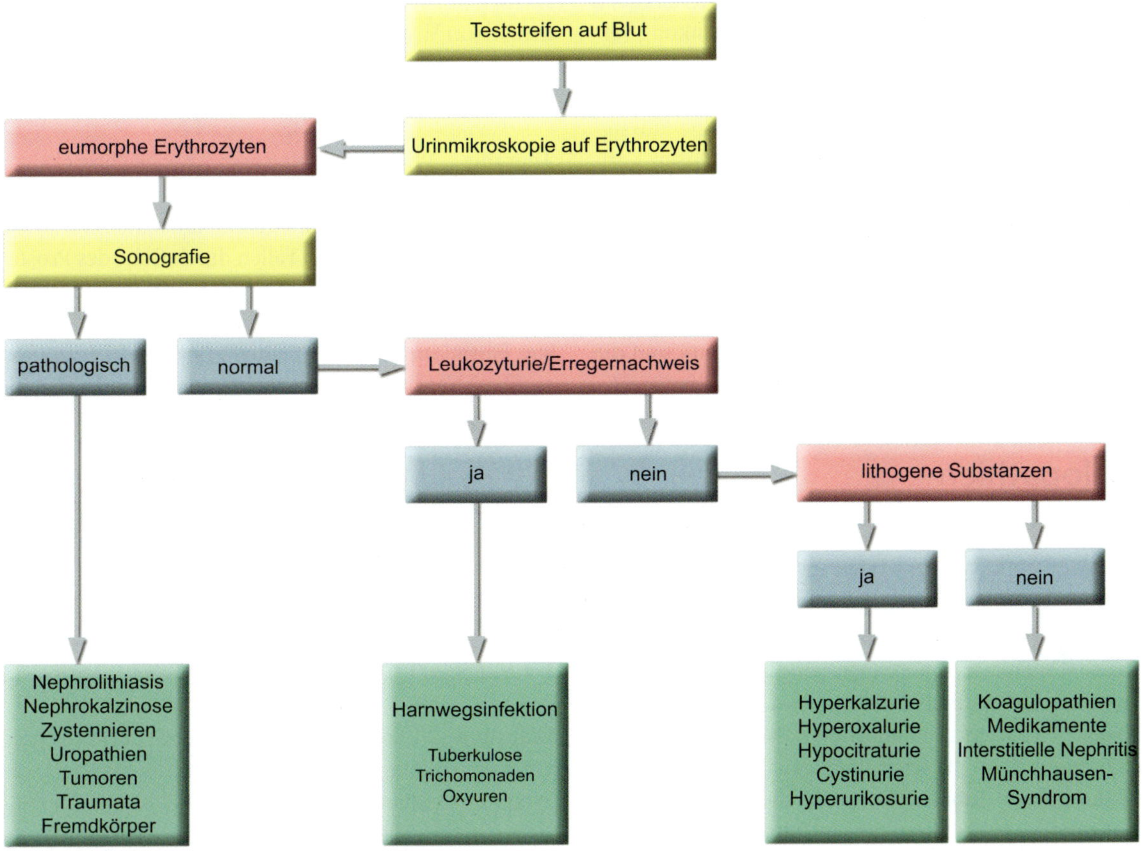

Abb. 19.14 Diagnoseschema der nichtglomerulären Hämaturie [L238]

die Quantifizierung der Ausscheidung lithogener und antilithogener Substanzen im 24-h-Urin oder im Spot-Urin bezogen auf die Kreatininkonzentration (**cave** hierbei: stark altersabhängige Normwerte) wegweisend.

Darüber hinaus können im gesiebten Urin häufig Konkremente aufgefangen werden, deren kristallografische Analyse wichtige Hinweise auf die Ätiologie der Steinerkrankung gibt (➤ Tab. 19.2).

Therapie und Rezidivprophylaxe Die Akuttherapie besteht in der Gabe von Analgetika (Buscopan, Metamizol) und, einen ausreichenden Urinabfluss vorausgesetzt, einer erhöhten Flüssigkeitszufuhr (2,5 l/m² pro Tag). Es folgt eine Intervention zur Konkremententfernung, die je nach Lage und Größe des Steins durch Stoßwellenlithotripsie, retrograde endoskopische Laserlithotripsie oder durch eine perkutane Nephrolithotomie bzw. Lithotripsie und Absaugung der Konkremente (sog. Litholapaxie) erfolgt.

Tab. 19.2 Normalwerte für Urinausscheidung lithogener Substanzen

Substanz	24-h-Ausscheidung
Oxalat	< 0,5 mmol (45 mg)/1,73 m²
Kalzium	< 0,1 mmol/kg (4 mg/kg)
Citrat	> 0,8 mmol (> 0,16 g)/1,73 m²
Cystin	< 250 µmol (60 mg)/1,73 m²
Harnsäure	< 0,12 mmol/kg (20 mg/kg)

Von größter Bedeutung ist die metaphylaktische Verhinderung einer rezidivierenden Steinbildung. Unabhängig von der auslösenden Ursache ist eine konstante und reichliche Flüssigkeitszufuhr eine der wirkungsvollsten Maßnahmen (> 2 l/1,73 m² pro Tag).

Bei **Hyperkalziurie** können Thiazide verabreicht werden; eine alimentäre Kalziumeinschränkung ist wegen der vermehrten intestinalen Oxalatresorption und des Risikos für die Entstehung einer Osteoporose eher kontraproduktiv.

Bei **Hyperoxalurien** sind die Gabe von Kaliumcitrat oder -phosphat und ggf. die Vermeidung von oxalatreichen Speisen (Rhabarber, Spinat, dunkle Schokolade) und Getränken (Eistee) indiziert. Bei einem Teil der Patienten mit PH1 lässt sich die residuelle Enzymaktivität durch Gabe des Cofaktors Pyridoxin steigern. Da die bei PH betroffenen Gene ausschließlich hepatisch exprimiert werden, kann die Erkrankung durch eine frühzeitige Lebertransplantation (ggf. kombiniert mit Nierentransplantation) geheilt werden. Seit Kurzem stehen mit Lumasiran und Nedosiran wirksame RNA-interferierende Therapien zur Verfügung. *Lumasiran* hemmt durch Herabregulation des Enzyms Glykolatoxidase die Bildung von Glyoxalat, des Substrats der bei PH1 defekten Alanin-Glyoxylat-Aminotransferase (AGT). *Nedosiran* inhibiert die leberspezifische Laktatdehydrogenase A, welche die Umwandlung von Glyoxalat in Oxalat katalysiert, und ist daher vermutlich bei allen drei PH-Subtypen wirksam. Lumasiran und Nedosiran vermindern die Synthese von Oxalat um 80–90 %, wodurch eine annähernde Normalisierung der Oxalatausscheidung erzielt wird. Frühzeitig eingesetzt können die RNA-interferierenden Therapien die bisher infauste Prognose der PH1-Erkrankung vermutlich entscheidend verbessern, die Niereninsuffizienz verhindern und die Lebertransplantation ersetzen.

Bei Patienten mit **Cystinurie** sind eine sehr reichliche Flüssigkeitszufuhr und Alkalisierung des Urins mit hohen Dosen Kaliumcitrat essenziell. Darüber hinaus können Thiolderivate (z. B. Mercaptopropionylglycin), die mit Cystin gut lösliche Cysteinkomplexe bilden, eingesetzt werden, um eine chemische Steinauflösung zu erreichen.

Bei **Harnsäuresteinen** sind die Beseitigung der auslösenden Ursache, die Gabe des Purinsynthesehemmers Allopurinol und die Alkalisierung des Urin-pH auf > 6,5 mittels Kaliumcitrat indiziert.

19.5 Tubulopathien

Unter renalen Tubulopathien versteht man meist angeborene Störungen einzelner oder mehrerer tubulärer Funktionen bei primär normaler Glomerulusfiltration. Man unterscheidet:

- **Primäre Tubulopathien,** bei denen meist spezifische genetische Defekte einzelner tubulärer Membranproteine bestehen; zu den wichtigsten zählen die Cystinurie, der Diabetes insipidus renalis, die verschiedenen Salzverlusttubulopathien (Bartter-Syndrom, Gitelman-Syndrom) sowie die renal-tubulären Azidosen.
- **Sekundäre (komplexe) Tubulusstörungen,** die meist im Rahmen hereditärer Systemerkrankungen auftreten und neben dem Tubulusapparat auch die Glomeruli sowie andere Organsysteme betreffen können; u. a. sind hier zu nennen: Cystinose, Lowe-Syndrom, Dent-Erkrankung und die mit dem sekundären Fanconi-Syndrom assoziierten Stoffwechselerkrankungen (Tyrosinämie Typ 1, Morbus Wilson, hereditäre Fruktoseintoleranz, klassische Galaktosämie).

19.5.1 Diabetes insipidus renalis

Definition und Ätiologie Der nephrogene Diabetes insipidus wird durch ein gestörtes Ansprechen des distalen Nephrons auf das antidiuretische Hormon Vasopressin verursacht. Die häufigste Erkrankung betrifft X-chromosomal vererbte Mutationen im Vasopressin-V2-Rezeptor-Gen; seltener liegen autosomal-rezessiv vererbte Mutationen im Gen für den Wassertransportkanal Aquaporin-2 (AQP-2) vor.

Symptome Bereits im Säuglingsalter bestehen eine ausgeprägte Polyurie und Polydipsie mit häufigen Exsikkosen, Fieberschüben und schlechtem Gedeihen.

Diagnostik Die Patienten produzieren häufig mehrere Liter eines hyposthenurischen Urins. Im Blut sind die Natrium- und Chloridkonzentrationen sowie die Plasmaosmolalität erhöht. Die GFR ist, außer bei akuten Dehydratationszuständen, normal.

Differenzialdiagnose Differenzialdiagnostisch kann die Erkrankung vom hypophysären Diabetes insipidus durch den fehlenden Anstieg des spezifischen Uringewichts nach Applikation von synthetischem Vasopressin abgegrenzt werden. Die molekulargenetische Sicherung der Erkrankung ist möglich und bei humangenetischem Beratungsbedarf sinnvoll.

Therapie Wichtig sind eine ausreichende Flüssigkeitszufuhr sowie eine kochsalzarme und eiweißreduzierte Kost zur Verringerung der osmotischen Last. Eine medikamentöse Reduktion des Urinvolumens gelingt in manchen Fällen durch Gabe des Prostaglandinsynthesehemmers Indometacin sowie durch Thiaziddiuretika. Letztere reduzieren das extrazelluläre Flüssigkeitsvolumen und die glomeruläre Filtration, was bei Patienten mit Diabetes insipidus infolge der erhöhten Natriumrückresorption zu einer paradoxen antidiuretischen Wirkung führt.

MERKE
Der Diabetes insipidus renalis wird durch Mutationen in den Genen für den Vasopressin-Rezeptor oder den Wassertransportkanal Aquaporin-2 verursacht.

19.5.2 Bartter-Syndrom

Definition Unter dem Begriff Bartter-Syndrom werden ätiologisch unterschiedliche Tubulopathien zusammengefasst, die durch den Symptomkomplex chronische Hypokaliämie, metabolische Alkalose, Hyperkalziurie, erhöhte Plasma-Renin-Aktivität, Muskelhypotonie und Kleinwuchs charakterisiert sind.

Ätiologie und Pathogenese Heute sind vier Varianten des Bartter-Syndroms molekulargenetisch aufgeklärt, die alle autosomal-rezessiv vererbte Mutationen an den Transportkanälen für Elektrolyte im aufsteigenden Schenkel der Henle-Schleife betreffen:

- **Typ I** beruht auf einem Defekt des Na/K/2Cl-Cotransporters (NKCC2), der auch als „Furosemid"-Rezeptor bezeichnet wird.
- **Typ II** wird durch Mutationen in dem für den Kaliumkanal (ROMK) kodierenden Gen verursacht.
- Bei **Typ III** bestehen Mutationen im Gen für den basolateralen Chloridkanal (ClC-Kb).
- Als **Typ IV** wird eine weitere Variante des Bartter-Syndroms bezeichnet, die mit Innenohrschwerhörigkeit einhergeht und auf einer defekten β-Untereinheit des Chloridkanals (ClC-kb, kodiert durch das Gen *Barttin)* beruht.

Symptome Manifestationszeitpunkt und Ausprägungsgrad der klinischen Symptomatik variieren stark. Im Allgemeinen werden die **Typen I und II** bereits neonatal bzw. schon intrauterin durch ein Polyhydramnion manifest, der perinatale Verlauf ist durch eine hohe Mortalität gekennzeichnet. Hierfür verantwortlich sind die Frühgeburtlichkeit, die hohen Elektrolytverluste über die Niere und die ausgeprägte Gefahr der Dehydratation. Typisch ist des Weiteren die Nephrokalzinose. **Typ III** ist das klassische Bartter-Syndrom, das i. d. R. erst bei älteren Kindern symptomatisch wird. Im Vordergrund stehen Gedeihstörungen und Wachstumsretardierungen, muskuläre Hypotonie und Exsikkoseneigung. **Typ IV** ist selten und durch einen frühmanifesten Verlauf bei gleichzeitig bestehender Innenohrschwerhörigkeit gekennzeichnet. Die Nierenfunktion bleibt bei allen Untergruppen i. d. R. erhalten.

Diagnostik Die Diagnose wird anhand der charakteristischen Elektrolytstörungen mit Hyponatriämie, Hypokaliämie und metabolischer Alkalose gestellt. Aufgrund der Hyperkalziurie besteht häufig eine Nephrokalzinose, insbesondere bei den antenatalen Formen. Renin und Aldosteron im Plasma sind bei normalen Blutdruckwerten deutlich erhöht. Charakteristisch für die Typen I und II ist eine übermäßige Prostaglandinausscheidung im Urin („Hyperprostaglandin-E-Syndrom"), die sich in geringerem Ausmaß auch bei Patienten mit klassischem Bartter-Syndrom nachweisen lässt. Zur definitiven nosologischen Einteilung ist eine molekulargenetische Diagnostik notwendig und sinnvoll.

MERKE
Bartter-Syndrom: Hypokaliämie, Alkalose, Hyponatriämie, Hyperkalziurie.

Therapie und Prognose Die Therapie besteht in einer hochvolumigen Rehydrierung (zur Blockade des aktivierten Renin-Angiotensin-Aldosteron-Systems) und in einer suffizienten Substitution von Kaliumionen und ggf. auch Natriumchlorid („Salzverlusterkrankung"). Bei den neonatalen Formen mit erhöhter Prostaglandinausscheidung ist der Einsatz von Prostaglandinsynthesehemmern wie z. B. Indometacin oft lebensrettend. Selten kommen zusätzlich ACE-Hemmer und Aldosteron-Antagonisten zum Einsatz. Bei kleinen Kindern sollte die Nephrotoxizität der Kombination von Indometacin und ACE-Hemmern berücksichtigt werden. Unter adäquater Therapie können die Elektrolytimbalancen annähernd ausgeglichen und eine Besserung von Allgemeinzustand und Gedeihen erzielt werden.

19.5.3 Gitelman-Syndrom

Definition Vom Bartter-Syndrom abzugrenzen ist das weit häufigere Gitelman-Syndrom, bei dem ebenfalls eine hypokaliämische Alkalose mit aktiviertem Renin-Aldosteron-System besteht. Im Gegensatz zum Bartter-Syndrom liegt aber typischerweise eine Hypomagnesiämie vor, und die renale Kalziumausscheidung ist erniedrigt.

Ätiologie und Pathogenese Die Erkrankung wird durch Defekte im thiazidsensitiven Na/Cl-Cotransporter im distalen Tubulus (SLC12A3) verursacht. Die Erkrankung wird autosomal-rezessiv vererbt. Aber auch heterozygote Individuen können variable Elektrolytstörungen zeigen und weisen einen konstitutiv niedrigen Blutdruck auf.

Symptome Die Symptomatik ist meist mild und unspezifisch und tritt oft erst im 2. Lebensjahrzehnt auf. Die Symptome bei Manifestation umfassen häufig Tetanien und Karpopedalspasmen, Episoden von Muskelschwäche und allgemeinem Leistungsabfall, bei Kindern vereinzelt Gedeihstörungen.

Diagnostik Etwa die Hälfte der Patienten zeigt eine QT-Zeit-Verlängerung im EKG; Schwindel, Ataxie und Präsynkopen können auf Rhythmusstörungen hindeuten.

Therapie und Prognose Die Erkrankung nimmt meist einen milden Verlauf; unter Behandlung mit ausreichender Flüssigkeitssubstitution und kaliumsparenden Diuretika (Spironolacton, Amilorid) bleiben die Patienten i. d. R. asymptomatisch.

MERKE
Beim Gitelman-Syndrom kommt es zu Elektrolytveränderungen ähnlich wie bei einer Thiazidtherapie. Häufig finden sich eine arterielle Hypotonie und eine QT-Zeit-Verlängerung mit dem Risiko von Herzrhythmusstörungen.

19.5.4 Familiäre Hypomagnesiämien

Einteilung Die Gruppe der angeborenen Magnesiumverlusterkrankungen umfasst folgende Krankheitsbilder:

- Primäre Hypomagnesiämie (autosomal-dominant oder -rezessiv)
- Familiäre Hypomagnesiämie mit Hyperkalziurie und Nephrokalzinose (FHHNC, rezessiv)
- Hypomagnesiämie mit sekundärer Hypokalzämie (HSH, rezessiv)
- Mitochondrial vererbte Hypomagnesiämien
- Gitelman-Syndrom (➢ Kap. 19.5.3)

Ätiologie und Pathogenese Die **primäre Hypomagnesiämie** wird durch Mutationen in der Untereinheit der Na-K-ATPase des distalen Tubulus (kodiert durch *FXYD2)* verursacht.

Für die **FHHNC** sind Mutationen im Tight-Junction-Protein Claudin-16/Paracellin-1 verantwortlich, das die parazelluläre Rückresorption von Magnesium- und Kalziumionen im aufsteigenden Teil der Henle-Schleife reguliert.

Bei Patienten mit **HSH** lassen sich Mutationen im Magnesium-(und Kalzium-)Kanal TRPM6 nachweisen, der sowohl in Darmsegmenten als auch im distalen Tubulus der Niere exprimiert wird.

Die **mitochondrialen Hypomagnesiämien** gehen auf Sequenzveränderungen/Deletionen des mitochondrialen Genoms zurück.

Symptome Die dominante **primäre Hypomagnesiämie** ist durch eine milde Hypomagnesiämie, eine verminderte renale Kalziumausscheidung und eine Chondrokalzinose gekennzeichnet. Bei der rezessiven Form ist die Kalziumausscheidung nicht vermindert. Klinisch leiden die Patienten unter neuromuskulären Auffälligkeiten (Muskelschwäche, Tetanien).

Die **FHHNC** manifestiert sich im frühen Kindesalter mit rezidivierenden HWIs, Polyurie und Polydipsie, Isosthenurie und Nephrolithiasis. Die diagnostische Abklärung zeigt eine Hypomagnesiämie, Hypermagnesiurie, Hyperkalziurie und Nephrokalzinose sowie häufig eine beginnende Nierenfunktionseinschränkung. Gelegentlich wird eine zusätzliche Augenbeteiligung beobachtet.

Die **HSH** manifestiert sich früh, i. d. R. schon im 1. Lebenshalbjahr, mit extrem niedrigen Magnesium- und Kalziumspiegeln im Serum. Die klinischen Symptome umfassen insbesondere Tetanien,

19

Muskelkrämpfe und zerebrale Krampfanfälle. Ältere Kinder können durch eine veränderte Sprechmotorik und choreatiforme Bewegungsstörungen auffallen.

Die **mitochondrialen Hypomagnesiämien** sind i. d. R. Ausdruck einer renalen Beteiligung im Rahmen einer Multiorganerkrankung.

Therapie und Prognose In der Regel besteht die Therapie der familiären Hypomagnesiämien in einer konsequenten oralen Magnesiumsubstitution. Nur in seltenen Fällen sind i. v. Gaben aufgrund intestinaler Unverträglichkeit der oralen Präparationen notwendig.

Bei Kindern mit **HSH** lässt sich auch die intestinale Magnesiumrückresorption durch sehr hohe orale Mg^{2+}-Dosen (bis zum 20-Fachen der normalen alimentären Zufuhr) steigern und der Krankheitsverlauf günstig beeinflussen. Wenn die Patienten die Neonatalzeit überleben und eine adäquate Behandlung erfahren, so ist ein normales Gedeihen möglich.

Die **FHHNC** unterscheidet sich aufgrund der progredienten Niereninsuffizienz prognostisch deutlich von den anderen Magnesiumverlusterkrankungen. Bei ca. 30 % der Patienten wird noch im Kindesalter eine Nierenersatztherapie notwendig; bei ihnen muss besonderes Augenmerk auf die Therapie der Sekundärkomplikationen der chronischen Niereninsuffizienz gelegt werden.

MERKE
Schlechtere Prognose bei Mutationen im Paracellin-1-Gen (FHHNC): Defekt der parazellulären Magnesium- und Kalziumrückresorption führt zu Hypomagnesiämie, Hyperkalziurie, Nephrokalzinose und chronischer Niereninsuffizienz.

19

19.5.5 Hypophosphatämische Rachitis

Definition Mehrere hereditäre Erkrankungen sind mit einer selektiv erhöhten Phosphatausscheidung verbunden. Sie gehen mit einer gestörten Mineralisation des wachsenden Skeletts (Rachitis) und Kleinwuchs einher und beruhen pathophysiologisch nicht auf einer intrinsischen renalen Störung, sondern auf einer gestörten endokrinen Kommunikation zwischen Knochen und Niere.

Ätiologie und Pathogenese Die zwei häufigsten Formen der hypophosphatämischen Rachitis werden **X-chromosomal- (XLH)** bzw. **autosomal-dominant (ADHR)** vererbt. Die zugrunde liegenden genetischen Läsionen betreffen die Expression bzw. Verstoffwechselung eines im Knochen gebildeten phosphaturischen Faktors, des Fibroblast Growth Factor 23 (FGF23). Dadurch wird bei beiden Formen letztlich die Aktivität des natriumabhängigen Phosphattransporters im proximalen Tubulus herunterreguliert.

- Bei der **XLH** ist eine membranständige Endopeptidase mutiert (*PHEX*-Gen), deren Defekt zu erhöhten FGF23-Plasmaspiegeln führt.
- Bei der **ADHR** liegen aktivierende Mutationen in dem für FGF23 kodierenden Gen vor. FGF23 hemmt nicht nur den tubulären Phosphattransporter, sondern auch die Expression der renalen 1,25-Vitamin-D-Hydroxylase. Hieraus resultieren ein relativer Mangel an aktivem Vitamin D und konsekutiv häufig ein Hyperparathyreoidismus trotz niedriger Phosphatspiegel.

Symptome Auffällig werden die Patienten meist am Ende des 1. Lebensjahres durch Skelettdeformitäten (Genua vara, Dysproportioniertheit mit im Vergleich zum Rumpf kurzen unteren Extremitäten), Kleinwuchs und im weiteren Verlauf durch einen typischen Watschelgang. Durch die Familiarität wird die Diagnose meist früh gestellt.

Diagnostik Biochemisch fallen die obligate Hypophosphatämie, eine erhöhte alkalische Phosphatase, niedrig-normale oder erniedrigte 1,25-Vitamin-D_3-Spiegel und ein erhöhtes PTH auf.

Therapie Seit Kurzem ist eine spezifische „kausale" Therapie der Erkrankung durch den FGF23-bindenden monoklonalen Antikörper **Burosumab** möglich. Unter Behandlung normalisieren sich die Phosphat-, 1,25-Vitamin-D_3- und PTH-Konzentrationen, sodass die bisherige Notwendigkeit der lebenslangen oralen Substitution von Phosphat und Calcitriol entfällt. Vermutlich werden sich bei frühzeitigem Therapiebeginn auch die ossären Skelettdeformitäten und der dysproportionierte Kleinwuchs vermeiden lassen.

19.5.6 Renal-tubuläre Azidosen

Einteilung Man unterscheidet **drei Formen** von renal-tubulären Azidosen (RTA):

- die klassische distale RTA (Typ I), bei der eine mangelnde Protonensekretion im distalen Tubulus vorliegt,
- die proximale RTA (Typ II) mit vermehrtem Bikarbonatverlust im proximalen Tubulus und
- die hyperkaliämische RTA (Typ IV) infolge von Hypoaldosteronismus oder Pseudohypoaldosteronismus.

Ätiologie und Pathogenese Mutationen im Anionenaustauscher SLC4A1 führen zur **distalen RTA;** auch Defekte in verschiedenen im distalen Tubulus und im Innenohr exprimierten ATPase-Untereinheiten (ATP6V1B1; ATPV0A4) können zu distaler RTA mit oder ohne Innenohrschwerhörigkeit führen. Sekundäre Formen können bei obstruktiver Uropathie, chronischen HWIs und Abstoßungsreaktionen in Transplantatnieren auftreten.

Die **proximale RTA** („bicarbonate-wasting type") wird durch Mutationen im Gen *SLC4A4* verursacht, das für ein Natrium-Bikarbonat-Transportprotein im proximalen Tubulus kodiert. Darüber hinaus besteht bei Fanconi-Syndromen (➤ Kap. 19.5.7) häufig eine proximale RTA als Teil einer komplexen Störung der proximalen Tubulusfunktionen.

Die **RTA vom Typ IV** beruht auf niedrigen Plasmaspiegeln oder gestörter tubulärer Wirkung des Hormons Aldosteron. Häufiger als durch die genetisch bedingten Krankheitsbilder des Hypo- und Pseudohypoaldosteronismus wird die Störung durch Medikamente hervorgerufen (Spironolacton, ACE-Hemmer, NSAR, Trimethoprim, Calcineurin-Inhibitoren [Ciclosporin A, Tacrolimus]).

Symptome und Differenzialdiagnose Klinisch imponieren eine ausgeprägte Wachstums- und Gedeihstörung mit Erbrechen, Polyurie und Dehydratation; die Erkrankungen werden in über 50 % der

Fälle im 1. Lebensjahr manifest. Die begleitende Hypokaliämie bei **Typ-I- und Typ-II-RTA** kann zu Muskelschwäche, Adynamie und Herzrhythmusstörungen führen.

Patienten mit **distaler RTA** zeigen eine Hyperkalziurie, die zu Nephrolithiasis bzw. Nephrokalzinose, Rachitis und Osteoporose führt. Bei ausbleibender Behandlung kann sich eine Niereninsuffizienz entwickeln. Vereinzelt finden sich Nierenzysten. Bei entsprechender genetischer Läsion besteht eine assoziierte Innenohrschwerhörigkeit.

Bei der **proximalen RTA** ist die Säuresekretion der Niere ungestört, die Bikarbonatrückresorption jedoch vermindert. Unter Säurebelastung sinkt der Urin-pH daher unter 5. Bei der distalen Form dagegen lässt sich der Urin-pH im Säurebelastungstest nicht ausreichend erniedrigen (pH > 5,5); dies ist hilfreich für die differenzialdiagnostische Unterscheidung. Der Typ IV lässt sich durch die Hyperkaliämie leicht von den anderen Formen abgrenzen.

Therapie und Prognose Die symptomatische Therapie besteht in der mehrmals täglichen Substitution von Basenäquivalenten, üblicherweise als Mischung von Kalium- und Natriumcitrat oder -bikarbonat. Bei der proximalen RTA sind anfangs 5–15, bei der distalen Form 2–6 mmol/kg KG Basenäquivalent pro Tag erforderlich. Hierunter normalisiert sich die Kalziumausscheidung.

Bei der hyperkaliämischen Form müssen ggf. Mineralokortikoide substituiert werden, bei sekundären Formen muss die zugrunde liegende Ursache eliminiert werden.

MERKE

- RTA Typ I: defiziente distal-tubuläre Protonensekretion → Urin-pH obligat > 5,5
- RTA Typ II: defiziente proximal-tubuläre Bikarbonatsekretion → Urin-pH azidifizierbar < 5,5
- RTA Typ IV: verminderte Aldosteronwirkung, meist medikamentös ausgelöst

19.5.7 Komplexe Tubulopathien

Fanconi-Syndrome

Definition Als Fanconi-Syndrom bezeichnet man eine generalisierte Störung der proximalen und distalen Tubulusfunktionen bei erhaltener glomerulärer Funktion. Fanconi-Syndrome machen etwa 50 % aller hereditären Tubulopathien aus.

Ätiologie Man unterscheidet das (seltene) primäre oder idiopathische Fanconi-Syndrom von den sekundären, meist durch Stoffwechselerkrankungen hervorgerufenen Formen (➤ Kap. 7).

- Primäres (idiopathisches) Fanconi-Syndrom
- Sekundäre Fanconi-Syndrome:
  - Cystinose
  - Lowe-Syndrom
  - Dent-Erkrankung
  - Glykogenose (Fanconi-Bickel-Syndrom)
  - Galaktosämie
  - Hereditäre Fruktoseintoleranz
  - Tyrosinämie Typ 1
  - Morbus Wilson
  - Atmungskettenenzymdefekte
  - Methylmalonazidurie
  - Hyperoxalurie

Symptome und Diagnostik Die Klinik aller Formen des Fanconi-Syndroms ist durch Polyurie, Hyperaminoazidurie, Glukosurie und Hyperphosphaturie gekennzeichnet. Häufig bestehen auch eine Hyperkalziurie, eine metabolische Azidose und eine tubuläre Proteinurie.

Therapie Die Therapie ist symptomatisch. Durch hoch dosierte orale Gaben von Natrium- und Kaliumbikarbonat oder -citrat, Phosphat, Kalzium, Magnesium und Chlorid gelingt es meist, ein ausreichendes Gedeihen zu erzielen.

Nephropathische Cystinose

Definition Die Cystinose ist eine lysosomale Speichererkrankung, bei der die intrazelluläre Ablagerung von freiem Cystin zu Schädigungen in verschiedenen Organen inkl. der Niere führt. Die Cystinose ist die häufigste komplexe Tubulopathie und führt bereits im Kindesalter zu einer progredienten Niereninsuffizienz. Von der sog. infantilen nephropathischen Cystinose sind die viel seltenere juvenile Cystinose und eine benigne adulte Form abzugrenzen, die auf die Kornea beschränkt ist. Die Inzidenz der infantilen Cystinose liegt in Deutschland bei 1 : 180.000 Lebendgeburten.

Ätiologie und Pathogenese Alle drei Formen der autosomal-rezessiv vererbten Erkrankung beruhen auf **Mutationen im *CTNS*-Gen,** das für das **integrale lysosomale Membranprotein Cystinosin** kodiert. Manifestationsalter und Schweregrad der Erkrankung korrelieren mit der Art und Lokalisation der Mutationen.

Aufgrund des lysosomalen Transportdefekts kann Cystin nicht in das Cytosol austreten. Die Akkumulation des unlöslichen Cystins führt vor allem in den renalen Tubulusepithelzellen zu Störungen im Energiestoffwechsel und energieabhängigen Transportfunktionen. Im weiteren Verlauf atrophieren die Tubuli; es kommt zu einem progredienten Verlust an funktionstüchtigen Nephronen und zu einer ausgeprägten interstitiellen Fibrose.

Symptome Die Patienten fallen i. d. R. im 1. Lebensjahr durch eine Gedeihstörung mit Anorexie und Erbrechen, Polydipsie, Polyurie und Dehydratationszustände auf. Die renale Abklärung zeigt meist das **Vollbild eines Fanconi-Syndroms** mit schweren Elektrolyt- und Flüssigkeitsverlusten, metabolischer Azidose und renaler Rachitis. Unbehandelt entwickelt sich bereits im 2. bis 3. Lebensjahr eine fortschreitende Niereninsuffizienz, die noch vor dem 10. Lebensjahr eine Nierenersatztherapie notwendig macht. Die Transplantation einer gesunden Niere beseitigt diese Organmanifestation der Systemerkrankung.

Zum frühen Ausfall der Nieren treten **Funktionsstörungen weiterer multipler Organsysteme** hinzu (➤ Tab. 19.3): Kristalline Cystinablagerungen in der Kornea können eine Lichtscheu, die Degeneration der Retina einen zunehmenden Visusverlust hervorrufen. Das Längenwachstum wird durch eine Dysfunktion des Wachstumsknorpels, durch Fanconi-Syndrom und Niereninsuffizienz sowie durch die häufig eintretende primäre Hypothyreose massivst beeinträchtigt. Unbehandelte Patienten erreichen durchschnittliche Endgrößen um 130 cm. Der Langzeitverlauf der Erkrankung kann durch einen Ausfall der endokrinen, später auch der exokrinen Pankreasfunktion, eine progrediente Myopathie mit charakteristischen Schluckbeschwerden, eine verzögerte Pubertätsentwicklung und Infertilität und schließlich eine progrediente Enzephalopathie kompliziert werden.

Diagnostik Der Nachweis kristalliner Ablagerungen in der Kornea ist bei entsprechender sonstiger Klinik praktisch beweisend für das Vorliegen einer Cystinose. Die Diagnose kann und sollte durch die (ca. 100-fach erhöhte) Cystinkonzentration in peripheren Leukozyten gesichert werden. Auch eine genetische Diagnostik ist prä- und postnatal möglich.

MERKE

Die Cystinose beruht auf einem lysosomalen Transporterdefekt, der zur ubiquitären Akkumulation von Cystinkristallen führt. Charakteristisch sind Kleinwuchs und Tubulopathie (häufigste Ursache des Fanconi-Syndroms), pathognomonisch sind Cystinablagerungen in der Kornea, und diagnostisch beweisend ist der erhöhte Cystingehalt in Leukozyten.

Therapie und Prognose Die Behandlungsprinzipien der nephropathischen Cystinose umfassen die symptomatische Therapie der Störungen des Wasser-, Elektrolyt- und Säure-Basen-Haushalts, der Knochen- und Wachstumsstörung sowie der endokrinen Ausfallerscheinungen, die Mobilisation von Cystin aus den intrazellulären Lysosomen und bei Bedarf eine Nierenersatztherapie.

Neben der Korrektur der metabolischen Azidose und der Elektrolytverluste werden Vitamin D und ggf. Thyroxin sowie rekombinantes Wachstumshormon verabreicht. Die kausale Therapie der Cystinose besteht aber in der oralen Gabe des biogenen Amins **Cysteamin.** Diese Substanz mobilisiert Cystin aus den Lysosomen und kann bei frühzeitig begonnener und dauerhafter Einnahme die Progression der Niereninsuffizienz aufhalten und das Körperwachstum verbessern. Es ist anzunehmen, dass auch die späteren Organmanifestationen der Cystinose günstig beeinflusst werden. Das Medikament ist relativ nebenwirkungsarm, aber mit schwefligem Geruch und schlechtem Geschmack behaftet, was häufig Complianceprobleme hervorruft. Die Einnahme kann durch Kontrolle der leukozytären Cystinspiegel monitorisiert werden.

Tab. 19.3 Sequenz der Organmanifestationen bei unbehandelter infantiler nephropathischer Cystinose (nach Gahl et al. 2002)

Organmanifestation	Manifestationsalter [Jahre]	Prävalenz [%]
Renales Fanconi-Syndrom	½–1	95
Hypothyreose	5–10	50
Photophobie	8–12	50
Chronische Niereninsuffizienz	8–12	95
Myopathie, Schluckbeschwerden	12–40	20
Retinale Blindheit	13–40	10–15
Männlicher Hypogonadismus	18–40	70
Diabetes mellitus	18–40	5
Lungenfibrose	21–40	100
ZNS-Verkalkungen	21–40	15
Symptomatische Enzephalopathie	21–40	2

MERKE

Die Folgeerscheinungen der Erkrankung werden durch Dauerbehandlung mit der Cystin mobilisierenden Substanz Cysteamin erheblich abgemildert.

S3-Leitlinie Cystinose. Neuanmeldung, geplante Fertigstellung 30.9.2024; https://register.awmf.org/de/leitlinien/detail/166-006

Lowe-Syndrom

Definition Bei dieser X-chromosomal vererbten Erkrankung ist eine tubuläre Dysfunktion mit okulären und zerebralen Anomalien assoziiert.

Ätiologie und Pathogenese Die Erkrankung wird durch Mutationen im *OCRL1*-Gen verursacht. Das OCRL1-Protein ist eine Phosphatidylinositol(4,5)-bisphosphat-Phosphatase. Ihr Fehlen führt zu einer defizienten Polymerisierung des Aktinzytoskeletts. Die Aktinpolymerisierung ist für die Ausbildung und Aufrechterhaltung von Tight-Junctions und Adherens-Junctions erforderlich, die sowohl für die Funktion der proximalen Tubulusepithelien als auch für die Differenzierung der Augenlinse kritisch sind.

Symptome Es besteht ein variabel ausgeprägtes Fanconi-Syndrom mit Aminoazidurie, Phosphaturie und proximaler tubulärer Azidose sowie einer milden Proteinurie. Gelegentlich liegt bereits im Kindesalter eine chronische Niereninsuffizienz vor. Die betroffenen männlichen Säuglinge weisen eine kongenitale Katarakt auf. Meist besteht eine Mikrophthalmie, häufig auch ein Glaukom. Heterozygote weibliche Konduktorinnen des Gendefekts weisen diskrete Linsentrübungen auf. Im Säuglingsalter imponieren eine muskuläre Hypotonie und Areflexie. 75 % der Kinder entwickeln eine deutliche mentale Retardierung, 50 % ein Krampfleiden. Typisch für das Lowe-Syndrom sind Verhaltensstereotypien und aggressive Verstimmungszustände. Als Folge des renalen Phosphatverlustes entwickelt sich eine schwere Vitamin-D-resistente Rachitis, die zu ausgeprägten Skoliosen, Gelenkfehlstellungen und Kontrakturen führen kann. Typisch ist auch eine Zahnschmelzhypoplasie. Die Patienten sind ausgeprägt kleinwüchsig.

Diagnostik Wegen der großen allelischen Heterogenität des *OCRL*-Gens ist eine pränatale Diagnostik nur in Familien mit bekannter

Mutation möglich. Eine biochemische Diagnosestellung ist durch Bestimmung der Enzymaktivität sowohl pränatal (in Amniozyten) als auch postnatal (in Fibroblasten) möglich. Der heterozygote Überträgerstatus für die Erkrankung lässt sich mit hoher Sicherheit durch eine Spaltlampenuntersuchung sichern.

Therapie und Prognose Eine kausale Therapie ist nicht möglich. Bikarbonat-, Phosphat- und Kaliumsubstitution verbessern Gedeihen und Knochenstatus; die fortschreitende Niereninsuffizienz kann aber nicht verhindert werden. In der Regel tritt bis zum 3. bis 4. Lebensjahrzehnt eine terminale Niereninsuffizienz ein.

Dent-Erkrankung

Definition Tubuläre Proteinurie kombiniert mit Hyperkalziurie und Nephrokalzinose.

Ätiologie und Pathogenese Bei 60 % der Familien mit Dent-Erkrankung lassen sich Mutationen im *CLCN5*-Gen nachweisen. Das kodierende Protein CLC5 ist ein Chloridkanal, der für die Funktion der endozytotischen Vesikel der proximalen Tubuluszellen essenziell ist. Sein Ausfall führt zu der für die Erkrankung charakteristischen tubulären Proteinurie. Weibliche Mutationsträger weisen meist eine Mikroglobulinurie und zu 50 % eine Hyperkalziurie auf.

Symptome und Diagnostik Die Diagnose einer Dent-Erkrankung wird bei Patienten gestellt, bei denen eine progrediente proximale Tubulopathie mit Hyperkalziurie, Nephrokalzinose und Steinneigung mit einer niedermolekularen Proteinurie (Mikroglobulinurie) assoziiert ist. Weitere tubuläre Dysfunktionen können bestehen, sind aber sehr variabel ausgeprägt. Ein Drittel der Patienten zeigt Zeichen einer renalen Rachitis. Die Patienten entwickeln eine langsam progrediente Niereninsuffizienz.

Differenzialdiagnose Differenzialdiagnostisch sind Minorvarianten des Lowe-Syndroms abzugrenzen. Bei etwa 15 % der Patienten mit der klinischen Diagnose Dent-Erkrankung finden sich Mutationen in dem für das Lowe-Syndrom verantwortlichen *OCRL1*-Gen.

19.6 Systemerkrankungen mit Nierenbeteiligung

19.6.1 Purpura Schönlein-Henoch

Die Purpura Schönlein-Henoch (PSH; ➤ Kap. 12.5.2) befällt in 20–60 % der Fälle auch die Nieren. Meist besteht nur eine Mikrohämaturie oder leichte Proteinurie; in ca. 1 % der Fälle entwickeln sich ein nephrotisches Syndrom und/oder eine Niereninsuffizienz.

Ätiologie und Pathogenese Wie bei der pathogenetisch eng verwandten IgA-Nephropathie werden Immunkomplexe, die abnormal glykosyliertes IgA enthalten, im Mesangium und auf der subendothelialen Basalmembranseite abgelagert (➤ Abb. 19.15a, b). Diese Immunkomplexe führen zu Komplementaktivierung und Makrophageninfiltration. Es kommt zu einer Proliferation der Mesangialzellen, in ausgeprägten Fällen zu zellulären Halbmondbildungen an der Bowman-Kapsel.

Symptome Innerhalb von 1–2 Wochen nach Erkrankungsbeginn treten eine Mikrohämaturie und/oder kleine Proteinurie ohne Einschränkung der Nierenfunktion auf. Bei heftigem oder prolongiertem Krankheitsverlauf können Makrohämaturie, nephrotisches Syndrom und eine Niereninsuffizienz hinzukommen. In diesen Fällen sowie bei prolongierter Proteinurie (> 6 Wochen) ist eine Nierenbiopsie indiziert.

Diagnostik Die Urindiagnostik zeigt GN-typische Veränderungen mit dysmorphen Erythrozyten, Leukozyten und Erythrozyten-

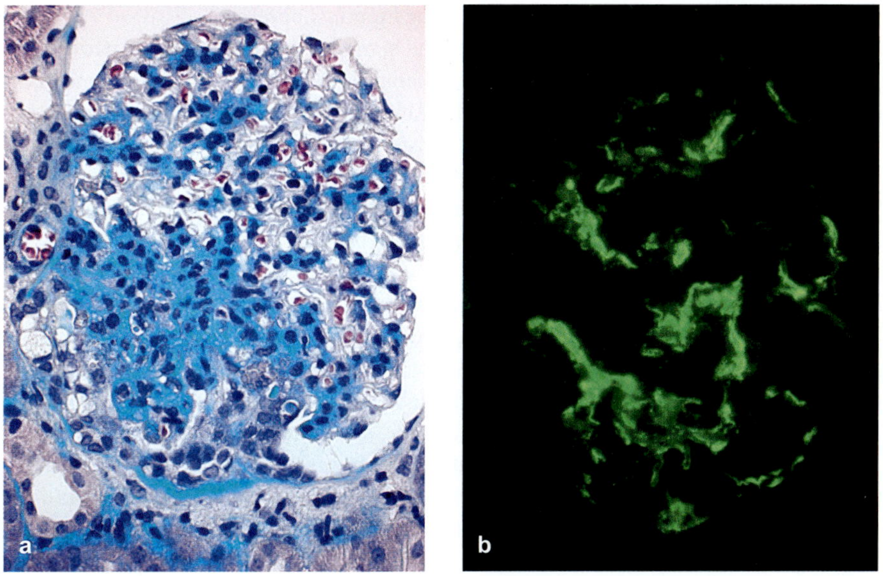

Abb. 19.15 Glomerulonephritis bei Purpura Schönlein-Henoch: **a** proliferative Glomerulonephritis (intra- und extrakapilläre Glomerulonephritis) bei Purpura Schönlein-Henoch mit mesangialer Zellproliferation und segmentalem Halbmond. Masson-Trichromfärbung, Originalvergrößerung × 100. **b** Immunhistologie bei Purpura-Schönlein-Henoch-Glomerulonephritis. Konfluierende, überwiegend mesangiale Ablagerungen von IgA. Direkte Immunfluoreszenz, Originalvergrößerung × 100 [R232]

zylindern. Histopathologisch findet sich meist eine mesangioproliferative GN mit den charakteristischen Ablagerungen von IgA und C3-Komplement. In den selteneren schweren Fällen kann aber auch eine intra-/extrakapilläre GN mit Halbmondbildung bestehen.

Therapie Während sich die abdominalen und artikulären Beschwerden unter oraler Steroidbehandlung (Prednison 1–2 mg/kg KG/Tag) meist rasch bessern, ist die Nephropathie hierdurch kaum zu beeinflussen. Bei schwerer renaler Beteiligung mit nephrotischem Syndrom und/oder Halbmondbildungen in mehr als 50 % der Glomeruli ist eine fortschreitende irreversible Nierenfunktionseinschränkung zu befürchten. In diesen Fällen sind i. v. Methylprednisolon-Stöße (1 g/m^2 pro Tag an 3 Tagen) wirksam. Auch die Elimination der IgA-Immunkomplexe mittels Plasmapherese kann den Krankheitsverlauf zumindest transient günstig beeinflussen.

19.6.2 Lupus erythematodes

Symptome und Diagnostik Die Erkrankung wird in ➤ Kap. 12.5.1 ausführlich dargestellt. Bei über 80 % der Kinder mit systemischem Lupus erythematodes (SLE) besteht eine Nephropathie. Die renalen Symptome bestehen meist in einer Proteinurie (in 50 % mit nephrotischem Syndrom) und Mikrohämaturie. In der Hälfte der Fälle ist auch die GFR bei Erkrankungsbeginn erniedrigt.

Die meisten Patienten mit Lupusnephritis weisen erniedrigte Spiegel von C3 und anderen Komplementfaktoren auf. Gelegentlich imponiert die Lupusnephritis wie ein HUS mit Hämolysezeichen und Thrombozytopenie (➤ Kap. 19.6.4). Besteht eine anhaltende Proteinurie oder gar eine Niereninsuffizienz, ist eine Nierenbiopsie indiziert. Pathoanatomisch lässt sich die Nierenbeteiligung in fünf Typen (WHO-Klassifikation) einteilen, die eine hohe prognostische Aussagekraft aufweisen.

Bei leichten Formen von Lupusnephritis, die klinisch mit geringer Proteinurie und Mikrohämaturie und pathoanatomisch als Normalbefund (Klasse I) oder mesangioproliferative GN (WHO-Klasse II) imponieren, ist zunächst keine spezifische Therapie erforderlich. Bei Kindern mit fokal-segmentaler GN (Klasse III) wird nur immunsuppressiv behandelt, wenn mehr als 20–30 % der Glomeruli betroffen sind und eine große Proteinurie besteht. Bei diffuser proliferativer GN mit mesangialen subendothelialen und subepithelialen Ablagerungen (Klasse IV, 43 % aller kindlichen Patienten) besteht meist ein nephrotisches Syndrom oder eine beginnende Niereninsuffizienz. In diesen Fällen muss schnell und aggressiv immunsupprimiert behandelt werden, da ansonsten eine rasche Progression der Erkrankung zu befürchten ist.

Therapie und Prognose Die Behandlung besteht in i. v. Methylprednisolon-Stößen, gefolgt von einer oralen Prednison-Therapie und sechs i. v. Cyclophosphamid-Infusionen in monatlichen Abständen. Eine orale Behandlung mit MMF ist vermutlich ebenso wirksam wie die Cyclophosphamid-Therapie, deren kumulative Gonadentoxizität bei längerem Krankheitsverlauf problematisch ist. In schwer verlaufenden, therapieresistenten Fällen kann auch eine Antikörperelimination mittels Plasmapherese oder Immunadsorption versucht werden.

Die Prognose der Lupusnephritis ist sehr variabel; nur ein geringer Anteil scheint dauerhaft auszuheilen. Nach 5–10 Jahren sind etwa 10–20 % der kindlichen SLE-Patienten terminal niereninsuffizient. Nach Nierentransplantation nimmt die Krankheitsaktivität, begünstigt durch die medikamentöse Dauerimmunsuppression, meist rasch ab. Rezidive im Transplantat sind selten.

19.6.3 Andere Vaskulitiden

Die in ➤ Kap. 12.5.2 beschriebenen „Small-vessel"-Vaskulitiden befallen die Kapillaren, Arteriolen und Venolen verschiedener Organe. Neben der bereits beschriebenen PSH fallen in diesen Komplex die Wegener-Granulomatose, die mikroskopische Polyarteriitis (Polyangiitis) und die allergische Granulomatose Churg-Strauss.

Symptome und Diagnostik An renalen Symptomen bestehen meist eine Mikro- oder Makrohämaturie, eine kleine oder große Proteinurie, Hypertonie und/oder Niereninsuffizienz. Die renalen und extrarenalen Symptome können entweder rasch progredient, in Schüben oder chronisch verlaufen.

Therapie und Prognose Wie bei der Lupusnephritis ist eine aggressive Initialtherapie mit i. v. Methylprednisolon-Stößen, gefolgt von monatlichen i. v. Cyclophosphamid-Gaben während 6–12 Monaten indiziert. Da nach Absetzen der Cyclophosphamid-Therapie ein hohes Rezidivrisiko besteht, wird häufig eine Anschlussbehandlung mit Azathioprin oder MMF empfohlen. Aufgrund der hohen Rate an extrarenalen Komplikationen und Nebenwirkungen der immunsuppressiven Therapie bestehen im Allgemeinen eine hohe Morbidität und eine signifikante Mortalität, die bisher bei Kindern wie Erwachsenen im Bereich von 20–30 % liegen. Nach Nierentransplantation nimmt die Krankheitsaktivität ab; Transplantatverluste infolge der Grunderkrankung sind selten.

19.6.4 Hämolytisch-urämisches Syndrom

Definition Das hämolytisch-urämische Syndrom (HUS) ist durch hämolytische Anämie, Thrombozytopenie und akute Niereninsuffizienz gekennzeichnet. Das HUS stellt die häufigste Ursache des akuten Nierenversagens im Kindesalter dar. Die jährliche Inzidenz beträgt ca. 3 Fälle pro 100.000 Kinder < 5 Jahren. Man unterscheidet eine typische und eine atypische Form der Erkrankung.

MERKE

Das HUS ist durch hämolytische Anämie, Thrombozytopenie und akute Niereninsuffizienz gekennzeichnet. Während das typische HUS durch eine Infektion mit toxinbildenden enterohämorrhagischen *E. coli* (EHEC) ausgelöst wird, finden sich beim atypischen HUS häufig Defekte in inhibierenden Elementen des Komplementsystems.

Ätiologie und Pathogenese Das **typische HUS** tritt überwiegend bei Kindern < 5 Jahren im Anschluss an eine akute, meist hämorrhagische Gastroenteritis [D(iarrhö)(+)-Form] und vor allem in den Sommermonaten mit epidemieartigen regionalen Häufungen auf. Das typische HUS wird in der überwiegenden Mehrzahl der Fälle durch **bakterielle Toxine** verursacht (➤ Kap. 10.3.21). In ca. 80 % sind sog. Shigatoxin-produzierende enterohämorrhagische *E.-coli*-Stämme (EHEC) verantwortlich (häufigster Serotyp O157). Diese humanpathogenen Erreger sind Bestandteil der Darmflora von Rindern, Schafen, Ziegen, Pferden und Hühnern und werden i. d. R. über ungenügend gegartes Fleisch und rohe Milch aufgenommen.

Das Toxin wird im Gastrointestinaltrakt in die Zellmembran von Granulozyten integriert und von diesen in die renalen Arteriolen und Glomeruluskapillaren transportiert, wo es an Endothelzellen bindet und eine lokale Gerinnungsreaktion auslöst. Die Bildung wandständiger Thromben verursacht durch Thrombozytenverbrauch, mechanische Hämolyse, Verlegung der Glomeruli und ischämische Tubulusschädigung das klinische Bild des HUS.

Auch Endotoxine von Shigellen, Salmonellen, Yersinien, *Campylobacter, Citrobacter* und andere Gastroenteritis-Erreger können ein HUS auslösen. Neuraminidase produzierende Pneumokokken setzen das sog. Thomsen-Friedenreich-Antigen aus Membranen von Erythrozyten, Thrombozyten und Endothelzellen frei. Da normales Serum Antikörper gegen dieses Kryptantigen enthält, resultiert eine Antigen-Antikörper-Reaktion, die zu einer Destruktion von Erythrozyten, Thrombozyten und Gefäßendothelien führt (➤ Abb. 19.16).

Die **atypische HUS-Variante** tritt überwiegend bei Kindern > 5 Jahren auf und beginnt meist schleichend ohne gastrointestinale Prodromalerkrankung [D(–)-Form]. Das atypische HUS kann familiär gehäuft auftreten und verläuft häufig rezidivierend.

Atypische HUS-Formen sind zu einem guten Teil durch genetische Anomalien verursacht, die überwiegend das Komplement- bzw. Gerinnungssystem. betreffen. In etwa 30 % der Fälle finden sich heterozygote Mutationen im **Faktor-H**-Gen, gelegentlich auch in den für **Faktor I** und das Membrane Cofactor Protein (**MCP**) kodierenden Genen. Faktor H und Faktor I binden und inaktivieren den Komplementfaktor C3b. Ihre Defizienz sowie auch Mutationen an der Faktor-H-Bindungsstelle von **C3** führen zu einer Überaktivierung des alternativen Komplementweges und zu einer Endothelschädigung durch exzessive Produktion von Membrane-Attack-Komplex. Etwa 20 % der Fälle von atypischem HUS werden durch Autoantikörper gegen Faktor H verursacht. Auch rezessiv vererbte Formen des atypischen HUS sind beschrieben; sie umfassen Mutationen im ***ADAMTS13***-Gen, das für eine vWF-spaltende Protease kodiert, im ***DGKE***-Gen, das für die endothelial und podozytär exprimierte, den PKC-Signalweg regulierende Diacylglycerol-Kinase-ε kodiert, und im ***MMACHC***-Gen, das für die Cobalamin-C-Synthase kodiert, deren Mangel hohe endotheliotoxische Homocystein-Spiegel hervorruft.

Symptome Die gastrointestinale Prodromalerkrankung beim typischen HUS kann von milden gastrointestinalen Symptomen bis zum Bild einer schwersten hämorrhagisch-nekrotisierenden

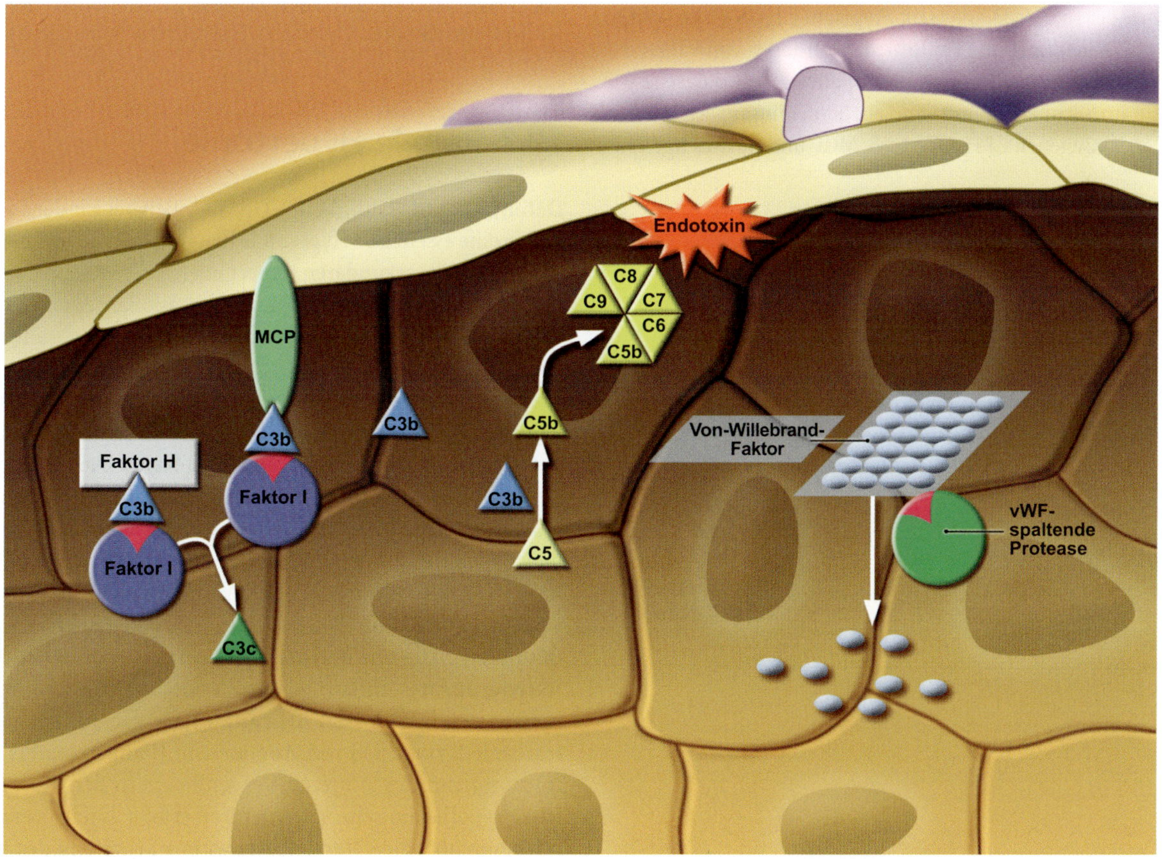

Abb. 19.16 Pathophysiologische Mechanismen des hämolytisch-urämischen Syndroms [L238]

Enterokolitis variieren. Einige Tage nach Beginn der abdominalen Symptomatik tritt eine rasch verlaufende akute Niereninsuffizienz ein. Etwa zwei Drittel der Patienten werden dialysepflichtig.

Das atypische HUS manifestiert sich klinisch oft weniger dramatisch, führt unbehandelt aber häufig zu terminaler Niereninsuffizienz und geht oft mit extrarenalen Manifestationen der pathologischen Gerinnungsaktivierung einher. Am häufigsten ist eine zerebrale Beteiligung, die zu Krampfanfällen und neurologischen Ausfällen führen kann.

S2k-Leitlinie Hämolytisch-Urämisches Syndrom im Kindesalter. Stand: 1.7.2022, gültig bis 31.7.2025; https://register.awmf.org/de/leitlinien/detail/166-002

Diagnostik Labordiagnostisch finden sich eine ausgeprägte Anämie, Thrombopenie, Hämolysezeichen (LDH, Haptoglobin) und erhöhte Retentionswerte. Pathognomonisch ist der Nachweis sog. Fragmentozyten im Blutbild (➤ Abb. 19.17). Für das **typische HUS** beweisend ist der **Nachweis von EHEC** entweder direkt im Stuhl oder indirekt über den Anstieg EHEC-spezifischer IgM- und IgG-Antikörper im Serum.

Beim **atypischen HUS** sind die Laborveränderungen i. d. R. weniger ausgeprägt. Zur Diagnostik atypischer HUS-Fälle sollten Komplement C3, Faktor H und Faktor I, das Vorliegen von Faktor-H-Autoantikörpern, die Aktivität der vWF-spaltenden Protease sowie Homocystein im Serum bestimmt und ein Screening auf Anomalien in den Komplementgenen CFH, CFI, CFB, MCP und C3 durchgeführt werden.

19

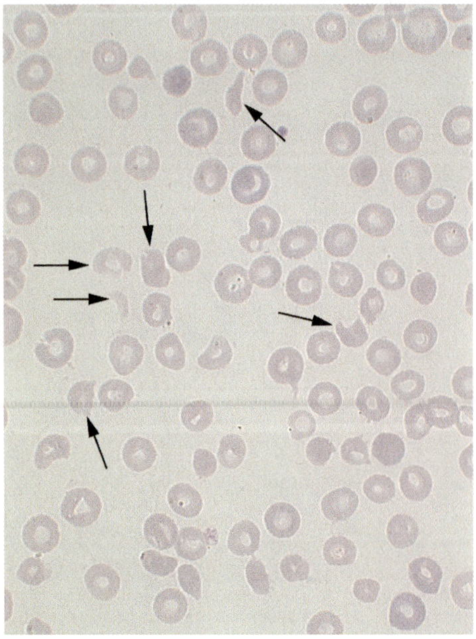

Abb. 19.17 Blutausstrich beim hämolytisch-urämischen Syndrom. Nachweis zahlreicher Fragmentozyten [R232]

Therapie und Prognose Bei beiden HUS-Formen muss zunächst die fehlende Nierenfunktion mittels Dialyse überbrückt werden. Eine antibiotische Behandlung der EHEC-Enterokolitis führt vermutlich zu verstärkter Verotoxinfreisetzung und ist daher allenfalls bei septischem Verlauf indiziert.

Bei V. a. ein atypisches HUS sollte unverzüglich eine Behandlung mit *Eculizumab*, einem Inhibitor des terminalen Komplementweges, eingeleitet werden. Bei allen komplementvermittelten Formen des atypischen HUS kann die Krankheitsaktivität durch Eculizumab wirksam unterbunden werden. Die weitere Therapie orientiert sich an der zugrunde liegenden Pathologie und kann in der langfristigen Erhaltungstherapie mit Eculizumab bei inaktivierenden Mutationen von Komplementfaktoren, Immunsuppression bei Vorliegen von Faktor-H-Antikörpern oder Vitamin B_{12} und Folsäure bei CblC-Defizienz bestehen.

Das typische HUS tritt i. d. R. nur einmal auf und heilt bis auf gelegentliche Residualschäden (Hypertonie, kleine Proteinurie) spontan aus. Atypische HUS nehmen bei insuffizienter Behandlung häufig einen rezidivierenden und progredienten Verlauf und können bei Defekten im humoralen Komplementsystem auch in Transplantatnieren rezidivieren.

Die Prognose der Erkrankung hat sich durch die Einführung der therapeutischen Komplementblockade grundlegend gebessert.

MERKE
Für das typische, durch EHEC ausgelöste HUS existiert keine kausale Therapie; eine antibiotische Behandlung ist wegen verstärkter Toxinfreisetzung meist nicht indiziert. Komplementvermittelte Formen des atypischen HUS können durch den C5-Inhibitor Eculizumab wirksam behandelt werden.

19.7 Renale Hypertonie

Definition und Häufigkeit Obwohl auch bei Kindern zunehmend häufig eine essenzielle Hypertonie diagnostiziert wird, überwiegen im Kindesalter die sekundären Hypertonieformen. Renoparenchymatöse Erkrankungen liegen ca. 75 % und renovaskuläre Anomalien weiteren 10 % der sekundären Hypertonieformen im Kindesalter zugrunde (➤ Tab. 19.4).

Ätiologie und Pathogenese Eine zentrale Rolle in der Pathogenese der renalen Hypertonie kommt dem Renin-Angiotensin-System zu. Bei **renovaskulären Erkrankungen** führt der verminderte glomeruläre Perfusionsdruck über die Ausschüttung von Renin aus den Zellen des juxtaglomerulären Apparats zur Aktivierung von Angiotensin II, das sowohl direkt vasokonstriktorisch wirkt als auch über die Stimulation der Aldosteronsekretion zu einer gesteigerten tubulären Natrium- und Wasserrückresorption führt. Neben der Aktivierung des humoralen Renin-Angiotensin-Systems wird bei **renoparenchymatösen Erkrankungen** vermutlich auch die intrarenale Produktion von Angiotensin II angeregt, das als lokaler Neurotransmitter afferente Nervenfasern in der Niere stimuliert. Über hypothalamische Schaltzentren erfolgt eine Hyperaktivierung des sympathischen Nervensystems mit Erhöhung des peripheren Gefäßwiderstands. Weitere, besonders bei eingeschränkter globaler

Tab. 19.4 Ursachen sekundärer Hypertonie im Kindesalter

Renoparenchymatöse Ursachen (ca. 75 %)	• Chronische Glomerulonephritiden • Zystennieren und andere Dysplasieformen • Segmentale Nierenhypoplasie • Nephropathien mit obstruktiver oder refluxiver Harnwegsfehlbildung • Hämolytisch-urämisches Syndrom (HUS) • Chronische Niereninsuffizienz
Renovaskuläre Ursachen (ca. 10 %)	• Fibrodysplasie der Nierenarterien • Neurofibromatose • Periarteriitis nodosa • Takayasu-Arteriitis • Gefäßfehlbildungssyndrome • Komprimierende Tumoren, Blutungen oder Abszesse im Hilusbereich
Aortenisthmusstenose (ca. 8 %)	
Endokrine und andere Ursachen (ca. 7 %)	• Cushing-Syndrom • Liddle-Syndrom • Hyperaldosteronismus (Conn-Syndrom) • Glukokortikoidresponsiver Hyperaldosteronismus • Pseudohypoaldosteronismus Typ II (Gordon-Syndrom) • „Apparent mineralocorticoid excess syndrome"

Nierenfunktion bedeutsame pathophysiologische Mechanismen stellen die Zunahme des Extrazellularraums durch Einschränkung der Natriumausscheidung sowie eine Störung der endothelvermittelten Vasorelaxation dar. Bei Niereninsuffizienz akkumuliert der endogene Stickstoffmonoxid(NO)-Inhibitor ADMA (asymmetrisches Dimethylarginin). Die verminderte NO-Freisetzung trägt zu einem erhöhten Gefäßtonus bei.

Symptome Die klinische Symptomatik kann außerordentlich variabel sein. Selbst stärkste Blutdruckerhöhungen können lange klinisch stumm bleiben. Bei Neugeborenen und Säuglingen mit schwerer Hypertonie stehen die Zeichen der Herzinsuffizienz im Vordergrund, während bei älteren Kindern Kopfschmerzen, Nausea, Visusstörungen, Krampfanfälle und weitere neurologische Symptome als klinische Korrelate der hypertensiven Enzephalopathie imponieren. Weniger ausgeprägte Hypertonieformen bleiben i. d. R. klinisch asymptomatisch, können aber in relativ kurzer Zeit zu Endorganschäden führen (linksventrikuläre Hypertrophie, Retinopathie).

Diagnostik Die Diagnostik der sekundären Hypertonie sollte der Tatsache Rechnung tragen, dass über 85 % der kindlichen Hypertoniepatienten an einer Nierenerkrankung leiden. Zur Basisdiagnostik gehören daher eine detaillierte **Sonografie** der Nieren und der ableitenden Harnwege, eine **Doppler-Sonografie der Nierenarterien,** ggf. eine seitengetrennte Isotopenszintigrafie sowie die Bestimmung der Kreatinin-Clearance und Proteinausscheidung im 24-h-Urin.

Während eine erhöhte Plasma-Renin-Aktivität auf eine renovaskuläre Hypertonie hindeutet, schließen normale Plasma-Reninwerte eine Nierenarterienstenose ebenso wenig aus wie eine negative Doppler-Sonografie. Durch eine **MR-Angiografie** kann die Diagnose mit hinreichender Sensitivität gestellt werden. Intraarterielle digitale Angiografien sind heute bei Kindern nur noch im Rahmen interventioneller Prozeduren indiziert.

Methodisch wichtig im Kindesalter ist der Gebrauch adäquater, größenadaptierter Blutdruckmanschetten. Auch ist aufgrund der starken Altersabhängigkeit des kindlichen Blutdrucks der Gebrauch alters- bzw. körpergrößenadjustierter Normwerte essenziell.

Der Praxishochdruck („white-coat hypertension", „Weißkittelhypertonie") ist bei Kindern mindestens ebenso häufig wie bei Erwachsenen. Andererseits besteht bei kindlichen Nierenerkrankungen häufig zunächst eine isolierte nächtliche Hypertonie mit Abflachung der zirkadianen Blutdruckrhythmik (➤ Abb. 19.18). Der Verlust des nächtlichen Blutdruckabfalls ist ein vom mittleren Blutdruckniveau unabhängiger Risikofaktor für Endorganschäden. Aus diesen Gründen sind regelmäßige häusliche Blutdruckmessungen, in größeren Zeitabständen ergänzt durch **ambulante 24-h-Blutdruckprofile,** sinnvoll und notwendig.

MERKE

Blutdruckmessungen bei Kindern bedürfen einer adäquaten Standardisierung (Manschettengröße, pädiatrische Referenzwerte).

Therapie **Nierenarterienstenosen** werden in Abhängigkeit von Patientenalter und Stenosegrad meist zunächst durch eine transluminale Ballonangioplastie (ggf. mit wiederholten Eingriffen) angegangen, wodurch in der Mehrzahl der Fälle eine Besserung der Hypertonie erzielt werden kann. Bei fortbestehender, medikamentös unzureichend beherrschbarer Hypertonie erfolgt die chirurgische Resektion der Stenose durch End-zu-End-Anastomose, Erweiterungsplastik, aortale Neuimplantation der Nierenarterie, aortorenalen Bypass oder Autotransplantation der Niere in den Beckenbereich.

Bei der Mehrzahl der Kinder mit renaler Hypertonie kann auf eine **medikamentöse Dauerbehandlung** nicht verzichtet werden. Die Behandlung erfolgt nach einem **Stufenschema,** dessen Basis die Substanzklasse der RAS-Inhibitoren (ACE-Hemmer und Angiotensin-Typ-I-Rezeptorblocker) darstellt. Die Antagonisierung von Angiotensin II führt in vielen Fällen bereits als Monotherapie zu einer Blutdrucknormalisierung. Blutdruckunabhängig wird darüber hinaus durch die Verminderung der glomerulären Hyperfiltration und durch antifibrotische Effekte der Verlauf vieler chronischer Nephropathien günstig beeinflusst. Bei unzureichender Wirkung der Angiotensin-Antagonisten werden diese zunächst mit Diuretika kombiniert; bei Bedarf kann die antihypertensive Medikation um Kalziumantagonisten, Beta- sowie Alpha-Rezeptoren-Blocker erweitert werden.

Bei chronischer Niereninsuffizienz ist eine besonders strikte Blutdruckeinstellung indiziert, da die Rate des Nierenfunktionsverlustes eng mit dem Blutdruckniveau korreliert. Bei Patienten mit fortgeschrittener Niereninsuffizienz kann eine therapieresistente Hypertonie auf eine latente Flüssigkeitsüberladung hindeuten. In diesen Fällen muss unverzüglich eine Dialysebehandlung eingeleitet werden.

MERKE

Angiotensin-II-Antagonisten (ACE-Hemmer, Angiotensin-Rezeptor-Blocker) sind Medikamente der 1. Wahl bei renoparenchymatöser Hypertonie.

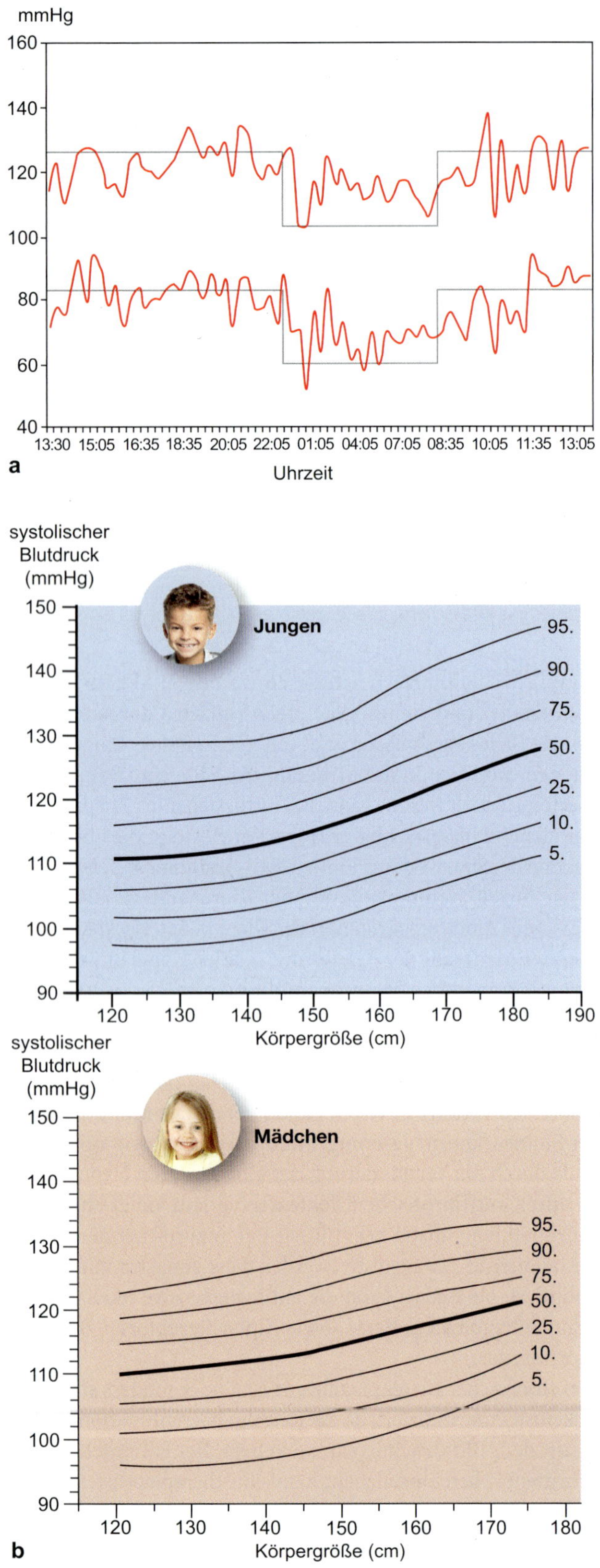

Abb. 19.18 **a** Ambulantes Blutdruckmonitoring: durchgehende Überschreitung der 95. Blutdruckperzentilen während der nächtlichen Ruhephase bei einem Jugendlichen mit chronischer Niereninsuffizienz; **b** pädiatrische 24-h-Mittelwertperzentilen des systolischen Blutdrucks [J787/V786]

19.8 Akutes Nierenversagen

Definition und Häufigkeit Das akute Nierenversagen (ANV) ist definiert als plötzliche Abnahme der Nierenfunktion um mindestens 50 %, die mit einem Anstieg der renalen Retentionswerte (Kreatinin, Harnstoff) einhergeht. Die Urinproduktion kann, muss aber nicht notwendigerweise zurückgehen. Als **Oligurie** bezeichnet man eine Urinausscheidung < 300 ml/m^2 pro Tag, bei Neugeborenen < 1 ml/kg KG/h. Von einer **Anurie** spricht man bei einer Diurese von < 100 ml/m^2 pro Tag bzw. < 0,2 ml/kg KG/h. Die Inzidenz des ANV liegt in Deutschland bei 20–25 pro 1 Mio. Kinder und Jugendliche < 15 Jahren. Etwa 50 % der pädiatrischen ANV-Fälle treten im 1. Lebensjahr auf.

Ätiologie und Pathogenese Pathophysiologisch werden prärenale, renale und postrenale Mechanismen des ANV unterschieden.

Das **prärenale ANV** ist Folge einer Minderperfusion einer an sich funktionell intakten Niere

- durch Dehydratation (z. B. bei schwerer Gastroenteritis, osmotischer Diurese bei Diabetes mellitus oder Salzverlustsyndrom, Diabetes insipidus oder großflächigen Verbrennungen),
- bei intravasalen Flüssigkeitsdefiziten (z. B. infolge von Blutungen, „capillary leak" bei Sepsis, Hypoproteinämie bei nephrotischem Syndrom),
- bei gestörter systemischer Blutzirkulation (Schock, Herzinsuffizienz, medikamentöse Vasodilatation),
- bei renaler Vasokonstriktion (meist medikamenteninduziert, NSAR, Ciclosporin A, ACE-Hemmer).

Das prinzipiell voll reversible prärenale ANV tritt am häufigsten in der Neugeborenen- und Säuglingsperiode auf. Die Niere versucht, die glomeruläre Filtration über Kompensationsmechanismen aufrechtzuerhalten. Bei sinkendem Blutdruck dilatiert die afferente Arteriole (**sog. myogener Reflex**); zudem wird das Renin-Angiotensin-System aktiviert und durch Angiotensin II die efferente Arteriole kontrahiert. Die adrenale Aldosteronausschüttung wird stimuliert, wodurch die tubuläre Natriumrückresorption steigt. Eine Hypovolämie und erhöhte Plasmaosmolalität führen zudem zur Freisetzung von ADH aus der Neurohypophyse. ADH stimuliert die Wasserrückresorption. Infolge der Wirkungen von Aldosteron und ADH sinken das Volumen und die Natriumkonzentration des Urins. Versagen diese Kompensationsmechanismen bei anhaltender kritischer Minderperfusion, tritt eine ischämische Schädigung des Nierenparenchyms ein (sog. **akute tubuläre Nekrose**). Eine solche „renale Fixierung" des ursprünglich prärenalen ANV ist auch bei Wiederherstellung adäquater Perfusionsverhältnisse zunächst nicht reversibel.

Die **wichtigsten Ursachen für das renale ANV** sind neben der beschriebenen protrahierten Ischämie bei Kindern:

- HUS
- Glomerulonephritiden und renale Vaskulitiden
- Akute interstitielle Nephritiden
- Beidseitige venöse (vor allem bei Neugeborenen) oder arterielle Thrombose der Nierengefäße
- Wirkungen nephrotoxischer Substanzen (Antibiotika, NSAR, Zytostatika, Röntgenkontrastmittel, Schwermetalle und Lösungsmittel)

- Akkumulation endogener Substanzen (z. B. Myoglobin bei Rhabdomyolyse, Harnsäure bei Tumorlysesyndrom)
- Fulminante Pyelonephritiden
- Virusinfektionen der Nieren (z. B. Hantavirus)

Vor allem bei ischämisch und toxisch bedingtem ANV werden die stoffwechselaktiven Tubulusepithelien geschädigt. Der Zelldebris nekrotischer Tubulusephitelien führt zu einer Verlegung der Tubuluslumina. Nach dem Säuglingsalter stellt das HUS die häufigste Ursache des ANV im Kindesalter dar.

Das **postrenale ANV** durch Obstruktion der ableitenden Harnwege findet sich gelegentlich in der Neugeborenenperiode

- bei schweren strukturellen Anomalien des Harntrakts (z. B. Urethralklappen, hochgradige beidseitige Ureterabgangs- oder Mündungsstenosen),
- bei funktionellen Harnabflussstörungen (z. B. neurogene Blasenentleerungsstörung),
- selten im Rahmen von intravesikalen Blutungen oder Tumoren,
- in seltenen Fällen auch bei Pilzinfektionen der Nierenbecken durch obstruierend wachsende Myzelien.

Diagnostik Das ANV wird über die Erhöhung der renalen **Retentionswerte** im Serum und ggf. über die einsetzende **Oligurie** diagnostiziert. In der Ursachenanalyse des ANV sind die Anamnese, die genaue körperliche Untersuchung, die Sonografie der Nieren und ableitenden Harnwege sowie die biochemische und zytologische Urinanalyse wegweisend:

- Beim **prärenalen ANV** liegen i. d. R. klinische Symptome einer Zirkulationsstörung bzw. Dehydratation vor. Die Urinosmolalität ist hoch, die fraktionelle Natriumexkretion < 1 %.
- Beim **renalen ANV** bestehen meist klinische Überwässerungszeichen und, je nach zugrunde liegender Ursache, eine wegweisende Anamnese und/oder charakteristische hämatologische bzw. serum- und urinchemische Veränderungen. Die Urinosmolarität ist niedrig (< 350 mosmol/l), die fraktionelle Natriumexkretion auf > 2 % erhöht.
- Das **postrenale ANV** wird sonografisch anhand der gestauten Harnwege diagnostiziert.

Therapie Die Therapie des ANV besteht in der Behandlung der zugrunde liegenden Ursache, der Wiederherstellung einer ausgeglichenen Wasser- und Elektrolytbilanz sowie der Elimination harnpflichtiger Substanzen. **Kausaltherapeutische Maßnahmen** können, je nach Ätiologie des ANV, in der Beseitigung einer bestehenden Dehydratation, der Gabe von Immunsuppressiva und Zytostatika bei entzündlichen Nierenerkrankungen, im Absetzen bzw. in der Elimination nephrotoxischer Substanzen sowie in der Beseitigung einer bestehenden Harnabflussstörung bei postrenalem ANV bestehen.

Die **symptomatische Therapie** bei kompensiertem ANV besteht in der Aufrechterhaltung ausgeglichener **Wasser- und Elektrolytverhältnisse.** Hierzu erfolgen engmaschige Kontrollen von Gewicht, ZVD und Ausscheidung. Die Flüssigkeitszufuhr entspricht der Summe der messbaren Flüssigkeitsverluste und der Perspiratio insensibilis. Die Menge der Natriumsubstitution darf die der Natriumverluste im Urin und in anderen Körpersekreten nicht übersteigen. Beim ANV besteht häufig eine Verdünnungshyponatriämie infolge hypotoner Hyperhydratation. Diese ist prinzipiell mit Flüssigkeitsrestriktion und nicht mit weiteren Natriumgaben zu behandeln. Nur bei schwerer Hyponatriämie (< 120 mmol/l) muss der Natriumspiegel durch Gabe hypertoner Kochsalzlösungen langsam angehoben werden.

Kritisch in der symptomatischen ANV-Behandlung ist auch die Aufrechterhaltung normaler **Serum-Kaliumspiegel.** In der oligo-/anurischen Phase des ANV besteht kein exogener Kaliumbedarf. Übersteigt das Serum-Kalium 6 mmol/l, ist der Einsatz von oral oder rektal applizierten Ionenaustauschern oder die Stimulation der Kaliumaufnahme in die Körperzellen durch Gaben von β_2-Mimetika (z. B. Salbutamol i. v.) und Bikarbonat und ggf. Glukose-Insulin-Infusionen indiziert.

Beim ANV besteht regelhaft eine **ausgeprägt katabole Stoffwechsellage,** die zur schlechten Prognose des Krankheitsbildes beiträgt. Eine ausreichende Kalorienzufuhr über zentralvenös applizierte hochkonzentrierte Glukoselösungen und ein konsequenter Ausgleich der metabolischen Azidose durch i. v. Bikarbonatsubstitution tragen zur Aufrechterhaltung einer ausgeglichenen Stoffwechsellage bei.

Medikamentös kann bei noch erhaltener Diurese durch Gabe von Furosemid, ggf. kombiniert mit einem Thiazid zur Maximierung der Natriurese, versucht werden, die Urinproduktion zu verbessern. **Diuretika** erleichtern eine adäquate Flüssigkeitszufuhr und die Vermeidung von Hyperkaliämien, haben aber per se keinen Einfluss auf Verlauf und Dauer des ANV.

Die Indikation zur **Einleitung eines Blutreinigungsverfahrens** besteht bei Anurie > 24 h, andauernder Oligurie mit Überwässerung und Hypertonie, Hyperkaliämie und/oder metabolischer Azidose, beim Auftreten urämischer Symptome, Anstieg der Serum-Harnstoffwerte auf > 200 mg/dl sowie bei ausgeprägtem Katabolismus trotz kalorienreicher Ernährung. Meist finden extrakorporale Blutreinigungsverfahren Anwendung, die bei instabilen Kreislaufverhältnissen kontinuierlich angewendet werden (CVVHD, CVVH). In bestimmten Situationen (Säuglinge, schwierige Gefäßverhältnisse, Thrombose oder Blutungsneigung) stellt aber auch die Peritonealdialyse eine akzeptable Therapieoption dar.

MERKE

Indikation zur Dialyse bei ANV: Anurie > 24 h, oligurische Hyperhydratation, Hyperkaliämie, kritische Retention stickstoffhaltiger Metaboliten (Harnstoff > 200 mg/dl), Hyperkatabolismus.

Prognose Die Prognose des ANV hängt vor allem von der auslösenden Ursache ab. Das isolierte prärenale ANV ist im Allgemeinen rasch und vollständig reversibel. Auch die akute Tubulusnekrose bei renalem ANV ist i. d. R. innerhalb von 2–4 Wochen reversibel, wenn keine globale Nierenrindennekrose (wie etwa nach prolongierter Anoxie) vorliegt.

19.9 Chronische Niereninsuffizienz (CNI)

Definition und Häufigkeit Auch im Kindesalter findet die **„Chronic-Kidney-Disease"-Klassifikation** des K/DOQI-Komitees Anwendung (➤ Tab. 19.5).

Tab. 19.5 „Chronic-Kidney-Disease"-Klassifikation des K/DOQI-Komitees

CKD-Stadium I	Nierenschädigung mit erhaltener oder erhöhter Nierenfunktion GFR > 90 ml/min/1,73 m²
CKD-Stadium II	Leichte Niereninsuffizienz GFR 61–90 ml/min/1,73 m²
CKD-Stadium III	Mäßige Niereninsuffizienz GFR 31–60 ml/min/1,73 m²
CKD-Stadium IV	Fortgeschrittene Niereninsuffizienz GFR 15–30 ml/min/1,73 m²
CKD-Stadium V	Terminale Niereninsuffizienz GFR < 15 ml/min/1,73 m²

Bei Säuglingen ist zu berücksichtigen, dass die untere Grenze des KOF-normierten GFR-Normbereichs erst zu Beginn des 2. Lebensjahres erreicht wird. Reife Neugeborene weisen eine GFR von ca. 30 ml/min/1,73 m² auf („physiologische Niereninsuffizienz").

In Deutschland erreichen jährlich ca. 2 Kinder und Jugendliche pro 1 Mio. Einwohner das Terminalstadium der chronischen Niereninsuffizienz (CNI). Die Prävalenz liegt bei 11–12 Kindern und Jugendlichen pro 1 Mio. Einwohner.

Ätiologie und Pathogenese Etwa 70 % der Fälle von CNI im Kindesalter werden durch hypo- bzw. dysplastische Fehlbildungen der Nieren verursacht, die häufig auch mit Fehlbildungen der ableitenden Harnwege einhergehen. In etwa 15 % der Fälle bestehen primäre Glomerulonephritiden bzw. Glomerulopathien, in weiteren 15 % hereditäre bzw. kongenitale Erkrankungen (➤ Abb. 19.19). Der Verlauf der CNI im Kindesalter wird vor allem von der Art und Schwere der primären Nierenerkrankung bestimmt.

19

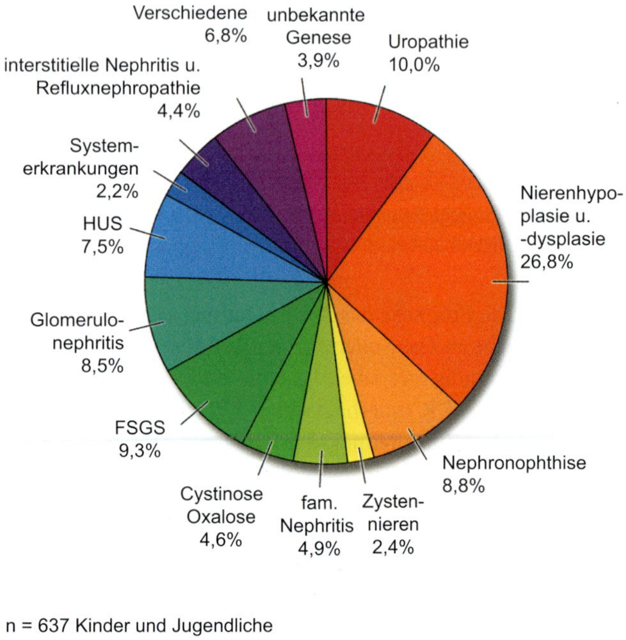

Abb. 19.19 Diagnosenspektrum der chronischen Niereninsuffizienz im Kindesalter [L238]

MERKE
Bei kritischer Abnahme der Zahl funktionierender Nephrone führt ein Circulus vitiosus aus glomerulärer Hyperfiltration, Proteinurie, tubulointerstitieller Schädigung und Nephronuntergang zu einem progredienten Verlust der residuellen Nierenfunktion.

Weitgehend unabhängig von der zugrunde liegenden Ursache der CNI tritt bei Kindern, ähnlich wie bei Erwachsenen, ein fortschreitender Verlust der residuellen Nierenfunktion ein, wenn die Anzahl der funktionierenden Nephrone unter ca. 50 % des Normalwerts liegt. Die **Pathomechanismen** dieser intrinsischen Progressionstendenz der CNI sind teilweise aufgeklärt. Eine zentrale Rolle kommt der Erhöhung des Blutflusses und des Blutdrucks in den verbliebenen Glomeruluskapillaren zu. Die **glomeruläre Hyperfiltration und Hypertonie** führen zu glomerulärer Hypertrophie, Schädigung und Proliferation von glomerulären Endothel-, Mesangial- und viszeralen Epithelzellen (Podozyten) und zur verstärkten Bildung mesangialer Matrix. Durch die Schädigung der Podozyten kommt es bei einigen Erkrankungen zur fokalen Adhäsion der Basalmembran an das Epithel der Bowman-Kapsel. Dies führt zu einer fehlgeleiteten Filtration des Primärharns in das Interstitium und konsekutiv zu einer Entzündungsreaktion. Die Tubulusepithelzellen sezernieren **Entzündungsmediatoren** wie Komplementkomponenten, Zytokine und Chemokine, was zur Einwanderung von Monozyten und T-Lymphozyten führt.

Die **tubulointerstitielle Zellschädigung** wird potenziert durch das Vorliegen einer **Proteinurie.** Sowohl im Glomerulus als auch im Tubulointerstitium werden vermehrt vasoaktive Peptide wie Angiotensin II und Wachstumsfaktoren wie TGF-β exprimiert, welche die glomeruläre Hyperfiltration verstärken und die Ablagerung von Matrixproteinen (Fibrose) begünstigen. Durch die exzessive **Matrixdeposition** im Interstitium wird die Sauerstoffdiffusion von den peritubulären Kapillaren zu den Tubuluszellen erschwert, woraus eine verstärkte **Zellapoptose und -atrophie** resultieren. Über die genannten Mechanismen kommt es zum Untergang weiterer Nephrone, wodurch sich die glomeruläre Hyperfiltration der verbleibenden Nephrone im Sinne eines Circulus vitiosus weiter verstärkt (➤ Abb. 19.20).

Bei kongenitalen Nephropathien lässt sich in den ersten Lebensjahren im Rahmen des körperlichen Wachstums häufig noch eine gewisse Hypertrophie der vorhandenen Nephrone mit ansteigender globaler Nierenfunktion beobachten. Spätestens im 2. Lebensjahrzehnt schlägt diese durch das zunehmende Missverhältnis des absoluten Glomerulusfiltrats zur Zahl der funktionstüchtigen Nephrone in einen fortschreitenden Nierenfunktionsverlust um.

Die **Abnahme der GFR** führt zur funktionellen Anpassung des Tubulusapparats mit erhöhten sekretorischen Leistungen pro Nephroneinheit. So kann bis zu einer Abnahme der GFR auf 10–15 % der Norm eine ausgeglichene Natrium-, Kalium- und Wasserbilanz aufrechterhalten werden. Stärker limitiert ist die Ausscheidung von Säureäquivalenten. Zwar steigt die renale Ammoniumproduktion bei GFR-Abnahme kompensatorisch an, die tubuläre Bikarbonatresorption sinkt jedoch. Bereits ab einer GFR von 50 % des Normwerts wird eine metabolische **Azidose** manifest. Im Spätstadium der Niereninsuffizienz akkumulieren schließlich sog. **Urämietoxine,** die entweder vermehrt gebildet oder vermindert ausgeschieden werden.

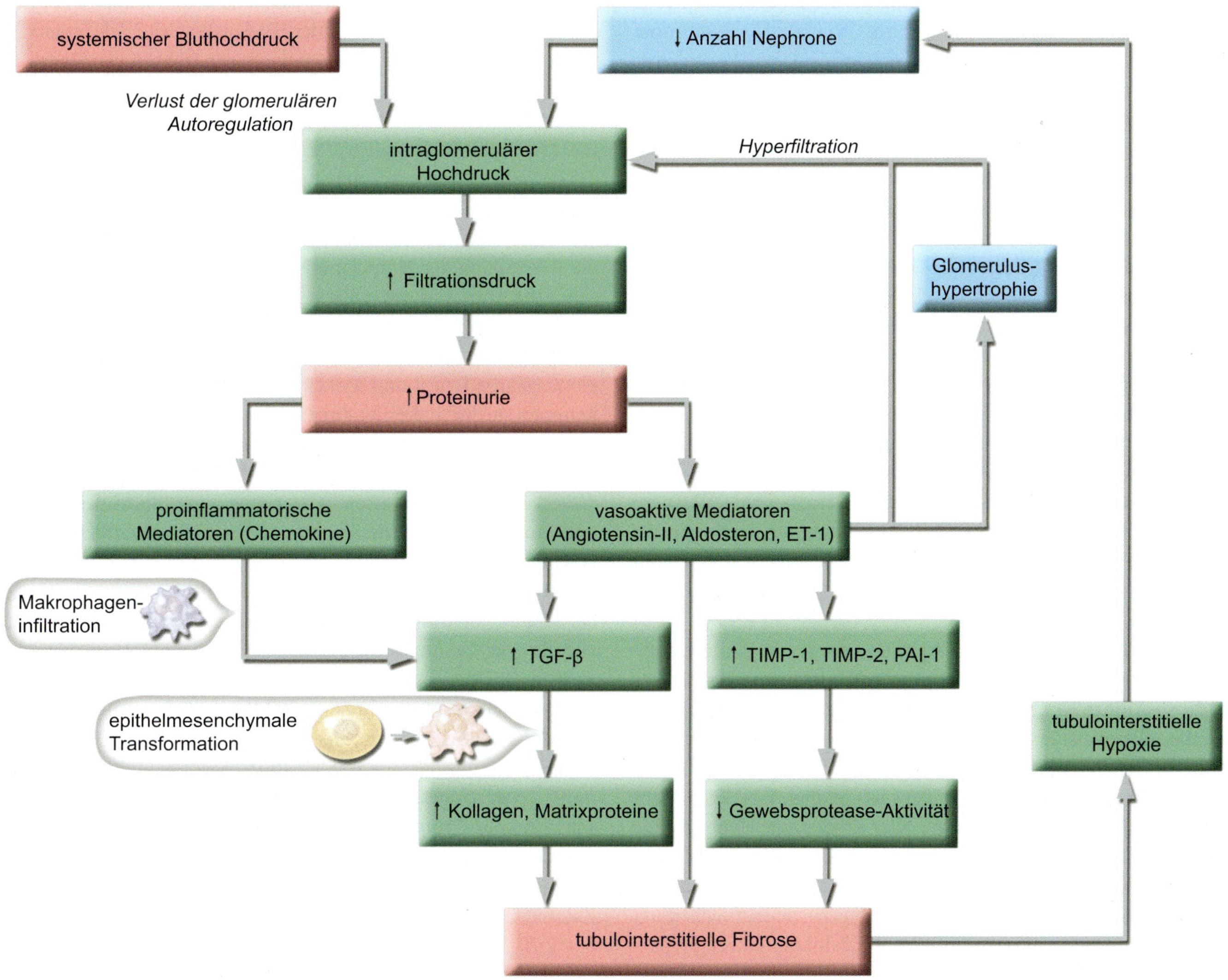

Abb. 19.20 Progressionsmechanismen der chronischen Niereninsuffizienz (TGF-β = Transforming Growth Factor-β, TIMP-1 = Tissue Inhibitor of Metalloproteinases-1, PAI-1 = Plasminogenaktivator-Inhibitor-1, ET-1 = Endothelin-1) [L238]

Zu diesen gehören Phenole, Guanidine, Polyamine, aber auch Hormone wie Parathormon und vasoaktive Substanzen wie asymmetrisches Dimethylarginin.

Symptome und Diagnostik Entsprechend den zahlreichen homöostatischen Funktionen der Nieren sind die Auswirkungen einer CNI auf den kindlichen Organismus vielgestaltig. In der Frühphase der CNI fällt vor allem bei angeborenen Nephropathien häufig eine **Polyurie** (z. B. als persistierende Enuresis) oder **Polydipsie** als Folge des eingeschränkten renalen Konzentrationsvermögens auf.

Ein weiteres Kardinalsymptom, das vor allem in der raschen Wachstumsphase des Säuglings- und Kleinkindesalters manifest wird, ist die **urämische Anorexie** mit häufigem Erbrechen, die regelhaft zu einer schweren **Gedeihstörung** führt. Als Ursache für die urämische Inappetenz wird eine Akkumulation gastrointestinaler und zentraler Hormone vermutet, die eine verlangsamte Magenpassage und ein prolongiertes Sättigungsgefühl hervorrufen. Darüber hinaus besteht bei CNI eine **metabolische Dysregulation** mit Insulinresistenz, Proteinkatabolismus und komplexen Störungen des Fettstoffwechsels.

Auch jenseits des Säuglings- und Kleinkindesalters wird bei Kindern mit CNI eine **Wachstumsverzögerung** beobachtet. Der pubertäre Wachstumsspurt erfolgt verspätet und führt nur zu ca. 50 % der normalen Größenzunahme. Neben der Mangelernährung sind Störungen der somatotropen und gonadotropen Hormonachsen für das verminderte Körperwachstum bei CNI verantwortlich. Es besteht eine relative Resistenz gegenüber endogen sezerniertem Wachstumshormon; die Synthese von IGF-1 in der Leber und den peripheren Geweben ist herabgesetzt. Darüber hinaus akkumulieren IGF-1-Bindungsproteine, wodurch der Anteil an biologisch aktivem freiem IGF-1 stark vermindert wird. Die **Pubertätsverzögerung** bei CNI wird durch eine gestörte hypothalamische Aktivierung der gonadotropen Achse erklärt. Auch bei bereits eingesetzter Pubertät bleiben die Gonadenhormonspiegel subnormal, vermutlich aufgrund einer Akkumulation inaktiver, rezeptorblockierender Hormonmetaboliten.

Wegen der hohen Umbaugeschwindigkeit des kindlichen Skeletts treten insbesondere bei jungen Kindern mit CNI frühzeitig **Symptome der urämischen Osteopathie** auf, die sich in Form von Skelettdeformitäten, Knochenschmerzen und gelegentlich Epiphysenlösungen manifestieren kann. Die urämische Osteopathie wird hervorgerufen durch Störungen des Vitamin-D-Stoffwechsels, Phosphatretention und einen sekundären Hyperparathyreoidismus. Bereits bei minimal eingeschränkter Nierenfunktion erfolgt eine verminderte Umwandlung von $25(OH)_2D_3$ in aktives $1{,}25(OH)_2D_3$ (Calcitriol) durch die ganz überwiegend renal exprimierte 1α-Hydroxylase. Der Mangel an aktivem Vitamin D führt zu einer verminderten intestinalen Kalziumresorption. Niedrige Calcitriol- und Kalzium- sowie hohe Phosphatkonzentrationen im Serum stimulieren die Synthese und Expression von Parathormon aus der Nebenschilddrüse. Der Hyperparathyreoidismus führt zu einer vermehrten Bildung einer unzureichend kalzifizierten Knochenmatrix (Osteomalazie, „Osteitis fibrosa").

Die Entwicklung einer **normochromen, normozytären Anämie** ist eine weitere Begleiterscheinung einer fortschreitenden CNI. Diese wird vor allem durch eine verminderte Produktion von Erythropoetin (EPO) durch die peritubulären interstitiellen Zellen in geschädigten Nieren verursacht. EPO hemmt die Apoptose erythroider Vorläuferzellen.

Eine entscheidende, die langfristige Lebenserwartung limitierende Komplikation der CNI stellt die bereits im Kindesalter nachweisbare **kardiovaskuläre Komorbidität** dar. Anämie, Hypertonie, Hypervolämie, aber auch die Aktivierung des Renin-Angiotensin- und des sympathischen Nervensystems führen zu einer Druck- und Volumenbelastung des Herzens. Bereits in den CKD-Stadien III–IV weist ein Drittel und im Stadium V die Hälfte aller Kinder eine Hypertrophie des linken Ventrikels auf. Darüber hinaus entwickelt sich früh eine gravierende Gefäßpathologie. Vermutlich durch die metabolischen Auswirkungen der CNI (Hyperlipidämie, Hyperinsulinämie) bedingt entstehen frühzeitig atherosklerotische Läsionen. Durch Hyperparathyreoidismus, Hyperphosphatämie und Kalziumüberladung infolge von Vitamin-D-Therapie und Anwendung kalziumhaltiger Phosphatbinder kommt es zu Kalkablagerungen sowohl in den atherosklerotischen Plaques als auch in der Tunica media der großen Arterien. Hieraus resultieren eine vermehrte Steifigkeit der Arterien und ein hohes Risiko für stenosierende Läsionen vor allem im Bereich der Koronararterien (➤ Abb. 19.21). Die Gefäßveränderungen sind nach erfolgreicher Nierentransplantation allenfalls teilweise reversibel. Junge Erwachsene mit terminaler CNI seit dem Kindesalter weisen daher eine exzessiv hohe kardiovaskuläre Morbidität und Mortalität auf, die der von 70- bis 80-Jährigen in der Normalbevölkerung vergleichbar ist (➤ Abb. 19.21).

MERKE

Führende Symptome der (unbehandelten) CNI im Kindesalter sind Polyurie und Polydipsie, Anorexie, Gedeihstörung, Rachitis, Kleinwuchs und verzögerter Pubertätseintritt. Klinisch zunächst inapparent, aber nicht weniger gravierend sind kardiovaskuläre Schädigungen infolge von Hypertonie, Anämie, Volumenbelastung und vaskulären Verkalkungen.

Therapie Eine **Kausaltherapie** ist nur bei wenigen Grunderkrankungen möglich. Harnwegsobstruktionen müssen frühzeitig und vollständig beseitigt werden. Bei Refluxnephropathie ist die konsequente Prophylaxe aufsteigender HWIs essenziell. Viele progredient verlaufenden GN-Formen können durch den frühzeitigen Einsatz von Immunsuppressiva reversibel gestaltet werden. Für einzelne Stoffwechselerkrankungen mit Nierenbeteiligung stehen spezifische kausaltherapeutische Ansätze zur Verfügung (z. B. Cysteamin bei Cystinose).

Die weiter oben beschriebenen, von der Grunderkrankung unabhängigen CNI-Progressionsmechanismen sind einer medikamentösen Dauertherapie zugänglich. Von zentraler Bedeutung sind die Absenkung der glomerulären Hyperfiltration und Proteinurie sowie die Normalisierung des systemischen Blutdrucks. Inhibitoren des Renin-Angiotensin-Systems (**ACE-Hemmer, Angiotensin-II-Rezeptor-Blocker**) senken sowohl den Blutdruck als auch den transglomerulären Druck und wirken antiproteinurisch. Darüber hinaus hemmen sie durch die Herabregulation der lokalen TGF-β-Synthese und Steigerung der Metalloproteinasen-Aktivität glomerulär und interstitiell antifibrotisch. Der frühzeitige Einsatz von Medikamenten dieser Substanzklasse schon bei geringgradiger Blutdruckerhöhung und Proteinurie kann die Progression der CNI vermutlich drastisch verlangsamen.

Zur Vermeidung der urämischen Malnutrition muss besonders bei Säuglingen und Kleinkindern auf eine **ausreichende Kalorienzufuhr** geachtet und diese ggf. mittels Sondenernährung gesichert werden. Die Kalorienzufuhr soll mindestens 80 %, die Eiweißzufuhr 100 % der altersentsprechenden Richtlinien betragen. Die **Elektrolytzufuhr** muss der Nierenfunktion angepasst werden. Die Phosphatzufuhr muss ab einer GFR von 30–40, die Kaliumzufuhr ab 10–20 ml/min/1,73 m^2 eingeschränkt werden. Der tägliche Natriumbedarf ist stark von der Grunderkrankung und vom Grad der Niereninsuffizienz abhängig und sollte anhand der Urin-Natriumausscheidung monitorisiert werden. Die metabolische Azidose muss durch orale Bikarbonatsubstitution korrigiert werden, sobald das Plasma-Bikarbonat 20 mmol/l unterschreitet.

Mit diesen Maßnahmen lässt sich im Säuglings- und Kleinkindesalter meist ein gutes Gedeihen und auch ein befriedigendes Längenwachstum erzielen. Mit Eintreten in die überwiegend hormonabhängige Wachstumsphase (ab dem 2. Lebensjahr) gewinnt die **Therapie mit rekombinantem Wachstumshormon** an Bedeutung. Durch tägliche subkutane Injektionen des Hormons kann das Wachstum beschleunigt und die Körpergröße in den Normbereich angehoben werden. Da die mit Wachstumshormon zu erreichende Endgröße positiv mit der Therapiedauer und negativ mit der Zeitdauer der terminalen Niereninsuffizienzphase korreliert ist, sollte die Behandlung frühzeitig im Verlauf der CNI begonnen werden, sobald eine perzentilenschneidende Wachstumsverlangsamung einsetzt. Die Nebenwirkungen der Behandlung sind gering; ca. 1 % der behandelten Patienten entwickelt eine benigne intrakranielle Hypertonie (sog. **Pseudotumor cerebri**), die nach Absetzen der Behandlung reversibel ist. Der Verlauf der Nierenfunktion wird durch die Wachstumshormon-Therapie nicht beeinflusst.

Zur Prophylaxe der renalen Osteopathie und des sekundären Hyperparathyreoidismus wird oral **aktives Vitamin D (Calcitriol)** verabreicht. Wichtig ist auch die Einschränkung der alimentären Phosphatzufuhr, die bei fortgeschrittener CNI durch **Phosphatbinder** (Kalziumkarbonat, bei Hyperkalzämie Sevelamer) ergänzt

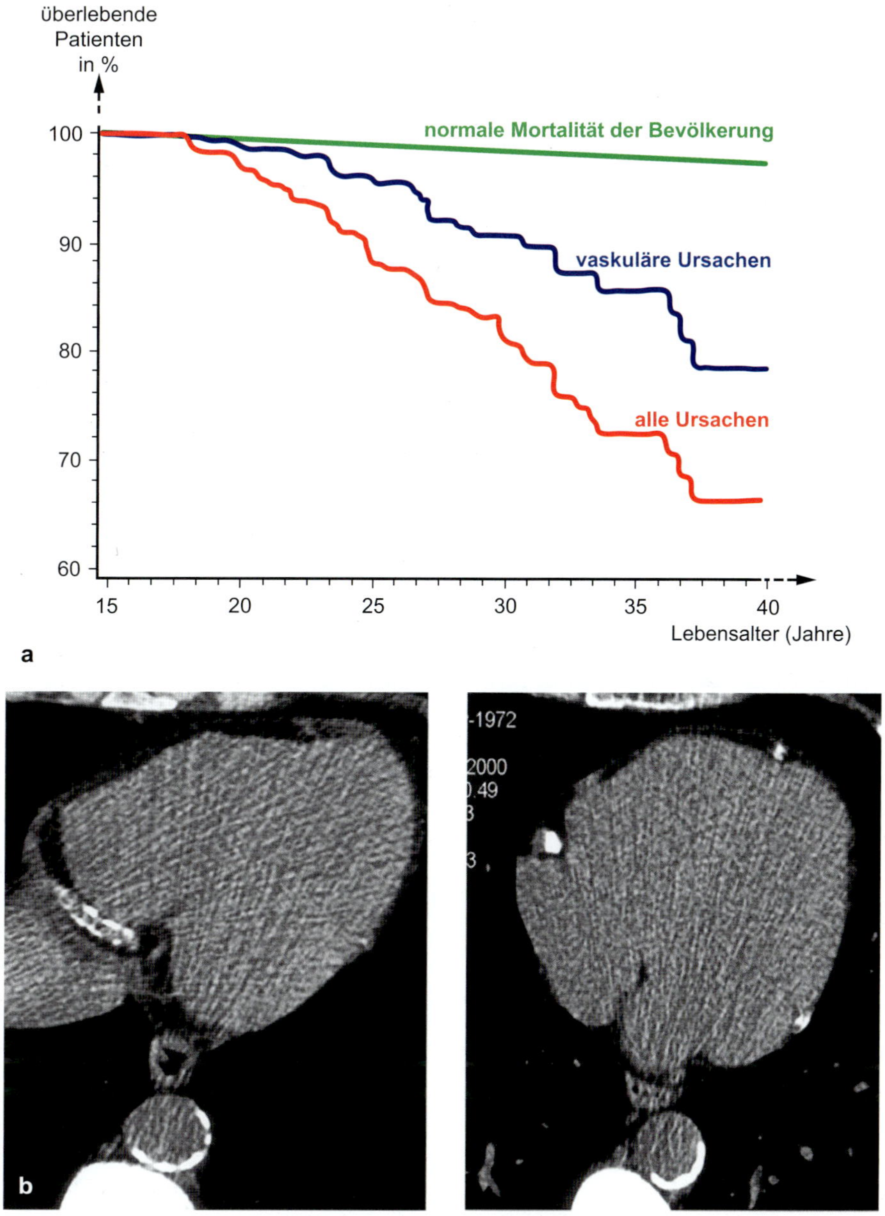

Abb. 19.21 Kardiovaskuläre Folgen der Niereninsuffizienz: **a** Exzessive kardiovaskuläre Mortalität bei terminaler Niereninsuffizienz seit dem Kindesalter: > 20 % aller Patienten versterben vor dem 40. Lebensjahr an kardio- und zerebrovaskulären Ereignissen; **b** subtotale Verkalkung aller drei Koronararterien und spangenförmige Aortenverkalkung im kardialen CT bei einem im Kindesalter erkrankten 28-jährigen Dialysepatienten. [V786]

werden muss. Bei länger bestehendem Hyperparathyreoidismus kann eine Vitamin-D-Resistenz eintreten; in diesen Fällen stellt die Stimulation des parathyroidalen Calcium-Sensing-Rezeptors durch **Kalzimimetika** (oral: Cinacalcet, i. v.: Etelcalcetid) eine wirksame Therapiealternative dar. Eine prolongierte hoch dosierte Behandlung mit aktivem Vitamin D kann zu einer lang anhaltenden Inaktivierung der Osteoblasten mit starker Hyperkalzämieneigung führen („low turnover bone disease"), während Kalzimimetika den Serum-Kalziumspiegel durch verstärkten ossären Kalziumeinbau senken. Durch Kombination von Calcitriol und Kalzimimetika sowie den variablen Einsatz von kalziumhaltigen und -freien Phosphatbindern können die gefürchteten kardiovaskulären Spätfolgen eines erhöhten Kalzium-Phosphat-Produkts ebenso vermieden werden wie eine Kalziumunterversorgung des wachsenden Skeletts.

Die renale Anämie ist durch die Gabe von **rekombinantem Erythropoetin (EPO)** vollständig kompensierbar. CNI-Patienten erhalten EPO, sobald der Hb-Wert unter 10 g/dl sinkt. EPO wird in der Prädialysephase und bei Peritonealdialysepatienten wöchentlich s. c., bei Hämodialysepatienten 3 ×/Woche i. v. appliziert. Mit Darbepoetin und Mircera stehen EPO-Derivate mit verlängerter Halbwertszeit zur Verfügung, die in 2- bzw. 4-wöchentlichen Dosierungsintervallen appliziert werden können. Wichtig in der Behandlung der renalen Anämie ist die ausreichende **Eisensubstitution.** Praktisch alle CNI-Patienten benötigen aufgrund des erhöhten gastrointestinalen Blutverlustes zumindest eine orale Eisensubstitution; bei Hämodialysepatienten sind wöchentliche i. v. Eisengaben (z. B. Ferrogluconat) erforderlich. Der Eisenbedarf orientiert sich an den Serum-Ferritinspiegeln und an der Transferrinsättigung.

19.10 Nierenersatztherapie

19.10.1 Indikationsstellung

Bei Erreichen des CKD-Stadiums V muss die Einleitung einer Nierenersatztherapie geplant werden. Wenn die GFR 10 ml/min/1,73 m^2 unterschreitet, sollte eine Nierenersatztherapie erwogen werden. Falls ein zur Spende bereiter naher Verwandter verfügbar ist, stellt die **Lebendtransplantation** für Kinder die beste Form der Nierenersatztherapie dar. Idealerweise wird diese noch vor Erreichen der Dialysepflichtigkeit als sog. präemptive Lebendtransplantation durchgeführt. Steht kein Lebendspender zur Verfügung, wird zunächst eine Dialysebehandlung (Peritoneal- oder Hämodialyse) eingeleitet. Gleichzeitig erfolgt die Meldung des Patienten zur Verstorbenennierentransplantation. Die durchschnittliche Wartezeit auf ein Organ beträgt für Kinder in Deutschland derzeit 2–3 Jahre.

Eine **absolute Indikation zum Dialysebeginn** besteht, wenn die gemessene GFR unter 5 ml/min/1,73 m^2 liegt. Zwischen 5 und 10 ml/min/1,73 m^2 wird man sich zum Dialysebeginn entscheiden, wenn gravierende klinische oder biochemische Komplikationen der Urämie auftreten. Dazu gehören Zeichen der Überwässerung wie periphere Ödembildung, urämische Perikarditis oder Pleuritis, eine Herzinsuffizienz, eine therapierefraktäre Hypertonie, das Auftreten von Hyperkaliämien, eine persistierende Hyperphosphatämie trotz maximaler Dosierung von Phosphatbindern, ein exzessives Kalzium-Phosphat-Produkt im Serum, ein schlecht kontrollierbarer Hyperparathyreoidismus, allgemeine Müdigkeit, physische und/oder mentale Leistungsschwäche (z. B. nachlassende Schulleistungen), gehäuftes Erbrechen, Mangelernährung und Dystrophie (➤ Abb. 19.22).

19.10.2 Wahl des Therapieverfahrens

Bei der Wahl des Therapieverfahrens sind diverse Aspekte zu berücksichtigen.

Im Allgemeinen stellt im Kindesalter die **Peritonealdialyse (PD)** das Dialyseverfahren der 1. Wahl dar; sie wird bei zwei Drittel der dialysepflichtigen Kinder < 15 Jahren eingesetzt. Bei Säuglingen und Kleinkindern sind aus anatomischen Gründen die Anlagemöglichkeiten für zentralvenöse Dauerkatheter oder arteriovenöse Fisteln limitiert. Dagegen können bereits Frühgeborene erfolgreich peritonealdialysiert werden. Im jüngeren Schulalter wird die PD ebenfalls bevorzugt, da Fistelpunktionen in dieser Altersgruppe häufig ein psychisches Trauma darstellen, das die Verarbeitung der Dialysesituation erschweren kann. Vor allem aber erlaubt die PD als Heimdialysetechnik eine bessere soziale Integration der Kinder, da der Tages-

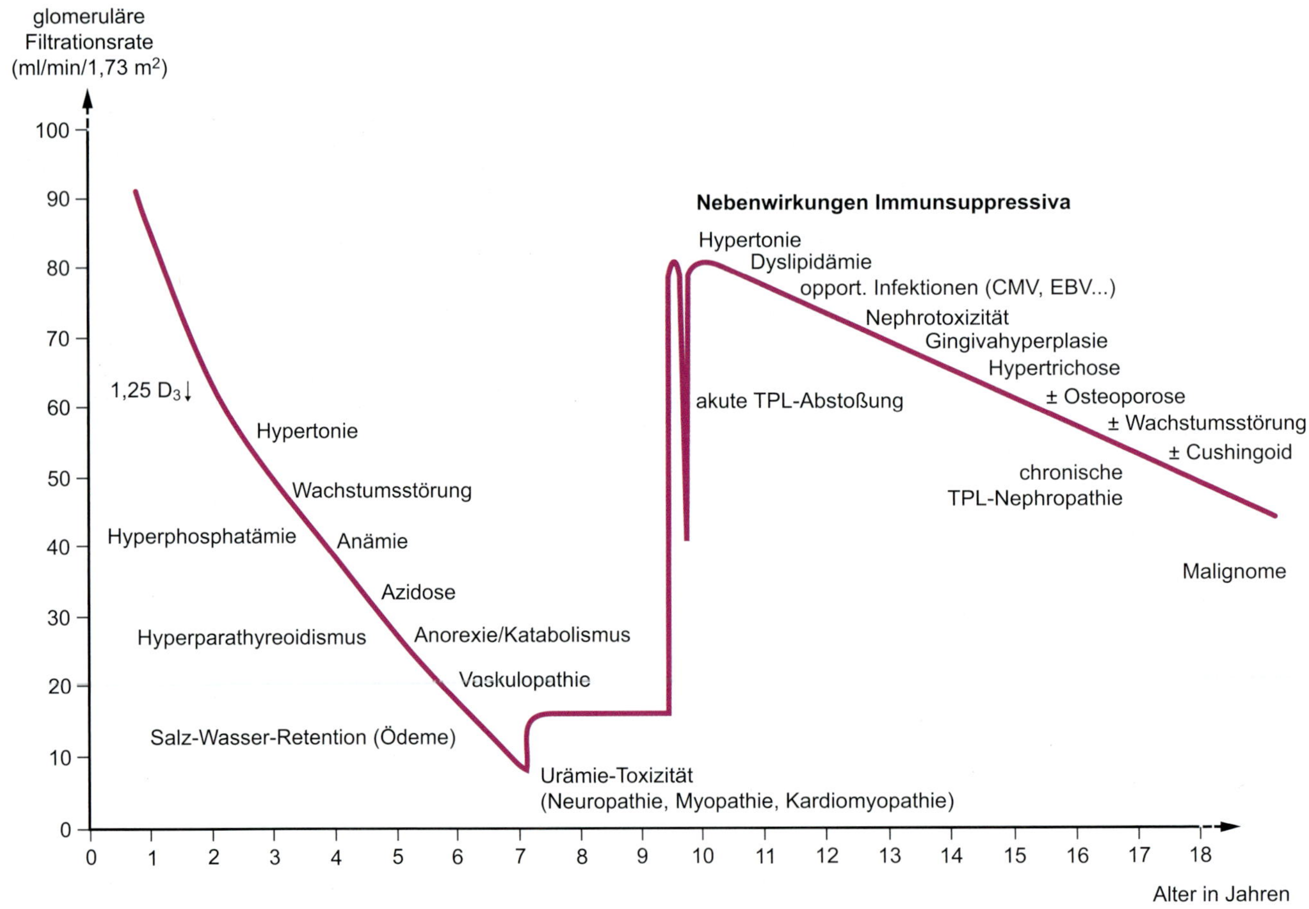

Abb. 19.22 Synoptische Darstellung von Krankheitsverlauf, Therapie und Sekundärkomplikationen bei chronischer Niereninsuffizienz im Kindesalter [V786]

ablauf weit weniger gestört wird als durch die dreimal pro Woche im Zentrum durchzuführende Hämodialysebehandlung. Andererseits hängt die Durchführbarkeit der PD zu Hause weitgehend von der Kooperationsfähigkeit und Bereitschaft der Eltern ab, sodass aus sozialen Gründen gelegentlich auch bei jüngeren Kindern die Hämodialyse (über einen getunnelten Verweilkatheter) bevorzugt wird.

Aus medizinischer Sicht bestehen nur **ganz wenige Kontraindikationen** gegen eine PD (unkorrigierte Omphalozelen, Zwerchfellhernien und Gastroschisis). Auch bei vorhandenen Vesiko- oder Enterostomien, retroperitonealen Raumforderungen (polyzystische Nieren), Bauchdeckenhypoplasie (Prune-Belly-Syndrom) und nach Bauchoperationen kann meist erfolgreich peritonealdialysiert werden. Die infektiologischen Risiken der PD konnten durch technische Fortschritte minimiert werden und sind mittlerweile geringer als bei katheterbasierter Hämodialyse.

Jugendliche Patienten entscheiden sich gelegentlich gegen die PD, weil sie von einem dauerhaft implantierten Katheter eine Störung ihres Körperbildes befürchten. Auch empfinden viele Jugendliche die allabendliche Immobilisierung am heimischen Dialysegerät als ihren sozialen Aktivitäten abträglich. Darüber hinaus bestehen bei PD gewisse Einschränkungen für potenziell abdominaltraumatische sportliche Aktivitäten.

Medizinische Nachteile der Hämodialyse bestehen in der Notwendigkeit einer systemischen Antikoagulation, der höheren Kreislaufbelastung, der Gefahr eines osmotischen Dysäquilibriums, der höheren Gefährdung durch Diätfehler und in einem im Vergleich zur PD rascheren Verlust der residuellen Nierenfunktion.

MERKE

Die Optionen der Nierenersatztherapie sollten evaluiert werden, wenn die GFR 15 ml/min/1,73 m^2 unterschreitet. Die präemptive Lebendtransplantation stellt bei Verfügbarkeit eines spendewilligen Verwandten die optimale Therapiealternative dar.

19.10.3 Peritonealdialyse

Therapieprinzip Bei der PD wird die reich kapillarisierte, von einer Mesothelzellschicht überzogene Oberfläche der Bauchhöhle als Dialysemembran genutzt. Der Stofftransport erfolgt überwiegend mittels Diffusion entlang dem Konzentrationsgradienten zwischen Kapillarblut und Dialyseflüssigkeit. Zur Elimination von Wasser wird ein osmotischer Gradient zwischen Dialysat und Blut hergestellt. Als osmotisch wirksame Substanz wird monomere Glukose in einer Konzentration von 1,5–4,3 % verwendet. Die Glukose wird innerhalb von 3 h zu ca. 50 % resorbiert; innerhalb dieser Zeit strömen Wasser und die darin gelösten Moleküle aus dem Blut in die Bauchhöhle (Ultrafiltrat). Der Ultrafiltration entgegengerichtet ist der kontinuierliche Rückstrom von intraperitonealer Flüssigkeit über das venöse Kapillarbett und zum kleineren Teil über die abführenden Lymphkanäle. Mit zunehmender Dialysatverweilzeit nimmt die Clearanceleistung durch die allmähliche Äquilibration der harnpflichtigen Substanzen im Dialysat und die Resorption der Dialysatglukose in das Blut kontinuierlich ab. Die Dialyseflüssigkeit muss daher regelmäßig ausgetauscht werden.

Die mit der PD zu erzielende Clearanceleistung wird determiniert durch die Intensität der Dialyse (Anzahl der Dialysezyklen, Volumen und Verweildauer des instillierten Dialysats), durch die verfügbare peritoneale Oberfläche, den peritonealen Blutfluss und die intraabdominalen hydrostatischen Druckverhältnisse.

Auch bei standardisierten Dialyseparametern schwankt die Dialyseeffizienz aufgrund der großen interindividuellen Variabilität der „biologischen" Einflussfaktoren um 100–200 %. Intraindividuell bestehen aber meist sehr konstante Transportverhältnisse, sodass zwischen verschiedenen „Transportertypen" unterschieden werden kann. Patienten mit hoher peritonealer Permeabilität („schnelle Transportierer") erzielen hohe Dialysat-Clearance-Raten für kleinmolekulare Substanzen, aufgrund der ebenfalls raschen Resorption der Dialysatglukose aber niedrige Ultrafiltrationsraten.

Durchführung Zur Instillation und Drainage der Dialyseflüssigkeit wird ein am Ende spiralig aufgerollter, seitlich und endständig perforierter Silikonkatheter (sog. **Tenckhoff-Katheter**) in die Bauchhöhle implantiert. Festigkeit verleihen zwei aufgeklebte Dacron-Muffen, die den Bauchwandtunnel zum Peritoneum und zur Subkutis hin abschließen. Unmittelbar nach Katheteranlage kann mit der Instillation kleiner Flüssigkeitsmengen in die Bauchhöhle begonnen werden. Innerhalb von 2 Wochen heilt der Katheter ein; in dieser Zeit wird das Einlaufvolumen auf die Endmenge von etwa 1.000 ml/m^2 KOF gesteigert. In dieser Phase erhalten die Eltern des Patienten ein Training über die theoretischen Grundlagen und die praktische Durchführung der PD.

Prinzipiell sind zwei Varianten der chronischen PD möglich:

- Bei der klassischen **kontinuierlichen ambulanten Peritonealdialyse (CAPD)** erfolgt der Austausch der Dialyseflüssigkeit durch manuelle Konnexion eines Dialysatbeutelsystems mit drei Dialysezyklen tagsüber und einer längeren nächtlichen Verweilperiode.
- Alternativ steht die **automatisierte zyklische Peritonealdialyse (CCPD)** zur Verfügung. Hierbei wird der Patient abends an ein sog. Zyklergerät angeschlossen, das während der Nachtstunden 5–8 Dialysatwechsel durchführt und die kumulative Ultrafiltration gravimetrisch oder volumetrisch misst. Abhängig vom Grad der residuellen Nierenfunktion ist eine nächtliche Dialysezeit von 8–12 h erforderlich. Zusätzlich kann tagsüber ein langer Dialysezyklus eingerichtet werden.

Aufgrund der optimalen Kompatibilität mit dem Schul- und Sozialleben hat sich die CCPD bei Kindern weitgehend durchgesetzt; manuelle Dialysatwechsel tagsüber finden nur in Ausnahmefällen statt. Bei unkompliziertem Verlauf erfolgen ambulante Kontrollen von Laborwerten und klinischem Zustand nur etwa alle 3–4 Wochen. Die CCPD stellt somit ein echtes Heimdialyseverfahren dar.

Komplikationen Bei ca. 5 % der pädiatrischen PD-Patienten treten **mechanische Komplikationen** meist in der Frühphase nach Katheterimplantation auf, z. B. Lecks im Bereich der peritonealen Durchtrittsstelle, Obstruktion des Katheters durch Umschlingung mit Anteilen des großen Netzes oder intraluminale Ablagerung von Blut- oder Fibrinkoageln. Gelegentlich treten Hernien im Bereich präformierter Schwachstellen der Abdominalwand auf (inguinal bei männlichen Säuglingen, umbilikal, Narbenbereiche).

Früher führten häufige Peritonitiden und Kathetertunnel- bzw. Ausgangsinfektionen häufig zum Verlust des Katheters oder, durch postinfektiöse peritoneale Adhäsionen, zum technischen Versagen der PD insgesamt. Verbesserungen der Konnektionstechnologie haben zu einem starken Rückgang der kontaminationsbedingten **Peritonitisrate** geführt; diese beträgt heute in erfahrenen pädiatrischen Zentren weniger als 1 Peritonitis pro 20–30 Behandlungsmonate. Auch die Folgen bakterieller Peritonitiden für die Membranfunktion sind durch Etablierung einer frühzeitigen standardisierten Diagnostik und Therapie heute weniger gravierend als in den Anfangsjahren der PD. Die Inzidenz von **Katheterausgangsinfektionen** ist infolge verbesserter Pflegetechnik und durch die Einführung einer topischen Prophylaxe gegen *Staph. aureus* dramatisch zurückgegangen. Das Antibiotikum Mupirocin wird entweder regelmäßig auf den Katheterausgang aufgetragen, oder Patienten bzw. Eltern, die nasal mit *Staph. aureus* besiedelt sind, werden durch regelmäßige intranasale Applikation des Antibiotikums dekolonisiert. In naher Zukunft werden Impfungen gegen *Staph. aureus* zur Verfügung stehen. Bereits heute liegt die Rate der Katheterausgangsinfektionen bei ca. 1 Infektion pro 3–4 Behandlungsjahre.

Die langfristige Funktionsdauer der Peritonealmembran wird durch einen **degenerativen Umbauprozess** limitiert, der durch einen allmählichen Verlust der Mesothelzellschicht und eine Fibrosierung und Hyperkapillarisierung des submesothelialen Bindegewebes charakterisiert ist. Die Entwicklung von Neokapillaren führt zu einer verstärkten Resorption der Dialysatglukose mit der Folge eines irreversiblen Ultrafiltrationsverlustes. Der Umbau des Peritonealgewebes wird vor allem auf die Toxizität der Dialysatglukose zurückgeführt („lokaler Diabetes mellitus").

MERKE
- Hauptvorteil der Peritonealdialyse bei Kindern: Erhaltung der sozialen und schulischen Integration
- Nachteile: psychologische Belastung der Familien durch ambulante Therapieführung, begrenzte Funktionsdauer des Peritoneums als Dialysemembran

19.10.4 Hämodialyse

Therapieprinzip Bei der extrakorporalen Blutreinigung wird das Patientenblut durch Hunderte parallel angeordneter synthetischer Hohlfaserkapillaren gepumpt, an deren Außenseite im Gegenstromprinzip Dialyseflüssigkeit vorbeigeleitet wird. Da das Dialysat lediglich Natrium, Chlorid, Magnesium, Kalzium, Bikarbonat und Glukose in physiologischen Konzentrationen enthält, werden alle anderen im Blut gelösten Moleküle, die kleiner als die Poren der Hohlfasern sind, durch Diffusion effektiv aus dem Blut entfernt. Zusätzlich kann dialysatseitig ein variabler Unterdruck erzeugt werden, der zur Entstehung eines Ultrafiltrats und konvektiven Stofftransports führt. Durch Variation von Porengröße, Dialysat- und Blutfluss sowie Ultrafiltrationsleistung können die quantitative und qualitative Effizienz der Blutreinigung moduliert werden.

Durchführung Voraussetzung für ein extrakorporales Dialyseverfahren ist ein permanenter **Gefäßzugang,** der einen ausreichend großen Blutfluss (> 100 ml/min/m² KOF) gewährleistet. Bei Schulkindern und Jugendlichen kann hierfür wie bei Erwachsenen eine arteriovenöse Fistel, üblicherweise am Unterarm (sog. Brescia-Cimino-Fistel) angelegt werden. Der arterielle Blutfluss dilatiert die abführende Vene, sodass diese mit großkalibrigen Nadeln punktiert werden kann. Bei Säuglingen und Kleinkindern ist aus anatomischen und psychologischen Gründen (Punktionsangst) nur die Anlage eines getunnelten zentralvenösen Verweilkatheters möglich.

Die Dialysatoroberfläche (etwa der Körperoberfläche entsprechend) und das Füllvolumen des extrakorporalen Schlauchsystems (max. 10 % des kindlichen Blutvolumens) müssen den Körperdimensionen des kindlichen Patienten angepasst werden.

In der Regel sind drei Dialysesitzungen zu je 4–5 h pro Woche erforderlich, um eine ausreichende Blutreinigung zu erzielen und den im dialysefreien Intervall akkumulierten Flüssigkeitsüberschuss zu entziehen. Um ein Gerinnen des Blutes im extrakorporalen Kreislauf zu verhindern, müssen die Patienten zu jeder Dialyse voll antikoaguliert werden.

Komplikationen Im Gegensatz zur gleichmäßigen Entgiftung bei der PD erfolgt bei der Hämodialyse innerhalb weniger Stunden ein sehr effektiver Entzug von kleinmolekularen harnpflichtigen Substanzen aus dem Blutkreislauf. Wenn die dialytische Elimination die Nachdiffusionskapazität aus dem intrazellulären Kompartiment überschreitet, entsteht ein osmotischer Gradient zwischen Blut und Gewebe. Der resultierende Wassereinstrom u. a. in die Gehirnzellen kann ein sog. **Dysäquilibriumssyndrom** mit Übelkeit, Kopfschmerzen bis hin zu Hirnödem und Krampfanfällen verursachen. Häufiger als diese vor allem bei hohen Blutharnstoffwerten und zu hoher Dialyseeffizienz auftretende Komplikation ist aber die **primäre Kreislaufdysregulation** durch eine insuffiziente Mobilisierung von Wasser aus interstitiellen und intrazellulären Kompartimenten. Kinder haben, bezogen auf ihre Körpermasse, einen größeren physiologischen Flüssigkeitsturnover als Erwachsene. Werden innerhalb einer Dialysesitzung mehr als 2 % des Körpergewichts pro Stunde oder mehr als 10 % des Körpergewichts pro Dialysesitzung entzogen, sind hypotensive Episoden zu befürchten. Mittels Blutvolumen-Monitorsystemen können durch fortwährende Adaptation der Ultrafiltrationsrate an das aktuelle Blutvolumen drohende hypotensive Ereignisse abgefangen werden.

MERKE
Spezifische Nachteile der Hämodialyse bei Kindern: Punktionsangst, soziale Desintegration durch Zentrumsbehandlung, kardiovaskuläre Instabilität durch relativ höheres extrakorporales Blutvolumen und höheren Flüssigkeitsdurchsatz

19.10.5 Nierentransplantation

Vorbereitung und Durchführung Die **Transplantationsvorbereitung** beginnt mit Eintritt in das Stadium V der CNI (GFR < 15 ml/min/1,73 m²) und umfasst die Bestimmung der Histokompatibilitätsantigene, das Screening auf präformierte zytotoxische Antikörper gegen HLA-Antigene und die Abklärung möglicher urologischer, gefäßtechnischer, gerinnungsphysiologischer und infektiologischer Risikofaktoren für die Nierentransplantation (NTx) und die nachfolgend erforderliche immunsuppressive Dauertherapie.

Bei Kindern mit Anomalien der unteren Harnwege muss ggf. eine Blasenaugmentation mittels Darm- oder Ureterinterponat erfolgen, um eine ausreichende Blasenkapazität herzustellen (➤ Kap. 19.2.3).

Mögliche Infektionsherde müssen saniert werden. Der Impfstatus des Kindes wird komplettiert, da unter Immunsuppression Lebendimpfstoffe kontraindiziert sind und der Immunisierungserfolg von Totimpfstoffen fraglich ist.

Bei Patienten mit Gerinnungsanomalien (Thrombophilie) wird ein intensiviertes peri- und postoperatives Antikoagulationsprotokoll festgelegt, bei immunologischen Hochrisikopatienten ein modifiziertes Immunsuppressionsschema.

Vor Lebendspenden wird die Kompatibilität von Spender- und Empfängergewebe durch entsprechende immunologische Testverfahren (Verträglichkeit im AB0-System zwischen Patientenserum und Spenderblutgruppe, Haploidentität im HLA-System, negative serologische Kreuzprobe gegen Spenderlymphozyten) überprüft. Der internistische Status des Spenders wird erhoben. Außerdem erfolgt eine eingehende Evaluierung der psychologischen Aspekte der Organspende.

Die **Transplantatniere** wird extraperitoneal in die linke oder rechte Fossa iliaca transplantiert. Die A. renalis wird üblicherweise mit der A. iliaca communis, bei kleinen Kindern mit der Aorta End-zu-Seit-anastomosiert, die V. renalis mit der V. iliaca oder der V. cava inferior. Der Spenderureter wird mithilfe einer antirefluxiven Implantationstechnik in die Blase eingepflanzt.

Immunsuppressive Therapie Nach Nierentransplantation ist eine dauerhafte Immunsuppression zur Verhinderung von T- und B-Zell-vermittelten Abstoßungsreaktionen erforderlich. Die Erhaltungsimmunsuppression steht auf drei Säulen: den sog. Calcineurin-Antagonisten (Ciclosporin A, Tacrolimus), MMF und Glukokortikoiden:

- Die **Calcineurin-Inhibitoren** hemmen die Expression verschiedener T-Zell-Zytokine (vor allem IL-2) und damit die Proliferation aktivierter T- und B-Lymphozyten. Sowohl Ciclosporin A als auch Tacrolimus weisen eine Reihe von gravierenden Nebenwirkungen auf, u. a. akute und chronische Nephrotoxizität, Induktion einer renal-tubulären Dysfunktion, Neurotoxizität, Hyperlipidämie und Glukoseintoleranz sowie Induktion einer arteriellen Hypertonie. Kosmetisch störend sind auch die vor allem unter Ciclosporin A auftretende Hypertrichose und Gingivahyperplasie.
- **Mycophenolat-Mofetil (MMF)** hemmt die Proliferation von T- und B-Zellen durch selektive Blockade der Purinsynthese. Durch den unterschiedlichen Angriffspunkt wirkt es synergistisch zu den Calcineurin-Inhibitoren.
- **Glukokortikoide** wirken über zahlreiche molekulare Angriffspunkte relativ unspezifisch immunsuppressiv. In hohen Dosen entfalten sie eine starke immunsuppressive Potenz, rufen aber auch zahlreiche Nebenwirkungen wie Wachstumsstörung, cushingoiden Habitus, Hirsutismus, arterielle Hypertonie durch Wasser- und Natriumretention, Fettstoffwechselstörungen, Diabetes mellitus, Katarakt, Glaukom, Osteopenie und Knochennekrosen hervor.

Das immunsuppressive Repertoire wird ergänzt durch **mono- bzw. polyklonales Antithymozytenglobulin** und **humanisierte IL-2-Rezeptor-Antikörper,** welche die Proliferation und funktionelle Differenzierung antigenaktivierter T-Lymphozyten wirksam hemmen können. IL-2-Rezeptor-Blocker sind sehr gut verträglich und stehen zur Prophylaxe akuter Abstoßungsreaktionen (sog. Induktionstherapie) zur Verfügung. Der monoklonale CD19-Antikörper Rituximab hat einen festen Stellenwert in der Behandlung AK-vermittelter Rejektionen.

Durch die Kombination der genannten Immunsuppressiva ist es heute möglich, die Inzidenz akuter Abstoßungsreaktionen auch im ersten Jahr nach Transplantation auf unter 20 % zu senken. Die im Kindesalter aufgrund ihrer wachstumshemmenden und atherogenen Nebenwirkungen besonders problematischen Glukokortikoide können bei vielen Patienten nach 12 Monaten ausgeschlichen werden.

Komplikationen In den ersten postoperativen Tagen bis Wochen ist die Transplantatfunktion noch labil. Je nach Konservierungszustand des Organs bei Transplantation kann zunächst ein **akutes Nierenversagen (akute tubuläre Nekrose)** mit variabler Einschränkung der Nierenfunktion bestehen. Bei einem sekundären Anstieg der Retentionswerte nach primärer Funktionsaufnahme muss zunächst an eine **akute Abstoßungsreaktion** gedacht werden, die durch eine perkutane Nierenbiopsie zu verifizieren ist. Während die akute tubuläre Nekrose sich allmählich spontan zurückbildet und lediglich einer symptomatischen Therapie bedarf, muss bei akuten Abstoßungsreaktionen die Immunsuppression intensiviert werden. Dies geschieht zunächst durch i. v. Glukokortikoid-Bolusgaben. Bei Steroidresistenz kann ggf. die Calcineurin-Inhibition von Ciclosporin A auf das potentere Tacrolimus umgesetzt werden. Bei massiven steroidresistenten Abstoßungen wird Antithymozytenglobulin eingesetzt.

Weitere Differenzialdiagnosen der akuten Nierenfunktionsverschlechterung nach Transplantation sind:

- Akute oder chronische Calcineurin-Inhibitor-Toxizität (bioptisch zu sichern)
- Harnwegsobstruktion (sonografische/szintigrafische Diagnostik)
- Gefäßkomplikationen (arterielle oder venöse Thrombosen; dopplersonografische Klärung)
- HWI (zytologische und kulturelle Urindiagnostik)
- Bei bestimmten Grunderkrankungen Rezidiv der Erkrankung im Transplantat (z. B. fokal-segmentale Glomerulosklerose)

Langfristig stellt die sog. **chronische Transplantatnephropathie** die häufigste Ursache einer sich verschlechternden Transplantatnierenfunktion dar. An der chronischen Transplantatdysfunktion, die langsam progredient und irreversibel verläuft, sind ätiologisch immunologische, aber auch nichtimmunologische Mechanismen (arterielle Hypertonie, glomeruläre Hyperfiltration) beteiligt. Histologisch zeigen sich eine Arteriopathie sowie, ähnlich der progressiven Insuffizienz von Eigennieren, eine sklerosierende Glomerulopathie und interstitielle Fibrose. In einem Teil der Fälle finden sich donorspezifische Antikörper und eine Aktivierung des klassischen Komplementweges in der Transplantatniere (Gewebsmarker: C4d). Die AK-vermittelte („humorale") Rejektion führt unbehandelt meist zu einem rasch progredienten Verlust der Transplantatfunktion. Als Behandlungsoption steht die B-Lymphozyten-depletierende Therapie mit Rituximab, in schweren Fällen auch die Antikörperentfernung mittels extrakorporaler Immunadsorption zur Verfügung.

Wichtig erscheint auch eine konsequente Behandlung der arteriellen **Hypertonie,** die bei bis zu 80 % aller nierentransplantierten Patienten auftritt.

Noch unklar ist das Risiko einer **Malignomentstehung** als Langzeitkomplikation der chronischen Immunsuppression. 1–3 % der nierentransplantierten Kinder entwickeln noch im Kindesalter eine maligne Neubildung. Hierbei sind am häufigsten Lymphome („posttransplant lymphoproliferative disease", PTLD), gefolgt von Hautmalignomen. Die Verwendung von antilymphozytären Antikörpern sowie Primärinfektionen mit EBV bei seronegativen Empfängern stellen Risikofaktoren für die PTLD dar.

Infektionen als Folge der immunsuppressiven Therapie treten gehäuft in den ersten Wochen nach Transplantation auf. Insbesondere **CMV-Infektionen** können durch Übertragung des Virus mit dem Transplantat auf einen seronegativen Empfänger, aber auch durch endogene Reaktivierung oder exogene Zweitinfektion entstehen. Die Symptome reichen von Fieber, Leukopenie und Thrombopenie bis hin zur gewebeinvasiven CMV-Pneumonie, -Hepatitis oder -Enterokolitis. Als antivirale Therapie wird Ganciclovir eingesetzt; bei entsprechender Risikokonstellation wird eine Prophylaxe mit Ganciclovir in den ersten 3 Monaten nach Transplantation durchgeführt. Weitere häufige virale Infektionen werden durch **EBV**-Reaktivierung oder -Neuinfektion, Herpes- und Papillomaviren (Warzenbildung) verursacht.

An bakteriellen Infektionen stehen **Harnwegsinfekte** im Vordergrund. Bei bis zu 50 % der Patienten werden Transplantatpyelonephritiden durch einen VUR in das Transplantat begünstigt. Eine seltene, aber gefürchtete Komplikation ist die **Infektion mit *Pneumocystis jirovecii*** (früher: *Pneumocystis carinii),* zu deren Vermeidung in den ersten 3 Monaten nach Transplantation sowie nach forcierter Immunsuppression eine Prophylaxe mit Cotrimoxazol empfohlen wird.

MERKE

Hauptprobleme der immunsuppressiven Dauermedikation nach Ntx: Nephrotoxizität (speziell Calcineurin-Inhibitoren), Körperwachstum und -zusammensetzung (speziell Glukokortikoide), Hypertonie, Gefäßschäden, Anfälligkeit für virale und opportunistische Infektionen, langfristig erhöhte Malignominzidenz

19.10.6 Behandlungsergebnisse

Bei Säuglingen und Kleinkindern < 8–10 kg KG steht zunächst nur die **Peritonealdialyse** (PD) zur Nierenersatztherapie zur Verfügung. 10–20 % der Kinder in dieser Altersgruppe versterben vor Erreichen des Transplantationsalters. Zu der höheren Mortalität in diesem Lebensalter tragen häufigere Dialysekomplikationen, aber auch assoziierte Organfehlbildungen (vor allem Herz, Leber, Gehirn) bei. Bei älteren Kindern unterscheidet sich die Patientenüberlebensrate während mehrjähriger Dialyse nicht von der nach Transplantation. Die technische Funktionsrate der PD bei Kindern liegt nach 5 Jahren bei ca. 90 %, die der Hämodialyse bei fast 100 %. Die subjektive Lebensqualität dialysierter Kinder unterscheidet sich nur unwesentlich von der transplantierter Kinder.

Die **Nierentransplantation** stellt die optimale Form der Nierenersatztherapie dar. 5 Jahre nach Transplantation leben noch 96 % aller transplantierten Kinder. Die Organfunktionsraten haben sich im Laufe der Zeit durch Einführung potenterer Immunsuppressiva und optimiertes Management stark verbessert und liegen aktuell 7 Jahre nach Transplantation für Nieren von Lebendspendern um 82 %, für Organe von Verstorbenen bei 77 % (➤ Abb. 19.23).

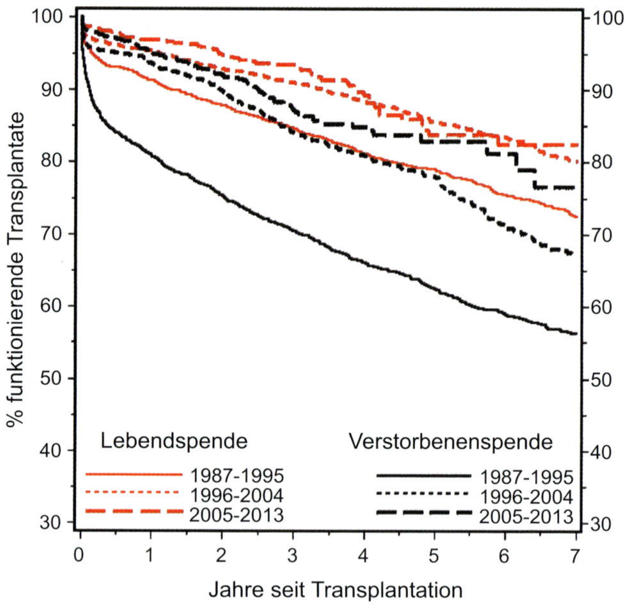

Abb. 19.23 Transplantatfunktionsrate im Zeitverlauf bei Kindern nach Lebend- und Verstorbenennierentransplantation. Daten des Nordamerikanischen Pädiatrischen Transplantationsregisters (NAPRTCS) [V786]

Die häufigsten Todesursachen unter Dialysebehandlung wie nach Transplantation sind Infektionen (33 bzw. 30 %), kardiopulmonale Erkrankungen (21 bzw. 15 %) und Malignome (7 bzw. 11 %).

Im **Langzeitverlauf** weisen Patienten mit Nierenersatztherapie seit der Kindheit ein ca. 30-fach erhöhtes Mortalitätsrisiko auf. Kardiovaskuläre Komplikationen stellen die führende Todesursache im jungen Erwachsenenalter dar, werden aber durch verbesserte Behandlungskonzepte tendenziell seltener. Stattdessen nehmen infektiöse Komplikationen und maligne Erkrankungen an Häufigkeit zu. Etwa ein Drittel der im Kindesalter transplantierten Patienten entwickelt innerhalb von 30 Jahren Malignome.

LITERATUR

Beetz R, Thüroff JW, Stein R (Hrsg.). Kinderurologie in Klinik und Praxis. 3. A. Stuttgart: Thieme 2011.
Dötsch J, Weber LT (Hrsg.). Nierenerkrankungen im Kindes- und Jugendalter. Berlin, Heidelberg, New York: Springer 2017.
Flynn JT, Ingelfinger JR, Portman RJ (eds.). Pediatric Hypertension. 4th ed. New York: Springer 2018.
Gahl WA, Thoene JG, Schneider JA. Cystinosis. N Engl J Med 2002; 347(2): 111–121.
Schaefer F, Greenbaum LR (eds.). Pediatric Kidney Disease. New York: Springer 2023.
Warady BA, Alexander SR, Schaefer F (eds.). Pediatric Dialysis. 3rd ed. New York: Springer 2021.

INTERNETQUELLEN

ERKNet: European Rare Kidney Disease Network mit Links zu OrphaNet-Beschreibungen pädiatrisch-nephrologischer Krankheitsbilder und Sammlung von Informationsbroschüren: https://www.erknet.org/disease-information.

KAPITEL

20

Markus Blankenburg und Fuat Aksu

Neuropädiatrie

20.1 Psychomotorische Entwicklung

Die körperliche, psychische und soziale Entwicklung zeigt eine hohe Variabilität und Abhängigkeit von biopsychosozialen Faktoren (z. B. Geschlecht, Genetik, Ernährung, soziale Strukturen, Erkrankungen usw.). Mit fortschreitender Differenzierung und Integration von Leistungen entwickeln sich neue Fähigkeiten (Phasenübergänge). Entwicklungsauffälligkeiten werden mit Screeningverfahren zur groben Orientierung und mit Entwicklungstests zur differenzierteren Orientierung in folgenden Bereichen erfasst:

- Körpermotorik (Grobmotorik)
- Handgeschicklichkeit, Auge-Hand-Koordination (Visuomotorik)
- Wahrnehmung
- Kognitive Entwicklung
- Sprachentwicklung
- Sozialentwicklung
- Emotionale Entwicklung
- Lebenspraktische Fertigkeiten

Die Beurteilung erfolgt nach den Normbereichen innerhalb von definierten Entwicklungsabschnitten und über die Abwesenheit von Symptomen. Als **Meilen- oder Grenzsteine der Entwicklung** werden Altersabschnitte bezeichnet, in denen die meisten Kinder (> 97 %) bestimmte Fähigkeiten erreichen. Durch die gezielte Anamnese und Untersuchung dieser Entwicklungsschritte werden Entwicklungsverzögerungen oder -störungen (➤ Kap. 20.5) im Vergleich zu Normwerten (➤ Kap. 2) erkannt. Wichtig ist es, die große individuelle Variationsbreite in der Abfolge dieser Entwicklungsschritte zu berücksichtigen. Häufig sind Entwicklungsbereiche unterschiedlich stark verzögert und müssen separat beurteilt werden. Dafür eignet sich insbesondere der **Entwicklungsverlauf.** Je deutlicher Entwicklungsabweichungen ausfallen, desto größer ist die Wahrscheinlichkeit, dass sie auch zu einem späteren Zeitpunkt ein ähnliches Ausmaß aufweisen, d. h., ein Kind mit einer schweren geistigen Behinderung im 3. Lebensjahr wird mit hoher Wahrscheinlichkeit auch bei der Einschulung eine geistige Behinderung haben. Neben genetisch-konstitutionellen Faktoren wird die Entwicklung von verschiedenen umweltbedingten Einflüssen bestimmt. Bei **Frühgeborenen** muss der Entwicklungsstand auf den errechneten Geburtstermin bezogen werden. Sehr unreife frühgeborene Kinder entwickeln sich manchmal langsamer.

20.1.1 Körpermotorik

In den ersten beiden Lebensjahren zeigt sich die Entwicklung des ZNS, vor allem in der motorischen Entwicklung. Für die **Entwicklungsbeurteilung** sind Muskeltonus, Halte- und Stellreflexe wichtig. Der **Muskeltonus** ist bei Frühgeborenen bis zur 28. Schwangerschaftswoche (SSW) reduziert. Die **Primitivreflexe** werden zwischen dem 3. und 5. Lebensmonat durch eine gezielte intentionale Motorik ersetzt. In dieser Übergangsphase sind transitorische Bewegungsauffälligkeiten häufig, bis sich eine neue Balance der zentralen Steuermechanismen und Integration sensorischer und vestibulärer Informationen einstellt.

MERKE
Die Entwicklung in den ersten Monaten wird anhand von Muskeltonus, Halte- und Stellreflexen beurteilt. Kinder können bis zum 9. Lebensmonat sitzen, bis zum 12. Lebensmonat stehen und bis zum 18. Lebensmonat gehen.

20.1.2 Handmotorik

Bei der Entwicklung der Handmotorik wird der Daumen immer weiter in die Greiffunktion einbezogen. Begreifen und Wahrnehmen sind eng miteinander verbunden. Das zeigt sich an der Hand-Auge-Koordination für das Explorationsverhalten am Ende des 1. Lebensjahres und an den zunehmend komplexen Verhaltensweisen im 2. Lebensjahr.

20.1.3 Sprache

Voraussetzung für die Sprachentwicklung ist das Hörvermögen. Neugeborene erkennen die Stimme der Mutter. Sie drücken ihr Unbehagen (Hunger, Schmerz) durch Schreien aus. Säuglinge lautieren mit Vokalen bis zum 6. Lebensmonat. Durch Silbenverdoppelungen mit „a" entstehen erste Wörter (Mama, Papa) bis spätestens zum 18. Lebensmonat. Bei einer hochgradigen Hörstörung verliert sich die Lautproduktion am Ende des 1. Lebensjahres wieder. Häufig tritt zu Beginn des 2. Lebensjahres eine Pseudosprache aus Lautfolgen auf, die in Sprachfluss, Rhythmus und Tonfall der Umgebungssprache ähnelt. Der Bedeutungsgehalt eines Wortes umfasst anfangs ganze Begriffskategorien (Mama für Mensch, Wauwau für Tier) und wird mit der Zeit auf einen bestimmten Begriff eingegrenzt (Mama für Mutter, Wauwau für Hund). Am Ende des 2. Lebensjahres umfasst der Wortschatz 20–50 Wörter. Aus Zweiwortsätzen werden im 3. Lebensjahr. Drei- bis Fünfwortsätze und bis zum 4. Lebensjahr grammatikalisch strukturierte Sätze. Im 4. Lebensjahr werden Erlebnisse in richtiger zeitlicher und logischer Reihenfolge erzählt.

Physiologisch kann es im 3. bis 4. Lebensjahr zum Stottern kommen, wenn das Sprechen noch nicht die Geschwindigkeit erreicht, mit der das Kind sich ausdrücken will. Stammelfehler (**Sigmatismus**) und grammatikalische Fehler (**Dysgrammatismus**) finden sich bis zum Ende des 5. Lebensjahres. Bis dahin hat das Kind die wichtigsten grammatikalischen Regeln erlernt, und die formale Sprachentwicklung ist weitgehend abgeschlossen.

Die Sprachentwicklung wird stark von der kognitiven und sozialen Entwicklung sowie von Außeneinflüssen bestimmt. Bei mehrsprachig aufwachsenden Kindern ist sie häufig leicht verzögert. Störungen der Sprachentwicklung können die perzeptive oder expressive Sprache betreffen und auch kombiniert (globale Sprachstörung) auftreten.

MERKE

Bei einer Sprachstörung muss immer eine pädaudiologische Untersuchung zum Ausschluss einer Hörstörung erfolgen. Physiologisches Stottern kann bis zum 5. Lebensjahr auftreten.

20.1.4 Psychische Entwicklung

Die psychische Entwicklung erfolgt nach Piaget durch spielerische Auseinandersetzung mit der Umwelt, indem neue Erfahrungen in vorhandene Denk- und Verhaltensmuster eingefügt (**Assimilation**) oder die vorhandenen Denk- und Verhaltensmuster an neue Erfahrungen angepasst werden (**Akkommodation**). Dabei müssen Kinder lernen, dass

- Objekte weiter existieren, wenn sie nicht sichtbar sind (**Objektpermanenz**),
- Ereignisse eine Ursache haben (**Kausalität**),
- Objekte eine nützliche Bestimmung haben (**Verwendbarkeit**) und
- ein Objekt durch ein anderes repräsentiert werden kann (**Symbolfunktion**).

Beim **Explorationsverhalten** werden Gegenstände im 1. Lebensjahr nur so lange beachtet, wie sie sichtbar sind. Sie werden in den Mund gesteckt, begriffen und im 2. Lebensjahr durch Schütteln und Klopfen „untersucht". Im 3. Lebensjahr werden sie nach Eigenschaften (Farbe oder Form) unterschieden und zugeordnet.

Das **Selbstbewusstsein** beginnt Ende des 2. Lebensjahres, wenn sich das Kind im Spiegel erkennt. Es bezeichnet sich mit seinem Vornamen und sagt im 3. Lebensjahr „ich". Langsam werden ihm seine eigenen Handlungen bewusst.

Rollenspiele beginnen im 2. Lebensjahr mit Puppen, im 3. Lebensjahr mit Gegenständen, die etwas symbolisieren (Als-ob-Spiele) und im 5. Lebensjahr mit anderen Kindern. Es werden Situationen nachgespielt, die eine Bedeutung für die soziale Entwicklung und das Selbstbewusstsein haben.

Das **zeitliche und räumliche Vorstellungsvermögen** entwickelt sich im 4.–5. Lebensjahr, sodass Zeitangaben wie „morgen" verstanden und konkrete Dinge gezeichnet oder nachgebaut werden, z. B. eine Puppenstube.

Kausale Zusammenhänge werden im 4. Lebensjahr interessant (Warum-/Wieso-Fragen). Bis dahin geschehen Ereignisse magisch wie von selbst. Dieses wahrnehmungsgebundene (präoperationale) Denken nach Piaget wird zwischen dem 5. und 7. Lebensjahr durch ein Verständnis logischer Zusammenhänge (konkret-logisches Denken) abgelöst. Dadurch werden Regeln verständlich, z. B., dass das Volumen einer Flüssigkeit beim Umfüllen von einem engen in ein weites Gefäß konstant bleibt. Mit zunehmendem **Abstraktionsvermögen** und der Entwicklung des **formal-logischen Denken**s lernen Jugendliche, Dinge aus mehreren Perspektiven zu betrachten und Fragen mit verschiedenen Denkansätzen zu lösen. Das betrifft mit zunehmender Reife auch die Fähigkeit, sich aus der Sicht anderer wahrzunehmen.

MERKE

Das zeitliche und räumliche Vorstellungsvermögen entwickelt sich im 4. bis 5. Lebensjahr. Das magische, wahrnehmungsgebundene kindliche Denken wird zwischen dem 5. und 7. Lebensjahr durch das konkret-logische Denken abgelöst.

20.1.5 Soziale Entwicklung

Die soziale Entwicklung beginnt nach der Geburt durch Ernährung und Körperkontakt mit der Mutter. Zwischen Mutter und Kind entsteht eine symbiotische Bindung, die **Mutter-Kind-Einheit.** Es entwickelt sich intuitiv ein inniger Dialog durch Blickkontakt, mimisches, motorisches und verbales Nachahmen. Das soziale Lächeln des Neugeborenen entsteht im 2. Lebensmonat. **Fremdelreaktionen** treten ab dem 9. Lebensmonat auf, wenn das Kind bekannte und fremde Menschen unterscheidet. Die Ambivalenz zwischen der Neugier auf neue Erfahrungen und Trennungs- bzw. Verlassenheitsängsten wird im 2. Lebensjahr ausgelotet. Dabei hilft die Erfahrung einer stabilen Bindung zu den Eltern, Ängste abzufangen. Wichtig ist die Erfahrung, dass die Eltern nicht verschwunden sind, wenn sie nicht zu sehen sind, sodass das Kind eine Weile allein in einem Raum bleiben kann. Es versteht einfache Verbote und auch die Möglichkeit, dagegen zu protestieren und sie zu missachten (Trotzreaktion). Der Vater und andere Bezugspersonen werden zunehmend wichtiger.

Die zentralnervöse Blasen- und Mastdarmsteuerung ist im 3. bis 4. Lebensjahr ausgereift, sodass Kinder spätestens im 5. Lebensjahr tagsüber und dann nachts sauber werden.

Beim **Spielen** werden Tätigkeiten Erwachsener nachgeahmt. Gemeinsame Spiele mit anderen Kindern setzen die Kenntnisse verbaler und nonverbaler sozialer Signale voraus und entwickeln sich gegen Ende des 3. Lebensjahres. Die Fähigkeit zu kooperieren und zu teilen entwickelt sich vom 4. Lebensjahr an, wenn das Kind sich emotional auf andere Kinder einlassen kann. Um Spielregeln verstehen und bei Rollenspielen interagieren zu können, ist die **kognitive und sprachliche Entwicklung** wichtig.

In der **Grundschule** entwickeln sich Freundschaften. Die meisten Kinder ordnen sich der Autorität des Lehrers unter und übernehmen dessen Ansichten und Urteile. In der folgenden Phase der sozialen Differenzierung entstehen eigene Urteile durch Vergleiche zu Mitschülern, Lehrern und Eltern.

Jugendliche lösen sich vom Elternhaus und orientieren sich an Gleichaltrigen. Für sie sind gemeinsame Interessen und die Stellung in der Gruppe wichtig. Sie ordnen sich den Konventionen der Gruppe unter und grenzen sich gegenüber Eltern und der Gesellschaft ab,

z. B. durch Mode, Musik und Ideale. Erwartungen und Vorbilder, mit denen Jugendliche aufwachsen, spielen dabei eine wichtige Rolle. Die Suche nach der eigenen körperlichen Akzeptanz, Geschlechtsrolle und Identität, also nach dem, was die Person „ausmacht" und „erfüllt", sind wichtig für das Erwachsenwerden. Durch Reflexion des eigenen Verhaltens und der Sichtweise anderer entstehen soziale Reife und Konfliktfähigkeit.

MERKE

Eine stabile Mutter-Kind-Bindung im 1. Lebensjahr ist wichtig für die Entwicklung der Selbstständigkeit und Autonomie gegen Ende des 2. Lebensjahres und die spätere Bindungsfähigkeit. Die soziale Kommunikation beim Spielen mit anderen Kindern beginnt im 3. bis 4. Lebensjahr.

20.2 Neurologische Untersuchung

Die neurologische Untersuchung und Befundbeurteilung sind vom Entwicklungsstand des Nervensystems abhängig und unterscheiden sich somit beim Neugeborenen und Säugling gegenüber dem Klein- und Schulkind. Außerdem spielen die Vigilanz und die Kooperation des Kindes eine wichtige Rolle.

20.2.1 Neurologische Untersuchung des Neugeborenen und Säuglings

Beim Neugeborenen und Säugling wird die Funktion des Nervensystems durch die Beobachtung der spontanen Haltung und des Verhaltens sowie die neurologische Untersuchung beurteilt (➤ Box 20.1).

Box 20.1

Neurologische Untersuchung

(Befunde von diagnostischer Relevanz in Klammern)

- **Verhalten:** Kontaktaufnahme, Vigilanz, Erregbarkeitsniveau (Hyper-, Hypoexzitabilität)
- **Kopf:** Fontanelle, Schädelumfang, faziale Auffälligkeiten (Sonnenuntergangsphänomen)
- **Sehen und Hören:** Blickkontakt, Fixieren, Augenfolgebewegungen horizontal und vertikal nach einem Fixationsziel (Paresen, Nystagmus), Parallelstellung der Augen (Strabismus, kurzes Ein- oder Auswärtsschielen ist in den ersten Lebenswochen ohne Krankheitswert. Wenn bis zum 6. Lebensmonat keine dauerhafte Parallelstellung besteht, kommt es zur sekundären Schwachsichtigkeit des abweichenden Auges), Pupillen (Seitendifferenzen, unterschiedliche Lichtreaktion, Katarakt), Reaktion auf Geräusche (fehlt, seitendifferent).
- **Beweglichkeit:** Spontanmotorik, Lagereaktionen (Asymmetrien, fixierte Stellungen, Paresen) und Muskeltonus (Hyper-, Hypotonie)
- **Muskeleigenreflexe (MER)** und **Fremdreflexe:** Seitendifferenz, Steigerung, Abschwächung
- **Haltung und motorische Automatismen** (Parese, Seitendifferenz, Persistenz der Lagereaktionen über die Wartezeit)

Dabei ist auf Vigilanz (Apathie, Koma), Asymmetrien und eingeschränkte Bewegungen zu achten. Haltung und Bewegung von Rumpf und Extremitäten sollten symmetrisch sein. Der Muskeltonus wird durch passive Bewegung beurteilt. In Ruhe überwiegt beim Neugeborenen der Muskeltonus der Beuger an den Armen und der Strecker an den Beinen. Ein erhöhter (Hypertonie) oder reduzierter Widerstand (Hypotonie) ist pathologisch. In beiden Fällen bewegt sich das Kind weniger, bei der Hypertonie durch tonische Haltemuster, bei der Hypotonie durch eine Muskelschwäche mit überdehnbaren Gelenken. Eine Hypotonie ist bei **Frühgeborenen** bis zu 30. SSW physiologisch.

Durch die Lagereaktionen werden reflektorische Bewegungsmuster auf bestimmte Reize (**Primitivreflexe**) getestet (➤ Box 20.2). Abnorme Reaktionen und Seitendifferenzen können auf neurologische Störungen (Hemiparese, Plexuslähmung) hinweisen. Bei Persistenz der Lagereaktionen über den 4. Lebensmonat kommt es zu stereotypen Bewegungsmustern als möglichem Hinweis auf eine zerebrale Bewegungsstörung.

Box 20.2

Lagereaktionen

(Befunde von diagnostischer Relevanz in Klammern)

- **Halsstellreaktion:** Seitwärtsdrehung des Kopfes in Rückenlage führt bis zum 4. Lebensmonat zu einer Drehung des ganzen Körpers en bloc.
- **Symmetrischer tonischer Nackenreflex:** Kopfbeugung im Liegen führt zur Armbeugung und Beinstreckung, bis das Kind krabbeln kann (Seitendifferenzen).
- **Asymmetrischer tonischer Nackenreflex:** Seitwärtsdrehung des Kopfes in Rückenlage führt bis zum 4. Lebensmonat zur tonischen Streckung des Armes auf der Gesichtsseite und Beugung auf der Hinterkopfseite (Fechterstellung).
- **Hand- und Fußgreifreflex** (➤ Abb. 20.1a, b): Berührung der Handinnenfläche oder Fußsohle führt bis zum 4. Lebensmonat zum Faustschluss bzw. zur Plantarflexion der Zehen.
- **Traktionsversuch** (➤ Abb. 20.1c): Langsames Hochziehen des Rumpfes in Rückenlage an den Händen führt vom 3. Lebensmonat an zu einer stabilen Streckung von Rumpf und Beinen sowie einer Beugung von Kopf und Armen.
- **Galant-Reflex** (➤ Abb. 20.1d): Streichen über den Rücken seitlich der Wirbelsäule von der Schulter bis zum Becken führt bis zum 4. Lebensmonat zur Drehung des Kopfes, zur seitlichen Beugung des Rumpfes und zur Streckung des Beines zur Reizseite.
- **Schreitreaktion** (➤ Abb. 20.1e–g): Der Bodenkontakt der Fußsohle führt beim leicht nach vorn aufgestellten Kind bis zum 2. Lebensmonat zu einer Schreitreaktion mit Beinbeugung und Streckung auf der anderen Seite.
- **Moro-Reaktion** (➤ Abb. 20.1h, i): Eine Schreckreaktion, z. B. durch eine ruckartige Bewegung des liegenden Kindes auf einem Tuch, führt bis zum 3. bis 6. Lebensmonat zu einer Armstreckung im Schulter- und Ellenbogengelenk sowie zur Handöffnung und dann zu einer Armbeugung mit Faustschluss.

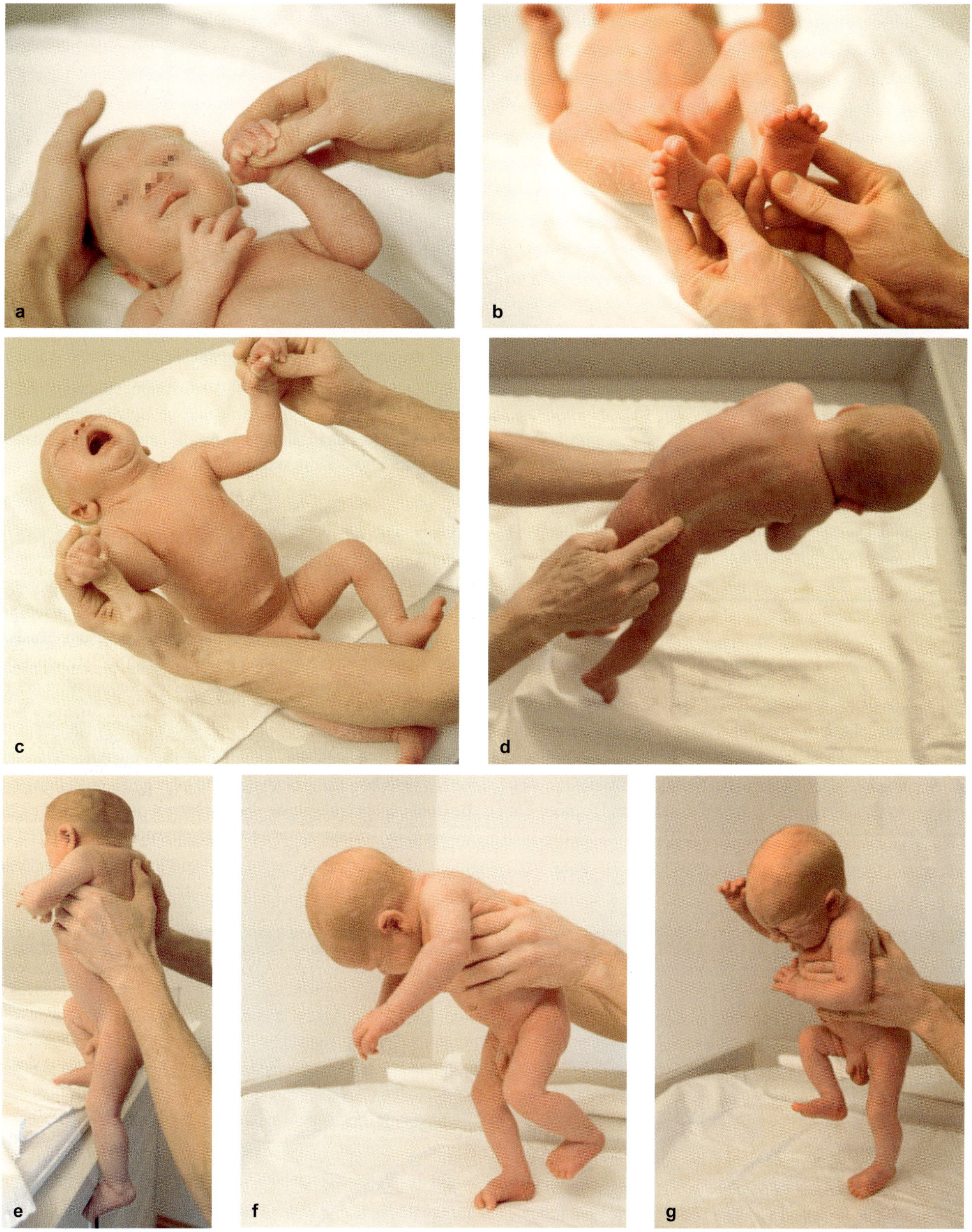

Abb. 20.1 Neurologische Untersuchung des Neugeborenen: **a, b** Hand- und Fußgreifreflex, **c** Aufziehreaktion (Traktionsversuch), **d** Galant-Reflex, **e–g** Schreitreaktion, **h, i** Moro-Reaktion [R232]

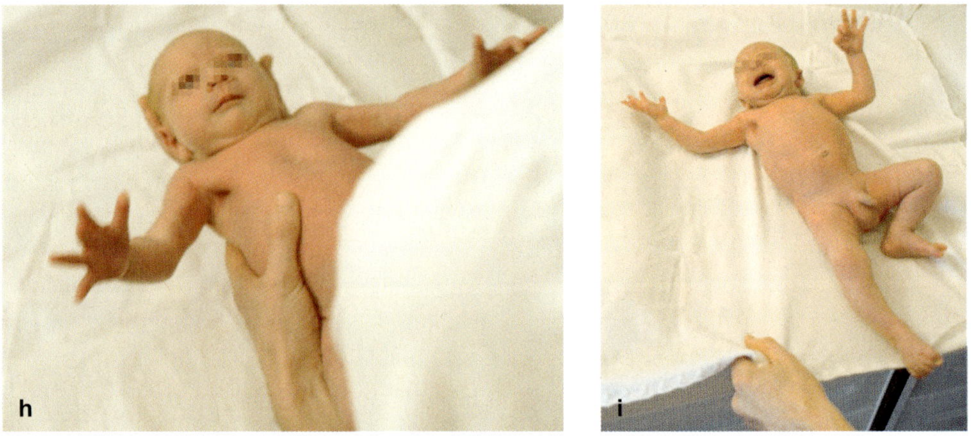

Abb. 20.1 Neurologische Untersuchung des Neugeborenen: **a, b** Hand- und Fußgreifreflex, **c** Aufziehreaktion (Traktionsversuch), **d** Galant-Reflex, **e–g** Schreitreaktion, **h, i** Moro-Reaktion [R232]

- **Landau-Reaktion:** Ein Heben des Kindes in Bauchlage mit den Händen um den Rumpf nach oben führt vom 4. bis zum 18. Lebensmonat zu einer Streckung von Kopf, Rumpf und Extremitäten. Die anschließende Beugung des Kopfes nach unten mit der Hand führt zu einer Beugung von Rumpf und Extremitäten.

MERKE

Bei Neugeborenen überwiegt der Muskeltonus der Beuger an den Armen und der Strecker an den Beinen. Es sollte auf Asymmetrien und nach dem 4. Lebensmonat auf stereotype Bewegungsmuster bei den Lagereaktionen als möglichen Hinweis auf eine zerebrale Bewegungsstörung geachtet werden.

Eine Entwicklungsverzögerung kann durch standardisierte Entwicklungstests in den verschiedenen psychomotorischen und sozialen Entwicklungsbereichen quantitativ und qualitativ differenziert werden (➤ Tab. 20.1). Das ist für die Diagnostik, die Therapie und die Beurteilung des Entwicklungsverlaufs hilfreich.

20.2.2 Neurologische Untersuchung des Klein- und Schulkindes

Die neurologische Untersuchung beinhaltet die Beurteilung von Hirnnerven, Spontanmotorik, Muskeltonus, Reflexen, Muskelkraft, Koordination und Sensibilität (➤ Box 20.3). Die Befundbeurteilung hängt vom Entwicklungsstand und von der Kooperation des Kindes ab. Fokale neurologische Auffälligkeiten sprechen für eine lokalisierte Störung. Bilaterale Störungen des Muskeltonus sowie stereotype Halte- und Bewegungsmuster mit Verarmung an Bewegungsmöglichkeiten sprechen für eine verzögerte oder gestörte Reifung. Für die Beurteilung bei Frühgeborenen sind entsprechende Alterskorrekturen notwendig. Um die Ursache zu klären und einer späteren Behin-

Tab. 20.1 Standardisierte Entwicklungstests

Alter	Test	Entwicklungsbereiche, -dimensionen
6. Lm. bis 6. Lj.	Entwicklungstest 6 Monate bis 6 Jahre (2000/2013)	Körper-, Handmotorik, kognitive Entwicklung, Sprachentwicklung, Sozialentwicklung, emotionale Entwicklung
6. bis 12. Lm.	Münchner funktionelle Entwicklungsdiagnostik (1968–1994)	Krabbelalter, Sitzalter, Laufalter, Greifalter, Perzeptionsalter, Sprechalter, Sprachverständnis, Sozialalter
2. bis 3. Lj.		Körper-, Handmotorik, Wahrnehmungsverarbeitung, expressive und perzeptive Sprache, Sozialentwicklung (Kontaktverhalten, Selbstständigkeit)
4. bis 6. Lj.	Basisdiagnostik umschriebener Entwicklungsstörungen II	Körpermotorik, sozial-emotionale Entwicklung, nonverbale und verbale Intelligenz, expressive Sprache
1. bis 3;6. Lj.	Bayley-III-Scales of Infant Development (1963/1993/2015)	Kognition, Sprache, Sozialverhalten, Motorik
0. bis 6. Lj.	Denver-Entwicklungs-Skalen (1967/1973)	Grobmotorik, Sprache, Feinmotorikadaptation, sozialer Kontakt
0. bis 2. Lj.	Griffiths Entwicklungsskalen (1954/1970/2001)	Motorik, persönlich-soziale Entwicklung, Hören, Sprechen, Auge, Hand, Leistungen (im Umgang mit Gegenständen)
3. bis 6. Lj.	Wiener Entwicklungstest (1998/2012)	Motorik, visuelle Wahrnehmung/Visuomotorik, kognitive Entwicklung, Gedächtnis, Lernen, Sprache, sozial-emotionale Entwicklung

Lj. = Lebensjahr; Lm. = Lebensmonat

derung durch gezielte therapeutische Maßnahmen vorzubeugen, bedarf es einer gezielten Diagnostik.

Box 20.3

Neurologische Untersuchung

(Befunde von diagnostischer Relevanz in Klammern)

- **Inspektion:** Kopfumfang (Makro-, Mikrozephalie), Dysmorphie, Asymmetrie, Atrophie oder Hypertrophie von Gliedmaßen und Muskeln
- **Hirnnerven:** Visus, Augenstellung und -bewegungen (Strabismus, Augenmuskellähmung, Nystagmus, Pupillendifferenz), Paresen (Fazialisparese, Zungenabweichung, Gaumensegelparese), Schluck-Sprech-Störung
- **Beweglichkeit** (Kontrakturen, Paresen) und **Muskeltonus** (hypoton, spastisch)
- **Muskeleigenreflexe** (gesteigert, vermindert, fehlend), Fremdreflexe, Pyramidenbahnzeichen (Babinski-Phänomen)
- **Sensibilität** im Seitenvergleich (Hypästhesie, Hypalgesie)
- **Koordination** (Gleichgewichtsstörung, Ataxie, Diadochokinese, Tremor, Handmotorik, spastische oder hypotone Bewegungsstörung)
- **Haltung** im Stehen (Asymmetrie, Haltungsauffälligkeit, hypotoner Rücken, Skoliose, Kyphose)
- **Gangstörung** (Zehenspitzen-, Fersen-, Strichgang, Einbeinstand, monopedales Hüpfen, Vorfußbelastung)
- Fußform (Fußfehlstellung, Hohl-, Spitzfuß, Zehenanomalie, Zehenfehlstellung)
- Körperlänge, -gewicht (Klein-, Hochwuchs, Adipositas, Gedeihstörung)

20.2.3 Hirnnervenuntersuchung

- Die **Visusprüfung** ist altersabhängig und erfolgt mit vorgehaltenen Sehprobentafeln oder Fingerzählen (Unscharfsehen, Doppelbilder).
- **Pupillen, Lichtreaktion (Asymmetrien, Katarakt):** Eine einseitig erweiterte Pupille mit fehlender Lichtreaktion spricht für eine innere Okulomotoriusparese z. B. bei erhöhtem Hirndruck, eine Pupillenverengung mit Hängen des Oberlids und Enophthalmus (Horner-Syndrom) für eine Schädigung im Verlauf der Sympathikusfasern vom thorakalen Myelon bis zum Ganglion ciliare hinter dem Auge.
- **Augenfolgebewegungen** beim Fixieren und Folgen des Untersucherfingers horizontal und vertikal können verschiedene Störungen zeigen (Paresen, Schielfehlstellung):
  - Eine gleichsinnige horizontale Blickparese beider Augen spricht für eine Läsion im Großhirn entgegengesetzt zur erkrankten Seite oder im Hirnstamm zur Läsionsseite, eine vertikale Blickparese für eine Mittelhirnläsion.
  - Eine Schielfehlstellung der Augen ist entweder angeboren (Strabismus concomitans) oder in Verbindung mit einer einseitigen Blickparese und Doppelbildern durch eine Läsion der okulomotorischen Hirnnerven oder Hirnnervenkerne bedingt:
  - Ein nach außen unten stehendes gelähmtes Auge und horizontal nebeneinanderstehende gekreuzte Doppelbilder, ein hängendes Augenlid und eine Pupillenerweiterung sprechen für eine **Okulomotoriusparese** durch einen zerebralen Prozess, eine Agenesie der Okulomotoriuskerne oder eine periphere Nervenläsion, z. B. durch ein Geburtstrauma.
  - Ein nach innen stehendes gelähmtes Auge mit horizontal nebeneinanderstehenden ungekreuzten Doppelbildern sprechen für eine **Abduzensparese** durch einen zerebralen Prozess, eine kongenitale Agenesie der Abduzenskerne oder eine periphere Nervenläsion.
  - Vertikal gegeneinander verschobene, leicht gekippte Doppelbilder beim Blick nach unten mit Zunahme durch eine Kopfneigung zur Seite des gelähmten Muskels (positives Bielschowsky-Phänomen) und Abnahme durch eine Neigung zur gesunden Seite sprechen für eine **Trochlearisparese** durch einen zerebralen Prozess oder eine periphere Nervenläsion
- Ruckartige alternierende Augenbewegungen (Nystagmus) können bei endgradigem Seitwärtsblick (> 40°) bis zu 20 s auftreten. Ein unerschöpflicher **Nystagmus** beim Blick zur Seite oder nach oben bzw. unten spricht für eine Intoxikation oder eine Hirnstamm- oder Kleinhirnläsion. Ein spontaner Nystagmus in verschiedene Richtungen spricht für eine Mittelhirn- oder Hirnstammläsion oder eine periphere Vestibulopathie.
- Eine Gesichtslähmung beim Lachen, Schreien, Augenzukneifen oder Zähnezeigen spricht für eine **Fazialisparese.** Wichtig ist die Unterscheidung zwischen einer **zentralen** Parese ohne Beteiligung der Stirn durch einen zerebralen Prozess und einer **peripheren** Parese mit Beteiligung der Stirn durch eine Entzündung (Borrelien, VZV in 50 %), kongenital durch ein Geburtstrauma oder idiopathisch. Beim schiefen Schreigesicht durch eine einseitige angeborene Hypoplasie des M. orbicularis oris tritt die Gesichtsasymmetrie ausschließlich beim Schreien auf. Ein ausdrucksloses Maskengesicht durch eine bilaterale periphere Fazialis- (und ggf. Abduzens-)parese spricht für eine angeborene Kernaplasie (**Möbius-Syndrom**).
- Eine reduzierte Berührungswahrnehmung (Hypästhesie) oder übermäßige Schmerzempfindlichkeit (Hyperalgesie) im Gesicht sprechen für eine Schädigung des N. trigeminus oder einen zerebralen Prozess (zwiebelschalenförmige Verteilung).
- Ein reduziertes Hörvermögen auf akustische Reize (Fingerschnipsen auf einer Seite, Zahlenvorsprechen mit verstäubtem Ohr) zeigt sich durch eine ausbleibende Zuwendebewegung auf einer Seite oder dem Unvermögen, die Zahlen nachzusprechen. Eine Schwerhörigkeit ist durch eine Störung der Schallleitung (Otitis media, Paukenerguss) oder der Perzeption bedingt, was durch die Versuche nach Weber (Stimmgabel auf der Stirn lateralisiert bei Schallleitungsschwerhörigkeit in das kranke, bei Perzeptionsstörung in das gesunde Ohr) und nach Rinne (Stimmgabel wird bei Schallleitungsstörung über dem Mastoid länger gehört als vor dem Ohr) weiter differenziert werden kann.

MERKE

Eine Schwerhörigkeit ist meist Folge einer Störung der Schallleitung oder Perzeption, was einfach mit der Stimmgabel durch die Versuche nach Weber und Rinne unterschieden werden kann.

- Eine Schwäche der Kopfdrehung zur Seite mit Neigung des Kopfes zur gesunden und Drehung des Kinns zur gelähmten Seite spricht für eine Parese des M. sternocleidomastoideus durch eine Läsion des N. accessorius.
- Ein Abweichen des Schulterblatts (Scapula alata) nach medial (besonders beim Drücken der Hände gegen eine Wand) spricht für eine Lähmung des M. serratus anterior aufgrund einer Läsion des N. thoracicus longus. Ein Abweichen des Schulterblatts nach innen spricht für eine Lähmung der Mm. rhomboidei durch eine Läsion des N. dorsalis scapulae und ein Abweichen nach lateral für eine Lähmung des M. trapezius aufgrund einer Läsion des N. accessorius.
- Ein Abweichen der Zunge beim Herausstrecken, eine Zungenatrophie und Zungenfaszikulationen sprechen für eine Parese des kontralateralen N. hypoglossus (periphere oder nukleare Läsion)
- Ein einseitiges Hängen des Gaumensegels nach unten mit Verziehen zur anderen Seite beim Würgreflex (**Kulissenphänomen**) spricht für eine ipsilaterale Parese des N. glossopharyngeus und des N. vagus. Die beidseitige Parese führt zum Stimmverlust und zur Schlucklähmung mit Aspirationsgefahr.

MERKE
Am häufigsten ist eine periphere Fazialisparese, bei der im Gegensatz zur zentralen Parese der Stirnast mitbetroffen ist.

20.2.4 Untersuchung von Reflexen, Muskeltonus und Muskelkraft

Eine Muskelparese findet sich oft schon beim Beobachten der Spontanmotorik, beim Arm- und Beinhalteversuch sowie beim monopedalen Hüpfen auf Zehenspitzen durch das Absinken der Ferse. Wichtig ist die Unterscheidung zwischen einer zentralen Parese durch eine Schädigung im Gehirn oder Rückenmark, einer peripheren Parese durch eine Schädigung der Nervenwurzeln, der peripheren Nerven oder der Muskeln und einer funktionellen Parese durch psychogene Faktoren:

- **Zentrale Parese:** Muskeltonus und MER sind gesteigert (Hypertonie oder Spastik), die Fremdreflexe (Bauchhautreflex) sind abgeschwächt, und der Babinski-Reflex ist beim Bestreichen der Fußaußensohle positiv (Heben der Großzehe).
- **Periphere Parese:** Muskeltonus und MER sind abgeschwächt oder ausgefallen (➤ Tab. 20.2).
- **Funktionelle bzw. psychogene Parese:** Muskeltonus und MER sind normal. Beim Fallenlassen des gelähmten Armes über dem Gesicht gleitet der Arm seitlich vom Kopf herunter, und bei der bilateralen Kraftprüfung am Bein (Fußhebung) findet sich auf der gelähmten Seite eine Wechselinnervation. Häufig wird die gelähmte Seite bewegt, wenn der Patient sich unbeobachtet fühlt.

MERKE
Eine zentrale Parese unterscheidet sich von einer peripheren Parese durch die Steigerung des Muskeltonus, der MER und die Abschwächung der Fremdreflexe sowie Pyramidenbahnzeichen. Das Babinski-Zeichen ist im 1. Lebensjahr aufgrund der unzureichenden Myelinisierung physiologisch auslösbar.

Untersuchung der Sensibilität

Eine Gefühlsstörung zeigt sich durch eine verminderte Berührungswahrnehmung (Hypästhesie) oder eine verstärkte Schmerzwahrnehmung (Hyperalgesie) beim Berühren im Seitenvergleich. Wichtig ist die Unterscheidung zwischen einer zentralen, einer peripheren und einer funktionellen bzw. psychogenen Gefühlsstörung wie bei den Paresen:

- Bei der zentralen Schädigung findet sich eine halbseitige Gefühlsstörung (**Hemihypästhesie**) mit paramedianer Begrenzung.
- Bei der peripheren Schädigung besteht ein segmentales Verteilungsmuster entsprechend dem Versorgungsgebiet der Nervenwurzel oder des peripheren Nervs.
- Bei der funktionellen bzw. psychogenen Gefühlsstörung findet sich eine **„schneidermusterförmige" Verteilung** der Extremitäten unterhalb von Schulter oder Leiste bzw. Ellenbogen oder Knie.

Ein gesteigertes Schmerz- und ein reduziertes Temperaturempfinden (Thermohypästhesie) bei erhaltener Berührungsempfindung (dissoziierte Empfindungsstörung) spricht für eine Störung im Tractus spinothalamicus im Vorderseitenstrang (Syringomyelie) oder im Tractus thalamocorticalis durch Läsionen (MS, periventrikuläre Leukomalazie, Tumor). Eine Störung des Lageempfindens beim Bewegen der Großzehe oder des Vibrationsempfindens beim Test mit der Stimmgabel über dem Epicondylus spricht für eine Störung der **Tiefensensibilität (Pallhypästhesie)** durch eine Störung der Hinterstränge des Rückenmarks.

MERKE
Eine Sensibilitätsstörung kann nach dem Verteilungsmuster einer zentralen, radikulären, faszikulären oder neurogenen Schädigung zugeordnet werden.

Tab. 20.2 Ausfall oder Abschwächung von Muskeleigenreflexen (MER)

MER	Segment	Peripherer Nerv	Muskel
Bizepssehnenreflex	C5–C6	N. musculocutaneus	M. biceps
Brachioradialisreflex	C5–C6	N. radialis und N. musculocutaneus	M. brachioradialis
Trizepsreflex	C6–C7	N. radialis	M. triceps
Adduktorenreflex	L2–L4	N. obturatorius	Adduktoren
Patellarsehnenreflex	L3–L4	N. femoralis	M. quadriceps femoris
Achillessehnenreflex	S1–S2	N. tibialis	M. gastrocnemius

20

20.2.5 Untersuchung der Koordination

Eine Koordinationsstörung zeigt sich beim Beobachten der Spontanmotorik und bei den folgenden Koordinationstests.

- Beim **Finger-Nase-** und beim **Knie-Hacke-Versuch** sprechen eine zickzackförmige Zielbewegung (Ataxie) und ein Zittern (Intentionstremor) kurz vor Erreichen der Nase oder des Knies für eine gleichseitige Schädigung der Kleinhirnhemisphäre.
- Bei rhythmisch alternierenden Pronations- und Supinationsbewegungen der Hand spricht eine Störung (**Dysdiadochokinese**) für eine Schädigung der Kleinhirnhemisphäre gleichseitig oder extrapyramidaler Kerne auf der Gegenseite.
- Beim Stehen mit parallelen Füßen, vorgestreckten Armen und geschlossenen Augen (**Romberg-Versuch**) spricht eine Fallneigung und/oder eine 90°-Drehung zur Seite beim zusätzlichen Treten auf der Stelle (50-mal, **Unterberger-Tretversuch**) für eine gleichseitige Störung des Kleinhirnwurms und/oder des Gleichgewichtsorgans.
- Beim **Zehenspitzen-, Fersen-** und **Strichgang** sowie beim **Einbeinstand** und **monopedalen Hüpfen** sprechen Unsicherheiten und Seitendifferenzen für eine Störung der sensomotorischen Koordination durch eine Ataxie, eine Muskelhypertonie bzw. Spastik, Paresen, eine Pallhypästhesie, eine Gleichgewichtsstörung (Vestibulopathie) oder eine Entwicklungsstörung der integrativen Leistungen zwischen sensorischen und motorischen Funktionen.

20.3 Angeborene Fehlbildungen des zentralen Nervensystems

20.3.1 Grundlagen

Epidemiologie Fehlbildungen des Zentralnervensystems (ZNS) [Dysraphien oder Neuralrohrverschlussdefekte] gehören zu den häufigsten angeborenen Störungen. Ihre Inzidenz und Prävalenz unterliegen erheblichen geografischen Schwankungen. Während die Rate in Großbritannien besonders hoch ist, ist sie in Japan niedrig. Für Nordamerika und Mitteleuropa wird eine Inzidenz von 1 : 1.000 angegeben. Die Prävalenz beträgt etwa 0,5 %.

Ätiologie und Pathogenese Die Entwicklung von der Neuralplatte bis zum Neuralrohr findet zwischen dem 19. und 28. Tag *post conceptionem* (p. c.) statt. Eine Entwicklungshemmung während dieser Phase führt zu einer partiellen oder totalen Verschlussstörung des Neuralrohrs meist ohne häutige Deckung ([Kranio-]Rachischisis, Myelozelen). Störungen während der 4. bis 7. Gestationswoche resultieren in Meningozelen, Lipomeningozelen und anderen Dysrhaphien, die überwiegend von einer intakten Haut bedeckt sind. Ätiologisch hat ein Großteil dieser Fehlbildungen einen multifaktoriellen Ursprung (genetisch und nichtgenetisch, u. a. umweltbedingte Risikofaktoren).

Therapie Die Vielzahl der therapeutischen Probleme bei Kindern mit angeborenen Fehlbildungen des ZNS, insbesondere mit **Spina bifida** und **Hydrozephalus,** bedarf einer integrativen Behandlung durch Kinderärzte (insb. Neuropädiater, ggf. Nephrologen), Kinder- und Neurochirurgen, Orthopäden, Urologen, Psychologen, Physiotherapeuten und Sozialarbeiter. Die Überwachungs- und Therapiekoordination erfolgt am besten durch ein Referenzzentrum. Der niedergelassene Kinderarzt sollte immer in die Planung der routinemäßigen Kontrollen wie Urinkontrollen, Hydrozephalusüberwachung, Dekubitussuche etc. einbezogen werden.

90 % der Kinder mit **Myelomeningozele** (MMC) weisen einen Hydrocephalus internus progressivus auf. Die Akutbehandlung besteht daher postpartal aus dem operativen Verschluss der Zele, ggf. Anlegen einer Liquordrainage und, im Fall von Infektionen, antibiotischer Behandlung. Es besteht aber auch die Möglichkeit einer pränatalen, intrauterinen Deckung des Defekts möglichst vor der 26. SSW. Bisherige Studien zeigen, dass Kinder nach einer fetalen Operation weniger motorische Beeinträchtigungen zeigen und die fetale Operation das Risiko eines Hydrozephalus verringert. Nur weniger als 10 % aller Kinder mit MMC haben eine ungestörte Blasen- und Mastdarmfunktion sowie Beinmotorik. Deshalb leiden die Patienten unter Harn- und Stuhlinkontinenz sowie Wirbelsäulendeformitäten, Fußdeformitäten (46 %) und Hüftdysplasien (20 %).

MERKE
Die meisten Kinder mit MMC leiden unter einem Hydrocephalus internus progressivus, Störungen der Beinmotorik sowie der Blasen- und Mastdarmfunktion. Dies erfordert ein interdisziplinäres Team.

Pränatale Diagnostik und Prophylaxe Fehlbildungen im Bereich des Neurokraniums lassen sich innerhalb der ersten 20 SSW oft schon exakt diagnostizieren. Die **sonografische Diagnose** einer Anenzephalie ist meist in der 12. bis 16. SSW sicher möglich und wird von einer Empfehlung zur Abruptio begleitet. Zwischen der 16. und 20. SSW ist die gesamte Wirbelsäule sonografisch einsehbar. Tiefer sakral gelegene Verschlussstörungen des Neuralrohrs können dem Ultraschall entgehen. Oft ist der sich entwickelnde Hydrozephalus das erste Zeichen, um gezielt nach einem Neuralrohrdefekt zu suchen.

Hochauflösende Ultraschalluntersuchungen in Kombination mit der **Bestimmung von Alpha-Fetoprotein (AFP)** im Fruchtwasser zwischen der 15. und 20. SSW ermöglichen zu 98 % eine pränatale Diagnose.

Trotz verbesserter diagnostischer Maßnahmen kann keine individuelle, differenzierte Prognose hinsichtlich der zu erwartenden Schädigungen gestellt werden. Ein eingehendes interdisziplinäres Beratungsgespräch ist notwendig, um den Eltern die möglichen Probleme und Hilfen auf eine für sie verständliche Weise darzustellen.

Präventivmaßnahmen müssen rechtzeitig erfolgen. Das Wiederholungsrisiko liegt bei 3 % und steigt auf > 10 %, wenn zwei Kinder in der Familie betroffen sind. Gestützt auf zahlreiche Studien ist die **perikonzeptionelle Prophylaxe mit Folsäure** heute unumstritten. Die AWMF-Empfehlungen lauten: 0,4 mg Folsäure/Tag für alle Frauen im gebärfähigen Alter und 4 mg Folsäure/Tag bei Wiederholungsrisiko und Einnahme von Antikonvulsiva (insb. Valproat). Die Einnahme sollte 4 Wochen vor und 12 Wochen nach der Konzeption erfolgen und bis zur 12. SSW fortgesetzt werden.

Im Folgenden werden die häufigsten Formen der angeborenen Fehlbildungen des ZNS kurz systematisch beschrieben.

20.3.2 Fehlbildungen des ZNS

Enzephalozele

Es handelt sich hierbei um eine **zystische Ausstülpung von Hirnhäuten und -gewebe** außerhalb des Schädels, die oft von einer normalen oder atrophischen Haut überzogen ist und am häufigsten im Hinterkopf auftritt.

Spina bifida

Als Spina bifida wird ein Mittelliniendefekt der Wirbelsäule bezeichnet, der meist die Wirbelbögen betrifft. Sie kann unterteilt werden in Spina bifida occulta und Spina bifida aperta cystica.

Spina bifida occulta

Wenn der Defekt nicht sichtbar ist, spricht man von einer Spina bifida occulta, wobei ein oder mehrere Wirbel mit Erweiterung des Wirbelkanals befallen sein können. Hautveränderungen in der Mittellinie wie Hämangiome, Teleangiektasien, Pigmentanomalien, Hypertrichosis, Lipome, Grübchen, Hautfisteln (Dermalsinus) und Dermoidzysten können bereits im Neugeborenenalter Hinweise auf eine solche dysrhaphische Fehlbildung sein. Auch im späteren Alter lassen eine neurogene Blase und/oder orthopädische Ausfälle das Vorliegen eines Defekts der Wirbelsäule vermuten.

MERKE
Hautveränderungen in der Mittellinie können Hinweis auf eine Spina bifida occulta sein.

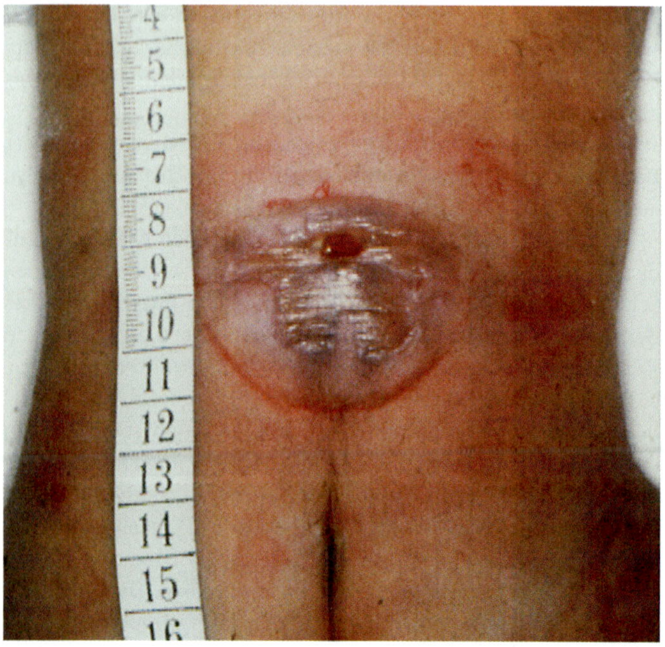

Abb. 20.2 Neugeborenes mit Myelomeningozele (MMC). Man beachte dabei eine Verschlussstörung des Neuralrohrs mit sackartiger Ausstülpung von Rückenmarksanteilen durch einen Wirbelbogendefekt. [R232]

Spina bifida aperta cystica

Diese Form der Spina bifida ist gekennzeichnet durch eine partielle Verschlussstörung des Neuralrohrs mit sackartiger Ausstülpung von Rückenmarksanteilen durch einen Wirbelbogendefekt. In ca. 90 % manifestiert sie sich lumbosakral, in ca. 8 % thorakolumbal und in ca. 2 % okzipital und kann unterteilt werden in:

- **Meningozele:** Vorwölbung von liquorgefülltem Meningealgewebe, die oft von intakter Haut überdeckt ist. Die neurologischen Ausfälle sind dabei nur diskret vorhanden.
- **Myelomeningozele (MMC):** Sie weist in der Zele fehlgebildete Myelonanteile auf und ist die häufigste Form der Neuralrohrdefekte. Die Fehlanlage des Myelons führt klinisch zu einer Querschnittläsion mit sensiblen und motorischen Ausfällen sowie einer Blasen- und Mastdarmentleerungsstörung (➤ Abb. 20.2). Ferner entwickeln sich ein shuntpflichtiger Hydrocephalus internus (80–90 %), Fußdeformitäten (46 %) und Hüftdysplasien (20 %).

Hydrocephalus internus

Ein **Hydrocephalus internus progressivus** ist durch eine Erweiterung des Ventrikelsystems gekennzeichnet, die nicht durch Hirngewebsschwund bedingt ist. Dabei liegt ein Missverhältnis zwischen Liquorproduktion und -resorption mit einem erhöhten Schädelinnendruck vor. Ein **Hydrocephalus e vacuo** entsteht infolge einer allgemeinen oder umschriebenen Hirnatrophie ohne Vorliegen einer Hirndrucksteigerung.

Ätiologisch spielt dabei ein Verschluss des Aquaeductus Sylvii, der Foramina Luschkae und Magendii oder Monroi bzw. die Blockade der basalen Zisternen eine Rolle. Bei ventrikulärem Verschluss spricht man von einem **Hydrocephalus occlusivus** bzw. nichtkommunizierenden Hydrozephalus (Verschlusshydrozephalus) und bei extraventrikulärer Ursache von einem **kommunizierenden Hydrozephalus.** In der letztgenannten Form ist die Passage zwischen den Ventrikeln und der Cisterna magna frei. Ursächlich kommen hierbei eine Arnold-Chiari-Malformation, postmeningitische Verwachsungen und Adhäsionen durch Subarachnoidalblutungen in Betracht. Ein **Verschlusshydrozephalus** entsteht durch Fehlbildungen (z. B. Aquäduktverschluss, Arnold-Chiari-Fehlbildung, Dandy-Walker-Syndrom), Entzündungen, Blutungen und Tumoren. Beim **Dandy-Walker-Syndrom** liegt ein angeborener Verschluss der Foramina Magendii und Luschkae mit einer zystischen Erweiterung des IV. Ventrikels vor, verbunden mit einer Hypoplasie des Kleinhirnwurms und einer Verlagerung der Kleinhirntonsillen.

Auch die Patienten mit MMC entwickeln in 80–90 % einen Hydrocephalus internus progressivus, was am ehesten auf die in ca. 80 % der Fälle bestehende Arnold-Chiari-Malformation als Ursache für eine Liquorzirkulationsstörung zurückzuführen ist.

MERKE
Beim Hydrocephalus internus progressivus kommen ursächlich Fehlbildungen des ZNS (z. B. Aquäduktverschluss, Myelomeningozele, Arnold-Chiari-Fehlbildung, Dandy-Walker-Syndrom), Entzündungen, Blutungen und Tumoren in Betracht.

Arnold-Chiari-Malformation

Bei der Arnold-Chiari-Malformation liegt eine Verlagerung von Kleinhirnhemisphären in den Spinalkanal mit Verschluss der Ausgänge des IV. Ventrikels vor (➤ Abb. 20.3). Man unterscheidet dabei drei Formen (➤ Tab. 20.3).

Tab. 20.3 Einteilung der Arnold-Chiari-Malformationen

Typ I	• Häufigste Fehlbildung • Verlagerung der Kleinhirntonsillen und des Vermis in den Spinalkanal (5 mm unter das Niveau des Foramen magnum) • Geringgradige Deformierung der Medulla oblongata und der unteren Kleinhirnabschnitte • IV. Ventrikel verbleibt in normaler Position • Hydrozephalus oder Hydromyelie kommen vor
Typ II	• Verlagerung der Medulla oblongata, der unteren Kleinhirnanteile (Vermis und Kleinhirntonsillen) und des IV. Ventrikels in den Spinalkanal (dieser erscheint verkleinert oder lässt sich gar nicht darstellen) • Lumbosakrale Myelomeningozele • Hydrocephalus internus • Seitenventrikel dysmorph verändert
Typ III	• Schwerste Fehlbildung • Vorkommen aller bisher beschriebenen Auffälligkeiten inkl. einer okzipitalen Zephalozele

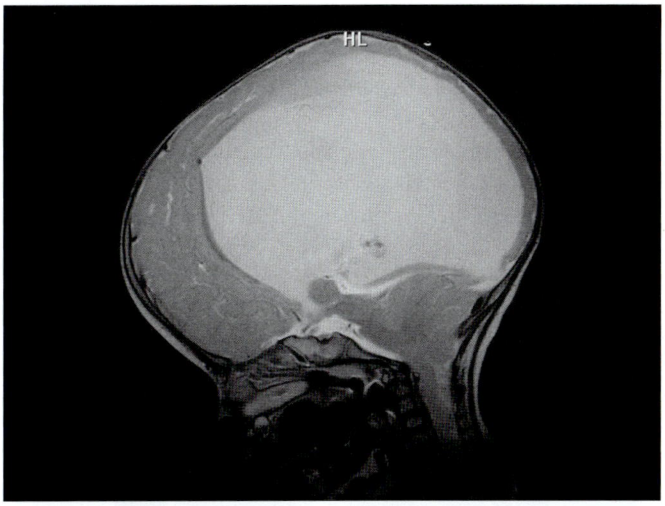

Abb. 20.3 Arnold-Chiari-Malformation. 3 Tage altes Mädchen mit Meningomyelozele und Hydrozephalus. MRT des Schädels in der T2-Wichtung sagittal: zerebelläre Herniation durch das Foramen magnum in den zervikalen Spinalkanal. Der komprimierte IV. Ventrikel ist nach rostral verlagert; es besteht ein Verschlusshydrozephalus [R232]

Tethered-Cord-Syndrom

Als Tethered-Cord-Syndrom (Syn. Syndrom des angehefteten Rückenmarks) wird eine Aszensionsstörung des Myelons bezeichnet. Das Filum terminale des Rückenmarks steht im Normalfall in Höhe von L2 – L3 frei. Solche Anheftungen des Rückenmarks an der Durawand im Sakralbereich können durch Verwachsungen der Meningen, durch Verkürzungen und Verdickungen des Filum terminale, durch Lipome etc. entstehen (➤ Abb. 20.4).

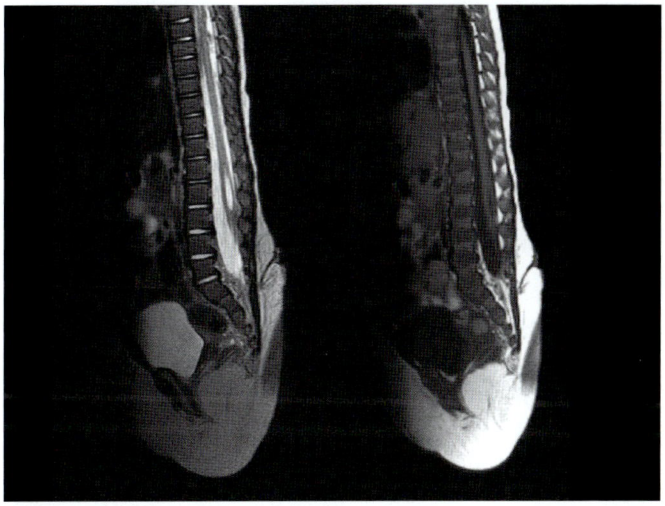

Abb. 20.4 Tethered Cord mit Dermalsinus: 3 Monate altes Mädchen mit Dermalsinus. MRT des Spinalkanals, links T2-Wichtung, rechts T1-Wichtung: Tiefstand des in Höhe L3/L4 dorsal fixierten Conus medullaris sowie kutaner Sinus in einem subkutanen Lipom lumbosakral [R232]

Syringo- und Hydromyelie, Diastematomyelie

Als **Syringo- und Hydromyelie** bezeichnet man zystische Hohlräume innerhalb des Rückenmarks, die verschiedene neurologische Symptome hervorrufen können. Die **Diastematomyelie** ist eine angeborene Spaltbildung des Myelons, die meist im unteren BWS-/oberen LWS-Bereich durch einen knöchernen oder bindegewebigen Sporn in zwei Teile getrennt ist. Auch sie kann neuromuskuläre Ausfälle, insbesondere im Bereich der unteren Extremitäten, verursachen.

Dermalsinus

Der Dermalsinus stellt eine spaltförmige Öffnung von der Haut bis in den intraspinalen Raum dar. In der Mittellinie des Rückens ist eine Einziehung, u. a. mit vermehrter Behaarung und/oder einem Erythem, zu erkennen. Dabei besteht die Gefahr einer aszendierenden Infektion, weshalb eine operative Behandlung unabdingbar ist.

Holoprosenzephalie, Balkenagenesie

Bei der **Holoprosenzephalie** handelt es sich um einen primären Defekt des prächordialen Mesoderms, der isoliert und im Rahmen von syndromalen und chromosomalen Erkrankungen (z. B. Aicardi-Syndrom) auftritt. Beträchtliche Entwicklungsstörungen können die Folge sein.

Das **Corpus callosum** ist die Verbindungsstruktur zwischen den beiden Hirnhemisphären. Es kann in unterschiedlichem Maße fehlen: Ein **Balkenmangel** kann isoliert ohne neurologische Symptome auftreten; die **Balkenagenesie** kommt überwiegend im Rahmen von genetisch bedingten syndromalen Erkrankungen vor und kann mit allgemeinen Entwicklungsstörungen einhergehen.

20

Lissenzephalie

Bei der **Lissenzephalie** handelt es sich um eine Gyrierungsstörung, bei der das Hirnwindungsrelief *vollständig* fehlt. Schwere Entwicklungsstörungen können die Folge sein. Von **Pachygyrie** spricht man, wenn eine mangelnde Gyrierung vorliegt. Als **Mikrogyrie** bezeichnet man die zu kleinen Gehirnfurchen und als **Polygyrie** die abnorme Vermehrung von Gehirnwindungen (➤ Abb. 20.5).

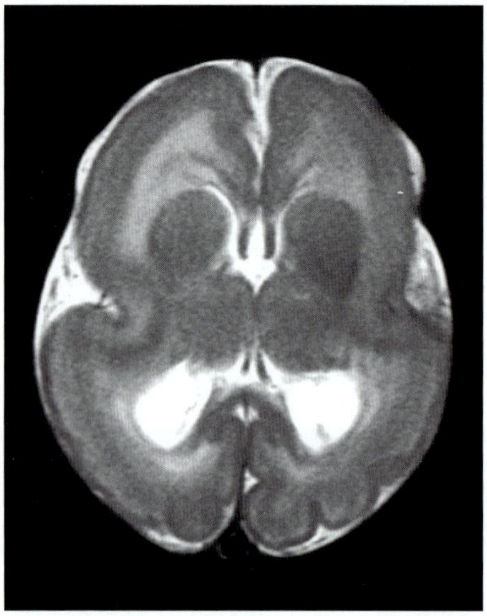

Abb. 20.5 Lissenzephalie: 2 Wochen alter Junge mit Mikrozephalus. MRT des Schädels in T2-Wichtung axial: weitgehend fehlende Furchung des Gehirns mit abnormer Verdickung des Kortex [R232]

Mikrozephalus, Makrozephalus

Von einem **Mikrozephalus** spricht man, wenn sich der Kopfumfang bei den Perzentilenkurven mehr als zwei Standardabweichungen (SD) unter dem Altersdurchschnitt befindet. Dabei müssen das Geschlecht und die nationale Zugehörigkeit berücksichtigt werden. So weisen z. B. türkische Kinder bei der Geburt genetisch bedingt häufig einen Brachyzephalus auf. Deshalb kann bei ihnen der frontookzipital gemessene Kopfumfang im Vergleich zu deutschen Kindern kleiner ausfallen. Der Mikrozephalus kann **primär** infolge eines unzureichenden Hirnwachstums, z. B. im Rahmen einer CMV-Infektion, bereits intrauterin entstehen. Er kann aber auch infolge einer erworbenen Hirnschädigung **sekundär** auftreten, z. B. bei Z. n. peripartaler Asphyxie, Rett-Syndrom, Crouzon-Syndrom etc.

Wenn sich der Kopfumfang innerhalb der Perzentilenkurven außerhalb von 2 SD über dem Altersdurchschnitt befindet, spricht man von einem **Makrozephalus.** Die häufigste Ursache ist ein Hydrocephalus internus. Differenzialdiagnostisch kommen syndromale Erkrankungen (Sotos-Syndrom, neurokutane Syndrome, Achondroplasie und andere Skelettdysplasien), angeborene Stoffwechselkrankheiten (Leukodystrophien, Gangliosidosen, Mukopolysaccharidosen), Tumoren und intrakranielle Zysten in Betracht.

S2k-Leitlinie Klassifikation und Diagnostik der Mikrozephalie. AWMF-Registernummer 022-028. Stand: 13.9.2019, gültig bis 31.8.2024; https://register.awmf.org/de/leitlinien/detail/022-028

Kraniosynostose (prämature Nahtsynostose)

Es handelt sich um eine **vorzeitige Verknöcherung der Schädeldachnähte,** die wahrscheinlich auf einen genetischen Mesenchymdefekt zurückzuführen ist. Je nach betroffener Schädelnaht ist die Kopfform abnorm ausgebildet. Beim **Oxyzephalus (= Turmschädel)** wächst das Gehirn nur nach oben. Wenn die Sagittalnaht frühzeitig verknöchert ist, kommt es zum **Dolichozephalus (= Langschädel).** Bei der frühzeitigen Verknöcherung der Lamdanaht kommt es zum **Brachyzephalus (= Breitschädel),** wobei eine brachyzephale Kopfform konstitutionell und durch strenge Rückenlagerung bedingt sein kann.

Bei Vorliegen eines erhöhten Hirndrucks ist eine frühzeitige operative Behandlung der prämaturen Nahtsynostose indiziert. Dabei wird die vorzeitige Verknöcherung der betroffenen Schädelnähte ausgeglichen und eine weitere Zunahme der ästhetisch auffallenden Schädeldeformierung verhindert. Die meisten Operationen erfolgen zwischen dem 4. und 7. Lebensmonat.

MERKE
Eine brachyzephale Kopfform kann auch durch genetische Faktoren und eine strenge Rückenlagerung der Säuglinge bedingt sein.

20.4 Neurokutane Syndrome

20.4.1 Neurofibromatose Typ 1 (Morbus Recklinghausen)

Die Neurofibromatose Typ 1 (NF1) ist mit einer Inzidenz von ca. 1 : 2.500 eine der häufigsten neuromuskulären Erbkrankheiten und spielt im Kindesalter die wichtigste Rolle. Aufgrund der typischen klinischen Befunde (➤ Box 20.4) ist sie meist schon im Kleinkindesalter eindeutig diagnostizierbar. Das für die Erkrankung verantwortliche *NF1*-Gen auf Chromosom 17q11.1 kodiert ein als Neurofibromin bezeichnetes Tumorsuppressorprotein.

Klinik und Diagnostik Die Diagnose einer NF1 kann gestellt werden, wenn mindestens zwei der in der ➤ Box 20.4 erwähnten Kriterien erfüllt sind. Als weitere Zeichen können eine intellektuelle Retardierung, der Nachweis sog. NBOs („neurofibromatosis bright objects") in der MRT, Tumoren oder Hamartome des Nervensystems, Hydrozephalus, Kleinwuchs (ca. 30 % der Patienten haben eine Körpergröße < 3. Perzentile), Skelettveränderungen und Nierenarterienstenosen auftreten.

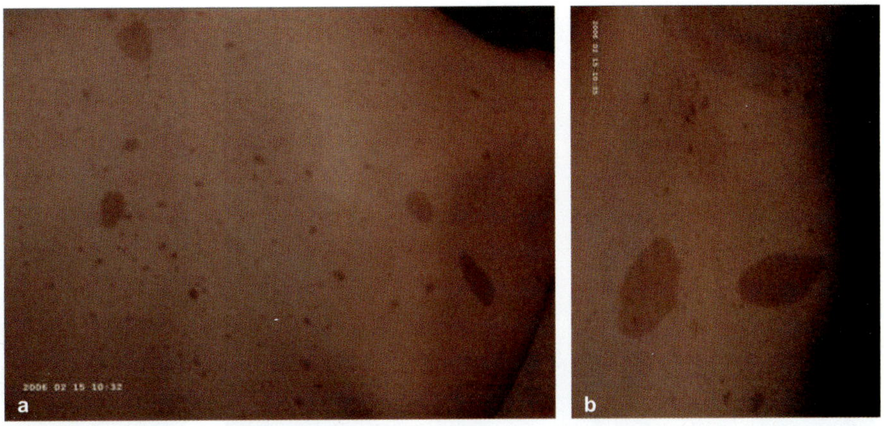

Abb. 20.6 Typische Hautveränderungen bei Neurofibromatose Typ 1: **a** Café-au-lait-Flecken, **b** „axillary freckling" [P523]

Box 20.4

NF1-Diagnosekriterien nach den Empfehlungen der National Institutes of Health Consensus Conference

Die Diagnose NF1 kann gestellt werden, wenn mindestens zwei der folgenden Kriterien erfüllt sind:

- 6 oder mehr Café-au-lait-Flecken mit einem größten Durchmesser von > 5 mm bei präpubertären Patienten, von > 15 mm bei postpubertären Patienten (➤ Abb. 20.6a)
- 2 oder mehr Neurofibrome jeglichen Typs oder mindestens ein plexiformes Neurofibrom
- Sommersprossenartige Pigmentierung der Achselhöhlen (➤ Abb. 20.6b) oder der Inguinalregion („freckling")
- Optikusgliom
- Lisch-Knötchen (Irishamartome)
- Typische Knochenläsionen wie Keilbeinflügeldysplasie oder Verkrümmungen der langen Röhrenknochen mit oder ohne Pseudarthrose
- Ein Verwandter ersten Grades (Elternteil, Geschwister oder Kind) mit NF1-Diagnose aufgrund der o. g. Kriterien

Therapie Mit der Zulassung des MEK-Inhibitors **Selumetinib** im August 2021 in Deutschland bei Kindern über 3 Jahren steht eine medikamentöse Behandlungsmöglichkeit für inoperable plexiforme Neurofibrome mit NF1 zur Verfügung. Selumetinib reduziert die durch die NF1-Mutation verursachte Hyperaktivität des RAS-Protoonkogens und stellt somit einen kausalen Therapieansatz dar.

MERKE

Bei ≥ 6 Café-au-lait-Flecken mit einem größten Durchmesser von > 5 mm bei präpubertären Patienten bzw. von > 15 mm bei postpubertären Patienten an eine Neurofibromatose Typ 1 denken!

20.4.2 Tuberöse-Sklerose-Komplex

Der Tuberöse-Sklerose-Komplex („tuberous sclerosis complex", TSC) ist eine autosomal-dominant vererbte Erkrankung mit einer variablen klinischen Symptomatik und einer Inzidenz von ca. 1 : 5.000–10.000. Bei familiären Fällen kommen Mutationen im *TSC1*-Gen (Chromosom 9q34; Hamartin) und *TSC2*-Gen (Chromosom 16p13; Tuberin) gleich häufig vor. Bei sporadischem Vorkommen sind Mutationen im *TSC2*-Gen häufiger. Die Gene *TSC1* und *-2* gehören zu den Tumorsuppressorgenen, sind für die Teilungs- und Regulationskontrolle der Zellen verantwortlich und inhibieren den mTOR-Signalweg (mTOR: „mammalian target of rapamycin"). Die bisherigen Erkenntnisse sprechen dafür, dass beide Genprodukte zusammen agieren und ein Ausfall eines der beiden Gene zum Funktionsausfall des gesamten Komplexes und somit zur gleichartigen Symptomatik führt.

Klinik und Diagnostik Ein TSC liegt definitiv vor, wenn entweder zwei Hauptkriterien oder ein Hauptkriterium und zwei Nebenkriterien erfüllt sind (➤ Tab. 20.4). Eine wahrscheinliche TS liegt vor bei einem Haupt- und einem Nebenkriterium; eine mögliche TS bei entweder bei einem Hauptkriterium oder zwei Nebenkriterien.

Die fleckförmigen **Hypopigmentierungen** der Haut („white spots", ➤ Abb. 20.7d) sind häufig (> 90 %) und oft schon bei Geburt vorhanden. Weil sie jedoch unterschiedlich groß und unterschiedlich stark ausgeprägt sind und unter Umständen erst unter dem

Tab. 20.4 Diagnostische Kriterien für den Tuberöse-Sklerose-Komplex (TSC)

Hauptmerkmale	Nebenkriterien
• Faziale Angiofibrome (➤ Abb. 20.7a) oder Stirnplaques (➤ Abb. 20.7b) • Nichttraumatische Nagelfalztumoren • Drei oder mehr hypomelanotische Flecken (➤ Abb. 20.7d) • Chagrinhaut (lumbosakraler Bindegewebsnävus, ➤ Abb. 20.7c) • Multiple Hamartome der Retina (Netzhaut) • Tubera der Hirnrinde • Subependymaler Gliaknoten • Riesenzellastrozytome • Kardiale Rhabdomyome • Pulmonale Lymphangiomyomatose • Renale Angiomyolipome	• Multiple Zahnschmelzdefekte • Hamartöse rektale Polypen • Ossäre Zysten • Radiale Heterotopien der weißen Hirnsubstanz • Zahnfleischfibrome • Nichtrenale Hamartome • Unpigmentierter Fleck der Retina • Konfettiartige Depigmentierung der Haut • Multiple renale Zysten

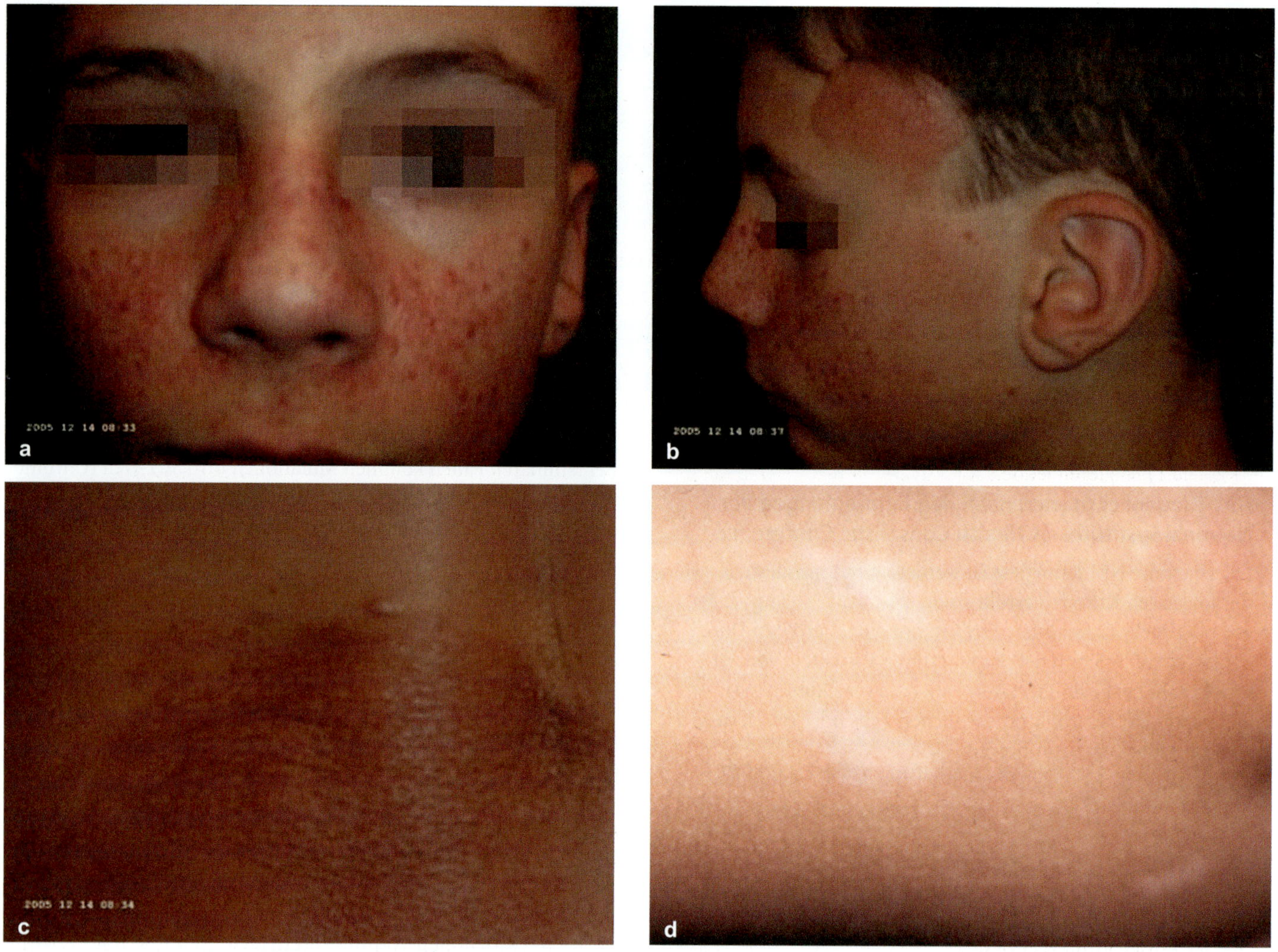

Abb. 20.7 Tuberöse-Sklerose-Komplex bei einem 10-jährigen Jungen: **a** Angiofibrome der Wangen, **b** Stirnplaque, **c** lumbosakraler Pflastersteinnävus, **d** „white spots“ [P523]

Wood-Licht (UV-Licht mit 360 nm Wellenlänge) erkannt werden, führen sie meist nicht zur Diagnose. Faziale **Angiofibrome** (ca. 50 %) sind pathognomonisch für die TS (➤ Abb. 20.7a), treten aber erst im Kleinkind- bzw. Schulalter auf. Sie sind also für die Erstdiagnose nicht entscheidend. Erst wenn **zerebrale Krampfanfälle** (85 % aller Patienten) schon im Säuglingsalter als Blitz-Nick-Salaam-(BNS-)Anfälle in Erscheinung treten, wird i. d. R. auch auf eine TS untersucht. Fokale und/oder generalisierte Anfälle können auch in jedem anderen Alter erstmals auftreten; gerade frühkindliche Anfälle sind jedoch mit dem Risiko einer bleibenden geistigen Behinderung assoziiert. Die Anfälle der TS gehen auf kortikale Tubera, subependymale verkalkte Knötchen und Riesenzellastrozytome zurück.

Therapie Im Vordergrund stehen gezielte Förderungsmaßnahmen und oft die antiepileptische Therapie. Beim West-Syndrom ist das Antiepileptikum Vigabatrin -ein Hemmer der GABA-Transferase- trotz der Gefahr einer irreversiblen Gesichtsfeldeinschränkung mittel der ersten Wahl der Therapie. Die Behandlung der Epilepsie ist auch epilepsiechirurgisch möglich, wenn ein Zusammenhang zwischen den Anfällen und entsprechenden Hirnveränderungen nachgewiesen wird. Außerdem sind eine umfassende Aufklärung und eine genetische Beratung wichtig. Weitere Symptome und Befunde (z. B. renale Zysten oder Angiomyolipome) müssen kontrolliert und je nach klinischer Relevanz therapiert werden.

Dank der molekulargenetischen Aufklärung der TS besteht erstmals Hoffnung auf eine zielgerichtete molekulare Therapie. Das ursprünglich gegen die Nierentransplantatabstoßung zugelassene Rapamycin (Sirolimus) inhibiert die mTOR-Überaktivität bei TS-Patienten. Die bisherigen Studienergebnisse zeigen, dass Rapamycin die Größenzunahme renaler Angiomyolipome und fazialer Angiofibrome wirksam unterdrücken kann. Auch in der Therapie von zerebralen subependymalen Riesenzellastrozytomen (TSC SEGA), Nierenzellkarzinomen und therapierefraktären Epilepsien hat sich Rapamycin als wirksam erwiesen. Zahlreiche mTOR-Inhibitoren sind als sog. *Rapalogs* derzeit für verschiedene klinische Anwendungen in den USA und der EU verfügbar: Rapamycin, Everolimus, Temsirolimus. Everolimus wurde in Deutschland bei TSC SEG zugelassen und scheint dem Rapamycin im Hinblick auf Sicherheit und Verträglichkeit überlegen zu sein.

MERKE
Bei Patienten mit zerebralen Krampfanfällen sollte nach fleckförmigen Hypopigmentierungen („white spots"), fazialen Angiofibromen oder periungualen Fibromen gesucht und differenzialdiagnostisch eine tuberöse Sklerose in Betracht gezogen werden.

20.5 Entwicklungsstörungen

Definition

Die **Entwicklung** ist in der Organisation ihrer morphologischen, neurobiologischen und neurologischen Basisstrukturen genetisch determiniert und hierarchisch strukturiert. Die verschiedenen Entwicklungsabläufe (u. a. der Motorik, Sprache und Sozialisation, ➤ Kap. 20.1) reagieren jedoch adaptiv und individuell auf die Umweltfaktoren, unter denen ein Kind aufwächst.

Von einer **Entwicklungsstörung** spricht man erst dann, wenn sich in einem oder mehreren Bereichen deutliche Abweichungen von der Norm (2-Sigma-Grenze bzw. die 3. Perzentile) ergeben. Beim Vorliegen einer abnormalen Entwicklung sollte man zunächst zwischen Auffälligkeit, Verzögerung und Störung unterscheiden:

- Eine **Entwicklungsauffälligkeit** besteht, wenn eine Abweichung von der normalen Entwicklung vorliegt, ohne dass eine Diagnose gestellt werden kann. Hierfür sind weitere Verlaufsuntersuchungen erforderlich. Transitorische neurologische Auffälligkeiten treten gerade während des 1. Lebensjahres, insbesondere zum Zeitpunkt der U4 und U5, auf. Ausmaß und Persistenz der auffälligen Symptome im Zusammenhang mit Risikofaktoren in der Vorgeschichte bestimmen das weitere diagnostische und therapeutische Vorgehen.
- Bei der **Entwicklungsverzögerung bzw. Retardierung** handelt es sich um einen aufholbaren Entwicklungsrückstand, der durch weitere Verlaufskontrollen nachgewiesen werden muss.
- Eine **Entwicklungsstörung** wird beschrieben, wenn eine Entwicklungsabweichung mit Krankheitswert vorliegt. Diese führt in aller Regel zu einer bleibenden Behinderung. Von einer **globalen Entwicklungsstörung** spricht man, wenn mehrere Bereiche der kindlichen Entwicklung (motorisch, perzeptiv, sprachlich, sozial und emotional) betroffen sind.

MERKE
Transitorische neurologische Auffälligkeiten treten gerade während des 1. Lebensjahres, insbesondere zum Zeitpunkt der U4 und U5, auf. Für ihre genaue Beurteilung sind Verlaufsbeobachtungen in kurzen Intervallen erforderlich.

Ätiologie und Pathogenese

Zahlreiche Komplikationen, die das sich entwickelnde Gehirn prä-, peri- und postnatal schädigen, führen zu Entwicklungsstörungen. Dabei sind der Zeitpunkt der Einwirkung des schädigenden Faktors sowie die Art und Lokalisation der Schädigung von großer Bedeutung. In ➤ Tab. 20.5 sind die wichtigsten Ursachen von Entwicklungsstörungen aufgeführt.

Diagnostik

Bei der Diagnostik von Entwicklungsstörungen sind in erster Linie die Erhebung der Fremd- und Eigenanamnese sowie die neurologische Untersuchung bedeutsam.

Aufgrund der Anamnese (Entwicklungsverlauf mit genauer Befragung bzgl. der Abfolge von Entwicklungsstufen, „Meilen- oder Grenzsteinen") und der Betrachtung der bisherigen Untersuchungsergebnisse, u. a. im Vorsorgeheft, sowie des aktuellen klinisch-neurologischen Befunds mit Überprüfung der Sinnesfunktionen (Hören und Sehen) und der Ergebnisse der Entwicklungsdiagnostik (z. B. Münchner Funktionelle Entwicklungsdiagnostik) wird die Art der Entwicklungsstörung definiert. Dabei wird festgelegt, ob es sich hierbei um eine Entwicklungsauffälligkeit oder um eine Entwicklungsstörung bzw. -verzögerung handelt. Für eine genaue Beurteilung sind evtl. Verlaufsbeobachtungen in kurzen Intervallen erforderlich.

Erst danach werden neuropsychologische Tests, Sonografie des Schädels bei noch offener Fontanelle, neurophysiologische Untersuchungen (z. B. EEG, VEP, AEP, NLG, EMG), weitere bildgebende Diagnostik (MRT des Gehirns) und Stoffwechseluntersuchungen in Blut und Urin gezielt veranlasst. Wichtig ist dabei immer ein rationaler Untersuchungsgang.

Je nach Ergebnissen der o. g. Diagnostik sind weitere diagnostische Schritte angezeigt: TORCH-Diagnostik (pränatale Infektionen), Chromosomenanalyse, ggf. gezielte molekulargenetische Untersuchungen (z. B. bei Lissenzephalie, Pachygyrie, Polymikrogyrie etc.) sowie umfangreiche Gerinnungs- (Protein C und S, APC-Resistenz) und Lipidstoffwechseldiagnostik nach Infarkten.

Bei der **Erhebung der Anamnese** ist es besonders wichtig, immer genau nach dem Entwicklungsverlauf und dem Zeitpunkt der Entstehung von Symptomen zu fragen. Insbesondere sollte eruiert werden, ob die Entwicklung kontinuierlich verlief, ob sie deutliche Veränderungen zeigte oder ob es gar zu einem **Entwicklungsstillstand bzw. -rückschritt** bzw. einem **Entwicklungsknick** gekommen ist. Dabei sollte berücksichtigt werden, dass auch bei einer „harmonischen Retardierung" im Verlauf der Entwicklung ein deutlicher Abstand zur Norm kontinuierlich größer werden kann.

Bei der **neurologischen Untersuchung** eines Kindes (➤ Kap. 20.2) werden zunächst neben der motoskopischen Verhaltensbeobachtung die entwicklungsabhängigen Fähigkeiten und Fertigkeiten, Muskeltonus, MER, Fremdreflexe, Hirnnervenfunktionen und Koordination bzw. Gleichgewichtsreaktionen bewertet. Besonders wichtig ist dabei, ob pathologische Seitendifferenzen vorliegen (Mono- oder Hemiparesen).

Ferner sollte der Entwicklungsstand des Kindes anhand von standardisierten Entwicklungstests genauer bestimmt werden: z. B. Münchner Funktionelle Entwicklungsdiagnostik, **Bayley Scales of Infant Development,** Entwicklungstest 6–6, Wiener Entwicklungstest, **Griffiths Entwicklungsskalen, Denver-Entwicklungs-Skalen, McCarthy Scales of Children's Abilities** (➤ Tab. 20.1). Diese Tests unterscheiden sich in ihrer Qualität und Aussagekraft und halten den kritischen Anforderungen an Validität und Reliabilität nicht immer stand.

Tab. 20.5 Ursachen von Entwicklungsstörungen

Pränatal	**Genetisch**	
	Störungen der Proliferation, Migration und Organisation neuronaler Zellen	Heterotopien, Lissenzephalie, Pachygyrie
		Polymikrogyrie, Schizenzephalie
		Hemimegalenzephalie
		Hydranenzephalie
		Agenesie des Corpus callosum
		Mikrozephalie
	Neurometabolische und neurodegenerative Erkrankungen	Peroxisomale Erkrankungen (neonatale Adrenoleukodystrophie, Zellweger-Syndrom)
		Degenerationen der weißen Substanz (metachromatische Leukodystrophie, Morbus Krabbe, Morbus Alexander, Myelinopathia centralis diffusa, zystische Leukenzephalopathie, Aicardi-Goutières-Syndrom, Morbus Pelizaeus-Merzbacher)
		Degenerationen der grauen Substanz (Poliodystrophien: Morbus Alpers Sphingolipidosen, Gangliosidosen: GM1- und GM2-Gangliosidosen, Morbus Gaucher vom infantilen Typ, Morbus Niemann-Pick, Morbus Fabry, Morbus Farber)
		Andere Speichererkrankungen (neuronale Zeroidlipofuszinose, Glykogenspeicherkrankheit Typ I–IV)
		Harnstoffzyklusdefekte (Hyperammonämie)
		Aminoazidopathien (PKU, Ahornsirupkrankheit, Remethylierungsstörungen, Tyrosinämie)
		Organoazidopathien (Glutarazidurie Typ I, Propionazidurie, Biotinidasemangel, Morbus Canavan)
		Fettsäureoxidationsdefekte
		Cholesterinsynthesedefekte (Mevalonazidurie, Smith-Lemli-Opitz[SLO]-Syndrom, Conradi-Hünermann- und CHILD-Syndrome)
		Kongenitale Defekte der Glykosylierung (CDG)
		Mitochondriale Erkrankungen (Morbus Leigh, Atmungskettendefekte, Störungen des Pyruvatmetabolismus)
		Rett-Syndrom
		Pyridoxinmangel (therapieresistente Anfälle in der Neonatalphase)
	Chromosomal	Down-Syndrom
		Prader-Willi-Syndrom
		Angelman-Syndrom
	Exogen	Konnatale Infektionen mit ZNS-Beteiligung (Toxoplasmose, Röteln, CMV-, Herpes-simplex- und VZV-Infektionen)
		Embryofetopathien durch Alkohol, Drogen, Medikamente etc.
	Multifaktoriell	Neuralrohrdefekte
Perinatal		Persistierende Hypoglykämien und Azidosen
		Hyperbilirubinämie (Kernikterus)
		Asphyxie bei Atemstörungen (Apnoen) und Herzfehlern
		Intraventrikuläre und intrakranielle Blutungen, epi- und subdurales Hämatom
		Hypoxisch-ischämische Enzephalopathie
		Periventrikuläre Infarzierung, thrombembolische Schädigungen
		Periventrikuläre Leukomalazie
		Multizystische Enzephalomalazie
Postnatal		Konnatale Hypothyreose
		Angeborene Stoffwechselerkrankungen, die sich neonatal sowie im Säuglings- und Kleinkindesalter manifestieren (➤ Kap. 7)
		Enzephalitis, Trauma z. B. (Kindesmisshandlung), Meningoenzephalitis
		Ischämischer Insult
		Akut lebensbedrohliches Ereignis (ALTE)
		Neuromuskuläre Erkrankungen (spinale Muskelatrophie, kongenitale Myopathien, Muskeldystrophien, hereditäre Neuropathien)

MERKE
Besonders wichtig bei der neurologischen Untersuchung ist, ob pathologische Seitendifferenzen (mono-, hemi-, tri- oder seitenbetonte Tetraparesen) vorliegen.

Im Anschluss an Anamnese und klinisch-neurologischen Befund unter Einschluss entwicklungsdiagnostischer Ergebnisse ist dann zu überlegen, ob zunächst weitere klinische Kontrollen ausreichen oder ob eine differenzierte Diagnostik notwendig wird, um Ätiologie und Pathogenese der Entwicklungsstörung zu klären.

Ferner muss immer die **Funktionsfähigkeit der Sinnesorgane** geprüft werden; ggf. ist eine ophthalmologische und pädaudiologische Untersuchung zu veranlassen, besonders wenn Strabismus und Sehschwäche oder Schwerhörigkeit mit Sprachentwicklungsstörung vorliegen. Hilfreich ist dann auch die Ableitung evozierter Potenziale mit akustisch, visuell oder somatosensorisch ausgelösten Reizantworten, um die sensorischen Systeme objektiv zu prüfen.

Ob eine **Untersuchung des neuromuskulären Systems** erforderlich wird, ergibt sich wiederum aufgrund der klinischen Befunde, vor allem durch Beurteilung der Muskelkraft. Bei neuromuskulären Störungen steht neben der Hypotonie eine Muskelschwäche im Vordergrund; sie äußert sich im Säuglingsalter z. B. dadurch, dass die Beine in Rückenlage nicht angehoben werden können. Bei der Unterscheidung zwischen neurogenen und myogenen Störungen sind Faszikulationen und Tremor wichtige Hinweiszeichen.

Differenzialdiagnose des Floppy-Infant-Syndroms

Das Floppy-Infant-Syndrom bezeichnet den **klinischen Phänotyp** einer Skelettmuskelhypotonie im 1. Lebensjahr mit der Trias (➤ Abb. 20.8) aus

- ungewöhnlicher Haltung (z. B. „Froschhaltung“ der Beine),
- vermindertem Widerstand gegen Bewegungen und
- abnormer Gelenkbeweglichkeit.

Für die klinische **Unterscheidung zwischen neuromuskulären und zentralen/metabolischen Ursachen** (➤ Tab. 20.6) ist u. a. das Kriterium der Muskelkraft hilfreich.

Bei einer **neuromuskulären Störung** steht die Muskelschwäche im Vordergrund, die sich beim Säugling häufig in der Unfähigkeit äußert, in Rückenlage die Beine gegen die Schwerkraft anzuheben. Innerhalb dieser Gruppe können **neurogene und myogene Störungen** unterschieden werden. **Tremor** und **Faszikulationen** sind wichtige Hinweissymptome auf einen neurogenen Prozess. Hauptursachen des **Floppy-Infant-Syndroms mit Muskelschwäche** sind die spinale Muskelatrophie, die kongenitale myotone Dystrophie, die kongenitalen Muskeldystrophien und die kongenitalen „Struktur“-Myopathien.

Für die Diagnose der **kongenitalen myotonen Dystrophie** ist die klinische Untersuchung der Mutter von wegweisender Bedeutung, die häufig subjektiv beschwerdefrei ist (typische Fazies, kräftiger Lidschluss nicht möglich, myotone Symptome nach kräftigem Händedruck, Perkussionsmyotonie). Ergänzend ist eine **Elektromyografie (EMG) bei der Mutter** zum Nachweis myotoner Entladungen indiziert.

Die Kreatinkinase (CK) ist in der Diagnostik des Floppy-Infant-Syndroms von nachgeordneter Bedeutung und mit deutlicher Erhöhung nur bei den kongenitalen Muskeldystrophien wegweisend.

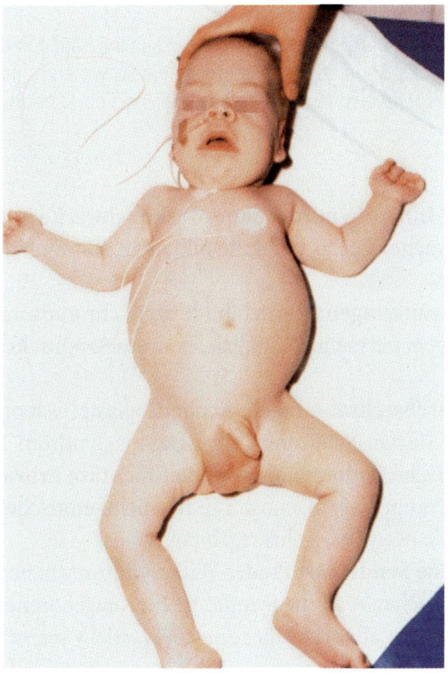

Abb. 20.8 „Floppy Infant“: Besonders zu beachten sind die „Froschhaltung“ der Beine und die zeltförmige Mundform. [R232]

Tab. 20.6 Differenzialdiagnose des Floppy-Infant-Syndroms

Zerebrale Hypotonie	• „Benigne“ kongenitale Hypotonie • Chromosomale Erkrankungen: Prader-Willi Syndrom, Trisomie 21 • Chronische nichtprogressive Enzephalopathie: zerebrale Malformationen • Peri- und perinatale Hirnschädigungen • Peroxisomale Erkrankungen: Zellweger-Syndrom, neonatale Adrenoleukodystrophie • Andere genetische Defekte: okulozerebrorenales Syndrom (Lowe-Syndrom), familiäre Dysautonomie • Andere metabolische Defekte: infantile GM1-Gangliosidose
Spinale Muskelatrophien (SMA)	• Infantile SMA (Werdnig-Hoffmann) • SMA mit „respiratory distress“ (SMARD)
Muskeldystrophien	• Kongenitale Muskeldystrophien: zerebrookuläre Dystrophie, Typ Fukuyama • Merosindefizienz • Kongenitale myotone Dystrophie
Metabolische Myopathien	• Cytochrom-c-Oxidase-Defizienz • Phosphofruktokinasedefizienz • Phosphorylasedefizienz
Erkrankungen der neuromuskulären Transmission	• Familiäre infantile Myasthenie • Transitorische Myasthenia gravis • Infantiler Botulismus
Kongenitale Strukturmyopathien	• Central-Core-Myopathie • Kongenitale Fasertypdisproportion • Myotubuläre Myopathie • Nemalin-Myopathie
Leukodystrophien	• Pelizaeus-Merzbacher-Erkrankung • Infantile spongiöse Dystrophie (Morbus Canavan)

MERKE

Muskelschwäche, die sich beim hypotonen Säugling häufig in der Unfähigkeit äußert, in Rückenlage die Beine gegen die Schwerkraft anzuheben, ist ein wichtiges Hinweissymptom auf das Vorliegen einer neuromuskulären Erkrankung.

Das **Floppy-Infant-Syndrom ohne Muskelschwäche** (oder mit einer Muskelschwäche, die das klinische Bild nicht dominiert) umfasst als Ursachen:

- **ZNS-Erkrankungen:** Hirnfehlbildungen, chromosomale Erkrankungen, perinatale Asphyxie, neurometabolische Erkrankungen
- **Bindegewebserkrankungen:** Achondroplasie, Osteogenesis imperfecta, Marfan-Syndrom, Ehlers-Danlos-Syndrom
- **Metabolische/endokrinologische/alimentäre Erkrankungen:** Morbus Pompe (Glykogenose Typ II), nichtketotische Hyperglycinämie, Rachitis, Zöliakie, Hypothyreose
- **Genetische Syndrome:** Prader-Willi-Syndrom (neben den Dysmorphiezeichen typische Symptome im Neugeborenen- und Säuglingsalter: abnorm zäher Speichel [„sticky saliva"], Gedeih- und Ernährungsstörungen)

MERKE

Das **Floppy-Infant-Syndrom ohne** dominierende **Muskelschwäche** umfasst als Ursachen u. a. ZNS-, Bindegewebs-, metabolische, endokrinologische und alimentäre Erkrankungen sowie genetische Syndrome (z. B. Prader-Willi-Syndrom).

Therapie und Förderung

Früherkennung und Frühbehandlung von Entwicklungsstörungen sind in den letzten Jahrzehnten zu einem selbstverständlichen Teil der Gesundheitsfürsorge geworden. Für die betroffenen Kinder und Familien hat sich das therapeutische Angebot deutlich verbessert: Physiotherapie auf neurophysiologischer Basis, Frühförderung, Heilpädagogik, Ergotherapie, medikamentöse Behandlungen (z. B. Botulinustoxin, Baclofen), Hilfsmittel etc.

Da die gestörte Entwicklung eines Kindes den Eltern Angst macht, ist auch ihre Einstellung zur Behandlung affektbesetzt. Die Verordnung und Durchführung einer Behandlung haben deshalb immer eine mehr oder weniger komplexe Auswirkung auf die Eltern-Kind-Interaktion. Deshalb darf eine Therapie erst nach einer kritischen Indikationsstellung verordnet werden. Dazu gehören vor allem eine kompetente Unterscheidung zwischen Normvarianten und pathologischer Entwicklungsabweichung und zum anderen eine realistische Einschätzung, ob die erwogene Förderung bei der vorliegenden Entwicklungsstörung aussichtsreich ist.

20.6 Zerebralparesen

Definition

Die Zerebralparese („cerebral palsy", CP) betrifft eine ätiologisch heterogene Gruppe von Kindern und äußert sich durch **Störungen der Motorik** (Haltung und Bewegung), die auf eine Läsion des sich entwickelnden Gehirns zurückzuführen sind. Sie kann sich spastisch, dyskinetisch und ataktisch manifestieren und geht nicht selten mit mentaler Retardierung, Störungen der Sinnesorgane (vor allem Sehen und Hören) sowie Epilepsie einher.

Die Definition der Zerebralparesen erfolgt nach bestimmten klinischen Kriterien. Der Vorschlag einer europäischen Arbeitsgruppe, der Surveillance Cerebral Palsy in Europe (SCPE), gestattet eine gute Zuordnung:

- Das sich entwickelnde Gehirn ist durch nicht progressive Störfaktoren in seiner Struktur und Funktion prä-, peri- und postnatal beeinträchtigt worden.
- Das klinische Bild wird durch die Störung der Motorik (Haltung und Bewegung) charakterisiert, die sich als spastisch, dyskinetisch und ataktisch äußert.
- Eine progrediente (neurometabolische und neurodegenerative) Erkrankung ist keine Zerebralparese.
- Sie ist nicht selten mit anderen Störungen (Störungen der kognitiven Entwicklung, Seh- und Hörstörungen, Epilepsie etc.) bzw. Mehrfachbehinderungen verbunden.

Ihre Prävalenz wird in der Literatur einheitlich mit 2–2,5 % pro 1.000 Lebendgeburten angegeben.

MERKE

Die Zerebralparese kann sich spastisch, dyskinetisch und ataktisch manifestieren und geht nicht selten mit mentaler Retardierung, Störungen der Sinnesorgane und Epilepsie einher.

Ätiologie und Pathogenese

Erst durch die Möglichkeiten der bildgebenden Diagnostik (Sonografie neonatal und im 1. Lebensjahr sowie vor allem MRT in jedem Alter) ist es gelungen, einen besseren Einblick in das Spektrum der möglichen Ursachen der prä-, peri- oder neonatal entstandenen Läsionen des sich entwickelnden Gehirns zu erhalten. Dabei ist besonders hervorzuheben, dass diese pathogenen Ereignisse Fehlbildungen und Läsionen verursachen, deren Muster vom Stadium der Gehirnentwicklung abhängig ist (➤ Tab. 20.7).

Pränatale Entwicklungsstörungen in der Embryonal- und frühen Fetalperiode (4. bis 24. Woche) umfassen Fehlbildungen, Dysplasien oder Dysgenesien unterschiedlicher Ursache (genetisch, infektiös, toxisch, hypoxisch-ischämisch). Ab dem 3. Trimenon entstehen Schädigungsmuster im Sinne von Defektbildungen. Ursächlich kommen zwischen der 24. und 36. Woche Hypoxie, Ischämie, Hämorrhagien und Infarkte mit Entwicklung einer periventrikulären Leukomalazie (PVL) in Betracht. Ab der 37. Woche handelt es sich um eine parasagittale Schädigung, Basalganglien- und Thalamusschädigungen, häufig in Kombination mit einer kortikal-subkortikalen Schädigung und thrombembolischen Schädigungen. Postpartal bzw. jenseits der Neugeborenenperiode können Entzündungen (Enzephalitis, Meningoenzephalitis), Traumata (Schädel-Hirn-Trauma, Misshandlungsfolgen), progressiver Hydrozephalus und zerebrale Venenthrombose dafür verantwortlich sein.

Tab. 20.7 Morphologische Folgen der gestörten Gehirnentwicklung abhängig vom Entstehungszeitraum

1. + 2. Trimenon	**Fehlbildungen „Grobarchitektur":** Proliferation, Migration, Organisation neuronaler Zellen
4.–24. Woche	• Anenzephalie • Microcephalia vera, Hemimegalenzephalie • Heterotopien, Lissenzephalie, Pachygyrie • Agenesie Corpus callosum • Schizenzephalie, Polymikrogyrie (bis 30. Woche) • Hydranenzephalie
3. Trimenon	**Läsionen „Feinarchitektur":** Synapsen-, Dendritenbildung, Myelinisierungsbeginn
Frühes 3. Trimenon	**Weiße Substanz**
24.–30. Woche	• Intraventrikuläre Blutung • Periventrikuläre Infarzierung • Periventrikuläre Leukomalazie (wenig Gliosebildung)
30.–36. Woche	Periventrikuläre Leukomalazie (PVL, bis 39. SSW vereinzelt beschrieben)
Spätes 3. Trimenon	**Graue Substanz**
36.–44. Woche	• Parasagittale Schädigung • Multizystische Enzephalomalazie • Basalganglien-/Thalamusschädigung • ± Beteiligung Gyrus prae-/postcentralis* • Thrombembolische Schädigung*

* seltener mittleres 3. Trimenon

Klassifikation

Die klinische Zuordnung der CP erfolgt in Abhängigkeit von der Art und Schwere der Motorik und der assoziierten Störungen. Wesentlich ist dabei zunächst der Muskeltonus (Hypertonus und Dystonie). Es werden Bewegungsauffälligkeiten (Dyskinesien, Ataxie) und die Lokalisation vermerkt. Danach werden spastische Zerebralparesen von dyskinetischen und ataktischen Formen unterschieden (➤ Abb. 20.9). Unilateral spastische CPs (Hemiparese) können arm- oder beinbetont sein. Auch bei den bilateralen spastischen CPs (Tetraparese) werden arm-, bein- und seitenbetonte unterschieden. Dyskinetische Symptome können dabei vorkommen.

Nach der phänomenologischen Klassifikation (➤ Abb. 20.9) werden folgende Subtypen unterschieden:

- **Spastische Zerebralparesen:** Sie machen etwa 90 % der CPs aus und können sich klinisch bilateral (60 %) und unilateral (30 %) manifestieren. Die klinische Symptomatik ist gekennzeichnet durch abnorme Haltung und Bewegung sowie **abnorm erhöhten Muskeltonus** mit gesteigerten und verbreiterten MER sowie positiven Pyramidenbahnzeichen. Dabei findet sich eine relative Schwäche der Hüft- und Kniestrecker sowie der Fußdorsalflexoren zu deren Antagonisten mit der Entwicklung von Spitzfußstellungen. Das Treppabgehen fällt schwer. Die Unterarm- und Handstrecker sind schwächer als die Beuger. Deshalb ist nicht selten auch die Handfunktion beeinträchtigt.

MERKE

90 % der CPs sind spastisch. Sie können sich klinisch bilateral (60 %) und unilateral (30 %) manifestieren. Die klinische Symptomatik ist dabei gekennzeichnet durch abnorme Haltung und Bewegung sowie abnorm erhöhten Muskeltonus mit gesteigerten und verbreiterten MER sowie positiven Pyramidenbahnzeichen.

- **Dyskinetische Zerebralparesen:** Sie bilden etwa 6 % der CPs und lassen sich in eine mehr dystone oder mehr choreoathetoide Form unterteilen. Die klinische Symptomatik ist gekennzeichnet durch einen **wechselnden Muskeltonus** (Ruhehypotonie, Hyperkinese bei Bewegung), unwillkürliche und nicht kontrollierbare Bewegungen in Form von Athetose, Chorea, Dystonie und Hyperkinese. In Abhängigkeit davon, welches Symptom im Vordergrund steht, wird eine dystone CP oder choreoathetoide CP diagnostiziert.
  Die neonatalen Primitivreflexe wie Moro-Reaktion und asymmetrisch-tonischer Nackenreflex (ATNR) können dabei persistieren.
- **Ataktische Zerebralparesen:** Sie machen etwa 4 % der CPs aus. Hierbei werden die Bewegungen infolge des **Verlusts von geordneter Muskelkoordination** mit abnormer Kraft durchgeführt. Dementsprechend findet sich klinisch eine meist homolaterale Muskelhypotonie mit Begleitsymptomen: Abasie, Astatie, Gang- und Standataxie mit Störungen der Koordination und Gleichgewichtsreaktionen, Dysdiadochokinese, Dysmetrie, Asynergie, armbetonte Asthenie und Intentionstremor.

Infolge der abnormen Haltung und Beweglichkeit des Körpers kommt es zu **sekundären Komplikationen** an Muskeln, Gelenken und

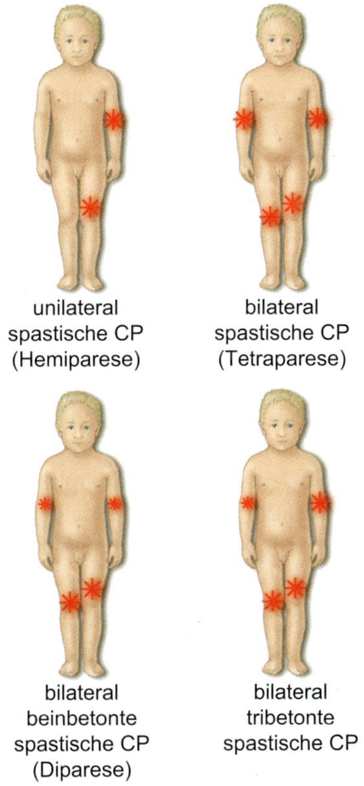

Abb. 20.9 Phänomenologische Klassifikation der infantilen Zerebralparesen nach Lokalisation und Schwere des neurologischen Befunds [R232]

Knochen wie Verkürzung der Achillessehne mit Entwicklung einer Spitzfußstellung, Hüftluxation, Wirbelsäulendeformitäten wie Kyphose und Skoliose sowie Osteoporose mit Entwicklung von Frakturen.

Diagnostik und Differenzialdiagnostik

Bei der Diagnostik der Zerebralparesen ist in erster Linie die **neurologische Untersuchung** bedeutsam. Aufgrund der Anamnese (z. B. Entwicklungsverlauf, mögliche Risikofaktoren) und nach dem klinischen Befund wird die Art der CP definiert: Handelt es sich um eine spastische CP (wenn ja, bi- oder unilaterale CP), um eine dyskinetische CP (wenn ja, mehr dystone oder mehr choreoathetoide Form) oder um eine ataktische CP? In der **bildgebenden Diagnostik** wird die Sonografie des Schädels im 1. Lebensjahr und/oder die MRT des Gehirns eingesetzt.

Zur weiteren Diagnostik gehören die **Überprüfung der Sinnesfunktionen** (Hören und Sehen), eine **standardisierte Entwicklungsdiagnostik** bzw. eine (neuro-)psychologische Untersuchung und evtl. die Ableitung eines EEG.

Je nach den Ergebnissen der o. g. Diagnostik sind weitere diagnostische Schritte angezeigt: TORCH-Diagnostik (pränatale Infektionen), Chromosomenanalyse, ggf. gezielte molekulargenetische Untersuchungen (z. B. bei Lissenzephalie, Pachygyrie, Polymikrogyrie etc.), Stoffwechseldiagnostik (bei V. a. neurometabolische oder neurodegenerative Erkrankungen) sowie eine umfangreiche Gerinnungsdiagnostik (Protein C und S, APC-Resistenz) und Lipidstoffwechseldiagnostik nach Infarkten.

Die differenzialdiagnostische Abklärung ist insbesondere dann indiziert, wenn die MRT des Gehirns nicht mit der vorliegenden klinischen Symptomatik korreliert. Hierbei müssen vor allem neurometabolische, neurodegenerative und neuromuskuläre Erkrankungen ausgeschlossen werden. Ferner ist differenzialdiagnostisch besonders hervorzuheben, dass eine sich im Kleinkindesalter manifestierende beinbetonte dystone Bewegungsstörung bei normaler Intelligenz und unauffälligem MRT-Befund immer verdächtig für das Vorliegen eines Segawa-Syndroms (Dopa-responsive Dystonie) ist.

Therapie

Die o. g. diagnostischen Untersuchungen sind für die erforderlichen Therapie- und Fördermaßnahmen besonders wichtig. Ziele hierbei sind die **Vermeidung der sekundären Komplikationen** (Kontrakturen, Wirbelsäulendeformitäten, Spitzfußstellung, Trink- und Essschwierigkeiten bei Störungen der Mundmotorik etc.) und die **Unterstützung der möglichen Entwicklungsvorgänge.** Es sollte daher auf die Sekundärsymptome geachtet werden, die sich infolge der Zerebralparese einstellen können. Früherkennung und rechtzeitige Maßnahmen helfen, die Entwicklungsmöglichkeiten der betroffenen Kinder zu verbessern.

Zur **Therapie und Förderung** gehören physiotherapeutische Behandlung auf neurophysiologischer Basis, Ergotherapie, Logopädie bzw. orofaziale Therapie nach Castillo-Morales, Heilpädagogik und Frühförderung. Zur Verbesserung der Spastik können **medikamentös Baclofen** (oral, bei schwerer Spastik besonders wirksam intrathekal) und **Tizanidin** eingesetzt werden. Botulinumtoxin stellt bei der Behandlung der Spastik ebenfalls eine sehr wichtige Option dar. Bei Kontrakturen und/oder Hüftluxationen müssen auch operative Maßnahmen erwogen werden. Besonders wichtig ist zudem die frühe Versorgung der Kinder mit Brille und Hörgerät, wenn die diesbezüglichen Untersuchungsergebnisse dies erfordern. Im Falle von Essschwierigkeiten sollte die Anlage einer PEG mit den Eltern diskutiert werden. Bei Manifestation einer Epilepsieerkrankung gelten die Prinzipien einer symptomatischen Epilepsiebehandlung.

Die **Hilfsmittelversorgung** (z. B. Lagerungs- und Funktionsorthesen für die Extremitäten, Stehständer, Gehhilfen, Korsett) kann eingesetzt werden, um Physiotherapie und/oder Ergotherapie zu ergänzen und den Erfolg der Behandlungen zu unterstützen. Die Hilfsmittelversorgung ist stets eine fachübergreifende Aufgabe, bei der Gesichtspunkte aus dem ärztlichen Bereich, aus der Physio- und Ergotherapie und aus der Orthopädietechnik eine Rolle spielen. Verordnungen sollten immer nach praktischer Erprobung mit dem Kind erfolgen. Bei der Auswahl müssen Größe und Einstellung den Körpermaßen entsprechen. Mögliche Trainingseffekte zur Ergänzung der Therapie sollten dabei bedacht werden.

MERKE

Die Therapie der CP ist immer eine fachübergreifende Aufgabe, die ein interdisziplinäres Team erfordert. Bei der Hilfsmittelversorgung ist stets der Grundsatz zu beachten: „Hilfe so viel wie nötig und so wenig wie möglich."

20.7 Neurodegenerative Erkrankungen

Definition und Einteilung

Für die neurodegenerativen Erkrankungen hat sich in der Praxis eine systematische Einteilung bewährt, welche die verschiedenen Zellkompartimente berücksichtigt. Neurodegeneration kann somit eine Folge nukleärer Defekte (z. B. Bloom-Syndrom, Nijmegen-Breakage-Syndrom) sein oder als Folge peroxisomaler (z. B. Zellweger-Syndrom, Adrenoleukodystrophien), lysosomaler (z. B. Gangliosidosen, metachromatische Leukodystrophien) und mitochondrialer Erkrankungen auftreten. Ebenso kann sie aufgrund von Störungen des Golgi-Apparats, des endoplasmatischen Retikulums sowie der Membranen (z. B. Muskeldystrophien, Myelinkrankheiten) entstehen.

Ätiologie und Pathogenese

Bei neurodegenerativen Erkrankungen betrifft die Läsion überwiegend zu Beginn der Erkrankung entweder die Markscheiden des zentralen und peripheren Nervensystems („Neurodegeneration der weißen Substanz", „white-matter disease", sog. Leukodystrophien) oder die neuronalen Perikarya („Neurodegeneration der grauen Substanz", „gray-matter disease"). Seltener liegt die primäre Degeneration im Bereich der Basalganglien oder des Kleinhirns, Hirnstamms und Rückenmarks. Dementsprechend sind die Frühsymptome häufig entweder der primären Läsion des Myelins mit anfangs vorwiegend motorischen Symptomen oder der primären Läsion des neuronalen Perikaryons mit frühzeitigem intellektuellem Abbau zuzuordnen. Erst im Verlauf wird dann auch das jeweils andere System betroffen.

Symptome

Die klinische Symptomatik ist bei neurogenerativen Erkrankungen zumindest in der Anfangsphase immer progredient. Es kommt zunächst zu einem **Stillstand (Knick!)** und später zu einem **Rückstand (Regression!) der motorischen und/oder mentalen Entwicklung** mit Verlust der bereits erworbenen Fähigkeiten. Bei Residualsyndromen (z. B. infantilen CPs) entwickeln sich die Kinder dagegen mehr oder weniger kontinuierlich weiter (➤ Abb. 20.10).

MERKE

Zu Beginn der Erkrankung stehen bei Leukodystrophien spastische Bewegungsstörungen, bei Basalgangliendegenerationen Hyperkinesien und Dyskinesien und bei spinozerebellärer Degeneration ataktische Bewegungsstörungen im Vordergrund der klinischen Symptomatik. Bei Erkrankungen der Vorderhornzellen, der peripheren Nerven und der Muskulatur finden sich Hypotonie und schlaffe Paresen. Mentale Störungen beobachtet man vor allem bei Speichererkrankungen, Gangliosidosen, Zeroidlipofuszinosen, Poliodystrophien und Rett-Syndrom.

Diagnostik

Bei der Erhebung der Anamnese (➤ Tab. 20.8) ist die Frage nach dem genauen Entwicklungsverlauf (➤ Abb. 20.10) und den ersten Symptomen zu essenziell.

Labor- und neuroradiologische Befunde als Wegweiser finden sich in ➤ Tab. 20.9. Wie eingreifend und aufwendig die Diagnostik sein soll, hängt von den Ergebnissen der klinisch-neurologischen Untersuchungen ab.

Krankheitsbilder

Mitochondriopathien, ein Teil der lysosomalen Speichererkrankungen, peroxisomale Erkrankungen und neurodegenerative Prozesse des peripheren neuromuskulären Systems werden in ➤ Kap. 7 abgehandelt. Nachfolgend werden die wichtigsten übrigen neurodegenerativen Erkrankungen im Überblick erläutert.

20.7.1 Degeneration der weißen Substanz (Leukodystrophien)

Die Störungen des Myelins werden eingeteilt in:

- **Hypomyelinisation** (zu geringe Myelinbildung mit bekanntem und unbekanntem Defekt)
- **Dysmyelinisation** (Bildung von fehlerhaftem Myelin)
- **Demyelinisation** (Zerstörung von Myelin)
- **Leukenzephalopathie** (sekundäre Schädigungen des Myelins durch andere Erkrankungen, ➤ Abb. 20.11).

Tab. 20.8 Konstellation anamnestischer Hinweise und klinischer Symptome als richtungweisende Befunde bei Verdacht auf eine neurodegenerative Erkrankung

Anamnestische Hinweise	• Progredienz der klinischen Symptomatik • Entwicklungsknick • Verlust erworbener Fähigkeiten • Alter bei Beginn • Familiäre Fälle • Konsanguinität
Neurologische Symptome	• Spastische Bewegungsstörung • Hyperkinesien, Dyskinesien • Ataxie • Blickparesen • Kirschroter Makulafleck (typisch für GM1- und GM2-Gangliosidosen, Sialidose Typ I, Morbus Niemann-Pick und Mukosulfatidose) • Visusverlust, Erblindung • Polyneuropathien • Muskuläre Symptome • Schlaganfallähnliche Episoden • Epileptische Anfälle • Demenz und psychiatrische Symptome
Organvergrößerungen	Leber, Milz, Herz
Extraneurale Stigmata	• Haut (z. B. Angiokeratome, partieller Albinismus, Ichthyose) • Skelett (Dysostosis multiplex)

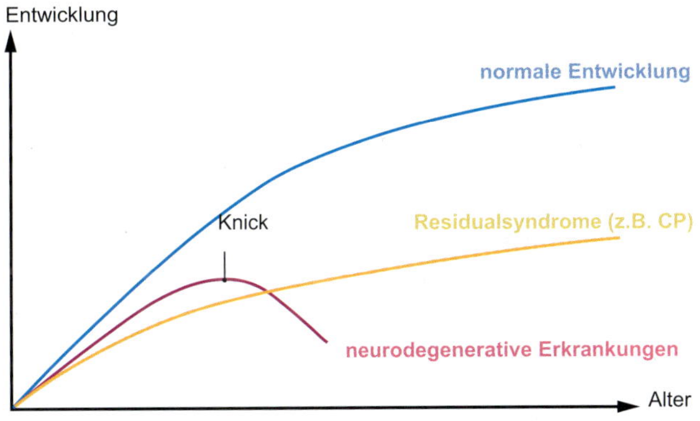

Abb. 20.10 Normale Entwicklung und Entwicklungsverlauf bei Residualsyndromen (z. B. bei Zerebralparese [CP]) und neurodegenerativen Erkrankungen [V786]

S1-Leitlinie Leukodystrophien und hereditäre Leukencephalopathien im Erwachsenenalter. AWMF-Registernummer 030-118. Stand: 9.10.2022, gültig bis 31.12.2024; https://register.awmf.org/de/leitlinien/detail/030-118

Metachromatische Leukodystrophie

➤ Kap. 7.9.3.

20

Tab. 20.9 Hilfsuntersuchungen bei der Abklärung von neurodegenerativen Erkrankungen

Blut	• **Lymphozytenvakuolen im Ausstrich** (lysosomale Speichererkrankungen) • **Anämie** (Morbus Gaucher und Morbus Niemann-Pick; makrozytär: Vitamin-B_{12}-/Folsäure-Stoffwechselstörungen) • **Akanthozytose** (familiäre Chorea mit peripherer Neuropathie) • **Methämoglobinämie** (Cytochrom-b5-Reduktase-Mangel) • **Metabolische Azidose** (Mitochondriopathien, Organoazidopathien) • **Metabolische Alkalose** (Harnstoffzyklusdefekte) • **Hypoglykämie** (z. B. Hyperinsulinismus, Glykogenosen, Ketogenesedefekte, Fettsäurenoxidationsstörungen, Mitochondriopathien) • **Laktaterhöhung** (z. B. Mitochondriopathien, Glukoneogenesedefekte, Glykogenosen, Fettsäureoxidationsstörungen) • **Na, K, Ca, P** (z. B. Hypoparathyreoidismus, Morbus Addison bei Adrenoleukodystrophie) • **CK** (Muskel, Mitochondriopathien) • **Transaminasen** (Leber) • **Cholesterin** (zu niedrig: Abetalipoproteinämie, Smith-Lemni-Opitz [SLO]-Syndrom) • **Harnsäure** (zu hoch: Lesch-Nyhan-Syndrom, Glykogenosen; zu niedrig: Molybdän-Cofaktor-Mangel) • **Harnstoff** (zu hoch: Niere; zu niedrig: Harnstoffsynthesestörung, Leber) • **Hyperammonämie** (z. B. Harnstoffzyklusdefekte, Störungen des Membrantransports von Harnstoffzyklusmetaboliten, Organoazidopathien) • **Eisen und Ferritin** (zu hoch: peroxisomale Erkrankungen, Hämochromatose) • **Lysosomale Enzyme** (Speichererkrankungen)
Urin	• **Laktatausscheidung** (zu hoch: Mitochondriopathien) • **Nachweis pathologischer Mukopoly- und Oligosaccharide** (Mukopolysaccharidosen, Glykoproteinspeicherkrankheiten und Mukolipidosen)
Liquor	• **Laktat und Pyruvat** (zu hoch: Mitochondriopathien) • **Laktat/Pyruvat-Quotient** (zu hoch: Mitochondriopathien) • **Eiweiß** (zu hoch: bei einigen Leukodystrophien)
Röntgen/Skelett	**Dysostosis multiplex** (Mukopolysaccharidosen und Mukolipidosen)
Sonografie	**Organvergrößerungen** (Leber, Milz, Herz)
MRT	Leukenzephalopathien, Veränderungen der Stammganglien, Abnormalitäten der Gyrusformationen und neuronaler Migration, Hypo- oder Agenesie des Corpus callosum, rezidivierende subdurale Ergüsse, Hämatome u. a.
EEG	• Polyspikes auf Einzelblitzstimulation (neuronale Zeroidlipofuszinose) • Hochamplitudige bilaterale Spike-Wave-Aktivität (Angelman-Syndrom) • Bioelektrischer Status epilepticus im Schlaf (Landau-Kleffner-Syndrom) • Vermehrte β-Aktivität (möglicher Hinweis auf eine metabolische Enzephalopathie)

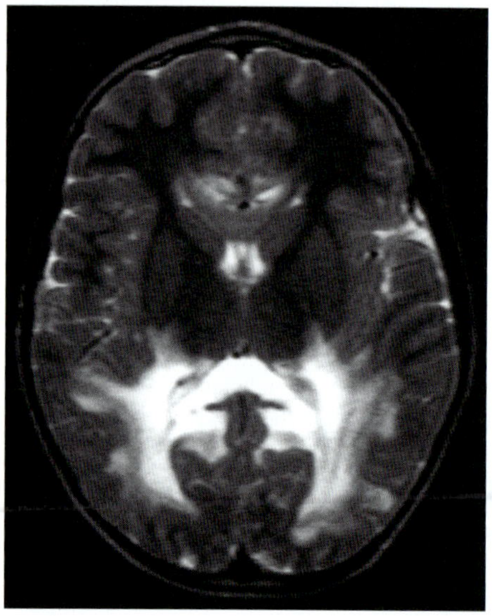

Abb. 20.11 Adrenoleukodystrophie: 7 Jahre alter Junge mit Verlust bereits erworbener Fähigkeiten. MRT des Schädels in T2-Wichtung axial: symmetrische Signalanhebungen des periventrikulären Marklagers okzipital unter Beteiligung der dorsalen Anteile der U-Fasern, der inneren Kapsel, des Thalamus und der Stammganglien [R232]

Morbus Krabbe

➤ Kap. 7.9.3.

Morbus Canavan

Erbgang und Häufigkeit Autosomal-rezessiv: 1 : 10.000 unter Aschkenasim, 1 : 200.000–400.000 in der Gesamtbevölkerung.

Pathophysiologie Wegen des Mangels an Aspartoacylase kommt es zu einer Anhäufung der Aminosäure N-Acetyl-Aspartat (NAA). Der Gendefekt befindet sich auf Chromosom 17p13.2.

Symptome Aufgrund des Manifestationsalters werden drei verschiedene Formen unterschieden:

- Kongenitale Form: Beginn gleich nach der Geburt. Symptome: hypotone Bewegungsstörungen mit Verlust der motorischen Fähigkeiten. Lebenserwartung: Tage bis wenige Wochen
- Infantile Form: Beginn im 3. bis 9. Lebensmonat. Verlust erworbener Fähigkeiten, hypotone Bewegungsstörung, Optikusatrophie, später Spastik, Krämpfe

- Juvenile Form: Beginn im Adoleszentenalter. Langsam fortschreitende Symptomatik. Lebenserwartung: bis 2. Lebensjahrzehnt

Diagnostik
- MRT: Nachweis einer diffusen Leukenzephalopathie
- Urin/Plasma/Liquor: Erhöhung der NAA-Konzentration
- Fibroblasten: Messung der Enzymaktivität
- Molekulargenetische Untersuchung des *ASPA*-Gens möglich

Therapie Symptomatisch. Therapieversuch mit Lithiumcitrat bewirkt eine leichte Absenkung der zerebralen NAA-Konzentration. Gentherapie noch nicht möglich.

Morbus Alexander (Fibrinoide Leukodystrophie)

Erbgang und Häufigkeit Autosomal-dominant, sehr selten.

Pathophysiologie Primäre Ursache sind Mutationen im Glial-Fibrillary-Acidic-Protein*(GFAP)*-Gen auf dem langen Arm von Chromosom 17. Diese können vererbt oder de novo entstanden sein.

Klinik Aufgrund des Manifestationsalters werden **drei verschiedene Formen** mit infantilem, juvenilem und adultem Beginn unterschieden. Im Vordergrund der klinischen Symptomatik steht die Makrozephalie, die bei Säuglingen erst im Verlauf entsteht. Es entwickeln sich eine spastische Tetraparese, zerebrale Anfälle und komatöse Zustände. Verläufe mit gut erhaltener mentaler Entwicklung wurden beschrieben. Die adulten Formen können mit Multipler Sklerose (MS, ➤ Kap. 20.13.1) verwechselt werden.

Symptome
- MRT: frontal betonte diffuse Leukodystrophie
- Nachweis von Mutationen im *GFAP*-Gen möglich

Therapie Symptomatisch.

Vanishing White Matter

Erbgang und Häufigkeit Autosomal-rezessiv, sehr selten.

Pathophysiologie Primäre Ursache sind Mutationen im *EIF2B1–5*-Gen auf Chromosom 1 und 12.

Symptome Beginn ab dem 2. bis 3. Lebensjahr: variabler klinischer Verlauf mit Beteiligung extrazerebraler Organe (z. B. Ovarien), Entwicklung einer ataktischen Bewegungsstörung mit Progredienz: Tetraspastik, Optikusatrophie, Krampfanfälle und Demenz. Periphere Nerven sind nicht befallen.

Diagnostik
- MRT: Verschwinden der weißen Substanz, die durch Liquor ersetzt wird
- Nachweis von Mutationen in den Genen *EIF2B1–5* möglich, die jeweils Untereinheiten des „translation initiation factor" *EIF2B* kodieren

Therapie Symptomatisch.

Megalenzephale Leukodystrophie mit subkortikalen Zysten

Erbgang und Häufigkeit Autosomal-rezessiv und autosomal-dominant, sehr selten.

Pathophysiologie Primäre Ursache sind Mutationen im *MLC1*-Gen oder in dem für das „hepatic and glial cell adhesion molecule" (HEPACAM) kodierenden Gen *(MLC2A* und *MLC2B)*. Neben dem Morbus Canavan und dem Morbus Alexander zählt sie zu den makrozephalen Leukodystrophien.

Symptome Beginn meist im Vorschulalter: langsame Entwicklung einer spastisch-ataktischen Bewegungsstörung mit sehr langsamer Progredienz.

Diagnostik
- MRT: diffuse Schwellung der weißen Hirnsubstanz mit bitemporal gelegenen Zysten.
- Differenzialdiagnostisch ist eine zystische Leukenzephalopathie ohne Megalenzephalie auszuschließen.
- Nachweis von Mutationen im *MLC1*-Gen.

Therapie Symptomatisch.

Morbus Pelizaeus-Merzbacher

Erbgang und Häufigkeit X-chromosomal, 1 : 100.000.

Pathophysiologie Der Morbus Pelizaeus-Merzbacher (PM) beruht auf Mutationen im Gen für die Synthese des Myelinproteins PLP1 (Proteolipidprotein 1). Die Folge ist eine verminderte Anzahl von Oligodendrozyten, die zu wenig Myelin bilden.

Symptome
- **Konnataler PM – Beginn bei Geburt:** Klinik ist durch neonatale Muskelhypotonie, Stridor, Trinkschwierigkeiten, Nystagmus und Optikusatrophie charakterisiert. Im Verlauf können Ataxie, Spastik mit Gehunfähigkeit, Einschränkung der sprachlichen und kognitiven Leistungen sowie zerebrale Anfälle auftreten.
- **Konnataler PM – Beginn im 1. Jahr:** Nystagmus, Ataxie, dystone bzw. athetoide Tetraparese mit Störungen der mentalen Entwicklung. Hypotonie ist anfänglich nachweisbar. Im Gegensatz zur angeborenen Form können Kinder mit klassischer PM sich sprachlich viel besser entwickeln.

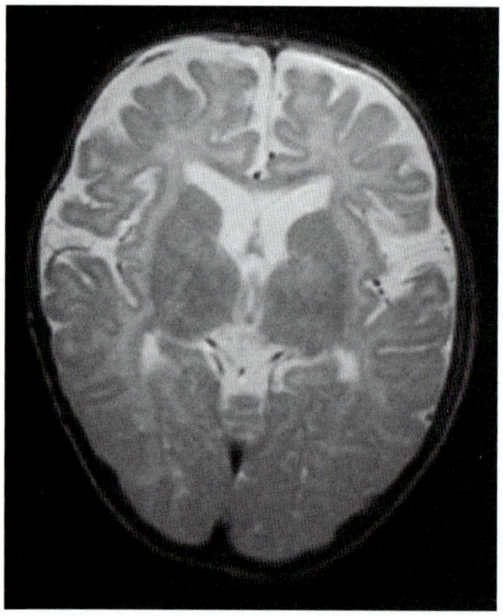

Abb. 20.12 Morbus Pelizaeus-Merzbacher: 16 Monate alter Junge. MRT des Schädels in T2-Wichtung axial: milde Erweiterung der inneren und der äußeren Liquorräume, generalisiert mangelnde Myelinisierung [R232]

Diagnostik

- MRT: diffuse Hypomyelinisation der weißen Substanz (➤ Abb. 20.12)
- Nachweis von Mutationen im *PLP1*-Gen auf dem X-Chromosom oder einer Genduplikation möglich

Therapie Symptomatisch.

Aicardi-Goutières-Syndrom

Erbgang und Häufigkeit Autosomal-rezessiv und dominant, selten.

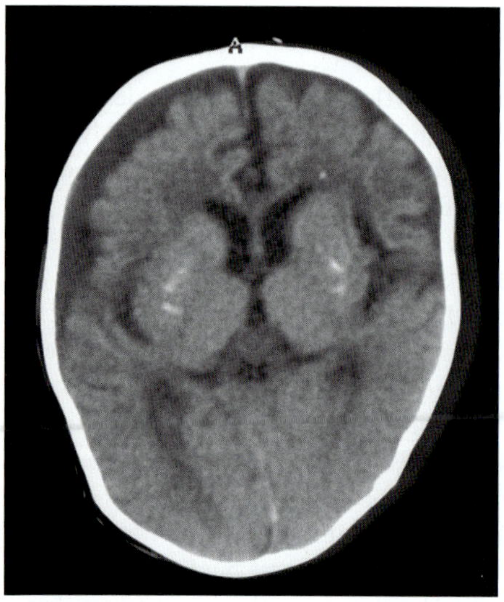

Abb. 20.13 Aicardi-Goutières-Syndrom: 7 Monate alter Junge mit psychomotorischer Retardierung. CT des Schädels nativ: zarte Verkalkungen in den Stammganglien beidseits und links frontal. Erweiterung der äußeren Liquorräume rechts frontal und temporal [R232]

Pathophysiologie Bisher wurden fünf Typen beschrieben (AiGS-Typen 1–5).

Symptome Beginn oft nach der Geburt: Entwicklung einer Mikrozephalie und einer psychomotorischen Entwicklungsstörung mit spastischen und extrapyramidalmotorischen Symptomen.

Diagnostik

- MRT: leukodystrophische Veränderungen (➤ Abb. 20.13)
- cCT: symmetrische Verkalkungen im Bereich der Basalganglien
- Liquor: sterile lymphozytäre Pleozytose und ein erhöhter Gehalt an Interferon-α und Neopterin
- Nachweis von Mutationen der *TREX1*-, *RNASEH2B*-, *RNASEH2C*-, *RNASEH2A*-, *SAMHD1*-, *IFIH1*- und *ADAR1*-Gene möglich

Therapie Januskinase(JAK)-Inhibitoren Tofacitinib, Ruxolitinib und Baricitinib sind möglicherweise wirksam.

20.7.2 Degeneration der grauen Substanz

Hierzu gehören G_{M1}-Gangliosidosen (Typ 1 und 2), G_{M2}-Gangliosidosen (Morbus Tay-Sachs, Morbus Sandhoff, AB-Variante und Juvenile G_{M2}-Gangliosidose), Morbus Gaucher (Typ I-III), Morbus Niemann-Pick (Typ A-C), Morbus Fabry und Morbus Farber (Lipogranulomatose), die Poliodystrophien (Morbus Alpers) und lysosomalen Speichererkrankungen (➤ Kap. 7.9). Nachfolgend werden die neuronalen Zeroidlipofuszinosen vorgestellt.

Neuronale Zeroidlipofuszinosen

Erbgang und Häufigkeit Die neuronalen Zeroidlipofuszinosen (NCL) sind die häufigste Gruppe neurodegenerativer Erkrankungen. Sie werden fast ausschließlich autosomal-rezessiv vererbt (nur eine bei jungen Erwachsenen beginnende Form wird autosomal-dominant vererbt).

S1-Leitlinie Leukodystrophien und hereditäre Leukencephalopathien im Erwachsenenalter. AWMF-Registernummer 030-118. Stand: 9.10.2022, gültig bis 31.12.2024; https://register.awmf.org/de/leitlinien/detail/030-118

Pathophysiologie Bisher sind 14 verschiedene genetische Formen bekannt *(CLN1–14)*. Bei allen wurden Proteindefekte beschrieben.

Symptome Im Vordergrund der Klinik stehen fast ausschließlich die Gehirn- und Augensymptome. Nach dem Manifestationsalter unterscheidet man im Kindes- und Jugendalter vier verschiedene Formen:

- **Kongenitale CLN10-Krankheit:** Bereits bei Geburt weisen die Patienten schwere zerebrale Anfälle, eine Mikrozephalie und eine Hirnfehlbildung auf.

- **Infantile NCL, Morbus Santavuori-Haltia:** Beginn im 1. bis 2. Lebensjahr. Bezeichnung nach dem Gen: *CLN1,* Lokalisation des Gens auf Chromosoms 1p32, Genprodukt: lysosomale Palmitoyl-Protein-Thioesterase 1 (PPT1). *Klinik:* zerebrale Anfälle, Entwicklungsknick bzw. -rückschritt mit Verlust erworbener Fähigkeiten im Verlauf, Visusverlust, Gehunfähigkeit im Alter von 12–18 Monaten, Choreoathetose. Die infantile CLN14-Krankheit wurde bisher selten beobachtet.
- **Spätinfantile NCL, Morbus Jansky-Bielschowsky:** Beginn mit Muskelhypotonie im Kleinkindesalter (2–3 Jahre). Bisher wurden *CLN2-*, *CLN5-* und *CLN6*-Formen beschrieben. *Klinik:* zwischen dem 2. und 4. Lebensjahr schwere Epilepsie, gleichzeitig Entwicklungsknick bzw. -rückschritt mit Verlust erworbener Fähigkeiten im Verlauf, Visusverlust im Alter von 2–3 Jahren (Progression, aber langsam), Pigmentretinopathie, Gehunfähigkeit im Alter von 3–6 Jahren, Myoklonien, Demenz mit 2–4 Jahren. Bei den spätinfantilen CLN5-, CLN6-, CLN7- und CLN8-Krankheiten treten die klinischen Symptome später auf. Der Verlauf ist langsamer.
- **Juvenile NCL, Morbus Spielmeyer-Vogt:** *CLN3*-Krankheit. Beginn im Schulalter. *Klinik:* Visusverlust mit 4–7 Jahren (blind mit 6–14 Jahren), Epilepsie mit 8–16 Jahren, Bewegungsstörungen: Rigidität und Myoklonien, Gehunfähigkeit im Alter von 10–20 Jahren, Demenz mit 6–9 Jahren.

Diagnostik
- Retina: bei allen drei Formen Makuladegeneration
- EEG: Polyspikes nach Einzelblitzen bei spätinfantiler Form
- VEP:
  - Infantile Form: verkürzt bis fehlend
  - Spätinfantile Form: verlängert
  - Juvenile Form: verkürzte Latenzen
- Nachweis von Lymphozytenvakuolen bei juveniler Form
- MRT: mäßig bis ausgeprägte Hirnatrophie (➤ Abb. 20.14)

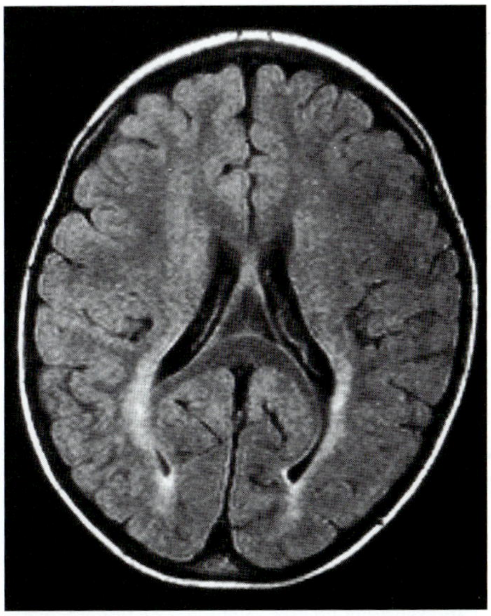

Abb. 20.14 Neuronale Zeroidlipofuszinose: 3 Jahre alter Junge. MRT des Schädels in FLAIR-Wichtung axial: bandförmige periventrikuläre Signalintensitätssteigerung beidseits [R232]

- Nervenbiopsie: granuläre und kurvilineare Einschlüsse
- Nachweis des biochemischen Defekts und von Mutationen (s. o.)

Therapie Eine kausale Therapie ist nur für die CLN2-Krankheit verfügbar, und zwar durch regelmäßige Infusion des künstlich hergestellten Enzyms (Cerliponase alfa) in einen Seitenventrikel des Gehirns. Die Epilepsie wird vorwiegend mit Levetiracetam, Lamotrigin und Valproat behandelt.

MERKE
Die NCL sind die häufigste Gruppe neurodegenerativer Erkrankungen im Kindes- und Jugendalter. Insbesondere bei unklaren Retinopathien im Schulalter ist bei Nachweis von Lymphozytenvakuolen im peripheren Blutbild an einen Morbus Spielmeyer-Vogt zu denken.

20.7.3 Degeneration der Basalganglien bzw. des extrapyramidalen Systems

Hierzu gehören die Chorea Huntington (die sich meist im mittleren Erwachsenenalter manifestiert), Torsionsdystonien, Neurodegeneration mit Eisenspeicherung im Gehirn, Morbus Fahr, familiärer Tremor, Restless-Legs-Syndrom sowie paroxysmale Choreoathetosen wie juvenile Parkinson-Krankheit, Morbus Wilson und Gilles-de-la-Tourette-Syndrom.

Dystonien

Es handelt sich um Bewegungsstörungen mit intermittierenden oder permanenten, z. T. drehenden Bewegungen oder Haltungen durch gleichzeitige Anspannung von Agonisten und Antagonisten einer Muskelgruppe. Man unterscheidet:
- **Isolierte** Dystonien
- **Kombinierte Dystonien:**
  - Dystonie plus Parkinsonismus
  - Dystonie plus Myoklonus
- **Dystonie plus Chorea und Myoklonien**

Die bisher geläufige Auflistung *erblicher* Dystonieformen in nummerierter Reihenfolge (DYT1–20) hat sich als unpraktikabel und fehlerhaft erwiesen. Die aktuelle Nomenklatur genetischer Dystonien sieht das Präfix „DYT" vor, dem – mit einem Bindestrich getrennt – das betreffende kausale Gen folgt (z. B. DYT-TOR1A). Bei kombinierten oder komplexen Dystonien, bei denen ein weiterer Phänotyp vorhanden ist, gibt es zwei Präfixe, z. B. „DYT/PARK" (Dystonie-Parkinsonismus).

Nachfolgend werden die beiden für das Kindes- und Jugendalter wichtigsten Formen vorgestellt.

Dopa-responsive Dystonie (DYT-GCH1; Segawa-Syndrom)

Erbgang und Häufigkeit Die DYT-GCH1-Dystonie wird überwiegend autosomal-dominant (Genort: 14q; Genprodukt: GTP-Cyclohydrolase I; *GCH1*) vererbt. Die Prävalenz des Segawa-Syndroms liegt in England und Japan bei 0,5 : 1.000.000. Mädchen sind häufiger betroffen.

Symptome Die Erkrankung beginnt typischerweise mit einer fußbetonten dystonen Gangstörung mit tageszeitlichen Schwankungen. Im Verlauf breiten sich die Symptome auf andere Körperteile mit Entwicklung einer generalisierten Dystonie bzw. eines Parkinsonismus aus. Die geistige Entwicklung bleibt unbeeinträchtigt. Die zerebrale Bildgebung ist unauffällig.

Diagnostik Die klinisch vermutete Diagnose wird durch die molekulargenetische Untersuchung auf das *GCH1*-Gen (s. o.) bestätigt.

Therapie Das für DYT-GCH1 verantwortliche Gen kodiert für Enzyme, die zur Synthese von Dopamin benötigt werden. Deshalb sprechen die Patienten auf L-Dopa gut an: Anfangsdosis 1–2 mg/kg KG/Tag in 4 ED mit Steigerung alle 1–2 Wochen um die gleiche Menge bis zur Grenze der klinischen Besserung bzw. Verträglichkeit (ca. 10 mg/kg KG/Tag; max. 300–400 mg/Tag). Die L-Dopa-Gabe sollte immer mit 25 % Carbidopa erfolgen, da Carbidopa eine Inaktivierung in der Darmmukosa und Blut-Hirn-Schranke verhindert. Die Prognose ist unter lebenslanger konsequenter Substitution gut.

MERKE
Eine im Kleinkindesalter auftretende beinbetonte dystone Bewegungsstörung bei normaler Intelligenz und unauffälliger MRT des Gehirns ist immer verdächtig auf eine **Dopa-responsive Dystonie (Segawa-Syndrom)** und rechtfertigt einen Therapieversuch mit L-Dopa/Carbidopa für die Dauer von 4 Wochen.

Generalisierte Torsionsdystonie (DYT-TOR1A)

Erbgang und Häufigkeit Diese früher auch als DYT1-Dystonie bezeichnete Dystonieform wird autosomal-dominant mit reduzierter Penetranz vererbt. Mit einer Prävalenz von 1 : 160.000 in der Gesamtbevölkerung und 1 : 9.000 bei Aschkenasim ist sie die häufigste Dystonieform. Man findet eine Mutation im *TORIA*-Gen bei 9q32 (Protein Torsin A).

20

Symptome Die Krankheit beginnt meist in einer Extremität, z. B. in einem Fuß mit tageszeitlichen Schwankungen (Zunahme im Tagesverlauf, Besserung nach Schlaf). Im Verlauf breiten sich die Symptome auch auf andere Körperteile mit Entwicklung einer generalisierten Dystonie aus. Die mentale Entwicklung bleibt unbeeinträchtigt. Die zerebrale Bildgebung ist unauffällig. Auch im Verlauf finden sich weder pyramidale, zerebelläre oder sensible Störungen noch Augenmotilitätsstörungen.

Diagnostik Die klinisch vermutete Diagnose wird durch die molekulargenetische Untersuchung auf das *DYT-TOR1A*-Gen (s. o.) bestätigt.

Therapie Eine kausale Therapie existiert nicht. Wenn unter Therapieversuchen mit L-Dopa, Anticholinergika (Trihexyphenidyl), Carbamazepin, Clonazepam, Baclofen, Botulinumtoxin A etc. keine Besserung der klinischen Symptomatik erreicht wird, ist eine tiefe Hirnstimulation der Basalganglienbereiche (meist Globus pallidus internus) indiziert.

Restless-Legs-Syndrom

Definition Das Restless-Legs-Syndrom (RLS) ist eine neurologische Störung, deren Häufigkeit in der Allgemeinbevölkerung mit 2,5–15 % angegeben wird. Mädchen scheinen häufiger betroffen zu sein als Jungen.

Ätiologie und Pathogenese Die Ätiologie ist noch unklar. Nicht selten wird die Erkrankung autosomal-dominant vererbt. Pathophysiologisch wird eine Störung auf der Neurotransmitterebene vermutet.

Symptome Die Hauptbeschwerde beim RLS besteht in dem unwiderstehlichen Drang, die Beine zu bewegen. Dieser geht oft mit unangenehmen, nicht notwendigerweise schmerzhaften Missempfindungen einher, die tief in den Beinen, gelegentlich auch in den Armen lokalisiert sind. Diese Beschwerden treten in Ruhe auf, werden durch Bewegung gelindert und zeigen eine deutliche zirkadiane Rhythmik. Sie treten bevorzugt in den Abendstunden auf, stören das Einschlafen oder unterbrechen den Schlaf.

Diagnostik Die Diagnose ist durch **Polysomnografie** und **Videostudien** möglich. Für die Diagnosestellung werden folgende Kriterien gefordert.

- Der Bewegungsdrang in den Beinen ist mit Missempfindungen oder Schmerzen in den Beinen verbunden.
- Die Missempfindungen verstärken sich in Ruhe und bessern sich durch Bewegung.
- Die Missempfindungen in den Beinen verstärken sich abends und nachts.
- Aufgrund der Symptome besteht subjektiver Leidensdruck beim Kind.
- Die beschriebenen Symptome sind seit mindestens 6 Monaten vorhanden.

  Als zusätzliche klinische Zeichen können bestehen:
- Schlafstörungen und ihre Folgeerscheinungen
- Unwillkürliche Bewegungen der Beine im Wachzustand oder in Ruhe sowie periodische Beinbewegungen im Schlaf
- Unauffälliger neurologischer Befund
- Positive Familienanamnese

Differenzialdiagnose Wichtige klinische Differenzialdiagnosen des kindlichen RLS sind Fibromyalgie, maligne und rheumatische Erkrankungen, Wachstumsschmerzen und Somatisierungsstörungen.

Therapie L-Dopa/Carbidopa in einschleichender Dosierung (1–3 mg/kg KG L-Dopa), 1 h vor dem Schlafengehen; ggf. bis zu 4 Dosen bis max. 10 mg/kg KG/Tag L-Dopa sind bei ausgeprägter Symptomatik zu erwägen, wenn eine Eisensubstitution (Ziel-Ferritin > 50 mg/dl) keine Besserung zeigt. Der Effekt der Eisensubstitution ließ sich in der Literatur bisher allerdings nicht eindeutig belegen.

MERKE
Das Restleg-Legs-Syndrom kommt relativ häufig vor. Bei klinischen Symptomen mit Par-/Dysästhesien vorwiegend im Bereich der unteren Extremitäten mit Verschlechterung der Beschwerden in der Nacht bzw. in Ruhe und Besserung durch Aktivität ist daran zu denken.

20.7.4 Degeneration von Kleinhirn, Hirnstamm und Rückenmark

Bei degenerativen Störungen in diesem Bereich steht eine **chronische bzw. progressive Ataxie** im Vordergrund der klinischen Symptomatik.

Die **Ataxie** ist durch eine Störung der Koordination von Bewegungsabläufen und der genauen Kontrolle von Haltung und Bewegung gekennzeichnet und kann sowohl isoliert als auch in Kombination mit Hirnstammsymptomen, extrapyramidalen Bewegungsstörungen, Neuropathien, Taubheit, Katarakt und Demenz vorkommen.
Klinisch finden sich als **typische Symptome der Ataxie:**

- Taumelnder Gang
- Störung des Sprachflusses (Dysarthrie)
- Augenbewegungsstörungen (Nystagmus und überschießende sakkadische Blickfolgen)
- Unpräzise, schwerfällige Extremitätenbewegungen (z. B. Dysdiadochokinese)

Liegt bei einem Patienten eine chronische bzw. progressive Ataxie vor, sollte nach Ausschluss einer fokalen Läsion (z. B. Tumor) mittels cMRT aus differenzialdiagnostischen Gründen auch an metabolische Erkrankungen gedacht werden (➤ Tab. 20.10).

Als neurodegenerative Erkrankungen werden im Kindesalter häufig eine Friedreich-Ataxie und sinozerebelläre Ataxien beobachtet.

Friedreich-Ataxie

Definition Die Friedreich-Ataxie ist mit einer Prävalenz von 1 : 50.000 die häufigste Heredoataxie. Die Erkrankung beginnt meist im Alter zwischen 5 und 15 Jahren.

Ätiologie und Pathogenese Neuropathologisch kommt es zu einer Degeneration der Hinterstränge, der spinozerebellären und der kortikospinalen Bahnen sowie zu einer Atrophie myelinisierender sensibler Fasern.

Das Friedreich-Gen befindet sich auf **Chromosom 9q13.** Das Genprodukt wird als **Frataxin(*FXN*)-Gen** bezeichnet. Die Reduktion des Frataxinspiegels resultiert wahrscheinlich in einer permanenten Aktivierung des mitochondrialen Eisenimportsystems mit Eisenanreicherung in den Mitochondrien. Diese führt zum **oxidativen Stress** mit Aktivitätsminderung der Atmungskettenenzyme.

Symptome Klinisch finden sich neben der Ataxie Muskelschwäche, Sensibilitätsausfälle, Skoliose und eine typische Fußdeformität im Sinne eines Pes cavus (Hohlfuß). Weitere Symptome sind Dysarthrie, axonale Neuropathie, Verlust der MER und Kardiomyopathie. Im weiteren Verlauf können ferner ein Diabetes mellitus bzw. eine verminderte Glukosetoleranz, ein Nystagmus, ein Hörverlust und eine Optikusatrophie auftreten. Die zerebrale MRT zeigt keine zerebelläre Atrophie.

Therapie Die Therapie erfolgt symptomatisch. Neben Physiotherapie hat die Behandlung mit Derivaten des Coenzym-Q10-Analogons (Idebenon) tierexperimentell und vereinzelt auch bei Patienten klinisch zu Verbesserungen geführt.

Tab. 20.10 Progressive Ataxien, verursacht durch Stoffwechselerkrankungen

Erkrankungen	Abnormalitäten
	im Blut
Adrenoleukodystrophie	sehr langkettige Fettsäuren
Refsum-Krankheit	Phytansäure
Ataxia teleangiectasia	IgA, IgE, AFP
Abetalipoproteinämie	Lipoproteine, Cholesterin
Hypobetalipoproteinämie	Lipoproteine, Cholesterin
Vitamin-E-Mangel	Vitamin E
Mitochondriale Erkrankungen	Laktat
Metachromatische Leukodystrophie	Arylsulfatase A
GM2-Gangliosidose, Morbus Tay-Sachs	β-Galaktosidase, Hexosaminidase A und B
Carnitin-Acyltransferase-Defizienz	Carnitin
Harnstoffzyklusdefekte (z. B. Ornithin-Transcarbamylase- [OTC-]Defekt)	Ammoniak, Aminosäuren
	im Urin
Hartnup-Krankheit (Tryptophanmangel)	Aminosäuren
Ahornsirupkrankheit (MSUD)	Aminosäuren
Biotinidasedefekt	organische Säuren
Harnstoffzyklusdefekte (z. B. Ornithin-Transcarbamylase- [OTC-] Defekt)	Orotsäure

Hereditäre spinozerebelläre Ataxien

Im Vordergrund der klinischen Symptomatik steht die progrediente Ataxie, die neuropathologisch auf dem **Untergang der Purkinje-Zellen** beruht. Bisher wurden zahlreiche spinozerebelläre Ataxien („spinocerebellar ataxias“, SCA 1–8, DRPL [dentatorubral-pallidolysiane Atrophie] und SCA 10–34) beschrieben. Nicht alle davon lassen sich allerdings als eigenständige Entitäten klassifizieren.

Die Genprodukte der SCA-Typen werden überwiegend als **Ataxine** bezeichnet, deren Funktion aber noch unbekannt ist. Molekulargenetisch liegt bei den SCA ein expandierter instabiler Trinukleotid-Repeat aus den Basen Cytosin, Adenin und Guanin zugrunde.

Eine kausale Therapie existiert nicht.

Vitamin-E-abhängige Ataxie

Die Vitamin-E-responsive Ataxie wird **autosomal-rezessiv** vererbt. Sie wird durch rezessive Mutationen im Gen *TTPA* (**Tocopheroltransportprotein**) hervorgerufen. Klinisch liegen Ataxie, Hinterstrangsymptome mit Verlust der Sensibilität und eine Neuromyopathie vor. Die zerebrale MRT zeigt inkonstant eine milde zerebelläre Atrophie. Die Diagnose wird beim Vorliegen neurologischer Symptome durch den Nachweis des Vitamin-E-Mangels im Blut gestellt. Eine sorgfältige hohe Supplementation kann die klinische Symptomatik bessern. Die Substitution erfolgt lebenslang.

20.7.5 Unklassifizierte Erkrankungen mit degenerativen Charakteristika

Hierzu gehört das Rett-Syndrom, wenngleich es sich dabei nicht um eine neurodegenerative Erkrankung im engeren Sinne handelt. Der klinisch-progrediente Verlauf lässt aber an eine solche denken, weshalb es an dieser Stelle abgehandelt wird.

Rett-Syndrom

Definition Das Rett-Syndrom ist eine seltene Erkrankung, die fast ausschließlich Mädchen/Frauen betrifft. Es beruht in 95 % der Fälle auf Mutationen des *MeCP2*-Gens auf dem X-Chromosom. Die Häufigkeit beträgt etwa 1 : 10.000 Mädchen.

Symptome und Diagnostik Schwangerschaft, Geburt und Entwicklung in den ersten 1½ Jahren verlaufen weitgehend unauffällig. Auch der Kopfumfang ist bei der Geburt normal.

Für die Diagnosestellung werden verschiedene Kriterien als notwendig erachtet (➤ Box 20.5).

Box 20.5

Diagnostische Kriterien für das Rett-Syndrom (nach Wilken und Hanefeld 2020)

Hauptkriterien

1. Teilweiser oder kompletter Verlust erworbener Handfunktionen
2. Teilweiser oder vollständiger Verlust der erworbenen Sprachfähigkeit
3. Gangstörungen: eingeschränkte Gehfähigkeit (Dyspraxie) oder Gehunfähigkeit
4. Stereotype Handbewegungen: knetend, ringend, reibend, waschend, beißend (➤ Abb. 20.15)

Unterstützende supportive Kriterien

1. Postnatale Dezeleration des Schädelwachstums
2. Störung der Atmung im Wachzustand
3. Bruxismus im Wachzustand
4. Gestörter Schlafrhythmus
5. Abnormer Muskeltonus
6. Periphere vasomotorische Störungen
7. Skoliose/Kyphose
8. Wachstumsretardierung
9. Kleine kalte Hände und Füße

Ausschlusskriterien

1. Hirnverletzungen oder Traumata (peri- und postnatal), neurometabolische Erkrankungen, schwere Infektionen mit ZNS-Beteiligung
2. Deutliche Störung der psychomotorischen Entwicklung in den ersten 6 Lebensmonaten

20

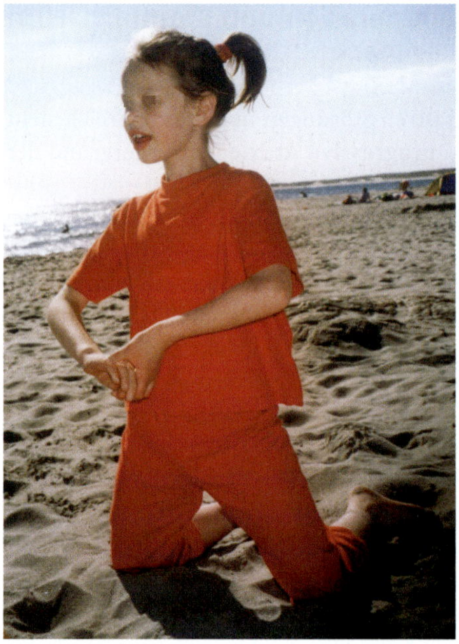

Abb. 20.15 Patientin mit Rett-Syndrom: Zu beachten ist die Handstereotypie. [R232]

Therapie Die Therapie erfolgt symptomatisch (vor allem Physiotherapie, Reittherapie, Musiktherapie, therapeutisches Schwimmen, Beschäftigungstherapie). Die Epilepsie lässt sich mit Antiepileptika (Sultiam, Oxcarbazepin, Valproat oder Lamotrigin) oft gut behandeln.

20.8 Epilepsien

20.8.1 Definition und Epidemiologie

Zerebrale Anfälle sind das Resultat abnormer, exzessiver elektrischer Entladungen größerer Neuronenverbände des ZNS. Sie entstehen an verschiedenen Stellen, sodass es klinisch zu sehr unterschiedlichen Symptomen kommt.

- **Generalisierte Anfälle** entstehen an einer oder unterschiedlichen Stellen des Kortex. Sie breiten sich allerdings so rasch in bilateralen Netzwerken aus, dass weder klinisch noch technisch (EEG) eine Unterscheidung des Ursprungsortes gelingt. Die bilateralen Netzwerke können kortikale und subkortikale Strukturen einschließen (z. B. Thalamus, Kerngebiete). Im Rahmen generalisierter Anfälle muss nicht immer der gesamte Kortex beteiligt sein. Einzelne Anfälle können lokalisiert erscheinen, aber Lokalisation und Lateralisation sind beim einzelnen Patienten nicht konsistent. Symptome einzelner Anfälle können durchaus asymmetrisch sein.
- **Fokale Anfälle** beginnen in umschriebenen oder ausgedehnten Netzwerken einer Hemisphäre. Anfallsbeginn und Anfallsausbreitung (auch zur Gegenseite, Entwicklung in bilaterale tonisch-klonische Anfälle, s. auch ➤ Box 20.6) sind für einzelne Anfallstypen konsistent. Bei einem Patienten können verschiedene Anfallstypen (durch Beginn in verschiedenen Netzwerken) auftreten, die aber für sich konsistent sind.

Box 20.6

Fokale Anfälle: Unterscheidung aufgrund des Grades der Beeinträchtigung

- Ohne Beeinträchtigung von Bewusstsein und Wahrnehmung
- Mit beobachtbaren motorischen oder autonomen Symptomen (entspricht in etwa dem alten Konzept der einfach-fokalen Anfälle)
- Ausschließlich mit sensorischen oder psychischen Sensationen (entspricht in etwa dem alten Konzept der Aura)
- Mit Beeinträchtigung von Bewusstsein oder Wahrnehmung (entspricht in etwa dem alten Konzept der komplex-fokalen Anfälle und wird aktuell als dyskognitiv beschrieben)
- Mit Entwicklung in einen bilateralen konvulsiven Anfall (ersetzt den alten Begriff „sekundär generalisierter Anfall")

Zerebrale Anfälle sind nicht identisch mit dem Begriff **Epilepsie.** Um Epilepsien handelt es sich erst dann, wenn die afebrilen zerebralen Anfälle chronisch rezidivieren (mindestens zweimal) und/oder weitgehend unabhängig von akuten Erkrankungen auftreten.

Tritt ein zerebraler Anfall im Zusammenhang oder als unmittelbares Symptom einer akuten entzündlichen, toxischen, metabolischen oder traumatischen Erkrankung (mit oder ohne Beteiligung des ZNS) auf, wird dieser als **symptomatischer Anfall** oder **Gelegenheitsanfall** bezeichnet. Unter dem Begriff **Fieberkrämpfe** versteht man Gelegenheitskrämpfe, die im Rahmen fieberhafter Infekte ohne Beteiligung des ZNS beobachtet werden (➤ Kap. 20.9).

MERKE

Bei zerebralen Anfällen kann man zunächst zwei große Gruppen unterscheiden:

- **Epilepsien:** chronisch-rezidivierende, afebrile Anfälle, die unabhängig von akuten Erkrankungen auftreten
- **Symptomatische bzw. Gelegenheitskrämpfe:** febrile und afebrile Anfälle, die im Rahmen oder als unmittelbares Symptom einer akuten entzündlichen, toxischen, metabolischen und traumatischen Erkrankung (mit oder ohne ZNS-Beteiligung) auftreten, z. B. Anfälle im Rahmen einer Infektion des ZNS (Meningoenzephalitis), einer Schädel-Hirn-Verletzung mit oder ohne Blutung oder eines Schlaganfalls, einer Entgleisung des körpereigenen Metabolismus (z. B. Hypoglykämie, Hypokalzämie, Erhöhung der harnpflichtigen Substanzen) etc.

Als **Status epilepticus** wird ein anhaltender epileptischer Zustand bezeichnet, der durch einen prolongierten Anfall (> 20–30 min) oder durch das wiederholte Auftreten von Anfällen in kurzen Intervallen zustande kommt, ohne dass der Patient zwischendurch das Bewusstsein wiedererlangt. Diese internationale Definition ist allerdings für die Praxis ungeeignet, da die Wahrscheinlichkeit gering ist, dass ein Anfall, der länger als 4 min dauert, spontan endet. Deshalb spricht man bei generalisierten tonisch-klonischen Anfällen (GTKA) bereits ab einer Anfallsdauer > 5 min von einem Status epilepticus (➤ Tab. 20.11).

Die Epilepsien gehören mit einer **Inzidenz** von 0,5 ‰ und einer **Prävalenz** von 5–8 ‰ zu den häufigsten chronischen Erkrankungen bei Kindern bis zu 10 Jahren.

Tab. 20.11 Definition des Status epilepticus

Generalisierter konvulsiver Status epilepticus	GTKA* > 5 min
Generalisierter nonkonvulsiver Status epilepticus	Absencen > 20 min
Fokaler konvulsiver oder nonkonvulsiver SE	Fokale Anfälle > 20 min

* GTKA = generalisierte tonisch-klonische Anfälle

20.8.2 Ätiologie und Pathogenese

Der Basismechanismus basiert auf einer **paroxysmalen Depolarisation.** Sie wird durch eine Imbalance zwischen exzitatorischen und inhibitorischen Neurotransmittersubstanzen (z. B. Glutamat oder Aspartat und Gamma-Aminobuttersäure [GABA]) und durch Veränderungen der Membranrezeptoren sowie Störungen des neuronalen Energiestoffwechsels ausgelöst. Daneben spielen bei einem Teil der Epilepsien auch Defekte in den Genen der Ionenkanäle ätiopathogenetisch eine Rolle, wobei verschiedene Subtypen von Ionenkanälen betroffen sein können.

20.8.3 Klassifikation von Anfällen und Epilepsien

Die Einteilung epileptischer Anfälle und der Epilepsien basiert auf einer genauen Anamneseerhebung und den Ergebnissen verschiedener Zusatzuntersuchungen wie Wach- und Schlaf-EEG, Langzeit-EEG, Video-Simultandoppelbildaufzeichnungen, MRT des Gehirns und Genetik. Die zunehmenden Fortschritte in der Diagnostik der Epilepsien, vor allem in der bildgebenden Diagnostik und Molekulargenetik, haben in den letzten Jahren zu einem Konzeptwandel in Bezug auf die Klassifikation von Anfällen und Epilepsien geführt. Die International League Against Epilepsy (ILAE, Internationale Liga gegen Epilepsie) verabschiedete 2017 eine neue Klassifikation von Anfällen und Epilepsien (➤ Tab. 20.12 und ➤ Abb. 20.16).

Demnach werden die epileptischen Anfälle eingeteilt in solche mit fokalem, generalisiertem oder unklarem Beginn. Fokale Anfälle (➤ Kap. 20.8.4, ➤ Box 20.6) werden bzgl. der Bewusstseinslage/Wahrnehmung (erhalten oder beeinträchtigt) unterschieden, und es wird beschrieben, ob sie primär mit oder ohne motorische Symptome auftreten. Die Epilepsien werden nach Anfallstypen, Ätiologie und Syndromen eingeteilt, wobei auch die Komorbiditäten berücksichtigt werden müssen.

Die Einteilung der Epilepsien und epileptischen Syndrome gelingt dem Untersucher in der Mehrzahl der Fälle anhand der gründlichen Anfallsanamnese, der Einordnung der Anfallssemiologie und der sorgfältigen EEG-Untersuchungen. Nachfolgend werden die wichtigsten Epilepsieformen und -syndrome im Kindes- und Jugendalter exemplarisch vorgestellt.

Tab. 20.12 Anfallsklassifikation der ILAE (2017; Scheffer et al. 2017, 2018)

Fokal	Generalisiert	Unbekannt
Bewusstsein/Wahrnehmung erhalten oder beeinträchtigt: **Beginn motorisch:** • automotorisch • atonisch • klonisch • epileptische Spasmen • hyperkinetisch • myoklonisch • tonisch	**Motorisch:** • tonisch-klonisch • klonisch • tonisch • atonisch • myoklonisch • myoklonisch-atonisch-klonisch • myoklonisch-atonisch • atonisch • epileptische Spasmen	**Motorisch:** • tonisch-klonisch • epileptische Spasmen **Nicht motorisch:** • Verhaltensarrest
Beginn nicht motorisch: • autonom • Verhaltensarrest • kognitiv • emotional • sensorisch	**Nicht motorisch (Absencen):** • typisch • atypisch • myoklonisch • Lidmyoklonien	**Unklassifiziert**
Entwicklung zu bilateralen tonisch-klonischen Anfällen		

20.8.4 Klinik der Epilepsien und Epilepsiesyndrome

Idiopathische Epilepsien

Die Kommission der ILAE hat 2017 entschieden, dass der Begriff „idiopathische generalisierte Epilepsien" (IGE) spezifisch für die folgenden vier epileptischen Syndrome weiterverwendet werden kann: Absenceepilepsie des Kindesalters, juvenile Absenceepilepsie, juvenile myoklonische Epilepsie und Epilepsie mit ausschließlich generalisierten tonisch-klonischen Anfällen.

20

Absencen

Absencen werden typischerweise im Schulalter beobachtet. Als eine besondere Verlaufsform wird in der neuen Klassifikation die Epilepsie mit myoklonischen Absencen (Manifestationsalter: 1–4 Jahre) aufgeführt. Sie treten ohne vorausgegangene Aura unvermittelt auf und enden nach einem Abwesenheitszustand von etwa 5–20 s Dauer ebenfalls plötzlich.

Eine genaue Analyse des Anfallsablaufs zeigt aber, dass nicht selten auch motorische Phänomene vorkommen, besonders im Bereich der Augen, der Lippen, aber auch der Extremitäten. Die Videoanalyse dieser Anfallsform lässt erkennen, wie mannigfaltig die Symptome sind und wie schwer bei manchen Patienten die Abgrenzung der Absencen gegenüber komplex-fokalen Anfällen gelingt.

Hilfreich bei der Differenzierung ist fast regelmäßig die **willkürliche Hyperventilation,** wodurch 2½- bis 3-Sekunden-, selten 4-Sekunden-Spike-Wave-Muster im EEG zu provozieren sind (➤ Abb. 20.17). Häufig besteht eine Photosensibilität.

Die Absencen können in Kombination mit Grand-Mal-Anfällen auftreten.

MERKE

Die Absencen manifestieren sich überwiegend im Schulalter. Deshalb fallen die Kinder nicht selten im Unterricht durch Träumereien auf. Auch das Schriftbild ist dabei durch Ausrutschen der Feder bzw. automatisches, fehlerhaftes Fortführen oft fehlerhaft. Sie treten im Gegensatz zu fokalen Anfällen ohne Aura unvermittelt auf und enden abrupt. Die Bewusstseinsstörung dauert 5–20 s. Die Absencen werden i. d. R. durch Hyperventilation provoziert. Deshalb ist die Ableitung eines EEG unter Hyperventilation diagnostisch unerlässlich.

Juvenile myoklonische Epilepsie

Die **juvenile myoklonische Epilepsie (JME, Janz-Syndrom)** manifestiert sich i. d. R. im Alter zwischen 12 und 20 Jahren und kann sich aus einer Absence-Epilepsie entwickeln. Diese Anfälle sind charakterisiert durch meist in den Morgenstunden auftretende, bilaterale heftige Myoklonien in Schultergürtel und Armen, teilweise in Kombination mit Absencen und Aufwach-Grand-Mal.

Das EEG zeigt generalisierte irreguläre Polyspike-Komplexe. Häufig besteht eine Photosensibilität.

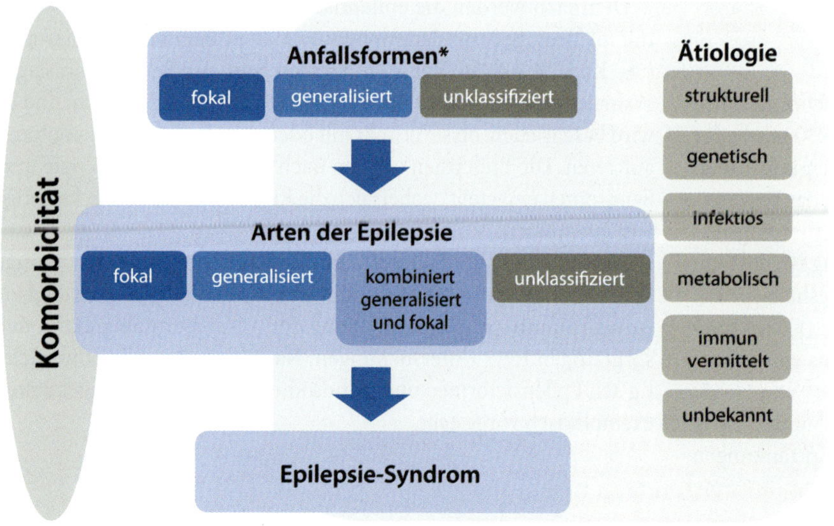

Abb. 20.16 Epilepsieklassifikation der ILAE (2017) [F1031-001]

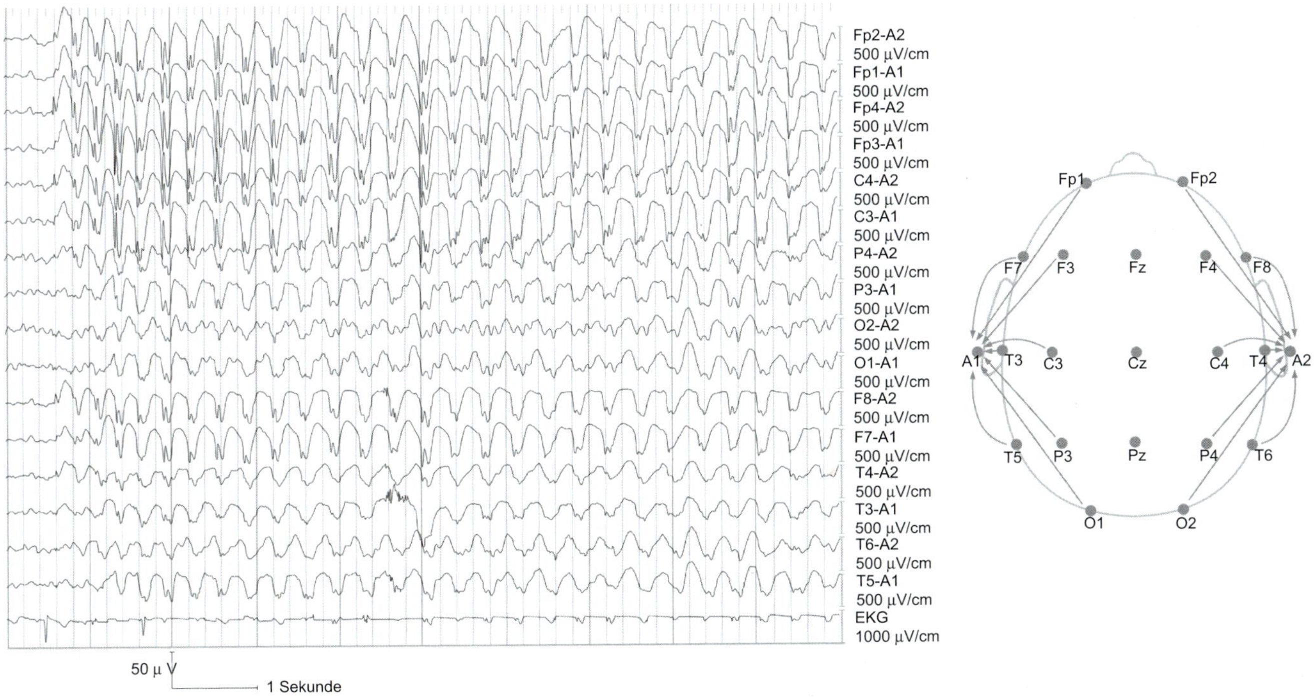

Abb. 20.17 Generalisierte bilateral-synchrone 3/s-Spike-Wave-Komplexe (SWK) im EEG während einer Absence [R232]

MERKE

Die **erbliche Disposition für zerebrale Anfälle** äußert sich im EEG durch den Nachweis von bilateral-synchronen „spikes" und „waves", Photosensibilität (photoparoxysmale Reaktion) und monomorphe 4–7/s-Theta-Rhythmen.

Die **Photosensibilität** ist definiert durch das Auftreten von „spikes" oder von „spikes" und „waves" unter Stimulation mit intermittierenden Lichtreizen und ist bei ca. 8 % aller 5- bis 15-jährigen Kinder in der Allgemeinbevölkerung nachzuweisen. Nur ein sehr geringer Anteil von ihnen erkrankt jedoch an Epilepsie. Nach experimentellen Studien liegt ihr eine Störung des Dopaminhaushalts zugrunde, die möglicherweise autosomal-dominant vererbt wird. Deshalb ist sie insbesondere bei Kindern und Jugendlichen mit generalisierten Epilepsien wie Absencen, myoklonisch-astatischen Anfällen, juveniler myoklonischer Epilepsie und Epilepsie mit Aufwach-Grand-Mal-Anfällen nachweisbar.

Epilepsie mit Aufwach-Grand-Mal-Anfällen

Eine solche Epilepsie manifestiert sich meist ab dem 10. Lebensjahr und kann sich aus einer Absence-Epilepsie und einer JME entwickeln. Sie ist durch eine **abrupt einsetzende Bewusstlosigkeit** und unterschiedliche motorische Phänomene (tonische, klonische und tonisch-klonische Krämpfe) gekennzeichnet, die typischerweise in den beiden ersten Stunden nach dem Erwachen auftreten.

Im EEG finden sich generalisierte irreguläre „spike waves" und „polyspike waves", häufig in Kombination mit einer Photosensibilität.

Myoklonisch-atonische Epilepsie

Hierbei stehen myoklonische und astatische (Syn. atonische) Anfälle mit heftigen Stürzen, Absencen und oft nächtlichen tonisch-klonischen Anfällen im Vordergrund der klinischen Symptomatik. Meist beginnt aber die Epilepsie mit febrilen und afebrilen generalisierten tonisch-klonischen Anfällen. Betroffen sind überwiegend normal entwickelte Kinder zwischen dem 2. und 5. Lebensjahr. Charakteristische EEG-Befunde sind generalisierte 2–3/s „Spikes" und „Waves" sowie Theta-Rhythmen, oft einhergehend mit Photosensibilität. Fokale und multifokale hypersynchrone Aktivität findet sich dabei nicht.

Die Prognose ist insbesondere bei Kindern mit Status epilepticus und nächtlichen tonisch-klonischen Anfällen ungünstig.

Fokale Epilepsien

Fokale Anfälle treten in jedem Alter auf, meist nach vorausgegangener Aura. Sie dauern Minuten an. Nach den Anfällen sind die Patienten nicht selten desorientiert (➤ Box 20.6). Die topografische Zuordnung fokaler Anfälle gelingt oft klinisch durch die genaue Erfassung der Anfallssymptomatik (➤ Tab. 20.13).

Bei allen Ursprungsorten der fokalen Anfälle kann eine Kombination mit großen Anfällen (Grand-Mal- oder Hemi-Grand-Mal-Anfälle) vorkommen. Sie treten oft im Schlaf (**Schlaf-Grand-Mal**) auf.

Die klinisch vermutete Diagnose wird mithilfe der EEG-Untersuchungen (Nachweis von fokalen „sharp and spike waves") bestätigt. Eine MRT-Untersuchung sollte zur Abklärung der Ätiologie unbedingt erfolgen. Man unterscheidet hierbei zwischen selbstlimitierten fokalen Epilepsien und fokalen Epilepsien struktureller Ätiologien.

Selbstlimitierte fokale Epilepsien

Hierzu gehören die Rolando-Epilepsie mit zentrotemporalen Spikes (früher als „benigne Epilepsie mit zentrotemporalen Spikes" bezeichnet), das Panayiotopoulos-Syndrom und die spät beginnende kindliche Okzipitallappenepilepsie (Typ Gastaut). Auch beim Landau-

Tab. 20.13 Topografische Zuordnung der Anfälle anhand der klinischen Symptome

Ursprungsorte der Anfälle	Anfallssymptome
Temporalhirn	Epigastrische Aura
	Pupillenerweiterung
	Angst, Erinnerungshalluzinationen
	Orale Automatismen
	Spracharrest
	Starrer Blick
	Handautomatismen
	Postiktale Umdämmerung
Frontallappen	Atypische Absencen
	Wendebewegungen von Kopf und Augen
	Ganzkörperautomatismen
	Spracharrest
	Perseverationen
Supplementär-motorisch	Tonische Haltungsbewegungen mit Vokalisationen
	Spracharrest
	Fechterstellung
	Urininkontinenz
Parietalhirn	Par-/Dysästhesien
	Bewegungsdrang
	Akustische Halluzinationen
	Spracharrest
	Rechts-Links-Störung
	Psychische Veränderungen
Okzipitallappen	Visuelle Halluzinationen
	Tinnitus
	Orale Automatismen
	Umdämmerung
	Kontraversive Wendebewegungen teilweise mit „Jacksonian march"

Kleffner- und beim Pseudo-Lennox-Syndrom kann eine Remission der Anfälle kurz vor/während der Pubertät auftreten.

Rolando-Epilepsie

Definition Es handelt sich um eine fokale Epilepsie, die sich meist bei normal entwickelten Kindern zwischen dem 2. und 12. Lebensjahr manifestiert. Sie macht etwa 10–15 % aller Epilepsieformen im Kindesalter aus. Aufgrund der typischen Anfälle (motorische Dysphasie, d. h. eine Unfähigkeit, im Anfall und noch kurz nach dem Anfall zu sprechen) und des charakteristischen EEG-Befunds (Rolando-Fokus, ➤ Abb. 20.18) ist sie meist leicht zu diagnostizieren.

Ätiologie Komplexer polygener Erbgang. Nur bei 5–7 % der Patienten konnten Mutationen im Gen des Glutamatrezeptors *(GRIN24)* nachgewiesen werden. Eine chromosomale Duplikation auf 16p11.2 wird gehäuft beobachtet.

Symptome In der Vorgeschichte der Patienten finden sich häufig Neugeborenenanfälle und Fieberkrämpfe. Charakteristisch sind überwiegend im Schlaf auftretende einfach-fokale Anfälle mit Missempfindungen im Bereich des Gesichts, der Mundhöhle und der Zunge mit vermehrtem Speichelfluss mit motorischer Dysphasie sowie seltener tonisch-klonische Anfälle. Im Verlauf zeigen die Kinder oft Teilleistungsstörungen.

Diagnostik Im EEG findet sich charakteristischerweise ein Sharp-Wave-Fokus meist zentrotemporal (➤ Abb. 20.18), seltener aber auch temporal, parietal und okzipital mit Aktivierung im Schlaf. Nur ca. 10 % der Kinder mit diesen EEG-Veränderungen zeigen jedoch klinisch Anfälle.

Therapie Bei niedriger Anfallsfrequenz ist eine medikamentöse Behandlung nicht unbedingt erforderlich, ansonsten ist Sultiam das Mittel der 1. Wahl (➤ Kap. 20.8.7, ➤ Tab. 20.15).

Verlauf und Prognose Es sind eingehende neuropsychologische und bei Anfallshäufung bzw. Therapieresistenz bildgebende Untersuchungen (cMRT) erforderlich. Die Prognose ist in typischen Fällen sehr günstig. Die Epilepsie heilt bis zur Pubertät oder spätestens bis zu deren Ende aus.

MERKE

Bei der Rolando-Epilepsie treten die Anfälle typischerweise im Schlaf in Form von motorischer Dysphasie auf, d. h., das Kind kann infolge der Ausfälle im Mund- und Zungenbereich im Anfall und kurz nach dem Anfall nicht sprechen. Die Prognose ist sehr günstig, da die Epilepsie in der Pubertät spontan sistiert. Eine antikonvulsive Dauermedikation ist nur bei gehäuften Anfällen, insbesondere in Kombination mit Grand-Mal-Anfällen, indiziert.

Landau-Kleffner-Syndrom

Definition Es handelt sich um eine erworbene Aphasie.

Symptome Betroffen sind meist normal entwickelte Kinder zwischen dem 3. und 7. Lebensjahr, Jungen häufiger als Mädchen. Das Leitsymptom ist die sprachliche Regression (primär auditorische und später verbale Agnosie, evtl. auch orale Dyspraxie). Bei 10 % der Patienten kann die Sprachentwicklung bereits primär verzögert sein. In 70 % der Fälle treten zusätzlich meist fokale Anfälle wie bei der Rolando-Epilepsie auf.

Diagnostik Im EEG-Befund zeigen sich multifokale „sharp slow waves" mit temporaler Betonung und deutlicher Aktivierung im Schlaf bis zum bioelektrischen Status epilepticus (➤ Abb. 20.19).

Therapie Die Therapie ist schwierig (➤ Kap. 20.8.7, ➤ Tab. 20.15).

Verlauf und Prognose Die Prognose ist recht uneinheitlich. In 30 % der Fälle ist auch im Langzeitverlauf mit einer defizitären sprachlichen Entwicklung zu rechnen. Der Verlauf der Epilepsie ist dagegen günstig. Ähnlich wie bei anderen idiopathischen fokalen Epilepsien ist eine Remission während der Pubertät möglich. Bei schweren Verläufen wurde in der Literatur über eine erfolgreiche operative Therapie mit perisylvischer multipler subpialer Transsektion berichtet.

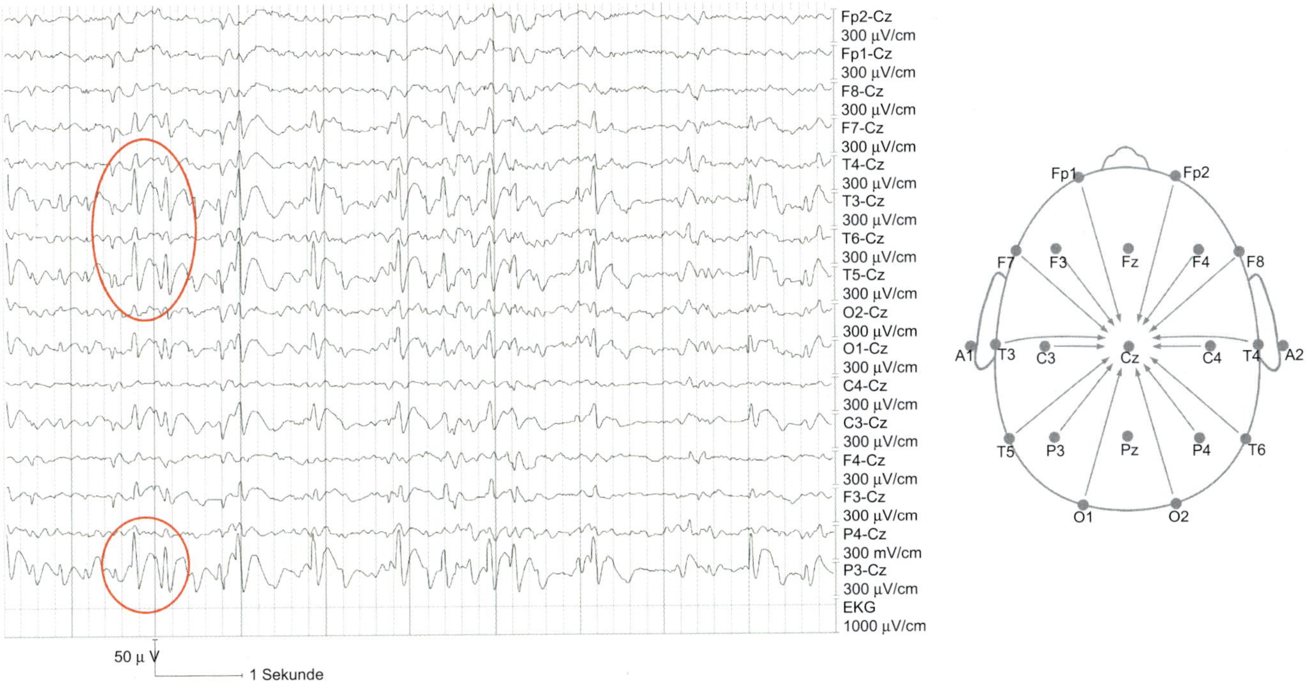

Abb. 20.18 Zentrotemporaler Sharp-Wave-Fokus mit Generalisierung im Schlaf-EEG eines Patienten mit Rolando-Epilepsie [R232]

MERKE

Das Landau-Kleffner-Syndrom beginnt überwiegend mit einer Dysphasie mit Entwicklung bis hin zum vollständigen sog. Mutismus. Bei etwa drei Viertel der Patienten kommen einfach-fokale motorische Anfälle mit Generalisierung im Schlaf vor. Während die Anfälle zumeist während der Pubertät spontan sistieren, können ausgeprägte Dysphasien persistieren.

Epilepsiesyndrome

Es handelt sich hierbei um epileptische Enzephalopathien, die regelhaft mit einem kognitiven Abbau einhergehen. Hierzu gehören vor allem das West-Syndrom, das Lennox-Gastaut-Syndrom und das Dravet-Syndrom.

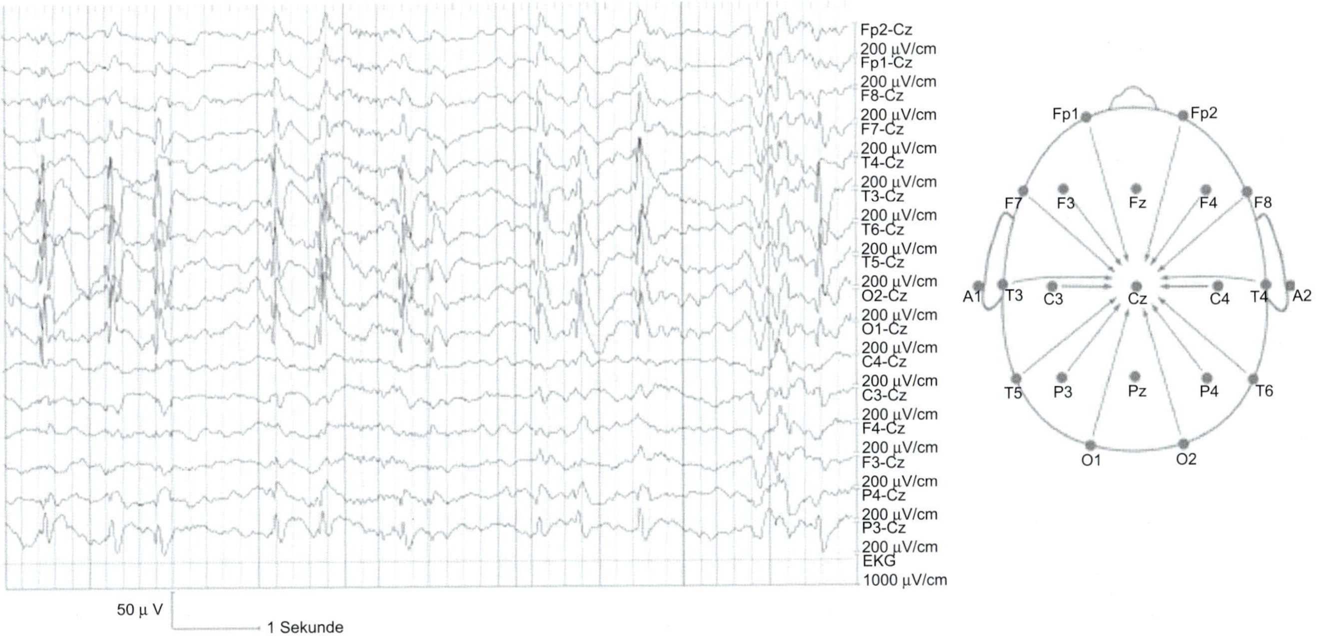

a

Abb. 20.19 „Sharp slow waves temporal links" mit Aktivierung im Schlaf bei einem Kind mit Landau-Kleffner-Syndrom: **a** vor Sultiam-Therapie, **b** unter Sultiam-Behandlung [R232]

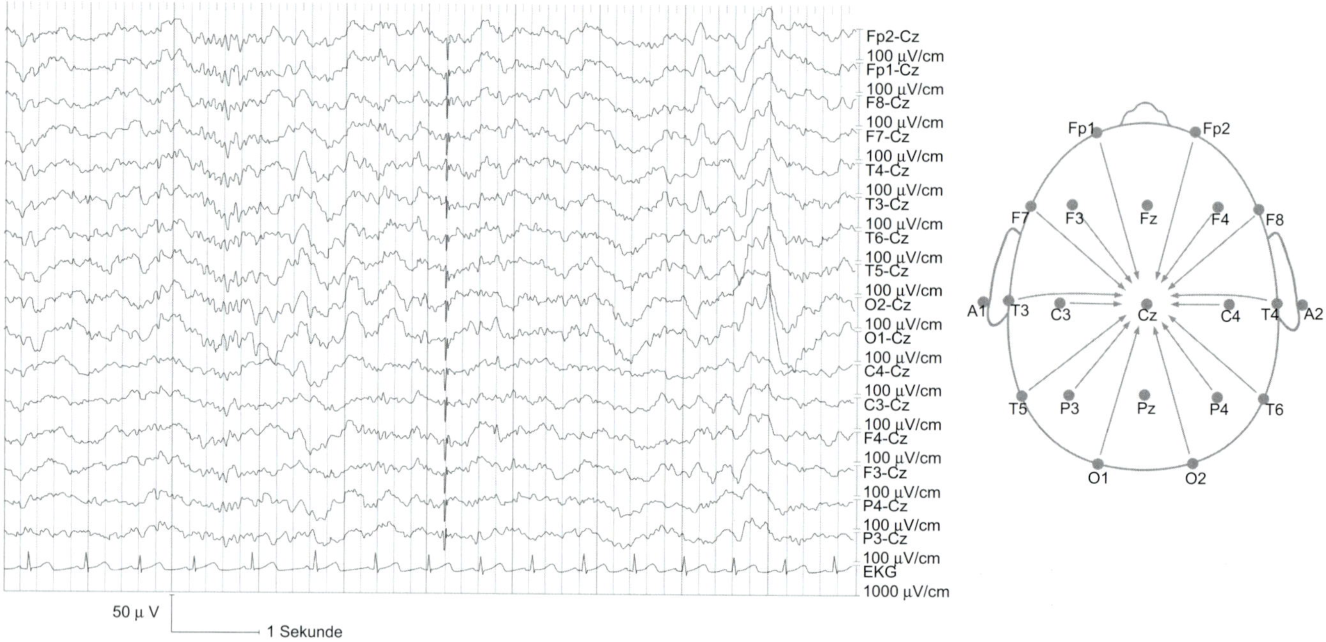

b

Abb. 20.19 „Sharp slow waves temporal links" mit Aktivierung im Schlaf bei einem Kind mit Landau-Kleffner-Syndrom: **a** vor Sultiam-Therapie, **b** unter Sultiam-Behandlung [R232]

Blitz-Nick-Salaam-Krämpfe (West-Syndrom)

Definition und Ätiologie BNS-Krämpfe treten ganz überwiegend zwischen dem 3. und 8. Lebensmonat auf. Die Anfälle (infantile Spasmen) manifestieren sich äußerst selten vor dem 1. und nach dem 18. Lebensmonat.

Das West-Syndrom hat ein sehr breites Spektrum möglicher Ursachen, und infolge moderner genetischer Diagnostik werden es immer mehr. Die am häufigsten infrage kommenden Ursachen sind in ➤ Tab. 20.14 aufgeführt.

Ätiologisch sind häufig prä-, peri- und postnatale Hirnschädigungen und der Tuberöse-Sklerose-Komplex, seltener neurometabolische Erkrankungen sowie kortikale und kongenitale Malformationen verantwortlich. In der internationalen Nomenklatur werden symptomatische und idiopathische bzw. kryptogene Formen unterschieden. Diese Unterscheidung ist jedoch wenig sinnvoll, weil „idiopathisch" und „kryptogen" oft nicht sauber getrennt bzw. synonym verwendet werden. In der neuesten Literatur werden diese Begriffe deshalb zunehmend durch „bekannte Ätiologie" (63–87 %) und „unbekannte Ätiologie" (13–37 %) ersetzt.

Charakteristisch im Anfallsbild sind blitzartig auftretende **heftige Beugemyoklonien** der Arme und Beine mit Schleudern der Extremitäten nach vorn sowie Nicken des Kopfes und Beugung des Oberkörpers nach vorn, die oft insbesondere in den Morgenstunden in Serien auftreten.

Diagnose Diagnostisch wertvoll ist die im EEG nachweisbare Hypsarrhythmie mit irregulären multifokalen „sharp slow waves" mit häufiger und rascher Generalisierung (➤ Abb. 20.20), die teils in Gruppierungen und teils kontinuierlich auftreten und im Schlaf aktiviert werden können.

S3-Leitlinie Therapie der Blitz-Nick-Salaam Epilepsie (West-Syndrom). AWMF-Registernummer 022-022. Stand: 28.2.2021, gültig 27.2.2026; https://register.awmf.org/de/leitlinien/detail/022-022

Prognose Die Prognose hängt von der Ätiologie ab. Sie ist bei der Form mit bekannter Ätiologie sehr ungünstig; die Patienten sind meist schwer retardiert, und die BNS-Epilepsie geht in andere Epilepsien über, z. B. in ein Lennox-Gastaut-Syndrom. Die bisherigen Studien zeigen, dass die Patienten mit unbekannter Ätiologie schneller und besser auf die Therapie ansprechen und eine bessere Entwicklungsprognose (30–50 %) haben. Ferner konnte gezeigt werden, dass neben dem kompletten Sistieren von Anfällen und Hypsarrhythmie eine ungestörte interiktale Hintergrundaktivität im EEG ein entscheidender prognostischer Faktor ist. Womöglich betrifft dies allerdings die wenigen Kinder (5–10 %), deren Entwicklung unter dem West-Syndrom nicht wesentlich beeinträchtigt ist.

Lennox-Gastaut-Syndrom

Das Lennox-Gastaut-Syndrom (LGS) kann sich aus BNS-Krämpfen entwickeln. Betroffen sind meist **hirngeschädigte Kinder** zwischen dem 2. und 6. Lebensjahr. Die Anfälle sind durch das Auftreten verschiedener Anfallsformen (tonisch, tonisch-klonisch, tonisch- und myoklonisch-astatisch, fokale Anfälle, Nickanfälle und atypische Absencen) charakterisiert, wobei die tonischen Anfälle insbesondere

Tab. 20.14 Ätiologie der BNS-Epilepsie (West-Syndrom)

Ätiologie	Beispiele
Unbekannte Ätiologie (Inzidenz: 13–37 %)	
Bekannte Ätiologie (Inzidenz: 63–77 %):	
Perinatale hypoxisch-ischämische Enzephalopathien	
Tuberöse-Sklerose-Komplex	*TSC1*-, *TSC2*-Mutationen
Kortikale oder kongenitale Malformationen	• Fokale kortikale Dysplasie I • Fokale kortikale Dysplasie II • Polymikrogyrie • Hemimegalenzephalie (u. a. Mutationen am *PTEN*-Gen („phosphatase and tensin homolog") • Lissenzephalie (u. a. *LIS1*- und *ARX*-Gene) • Pachygrie • Agenesie des Corpus callosum • Periventrikuläre noduläre Heterotopie (*FLNA*-Gen) • Subkortikale Bandheterotopie
Erbliche Stoffwechselerkrankungen	• Aminosäuren-, Kohlenhydrat- und Lipidstoffwechsel • Lysosomaler Stoffwechsel • Störungen des Pyridoxinstoffwechsels
Posttraumatisch	Geburtstraumatische Ursachen
Infektionen	(Meningo-)Enzephalitis
Vaskulär	Schlaganfall, Hirnblutungen
Chromosomale Abnormalitäten, andere genetische Ursachen	Down-Syndrom, *CDKL5*-Mutationen
Mitochondriopathien	
Hirndegenerative Erkrankungen	Morbus Alpers (Mutationen im *POLG*-Gen)
Neoplastische Ursachen	Tumoren
Toxische Ursachen	

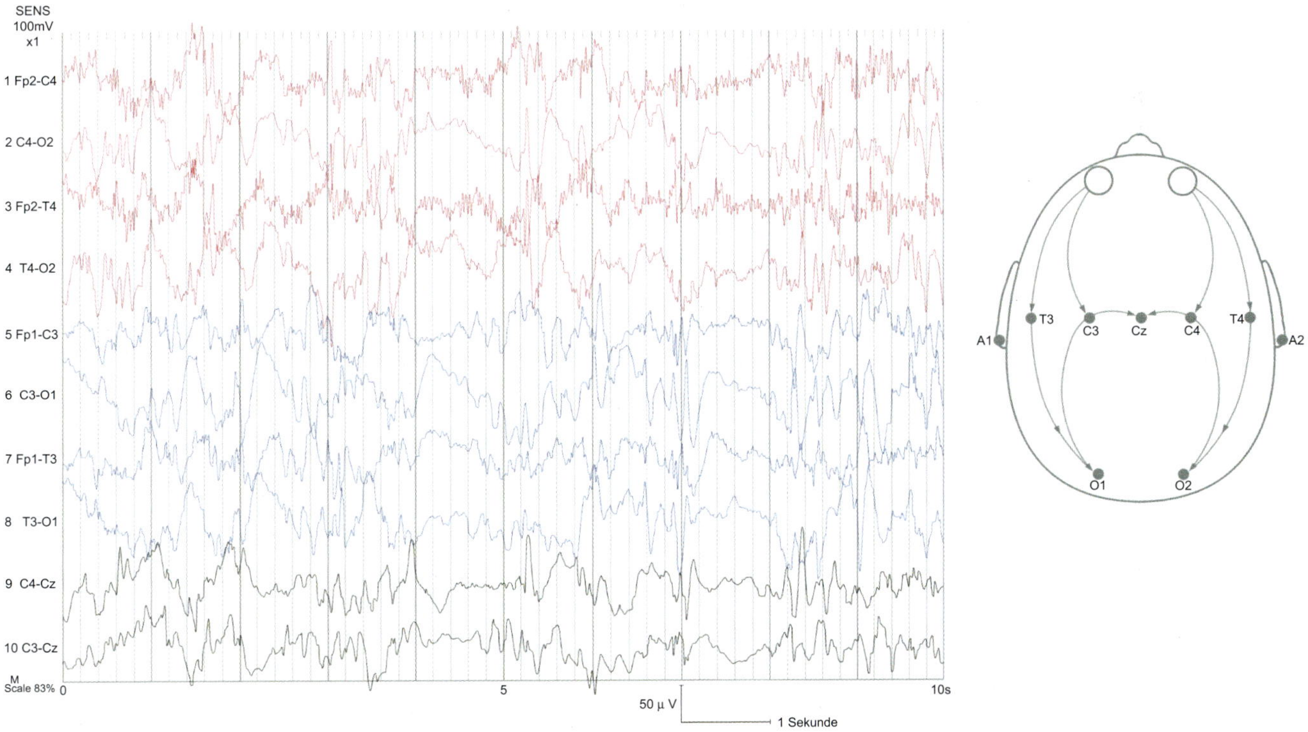

Abb. 20.20 Typische Hypsarrhythmie bei einem Säugling mit West-Syndrom [R232]

Tab. 20.15 Antikonvulsive Langzeittherapie bei Kindern mit Epilepsien

Art der Epilepsie	1. Schritt	2. Schritt
Rolando-Epilepsie **Panayiotopoulos-Syndrom**	Sultiam	Levetiracetam
Landau-Kleffner-Syndrom, Pseudo-Lennox-Syndrom, CSWS	Sultiam Kortikosteroide	Levetiracetam Ethosuximid
Fokale Epilepsien (Ätiologie strukturell oder unbekannt)	Carbamazepin Oxcarbazepin (ab 6 Jahre)	Levetiracetam Lamotrigin (je nach Konstellation und möglicher Zeit für Eindosierung)
Kindliche Absence-Epilepsie	Ethosuximid	Valproat
Juvenile Absence-Epilepsie	Ethosuximid	• M: Lamotrigin • J: Valproat
Juvenile myoklonische Epilepsie	• M: Levetiracetam • J: Valproat	Lamotrigin
Aufwach-Grand-Mal-Epilepsie	• M: Lamotrigin • J: Valproat	Valproat + Ethosuximid
BNS-Epilepsie (West-Syndrom)	Vitamin B_6 Kortikosteroide nach AWMF Vigabatrin bei TSC	Sultiam
Myoklonisch-astatische Epilepsie	Valproat	Valproat + Lamotrigin oder Ethosuximid oder Mesuximid
Dravet-Syndrom	Valproat	Valproat + Clobazam + Stiripentol + Cannabidiol
Lennox-Gastaut-Syndrom	Valproat	Valproat + Rufinamid

CSWS = „continuous spike and wave during slow wave sleep"; M = Mädchen; J = Jungen; TSC = Tuberöse-Sklerose-Komplex

nachts beobachtet werden. Im nächtlichen EEG findet man eine Zunahme hypersynchroner Aktivität mit Auftreten eines oft kontinuierlichen Spike-Wave-Variant-Musters. Die Prognose ist sehr ungünstig.

MERKE

Das West-Syndrom und das Lennox-Gastaut-Syndrom (LGS) manifestieren sich zumeist auf der Grundlage einer schweren hirnorganischen Schädigung, wie z. B. perinatalen Hirnschädigungen, kortikalen Dysplasien, ZNS-Fehlbildungen, neurometabolischen und degenerativen Erkrankungen, tuberöser Hirnsklerose etc. Das West-Syndrom manifestiert sich im Säuglingsalter und das LGS im 2. bis 6. Lebensjahr, wobei das LGS in ca. 20 % der Fälle aus dem West-Syndrom hervorgeht.

Beim West-Syndrom mit ungeklärter Ätiologie sprechen die Patienten schneller und besser auf die Therapie an und haben eine bessere Entwicklungsprognose (30–50 %). Dabei ist neben dem kompletten Sistieren von Anfällen und Hypsarrhythmie die ungestörte interiktale Hintergrundaktivität im EEG ein entscheidender Faktor für die Prognose. Dies betrifft allerdings nur 5–10 % der Kinder mit BNS-Epilepsie. Die restlichen Patienten weisen im Verlauf meist eine schwere Retardierung der motorischen und mentalen Entwicklung auf.

Die Prognose des LGS ist ebenfalls sehr ungünstig. Die Anfälle sind therapieresistent und mit häufigen epileptischen Status assoziiert. Es kommt zu einem gravierenden mentalen Abbau, sogar bis zur Demenz.

Dravet-Syndrom

Definition und Symptome Die schwere myoklonische Epilepsie des Säuglingsalters (SMEI) beginnt im 1. Lebensjahr mit febrilen Anfällen und/oder GTKA und Halbseitenkrämpfen mit wechselnder Seitenbetonung. Die febrilen Anfälle werden am Anfang nicht selten als Fieberkrämpfe gedeutet. Im Laufe der Zeit kommen Myoklonien, atypische Absencen sowie eine Verschlechterung der motorischen, mentalen und sprachlichen Fähigkeiten hinzu.

Diagnostik Im EEG treten erst im Verlauf generalisierte, symmetrische und asymmetrische hypersynchrone Potenziale auf. Eine cMRT-Untersuchung weist initial meistens keine Hirnläsionen auf.

Inzwischen wurden bei Patienten mit Dravet-Syndrom Mutationen des *SCN1A*-Gens im Natriumkanal nachgewiesen. Bei Patienten, die folgende klinische Kriterien erfüllen, sollte eine entsprechende genetische Untersuchung veranlasst werden:

- Normale Entwicklung bis zum Epilepsiebeginn (99 % der Fälle)
- Beginn febriler und/oder afebriler GTKA noch im 1. Lebensjahr (95 %)
- Auftreten von Hemi-Grand-Mal (ca. 75 %)
- Auftreten von myoklonischen Anfällen (ca. 75 %)
- Temperatursensibilität der Anfälle (ca. 75 %)
- Therapieresistenz (ca. 90 %)
- Mentale Entwicklungsstörung im Verlauf (ca. 90 %)

Treffen mindestens vier dieser Kriterien zu, liegt die Wahrscheinlichkeit für einen Defekt im *SCN1A*-Gen bei ca. 75 %. In 90 % der Fälle handelt es sich um Neumutationen.

Therapie und Prognose Die antikonvulsive Einstellung gestaltet sich kompliziert. Der Einsatz von reinen Natriumkanalblockern (Lamotrigin, Phenytoin, Carbamazepin etc.) ist kontraindiziert. In erster Linie kommen Valproat, Clobazam, Stiripentol, Cannabidiol, Kaliumbromid und Topiramat zur Anwendung (➤ Kap. 20.8.7, ➤ Tab. 20.15). Die Prognose ist insgesamt ungünstig.

20.8.5 Diagnostik

Der zerebrale Krampfanfall ist grundsätzlich ein Symptom, dem recht unterschiedliche Ursachen zugrunde liegen können. Für den erstbehandelnden Arzt kommt es darauf an, möglichst rasch eine

Diagnose zu stellen, um die erforderlichen Behandlungsmaßnahmen einleiten zu können.

Die Suche nach der verantwortlichen Ätiologie und Pathogenese erfordert neben einer gründlichen **Eigen- und vor allem Fremdanamnese** sowie einer vollständigen **internistisch-neurologischen Untersuchung** (u. a. mit Untersuchung der Haut mittels Wood-Lampe) vielfach den Einsatz weiterer Untersuchungsverfahren.

Anamnese

Bei der **Erhebung der Anamnese** sollten folgende Anfallsmerkmale berücksichtigt werden:

Anfallsanamnese:

- Datum und Uhrzeit
- Dauer (Sekunden, Minuten)
- Tageszeit (Schlaf- oder Wachzustand)
- Auslöser (Fieber, Angst, Schreien, Schlafmedikation, optische oder akustische Reize, Computer, Fernsehen)
- Einfluss äußerer Faktoren (unterbrechbar, Schreien, Schmerz, Stuhlgang u. a.)
- Anfallsende (plötzlich, langsam ausklingend)
- Postiktal (Aphasie, Dämmerzustand, Nachschlaf, Dauer der Reorientierungsphase, Erinnerung)
- Beginn (plötzlich oder langsam, Aura, motorische Phänomene in einer bestimmten Körperregion)
- Bewusstseinslage (klar, getrübt, bewusstlos)
- Augen (Stellung der Bulbi: verdreht, starrer Blick, Pupillen: weit oder eng, lichtstarr, Lider: geöffnet oder geschlossen)
- Mundbewegungen (Schmatzen, Lecken, Saugen, orale Missempfindungen u. a.)
- Zungenbiss
- Geräusche, Sprachphänomene (-arrest)
- Zuckungen (isoliert, generalisiert, an welchen Körperteilen)
- Komplexere Bewegungen bzw. Automatismen (Lokalisation, Tretbewegungen der Beine, rudernde Armbewegungen, Schmatzen, Nesteln, Zupfen u. a.)
- Haltung (schlaff, „Zusammensacken“, steif „wie ein Baum“, opisthoton u. a.)
- Körperposition (sitzend, liegend, stehend)
- Vegetative Zeichen (Hautveränderungen, Atmung: schnell, stoßend, ausgesetzt, Speichelfluss, Schaum vor dem Mund, Einkoten, Einnässen)
- Erbrechen (vorher, während, nachher)
- Verletzungen

Therapieanamnese:

- Erster Anfall?
- Bekannte Epilepsie, ggf.
  - aktuelle Therapie
  - Compliance
  - Medikamentenspiegel: aktuell, im Verlauf
  - Behandlungskalender
  - Anfallskalender

EEG

Das **Elektroenzephalogramm (EEG)** ist die einzige apparative Untersuchungsmethodik, die in Verbindung mit der vorliegenden Anfallsanamnese die **Diagnose einer Epilepsie** ermöglicht. Der Nachweis von Spikes, Spike-Wave-Komplexen und Sharp-slow-Wave-Komplexen im EEG ist zunächst als Zeichen einer erhöhten zerebralen Anfallsbereitschaft zu werten und nicht gleichbedeutend mit einer Epilepsie. Sie werden auch bei einem Teil der sog. gesunden Kinder gesehen, ohne dass klinisch jemals Anfälle beobachtet wurden. Die Diagnose einer Epilepsie sollte nur gestellt werden, wenn parallel zu einem Anfallsereignis iktale epileptiforme Aktivität im EEG aufgezeichnet wird. Dafür stehen Wach-EEG (ggf. mit Hyperventilation und Photostimulation), Schlaf-EEG, Langzeit-EEG und Video-Doppelbildaufzeichnungen zur Verfügung. Sie müssen allerdings als Stufendiagnostik durchgeführt werden.

Weitere diagnostische Verfahren

Die **Paneldiagnostik** findet in den letzten Jahren in der genetischen Abklärung der Epilepsien, vor allem bei epileptischen Enzephalopathien breite Anwendung. Die Epilepsie-Paneldiagnostik, die erweiterte Labordiagnostik (u. a. im Liquor) und die bildgebenden Verfahren MRT, fMRT, PET und SPECT, die Einsichten in die strukturellen und biochemischen Vorgänge des epileptischen Geschehens ermöglichen, sollten nur gezielt veranlasst werden. Sie kommen bei Therapieresistenz sowie bei Stillstand (Knick!) und Rückschritt (Regression!) der motorischen und/oder mentalen Entwicklung in Betracht.

20.8.6 Differenzialdiagnose

Ein Anfallsereignis ist zunächst ein Symptom, dem recht unterschiedliche Ursachen zugrunde liegen. Nach einem Anfall ist eine Reihe von neurologischen Erkrankungen und nichtepileptischen Anfallserscheinungen abzugrenzen. Zahlreiche anfallsartige Ereignisse nichtepileptischer Genese können mit einer Bewusstseinstrübung und/oder unwillkürlichen motorischen Phänomenen einhergehen. Bei Reflex- bzw. vasovagalen Synkopen können z. B. neben Aura und Bewusstseinsverlust auch Kloni (50 %), Inkontinenz (10 %) und Zungenbiss auftreten (➤ Kap. 20.10). Die Diagnose der Epilepsie kann nur gestellt werden, wenn parallel zu einem Anfallsereignis iktale hypersynchrone Aktivität im EEG aufgezeichnet wird. Die wichtigsten differenzialdiagnostisch in Betracht kommenden nichtepileptischen Phänomene werden in ➤ Kap. 20.10 ausführlich erläutert.

MERKE

Nach jedem Anfallsereignis muss eine umfassende diagnostische Abklärung zum Nachweis bzw. Ausschluss symptomatischer Ursachen und zur Differenzialdiagnose erfolgen. Dabei ist besonders hervorzuheben, dass zahlreiche andere Erkrankungen mit anfallsartigen Ereignissen mit Bewusstseinsstörungen und/oder motorischen Phänomenen einhergehen können, z. B. Reflex- und kardiale Synkopen, Affektkrämpfe, Pavor nocturnus, psychogene Anfälle, Tics, konfusionelle Migräne, Intoxikationen oder Narkolepsie. Es gibt dabei kein diagnostisches Standardkonzept. Anamnese und klinischer Befund bestimmen die Diagnostik.

Die laborchemische Diagnostik aus Serum (u. a. die Bestimmung der CK- und Prolaktinwerte bei V. a. psychogene Anfälle) muss daher unter Berücksichtigung dieser Differenzialdiagnose durchgeführt werden.

MERKE
Die Analyse des Liquor cerebrospinalis sollte nach einem Anfallsereignis nur bei V. a. entzündliche ZNS-Erkrankungen oder neurometabolische Erkrankungen erfolgen.

20.8.7 Therapie

Die Prinzipien der antikonvulsiven **Akuttherapie** gelten auch für die afebrilen Anfälle und werden in ➤ Kap. 20.9 und ➤ Tab. 20.15 ausführlich erläutert.

Voraussetzungen für Langzeittherapie

Die Grundvoraussetzung für eine **antikonvulsive Langzeittherapie** ist die Sicherung der Diagnose und die möglichst exakte Klassifikation der Epilepsieform. In der Literatur herrscht nach wie vor keine Einigkeit, wann eine antikonvulsive Dauermedikation indiziert ist. Als wesentliche **Entscheidungsfaktoren** haben sich weitgehend übereinstimmend folgende erwiesen:

- Zwei unprovozierte epileptische Anfälle innerhalb von 12 Monaten.
- Erster unprovozierter Anfall mit einem erhöhten Rezidivrisiko von mindestens 60 %!
- Erster unprovozierter Anfall im Rahmen einer syndromalen Epilepsieerkrankung. (So treten z. B. BNS-Krämpfe, myoklonisch-astatische Anfälle, Absencen, JME etc. nie in Form eines einzelnen Anfalls auf. Hier muss man die Anfallsanamnese vertiefen und unbedingt Langzeit-Video-EEG-Untersuchungen durchführen.)

Die Einschätzung des Rezidivrisikos erfolgt anhand von MRT- und EEG-Untersuchungen. Dies gelingt aber selbst einem erfahrenen Epileptologen oft nicht, da hierfür bisher keine standardisierten Daten vorliegen. Im Zweifel sollte man einen zweiten Anfall abwarten und die interiktalen EEG-Veränderungen nicht überbewerten.

Die Therapie von Epilepsien hat sich in den letzten Jahren von einer anfalls- hin zu einer **syndromorientierten Behandlung** gewandelt. Dieser Ansatz erfordert eine vorausgehende genaue Klassifikation der Epilepsie. Ferner verlangt der Einsatz eines Antikonvulsivums die Kenntnis seiner pharmakologischen Eigenschaften (Wirkmechanismen, Pharmakokinetik, Metabolismus sowie Interaktionen und Nebenwirkungen) und der Alterszulassungsgrenzen der neuen Antiepileptika.

Vor Einleitung einer antikonvulsiven Therapie müssen der Patient und seine Eltern umfangreich aufgeklärt werden.

MERKE
Die antikonvulsive Langzeittherapie erfolgt syndromorientiert. Ob bereits nach dem ersten unprovozierten afebrilen Anfall eine antikonvulsive Dauermedikation eingeleitet werden soll, bleibt dem erfahrenen Kliniker überlassen.

Antikonvulsive Langzeittherapie

Indikationen Eine antikonvulsive Langzeittherapie sollte grundsätzlich begonnen werden, wenn innerhalb von 12 Monaten mindestens zwei unprovozierte epileptische Anfälle aufgetreten sind. Man sollte aber auch nach dem ersten epileptischen Anfall sorgfältig überprüfen, ob die Indikation zu einer medikamentösen Dauertherapie vorliegt (s. o.).

Vor Einleitung einer Dauertherapie muss unbedingt berücksichtigt werden, dass auch allein die Behandlung der Grunderkrankung und die Vermeidung anfallsprovozierender Faktoren zum Sistieren der Anfälle und zumindest zu einer deutlichen Verringerung der Anfallshäufigkeit führen können.

MERKE
Bei wiederholtem Auftreten von Anfällen (mindestens zwei unprovozierte epileptische Anfälle innerhalb von 12 Monaten) ist i. d. R. das Risiko der unterlassenen Therapie größer als das der Nebenwirkungen der Antiepileptika (Verletzungsgefahr im Anfall, Einschränkungen im gesellschaftlichen und beruflichen Leben, Hirnschädigungen durch prolongierte Grand-Mal-Anfälle).

Therapieplan Als Richtlinie für die Behandlung gilt im ersten Schritt die Monotherapie. Man steigert die Gabe des Antikonvulsivums langsam in 2- bis 5-tägigen Abständen bis zur vorläufigen Enddosierung. Danach erfolgt unter Berücksichtigung des Steady-State (des Fließgleichgewichts) die Bestimmung der Konzentration des Antiepileptikums im Serum. Die aktuellen Behandlungsstrategien der Epilepsien bei Kindern sind in ➤ Tab. 20.15 zusammengefasst.

CAVE
Unter **Valproat-Therapie** können eine fatale Hepatotoxizität – insbesondere bei Kindern unter 2 Jahren und bei Polytherapie – und unter **Kortikosteroid-Langzeittherapie** eine fatale Kardiomyopathie mit Hypertonie auftreten. Entsprechend den Empfehlungen der European Medicines Agency (EMA) und des Bundesinstituts für Arzneimittel und Medizinprodukte (BfArM) darf **Valproat wegen der teratogenen Risiken** bei Mädchen im gebärfähigen Alter nur eingesetzt werden, wenn es keine Alternativen gibt.
Auch eine **Behandlung mit Vigabatrin** sollte wegen der irreversiblen Gesichtsfelddefekte erst nach sorgfältiger Nutzen-Risiko-Bewertung in Betracht gezogen werden. Nach den bisherigen Studien scheint Vigabatrin in einer Dosis von 100–150 mg/kg KG/Tag besonders bei Kindern mit tuberöser Sklerose und BNS-Krämpfen wirksam zu sein.

Bei therapieresistenten Epilepsien sollte bereits in der Phase der Behandlung mit Antikonvulsiva der 3. Wahl in Kooperation mit Zentren für Epilepsiechirurgie ein **„epilepsiechirurgischer Eingriff“** erwogen werden. Unter dieser Fragestellung sollte insbesondere die bildgebende kranielle Diagnostik (MRT und evtl. SPECT) entsprechend optimiert werden.

Bei Pharmakoresistenz besteht auch die Möglichkeit einer Therapie durch **Vagusnervstimulation** und eine **ketogene Diät.**

Prognose

Vorrangiges Ziel einer medikamentösen Epilepsietherapie ist eine **möglichst rasche und andauernde Anfallsfreiheit,** verbunden **mit optimaler Verträglichkeit und hoher Sicherheit.** Dieses Ziel lässt sich etwa bei drei Viertel der Patienten spätestens im zweiten Schritt der Epilepsiebehandlung erreichen. Auch die neuen Antiepileptika bieten für viele Kinder und Jugendliche neue Chancen für Anfallsfreiheit und eine bessere Verträglichkeit.

Nach 1- bis 5-jähriger ununterbrochener Anfallsfreiheit kann daran gedacht werden, die Therapie langsam zu reduzieren. Bei Epilepsien mit hohem Rezidivrisiko wird allerdings ein längerer Therapiezeitraum gewählt. Dabei sind besonders folgende Faktoren zu berücksichtigen: Art der Epilepsie, EEG-Befund, Alter des Patienten, Einstellung des Patienten zur Therapie und zum Rezidivrisiko sowie medizinische und psychosoziale Auswirkungen eines Rezidivs (z. B. Führerschein, Schule, berufliche Situation).

MERKE

Etwa 25 % der Patienten mit Epilepsien leiden an schwer zu behandelnden Epilepsien. Dies betrifft insbesondere frühkindliche Epilepsiesyndrome sowie Temporallappen- und Frontallappenepilepsien. Bei diesen Patienten sollte nach Überprüfung der Epilepsiediagnose eine epilepsiechirurgische Behandlung erwogen werden.

20.9 Fieberkrämpfe

Definition und Epidemiologie Fieberkrämpfe sind die **häufigste Manifestationsform zerebraler Krampfanfälle.** 2–5 % aller europäischen und nordamerikanischen Kinder (in Japan 6–9 %) erleiden zumindest einen Fieberkrampf, die meisten in der Mitte des 2. Lebensjahres. Fieberkrämpfe sind **epileptische Gelegenheitsanfälle.** Sie treten jenseits des 1. Lebensmonats im Rahmen fieberhafter Infektionskrankheiten ohne Beteiligung des ZNS auf. Die Körpertemperatur beträgt dabei mindestens 38 °C.

Ein epileptischer Krampfanfall wird nach ILAE als Fieberkrampf definiert, wenn er

- jenseits des 1. Lebensmonats,
- in Verbindung mit einer fieberhaften Erkrankung, jedoch nicht durch ZNS-Infektion,
- ohne vorausgegangene Neugeborenenkrämpfe oder afebrile Anfälle und
- ohne Zeichen eines anderen symptomatischen Anfalls auftritt.

MERKE

Fieberkrämpfe werden als Gelegenheitskrämpfe und nicht als Epilepsie aufgefasst.

Ätiologie und Pathogenese Das Fieber verringert die Krampfschwelle, die altersabhängig, individuell unterschiedlich und möglicherweise genetisch determiniert ist. Fieberkrämpfe folgen einem komplexen Vererbungsmuster; sie sind also genetisch heterogen, und bisher konnten nur wenige beteiligte Gene sicher identifiziert werden. Es gibt Hinweise, dass Polymorphismen von Interleukin-Rezeptor-Antagonisten (IL-1Ra) genetische Marker für die Neigung zu Fieberkrämpfen darstellen könnten. Prä- und perinatale Läsionen des ZNS erleichtern die Manifestation der Fieberkrämpfe.

Tab. 20.16 Definition einfacher und komplizierter (= komplexer) Fieberkrämpfe (FK)

	Einfache FK	Komplexe FK
Häufigkeit	ca. 80 %	ca. 20 %
Dauer	kurz (< 15 min)	lang (> 15 min)
Frequenz	1 Anfall innerhalb von 24 h	> 1 Anfall innerhalb von 24 h
Ausdehnung	generalisiert	fokal (+ Generalisierung)

MERKE

Fieber, Altersabhängigkeit, genetische Prädisposition sowie prä- und perinatale Störungen des ZNS sind die wichtigsten ätiopathogenetischen Faktoren.

Einteilung und Symptome Die einfachen (unkomplizierten) Fieberkrämpfe sind mit ca. 80 % am häufigsten. Die Einteilung bezieht sich auf das spätere Risiko, an Epilepsie zu erkranken. Dieses Risiko ist nach Fieberkrämpfen zwar generell erhöht, bei Fehlen komplizierender Faktoren aber mit 2–3 % gering (➤ Tab. 20.16).

Die derzeit gültige internationale Definition der einfachen und komplizierten Fieberkrämpfe nach Nelson und Ellenberg wird in der aktuellen S1-Leitlinie basierend auf klinischen Erfahrungen der Autoren hinsichtlich einer Neudefinition der Termini einfache vs. komplizierte Fieberkrämpfe diskutiert.

S1-Leitlinie Fieberkrämpfe im Kindesalter. AWMF-Registernummer 022-005. Stand: 31.5.2021, gültig 30.5.2026; https://register.awmf.org/de/leitlinien/detail/022-005

Diagnostik Die Diagnose eines Fieberkrampfanfalls lässt sich i. d. R. einfach und schnell durch das Zusammentreffen von anamnestisch eindeutigem **zerebralem Krampfanfall, Fieber** und **fehlenden Zeichen einer ZNS-Infektion** stellen. Die Anfälle treten im Rahmen eines Infekts (Atemwegsinfekt, Otitis media, Gastroenteritis, Harnwegsinfekt, Exanthema subitum etc.) auf.

Als routinemäßige **Laborbasisdiagnostik** ist insbesondere bei Säuglingen die Untersuchung von Blutbild, CRP, AP, Elektrolyten, U-Stix und Blutzucker zu empfehlen.

Das EEG nach einfachen Fieberkrämpfen hat keinen Stellenwert. Nach komplizierten Fieberkrämpfen sollte es u. a. aus differenzialdiagnostischen Gründen abgeleitet werden. Das spätere Epilepsierisiko lässt sich allerdings nicht am EEG-Befund nach Fieberkrämpfen ablesen.

Eine **cMRT** ist nur bei V. a. (Herpes-)Enzephalitis angezeigt, insbesondere bei Kindern unter 18 Monaten mit fokalen Anfällen. Die **Schädelsonografie** ist bei komplizierten Fieberkrämpfen generell zu empfehlen, solange es die große Fontanelle zulässt.

Eine **generelle Verordnung von Lumbalpunktionen** nach Fieberkrampf ist nicht obligat und schürt Klinikängste bei Kind und Eltern. Sie ist nur bei V. a. (Herpes-)Meningoenzephalitis oder Sepsis mit grampositiven Kokken sowie bei Säuglingen mit unklarer Fieberursache auch ohne eindeutige meningeale Reizzeichen erforderlich. Fokale und prolongierte Krampfanfälle bei Fieber sowie persistierende Schläfrigkeit sollten ebenfalls mittels Lumbalpunktion abgeklärt werden.

Da der Ausschluss einer ZNS-Infektion bei Säuglingen und jungen Kleinkindern selbst für den erfahrenen Pädiater oft klinisch nicht zu sichern ist, ist die Indikation zu einer Lumbalpunktion in dieser Altersgruppe sehr großzügig zu stellen.

MERKE

Bei positiven meningealen Reizzeichen, Petechien (Kokkensepsis?), prolongierten fokalen Anfällen und persistierender Schläfrigkeit (Herpes-Enzephalitis?) ist eine Lumbalpunktion indiziert. Sehr großzügige Indikation besteht bei Säuglingen wegen der unsicheren klinischen Meningitiszeichen. Ein sofortiges EEG und MRT des Gehirns sind nur in seltenen Ausnahmefällen (unklarer partieller Status epilepticus, V. a. intrakranielle Druckerhöhung oder Raumforderung, Herpes-Enzephalitis) angebracht.

Therapie

- **Akuttherapie bei Fieberkrampf:** Ungefähr 85–90 % aller Fieberkrämpfe enden nach 3–4 min selbstlimitierend. Dauert ein Fieberkrampf ≥ 5 min, ist das unverzügliche Unterbrechen durch rektales Diazepam oder bukkales Midazolam angezeigt (➤ Tab. 20.17).
- Bei **Fortbestehen des febrilen/afebrilen Status epilepticus** erfolgt die weitere Behandlung auf der Intensivstation unter Intubationsbereitschaft:
  - **Levetiracetam i. v.:** 20 mg/kg KG über 5 min; anschließend 30 mg/kg KG/Tag verteilt auf 3 ED
  - **Valproat i. v.:** 20–40 mg/kg KG über 3–5 min (max. 6 mg/kg KG/min)
  - **Phenytoin i. v.:** 15 mg/kg KG über 20 min (1 mg/kg/min, max. 50 mg/min)

Praxistipp

Hierbei sollte der Behandelnde dasjenige Präparat verwenden, mit dem er die meiste Erfahrung hat. Levetiracetam und Valproat sind wegen des fehlenden sedativ-hypnotischen Effekts und der fehlenden kardialen Nebenwirkungen gegenüber Phenobarbital und Phenytoin vorzuziehen; zudem könnte man beim Ansprechen des Patienten auf Levetiracetam oder Valproat eine Dauertherapie mit diesen Präparaten einleiten. Ferner ist zu berücksichtigen, dass die Kombination von Benzodiazepinen mit Phenobarbital sehr stark atemdepressiv wirkt. Die sehr lange Halbwertszeit des Phenobarbitals von 40–80 h erschwert die Beurteilung der Bewusstseinsstörung des Patienten und bereitet deshalb Probleme bei der Differenzialdiagnose der zerebralen Grunderkrankung.

Tab. 20.17 Akuttherapie bei Fieberkrampf (und afebrilen Krampfanfällen)

Wenn der Krampfanfall nicht innerhalb von 3–4 min spontan sistiert:		
	Diazepam-Rektiole: 5 mg (< 15 kg KG) und 10 mg (> 15 kg KG) oder **Midazolam (Buccolam®) bukkal:** 0,2–0,5 mg/kg KG (max. 10 mg) **Cave:** ab einem Alter von 3 Mon. stationär, ab 6 Mon. ambulant Für das **bukkale Midazolam*** gilt folgende **altersbezogene Gesamtdosierung:**	
	(3–) 6 Mon. bis 1 Jahr: **Cave:** < 6 Mon. nur stationär	2,5 mg
	1 Jahr bis < 5 Jahre:	5 mg
	5 Jahre bis < 10 Jahre:	7,5 mg
	10 Jahre bis < 18 Jahre:	10 mg
Wenn nach 5 min keine Wirkung	Wiederholung von Diazepam-Rektiole oder Midazolam (Buccolam®) bukkal in der o. a. Dosierung	
Nach 5 min keine Wirkung	Clonazepam i. v. 0,01(–0,05) mg/kg KG oder Lorazepam i. v. 0,1 mg/kg KG **Cave:** langsame i. v. Gabe	
Nach 5 min keine Wirkung	Therapie und Beobachtung auf der Intensivstation Phenobarbital i. v. 10 mg/kg KG über 5–10 min	
Ggf. spätestens nach 10 min	**Status-epilepticus-Behandlung** (s. u.) in Intubationsbereitschaft	

* Achtung! Die Behandlung der lang anhaltenden akuten Krampfanfälle ist daran geknüpft, dass bei dem Patienten eine Epilepsie diagnostiziert wurde. Da Fieberkrämpfe definitionsgemäß nicht als Epilepsie klassifiziert werden, handelt es sich im Falle von Fieberkrämpfen um eine Off-Label-Therapie!

- **Bei Versagen der obigen Therapien** sollten unter Beatmungsbereitschaft auf der Intensivstation folgende Therapien erwogen werden:
  - **Midazolam-Dauerinfusion:** Bolus 0,2–0,5 mg/kg KG, danach 0,3–1,5 mg/kg KG/h
  - **Thiopental-Dauerinfusion:** Bolus 5 mg/kg KG, danach 3–5 mg/kg KG/h
  - **Propofol-Dauerinfusion:** Bolus 1–2 mg/kg KG, danach 1–4 mg/kg KG/h

Die Dosierungen dieser Präparate sollten u. a. EEG-gesteuert erfolgen (Ziel bei Midazolam Anfallskontrolle und bei Thiopental sowie Propofol das Burst-Suppression-Muster). Während der o. g. gesamten Behandlungszeiträume ist eine kontinuierliche Monitorüberwachung (Puls, Blutdruck, Atmung, Sauerstoffsättigung) angezeigt.

- **Intermittierende Fieberkrampfprophylaxe:** Jedes dritte Kind mit Fieberkrampf erleidet mindestens einen weiteren Fieberkrampf. Risikofaktoren für Rezidive sind:
  - Junges Alter (< 18 Monate) beim ersten Fieberkrampf
  - Positive Familienanamnese bzgl. der Fieberkrämpfe
  - Fieberkrampf bei geringer Temperaturerhöhung
  - Kurze Zeitspanne (< 1 h) zwischen Fieberbeginn und Anfall

Fieberkrämpfe lassen sich weder mit Ibuprofen noch mit Acetaminophen oder weiteren Antipyretika vermeiden. Sie können das Allgemeinbefinden der Patienten verbessern, verhindern jedoch keine Fieberkrämpfe.

Eine **orale intermittierende Diazepam-Prophylaxe** (0,33 mg/kg KG alle 8 h über max. 2 Tage) kann dagegen eine Senkung der Rezidivrate von Fieberkrämpfen um mehr als 40 % bewirken (44 % weniger Rezidive nach 19 Monaten). Dabei muss man allerdings mit Nebenwirkungen (z. B. Ataxie, Lethargie, Agitiertheit) rechnen. Die orale Gabe von Diazepam empfiehlt sich, wenn sich die Temperaturen nicht sicher unter 38,5 °C senken lassen.

- **Langzeittherapie bei Fieberkrämpfen:** Grundsätzlich besteht keine Indikation für eine antiepileptische Langzeittherapie. Nur bei häufigen komplizierten Fieberkrämpfen (insb. bei zwei oder drei komplizierenden Faktoren) oder febrilen (und afebrilen) Status ist sie indiziert. Die Häufung komplizierter Fieberkrämpfe kann das Frühsymptom eines Dravet-Syndroms oder eines GEFS+-Syndroms (generalisierte Epilepsie, Fieberkrämpfe plus) sein. Auch bei Nichtansprechen auf eine intermittierende Diazepam-Prophylaxe ist eine antikonvulsive Behandlung zu erwägen. Hier ist eine individuelle und rasche Prüfung der Therapieindikation mit Valproat oder Phenobarbital angezeigt.

MERKE

Antipyretika können das Allgemeinbefinden verbessern, verhindern aber keine Fieberkrämpfe (FK). Bei komplizierten FK empfiehlt sich eine orale intermittierende Diazepam-Prophylaxe über 2 febrile Tage zum Schutz vor Rezidiven.

- **Anleitung der Eltern:** Die sorgfältige Anleitung der Eltern und die Bewältigung ihrer Ängste sind hocheffektive Bestandteile jeder Fieberkrampftherapie. Das Zusammentreffen von Urängsten vor Fieber („fever phobia") und Todesängsten nach einem Krampfanfall wirft immer die gleichen Fragen auf:
  - Was ist mit meinem Kind passiert?
  - Warum gerade mein Kind?
  - Kann es sterben, oder wird es behindert sein?
  - Was kann ich dagegen tun?
  - Was hat wer falsch gemacht?

Unbedingt sinnvoll ist nach der Akutversorgung der erneute Arztkontakt mit dem fieberfreien Kind, um die Aufklärung zu ergänzen.

Prognose Fieberkrämpfe führen in aller Regel weder zu Entwicklungsstörungen noch zu bleibenden neurologischen Defiziten. 431 bzgl. der FK nicht konkordante Geschwisterpaare zeigten mit 7 Jahren keine testbaren kognitiven Unterschiede (NCPP-Studie). Nach Fieberkrämpfen erkranken 2–3 % (Normalbevölkerung 0,5 %) an einer Epilepsie. Die bisherigen Ergebnisse der FEBSTAT-Studie (Febriler-Status-epilepticus-Studie) zeigen, dass bei Kindern mit Z. n. febrilem Status epilepticus ein erhöhtes Risiko für die Entwicklung einer Hippokampussklerose (ca. ein Zehntel der Patienten) und somit einer späteren Temporallappenepilepsie besteht.

20.10 Nichtepileptische paroxysmale Funktionsstörungen

Definition Neben psychogenen Anfällen und Bewegungsstörungen gibt es bei Kindern andere Formen nichtepileptischer Anfälle somatischer Natur. Die Unterscheidung zu epileptischen Anfällen ist wichtig, um eine unnötige antikonvulsive Therapie und Stigmatisierung der Patienten zu vermeiden.

Epidemiologie Anfallsartige Ereignisse treten bei 9 % der Kinder im 1. Lebensjahr auf. Davon werden weniger als 10 % durch eine Epilepsie verursacht.

Ätiologie und Pathogenese In den meisten Fällen nicht bekannt. Aufgrund der familiären Häufung ist bei manchen Störungsbildern eine genetische Ursache wahrscheinlich.

Symptome Nichtepileptische Anfälle sind umso vieldeutiger, je jünger die Kinder sind. Eine Unterscheidung ist oft durch die klinischen Symptome möglich. Am häufigsten sind im Neugeborenenalter benigne Schlafmyoklonien, im Säuglings- und Kleinkindesalter Selbststimulation, Stereotypien, Schauderattacken, Affektkrämpfe, der benigne Myoklonus des Säuglingsalters sowie Bewegungsstörungen durch einen gastroösophagealen Reflux und im Schulalter Parasomnien (Pavor nocturnus), Reflexsynkopen, Tics, Migräneäquivalente und psychogene Anfälle.

Krankheitsbilder

- **Konnatale Hyperekplexie (Stiff-Baby-Syndrom):** Beginn bei Neugeborenen mit plötzlichen generalisierten Myoklonien bis hin zur Muskelstarre (Stiff-Baby-Syndrom) ohne Bewusstseinsstörung und lebensbedrohliche Apnoen mit Zyanose durch Mutationen des inhibitorischen Glycinrezeptors (GLR). Die Myoklonien werden durch akustische und taktile Reize getriggert. Die Symptome werden mit zunehmendem Lebensalter geringer. Clonazepam reduziert die muskuläre Hypertonie und Apnoen.
- **Benigne Schlafmyoklonien:** Beginn bei Neugeborenen mit fokalen, multifokalen oder beidseitigen Myoklonien der Arme und/oder Beine im Tiefschlaf (Non-REM) ohne Zyanose oder vegetative Symptome für Sekunden bis zu 30 min. Im Gegensatz zu epileptischen Anfällen sistieren die Kloni sofort beim Erwecken. Sie werden durch Geräusche und taktile Reize getriggert und verschwinden bis zum 10. Lebensmonat.
- **Schauderattacken:** Beginn im Säuglingsalter mit plötzlichem Zittern von Kopf, Schultern und Rumpf wie beim Frösteln für 2–3 s ohne Bewusstseinsstörung mehrfach am Tag. Die Symptome verschwinden bis zum 8. Lebensjahr, selten entwickeln sich später ein essenzieller Tremor oder Tics.
- **Benigner Myoklonus des Säuglings:** Beginn im Säuglingsalter mit plötzlichen tonischen Beugespasmen und Schüttelbewegungen des Kopfes und der Arme ohne Bewusstseinsstörung in Clustern mehrmals täglich, die als BNS-Anfälle fehlinterpretiert werden können. Sie werden durch affektive Erregung getriggert und verschwinden bis zum 3. Lebensjahr.
- **Benigne paroxysmale Dystonie des Säuglings:** Beginn im Säuglingsalter mit einer anfallsartigen segmentalen Dystonie der Arme in Form einer asymmetrischen Extension, Flexion oder Hyperpronation für wenige Minuten bis zu 2 h.
- **Benigner tonischer Aufwärtsblick:** Beginn im Säuglings- oder Kleinkindesalter mit einer paroxysmalen starren Augenaufwärts-

bewegung für mehrere Sekunden ohne Bewusstseinsstörung, die als Absence fehlinterpretiert werden kann.

- **Marcus-Gunn-Phänomen:** Beginn im Säuglingsalter mit synchronen Lidhebungen beim Kauen, Saugen und Mundöffnen bei herabhängendem Augenlid (Ptose) durch eine paradoxe kongenitale Innervation zwischen Lidheber und M. pterygoideus lateralis.
- **Spasmus nutans:** Beginn im Säuglingsalter mit einem paroxysmalen horizontalen Nystagmus und Kopfwackeln. Typisch ist eine Besserung des Nystagmus durch das Kopfwackeln und eine Verstärkung beim Festhalten des Kopfes. Die Symptomatik verschwindet bis zum 3. Lebensjahr.
- **Sandifer-Syndrom:** Beginn im Säuglings- oder Kleinkindesalter mit schraubenden Bewegungen von Hals und Rumpf sowie Überstreckung des Rückens, des Nackens und der Arme bis zu 30 min nach einer Mahlzeit. Die Symptomatik tritt häufiger bei Kindern mit neurologischen Erkrankungen auf und kann mit tonischen epileptischen Anfällen verwechselt werden.
- **Selbststimulation (Selbstgratifikation):** Beginn im Kleinkindesalter mit stereotypem rhythmischem Zusammenpressen der Oberschenkel und wippenden Bewegungen des Körpers sowie Gesichtsrötung oder unregelmäßiger Atmung ohne Bewusstseinsstörung für mehrere Minuten bis zu 1 h.
- **Affektkrämpfe:** Beginn im Kleinkindesalter mit Haltungs- und Bewusstseinsverlust und z. T. Myoklonien im Schulterbereich durch eine hypoxische Reflexsynkope mit Blässe (ca. 20 %) oder eine prolongierte exspiratorische Apnoe mit Zyanose und zerebraler Hypoxie (ca. 80 %). Im Gegensatz zu epileptischen Anfällen findet sich immer eine Auslösesituation wie z. B. ein Trauma, Ärger oder Wut. Die Symptomatik verschwindet bis zum 6. Lebensjahr.
- **Alternierende Hemiplegie des Kindesalters:** Beginn im Säuglings- und Kleinkindesalter mit paroxysmalen ein- oder beidseitigen Paresen, Schielen, Nystagmus und vegetativen Symptomen ohne Bewusstseinsstörung für Minuten bis zu mehreren Tagen, vermutlich durch Mutationen im *CACNA1A*-, *SLC1A3*- und *ATP1A2*-Gen. Die Symptomatik wird u. a. durch Stress, körperliche Aktivitäten und Wasserkontakt getriggert und verschwindet im Schlaf.
- **Jactatio capitis nocturna:** Beginn im Kleinkindesalter bei Ermüdung und im Leichtschlaf mit stereotypen rhythmischen Kopf- und Körperbewegungen bis zu 30 min. Die Symptomatik verschwindet bis zum 5. Lebensjahr bei gesunden Kindern.
- **Pavor nocturnus:** Beginn im Vorschulalter in der ersten Nachthälfte aus dem Tiefschlaf mit plötzlichem Aufsetzen, stereotypen Bewegungen, Schreien, Verwirrtheit, Tachykardie, Tachypnoe, Schwitzen und Mydriasis für ca. 5–15 min. Die Kinder reagieren nicht auf Ansprache, erkennen ihre Eltern nicht und wehren Zuwendung ab. Sie sind aus der Situation kaum erweckbar und schlafen anschließend sofort wieder ein.
- **Somnambulismus:** Beginn im Vorschulalter in der ersten Nachthälfte aus dem Tiefschlaf mit Aufstehen, einfachen und komplexen Handlungsabläufen (Ankleiden, Umhergehen) meist mit geöffneten Augen, starrer Mimik und fehlender Reaktion auf Ansprache. Es bestehen eine familiäre Häufung (30–90 %) und eine Assoziation mit Stress, Lärm und Schlafmangel. Die Symptomatik verschwindet bis zur Adoleszenz. Eine Verwechslungsmöglichkeit besteht mit der nächtlichen Frontallappenepilepsie, die i. d. R. nach dem 10. Lebensjahr und mehrmals pro Nacht mit dystonen oder dyskinetischen Bewegungen auftritt.
- **Stereotypien:** Beginn im Vorschul- oder Schulalter mit unwillkürlichen stereotypen oft rhythmischen Bewegungen (Reiben der Finger, Schütteln der Unterarme oder Beine, Schaukeln des Rumpfes oder Kopfes) häufig in Kombination mit Tics. Die Symptomatik wird durch Aufregung, Stress und Langeweile getriggert. Es besteht eine Häufung bei Kindern mit Autismus-Spektrum-Störung, sozialer Isolation und Entwicklungsstörungen. Die Symptomatik verschwindet bei gesunden Kindern bis zur Adoleszenz.
- **Tics:** Beginn im Vorschul- oder Schulalter mit unwillkürlichem Blinzeln, Grimassieren und Zucken im Schulterbereich oder schnellen segmentalen bzw. generalisierten Bewegungen sowie Räuspern, Grunzen, Schnüffeln oder Koprolalie (Tourette-Syndrom). Die Symptome können kurz willentlich unterdrückt werden und nehmen bei Beachtung und Stress zu. In vielen Fällen verschwindet die Symptomatik im Laufe von Wochen oder Monaten.
- **Synkopen:** Beginn meist in der Adoleszenz mit Schwindelgefühl, Schwarzwerden vor Augen, Übelkeit, einem kurzen Muskeltonus- und Bewusstseinsverlust für max. 5 min sowie selten Muskelkloni und Urinabgang (➤ Tab. 20.18). Nach dem Auslöser und der Pathophysiologie werden drei Formen unterschieden. Am häufigsten

Tab. 20.18 Klinische Hinweise zur Differenzierung zwischen Synkope und epileptischem Anfall

Merkmal	Reflexsynkope	Epileptischer Anfall
Alter	typisch 12–19 Jahre	jedes Alter
Prodromi	Schwindel, Hitze-/Kältegefühl, Übelkeit Schweißausbruch, Sehstörung	Aura mit Parästhesien, Halluzinationen, Bewusstseinsveränderungen, kognitiven oder Stimmungsänderungen
Bewusstseinsstörung	kurz, max. 5 min	länger
Sturz	langsames „Zu-Boden-Sinken"	rasch „wie ein Baum"
Motorische Symptome	möglich bei konvulsiven Synkopen (z. B. Kloni)	häufig Augen- oder Kopfwendungen, Nystagmus, klonische Zuckungen, tonische Streckbewegung und Automatismen
Reorientierung	rasch	länger
Zungenbiss, Inkontinenz	möglich	möglich
Vorgeschichte	leer	Fieberkrämpfe, Neugeborenenanfälle, neurologische Grunderkrankung, Entwicklungsstörung, positive Familienanamnese für Epilepsie

sind Reflexsynkopen, z. B. bei Schreck oder Schmerzreizen, durch Weitstellung der Blutgefäße und Verringerung der Herzfrequenz. Orthostatische Synkopen treten bei Lagewechseln vom Liegen zum Stehen auf und werden durch einen Volumenmangel begünstigt. Kardiale Synkopen bei Herzrhythmusstörungen (Long-QT-Syndrom), Aortenstenose oder Kardiomyopathie sind selten und lebensbedrohlich. Sie müssen bei Synkopen vor dem 10. Lebensjahr, bei körperlicher Belastung oder im Liegen bzw. Sitzen erwogen werden. Begleitend können Thoraxschmerzen sowie eine plötzlich einsetzende Tachykardie oder Palpitationen vorhanden sein.

- **Hyperventilationstetanie:** Beginn in der Pubertät mit bilateralen Kribbelparästhesien und Pfötchenstellung der Hände während der Hyperventilation. Begleitend bestehen meist eine deutliche Unruhe und Angst, teils wird auch ein Schwindelgefühl angegeben.
- **Primäre paroxysmale Dyskinesien:** Beginn im Schulalter mit paroxysmalen choreoathetotischen, dystonen und ballistischen Bewegungen ohne Bewusstseinsstörung durch autosomal-dominant vererbte Mutationen in verschiedenen Genen *(PRRT2, MR-1, SLC2A1, KCNMA1)*. Nach der klinischen Symptomatik und den Auslösefaktoren werden drei Formen unterschieden:
  - Paroxysmale kinesiogene Dyskinesie (PKD, *DYT10*) mit bis zu 100 Attacken täglich für wenige Sekunden, ausgelöst durch plötzliche Bewegungen und Besserung durch Carbamazepin und Valproat
  - Paroxysmale nichtkinesiogene Dyskinesie (PNKD, *DYT8*) mit Attacken für Sekunden bis Minuten, ausgelöst durch Müdigkeit, Stress, Kaffee, Alkohol
  - Paroxysmale anstrengungsinduzierte Dyskinesie (PED, *DYT18*) mit Attacken bis zu 1 h, ausgelöst durch körperliche Anstrengung oder Hungern und Besserung durch ketogene Diät bzw. selbstlimitierend bis zum 3. bis 4. Lebensjahrzehnt
- **Episodische Ataxie:** Beginn im Vorschul- und Schulalter mit Schwindel- und ataktischen Episoden, z. T. mit Kopfschmerzen durch eine Kanalopathie im Kaliumkanal (Chromosom 12p13 bei Typ 1) oder Kalziumkanal (Chromosom 19p13 bei Typ 2). Die Attacken treten unregelmäßig auf, im Verlauf kann sich ein leichtes zerebelläres Syndrom mit Nystagmus und Dystonie entwickeln. Nach dem Alter und der klinischen Symptomatik werden zwei Typen unterschieden:
  - Typ 1 beginnt früher mit kurzen (< 15 min), aber häufigen (bis zu 15 ×/Tag) Episoden. Besserung durch Carbamazepin
  - Typ 2 tritt später auf mit längeren (Minuten bis Tage) Episoden in Kombination mit Übelkeit, Dysarthrie, Doppelbildern, Dystonie oder einer transienten Hemiparese auf. Auslöser sind Stress, körperliche Anstrengung und Fieber. Besserung durch Acetazolamid
- **Tagträume:** Beginn im Vorschul- und Schulalter mit verzögerter oder fehlender Reaktion auf Ansprache, besonders wenn die Kinder gelangweilt oder müde sind. Im Gegensatz zu Absencen oder Dämmerattacken werden die Aktivitäten und die Reaktionsfähigkeit sowie das Erinnerungsvermögen der Kinder nicht unterbrochen. Sie treten gehäuft bei einer Aufmerksamkeitsstörung (ADS) auf und verschwinden bei gesunden Kindern bis zum 10. Lebensjahr.
- **Narkolepsie mit Kataplexie:** Beginn meist in der Schulzeit mit einem plötzlichen Muskeltonusverlust im Schulter-Nacken-Bereich (Kataplexie), z. B. beim Lachen, und exzessiver Tagesschläfrigkeit (Narkolepsie) sowie gelegentlich hypnagogen Halluzinationen und einer Schlaflähmung beim Erwachen. Als ursächlich werden ein Autoimmunmechanismus und eine Funktionsstörung der Orexin/Hypocretin-Neurone im lateralen Hypothalamus vermutet. Der Hypocretin-1-Spiegel im Liquor ist reduziert, und es finden sich HLA-DQB1*0602-Allel-Träger.

Diagnostik Zur Diagnose führen die typische klinische Symptomatik und die Anamnese mit den Triggerfaktoren. Hilfreich ist eine Videoaufnahme. Der neurologische Befund und das EEG sind unauffällig. Weitere Untersuchungen sind von der Verdachtsdiagnose abhängig. Zur Unterscheidung von epileptischen Anfällen kann ein Langzeit-Video-EEG-Monitoring und zum Ausschluss einer strukturellen zerebralen Läsion ein MRT des Kopfes erforderlich sein. Bei V. a. ein Sandifer-Syndrom sind eine Abdomensonografie, eine pH-Metrie und Impedanzmessung sowie ggf. eine Gastroskopie notwendig. Bei Tics nach einer fieberhaften Streptokokkeninfektion sollten Streptokokken-Antikörper (ASL-, Antistreptodornase-[ASNB]-, Antihyaluronidase-)Titer zum Ausschluss eines PANDAS-Syndroms untersucht werden. Bei Synkopen wird der Blutdruck gemessen, und es werden ein EKG und ein EEG durchgeführt. Treten Synkopen vor dem 10. Lebensjahr, bei körperlicher Belastung oder mit plötzlichem Bewusstseinsverlust auf, sind außerdem ein 24-h-Langzeit-EKG (Long-QT-Syndrom) und eine Echokardiografie (Kardiomyopathie) indiziert. Für eine Narkolepsie sprechen eine mittlere Einschlaflatenz von < 8 min und > 2 Sleep-Onset-REM-Episoden im multiplen Schlaflatenztest, ein erniedrigter Hypocretin-1-Spiegel im Liquor sowie der Nachweis von HLA-Antigen DRB1*1501 und DQB1*0602. Bei V. a. metabolische Störungen (z. B. Hypoglykämien, Elektrolytentgleisungen oder Intoxikationen) werden gezielte Laboruntersuchungen durchgeführt. Zur Unterscheidung von Dystonien ist ggf. eine genetische Diagnostik erforderlich.

Therapie Das Wichtigste ist bei den meisten Erkrankungen die Aufklärung der Eltern über die Harmlosigkeit der Symptomatik und den selbstlimitierenden Verlauf:

- Beim Schlafwandeln sollten die Eltern das Kind während der Episoden nicht aufwecken, Gefahrenquellen reduzieren (abschließbare Fenster und Türen) und auf ausreichenden Schlaf achten.
- Bei Hyperventilationstetanie sollten die Patienten beruhigt werden und z. B. in eine Tüte zurückatmen.
- Tics sollen „liebevoll" ignoriert werden, um den Stress für die Patienten zu reduzieren. Bei starken und lang anhaltenden Tics helfen eine Verhaltenstherapie (Habit Reversal Training) und eine medikamentöse Behandlung mit Tiapridex, Aripiprazol oder Risperidon.
- Bei V. a. ein PANDAS-Syndrom ist eine antibiotische Therapie der Streptokokkeninfektion indiziert.
- Bei Synkopen ohne kardiologische Auffälligkeiten sollten die Patienten ausreichend trinken, regelmäßig essen und Sport treiben.
- Bei der Narkolepsie ist eine Minderung der Tagesschläfrigkeit durch Schlafhygiene, individuelle Tagschlafepisoden und Sti-

mulanzien (Modafinil, Methylphenidat) möglich und der Kataplexie durch trizyklische Antidepressiva oder Natriumoxybat.

Prognose Die Prognose ist bei den meisten Erkrankungen aufgrund des selbstlimitierenden Verlaufs gut. Etwa 3 % der Patienten mit Tics entwickeln chronische Tics und 1 % ein Tourette-Syndrom.

20.11 Schädel-Hirn-Traumata

Unfälle sind die häufigste Todesursache bei Kindern bis zum Alter von 5 Jahren. In ca. 30 % dieser Fälle ist ein Schädel-Hirn-Trauma (SHT) dafür verantwortlich, im Schulalter meist durch Sport- und Verkehrsunfälle, im frühen Kindesalter durch Stürze. Bei Säuglingen muss auch an ein Schütteltrauma („battered child syndrome") gedacht werden.

Definition Von einem STH spricht man, wenn das Gehirn in Mitleidenschaft gezogen wurde. Die Einteilung in **leichte, mittelschwere** und **schwere Hirnverletzungen** orientiert sich an der Dauer und Schwere der posttraumatischen Bewusstseinsstörung, die mithilfe der **Glasgow Coma Scale** (➤ Kap. 6.8.2) bestimmt wird. Dabei werden die motorische und die verbale Antwort und das Augenöffnen untersucht (max. 15 Punkte). Bei einem leichten SHT kann die Bewusstseinsstörung bis 1 h andauern, beim mittelschweren SHT bis zu 24 h und beim schweren SHT > 24 h. Bei einer **Compressio cerebri** kommt es zu Druck- und Verlagerungserscheinungen, insbesondere durch raumfordernde intrakranielle Hämatome (epi- und subdurale Blutungen) und ein schweres Hirnödem.

Bei der Mehrzahl der Fälle mit leichtem SHT liegt keine Verletzung der Schädelknochen (Schädelfraktur) vor. Bei drei Viertel der Frakturen handelt es sich um harmlose **lineare Frakturen.** Bei Blutaustritt aus den Ohren und Liquoraustritt aus der Nase muss an eine **Felsenbein- bzw. Schädelbasisfraktur** gedacht werden. Eine Sonderform der Schädelfraktur stellt die **Impressionsfraktur** dar. Hierbei werden ein oder mehrere Stücke von einem Schädelknochen ab- bzw. angebrochen und drücken direkt auf die Hirnoberfläche.

S2k-Leitlinie Schädel-Hirn-Trauma im Kindes- und Jugendalter. AWMF-Registernummer 024-018. Stand: 14.2.2022, gültig 13.2.2027; https://register.awmf.org/de/leitlinien/detail/024-018

Symptome Sie sind abhängig von der Schwere des SHT. Insbesondere beim mittelschweren und schweren SHT liegen neben der retrograden oder anterograden Amnesie klinisch neurologische Herdzeichen vor, z. B. Störungen der Pupillo- und Okulomotorik, Hemianopsie, Hemiparese, Aphasie und Hirnnervenausfälle. Beim leichten SHT liegen i. d. R. keine neurologischen Ausfälle vor.

- **Leichtes SHT:** Die Mehrzahl der SHTs im Kindesalter fällt in diese Gruppe. Die Kinder sind nach dem Trauma meist etwas desorientiert, erholen sich aber schnell und spielen weiter. Der Grund für die Vorstellung in der Klinik ist oft das einsetzende Erbrechen. Hier ist je nach häuslicher Überwachungsmöglichkeit eine stationäre Aufnahme gerechtfertigt. Im Falle einer klinischen Verschlechterung sollte ein Schädel-MRT oder, wenn nicht verfügbar, ein Schädel-CT veranlasst werden.
- **Mittelschweres SHT:** Die Patienten zeigen üblicherweise eine eingeschränkte Bewusstseinslage (GCS 9–12) bei stabilem Blutdruck und Puls. Hier sollte primär eine MRT oder CT des Schädels durchgeführt und nach weiteren Begleitverletzungen (Milzruptur) gesucht werden. Eine klinische Verschlechterung oder Krampfanfälle sprechen für eine sekundäre Blutung und/oder Hirndruck, sodass eine Kontrolle der Bildgebung und eine entsprechende Behandlung auf der Intensivstation notwendig sind.
- **Schweres SHT:** Die Patienten reagieren üblicherweise nicht auf externe Stimuli und haben einen GCS-Score von ≤ 8. Sie sind intubiert und beatmet (oder sollten es spätestens zu diesem Zeitpunkt werden) und benötigen ein invasives Monitoring auf der Intensivstation inkl. Hirndrucksonde.
- **Schütteltrauma („shaking injuries") des Säuglings:** Hierbei handelt es sich um eine besondere Form der körperlichen Misshandlung, meist bei Schreisäuglingen. Besonders betroffen sind dabei ehemalige Frühgeborene. Das gewaltsame Hin- und her-Schütteln des Kindes, das oft an den Oberarmen oder am Brustkorb gehalten wird, führt zu schweren Hirnverletzungen und retinalen Blutungen. Die Patienten weisen eine klinisch variable neurologische Symptomatik mit Irritabilität, Somnolenz, Apathie, zerebralen Krampfanfällen, Apnoen und Temperaturregulationsstörungen sowie Rippenfrakturen auf. Der wegweisende Befund ist dabei meist der Nachweis retinaler Blutungen.

MERKE
Die klassischen Symptome für das Schütteltrauma sind: subdurale Hämatome und/oder Hygrome in Verbindung mit retinalen Blutungen ohne äußere Versetzungszeichen und ohne plausible anamnestische Angaben.

Der Kopf des Kindes ist im Verhältnis zum Körper relativ groß. Seine physikalischen Eigenschaften begünstigen beim Schütteln die Gewalteinwirkung auf das ZNS. Der Mechanismus der Hirnschädigung ergibt sich aus den Rotations- und Scherkräften bei schwacher Nackenmuskulatur mit eingeschränkter Kopfhaltungskontrolle, die zu axonalen Schädigungen und Hirnparenchymschäden führen.

MERKE
Das Hin-und-her-Schütteln eines Säuglings stellt ein potenziell lebensgefährliches Ereignis dar. Eine vorsorgende Beratung der Eltern durch Hebammen und Kinderärzte in den ersten Lebenswochen des Kindes ist besonders sinnvoll.

Therapie Beim leichten SHT ist i. d. R. nur eine sorgfältige Überwachung für 24 h (Vigilanz, Pupillenreaktion, Atmung und Puls) notwendig, um eine protrahierte Bewusstseinsstörung nicht zu übersehen.

Beim mittelschweren und insbesondere beim schweren SHT muss der Patient auf einer Intensivstation interdisziplinär beobachtet und behandelt werden. Findet sich im MRT/CT des Schädels keine operationswürdige Läsion, sollte eine hirndrucksenkende Behandlung eingeleitet werden. Hierfür eignen sich Osmotherapie (Mannitol) und die Gabe von Thiopental unter Hirndrucksonde. Zusätzlich sollte ein antikonvulsiver Schutz mit Levetiracetam oder Phenytoin verabreicht werden. Die Rolle der Hyperventilation ist umstritten, da zwar die Gehirnperfusion durch die Hypokapnie mit dem Ziel der Drucksenkung reduziert wird, andererseits aber ein minimaler zerebraler Perfusionsdruck zur Regeneration vom ursprünglich gesetzten Schaden der Neurone erforderlich ist. Alternativ lässt sich im Rahmen einer neurochirurgischen Intervention durch Entfernung eines Teils der Schädelkalotte eine Entlastung erreichen.

Prognose Bei mittelschweren SHTs ist meist innerhalb von Tagen/Wochen mit einer völligen Restitutio ad integrum zu rechnen. Bei schweren SHTs beträgt die Mortalität ca. 5 %. 25–30 % der Patienten entwickeln bleibende Folgeschäden, die von Lokalisation und Ausdehnung der Schädigung sowie von den Auswirkungen des Hirnödems bestimmt werden (z. B. Beeinträchtigung der kognitiven Leistungen, extrapyramidale Bewegungsstörungen, Epilepsie, psychoorganisches Syndrom, vor allem bei frontalen Hirnschädigungen). Bei diesen Patienten ist frühzeitig die Frage der Rehabilitationsbedürftigkeit zu klären.

20.12 Neuromuskuläre Erkrankungen

Bei neuromuskulären Erkrankungen handelt es sich um eine heterogene Gruppe angeborener oder erworbener Erkrankungen der motorischen Einheit. Dazu gehören die motorischen Hirnnervenkerne, die motorischen Vorderhornzellen im Rückenmark, die spinalen Wurzeln, die peripheren Nervenfasern, die neuromuskulären Synapsen und die Muskelfasern. Gemeinsames klinisches Merkmal dieser Erkrankungen sind eine hypotone Muskelschwäche und Muskelatrophie sowie eine Minderung der MER.

Die Prävalenz beträgt im Säuglings- und Kleinkindesalter 20–40 : 100.000 pro Lebensjahr, ab dem Schulalter etwa 70 : 100.000 pro Lebensjahr.

Die **angeborenen neuromuskulären Erkrankungen** überwiegen bei Weitem. Am häufigsten ist die **Muskeldystrophie Duchenne.** Deutlich seltener sind **spinale Muskelatrophien, kongenitale Muskeldystrophien** und **kongenitale Myopathien** (➤ Kap. 20.12.5).

Zu den **erworbenen neuromuskulären Erkrankungen** gehören die **entzündliche Polyneuropathie Guillain-Barré,** die **chronisch-inflammatorische demyelinisierende Polyneuropathie,** die **antikörpervermittelte Myasthenia gravis** und die **juvenile Dermatomyositis** (➤ Kap. 20.12.5).

Die Abklärung der zugrunde liegenden Erkrankung ist wichtig, um so rasch wie möglich eine Therapie einleiten zu können.

20.12.1 Spinale Muskelatrophien

Definition Die spinalen Muskelatrophien (SMA) sind ganz überwiegend autosomal-rezessiv (80 %), selten dominant vererbte Erkrankungen, die durch einen Verlust von α-Motoneuronen im Vorderhorn des Rückenmarks und in den bulbären Hirnstammkernen entstehen. Sie führen zu progredienten atrophischen Paresen mit unterschiedlichem Beginn und Verlauf. Seit 2021 wird die SMA in Deutschland im Neugeborenenscreening erfasst.

Epidemiologie Die Inzidenz liegt bei 1 : 6.000 Geburten, die Heterozygotenfrequenz bei etwa 1 : 60–80.

Ätiologie und Pathogenese Am häufigsten ist die autosomal-rezessive SMA der Typen I – III (80–90 % aller SMAs). Die Muskelschwäche und -atrophie entstehen durch das Absterben von Vorderhornzellen des 2. Motoneurons im Rückenmark und in den bulbären Kernen. Ursache ist ein Ausfall des Survival-Motor-Neuron-Proteins durch eine homozygote Deletion beider Kopien des Survival-Motor-Neuron-1*(SMN1)*-Gens auf Chromosom 5 (5q13.2). Dadurch wird die Weitergabe von Impulsen der motorischen Nerven an die Muskeln gestört. Neben dem *SMN1*-Gen gibt es bis zu 6 Kopien eines nahezu identischen *SMN2*-Gens, von denen jede ca. 10 % funktionales SMN-Protein bilden kann. Je weniger SMN2-Kopien vorhanden sind, desto schwerer ist der Krankheitsverlauf. Patienten mit SMA Typ I (infantile Form Werdnig-Hoffmann) haben 1–2 Kopien, mit Typ II (intermediäre Form) 2–3 Kopien und mit Typ III (juvenile Form Kugelberg-Welander) 3–4 Kopien.

Symptome Charakteristisch ist eine progrediente **generalisierte muskuläre Hypotonie (Floppy-Infant-Syndrom)** mit proximal betonten symmetrischen Paresen und Atrophien der Beine mehr als der Arme mit einem Ausfall der MER, mit Zungenfaszikulationen und einem Tremor der Hände. Sekundär kann es zu Fehlstellungen von Gelenken, Wirbelsäule und Thorax kommen. Abhängig vom Krankheitsbeginn und -verlauf werden drei Typen ➤ Abb. 20.21a – c) unterschieden:

- **Typ I (Werdnig-Hoffmann,** ➤ Abb. 20.21a): Beginn im 1. Lebenshalbjahr mit Saug-, Schluck- und Atemstörungen, fehlender Kopfkontrolle und verminderten Bewegungen bei normaler mentaler Entwicklung. Die Kinder haben einen aufmerksamen, ängstlichen Blick. Der Tod tritt ohne Therapie im 1. bis 2. Lebensjahr aufgrund respiratorischer Insuffizienz und pulmonaler Infekte ein.
- **Typ II (Intermediärtyp,** ➤ Abb. 20.21b): Beginn im 2. Lebenshalbjahr mit beinbetonter schlaffer Muskelschwäche nach anfänglich unauffälliger Entwicklung. Die Kinder können meist frei sitzen, jedoch nicht laufen und haben einen Tremor der Hände. Die Lebenserwartung beträgt 2–3 Jahrzehnte.
- **Typ III (Kugelberg-Welander,** ➤ Abb. 20.21c): Beginn in der 1. bis 2. Dekade mit watschelndem Gangbild, proximaler Schwäche der Beine mehr als der Arme und Tremor der Hände. Die klinischen Symptome sind sehr variabel ausgeprägt; die Lebenserwartung ist meist normal.

Sehr seltene Sonderformen (sog. SMA plus) sind eine autosomal-rezessive SMA mit Zwerchfellschwäche, primärer respiratorischer Insuffizienz und Zwerchfellhochstand (SMARD Typ l), eine SMA mit Arthrogrypose und angeborenen Frakturen der langen Röhrenknochen sowie eine SMA mit olivopontozerebellärer Atrophie und Hirnnervenausfällen.

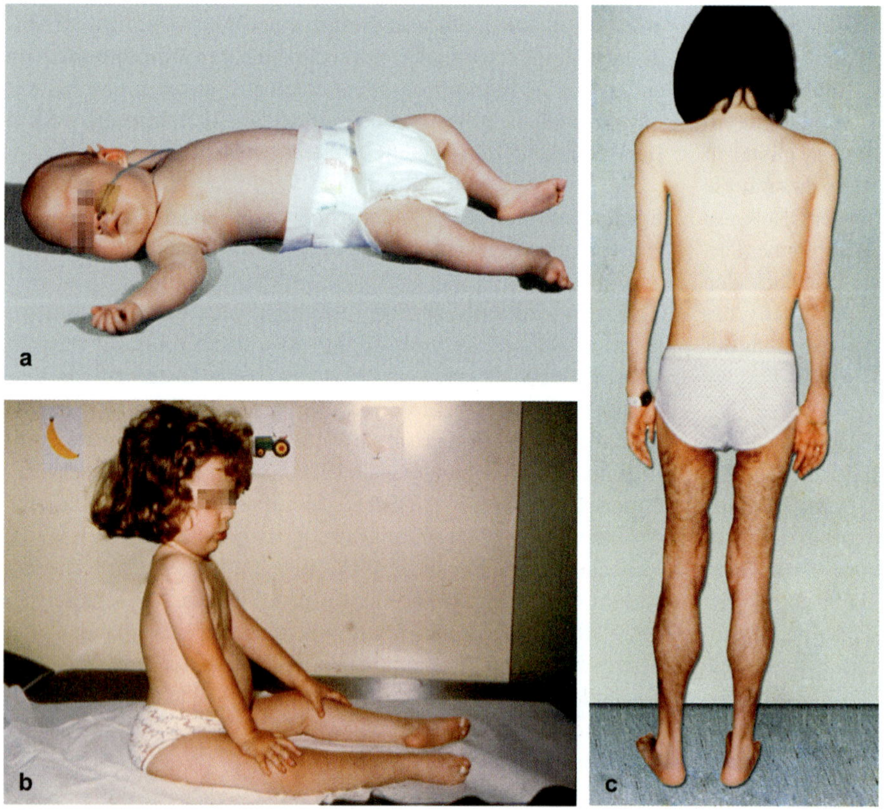

Abb. 20.21 Patienten mit spinaler Muskelatrophie: **a** Typ I: 3 Monate alter Säugling mit stark abduzierten Beinen, schmalem Thorax, aufgetriebenem Abdomen und zeltförmiger Mundform; **b** Typ II: 3 Jahre altes Mädchen mit generalisierter Muskelhypotonie und proximal betonter Muskelschwäche; **c** Typ III: 22-Jähriger mit proximal betonter Muskelatrophie und -schwäche sowie Pseudohypertrophie der Wadenmuskulatur beidseits [R232]

S1-Leitlinie Spinale Muskelatrophie (SMA), Diagnostik und Therapie. AWMF-Registernummer 022-030. Stand: 2.12.2020, gültig 16.7.2025 (in Überarbeitung); https://register.awmf.org/de/leitlinien/detail/022-030

Diagnostik

- **Molekulargenetik** zum Nachweis der Deletion im Exon 7 oder 8 des *SMN1*-Gens
- **EMG** zum Nachweis von pathologischer Spontanaktivität und verbreiterten, polyphasischen Muskelaktionspotenzialen
- **Ultraschall** zum Nachweis von Muskelfibrillationen und pathognomonischer Abnahme der Muskulatur im Verhältnis zur Fettschicht
- **Labor:** CK normal bis mäßig erhöht (1.000 U/l)

Bei der SMA plus ist eine entsprechende weitere Diagnostik notwendig, z. B. ein MRT, um eine zerebrale Beteiligung (olivopontozerebelläre Atrophie) auszuschließen.

Therapie und Prognose

- Bei der Gentherapie mit **Onasemnogen-Abeparvovec** (Zolgensma®) wird eine funktionsfähige Variante des *SMN1*-Gens in einem Trägervektor (AAV9-Virus) durch eine einmalige intravenöse Gabe in das Genom der Motoneuronzellen im Rückenmark eingeschleust, um das funktionsfähige SMN-Protein zu bilden. Die Therapie ist für Kinder mit prä- und symptomatischer SMA zugelassen und erfolgt in speziellen Behandlungszentren. Nebenwirkungen sind u. a. Erbrechen, Fieber, Transaminasenerhöhung, Thrombozytopenie, Atem- und Herzbeschwerden.
- **Risdiplam** (Evrysdi®) aktiviert das *SMN2*-Gen über einen Spleißvorgang der mRNA und erhöht dadurch die Menge an funktionalem SMN-Protein. Es ist seit 2021 für die Behandlung der SMA-Typen 1–3 zugelassen und wird oral gegeben. Nebenwirkungen sind Fieber, Durchfall, Hautausschlag, orale Geschwüre, Arthralgie, Harnwegs- und Ateminfektionen, Verstopfung und Erbrechen.
- **Nusinersen** (Spinraza®) aktiviert das *SMN2*-Gen ebenfalls über einen Spleißvorgang der mRNA und führt zu einer Erhöhung des SMN-Proteins um ca. 64 %. Es ist für die Behandlung der SMA-Typen 1–3 zugelassen und wird alle 2–4 Monate intrathekal über eine Lumbalpunktion gegeben. Nebenwirkungen wie Kopf- und Rückenschmerzen treten als Folge der Lumbalpunktion auf.
- **Symptomatisch** mit Physiotherapie, Ergotherapie, Atemtherapie, Logopädie, Hilfsmitteln.
- **Heimbeatmung** (BiPAP) bei reduzierter Lungenfunktion.

MERKE

Leitsymptome der spinalen Muskelatrophie sind eine ausgeprägte muskuläre Hypotonie mit proximal betonten Paresen und Atrophien sowie Zungenfaszikulationen. Eine kausale Therapie ist seit Kurzem bei den SMA-Typen 1–3 möglich. Wichtig sind außerdem Physiotherapie, Hilfsmittelversorgung und einfühlsame Begleitung.

20.12.2 Erkrankungen der peripheren Nerven

Erkrankungen peripherer Nerven führen zu Muskelschwäche, Muskelatrophie, Minderung oder Verlust der Reflexe, Sensibilitätsstörungen und sensibler Ataxie sowie vegetativen Funktionsstörungen. Die Symptome sind entweder auf den Versorgungsbereich eines oder weniger Nerven begrenzt (fokale Neuropathie, Mononeuropathia multiplex und Plexusneuritis), oder sie sind symmetrisch distal betont an den Beinen mehr als an den Armen (Polyneuropathien). Chronische Polyneuropathien sind bei Kindern im Gegensatz zu Erwachsenen viel häufiger angeboren als erworben. Neurophysiologisch kann eine axonale von einer demyelinisierenden und gemischten Nervenschädigungen unterschieden werden:

- Demyelinisierende Schädigung: verzögerte Nervenleitgeschwindigkeit (NLG < 40 m/s), normale Amplitude
- Axonale Schädigung: reduzierte Amplitude (< 5 uV), normale NLG, Denervationszeichen im EMG (Spontanaktivität, polyphasische Potenziale motorischer Einheiten, reduzierte Muskelfaserrekrutierung bei Maximalinnervation)

S2k-Leitlinie Differentialdiagnose der hereditären und erworbenen Neuropathien im Kindes- und Jugendalter. AWMF-Registernummer 022-027. Stand: 1.7.2021, gültig 30.6.2026; https://register.awmf.org/de/leitlinien/detail/022-027

Hereditäre motorische und sensible Neuropathie

Definition Hereditäre Neuropathien sind genetisch determinierte Erkrankungen der motorischen und sensiblen peripheren Nerven mit unterschiedlichen klinischen, elektrophysiologischen und histopathologischen Veränderungen.

Epidemiologie Mit einer Prävalenz von 20–40 : 100.000 gehören die hereditären motorischen und sensiblen Neuropathien (HMSN) zu den häufigsten Erbkrankheiten.

Ätiologie und Pathogenese Der Erbgang ist autosomal-dominant oder -rezessiv bis auf die seltene X-chromosomale Verlaufsform bei der HMSN Typ I. Durch segmentale De- und Remyelinisierungen (Zwiebelschalenformationen) kommt es zu reduzierten markhaltigen Fasern und zur axonalen Degeneration als gemeinsame Endstrecke. In 70 % liegt den HMSN eine Duplikation im Myelinprotein-Gen *(PMP22)* oder in einem anderen Gen auf den Chromosomen 5, 8 und 11 zugrunde. Die genetische Klassifikation ersetzt zunehmend die noch übliche klinische Klassifikation der hereditären Neuropathien.

Symptome Die Polyneuropathie führt zu einer symmetrischen distal betonten Muskelschwäche und Muskelatrophie mit Verlust der MER und Sensibilitätsstörungen an den Beinen mehr als an den Armen. Abhängig von Krankheitsbeginn und -verlauf, Symptomen und Pathophysiologie werden verschiedene Typen unterschieden.

Einteilung

- **HMSN/CMT Typ I (Charcot-Marie-Tooth-Syndrom):** Die **demyelinisierende Form** ist am häufigsten. Sie tritt im 1. bis 2. Lebensjahrzehnt auf mit neurogenem Hohlfuß, Fußheberschwäche und Steppergang infolge einer langsam progredienten distalen Muskelschwäche und -atrophie der Beine. Sensibilitätsstörungen und Schmerzen der Waden sind selten und gering ausgeprägt. Ursache ist eine Mutation im Gap-Junction-Protein Connexin 32.
- **HMSN Typ II:** Die **axonale Form** ist selten. Sie tritt im 2. bis 3. Lebensjahrzehnt mit den gleichen Symptomen, aber deutlich geringerer Ausprägung auf als die HMSN Typ I. Die Reflexe sind oft erhalten, typisch ist ein Tremor.
- **HMSN Typ III (Déjerine-Sottas-Syndrom):** Die **demyelinisierende hypertrophe Form** tritt im 1. Lebensjahrzent auf mit einer Verzögerung der motorischen Entwicklung, asymmetrischen Paresen, progredienten Muskelatrophien und Ausfall der MER. Sensibilitätsstörungen und Schmerzen sind häufiger als bei den anderen Formen. Im Liquor findet sich eine Eiweißerhöhung. Bei einer **Unterform** treten zusätzlich Schluck- und Atemstörungen sowie eine Arthrogryposis multiplex congenita auf.
- Die **kongenitale hypomyelinisierende Neuropathie (CHN)** tritt bereits im 1. Lebensjahr auf und zeigt die schwerste Ausprägung aller hereditären Neuropathien.
- Die **hereditäre Neuropathie mit Neigung zu Drucknekrosen (HNPP)** tritt in jedem Lebensalter mit reversiblen Lähmungen und Parästhesien bei alltäglichen Druckbelastungen auf. Häufig entwickelt sich ein Karpaltunnelsyndrom.
- **Sehr seltene Typen einer HMSN zeigen eine Kombination mit:**
  - Retinitis pigmentosa und Taubheit durch eine Phytansäureabbaustörung (HMSN Typ IV bzw. Refsum-Erkrankung),
  - spastischer Paraparese (HMSN Typ V),
  - Optikusatrophie (Typ VI) oder Optikusatrophie und Retinitis pigmentosa (Typ VII).

Diagnostik

- **Neurografie** axonale, demyelinisierende, gemischte Schädigung.
- **EMG** zum Nachweis von Denervationszeichen bei axonalen Formen.
- **Molekulargenetik** ersetzt die Nervenbiopsie (N. suralis).
- **Labor** bei unklaren Fällen zum Nachweis von Phytansäure (Morbus Refsum) und sekundären Polyneuropathien (s. u.).

Differenzialdiagnose Neben symptomatischen Polyneuropathien müssen hereditäre Stoffwechselerkrankungen wie die Refsum-Erkrankung, die α-β-Lipoproteinämie Bassen-Kornzweig und der Morbus Fabry (α-Galaktosidase-Mangel) sowie neurodegenerative Krankheiten wie Friedreich-Ataxie und Ataxia teleangiectasia (Louis-Bar) ausgeschlossen werden.

Therapie Die Therapie ist symptomatisch. Physiotherapie soll Kontrakturen vermeiden; wichtig sind Hilfsmittel (Innenschuh,

Diagnostik

- **Liquor:** Eiweißerhöhung bei normaler Zellzahl ist pathognomonisch (oft erst 1 Woche nach Krankheitsbeginn), oligoklonale IgG-Banden, Gangliosid-Antikörpertiter GM1 und GDlb
- **Motorische NLG:** Leitungsblock (Amplitudenminderung), verzögerte F-Welle
- **Spinales MRT:** bei atypischen Befunden zum Ausschluss einer Raumforderung (Stoppliquor), Kontrastmittelanreicherung der Nervenwurzeln in 50 %
- **Stuhlprobe:** *Campylobacter*-Infektion

Differenzialdiagnose Insbesondere bei scharf begrenzten Sensibilitätsausfällen sind eine Querschnittsmyelitis oder ein Rückenmarkstumor auszuschließen.

Therapie

- **Immunglobuline,** 2 g/kg KG über 2–5 Tage, verkürzen den Krankheitsverlauf bei zwei Drittel der Patienten. Bei frühen Rezidiven durch anhaltende Krankheitsaktivität (10 %) kann die Therapie nach 3–4 Wochen wiederholt werden.
- **Plasmapherese:** in schweren Fällen, wenn Immunglobuline keine Besserung bewirken.
- **Symptomatische Therapie** bei Ateminsuffizienz (Beatmung), Herzrhythmusstörungen und Bluthochdruck (Betablocker) unter EKG- und Peak-Flow-Monitoring.
- **Rehabilitationsbehandlung** bei den meisten Patienten.

Prognose Die Langzeitprognose ist gut. Bei den meisten Kindern kommt es zu einer vollständigen Rückbildung der Symptome. Allerdings ist die Mortalität durch Komplikationen im Krankheitsverlauf erhöht.

MERKE
Das GBS ist eine postinfektiöse autoimmunologische demyelinisierende Polyradikuloneuritis mit langsam von den Füßen aufsteigenden schlaffen Paresen und Hirnnervenausfällen. Gefährlich sind Ateminsuffizienz und kardiovaskuläre Komplikationen. Typisch ist eine Eiweißerhöhung im Liquor bei normaler Zellzahl in den ersten 2 Krankheitswochen. Vorher findet sich häufig schon ein Leitungsblock in der Neurografie. Der Krankheitsverlauf wird durch die frühzeitige Gabe von Immunglobulinen abgekürzt.

Chronische inflammatorische demyelinisierende Polyneuropathie

Definition Die chronische inflammatorische demyelinisierende Polyneuropathie (CIDP) ist viel seltener als das GBS und tritt bevorzugt zwischen dem 5. und 15. Lebensjahr auf. Sie unterscheidet sich vom GBS durch die längere Progressionsdauer und den rezidivierend-remittierenden (66 %) oder chronisch-progredienten (33 %) Verlauf über Monate bis Jahre.

Ätiologie und Pathogenese Die Pathogenese ist unbekannt, vermutet wird ein autoimmunologischer Prozess.

Symptome Die klinischen Symptome entsprechen dem GBS, allerdings kommt es ohne Therapie zu schweren motorischen Behinderungen bis zum Verlust der Gehfähigkeit.

Diagnostik Vom GBS ist die Erkrankung nur durch die längere Progressionsdauer von mehr als 6 Wochen und den Verlauf mit erneuten Verschlechterungen zu unterscheiden. Histologisch finden sich ein axonaler Untergang und Lymphozyteninfiltrate.

Therapie

- Immunglobuline oder Plasmapherese alle 4–8 Wochen
- Prednison 1–2 mg/kg KG in 3 Dosen bis zur klinischen Besserung, dann schrittweise Dosisreduktion zur Vermeidung von Nebenwirkungen, ggf. Azathioprin, Ciclosporin A oder Rituximab

Prognose Die Prognose ist im Kindesalter besser als bei Erwachsenen. Häufig kommt es jedoch zu geringen residualen Paresen.

20.12.3 Erkrankungen der neuromuskulären Endplatte

Myasthenia gravis

Definition Die Myasthenia gravis ist eine **autoimmunologische Erkrankung der motorischen Endplatte** mit belastungsabhängiger Muskelschwäche.

Epidemiologie Die Inzidenz liegt bei 0,5–1 : 100.000, in 10 % der Fälle mit Beginn im Kindesalter.

Ätiologie und Pathogenese Beeinträchtigung der neuromuskulären Übertragung in der motorischen Endplatte infolge einer Rezeptorblockade oder eines beschleunigten Abbaus von **Acetylcholinrezeptoren** der neuromuskulären Synapsen durch **thymusvermittelte Antikörper.** Bei etwa 10 % der Patienten entwickelt sich ein Thymom.

Symptome Zu Beginn der Erkrankung und bei der okulären Form kommt es zu Doppelbildern und einer Ptosis nach längerem Lesen. Im Verlauf entwickeln sich eine Schluckstörung und eine Schwäche der Extremitätenmuskulatur mit Zunahme bei Belastung und im Tagesverlauf. Kinder von Müttern mit einer Myasthenie können nach der Geburt eine generalisierte Muskelschwäche mit Ernährungsproblemen durch transplazentar übertragene Antikörper entwickeln (transiente neonatale Form). Myasthene Krisen mit Atemmuskelschwäche können durch Infekte und zahlreiche Medikamente ausgelöst werden, die bei Myasthenie kontraindiziert sind (u. a. orale Kontrazeptiva, Aminoglykosid-Antibiotika, Neuroleptika, Benzodiazepine, Barbiturate, zahlreiche Antiepileptika, D-Penicillamin, Magnesium, Betablocker, Antiarrhythmika, Chinin, Muskelrelaxanzien).

S2k-Leitlinie Diagnostik und Therapie myasthener Syndrome. AWMF-Registernummer 030-087. Stand: 10.11.2022, gültig 9.11.2025; https://register.awmf.org/de/leitlinien/detail/030-087

20

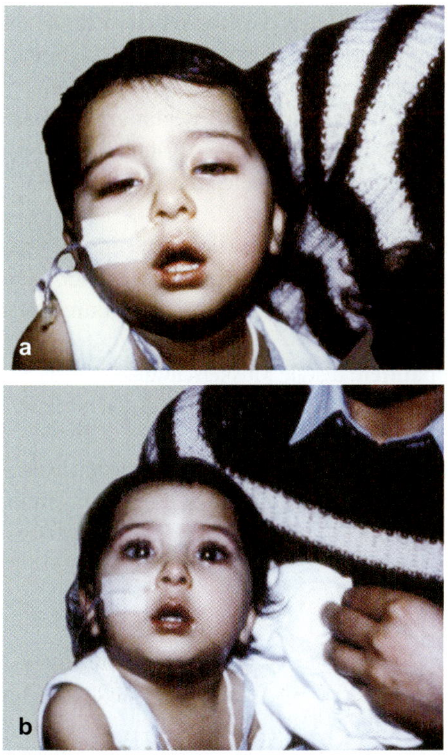

Abb. 20.22 Tensilon®-Test (mit Edrophoniumchlorid) bei einer Patientin mit Myasthenia gravis: **a** beidseitige Ptosis, die **b** nach i. v. Gabe von Edrophoniumchlorid vollständig verschwindet [R232]

Diagnostik

- **Muskelbelastungstests** beim Blick nach oben über 1 min (**Simpson-Test** → Ptose im positiven Fall) und beim Kopfbeugen im Liegen gegen die Schwerkraft über 20-mal (**Kopfbeugetest** → Schwäche der Nackenmuskulatur im positiven Fall) zum Nachweis der Muskelschwäche.
- **Tensilon**®-Test mit Edrophoniumchlorid 0,1–0,2 mg/kg KG (max. 1 mg) i. v. unter intensivmedizinischer Überwachung (Atropin im Notfall) reduziert die Muskelschwäche stark bei Myasthenia gravis, weniger bei den genetischen Myasthenien (Depolarisationsblock; ➤ Abb. 20.22).
- **Acetylcholinrezeptor-, MuSK- und Anti-Titin-Antikörper** sind bei Kindern in 50 % der Fälle nachweisbar, auch ein minimal erhöhter Antikörper ist bei passender Klinik pathologisch zu werten.
- **EMG** mit repetitiver Nervenstimulation zum Nachweis einer pathognomonischen Amplitudenabnahme des Summenpotenzials von ≥ 10 % („Dekrement").
- **MRT** in jährlichen Abständen zum Nachweis eines Thymoms.

Differenzialdiagnose Wichtig ist die Unterscheidung der autoimmunologischen Myasthenia gravis vom hereditären **kongenitalen myasthenischen Syndrom.**

Therapie

- **Pyridostigmin** 1 mg/kg KG alle 4–5 h zur Rückbildung der Muskelschwäche durch eine Hemmung der Cholinesterase. Überdosierung kann cholinerge Krise auslösen mit ähnlichen Symptomen wie bei Myasthenie (Gabe von Atropin).
- **Prednison** 1–2 mg/kg KG bis zum Erreichen einer deutlichen Besserung.
- **Azathioprin** 1,5–3 mg/kg KG (max. 150 mg) in 2–3 Dosen bei der generalisierten Myasthenie für 2–3 Jahre (angestrebte Gesamt-Leukozytenzahl > 3.500 µl, absolute Lymphozytenzahl 500–900 µl) bis zur Remission (stabile Acetylcholinrezeptor-Antikörper-Titer).
- **Rituximab** 375 mg/m² KOF bei therapierefraktärer Myasthenia gravis unter Steroiden und Azathioprin.
- **Thymektomie** bei generalisierter Myasthenia gravis so früh wie möglich bei stabilem Krankheitsverlauf, führt in ca. 70 % der Fälle zur Besserung und in 30 % zur Vollremission.
- **Immunglobuline** 2 g/kg KG über 2–5 Tage oder **Plasmapherese** bei **myasthener Krise.**
- Symptomatisch bei der **neonatalen Myasthenie;** Symptome verschwinden nach 2–4 Wochen.

Prognose Die Prognose ist unter Ausschöpfung aller Therapiemöglichkeiten in den meisten Fällen gut.

MERKE

Typisch für die Myasthenia gravis ist eine belastungsabhängige generalisierte Muskelschwäche mit vorausgehenden Doppelbildern. Bei der transienten neonatalen Form, deren Ursache transplazentar übertragene Antikörper der Mutter sind, kommt es postpartal oft nur zu Ernährungsproblemen.

Kongenitales myasthenes Syndrom

Definition Das kongenitale myasthene Syndrom ist eine sehr seltene autosomal-dominante oder autosomal-rezessive Erkrankung mit Ptosis und Schluckstörung in den ersten 3 Lebensjahren.

Ätiologie und Pathogenese Durch eine **Mutation im *CHAT*-Gen** (Cholin-Acetyltransferase, 10q11.2) oder anderen Genen kommt es in der motorischen Endplatte zu einer Störung der Rezeptor- und Kanalfunktion oder der Synthese und Bereitstellung von Acetylcholin mit Beeinträchtigung der prä- oder postsynaptischen Impulsübertragung.

Symptome Ptosis, Schluckstörung und vermindertes Schreien bis zur generalisierten Muskelschwäche in den ersten Lebenswochen. Krisenhafte bulbäre Symptome und Apnoe können durch Fieber oder Anstrengung provoziert werden und plötzlich zum Tod führen.

Diagnostik

- **Molekulargenetik** (Mutation im *CHAT*-Gen oder anderen Genen)
- **Tensilon®-Test mit Edrophoniumchlorid** (s. o.) mit inkonstantem Ansprechen
- **EMG** mit repetitiver Nervenstimulation führt zur Amplitudenabnahme des Summenpotenzials (Dekrement)
- Acetylcholinrezeptor-AK nicht nachweisbar

Therapie
- **Pyridostigmin** kann zur Besserung führen.
- **Symptomatisch** bei krisenhaften Episoden mit Beatmung.

Prognose Abhängig von der Art des Defekts sind eine Besserung und sogar eine Normalisierung der Symptomatik möglich.

MERKE
Fehlende klinische Besserung durch Edrophoniumchlorid und fehlender Nachweis von Acetylcholinrezeptor-Antikörpern in den ersten Lebensjahren schließen das Vorliegen eines kongenitalen myasthenischen Syndroms nicht aus.

20.12.4 Angeborene Myopathien

Der Begriff angeborene Myopathien bezeichnet eine heterogene Gruppe angeborener Erkrankungen der Muskulatur. Allen gemeinsam sind hypotone Muskelschwäche, Muskelatrophien und Minderung der MER. Pathogenetisch werden unterschieden:
- Kongenitale Myopathien durch eine morphologische Strukturanomalie des Muskels
- Muskeldystrophien durch eine Erkrankung des Sarkolemms der Muskelzelle
- Myotone Dystrophie durch eine Verlängerung von CTG-Repeats
- Myotonie durch eine Instabilität der Muskelzellmembran infolge einer Ionenkanalerkrankung

Kongenitale Myopathien

Definition Kongenitale Myopathien sind seltene, durch Strukturanomalien und Einschlüsse der Muskelfasern oder durch Verteilungsstörungen der Fasertypen hervorgerufene Erkrankungen mit früh beginnender Hypotonie und Muskelschwäche (Floppy-Infant-Syndrom).

Ätiologie und Pathogenese Kongenitale Myopathien werden nach der morphologischen Strukturanomalie in der Muskelbiopsie in verschiedene Typen mit unterschiedlichen genetischen Defekten eingeteilt.

Symptome Verdächtig sind reduzierte intrauterine Kindsbewegungen und eine früh beginnende Muskelschwäche. Im Gegensatz zu anderen angeborenen Myopathien kommt es im Verlauf der Kindheit zu einer Verbesserung der Kraft und Funktion. Allerdings treten auch schwere Kontrakturen, eine Skoliose und eine respiratorische Insuffizienz auf.

Einteilung
- **Central-Core-Myopathie:** kongenitaler Beginn ohne Progredienz mit Hohlfußbildung, Kyphoskoliose, sekundär Hüftluxation, hohem Risiko einer malignen Hyperthermie durch Mutationen im Ryanodin-Rezeptor-Gen mit autosomal-dominantem oder autosomal-rezessivem Erbgang
- **Minicore-Myopathie:** leichte Muskelschwäche, Ptosis, nächtliche Hypoventilation, Kardiomyopathie durch Mutationen im Selenoprotein-N- und im Ryanodin-Rezeptor-Gen
- **Myotubuläre Myopathie:** früher Beginn mit Facies myopathica, Ophthalmoplegie, respiratorischer Insuffizienz, mentaler Retardierung und zerebralen Anfällen mit X-gebundener und autosomal-rezessiver Vererbung
- **Nemalin-Myopathie:** schwere neonatale und klassische Verlaufsform mit Schluckstörung, Dysarthrie, Kontrakturen, Hypoventilation und kardialer Beteiligung durch verschiedene Mutationen
- **Desminopathien:** distale Muskelschwäche, Ptosis, Schluckstörung und myokardiale Beteiligung durch eine Desminvermehrung im Muskel
- **Kongenitale Fasertypdisproportion:** proximale Muskelschwäche, Ptosis und Skelettdeformitäten durch eine Prädominanz hypotropher Typ-1-Fasern und Minderung hypertropher Typ-2-Fasern

Diagnostik
- Molekulargenetik ist bei einigen Erkrankungen möglich
- Muskelbiopsie
- Labor: leicht erhöhte CK
- EMG und Muskelsonografie: zeigen unspezifische Befunde
- Kardiologische Untersuchung mit EKG, Echokardiografie und Polygrafie wegen nächtlicher Hypoventilation

Therapie Physiotherapie zur Kontrakturprophylaxe und Hilfsmittelversorgung.

MERKE
Spezifische Strukturanomalien der Muskelfasern können zu einer kongenitalen Hypotonie und Muskelschwäche (Floppy-Infant-Syndrom) mit Skelettanomalien und Kontrakturen führen. Im Rahmen einer Anästhesie kann eine maligne Hyperthermie auftreten (Central-Core-Myopathie).

Progressive Muskeldystrophien

Definition Muskeldystrophien sind hereditäre Erkrankungen des Sarkolemms der Muskelzelle mit progressiver Muskelschwäche und -atrophie.

Epidemiologie Bei einer Inzidenz von 1 : 2.000–3.000 gibt es in Deutschland etwa 25.000–40.000 erkrankte Menschen.

Ätiologie und Pathogenese Mutationen im *DMD*-Gen auf dem X-Chromosom führen zur Muskeldystrophie Duchenne und Becker-Kiener. Die Mutation führt zum Funktionsausfall von Dystrophin, welches das intrazelluläre Aktinfilament mit dem transmembranösen Komplexbestandteil Dystroglykan verbindet. Letzterer ist einer der wichtigsten Rezeptoren für Proteine der Basalmembran. Außerdem ist Dystrophin mit dem **Sarkoglykan-Komplex** in der Basalmembran verbunden. Gemeinsam werden diese Proteine als **Dystrophin-Glykoprotein-Komplex** (➤ Abb. 20.23) bezeichnet. Der Komplex verbindet die kontraktilen Elemente des Zytoskeletts mit der extra-

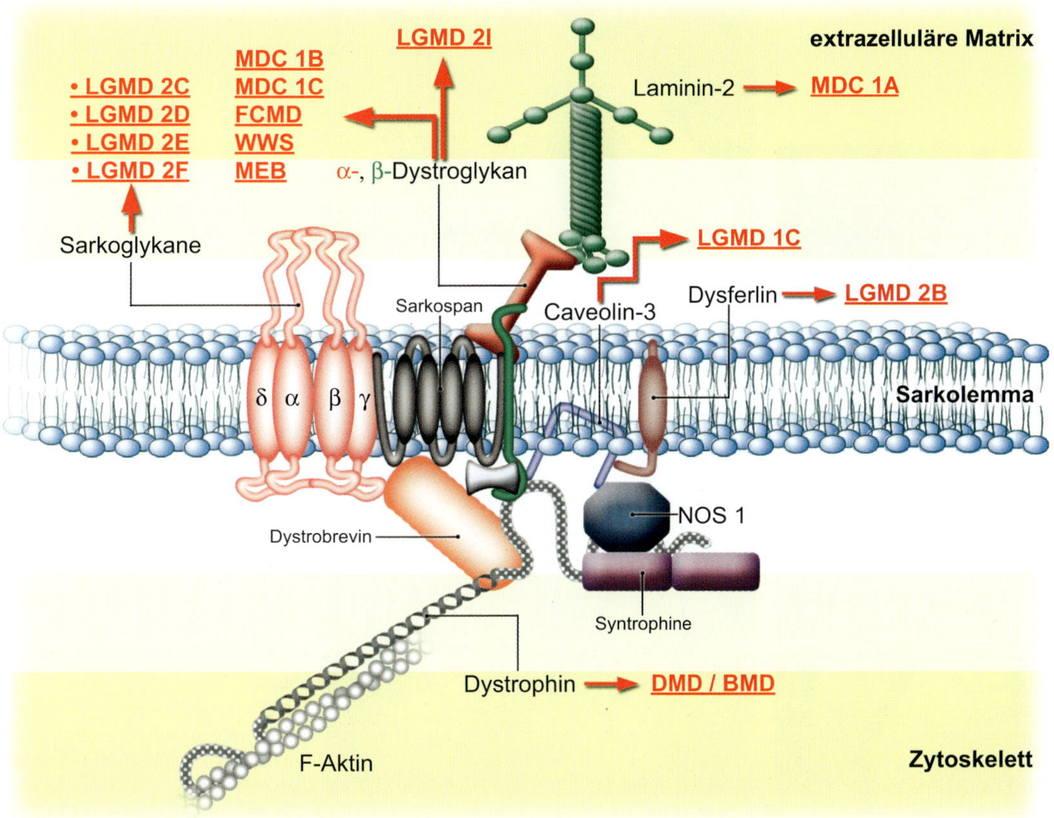

Abb. 20.23 Der Dystrophin-Glykoprotein-Komplex (DGC) verbindet das subsarkolemmale Zytoskelett mit der extrazellulären Matrix. 14 verschiedene Muskeldystrophien sind mit dem DGC assoziiert (LGMD = „limb girdle muscular dystrophy"; FCMD = „Fukuyama congenital muscular dystrophy"; MDC = „congenital muscular dystrophy" [neue Nomenklatur]; WWS = Walker-Warburg-Syndrom; MEB = „muscle-eye-brain") [R232]

zellulären Muskelzellmatrix. Seine Funktion besteht in der Kraftübertragung und dem Schutz der Zellmembran. Mangel, komplettes Fehlen oder Defekte im Dystrophin-Glykoprotein-Komplex führen zu verschiedenen Muskeldystrophien.

MERKE
Am häufigsten sind hereditäre Muskelerkrankungen durch eine Störung von Dystrophin-Glykoprotein-Komplexen im Sarkolemm der Muskelzelle bedingt. Klinisch zeigen sich zunehmende Paresen und Atrophien.

Symptome Eine progressive Muskelschwäche und Muskelatrophien sowie eine Minderung des Muskeltonus und der Reflexe sind allen Typen gemeinsam. Unterschiede finden sich im Krankheitsbeginn und -verlauf und bei weiteren Symptomen.

Einteilung

- Die **Muskeldystrophie Duchenne (X-chromosomal)** ist mit einer Inzidenz von 1 : 3.500 Jungen am häufigsten. Durch den vollständigen Funktionsausfall von Dystrophin kommt es erst zu einer motorischen Entwicklungsverzögerung und ab dem 2. bis 3. Lebensjahr zu einer langsam progredienten gliedergürtelbetonten Muskelschwäche mit Scapula alata, Gangstörung, Hyperlordose und Pseudohypertrophie der Wadenmuskulatur durch Muskelverfettung (➤ Abb. 20.24a). Im Verlauf stützen die Patienten beim Aufstehen vom Boden die Hände zur Hilfe auf die Knie (**Gowers-Phänomen,** ➤ Abb. 20.24b) und verlieren um das 10. Lebensjahr ihre Gehfähigkeit. Es entstehen Kontrakturen mit Spitzfußstellung, eine respiratorische Insuffizienz durch die Skoliose und Schwäche der Atemmuskulatur sowie eine Herzinsuffizienz und Herzrhythmusstörungen durch eine Kardiomyopathie mit tödlichem Ausgang zwischen dem 20. und 30. Lebensjahr. Die mentale Entwicklung ist meist leicht beeinträchtigt.
- Die **Muskeldystrophie Becker (X-chromosomal)** ist mit einer Inzidenz von 1 : 17.000 Jungen seltener. Durch die Verminderung von Dystrophin kommt es zu einem milderen Krankheitsbild mit späterem Beginn um das 5. Lebensjahr, langsamerem Verlauf und sehr variabler Symptomatik von Muskelschmerzen bis zum Verlust der Gehfähigkeit. Wadenhypertrophie und mentale Retardierung sind seltener; eine Kardiomyopathie kann die Lebenserwartung einschränken.
- Die **Muskeldystrophie Emery-Dreifuss (X-chromosomal, autosomal-dominant)** ist noch seltener. In der 1. Dekade kommt es zu Paresen im Schultergürtel- und Oberarmbereich, später zu Kontrakturen der Ellenbogen und Achillessehnen sowie zu einer Rigidität der Wirbelsäule. Eine nächtliche Hypoventilation, Kardiomyopathie und plötzlicher Herztod durch Erregungsleitungsblocks (Herzschrittmacher) können auftreten.
- Die **fazioskapulohumerale Muskeldystrophie (autosomal-dominant)** ist sehr selten mit variablem Krankheitsbeginn und -verlauf. Es können Muskelschmerzen, Ptose, Fazialisparese,

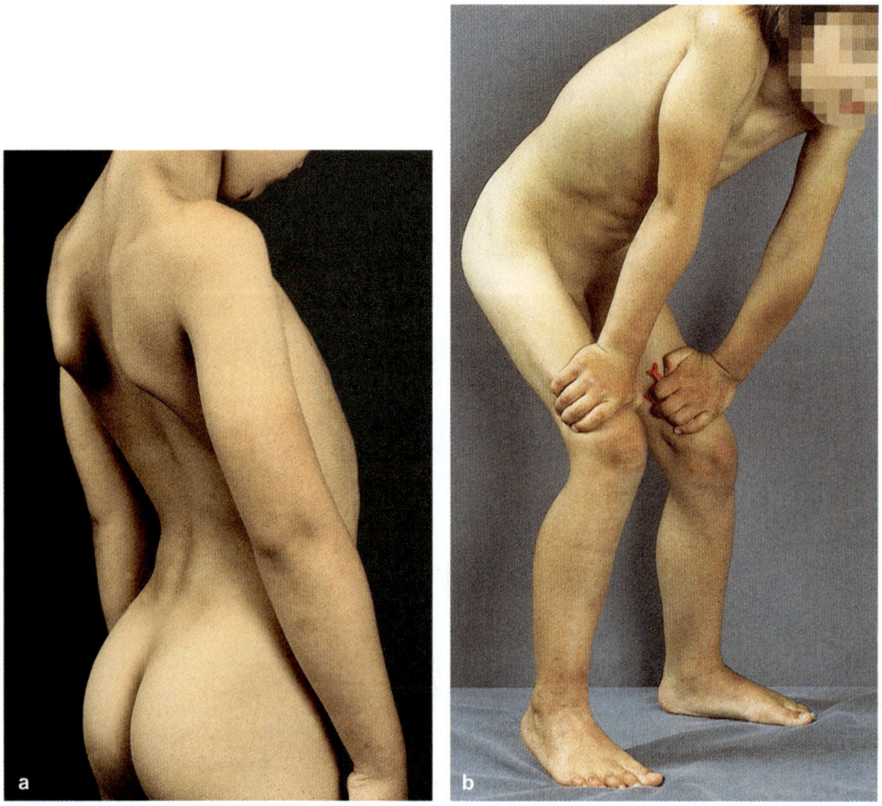

Abb. 20.24 **a** 8-jähriger Junge mit Muskeldystrophie Duchenne mit generalisierter muskulärer Hypotonie, Schwäche und ausgeprägter Hyperlordose.
b Positives Gowers-Phänomen: Aufstehen vom Boden ist nur mit Aufstützen der Hände auf die Oberschenkel möglich [T409]

Armheberschwäche, Scapula alata, Schultergürtelatrophie und Schwäche der Beine mit Gehunfähigkeit auftreten. Außerdem können eine kochleäre Hörstörung, Teleangiektasien und Mikroaneurysmen der Retina (Coats-Syndrom) vorkommen. Eine kardiale Beteiligung findet sich nicht.

- Die **Gliedergürtelmuskeldystrophie (autosomal-dominant** und **-rezessiv)** ist selten. Es kommt zu einer proximal betonten Muskelschwäche, nächtlicher Hypoventilation und Kardiomyopathie ähnlich wie bei der Duchenne-/Becker-Muskeldystrophie, jedoch ohne Intelligenzminderung.
- **Kongenitale Muskeldystrophien** sind sehr selten und heterogen. Durch verschiedene Kollagenstörungen kommt es sehr früh zu einer ausgeprägten Muskelhypotrophie mit Überstreckbarkeit der Gelenke, Kontrakturen und Skoliose oder Wirbelsäulenrigidität. Charakteristisch sind Zusatzsymptome wie eine Epilepsie beim Laminin-α_2-Mangel (MDC 1A), eine Hirnfehlbildung (Lissenzephalie) und Sehbehinderungen beim Walker-Warburg-Syndrom, der kongenitalen Muskeldystrophie Fukuyama und der „Muscle-eye-brain"-Erkrankung.

S1-Leitlinie Diagnostik von Myopathien. AWMF-Registernummer 030-115. Stand: 23.5.2021, gültig 22.6.2026; https://register.awmf.org/de/leitlinien/detail/030-115

Diagnostik

- **Labor:** CK stark ↑ (> 1.000–10.000 U/l), geringer GOT, GPT, LDH bei normaler Leberfunktion (CHE, GGT)
- **Molekulargenetik**
- **Ultraschall:** typische Echoanhebung der Muskulatur (➤ Abb. 20.25)
- **MTR:** kann spezifische Muster und Erkrankungstypen differenzieren und den Krankheitsverlauf beurteilen (quantitative MRT)

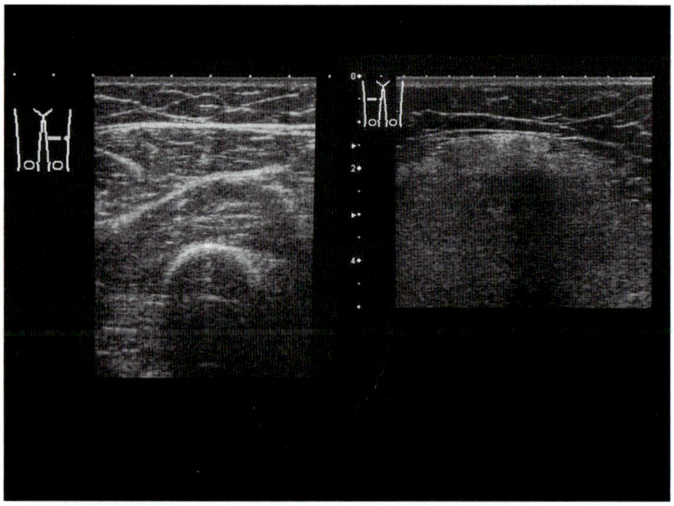

Abb. 20.25 Sonografie der Muskulatur: **a** Normalbefund eines Querschnittsbildes; **b** Sonografie eines 15 Jahre alten Jungen mit Muskeldystrophie Duchenne: hochgradig verschmächtigte, reflexreiche Muskulatur mit verminderter Schallpenetration; der normale Femurreflex ist rechts praktisch unsichtbar [R232]

- **EMG** zum Nachweis myogener Veränderungen (niedrige Amplitude, erhöhte Polyphasierate, vorzeitige Rekrutierung motorischer Einheiten)
- **Muskelbiopsie** mit Immunhistochemie, Western Blot bei unauffälliger Genetik
- **Kardiologische Untersuchung:** Echokardiografie, Langzeit-EKG
- **Pulmologische Untersuchung:** BGA, Sauerstoffsättigung, Lungenfunktion, Polygrafie im Verlauf
- **Orthopädische Untersuchung** und Röntgen der Wirbelsäule bei Skoliose im Verlauf

Differenzialdiagnose Neben anderen hereditären Myopathien kommen mitochondriale, metabolische und inflammatorische Muskelerkrankungen in Betracht.

Therapie

- **Prednison** 0,75 mg/kg KG (max. 30 mg/Tag) oder **Deflazacort** 0,9 mg/kg KG (max. 36 mg/Tag) am Morgen kann bei Patienten mit Muskeldystrophie Duchenne zu einer Verbesserung der Gehfähigkeit ab 3–4 Jahren führen. Der Einsatz erfolgt bis zum Verlust der Gehfähigkeit. Bei Nebenwirkungen (Katarakt, Bluthochdruck, AV-Block, Gewichtszunahme) ist eine Dosisreduktion (25–30 %) bzw. eine alternierende Gabe jeden 2. Tag oder in wöchentlichen Abständen sinnvoll.
- **Ataluren** 40 mg/kg KG in 3 Dosen kann bei Patienten mit Muskeldystrophie Duchenne und einer speziellen (Nonsens- bzw. Stopp-)Mutation zur Verbesserung der Gehfähigkeit bei Patienten ab 5 Jahren führen. Patienten mit Deletionen oder Duplikationen sprechen nicht auf die Therapie an.
- **Kreatinmonohydrat** 0,1 g/kg KG kann vorübergehend zu einer Kraftzunahme um ca. 10 % führen, Medikamentenpausen sollte alle 3 Monate für 4 Wochen erfolgen.
- Wirbelsäulenoperation bei Skoliose über 20–30°.
- Symptomatisch mit **Physiotherapie** und **Hilfsmitteln** (Orthesen, Stehständer) zur Kontraktur- und Skolioseprophylaxe, **BiPAP-Heimbeatmung** bei Schlafapnoe-Syndrom, kardiologische Therapie bei Kardiomyopathie.

MERKE

- Vor den typischen Muskelparesen und Atrophien kommt es häufig zu einer motorischen Entwicklungsverzögerung mit Ungeschicklichkeit und vorzeitiger Ermüdbarkeit.
- Das Gowers-Phänomen dient als Hinweis für eine fortgeschrittene Muskelschwäche. Beim Aufstehen stützen sich die Kinder mit den Händen am Oberschenkel ab und drücken sich nach oben.
- In fortgeschrittenen Krankheitsstadien entwickeln sich oft nächtliche Hypoventilationen, eine Kardiomyopathie und atrioventrikuläre Blocks mit plötzlichem Herztod. Kontrakturen treten besonders bei der Muskeldystrophie Emery-Dreifuss und bei kongenitalen Muskeldystrophien auf.
- Typisch ist die exzessiv erhöhte CK mit leicht erhöhten Transaminasen. Bei begründetem Verdacht sollte eine Muskelbiopsie nur bei unauffälligem Ergebnis der molekulargenetischen Untersuchung erfolgen.

Myotone Dystrophie (Curschmann-Steinert)

Definition Die myotone Dystrophie ist eine Multisystemerkrankung mit Beteiligung von Muskulatur, Auge, Endokrinium und ZNS.

Epidemiologie Die Inzidenz liegt bei 1 : 8.000 Geburten.

Ätiologie und Pathogenese Ursache ist eine autosomal-dominant vererbte Vermehrung von CTG-Trinukleotid-Wiederholungen (> 50–4.000) im Myotonin-Proteinkinase-Gen (Chromosom 19q13.3), deren Länge mit dem Phänotyp der Erkrankung korreliert. Das Risiko, an einer kongenitalen myotonen Dystrophie zu erkranken, liegt für erstgeborene Kinder erkrankter Mütter bei 3–9 % und für weitere Kinder bei 20–37 %, insbesondere bei einer Expansion des Triplets > 1 Kilobasen. In nachfolgenden Generationen kommt es oft zu einem schweren Krankheitsverlauf (**Antizipation**).

Symptome Die myotone Dystrophie führt zu einer Muskelschwäche im Gesicht mit Ptosis (**Facies myopathica**), im Pharynx mit näselnder oder verwaschener Sprache und an den Extremitäten distal betont. Charakteristisch ist die Myotonie mit verzögerter Muskelentspannung nach Händedruck oder **persistierender Muskeldelle** nach Perkussion eines Muskels mit dem Reflexhammer. Katarakt, Innenohrschwerhörigkeit, periphere Neuropathie, Kardiomyopathie, endokrinologische Störungen und Herzrhythmusstörungen treten nach der Pubertät auf. Erkrankungsalter und Symptomausprägung variieren in Abhängigkeit von der CTG-Repeat-Länge. Ein **neonataler Krankheitsbeginn** mit Hypotonie und Schwäche bis zur Schluck- und Ateminsuffizienz sowie mentaler Retardierung tritt bei Vererbung über eine symptomatische Mutter auf. Das **Narkoserisiko** ist erhöht, da depolarisierende Relaxanzien, Barbiturate und Benzodiazepine zu schweren Nebenwirkungen führen können.

Diagnostik

- Molekulargenetik
- EMG (ggf. bei den Eltern) zum Nachweis myotoner Entladungen (Sturzkampfbomber-Geräusch)

Therapie Eine Behandlung der Myotonie mit Mexiletin, Carbamazepin, Chinidin oder Procainamid ist selten erforderlich. Herzrhythmusstörungen müssen vor dem Auftreten klinischer Symptome mit einem Schrittmacher behandelt werden.

Prognose Die Prognose ist im Allgemeinen gut. Eine genetische Beratung ist unbedingt notwendig.

MERKE

Erkrankungsalter und Symptomausprägung korrelieren mit der Länge der CTG-Repeats. Charakteristisch sind systemüberschreitende Symptome. Anlageträger können mit einer vorzeitigen Katarakt symptomatisch sein. Das Narkoserisiko ist durch depolarisierende Relaxanzien (Barbiturate, Benzodiazepine) erhöht.

Myotonien

Definition Myotonien sind Muskelerkrankungen mit einer Störung der Muskelentspannung nach Kontraktion und einer langsamen tonischen Reaktion auf mechanische Stimulation.

Ätiologie und Pathogenese Eine **Störung der Leitfähigkeit von Ionenkanälen** führt zu einer gestörten Repolarisation der Muskelzellmembran nach willkürlicher Kontraktion mit verlängerten Nachentladungen.

Symptome Die Symptome variieren abhängig vom Krankheitstyp und reichen von einer leichten Störung der Muskelentspannung z. B. beim Händeöffnen nach Faustschluss bis hin zur generalisierten Muskelsteife und periodischen Lähmungen.

Einteilung
- Die **Myotonia congenita (Typ Becker und Thomsen)** ist eine **Chloridkanalerkrankung.** Beim Typ Thomsen (autosomal-dominant) tritt bereits bei Neugeborenen eine Schwäche beim Augenöffnen nach dem Schreien auf. Beim Typ Becker (autosomal-rezessiv) ist die Myotonie variabel ausgeprägt bis hin zur generalisierten Muskelsteife zwischen dem 3. und 30. Lebensjahr. Typisch ist das Aufwärmphänomen mit Abnahme der Myotonie bei wiederholten Muskelkontraktionen.
- Die **Paramyotonia congenita (Eulenburg)** ist eine **Natriumkanalerkrankung** mit kongenitalen myotonen Symptomen im Gesicht und an den Händen sowie einer vorübergehenden Schwäche nach Belastung und längerer Kälteexposition. Eine Muskelschwäche und muskuläre Atrophie können später auftreten. Typisch ist eine paradoxe Zunahme der Myotonie durch wiederholte Muskelkontraktion.
- **Periodische Paralyse:** Die **hyperkaliämische Form (Natriumkanalerkrankung)** tritt in der ersten Dekade auf mit einer milden Muskelschwäche für 15–60 min, besonders am Morgen. Die **hypokaliämische Form (Kalziumkanalerkrankung)** tritt im 2. bis 3. Lebensjahrzehnt mit generalisierten periodischen Lähmungen auf, die bis zu mehrere Stunden andauern können.

Diagnostik
- **Molekulargenetik.**
- **EMG** zum Nachweis myotoner Entladungen (Crescendo-Decrescendo-Geräusch).
- **Belastungstests:** Bei der hypokaliämischen periodischen Paralyse (Kalium 2–3,5 mmol/l bei schweren Attacken) kann ein Glukosebelastungstest und bei der hyperkaliämischen periodischen Paralyse (Kalium bis zu 7 mmol/l bei schweren Attacken) ein Kaliumbelastungstest unter intensiver Überwachung durchgeführt werden.
- **EKG:** verlängerte PR- und QT-Intervalle bei der periodischen Paralyse.

Therapie Eine Behandlung der myotonen Symptome mit Mexiletin, Carbamazepin, Chinidin oder Procainamid ist nur selten erforderlich. Bei der akuten hypokaliämischen Paralyse müssen kohlenhydratreiche Mahlzeiten und exzessive körperliche Aktivität vermieden werden. Eine Prophylaxe ist mit Acetazolamid und Diuretika möglich. Die Krise kann durch Kaliumchlorid p. o. gebessert werden. Bei der akuten hyperkaliämischen Paralyse sind Fasten und Kälteexposition zu vermeiden. Eine Prophylaxe ist mit Salbutamol und Diuretika möglich. Aufgrund der kurzen Lähmungsdauer wird eine Unterbrechung der Krise mit Kalziumglukonat oder Glukose und Insulin i. v. sowie Salbutamol inhalativ nur selten erforderlich.

MERKE

Durch eine Störung der Leitfähigkeit von Ionenkanälen kommt es zu einer Störung der Muskelentspannung bis hin zu einer generalisierten Muskelsteife mit periodischen Lähmungen.
Für die Diagnostik sind myotone Entladungen im EMG mit typischem Geräusch charakteristisch. Provokationstests bei V. a. hypo- bzw. hyperkaliämische periodische Lähmungen dürfen nur unter intensiver Überwachung des Patienten erfolgen.

20.12.5 Erworbene und sekundäre Myopathien

Dermatomyositis

Definition Die Dermatomyositis ist eine entzündliche Autoimmunerkrankung der Muskulatur mit progredienter Muskelschwäche und Muskelschmerzen sowie typischen Hautveränderungen.

Epidemiologie Die Inzidenz wird bei Kindern auf 1 : 100.000 geschätzt.

Ätiologie und Pathogenese Durch eine **autoimmunologische Entzündung** kommt es zu einer Vaskulitis im Bereich der quergestreiften Muskulatur und der Haut.

Symptome Symmetrische, proximal betonte Paresen und Muskelschmerzen entwickeln sich akut, subakut oder chronisch. Charakteristisch sind der lilafarbene Ausschlag an Gesicht und Extremitäten sowie ein ausgeprägtes Krankheitsgefühl. Arthralgien und gastrointestinale Symptome sind seltener. Bei 25–50 % der Erkrankten entwickeln sich später Verkalkungen von Muskeln und subkutanem Gewebe.

Diagnostik
- Labor: erhöhte Entzündungszeichen (BSG, CRP), CK, Aldolase und LDH sowie unspezifische (ANA, AMA, RF) und Myositis-assoziierte Antikörper (Jo-1, fakultativ Mi-2, SRP, U1-nRNP, PM-Scl, Ku)
- EMG: unspezifisch verändert (pathologische Spontanaktivität)
- Muskelsonografie: unauffällig oder verändertes Echoverhalten der Faszien
- MRT: evtl. perifaszikuläres Ödem
- Muskelbiopsie: fokale perivaskuläre Infiltrate und perifaszikuläre Muskelatrophien

Differenzialdiagnose Differenzialdiagnostisch kommt eine infektiöse Myositis, z. B. durch Coxsackie-Viren in Betracht, die sich innerhalb von Wochen vollständig zurückbildet.

Therapie

- Prednison 1–2 mg/kg KG bis zur Symptombesserung, dann alternierend jeden 2. Tag oder gepulst mit 20 mg/kg KG über 3 Tage alle 2–4 Wochen. Eine niedrige Erhaltungsdosis (10–15 mg/Tag) ist meist über Monate bis Jahre erforderlich.
- Azathioprin 1–3 mg/kg KG zusätzlich zu Steroiden bei unzureichendem Therapieerfolg oder zur Steroideinsparung, alternativ Methotrexat, Ciclosporin A, Immunglobuline (2 g/kg KG über 2–5 Tage). Auslassversuch über mehrere Monate nach Normalisierung der Symptome und des CK-Werts.
- Symptomatisch mit Physiotherapie zur Kräftigung und Kontrakturprophylaxe.

Prognose Bei Kindern kommt es nach mehreren Jahren oft zu einer Heilung.

MERKE
Ein ausgeprägtes allgemeines Krankheitsgefühl mit proximaler Muskelschwäche und Muskelschmerzen sowie lilafarbenem Ausschlag an Gesicht und Extremitäten führt bei erhöhtem CK-Wert zur Diagnose.

Endokrine Myopathien

Sowohl eine **Über-** als auch eine **Unterfunktion der Schilddrüse und der Nebenschilddrüsen** können zu einer Myopathie mit Muskelschwäche, histologischen Veränderungen und erhöhter Kreatinkinase führen. Diese Veränderungen bilden sich bei Behandlung der hormonellen Funktionsstörung zurück.

Myopathien bei Störungen des Metabolismus und des Energiestoffwechsels

Zahlreiche hereditäre Störungen des Metabolismus und des Energiestoffwechsels können zu einer Muskelerkrankung ohne und mit weiteren metabolischen, neurologischen oder kardiologischen Symptomen führen. Am bedeutsamsten sind Störungen der Atmungskette (mitochondriale Zytopathien durch Mutationen der mitochondrialen DNA) und der Fettsäurenoxidation (kurz-, mittel-, langkettige Fettsäuren, Acyl-CoA-Dehydrogenase-Mangel sowie die Glykogenose Typ II [Morbus Pompe] und die Glykogenose Typ V [McArdle-Syndrom]) (➤ Kap. 7).

Maligne Hyperthermie

Abnorme Reaktion der Muskulatur auf Triggersubstanzen wie Narkosegase und depolarisierende Muskelrelaxanzien durch eine dominant erbliche Störung u. a. der muskulären Kalziumkanäle RYRi (Ryanodin-Rezeptor) und DHPR (Dihydropyridin-Rezeptor). Durch einen exzessiven Kalziumeinstrom in die Muskelfaser entstehen lebensgefährliche Kontraktionen und Membranschäden der Muskelzelle mit Azidose und hohem Fieber. Die Diagnose kann bei vorausgegangenen Narkosezwischenfällen und positiver Familienanamnese vermutet werden. Häufig findet sich eine leichte Erhöhung der Kreatinkinase. Gesichert wird die Diagnose molekulargenetisch oder durch einen **In-vitro-Kontraktionstest** mit einer Muskelbiopsie.

MERKE
Narkosemittel, die eine maligne Hyperthermie auslösen können, dürfen bei Muskelkranken nicht eingesetzt werden.

Die Krise wird mit **Dantrolen** behandelt, dem spezifischen Antagonisten der muskulären Kalziumfreisetzung. Prophylaktisch sollte bei allen Muskelkranken auf Narkosemittel verzichtet werden, die eine maligne Hyperthermie auslösen können.

Zusammenfassung

Erworbene Myopathien sind bei Kindern am häufigsten entzündlich, seltener durch endokrine und metabolische Störungen oder Energiestoffwechselstörungen bedingt. Die klinische Symptomatik ist sehr vielgestaltig. Bei unklarer Muskelschwäche ist es wichtig, differenzialdiagnostisch an erworbene Myopathien zu denken.

20.13 Entzündliche Entmarkungserkrankungen

20.13.1 Multiple Sklerose

Definition Die Multiple Sklerose (MS) ist eine entzündliche, demyelinisierende ZNS-Erkrankung mit multifokalen neurologischen Ausfallsymptomen und mehrzeitigem, schubförmigem Verlauf.

Epidemiologie Betroffen sind in Europa 0,1 % der Einwohner. Bei 0,5 % liegt der Erkrankungsbeginn vor dem 10. Lebensjahr (kindliche MS) und bei 5 % zwischen dem 10. und 15. Lebensjahr (juvenile MS). Erst nach der Pubertät überwiegt wie bei Erwachsenen das weibliche Geschlecht im Verhältnis von 2 : 1. Angehörige ersten Grades haben eine 20- bis 50-fach höhere Prävalenz gegenüber der Normalbevölkerung.

Ätiologie und Pathogenese Die MS ist eine **entzündliche Autoimmunerkrankung des ZNS.** Wenn autoreaktive T-Lymphozyten die Blut-Hirn-Schranke durchwandern und auf antigenpräsentierende Zellen stoßen, sezernieren sie Zytokine, die Mikrogliazellen und Astrozyten stimulieren. Dadurch werden Plasmazellen zur Produktion von Anti-Myelin-Antikörpern und Entzündungszellen stimuliert. Entzündliche Infiltrate von T-Lymphozyten und Makrophagen zerstören das Myelin der Nervenscheidewand, sodass multifokale Entmarkungsherde (Plaques) mit reaktiver glialer Narbenbildung entstehen. Demyelinisierte Axone leiten Erregungen langsamer, was die Latenzverzögerung der evozierten Potenziale erklärt. Außerdem sind die Axone empfindlicher gegenüber mechanischen und anderen

Reizen. Dadurch können typische elektrische Sensationen beim Nackenbeugen (**Lhermitte-Zeichen**) und flüchtige Krankheitssymptome bei körperlicher Anstrengung oder Hitze (**Uhthoff-Phänomen**) auftreten. Später kann es durch den zusätzlichen Untergang von Axonen zu einer Hirnatrophie kommen.

Eine **genetische Prädisposition** konnte durch monozygote Zwillingsstudien (Konkordanzrate 20–30 %) nachgewiesen werden. Außerdem besteht eine Assoziation zu MHC-(HLA-)Klasse-II-Allelen. Obwohl immer wieder Viren, Impfungen, Nahrungsmittel und Klimafaktoren als auslösender Faktor vermutet wurden, konnte ein kausaler Zusammenhang bislang nicht nachgewiesen werden.

MERKE

Die MS stellt den Prototyp einer inflammatorischen Autoimmunerkrankung des ZNS dar. Neben der entzündlichen Destruktion des Myelins kommt es zum Untergang von Axonen, was schließlich in späteren Stadien zur Hirnatrophie führt.

Symptome und Verlauf Die klinischen Symptome sind sehr variabel. Bei einem Drittel der Patienten beginnt die Erkrankung mit einem isolierten Symptom, bei zwei Dritteln mit mehreren Symptomen. Am häufigsten sind Augenbewegungsstörungen mit Doppelbildern, Paresen, Dysästhesien, eine ataktische Gangstörung und eine Retrobulbärneuritis mit Visusstörung. Nach einer isolierten Retrobulbärneuritis entwickeln aber nur 40 % später eine MS. Selten beginnt die Erkrankung mit einer akuten Enzephalopathie und ist schwierig von einer akuten demyelinisierenden Enzephalomyelitis (ADEM), Tumoren oder einem Abszess abgrenzbar. Der **Krankheitsverlauf** ist bei Kindern fast immer primär schubförmig (95 %). Die Symptome bilden sich nach dem ersten Schub meist vollständig zurück. Nach neuen Schüben (mindestens 4 Wochen Abstand zum vorausgegangenen Schub) können residuale neurologische Ausfälle bestehen bleiben. Ohne Basistherapie liegt die Schubrate bei Kindern im Mittel bei 1,2 pro Jahr und die Dauer bis zu relevanten Behinderungen bei 20 Jahren. Primär progrediente Verläufe sind prognostisch schlecht und treten bei Kindern und Jugendlichen viel seltener (5 %) auf als bei Erwachsenen (20 %).

S2k-Leitlinie Diagnose und Therapie der Multiplen Sklerose, Neuromyelitis Optica Spektrum und MOG-IgG-assoziierte Erkrankungen – Living Guideline. AWMF-Registernummer 030-050. Stand: 30.11.2022, gültig bis 30.11.2023; https://register.awmf.org/de/leitlinien/detail/030-050

Diagnostik Die Diagnose kann nach Ausschluss einer anderen Erkrankung nach dem ersten Schub durch ein MRT mit Nachweis von räumlich und zeitlich disseminierten Entmarkungsherden oder zwei Herden und oligoklonalen Banden im Liquor gestellt werden (**McDonald-Kriterien**).

- **MRT des Gehirns und Rückenmarks:** Entmarkungsherden liegen häufiger supra- als infratentoriell, vor allem im Marklager periventrikulär und subkortikal. Frische Herde nehmen wegen der Blut-Hirn-Schrankenstörung Kontrastmittel auf und sind nicht immer von klinischen Symptomen begleitet. Zahl und Verteilung der Herde korrelieren nicht mit dem klinischen Befund.
- **Liquor:**
  - Status: leicht erhöhte Zellzahl (< 30 Zellen/µl in 50 %) und Eiweiß (30 %), Zucker, Laktat unauffällig.
  - Antikörper: Masern, Röteln, HSV, VZV, EBV, Borrelien, *Chlamydia pneumoniae* und Kultur zum Ausschluss anderer Infektionen. Antikörper gegen Masern, Röteln, Herpes-zoster-Antigene finden sich unregelmäßig (MRZ-Reaktion).
  - Immunglobuline (IgG, IgA, IgM) und **oligoklonale IgG-Banden** sind initial bei zwei Drittel und im Verlauf bei 90 % der Patienten nachweisbar. Sie sind typisch, aber nicht spezifisch für die MS. Wichtig ist die Bestimmung von intrathekal neu gebildetem IgG (70 %) und des Liquor-IgG-Index als Hinweis auf die Intaktheit der Blut-Hirn-Schranke:

$$\text{IgG-Index } (< 0{,}65 \text{ Norm}) = \frac{\text{Liquor-IgG}\left[\frac{\text{mg}}{\text{dl}}\right] \times \text{Serum-Albumin [g/dl]}}{\text{Serum-IgG}\left[\frac{\text{g}}{\text{dl}}\right] \times \text{Liquor-Albumin } m\text{[g/dl]}}$$

- Evozierte Potenziale (VEP, SEP): Störung der afferenten sensorischen Weiterleitung durch Entmarkungsherde zum Nachweis einer Beteiligung mehrerer Systeme und für die Verlaufsbeobachtung.
- **Labor:**
  - Entzündungszeichen (Differenzialblutbild, BSG, CRP)
  - PCR und Antikörper: Masern, Röteln, HSV, VZV, CMV, EBV, HHV-6, Borrelien, *Chlamydia pneumoniae,* ggf. Entero- und Adenoviren
  - MOG, Aquaporin 4-AK, ANA, Anti-dsDNA, Laktat, C3/4, Immunglobuline
  - ggf. Stoffwechselscreening, VLCFA, Homocystein, Vitamin B_{12}, Folsäure bei atypischer Klinik und/oder Befunden

MERKE

Die Anamnese mit mehrzeitigen Symptomen und der neurologische Befund mit systemüberschreitenden Ausfällen führen zur Verdachtsdiagnose, die durch cMRT, Liquor- und serologische Untersuchungen sowie evozierte Potenziale gesichert wird.

Differenzialdiagnose Die Differenzialdiagnostik ist umso umfangreicher, je jünger die Kinder sind. Am schwierigsten ist die Abgrenzung zu **MOG-IgG-assoziierten Erkrankungen** (➤ Kap. 20.13.2) und **Neuromyelitis-optica-Spektrum-Erkrankungen** (➤ Kap. 20.13.3) sowie der **akuten demyelinisierenden Enzephalomyelitis (ADEM;** ➤ Kap. 20.13.4). Darüber hinaus sind entzündliche (Borreliose) und parainfektiöse Meningoenzephalitiden, Tumoren (Lymphom), vaskulitische Syndrome (Lupus erythematodes) und mitochondriale Zytopathien durch Bildgebung und immunologische Veränderungen im Serum von der MS abzugrenzen. Bei neurometabolischen Erkrankungen (Leukodystrophien) treten die Symptome selten schubartig auf und bilden sich nicht innerhalb kurzer Zeit zurück.

Therapie **Schubtherapie:** Methylprednisolon 20 mg/kg KG (max. 1 g/Tag) i. v. morgens über 2 h für 3–5 Tage bei jedem Schub, um die Symptomrückbildung zu beschleunigen. Anschließend kann eine orale Therapie mit 1–2 mg/Tag ausschleichend über 2–3 Wochen durchgeführt werden. Bei anhaltend schweren neurologischen Defiziten ist eine Ultrahochdosis-Therapie mit Steroiden (40 mg/kg KG bis max. 2 g/Tag) i. v. oder eine Plasmapherese bis zu 4 – (6) Wochen nach dem Schub zu erwägen.

Immuntherapie der schubförmigen MS reduziert die klinische Krankheitsaktivität (30–70 %) und die subklinischen Herde im MRT (40–90 %). Sie wird bei Patienten mit klinisch isoliertem Syndrom oder MS begonnen, wenn ein klinischer Schub oder MRT-Aktivität nachweisbar ist. Die Medikamentenauswahl richtet sich nach der Krankheitsaktivität. Nach der Schubratenreduktion werden die Medikamente in drei Wirksamkeitskategorien eingeteilt:

1. Beta-Interferone, Glatirameroide (Zulassung ab 2 Jahren), Dimethylfumarat, Teriflunomid
2. Fingolimod (Zulassung ab 10 Jahren), Cladribin, Ozanimod
3. Alemtuzumab, CD20-Antikörper (Ocrelizumab, Rituximab), Natalizumab

Bei Kindern und Jugendlichen mit leichter oder mittelschwerer Verlaufsform soll die Therapie mit einem Beta-Interferon oder einem Glatirameroid begonnen werden. Nebenwirkungen mit grippeähnlichen Symptomen, Injektionsreaktionen, Leuko-, Thrombozytopenie, Transaminasenerhöhung (Kontrolle alle 3 Monate) sind selten.

Bei Kindern und Jugendlichen mit aktivem Krankheitsverlauf unter Immuntherapie oder bei therapienaiven Patienten mit 1) schwerem Schubdefizit trotz Schubtherapie, 2) schlechter Erholung von den ersten beiden Schüben, 3) hoher Schubfrequenz, 4) Behinderungsprogression (EDSS ≥ 3,0) im 1. Jahr und 5) ≥ 1 Gadolinium-anreichernden Läsionen im MRT bzw. einer signifikanten Zunahme der T2-Läsionen im Vergleich zum vorausgegangenen MRT (hochaktiver Verlaufsform) soll die Therapie mit Fingolimod erfolgen.

Ein Wechsel auf Stufe 3 (Rituximab, Natalizumab) ist zu erwägen, wenn unter Fingolimod eines oder mehrere der folgenden Kriterien vorliegen: 1. mindestens ein klinisch eindeutiger Schub oder 2. ein klinischer Schub und mindestens eine neue MS-typische Läsion im MRT oder 3. bei schubfreien Patienten mindestens eine neue MS-typische Läsion im MRT zu mindestens zwei Zeitpunkten in 2 Jahren. Der Abstand vor einem Therapiewechsel beträgt 1–2 Monate. Nebenwirkungen nehmen mit zunehmender Wirksamkeitskategorie und Therapiedauer zu, insbesondere das Risiko von opportunistischen Infektionen wie der seltenen progressiven multifokalen Leukenzephalopathie (JCV-abhängig).

Die Therapiedauer beträgt mindestens 5 Jahre. Danach kann bei Patienten ohne Krankheitsaktivität bei einem Medikament der Kategorie 1 und geringer Krankheitsaktivität und entsprechendem Patientenwunsch vor der Immuntherapie eine Therapiepause erwogen werden.

Symptomatische Therapie: Physiotherapie, Ergotherapie, Logopädie bis zur Rückbildung der Schubsymptome.

Prognose und Verlaufskontrollen Obwohl die Dauer bis zum Auftreten von Behinderungen bei Kindern und Jugendlichen mit MS 10 Jahre länger ist (20 vs. 11 Jahre) als bei Erwachsenen, entwickeln sie aufgrund des früheren Krankheitsbeginns 10 Jahre früher Behinderungen (mit 32 vs. 41 Jahren) als Erwachsene. Aus diesem Grund ist die Prognose von einer frühzeitigen und wirksamen Therapie abhängig.

Unter Therapie werden MRT-Kontrollen alle 4 Monate durchgeführt, um eine Zunahme stummer Herde nicht zu übersehen und ggf. die Therapie zu intensivieren. Bis auf die Vermeidung von längerer Hitzeexposition bestehen keine Einschränkungen.

20.13.2 MOG-IgG-assoziierte Erkrankungen (MOGAD)

Definition Akute, demyelinisierende Erkrankung des ZNS mit breitem klinischem, altersabhängigem Spektrum bedingt durch Antikörper gegen das Myelin-Oligodendrozyten-Glykoprotein (MOG).

Ätiologie und Pathogenese Demyelinisierung der Myelonscheiden von Oligodendrozyten, verursacht durch IgG-Antikörper gegen MOG (Oligodendrozytopathie). Die Erkrankung tritt vorrangig im Kindesalter mit Altersgipfel im Kleinkindesalter auf, teils nach vorausgehenden Infekten (z. B. viraler Luftwegsinfekt).

Symptomatik MOGAD zeichnet sich durch eine große Bandbreite an altersabhängigen klinischen Symptomen aus: Kleinkinder zeigen meist das Bild einer ADEM (➤ Kap. 20.13.4), ältere Kinder einer isolierten Optikusneuritis (ON), einer transversen Myelitis (TM), einer Neuromyelitis-optica-Spektrum-Erkrankung (➤ Kap. 20.13.3) oder eines Area-postrema Syndroms (therapierefraktäre Übelkeit mit Erbrechen oder Schluckauf). Seltenere Präsentationen umfassen eine kortikal betonte Enzephalitis, Hirnstamm- oder Zerebellum-Beteiligungen. Die ON bei MOGAD ist gekennzeichnet durch eine vorwiegend anteriore Entzündung mit Papillenödem sowie einer häufigen bilateralen Beteiligung. Ein Drittel der Patienten mit MOGAD hat einen schubhaften Verlauf: multiphasische ADEM (MDEM), ADEM gefolgt von ON (ADEMON), rezidivierende ON, schubhafte NMOSD oder schubartiger Verlauf der MOG-Enzephalitis. Bei Patienten mit MDEM gehen die Schübe häufig ohne Enzephalopathie einher. Bei Patienten mit ADEMON oder NMOSD treten oft hochfrequente ON-Schübe auf.

Im MRT finden sich vor allem ADEM-ähnliche, weitläufige, schwer abgrenzbare und bilaterale Läsionen. Typisch sind langstreckige Läsionen des N. opticus (longitudinale extensive ON [LEON]) oder des Myelons (LETM), häufig mit Beteiligung des Conus medullaris. Bei der MOG-Enzephalitis findet sich initial lediglich ein kortikales Enhancement.

Diagnostik

- MOG-IgG-AK im Serum mittels „live cell-based assay" bei Patienten mit V. a. demyelinisierende ZNS-Erkrankung, allen voran ADEM, ON, NMOSD oder bei Präsentation mit anderen o. g. Symptomen

- MRT Kopf, Spinalkanal: ADEM-ähnlich, häufig langstreckige Veränderung am N. opticus oder Myelon (meist ≥ 3 Wirbelkörper), isoliert kortikales Enhancement, Hirnstamm-, Zerebellum-Beteiligung
- Liquor: Pleozytose (häufig > 50/µl) ohne oligoklonale Banden oder andere Veränderungen (➤ Kap. 20.13.1)
- **Red Flags:**
  - Entwicklung von Krankheitssymptomen innerhalb von wenigen Stunden (< 4 h) oder Progression über Monate
  - MRT-Befunde, die eindeutig mit MS vereinbar sind (z. B. Dawson-Finger, Läsionen ovoid/rund am Seitenventrikel)
  - Positive oligoklonale Banden im Liquor und/oder positive MRZ-Reaktion im Liquor
  - Befunde, die auf eine andere Ursache hindeuten (z. B. Virusnachweis im Liquor, Neuroborreliose, AQP4-AK bei Symptomen einer NMOSD)

Therapie Schubtherapie mit Steroiden (➤ Kap. 20.13.1) und langsamem oralem Ausschleichen bis zu 3 Monate, um frühe Rezidive zu verhindern. Bei unzureichender Wirkung IVIG 2 g/kg über 2–5 Tage. Rezidivprophylaxe nach dem ersten Rezidiv mit Immunglobulinen initial 1–2 g/kg über 1–5 Tage (max. 1 g/kg/Tag) i. v. und anschließend monatlich 1 g/kg über 1–3 Tage in Kombination mit niedrig dosiertem Prednisolon über 3–6 Monate. Alternativen zur Schubprophylaxe sind Mycophenolat-Mofetil, Azathioprin, Rituximab, initial ebenfalls in Kombination mit niedrig dosiertem Prednisolon. Die Rezidivprophylaxe ist empfohlen bis zu einem stabilen Verlauf von 2 Jahren ohne weitere Rezidive. Start und (De-)Eskalation sollten lediglich vom klinischen Verlauf und nicht von den MOG-IgG-Titern abhängig gemacht werden.

Prognose und Verlauf Bei zwei Drittel der Patienten bleibt es bei einem einzelnen Ereignis. Die Patienten sprechen sehr gut auf die intravenöse Steroidtherapie an, meist mit komplettem Rückgang der Symptome und MRT-Läsionen. Bei wenigen Patienten (vorrangig ADEM, LETM) verbleiben Residuen nach dem ersten Ereignis. Bei einem Drittel tritt ein schubartiger Verlauf ein, teils mit häufigen Rezidiven, weshalb nach dem ersten Schub eine medikamentöse Schubprophylaxe erfolgen sollte. Persistierend hohe MOG-AK-Titer sprechen für einen schubartigen Verlauf, stark abfallende Antikörpertiter weisen auf einen monophasischen Verlauf hin. Daher ist eine Verlaufskontrolle der MOG-IgG-Titer in regelmäßigen Abständen (z. B. alle 6 Monate) sinnvoll.

20

20.13.3 Neuromyelitis-optica-Spektrum-Erkrankungen (NMOSD)

Definition Seltene Autoimmunerkrankungen des ZNS mit Autoantikörpern gegen den Wasserkanalbestandteil Aquaporin-4 (AQP4) in 80 % im Serum.

Ätiologie und Pathogenese AQP4-Antikörper führen zu einer Entzündungsreaktion mit Untergang der Astrozyten.

Symptomatik Meist schwere Visusminderung und/oder Querschnittslähmung durch eine Optikusneuritis und/oder langstreckige Myelitis. Seltener sensible oder motorische Störungen und Schwindel durch typische zerebrale Läsionen oder Hirnstamm- und Area-postrema-Syndrom durch Läsionen im Hirnstamm und in der dorsalen Medulla oblongata.

Diagnostik

- AQP4-Antikörper im Serum und Liquor bei Patienten mit MS, ADEM, NMOSD
- MRT von Kopf und Spinalkanal mit charakteristischen Veränderungen (langstreckige Optikusneuritis und Myelitis (≥ 3 Wirbelkörper)
- Liquor: Pleozytose (> 50/µl) mit pathologisch erhöhtem Liquor/Serum-Albuminquotienten, meist ohne oligoklonale Banden und MRZ-Reaktion
- Ausschluss einer anderen Erkrankung (➤ Kap. 20.13.1)
- Diagnosekriterien des International Panel for NMO Diagnosis (IPND)

Therapie Methylprednisolon 20 mg/kg KG (max. 1 g/Tag) i. v. morgens über 2 h für 3–5 Tage, Plasmapherese oder Immunadsorption zur Schubtherapie und monoklonale Antikörper (Rituximab, Satralizumab, Eculizumab) zur Schubprophylaxe.

Prognose und Verlauf Häufig bilden sich die Symptome nach einem Schub schlecht zurück, sodass es zu bleibenden Beeinträchtigungen kommen kann.

20.13.4 Akute demyelinisierende Enzephalomyelitis (ADEM)

Definition Akute autoimmunologisch-entzündliche demyelinisierende Erkrankung mit fokalen Hirnnervenausfällen und sensomotorischen Paresen, die häufig wenige Wochen nach einer Virusinfektion auftritt und bei Kindern häufiger ist als bei Erwachsenen.

Ätiologie und Pathogenese Demyelinisierung von ZNS-Neuronen durch aktivierte T-Lymphozyten gegen Proteine der weißen Hirnsubstanz, oft nach einer Virusinfektion und bei jüngeren Kindern (< 10 Jahre).

Symptomatik Vielgestaltig mit Kopfschmerzen, Nackensteifigkeit, Erbrechen, epileptischen Anfällen, Optikusneuritis beidseits, Ataxie und Paresen bis hin zur Querschnittlähmung, Enzephalopathie bis hin zur Bewusstseinsstörung.

Diagnostik

- Liquor: Zellzahl oft etwas höher (> 30/µl) und oligoklonale Banden seltener (30 %) als bei MS
- MRT: Läsionen oft größer und Basalganglien häufiger beteiligt als bei MS. Keine umschriebenen Balkenläsionen und sog. Black Holes wie bei der MS
- Ausschluss einer anderen Erkrankung (➤ Kap. 20.13.1)

Therapie Die Schübe werden mit Steroiden behandelt (➤ Kap. 20.13.1). Meist treten keine weiteren Schübe auf, sodass eine Basistherapie wie bei einer MS nicht indiziert ist.

Prognose und Verlauf Die Prognose ist gut; die Entzündungsherde im MRT bilden sich nach der klinischen Besserung langsam über Monate zurück. Wenn die Diagnose in Abgrenzung zur MS nicht anhand der o. g. Kriterien gestellt werden kann, muss der Verlauf abgewartet werden.

20.13.5 Transverse Myelitis

Definition Die transverse Myelitis (TM) ist eine seltene (Inzidenz 1,3 : 1 Mio.) postinfektiöse akute autoimmunologisch-entzündliche Entmarkungserkrankung des Rückenmarks ähnlich der ADEM.

Ätiologie und Pathogenese Neben der sog. idiopathischen parainfektiösen Genese spielen virale (Enteroviren, Polio, MMR, EBV, HSV, Influenza usw.) und bakterielle Infektionen (Neuroborreliose, Lues, TBC, Mykoplasmen) sowie Autoimmunerkrankungen (MS, ADEM, Neuromyelitis optica, Lupus, andere Kollagenosen) und Bestrahlungsfolgen eine Rolle.

Symptomatik Klinisch kommt es akut oder subakut zu einer schlaffen, im Verlauf spastischen (in-)kompletten Querschnittlähmung mit oder ohne Blasen-/Mastdarmstörung, abhängig von der Höhe der Entzündung im Rückenmark.

Diagnostik Die Diagnostik muss immer so rasch wie möglich erfolgen, um keine Zeit für die Therapie zu verlieren!

- MRT des Kopfes und Spinalkanals zeigt eine kurzstreckige Myelitis (z. B. bei MS) ohne Schwellung oder eine langstreckige „longitudinally extended transverse myelitis" (LETM > 3 Wirbelkörper), oft mit Schwellung. Differenzialdiagnostisch müssen Ischämie, Tumor und Abszess abgegrenzt werden.
- Liquor: leichte Zellzahlerhöhung, Ausschluss viraler oder bakterieller Infektionen (Kultur, PCR und Antikörper gegen Masern, Röteln, HSV, VZV, EBV, Borrelien, *Chlamydia pneumoniae*). Eine Erhöhung des Liquor-IgG-Index spricht für eine MS und von Aquaporin-4-AK für eine Neuromyelitis optica.
- Serum: Entzündungszeichen (Differenzialblutbild, BSG, CRP), Antikörper (Masern, Röteln, HSV, VZV, CMV, EBV, HHV-6, Borrelien, *Chlamydia pneumoniae*, Entero-, Adenoviren), Autoantikörper (ANA, anti-dsDNA), Laktat, C3/4, Immunglobuline und Vitamin B_{12}.
- Evozierte Potenziale (VEP, SEP) für Verlaufsuntersuchungen, um die Störung afferenter sensorischer Bahnen zu verfolgen.

Therapie Die Therapie erfolgt in Abhängigkeit von den o. g. Befunden:

- Bei der idiopathischen parainfektiösen TM: Methylprednisolon 20 mg/kg KG (max. 1 g/Tag) i. v. morgens über 2 h für 3–5 Tage. Bei ausgeprägtem Befund oder unzureichendem Ansprechen auf Steroide Plasmapherese
- Bei V. a. Infektion antibiotische (Cefotaxim, ggf. Doxycyclin) und/oder virostatische Therapie (Aciclovir)
- Symptomatisch Thromboseprophylaxe, Blasen-, Mastdarmmanagement, Physiotherapie und Rehabilitationsbehandlung

Prognose und Verlauf Bei Kindern bilden sich die Symptome oft innerhalb von 2–12 Wochen zurück. Wie bei der ADEM gibt es bei der idiopathischen Form kein Rezidiv, ansonsten besteht der V. a. eine MS oder Neuromyelitis optica.

20.14 Vaskuläre ZNS-Erkrankungen

20.14.1 Ischämischer Insult

Definition Zerebrale Ischämien entstehen durch einen embolischen oder thrombotischen Verschluss und durch eine arterielle Gefäßstenose oder einen hämodynamischen Abfall des zerebralen Perfusionsdrucks. Nach der Dauer der neurologischen Ausfälle werden eine **transitorische ischämische Attacke** (TIA, max. 24 h), ein **reversibles ischämisches neurologisches Defizit** (RIND) und ein **Infarkt** mit persistierenden Symptomen unterschieden.

Epidemiologie Inzidenz 1 : 2.500–4.000 bei Neugeborenen und 1,6 : 100.000 bis zum 16. Lebensjahr. Ein besonderes Risiko besteht bei Neugeboren und im 1. Lebensjahr.

Ätiologie und Pathogenese Viele Risikofaktoren können zu einer Ischämie im Kindesalter führen. Häufig (> 50 %) werden zwei oder sogar mehr Faktoren gefunden. Die Abklärung ist wichtig für die Therapie und die Abschätzung des Wiederholungsrisikos. Folgende Faktoren spielen eine wichtige Rolle:

- **Infektionen** durch Varizellen, Borrelien, Mykoplasmen, Entero- und Parvoviren sind wahrscheinlich die häufigste Ursache.
- **Kardiale Embolien** durch angeborene Vitien, Endokarditis, Klappenanomalien, Kardiomyopathie, Rhythmusstörungen sind wahrscheinlich die zweithäufigste Ursache und die häufigste bei Beteiligung mehrerer Gefäße.
- **Zerebrale Arteriopathien** postinfektiös und durch Bindegewebserkrankungen sind ebenfalls eine häufige Ursache und mit einem erhöhten Wiederholungsrisiko verbunden. Dazu gehören Dissektionen nach Bagatelltrauma (ipsilaterale Schmerzen am Hals und Kopf), postinfektiöse Vaskulitiden, Moyamoya-Erkrankung, transiente zerebrale Arteriopathie mit Stenosen in der distalen Karotis oder proximalen Media, fibromuskuläre Dysplasie, Ehlers-Danlos-Syndrom und metabolische Vaskulopathien (Morbus Fabry).
- **Koagulopathien** sind ein wichtiger Risikofaktor. Sie werden häufig (50 %) gefunden, sind aber selten die Hauptursache. Dazu gehören Thrombophilien (erhöhtes Lp(a), Antithrombin-III-, Protein-S- und -C-Mangel, Prothrombinmutation, Faktor V Leiden, Antiphospholipid-Syndrom), Sichelzellanämie (11 % Infarkte in der 1. bis 2. Dekade), Polyzythämie, Thrombozytosen.

- **Metabolische Erkrankungen** sind eine seltene Ursache. Sie kommen besonders dann infrage, wenn sich die Ischämie nicht an ein Gefäßgebiet hält. Dazu gehören Mitochondriopathien (MELAS; okzipitale Hirnabschnitte), Harnstoffzyklusdefekte (Ornithin-Carbamoyl-Transferase-Mangel), Morbus Fabry, Homocysteinämie, CDG-Syndrome.
- **Systemische Krankheiten** sind eine seltene Ursache. Dazu gehören Lupus erythematodes, Panarteriitis nodosa, Granulomatose mit Polyangiitis (GPA), Purpura Schönlein-Henoch, Kawasaki-Syndrom, hämolytisch-urämisches Syndrom (HUS).
- **Genetische Defekte** und Syndrome können mit Ischämien verbunden sein, z. B. CADASIL-, Moyamoya-Syndrom, Neurofibromatose Typ 1, PHACES, Alagille-, Down-, Williams-Syndrom.
- **Medikamente** (z. B. L-Asparaginase, Langzeit-Steroidtherapie) und Bestrahlungsfolgen (vor allem bei Hirnbasistumoren) können mit Ischämien verbunden sein.

MERKE

Ein ischämischer Insult bei Kindern ist sehr selten. Häufigste Ursachen sind virale Entzündungen und kardiale Embolien. Bei etwa einem Drittel der Fälle bleibt die Ursache unklar.

Symptome Embolische Insulte führen zu einem plötzlichen Funktionsverlust, während sich zerebrale Thrombosen langsamer entwickeln. Am häufigsten sind **fokale Ausfälle** wie eine **sensomotorische Hemiparese** (70 %), Sprachstörungen (30 %), epileptische Anfälle (20 %), abhängig von der Lokalisation der Ischämie. In ca. 30 % treten **nichtfokale Symptome** wie Kopfschmerzen, Erbrechen oder Bewusstseinsstörung auf. Bei Kleinkindern finden sich oft unspezifische Symptome wie Unruhe oder allgemeine Schwäche, besonders bei parainfektiösen Ischämien.

Diagnostik So rasch wie möglich, um keine Zeit für die Therapie zu verlieren („time is brain")!

- **MRT** und **MR-Angiografie** der intrakraniellen und der Halsgefäße, diffusionsgewichtete Bilder zum Nachweis einer Ischämie schon nach wenigen Minuten
- **Konventionelle Angiografie:** wenn die Möglichkeit einer Thrombektomie bei Embolie besteht sowie bei speziellen Fragestellungen
- **Doppler-Sonografie** der intra- und extrakraniellen Gefäße
- **Echokardiografie** und **EKG**
- **CT-Angiografie** und **Perfusionsbildgebung** bei spezifischen Fragestellungen
- **Laboruntersuchungen:**

Notfallmäßig:
  - Infektiologie (Blutbild, CRP, BSG)
  - Gerinnung: Quick, PTT, Fibrinspaltprodukte
  - Elektrolyte, Kreatinin, Leberwerte, Eisen, Blutkultur bei Fieber

Am nächsten Tag Screening auf:
  - Thrombophilie: Antithrombin III, Protein C und S, MTHFR, Faktor V Leiden, Prothrombin, Homocystein, Lp(a), Lupus-Antikoagulans
  - Infektionsserologie: Borrelien, Varizellen, Herpes simplex, Mykoplasmen, Entero-, Coxsackie-, Parvoviren
  - Autoimmunologie (Vaskulitis): BSG, ANA, Anti-ds-DNA-AK, cANCA, pANCA, Komplementfaktoren, Antiphospholipid-AK, Anti-Cardiolipin-AK
  - Stoffwechsel: Laktat, Ammoniak, Lipidstatus (Cholesterin, Triglyzeride, HDL, LDL), Homocystein, α-Galaktosidase (Morbus Fabry), Aminosäuren im Serum und Urin, organische Säuren im Urin, ggf. Transferrin-Elektrophorese, α-Glukosidase
  - Genetik: Morbus Fabry, DADA2-Defizienz, CADASIL

Nach 3 Monaten:
  - Koagulopathien: Protein S, C, Antithrombin III

Differenzialdiagnose In der Initialphase ist die Abgrenzung zu Enzephalitis, Hirnabszess, Hirntumor, Krampfanfall mit postiktaler Lähmung, hemiplegischer Migräne und funktionellen Störungen notwendig. Oft entwickeln sich die Symptome bei diesen Erkrankungen über einen etwas längeren Zeitraum als beim Schlaganfall.

Therapie Die Therapie muss so rasch wie möglich eingeleitet werden („time is brain"):

- **Intravenöse Thrombolyse** und interventionelle neuroradiologische **Thrombektomie** sind, abhängig vom Zeitfenster, auch bei Kindern wirksam und wahrscheinlich ohne erhöhtes Risiko gegenüber Erwachsenen. Die Indikation muss interdisziplinär gestellt werden. Aufgrund fehlender Studien gibt es keine klaren Grundlagen für die Nutzen-Risiko-Abwägung.
- **Heparinisierung** bei kardialen Embolien, extrakraniellen Dissektionen oder Hyperkoagulopathie mit **Clexane** in therapeutischer Dosis: 3 mg/kg KG in 2 Dosen im 1. Lebensjahr, 2 mg/kg KG in 2 Dosen ab dem 2. Lebensjahr. Die Anti-FXa-Aktivität soll 4 h nach der ersten Gabe bei 0,4–0,8 E/ml liegen. Kontrollen sind im Verlauf abhängig von der Einstellung jeden 2. bis 7. Tag erforderlich. Alternativ Heparin i. v. (Verlängerung der PTT auf 60–85 s oder das Doppelte des Ausgangswerts). Die Therapiedauer richtet sich nach der Ursache und den Risikofaktoren. Danach zur Thromboseprophlyaxe evtl. weiter 40 mg in 1 Dosis. Die Anti-FXa-Aktivität soll zwischen 0,2 und 0,4 E/ml liegen.
- **Acetylsalicylsäure (ASS):** 3–5 mg/kg KG (max. 100 mg), alternativ Clopidogrel für 1 Jahr oder länger, abhängig von der Ursache und den Risikofaktoren (Vaskulopathien). Die Wirksamkeit von ASS auf die Thrombozytenaggregation kann durch die PFA-100-Verschlusszeit erfasst werden.
- **Prednisolon** 1 mg/kg KG als Pulstherapie bei ZNS-Vaskulitis, ggf. in Kombination mit Cyclophosphamid.
- **Blutdruckeinstellung** auf grenzwertig hypertone Werte, Kontrolle von Blutzucker, Temperatur, Therapie bzw. Vorbeugung von Krampfanfällen auf der Intensivstation.
- **Dekompression** bei raumfordernden Infarkten mit Schwellung und Hirndruck besonders in der hinteren Schädelgrube erwägen.
- **Rehabilitation,** um Spätfolgen zu vermindern.

Prognose und Wiederholungsrisiko Die Mortalität (8–15 %) ist abhängig von Infarktgröße, Lokalisation und Risikofaktoren. Residualsymptome sind häufig (40–70 %), am häufigsten sind eine Hemiparese, kognitive Störungen und Verhaltensprobleme. Das

Wiederholungsrisiko liegt je nach Risikofaktoren bei 15–20 %. Es ist vor allem bei Vaskulopathie und Thrombophiliefaktoren erhöht.

20.14.2 Sinusvenenthrombose

Epidemiologie Inzidenz 0,67 : 100.000 Kinder, hauptsächlich Neugeborene.

Ätiologie und Pathogenese Risikofaktoren sind Erkrankungen am Kopf und Hals wie Geburtstraumata (29 %), Infektionen (neonatale Sepsis, Haut, Nasennebenhöhle, Mastoid), Gerinnungsstörungen (41 %), metabolische und autoimmunologische Systemerkrankungen sowie Risikofaktoren (Antikonzeptiva und Rauchen).

Symptome Bei Neugeborenen und Säuglingen sind die Symptome unspezifisch (76 %) und fluktuierend. Am häufigsten treten Kopfschmerzen (70 %), Krampfanfälle (85 %), eine Hemiparese (60 %) und eine Vigilanzminderung auf. Durch die venöse Stase kommt es zur Erhöhung des Kapillardrucks mit fortschreitender Thrombosierung sowie Stauungsblutungen und venösen Infarkten (41 %).

MERKE
Bei subakuten Kopfschmerzen und einer Vigilanzminderung in Verbindung mit sensomotorischer Hemiparese und epileptischen Anfällen ist an eine Sinusvenenthrombose zu denken.

Diagnostik
- **MRT** und **MR-Angiografie**
- **Laboruntersuchungen:** Infektiologie (Blutbild, CRP, BSG, Blutkultur bei Fieber), Thrombophilie (Quick, PTT, Prothrombinzeit, Fibrinspaltprodukte, Antithrombin III, Protein C und S, MTHFR, Faktor V Leiden, Prothrombin, Homocystein, Lp(a), ggf. Antiphospholipid-AK, Lupus-Antikoagulans, Anticardiolipin-AK, Sichelzellen.

Therapie
- Antibiose bei der septischen Sinusthrombose.
- **Clexane** in therapeutischer Dosis 3 mg/kg KG in 2 Dosen im 1. Lebensjahr, 2 mg/kg KG in 2 Dosen ab dem 2. Lebensjahr. Die Anti-FXa-Aktivität soll 4 h nach der ersten Gabe bei 0,4–0,8 E/ml liegen. Kontrollen im Verlauf sind abhängig von der Einstellung jeden 2.–7. Tag erforderlich. Die Therapiedauer beträgt zunächst 4 Wochen. Bei Rückbildung der Thrombose im MRT und der D-Dimere auf < 1.000 kann auf die prophylaktische Therapie mit 40 mg in 1 Dosis umgestellt werden. Die Anti-FXa-Aktivität soll dann zwischen 0,2 und 0,4 E/ml liegen. Die Therapiedauer beträgt 3–6 Monate und muss bei auffälligem Thrombophiliescreening in Kooperation mit einem Hämatologen angepasst werden.

Prognose Die Prognose ist vom Ausmaß der Thrombose, Blutungen, Ischämien und von Risikofaktoren abhängig. Bei frühem Therapiebeginn ist sie gut, besonders bei der neonatalen Sinusvenenthrombose.

20.14.3 Arterielle Aneurysmen

Definition Aneurysmen sind meist kongenitale (90 %) lokale Gefäßerweiterungen an Teilungsstellen im vorderen Anteil der Hirnbasisarterien (Circulus Willisii). Epidemiologisch werden sie in 4 % der Autopsien bei Erwachsenen gefunden. Beim Ehlers-Danlos- und Marfan-Syndrom sowie Neurofibromatose und fibromuskulärer Dysplasie kommen sie gehäuft vor.

Symptome Aneurysmen werden selten (0,5–3 %) vor dem 20. Lebensjahr durch eine Subarachnoidalblutung (SAB) mit akutem Vernichtungskopfschmerz, Meningismus, Bewusstseinsstörung und neurologischen Ausfällen (N. oculomotorius und kaudale Hirnnerven) symptomatisch. Nach der SAB kann es vom 3. bis 14. Tag zu Gefäßspasmen mit sekundären ischämischen Infarkten kommen. Spätkomplikationen sind epileptische Anfälle und ein Hydrozephalus.

Diagnostik
- **MRT und MR-Angiografie** zum Blutungsnachweis und zur Lokalisation des Aneurysmas (➤ Abb. 20.26)
- **Liquor** bei zweifelhaftem MRT-/cCT-Befund zum Blutungsnachweis: Liquor xanthochrom, Erythrophagen 4 h bis 1 Woche, Siderophagen 4 Tage bis 4 Wochen nachweisbar
- **Angiografie** vor einer neurochirurgischen Intervention
- **Doppler-Untersuchung** intrakranieller Gefäße zum Nachweis von Vasospasmen im Verlauf

Therapie Die Behandlung nichtrupturierter großer Aneurysmen muss individuell geklärt werden.
- **Neurochirurgisches Clipping des Aneurysmas** oder **Thrombosierung** (Coil-Einlage über Mikrokatheter) interventionell-neuroradiologisch, um Nachblutungen zu verhindern. Das Operationsrisiko steigt nach 72 h wegen der Gefahr von Vasospasmen.
- **Blutdruckeinstellung** auf hochnormale Werte.

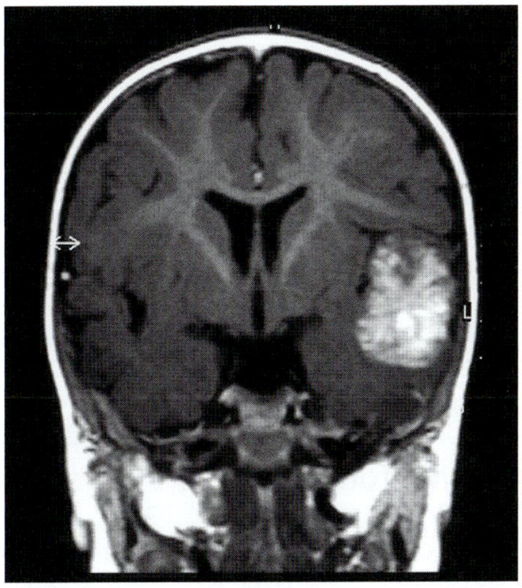

Abb. 20.26 Angiom: 7 Monate alter Junge mit erstem Krampfanfall. MRT des Schädels in T1-Wichtung koronar nach i. v. Kontrastmittelgabe: große, Kontrastmittel anreichernde Raumforderung linkstemporal in der Sylvius-Fissur mit nur geringer raumfordernder Wirkung [R232]

- **Analgesie** (Opioide).
- **Kalziumantagonisten,** Nimodipin bei Vasospasmen.

MERKE
Arterielle Aneurysmen sind in 4 % der Autopsien bei Erwachsenen nachweisbar. Bei akutem Vernichtungskopfschmerz, Meningismus, Bewusstseinsstörung und neurologischen Ausfällen ist die sofortige Durchführung eines CT oder MRT des Gehirns indiziert.

20.14.4 Arteriovenöse Malformationen

Definition Arteriovenöse Malformationen (AVMs) sind angeborene Gefäßkonvolute mit dünnwandigen Kurzschlussverbindungen zwischen Arterien und Venen infolge einer Entwicklungsstörung. Sie liegen meist supratentoriell (90 %) in der weißen Substanz. Epidemiologisch sind sie in 5 % der Autopsien bei Erwachsenen nachweisbar.

Ätiologie und Pathogenese Durch die fragile Gefäßwand (Fehlen der Lamina muscularis) und einen erhöhten intravasalen Druck kann es zu akuten oder chronisch rezidivierenden intrakraniellen Blutungen kommen. Ischämien des umgebenden Hirngewebes können durch Steal-Effekte auftreten.

Symptome AVMs sind die häufigste Ursache einer spontanen intrakraniellen Blutung bei Kindern bis zur Pubertät (Blutungsinzidenz 1 : 100.000 pro Jahr). Das **Blutungsrisiko** liegt pro Jahr bei 5 % nach der ersten Blutung und bei 2 % ohne vorausgegangene Blutung. Außerdem können AVMs zu zerebralen Krampfanfällen (15 %), Kopfschmerzen (5 %) und neurologischen Ausfällen (5 %) führen. Eine Herzinsuffizienz kann bei großem Shuntvolumen auftreten.

MERKE
AVMs sind bei Kindern die häufigste Ursache für eine Blutung. Durch Steal-Effekte kann es aber auch zu Ischämien des umgebenden Hirngewebes kommen.

Diagnostik
- MRT und MR-Angiografie
- Angiografie (**DSA**) aller hirnversorgenden Gefäße vor Therapiebeginn

Therapie Operation oder Thrombosierung (Histoacrylkleber, Coils) aufgrund des hohen Blutungsrisikos.

Vena-Galeni-Malformation

Definition Durch Persistenz der embryonalen V. magna Galeni entsteht diese Sonderform der AVM. Das wandschwache Gefäß wird entweder durch wenige (**„muraler Typ“**) oder viele (**„choroidaler Typ“**) arterielle Fisteln gespeist, ist aneurysmatisch erweitert und hat ein hohes Shuntvolumen.

Symptome Beim choroidalen Typ sind die kranialen Venen bereits postnatal über der Kalotte gestaut. Durch die enorme Volumenbelastung entwickelt sich ohne Therapie rasch eine Herzinsuffizienz. Beim muralen Typ kommt es erst in der Kleinkindzeit zur venösen Stauung durch die Abflussstörung im Sinus sagittalis superior mit Hydro- und Makrozephalus, Hirnparenchymveränderungen, Epilepsie und Entwicklungsretardierung.

Diagnostik
- MRT und MR-Angiografie
- Schädelsonografie: große, zentrale, zystische Formation prä- und postnatal

Therapie Eine Thrombosierung (Histoacrylkleber, Coils) führt in 50 % beim choroidalen Typ und in 100 % beim muralen Typ zum Verschluss.

20.14.5 Kavernome

Definition Kavernome sind erweiterte vaskuläre Malformationen ohne zu- oder abführende Gefäße. Sie liegen meist supratentoriell (75 %) im frontalen und parietalen Marklager oder multilokulär (20 %). Die Prävalenz liegt in Autopsien bei 0,1–0,5 %. Es besteht eine familiäre Häufung (30 %).

Symptome Kavernome werden im Laufe des Lebens selten symptomatisch (5 %), ein Viertel vor dem 20. Lebensjahr. Am häufigsten sind Kopfschmerzen durch rezidivierende Einblutungen (Blutungsrisiko 1 % pro Jahr) und fokale Krampfanfälle. Neurologische Defizite durch eine raumfordernde Wirkung sind sehr selten.

Diagnostik MRT und MR-Angiografie zeigen die langsam perfundierten Sinusoide und thrombosierte Kavernomanteile nach Kontrastmittelgabe. Bei asymptomatischen Kavernomen MRT-Kontrolle im Verlauf wegen einer möglichen Größenzunahme.

Therapie Operation bei therapieresistenten Anfällen oder neurologischen Ausfällen, wenn möglich. Dadurch werden die meisten Patienten mit epileptischen Anfällen anfallsfrei (90 %).

MERKE
Etwa 5 % aller Kavernome führen im Laufe des Lebens zu Einblutungen, epileptischen Anfällen oder neurologischen Ausfällen. Dann sollten sie in Abhängigkeit von der Lokalisation neurochirurgisch entfernt werden.

20.14.6 Moya-Moya-Syndrom

Definition Das Moya-Moya-Syndrom ist eine Vaskulopathie und für 1–2 % der Infarkte im Jugendalter verantwortlich.

Symptome Durch eine langsam zunehmende Stenose der Arterien im Bereich des Circulus Willisii beidseits kommt es zu ausgedehnten Kollateralen und **rezidivierenden Ischämien,** zu Kopfschmerzen sowie zu einer progredienten Störung motorischer und intellektueller Fähigkeiten. Es kann sporadisch, familiär und sekundär bei Sichelzellanämie, Neurofibromatose und Down-Syndrom auftreten.

Diagnostik MR-Angiografie und arteriellen Angiografie zeigen die typische ausgedehnte Kollateralenbildung wie „Wölkchen", was der Erkrankung den Namen gegeben hat.

Therapie ASS 1–3 mg/kg KG zur Prophylaxe von Ischämien. Die einzige effektive Therapie zur Verhinderung irreversibler ischämischer Veränderungen besteht in einer chirurgischen Revaskularisierung des minderperfundierten Parenchyms bei Zeichen zerebrovaskulärer Insuffizienz und rezidivierenden TIAs.

20.15 Tumoren des zentralen Nervensystems

20.15.1 Definition und Epidemiologie

Hirntumoren sind die häufigsten soliden Tumoren und die zweithäufigsten Tumoren im Kindesalter (ca. 20 %). Auch gutartige Neubildungen können durch Verdrängung zu lebensgefährlichem Hirndruck und zu schweren neurologischen Ausfällen führen, da es im Schädel bei geschlossener Fontanelle keine Ausweichmöglichkeiten gibt. Klinik, Therapie und Prognose sind von der Lokalisation im ZNS, dem Vorhandensein von Metastasen, dem Alter, dem histologischen Malignitätsgrad und molekularbiologischen Veränderungen abhängig. Die morphologische Vielfalt ergibt sich aus den unterschiedlichen Ursprungsgeweben der ZNS-Tumoren, nach denen sie differenziert werden. Die häufigsten Hirntumoren sind Astrozytome (ca. 50 %), Medulloblastome, (ca. 20 %), Ependymome (10 %) und Kraniopharyngeome (8 %).

MERKE
Tumoren des ZNS sind die häufigsten soliden Tumoren im Kindesalter. 96 % der ZNS-Tumoren sind im Gehirn und nur 4 % spinal lokalisiert.

Etwa 3 : 100.000 Kindern erkranken jährlich an einem Hirntumor; das sind in Deutschland ca. 360 Kinder pro Jahr. Der Altersgipfel ist abhängig von der Tumorart, 10 % der Betroffenen sind jünger als 18 Monate.

20.15.2 Ätiologie und Pathogenese

Die Ätiologie ist meist unbekannt. Bestimmte Genalterationen führen zu einem erhöhten Risiko für ZNS-Tumoren, z. B. für Astrozytome (vor allem Optikusgliome) bei der **Neurofibromatose Typ 1,** für subependymale Riesenzellastrozytome bei der **tuberösen Sklerose** und für Hämangioblastome beim **Von-Hippel-Lindau-Syndrom.** Dabei spielt die Aktivierung von Onkogenen und die Inaktivierung von Tumorsuppressorgenen eine wichtige Rolle. So entsteht z. B. durch die Mutation des Tumorsuppressorgens *TP53* bei einem Drittel der Patienten ein Astrozytom. Nach Bestrahlung von Schädel und Wirbelsäule besteht ebenfalls ein erhöhtes Risiko von ZNS-Tumoren.

ZNS-Tumoren werden nach dem morphologisch überwiegenden Zelltyp und Malignitätsgrad eingeteilt. Die **Malignitätsgrade** (WHO I – II° benigne, WHO III – IV° maligne) entsprechen dem biologischen Verhalten und der Prognose. Benigne Tumoren werden als WHO-Grad I (z. B. pilozytisches Astrozytom) und mit etwas höherer Proliferationsrate und Rezidivneigung als Grad II (z. B. fibrilläres Astrozytom) eingestuft. Letztere können über Jahre durch eine maligne Transformation in maligne Grad-III- (z. B. anaplastische Astrozytome) und hochmaligne Grad-IV-Tumoren (z. B. Glioblastom, Medulloblastome) übergehen.

S1-Leitlinie Gliome niedrigen Malignitätsgrades im Kindes- und Jugendalter. AWMF-Registernummer 025-024. Stand: 31.10.2018, gültig 30.10.2023; https://register.awmf.org/de/leitlinien/detail/025-024

Die **morphologische Heterogenität** ergibt sich aus der Vielfalt der Ursprungszellen von ZNS-Tumoren, wie z. B. Astrozyten, Ependymozyten, Oligodendrozyten, Schwann-Zellen, hypophysäre Zellen und primitive Keimzellen. Die Molekulargenetik spielt bei der Einteilung, Therapie und Prognose zunehmend eine wichtige Rolle.

Metastasen außerhalb des ZNS kommen i. d. R. nur beim Medulloblastom und bei primitiv neuroektodermalen Tumoren (PNETs). Hirnmetastasen von soliden Tumoren aus anderen Körperregionen finden sich sehr selten, u. a. beim Neuroblastom, Nephroblastom, Ewing-Sarkom, bei Weichteilsarkomen und Osteosarkomen.

20.15.3 Symptome

Die Symptome sind von der Tumorlokalisation und Größe abhängig (➤ Tab. 20.19). Häufig kommt es zu Hirndruckzeichen mit Kopfschmerzen (50 %), (Nüchtern-)Erbrechen (46–76 %), Sehstörungen (Stauungspapille) und Zunahme des Kopfumfangs bei offener Fontanelle.

Tab. 20.19 Wichtige Symptome bei ZNS-Tumoren

Allgemeine Symptome	• Kopfschmerzen • Erbrechen (morgens, nüchtern) • Visusstörungen • Kopfumfangszunahme (Säuglinge) • Verhaltensänderungen (Aggressivität, Antriebsarmut) • Hypophysärer Funktionsausfall (Diabetes insipidus, Kleinwuchs) • Hypothalamischer Funktionsausfall
Spezifische Symptome	• Fokale Ausfälle (Hirnnerven, sensomotorische Hemiparese, Aphasie) • Ataxie • Epileptische Anfälle

Tab. 20.20 Lokalisation der wichtigsten ZNS-Tumoren

Lokalisation	ZNS-Tumor
Supratentoriell (38 %)	• Großhirnhemisphäre: Astrozytom, Glioblastom, Ependymom, Oligodendrogliom, Plexuspapillom • Chiasma-Sella-Bereich: Optikusgliom, Kraniopharyngeom • Thalamus/Hypothalamus: Astrozytome I–II/PNETs • Mittelhirnbereich: Pinealistumoren, Ependymome, selten Plexuspapillome
Infratentoriell (58 %)	• Kleinhirn, IV. Ventrikel: Medulloblastom (PNET), Astrozytom, Ependymom, Plexuspapillom • Hirnstamm, Pons: Astrozytom, Glioblastom
Intraspinal (4 %)	• Astrozytom, Ependymom, Glioblastom, PNET

20.15.4 Lokalisation

Die Lage ist abhängig vom Alter. Ab dem 18. Lebensmonat liegen ZNS-Tumoren häufiger infratentoriell (60 %) als supratentoriell (40 %), davor ist die Verteilung umgekehrt. Die supratentoriellen Tumoren liegen häufiger im Zwischen- und Mittelhirn (66 %) als in den Großhirnhemisphären (33 %). Die Lokalisationen der wichtigsten ZNS-Tumoren sind ➤ Tab. 20.20 zu entnehmen.

MERKE

Ein erhöhtes Risiko für ZNS-Tumoren besteht z. B. bei der **Neurofibromatose Typ 1** (z. B. Astrozytome bzw. Optikusgliome), bei der **tuberösen Sklerose** (z. B. subependymale Riesenzellastrozytome) und beim **Von-Hippel-Lindau-Syndrom** (Hämangioblastome) sowie nach vorausgegangener Bestrahlung von Schädel oder Wirbelsäule.

Supratentorielle Tumoren

Leitsymptome sind Hemianopsie, Lähmungsschielen, sensomotorische Ausfälle, epileptische Anfälle und Verhaltensänderungen (Aggressivität, Antriebsarmut).

- **Astrozytome** sind die häufigsten Hirntumoren (ca. 50 %). Sie sind meist gutartig (ca. 80 %), wie das pilozytische (WHO I°) oder fibrilläre Astrozytom (WHO II°) mit einer 5-Jahres-Überlebenswahrscheinlichkeit von 90 % (WHO I°) nach Resektion. Bei den seltenen bösartigen Tumoren, wie dem anaplastischen Astrozytom (WHO III°) und dem Glioblastom (WHO IV°) liegt die 5-Jahres-Überlebenswahrscheinlichkeit nach kompletter Resektion bei 20–40 % bzw. bei inkompletter Resektion deutlich darunter. Aufgrund des infiltrativen Wachstums ist eine komplette Resektion bei den malignen Tumoren oft nicht oder nur mit massiven neurologischen Defiziten möglich.
- **Optikusgliome** können verdrängend und infiltrativ wachsen. Bei **Neurofibromatose Typ 1** sind in 30 % beide Sehnerven und das Chiasma oder der Hypothalamus betroffen. Die Therapie ist abhängig von der Wachstumsdynamik und neurologischen Ausfällen. Bei Tumorprogredienz mit Visusstörung ist meist eine Operation oder Chemo- bzw. Strahlentherapie erforderlich. Ansonsten werden ophthalmologische Untersuchungen alle 6 Monate und neurologische Untersuchungen alle 12 Monate sowie eine MRT-Kontrolle abhängig vom Befund durchgeführt. Die 5-Jahres-Überlebenswahrscheinlichkeit liegt bei ca. 85 %.
- **Kraniopharyngeome** sind gutartige **dysontogenetische Fehlbildungstumoren** aus der Rathke-Tasche, die in der Mittellinie supra- und/oder intrasellär wachsen. Bei Kompression auf den III. Ventrikel und das Chiasma kommt es zu einer bitemporalen Hemianopsie, Kleinwuchs, Genitalentwicklungs-, Fettansatzstörungen und Verhaltensauffälligkeiten zwischen dem 8. und 15. Lebensjahr. Im cCT finden sich Verkalkungen. Die 10-Jahres-Überlebenswahrscheinlichkeit liegt nach kompletter Resektion bei ca. 80 %, die Rezidivrate ist relativ hoch. Postoperativ sind endokrinologische Kontrollen (Schilddrüse, Wachstumshormon, Salzverlustsyndrom) erforderlich. **Differenzialdiagnostisch** müssen Adenome und Mikroadenome (≤ 1 cm) der Hypophyse abgegrenzt werden, die Wachstumshormon und ACTH produzieren.
- **Pinealis- und Mittelhirntumoren** sind histologisch heterogen (Pineozytom, Pineoblastom, Germinom und andere parenchymatöse Tumoren). Klinisch kommt es zu einer konjugierten Blicklähmung nach oben (Parinaud-Syndrom) mit Pupillenstörung, Pyramidenbahnzeichen und Hirndruckzeichen bei Aquäduktstenose. Keimzelltumoren sezernieren oft **AFP und β-HCG.** Therapie und Heilungsrate sind abhängig vom Tumortyp. Die vollständige Tumorentfernung führt in ca. 80 % zur Heilung.
- **Supratentorielle Ependymome** entstammen dem Ependym der Ventrikelwände und sind meist gutartig (WHO I°–II°).
- **Fehlbildungstumoren wie Hamartome, Dermoide** und **Epidermoide** sind selten (ca. 2 % der kindlichen Hirntumoren). Sie entstehen bei der Neuralrohrbildung (3. bis 5. Embryonalwoche) durch eine Keimversprengung und liegen meist in der Mittellinie supra- und infratentoriell. Symptome und Therapie sind abhängig von der Lage und Größe. Die Prognose ist i. d. R. gut.

Infratentorielle Tumoren

Leitsymptome sind Lähmungsschielen, Nystagmus, Kopfschiefhaltung, ataktische Koordinationsstörung, Intentionstremor und Verhaltensänderungen (Aggressivität, Antriebsarmut).

- **Medulloblastome** sind die **häufigsten malignen ZNS-Tumoren** (WHO IV°; ca. 20 % aller kindlichen Hirntumoren). Histologisch gleichen sie den supratentoriellen PNETs. Aufgrund der Lokalisation in der hinteren Schädelgrube, besonders im Kleinhirnwurm (➤ Abb. 20.27), führen sie zu Koordinationsstörungen, Ataxie, Doppelbildern, Nystagmus, Kopfschiefhaltung und Hirndruckzeichen (Kopfschmerz, Erbrechen, Sehstörungen und Stauungspapille). Der Altersgipfel liegt im 4. bis 8. Lebensjahr mit einer Knabenwendigkeit (2–3 : 1 bei Mädchen). Im Gegensatz zu den meisten anderen Tumoren finden sich häufiger **Metastasen** im Spinalkanal (ca. 20 %) und supratentoriell (ca. 20 %), seltener auch im Skelett (ca. 5 %). Die 5-Jahres-Überlebenswahrscheinlichkeit liegt bei etwa 70 % nach möglichst kompletter Resektion, kraniospinaler Bestrahlung und Chemotherapie. Die Strahlentherapie kann zu kognitiven Langzeitschäden und vermindertem Wachstum (spinale Bestrahlung) führen.

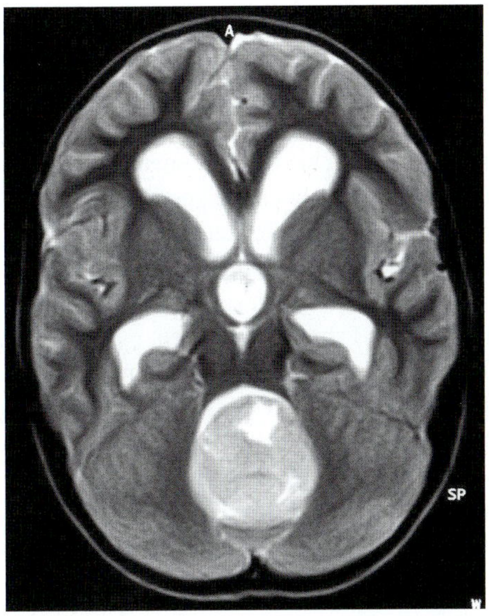

Abb. 20.27 Medulloblastom mit Okklusionshydrozephalus: 7 Jahre alter Junge mit Kopfschmerzen und Nüchternerbrechen. MRT des Schädels in T2-Wichtung axial: überwiegend solider, signalintensiver Tumor im IV. Ventrikel mit Aufstau der Ventrikel I–III [R232]

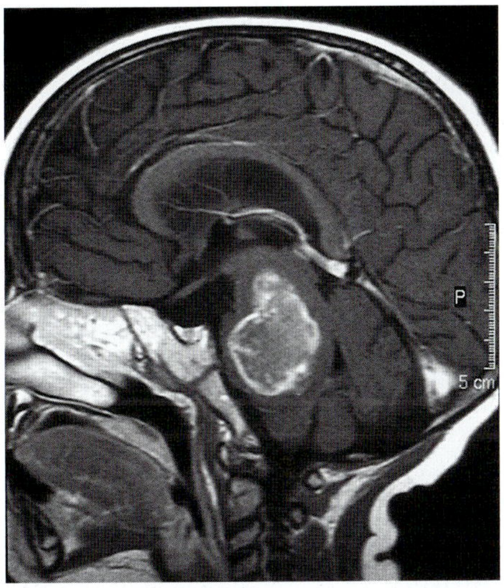

Abb. 20.28 Ponsgliom: 5 Jahre alter Junge mit Kopfschmerzen und Abduzensparese. MRT des Schädels in T1-Wichtung sagittal nach i. v. Kontrastmittelgabe: große Raumforderung im Bereich des Pons und des Mesenzephalons mit peripherer Kontrastmittelanreicherung [R232]

Die bisher zur Verfügung stehenden klinischen Parameter (Resektionsgrad, Histologie, Metastasierung, Alter) werden inzwischen durch molekulare Stratifizierungsparameter ergänzt. Mit ihrer Hilfe ist es möglich, Subgruppen zu definieren, um das Risikoprofil eines Patienten einschätzen und die Therapie entsprechend steuern zu können.

- **Hirnstammastrozytom** (10 % der kindlichen ZNS-Tumoren, ➢ Abb. 20.28) sind entweder bösartige, diffus intrinsisch wachsende Astrozytome mit infauster Prognose oder gutartige exophytische Astrozytome mit einer 5-Jahres-Überlebensrate von bis zu 90 % nach Chemo- und/oder Strahlentherapie. Aufgrund ihrer Lage im Pons führen sie zu Hirnnervenausfällen (VI, VII, IX), Blickrichtungsnystagmus und Pyramidenbahnzeichen. Bei sicherem MRT-Befund kann auf eine Biopsie verzichtet werden. Eine radikale Operation ist äußerst selten möglich.
- **Infratentorielle Ependymome** sind im Gegensatz zu den supratentoriellen Ependymomen meist hochmaligne (Grad III, IV und anaplastisches Ependymom) mit Neigung zur Tumoraussaat in den Liquor (10 %). Klinische Symptomatik, Diagnose und Therapie sind mit denen von Medulloblastomen vergleichbar.

Spinale Tumoren

Leitsymptome sind schlaffe Paresen in Höhe der geschädigten Segmente und distale spastische Paresen sowie eine Hypästhesie ipsilateral und ein Verlust von Schmerz- und Temperaturempfindung kontralateral (dissoziierte Empfindungsstörung). Bei Tumoren in der Kauda kommt es zu schlaffen Paresen beider Beine, Sensibilitätsausfällen und einer Blasen-Mastdarm-Störung (**Kaudasyndrom**). Bei Tumoren im Konus finden sich i. d. R. eine Stuhl- und Harninkontinenz sowie eine Reithosenanästhesie. Außerdem kommt es häufig zu lokalen oder ausstrahlenden Schmerzen, einer Haltungsanomalie der Wirbelsäule und einer ataktischen Gangstörung.

- Primäre Rückenmarkstumoren (➢ Abb. 20.29) sind selten (ca. 4 % aller ZNS-Tumoren). Meist (75 %) handelt es sich um niedrigmaligne Astrozytome oder Gangliogliome mit einer 5-Jahres-Überlebenswahrscheinlichkeit von über 70 % bei vollständiger Resektion. Bei den seltenen malignen Tumoren (Ependymom, Glioblastom, Medulloblastom) liegt die 5-Jahres-Überlebenswahrscheinlichkeit nach kompletter Resektion und Nachbestrahlung bei 50–75 %.
- Metastatische oder sanduhrförmig einwachsende Tumoren sind häufiger als primäre Rückenmarkstumoren. Meist handelt es sich um ein Neuroblastom, seltener um ein Sarkom (ca. 50 %), ein Non-Hodgkin-Lymphom oder einen Wilms-Tumor.
- Benigne intraspinale (Fehlbildungs-)Tumoren (Dermoid, Epidermoid, Lipom) finden sich bei Neugeborenen und Säuglingen.

20.15.5 Diagnostik

- **MRT des Kopfes und Spinalkanals mit Kontrastmittel** führt zur Verdachtsdiagnose (Referenzzentrum Neuroradiologie in Würzburg, Dr. Bison, Prof. Warmuth-Metz). Bei unklaren Befunden und inoperablen Hirnstammtumoren sind Verlaufskontrollen in kurzen Abständen erforderlich.
- **Histopathologie** sichert die Diagnose des Tumors nach Resektion oder Biopsie (Hirntumor-Referenzzentrum Bonn).
- **Molekulargenetik** kommt zunehmend bei der Diagnosesicherung zum Einsatz und hat Relevanz bei der Therapiestratifizierung (Zentrum für molekulare Neuropathologie, Heidelberg).
- **Tumormarker** bei V. a. Neuroblastom (Katecholamine, Homovanillinsäure [HVA] und Vanillinmandelsäure [VMA] im Urin) und Keimzelltumoren (AFP und β-HCG).

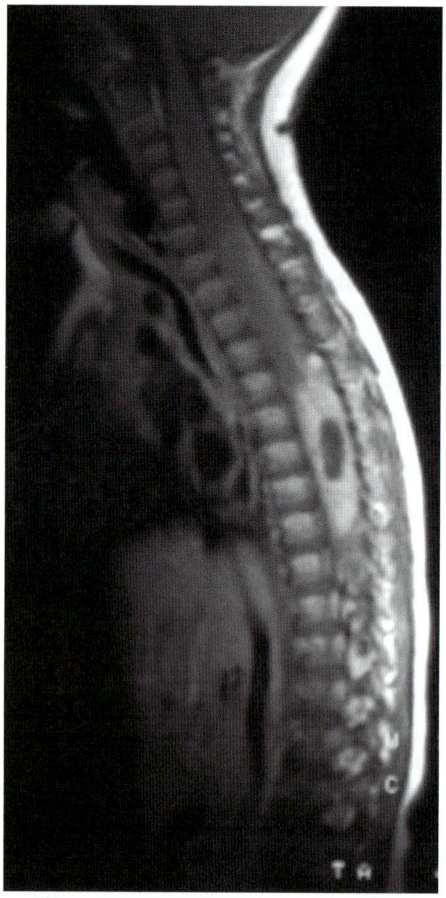

Abb. 20.29 Intraspinales Astrozytom: 8 Jahre altes Mädchen mit Rückenschmerzen und Schwäche in den Beinen. MRT der BWS in T1-Wichtung sagittal nach i. v. Kontrastmittelgabe: intraspinale, intramedulläre Raumforderung in Höhe Th4–Th8 mit solidem, Kontrastmittel aufnehmendem Anteil und kleinerer zystischer Komponente [R232]

- **EEG** bei epileptischen Anfällen und im Rahmen von Behandlungsprotokollen.
- **Somatosensibel evozierte Potenziale:** Funktionsdiagnostik des N. opticus (VEP) und der sensiblen Bahnen (SEP).
- **Röntgen-Thorax, Abdomensonografie und MRT** bei Metastasen zur Suche nach dem Primärtumor.
- **Szintigrafie** bei V. a. Neuroblastom (MIBG-Szintigrafie) oder Knochenbeteiligung.
- **Liquor** im Rahmen der Staginguntersuchungen (Ausschluss Metastasierung).

20.15.6 Therapie

Die Therapie richtet sich nach Typ, Ausdehnung und Lokalisation des Tumors sowie dem Alter des Patienten und ist für die meisten ZNS-Tumoren bundesweit in Therapiestudien festgelegt. Die drei Säulen der Behandlung sind Operation, Strahlentherapie und Chemotherapie.

- **Operation** mit kompletter Resektion ist für nahezu alle ZNS-Tumoren der wichtigste prognostische Faktor. Sie kann zur Heilung führen. Bei malignen Tumoren besteht ein Rezidivrisiko an den Operationsrändern. Im Thalamus und Hirnstamm ist eine Tumorresektion meist nicht möglich. Bei Hirndruck und akuter Querschnittsymptomatik ist eine rasche (Notfall-)Operation erforderlich.
- **Strahlentherapie** führt bei Germinomen in > 90 % zur Heilung. Ansonsten erhöht sie bei hochmalignen Tumoren die Lebenszeit bzw. Überlebenswahrscheinlichkeit und reduziert die Gefahr von Metastasen. Nebenwirkungen treten besonders bei Kindern unter 4 Jahren auf und können zur Beeinträchtigung von Wachstum und kognitiven Fähigkeiten führen.
- **Chemotherapie** kann die Überlebensraten bei hochmalignen oder inoperablen Tumoren verbessern und zu einer Reduktion der Strahlendosis führen oder den Bestrahlungszeitpunkt bei Kleinkindern hinauszögern.
- **Zielgerichtete Therapien („targeted therapies"):** bei nachgewiesener genetischer Veränderung (z. B. BRAF-Mutation).

20.15.7 Prognose und Nachsorge

Die 5-Jahres-Überlebensrate von Kindern mit ZNS-Tumoren liegt insgesamt bei ca. 60 %. Sie ist abhängig von der Histologie, Molekularbiologie, Lokalisation und Operabilität des Tumors sowie vom Alter des Kindes. Die Rezidivgefahr ist in den ersten 2 Jahren nach Therapieende am höchsten.

Bei allen kindlichen Tumorerkrankungen erfolgen Nachsorgeuntersuchungen nach tumorspezifischen Nachsorgeplänen (siehe Kinderkrebsinfo.de). Um Rezidive frühzeitig zu erkennen, werden nach der Therapie MRT-Kontrollen bei den meisten Hirntumoren in den ersten beiden Jahren alle 3 Monate, nach 3–5 Jahren alle 6 Monate und nach 6–10 Jahren alle 12 Monate durchgeführt. Ferner sind klinische und endokrinologische Kontrollen (Schilddrüse, Wachstumshormon, Salzverlustsyndrom) sowie Untersuchungen auf Spätfolgen nach Therapie (z. B. Ototoxizität) erforderlich.

20.16 Kopfschmerzen

20.16.1 Definition

Zu den primären Kopfschmerzen gehören Spannungskopfschmerz, Migräne und seltene trigemino-autonome Kopfschmerzen (Trigeminusneuralgie, Clusterkopfschmerz, paroxysmale Hemikranie). Sie sind viel häufiger als sekundäre Kopfschmerzen (5 %) infolge einer entzündlichen, vaskulären oder tumorösen Ursache. Am häufigsten sind episodische **Kopfschmerzen vom Spannungstyp** mit beschwerdefreiem Intervall. Die **Migräne** unterscheidet sich vom Spannungskopfschmerz durch die Akuität und Intensität der Kopfschmerzattacken sowie durch vegetative und neurologische Funktionsstörungen, denen eine Aura vorausgehen kann.

20.16.2 Epidemiologie

Die Kopfschmerzprävalenz liegt vor der Pubertät bei 3 %, danach bei 16 % mit steigender Tendenz. Die Migräneprävalenz beträgt vor der

Pubertät 2 %, danach 5 % bei Jungen und 8 % bei Mädchen. Häufig findet sich eine familiäre Belastung (80 %). Die Mehrzahl aller Kinder mit Migräne leidet später auch als Erwachsene unter Migräneattacken. Schwere rekurrierende Kopfschmerzen haben ca. 5 % aller Kinder und Jugendlichen, wobei rund 2 % an chronischen täglichen Kopfschmerzen leiden. Clusterkopfschmerz, paroxysmale Hemikranie und Trigeminusneuralgie sind im Kindesalter sehr selten.

MERKE

Kopfschmerz ist eines der häufigsten Symptome bei Kindern. Primäre Kopfschmerzen müssen von Kopfschmerzen infolge einer tumorösen, entzündlichen oder vaskulären Ursache (sekundären Kopfschmerzen) unterschieden werden.

20.16.3 Einteilung

Kopfschmerzen vom Spannungstyp

Ätiologie und Pathogenese Neben biologischen Faktoren (Schmerzsensibilisierung durch Langzeitaktivierung nozizeptiver Neurone und Hemmung inhibitorischer Neurone) spielen emotionale Anspannung und soziale (familiäre oder schulische) Belastungen eine wichtige Rolle. An der Chronifizierung sind ungünstige Verarbeitungsstrategien, eine erhöhte Ängstlichkeit und Depressivität beteiligt.

Symptome Die Diagnose wird nach der Kopfschmerzklassifikation der International Headache Society (IHS 2018) gestellt, wenn mindestens 10 Kopfschmerzepisoden über 30 min bis 7 Tage aufgetreten sind, die mindestens zwei der folgenden Charakteristika aufweisen und nicht auf eine andere Erkrankung zurückzuführen sind:

- Beidseitige Lokalisation
- Schmerzqualität drückend oder beengend
- Schmerzintensität leicht bis mittel
- Keine Verstärkung durch körperliche Routineaktivitäten (Gehen oder Treppensteigen)
- Keine Übelkeit oder Erbrechen (Appetitlosigkeit kann auftreten)
- Photophobie oder Phonophobie, nicht jedoch beides

Migräne

Ätiologie und Pathogenese Die Migräne ist eine hereditäre Erkrankung des Gehirns mit erblicher Disposition (50 % familiär). Mutationen im *CACNA1A-*, *ATP1A2-*, *SCN1A*-Gen führen z. B. bei der familiär-hemiplegischen Migräne zu einer erhöhten Neuroexzitation durch Vermehrung von Glutamat und Kalium im synaptischen Spalt. Der Migräneschmerz entsteht durch eine neurogene Entzündung im trigeminovaskulären System (Serotonin, Substanz P) und durch Veränderungen im schmerzmodulierenden System und in der kortikalen Reizverarbeitung. Die Aura entwickelt sich durch eine Welle neuronaler Aktivität mit anschließender Hemmung im Kortex („cortical spreading depression"). Die vegetativen Symptome entstehen durch Hemmung inhibitorischer Hirnstammneurone. Als Triggerfaktoren spielen Hormone (Regelblutung), Umweltfaktoren (Lärm) und psychische Faktoren (Stress) eine Rolle.

Symptome Die Diagnose wird nach der IHS 2018 gestellt, wenn mindestens 5 Kopfschmerzattacken mit einer Dauer von ≥ 4 h (bei Kindern 1–2 h) und ≥ 2 der folgenden Symptome aufgetreten sind:

- Einseitige Lokalisation (bei Kindern nur in 15–30 %, häufiger bifrontal oder Holokranie)
- Schmerzqualität pulsierend (bei jungen Kindern selten)
- Schmerzintensität mittel bis stark (Kinder legen sich freiwillig hin)
- Verstärkung durch körperliche Aktivität
- Kopfschmerzen sind von Übelkeit/Erbrechen, Licht-/Lärmempfindlichkeit begleitet

Vegetative Symptome wie Gesichtsrötung, Blässe, Schweißausbruch und Zittern sind häufig. Bei ca. 20 % der Patienten tritt vor den Schmerzen eine **Aura** mit Sehstörungen, Parästhesien, Paresen oder Sprachstörung für 5–60 min auf. Abhängig von den Auraattacken werden verschiedene Migräneformen unterschieden:

- **Migräne mit Hirnstammaura** mit visuellen, akustischen, sensiblen, Sprach-, Bewusstseinsstörungen, Ataxie oder Schwindel ohne Parese.
- **Hemiplegische Migräne** mit einer Parese und einer visuellen, akustischen, sensiblen oder Sprachstörung (Ausschlussdiagnose beim ersten Auftreten). Bei der seltenen familiären Form ist ein Verwandter 1. bis 2. Grades betroffen.
- **Retinale Migräne** mit monokularen Sehstörungen.

Selten tritt die Aura ohne Kopfschmerzen auf. Die Symptome dürfen nicht auf eine andere Erkrankung zurückzuführen sein. Bei langen Aurasymptomen über 1 h (ca. 2 %) ohne bekannte Migräneanamnese müssen andere neurologische Erkrankungen (Durchblutungsstörungen) durch ein MRT ausgeschlossen werden.

Einteilung In der Kindheit treten selbstlimitierende periodische Syndrome auf, die oft Vorläufer einer Migräne sind. Die Diagnose wird bei positiver Familienanamnese vermutet, wenn andere Erkrankungen ausgeschlossen sind. Dazu gehören:

- **Abdominale Migräne:** mindestens fünf Attacken mit dumpfen, starken Bauchschmerzen, Appetitlosigkeit, Übelkeit, Erbrechen und Blässe für 1–72 h
- **Zyklisches Erbrechen:** wiederholte stereotype Attacken mit Übelkeit und häufigem Erbrechen (4 ×/h) über 1 h bis zu 5 Tagen
- **Paroxysmaler Schwindel der Kindheit:** mindestens fünf rezidivierende kurze Schwindelattacken für Minuten bis Stunden, die mit Nystagmus und Erbrechen verbunden sein können

Clusterkopfschmerz, paroxysmale Hemikranie und Trigeminusneuralgie mit heftigsten, streng unilateralen Kopfschmerzattacken sind im Kindesalter sehr selten.

MERKE

Vegetative Symptome wie Gesichtsrötung, Blässe, Schweißausbrüche, Zittern und Tachykardie kommen bei Migräne als Begleitsymptome häufig vor.

Sekundäre Kopfschmerzen

Die Diagnose wird nach der IHS gestellt, wenn eine Erkrankung vorliegt, die 1.) Kopfschmerzen verursachen kann, 2.) ein zeitlicher Zusammenhang besteht und 3.) die Kopfschmerzen nach Therapie innerhalb von 3 Monaten verschwinden. Sekundäre Kopfschmerzen sind **umso unwahrscheinlicher, je länger die Kopfschmerzanamnese besteht.** Nach Akuität und Lokalisation kommen folgende Ursachen bei Kindern und Jugendlichen häufiger vor:

- **Akute umschriebene Kopfschmerzen** bei Otitis media, Sinusitis (Zunahme beim Vornüberbeugen) und Zahnproblemen (Abszess, Okklusionsanomalie, Bruxismus). Pulsierende Kopfschmerzen kommen bei arteriovenösen Malformationen und Riesenaneurysmen vor.
- **Akute generalisierte Kopfschmerzen** bei systemischen Infektionen, Bluthochdruck, intrakranieller Blutung oder SHT. Meningismus in Verbindung mit Erbrechen und Fieber sprechen für eine ZNS-Infektion (Meningitis, Enzephalitis, Hirnabszess), fokale neurologische Symptome für einen intrakraniellen Prozess.
- **Chronisch progrediente generalisierte Kopfschmerzen** bei intrakranieller Raumforderung, posttraumatischer Hirnblutung, chronischem Subduralhämatom, Hirnabszess, Sinusvenenthrombose, Hydrozephalus und Pseudotumor cerebri. Medikamenteninduzierte Kopfschmerzen müssen durch die Anamnese ausgeschlossen werden.

MERKE

Akute generalisierte Kopfschmerzen sind in aller Regel Folge systemischer Infektionen. Insbesondere intrakranielle Entzündungen wie Meningitis und Enzephalitis sowie hypertone Blutdruckkrisen müssen dabei ausgeschlossen werden.

20.16.4 Diagnostik

Die Diagnose wird nach den IHS-Kriterien klinisch gestellt, wenn andere Erkrankungen ausgeschlossen sind. Wichtig ist die Unterscheidung zwischen Migräne und Spannungskopfschmerzen aufgrund der unterschiedlichen Therapie (➤ Kap. 20.16.5). Häufig finden sich beide Formen beim gleichen Kind. Manchmal ist eine sichere Unterscheidung nicht möglich, oder die Kopfschmerzen lassen sich nicht nach der IHS-Klassifikation einordnen (35 % bei Kindern). Wichtig ist die Medikamentenanamnese zum Ausschluss medikamenteninduzierter Kopfschmerzen.

- **Kopfschmerzfragebogen** zur standardisierten Erfassung.
- **MRT** des Kopfes bei persistierenden oder häufig rezidivierenden Kopfschmerzen, notfallmäßig bei nächtlichen Kopfschmerzen und Nüchternerbrechen (Hirndruck), Aura oder neurologischen Symptomen von > 60 min Dauer sowie epileptischen Anfällen.
- **EEG** nur zur Abgrenzung von fokalen epileptischen Anfällen bei Aurasymptomatik. Bei Migräne finden sich häufig (13–36 %) und bei Spannungskopfschmerzen gelegentlich (2–12 %) Veränderungen in Form einer Verlangsamung oder Paroxysmen.
- **Lumbalpunktion** nur bei V. a. Enzephalitis (anhaltende konfusionelle Symptome) und Pseudotumor cerebri (Stauungspapille, Liquoreröffnungsdruck > 28 cm H_2O).
- **Augenärztliche Untersuchung** zum Ausschluss einer Stauungspapille und von Sehfehlern.
- **HNO-Untersuchung** bei V. a. Nasennebenhöhlenprozesse.

MERKE

Zur Diagnostik sind eine augenärztliche Untersuchung zum Ausschluss von Sehfehlern und das MRT zum Ausschluss einer Raumforderung bei Aura angezeigt.

20.16.5 Therapie und Prognose

Therapie

Migräneattacken und Kopfschmerzen vom Spannungstyp:

- **Vermeidung von Triggerfaktoren.**
- **Reizabschirmung** (Schlaf), Stirn kühlen bei Migräne.
- **Analgetika** frühzeitig in ausreichender Dosierung bei Migräne und symptomatischen Kopfschmerzen, bei Spannungskopfschmerz nur in Ausnahmefällen, Triptane nur bei Migräne (➤ Tab. 20.21).
- **Antiemetika** bei Erbrechen in der Migräneattacke (➤ Tab. 20.22).

Tab. 20.21 Pharmakotherapie für Migräne und symptomatische Kopfschmerzen

Wirkstoff	Initialdosis [mg/kg KG]	Intervall [h]	Maximaldosis [mg/kg KG/Tag]	Applikation
Ibuprofen	10–15	6–8	40	p. o., rektal
Paracetamol	20–40 initial 15–20 ED	6–8	65(– 100)	p. o., rektal
Naproxen	5–10	8–12	30	p. o., rektal
ASS	10–15	4–6	60–80	p. o., i. v.
Metamizol	10–20	4–6	80	p. o., rektal, i. v.
Sumatriptan	10–20 mg ED 12,5–50 mg ED 12,5–25 mg ED 3–6 mg ED	> 12		Intranasal p. o. rektal s. c.

Tab. 20.22 Antiemetische Pharmakotherapie bei Migräne

Wirkstoff	Initialdosis [mg/kg KG]	Intervall [h]	Maximaldosis [mg/kg KG/Tag]	Applikation
Dimenhydrinat	5		5	rektal < 10. Lj.
Domperidon	10 ED	8	30 mg/Tag	p. o. ab 12. Lj.
Metoclopramid	0,1 ED	8	0,5	p. o., rektal, i. v., i. m.

- **Verhaltenstherapeutische Maßnahmen** (Schmerz- und Stressbewältigung durch Ablenkung, Selbstsicherheit, Entspannung).
- **Pfefferminzöl** 10 % bei chronischem Spannungskopfschmerz auf die Schläfen.
- Aufklärung und Vermittlung der Schmerzursache (**Schmerzedukation**).
- **Kopfschmerzkalender** zur Therapieplanung und Überprüfung des Behandlungserfolgs.
- **Medikamentöse Intervalltherapie zur Migräneprophylaxe:** Nur bei > 4 schweren Migräneattacken pro Monat über 48 h ohne Ansprechen auf eine andere Therapie mit Metoprolol/Propranolol 0,5–1 mg/kg KG in 1 Dosis am Abend langsam einschleichend (max. 3–6 Monate, nicht bei Asthma bronchiale, AV-Überleitungsstörungen). Da Nebenwirkungen (Müdigkeit, Schwindel) den prophylaktischen Effekt meist überwiegen, sollte die Therapie sehr zurückhaltend eingesetzt werden.
- **Pseudotumor cerebri:** Gewichtsreduktion bei Adipositas, Acetazolamid 1 g/Tag p. o. in 2–3 Dosen für 3–4 Monate (Blutgaskontrollen anfangs täglich, dann 1 ×/Woche zum Ausschluss einer metabolischen Azidose)

Prognose

Unbehandelt persistiert Migräne bei Kindern in etwa 50 % der Fälle bis in das Erwachsenenalter. Bei den anderen kommt es nach vorübergehender Besserung in der Pubertät zu einer kompletten Remission. Ein früher Erkrankungsbeginn ist mit einem langjährigen Verlauf assoziiert.

20.17 Schwindel

Definition Unter Schwindel werden ganz unterschiedliche Sensationen bezeichnet, sodass die genaue Schilderung der Symptome wichtig ist, z. B. Benommenheit, Unsicherheit, Dreh-, Schwank-, Lift- oder Schwankgefühl.

Epidemiologie Schwindel (Syn. Vertigo) ist nach Kopfschmerzen eines der häufigsten Symptome. Die Prävalenz ist bei Kindern nicht bekannt, bei jungen Erwachsenen liegt sie bei 17 %.

Ätiologie und Pathogenese Eine Störung oder widersprüchliche Informationen im Gleichgewichtssystem führen zu Schwindel, Nystagmus, Fallneigung sowie Übelkeit und Erbrechen. Das kann physiologisch beim Reizschwindel (Höhenschwindel, Bewegungskrankheit) auftreten und pathologisch durch eine Störung im vestibulären Gleichgewichtsorgan im Innenohr mit seinen drei Bogengängen für die Raumorientierung, Blickstabilisierung und Haltungsregulation des Körpers.

Symptome Am häufigsten ist ein (**ungerichtetes**) Unsicherheitsgefühl durch Orthostase, internistische Erkrankungen (Herz-Kreislauf-Störungen, Hypoglykämie, Hyperthyreose, Intoxikation) oder psychosomatische Ursachen (Hyperventilation). Selten ist ein (**gerichteter**) Dreh- oder Schwankschwindel durch zentrale oder periphere *vestibuläre Störungen*. Bei den zentralen Störungen ist der Schwindel vielgestaltig und der Nystagmus auch beim Fixieren vorhanden. Bei den peripheren vestibulären Störungen kommt es akut zu Drehschwindel, Nystagmus, Scheinbewegungen der Umwelt, Fallneigung, Übelkeit und Erbrechen.

Typen
- **Benigner paroxysmaler Lagerungsschwindel** führt zu kurzen rezidivierenden Drehschwindelattacken bei Kopflageänderungen durch traumatisch abgelöste Otolithenpartikel im hinteren (90 %) oder horizontalen (10 %) Bogengang, die bei Lageänderung einen Sog ausüben. Meist klingt der Schwindel spontan innerhalb von Tagen bis Wochen ab.
- **Neuritis vestibularis** führt akut zu Dauerdrehschwindel mit Scheinbewegungen der Umwelt, Fallneigung zur erkrankten Seite, Spontannystagmus zur Gegenseite, Übelkeit und Erbrechen durch eine infektiöse oder parainfektiöse Entzündung des N. vestibularis (Adeno-, Entero- und Herpesviren) oder eine seröse Otitis media. Durch zentrale Kompensationsmechanismen klingt die Symptomatik über Tage langsam ab, und die Nystagmusrichtung kehrt sich mehrfach um.
- **Bilaterale Vestibulopathie** führt zu Schwankschwindel und Gangunsicherheit, verstärkt im Dunkeln infolge einer Schädigung beider Nn. vestibulares bei Meningitis, ototoxischen Substanzen, Mitochondriopathien, Fehlbildungen des Labyrinths (CHARGE- und Kallman-Syndrom) und frühen Hörstörungen.
- **Zentrale vestibuläre Schwindelformen** führen zu vielgestaltigen Schwindelformen mit charakteristischen Augenbewegungsstörungen und neurologischen Ausfällen (➤ Kap. 20.2) durch Prozesse im Bereich der vestibulären und okulomotorischen Kerne und Verbindungen in der Medulla oblongata, im Mittelhirn, Kleinhirn und Thalamus.
- **Episodische Ataxien** führen in den ersten Lebensjahren mehrfach täglich zu sekundenlangen (Typ 1; Kaliumkanalstörung, Chromosom 12p13) oder später im Leben zu seltenen minuten- bis tagelangen (Typ 2; Kalziumkanalstörung, Chromosom 19p13) episodischen Schwindelattacken mit Ataxie, Kopfschmer-

zen, Übelkeit, ggf. Dysarthrie, Doppelbildern, Dystonie oder Hemiparese bei Stress, körperlicher Anstrengung und Fieber.
- **Vestibuläre Epilepsie** führt zu kurzen Dreh-/Schwankschwindelattacken, Übelkeit, akustischen Sensationen und ggf. einer tonischen Adversion und ipsiversiven Körperrotation (temporoparietaler Kortex).
- **Somatosensorischer Schwindel** führt zu Schwankschwindel und Gangunsicherheit im Dunkeln durch eine Sensibilitätsstörung bei PNP, HMSN oder Friedreich-Ataxie.
- **Psychogener Schwindel** und phobischer Schwankschwindel führen zu diffusen Symptomen (Benommenheits-, Leeregefühl) mit Stand- und Gangunsicherheit, Herzrasen, Übelkeit, Schweißausbruch, Luftnot in bestimmten Situationen (z. B. Menschenansammlungen).

Diagnostik Anamnese, internistische (Blutdruck) und neurologische Untersuchung entscheiden über das weitere Vorgehen.
- EKG, Echokardiografie und Serum (Blutbild, TSH, T_4) bei ungerichtetem Schwindel
- HNO- und kalorische Untersuchung bei V. a. **periphere vestibuläre Schädigung** mit Nystagmus in eine Richtung, der durch Fixation unterdrückt wird. Die Un-/Untererregbarkeit bei der kalorischen Testung mit warmer und kühler Luft beweist die periphere vestibuläre Läsion.
- MRT bei V. a. **zentrale vestibuläre Schädigung** mit Nystagmus in unterschiedliche Richtungen, der durch visuelle Fixation wenig gehemmt wird und ggf. weiteren Hirnstammsymptomen.
- Lagerungstests bei V. a. **benignen paroxysmalen Lagerungsschwindel.** Dabei sitzt der Patient auf der Liege mit zur Seite um 45°gedrehtem Kopf. Beim Kippen des Körpers zur Gegenseite auf die Liege kommt es unter der Frenzel-Brille für wenige Sekunden zu einem Drehschwindel und einem vertikalen Nystagmus.
- EEG bei V. a. epileptischen Schwindel.
- Pädaudiologische Untersuchung mit Audiometrie, AEP und ggf. Elektrocochleografie bei Hörstörung.

Therapie Die Therapie richtet sich nach der Ursache.
- **Benigner paroxysmaler Lagerungsschwindel:** Lagerungsmanöver (nach Semont), um den Otolithenpfropf aus dem Bogengang herauszubewegen. Dabei wird der Patient nach o. g. Lagerungstest unter Beibehaltung der Kopf-zu-Rumpf-Position rasch zur anderen Seite umgelagert und nach Abklingen des Nystagmus langsam aufgerichtet.
- **Neuritis vestibularis:** Methylprednisolon 1 mg/kg KG, bei parainfektiöser Genese alle 3 Tage um 20 % reduzieren. Gleichgewichtstraining mit Wendebewegungen von Augen, Kopf und Rumpf, um die zentralen Kompensationsmechanismen zu fördern.
- **Episodische Ataxie:** Typ 1 Carbamazepin und Typ 2 Acetazolamid. Die Beurteilung des therapeutischen Effekts ist wegen des unregelmäßigen Auftretens der Attacken erschwert.
- **Psychogener Schwindel**: Psychoedukation und Gleichgewichtstraining.

Prognose Ist abhängig von der Schwindelursache, bei den peripheren vestibulären Schwindelformen i. d. R. gut.

20.18 Psychosomatische neurologische Erkrankungen

Definition Rezidivierende körperliche Beschwerden ohne organische Ursache werden als dissoziative und somatoforme Störungen klassifiziert. Die Symptome sind organischen Störungen sehr ähnlich und können dramatische Formen annehmen. Störungen der sinnlichen Wahrnehmung und der willentlichen Körperfunktionen werden unter **dissoziativen oder Konversionsstörungen** eingeordnet, Schmerzen und Schwindel unter somatoformen Störungen. Bei ausgeprägten Störungen mit mehreren Symptomen über einen langen Zeitraum (2 Jahre) handelt es sich um **Somatisierungsstörungen.** Werden die Symptome willentlich hervorgerufen, spricht man von Simulation, Aggravation oder „artifiziellen Störungen" (z. B. Münchhausen-by-proxy-Syndrom). **Psychosomatische Störungen** sind organische Erkrankungen mit morphologisch nachweisbaren Läsionen (z. B. Ulcus duodeni, Colitis ulcerosa).

Epidemiologie Die Prävalenz liegt im Schulalter bei 10–20 %, Mädchen sind etwas häufiger betroffen als Jungen (3 : 2). Vor dem Schulalter sind dissoziative Symptome selten.

Ätiologie und Pathogenese Ursächlich werden die Störungen als psychogen angesehen, in zeitlicher Verbindung mit akuten oder chronischen Belastungen. Auslösende Faktoren sind belastende Lebenssituationen (z. B. Trennung oder Tod der Eltern, Missbrauch, Traumatisierung, Überforderungen) und Komorbiditäten (Angststörung, Depression, posttraumatische Belastungsstörung). Die Dissoziation von psychischem Erleben in körperliche Symptome führt zur Angstreduktion und zur vermehrten Zuwendung durch die Eltern. Weitere Faktoren sind eine reduzierte Wahrnehmung für Anspannung, eine zentrale Sensibilisierung (gesteigertes

Tab. 20.23 Unterscheidungsmerkmale zwischen dissoziativen und epileptischen Anfällen

Kriterium	Dissoziative Anfälle	Epilepsie
Situation	vor Publikum	häufig alleine
Symptome	theatralisch, artistisch, bizarr	tonisch-klonisch
Fluktuation	Beobachtung ↑, Ablenkung ↓	Keine
Augen	geschlossen, Lichtreaktion	starr-offen
Kopfwendung	alternierend	unilateral
Stürze	Auffangbewegungen	tonisch
Verletzungen	keine	Platzwunden
Dauer	lange	kurz
Postiktal	Aufwachen	Umdämmerung
Antikonvulsiva	keine Wirkung	Wirken

Schmerzerleben), körperliche Vorerkrankungen, familiäre Einflüsse (Lernen am Modell). Bei der Chronifizierung spielen Fehlbewertungen (Katastrophisierung), Ängste, geringes Selbstwertgefühl, Vermeidungsverhalten und primäre Zielkonflikte (Krankheitsgewinn) eine wichtige Rolle. Die Gefahr einer iatrogenen Chronifizierung durch fortwährende diagnostische und therapeutische Prozesse unter Ausblenden der psychogenen Genese darf nicht unterschätzt werden.

Symptome Die Symptome ähneln organischen Störungen. Am häufigsten sind chronische Schmerzen, Schwindel, Bewegungsstörungen, psychogene Anfälle und Wahrnehmungsstörungen. Charakteristisch ist die wechselnde Ausprägung mit Zunahme bei Beobachtung und Abnahme bei Ablenkung. Die Betroffenen sind stark auf ihre Symptome konzentriert und davon überzeugt, an einer körperlichen Krankheit zu leiden. Bei den Konversionsstörungen steht häufig ein geringer Leidensdruck der Patienten im Gegensatz zum ausgeprägten Vermeidungs- und Rückzugsverhalten mit Problemen bei der Alltagsbewältigung (Schulfehlzeiten, Entlastung von Pflichten).

Einteilung

- **Psychogene, nichtepileptische Anfälle (dissoziative Anfälle)** finden immer vor Publikum statt mit einem demonstrativen Charakter. Typisch sind alternierende, oft dramatische Bewegungen, die alle Formen epileptischer Anfälle imitieren können (➤ Tab. 20.23). Im Gegensatz zu epileptischen Anfällen werden die Augen zugekniffen, die Pupillenreaktion ist erhalten und der vestibulookuläre Reflex nicht auslösbar. Eine Zyanose sowie Verletzungen durch Stürze treten nicht auf. Psychogene Anfälle dauern oft länger als epileptische und sistieren eher auf Ansprache oder Ablenkung als auf Antikonvulsiva. Die Differenzierung zwischen beiden Anfallsformen ist schwierig, wenn Patienten eine Epilepsie und psychogene Anfälle haben (20 %).
- **Dissoziative Paresen** betreffen meist die nichtdominante Extremität. Zeichen der psychogenen Minderinnervation ist die unwillkürliche Mitinnervation bei simultaner Kraftprüfung beider Seiten. Lässt man den passiv hochgehaltenen Arm des liegenden Patienten los, fällt dieser neben dem Körper auf die Unterlage.
- Bei **dissoziativen Bewegungs- und Gangstörungen** sind die Bewegungsabläufe im Gegensatz zu neurologischen Störungen energieaufwendig bis artistisch mit übertrieben ausfahrenden Bewegungen und seitlichen Ausfallschritten. Stürze werden durch fantasievolle Einbeziehung der Umgebung vermieden.
- **Dissoziative Sensibilitätsstörungen** sind im Gegensatz zu neurologischen Störungen schneidermusterförmig an den Extremitäten oder genau in der Mittellinie am Rumpf angeordnet. Bei wiederholten Untersuchungen verändern sich die angegebenen Areale (Markierung mit einem Stift) oder Modalitäten (Berührung, Temperatur).

Diagnostik Die Diagnostik ist abhängig vom Störungsbild. Manchmal ist die Unterscheidung zwischen psychogenen und organischen Ursachen schwierig, insbesondere bei Dystonien.

- Neurologische Untersuchung: Dissoziative Störungen können häufig schon durch die ungewöhnlichen motorischen Phänomene und Widersprüche zwischen Funktionsausfällen und neurologischen Befunden unterschieden werden.
- MRT, Neurografie, evozierte Potenziale (SEP, VEP): bei dissoziativen Paresen, Bewegungs- und Empfindungsstörungen unauffällig.
- EEG, Schlaf-EEG und ggf. Langzeit-Video-EEG-Monitoring: bei psychogenen Anfällen unauffällig.
- Prolaktin im Serum: bei psychogenen Anfällen im Gegensatz zu Grand-Mal-Anfällen ohne Anstieg.
- Psychologische Untersuchung: Belastung in zeitlichem Zusammenhang mit dem Auftreten der Symptomatik und komorbide Störungen (Depression, Angst und Selbstwertprobleme).

Therapie Wichtig ist, die Symptome und die Ängste der Betroffenen vor einer organischen Erkrankung ernst zu nehmen und eine angemessene somatische und psychologische Diagnostik.

- Vermittlung der Untersuchungsergebnisse zur Angstreduktion vor einer schlimmen Erkrankung. Die Aussage „Wir haben nichts gefunden" verstärkt die Angst der Betroffenen, dass etwas übersehen wurde und ihnen nicht geholfen werden kann.
- Psychoedukation über das Zusammenspiel zwischen biologischen, psychologischen und sozialen Faktoren. Beratung, wie normale Verhaltensweisen verstärkt werden können (Verstärkerplan, Krankheitsgewinn reduzieren). Frühzeitige psychologisierende Erklärungsversuche verstärken oft die Abwehr.
- Ambulante Psychotherapie, um Belastungsfaktoren, sekundären Krankheitsgewinn und komorbide psychische Störungen (Ängste, Depression, PTBS) abzuklären und zu behandeln.
- Stationäre multimodale psychosomatische Behandlung bei Beeinträchtigung der Lebensqualität und/oder Teilhabe (sozialer Rückzug, Schule) durch die Dauer (> 3 Monate) oder Schwere der Symptome, psychische Begleiterkrankungen (Angst, Depression) und/oder gravierenden Belastungsfaktoren und Versagen der ambulanten Therapie.

Prognose Die Prognose ist umso besser, je rascher die Symptome verschwinden. Ein wichtiger prognostischer Faktor ist, ob Patienten lernen, ihre Symptome in Bezug zu emotionalen Belastungen zu sehen. Ein chronischer Verlauf bis ins Erwachsenenalter entwickelt sich häufig (20–60 %) bei frühem Beginn, einer Symptomdauer oder Rezidiven über 3 Monate, später Diagnosestellung bzw. Behandlung, chronischen Belastungsfaktoren und komorbiden psychischen Störungen.

LITERATUR

Aksu F (Hrsg.). Neuropädiatrie. 5. A. Bremen: uni-med 2020.

Aksu F, Tzitiridou M. Febrile seizures. In: Panteliadis CP, Korinthenberg R (eds.): Paediatric Neurology – Theory and Practice. Stuttgart, New York: Thieme 2005; 523–530.

Bast T. Moderne Epilepsiebehandlung bei Kindern. Monatsschr Kinderheilkd 2017; 165(6): 519–537.

Blankenburg M, Braun S. Differentialdiagnose nicht-epileptischer Anfälle bei Kindern und Jugendlichen. Neuropädiatrie 2021; 20: 80–90.

Deutsches Kinderkrebsregister (DKKR). Jahresbericht 2019. Mainz: September 2020; www.kinderkrebsregister.de/dkkr/ergebnisse/jahresberichte/jahresbericht-2019.html (letzter Zugriff: 15.4.2023).

Headache Classification Committee of the International Headache Society. The International Classification of Headache Disorders. 3rd ed. Cephalalgia 2018; 38(1): 1–211.

Michaelis R, Niemann G (Hrsg.). Entwicklungsneurologie und Neuropädiatrie. Grundlagen, diagnostische Strategien, Entwicklungstherapien und Entwicklungsförderungen. 5. A. Stuttgart, New York: Thieme 2017.

Ramaswamy V, Remke M, Bouffet E, et al. Risk stratification of childhood medulloblastoma in the molecular era: The current consensus. Acta Neuropathol 2016; 131: 821–831.

Scheffer IE, Berkovic S, Capovilla G, Connolly MB, et al. ILAE classification of the epilepsies: Position paper of the ILAE Commission for Classification and Terminology. Epilepsia 2017; 58(4): 512–521.

Scheffer IE, Berkovic S, Capovilla G, Connolly MB, et al. ILAE-Klassifikation der Epilepsien: Positionspapier der ILAE-Kommission für Klassifikation und Terminologie. Zeitschrift für Epileptologie 2018; 31(4): 296–306.

Schlack HG (Hrsg.). Entwicklungspädiatrie. München: Marseille Verlag 2004.

Straßburg HM, Dacheneder W, Kreß W (Hrsg.). Entwicklungsstörungen bei Kindern. Praxisleitfaden für die interdisziplinäre Betreuung. 6. A. München: Elsevier/Urban & Fischer 2018.

20

KAPITEL

21

Thomas Wirth

Erkrankungen des Bewegungsapparats

21.1 Muskuloskelettales System im Wachstumsalter

21.1.1 Grundlagen

Die Beurteilung des kindlichen und jugendlichen muskuloskelettalen Systems und seiner physiologischen oder pathologischen Entwicklungen geschieht vor dem Hintergrund eines sich im Wachstumsalter kontinuierlich verändernden Körperbaus. Davon sind alle Skelettabschnitte betroffen. Nur die Kenntnis der im jeweiligen Alter als normal anzusehenden Entwicklungsschritte und der zugehörigen Morphologie und Funktionalität erlauben dem Untersucher, zwischen normalen, noch tolerablen und pathologischen Befunden zu unterscheiden. Zahlreiche Erkrankungen des muskuloskelettalen Systems sind bereits bei der Geburt vorhanden. Sie können, wie auch einige der sich erst später manifestierenden Krankheitsbilder, familiäre Ursachen haben. Die Erhebung einer detaillierten Anamnese mit den Kindern, Eltern und Großeltern ist deshalb ein wesentliches Element in der Behandlung kinderorthopädischer Patienten. Dies gilt auch für die zahlreichen erworbenen krankhaften Veränderungen des Bewegungsapparats im Wachstumsalter. In beiden Bereichen lassen sich Ausprägung und Prognose einiger Erkrankungen durch präventive Maßnahmen positiv beeinflussen.

Kinderorthopädische Problemstellungen können sehr komplex sein. Entgegen dem Trend zur Regionalisierung des Fachs Orthopädie im Sinne einer qualitätssteigernden Subspezialisierung steht in der Kinderorthopädie immer das ganze Kind im Mittelpunkt. Dies macht den kinderorthopädisch tätigen Arzt auf diese Weise zu einem Generalisten. Gleichwohl stellen Kinderorthopädie und Kindertraumatologie eine eigene Subspezialität dar, die vom Arzt aus den genannten Gründen einen enormen Wissensumfang verlangt.

Physiologische Aspekte während des Wachstums und der Entwicklung

Die Lebensperiode von der Geburt bis zum Ende der Pubertät ist von Wachstum geprägt. Das Körperwachstum ist gepaart mit kognitiven und sozialen Reifungsvorgängen. Die Natur hat für das reine Längenwachstum ein eigenes Organ vorgesehen: die Wachstumsfuge. Dort findet das Wachstum der Knochen statt: nicht gleichförmig, sondern sehr variabel und mit ganz unterschiedlicher Potenz. Zu den potentesten gehört z. B. die Fuge des proximalen Humerus mit 80 % Anteil am Längenwachstum des Oberarms (➤ Tab. 21.1).

Die **Körperproportionen** des Kindes verändern sich im Wachstumsalter signifikant. Kopf und Rumpf sind bei der Geburt verhältnismäßig groß: Die Kopfgröße macht bei Geburt 25 % der Gesamtstehgröße aus, nach Wachstumsabschluss nur noch 13 %; die unteren Extremitäten haben beim Neugeborenen einen Anteil von 30 % an der Stehgröße, nach Abschluss der Skelettreifung aber 48 %.

Auch die **Wachstumsgeschwindigkeit** variiert stark: Sie ist im 1. Lebensjahr am größten und verlangsamt sich bis zum 5. Lebensjahr. Danach kommt eine eher ruhige Phase langsameren kontinuierlichen Wachstums bis etwa zum 10. Lebensjahr, gefolgt vom pubertären Wachstumsschub.

Wirbelsäule und Thorax

Die Wirbelsäule unterliegt während des Längenwachstums substanziellen Veränderungen. Die physiologischen Krümmungen des sagittalen Profils werden i. d. R. recht früh mit etwa 6 Jahren erreicht und unterliegen einer starken Streubreite. Mit der Geburt und vor Beginn des Laufens weist die Wirbelsäule eine globale Kyphose auf. Erst mit beginnender Vertikalisierung entsteht allmählich das physiologische Krümmungsmuster mit zervikaler und lumbaler Lordose sowie der thorakalen Kyphose. Das Längenwachstum der Wirbelsäule ist in den ersten und letzten 4 Wachstumsjahren beschleunigt. Diese Phänomene erklären die Dynamik von Wirbelsäulendeformitäten in den jeweiligen Altersgruppen.

Die Länge der **thorakalen Wirbelsäule** von Th4 – Th12 und das Thoraxwachstum beeinflussen die pulmonale Leistungsfähigkeit. Die durchschnittliche Länge der **Brustwirbelsäule** (BWS) beträgt beim Neugeborenen 11 cm, bei 5-Jährigen 18 cm und bei 10-Jährigen 22 cm. Die ausgewachsene BWS misst im Durchschnitt zwischen 26 und 28 cm. Die pulmonale Entwicklung, charakterisiert durch die Anzahl der Alveolen, ist in den ersten beiden Lebensjahren am größten und weist ab etwa dem 8. Lebensjahr keine Zunahme der Alveolenzahl, sondern nur noch ein gewisses Lungenwachstum auf. Das **Thoraxwachstum** verläuft parallel zu dieser Entwicklung. Eingriffe in dieses System, z. B. durch frühzeitige Fusion von Teilen der Wirbelsäule, haben negative Auswirkungen auf die pulmonale Leistungsfähigkeit und limitieren die Lebenszeit.

Untere Extremität

Die Achsen der unteren Extremität erfahren während des Längenwachstums gesetzmäßige Veränderungen in der Frontal- und Transversalebene. Viele Kinder weisen bei der Geburt eine erhöhte Antetorsion des Schenkelhalses bis zu Werten von 50° auf, die sich im Laufe des Wachstums auf das physiologische Maß des Erwachsenen von ca. 10–15° reduziert. Ähnlich verhält es sich bei der tibialen Torsion. Bei Geburt ist sie null oder sogar leicht negativ, um sich bis Wachstumsabschluss in eine Außentorsion von 20–25° zu verwandeln. Mit dieser physiologischen Torsion ist ein normales Gangbild mit einem Fußöffnungswinkel von 10–20° möglich. Diese Winkel unterliegen allerdings einer enormen Streubreite und müssen mit größter Vorsicht analysiert werden, wenn es um die Einschätzung des sehr weit verbreiteten Innenrotationsgangbildes geht. Auch in der Frontalebene findet eine typische altersbezogene Änderung der Beinachse statt.

Mit Laufbeginn bis etwa ins 3. Lebensjahr hinein sind Genua vara sehr verbreitet. Zwischen dem 3. und 6. Lebensjahr zeigen sich häufig valgische Beinachsen, die sich danach in die physiologisch gerade Beinachse einstellen. Im Alltag sehen wir in Bezug auf die zeitliche wie auch die morphologische Ausprägung eine große Bandbreite.

Fuß

Der Fuß des Neugeborenen weist weder ein sichtbares Längs- noch Quergewölbe auf. Plantarseitig haben die Füße ein kräftiges Fettpolster, das im 1. Lebensjahr und mit der Vertikalisierung verschwindet. In den ersten 4–6 Lebensjahren stärkt sich mit Laufbeginn und Zunahme der Laufleistung die gewölbebildende Muskulatur. Damit entsteht aus dem anfänglichen physiologischen Knicksenkfuß der normale Fuß. Bis zum Ende des Fußwachstums kann die Gewöl-

Tab. 21.1 Wachstumspotenz der Epiphysenfugen der langen Röhrenknochen

Fuge	Anteil am Längenwachstum [%]	Remodellierungspotenzial	Mögliche Auswirkungen bei Schädigung
Proximaler Humerus	80	hoch	groß
Distaler Humerus	20	gering	klein
Proximale(r) Radius/Ulna	20	gering	klein
Distale(r) Radius/Ulna	80	hoch	groß
Proximales Femur	30–35	mäßig	mäßig
Distales Femur	65–70	hoch	groß
Proximale Tibia	55–60	mäßig bis hoch	mäßig bis hoch
Distale Tibia	40–45	mäßig	mäßig
Phalangen/Metacarpalia	100	hoch	groß

beentwicklung in verlangsamter Form weitergehen. Bis dahin sind passive gewölbeunterstützende Maßnahmen, z. B. durch Einlagen, nur bei nachvollziehbaren Schmerzen angebracht.

21.1.2 Diagnostik

Anamnese

Die Anamnese ist für die Diagnostik kinderorthopädischer und kindertraumatologischer Erkrankungen von großer Wichtigkeit. Durch Einbeziehung des kleinen Patienten kann man das Vertrauen stärken; nebenbei wird die Schilderung der Krankengeschichte, meist durch die Eltern, persönlicher.

Für ein aktuelles Problem sind die Fragen nach **Schmerzen,** Schmerzdauer, **Funktionseinschränkung** und erstmaligem Feststellen der Beeinträchtigung wichtig. Man muss den zeitlichen Verlauf immer einschätzen können. Hinzu kommt die Frage nach dem periodischen oder permanenten Auftreten der Schmerzen oder anderer Symptome. Auch aus der Schmerzcharakteristik, der Abhängigkeit von Bewegung oder Belastung und dem zeitlichen Auftreten können Rückschlüsse gezogen werden. Dabei sollte man nicht vergessen, nach der Ein- oder Beidseitigkeit der Schmerzen zu fragen.

Akute Erkrankungen betreffen entweder **Traumata** oder **Infektionen.** Die Fragen beziehen sich dann auf die Art des Traumas, den Hergang des Sturzereignisses und die beobachtete Folge, z. B. eine Gelenkluxation. Infektionen werden bei Angabe von Fieber, allgemeiner Abgeschlagenheit, Leistungseinbuße oder kurz zurückliegenden Infekten wahrscheinlicher.

Im ersten Patientenkontakt darf die **Familienanamnese** nicht fehlen. Es geht darum, ähnliche Befunde bei anderen Familienangehörigen zu eruieren, z. B. Hüftdysplasie, Klump- oder Ballenhohlfuß und bekannte Erbkrankheiten oder sich stetig wiederholende Erkrankungsfälle.

Grundsätzlich sollten auch die Meilensteine der **motorischen Entwicklung** abgefragt und eingeordnet werden. In diesem Zusammenhang kann man auch Informationen zu Schwangerschaft und Geburt sowie zur unmittelbar postpartalen Zeit erheben.

Bei einer Reihe von kinderorthopädischen Erkrankungen sind die anamnestischen Hinweise diffuser und allgemeiner. Hier muss gezielt nachgefragt werden. Beispiele sind Häufigkeit und Umstände von habituellen Luxationen, Gelenkschwellungen mit und ohne Schmerzen, auch an anderen Gelenken als bei dem im Vordergrund stehenden, Geschwindigkeit der Größenzunahme eines Befunds, Kontakt mit Zecken, aber auch Alltagsbeschäftigungen wie Präferenz und Intensität im Ausüben einer Sportart.

Praxistipp

Alles entscheidend ist, dass man den Anamneseweg konsequent zu Ende beschreitet, um die maximal möglichen Informationen zu erhalten und rasch eine Diagnose stellen zu können.

Untersuchung

Die zentralen Elemente der kinderorthopädischen Untersuchung sind: Erfassung allgemeiner Parameter, Inspektion durch einfache Beobachtung, Palpation des Lokalbefunds sowie gelenk- und organbezogene Untersuchung. Die erweiterte Untersuchung mit apparativer Diagnostik fokussiert auf den Einsatz von Sonografie, konventionellem Röntgen und MRT.

Zur Untersuchung gehören u. a. das **Messen** von Körpergröße und Gewicht, bei Skoliosepatienten auch von Sitzgröße und Armspanne. Die **Inspektion** beginnt mit der Analyse des Gangbildes: Hinken, Abrollverhalten des Fußes, Fußöffnungswinkel, Schrittlänge, Harmonie. Die Stellung der Kniescheibe beim Gehen gibt Hinweise auf die femorale Torsion. Die Haut wird nach Nävi, Café-au-lait-Flecken, vaskulären Malformationen, Neurofibromen und Veränderungen bei Psoriasis beurteilt. Finger und Fingernägel können Hinweise auf das Vorliegen einer Systemerkrankung geben. Für die Inspektion des Rumpfes gilt es, die Taillensymmetrie und bei Inklination die Zeichen der Skoliose wie Rippenbuckel und Lendenwulst sowie von der Seite das sagittale Profil zu analysieren. Andere Deformitäten wie abnormale Kopf- und Thoraxformen oder Achsabweichungen vor allem an den unteren Extremitäten werden erfasst.

Die **klinische Untersuchung** beinhaltet zunächst die Messung der Beinlänge und des Beckenstands. Eine orientierende Untersuchung der **Wirbelsäule** mit Überprüfung der Beweglichkeit gehört dazu. Dann erfolgt die je nach Beschwerdelage erforderliche Überprüfung der betroffenen **Gelenke:** Bewegungsausmaße in allen Bewegungsrichtungen, schmerzbezogene Bewegungen, lokale Druckschmerzhaftigkeit, Instabilitätsprüfungen, lokale Schwellungen, Ergussbildungen und lokale Hautveränderungen. Bei Gelenkkontrakturen muss auf verkürzte Muskeln geachtet werden.

MERKE

Eine Grundregel muss immer beachtet werden: Die benachbarten Gelenke werden mituntersucht. Das gilt in besonderem Maße für das Hüftgelenk, dessen Symptome oft einen Kniegelenkbezug haben.

Die Untersuchung des **Fußes** umfasst neben der Beweglichkeitsprüfung der Gelenke immer auch eine Analyse der Form, der Fersenposition, der Längs- und Quergewölbe sowie Zehenstellungen. Im Bedarfsfall wird eine orientierende neurologische Untersuchung ergänzt.

Bildgebung

In der Kinderorthopädie und Kindertraumatologie hat die **Sonografie** einen prominenten Platz in der bildgebenden Diagnostik. Sie wird zur Frühdiagnose der Hüftdysplasie, zur Tumordiagnostik, bei Gelenkschwellungen und in der Frakturdiagnostik, insbesondere wenn knorpelige Knochenabschnitte beurteilt werden müssen, sehr verbreitet eingesetzt. Das konventionelle **Röntgenbild** ist weiterhin das Basisdiagnostikum für orthopädische und traumatologische Fragestellungen. Jedes Bild muss sorgfältig mit Blick auf den Strahlenschutz indiziert werden. Für erweiterte Fragestellungen, vor allem zur Beurteilung der Weichteile, des Gelenkknorpels, aber auch von Infektionen und Tumoren ist die **MRT** das Schnittbildverfahren der Wahl. Die CT oder andere Verfahren wie Szintigrafie oder Angiografie sind speziellen Fragestellungen vorbehalten und gehören nicht zur Routinediagnostik. ➢ Tab. 21.2 gibt einen Überblick über wichtige Befunde und damit verbundene Diagnosen.

21.2 Wirbelsäule

Erkrankungen der Wirbelsäule spielen in der Kinderorthopädie eine große Rolle. Es wird zwischen kongenitalen und erworbenen Erkrankungen und Deformitäten unterschieden:

Tab. 21.2 Ausgewählte Krankheitsbilder, ihre wichtigsten klinischen Befunde und diagnostische Schritte

Gelenk/Organ	Diagnose	Schmerzart	Schmerzort	Typischer Befund	Klassisches Untersuchungsmerkmal	Diagnostik der 1. Wahl
Schultergelenk	Willkürliche Luxation	chronisch rezidivierend	Schultergelenk	Multidirektionale Instabilität	positives Apprehension-Zeichen	Röntgen
Ellenbogengelenk	Morbus Panner/OD	belastungsabhängig	Ellenbogengelenk	Lokaler Druckschmerz	(Pseudo-)Blockierung	Röntgen (MRT)
	Proximale radioulnare Synostose	keine	entfällt	Hemmung von Pro- und Supination	Pronationsstellung der Hand	Röntgen
Distaler Unterarm Handgelenk	Ulnaverkürzung bei MHE	selten schmerzhaft	Handgelenk	Ulnarshift des Handgelenks; tastbare Exostosen	Hemmung von Pro- und Supination	Röntgen
Hüftgelenk	Kongenitale Hüftluxation	keine	entfällt	Abspreizhemmung; Beinverkürzung	Ortolani-(Barlow-) Zeichen	Ultraschall
	Coxitis fugax	akut anhaltend	Hüftgelenk	Genereller Bewegungsschmerz, Schonung des Beins	Beugefehlhaltung	Ultraschall
	Morbus Perthes	akut rezidivierend	Hüft- und Kniegelenk	Innenrotations- und Abduktionsschmerz	fehlt	Röntgen
	Epiphyseolysis capitis femoris	akut oder chronisch	Knie- und Hüftgelenk	Akut: fehlende Belastung Chronisch: außenrotierte Fußstellung	positives Drehmann-Zeichen	Röntgen
Kniegelenk	Kongenitale Luxation	keine	entfällt	Genu recurvatum	Kniebeugung nicht möglich	Ultraschall, Röntgen
	Patellainstabilität	akut und chronisch rezidivierend	Kniegelenk	Lateralisierende Patella	positives J-Zeichen	Röntgen, MRT
	Vordere Kreuzbandruptur	akut	Kniegelenk	Großer blutiger Erguss, Instabilität	positiver Lachman-Test	MRT
Kniegelenk, oberes Sprunggelenk	Osteochondrosis dissecans (OD)	belastungsabhängig	Kniegelenk, oberes Sprunggelenk	Lokaler Druckschmerz	(Pseudo-)Blockierung	Röntgen (MRT)
Fuß	Kongenitaler Klumpfuß	keine	entfällt	Vorfußadduktion, Supination Hohlfuß, Spitzfuß	plantare und Fersenhautfalte	Keine
	Kongenitaler Plattfuß	keine	entfällt	Vorfußabduktion und -extension, Spitzfuß	konvexe Fußsohle	Röntgen, Ultraschall
	Erworbener rigider Knicksenkfuß (Coalitio)	belastungsabhängig bis andauernd	medialer und lateraler Mittelfuß	Plattfuß, keine Pro- und Supination	Längsgewölbe richtet sich im Zehenspitzenstand nicht auf	Röntgen, MRT
Wirbelsäule	Idiopathische Skoliose	in ca. 30 % belastungsabhängig	vorwiegend lumbal	Skoliotische Rumpfdeformität Asymmetrische Taille	Rippenbuckel, Lendenwulst	Röntgen
	Adoleszentenkyphose	chronisch, belastungsabhängig	im Bereich der Krümmung	Rundrücken	oft eingeschränkte Beweglichkeit	Röntgen
	Spondylolyse, Spondylolisthesis	akut oder chronisch belastungsabhängig	lumbal, Ausstrahlung in Beine	Schmerzinduzierte skoliotische Fehlhaltung	lumbosakrale Kyphose	Röntgen, MRT
Skelettsystem	Osteoidosteom	akut nachts	lokal	Bewegungseinschränkung, Fehlhaltung	positiver „Aspirin-Test"	Röntgen, MRT

MHE = multiple hereditäre Exostosen; OD = Osteochondrosis dissecans

- Zu den **kongenitalen Erkrankungen** zählen die angeborenen Kyphosen und Skoliosen sowie die im Rahmen von Skelettdysplasien und syndromalen oder anderen angeborenen Systemerkrankungen vorkommenden Veränderungen.
- Die wichtigsten **erworbenen Deformitäten** sind die idiopathische Skoliose, die Adoleszentenkyphose und die Spondylolisthesis. In diese Gruppe gehören auch die bakterielle und abakterielle Spondylitis oder Spondylodiszitis, der Bandscheibenvorfall oder der traumatische Ausriss der Ringapophyse sowie benigne und maligne Tumoren.

21.2.1 Kongenitale Veränderungen und Early-Onset-Skoliose

Early-Onset-Skoliose

Der Begriff Early-Onset-Skoliose (EOS) bezeichnet alle Skoliosen, die vor dem 10. Lebensjahr diagnostiziert werden. Darunter finden sich angeborene, syndromal bedingte, neuromuskuläre und idiopathische Skoliosen (➤ Tab. 21.3).

Ätiologie und klinisches Bild Angeborene Skoliosen entstehen durch Segmentationsstörungen im Sinne der Ausbildung unilateraler Fusionen auf der Konkavität oder durch einseitige Halbwirbel. Vielfach kommen auch Schmetterlingswirbel vor, die weniger skoliosefördernd sind. Viele Patienten weisen Kombinationen aller dieser Wirbelkörperfehlbildungen auf. Weitere EOS finden sich bei syndromalen Erkrankungen oder Fehlbildungskombinationen wie der VACTERL- oder VATER-Assoziation. In Abhängigkeit von der Schwere der neuromuskulären Erkrankung, häufig aber bei schwer betroffenen Kindern mit spinaler Muskelatrophie, kommt es früh zur Entstehung teils sehr ausgeprägter und rasch progredienter Skoliosen. In etwa 50 % der Fälle findet man keine Ursache für die Fehlbildung und spricht dann von idiopathischen Skoliosen.

Diagnostik Die auf die Skoliose bezogene Diagnostik beinhaltet ein konventionelles Röntgenbild der ganzen Wirbelsäule in 2 Ebenen und bei allen rasch progredienten oder invasiv therapiepflichtigen Skoliosen ein MRT.

Therapie Die Therapie der EOS wird durch die Dynamik der Progredienz bestimmt. Bei gut balancierten Fehlbildungen kann eine Progredienz ausbleiben – die Therapie erschöpft sich in reiner Beobachtung. Als sehr effiziente **konservative Therapie** hat sich, vor allem bei den idiopathischen EOS, die serielle korrigierende Rumpfgipsbehandlung erwiesen (Mehta 2005; ➤ Abb. 21.1). Sogar Heilungen sind beschrieben. Eine Rippenabgangswinkeldifferenz von < 20° gilt hier als prognostisch günstig. Für alle anderen kann diese Behandlung ebenfalls von Nutzen sein, auch wenn man häufig nur Zeit bis zur ersten operativen Versorgung gewinnt. Die Gipsbehandlung wird meist von einer langjährigen Korsetttherapie abgelöst.

Spricht die Skoliose nicht ausreichend auf diese Therapie an oder liegt ein Halbwirbel mit zunehmender Krümmung vor, ist eine **operative Maßnahme** angezeigt. Halbwirbel werden reseziert und kurzstreckig fusioniert (➤ Abb. 21.2); für die anderen werden Systeme implantiert, die auf mitwachsenden Implantaten basieren und entweder am Thorax oder direkt an der Wirbelsäule verankert werden (➤ Abb. 21.3). Sie sollen dazu beitragen, dass das Wirbelsäulen- und Thoraxwachstum aus dem kritischen Bereich herausfindet und die pulmonale Leistungsfähigkeit so gut wie möglich erhalten wird. Frühe Fusionen gilt es zu vermeiden. Patienten mit einem angeborenen Thoraxinsuffizienzsyndrom müssen sehr früh, d. h. in den ersten Lebensmonaten, mit einem thoraxexpandierenden System versorgt werden.

Kongenitale Kyphose

Die kongenitale Kyphose, meist durch dorsale Keilwirbelbildung hervorgerufen, ist seltener. Eine lumbale und thorakolumbale Kyphose

Tab. 21.3 Early-Onset-Skoliose

Ursache	Pathologie	Konservative Therapie	Operative Therapie
Idiopathisch	Unbekannt	Physiotherapie Serieller Rumpfgips, Chêneau-Korsett	Growing Rods (VEPTR)
Kongenital	Segmentationsstörungen, Halbwirbel, Kombinationen	Beobachten bei fehlender Progredienz	Halbwirbelresektion VEPTR Growing Rods
Neuromuskulär	Spinale Muskelatrophie, Spina bifida Infantile Zerebralparese	Physiotherapie Ggf. Rumpfgips Korsett	Growing Rods VEPTR
Syndromal	VACTERL-Assoziation VATER-Assoziation Viele andere	Beobachten bei fehlender Progredienz Ggf. Rumpfgips Korsett	VEPTR Growing Rods Halbwirbelresektion
Osteogenesis imperfecta	Osteopenie, Frakturen	Beobachtung, Physiotherapie, Bisphosphonate	VEPTR bei guter Knochenqualität

VEPTR: vertikal expandierbare Titan-Rippenprothese

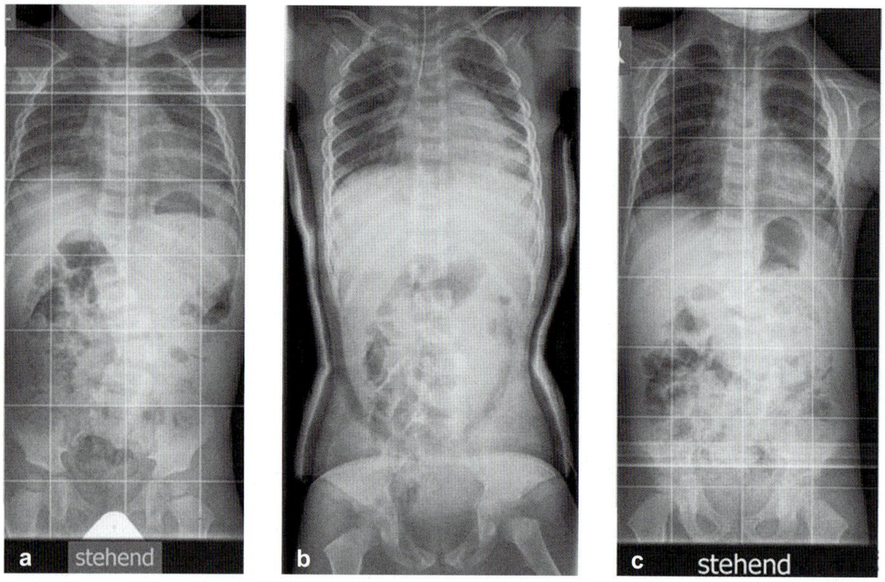

Abb. 21.1 **a** Idiopathische linkskonvexe Lumbalskoliose bei einem 18 Monate alten Jungen; **b** gute Korrektur im redressierenden Rumpfgips; **c** Verlauf mit 27 Monaten [P512/T1006]

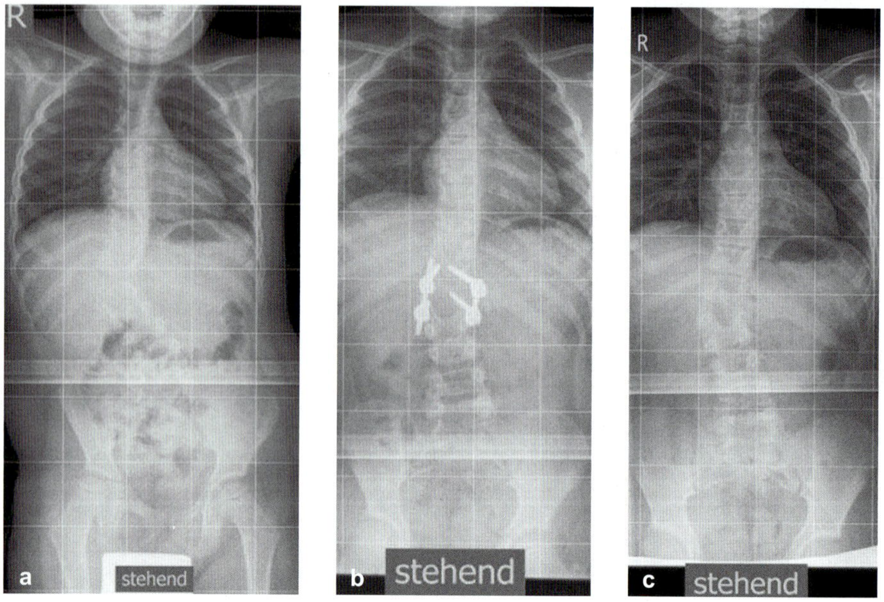

Abb. 21.2 **a** Fehlbildungsskoliose mit starker Krümmungszunahme bei Halbwirbel rechts Th12/L1; **b** Status 2 Jahre nach Halswirbelresektion mit kurzstreckiger Fusion; **c** 5 Jahre später nach erfolgter Metallentfernung [P512/T1006]

findet sich regelmäßig auch bei Patienten mit Achondroplasie. Die Behandlung orientiert sich weitestgehend an den für die EOS beschriebenen Therapieprinzipien.

21.2.2 Idiopathische Adoleszentenskoliose

Die idiopathische Adoleszentenskoliose ist eine Verkrümmung der Wirbelsäule in der Frontalebene mit gleichzeitiger Rotation der Wirbelkörper, die nach dem 10. Lebensjahr entsteht. Es gibt thorakale, thorakolumbale, lumbale und S-förmige Skoliosen („double major curve"), je nach Lokalisation des Krümmungsscheitels. Nach Lenke werden sie unter Berücksichtigung des sagittalen Profils und der Ausrichtung der Lendenwirbelsäule in sechs Gruppen eingeteilt (S2k-Leitlinie 2023).

S2k-Leitlinie Adoleszente Idiopathische Skoliose. Stand: 15.3.2023, gültig bis 14.3.2028; https://register.awmf.org/de/leitlinien/detail/151-002

Ätiologie und klinisches Bild Die Ursache ist unklar. Man vermutet ein vermehrtes anteriores Wachstum, das den betroffenen Wirbelsäulenabschnitt lordosiert und die Rotation der Wirbelkörper erzwingt. Klinisch fallen Rippenbuckel, Lendenwulst und asymmetrische Taillendreiecke sowie eine veränderte Wirbelsäulen- und Thoraxform auf. Eine Beinlängendifferenz muss immer ausgeschlossen bzw. berücksichtigt werden.

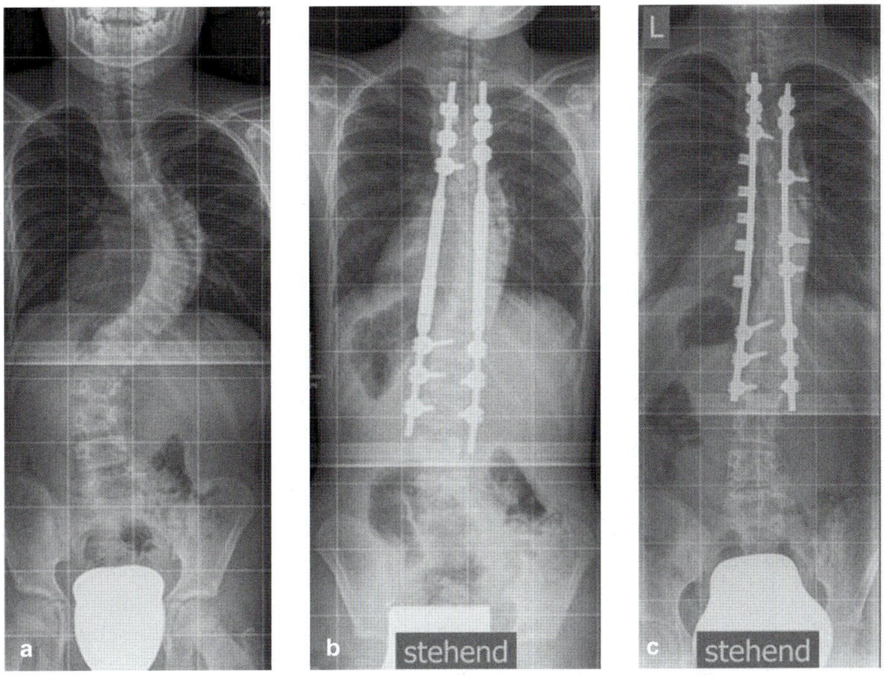

Abb. 21.3 **a** Schwere rechtskonvexe idiopathische Early-Onset-Skoliose einer 9-Jährigen; **b** operative Korrektur mit einem magnetisch verlängerbaren Wachstumsstab (Growing Rod); **c** nach mehrfachen Verlängerungen Umwandlung in eine definitive dorsale Derotationsspondylodese im Alter von 14 Jahren [P512/T1006]

Diagnostik Die Diagnostik bedient sich der Wirbelsäulenganzaufnahme, bei der Erstdiagnostik auch seitlich. Das Ausmaß der Krümmung wird mit dem Cobb-Winkel gemessen. Bei linkskonvexen Thorakalskoliosen (80 % der Thorakalskoliosen sind rechtskonvex) und vor operativen Eingriffen ist eine MRT angezeigt.

Therapie Die Therapie orientiert sich am Krümmungswinkel und an der Progredienz der Skoliose. Bis 20–25° Krümmungswinkel ist eine alleinige Krankengymnastik ausreichend, bei Winkeln zwischen 20 und 50° wird zusätzlich eine Korsetttherapie, i. d. R. mit einem Chêneau-Korsett, durchgeführt. Bei einer Tragezeit ab etwa 16 g/Tag ist die Wirksamkeit der Korsetttherapie nachgewiesen. Die Indikation zur Korsetttherapie ist vom noch verbleibenden Restwachstum der Wirbelsäule abhängig und orientiert sich an den von Diméglio erarbeiteten Wachstumsdaten. Ab 50° Krümmungswinkel kommen operative Verfahren ins Spiel. Die gebräuchlichste Technik ist die dorsale Derotationsspondylodese mit indirekter und/oder direkter Derotation (➤ Abb. 21.3c). Für die einfache Thorakalskoliose hat sich die selektive thorakale Instrumentation als günstig erwiesen. Bestimmte Skoliosen, gerade die thorakolumbalen und lumbalen Krümmungen, lassen sich auch durch eine anteriore Derotationsspondylodese korrigieren. Für nichtstabilisierte Skoliosen mit Krümmungen von > 50° wird eine weitere jährliche Verschlechterung von 1–2° prognostiziert.

21.2.3 Adoleszentenkyphose

Bei der Adoleszentenkyphose handelt sich um eine teilfixierte vermehrte Kyphose ab einem thorakalen Gesamtkyphosewinkel von 50°, die klassischerweise mit Veränderungen im Bereich der Ringapophysen der Wirbelkörper im Sinne einer Wachstumsstörung einhergeht. Dabei kommt es zu Bandscheibeneinbrüchen in die Wirbelköper, zentral und vorn (Schmorl-Knötchen, Edgren-Vainio-Zeichen), sowie zu Keilwirbelbildungen. Die Erkrankung wird nach dem Erstbeschreiber (1921) **Morbus Scheuermann** genannt; es werden ein thorakaler, ein thorakolumbaler und ein lumbaler Morbus Scheuermann unterschieden. Thorakal bestimmt der Gesamtkyphosewinkel, gemessen zwischen BWK 4 und BWK 12, die Therapie. Dort darf die Diagnose bei drei aufeinanderfolgenden Keilwirbeln oder der Präsenz von Bandscheibeneinbrüchen gestellt werden. In den anderen Regionen genügt ein Keilwirbel und/oder der Nachweis der Bandscheibeneinbrüche.

Klinisches Bild Die Patienten haben zumindest in der floriden Phase teilweise erhebliche Rückenschmerzen. Viele Betroffene sind groß gewachsen und sportlich sehr ambitioniert (Rudern, Rennrad, Wurfsportarten). Die Prävalenz liegt bei 2,2 % ohne Bevorzugung eines Geschlechts. Klinisch imponiert der Rundrücken, der das sagittale Profil stark verändern kann. Dabei ist nur eine Teilaufrichtung in die Reklination möglich. Besonders schmerzhaft sind thorakolumbale und lumbale Kyphosen, selbst bei geringeren Ausprägungsgraden.

Diagnostik Die Diagnostik umfasst eine Wirbelsäulenganzaufnahme in 2 Ebenen. Man sucht nach Keilwirbeln und Schmorl-Knötchen. Im p.-a. Röntgenbild fällt sehr häufig auch noch eine geringe skoliotische Komponente auf.

Therapie Die Therapie ist prinzipiell konservativ. Hyperkyphosen ab einem Gesamtkyphosewinkel von 50° können im Wachstumsalter durch eine aufrichtende **Korsetttherapie** sehr positiv beeinflusst werden. Begleitend und für Krümmungen unterhalb der Korsettschwelle ist eine krankengymnastische Behandlung sehr wichtig. Die Tragezeit des Korsetts kann über den Abschluss des Wachstums hinaus ausgedehnt werden. Gerade für die thorakolumbalen und

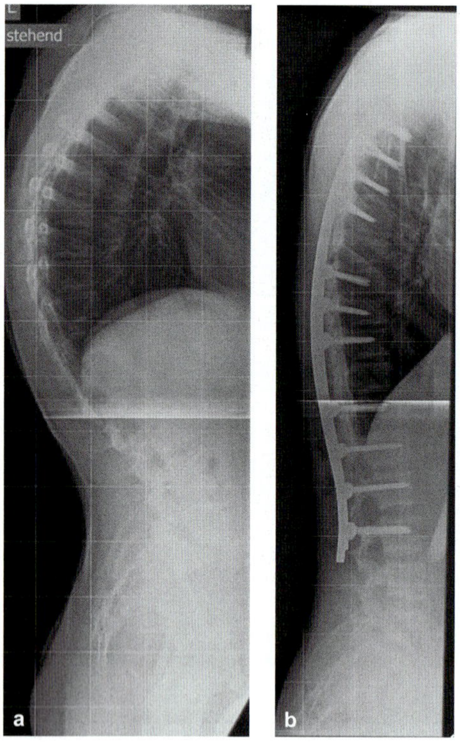

Abb. 21.4 Schmerzhafte 80° Adoleszentenkyphose: **a** vor und **b** nach der dorsalen Aufrichtungsspondylodese [P512/T1006]

lumbalen Adoleszentenkyphosen kann die Korsettbehandlung auch bei kleineren Krümmungswinkeln indiziert werden. In Bezug auf persistierende Rückenschmerzen im Erwachsenenalter haben sie beide eine schlechtere Langzeitprognose, weshalb die Therapie konsequenter erfolgen sollte. Ab einem Krümmungswinkel von 80° und nach Wachstumsende kann eine **operative Therapie** erwogen werden; sie besteht in einer Aufrichtungsspondylodese, je nach Schweregrad der Krümmung ggf. mit posterioren Osteotomien (➤ Abb. 21.4).

Prognose Die Prognose ist bei frühzeitiger und gut geführter Therapie vor allem für den thorakalen Morbus Scheuermann günstig. Entscheidend ist, dass sich der Patient seiner Fehlhaltung selbst bewusstwird und sich in Alltagssituationen maximal um eine aufrechte Haltung bemüht.

21.2.4 Spondylolyse und Spondylolisthesis

Als Spondylolyse wird die Unterbrechung der Interartikularportion des Wirbelbogens bezeichnet; sie stellt die Voraussetzung für die Entstehung der Spondylolisthesis dar.

Die **Spondylolyse** kann einseitig auftreten und ist mit einer Prävalenz von über 6 % beim Jugendlichen häufig. Man vermutet ursächlich repetitive Mikrotraumata, vor allem ausgelöst durch Tätigkeiten und Sportarten, die eine Hyperlordose forcieren (Turnen, Speerwerfen, Delfinschwimmen). In der Phase der Entstehung einer Spondylolyse bestehen akute Rückenschmerzen mit stark eingeschränkter Beweglichkeit der Lendenwirbelsäule, oft assoziiert mit einer Hüftlendenstrecksteife. Ferner liegt eine skoliotisch fixierte Fehlhaltung in der Frontalebene vor. Die Betroffenen sind zwischen 7 und 12 Jahre alt. Im Röntgenbild ist die Spondylolyse häufig als Spalt im Wirbelbogen, fast immer bei L5 sichtbar. Das MRT zeigt vor allem eine Signalanreicherung allein bei inzipienter und den Spalt bei manifester Spondylolyse. Insbesondere bei akuten Beschwerdebildern und noch fehlendem Spalt lässt sich durch eine 6-monatige Korsetttherapie und Sportpause eine Ausheilung erreichen und damit das Auftreten einer echten Spondylolyse verhindern.

Die **Spondylolisthesis** (Wirbelgleiten) kommt im Wachstumsalter in zwei Formen vor: der seltenen *dysplastischen* oder kongenitalen und der *isthmischen* Form, die auf dem Vorliegen einer Spondylolyse basiert. Auch hier ist das Abgleiten von L5 über S1 der weitaus häufigste Befund. Klinisch fallen je nach Abgleitgrad eine sicht- oder tastbare lumbosakrale Stufe und teilweise bizarre und fixierte Fehlhaltungen der Wirbelsäule mit lordotischen, aber auch skoliotischen Komponenten auf. Die lumbale Beweglichkeit ist stark eingeschränkt. Allerdings findet sich nach Abschluss des Abrutschvorgangs in vielen Fällen eine Rückbildung dieser akuten Symptome bis hin zu völliger Beschwerdefreiheit bei geringem Abrutschen.

Radiologisch bildet sich in der seitlichen Röntgenaufnahme das Ausmaß des Abrutsches ab, der nach Meyerding in vier Grade eingeteilt wird. Bei einem kompletten Abrutsch spricht man von einer **Spondyloptose.** Zur radiologischen Analyse der Spondylolisthesis wird eine Vielzahl von Parametern und Winkeln gemessen. Sie beschreiben u. a. auch die lumbosakrale Kyphose, die es im Rahmen einer Operation zu normalisieren gilt.

Patienten mit geringem und mäßigem Abrutschen sowie milden Symptomen werden mit gutem Erfolg konservativ-physiotherapeutisch behandelt. Bei latenten oder manifesten neurologischen Symptomen, meist einer L5-Symptomatik, kommen operative Therapien ins Spiel. Eine Fusion in situ ist dabei einer Repositionsspondylodese mindestens ebenbürtig. Bei hochgradigen Spondylolisthesen ist aber eine Rekonstruktion des sagittalen lumbosakralen Profils durch eine dorsoventrale Repositionsspondylodese essenziell (➤ Abb. 21.5). Damit kann die vollständige Sporttauglichkeit hergestellt werden.

21.3 Obere Extremität

21.3.1 Kongenitale Malformationen

Angeborene Malformationen der oberen Extremität sind sehr vielfältig. Ihre Häufigkeit ist gering: Man findet etwa 25 Fehlanlagen pro 10.000 Geburten (Goldfarb et al. 2017). Im Schulterbereich betreffen sie die Scapula und die Clavicula in sehr limitierter Weise. Am Arm kommen longitudinale und transversale Fehlbildungen, Störungen der Separation, aber auch Verdoppelungen sowie hyper- und hypotrophe Wachstumsstörungen vor. Einzelne klassische Veränderungen können Syndromen wie der Arthrogryposis multiplex congenita, dem Apert-Syndrom (Löffelhand) oder dem Poland-Syndrom (Pektoralisaplasie) zugeordnet werden.

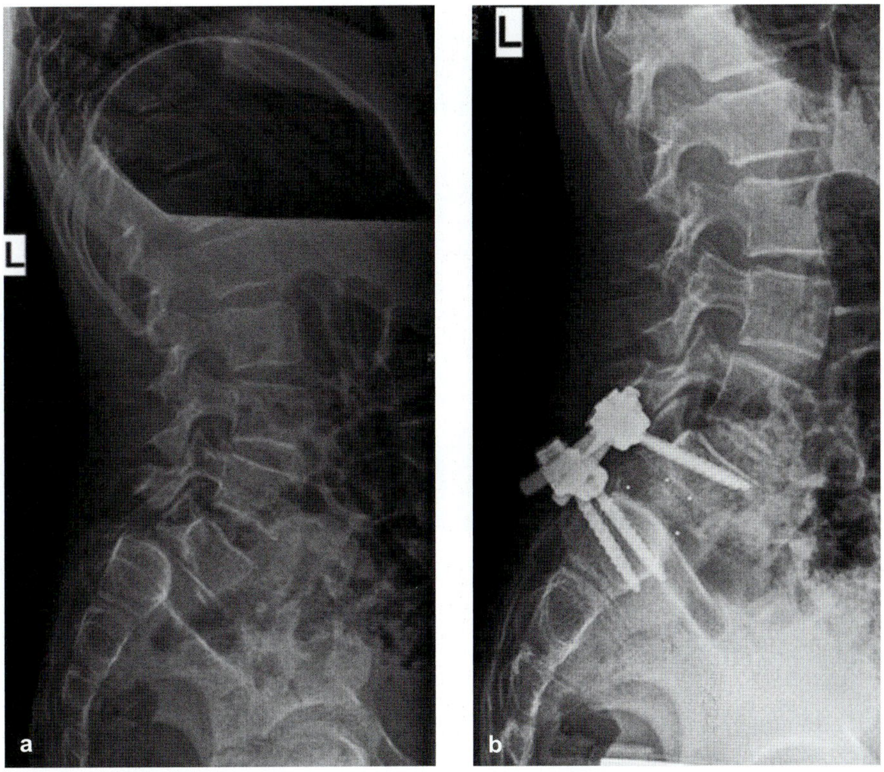

Abb. 21.5 **a** Drittgradige symptomatische Spondylolisthese L5/S1; **b** Korrektur durch dorsoventrale Repositionsspondylodese [P512/T1006]

Schulterregion

Die beiden typischen angeborenen Veränderungen sind die Sprengel-Deformität und die kongenitale Claviculapseudarthrose:

- Die **Sprengel-Deformität** beschreibt den angeborenen Schulterblatthochstand, der nicht selten mit Blockwirbeln der HWS (Klippel-Feil-Syndrom) einhergeht. Sie wird klinisch (Cavendish) und radiologisch (Rigeault) in verschiedene Schweregrade eingeteilt. Die Behandlung ist für die geringen und mittleren Ausprägungsgrade konservativ. Für die schweren Fälle existieren Operationsverfahren, z. B. nach Green oder Woodward, die funktionelle Verbesserungen in dieser Patientengruppe ermöglichen.
- Die **angeborene Claviculapseudarthrose** wirkt sich funktionell selten negativ aus und wird deshalb nur bei eindeutigen Symptomen operiert. Das Verfahren der Wahl ist eine Knochenspaninterposition mit Plattenosteosynthese.

Longitudinale Reduktionsdefekte

Diese Gruppe von Fehlbildungen kommt in ganz vielen Varianten vor. Sie basiert auf der Hypo- oder Aplasie einzelner langer Röhrenknochen und/oder Strahlen der oberen Extremität. Die wichtigsten longitudinalen Fehlbildungen sind die radiale und die ulnare Klumphand:

- Mit einem Vorkommen von 1 : 100.000 ist die **radiale Klumphand** die häufigste Längsfehlbildung der oberen Extremität (➤ Abb. 21.6a); sie kann Teil eines Syndroms sein (TAR-Syndrom [„thrombocytopenia-absent radius syndrome“], Fanconi-Syndrom, Holt-Oram-Syndrom) und ist durch ein partielles oder völliges Fehlen des Radius und oft auch des I. Strahls charakterisiert.
- Viel seltener ist die **ulnare Klumphand** (➤ Abb. 21.6b), bei der die Elle partiell oder total aplastisch ist. Sie kann aber teils knorpelig, teils bindegewebig angelegt sein. Bei der ulnaren Klumphand fehlen an der Hand meist der IV. und V. Strahl samt ulnaren Handwurzelknochen.

Die Therapie beider Deformitäten ist anfangs durch eine manuelle Redression und Schienenbehandlung bestimmt. Später wird die radiale Klumphand operativ zentriert, und die einwirkenden Muskelkräfte werden balanciert. Eine Verlängerung des Unterarms kommt im weiteren Wachstum als dritter Schritt infrage. Die ulnare Klumphand kann oft gänzlich konservativ behandelt werden. Gelegentlich müssen auch hier Zentrierungen mit Weichteilbalancierungen oder auch Unterarmverlängerungen erfolgen.

Eine weitere Form der longitudinalen Fehlbildung ist die **Spalthand** mit Hypo- oder Aplasie zentraler Anteile der Hand.

Transversale Reduktionsdefekte

Diese Gruppe angeborener Fehlbildungen des Arms kann man auch als **angeborene Amputationen** bezeichnen. Alle denkbaren Spielarten sind möglich: Komplettverlust des Arms, Teilverluste mit fehlendem Ellenbogengelenk, aber auch reine Unterarm-, Hand oder Fingeraplasien. Therapeutisch bleibt neben der Anwendung diverser Prothesen, inkl. myoelektrischer Formen, die Nutzung von Hilfsmitteln für den täglichen Bedarf. Alle möglichen Tätigkeiten

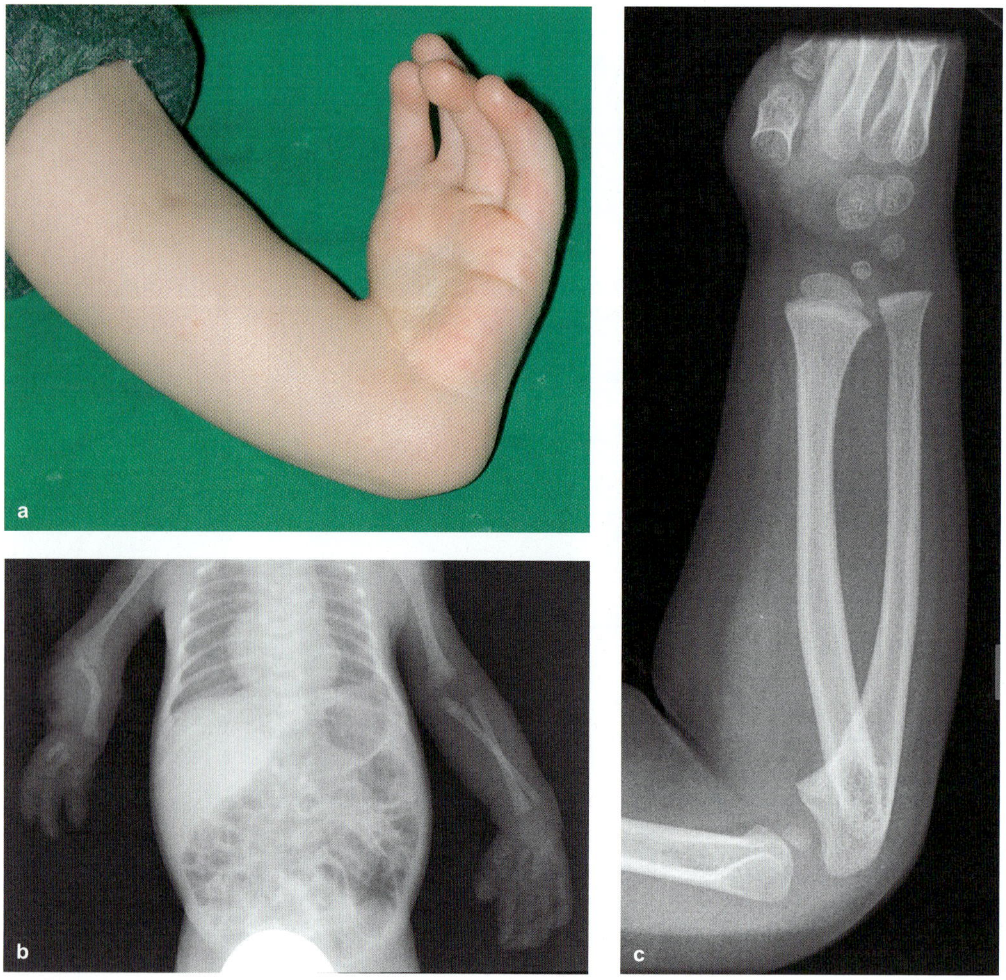

Abb. 21.6 Kongenitale Fehlbildungen der oberen Extremität: **a** radiale Klumphand [R232]; **b** Röntgenbild einer ulnaren Klumphand mit Strahlaplasien [P512/T1006]; **c** Röntgenbild einer proximalen radioulnaren Synostose [P512/T1006]

werden unterstützt. Der Bedarf ist individuell zu klären. Viele Kinder lehnen eine Prothesenversorgung im Alltag ab, da sie sich mit erstaunlichem Geschick an die naturgegebene Situation adaptieren. Operative Eingriffe sind selten. Eine Stumpfverlängerung mag in Einzelfällen helfen; auch Osteotomien können vorteilhaft sein.

Separationsanomalien

In dieser Gruppe findet sich die ganze Palette der Syndaktylien und Synostosen des Unterarms. Die partiellen oder kompletten Syndaktylien der Finger können knöchern oder rein weichteilig sein. Die Therapie besteht in einer Trennung der Finger gegen Ende des 1. Lebensjahres, was bei knöchernen Verbindungen aufwendig sein kann.

Die bekannteste Synostose ist die **proximale radioulnäre Synostose,** bei der die Differenzierung des proximalen Radioulnargelenks ausgeblieben ist (➤ Abb. 21.6c). Sie fällt oft erst nach dem 2. Lebensjahr durch eine fixierte Handstellung in Pronation und aufgehobene Supination auf und findet sich auch bei einem Nail-Patella-Syndrom. Der Wunsch nach Trennung der Synostose mit Wiederherstellung der Unterarmumwendbeweglichkeit wird oft geäußert. Die Ergebnisse sind jedoch schlecht, weshalb als einzige operative Behandlung eine Drehosteotomie des Unterarms in eine Neutralstellung aus starker Hyperpronation heraus empfohlen wird.

Polydaktylie, Makrodaktylie

Es kommen an der Hand präaxiale (I. Strahl), zentrale (II.–IV. Strahl) und postaxiale (V. Strahl) **Strahlverdoppelungen** vor. Dabei kann der ganze Strahl oder aber auch nur ein Glied des Fingers betroffen sein. In unterschiedlicher Weise sind die Knochen mit beteiligt. Die Therapie besteht in einer Resektion der überzähligen Anteile im 1. Lebensjahr. Die Operationstechnik wird letztlich von der knöchernen Konfiguration bestimmt. Es können aufwendige knöcherne und weichteilige Rekonstruktionen nötig ein.

Als **Makrodaktylie** wird eine isolierte Hypertrophie eines oder mehrerer Strahlen der Hand bezeichnet. Gelegentlich kommt ein grotesker Riesenwuchs vor. Die Behandlung kann sehr schwierig und auch frustrierend sein. Durchgeführt werden Wachstumsbremsungen und Teilamputationen bis hin zu Strahlresektionen. Eine Reduktion der weichteiligen Anteile gelingt normalerweise nicht.

21.3.2 Schultergelenk

Die wichtigsten Erkrankungen des Schultergelenks im Wachstumsalter sind Schulterluxationen, akute Infektionen und die Symptome benigner und maligner Tumoren.

Schulterluxation

Es kommen kongenitale, geburtstraumatische, traumatische, rezidivierende, willkürliche und neurogene Formen vor.

Die **kongenitalen und geburtstraumatischen Luxationen** sind sehr selten, Letztere meist mit einer Plexusparese vergesellschaftet. Im Alter zwischen etwa 7 und 12 Jahren ist die willkürliche, meist multidirektionale Schultergelenkinstabilität und -luxation am meisten verbreitet. Sie fällt gern mit einer hinteren Luxation auf, die vom Patienten durch zielgerichtete Bewegungen selbst verursacht wird. Sie ist selten schmerzhaft. Bei der klinischen Untersuchung zeigt sich dann aber ein positives Apprehension-Zeichen nach hinten und vorn, oft auch nach unten. Die Therapie besteht in einer konsequenten Luxationsvermeidung und einem Muskelaufbautraining. Damit kann man in fast allen Fällen zum Erfolg kommen.

Ab dem 10. Lebensjahr und in Abhängigkeit von der Durchführung schultergefährdender Sportarten rückt die **traumatische und posttraumatisch rezidivierende Luxation** in den Vordergrund. Mit einer traumatischen Luxation sind im klassischen Fall eine Abrissfraktur des Glenoids (Bankart-Läsion) und eine Impressionsfraktur des hinteren Humeruskopfes (Hill-Sachs-Läsion) verbunden. Kommt es nicht zur Spontanreposition, erfolgt die notfallmäßige Gelenkreposition unter Analgosedierung oder in Narkose. Die Diagnostik besteht aus einem Röntgenbild und einer nachgeschalteten MRT. Bei sportlich sehr aktiven Jugendlichen ist heute die primäre operative Behandlung durch arthroskopische vordere Schulterstabilisierung etabliert, bei allen anderen wird die konservative Therapie mit Muskelaufbautraining einer Operation im Rezidivfall vorgeschaltet.

Die **neurogene Schulterluxation** ist meist die Folge einer Plexusparese und entsteht infolge der pathologischen Muskelaktivitäten.

21.3.3 Ellenbogengelenk

Im Kindesalter wird die Ellenbogenregion am häufigsten durch traumatische Ereignisse geschädigt. Weitere orthopädisch relevante Krankheitsbilder sind kongenitale Luxationen, Infektionen aller Art und avaskuläre Osteonekrosen.

Kongenitale Luxationen

Es kommen zwei Arten von Luxationen vor: die komplette Ellenbogenluxation und die kongenitale Radiusköpfchenluxation:

Die **komplette Ellenbogenluxation** ist sehr selten und kommt am häufigsten zusammen mit anderen Luxationen beim Larsen-Syndrom vor. Ihre Behandlung ist eigentlich nihilistisch. Eine Reposition des luxierten Gelenks wird nicht versucht, da die funktionellen Probleme anfänglich gering sind. Später verkürzt sich der Oberarm zusehends, und die Funktion verschlechtert sich. Die Therapie bleibt symptomatisch.

Bei der **Radiusköpfchenluxation** wird zwischen der häufigeren posterioren und einer anterioren Luxation unterschieden. Flexion und Extension des Ellenbogengelenks werden erst später endgradig eingeschränkt; anfänglich fällt eine Limitierung der Unterarmumwendbeweglichkeit auf. Man tastet das Radiusköpfchen entweder dorsal oder ventral in der Ellenbeuge. Im Röntgenbild und auch im MRT ist die Gelenkfläche konvex. Eine Reposition scheitert auch aus diesem Grund, da zwei konvexe Gelenkflächen nicht dauerhaft aufeinander stehenbleiben. Therapeutisch bleibt also das Abwarten; bei ventralen Luxationen kann man die Funktion durch eine Ulnaverlängerung optimieren. Eine Radiusköpfchenresektion sollte Einzelfällen vorbehalten bleiben.

Avaskuläre Nekrosen, Osteochondrosis dissecans

Im Bereich des Ellenbogengelenks kommen avaskuläre Osteonekrosen meist am Capitulum humeri (Morbus Panner), selten an der Trochlea humeri (Morbus Hegemann) und am Radiusköpfchen vor. Von einem **Morbus Panner** spricht man bei Auftreten einer lokalisierten Osteonekrose des Capitulum vor dem 10. Lebensjahr. Später wird das gleiche Krankheitsbild **Osteochondrosis dissecans** genannt. Die spontane Osteonekrose eines umschriebenen Gelenkabschnitts wird auf eine lokale Perfusionsstörung zurückgeführt. Zunächst kommt es zur Abgrenzung des Herdes in situ, dann wird ein Ablösungsvorgang eingeleitet, bei dem das Fragment in der Folge als freier Gelenkkörper ins Gelenk ausgestoßen wird. Solange der Herd in situ liegt, kann es zu einer Spontanheilung kommen, die in aller Regel beim Morbus Panner beobachtet wird. Im Stadium der Ablösung kann der Herd operativ refixiert werden; ist er vollständig frei, kann er refixiert oder durch eine Mosaikplastik, eine Form der Knorpel-Knochen-Transplantation, ersetzt werden. Bei kleinen Herden reicht eine alleinige Anbohrung der defekten Gelenkfläche aus.

21.3.4 Unterarm und Hand

Unterarm und Handgelenk vereinen die größte Anzahl traumatischer Ereignisse im Wachstumsalter. Orthopädischerseits stehen sie durch sekundär entstandene Fehlstellungen und avaskuläre Osteonekrosen eher seltener im Blickpunkt.

Sekundäre Handgelenk- und Unterarmfehlstellungen

Zwei Deformitäten sollen hier angesprochen werden: die Madelung-Deformität und die sekundäre Ulnaverkürzung bei der multiplen hereditären Exostosenerkrankung (MHE).

Die **Madelung-Deformität** ist eine autosomal-dominant vererbte Störung der Entwicklung der Epiphysenfuge des distalen Radius. Im Laufe des 1. Lebensjahrzehnts kommt es zu einer wachstumsbedingten Radialabweichung der Handwurzel. Im Röntgenbild bildet sich diese Fehlstellung ab. Im MRT kommt das Vickers-Band zur

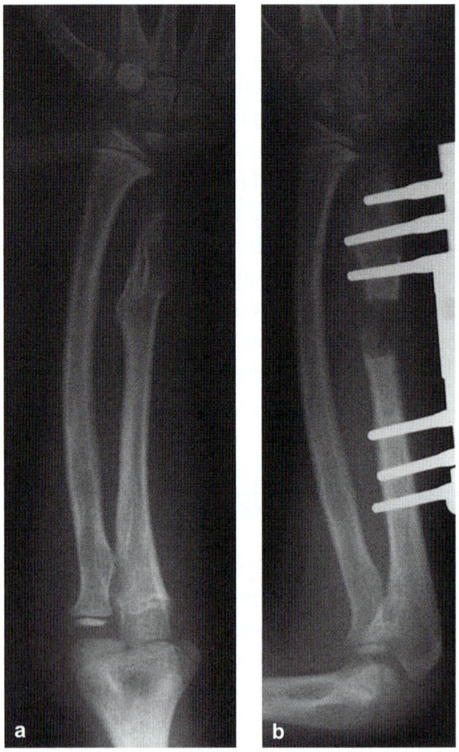

Abb. 21.7 **a** Ulnaverkürzung wegen distaler Exostose bei multipler hereditärer Exostosenerkrankung mit milder Radiuskrümmung; **b** Ulnaverlängerung durch Kallusdistraktion im Vorgang der Verlängerung mit unilateralem Fixateur externe [P512/T1006]

Darstellung, das als Ursache für das Fehlwachstum durch den pathologischen Zug angesehen wird. Das Ulnaköpfchen weicht nach dorsal ab und wird dort prominent. Leichte Fehlstellungen müssen nicht behandelt werden. Die frühzeitige Resektion des Vickers-Bandes kann einer Verschlechterung des Befunds vorbeugen. Bei schweren Fehlstellungen müssen komplexe Osteotomien und Längenanpassungen der Knochen erfolgen.

Exostosen können das Längenwachstum stören. Bei der **MHE** führen oft mehrere Osteochondrome der distalen Ulna zu einem Wachstumsstopp und Fehlwachstum der Ulna. Der Radius wächst in den frei gewordenen Raum und verkrümmt sich ebenfalls. Eine Handgelenkfehlstellung ist die Folge. Die Therapie besteht in einer frühen Resektion der Exostosen und bei signifikanter Fehlstellung und Funktionsbeeinträchtigung in der Ulnaverlängerung mit oder ohne begleitende Radiuskorrekturosteotomie (➤ Abb. 21.7).

Avaskuläre Nekrosen

Die bedeutendste avaskuläre Osteonekrose des Handgelenks ist die **Lunatummalazie** (Morbus Kienböck). Die Osteonekrose des Skaphoids (Morbus Preiser) ist wesentlich seltener. Ursächlich sind Durchblutungsstörungen und repetitive Mikrotraumatisierungen. Die Erkrankung verläuft stadienhaft und verursacht zu Beginn belastungsabhängige Schmerzen, später Schmerzen mit Bewegungseinschränkungen und Kraftverlust beim Zupacken. Häufig findet man eine Ulnaverkürzung im Röntgenbild. Die Stadieneinteilung gelingt im MRT am zuverlässigsten. Nur im Stadium I und II kann eine Ruhigstellung des Handgelenks mit Erfolgsaussicht versucht werden. Bei begleitender Ulnaverkürzung ist eine Radiusverkürzungsosteotomie eine Alternative, ansonsten begrenzte Arthrodesen der Handwurzelknochen oder eine Resektion der proximalen Handwurzelreihe. Am Ende steht die Handgelenkarthrodese. Die Ergebnisse sind allerdings nicht immer zufriedenstellend.

21.4 Hüftgelenk

21.4.1 Achsabweichungen

Von Geburt bis zum Abschluss des Wachstums ändert sich die Geometrie des proximalen Femurs deutlich, was sich in der Abnahme des postpartalen Centrum-Collum-Diaphysen- (CCD-) und des femoralen Antetorsionswinkels ausdrückt. Liegt der CCD-Winkel, der die Stellung des Schenkelhalses zum Femurschaft in der Frontalebene beschreibt, nach der Geburt bei etwa 150°, so misst er beim Erwachsenen noch 130°. Werte darüber werden als **Coxa valga,** Werte darunter als **Coxa vara** bezeichnet. Die femorale Antetorsion, also die gegen die distale Kondylenachse gemessene Drehung des Schenkelhalses nach vorn, reduziert sich von bis zu 50° bei der Geburt auf Werte um 15 Grad nach Wachstumsende (Jani 1979). Hüftgelenke mit höheren Werten werden als **Coxa antetorta,** solche mit niedrigeren als **Coxa retrotorta** bezeichnet. Der CCD-Winkel hat biomechanische Auswirkungen auf die auf das Hüftgelenk einwirkenden Kräfte, die vom Hebelarm der Abduktoren, der bei der Coxa valga klein und bei der Coxa vara groß ist, abhängen.

Coxa valga (antetorta)

Eine Coxa valga ist meist auch mit einer relativ zum Alter vermehrten Antetorsion verbunden. Ihr klinischer Hauptbefund ist der Innenrotationsgang mit nach innen zeigenden Kniescheiben. Der Untersuchungsbefund ist sehr typisch: In Rücken- und in Bauchlage ist das Drehzentrum im Hüftgelenk stark zur Innenrotation verschoben (➤ Abb. 21.8a). So steht z. B. einer Innenrotationsfähigkeit von knapp 90° eine Außenrotation von nur 30° entgegen. Die Einstufung einer Coxa valga (antetorta) als signifikante Pathologie im Wachstumsalter ist schwierig, da während der gesamten Wachstumsphase mit einer kontinuierlichen Reduzierung der Winkel zu rechnen ist. Es gibt eine große individuelle Varianz, weshalb therapeutische Maßnahmen in der Wachstumsphase praktisch nie operativ sind. Ausnahmen sind übergeordnete Ursachen wie eine infantile Zerebralparese. Sollte nach Abschluss des Wachstums eine signifikante Antetorsion mit entsprechender Klinik verbleiben, kann in Einzelfällen einmal eine Derotationsosteotomie angezeigt sein.

Coxa vara

Eine isolierte idiopathische Coxa vara ist eine Rarität. Sie kommt meistens bei generalisierten Erkrankungen wie der Osteogenesis

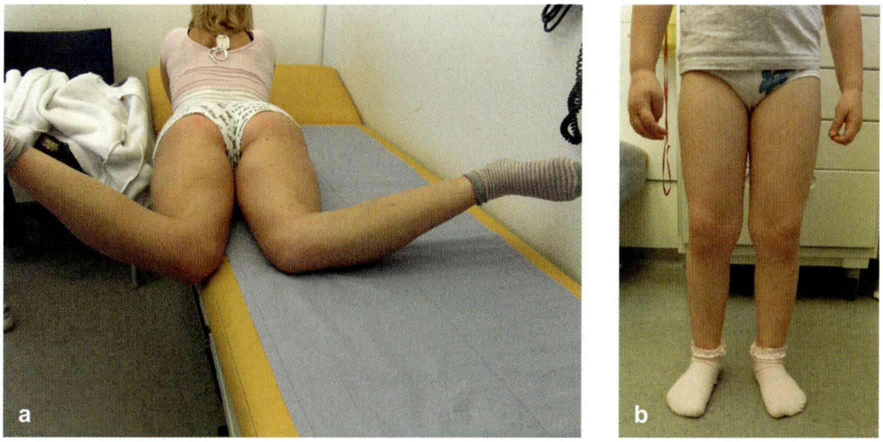

Abb. 21.8 **a** Unilaterale rechtsseitig vermehrte Antetorsion bei der Untersuchung im Liegen; **b** beidseitige Außendrehstellung der Kniescheiben bei Retrotorsion des Schenkelhalses [P512]

imperfecta oder der fibrösen Dysplasie, die zu weicheren Knochen führen, vor. Auch Skelettdysplasien, insbesondere eine metaphysäre oder die diastrophische Dysplasie und der proximale fokale Femurdefekt, zeigen eine Coxa vara. Der CCD-Winkel ist gegenüber der Altersnorm verkleinert, eine reduzierte Antetorsion oder gar eine Retrotorsion kann die Fehlstellung begleiten. Andere Ursachen einer Coxa vara sind Zustände nach abgelaufenem Morbus Perthes, eine mit Hüftkopfdeformierung ausgeheilte Hüftdysplasie oder eitrige Coxitis. Durch den relativen Trochanterhochstand kommt es zu einer Hüftabduktionsschwäche; das Trendelenburg-Zeichen ist positiv, ein Trendelenburg-Hinken kann die Folge sein. Außerdem resultiert bei unilateraler Betroffenheit eine Beinverkürzung.

Bei einer symptomatischen Coxa vara ist eine valgisierende intertrochantäre Osteotomie angezeigt, je nach Fall mit Trochanterdistalisierung oder Schenkelhalsverlängerung. Korrekturen bei Osteogenesis imperfecta und fibröser Dysplasie haben ihre eigenen Schwierigkeiten, einerseits wegen der weichen Knochen, andererseits wegen der Notwendigkeit, die Osteosynthese mit einem Nagel zu bewerkstelligen. Sind die Patienten asymptomatisch, genügt es, Sekundärfolgen wie die Beinverkürzung auszugleichen.

Coxa retrotorta

Bei der Coxa retrotorta ist der femorale Antetorsionswinkel unter die Altersnorm verringert oder sogar negativ. Sie gilt als Präarthrose und soll deshalb bei klinischen Symptomen auch behandelt werden. Die Patienten klagen über Leistenschmerzen bei zunehmender Hüftbeugung. Die Außendrehfähigkeit des Hüftgelenks übersteigt die Innenrotierbarkeit bei Weitem. Das Gangbild ist durch nach außen zeigende Kniescheiben und einen vergrößerten Fußöffnungswinkel gekennzeichnet (➤ Abb. 21.8b). Wie auch zur Messung der femoralen Antetorsion eignet sich bei Kindern und Jugendlichen das MRT sehr gut zur exakten Winkelbestimmung. Die Behandlung erfolgt bei sehr starker Retroversion im prophylaktischen Sinne und bei Symptomen bei lediglich reduzierter Antetorsion operativ mit einer anterotierenden intertrochantären Femurosteotomie bis zum Erreichen des Normalwerts oder leicht darüber hinaus.

21.4.2 Angeborene Hüftdysplasie

Der Begriff angeborene Hüftdysplasie definiert eine Gruppe von kongenitalen Formveränderungen und Anlagestörungen des Hüftgelenks, die in einer komplexen Hüftgelenkluxation gipfeln. Dabei kommt es in den anfänglichen Stadien auf dem Boden einer Verknöcherungsstörung des Pfannenerkers zu einer mangelnden Ausbildung des Hüftgelenks mit der Möglichkeit einer zunehmenden Dezentrierung. Die komplette Dezentrierung heißt **angeborene Hüftluxation.** Diesem Prozess trägt der englische Begriff der „developmental dysplasia of the hip" (DDH) in geeigneterer sprachlicher Form Rechnung (S2k-Leitlinie 2021). Liegt eine vollständige Luxation bereits zum Zeitpunkt der Geburt vor, besteht der Verdacht auf eine syndromassoziierte teratologische Hüftluxation.

S2k-Leitlinie Hüftdysplasie. Stand: 1.12.2021, gültig bis 30.11.2026; https://register.awmf.org/de/leitlinien/detail/033-033

Epidemiologie Die Inzidenz der Hüftdysplasie variiert regional sehr stark und ist auch von bevölkerungsspezifischen Gewohnheiten beeinflusst. Sie liegt in Europa je nach Region zwischen 0,5 und 4 %. In der schwarzen Bevölkerung Afrikas ist die Hüftdysplasie eine Seltenheit, was möglicherweise daran liegt, dass die Neugeborenen mit gebeugten und abgespreizten Hüften am Körper getragen werden. Völker mit traditionellen Wickeltechniken wie z. B. die Inuit haben eine viel höhere Dysplasierate.

Seit 1996 werden in Deutschland alle Neugeborenen einem sonografischen Hüftscreening unterzogen; damit erreicht man knapp 90 % der Neugeborenen. Das Screening hat zu einer signifikanten Reduktion verspätet diagnostizierter Fälle, stationärer Behandlungen und auch sekundärer operativer Eingriffe wie Azetabuloplastiken geführt.

Einteilung Das Hüftgelenk des Neugeborenen durchläuft in den ersten 6 Wochen eine erste Ausreifung. Viele Hüften weisen nach der Geburt eine physiologische Unreife auf, die sich unbehandelt bis zur

Tab. 21.4 Sonografische Hüfttypen nach Graf und die therapeutische Konsequenz

Hüfttyp	Beschreibung				Therapeutische Konsequenz
		Knöcherne Formgebung	Knöcherner Erker	Knorpeliger Erker	
Ia/b	ausgereifte Hüfte	gut	eckig oder geschweift	übergreifend	Keine
IIa plus	physiologische Reifungsverzögerung	ausreichend	rund	übergreifend	sonografische Verlaufskontrolle
IIa minus	Reifungsdefizit	mangelhaft	rund	übergreifend	Nachreifung
IIb (> 3 Monate)	Verknöcherungsverzögerung	mangelhaft	rund	übergreifend	Nachreifung
IIc stabil	gefährdete (kritische) Hüfte	mangelhaft	rund bis flach	verbreitert	Nachreifung
IIc instabil	gefährdete (kritische) Hüfte	hochgradig mangelhaft	rund bis flach	verbreitert	Retention
D	dezentrierende Hüfte	hochgradig mangelhaft	rund bis flach	verdrängt	Retention
III	dezentrierte Hüfte	schlecht	flach	nach kranial verdrängt	Reposition → Retention
IV	dezentrierte Hüfte	schlecht	flach	nach kaudal verdrängt	Reposition → Retention

6. Lebenswoche normalisiert. Erst nach dem 3. Lebensmonat verläuft die Hüftreifungskurve deutlich flacher. Dies konnte durch die sonografischen Untersuchungen eindrucksvoll dargestellt werden. Nach Graf werden die Hüftgelenke ihrem sonografischen Befund entsprechend in vier verschiedene Grundtypen eingeteilt, die jeweils noch eine befund- oder altersbezogene Abstufung erfahren haben (➤ Tab. 21.4). Die Eingruppierung erfolgt anhand der gemessenen α- und β-Winkel. Die sonografische Untersuchungsmethode nach Graf ist zur Erhaltung der Reproduzierbarkeit und Aussagekraft auf eine exakte und kompromisslose technische Durchführung angewiesen.

Diagnostik Das Röntgenbild hat in der Frühdiagnostik seine Bedeutung verloren, ist aber zur Diagnostik ab dem 10. Lebensmonat und zur Verlaufskontrolle unverzichtbar. Die radiologische Einteilung der Hüftgelenkluxation folgt den Empfehlungen von Tönnis und kennt vier Typen.

Therapie Therapiepflichtig sind alle dysplastischen Hüften mit einem Graf-Typ schlechter als IIa. Typ IIa wird unterteilt in einen Typ IIa+ mit spontaner Besserung und Typ IIa–, bei dem diese Verbesserung ausbleibt oder eine Verschlechterung eintritt. Auch dieser Typ sollte behandelt werden. Die frühe Therapie ist essenziell. Sie erhöht den Therapieerfolg und verkürzt die Therapiedauer.

Je nach Befund und Behandlungsstadium kommen Repositionsorthesen oder -schienen, Retentions- oder Nachreifungsschienen zum Einsatz. Durch Repositionsschienen nicht reponierbare Hüften werden manuell geschlossen reponiert und in einem Beckenbeingips gehalten. Sind sie stabil, kann eine Retentionsschiene und später eine Nachreifungsschiene bis zum Abschluss der Behandlung angelegt werden.

Einzelne Hüftgelenke lassen sich wegen eines Interponats, das operativ beseitigt werden muss, konservativ nicht erfolgreich reponieren oder reluxieren. Es stehen zentrumsabhängig arthroskopische oder offene chirurgische Methoden zur Verfügung. Die offene Reposition kann durch einen medialen (Ludloff-) oder anterioren (Tönnis-) Zugang erfolgen. Vor jeder chirurgischen Maßnahme wird die Durchführung einer Arthrografie zur Visualisierung der Repositionshindernisse empfohlen. Vielfach ist als zusätzlicher Eingriff eine Psoas- und/oder Adduktorentenotomie erforderlich. Zur Nachbehandlung wird für mindestens 6, meist auch 12 Wochen ein Becken-Bein-Gips angelegt.

Komplikationen Zwei wesentliche Komplikationen dominieren die konservative und operative Behandlung der Hüftdysplasie: die Reluxation und die Hüftkopfnekrose. Die Reluxationsrate beträgt knapp 20 % bei geschlossener Reposition und variiert zwischen 5 und 30 % bei der offenen Reposition. Für die Hüftkopfnekrosen kann man die reversible Form vernachlässigen. Bedeutsame Nekrosen entstehen in ca. 20 % bei der geschlossenen und in bis zu 67 % bei der offenen Reposition mit Azetabuloplastik.

Kontrolluntersuchungen Alle behandelten Hüftgelenke müssen bis zum Wachstumsabschluss radiologisch nachkontrolliert werden. Bis zum 6. Lebensjahr orientiert man sich zur Einschätzung des Ausreifungsgrads am azetabulären Index oder am AC-Winkel, danach am Centrum-Ecken-Winkel nach Wiberg (CE-Winkel). Fällt der AC-Winkel ab dem 3. Lebensjahr nicht deutlich unter die 30°-Marke oder verschlechtert er sich gar wieder, dann muss über die Durchführung eines pfannenverbessernden Eingriffs nachgedacht werden. Zur Disposition stehen die Salter-Beckenosteotomie für kongruente Gelenke oder die Azetabuloplastik nach Pemberton und Dega, wenn Pfannen- und Hüftkopfradius nicht exakt deckungsgleich sind. Beide Eingriffe sollten, wenn unvermeidbar, etwa bis zum 8. Lebensjahr erfolgt sein.

Behandlungsfolgen Folgen einer Hüftdysplasiebehandlung zum Wachstumsabschluss können eine Restdysplasie unterschiedlichen Ausmaßes und eine Formveränderung des proximalen Femurs und des Hüftkopfes sein. Die Restdysplasie lässt sich im Jugendlichen- und jungen Erwachsenenalter gut mit einer Pfannenschwenkung durch Dreifachbecken- oder periazetabuläre Osteotomie korrigieren (➤ Abb. 21.9). Für die Veränderungen am proximalen Femur kommen verschiedene Arten von Umstellungsosteotomien in Betracht.

21.4.3 Morbus Perthes

Legg, Calvé und Perthes beschrieben den Morbus Perthes 1910 unabhängig voneinander. Bereits 1909 war zum gleichen Krankheits-

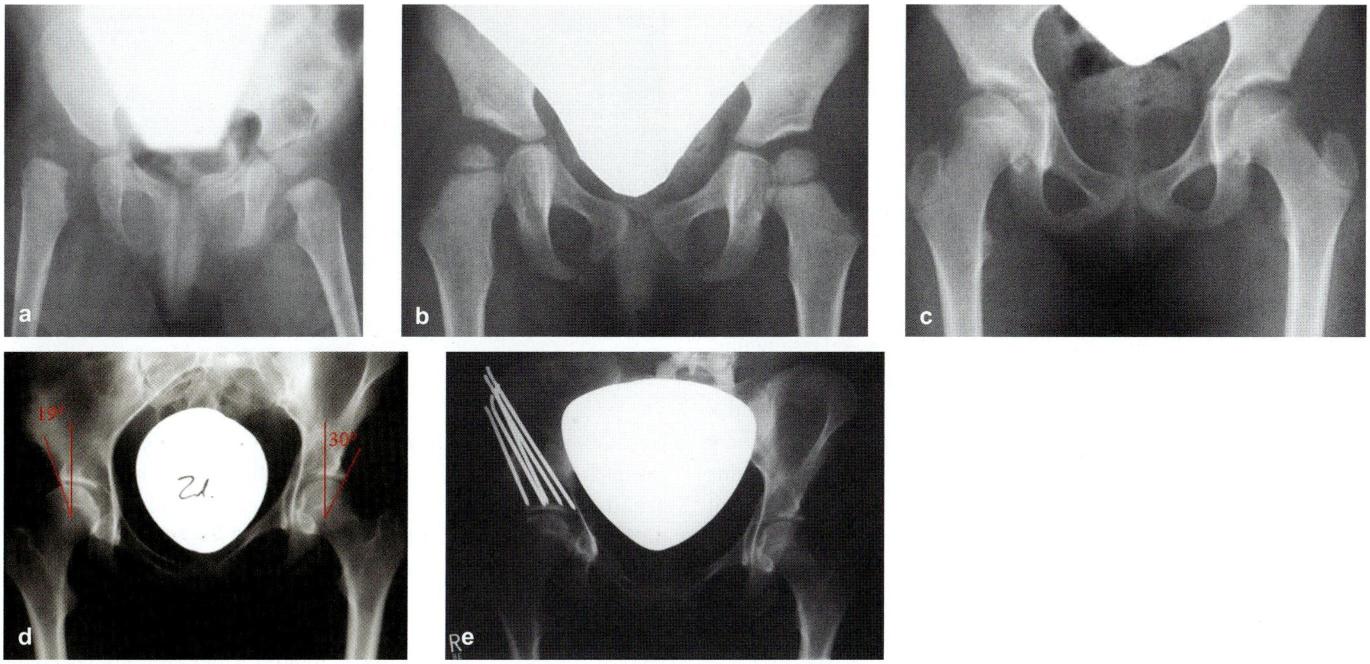

Abb. 21.9 **a** Verspätet mit 8 Monaten diagnostizierte Hüftluxation rechts. Geschlossene Reposition und Beckenbeingipsbehandlung führt zu einem sehr zufriedenstellenden Ergebnis **b** nach 2 und **c** nach 9 Jahren. **d** Nach der Pubertät signifikante Restdysplasie rechts; **e** behandelt durch Triple-Osteotomie nach Tönnis [P512/T1006]

bild eine Publikation von Waldenström mit dem Titel „Der obere tuberkulöse Collumherd" erschienen. Als Morbus Perthes bezeichnet man die avaskuläre Osteonekrose des Hüftkopfes im Wachstumsalter.

Ätiologie Die Ursachen sind unbekannt. Es kommt unzweifelhaft zu einer Perfusionsstörung der Epiphyse des Hüftkopfes, die sich zu Beginn der Erkrankung im Perfusions-MRT sehr häufig anterolateral zeigt. Der Grund für diese Perfusionsstörung bleibt unklar. Mikrotraumata, Thrombophilie, Coxitis fugax und andere Ursachen blieben den Beweis bisher schuldig, allein für das Geschehen verantwortlich zu sein. Kinder, die in der Umgebung von Rauchern aufwachsen, haben ein 5-fach erhöhtes Risiko. Jungen sind etwa doppelt so häufig betroffen. In 20 % der Fälle ist die Erkrankung beidseitig.

Klinisches Bild und Stadien Der Morbus Perthes verläuft in einer charakteristischen zeitlichen Sequenz:

- Nach Waldenström beginnt die Erkrankung im *Initialstadium* mit einer Gelenkspalterweiterung.
- Es folgt das *Kondensationsstadium,* das eine Verdichtung und Abflachung des durchblutungsgestörten Areals im Röntgenbild zeigt. Zu Beginn dieses Stadiums findet man in etwa 30 % der Fälle eine subchondrale Fraktur.
- Das Kondensationsstadium geht in das *Fragmentationsstadium* über, bei dem der betroffene Hüftkopfanteil schollig zerfällt. Bereits im späten Fragmentationsstadium kann eine Knochenneubildung beobachtet werden.
- Diese dominiert im *Wiederaufbaustadium,* das nach seinem Abschluss entweder eine Restitutio ad integrum ermöglicht oder in den meisten Fällen in einer mehr oder weniger ausgeprägten Defektheilung mündet.

Diese vier Stadien wurden jüngst jeweils in ein frühes und ein spätes Stadium unterteilt. Der Verlauf eines Morbus Perthes folgt regelhaft diesem chronologischen Schema. Eine Vorhersage über die Dauer der einzelnen Stadien und damit über den Gesamtverlauf ist aber nicht möglich. Generell gilt, dass die Stadien bei jüngeren Kindern schneller ablaufen als bei älteren. Die Diagnose wird am häufigsten im Kondensationsstadium gestellt.

Die betroffenen Kinder fallen durch ein hinkendes Gangbild und Schmerzen in der Hüfte oder im gleichseitigen Oberschenkel bis hinunter in die Knieregion auf. Hinzu kommt eine Bewegungseinschränkung, wobei vor allem die Rotation und die Abduktion eingeschränkt sind. In der floriden Phase findet man in der Sonografie einen Hüftgelenkerguss.

Klassifikation Es existieren zwei Klassifikationen, die sich an der Größe des nekrotischen Areals orientieren:

- Die **Salter-Thompson-Klassifikation** macht sich die Ausdehnung der subchondralen Fraktur zunutze und spricht von Gruppe A, wenn weniger als die Hälfte der Epiphyse, und von Gruppe B, wenn mehr als die Hälfte von der Fraktur betroffen sind.
- Die **Catterall-Klassifikation** wird im Fragmentationsstadium angewendet. Ist ein Viertel des Areals betroffen, liegt ein Catterall I, bei der Hälfte ein Catterall II, bei drei Vierteln ein Catterall III und bei vollständiger Betroffenheit des Hüftkopfes ein Catterall IV vor.
- Die **Herring-Klassifikation,** auch im Fragmentationsstadium anzuwenden, betrachtet die Höhe des lateralen Pfeilers der Epiphyse. Eine unveränderte Höhe ist eine Herring-Gruppe A, bis zur Hälfte an Höhenminderung ein Herring B, niedriger als die Hälfte entspricht einem Herring C. Liegt eine Abflachung auf

genau die Hälfte der normalen Epiphysenhöhe vor, handelt es sich um einen Herring B/C.

Die Catterall- und die Herring-Klassifikation haben prognostische Bedeutung im Hinblick auf die Form und Funktion des Ausheilungsstadiums erlangt.

Therapieziele Die Therapie hat eine optimale Form und Funktion im Ausheilungsstadium zum Ziel. Auch hierfür gibt es eine Klassifikation. Nach den **Stulberg-Kriterien** liegt bei einem optimalen Ausheilungsstadium eine sphärische Kongruenz vor: Man spricht von Stulberg I und II oder zusammengefasst von Gruppe A. Das ungünstigste Ausheilungsstadium ist die asphärische Inkongruenz, bei der Pfannen- und Kopfform nicht zueinander passen: Stulberg IV und V oder zusammengefasst Gruppe C. Bei der mittleren Gruppe, Stulberg III oder Gruppe B (asphärische Kongruenz), weist der Hüftkopf keine Kugelform mehr auf, ist aber zur Pfanne kongruent, da sie sich mit der veränderten Kopfform parallel weiterentwickelt hat.

Man hat **Risikofaktoren** gefunden, die einen guten Verlauf des Morbus Perthes kompromittieren. Dabei spielt das Erkrankungsalter eine sehr wichtige Rolle. Es gilt die Regel: je jünger das Kind, desto besser die Chance auf ein gutes Ergebnis. Ein zweiter klinischer Risikofaktor ist die Hüftgelenkbeweglichkeit. Bleiben die betroffenen Hüften während des Verlaufs der Erkrankung gut beweglich, resultiert in den meisten Fällen auch ein gutes Endergebnis. Außerdem haben Mädchen in vergleichbaren Fällen häufiger ein schlechteres Ergebnis als Jungen. Die radiologischen Risikofaktoren werden stärker gewichtet. Eine Lateralisation des Hüftkopfes, eine laterale Verkalkung oder gar eine Subluxation gelten als schlechte Zeichen.

Therapie Die Therapie orientiert sich einerseits am klinischen, andererseits am radiologischen Verlauf. Bleiben radiologische Risikofaktoren aus, wird durch krankengymnastische Behandlung an der Verbesserung der Beweglichkeit gearbeitet. In der Phase akuter Beschwerden kommen auch der Einsatz von Antiphlogistika, die Benutzung von Unterarmgehstützen zur Entlastung der betroffenen Extremität oder die Verwendung eines Rollstuhls zur Überbrückung längerer Strecken in Betracht. Eine Behandlung durch Entlastungs- oder Abspreizschienen ist wirkungslos. Bis zum Eintritt in das Wiederaufbaustadium sollen die Patienten im 3-Monats-Rhythmus durch Röntgen kontrolliert und auf radiologische Risikofaktoren überprüft werden.

Bestehen radiologische Risikofaktoren, ist die Therapieempfehlung operativ. Man folgt den Prinzipien des Containments, d. h., es wird operativ eine Verbesserung der Einfassung des Kopfes durch die Pfanne angestrebt. Dazu bieten sich verschiedene Verfahren, auch in Kombination, an. Am proximalen Femur kann eine **Varisierungsosteotomie** durchgeführt werden. Sie hat den Nachteil, eine Beinverkürzung und einen relativen Trochanterhochstand zu bedingen – Befunde, welche die Erkrankung im Spontanverlauf auch selbst hervorbringen kann. Bis zum 9. Lebensjahr ist dann eine Apophyseodese des Trochanters angezeigt; später ist sie unwirksam. Auf der Beckenseite erreicht man ein verbessertes Containment durch eine einfache **Salter-Beckenosteotomie** oder durch die **Dreifach-Beckenosteotomie.** Für schwere Fälle oder Verläufe können Femur- und Beckenosteotomie kombiniert werden. Durch die beschriebenen

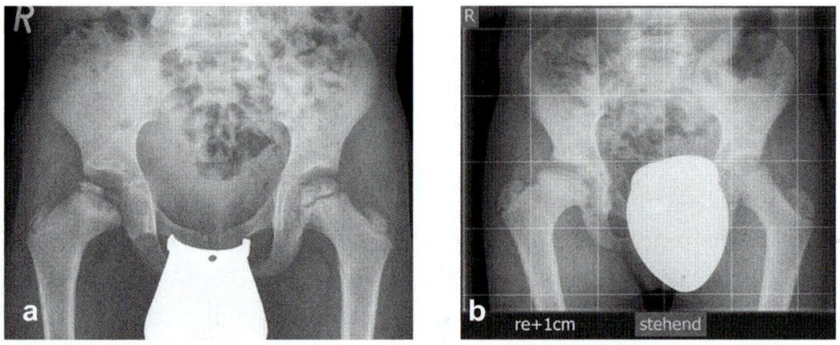

Abb. 21.10 Morbus Perthes rechts bei einem 6-jährigen Jungen: **a** Catterall IV, Herring C; **b** Ausheilung nach konservativer Therapie als Stulberg III mit Coxa magna et brevis, Beinverkürzung und Trochanterhochstand rechts [P512/T1006]

Nachteile der Varisierungsosteotomie und das große Potenzial der Dreifach-Beckenosteotomie hat sich Letztere derzeit in den Vordergrund gearbeitet. Die operativen Maßnahmen führen bei Kindern, die älter als 6 Jahre sind oder einer Catterall-Gruppe III oder IV oder Herring-Gruppe B und B/C angehören, zu besseren Ergebnissen als die konservative Therapie. Bei allen anderen ist dies nicht der Fall. Die meisten Publikationen berichten in ihrem Patientengut über etwa 40 % Stulberg I/II(A), 30 % Stulberg III(B) und 20 % Stulberg IV/V (C). Da viele Autoren mittlerweile auch die Gruppe B als eher ungünstiges Ergebnis betrachten, rechnet man allgemein nur mit 40 % guten Ergebnissen.

Prognose Viele Patienten mit ausgeheiltem Morbus Perthes haben also eine Hüftkopffehlform (➤ Abb. 21.10). Als Erwachsene entwickeln sie dann Leistenschmerzen, eine zunehmende Bewegungseinschränkung und Gangstörung. Zudem entstehen Einklemmungssymptome bei Hüftbeugung; es entsteht ein Impingement. Durch einen operativen Eingriff, der eine Verkleinerung des Hüftkopfes über eine chirurgische Hüftluxation oder eine Verbesserung der Überdachung durch Triple- oder periazetabuläre Osteotomie erreicht, können die Symptome beseitigt werden. Andere Patienten leiden unter einer Abduktionsbehinderung durch ein sog. Hinge-Abduction-Phänomen. Der Hüftkopf stößt bei der Abspreizung an der lateralen Pfanne an. Abhilfe schafft hier eine Valgisierungsosteotomie. Ein weiteres Problem kann eine Abduktionsschwäche mit oder ohne signifikante Schenkelhalsverkürzung sein. In solchen Fällen kann eine Trochanterdistalisierung als alleinige Maßnahme oder eine Schenkelhalsverlängerungsosteotomie helfen.

21.4.4 Epiphyseolysis capitis femoris

Als Epiphyseolysis capitis femoris (ECF) bezeichnet man einen Abrutsch der Femurkopfepiphyse nach hinten unten. Die Erkrankung kommt üblicherweise im Alter von 10–15 Jahren (Mädchen) bzw. 12–16 Jahren (Jungen) vor. Außerhalb dieses Altersbereichs gelten hormonelle Dysregulationsstörungen als wahrscheinliche Cofaktoren. Die ECF betrifft Jungen und Mädchen im Verhältnis von ca. 3 : 1. Es kommen drei prinzipielle Erscheinungsformen vor:

1. die akute, einer Schenkelhalsfraktur ähnelnde Form,
2. die „Acute-on-chronic“-Form, bei der sich ein akuter Abrutsch einer bereits vorbestehenden chronischen ECF aufsetzt, und

3. die sich allmählich entwickelnde chronische Form, die meist die Belastung des Beins erlaubt und deshalb als stabil gilt.

Die beiden akuten Formen lassen die Belastung des betroffenen Beins nicht zu, sie sind instabil.

Die Ursachen sind nicht exakt bekannt. Man macht parallel agierende mechanische und hormonelle Faktoren für ihre Entstehung verantwortlich. Im pubertären Wachstumsschub kommt es unter dem Einfluss der Hormonumstellung zu einer strukturellen Lockerung der Wachstumsfugen. Dies begünstigt im Zusammenspiel mit mechanischen Elementen wie einer relativen Retrotorsion des Schenkelhalses, einer schräg verlaufenden Wachstumsfuge und dem Übergewicht, das die meisten der betroffenen Patienten zusätzlich aufweisen, den Abrutsch. Bei Patienten außerhalb des üblichen Altersspektrums werden andere hormonelle Störungen wie Hypothyreose, Morbus Cushing u. a. beobachtet. Auch eine Wachstumshormonbehandlung begünstigt die Entstehung einer ECF.

Akute und „Acute-on-chronic"-Epiphyseolysis capitis femoris

Bei einer Anamnesedauer von < 3 Wochen liegt eine dieser beiden akuten Formen vor. Im Falle der „Acute-on-chronic"-ECF findet man anamnestisch auf Nachfragen zurückliegende Symptome wie latente intermittierende Knie- oder Hüftschmerzen. Die akute ECF ähnelt einer Fraktur mit der Assoziation eines entsprechenden Traumas. Bei der Acute-on-chronic-Variante findet man nur Hinweise auf ein Bagatelltrauma (z. B. Stolpern). Klinisch imponiert ein akutes Geschehen. Das Bein ist nicht belastbar, der Fuß steht außenrotiert, eine Bewegung im Hüftgelenk ist nicht möglich. Dort ist auch der Schmerz lokalisiert.

Diagnose Die Diagnose wird radiologisch durch eine Beckenübersichtsaufnahme und eine axiale Röntgenaufnahme beider Hüftgelenke gestellt. In der axialen Aufnahme wird die Messung des Abrutschwinkels durchgeführt und nach Zeichen der bereits vorhandenen chronischen Komponente gesucht. Ergänzend sollte eine Sonografie zum Nachweis des oft ausgedehnten Hämarthros erfolgen.

Therapie Die Therapie ist immer operativ, idealerweise als Notfall innerhalb der nächsten Stunden. Sie besteht in einer offenen Entlastung des blutigen Gelenkergusses durch Arthrotomie und in einer vorsichtigen kontrollierten Reposition der abgerutschten Epiphyse. Bei der „Acute-on-chronic"-Form ist diese Reposition nur in die vor dem akuten Abrutsch bestehende Position der Epiphyse gefahrlos möglich. Mehr darf nicht erzwungen werden. Die Fixierung wird entweder mit einer geeigneten Schraube oder mit mehreren Kirschner-Drähten vorgenommen. Kirschner-Drähte oder teleskopierende Schrauben empfehlen sich bei jungen Patienten, da sie ein Remodellieren der Restdeformität über das weitere Schenkelhalswachstum erlauben. Die größte Komplikation ist die Entstehung einer Hüftkopfnekrose, die immerhin in etwa 5–15 % der Fälle beschrieben ist. Entsteht sie, ist das Hüftgelenk fast immer unwiderruflich verloren; nur selten gelingt ein länger wirksamer Gelenkerhalt. Diese Komplikation muss also unbedingt verhindert werden.

Alternativ kann in geübten Händen eine offene Reposition ohne oder mit subkapitaler Osteotomie über eine chirurgische Hüftluxation mit Normalisierung der Anatomie des proximalen Femurs erfolgen. Die frühestmögliche Notfallbehandlung und eine subtile Operationstechnik werden als bester Schutz propagiert. In den meisten Fällen wird auch die Gegenseite prophylaktisch mitversorgt. Der Grund liegt in einer 20- bis 40-prozentigen Mitbeteiligung oder dem Risiko des verspäteten Abrutsches dieser Gegenseite im Verlauf.

Chronische Epiphyseolysis capitis femoris

Eine chronische ECF setzt eine Anamnesedauer von mindestens 3 Wochen voraus. Wegen der uncharakteristischen Beschwerden kommt es aber sehr oft zu einer stark protrahierten Diagnosestellung, auch heute noch mit einer Verzögerung von bis zu 1 Jahr. Unbehandelt verstärkt sich der Abrutsch kontinuierlich. Eine frühe Diagnose ist also essenziell.

Klinisches Bild Klinisch fällt am Anfang häufig ein unverdächtiger Knieschmerz auf. Dieser ist für sich genommen tückisch, denn er kann zu einer ausschließlichen Kniegelenkdiagnostik führen. Deshalb muss die Hüfte immer mituntersucht werden. Dabei fällt bei Beugung der Hüfte das automatische Abweichen in die Außenrotation auf (positives Drehmann-Zeichen). Eine Innenrotation ist nicht möglich. Der Habitus des Patienten ist typisch, denn die meisten Patienten sind hochgewachsen und übergewichtig. Die Inzidenz der ECF steigt derzeit, weil das durchschnittliche Körpergewicht bei Jugendlichen zunimmt.

Diagnose Die Diagnose wird wieder durch ein Röntgenbild des Beckens und beider Hüftgelenke im axialen Strahlengang gestellt. Im axialen Röntgenbild wird das Ausmaß des Epiphysenabrutsches gemessen. Eine Ultraschalluntersuchung zum Ausschluss eines Ergusses und zur Darstellung des Abrutsches ist sehr hilfreich. Eine MRT-Diagnostik ist im Normalfall nicht nötig.

Therapie Die Therapie der chronischen ECF (➤ Abb. 21.11a) wird nach Diagnose möglichst zeitnah und immer operativ durchgeführt. Es gilt, einen weiteren Abrutsch zu verhindern und auch die langfristigen Folgen der Kopfdeformierung so gering wie möglich zu halten. Wir folgen dem nachstehend beschriebenen Therapieschema: Ein Abrutsch **bis 30°** wird durch eine Verschraubung in situ fixiert, bei jungen Patienten mit einem Wachstum erlaubenden Implantat. Bei einem Abrutschwinkel **zwischen 30 und 50°** bevorzugen wir die Verschraubung mit einer reorientierenden inter- oder subtrochantären Osteotomie (Imhäuser-Osteotomie, ➤ Abb. 21.11b). Andere streben hier schon eine anatomische Reposition durch eine subkapitale Schenkelhalsosteotomie via chirurgischer Hüftluxation an, die wir erst ab Abrutschwinkeln von **über 50°** durchführen. Diese Operation birgt ein erhöhtes iatrogenes Risiko für eine Hüftkopfnekrose (3–10 %) und muss sehr streng indiziert werden. Sie gehört in die Hände der erfahrensten Kinderorthopäden.

Bei jungen Patienten kann sich der Abrutsch vollständig remodellieren und eine normale Hüftkopfform zum Wachstumsende entstehen. Meist bleibt aber eine Restdeformität in unterschiedlichem

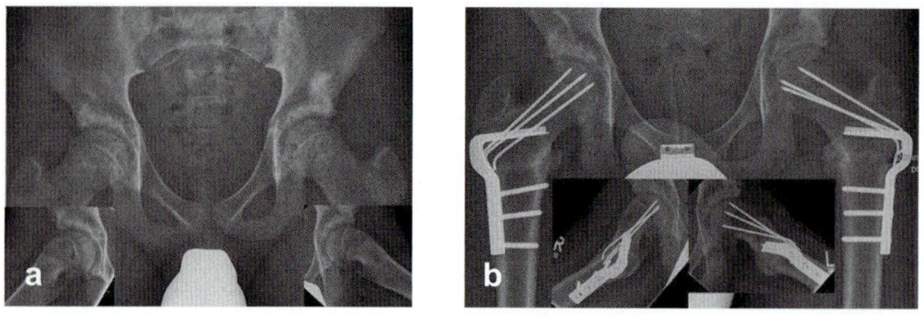

Abb. 21.11 **a** Beidseitige chronische Epiphyseolysis capitis femoris; **b** Therapie durch In-situ-Fixierung und gleichzeitige Imhäuser-Osteotomie beidseits [P512/T1006]

Ausmaß übrig. Sie führt zu einem klassischen Impingement des prominenten Schenkelhalses am Pfannenrand und beschleunigt die Entstehung einer sekundären Koxarthrose. Das Problem kann chirurgisch durch arthroskopische oder offen-chirurgische Impingement-Chirurgie angegangen werden.

21.5 Kniegelenk

21.5.1 Kongenitale Malformationen

Die beiden häufigsten angeborenen Fehlbildungen des Kniegelenks sind die kongenitale Kniegelenkluxation und der Scheibenmeniskus. Weitere Pathologien sind im Zusammenhang mit anderen kongenitalen Fehlbildungen der unteren Extremität zu beobachten.

Kongenitale Kniegelenkluxation

Einteilung Nach Leveuf und Pais werden die angeborenen Kniegelenkluxationen in drei Typen eingeteilt: **Typ I** beschreibt die leichteste Form: das angeborene Genu recurvatum. Beim **Typ II** besteht eine Kniegelenksubluxation und beim **Typ III** eine vollständige Gelenkluxation (➤ Abb. 21.12a). Alle Typen kommen idiopathisch vor, Typ III findet sich jedoch meistens in Verbindung mit Syndromen, am häufigsten mit dem Larsen-Syndrom. Die Kreuzbänder können elongiert, hypo- und aplastisch sein.

Therapie Die Behandlung soll früh nach der Geburt einsetzen. Manche leichten Formen lassen sich sofort reponieren und benötigen dann nur eine zeitlich begrenzte mehrwöchige Gipsredressionsbehandlung. Die schwere Luxation kann auf eine serielle Gipsredression in Narkose ansprechen. Am sichersten reponiert man unter sonografischer Kontrolle. Gelingt es, das Kniegelenk auf 90° zu beugen, wird es dort bis zum Erreichen einer sicheren Stabilität in Gipsschienchen oder anderen kleinen Schienen gehalten. Nicht reponierbare Gelenke werden frühzeitig in den ersten Lebensmonaten durch eine offene Reposition therapiert. Heutzutage wird die lange Zeit favorisierte V-Y-Plastik durch Verkürzungsosteotomien ergänzt; dadurch wird der postoperative muskuläre Kraftverlust minimiert. Die Verlaufskontrollen müssen bis zum Abschluss des Wachstums in regelmäßigen Abständen beibehalten werden.

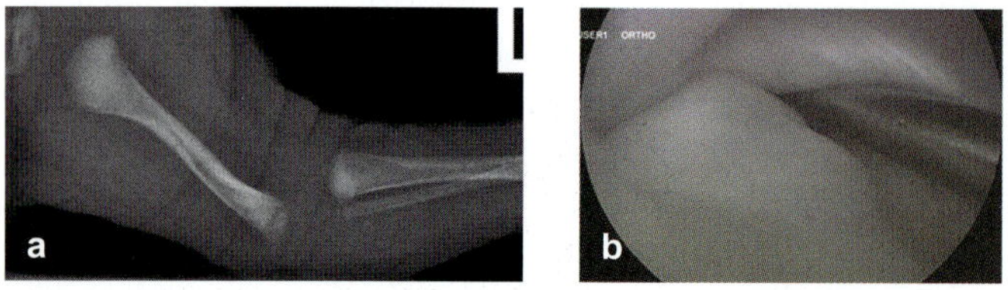

Abb. 21.12 Angeborene Kniegelenkerkrankungen: **a** Röntgenbild des linken Beins bei kongenitaler Knieluxation Leveuf/Pais Typ III; **b** arthroskopisches Bild eines kompletten Scheibenmeniskus [P512/T1006]

Scheibenmeniskus

Der Scheibenmeniskus betrifft fast immer den Außenmeniskus. Er wird erst im Laufe des Vorschulalters symptomatisch und zeigt sich durch eine Bewegungseinschränkung, eine zunehmende Streckhemmung und durch ein Schnappphänomen über dem anterolateralen Gelenkspalt. Dieser Befund lässt bereits klinisch die Diagnose eines Scheibenmeniskus zu. In arthroskopierten Patientenkollektiven liegt die Häufigkeit bei knapp 2–5 %. Morphologisch handelt es sich um eine kongenitale Fehlbildung des Meniskus, der scheibenförmig bleibt und sich nicht in seine normale halbmondförmige Form differenziert. Ein Scheibenmeniskus ist auch viel dicker als der normale Meniskus und lässt die dreieckige Form in seinem Querschnitt vermissen.

Einteilung Watanabe et al. (1979) unterscheiden drei Typen: den kompletten, den inkompletten und den Scheibenmeniskus vom Wrisberg-Typ. Letzterer zeichnet sich durch eine zusätzliche Instabilität des Meniskus aus und ist am seltensten.

Diagnose Die klinische Verdachtsdiagnose wird durch ein normales Röntgenbild, das einen verbreiterten lateralen Gelenkspalt zeigen kann, und ein MRT bestätigt. Im MRT lässt sich ein Scheibenmeniskus durch seine typische Formgebung gut nachweisen.

Therapie und Prognose Eine konservative Therapie kann nicht empfohlen werden. Durch die Fehlbelastung reißen diese Menisken frühzeitig ein und werden akut symptomatisch. Die operative Behandlung ist dann schwieriger und komplizierter; sie besteht in einer arthroskopischen Resektion der überschüssigen Anteile und der Wiederherstellung der anatomischen semilunären Form (➤ Abb. 21.12b). Lediglich die größere Höhe kann nicht reduziert werden. Gerissene Meniskusanteile werden wie auch die instabilen Bereiche refixiert oder genäht. Die Langzeitergebnisse der arthroskopisch operierten Patienten sind besser als die historischer Vergleichsgruppen nach offener Meniskusresektion. Allerdings müssen auch die arthroskopisch behandelten Patienten mit einer verfrüht eintretenden lateralen Gonarthrose rechnen.

21.5.2 Femoropatellargelenk

Kongenitale Patellaluxation

Klinisches Bild Die angeborene Patellaluxation ist sehr selten. Sie ist bei der Geburt klinisch gelegentlich nicht feststellbar, da das

Kniegelenk sich noch nicht sichtbar pathologisch darstellt und die Kniescheibe klein ist und vollständig aus Knorpel besteht. Im 2. Lebensjahr entwickeln sich dann eine Streckhemmung und eine progrediente Valgusfehlstellung. Klinisch und sonografisch findet man die Kniescheibe nach lateral luxiert.

Therapie Die Therapie erfolgt operativ. Der gesamte Streckapparat muss über ein sehr ausgedehntes laterales Release mobilisiert und medialisiert werden, der Ansatz des Lig. patellae wird periostal in der Technik nach Grammont komplett oder nach Goldthwait hälftig medialisiert. Die Langzeitergebnisse sind bei früher Operation gut, die Valgusfehlstellung und das Streckdefizit verschwinden.

Erworbene Patellaluxation

Ätiologie Ein adäquates Trauma und anlagebedingte Formveränderungen des femoropatellaren Gleitlagers und der Kniescheibe können zu einer Patellaluxation führen. Im Wiederholungsfall spricht man von einer rezidivierenden oder habituellen Luxation. Bei der permanenten Patellaluxation ist die Kniescheibe immer luxiert. Ein adäquates Trauma durch direkten Schlag oder Distorsion führt zu einer Ruptur der medialen peripatellaren Kapselbandstrukturen, des Lig. patellofemorale mediale (MPFL) und des medialen Retinakulums. Zusätzlich kann der Aus- und Einrenkvorgang eine Knorpelkontusion oder Knorpelfraktur an der medialen Patellafacette und am lateralen Femur verursachen. Eine erste traumatische Luxation kann den Weg zum Rezidiv bahnen. Im Akutfall sollte die Luxation bei ausbleibender Spontanreposition unter Analgosedierung reponiert werden (S2e-Leitlinie 2021).

S2e-Leitlinie Patellaluxation. Stand: 25.10.2021, gültig bis 24.10.2026; https://register.awmf.org/de/leitlinien/detail/012-024

Diagnose Die Diagnostik besteht aus einer Röntgenaufnahme des Kniegelenks in 2 Ebenen und einer Patella-Tangentialaufnahme bei 30°. Das Ausmaß des Weichteilschadens und des Knorpelschadens wird aber am besten im MRT sichtbar.

Therapie Liegt eine Flake-Fraktur oder eine massive mediale Weichteilverletzung vor, sollte primär operativ vorgegangen werden. Die Refixation des Knorpel-Knochen-Fragments und die Naht des Ligaments und des Retinakulums können vor dem Rezidiv schützen. Eine konservative Therapie (Immobilisation für 3–4 Wochen, dann Muskelaufbau) wird bei der Erstluxation ohne Fraktur immer noch empfohlen. Die Rezidivrate ist aber mit > 20 % hoch.

Zur Analyse prädisponierender anatomischer Faktoren können zahllose Winkel und Distanzen gemessen werden, welche die weitere Therapie beeinflussen. Dabei ist das Maß der Lateralisation der Tuberositas tibiae gegenüber der Trochleamitte (TT-TG-Abstand) ein Schlüsselparameter (➤ Abb. 21.13a). Vielfach liegt eine Patella alta

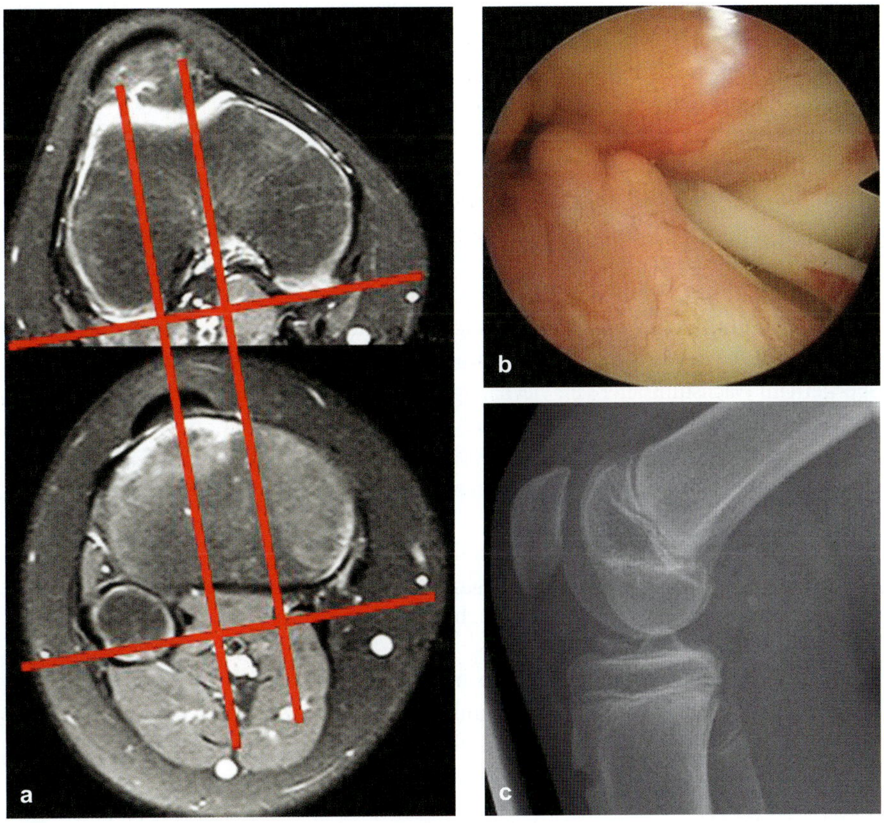

Abb. 21.13 Kniebinnenerkrankungen: **a** Messung der TT-TG-Distanz mittels MRT; **b** arthroskopisches Bild einer älteren intraligamentären vorderen Kreuzbandruptur; **c** Röntgenbild eines knöchernen vorderen Kreuzbandausrisses Grad III [P512/T1006]

vor. Die Achsverhältnisse der unteren Extremität (femorale Torsion, Genua valga) müssen analysiert werden. Die konservative Behandlung führt selten zu einem befriedigenden Langzeiterfolg. Aktuell besteht die Therapie aus einer MPFL-Plastik mit ortsständiger Sehne als alleiniger Maßnahme oder in Kombination mit einer weichteiligen oder knöchernen Tuberositas-Medialisierung, abhängig vom Alter des Patienten. Bei stark lateralisierten Kniescheiben und permanenten Luxationen ist ein laterales Release unverzichtbar. Begleitpathologien müssen häufig mitbehandelt werden. Eine Alternative beim ausgewachsenen Patienten stellt die Trochleaplastik dar, die eine Vertiefung des Gleitlagers vornimmt. Keines der Verfahren bewahrt das femoropatellare Gleitlager vor einem erhöhten Arthroserisiko.

21.5.3 Intraartikuläre Kniegelenkerkrankungen

Erworbene intraartikuläre Erkrankungen des Kniegelenks betreffen den Meniskus, die Kreuzbänder und den Gelenkknorpel.

Meniskusverletzungen

Im Wachstumsalter sind Meniskusrisse selten. Dennoch kommen sie vor allem bei sportlich aktiven Kindern jenseits des 10. Lebensjahres in den gleichen Formen vor wie beim Erwachsenen. Das Besondere am Meniskus des Heranwachsenden ist, dass die Meniskusbasis noch besser perfundiert ist und damit die meniskuserhaltende Chirurgie in diesem Alter erste Priorität hat. Die Symptome sind Blockierungen, Schmerzen über dem Gelenkspalt, Ergussbildung und auch eine persistierende Streckhemmung. Anamnestisch findet sich fast immer ein passendes Trauma. Das MRT zeigt den Riss. Die Therapie besteht in einer arthroskopischen Operation, wobei eine primäre Resektion nur bei einem Radiärriss nötig ist. Der Korbhenkelriss kann sehr erfolgreich genäht werden. Für mindestens 3 Monate muss aber ein Sportverbot auferlegt werden.

Vordere Kreuzbandruptur

Die Kreuzbandverletzungen haben im Wachstumsalter eine starke Zunahme erfahren. Vor allem die intraligamentäre Ruptur tritt unter Sportlern im Wachstumsalter sehr viel häufiger auf (➤ Abb. 21.13b). Die zweite Form ist die des knöchernen Ausrisses der Eminentia intercondylaris, also des distalen Ansatzes (➤ Abb. 21.13c). Je nach Dislokationsgrad des abgehobenen Fragments werden drei Schweregrade unterschieden:

- Der undislozierte Grad 1 wird mit einer Gips- oder Schienenimmobilisation über 4–6 Wochen konservativ therapiert.
- Die Grade 2 und 3 werden operativ durch arthroskopisch assistierte Refixation behandelt.

Anamnestisch findet man bei beiden Formen einen passenden Unfallhergang und klinisch einen Hämarthros mit starker schmerzhafter Bewegungseinschränkung. Der knöcherne Ausriss wird im konventionellen Röntgenbild sichtbar, die intraligamentäre Kreuzbandruptur im MRT.

Die intraligamentäre vordere Kreuzbandruptur führt unbehandelt innerhalb von 2 Jahren in 40 % zu sekundären Meniskusrissen. Natürlich kann auch eine primäre Meniskusläsion assoziiert sein. Dieser Erkenntnis folgend hat sich die operative Therapie der vorderen Kreuzbandruptur durch Kreuzbandersatzplastik durchgesetzt. Es gibt verschiedene Verfahren. Bei korrekter Anwendung der transepiphysären Technik besteht auch im Wachstumsalter kein erhöhtes Risiko für eine Wachstumsstörung. Die alleinige intraepiphysäre Operation ist technisch sehr viel schwieriger, und die Ergebnisse sind nicht besser. Abgesehen von einer deutlich höheren Rerupturrate in den ersten 2 Jahren nach der Operation sind die mittelfristigen Ergebnisse vielversprechend. Allerdings muss man auch hier langfristig mit vorzeitigem Gelenkverschleiß rechnen.

Osteochondrosis dissecans

Im Wachstumsalter kann es aus bisher ungeklärter Ursache zu umschriebenen Ablösungsvorgängen eines Knorpel-Knochen-Fragments, zur Osteochondrosis dissecans, kommen. Hauptlokalisation am Kniegelenk ist die laterale Hälfte des medialen Femurkondylus. Möglich sind auch andere Lokalisationen wie die laterale Femurkondyle, die patellare Gelenkfläche und selten die Tibia.

Ätiologie Man geht ursächlich von einer lokalisierten Durchblutungsstörung aus, die zur Demarkierung und Ablösung des subchondralen Knochenfragments samt darüber liegendem Gelenkknorpel führt. Der Prozess beginnt mit der Demarkierung und endet mit der völligen Abstoßung des Fragments als freiem Gelenkkörper (➤ Abb. 21.14a, b). Ätiologisch sind repetitive Mikrotraumata, z. B. bei Sportlern, als Cofaktoren möglich. Die Patienten klagen über belastungsabhängige Schmerzen, Blockierungen oder Pseudoblockierungen ohne und mit Gelenkerguss. Manchmal kann der freie Gelenkkörper ertastet werden.

Diagnose Die Diagnostik besteht aus einer Röntgenaufnahme des Kniegelenks in 2 Ebenen und einer MRT. Verschiedene Stadien zur Einschätzung des Ablösungsgrades sind beschrieben worden.

Therapie Therapeutisch können nichtdissoziierte OD-Herde im Wachstumsalter unter Sportkarenz und Schonung ausheilen. Besteht der Verdacht auf eine Ablösung oder fehlt in der MRT-Kon-

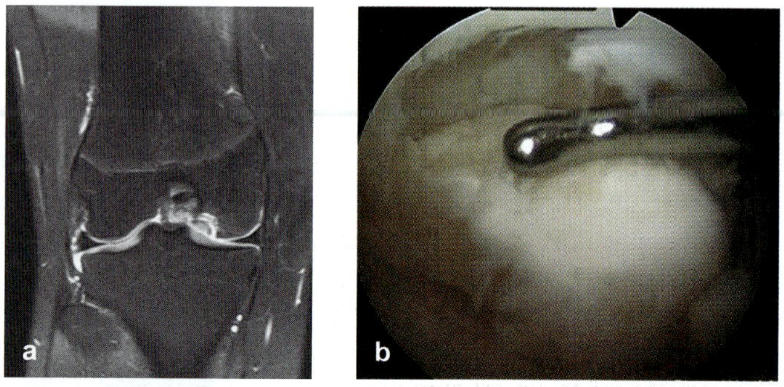

Abb. 21.14 Osteochondrosis dissecans: **a** MRT, **b** arthroskopisches Bild [P512/T1006]

trolle der Nachweis der Heilung, kommen operative, meist arthroskopische Verfahren zum Einsatz. Nicht abgelöste Herde können retrograd angebohrt oder mit retrograder Spongiosaplastik versorgt werden. Teilabgelöste und manche abgelösten Herde werden angefrischt und nach einer subchondralen Spongiosaplastik refixiert. Freie Gelenkkörper werden arthroskopisch entfernt. Je nach Größe des verbleibenden Defekts wird eine Anbohrung zur Stimulation von Ersatzknorpelbildung oder eine Knorpel-Knochen-Transplantation oder auch autologe Knorpelzelltransplantation erforderlich. Bis auf wenige Ausnahmen lässt sich ein gutes klinisches Ergebnis erzielen.

21.5.4 Achsabweichungen

Kniegelenknahe Achsabweichungen betreffen entweder die Frontalebene und damit das Genu valgum und varum oder die Sagittalebene, also das Genu recurvatum oder antecurvatum. Für Achsabweichungen in der Frontalebene ist die Einschätzung, ob es sich um pathologische Vorgänge handelt, von der Altersentwicklung und der Einseitigkeit bestimmt. Ein Streckdefizit ist außer im Säuglingsalter immer pathologisch.

Genu varum und Genu valgum

Neben der meist symmetrischen idiopathischen Komponente, häufig auch mit familiärem Hintergrund, gibt es Systemerkrankungen, die zu Achsveränderungen in der Frontalebene führen. Dazu gehören viele Skelettdysplasien, die je nach Pathologie ein teils sehr früh auftretendes und auch schweres Genu varum oder valgum auslösen. Aufgrund der Schwere der Achsabweichungen sind oft frühzeitige wachstumslenkende Operationen indiziert. Es kommt häufig zum Rezidiv und zur Wiederholung der Maßnahme. Andere Erkrankungen wie die Rachitis können schwere Genua vara und charakteristische Auflockerungen der Fugenregion im Röntgenbild zeigen.

Ein typisches Krankheitsbild, das ein uni- oder bilaterales **Genu varum** bedingt, ist der *Morbus Blount,* eine Wachstumsstörung der Epiphyse und der Epiphysenfuge der medialen proximalen Tibia. Die Kinder sind meist übergewichtig. Jungen, oft dem afroamerikanischen Typ zuzurechnen, sind häufiger betroffen. Die Behandlung richtet sich hier nach der Schwere der Fehlstellung und reicht von einfacher Wachstumslenkung über Umstellungsosteotomien bis zu sehr komplexen Rekonstruktions- und Achskorrektureingriffen mit Fixateur externe.

Ein typisches Beispiel für ein unilaterales **Genu valgum** ist die proximale Tibiafraktur im frühen Kindesalter. Fast regelhaft stellt sich ein teils sehr starkes Genu valgum ein, das sich meist spontan verbessert, oft aber doch durch Wachstumslenkung behandelt werden muss.

Für das idiopathische Genu valgum des Jugendlichen gilt, dass der Schweregrad das Risiko für spätere Arthrosen im mehrbelasteten Kompartiment bestimmt. Hierzu hilft die Analyse der mechanischen Beinachse in einer beidseitigen Ganzbeinstandaufnahme. Übergewicht prädestiniert zum idiopathischen Genu valgum. Ab

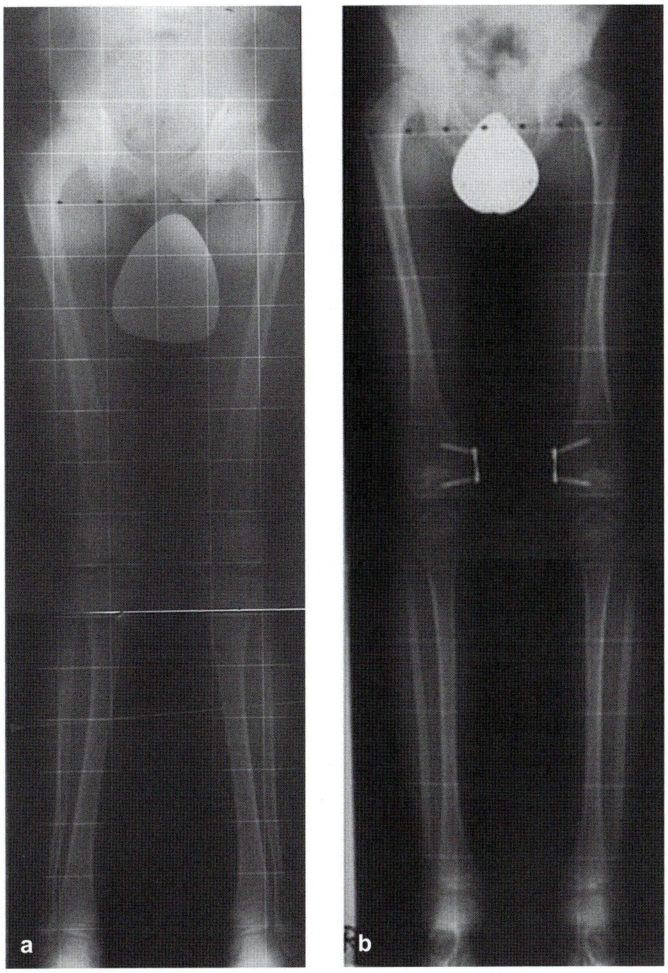

Abb. 21.15 a Kniegelenknahe Achsfehlstellung im Sinne eines schweren beidseitigen Genu valgum bei einem Patienten mit multipler epiphysärer Dysplasie; **b** Korrektur durch temporäre Hemiepiphyseodese des medialen distalen Femurs [P512]

einer Abweichung der Mikulicz-Linie von mehr als einem Drittel des halbierten Kniegelenkdurchmessers besteht die Indikation zur Wachstumslenkung (➤ Abb. 21.15). Die Maßnahme ist natürlich von ausreichend Restwachstum der kniegelenksnahen Fugen abhängig. Bei geschlossenen Fugen und schweren Achsabweichungen oder passenden Beschwerden kann eine Umstellungsosteotomie Abhilfe schaffen.

Ein **Genu antecurvatum** oder flexum beschreibt eine Beugekontraktur oder Streckhemmung des Kniegelenks. Es ist fast immer Folge einer übergeordneten Erkrankung (z. B. Arthrogrypose, Zerebralparese oder Myelomeningozele). Je nach Alter des Patienten, Status der Wachstumsfugen und Schweregrad können anteriore Epiphyseodesen oder extendierende suprakondyläre distale Femurosteotomien zur Korrektur eingesetzt werden.

Das pathologische **Genu recurvatum** entsteht nach Verletzungen der Wachstumsfugen der Tuberositas tibiae, also i. d. R. posttraumatisch. Eine posteriore Epiphyseodese ist schwer durchführbar. Deshalb wird diese Fehlstellung bei Korrekturbedarf meist mit einer anterior aufklappenden proximalen Tibiaosteotomie korrigiert.

21.6 Fuß

Es werden kongenitale von erworbenen Fußfehlstellungen unterschieden. Bei manchen Fehlstellungen wie dem Knicksenkfuß wird über den Krankheitswert gestritten. Sekundäre Fehlstellungen können bei allen Fehlformen vorkommen und sind Folge einer übergeordneten Erkrankung. Bei der Gruppe der hereditären sensomotorischen Neuropathien kann die charakteristische Fußfehlstellung zur eigentlichen Diagnose führen.

21.6.1 Klumpfuß, Talus verticalis und andere kongenitale Fußdeformitäten

Klumpfuß

Der kongenitale Klumpfuß ist mit einem Vorkommen von 1 : 1.000 die häufigste angeborene Fußfehlstellung. In 50 % der Fälle betrifft die Fehlstellung beide Seiten, das männliche Geschlecht ist doppelt so oft betroffen. Die Fehlstellung ist bei Geburt unverkennbar: Rückfußvarus, Hohlfuß, Vorfußsupination und -adduktion sowie Spitzfuß sind die Komponenten (Pes equinovarus adductus et supinatus). Man findet auch eine auffällige Falte dorsal oberhalb des Kalkaneus und medial plantar (➤ Abb. 21.16a). Der Klumpfuß kann in vier Schweregrade eingeteilt werden. Ursächlich diskutiert man intrauterine Lageanomalien oder eine Fruchtschädigung im 1. Schwangerschaftstrimenon sowie hereditäre Faktoren.

Die Therapie läuft standardisiert nach dem Ponseti-Protokoll ab. Zeitig, aber nicht unmittelbar nach der Geburt werden in wöchentlichem Abstand vier bis sechs Redressionsgipse in spezieller Gipstechnik angelegt. Die Redression zielt auf die Derotation des Subtalargelenks und bewerkstelligt dies über eine sukzessive Verstärkung der Vorfußabduktion auf etwa 70–80° mit der seriellen Gipsredression. Der Spitzfuß wird dann über eine perkutane Achillotenotomie mit anschließender Gipsredression in verstärkter Dorsalextension des Fußes korrigiert. Nach Gipsabnahme werden die Füße in einer Fußabduktionsschiene (in den ersten 3 Monaten ganztägig und danach nur noch nachts zu tragen) über 3–4 Jahre ausbehandelt. Die Rezidivrate ist von der Dauer der Schienenbehandlung beeinflusst: 50 % nach 2-jähriger, 30 % nach 3-jähriger und < 20 % nach 4-jähriger Tragedauer.

Auch für das Rezidiv gibt es ein Ponseti-Protokoll. Es beinhaltet eine erneute serielle Gipsredression und einen Tibialis-anterior-Transfer auf das Os cuneiforme laterale, je nach Befund auch eine nochmalige Achillotenotomie oder Achillessehnenverlängerung. Bei auch damit nicht ausreichend korrigierbaren Füßen kommen die erweiterten operativen Techniken wie ein limitiertes posteriores, ein posteromediales oder ein komplettes peritalares Release zur Anwendung. Grundsätzlich sind auch die sehr rigiden Klumpfüße, die sich bei Arthrogrypose, Myelomeningozele oder Syndromen finden, mit der Ponseti-Methode behandelbar. Sie müssen aber viel häufiger wegen eines signifikanten Rezidivs oder ausbleibenden Therapieerfolgs ausgedehnt chirurgisch angegangen werden.

Das späte Rezidiv des älteren Fußes lässt sich mit Weichteilkorrekturen allein nicht mehr beheben. Hier werden Mittelfußosteotomien

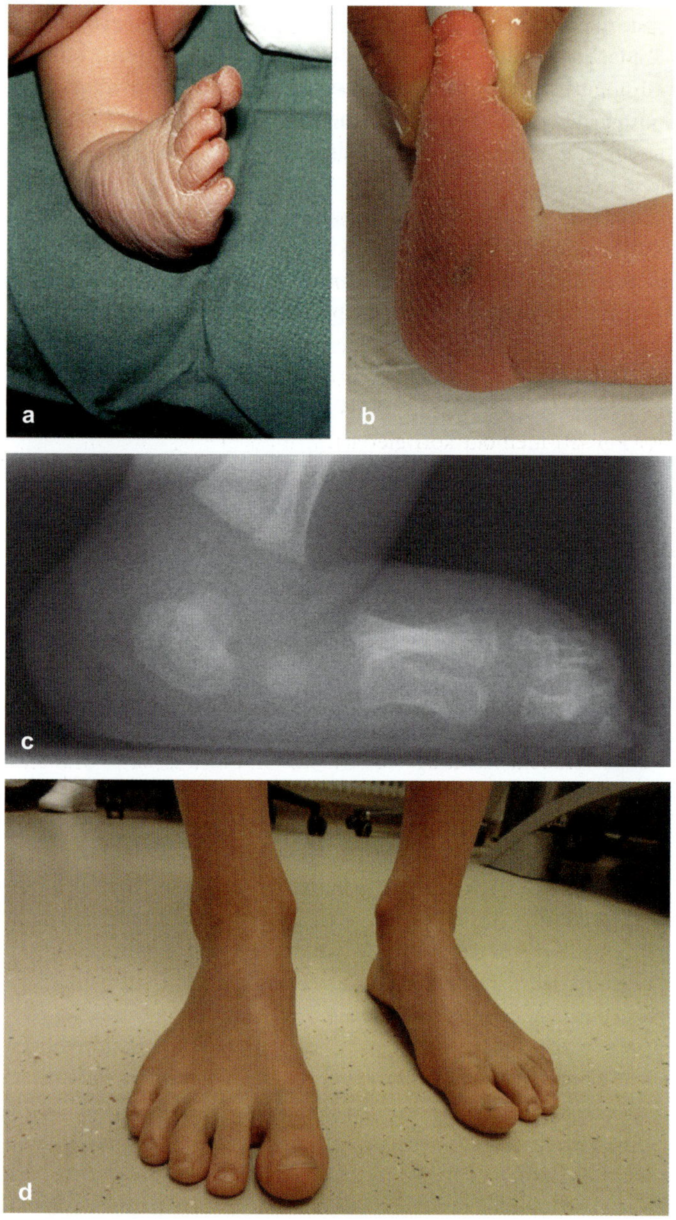

Abb. 21.16 Kongenitale Fußdeformitäten: **a** kongenitaler Klumpfuß; **b** Zustand eines anderen Klumpfußes nach vier redressierenden Gipsen mit persistierendem Fersenhochstand und korrigiertem Vorfuß vor der Achillotenotomie; **c** laterales Röntgenbild eines kongenitalen Plattfußes links. **d** Nach Anwendung der reversen Ponseti-Methode: klinisches Ergebnis nach 10 Jahren [P512/T1006]

wie der Kuboidkeil-Transfer in das Os cuneiforme I oder die Rückfußosteotomien des Kalkaneus eingesetzt. Für ganz schwere Fälle bleibt gelegentlich nur die korrigierende untere Sprunggelenkarthrodese.

Talus verticalis (Pes calcaneovalgus congenitus)

Als Talus verticalis bezeichnet man den angeborenen Plattfuß, der zehnmal seltener ist als der kongenitale Klumpfuß. Er hat eine sehr typische Form: Die Fußsohle ist konvex, die Ferse steht hoch und hat eine posteriore Falte, der Vorfuß ist abduziert. Medial-plantar tastet man den plantar dislozierten Taluskopf (➤ Abb. 21.16b). Das Talonavikulargelenk ist in den leichteren Fällen subluxiert, beim kompletten Talus verticalis luxiert. Differenzialdiagnostisch muss postpartal der Hackenfuß und später der Talus obliquus abgegrenzt werden, bei dem das Talonavikulargelenk durch Plantarflexion des Vorfußes reponiert werden kann.

Die minimalinvasive Therapie lehnt sich an die Ponseti-Prinzipien an, nur in umgekehrter Form (➤ Abb. 21.16c): Nach der Gipsredression wird das Talonavikulargelenk geschlossen oder offen reponiert und mit einem Kirschner-Draht transfixiert. Die Achillessehne wird gleichzeitig tenotomiert. Die Weiterbehandlung nach der Gipstherapie besteht aus Oberschenkel- und Unterschenkelschienen, später aus Einlagen. Syndromale Füße lassen sich oft nicht mit dieser modifizierten Ponseti-Methode korrigieren und müssen über ein traditionelles peritalares Release ausgedehnt operiert werden. Entscheidend sind auch hier wieder die Reposition des Talonavikulargelenks und die Korrektur des Rückfußes.

21.6.2 Knicksenkfuß

Der Knicksenkfuß ist die häufigste erworbene Fußdeformität, die allerdings – in Unkenntnis oder unter Missachtung der physiologischen Fußgewölbeentwicklung – oftmals falsch diagnostiziert und auch behandelt wird. Ein Knicksenkfuß ist dann ein Knicksenkfuß, wenn die Abflachung des Längsgewölbes – und das ist die entscheidende Pathologie – signifikant von der Normalentwicklung abweicht. Hinzu kommt eine Valgusstellung der Ferse über die altersgemäß erlaubte Valgusposition hinaus (S2k-Leitlinie 2022).

S2k-Leitlinie Kindlicher Knicksenkfuß. Stand: 2.6.2022, gültig bis 1.6.2027; https://register.awmf.org/de/leitlinien/detail/187-053

Wir unterscheiden zwei Formen:

- Beim **flexiblen Knicksenkfuß** richtet sich das Längsgewölbe im Zehenspitzenstand und beim Jack-Test auf (➤ Abb. 21.17a), gleichzeitig wandert die Ferse aus der Valgus- in eine Varusposition.
- Beim **rigiden Knicksenkfuß** bleiben diese Reaktionen aus; der Fuß verbleibt in der Knickfußstellung, und ein echter Zehenspitzenstand ist nicht möglich (➤ Abb. 21.17b).

Als Therapie des einfachen flexiblen Knicksenkfußes empfiehlt sich in den ersten Lebensjahren nur die aktive Förderung der gewölbebildenden Muskulatur. Barfuß- und Strümpfiglaufen, Sprungübungen und anderweitige Fußgymnastik unterstützen die physiologischen Vorgänge der Längsgewölbeaufrichtung. Nur beim sehr schweren Knicksenkfuß – i. d. R. gekennzeichnet durch einen plantarisierten und medialisierten Taluskopf, also einen Talus obliquus – ist eine Therapie durch sprunggelenkübergreifende Orthesen oder Einlagen, je nach Schweregrad, angezeigt. Später kann der Knicksenkfuß symptomatisch werden. Dies tritt kaum vor dem 8. bis 10. Lebensjahr ein, dann mit Schmerzen unter der medialen Fußsohle oder lateral unterhalb des Außenknöchels nach längeren Belastungen. Jetzt kann versucht werden, durch eine Einlagenversorgung Abhilfe zu schaffen.

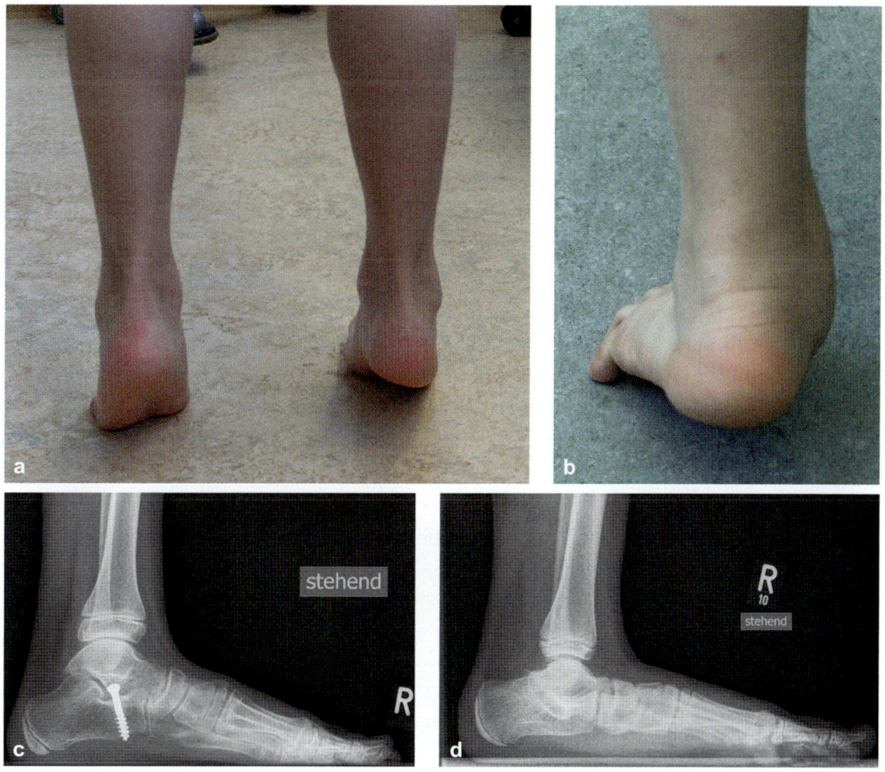

Abb. 21.17 Abgrenzung des flexiblen vom rigiden Knicksenkfuß: **a** Der flexible Knicksenkfuß baut im Zehenspitzenstand ein Längsgewölbe auf und zeigt eine varische Ferse, **b** der rigide nicht. **c** Röntgenbild eines durch Schraubenarthrorise behandelten flexiblen Knicksenkfußes; **d** Röntgenbild eines Fußes mit Coalitio talocalcanearis und sichtbarem C-Zeichen (d) [P512/T1006]

Bleiben die Einlagen wirkungslos, hat man mit der Arthrorise des unteren Sprunggelenks durch die Kalkaneus-Stopp-Schraube ein wirksames chirurgisches Mittel zur Beseitigung von Fehlstellung und Schmerz in der Hand (➤ Abb. 21.17c).

Rigide Knicksenkfüße werden i. d. R. erst unmittelbar vor oder in der Pubertät symptomatisch. Sie sind oft auf knöcherne Verbindungen der Fußwurzelknochen im Sinne einer Coalitio talocalcanearis (➤ Abb. 21.17d) oder calcaneonavicularis zurückzuführen. Diese Diagnose lässt sich konventionell radiologisch, im CT oder MRT stellen. Eine andere Form ist durch eine nicht aufhebbare Spastik der Peronealmuskulatur begründet, die man durch einen Unterschenkelgehgips für 4 Wochen oder Injektionen mit Botulinumtoxin (BTX) therapeutisch angehen kann. Fälle mit Coalitiones werden meist durch Resektion der Knochen- oder Knorpelbrücken oder, in therapieresistenten Fällen und bei großen Brücken, durch subtalare Arthrodesen operativ behandelt.

21.6.3 Spitzfuß

Unter einem Spitzfuß (Pes equinus) versteht man eine Fußfehlstellung, die einen Fersenhochstand und eine isolierte Vorfußbelastung beim Gehen und Stehen mit sich bringt. Der Spitzfuß kommt idiopathisch beim habituellen Zehenspitzengang und sekundär im Rahmen neuromuskulärer Erkrankungen vor.

Klinisches Bild Das Gangbild ist charakteristisch. Es fehlt der Fersenkontakt, die Belastung des Fußes beschränkt sich auf den Vorfuß. Ein Abrollvorgang beim Gehen findet nicht statt. Während die Wadenmuskulatur und die Achillessehne i. d. R. verkürzt sind, ist der M. tibialis anterior als Fußheber zu lang und damit geschwächt. Das obere Sprunggelenk kann nicht oder nur eingeschränkt dorsalextendiert werden. Vor allem bei neuromuskulären Ursachen findet sich aber auch ein isolierter Vorfußspitzfuß mit normalem Rückfuß. Die Untersuchung des Spitzfußes muss mit dem Silfverskjöld-Test sehr genau durchgeführt werden, um zu differenzieren, welche Komponenten des M. triceps surae hauptverantwortlich sind.

Therapie Der habituelle Spitzfußgang wird schon bei Kindern ab dem 2. Lebensjahr beobachtet. Er löst sich meist spontan im Laufe von 1 oder 2 Jahren auf. Persistiert er, dann empfehlen sich die Durchführung von Krankengymnastik mit manueller Therapie, eine Serie von Therapiegipsen oder auch die Gabe von BTX, dessen Wirkung beim habituellen Spitzfußgang aber umstritten ist. Andere Füße werden mit speziellen Einlagen versorgt – auch dies ein Vorgehen ohne Wirksamkeitsnachweis. Orthesen und korrigierende Nachtschienen sind den schwereren Fehlstellungen vorbehalten. Neuromuskuläre und auch einzelne idiopathische Spitzfüße können sich therapierefraktär verhalten. Dann kommen operative Maßnahmen in Betracht, die aber sehr vorsichtig indiziert werden müssen.

CAVE
Die größte Gefahr lauert in einer Überkorrektur durch eine leichtfertig oder falsch indizierte Achillessehnenverlängerung.

Deshalb favorisieren wir die verschiedenen Techniken der Gastrocnemiusrezession, die ein sehr geringes Überkorrekturrisiko aufweisen und reservieren die Achillessehnenverlängerung für die wenigen eindeutigen Fälle mit kompletter Wadenmuskelverkürzung. Bei Spitzfüßen im Rahmen neuromuskulärer Erkrankungen kann eine gleichzeitige Verkürzung des M. tibialis anterior erwogen werden.

21.6.4 Ballenhohlfuß

Der Ballenhohlfuß (Pes cavus) kommt eigentlich nur auf dem Boden neuromuskulärer Erkrankungen vor und kann durch seine Entstehung und Progredienz vorher unbekannte Grunderkrankungen demaskieren. Die wichtigsten sind die hereditäre sensomotorische Neuropathie (HSMN, ➤ Kap. 20.12.2) und, viel seltener, die Friedreich-Ataxie (➤ Kap. 20.7.5). Bei Patienten mit HSMN findet sich die genetisch determinierte Grunderkrankung nicht nur anamnestisch, sondern auch bei Untersuchung der Füße von Eltern und Großeltern.

Klinisches Bild Der Ballenhohlfuß besteht aus mehreren Einzelkomponenten: dem Hohlfuß und dem Spreizfuß als den beiden Hauptfehlstellungen. Das Metatarsale I steht steil, und die Plantarfaszie ist verkürzt. Hinzu kommen mit der Schwere der Deformität Zehenfehlstellungen wie Krallen- und Hammerzehen sowie eine Varusstellung der Ferse (➤ Abb. 21.18b). Eine Spitzfußkomponente kann vorkommen, gehört aber nicht zum typischen Ballenhohlfuß. Der M. tibialis anterior und damit die Fußhebung ist schwach, weshalb es zur Unterstützung der Fußhebung durch die starken Großzehen- und Zehenextensoren, zur sog. Extensorensubstitution, kommt. Die Flexoren und der M. peroneus longus sind stark und bedingen

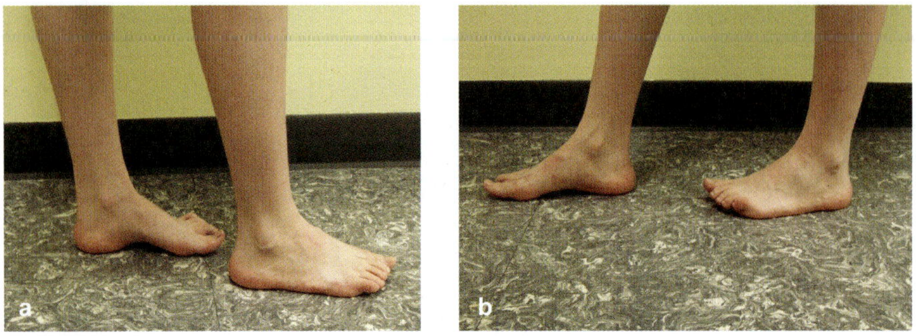

Abb. 21.18 Patientin mit moderaten Ballenhohlfüßen beidseits: **a** noch unversorgt, **b** Zustand nach weichteiliger Korrektur mit Sehnentransfers [P512]

21

somit den Hohlfuß. Schwach sind auch der M. peroneus brevis und die intrinsische Fußmuskulatur. Das Gesamtbild erklärt damit die Fuß- und Zehenfehlstellung.

Diagnose Diagnostisch bedeutsam ist die Unterscheidung zwischen einem Ballenhohlfuß mit flexiblem oder mit rigidem Rückfuß durch den Coleman-Blocktest. Weitere diagnostische Maßnahmen sind eine neurologische Untersuchung bei Unkenntnis einer Grundkrankheit und einfache radiologische Aufnahmen des belasteten Fußes.

Therapie Der gering ausgeprägte Ballenhohlfuß kann konservativ durch Einlagen oder auch einmal durch eine Orthese therapiert werden. Er ist aber immer progredient, weshalb doch rechtzeitig operativ eingeschritten werden sollte. Dabei kommt es darauf an, die Funktionalität und die Flexibilität des Fußes zu erhalten. Deshalb sind Korrekturarthrodesen den schwersten Fällen oder auch schweren Rezidiven vorbehalten. Die Verfahren der Wahl sind Sehnentransfers wie die Rückverlagerung des Großzehenstreckers nach Jones, der langen Extensorensehnen nach Hibbs, der Peroneus-longus-auf-brevis-Transfer, der Tibialis-posterior-Transfer und die Plantarfasziotomie nach Steindler (➤ Abb. 21.18a). Muss knöchern korrigiert werden, z. B. bei rigidem Rückfuß, kommen Kalkaneusverschiebeosteotomien oder anhebende Metatarsale-I- und Cuneiforme-I-Osteotomien zur Beseitigung des plantarisierten I. Strahls zum Einsatz. Für die Zehenfehlstellungen bieten sich der Beuge-/Strecksehnentransfer nach Girdlestone-Taylor oder auch die PIP-Gelenkarthrodese an. Die Langzeitergebnisse sind gut, jedoch werden Teilrezidive beobachtet, die noch weitere operative Eingriffe erfordern.

21.7 Muskuloskelettale Systemerkrankungen

Die Liste muskuloskelettaler Systemerkrankungen ist lang. Meist handelt es sich um genetisch determinierte Krankheiten, die den Knochenstoffwechsel oder andere die Skelettentwicklung beeinflussende Bereiche betreffen oder die mit der Bildung eines fokal oder generell weicheren Knochens einhergehen. Einige dieser Erkrankungen können heute durch Enzymersatztherapie oder andere Therapieansätze medikamentös behandelt werden. Aus orthopädischer Sicht komme es dabei weniger auf die Kenntnis der spezifischen genetischen Ursache an als vielmehr auf die Auswirkungen auf das muskuloskelettale System und seine Funktionalität. Diese Erkrankungen bedingen am Skelettsystem alle ähnliche Veränderungen: Kontrakturen, Gelenkdysplasien und -luxationen, Knochendeformierungen, erhöhte Knochenbrüchigkeit, Wirbelsäulendeformitäten wie Skoliosen, Kyphosen oder Instabilitäten und Achsfehlstelllungen. Das orthopädische Therapieziel besteht darin, diese Fehlstellungen rechtzeitig zu erkennen und dann zu therapieren, wenn der Erhalt oder die Verbesserung der Funktionalität oder die Vermeidung schwerwiegender Komplikationen realisiert werden können. Anhand einiger wichtiger Beispiele sollen die Grundprinzipien der orthopädischen Therapie für diese Patienten dargestellt werden.

21.7.1 Osteogenesis imperfecta

Die Osteogenesis imperfecta (OI; Syn. Glasknochenkrankheit) entsteht durch eine genetisch determinierte Störung der Kollagensynthese. Die Auswirkungen auf den Knochen resultieren in einer vermehrten plastischen Deformierbarkeit und einer erhöhten Frakturrate der langen Röhrenknochen und der Wirbelkörper.

Klassifikation Die Erkrankung kommt in ganz unterschiedlichen Schweregraden vor. Die schwere Form zeigt schon *in utero* Frakturen. Patienten mit ganz schweren Formen wie dem Typ II können nicht oder nur kurz überleben. Mittelschwere Formen sind durch eine stark erhöhte Frakturrate, oft unter oder kurz nach der Geburt, und auch frühzeitige Verformungen der Knochen gekennzeichnet. Patienten mit leichteren Formen zeigen anfangs eine normale Entwicklung, bis dann unter zunehmender Belastung des Achsenskeletts gehäuft auftretende Frakturen den Verdacht auf eine Form der OI lenken. Aufgrund der Fortschritte in der Molekulargenetik ist zu den autosomal-dominant vererbten vier klassischen Typen der **Sillence-Klassifikation** eine Vielzahl autosomal-rezessiv vererbter Typen hinzugekommen, die dem Phänotyp des typischen OI-Patienten zugeordnet werden können. Während der Gendefekt der klassischen Sillence-Typen I – IV auf dem Kollagen-1A1- oder -1A2-Gen liegt, konnten für die anderen Typen Gendefekte in einer Reihe anderer in die Kollagensynthese eingreifender Substanzen nachgewiesen werden.

Diagnose und Differenzialdiagnose Die Diagnose basiert auf der typischen Anamnese, der typischen Morphologie der langen Röhrenknochen im Röntgenbild mit ihren charakteristischen Formen und Verbiegungen sowie schlussendlich auf dem molekulargenetischen Befund. Es gibt aber auch typische klinische Merkmale: dreieckiges Gesicht, blaue Skleren und im Erwachsenenalter Taubheit. Bei der Hälfte der Patienten besteht auch eine Dentinogenesis imperfecta. Differenzialdiagnostisch müssen andere Erkrankungen, die zu weichen Knochen mit erhöhter plastischer Verformbarkeit führen können, aber auch Befunde bei Kindeswohlgefährdung berücksichtigt werden. Gerade die Kindeswohlgefährdung darf nicht unkritisch diagnostiziert werden, wenn Befunde vorliegen, die zur OI passen.

Therapie Die Therapie der OI steht auf drei Säulen: medikamentös durch Gabe von Bisphosphonat, physiotherapeutisch und physikalisch sowie orthopädisch-chirurgisch. Bei den mittelschweren und schweren Formen werden verschiedene Bisphosphonate eingesetzt; Patienten mit der leichten Form brauchen sie i. d. R. nicht. Die physikalische Therapie stellt eine Kombination aus einer Vibrationstherapie zum Knochen- und Muskelaufbau und Krankengymnastik dar. Orthopädisch kommen konservative und operative Therapien zur Behandlung der Knochenbrüche und operative Achskorrekturen mit Stabilisierung durch intramedulläre Kraftträger (meist Teleskopnägel) zum Einsatz (➤ Abb. 21.19). Ziel ist die Vermeidung von Frakturen und Deformitäten oder die Korrektur der Knochenverbiegungen und damit der Erhalt bzw. die Wiedergewinnung höchstmöglicher Funktionalität. Besonders die schwer betroffenen Patienten können sehr starke Skoliosen entwickeln. Eine Korsetttherapie ist wenig geeignet.

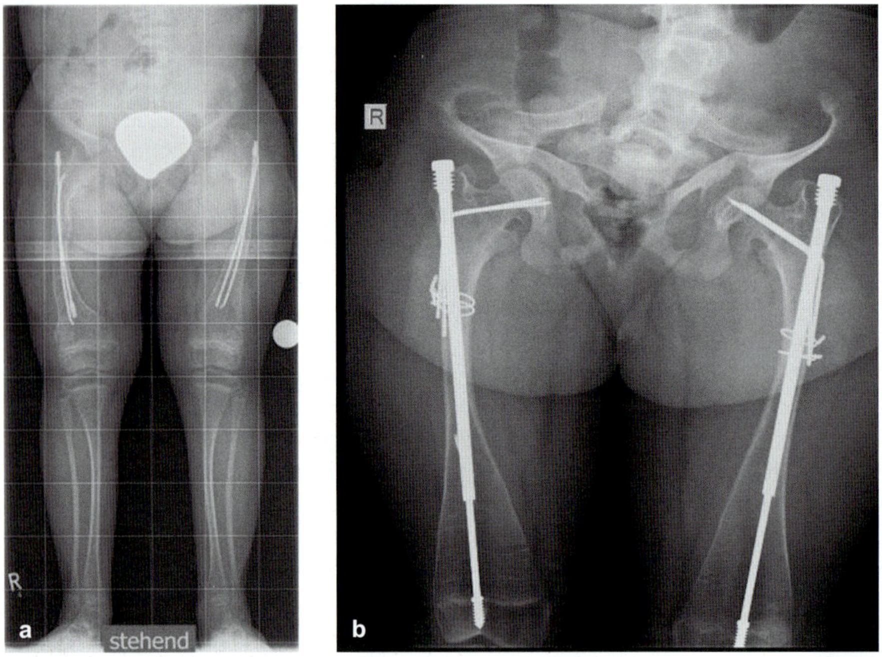

Abb. 21.19 **a** Patientin mit Osteogenesis imperfecta Typ IV und schwerer Coxa vara und Femurdeformierung beidseits; **b** 5 Jahre nach Korrektur und Implantation von Teleskopnägeln [P512/T1006]

Durch die bessere Knochenqualität nach Bisphosphonat-Gabe haben sich auch die operativen Behandlungsmöglichkeiten verbessert.

21.7.2 Skelettdysplasien

Es gibt eine fast unüberschaubare Anzahl von Skelettdysplasien, die in der Nosologie und Klassifikation genetischer skelettaler Erkrankungen in der Fassung von 2019 in 42 Gruppen zusammengefasst sind. Die Zahl der genetischen Entschlüsselungen der verschiedenen Skelettdysplasien nimmt ständig zu. Die wichtigsten sind die Achondroplasie, die (spondylo-)epiphysären und die (spondylo-) metaphysären Dysplasien.

Achondroplasie

Bei der Achondroplasie liegt eine autosomal-dominante G1138A-Mutation des *FGFR3*-Gens auf Chromosom 4 (4p16.3) vor, wodurch es zu einer inadäquaten Differenzierung des Wachstumsknorpels kommt. Die Patienten haben einen dysproportionierten Kleinwuchs, eine hochgewölbte Stirn, eine Sattelnase und eine Dreizackhand. Hinzu kommen eine thorakolumbale Kyphose und häufig Genua vara. Im Erwachsenenalter entwickelt sich vielfach eine symptomatische Spinalkanalstenose.

In den letzten Jahren wurde eine **medikamentöse Therapie** mit einem CNP-Analogon (Vosoritid) entwickelt, das jetzt zur Anwendung beim Menschen verfügbar ist. Die Patienten leiden auf muskuloskelettalem Gebiet an den Achsfehlstellungen der unteren Extremitäten und an ihrem Kleinwuchs. Die **orthopädische Therapie** besteht folglich aus Maßnahmen zur Beinachsenkorrektur, sei es durch Schienenbehandlung oder durch wachstumslenkende oder akut achskorrigierende operative Eingriffe (➤ Abb. 21.20). Eine systematische Beeinflussung der Körpergröße durch geplante Verlängerungsoperationen der langen Röhrenknochen der unteren und oberen Extremität ist sehr umstritten, wird aber von einigen Patienten und deren Eltern gewünscht. Über zwei- bis dreimalige Ober- und Unterschenkel- und auch Oberarmverlängerungen kann die Körpergröße bis in den tiefnormalen Bereich gesteigert werden. Meist wird aber eine moderate Verlängerung in Kombination mit einer Achskorrektur über einen Fixateur externe oder einen Verlängerungsmarknagel durchgeführt.

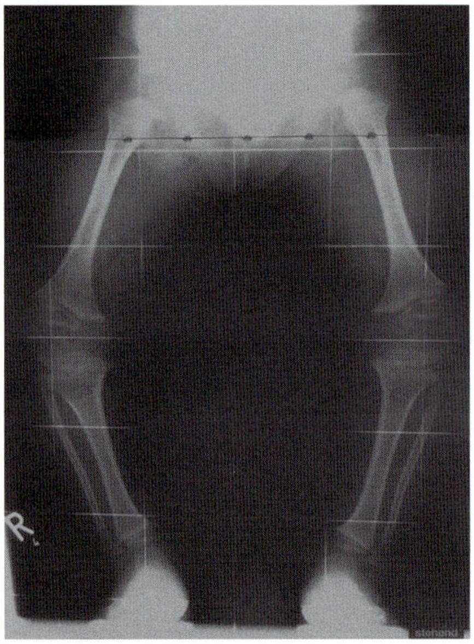

Abb. 21.20 Genua vara bei einer Patientin mit Achondroplasie; typische Form der Wachstumsfuge [P512/T1006].

CAVE

Die Komplikationsträchtigkeit der Verlängerungsoperationen muss in einer sehr verantwortlichen Art und Weise gegen den Körpergrößengewinn abgewogen werden.

(Spondylo-)Epiphysäre Dysplasien

Bei der **multiplen epiphysären Dysplasie** (MED) kommt es zu einer Höhenminderung der Epiphysen der langen Röhrenknochen. Im Falle einer Wirbelsäulenbeteiligung liegen zusätzliche Verformungen der Wirbelkörper vor; man spricht von einer spondyloepiphysären Dysplasie. In beiden Gruppen gibt es viele verschiedene Formen.

Bei der MED wurden autosomal-dominant vererbbare Mutationen auf dem *COMP*-Gen von Chromosom 19, verschiedene COL9A1–3-Mutationen und auch eine Mutation im *MATN3*-Gen auf Chromosom 2p24-p23 nachgewiesen worden. Klinisch unterscheidet man den milderen *Typ Ribbing* vom schwereren *Typ Fairbank.*

Es kann zu einem proportionierten Kleinwuchs kommen. Hauptbefunde sind aber die Achsfehlstellungen der unteren Extremität, vor allem die Genua valga und eine mehr oder minder schwer ausgeprägte Hüftdysplasie. Radiologisch zeigen sich abgeflachte und irreguläre Epiphysen. Typisch sind die doppelkonturierte Patella bei älteren Kindern und das verbreiterte Interkondylikum des distalen Femurs. Die Ausprägung kann sehr heterogen sein: Von bei einer isolierten Betroffenheit der Hüfte bis hin zu einer Höhenminderung aller Epiphysen findet man jeden Zwischentyp.

Die orthopädische Therapie konzentriert sich auf die Behebung der Achsfehlstellungen durch Hemiepiphyseodesen oder akute Korrekturosteotomien (➤ Abb. 21.15). Da man oft sehr früh einschreiten muss, ist mit einem hohen Rezidivrisiko und Wiederholungseingriffen zu rechnen. Ein Problem stellt die sekundäre Hüftdysplasie dar, da diese Hüften oft bereits in jungen Jahren schwere Arthrosen entwickeln. Man kann die Beschwerden durch die Implantation von Hüft-TEPs beseitigen. Ob präventiv durchgeführte gelenkerhaltende Operationen den Verschleiß der Gelenke hinauszögern können, ist umstritten.

Auch die **spondyloepiphysären Dysplasien** kommen in vielen Formen vor und sind insgesamt viel seltener. Bei der kongenitalen Form vom *Typ Spranger-Wiedemann* liegt eine Mutation im COL2A1-Locus von Chromosom 12 vor. Das klinische Erscheinungsbild ist variabler. Neben Valgusfehlstellungen der unteren Extremität kommen auch eine Coxa vara, eine Tibia vara oder Klumpfüße vor. Diese benötigen frühzeitig eine akute Korrektur, während die symmetrischen Fehlstellungen wiederum durch Wachstumslenkung gut behandelbar sind. Insgesamt sind die klinischen und radiologischen Befunde ausgeprägter. Die Gelenkinkongruenz kann viel deutlicher sein; damit ist auch die Langzeitprognose für die Gelenke schlechter.

(Spondylo-)Metaphysäre Dysplasie

Die **metaphysären Dysplasien** zeichnen sich durch Veränderungen innerhalb der Metaphysen der langen Röhrenknochen aus, die verbreitert und becherförmig aufgetrieben wirken. Neben diesen radiologisch erkennbaren Veränderungen wirkt auch die Wachstumsfuge

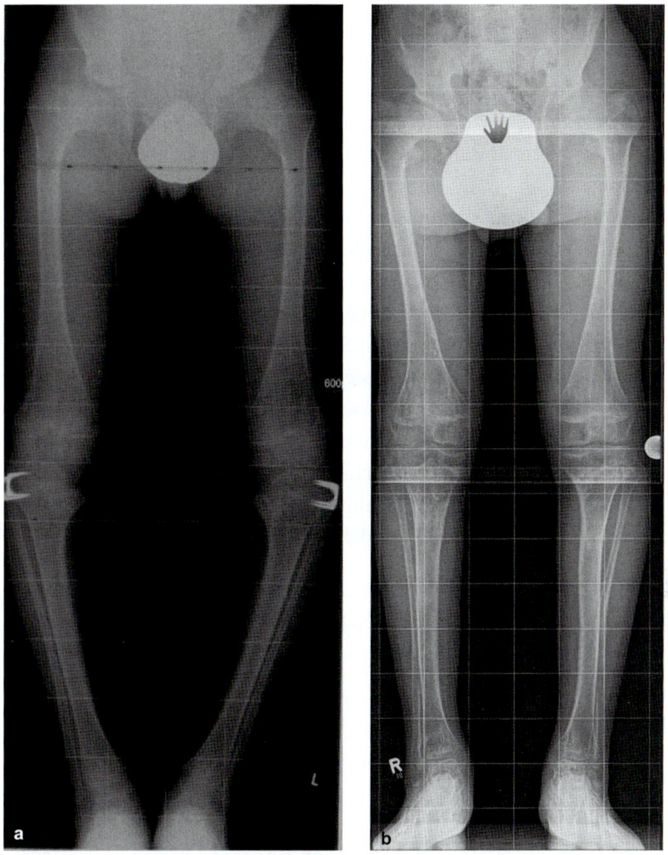

Abb. 21.21 Patient mit metaphysärer Dysplasie vom Typ Schmid: **a** gescheiterte Wachstumslenkung; **b** Begradigung der Beinachse durch moderate Unterschenkelverlängerung über einen Ringfixateur [P512]

auf der metaphysären Seite verändert, teilweise etwas breiter. Beim häufigsten *Typ Schmid* (➤ Abb. 21.21a) liegt eine autosomal-dominante heterozygote Mutation im Gen für das Kollagen X auf Chromosom 6 vor, das die α_1-Kette des Kollagens X (COL10A1) betrifft. Andere Formen sind der *Typ Jansen* und der *Typ McKusick* („cartilage hair dysplasia"). Bei den metaphysären Dysplasien dominieren Varusfehlstellungen, meist kniegelenksnah, aber auch an den Hüften (Coxa vara). Die Patienten zeigen fast alle einen Kleinwuchs. Wachstumslenkende Maßnahmen können erfolgreich sein, aber wegen der geringen Wachstumskraft auch scheitern oder sehr schleppend vorangehen. Achskorrigierende Operationen, sehr gut auch in Verbindung mit moderaten Verlängerungsoperationen, können die Fehlstellung dann aber beseitigen (➤ Abb. 21.21b). An der Hüfte kommt die valgisierende intertrochantäre Osteotomie zum Einsatz.

Die **spondylometaphysären Dysplasien** kommen als Typ Sutcliffe oder Typ Koslowski vor. Beim *Typ Sutcliffe* liegen typischerweise kleine metaphysären Fragmente vor, weshalb er auch als „corner fracture type" bezeichnet wird. Klassischerweise liegen schwere Formen einer Coxa und Tibia vara mit einer Platyspondylie vor. Die Coxa vara kann am besten durch eine massive Valgusosteotomie in der von Pauwels Technik angegebenen Technik behoben werden; für die Tibia muss eine proximale Valguskorrektur durchgeführt werden. Der *Typ Koslowski* zeigt eine ausgeprägte Platyspondylie und schwere Kyphoskoliosen.

Andere wichtige Skelettdysplasien

Aus orthopädischer Sicht sind hier die in der Gruppe der Chondrodysplasien mit fragmentierter Epiphyse beheimatete Chondrodysplasia punctata Conradi-Hünermann und die diastrophische Dysplasie zu nennen:

- Bei der **Chondrodysplasia punctata Conradi-Hünermann** ist die Störung diaphysär. Es kommt zur Kombination einer ausgeprägten Femurhypoplasie mit schweren Kyphoskoliosen. Mehrfache Beinverlängerungen und eine operative Stabilisierung der Wirbelsäule sind die eingesetzten Therapieverfahren.
- Die **diastrophische Dysplasie** ist hierzulande sehr selten. Verbreiterte Metaphysen, abgeflachte und irreguläre Epiphysen, eine Kyphoskoliose, Hüftluxationen, Genua valga, der Hitchhiker-Daumen sowie ein Kleinwuchs sind die Befunde. Orthopädisch muss die Kyphoskoliose häufiger im Rahmen schwieriger Stabilisierungsoperationen behandelt werden.

21.8 Pädiatrische Traumatologie

21.8.1 Prinzipien der Frakturversorgung im Wachstumsalter

Kindliche Frakturtypen

- Die Besonderheiten des kindlichen Knochens in den verschiedenen Altersabschnitten und die Einbeziehung der Wachstumsfuge in die Frakturgeometrie führen zu bestimmten Frakturtypen:
- Bei der **Wulstfraktur** liegt eine Stauchungsfraktur des metaphysären Knochens mit geringer Dislokation vor.
- Die **Grünholzfraktur** ist eine Knochenverbiegung mit Aufspleißen des Knochens ohne vollständigen Bruch der Kortikalis, ähnlich dem Bruch eines frischen Zweiges. Nur der kindliche Knochen erlaubt eine plastische Verbiegung ohne direkt sichtbaren Bruch (z. B. „bowing radius oder ulna").
- Bei der **Monteggia-Fraktur** kommt diese „bowing fracture" als „bowing ulna" vor und ist im Hinblick auf das Erkennen dieser Fraktur tückisch. Eine komplexe Klassifikation kindlicher Knochenbrüche durch die Arbeitsgemeinschaft für Osteosynthesefragen (AO) trägt diesen Umständen Rechnung.
- Bestimmte Frakturen betreffen die Wachstumsfuge. Sie werden nach Salter und Harris in die Typen I – V eingeteilt. Zu diesen Frakturen werden die **Übergangsfrakturen** gerechnet. Sie haben eine charakteristische Geometrie und treten nur in der Übergangszeit von der Adoleszenz ins Erwachsenenalter auf.
- Ein weiterer Frakturtyp, der die Wachstumsfuge betrifft, sind die **Avulsionsfrakturen.** Hier kann es am Ansatz von Sehnen zu Abrissverletzungen der Epiphysen oder Apophysen kommen.

Wachstum, Wachstumsstörung, Remodellierung

Das Wachstum langer Röhrenknochen findet in den zwischen der Epi- und der Metaphyse gelegenen Wachstumsfugen statt. Komplexe, unter dem Einfluss von Hormonen und Wachstumsfaktoren stehende Vorgänge regeln die Differenzierung und morphologische Veränderung der Zellen des Wachstumsknorpels und die Kalzifikation auf der metaphysären Seite. Die einzelnen Epiphysenfugen der langen Röhrenknochen tragen in unterschiedlichem Maße zum Längenwachstum bei.

Wachstumsstörungen können auf zweierlei Weise entstehen: Eine Stimulation der Fuge durch eine Fraktur kann zu einem Längenplus des gebrochenen Knochens, eine die Fuge involvierende Fraktur zu einer Knochenbrücke und zu einer symmetrischen oder asymmetrischen Wachstumsbremsung führen. Ein Längenplus von > 2 cm ist sehr ungewöhnlich. Bei der proximalen Tibiafraktur kommt es durch die asymmetrische Stimulation der Fuge regelhaft zu einem Genu valgum. Durch zentrisch entstehende Knochenbrücken entsteht eine alleinige Verkürzung des Knochens, durch exzentrische Knochenbrücken eine Verkürzung mit Achsfehlstellung. Diese Gefahr besteht bei Frakturen vom Typ Salter II, III, IV und V mit steigender Häufigkeit.

MERKE

Je jünger das Kind bei der Verletzung ist, desto größer können die Längendifferenz und die Achsfehlstellung werden.

Das **Remodellierungspotenzial** wird durch die Wachstumskraft der Fuge und das verbleibende Restwachstum, also das Alter des Kindes, bestimmt.

MERKE

Je jünger das Kind ist und je näher die Fraktur zu einer potenten Wachstumsfuge liegt, desto höher ist auch das Korrekturpotenzial von verbliebenen Fehlstellungen.

Bei jüngeren Kindern können sich auch anfänglich schwere Achsfehler komplett spontan korrigieren. Sagittale Achsknicke korrigieren sich besser als frontale, und die obere Extremität remodelliert effizienter als die untere. Vor dem 10. Lebensjahr können am distalen Radius und am proximalen Humerus Achsfehler von 30°, am Humerusschaft bis 40° hingenommen werden. Der Radiusschaft und der proximale Radius erlauben nur 10°-Achsfehler, während der distale Humerus eine verbleibende Fehlstellung ab dem 3. Lebensjahr kaum ausreichend verbessern kann. An der unteren Extremität hat das proximale Femur fast kein Korrekturpotenzial. Der Femurschaft korrigiert 20–30° je nach Alter, das distale Femur und die proximale Tibia 20°. Die distale Tibia wiederum erlaubt nur eine geringe Achskorrektur. Für die Seitverschiebung gilt, dass ein Versatz um Schaftbreite in allen Skelettabschnitten bis zum 10.–12. Lebensjahr außer am proximalen Radius ausgeglichen werden kann. Die wachstumsgetriggerte Spontankorrektur posttraumatischer Rotationsfehler ist nur sehr limitiert möglich. Deshalb muss bei Repositionen und Osteosynthesen ganz besonders auf die richtige Einstellung der Rotation geachtet werden.

Diagnostik

Das diagnostische Werkzeug der 1. Wahl in der Frakturdiagnostik ist das konventionelle Röntgenbild. Für die radiologische Beurteilung kindlicher Frakturen müssen aber die knorpelige und knöcherne Entwicklung jedes Skelettabschnitts sowie der Knochenkerne und Ossifikationszentren berücksichtigt werden. In Zweifelsfällen hilft der Einsatz der Sonografie, z. B. für die Stellungskontrolle des Radiusköpfchens. Bei klinischem Frakturverdacht, aber fehlendem Befund im Röntgenbild und bei Ermüdungsfrakturen kann eine MRT zum Frakturnachweis sinnvoll sein. Auch in der Diagnostik von Wirbelkörperverletzungen ist die Sensitivität des MRT viel höher als die des Röntgenbildes. Frakturen im Bereich des Beckens oder des oberen Sprunggelenks, auch des Ellenbogens können eine sehr diffizile Geometrie aufweisen. Durch eine CT-Untersuchung lassen sich diese Zusammenhänge am besten aufklären.

Therapieprinzipien

Die Behandlung kindlicher Frakturen soll kindgerecht und minimalinvasiv erfolgen und eine frühfunktionelle Nachbehandlung ermöglichen. Frakturen bei Jugendlichen ähneln denen bei Erwachsenen und werden auch so therapiert.

Die meisten kindlichen Frakturen werden zeitnah *konservativ* durch das Anlegen eines immobilisierenden Gipsverbandes oder durch *geschlossene Reposition* mit anschließender Gipsimmobilisation behandelt. Dabei können die meisten Repositionen in Analgosedierung erfolgen. Komplett dislozierte Frakturen und auch Frakturen der langen Röhrenknochen mit schwierigeren Repositionsmanövern sollten in Allgemeinanästhesie versorgt werden. Die zur Ruhigstellung angelegten Gipse müssen sorgfältig anmodelliert werden, und die Fraktur muss in der richtigen Korrekturstellung eingegipst. Eltern und Kind müssen über einen möglichen Korrekturverlust oder notwendige Nachrepositionen zu informieren. Deshalb sollte eine zusätzliche perkutane Osteosynthese bei instabilen Situationen und Repositionen in Narkose erwogen werden.

Bei gescheiterten geschlossenen Repositionen und für manche Frakturen werden in bestimmten Altersgruppen zusätzliche *Osteosynthesen* empfohlen, um eine frühfunktionelle Nachbehandlung zu ermöglichen. Dabei ist der geschlossenen Reposition mit Einbringung perkutaner Kirschner-Drähte oder elastischer Nägel als am besten geeignetes Verfahren der Vorzug zu geben. Die dislozierte Femurschaftfraktur wird ab dem 3. Lebensjahr mit elastischen intramedullären Nägeln versorgt, für Unterarm- und Unterschenkelfrakturen ist das 5. oder 6. Lebensjahr die Grenze. Ein Fixateur externe wird zur Behandlung offener Frakturen und im Einzelfall beim polytraumatisierten Patienten verwendet. Bei älteren und schwereren Patienten können auch die mittlerweile in kleineren Durchmessern erhältlichen Marknägel oder auch eingeschobene Platten genutzt werden.

Für nicht reponier- oder retinierbare dislozierte Frakturen, für dislozierte und undislozierte hüftgelenknahe Frakturen (Schenkelhals, Hüftkopf), für fast alle die Wachstumsfuge betreffenden Frakturen (Salter II – IV), bei denen die exakte Reposition und Rekonstruktion von Fuge und Gelenkfläche obligat sind, ist eine *offene Reposition* in möglichst minimalinvasiver Technik und Nutzung der gleichen Osteosyntheseverfahren angezeigt. Plattenosteosynthesen werden im Kindesalter nur in wenigen Einzelfällen und für spezielle Indikationen empfohlen. Andere Indikationen für offene Operationsverfahren können pathologische Frakturen, dislozierte knöcherne Bandausrisse und die Versorgung der seltenen Pseudarthrosen sein. Frakturen, die in signifikanter Fehlstellung verheilt sind und bei denen keine Aussichten auf spontane Remodellierung bestehen, werden durch Korrekturosteotomien begradigt.

Verlaufskontrollen

Im Stadium der frischen Verletzung sind die exakte Untersuchung und Dokumentation von Sensibilität, Durchblutung und Motorik obligat. Das Gleiche gilt für die Momente nach der geschlossenen oder offenen Reposition und im Verlauf unter Gipstherapie. Weitere standardisierte Verlaufskontrollen dienen der Erfassung eines frühzeitigen Stellungsverlustes, dem Überwachen erwarteter Remodellierungsphänomene und der Erfassung von Fehlwachstum.

Die ersten **Stellungskontrollen** werden nach 5–7 Tagen bei abrutschgefährdeten Frakturen, bei allen anderen nach 14 Tagen durchgeführt. Diese frühen Kontrollen sind besonders bei kleinen Kindern wichtig, da bei ihnen die Heilungszeit kurz ist. Die nächsten Röntgenkontrollen kommen dann zum erwarteten Zeitpunkt der Konsolidierung, also je nach Alter und Lokalisation nach 4–6 Wochen. Die fehlende lokale Druckdolenz ist ein guter klinischer Parameter für die eingetretene Bruchheilung.

Durch bewegungsstabile Osteosynthesen versorgte Frakturen werden schmerzadaptiert frühfunktionell behandelt. Der Zeitpunkt der **Metallentfernung** hängt von der Fraktur ab. Kirschner-Drähte am distalen Radius sowie an Fingern und Zehen entfernt man nach 4 Wochen, rund um Ellenbogen und oberes Sprunggelenk nach 8–12 Wochen und elastische Drähte aus Radius, Ulna, Ober- und Unterschenkel nach 6 Monaten. Bei zu früher Terminierung der Metallentfernung ist die Gefahr einer Refraktur erhöht.

Bei Ober- und Unterschenkelschaftfrakturen kann es zu einem gesteigerten Längenwachstum des frakturierten Knochens kommen. Deshalb empfiehlt sich nach 1 Jahr eine Röntgenaufnahme im Stehen zur genauen Analyse der Beinlänge. Je nach Differenz müssen die Kontrollen bis zum Wachstumsabschluss durchgeführt werden.

Die Wachstumsfuge betreffende Frakturen erfordern regelmäßige Kontrollen. Für Verletzungen der Wachstumsfuge gelten engmaschigere Kontrollen durch Röntgenaufnahmen nach 6 Monaten, 12 Monaten und 2 Jahren. Besteht der Verdacht auf einen vorzeitigen Fugenschluss, ist eine Abklärung mittels MRT notwendig.

21.8.2 Wirbelsäule

Frakturen und Verletzungen der Wirbelsäule sind häufig, in den meisten Fällen jedoch nicht schwerwiegend. Nach Stürzen auf das Gesäß oder den Rücken mit eher niedriger Energie kommt es zu geringfügigen Impressionsfrakturen der Deckplatten der thorakalen und thorakolumbalen Wirbelkörper, die auf dem Röntgenbild selbst dem geschulten Blick oft entgehen und nur im MRT auffallen. Deshalb empfehlen wir eine präzise Diagnostik. Schwere Wirbelsäulenverletzungen, auch mit neurologischen Komplikationen, sind im Wachstumsalter dagegen selten, kommen aber in allen Altersabschnitten vor. Dazu bedarf es massiver Krafteinwirkungen bei Stürzen aus größerer Höhe oder auch bei Verkehrsunfällen.

An der oberen **Halswirbelsäule (HWS)** kommen Frakturen im Atlas- und Axisbereich mit Luxationen der Wirbelgelenke vor. Wirbelkörperfrakturen der mittleren und unteren HWS werden nur in Einzelfällen gefunden. Im konventionellen Röntgenbild erkennt man nur grobe Fehlstellungen, die Diagnostik der Wahl ist das CT. Da auch reine Weichteilverletzungen eine Rolle spielen können, ist in einigen Fällen ein MRT sinnvoll.

Die Verletzungsmuster an der übrigen Wirbelsäule ähneln denen bei Erwachsenen und betreffen meist den **thorakolumbalen Übergang.** Schwere Wirbelsäulenverletzungen kommen oft beim polytraumatisierten Patienten vor und werden in der Notfalldiagnostik miterfasst. Bei begleitenden neurologischen Störungen wird eine operative Versorgung priorisiert. Die OP-Techniken bestehen aus Entlastung der kompromittierten neurologischen Strukturen sowie Reposition und Stabilisierung der verletzten Wirbelsäulenabschnitte durch ventrale und dorsale Verfahren.

Eine Besonderheit unter den Wirbelsäulenverletzungen stellt die **SCIWORA** („spinal cord injury without radiographic abnormality“) dar. Da schwer zu diagnostizieren (MRT), gilt es an diese seltene Problematik zu denken.

21.8.3 Obere Extremität

Die meisten knöchernen Verletzungen im Wachstumsalter betreffen die obere Extremität (➤ Tab. 21.5). Dabei ist die Fraktur des distalen Unterarms bzw. die isolierte Fraktur des distalen Radius absolut gesehen die häufigste kindliche Fraktur. Die Wachstums-

Tab. 21.5 Übersicht über die Behandlung wichtigster Extremitätenfrakturen

Lokalisation	Häufigkeit [%]	Konservative Therapie	Operative Therapie	Tolerable Fehlstellung		
				< 4 Jahre	4–10 Jahre	> 10 Jahre
Obere Extremität						
Clavicula	8–15	Rucksackverband, Gilchrist-Verband	intramedullärer Draht, Platte, nur bei Jugendlichen mit schwerer Dislokation	gutes Remodelling		
Humeruskopf	1,6	Gilchrist-Verband, Desault-Verband	retrograde Prévot-Nagelung	60°	40°	20°
Humerus, subkapital						
Humerusschaft	0,6	Gilchrist-Verband, Desault-Verband	Prévot-Nagelung	30°	20°	10°
Suprakondylärer Humerus	6,5	Nicht disloziert: Oberarmgips in Pronation und Hyperflexion	gekreuzte Kirschner-Drähte	20°	keine	keine
Condylus radialis	1,8	Nicht disloziert: Oberarmgips	offene Reposition, Drähte oder Schrauben	keine	keine	keine
Ellenbogenluxation	3	Ohne Begleitverletzung: Reposition, Oberarmgips	Therapie der Begleitverletzung	keine	keine	keine
Epicondylus ulnaris	1,3	Nicht disloziert: Oberarmgips	offene Reposition, Drähte oder Schrauben	keine	keine	keine
Olekranon	0,5	Oberarmgips	Kirschner-Drähte, Zuggurtung	keine	keine	keine
Radiusköpfchen, Radiushals	1,3	Dislokation < 20° Oberarmgips	intramedulläre Drahtung nach Métaizeau	20°	20°	keine
Subluxation Radiusköpfchen „Chassaignac“	3,4	Reposition, frühfunktionell	Nein	keine	n.a.	n.a.
Monteggia	1,35	Reposition, Oberarmgips	intramedulläre Drahtung (Morote), Prévot-Nagelung	keine	keine	keine
Unterarmschaft	6	Reposition, Oberarmgips	intramedulläre Drahtung (Morote), Prévot-Nagelung	15°	10°	keine
Distaler Unterarm	20	Reposition, Oberarmgips	Kirschner-Drähte, intramedulläre Drahtung	30°	20°	10°
Distaler Radius		Reposition, Unter-/Oberarmgips	Kirschner-Drähte	40°	30°	10–15°
Handwurzel (Skaphoid)	sehr selten	Unterarmgips mit Daumeneinschluss	Herbert-Schraube			
Mittelhand	16,8	Unterarmgips mit Fingereinschluss, Intrinsic-plus-Stellung	Kirschner-Drähte, intramedulläre Drähte	20°	10–20°	10°
Finger		Alu-Schiene, 2- bis 3-Finger-Gipsschiene	Kirschner-Drähte			

Tab. 21.5 Übersicht über die Behandlung wichtigster Extremitätenfrakturen *(Forts.)*

Lokalisation	Häufigkeit [%]	Konservative Therapie	Operative Therapie	Tolerable Fehlstellung		
				< 4 Jahre	4–10 Jahre	> 10 Jahre
Untere Extremität						
Becken (knöchern)	Selten	Bettruhe, frühzeitige Mobilisation unter Teilentlastung	nur bei Gelenkfrakturen und bei starker Dislokation	wenig	wenig	keine
Becken (Iliosakralgelenk, Symphyse)		Bettruhe, Extension		keine	keine	keine
Traumatische Hüftkopfepiphysenlösung	< 1	Keine	Arthrotomie, offene Reposition Kirschner-Drähte	wenig	wenig	wenig
Schenkelhals		Beckenbeingips	retrograde Prévot-Nagelung, Fixateur externe	10°	keine	keine
Proximales Femur	0,5	Reposition, Beckenbeingips	retrograde Prévot-Nagelung, (Fixateur externe)	20°	10°	keine
Femurschaft	1,1	Reposition, Beckenbeingips	retrograde Prévot-Nagelung, (Fixateur externe)	30°	15°	10°
Distales Femur (metaphysär)	0,4	Reposition, Oberschenkelgips	antegrade Prévot-Nagelung, Kirschner-Drähte	20°	20°	10°
Distales Femur (Fugenbeteiligung)		Undisloziert: Oberschenkelgips	antegrade Prévot-Nagelung, Kirschner-Drähte Zugschrauben	keine	keine	keine
Patella	selten	Oberschenkeltutor	Cerclage, Schrauben	keine	keine	keine
Proximale Tibia	0,6	Oberschenkelgips in Varus und Streckung	Kirschner-Drähte, Zugschrauben	wenig	wenig	keine
Tibiaschaft	10,8	Reposition, Oberschenkelgips	antegrade Prévot-Nagelung, (Fixateur externe)	10°	10°	keine
Komplette Unterschenkelfraktur	2,9					
Distale Tibia und Übergangsfrakturen	6,6	Reposition Unterschenkelgips	Kirschner-Drähte Zugschrauben	10°	keine	keine
Talus, Kalkaneus	selten	Undisloziert: Unterschenkelgips	Kirschner-Drähte, Schraube, ggf. Platte	keine	keine	keine
Mittelfuß	6,9	Unterschenkelgips	Kirschner-Drähte	10°	10°	keine
Zehen		Pflasterzügelverband, Unterschenkelgehgips	Kirschner-Drähte	20°	20°	10°

fugen des proximalen Humerus und des distalen Unterarms sind die potentesten des Körpers und können selbst schwere Fehlstellungen ausgleichen. Umgekehrt sind die Fugen des distalen Humerus und des proximalen Unterarms schwach – Frakturen in diesem Bereich müssen möglichst anatomisch reponiert werden. Somit sind die **suprakondyläre Humerusfraktur,** die **Condylus-radialis-Fraktur** und die **Radiushalsfraktur** kritische Verletzungen, bei denen Kompromisse in der Therapie nicht statthaft sind (➤ Abb. 21.22a – c; s. u. Leitlinien-Kasten).

S1-Leitlinie Proximale Humerusfraktur beim Kind. Stand: 18.10.2021, gültig bis 1.11.2025; https://register.awmf.org/de/leitlinien/detail/006-040

S2k-Leitlinie Intraartikuläre Frakturen des distalen Humerus im Kindesalter. Stand: 30.4.2020, gültig bis 29.4.2025; https://register.awmf.org/de/leitlinien/detail/006-126

Bei **Unterarmschaftfrakturen** bei jüngeren Kindern können Achsfehlstellungen von 10–15° ausgeglichen werden. Je weiter proximal die Fraktur lokalisiert ist, desto geringer ist der Remodellierungsspielraum. Eine häufige schwere Verletzung ist die **Ellenbogenluxation,** die mit verschiedenen knöchernen Begleitverletzungen, am häufigsten mit einem Epicondylus-ulnaris-Abriss, einhergehen kann. Die Ulnaschaftfraktur oder proximale Ulnafraktur mit gleichzeitiger Radiusköpfchenluxation heißt **Monteggia-Fraktur.** Sie wird gern übersehen, vor allem, wenn man die diagnostischen Regeln verletzt.

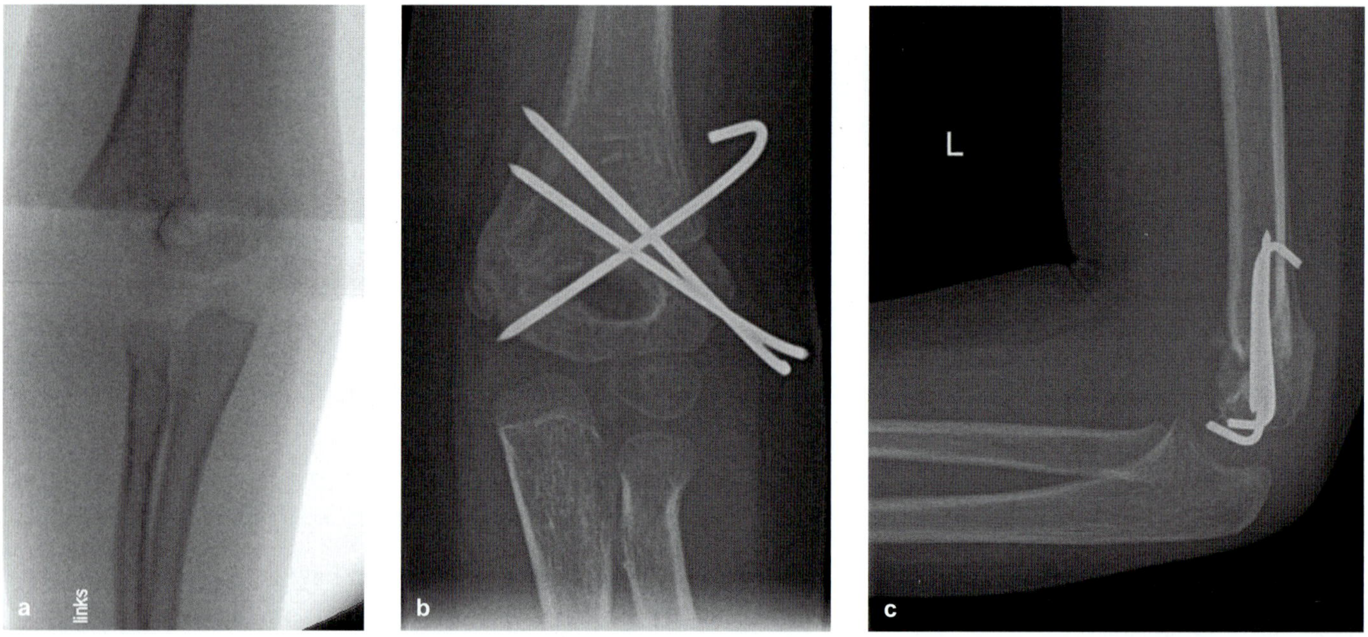

Abb. 21.22 **a** 5½-jähriges Mädchen mit komplett dislozierter suprakondylärer Humerusfraktur Gartland III, AO IV; **b, c** Versorgung durch geschlossene Reposition und K-Draht-Osteosynthese mit Erreichen einer korrekten anatomischen Position [P512]

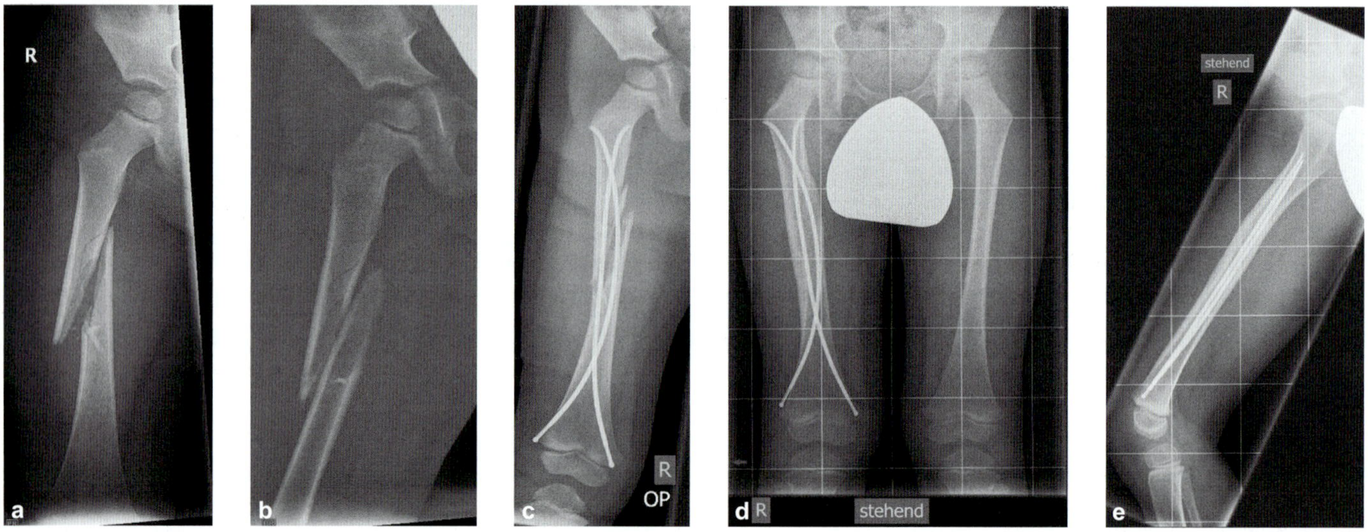

Abb. 21.23 4-jähriger Junge mit einer dislozierten Femurschaftspiralfraktur rechts (a, b), die durch eine elastisch-stabile Nagelung (Prévot) versorgt wurde (c). Ausheilung ohne Beinlängendifferenz in anatomischer Stellung (d, e) [P512]

Hand- und Fingerfrakturen resultieren aus direkter Krafteinwirkung oder Quetschtraumata und sind eine Domäne der konservativen Frakturbehandlung. Selten sind Osteosynthesen erforderlich.

21.8.4 Untere Extremität

Frakturen der unteren Extremität betreffen überwiegend den Oberschenkel- und Unterschenkelschaft und resultieren aus direkten und indirekten Krafteinwirkungen mit meist größerer Energie (➤ Tab. 21.5). Durch die elastisch-stabile intramedulläre Nagelung hat sich ein minimalinvasives Therapieverfahren etabliert, das eine frühfunktionelle Frakturbehandlung erlaubt und die konservative Therapie im Gips auf jüngere Kinder begrenzt (➤ Abb. 21.23; s. a. S2e-Leitlinie 2021).

S2e-Leitlinie Proximale Femurfrakturen des Kindes. Stand: 25.10.2021, gültig bis 24.10.2026; https://register.awmf.org/de/leitlinien/detail/187-024

Viel seltener sind Frakturen des Schenkelhalses und des distalen Femurs. Wegen der großen Gefahr der sekundären Hüftkopfnekrose muss die Schenkelhalsfraktur stabil reponiert und versorgt werden. Die Therapie der rein metaphysären **distalen Femurfrakturen** hängt vom Alter des Patienten und vom Frakturtyp ab. Sind die Wachstumsfuge oder das Kniegelenk direkt involviert, dann muss zur Vermeidung von Spätfolgen eine anatomische Reposition mit fugenschonender Osteosynthese erreicht werden.

Bei den Unterschenkelfrakturen gibt es drei Besonderheiten. Die isolierte proximale **Tibiafraktur** im Vorschulalter führt regelhaft zu einem Genu valgum mit gutem, aber nicht immer ausreichendem spontanem Korrekturpotenzial. Bei Jugendlichen kommen die beiden anderen Typen vor: die proximal gelegenen **Frakturen der Tuberositas tibiae** und die **distalen Übergangsfrakturen.** Da beide Frakturen die Fugen betreffen, sind anatomische Repositionen und stabile Osteosynthesen zwingend. Die Übergangsfrakturen sind immer auch Gelenkfrakturen und müssen wie alle anderen Gelenkfrakturen nach Reposition eine ideale Gelenkfläche aufweisen.

Frakturen des Fußes sind wiederum sehr häufig, vor allem im Zehen- und Mittelfußbereich, ganz selten aber am Talus und Kalkaneus. Ihre Verletzungsmuster und auch Therapieprinzipien sind sehr heterogen und reichen von harmlosen Wulstbrüchen bis zu schwersten Luxationsfrakturen. Für Unterschenkelfrakturen und schwerere Fußverletzungen gilt das erhöhte Risiko eines Kompartmentsyndroms. Eine entsprechende Überwachung ist unabdingbar.

LITERATUR

Carney BT, Weinstein SL. Natural history of untreated chronic slipped capital femoral epiphysis. Clin Orthop 1996; 322: 43–47.

Catterall A. The natural history of Perthes disease. J Bone Joint Surg Br 1971; 53-B: 37–53.

Dede O, Büyükdogan K, Demirkan HG, Akpinar E, Yaziki M. Thoracic spine growth revisited. How accurate is the Diméglio data? Spine 2017; 42: 917–920.

Dejour H, Walch G, Nove-Josserand L, Guier C. Factors of patellar instability: An anatomic radiographic study. Knee Surg Sports Traumatol Arthrosc 1994; 2: 19–26.

Diméglio A. Growth of the spine before age 5 years. J Pediatr Orthop B 1993; 1: 102–107.

Diméglio A. Growth in pediatric orthopaedics. J Pediatr Orthop 2001; 21: 549–555.

Diméglio A, Bensahel H, Sauchet P, Mazeau P, Bonnet F. Classification of clubfoot. J Pediatr Orthop 1995; 4: 129–136.

Eberhardt O, Fernandez FF, Wirth T. Arthroscopic reduction of the dislocated hip in infants. J Bone Joint Surg Br 2012; 94-B: 942–947.

Eberhardt O, Peterlein CD, Fernandez FF, Wirth T. Mittelfristige Ergebnisse der Behandlung des idiopathischen Klumpfußes mit der Ponseti-Methode. Z Orthop Unfall 2012; 150: 190–197.

Goldfarb CA, Shaw N, Steffen JA, Wall LB. The prevalence of congenital hand and upper extremity anomalies based upon the New York congenital malformations registry. J Pediatr Orthop 2017; 37: 144–148.

Herring JA, Neustadt JB, Williams JJ, Early JS, Browne RH. The Lateral pillar classification of Legg-Calvé-Perthes disease. J Pediatr Orthop 1992; 12: 143–150.

Hoyer-Kuhn H, Bartz-Seel J, Blickheuser R, ·von Deimling U, Stücker R, Wirth T et al. Diagnostik und Therapie der Osteogenesis imperfecta Konsensus-Statement der 30. Jahrestagung 2014 der Deutschen Gesellschaft für Osteogenesis imperfecta Betroffene e.V. Monatsschr Kinderheilkd 2017; 165: 333–346.

Jani L, Schwarzenbach U, Afifi K, Scholder P, Gisler P. Verlauf der idiopathischen Coxa antetorta. Orthopäde 1979; 8: 5–11.

Joseph B, Varghese G, Mulpuri K, Narasinha Rao K, Nair NS. Natural evolution of Perthes disease: A study of 610 children under 12 years of age at disease onset. J Pediatr Orthop 2003; 23: 590–600.

Karol LA, Johnston C, Mladenov K, Schochet P, Walters P, Browne RH. Pulmonary function following early thoracic fusion in non-neuromuscular scoliosis. J Bone Joint Surg Am 2008; 90-A: 1272–1281.

Kocher MS, Saxon HS, Hovis WD, Hawkins RJ. Management and complications of anterior cruciate ligament injuries in skeletally immature patients: Survey of the Herodicus Society and The ACL Study Group. J Pediatr Orthop 2002; 22: 452–457.

Lenke LG, Betz RR, Harms J, Bridwell KH, Clements DH, Lowe TG, Blanke K. Adolescent idiopathic scoliosis. A new classification to determine extent of spinal arthrodesis. J Bone Joint Surg Am 2001; 83-A: 1169–1181.

Leveuf J, Pais C. Les dislocations congénitales du genou (genu recurvatum, subluxation, luxation). Rev Chir Orthop 1947; 32: 313–317.

Loder RT, Richards BS, Shapiro PS, Reznick LR, Aronsson DD. Acute slipped femoral capital epiphysis: The importance of physeal stability. J Bone Joint Surg Am 1993; 75-A: 1134–1140.

Mehta MH. The Rib-vertebra angle in the early diagnosis between resolving and progressive infantile scoliosis. J Bone Joint Surg Br 1972; 54-B: 230–243.

Mehta MH. Growth as a corrective force in the early treatment of progressive infantile scoliosis. J Bone Joint Surg Br 2005; 87-B: 1237–1247.

Mortier GR, Cohn DH, Cormier-Daire V, Hall C, Krakow D, et al. Nosology and classification of genetic skeletal disorders: 2019 Revision. Am J Med Genet Part A 2019; 179: 2393–2419.

Oest O. Die Achsenfehlstellung als präarthrotische Deformität für das Kniegelenk und die röntgenologische Beinachsenbeurteilung. Unfallheilkunde 1978; 81: 629–633.

Parsch K, Weller S, Parsch D. Open reduction and smooth Kirschner wire fixation for unstable slipped capital femoral epiphysis. J Pediatr Orthop 2009; 29: 1–8.

Pospischill R, Weninger J, Ganger R, Altenhuber J, Grill F. Does open reduction of the Developmental Dislocated Hip Increase the risk of avascular necrosis. Clin Orth Rel Res 2012; 470: 250–260.

Salter RB, Harris WR. Injuries involving the epiphyseal plate. J Bone Joint Surg Am 1963; 45: 587–622.

Salter RB, Thompson GH. Legg-Calvé-Perthes disease. The prognostic significance of the subchondral fracture and a two-group classification of the femoral head involvement. J Bone Joint Surg Am 1984; 66-A: 479–489.

Slongo T, Audigé L, Schlickewei W, Clavert JM, Hunter J; International Association for Pediatric Traumatology. Development and validation of the AO pediatric comprehensive classification of long bone fractures by the pediatric expert group of the AO Foundation in collaboration with AO Clinical investigation and documentation and the International Association for Pediatric Traumatology. J Pediatr Orthop 2006; 26: 43–49.

Staheli LT, Chew DE, Corbett M. The longitudinal arch. A survey of eight hundred and eighty-two feet in normal children and adults. J Bone Joint Surg Am 1987; 69-A: 426–428.

Stulberg SD, Cooperman DR, Wallenstein R. The natural history of Legg-Calvé-Perthes disease. J Bone Joint Surg Am 1981; 63-A: 1095–1108.

Urrutia J, Narvaez F, Besa P, Meissner-Haecker A, Rios C, Piza C. Scheuermann's disease in patients 15–40 years old: A study to determine its prevalence and its relationship with age and sex using chest radiographs as screening tool. J Orthop Sci 2019; 24: 776–779.

van Dijk FS, Sillence DO. Osteogenesis imperfecta: Clinical diagnosis, nomenclature and severity assessment. Am J Med Genet Part A 2014; 164A: 1470–1481.

Watanabe M, Takada S, Ikeuchi H. Arthroscopy: The present state. Orthop Clinic North Am 1979; 10: 505–522.

Weinstein SL, Dolan LA, Wright JG, Dobbs MB. Effects of bracing in adolescents with idiopathic scoliosis. N Engl J Med 2013; 369: 1512–1521.

Wirth T. Epiphyseolysis capitis femoris. Z Orthop Unfall 2011; 149: e21–41.
Wirth T. Avaskuläre Osteonekrosen der oberen Extremität bei Kindern und Jugendlichen. Osteologie 2012; 21: 247–252.
Yellin JL, Gans I, Carey JL, Shea KG, Ganley TJ. The surgical management of osteochondritis dissecans of the knee in the skeletally immature: A survey of the Pediatric Orthopaedic Society of North America (POSNA) membership. J Pediatr Orthop 2017; 37: 491–499.
Ziebarth K, Milosevic M, Lerch TD, Steppacher SD, Slongo T, Siebenrock KA. High survivorship and little osteoarthritis at 10-year follow-up in SCFE patients treated with a modified Dunn procedure. Clin Orthop Relat Res 2017; 475: 1212–1228.

KAPITEL

22

Henning Hamm und Marion Wobser

Erkrankungen der Haut

22.1 Kongenitale Erkrankungen und Genodermatosen

22.1.1 Aplasia cutis congenita

Unter einer **Aplasia cutis congenita (ACC)** wird das kongenitale Fehlen der Haut in einem oder mehreren umschriebenen oder ausgedehnten Bereichen verstanden. Kleine Läsionen können bereits in der Fetalzeit epithelisieren und bei Geburt narbig abgeheilt sein.

Ätiologisch kommt eine Vielzahl exogener und endogener Faktoren in Betracht. Nach der gängigen **Frieden-Klassifikation** werden neun Gruppen der ACC unterschieden. Assoziiert sind insbesondere folgende Ursachen, Erkrankungen und Fehlbildungen:

- Fehlbildung der Gliedmaßen (Adams-Oliver-Syndrom)
- Epidermale und organoide Nävi
- Angeborene Fehlbildungen wie Meningomyelozele, spinale Dysraphie, Omphalozele, Gastroschisis
- Fetus papyraceus
- Adhäsionen des Amnions
- Epidermolysis bullosa
- Spezifische Teratogene (Medikamente wie Thiamazol, Valproat und Heparin, Drogen wie Kokain, intrauterine Herpesvirus-Infektionen)
- Chromosomale Aberrationen und komplexe Fehlbildungssyndrome

Die sehr viel häufigere **membranöse ACC** ist meist am Vertex der Kopfhaut lokalisiert, oberflächlich erodiert und 1–3 cm groß. Nach Abheilung bleibt eine oft atrophe Narbe zurück. Die rundliche, haarlose Stelle kann von einem schmalen Ring kräftiger, pigmentierter Terminalhaare umgeben sein (Haarkragenzeichen). Die Defekte der **nichtmembranösen ACC** sind größer, unregelmäßig konfiguriert und tief ulzeriert. Bei Lokalisation an der Kopfhaut besteht die Gefahr einer Massenblutung aus den venösen Blutleitern, einer Sinusthrombose und einer Meningitis.

Bei großen und tiefen Defekten ist eine rasche bildgebende Untersuchung erforderlich, um die Gefahr von Komplikationen einschätzen zu können. Hiervon hängt auch die Indikation zu einem operativen Vorgehen mit plastischer Deckung ab. In den allermeisten Fällen ist jedoch eine antiseptische Lokalbehandlung bis zum Spontanverschluss ausreichend. Narbige Residuen können später exzidiert werden.

22.1.2 Ichthyosen

Allgemeines

Ichthyosen sind eine heterogene Gruppe genetisch bedingter Verhornungsstörungen der Haut. Sie sind durch generalisierte Schuppung bis hin zur Hyperkeratose charakterisiert. Die mehr als 35 Entitäten werden in nichtsyndromale und syndromale Ichthyosen unterteilt; bei Letzteren sind neben der Haut noch weitere Strukturen oder Organe betroffen. Die zugrunde liegenden Mutationen finden sich in Genen für epidermale Strukturproteine und Lipide, die am Aufbau der Hautbarriere beteiligt sind. Die Gendefekte führen zu einer unterschiedlich ausgeprägten Einschränkung der Barrierefunktion, woraus ein erhöhter transepidermaler Wasserverlust und eine verminderte Wasserbindungskapazität resultieren. Beim Säugling kann dies zu lebensbedrohlichen Zuständen durch Hypothermie und Dehydrierung führen.

Die beiden häufigsten Ichthyosen sind die Ichthyosis vulgaris (Prävalenz ca. 1 : 100) und die X-chromosomale Ichthyose (Prävalenz 1 : 3.000). Bei Geburt sind sie meist noch nicht erkennbar, sondern manifestieren sich während des Säuglingsalters. Alle anderen Ichthyosen sind sehr viel seltener (Prävalenz ≤ 1 : 50.000), meist kongenital und mit wenigen Ausnahmen erheblich schwerwiegender.

Nichtsyndromale Ichthyosen

Ichthyosis vulgaris

Die Ichthyosis vulgaris wird durch Filaggrinmutationen hervorgerufen, die autosomal-semidominant vererbt werden. Mit Semidominanz ist gemeint, dass homozygote oder Compound-heterozygote Individuen mit zwei Mutationen einen ausgeprägteren Phänotyp aufweisen als Heterozygote mit nur einer Mutation. Erstere haben auch ein deutlich höheres Risiko für ein frühmanifestes und schweres atopisches Ekzem. Typisch sind feine, hellgraue Schuppen, vor allem an den Extremitätenstreckseiten und am Rumpf, während die großen Beugen und das Gesicht ausgespart bleiben. Oft finden sich eine Betonung des Linienmusters an den Handinnenflächen und Fußsohlen (Hyperlinearität, „Ichthyosis-Hand“) sowie eine Keratosis follicularis.

X-chromosomal rezessive Ichthyose

22

Die X-chromosomal rezessive Ichthyose (X-RI) kommt fast ausschließlich beim männlichen Geschlecht vor. Ursächlich sind Mutationen im Steroidsulfatase-Gen. Die X-RI kann assoziiert sein mit:
- Aufmerksamkeitsdefizit-Hyperaktivitätsstörung
- Autismus
- Kryptorchismus

Der Übergang in eine syndromale Ichthyose ist daher fließend. Typisch sind große, dunkelbraune, polygonale Schuppen mit Betonung der Extremitätenstreckseiten und der Halsseiten (➤ Abb. 22.1). Gesicht, Handteller und Fußsohlen bleiben frei. Geburtskomplikationen wie Wehenschwäche, Kaiserschnittentbindung oder Zangengeburt geben einen Hinweis auf die Diagnose und den Konduktorinnenstatus der Mutter.

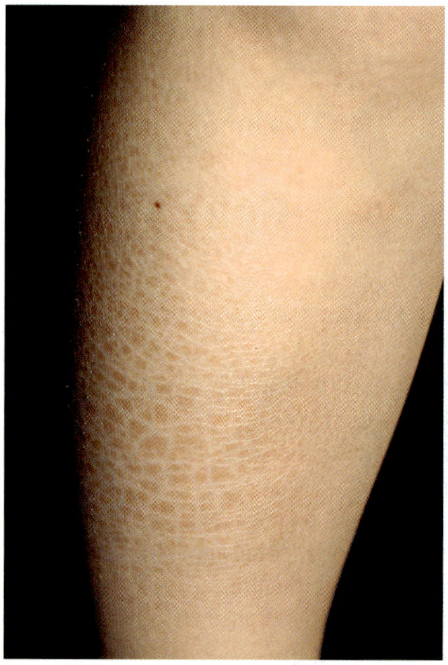

Abb. 22.1 X-chromosomal rezessive Ichthyose [P514]

Gelegentlich liegt auch eine Deletion des X-Chromosoms vor, die sich auf benachbarte Gene erstreckt. In diesen Fällen kann die X-RI u. a. mit dem Kallmann-Syndrom (Anosmie, hypogonadotroper Hypogonadismus), mit Kleinwuchs und ZNS-Anomalien vergesellschaftet sein.

Weitere nichtsyndromale Ichthyosen

Die **keratinopathischen Ichthyosen** werden durch Mutationen in bestimmten Keratin-Genen verursacht. Wichtigster Vertreter ist die **epidermolytische Ichthyose** (frühere Bezeichnung: kongenitale ichthyosiforme Erythrodermie Brocq), bedingt durch Mutationen in den Genen für Keratin 1 und 10. Bei Geburt und in den ersten Lebensmonaten dominiert eine oberflächliche Blasenbildung auf geröteter Haut, die sukzessive durch teils ausgeprägte Hyperkeratosen ersetzt wird.

Die Gruppe der **autosomal-rezessiven kongenitalen Ichthyosen (ARCI)** ist sowohl klinisch als auch genetisch sehr heterogen. Neben dem besonders schweren Phänotyp der Harlekin-Ichthyose reicht das klinische Spektrum von einer **lamellären Ichthyose** mit groben, dunklen, hyperkeratotischen Platten (➤ Abb. 22.2) bis zur **kongenitalen ichthyosiformen Erythrodermie** mit weißlicher, exfoliativer Schuppung auf geröteter Haut (➤ Abb. 22.3). ARCI werden durch Mutationen in über 10 verschiedenen Genen hervorgerufen. Hierzulande liegt in etwa einem Drittel der Fälle ein Transglutaminase-1-Mangel als häufigste Ursache vor.

Die meisten ARCI-Patienten werden als **Kollodiumbaby** geboren. Hierbei ist die Haut von einer glänzenden, pergamentartigen Membran umgeben, die nach wenigen Tagen aufbricht und sich innerhalb eines Monats auflöst. In dieser Phase ist das Neugeborene durch Hypothermie, hypernatriämische Dehydratation und bakterielle Komplikationen hochgradig gefährdet und muss intensivmedizinisch

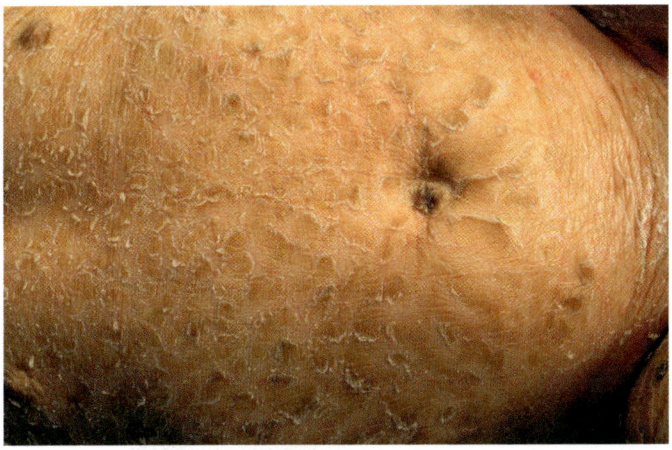

Abb. 22.2 Lamelläre Ichthyose [P514]

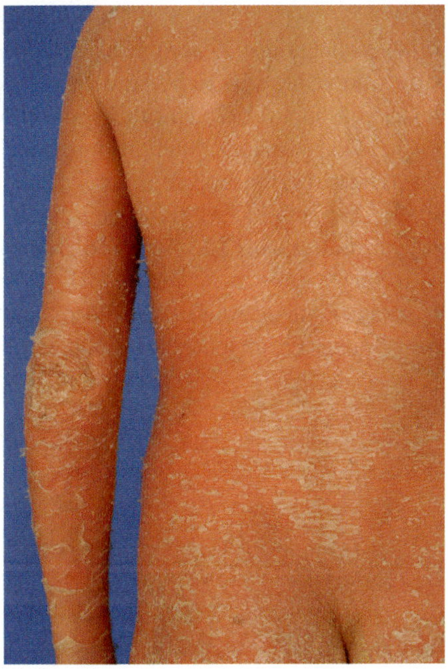

Abb. 22.3 Kongenitale ichthyosiforme Erythrodermie [P514]

in einem Inkubator mit hoher Luftfeuchtigkeit versorgt werden. Die Lokaltherapie beschränkt sich auf desinfizierende Maßnahmen und blande Pflege.

Syndromale Ichthyosen

Mit den insgesamt seltenen syndromalen Ichthyosen sind vor allem Veränderungen der Behaarung und der Haarschäfte sowie neurologische Symptome assoziiert; auch Leber, Gehör und Immunsystem können betroffen sein. Einige Entitäten gehen mit schwerwiegenden Stoffwechseldefekten einher und führen früh zum Tod. Zu den prominenten Vertretern syndromaler Ichthyosen zählen:

- Netherton-Syndrom
- Trichothiodystrophie-Syndrome
- Conradi-Hünermann-Happle-Syndrom
- Sjögren-Larsson-Syndrom
- KID-Syndrom (KID: Keratitis, Ichthyose, Deafness [Innenohrschwerhörigkeit])
- Ichthyosis-Prematurity-Syndrom

Diagnostik

Zur klinischen Einordnung einer Ichthyose sind folgende Fragen essenziell:

- Besteht/bestand die Ichthyose seit der Geburt?
- Wurde der Patient als Kollodiumbaby geboren?
- Ist/war eine ausgeprägte Erythrodermie vorhanden?
- Geht/ging die Ichthyose mit Blasenbildung einher?
- Bestehen assoziierte Symptome, z. B. Geburtskomplikationen, Kryptorchismus, Gedeihstörung, Wachstumsverzögerung, Infektneigung, Juckreiz, Atopie, Haarwachstumsstörungen, Hypohidrose, neurologische Symptome?

Der klinische Verdacht auf eine bestimmte Ichthyose kann durch spezielle Laboruntersuchungen erhärtet werden. Bei schweren Ichthyosen ist jedoch immer ein molekulargenetischer Beweis der Diagnose anzustreben.

Therapie

Ichthyosen sind zwar nicht heilbar, dennoch lässt sich die Hautsymptomatik erheblich verbessern. Im Vordergrund steht eine symptomatische Therapie, die geeignete Externa, Bäder und mechanische Keratolyse kombiniert. Verwendet werden Cremes und Salben mit hohem Wasseranteil unter Zusatz von Harnstoff, Milchsäure, Glycerin, Dexpanthenol, Propylenglykol oder Macrogol 400. Salicylsäure sollte wegen der erhöhten Resorptionsgefahr aufgrund des Barrieredefekts vermieden werden (**cave:** akutes Nierenversagen!). Patienten mit schweren Ichthyosen benötigen vor dem Eincremen ein tägliches Vollbad, bei dem die Haut mit Mikrofasertüchern oder Waschhandschuhen gereinigt wird sowie Salbenreste entfernt und Schuppen gelöst werden; gleichzeitig wird die Haut hydratisiert. Zur Unterstützung der Keratolyse hat sich besonders Natriumhydrogenkarbonat als Badezusatz bewährt. Antiseptika wirken einer übermäßigen bakteriellen Besiedelung und unangenehmem Körpergeruch entgegen. Bei einigen wenigen Ichthyosen kann eine systemische Retinoidtherapie mit Acitretin angebracht sein. Viele hilfreiche Hinweise finden sich in der deutschen Ichthyose-Leitlinie (s. u.) und sind auch bei der Selbsthilfe Ichthyose e. V. erhältlich, die für Betroffene und ihre Familien auch psychosoziale Unterstützung anbietet (www.ichthyose.de/). Syndromale Ichthyosen bedürfen interdisziplinärer Zusammenarbeit.

S1-Leitlinie Diagnostik und Therapie der Ichthyose. Stand: 19.6.2016 (in Überarbeitung); https://register.awmf.org/de/leitlinien/detail/013-043

22.1.3 Epidermolysis bullosa

Allgemeines

Gemeinsames Merkmal der hereditären Epidermolysen ist eine erhöhte Verletzlichkeit der Haut und Schleimhäute mit mechanisch induzierter Blasenbildung. Ursächlich sind genetisch bedingte Störungen der intraepidermalen Zelladhäsion bzw. der dermoepidermalen Verankerung. Die Mutationen in mindestens 18 verschiedenen Genen betreffen vor allem Keratinfilamente des Zytoskeletts, Adhärenzkontakte und Desmosomen der Epidermis, Hemidesmosomen der Basalmembranzone und Ankerfibrillen in der oberen Dermis. Entsprechend werden die drei Hauptgruppen **Epidermolysis bullosa (EB) simplex, junktionale EB und dystrophische EB** unterschieden (➤ Tab. 22.1); das Kindler-Syndrom nimmt eine Sonderstellung ein. Die Prävalenz lokalisierter EB-Formen wird auf 5–20 pro 1 Mio. Lebendgeborene geschätzt; generalisierte Typen sind noch seltener. Mit ca. 80 % kommt die EB simplex am häufigsten vor.

Klinisches Bild

Je nach betroffenem Gen und Art der Mutation ist das klinische Bild sehr vielgestaltig; es reicht von lokalisierter Blasenbildung an Händen und Füßen, die erst im späteren Alter nach starker mechanischer Belastung auftritt, bis hin zu bereits bei Geburt vorhandener generalisierter Blasenbildung an Haut und Schleimhäuten mit fatalen Folgen (➤ Abb. 22.4).

Neben dem Kardinalsymptom der Blasenbildung an Haut und Schleimhäuten mit den Sekundäreffloreszenzen Erosionen, Ulzerationen und atrophen Narben kommen in Abhängigkeit vom EB-Typ zahlreiche weitere kutane und extrakutane Symptome und Komplikationen vor:

- Chronische, hypergranulierende Wunden, Milien, Pigmentverschiebungen, vernarbende Alopezie, Nageldystrophie und -verlust
- Zahnschmelzdefekte, Karies, dystrophe Zähne
- Synechien, Stenosen, Strikturen und Obstruktionen an Schleimhäuten der Augen, des Gastrointestinal-, Respirations- und Urogenitaltrakts

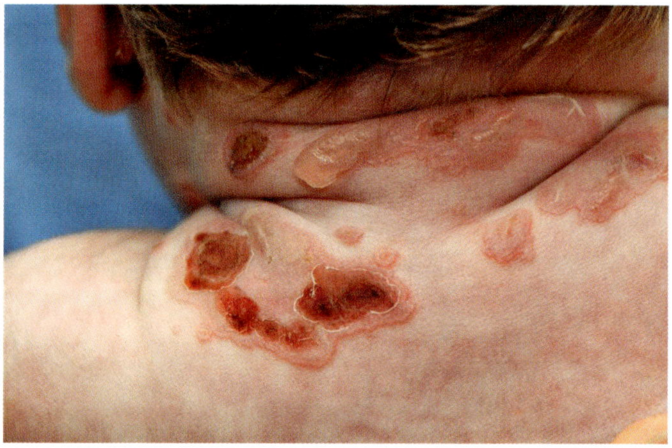

Abb. 22.4 Junktionale Epidermolysis bullosa [P514]

- Superinfektionen, Pneumonie, Sepsis
- Pseudosyndaktylie, Hand- und Fußdeformitäten
- Gastroösophagealer Reflux, Obstipation, Diarrhö
- Chronische Anämie, Malnutrition, Gedeihstörung, Wachstumsretardierung, Osteoporose
- Muskeldystrophie bei EB simplex durch Plektinmutationen
- Pylorusatresie bei EB simplex durch Integrin- und Plektinmutationen
- Kutane Plattenepithelkarzinome mit häufig aggressivem Verlauf und hoher Letalität bei dystrophischer EB

MERKE
Schwere Formen der Epidermolysis bullosa sind Multisystemerkrankungen mit ausgeprägter Morbidität und Mortalität.

Diagnostik

Eine sichere klinische Unterscheidung zwischen den einzelnen EB-Typen ist beim Neugeborenen noch nicht möglich; der spezifische Phänotyp entwickelt sich erst mit zunehmendem Alter. Zur Beurteilung der Prognose und möglicher Komplikationen sowie für die

Tab. 22.1 Hauptgruppen hereditärer Epidermolysen

EB-Typ	Spaltebene	Mutierte(s) Gen(e)	Defekte(s) Protein(e)
EB simplex	Subkornealregion	*TGM5*	Transglutaminase 1
	suprabasale Epidermis	*JUP, PKP1, DSP*	Plakoglobin, Plakophilin 1, Desmoplakin
	basale Epidermis	*KRT5, KRT14, PLEC, ITGB4, DST, EXPH5*	Keratin 5 und 14, Plektin, Integrin β4, BP 230, Exophilin 5
Junktionale EB	Lamina lucida	*LAMA3, LAMB3, LAMC2, COL17A1, ITGA6, ITGB4, PLEC, ITGA3*	Laminin 332, Kollagen XVII, Integrin α6β4, Plektin, Integrin α3
Dystrophische EB	Sublamina densa	*COL7A1*	Kollagen VII
Kindler-Syndrom	verschiedene Spaltebenen möglich	*FERMT1*	Fermitin family homologue

BP: bullöses Pemphigoid, EB: Epidermolysis bullosa

genetische Beratung mit Einschätzung des Wiederholungsrisikos ist jedoch eine möglichst frühzeitige und exakte Diagnose unerlässlich. Zu den erforderlichen Informationen gehören:

- EB-Haupttyp
- Klinischer Phänotyp mit Angabe von Schweregrad und Verteilungsmuster (Haut-/Schleimhautbefall, lokalisiert/generalisiert)
- Vererbungsmodus
- Betroffenes Protein
- Betroffenes Gen mit Mutationstyp und spezifischer Mutation

Eine Zuordnung zum EB-Typ gelingt durch eine Biopsie von einer frisch induzierten Läsion, an der die Lokalisation der Spaltbildung und das Fehlen wichtiger Strukturproteine mittels direkter Immunfluoreszenz untersucht wird (Antigen-Mapping). Hierdurch kann die sich anschließende molekulargenetische Diagnostik zielgerichteter erfolgen.

Therapie

Patienten mit schweren EB-Formen müssen interdisziplinär und sollten unter Führung eines hierauf spezialisierten Zentrums behandelt werden. Frische Blasen werden steril punktiert, das Blasendach wird belassen. Erosionen werden mit nichthaftenden Wundauflagen, Silikon- und Fettgazen, Schaumstoffverbänden und Vlieskompressen versorgt, mechanisch belastete Stellen gepolstert. Topische Antiseptika und Antibiotika sollten sparsam verwendet werden. Zur Behandlung oberflächlicher Wunden bei schwerwiegenden EB-Formen wurde kürzlich ein Gel mit Birkenrindenextrakt zugelassen. Von grundlegender Bedeutung ist die Verminderung mechanischer Belastung, insbesondere von Scherkräften.

CAVE
Klebende Materialien wie Pflaster und EKG-Elektroden sind bei Patienten mit Epidermolysis bullosa kontraindiziert.

Betroffene sollten weiche, weite, nicht scheuernde Kleidung tragen und auf Watte- oder Schaummatratzen gelagert werden. Die supportive Therapie umfasst Analgesie, ausreichende Nährstoffzufuhr, Physio- und Ergotherapie und in besonderen Fällen chirurgische Maßnahmen. Große Hoffnung wird auf Zell-, Gen- und Proteinersatztherapien gesetzt.

22.1.4 Xeroderma pigmentosum

Dem Xeroderma pigmentosum (XP) liegen enzymatische Defekte der Nukleotidexzisionsreparatur von DNA-Schäden durch ultraviolette (UV-)Strahlung zugrunde. Unterschieden werden sieben Unterformen, sogenannte Komplementationsgruppen (XP-A bis XP-G), und eine Variante (XP-V). Alle werden autosomal-rezessiv vererbt. In Europa liegt die Prävalenz bei 1 : 1 Mio.

Klinisch ist das XP durch extreme Lichtempfindlichkeit, vorzeitige Hautalterung und ein massiv erhöhtes Risiko für maligne Hauttumoren charakterisiert. Als erstes Zeichen kommt es von frühester Kindheit an schon nach geringer Sonnenexposition zu lang anhaltenden Sonnenbränden. An der lichtexponierten Haut entwickelt sich ein poikilodermatisches Bild mit solaren Lentigines, Hypopigmentierungen, Teleangiektasien, Atrophie und auffallender Trockenheit der Haut (Xerosis cutis). Schon frühzeitig entstehen multiple epitheliale Hauttumoren, vor allem Basalzellkarzinome und kutane Plattenepithelkarzinome, seltener Melanome. Daneben kommt es zu lichtbedingten Schädigungen der Augen in Form von Konjunktivitis, Keratitis und Katarakt. Etwa 25 % der Patienten entwickeln progrediente neurologische Symptome mit Hyporeflexie und Defiziten beim Sprechen, Hören, Laufen und des Gleichgewichts. Die Lebenserwartung ist stark verringert.

MERKE
Das Risiko für maligne epitheliale Hauttumoren ist bei Patienten unter 20 Jahren um das 1000-fache erhöht, das mediane Alter beim erstem Hauttumor liegt bei 8 Jahren.

Bewiesen wird die naheliegende klinische Diagnose durch den Nachweis von Mutationen in Genen, die für Faktoren der Nukleotidexzisionsreparatur kodieren.

Von grundlegender Bedeutung für den Krankheitsverlauf sind die lebenslange vollständige Meidung von UV-Licht durch Sonnenbrillen mit Seitenschutz, lichtdichte Kleidung, UV-Schutzfolien und Lichtschutzmittel mit höchstem Schutzfaktor. Invasive Tumoren werden exzidiert.

22.1.5 Incontinentia pigmenti

Die Incontinentia pigmenti ist eine X-chromosomale Multisystemerkrankung mit einer charakteristischen Abfolge von Hauterscheinungen entlang der Blaschko-Linien. Sie wird durch Mutationen im *IKBKB*-Gen (vormals *NEMO*-Gen) hervorgerufen, die nur im Mosaikzustand mit dem Leben vereinbar sind. Etwa 97 % der Betroffenen sind daher weiblich; männliche Fälle sind durch eine postzygotische Mutation oder einen XXY-Karyotyp erklärbar.

An der Haut werden vier Stadien unterschieden, die nicht immer vorkommen und sich überlappen können:

- **Stadium I:** aggregierte Bläschen, oft auf erythematösem Grund, beim Neugeborenen (➤ Abb. 22.5). Die Eruption klingt nach

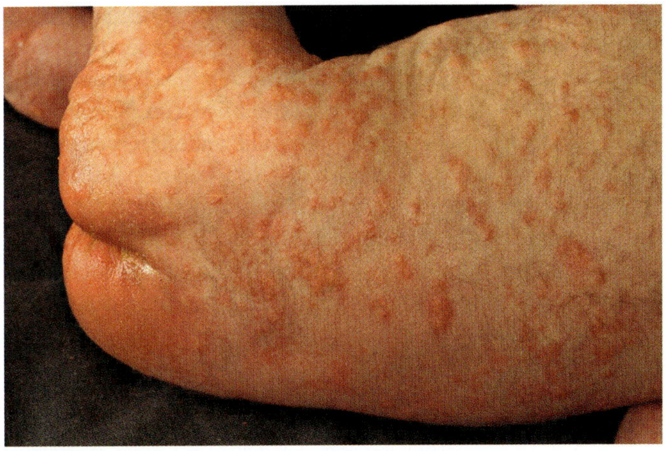

Abb. 22.5 Incontinentia pigmenti: Bläschenstadium [P514]

22

Wochen bis Monaten ab, kann aber – vor allem im Rahmen fieberhafter Infekte – noch einige Zeit rezidivieren.

- **Stadium II:** warzige, hyperkeratotische Papeln und Plaques ab dem Alter von 2 Monaten und meist von kurzer Dauer.
- **Stadium III:** Hyperpigmentierungen in wirbel- und streifenförmiger Anordnung, die in der zweiten Hälfte des Säuglingsalters beginnen und sich bis zum Erwachsenenalter weitgehend zurückbilden. Diese Pigmentinkontinenz (Vorkommen von Melanin im oberen Korium, das durch Makrophagen phagozytiert wird) ist namensgebend.
- **Stadium IV:** diskrete atrophe, hypopigmentierte Streifen, in denen Haarfollikel und Schweißdrüsen fehlen. Sie entstehen im Alter von einigen Jahren, persistieren und sind oft an den Waden am besten sichtbar. An der Kopfhaut kann sich eine fokale, irreversible Alopezie ausbilden.

MERKE

Die Bläschen im Initialstadium sind mit eosinophilen Granulozyten gefüllt, die sich leicht im zytologischen Abstrich nachweisen lassen.

Neben der Haut sind häufig Zähne, Augen und ZNS betroffen.

Die klinische Verdachtsdiagnose sollte molekulargenetisch gesichert werden. Die Hautmanifestationen sind nicht behandlungsbedürftig. Im Vordergrund stehen die Früherkennung und Behandlung extrakutaner Komplikationen.

22.1.6 Ehlers-Danlos-Syndrom

Unter dem Begriff **Ehlers-Danlos-Syndrom** wird eine klinisch und genetisch heterogene Gruppe hereditärer Erkrankungen des weichen Bindegewebes zusammengefasst. Die meisten der 13 verschiedenen Typen sind durch Hyperelastizität und erhöhte Verletzlichkeit der Haut sowie Überstreckbarkeit der Gelenke gekennzeichnet. Sie werden durch Mutationen in Genen verursacht, deren Produkte am Aufbau fibrillenbildender Kollagene und verwandter Proteine beteiligt sind. Ihre Gesamtprävalenz beträgt etwa 1 : 5.000.

Der **klassische Typ** kommt am häufigsten vor. Typisch ist eine samtartig weiche Haut, die sich weit von der Unterlage abziehen lässt und nach Loslassen in ihre ursprüngliche Lage zurückschnellt. Die verminderte Qualität des Bindegewebes äußert sich in erhöhter Fragilität der Haut mit häufigen Einblutungen, verzögerter Wundheilung, breiten, atrophen Narben an mechanisch belasteten Stellen sowie Fettgewebshernien. Beim **hypermobilen Typ** stehen rezidivierende Luxationen von Gelenken mit frühmanifester Osteoarthritis im Vordergrund. Am gravierendsten ist der **vaskuläre Typ,** da hierbei Spontanrupturen von Arterien und Darm vorkommen. Die genannten Typen werden autosomal-dominant vererbt.

Mit Ausnahme des hypermobilen Typs sind alle Typen molekulargenetisch nachweisbar. Elektronenmikroskopische und biochemische Untersuchungen können bei der Einordnung helfen.

Eine spezifische Therapie ist nicht verfügbar. Traumata, gelenkbelastende und Kontaktsportarten sollten möglichst vermieden, die Muskulatur sollte gestärkt werden. Für die Versorgung von Wunden gelten spezielle Empfehlungen.

22.2 Nävi

22.2.1 Melanozytäre Nävi

Melanozytäre Nävi sind gutartige, häufig zu Nestern aggregierte Proliferationen von Melanozyten („Nävozyten“, Nävuszellen) in der Haut. Sie können angeboren oder erworben sein.

Kongenitale melanozytäre Nävi

Allgemeines

Als kongenital wird ein melanozytärer Nävus bezeichnet, der bereits bei Geburt vorhanden ist oder spätestens im Neugeborenenalter in Erscheinung tritt. Die Prävalenz kongenitaler melanozytärer Nävi (KMN) liegt bei 1–3 %. Nach dem größten Durchmesser, den ein KMN voraussichtlich im Erwachsenenalter erreicht, werden unterschieden:

- Kleiner KMN: < 1,5 cm
- Mittelgroßer KMN: 1,5–20 cm; M1: 1,5–10 cm, M2: > 10–20 cm (➤ Abb. 22.6)
- Großer („large“) KMN: >20–40 cm; L1: >20–30 cm, L2: > 30–40 cm
- Riesiger („giant“) KMN: > 40 cm; G1: > 40–60 cm, G2: > 60 cm
- Mehrere (≥ 3) mittelgroße KMN ohne prädominanten Nävus

Die spätere Nävusgröße kann mit körperregionsspezifischen Diagrammen bestimmt werden. Weiteres wichtiges Klassifikationskriterium ist die Anzahl der Begleitnävi (vormals „Satellitennävi“): keine (S0), < 20 (S1), 20–50 (S2), > 50 (S3). Viele Begleitnävi treten erst in den ersten Lebensmonaten bis -jahren auf.

MERKE

Ein kongenitaler melanozytärer Nävus beim Neugeborenen sollte ausgemessen und fotografiert werden.

Im Verlauf kommt es häufig zu einer Zunahme der Erhabenheit mit unregelmäßiger, höckeriger oder papillomatöser Oberfläche.

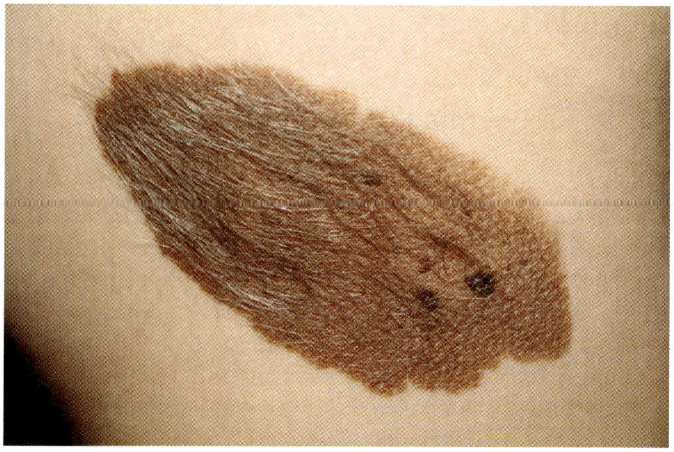

Abb. 22.6 Mittelgroßer kongenitaler melanozytärer Nävus [P514]

Auch die Behaarung (Hypertrichose) nimmt häufig zu, während die Pigmentierung eher abnimmt oder unregelmäßig wird. KMN an der Kopfhaut und kongenitale Halo-Nävi können sich klinisch weitgehend oder vollständig zurückbilden.

Komplikationen

Die bekannteste und früher stark überschätzte Komplikation ist die Entwicklung eines kutanen Melanoms auf dem Boden eines KMN. Auf kleinen, mittelgroßen und großen KMN entstehen Melanome selten (< 1 %), intraepidermal und fast immer erst im Erwachsenenalter. Mit 3–8 % am höchsten ist das Melanomrisiko bei riesigen KMN. Hier treten Melanome vorwiegend in der ersten Lebensdekade und in tieferen Hautschichten auf, sodass sie einer Früherkennung schwer zugänglich sind – mit entsprechend schlechter Prognose. Vor allem bei Patienten mit Riesennävi entwickeln sich Melanome aber auch extrakutan, zumeist im ZNS.

Bei großen und riesigen KMN kann die Aussaat melanozytärer Zellen auf Hirnhäute, Großhirnrinde und Hirnparenchym ausgedehnt sein (**neurokutane Melanozytose**). Wichtigster Risikofaktor hierfür ist eine hohe Zahl von Begleitnävi. Sowohl die kutanen als auch die zerebralen Manifestationen werden meist durch eine postzygotische Mutation im *NRAS*-Gen hervorgerufen. Nur in einem Teil der Fälle wird eine neurokutane Melanozytose symptomatisch und äußert sich dann meist schon in den ersten 2–3 Lebensjahren in Form von Hydrozephalus, Krämpfen, Kopfschmerzen, Entwicklungsverzögerung und Verhaltensauffälligkeiten.

Darüber hinaus sind gelegentlich auch strukturelle Fehlbildungen und nichtmelanozytäre Tumoren des ZNS und Spinalkanals mit kongenitalen Risikonävi assoziiert. Weitere Komplikationen bestehen in Funktionseinschränkungen, subjektiven Beschwerden sowie psychosozialer und kosmetischer Beeinträchtigung durch einen größeren KMN. Hieraus resultiert eine individuell sehr unterschiedliche Gesamtproblematik.

MERKE
- Das Melanomrisiko kongenitaler melanozytärer Nävi steigt mit der Zahl der Nävuszellen.
- Das Risiko einer neurokutanen Melanozytose steigt mit der Größe des Nävus und der Zahl der Begleitnävi.

Therapie

Die Entscheidung über das Vorgehen muss immer individuell getroffen werden. Obwohl keine Indikation zur prophylaktischen Entfernung besteht, werden mittelgroße und große Nävi häufig schon im Kleinkindesalter entfernt, weil dies aus psychosozialen Gründen vorteilhaft und technisch wesentlich einfacher ist. Operative Methode der Wahl ist die (serielle) Exzision. Die einzige absolute Indikation zur Operation stellt der Verdacht auf eine maligne Entwicklung dar. Mögliche Zeichen hierfür sind rasche Veränderung, Knotenbildung, Ulzeration und Blutung.

Bei Patienten mit riesigen KMN, mehreren mittelgroßen KMN und KMN mit vielen (≥ 10) Begleitnävi werden neben dermatologischen Kontrollen wegen der möglichen ZNS-Beteiligung regelmäßige neurologische Untersuchungen und eine MRT der kraniospinalen Achse in den ersten 4–6 Lebensmonaten empfohlen.

CAVE
Bei großen und riesigen kongenitalen melanozytären Nävi ist vor jeglicher operativen Intervention zu hinterfragen, ob diese einen Vorteil für den Patienten mit sich bringt. Operationen ohne sinnvollen Grund sind abzulehnen.

Praxistipp
Informationen erhalten Patienten mit KMN, deren Eltern und Ärzte beim Nävus-Netzwerk Deutschland e. V.: www.naevus-netzwerk.de

Gewöhnlicher erworbener melanozytärer Nävus

Diese bei Weitem häufigsten melanozytären Nävi entstehen ab dem Kleinkindesalter und nehmen an Zahl und teilweise auch an Größe (meist nicht über 5 mm) zu (➤ Abb. 22.7). Mit bei Mitteleuropäern durchschnittlich 20–30 Nävi wird die höchste Zahl im 3. bis 4. Lebensjahrzehnt erreicht, bevor eine allmähliche Rückbildung eintritt. Für die Manifestation spielen genetische Faktoren sowie intermittierende starke UV-Exposition in der Kindheit die wichtigste Rolle. Auch bei immunsupprimierten Personen, z. B. nach Organtransplantation, nach Chemotherapie oder bei HIV-Krankheit kann sich eine Vielzahl erworbener Nävi entwickeln oder verändern.

Das Risiko einer Melanomentwicklung ist bei gewöhnlichen erworbenen melanozytären Nävi sehr gering. Proportional zur Nävuszahl steigt jedoch das Melanomrisiko. Von grundlegender Bedeutung für die Melanomprophylaxe ist ein konsequenter Lichtschutz, der aus drei Komponenten besteht:

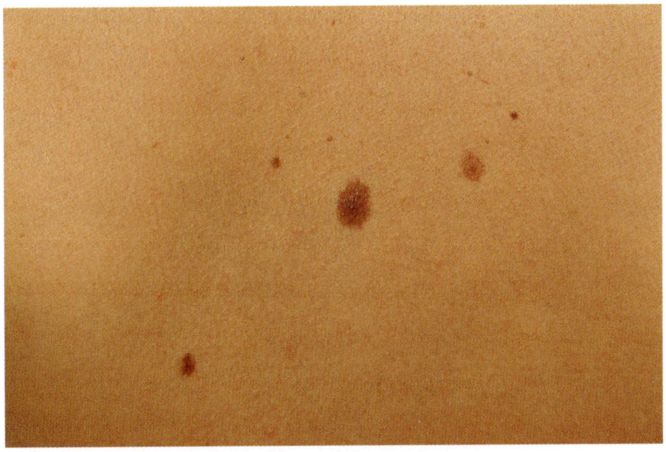

Abb. 22.7 Erworbene melanozytäre Nävi [P514]

- Sonnenkarenz zur Zeit der stärksten Sonneneinstrahlung (in Mitteleuropa 11–15 Uhr)
- Textiler Lichtschutz durch Tragen lichtundurchlässiger, langärmeliger Kleidung und einer Kopfbedeckung
- Verwendung von Sonnenschutzmitteln mit hohem UV-B- und UV-A-Schutz in ausreichender Menge

Atypischer melanozytärer Nävus

Dieser Nävus ist größer als ein gewöhnlicher melanozytärer Nävus (meist 6–15 mm) und weist Unregelmäßigkeiten in Farbe, Textur und Begrenzung auf. Atypische Nävi kommen auch in UV-Licht-geschützten Lokalisationen wie Gesäß, Mammae (➢ Abb. 22.8) und Kopfhaut vor. Meist treten sie erst in oder nach der Pubertät auf. Das Risiko der malignen Entartung ist gering (< 0,5 %). Mehrere atypische Nävi sind jedoch mit einem erhöhten Melanomrisiko assoziiert. Lichtschutz und regelmäßige dermatologische Kontrolluntersuchungen sind dringend geboten. Die Indikation zur Exzision ist nur bei Malignitätsverdacht gegeben.

Halo-Nävus

Der Halo-Nävus ist durch die Entwicklung eines ringförmigen, hypo- oder depigmentierten Hofs um einen vorbestehenden melanozytären Nävus gekennzeichnet. Der Halo ist Ausdruck einer zytotoxischen Immunreaktion gegen melanozytäre Antigene. Oft tritt eine vollständige Spontanregression des Nävus ein. Halo-Nävi sind häufig mit Vitiligo und einer Autoimmunthyreoiditis assoziiert.

Dermale Melanozytose

Bei den meisten Neugeborenen asiatischer, afrikanischer und hispanischer Herkunft und nur gelegentlich bei Kaukasiern findet sich eine früher als „Mongolenfleck" bezeichnete blaugraue Pigmentierung in der Lumbosakralregion oder am Gesäß. Sie kommt durch tief dermal gelegene Melanozyten zustande, welche die embryonale Migration von der Neuralleiste in die Epidermis nicht vollendet haben. Die allermeisten Befunde verlieren sich während des Kleinkindesalters. Ausgedehnte („aberrante") Flecken auch außerhalb der Prädilektionsstelle können mit Gefäßnävi und lysosomalen Speicherkrankheiten assoziiert sein.

Spitz-Nävus

Der Spitz-Nävus ist ein spezieller erworbener melanozytärer Nävus, der histologisch durch Nester spindelförmiger und epitheloidzelliger Nävozyten charakterisiert ist. Am häufigsten kommt er bei Kindern und Jugendlichen vor. Das klinische Spektrum reicht von einer rötlichen, kalottenförmig erhabenen Papel im Gesicht eines Kleinkindes bis zu einer stark pigmentierten Papel oder Plaque am Oberschenkel eines Jugendlichen oder jungen Erwachsenen (Reed-Nävus). Typisch ist ein initial rasches Wachstum bis zu einem Durchmesser von meist max. 10 mm, gefolgt von einer Stabilisierung und oft allmählicher Involution. In der Regel handelt es sich um einen solitären Befund (➢ Abb. 22.9).

CAVE

Die besondere Bedeutung des Spitz-Nävus besteht darin, dass er sowohl klinisch als auch histologisch ein Melanom imitieren kann.

Ein klinisch und dermatoskopisch typischer Spitz-Nävus muss nicht exzidiert werden. In Zweifelsfällen, bei rascher klinischer Veränderung, älteren Kindern, größeren, nodulären und ulzerierten Tumoren ist jedoch eine vollständige Exzision indiziert.

MERKE

Ohne prädisponierende Risikofaktoren (große/riesige kongenitale melanozytäre Nävi, Xeroderma pigmentosum, Immunsuppression) kommen Melanome im präpubertären Alter äußerst selten vor. Meist handelt es sich dann um klinisch untypische, amelanotische, noduläre Tumoren.

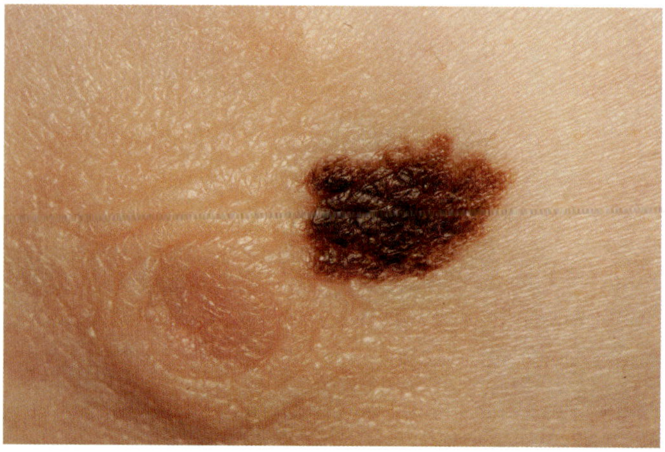

Abb. 22.8 Atypischer melanozytärer Nävus [P514]

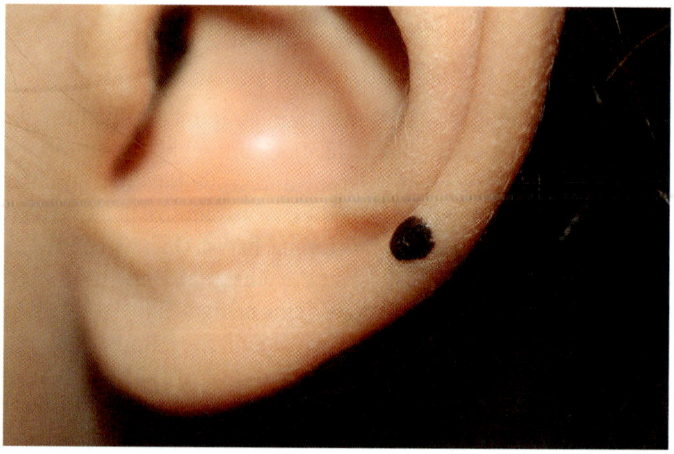

Abb. 22.9 Pigmentierter Spitz-Nävus [P514]

22.2.2 Naevus sebaceus

Der Naevus sebaceus ist ein kongenitaler organoider Nävus, bei dem Epidermis, Talgdrüsen und apokrine Schweißdrüsen hyperplasiert sind und Terminalhaarfollikel fehlen. Ursächlich sind postzygotische *HRAS*- und *KRAS*-Mutationen. Über 90 % der Nävi sind am Kopf, etwa die Hälfte an der Kopfhaut lokalisiert, wo sie besonders wegen der Alopezie auffallen. Größere Naevi sebacei folgen den Blaschko-Linien und können Teilsymptom des Schimmelpenning-Syndroms sein, bei dem extrakutane Anomalien vor allem des ZNS, der Augen und des Skelettsystems assoziiert sind.

Das klinische und histologische Erscheinungsbild ist vom Alter abhängig, da die Talgdrüsen einer androgenen Stimulation unterliegen. Präpubertär ist der Nävus häufig glatt, weich und gelblich bis orangefarben. Ab der Pubertät entwickelt sich eine verruköse oder papillomatöse, gelbliche Plaque (➤ Abb. 22.10), auf der sich in bis zu 30 % der Fälle, meist jedoch erst im Erwachsenenalter, sekundäre, größtenteils gutartige Hauttumoren entwickeln können. In diesem Fall ist die Indikation zur Exzision gegeben. Zur Prophylaxe dieser Zweittumoren, bei kosmetischer Beeinträchtigung oder bei Beschwerden wird der Naevus sebaceus dennoch häufig bereits im Kindesalter entfernt.

22.2.3 Naevus flammeus

Der Naevus flammeus ist eine kongenitale vaskuläre Malformation, die durch postzygotische Mutationen im *GNAQ*-Gen bedingt ist. Im Unterschied zu infantilen Hämangiomen (➤ Kap. 22.3) proliferiert sie nicht und bildet sich nicht zurück. Meist kommt ein Naevus flammeus isoliert vor, kann aber auch mit arteriovenösen Malformationen assoziiert sein oder als Teilsymptom von Syndromen auftreten.

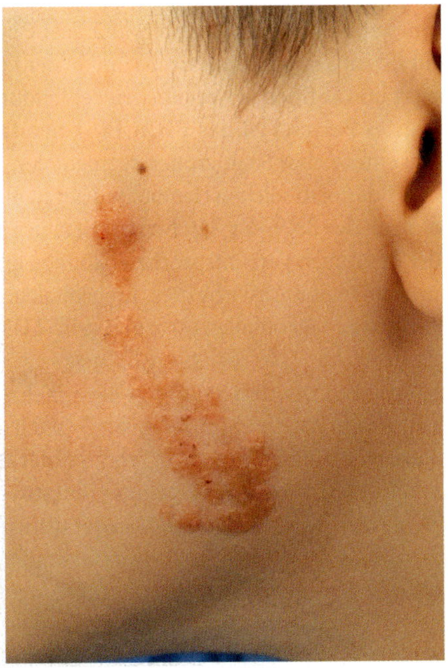

Abb. 22.10 Naevus sebaceus [P514]

Das häufig einseitig im Gesicht lokalisierte, scharf und unregelmäßig begrenzte, persistierende Erythem kommt durch eine dauerhafte Weitstellung der oberflächlichen und tieferen Kapillaren des dermalen Gefäßplexus zustande. Es kann sich in den ersten Lebensmonaten aufhellen, nimmt aber später oft eine zunehmend dunklere Farbe („Portweinfleck") an. In der betroffenen Region kann sich im weiteren Verlauf eine Hypertrophie von Haut, Weichteilen und Knochen (z. B. des Oberkiefers) entwickeln. Auch ekzematöse Veränderungen und gutartige Gefäßtumoren (Granuloma pyogenicum) können auf dem Nävus entstehen. Therapie der Wahl ist eine frühzeitige Behandlung mit dem gepulsten Farbstofflaser.

Das **Sturge-Weber-Syndrom** ist gekennzeichnet durch die Trias:

- Segmentaler Naevus flammeus an Stirn und Augenoberlid, seltener auch an Unterlid und Nase, häufiger uni- als bilateral
- Ipsilaterale Gefäßanomalien der Aderhaut des Auges mit Buphthalmus bzw. Glaukom
- Ipsilaterale Gefäßanomalien der Leptomeningen

Bei leptomeningealer Beteiligung kann es zu Krämpfen, Kopfschmerzen, spastischer Hemiparese, Gesichtsfeldausfällen, mentaler Retardierung, Verhaltensauffälligkeiten und zerebralen Insulten kommen.

MERKE
Bei einem Naevus flammeus an Stirn und Oberlid sind ab Geburt regelmäßige ophthalmologische Untersuchungen mit Kontrolle des Augeninnendrucks erforderlich.

Differenzialdiagnostisch abzugrenzen vom Naevus flammeus ist neben einem infantilen Hämangiom vor allem der **Naevus simplex** („Lachsfleck"), eine bei vielen Neugeborenen vorkommende kapilläre Malformation von blassroter Farbe an Stirnmitte, Glabella, Hinterkopf oder Thorakolumbalregion. Außer in der Okzipitalregion („Storchenbiss") blasst er häufig in den ersten 1–2 Lebensjahren bis zur Unkenntlichkeit ab.

22.3 Infantile Hämangiome

Allgemeines

Mit einer Prävalenz von 3–5 % sind infantile Hämangiome die häufigsten Gefäßtumoren des Säuglingsalters. Mädchen sind etwa dreimal so häufig betroffen. Risikofaktoren umfassen:

- Frühgeburtlichkeit
- Geringes Geburtsgewicht (ca. 25 % höheres Risiko pro 500 g Verminderung)
- Mehrlingsschwangerschaft
- Kaukasische Abstammung
- Progesteron-Therapie
- Positive Familienanamnese

MERKE
Typischerweise entstehen infantile Hämangiome in den ersten 4–6 Lebenswochen.

Bei Geburt kann allerdings schon eine Vorläuferläsion in Form eines anämischen, rötlichen oder teleangiektatischen Flecks sichtbar sein. Nach ihrem Auftreten durchlaufen die Tumoren drei Entwicklungsphasen:

- eine in den ersten 3–5 Monaten rasche, danach langsamere Phase der Proliferation, die meist am Ende des 1. Lebensjahres abgeschlossen ist,
- eine Phase des Wachstumsstillstands und
- eine mehrjährige Rückbildungsphase.

MERKE

Bei subkutanen und segmentalen Tumoren sowie in speziellen Lokalisationen (Nasenspitze, Lippen, Lider) ist die Wachstumsphase oft deutlich verlängert.

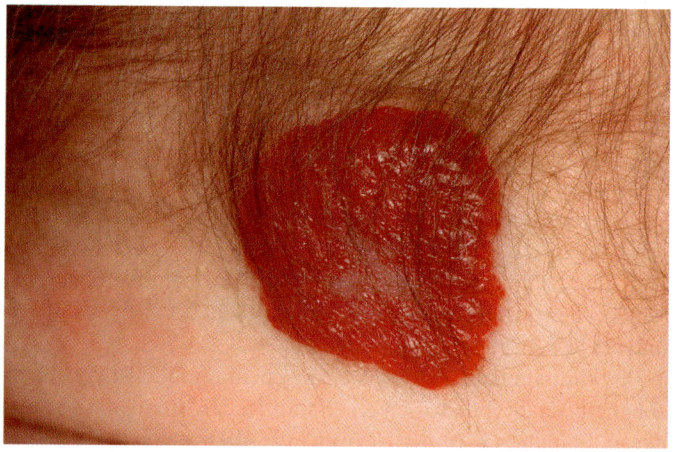

Abb. 22.11 Lokalisiertes infantiles Hämangiom [P514]

Kleine infantile Hämangiome bilden sich meist vollständig zurück. Insbesondere dicke kutane und kutan-subkutane Tumoren sowie Hämangiome mit abrupten Tumorgrenzen und gefurchter Oberfläche hinterlassen oft Residuen wie Teleangiektasien, Hautatrophie, fibrolipomatösen Gewebsüberschuss, Pigmentstörungen und Narben.

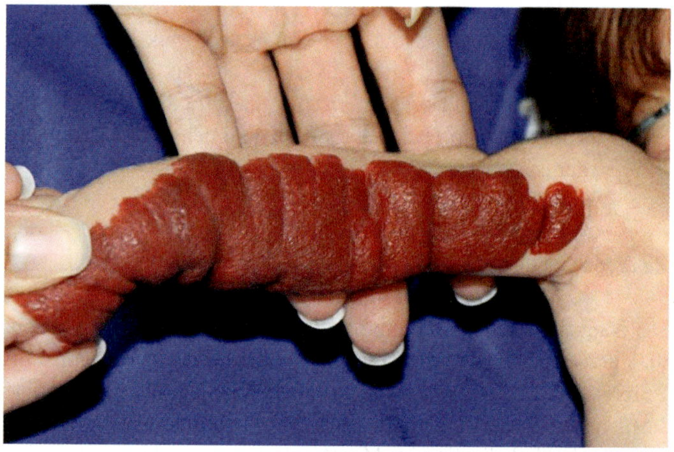

Abb. 22.12 Segmentales infantiles Hämangiom [P514]

Pathogenese

Die Pathogenese ist nicht vollständig verstanden. Vermutet wird eine somatische Mutation in CD34⁺/CD133⁺ Stammzellen, die unter dem Einfluss von Wachstumsfaktoren in endotheliale Hämangiomzellen und Perizyten differenzieren. Ein wichtiger Entstehungsfaktor scheint ferner eine fokale oder regionale Gewebshypoxie zu sein, die unter Beteiligung des Renin-Angiotensin-Systems eine rasche Proliferation unreifer Blutgefäße stimuliert. Eine andere Theorie geht von der Embolisation von Plazentazellen aus, die den Hämangiomzellen immunhistochemisch sehr verwandt sind. Wachstumsstopp und Regression der Tumoren werden durch Reifung und Apoptosemechanismen angeregt. Ein hochselektiver Marker infantiler Hämangiome ist das Glukosetransporter-Protein 1 (GLUT-1), das auch zur immunhistologischen Unterscheidung von Gefäßanomalien und anderen frühmanifesten Gefäßtumoren dient.

Klinik

22

Nach ihrer Lage in der Haut werden **kutane** (oberflächliche), **subkutane** und gemischt **kutan-subkutane** infantile Hämangiome und nach ihrer Ausdehnung **lokalisierte** (➤ Abb. 22.11), **multifokale** und **segmentale** (➤ Abb. 22.12) Hämangiome unterschieden. Sie können wenige Millimeter bis zu viele Zentimeter groß sein und überall am Körper vorkommen, am häufigsten am Kopf. Voll entwickelte kutane Hämangiome imponieren als scharf begrenzte, sattrote Papeln, Knoten und Plaques von praller, leicht eindrückbarer Konsistenz. Subkutane Hämangiome wölben die Hautoberfläche meist vor, sind weniger scharf begrenzt und hautfarben oder bläulich durchschimmernd. Bis zu ein Viertel der Tumoren weist sowohl oberflächliche als auch tiefe Anteile auf. Segmentale Hämangiome manifestieren sich in einem embryonalen Entwicklungsgebiet in Form ausgedehnter lividroter Plaques und Tumoren mit unregelmäßiger Oberfläche. Am häufigsten sind sie am Kopf, an den Armen und in der Lumbosakralregion lokalisiert und können mit regionalen Fehlbildungen einhergehen. Wichtigstes Beispiel ist das **PHACE(S)-Syndrom,** dessen Leitsymptom in einem über 5 cm großen segmentalen Hämangiom am Kopf besteht. Bei einem solchen Hautbefund liegen in 20–30 % der Fälle Fehlbildungen des ZNS, der Zerebralarterien, des Herzens, der Aorta und/oder der Augen vor. Entsprechend können große, lumbosakral gelegene Hämangiome mit spinalen, urogenitalen, anorektalen, vaskulären und kutanen Anomalien assoziiert sein (**LUMBAR- oder SACRAL-Syndrom**).

Bei 10–25 % der betroffenen Säuglinge sind mehrere infantile Hämangiome vorhanden. Ab einer Zahl von 5 (nach anderer Definition 10) liegt eine Hämangiomatose vor. Bei der auf die Haut beschränkten **benignen neonatalen Hämangiomatose** finden sich oft multiple kleine kutane Hämangiome. Von der **diffusen neonatalen Hämangiomatose** sind auch extrakutane Organe betroffen, am häufigsten Leber, ZNS, Gastrointestinaltrakt und Lungen.

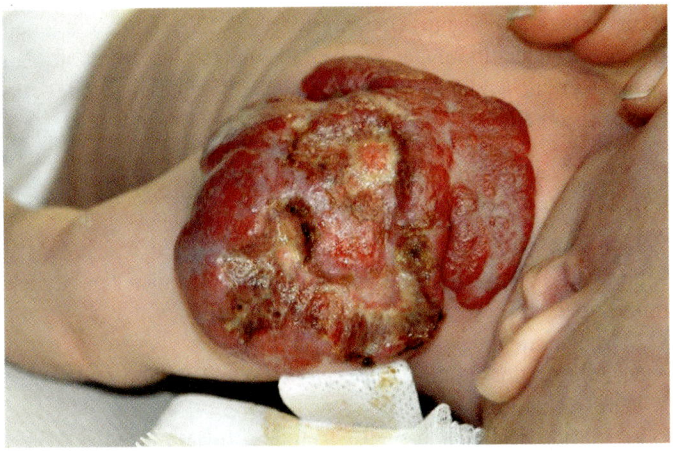

Abb. 22.13 Ulzeriertes infantiles Hämangiom [P514]

Komplikationen

Größere, rasch proliferierende Hämangiome können abhängig von ihrer Lokalisation zahlreiche Komplikationen hervorrufen, z. B.:

- Verlegung der Luftwege, High-Output-Herzinsuffizienz, Hypothyreose, Kompression, Darmblutungen (lebensbedrohlich, aber sehr selten)
- Funktionelle Störungen wie Amblyopie, Hörverlust, Behinderung der Nahrungsaufnahme und Atmung (gelegentlich)
- Ulzeration mit Schmerzen, Blutung und Superinfektion, vor allem bei Lokalisation an der Unterlippe und in intertriginösen Arealen (häufig) (➤ Abb. 22.13)
- Entstellung und langfristige ästhetische Beeinträchtigung, vor allem bei Lokalisation im Mittelgesicht, an der weiblichen Brust und an den Akren (häufig).

Diagnostik

In der Regel lässt sich ein infantiles Hämangiom klinisch diagnostizieren. Zur Frage der Tiefenausdehnung subkutaner Hämangiome und zur differenzialdiagnostischen Abgrenzung dient eine (Doppler-)sonografische Untersuchung; typisch ist eine hohe Strömungsgeschwindigkeit. Bei sehr großen Tumoren sind eine Echokardiografie und eine TSH-Bestimmung indiziert. Bei ≥ 5 kutanen Hämangiomen wird mittels Sonografie der Leber und des Schädels nach einer extrakutanen Beteiligung gesucht. Große, insbesondere segmentale Hämangiome am Kopf und in der Lumbosakralregion erfordern eine Schnittbildgebung (MRT, Angio-MRT) zum Ausschluss assoziierter Fehlbildungen. Eine Biopsie ist nur bei unklarer Diagnose indiziert.

Therapie

Die meisten infantilen Hämangiome bedürfen keiner Therapie, sondern lediglich einer regelmäßigen Kontrolle mit Fotodokumentation während der Wachstumsphase.

MERKE

Bei komplikationsträchtigen infantilen Hämangiomen ist die orale Gabe von Propranolol in einer Dosis von 2–3 mg/kg KG/Tag, verteilt auf 2–3 ED, heute unbestrittene Therapie der Wahl.

Propranolol steht als für diese Indikation zugelassenes Fertigarzneimittel und als NRF-Rezeptur in Saftform zur Verfügung. Die Einleitung der Therapie erfolgt nach Ausschluss von Kontraindikationen in schrittweiser Aufdosierung unter Überwachung von Herzfrequenz, Blutdruck und Blutzucker. Behandelt wird während der Proliferationsphase des Gefäßtumors bis gegen Ende des 1. Lebensjahres, bei subkutanen Tumoren oft länger. Die häufigsten Nebenwirkungen umfassen Schlafstörungen, kalte Akren und Agitiertheit. Zur Vermeidung einer Hypoglykämie darf die Medikation immer nur zusammen mit Nahrung verabreicht werden. Bei unzureichender Nahrungsaufnahme, rezidivierendem Erbrechen und obstruktiver Bronchitis muss sie kurzzeitig unterbrochen werden.

Zunehmend werden Betablocker (Propranolol-Creme, Timolol-Tropfen) auch in topischer Form zur Hämangiomtherapie eingesetzt. Die topische Therapie ist nicht zugelassen und weniger wirksam als die orale Propranolol-Gabe und schließt resorptionsbedingte Nebenwirkungen insbesondere bei ulzerierten und intertriginösen Hämangiomen nicht aus.

Invasive Maßnahmen wie Exzision, Neodym:YAG- und Farbstofflaser-Therapie werden fast nur noch zur Behandlung von Residuen nach unvollständiger Rückbildung der Tumoren eingesetzt. Als günstiger Zeitpunkt hierfür wird das 5. bis 6. Lebensjahr angesehen. Einen gewissen Stellenwert besitzt weiterhin die Kryokontakttherapie mit elektrisch auf –32 °C gekühlten Peltier-Elementen für kleine (bis zu 1 cm) oberflächliche Hämangiome.

Differenzialdiagnose

Infantile Hämangiome müssen von vaskulären Malformationen abgegrenzt werden, nicht zuletzt wegen der gänzlich unterschiedlichen Therapie. Die Differenzierung gelingt meist durch eine zielführende Anamnese unter Berücksichtigung der folgenden in der deutschen Leitlinie genannten Fragen:

- War die Veränderung bei Geburt vorhanden? Ja: eher vaskuläre Fehlbildung, nein: eher infantiles Hämangiom
- Ist sie größer geworden? Ja: eher infantiles Hämangiom, nein: eher vaskuläre Fehlbildung
- Ist sie kleiner geworden? Ja: eher infantiles Hämangiom, nein: eher vaskuläre Fehlbildung

Daneben müssen frühmanifeste Gefäßtumoren von infantilen Hämangiomen unterschieden werden. **Kongenitale Hämangiome** sind oft mehrere Zentimeter große, bereits bei Geburt voll entwickelte, GLUT-1-negative Gefäßtumoren, die sich entweder rasch, partiell oder gar nicht zurückbilden. Das **Granuloma pyogenicum** imponiert als rote, leicht blutende Papel oder kleinerer Knoten, der sich oft nach Bagatelltraumata im Gesicht, an den Akren und an der Mundschleimhaut entwickelt, aber nur ausnahmsweise bereits in den ersten Lebensmonaten auftritt. Eine seltene, aber wichtige Differenzialdiagnose ist das **kaposiforme Hämangioendotheliom.** Dieser oft große, blaurote, auffallend derbe, infiltrierend wachsende Gefäßtumor geht in ca. 70–75 % der Fälle mit einer potenziell lebensbedrohlichen Verbrauchskoagulopathie (Kasabach-Merritt-Phänomen) einher.

S2k-Leitlinie Infantile Hämangiome im Säuglings- und Kleinkindesalter. Stand: 31.10.2021, gültig bis 31.10.2023; https://register.awmf.org/de/leitlinien/detail/006-100

22.4 Kutane Mastozytose

Allgemeines

Die Mastozytose umfasst in Abhängigkeit betroffener Organe (meist Haut und Knochenmark, selten viszerale Organe) und Ausmaß der Mastzellvermehrung unterschiedliche Krankheitsbilder mit distinkter Prognose. Eine auf die Haut beschränkte Mastzellvermehrung wird als kutane Mastozytose bezeichnet. Im Kindesalter weist sie meist eine exzellente Prognose auf.

Diagnostik

Charakteristischerweise finden sich durch lokalisierte Mastzellansammlungen in der Haut hellbraune bis braunrote Flecken, Papeln und Plaques in variabler Anzahl. Typischerweise werden in der Anamnese eine zunehmende Rötung, vermehrte Anschwellung, gelegentlich auch Blasenbildung unmittelbar im Anschluss an ein warmes Bad oder Reibung (z. B. von Kleidung) angegeben. Dies kann auch bei der klinischen Untersuchung nachvollzogen werden.

Praxistipp

Nach kräftigem Reiben zeigt sich typischerweise nach wenigen Minuten eine deutliche Rötung der Läsion, häufig gefolgt von urtikarieller Elevation bis hin zur Blasenbildung (Darier-Zeichen). Diese Reaktion lässt sich auf die durch mechanische Irritation ausgelöste Freisetzung von Mastzellzytokinen (vor allem Histamin, Tryptase) zurückführen.

Bei suggestiver Anamnese und Klinik mit positivem Darier-Zeichen ist im Kindesalter eine histologische Sicherung zum Nachweis der kutanen Mastzellinfiltrate unnötig. Die Serum-Tryptase ist bei lokalisierten kutanen Mastozytose-Formen im Kindesalter zumeist normwertig und sollte zum Zeitpunkt der Erstdiagnose einmalig bestimmt werden. Bei unauffälligem Verlauf und spontaner Rückbildung der Läsionen erübrigen sich weitere Kontrollen.

Im Gegensatz zur Mastozytose im Erwachsenenalter ist die juvenile Mastozytose durch eine vorübergehende reaktive Dysregulation lokal produzierter Wachstumsfaktoren mit aberranter Expression des löslichen Stammzellfaktors (SCF, gleichbedeutend mit Mastzellwachstumsfaktor, c-Kit-Ligand) charakterisiert. Aktivierende Mutationen im c-Kit-Tyrosinkinase-Gen wie bei der adulten Mastozytose finden sich bei kindlichen Mastozytosen i. d. R. nicht. Eine genetische Analyse ist somit entbehrlich.

Klinik

Klinisch werden drei verschiedene Subtypen der kutanen Mastozytose unterschieden:

- Mastozytom
- Makulopapulöse kutane Mastozytose/Urticaria pigmentosa
- Diffuse kutane Mastozytose

Die lokalisierte/solitäre Mastzellansammlung in der Haut als häufigste Variante kutaner Mastozytosen im Kindesalter wird als Mastozytom bezeichnet (➤ Abb. 22.14). Mastozytome sind gelbbraune bis rotbraune, meist 1–5 cm große Papeln und Plaques, die sich meist in den ersten Lebenswochen und -monaten manifestieren.

Seltener finden sich auch im Kindesalter multiple disseminierte Mastzellansammlungen in der Haut (makulopapulöse kutane Mastozytose/Urticaria pigmentosa, ➤ Abb. 22.15). Die Einzelläsion ist meist deutlich kleiner, und das Darier-Zeichen ist bei geringerer Mastzellanzahl weniger verlässlich auslösbar.

Die diffuse kutane Mastozytose ist eine äußerst seltene und ausgeprägte Sonderform einer diffusen Mastzellansammlung im gesamten Hautorgan, die sich innerhalb der ersten Lebensmonate manifestiert und meist bis zur Adoleszenz spontan rückläufig ist.

Therapie

Die kutane Mastozytose des Kindesalters zeigt eine spontane Rückbildungstendenz über Jahre. Bis zur Pubertät sind die Hautmanifestationen meist vollständig regredient. Somit erübrigt sich bei asymptomatischem Befund i. d. R. eine Therapie. Selten sind topisch desinfizierende Maßnahmen bei etwaiger Blasenbildung/Erosion zur Vermeidung einer Superinfektion notwendig. Auf juckreizstillende Externa (z. B. Polidocanol-haltige Cremes/Gels) oder Antihistaminika

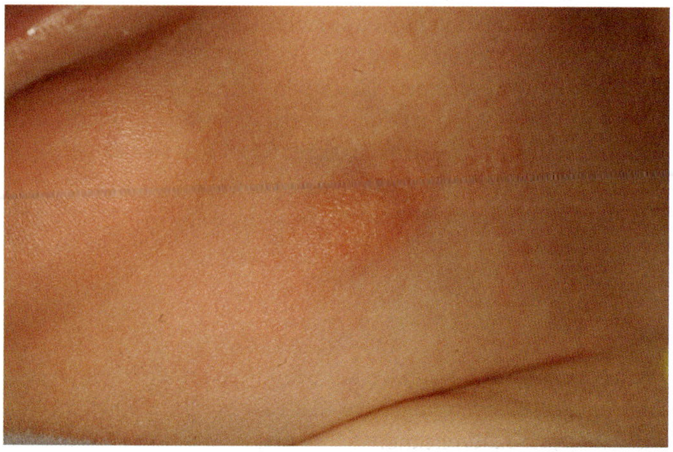

Abb. 22.14 Mastozytom [P514]

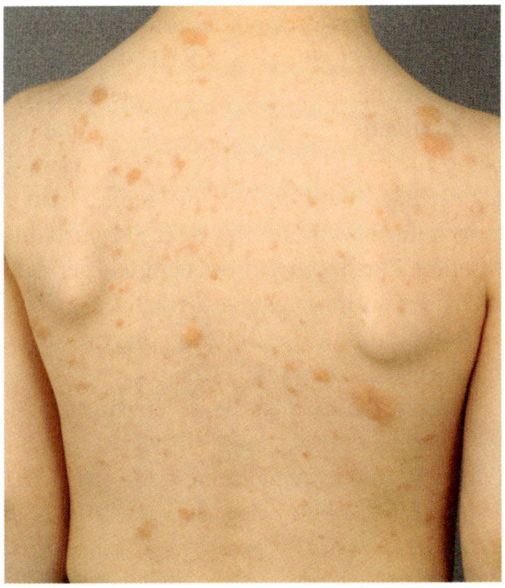

Abb. 22.15 Makulopapulöse Mastozytose [P514]

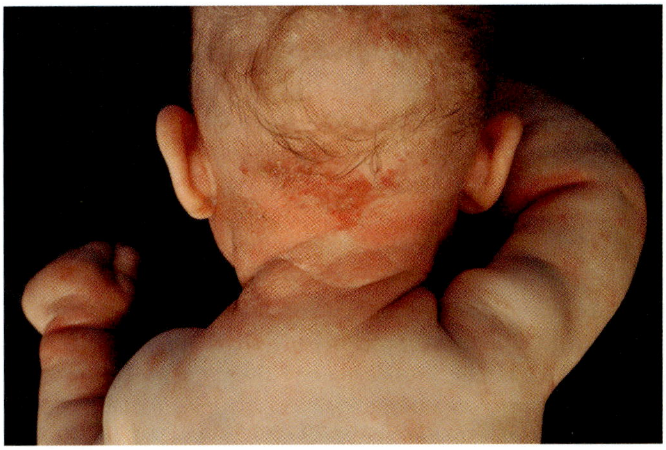

Abb. 22.16 Akut-exsudatives atopisches Ekzem [P514]

kann meist verzichtet werden. Auf mögliche nichtimmunologische Trigger einer Histaminfreisetzung sollten die Eltern/Patienten hingewiesen werden. Meist treten lediglich transiente lokale Reaktionen im Bereich der Mastzellansammlungen durch physikalische Reize (mechanische Irritation, Hitze/Kälte) auf. Selten können trotz insgesamt niedriger Mastzellzahl im Gewebe systemische, durch Mastzellmediatoren bedingte Symptome (Flush, Juckreiz, Urtikaria, Blutdruckabfall, Durchfall) durch Infekte, Bienen- und Wespenstiche sowie Medikamente (vor allem Narkotika, codeinhaltiger Hustensaft, Kontrastmittel, Antibiotika, Lokalanästhetika) induziert werden.

22.5 Ekzeme

22.5.1 Atopisches Ekzem

Allgemeines

Das atopische Ekzem (Neurodermitis) findet sich bei ca. 15–20 % aller Kinder, meist nur in leichter Erscheinungsform. Es manifestiert sich meist bereits im Säuglingsalter ab etwa dem 4. Lebensmonat. Genetische Faktoren prädisponieren zu einer Hautbarrierestörung und einer lokalen Immundysbalance, die in einem komplexen Zusammenspiel mit Umweltfaktoren den Manifestationszeitpunkt und Ausprägungsgrad des atopischen Ekzems bestimmen. Die Erkrankung verläuft sich bei einem Großteil der betroffenen Kinder bis zum 3. Lebensjahr, wobei jedoch eine Xerosis cutis mit Neigung zu irritativen Ekzemen lebenslang bestehen bleibt.

Klinik

Die klinische Symptomatik zeigt eine deutliche Variabilität in Abhängigkeit vom Lebensalter und von der Akuität des Ekzems sowie einer etwaigen Superinfektion. Bei Säuglingen finden sich charakteristische, oft exsudative Ekzemherde vorwiegend am Kopf und an den Streckseiten der Extremitäten (➤ Abb. 22.16). Der Windelbereich ist aufgrund der okklusiven Wirkung typischerweise ausgespart. Der häufig ausgeprägte Juckreiz kann eine erhöhte Irritabilität und Schlafstörungen bedingen.

Mit zunehmendem Lebensalter finden sich schuppende oder verkrustete erythematöse Ekzemplaques vorwiegend im Bereich der großen Beugen (vor allem Ellenbeugen, Kniekehlen, Hals). Zu unterscheiden sind akute Ekzemmanifestationen mit erosiven, nässenden, ödematös elevierten Ekzemarealen von chronischen Effloreszenzen mit infiltrierten Ekzemplaques, Hyperpigmentierung, exkoriierten Papeln (**Prurigoknoten**) und Vergröberung des Hautreliefs (**Lichenifikation**) (➤ Abb. 22.17).

Sonderformen des atopischen Ekzems sind der sogenannte **Milchschorf** (festhaftende Schuppung an der Kopfhaut im Säuglingsalter), die **Pityriasis alba** (Minimalvariante eines atopischen Ekzems mit feinlamellärer Schuppung auf hypopigmentierten Arealen), die **Pul-**

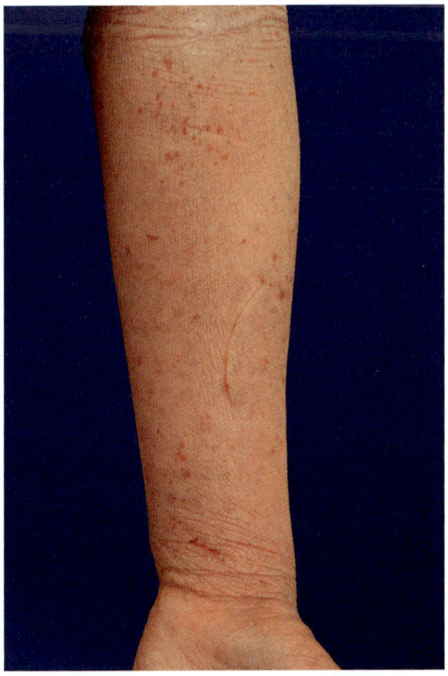

Abb. 22.17 Chronisches atopisches Ekzem mit Lichenifikation [P514]

pitis sicca (trockene, eingerissene Finger- und Zehenkuppen) und **atopische Winterfüße,** Einrisse in Mundwinkeln (**Perlèche**) und am Ohransatz (Ohrwinkelrhagaden) und die **Head-and-Neck-Dermatitis** mit fein schuppenden, bräunlichen, flächigen Ekzemherden (Assoziation mit einer *Malassezia-furfur*-Kolonisation).

Bei mikrobieller Superinfektion kann sich die Ekzemmorphe akut verändern. Bei Superinfektion durch *Staphylococcus aureus* (bei 90 % der Atopiker auf der Haut als Kolonisation nachweisbar) zeigen sich nässende Erosionen und gelbliche Krusten (**impetiginisiertes Ekzem**), bei Infektion mit dem *Herpes-simplex*-Virus multiple aggregierte, sich rasch eintrübende Bläschen, wie ausgestanzt imponierende winzige Erosionen und Krusten (**Eczema herpeticatum**). Das Eczema herpeticatum ist häufig begleitet von Fieber, einer lokoregionären Lymphknotenschwellung und Beeinträchtigung des Allgemeinzustands. Bei entsprechendem klinischem Verdacht sollten mikrobiologische Untersuchungen durchgeführt werden. Zudem prädisponiert das atopische Ekzem im Kindesalter zum Auftreten von Dellwarzen (Mollusca contagiosa).

Diagnostik

Neben klinisch-anamnestischen Majorkriterien (chronisches Ekzem, Juckreiz, positive Familienanamnese) werden ergänzend Minorkriterien zur Diagnosestellung eines atopischen Ekzems herangezogen:

- Kappenförmiger Haaransatz
- Rarefizierung der lateralen Augenbrauen (Hertoghe-Zeichen)
- Hyperlinearität der Handlinien („Ichthyosis-Hand")
- Ekzemnägel
- IgE-Erhöhung
- Sensibilisierung gegenüber Soforttyp-Allergenen
- Vorhandensein weiterer Erkrankungen aus dem atopischen Formenkreis (Rhinoconjunctivitis allergica, allergisches Asthma bronchiale)

Ein gern zur Stützung der Diagnose des atopischen Ekzems herangezogener und einfach anzuwendender klinischer Hauttest ist der **weiße Dermographismus:** Mit einem Holzspatel am Rücken gezogene Streifen zeigen bei Atopikern aufgrund einer pathologischen Gefäßreagibilität nach 15–30 s eine Abblassung (normal: rot).

Die Durchführung von Pricktestungen und/oder die Bestimmung von spezifischen IgE-Antikörpern wird mit Zurückhaltung und nur nach stringenter Anamnese in enger klinischer Korrelation empfohlen. Ggf. werden entsprechende Provokationstestungen im Rahmen einer individuellen Allergiediagnostik ergänzt.

Therapie

Die topische und systemische Therapie des atopischen Ekzems erfolgt stufenweise in Abhängigkeit vom Schweregrad. Grundlage jeglicher Therapie ist neben der Meidung etwaiger Provokationsfaktoren eine konsequente Basispflege in ausreichender Anwendungsmenge und -frequenz. Diese sollte insbesondere sofort nach dem Baden auf das gesamte Integument appliziert werden („Soak-and-seal"-Prinzip). Bei Säuglingen und Kleinkindern kommen vorzugsweise glycerinhaltige Externa zum Einsatz, da Harnstoff bei Kindern unter 3 Jahren auf der Haut brennen kann („Stinging"-Effekt). Der Milchschorf lässt sich gut nach Einweichen der Krusten mit öligen Externa entfernen, auch spreitende Ölbäder für das gesamte Integument bilden eine gute Ergänzung zur übrigen Basistherapie. Die Auswahl der jeweiligen Galenik der Basistherapie (Salben, Cremes, Pasten, Lotiones) richtet sich nach der Ekzemmorphe, dem Ekzemstadium und der Körperlokalisation. Ergänzend können keimreduzierende Neurodermitis-Overalls oder antipruriginöse Wirkstoffe (Polidocanol) zur Anwendung kommen. Für den Nutzen von Antihistaminika zur Juckreizkontrolle gibt es keine gute Evidenz.

Bei akuten Ekzemschüben ist die kurzfristige und lokalisierte Anwendung topischer Kortikosteroide der Klasse II und III in ausschleichender Anwendungsfrequenz meist unvermeidbar.

MERKE
Zur Ekzemtherapie im Kindesalter geeignete topische Steroide mit günstigem therapeutischem Index (= gute Wirkung bei limitierten Nebenwirkungen) sind Prednicarbat, Hydrocortisonbutyrat, Hydrocortisonbuteprat, Methylprednisolonaceponat und Mometasonfuroat.

Wegen des möglichen Risikos einer Hautatrophie und systemischer Nebenwirkungen durch eine kutane Resorption topischer Steroide sollte bei Säuglingen **Prednicarbat** favorisiert und die Anwendung möglichst auf einen kurzen Zeitraum und limitierte Körperareale begrenzt bleiben. Besondere Zurückhaltung ist bei der Anwendung im Gesicht, am Hals, am Skrotum und im Bereich okklusiver Areale (vor allem Windelbereich) geboten. Auf hochpotente Steroide der Klasse IV sollte im Kindesalter generell verzichtet werden. Eine steroidfreie Alternative, insbesondere in den genannten Problemarealen, stellen **Calcineurin-Inhibitoren** (Tacrolimus, Pimecrolimus) dar, die antientzündliche Wirkungen ohne Steroidnebenwirkungen entfalten. Diese Substanzgruppe ist ab dem 3. Lebensjahr zur Therapie des atopischen Ekzems zugelassen (Off-Label-Use im Säuglingsalter).

Um wiederholten Ekzemschüben vorzubeugen, bietet sich in ausgeprägten Fällen eine **proaktive Therapie** an. Hierbei werden topische Steroide oder Calcineurin-Inhibitoren 1- bis 2-mal wöchentlich über einen Zeitraum von mehreren Wochen bis wenigen Monaten auf vormals betroffene Areale aufgetragen, wodurch die Schubfrequenz und somit der Gesamtverbrauch an spezifischen antientzündlichen Externa signifikant gesenkt werden kann. Eine UV-Lichttherapie ist im Kindesalter nicht zu empfehlen.

Bei bakterieller Superinfektion sollte topisch antiseptisch behandelt werden (z. B. Octenidin Lösung, Chlorhexidin-haltige Externa). Topische Antibiotika sollten wegen der Gefahr der Resistenzentwicklung und Kontaktsensibilisierung vermieden werden. Bei starker bakterieller Superinfektion, insbesondere mit allgemeinen Infektzeichen, kommen **systemische Antibiotika** wie Cephalosporine der 1. oder 2. Generation oder Flucloxacillin zum Einsatz. Patienten mit Eczema herpeticatum müssen intravenös mit Aciclovir behandelt werden. Wichtig ist bei Lokalisation des Eczema herpeticatum im Gesicht der Ausschluss einer intraokulären Beteiligung.

Bei schwerem atopischem Ekzem im Kindesalter (≥ 6 Jahre) und mittelschwerem bis schwerem atopischem Ekzem bei Jugendlichen (≥ 6 Jahre) kommt eine körpergewichtsadaptierte Systemtherapie mit dem für diese Indikation zugelassenen Biologikum **Dupilumab** in Betracht. Dupilumab ist ein monoklonaler Antikörper, der gegen den IL4-/IL13-Rezeptor gerichtet ist und somit zwei Schlüsselzytokine der atopischen Entzündung blockiert. Bei guter Verträglichkeit (Hauptnebenwirkungen: Reaktion an der Injektionsstelle, Konjunktivitis) bessert eine Therapie mit Dupilumab sowohl Hautbefund als auch Lebensqualität mit signifikanter Reduktion des Juckreizes. Das Sicherheitsprofil von Dupilumab ist bei Kindern und Jugendlichen mit demjenigen bei Erwachsenen vergleichbar; regelmäßige Laborkontrollen unter einer Therapie mit Dupilumab sind nicht notwendig. Das Biologikum **Tralokinumab,** ein humaner IL-13-Antikörper, stellt eine therapeutische Alternative zum IL4-/IL13-Antikörper Dupilumab dar und ist für Kinder ab 12 Jahren mit einer mittelschweren/schweren atopischen Dermatitis zugelassen. Eine Kombination mit topischen Steroiden und/oder Calcineurininhibitoren ist befundadaptiert möglich.

Zu erwarten ist in den nächsten Jahren eine Erweiterung des Spektrums neuer Systemtherapeutika, u. a. mit **JAK-Inhibitoren,** wobei hier u. a. Baricitinib, Abrocitinib oder Upadacitinib bereits zur Therapie des atopischen Ekzems im Erwachsenenalter im klinischen Einsatz sind und **Upadacitinib** auch für Jugendliche einen Zulassungsstatus erhalten hat. Upadacitinib hemmt die Januskinasen JAK 1, 2 und 3, sodass eine zytokinvermittelte Phosphorylierung von STAT-Proteinen und konsekutiv die Transkription entsprechender Zielgene, die eine zentrale Rolle bei immunologischen und entzündlichen Mechanismen spielen, unterbunden wird. Immunsuppressive Systemtherapeutika stellen im Kindesalter eine Reserve dar und sind für Jugendliche in individueller Entscheidungsfindung nach Ausschluss von Kontraindikationen nur bei schwerem atopischem Ekzem einzusetzen. Zu beachten ist, dass der Einsatz von Ciclosporin nur einer kurzfristigen Krankheitskontrolle vorbehalten und nicht für ein mittel-/langfristiges Therapiekonzept indiziert ist.

Ergänzende Maßnahmen zu den aufgeführten therapeutischen Möglichkeiten stellen eine Neurodermitis-Schulung oder eine Anbindung an Selbsthilfegruppen dar.

S2k-Leitlinie Neurodermitis. Stand: 31.3.2015, gültig bis 30.3.2023; aktualisiert: Systemtherapie bei Neurodermitis 27.1.2022; https://register.awmf.org/de/leitlinien/detail/013-027

22.5.2 Seborrhoisches Säuglingsekzem

Das seborrhoische Säuglingsekzem stellt eine wichtige Differenzialdiagnose des atopischen Ekzems im Säuglingsalter dar, ist jedoch sehr viel seltener. Zur Abgrenzung ist der Zeitpunkt des Auftretens von Hautveränderungen hilfreich. Typischerweise tritt das seborrhoische Säuglingsekzem mit meist fettig-gelblichen, schuppenden Plaques am Kopf, seltener auch mit erythematösen, feinschuppenden Ekzemherden am Körper bereits in den ersten 3 Lebensmonaten auf, wohingegen sich das atopische Ekzem meist erst nach dem 3. Lebensmonat manifestiert. Abzugrenzen ist differenzialdiagnostisch ferner die Psoriasis vulgaris bei schärfer begrenzten, schuppenden Plaques (➤ Kap. 22.6).

22.5.3 Windeldermatitis

Die Windeldermatitis tritt temporär bei ca. 30 % aller Säuglinge auf, insbesondere im Zeitraum der Nahrungsumstellung. Sie entsteht durch ein komplexes Zusammenspiel irritativer exogener Faktoren im okklusiven Windelbereich. Pathogenetisch bedeutsam sind:

- Okklusion mit feucht-warmem Klima
- Mechanische Reize durch die Windel
- Hautkontakt mit Stuhl und Urin
- Einwirkung digestiver Stuhlenzyme (Trypsin, Lipasen, Ureasen)
- Alkalisierung durch Anreicherung von Ammoniak
- Hyperhydratation des Stratum corneum
- Superinfektion mit *Candida albicans* und *Staphylococcus aureus*

Die meist unscharf begrenzte, hochrote, teils erosive Dermatitis betrifft typischerweise die konvexen Flächen und spart die tiefen intertriginösen Falten aus. Bei Superinfektion mit *Candida* spp. zeigen sich im Randbereich kleine Pusteln und Schuppenkrausen. Therapeutisch kommen je nach Akuität pflegende Externa, zinkhaltige Pasten, bei *Candida*-Besiedelung azolhaltige Externa und insbesondere Basismaßnahmen (Meiden okklusiver Windeln, stundenweiser Verzicht auf Windeln, häufiges Windelwechseln) infrage. Die Windeldermatitis kann hartnäckig sein und ist häufig mit deutlicher Irritabilität und Schlafstörungen des Säuglings verbunden.

22.6 Psoriasis

Allgemeines

Die Psoriasis ist eine polygen determinierte, immunmediierte Erkrankung, deren Manifestation und Ausprägung durch äußere Faktoren („Trigger") stark beeinflusst wird. Nach dem atopischen Ekzem ist sie die häufigste chronisch-entzündliche Dermatose. In Deutschland wurde ihre Prävalenz bei Kindern und Jugendlichen mit 0,71 % ermittelt. Die genetische Komponente lässt sich an der häufig positiven Familienanamnese erkennen.

MERKE
Das Risiko für ein Kind, an einer Psoriasis zu erkranken, wird auf 25 % geschätzt, wenn ein Elternteil betroffen ist, und auf 60–70 % bei Erkrankung beider Eltern.

Die Bedeutung metabolischer, kardiovaskulärer und psychiatrischer **Komorbiditäten** trifft auch schon für die kindliche Psoriasis zu. Kinder mit starkem Übergewicht und Adipositas haben ein bis zu 4-fach erhöhtes Erkrankungsrisiko.

Der Psoriasis liegt eine Dysregulation der natürlichen und der adaptiven Immunität zugrunde. Proentzündliche Zytokine, die von TH17-positiven Zellen und dendritischen Zellen gebildet werden und

die Proliferation von Keratinozyten stimulieren, darunter Tumornekrosefaktor alpha (TNF-α) und die Interleukine IL-12, IL-17 und IL-23, sind maßgeblich an der Pathogenese beteiligt.
Wichtige Triggerfaktoren im Kindesalter sind:

- Infektionen, insbesondere durch β-hämolysierende Streptokokken der Gruppe A, sowie Impfungen
- Physikalische Faktoren
- Psychische Faktoren

Die Lebensqualität ist bei Kindern mit dieser chronischen Dermatose oft deutlich beeinträchtigt. Sie lässt sich mit dem **(Children's) Dermatology Life Quality Index** (CDQLI bzw. DLQI), der aus zehn einfachen Fragen mit jeweils vier Abstufungen besteht, quantifizieren.

Klinisches Bild

Wie bei Erwachsenen kommt auch bei Kindern der **Plaque-Typ** der Psoriasis am häufigsten vor (> Abb. 22.18, > Abb. 22.19). Allerdings sind die gut begrenzten, erythematosquamösen Plaques meist kleiner, flacher und weniger schuppend. Wenn sie ekzematisiert sind, ist die Diagnose erschwert. Bei früher Manifestation ist primär oft die Windelregion befallen, wo die typische Schuppung durch Reibung und Mazeration weitgehend fehlt und von wo aus sich die Psoriasis auf den Rumpf ausdehnen kann. Bei späterem Beginn ist die behaarte Kopfhaut oft zuerst betroffen. Nicht selten reichen die Plaques dabei etwas über die Haargrenzen hinaus. Abgesehen von den üblichen Prädilektionsstellen (Ellenbogen, Kniestreckseiten, Nabelregion) finden sich Psoriasisherde bei Kindern auch häufig im Gesicht, in den Intertrigines (Retroaurikularregion, Axillen, Leisten) und genitoanal. Sehr selten schreitet der Plaque-Typ bis zur Psoriasis-Erythrodermie fort.

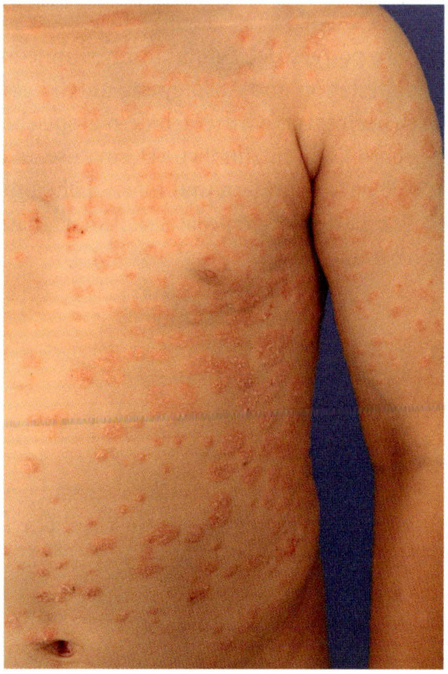

Abb. 22.18 Psoriasis vulgaris bei einem Kleinkind [P514]

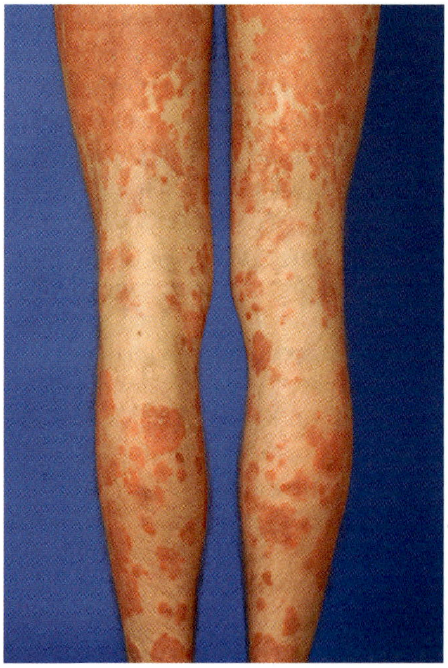

Abb. 22.19 Psoriasis vulgaris bei einem Jugendlichen [P514]

Zweithäufigster Typ ist die **Psoriasis guttata,** gekennzeichnet durch das akute, exanthematische Auftreten roter, schuppender Papeln mit Betonung von Rumpf und proximalen Extremitäten. Sie kann selbstlimitiert sein oder in eine chronische Psoriasis münden.

MERKE
Klassischer Auslöser der Psoriasis guttata ist ein Streptokokkeninfekt (meist Angina tonsillaris, seltener streptogene perianale oder genitale Dermatitis).

In bis zu 40 % der Fälle geht die Psoriasis mit **Veränderungen der Nagelplatte oder des Nagelbetts** einher. Typisch sind gröbere Defekte („Grübchen“) und Verdickung der Nagelplatte, Onycholyse (Ablösung der distalen Nagelplatte vom Nagelbett), partielle rotbraune Verfärbung durch Befall des Nagelbetts („Ölflecken“), subunguale Hyperkeratosen und Splitterblutungen. Eine Beteiligung der Zunge ist in Form einer migratorischen Glossitis (Lingua geographica) möglich.

Selten kommen **pustulöse Formen der Psoriasis** bei Kindern vor, am relativ häufigsten die anuläre pustulöse Psoriasis.

Etwa 7 % aller Fälle von juveniler idiopathischer Arthritis soll eine **juvenile Psoriasis-Arthritis** zugrunde liegen. Betroffen sind bei jüngeren Kindern meist Finger- und Zehengelenke, bei älteren Kindern Sehnen- und Bänderansätze (Enthesitis) und axiale Gelenke. Bei gleichzeitigem Vorliegen typischer Psoriasiseffloreszenzen ist die Diagnose eindeutig zu stellen, bei deren Fehlen werden mindestens zwei der folgenden zusätzlichen Kriterien gefordert:

- Daktylitis
- Nagelgrübchen oder Onycholyse
- Psoriasis bei einem Verwandten 1. Grades

Diagnostik

Abhängig von Alter, Psoriasis-Typ und betroffenen Lokalisationen sind die Differenzialdiagnosen zahlreich. Meist lässt sich jedoch klinisch eine ausreichend sichere Diagnose stellen. Der Befall von Prädilektionsstellen, typische Nagelveränderungen, eher spätes Manifestationsalter, Hinweise auf mechanische Auslösbarkeit (**Köbner-Phänomen**) und positive Familienanamnese können bei der Diagnosestellung helfen.

MERKE
Häufiger als früher angenommen können Psoriasis vulgaris und atopisches Ekzem gleichzeitig vorkommen.

Ekzemläsionen sprechen sehr viel schneller als Psoriasisherde auf topische Kortikosteroide an. Die typische Psoriasis-Histologie findet sich meist nur bei klinisch typischem Bild, sodass auf eine Biopsie verzichtet werden kann.

Als Maß für die aktuelle Ausprägung der Psoriasis dienen der **Psoriasis Area and Severity Index (PASI)** und die prozentual betroffene Körperoberfläche (**Body Surface Area [BSA]**). PASI-, BSA- und/oder DLQI-Werte $\geq$ 10 können als Richtwert für eine mäßig bis schwer ausgeprägte Psoriasis mit Indikation zur Systemtherapie herangezogen werden.

Therapie

Bei der Wahl des Therapeutikums sind die bei Kindern höhere Penetration und Resorption von Externa und die (kumulative) Toxizität von Systemtherapeutika zu berücksichtigen. Die Auswahl wird durch Zulassungsbeschränkungen bei Minderjährigen sowie Einschränkungen der praktischen Durchführbarkeit erschwert. Andererseits sind der oft hohe Leidensdruck und die soziale Stigmatisierung gravierende Argumente für eine frühe und adäquate Therapie. Zur Basistherapie werden Ölbäder und lipophile Salbengrundlagen, ggf. mit Zusatz von Glycerin und bei Juckreiz Polidocanol eingesetzt.

CAVE
Im Säuglings- und Kleinkindesalter sollte auf die Anwendung von Salicylsäure wegen der Gefahr der Intoxikation und auf die Anwendung von Harnstoff wegen seines irritierenden Effekts verzichtet werden.

Topische Therapie

Meist sind topische Behandlungsformen ausreichend. Eine gute Option zur zeitlich begrenzten Therapie bei lokalisierter Psoriasis sind **topische Kortikosteroide** wie Methylprednisolonaceponat und Mometasonfuroat. Zur Vermeidung von Nebenwirkungen und zur Steigerung der Effektivität sollten sie jedoch nur intermittierend und kombiniert angewendet werden.

Topische **Vitamin-D_3-Analoga** eignen sich zur Lokaltherapie bei älteren Kindern und lassen sich gut mit topischen Kortikosteroiden kombinieren. Wegen ihrer irritativen Wirkung sind sie für Gesicht und Intertrigines weniger günstig. Außerdem müssen wegen der Gefahr einer Hyperkalzämie Mengen- und Oberflächenbeschränkungen eingehalten werden. Calcipotriol-Salbe ist für Kinder ab 6 Jahren, Tacalcitol-Salbe ab 12 Jahren zugelassen.

Topische **Calcineurin-Inhibitoren,** insbesondere Tacrolimus-Salbe, sind bei fazialer, intertriginöser und genitaler Psoriasis im Off-Label-Use indiziert, jedoch nur für das atopische Ekzem zugelassen. Eine stärkere UV-Exposition des Gesichts sollte unter Therapie vermieden werden.

In besonderen Fällen wird noch das altbewährte **Dithranol** (Cignolin) zur konventionellen Therapie in Vaseline oder zur „Minutentherapie" in abwaschbarer Grundlage verwendet.

Phototherapie

Aufgrund des ungeklärten Risikos der Photokarzinogenese wird die UVB-311-nm-Phototherapie frühestens ab dem Jugendalter eingesetzt. Die PUVA-Therapie ist im Kindesalter kontraindiziert.

Systemtherapie

Trotz guter Wirkung und geringer Therapiekosten ist der Folsäureantagonist **Methotrexat** als ältestes Systemtherapeutikum der Plaque-Psoriasis und der Psoriasis-Arthritis im Kindesalter in den letzten Jahren in den Hintergrund gerückt. Gründe hierfür sind der langsame Wirkungseintritt, die fehlende Zulassung und eine bessere Wirksamkeit der meisten Biologika. **Acitretin** und **Ciclosporin** (ebenfalls off-label) werden nur noch zur Akutintervention bei erythrodermischer und zur Therapie der generalisierten pustulösen Psoriasis eingesetzt.

Biologika, die in distinkte Signalwege der Psoriasis eingreifen, haben die Systemtherapie der Psoriasis in den letzten 15–20 Jahren revolutioniert. Fünf Substanzen sind inzwischen auch für Kinder zugelassen (Adalimumab ab 4 Jahren, alle anderen ab 6 Jahren) (➤ Tab. 22.2):

Tab. 22.2 Für Kinder und Jugendliche mit Psoriasis zugelassene Biologika

Substanz	Wirkprinzip	Bemerkung
Adalimumab	TNF-α-Inhibitor	Mittel der 1. Wahl
Secukinumab	mAb gegen IL-17A	bessere Wirksamkeit als Adalimumab, fehlende Langzeiterfahrung
Ixekizumab	mAb gegen IL-17A	bessere Wirksamkeit als Adalimumab, fehlende Langzeiterfahrung
Ustekinumab	mAb gegen p40-Untereinheit von IL-12/IL-23	nur zur Zweitlinientherapie zugelassen, Vorteil der geringen Injektionsfrequenz
Etanercept	TNF-α-Inhibitor	nur zur Zweitlinientherapie zugelassen, geringere Wirksamkeit als andere Biologika

IL: Interleukin; mAb: monoklonaler Antikörper

Die IL-17-Inhibitoren Secukinumab und Ixekizumab wurden erst im Jahr 2020 für Kinder und Jugendliche zugelassen; bei ihnen besteht möglicherweise ein erhöhtes Risiko für respiratorische Infektionen. Die aktuelle deutsche Leitlinie gibt daher dem bereits seit 2008 bei Kindern eingesetzten **Adalimumab** den Vorzug als Erstlinientherapeutikum. Bei allen Biologika müssen vor Einleitung einer Therapie akute und latente Infektionen ausgeschlossen werden, insbesondere eine Tuberkulose vor Behandlung mit einem TNF-α-Antagonisten.

Bei rezidivierenden Psoriasisschüben in zeitlichem Zusammenhang mit einem Streptokokkeninfekt der Tonsillen kann eine Tonsillektomie erwogen werden.

S2k-Leitlinie Therapie der Psoriasis bei Kindern und Jugendlichen. Stand: 1.1.2022, gültig bis 31.4.2024; https://register.awmf.org/de/leitlinien/detail/013-094

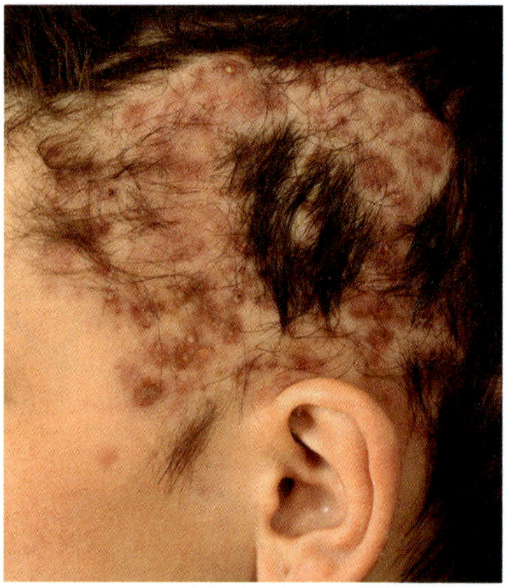

Abb. 22.20 Tinea capitis [P514]

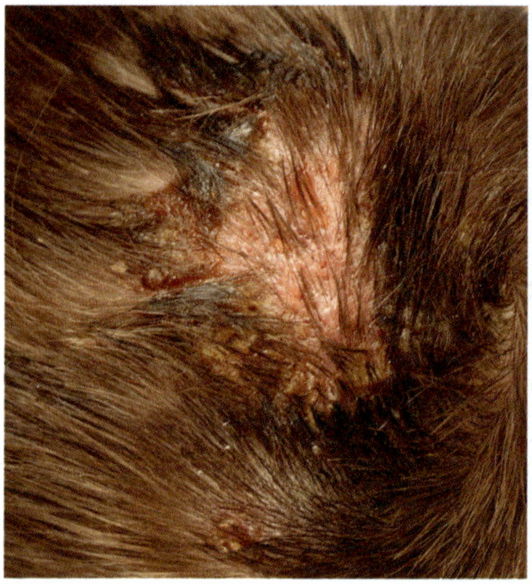

Abb. 22.21 Tinea capitis (Kerion Celsi) [P514]

22.7 Tinea capitis

Allgemeines

Die Fadenpilzinfektion der behaarten Kopfhaut (Tinea capitis) tritt nahezu ausschließlich im Kindesalter (mittleres Erkrankungsalter 3–8 Jahre) auf. Häufigste Erreger in Mitteleuropa sind *Microsporum canis, Trichophyton mentagrophytes, Trichophyton verrucosum* und *Trichophyton benhamiae.* Das Erregerspektrum unterliegt starken geografischen Schwankungen und im Zuge zunehmender Migration und vermehrter (auch exotischer) Haustierhaltung einem stetigen Wandel.

Klinik

In Abhängigkeit des Erregers (anthropophil vs. zoophil) werden zwei klinische Erscheinungsformen unterschieden:

- eine oberflächliche, kaum entzündliche Form durch meist anthropophile Pilze und
- eine tief reichende, entzündliche Form durch meist zoophile Pilze.

Bei weniger entzündlichen Formen finden sich fein schuppende, alopezische Areale mit über der Kopfhaut abgebrochenen Haaren („gut gemähte Wiese"). Insbesondere bei zoophilen Pilzen und bei bakterieller Superinfektion einer Tinea capitis zeigen sich von follikulären Pusteln und Krusten besetzte, entzündlich infiltrierte Plaques mit z. T. tief reichender abszedierender Entzündungsreaktion und konsekutivem, oft narbigem Haarverlust (➤ Abb. 22.20). Die maximale Ausprägung einer hochentzündlichen Tinea capitis wird als Kerion Celsi („Honigwabe") bezeichnet (➤ Abb. 22.21). Fieber, Abgeschlagenheit und Lymphknotenschwellung können begleitend auftreten.

Diagnostik

Nach gezielter Befragung insbesondere zu Tierkontakten, Auslandsaufenthalten und betroffenen Kontaktpersonen sowie Untersuchung von behaarter Kopfhaut, Nägeln und freier Haut stellt die mykologische Untersuchung von epilierten Haaren und Schuppen (Bürstenmethode) den Goldstandard zur Diagnose einer Pilzerkrankung dar. Aufgrund der unterschiedlichen Therapie ist neben dem mikroskopischen Direktnachweis immer ein kultureller Nachweis des Erregers anzustreben, ggf. ergänzt durch molekulare Untersuchungen. Familienmitglieder/enge Kontaktpersonen sind einer klinischen Untersuchung zu unterziehen. Auch Haustiere sollten bei entsprechendem Verdacht einer mykologischen Untersuchung beim Tierarzt unterzogen werden.

22

Therapie

MERKE

Eine Tinea capitis muss immer systemisch *und* topisch antimykotisch behandelt werden.

Durch eine rasch eingeleitete Therapie kann eine irreversible vernarbende Alopezie möglicherweise vermieden werden. Topische Therapiemaßnahmen allein sind ungenügend wirksam, beugen jedoch ergänzend zu einer Systemtherapie einer weiteren Ausbreitung (auch auf die freie Haut im Sinne einer Tinea corporis) und einer möglichen Ansteckung von Kontaktpersonen vor. Zu empfehlen sind vorerst tägliche, anschließend zweimal wöchentliche Haarwäschen mit Ciclopiroxolamin-haltigen Shampoos in Kombination mit der Anwendung von Ciclopiroxolamin- oder Bifonazol-haltigen Sprays oder Cremes. Kurzhaarfrisuren erleichtern die Applikation der Externa. Nässende und somit hochkontagiöse Areale sollten abgedeckt werden.

Die Wahl des systemischen Antimykotikums richtet sich nach dem nachgewiesenen Erreger. Mittel der Wahl bei *Trichophyton*-Erkrankungen ist Terbinafin, bei *Microsporum/Nannizzia* spp. Itraconazol. Bei bakterieller Superinfektion (meist Staphylokokken) ist die Kombination mit einem geeigneten oralen Antibiotikum indiziert.

CAVE

Bis auf das in Deutschland nicht verfügbare Griseofulvin sind systemische Antimykotika in Deutschland zur Therapie der Tinea capitis im Kindesalter nicht zugelassen. Die Eltern müssen entsprechend über den Off-Label-Use aufgeklärt werden.

Behandelt wird generell bis zur klinischen und mykologischen Abheilung (ca. 6–8 Wochen bei *Trichophyton* spp., ca. 10–16 Wochen bei *Microsporum* spp.). Vor und 4–6 Wochen nach Therapieeinleitung sollten Laborkontrollen durchgeführt werden. Kinder, die eine systemische und ergänzende topische antimykotische Therapie erhalten, können die Schule/den Kindergarten wieder besuchen. Bei Infektionen durch anthropophile Erreger (wie *T. tonsurans, T. violaceum* oder *M. audouinii)* ist ein 1-wöchiges Fernbleiben von Gemeinschaftseinrichtungen zu empfehlen.

S1-Leitlinie Tinea capitis. Stand: 23.1.2019, gültig bis 22.1.2024; https://register.awmf.org/de/leitlinien/detail/013-033

22.8 Vitiligo

Allgemeines

Mit einer weltweiten Prävalenz von 1–2 % zählt die Vitiligo zu den häufigsten erworbenen Pigmentstörungen. Sie wird als polygen determinierte Autoimmunerkrankung aufgefasst, bei der sich die Im-

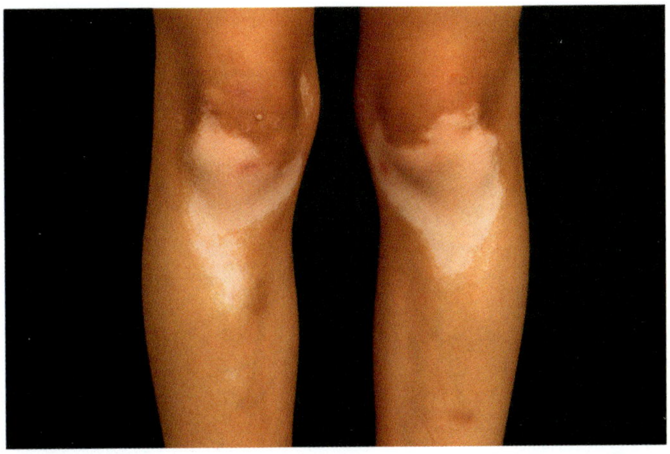

Abb. 22.22 Nichtsegmentale Vitiligo [P514]

munreaktion gegen melanozytäre Antigene richtet. Als treibende Kraft wurde der Interferon-γ-Signalweg identifiziert. Neben der genetischen Prädisposition sind Triggermechanismen von wesentlicher Bedeutung, erkennbar an der mechanischen Induzierbarkeit von Herden (Köbner-Phänomen). Die Vitiligo ist mit zahlreichen anderen Autoimmunkrankheiten assoziiert, insbesondere mit Schilddrüsenkrankheiten (Autoimmunthyreoiditis, Hypothyreose). Die psychosoziale Beeinträchtigung kann erheblich sein.

Klinisches Bild

Die seltenere **segmentale Vitiligo** wird von der **nichtsegmentalen (vulgären) Vitiligo** (➤ Abb. 22.22) mit einigen Unterformen (generalisiert, akrofazial, universell, gemischt) unterschieden (➤ Tab. 22.3). Der progrediente fokale Verlust von Melanozyten äußert sich zunächst in Hypopigmentierungen, später in scharf begrenzten Depigmentierungen. Bei Verlust des Melanozytenreservoirs im Haarfollikel sind auch die Haare im Herd depigmentiert (Leukotrichie, an der Kopfhaut Poliose).

Diagnostik

Aufgrund der meist typischen Verteilung der Depigmentierungen kann die Vitiligo i. d. R. klinisch diagnostiziert werden. Zu den Differenzialdiagnosen zählen:

- Piebaldismus
- Waardenburg-Syndrom
- Eschenlaubflecken bei tuberöser Sklerose
- Pityriasis alba
- Postinflammatorische Hypopigmentierungen
- Lichen sclerosus
- Morphea
- Pityriasis versicolor
- Hypopigmentierte Mycosis fungoides
- Naevus depigmentosus (Differenzialdiagnose der segmentalen Vitiligo)

Tab. 22.3 Merkmale der segmentalen und der nichtsegmentalen Vitiligo

	Segmentale Vitiligo	Nichtsegmentale Vitiligo
Beginn	meist Kleinkindesalter	meist später
Verlauf	plötzlicher Beginn, rasch progredient, anschließend stabil	eher langsam progredient, akute Exazerbationen möglich
Klinik	ein großer oder wenige Herde, unilateral	viele Herde, symmetrisch
Prädilektionsstellen	Gesicht, Hals, Rumpf	Gesicht, Hals, Hände, Füße, Intertrigines, über Knochenvorsprüngen
Haarfollikel	rasch betroffen	spät betroffen
Assoziationen	keine	häufig (Autoimmunerkrankungen, Halo-Nävi)
Behandlung	oft nur operativ möglich	besseres Ansprechen auf konservative Therapien

In Zweifelsfällen kann eine histologische Untersuchung sinnvoll sein, die den vollständigen Verlust der Melanozyten zeigt. Laborchemisch sollten zumindest eine assoziierte Erkrankung der Schilddrüse (TSH, T_4, Schilddrüsen-Autoantikörper), ein Vitamin-D-Mangel und bei klinischem Verdacht andere Autoimmunkrankheiten ausgeschlossen werden.

Therapie

Friktion und Druck können bestehende Vitiligoherde vergrößern und neue auslösen. Hiermit verbundene Aktivitäten und eng anliegende Kleidung sollten daher vermieden werden. Aufgrund der erhöhten Sonnenbrandgefahr der betroffenen Haut und der Verstärkung des Pigmentkontrasts sollte die Haut vor UV-Licht geschützt werden. Kleinere Läsionen können durch Camouflage abgedeckt werden.

In Anbetracht der Harmlosigkeit der Vitiligo ist eine Therapieindikation nicht zwingend gegeben. Die Behandlung ist schwierig und verlangt Adhärenz und Geduld. In Abhängigkeit vom Alter und Leidensdruck des Patienten sowie von Ausmaß, Lokalisation und Aktivität der Erkrankung kommen im Off-Label-Use topische Calcineurin-Inhibitoren im Gesicht und in der Genitoanalregion und ansonsten topische Kortikosteroide, z. B. Mometasonfuroat-Creme, zum Einsatz. Bei rasch progredienter generalisierter Vitiligo kann die sog. Minipuls-Therapie mit oralen Kortikosteroiden (0,25–0,75 mg/kg Prednisolon an 2 konsekutiven Tagen pro Woche über 3 Monate) eine Stagnation bewirken. Vielversprechend sind Studienergebnisse mit topischen Januskinase-Inhibitoren. Eine Lichttherapie ist im Kindesalter nicht zu empfehlen.

S1-Leitlinie Diagnostik und Therapie der Vitiligo. Stand: 23.4.2021, gültig bis 22.4.2026; https://register.awmf.org/de/leitlinien/detail/013-093

22.9 Alopecia areata

Allgemeines

Die Alopecia areata lässt sich als polygen determinierte, organspezifische, T-Zell-vermittelte Autoimmunkrankheit des anagenen Haarfollikels charakterisieren. Mit einer Prävalenz von 0,1–0,2 % und einer kumulativen Lebenszeitinzidenz von annähernd 2 % ist die Alopecia areata eine der häufigsten Autoimmunkrankheiten überhaupt. Bei etwa 40 % der Patienten manifestiert sie sich bereits vor dem 20. Lebensjahr. Sie ist mit anderen Autoimmunerkrankungen assoziiert, am häufigsten mit der Hashimoto-Thyreoiditis. Atopiker erkranken im Durchschnitt fast ein Jahrzehnt früher und zeigen einen schwereren Verlauf.

Klinisches Bild

Die Erkrankung manifestiert sich in verschiedenen klinischen Mustern, am weitaus häufigsten durch einen plötzlich einsetzenden, fokalen Haarausfall mit Ausbildung eines oder mehrerer gut begrenzter, rund-ovaler Alopeziestellen. An den aktiven Rändern fällt der Zugtest stark positiv aus. Hier finden sich häufig auch 2–3 mm kurze, nur distal pigmentierte Härchen, die leicht epilierbar sind und eine kolbenförmige Wurzel aufweisen („Ausrufungszeichenhaare"). Dermatoskopisch sind außerdem komedoartige Haarreste („black dots") und hyperkeratotische Pfröpfe im Infundibulum („yellow dots") erkennbar. Bei Vorliegen eines oder weniger kleiner Areata-Herde tritt in der Hälfte der Fälle innerhalb eines Jahres eine vollständige Wiederbehaarung ein. Andererseits können sich die Alopezieherde aber auch zu großen Kahlflächen bis hin zum vollständigen Verlust der Kopfbehaarung (**Alopecia areata totalis,** ➤ Abb. 22.23) und zum Ausfall aller Körperhaare (**Alopecia areata universalis**) weiterentwickeln. Eine weitere prognostisch ungünstige Manifestationsform ist der **Ophiasis**-Typ, bei dem ein breiter Alopeziestreifen von okzipital nach beidseits temporal reicht (➤ Abb. 22.24). Assoziierte Nagelveränderungen bestehen in multiplen kleinen Grübchen der Nagelplatte bis hin zur sandpapierartigen Aufrauung (Trachyonychie). Bei schweren Formen und bei Kindern kommen sie häufiger vor.

Als prognostisch ungünstige Zeichen gelten:

- Frühzeitiger Erkrankungsbeginn (Kindheit)
- Lange Erkrankungsdauer
- Ausgedehnter Befall
- Nagelbeteiligung
- Atopische Diathese
- Positive Familienanamnese
- Trisomie 21

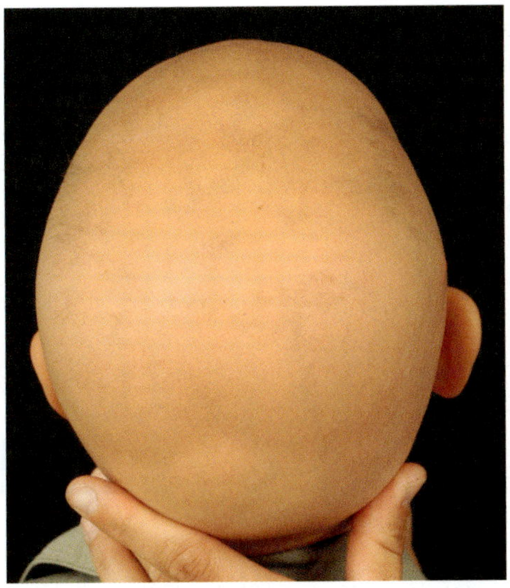

Abb. 22.23 Alopecia areata totalis [P514]

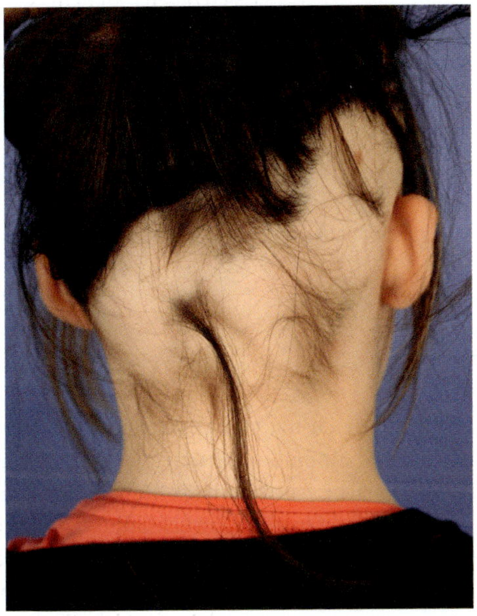

Abb. 22.24 Alopecia areata vom Ophiasis-Typ [P514]

MERKE
Das Erkrankungsspektrum reicht von der einmaligen Manifestation einer münzgroßen, sich rasch wiederbehaarenden Alopeziestelle über einen chronisch-rezidivierenden Verlauf bis zu einem bleibenden Verlust sämtlicher Kopf- und Körperhaare.

Diagnostik

Im typischen Fall ist die Alopecia areata klinisch leicht zu diagnostizieren. Diagnostische Schwierigkeiten bereitet vor allem die diffuse Alopecia areata. Hier kann die histologische Untersuchung einer Kopfhautbiopsie zur Klärung beitragen. Wichtigste Differenzialdiagnose im Kindesalter ist die Trichotillomanie. Außerdem müssen kongenitale Atrichien, telogenes Effluvium (bei diffuser Alopecia areata), loses Anagenhaar und oberflächliche Tinea capitis abgegrenzt werden. In jedem Fall sollte eine begleitende Erkrankung der Schilddrüse ausgeschlossen werden (TSH, T_4, Schilddrüsen-Autoantikörper).

Therapie

Vor jeglicher Therapie ist zu bedenken, dass der langfristige Verlauf kaum beeinflussbar ist und dass Risiken und mögliche Komplikationen in einem vernünftigen Verhältnis zum Nutzen stehen sollten. Aufgrund der guten Prognose ist die Behandlung einer einzelnen kleinen Kahlstelle nicht erforderlich. Dennoch werden hierbei häufig mittelpotente oder potente topische Kortikosteroide eingesetzt.

Die Anwendung intraläsionaler Triamcinolon-Kristallsuspensionen bei hartnäckigen Areata-Herden ist bei Kindern durch die Schmerzhaftigkeit der Injektionen limitiert. Die rasch progrediente herdförmige Alopecia areata von kurzer Bestandsdauer spricht oft gut, aber meist nur zeitlich begrenzt auf i. v. Pulstherapien mit hoch dosierten Kortikosteroiden an. Von einigen Dermatologen wird eine Dithranol-Minutentherapie eingesetzt, die zu einer leichten Irritation der behandelten Kopfhaut führt. Nachteilig ist hierbei die Verfärbung der Kopfhaut und heller Haare. Die in einigen Kliniken und Hautarztpraxen angebotene topische Immuntherapie mit dem obligaten Kontaktallergen Diphenylcyclopropenon ist eine gute Option für erwachsene Patienten mit ausgedehntem Befund, für Kinder jedoch ungeeignet.

In den letzten Jahren wurde über Erfolge mit einer systemischen Methotrexat-Therapie berichtet; die Rezidivrate nach Absetzen ist jedoch hoch. Die pathogenetisch orientierte topische und vor allem systemische Therapie mit Januskinase-Inhibitoren hat sich in Studien ebenfalls als wirksam erwiesen, Baricitinib ist jedoch bislang nur für Erwachsene zugelassen. Insbesondere bei ausgeprägten Formen der Alopecia areata steht die Krankheitsbewältigung in Familie und Umfeld im Vordergrund. Hierzu kann professionelle Hilfe indiziert sein.

22.10 Akne

22.10.1 Acne neonatorum

Die Acne neonatorum (Syn.: neonatale zephale Pustulose) ist eine häufige transitorische Neugeborenendermatose. Maternale Androgene führen zu einer Hyperplasie der Talgdrüsen mit Besiedelung durch den lipophilen Hefepilz *Pityrosporon ovale.* Die konsekutive Entzündungsreaktion äußert sich in Papeln und Pusteln vor allem am Kopf (➤ Abb. 22.25). Therapeutisch kommen Ketoconazol- oder Econazol-haltige Shampoos/Lösungen oder Ciclopiroxolamin-haltige Cremes in Betracht, wobei die Mutter als wahrscheinliche Überträgerin der Hefen mitbehandelt werden sollte.

22.10.2 Acne vulgaris

Die Acne vulgaris zählt zu den häufigsten Hauterkrankungen überhaupt und betrifft vorwiegend den Zeitraum der Pubertät, kann jedoch bis weit ins Erwachsenenalter fortbestehen (Acne tarda).

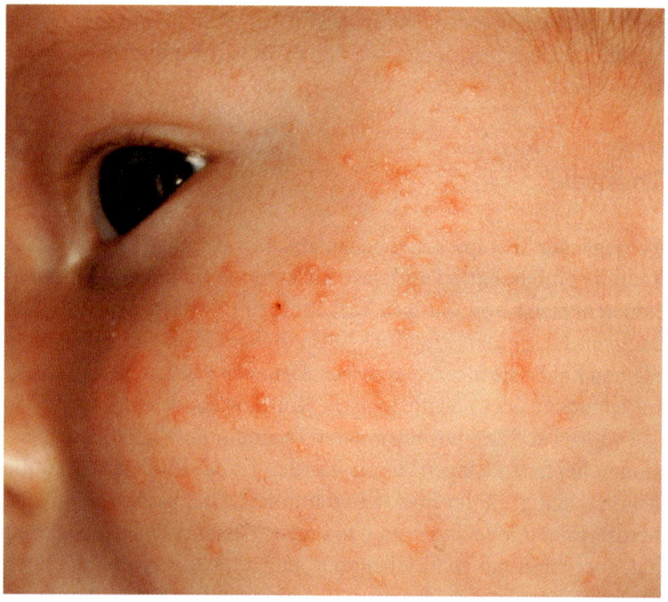

Abb. 22.25 Acne neonatorum [P514]

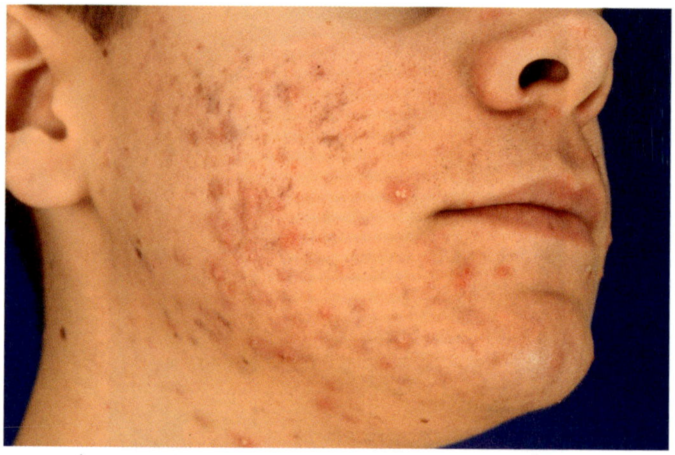

Abb. 22.26 Acne papulopustulosa [P514]

Ätiologie

Die Akne ist ein polyätiologisches Krankheitsbild, wobei genetische Disposition, hormonelle Faktoren, Seborrhö (vermehrte Talgproduktion), follikuläre Hyperkeratose (übermäßige Verhornung des Haarfollikels), mikrobielle Kolonisation durch *Propionibacterium acnes* und sekundäre immunologische Mechanismen für den Manifestationszeitpunkt und den Ausprägungsgrad der Akne eine entscheidende Rolle spielen.

Klinik

Klinisch finden sich bei initialen und leichten Akneformen geschlossene und offene Komedonen vorzugsweise in den seborrhoischen, talgdrüsenreichen Arealen der Gesichtshaut (Stirn, Nase, paranasal, Kinn) (**Acne comedonica**). Auch die obere Brust und der Rücken können betroffen sein. Mit zunehmender entzündlicher Aktivität entstehen rötliche Papeln und Pusteln (**Acne papulopustulosa**) (➤ Abb. 22.26), die sich zu großen Knoten und Fistelgängen weiterentwickeln können (**Acne conglobata**). Zu beachten ist die häufige psychische Belastung mit deutlicher Beeinträchtigung der Lebensqualität.

CAVE

Die Acne fulminans ist eine foudroyant verlaufende Akneform meist bei pubertären Jungen, die sich als akutes Krankheitsgeschehen mit nekrotisch-hämorrhagischen Akneläsionen, Fieber, Leukozytose, Gelenkbeschwerden und ausgeprägtem Krankheitsgefühl präsentiert. Hierbei ist rasches Handeln mit umgehender Systemtherapie (Prednisolon initial 1 mg/kg, Antibiotika und nachfolgend Isotretinoin) indiziert.

Therapie

Die Therapie richtet sich nach dem Schweregrad der Akne und erfolgt entsprechend einem konsentierten Therapiealgorithmus (➤ Tab. 22.4). Topische Antibiotika sollten aufgrund der Gefahr der Resistenzentwicklung nur mit Zurückhaltung und in Kombination mit anderen Externa verwendet werden.

CAVE

Aufgrund des erhöhten Risikos für einen Pseudotumor cerebri/eine intrakranielle Hypertension ist die Kombination aus oralen Retinoiden und Doxycyclin streng kontraindiziert. Streng zu beachten ist die Teratogenität von Retinoiden (Schwangerschaftsverhütungsprogramm)!

Tab. 22.4 Therapiealgorithmus bei Acne vulgaris

	Leichte Akne (Acne comedonica)	Mittelschwere Akne (Acne papulopustulosa)	Schwere Akne (Acne conglobata)
Erste Wahl	topisches Retinoid	topisches Retinoid in Kombination mit anderen topischen Aknetherapeutika oder oralem Antibiotikum	orales Retinoid in Kombination mit topischen Aknetherapeutika
Alternativen	Azelainsäure, Benzoylperoxid, Kombination mit topischem Antibiotikum	Azelainsäure in Kombination mit topischen Aknetherapeutika oder oralem Antibiotikum	orales Doxycyclin in Kombination mit topischen Aknetherapeutika
Bei Frauen		+ orales Kontrazeptivum	+ orales Kontrazeptivum
Erhaltungstherapie	topisches Retinoid	topisches Retinoid	topisches Retinoid + Benzoylperoxid

22

LITERATUR

Barton VR, Toussi A, Awasthi S, Kiuru M. Treatment of pediatric alopecia areata: A systematic review. J Am Acad Dermatol 2022; 86(6): 1318–1334.

Eichenfield LF, Stripling S, Fung S, et al. Recent development and advances in atopic dermatitis: A focus on epidemiology, pathophysiology, and treatment in the pediatric setting. Pediatr Drugs 2022; 24(4): 293–305.

Frischhut N, Zelger B, Andre F, Zelger BG. Das Spektrum melanozytärer Nävi und deren klinische Bedeutung. J Dtsch Dermatol Ges 2022; 20(4): 483–506.

Hamm H, Höger PH. Psoriasis im Kindes- und Jugendalter: Kurzes Update und leitliniengerechte Therapie. Monatschr Kinderheilkd 2023; 171(5): 420–429.

Höger PH, Hamm H. Infantile Hämangiome. Manifestationsformen, Therapie, Differentialdiagnosen. Dermatologie (Heidelb) 2023; 171(5): 410–419.

Jahnke MN, O'Haver J, Gupta D, et al. Care of congenital melanocytic nevi in newborns and infants: Review and management recommendations. Pediatrics 2021; 148(6): e2021051536.

Lange M, Hartmann K, Carter MC, et al. Molecular background, clinical features and management of pediatric mastocytosis: Status 2021. Int J Mol Sci 2021; 22(5): 2586.

Mavranezouli I, Daly CH, Welton NJ, et al. A systematic review and network meta-analysis of topical pharmacological, oral pharmacological, physical and combined treatments for acne vulgaris. Br J Dermatol 2022; 187(5): 639–649.

Mazereeuw-Hautier J, Hernández-Martín A, O'Toole EA, et al. Management of congenital ichthyoses: European guidelines of care, part two. Br J Dermatol 2019; 180(3): 484–495.

Mazereeuw-Hautier J, Vahlquist A, Traupe H, et al. Management of congenital ichthyoses: European guidelines of care, part one. Br J Dermatol 2019; 180(2): 272–281.

Natsuga K, Shinkuma S, Hsu CK, et al. Current topics in epidermolysis bullosa: pathophysiology and therapeutic challenges. J Dermatol Sci 2021; 104(3): 164–176.

Nicolaidou E, Mastraftsi S, Tzanetakou V, Rigopoulos D. Childhood vitiligo. Am J Clin Dermatol 2019; 20(4): 515–526.

Ott H, Krengel S, Beck O, et al. Multidisziplinäre Langzeitbetreuung und zeitgemäße chirurgische Therapie kongenitaler melanozytärer Nävi – Empfehlungen des Netzwerks Nävuschirurgie. J Dtsch Dermatol Ges 2019; 17(10): 1005–1017.

Rodríguez Bandera AI, Sebaratnam DF, Wargon O, Wong LF. Infantile hemangioma. Part 1: Epidemiology, pathogenesis, clinical presentation and assessment. J Am Acad Dermatol 2021; 85(6): 1379–1392.

Sebaratnam DF, Rodríguez Bandera AL, Wong LF, Wargon O. Infantile hemangioma. Part 2: Management. J Am Acad Dermatol 2021; 85(6): 1395–1404.

Wollenberg A, Kinberger M, Arents B, et al. European Guideline on atopic eczema. Part I: Systemic therapy. JEADV 2022; 36: 1409–31.

KAPITEL

23

Ulrike M.E. Schulze und Jörg M. Fegert

Psychische, psychosomatische und Verhaltensstörungen

23.1 Die Meilensteine der intellektuellen und psychosozialen Entwicklung

Die intellektuelle Entwicklung eines Kindes ist als vielschichtiger Prozess zu begreifen, der während der ersten Lebensjahre neben der Bewegungsentwicklung auch die sinnliche Wahrnehmung und die Sprachentwicklung umfasst. Die zunehmende Komplexität kindlichen Denkens erwächst aus einem Zusammenspiel von Anlagen, Reifungsvorgängen und durchlebten Erfahrungen.

Fragen zu den sogenannten Meilensteinen der frühkindlichen Entwicklung sind ein Kernelement der kinder- und jugendpsychiatrischen Anamneseerhebung. Sie beinhalten im Wesentlichen die Motorik (z. B. freies Laufen), den Zeitpunkt der Erlangung der Kontrolle über die Ausscheidungsfunktionen (Blase, Mastdarm) und vor allem die Ausbildung der aktiven Sprache (erste Worte, Zweiwortsätze usw.). Letztere kann (das Vorhandensein intakter Sinnesorgane vorausgesetzt) als sensibler Indikator für die weitere intellektuelle Entwicklung eines Kindes oder aber die Integration und psychosoziale Prognose z. B. eines Kindes mit frühkindlichem Autismus gesehen werden.

Ungeachtet eines Behütet- und Versorgtwerdens durch die Eltern, das mit den elementaren Bedürfnissen nach Bindung, Förderung und Unterstützung verbunden ist, bestehen demnach klare Erwartungen und „Referenzwerte" in Bezug auf das, wozu ein Kind (und später auch ein Jugendlicher) zu einem bestimmten Zeitpunkt fähig sein sollte. Spätestens mit dem Eintritt in den Kindergarten wird es wichtig sein, ob ein Kind sich von seinen Eltern trennen, Kontakte zu Gleichaltrigen knüpfen oder sich in eine Gruppe mit vorgegebenen Regeln einfügen kann. Beginnend mit dem Grundschulalter tritt der Leistungsaspekt hinzu, während in den darauffolgenden Jahren das Eingehen- und Erhalten-Können von Freundschaften (auch in Bezug auf romantische Beziehungen), ein sich Behaupten- und Abgrenzen-Können innerhalb der Peergroup, das Erlangen eines Schulabschlusses mit Vorbereitung auf den Eintritt ins Berufsleben sowie ein altersangemessener Ablöseprozess vom Elternhaus zu den wesentlichen Entwicklungsaufgaben zählen.

23.2 Der Begriff „abweichendes Verhalten"

Abweichendes Verhalten lässt sich beschreiben als Verhalten, das hinsichtlich seiner Intensität, Qualität, Häufigkeit und spezifischer Zusammenhänge von dem abweicht, was zu erwarten ist und der (kulturellen, funktionalen und empirischen) Norm entspricht. Gemäß der Definition des Dorsch-Lexikons der Psychologie treten im Rahmen der psychologischen Diagnostik zu objektiven Normen auch subjektive (z. B. Motivation oder Lebensqualität) hinzu. Entsteht aus den Verhaltensweisen eine Beeinträchtigung der üblichen sozialen Aktivitäten oder Beziehungen, wird Leiden verursacht, das die Lebensführung behindert; kommen die Person selbst oder andere zu Schaden, so kann unter entsprechend ungünstigen Voraussetzungen eine dauerhaft ausgeprägte psychische Störung entstehen.

23.2.1 Behinderung

Insbesondere im Kindes- und Jugendalter kann aufgrund eines hiermit verbundenen Entwicklungsrückstands eine Behinderung resultieren. Diese ist laut Neufassung des § 2 SGB IX Abs. 1 wie folgt definiert:

„(1) Menschen mit Behinderungen sind Menschen, die körperliche, seelische, geistige oder Sinnesbeeinträchtigungen haben, die sie in Wechselwirkung mit einstellungs- und umweltbedingten Barrieren an der gleichberechtigten Teilhabe an der Gesellschaft mit hoher Wahrscheinlichkeit länger als sechs Monate hindern können. Eine Beeinträchtigung nach Satz 1 liegt vor, wenn der Körper- und Gesundheitszustand von dem für das Lebensalter typischen Zustand abweicht. Menschen sind von Behinderung bedroht, wenn eine Beeinträchtigung nach Satz 1 zu erwarten ist."

Aus einer Teilhabebeeinträchtigung ergibt sich für das betroffene Kind bzw. den betroffenen Jugendlichen ein Anspruch auf Eingliederungshilfe gemäß § 35a SGB VIII. Im Rahmen der Reform des SGB VIII wurde auch dieser § 35a geändert. Zwar bleibt im Gegensatz zum Erwachsenenrecht (Bundesteilhabegesetz) eine Diagnose nach dem geltenden Klassifikationssystem im SGB V, also derzeit ICD-10-GM (später dann nach Einführung der ICD-11 die amtliche deutsche Version der ICD-11) Voraussetzung für die Gewährung einer solchen Hilfe. Allerdings muss die Feststellung der Teilhabebeeinträchtigung auf der Basis standardisierter Instrumente erfolgen, die sich sinnvollerweise an der ICF der WHO orientieren. Damit müssen in einer entsprechenden Stellungnahme das altersentsprechende Zurechtkommen im Alltag, mögliche Barrieren und potenzielle Unterstützungs- und Erleichterungsfaktoren aus ärztlicher Sicht angesprochen werden (vgl. Fegert 2022).

23.3 Kinder- und jugendpsychiatrische Diagnostik: multiaxial

Kinder- und jugendpsychiatrische Diagnostik ist unzureichend, wenn sie sich ausschließlich auf die medizinisch-psychiatrische Zuordnung der Symptomatik bezieht. Zugunsten eines ganzheitlichen Verständnisses der Lebenssituation und Beeinträchtigung des betroffenen Kindes oder Jugendlichen bedient sie sich eines multiaxialen Klassifikationsansatzes (multiaxiales Klassifikationsschema, MAS), der neben der klinisch-psychiatrischen Diagnose (Achse I) auch eine mögliche umschriebene Entwicklungsstörung (z. B. der schulischen oder motorischen Fertigkeiten), die intellektuelle Leistungsfähigkeit (Achse III), eine möglicherweise für die psychische Symptomatik mitbestimmende körperlich-neurologische Erkrankung (Achse IV), wesentliche psychosoziale Belastungsfaktoren (bezogen auf die Familie, den Umgang mit Gleichaltrigen sowie den schulisch-beruflichen Rahmen; Achse V) und das allgemeine psychosoziale Anpassungsniveau (Achse VI) berücksichtigt. Die einzelnen Achsen des in der kinder- und jugendpsychiatrischen Diagnostik angewandten multiaxialen Klassifikationsschemas sind in ➤ Tab. 23.1 aufgeführt.

Tab. 23.1 Multiaxiales Klassifikationsschema

Achse I	Klinisch-psychiatrisches Syndrom
Achse II	Umschriebene Entwicklungsstörungen
Achse III	Intelligenzniveau
Achse IV	Körperliche Symptomatik
Achse V	Assoziierte aktuelle abnorme psychosoziale Umstände
Achse VI	Globale Beurteilung des psychosozialen Funktionsniveaus (Adaptation/Beeinträchtigung)

Die hierdurch gegebene Mehrdimensionalität integriert zum einen den Entwicklungsaspekt, der psychischen Störungen im Kindes- und Jugendalter innewohnt, zum anderen verhilft sie dazu, Wechselwirkungen von Belastungen mit individuell vorliegenden Voraussetzungen oder aber auch im präventiven Sinne mögliche Belastungen früher zu erfassen, bevor sie bereits die Wertigkeit eines psychiatrischen Störungsbildes erlangen. Darüber hinaus lassen sich im Rahmen der Zusammenarbeit an Schnittstellen (➤ Kap. 23.4.2) z. B. Art und Ausmaß der Teilhabebeeinträchtigung im Falle einer möglicherweise drohenden seelischen Behinderung differenziert beschreiben.

23.3.1 Anamneseerhebung

Die Exploration sollte i. d. R. nach einer kurzen Phase des Kennenlernens sowohl gemeinsam mit der gesamten Familie als auch getrennt zwischen Patient und Eltern erfolgen. Während das gemeinsame Gespräch mit allen Beteiligten auch einer orientierenden Erfassung von Besonderheiten der Interaktion und Beziehungsdynamik innerhalb des familiären Systems gilt, ist insbesondere bei älteren Patienten deren Intimsphäre bewusst zu berücksichtigen. Diese betrifft vor allem sensible Gesprächsinhalte (z. B. Fragen zu möglichem Drogenkonsum, Sexualität, Suizidalität, Wahrnehmung der familiären Realität), sie dient aber auch einem späteren „Abgleich" von Selbst- und Fremdeinschätzung der aktuellen Symptomatik und Belastung.

Die Erhebung der Anamnese umfasst neben der aktuellen Symptomatik (Auftreten der Symptome und Zusammenhänge) die Vorgeschichte des Kindes/Jugendlichen ab der Zeit der Schwangerschaft und Geburt (biografische Anamnese: frühkindliche Entwicklung, Kindergarten- und Schulzeit) unter besonderer Berücksichtigung des Entwicklungsaspekts (im Hinblick z. B. auf einen möglichen Leistungsabfall, Beziehungsabbruch z. B. durch Tod oder Umzug) und familiärer Besonderheiten (z. B. familiäre Belastungen bzgl. psychiatrischer oder Suchterkrankungen, elterlicher Beziehungsstatus).

MERKE

Ergänzend zur Anamneseerhebung ist es hilfreich, sich – falls vorhanden – neben ärztlich-psychologischen Vorbefunden das Vorsorgeuntersuchungsheft sowie die Schulzeugnisse vorlegen zu lassen.

23.3.2 Der psychopathologische Befund

Kerninhalt der kinder- und jugendpsychiatrischen Diagnostik ist die Erhebung des psychopathologischen Befunds (➤ Box 23.1). Er soll eine verlässliche „Momentaufnahme" des aktuellen psychischen Befindens darstellen und als Entscheidungsgrundlage für das weitere Prozedere (z. B. diagnostische Entscheidungen, Ergreifen von Maßnahmen im Falle akuter Suizidalität) dienen.

Box 23.1

Der psychopathologische Befund: Kategorien und zu erhebende Inhalte

- Erscheinungsbild, Bewusstseinslage (qualitativ, quantitativ), Orientierung, Sprache, Interaktion
- Aufmerksamkeit, Auffassung, Konzentration, Gedächtnis
- Denken (formal: Ablauf des Denkens, inhaltlich: Denkinhalt und Realitätskontrolle)
- Ich-Erleben (Depersonalisation, Derealisation, Fremdbeeinflussungserlebnisse)
- Wahrnehmung und Sinnestäuschungen (illusionäre Verkennungen, Wahnwahrnehmungen, Halluzinationen)
- Stimmung und Affekt (traurig, euphorisch, Affektarmut, -starre, -labilität oder -inkontinenz, Gefühl der Gefühllosigkeit, Insuffizienzgefühl, affektive Schwingungsfähigkeit)
- Antrieb, Psychomotorik und Intentionsbildung (antriebsarm oder -gehemmt, Ambivalenz)
- Essverhalten, körperliche Beschwerden
- Angst, Phobie, Zwang, hypochondrische Befürchtungen
- Krankheitsgefühl, Krankheitseinsicht
- Selbst- oder Fremdgefährdung (selbstverletzendes Verhalten, Suizidalität, Aggressivität)

23.3.3 Testpsychologische Untersuchungsverfahren

Im Hinblick auf den Einsatz testpsychologischer Untersuchungsverfahren ist zu bemerken, dass diese zum einen einer ersten orientierenden Einschätzung (Screening) im Hinblick auf den aktuellen Entwicklungsstand, mögliche Belastungen und Beeinträchtigungen dienen sollen, zum anderen aber weder eine gründliche Erhebung der Anamnese und des psychopathologischen Befunds ersetzen noch allein eine Diagnose begründen (z. B. ADHS, Legasthenie) können.

Eine Auswahl der in der klinischen Praxis häufig eingesetzten Verfahren findet sich in ➤ Tab. 23.2. Vertiefende standardisierte

Tab. 23.2 Auswahl in der klinischen Praxis häufig eingesetzter (standardisierter) psychodiagnostischer Instrumente

Klinische Screeningverfahren	
CBCL/1½ – 5	Child Behavior Checklist/1½ – 5
CBCL/4–18	Child Behavior Checklist/4–18
YSR	Fragebogen für Jugendliche
SPS-J-II	Screening psychischer Störungen im Jugendalter
SDQ	Strength and Difficulties Questionnaire
Diagnosesysteme	
DISYPS-III	Diagnostik-System für psychische Störungen im Kindes- und Jugendalter nach ICD-10 und DSM-5
CASCAP-D	Psychopathologisches Befundsystem für Kinder und Jugendliche
Störungsspezifische Verfahren	
DIKJ	Depressions-Inventar für Kinder und Jugendliche
SPAIK	Sozialphobie und -angstinventar für Kinder
AFS	Angstfragebogen für Schüler
Entwicklungs- und Leistungstests	
WET	Wiener Entwicklungstest
ET 6–6	Entwicklungstest für Kinder von 6 Monaten bis 6 Jahre
K-ABC II	Kaufman-Assessment Battery for Children – II
WISC V	Wechsler-Intelligence Scale for Children V
SLRT-II	Salzburger Lese- und Rechtschreibtest II
HSP 1–10	Hamburger Schreibprobe Klasse 1 bis Klasse 10
ZAREKI-R	Neuropsychologische Testbatterie für Zahlenverarbeitung und Rechnen bei Kindern
Projektive Tests	
Scenotest	
CAT	Children's Apperception Test
FIT	Familie in Tieren

Erhebungsinstrumente (Fragebögen, Interviews) befassen sich u. a. mit der differenzierten Erfassung von depressiven oder Angstsymptomen, selbstverletzendem Verhalten und/oder Suizidalität, Essstörungssymptomen, autistischen Verhaltensweisen sowie Hinweisen für das Bestehen einer schizophrenen Störung oder einer Persönlichkeitsstörung.

23.3.4 Somatische Untersuchungen

Die somatische Abklärung im Rahmen eines Erstkontakts umfasst neben einer gründlichen körperlich-neurologischen Untersuchung die Einschätzung einer möglichen organischen Ätiologie oder Bedeutung der Symptomatik sowie bei medikamentöser Vorbehandlung eine Blutentnahme oder Urinuntersuchung (z. B. Harnwegsinfekt, Urinuntersuchung auf körperfremde Substanzen).

Fakultativ (z. B. im Falle einer medikamentösen Behandlung oder einer Essstörung) empfiehlt sich die Ableitung eines EKG sowie möglicherweise auch eines EEG (z. B. bei V. a. eine epilepsiebedingte Aufmerksamkeitsstörung). Das Vorhandensein entsprechender auffälliger Vorbefunde oder eine fragliche organische Genese psychiatrischer Symptome (z. B. bei psychotischer Symptomatik) kann auch die Durchführung eines bildgebenden Verfahrens (z. B. cMRT) oder weiterer medizinischer Untersuchungen (z. B. Lumbalpunktion) notwendig machen.

23.4 Kinder- und jugendpsychiatrische Therapie: multimodal

Kinder- und jugendpsychiatrische Therapie findet ambulant, teilstationär oder stationär statt. Die Wahl des jeweils geeigneten Settings richtet sich nach der Symptomschwere und dem allgemeinen Ausmaß der gegebenen Belastung nicht nur des Patienten selbst, sondern auch in Bezug auf das gesamte System.

23.4.1 Rechtliche Aspekte der Behandlung

Der Aufenthalt auf einer Station findet i. d. R. auf freiwilliger Basis statt. Oftmals erfolgt eine stationäre Aufnahme zur *Krisenintervention*, z. B aufgrund akuter Suizidalität, bei der sich der Patient nicht ausreichend distanzieren kann und aufgrund nicht ausreichender Absprachefähigkeit somit einen schützenden therapeutischen Rahmen benötigt.

Besteht jedoch im Falle akuter Selbst- oder auch Fremdgefährdung (z. B. aufgrund eines erhöht aggressiven Verhaltens) keine Freiwilligkeit des Aufenthalts, ist die Möglichkeit der Sorgeberechtigten gegeben, sich an das zuständige Familiengericht zu wenden und die **Genehmigung einer geschlossenen Unterbringung nach § 1631b BGB** zu beantragen. Ergänzend zum elterlichen Antrag wird hier seitens des Gerichts eine fachärztliche Stellungnahme bzw. Begutachtung benötigt. Seit dem 1.10.2017 ist darüber hinaus die über einen gewissen Zeitraum hinweg wiederholte bzw. regelmäßige Anwendung von Zwangsmaßnahmen (z. B. Fixierungen) genehmigungspflichtig.

23.4.2 Interdisziplinarität

Multimodale Therapie bedeutet, dass diese aus mehreren Elementen besteht, die sich gegenseitig ergänzen sollen. So setzt sich das Behandlungsteam im stationären und tagesklinischen Setting aus mehreren Berufsgruppen zusammen. Diese Besonderheit einer gelebten **Interdisziplinarität** bildet sich auch innerhalb der multiprofessionellen Teambesprechungen (Visiten) ab.

Milieutherapie Die Mitarbeiter des Pflege- und Erziehungsdienstes sind nicht nur für eine differenzierte Verhaltensbeobachtung und verlässliche Rückmeldung an die Stationstherapeuten zuständig. Sie schaffen vielmehr mithilfe der Milieutherapie einen strukturgebenden angeleiteten Alltag (z. B. wecken, kochen und gemeinsame Mahlzeiten einnehmen, zur Schule begleiten oder schicken) für die Kinder und Jugendlichen.

Psychotherapie Daneben übernehmen Ärzte, Psychologen, Kinder- und Jugendlichenpsychotherapeuten (in Ausbildung) die angeleitete einzeltherapeutische Versorgung der Patienten. Diese umfasst neben einer stabilisierenden und/oder störungsspezifischen **Psychotherapie** Gespräche mit Eltern/Bezugspersonen/weiteren beteiligten Institutionen. Gruppentherapeutische Angebote werden häufig berufsgruppenübergreifend (ärztlich/psychologisch, Pflege, Co-Therapeuten) und im Tandem angeboten.

Co-Therapie Musiktherapie, Kunst- oder Ergotherapie, Bewegungs- und Arbeitstherapie bilden im psychotherapeutischen Kontext eine wichtige Ergänzung (**Co-Therapie**) und nonverbale therapeutische Zugangsebene, oftmals in separaten Räumlichkeiten außerhalb des tagesklinischen oder stationären Alltags. Zur vertieften differenzialdiagnostischen Einschätzung, vor allem aber auch therapeutisch bedeutsam ist der Unterricht der Kinder und Jugendlichen in der **Klinikschule.**

Psychopharmakotherapie Während die Psychotherapie überwiegend die therapeutische Methode der 1. Wahl darstellt, ist die häufig eher ergänzende **Psychopharmakotherapie** aus der Behandlung einiger Störungsbilder (z. B. Erkrankungen aus dem schizophrenen Formenkreis) nicht wegzudenken. ➤ Tab. 23.3 gibt eine Übersicht über die am häufigsten eingesetzten Stoffklassen.

Ergänzend bleibt festzuhalten, dass für eine Vielzahl der eingesetzten Medikamente keine Zulassung hinsichtlich der jeweiligen Zielsymptomatik vorliegt und somit auf einen „Off-Label"-Einsatz zurückgegriffen werden muss.

MERKE

Grundsätzlich sind Patienten und Eltern ausführlich aufzuklären, und es ist das schriftliche Einverständnis beider Sorgeberechtigten und auch des Kindes oder Jugendlichen einzuholen. Dies gilt es insbesondere dann zu berücksichtigen, wenn die Eltern getrennt leben und beide das Sorgerecht ausüben.

Verlauf, Weiterbehandlung, Rehabilitation: Arbeit an Schnittstellen

Die Länge eines tagesklinischen oder vor allem stationären Aufenthalts in einer kinder- und jugendpsychiatrischen Klinik und damit der **Verlauf** können stark variieren. Während Kriseninterventionen i. d. R. 3 Tage nicht überschreiten und die Patienten nach einer ersten

Tab. 23.3 Stoffklassen der am häufigsten eingesetzten Medikamente

Stoffklasse	Präparate	Zielsymptomatik
Stimulanzien	Methylphenidat, Amphetamine	Hyperaktivität, erhöhte Impulsivität, Aufmerksamkeitsdefizit
Antidepressiva	Selektive Serotonin-Wiederaufnahmehemmer (SSRIs)	Depressivität, Zwangssymptome, Angstsymptome, Heißhungeranfälle im Rahmen von Essstörungen (Bulimia nervosa), ggf. selbstverletzendes Verhalten
Antipsychotika (Neuroleptika)	Atypische Antipsychotika (z. B. Aripiprazol, Olanzapin, Risperidon, Clozapin)	Schizophrene Psychosen, schizoaffektive Psychosen, Ticstörungen (Tourette-Syndrom), Erregungszustände, aggressive Impulsdurchbrüche, selbstverletzendes Verhalten, Autoaggression

Stabilisierung in eine ambulante **Weiterbehandlung** weitervermittelt werden oder dorthin zurückkehren können, ist die Therapie bestimmter Störungsbilder wie z. B. einer schweren depressiven Episode, Schizophrenie oder Essstörung häufig mit einem mehrwöchigen bis mehrmonatigen stationären Aufenthalt verbunden.

Neben der unmittelbar zu behandelnden Symptomatik ist hierbei eine oftmals gegebene Beeinträchtigung der Belastbarkeit im Alltag und des gesamten psychosozialen Funktionsniveaus der Patienten zu bedenken. In vielen Fällen ist also mit Beendigung eines Klinikaufenthalts nicht von einer Heilung auszugehen; vielmehr gilt es für den Patienten und seine Angehörigen, die Erkrankung anzunehmen und sie bis auf Weiteres in die mittel- bis längerfristige Lebensplanung zu integrieren. Dies ist oftmals ein schwieriger und langwieriger Prozess, der nicht „im ersten Anlauf" zu meistern ist. Auch ist eine unmittelbare Rückkehr in den häuslichen Alltag mit nahtlosem Anknüpfen an den vorherigen schulisch-beruflichen Kontext nicht unbedingt selbstverständlich, sodass neben einer ambulanten kinder- und jugendpsychiatrischen bzw. -psychotherapeutischen Behandlung eine Anschlussbehandlung, Wiedereingliederung, längerfristige Vorbereitung oder bedarfsgerechte Umorientierung und schrittweise Steigerung der Belastbarkeit notwendig werden können.

Diese lassen sich im Rahmen einer **Rehabilitation**smaßnahme, z. B. der Jugendhilfe, oftmals am besten umsetzen. Die Realisierung von Jugendhilfemaßnahmen, sowohl im ambulanten als auch stationären Kontext, setzt im Vorfeld die **Arbeit an Schnittstellen** und damit Kommunikation zwischen Klinik, Familie und z. B. Kinder- und Jugendhilfe voraus.

In der Regel setzt ein Aktivwerden vonseiten des Jugendamts eine elterliche Antragstellung (Hilfen zur Erziehung § 27 ff. KJHG oder SGB VIII oder Eingliederungshilfen bzw. Hilfen zur Teilhabe § 35a KJHG/SGB VIII) sowie die Freiwilligkeit des betroffenen Kindes/Jugendlichen und damit aktive Mitwirkung voraus.

Kliniktherapeuten und -Sozialdienst nehmen lediglich eine vermittelnde und bahnende Funktion ein, die sich neben beratenden Gesprächen in der Organisation sogenannter Runder Tische und in der Formulierung von Stellungnahmen (z. B. zur Eingliederungshilfe nach § 35a KJHG) ausdrückt. Als weitere Schnittstellen in der kinder- und jugendpsychiatrischen Arbeit sind neben der Kinder- und Jugendhilfe und dem Familiengericht niedergelassene Ärzte und Therapeuten, weiterbehandelnde Kliniken, Sozialhilfe, Beratungsstellen, Schulen, Familiengerichte sowie die Agentur für Arbeit zu nennen.

Wichtig im Hinblick auf jedwede Zusammenarbeit und Kommunikation im professionellen Rahmen ist – sofern nicht eine akute Kindeswohlgefährdung vorliegt – die Entbindung von der ärztlichen Schweigepflicht vonseiten der Sorgeberechtigten.

Inklusion

Der Anspruch auf Teilhabe ist bereits in Art. 3 Abs. 3 Satz 2 Grundgesetz (GG) verankert, ebenso aber auch in den Sozialgesetzbüchern: als Definitionsmerkmal von Behinderung im Rehabilitations- und Teilhaberecht (§ 2 Abs. 2 SGB IX) oder als grundlegende Haltung im Umgang mit Kindern und Jugendlichen im Kinder- und Jugendhilferecht (§ 1 Abs. 1, Abs. 3 Nr. 1 SGB VIII).

Darüber hinaus wurde die gesetzliche Verpflichtung, die gesellschaftliche Teilhabe von Kindern und Jugendlichen in allen Lebensbereichen sicherzustellen, in der UN-Behindertenrechtskonvention noch einmal für Kinder und Jugendliche mit Behinderungen konkretisiert. Dennoch ist die Bewältigung der **Inklusion** aller teilhabebeeinträchtigten Kinder und Jugendlichen aktuell nur ansatzweise gelungen und erschöpft sich keineswegs in der Integration Einzelner in Kindertagesstätten oder Schulklassen. Gesetzliche Grundlagen und die praktische Umsetzung durch beteiligte Institutionen sollten den tatsächlichen Bedürfnissen angepasst werden, sich künftig über bisherige Grenzen administrativer Zuständigkeiten hinwegsetzen und berücksichtigen dürfen, dass sich Probleme von Kindern und Jugendlichen nicht „in Schubladen einsortieren" lassen.

So leiden Kinder und Jugendliche mit körperlichen Erkrankungen häufig auch unter psychischen Störungen, und geistige Behinderungen können auch mit körperlichen Grunderkrankungen und einem deutlich erhöhten Risiko für neurologische oder psychiatrische Erkrankungen einhergehen. Schließlich ist auch ein Zusammentreffen von psychischer Erkrankung (z. B. frühkindlichem Autismus) und geistiger Behinderung möglich. Es gibt demnach verschiedene Formen von Behinderung (seelisch, körperlich, geistig), die (in unterschiedlicher Intensität und Dauer) gemeinsam gegeben sein können und einen erhöhten erzieherischen Bedarf mit sich bringen.

Hinzu kommt das Recht jedes einzelnen Kindes oder Jugendlichen darauf, sich bei allem Anspruch auf Teilhabe und individuelle Förderung im Rahmen der Bewältigung seiner Entwicklungsaufgaben nicht einzig über seine Behinderung definieren zu lassen.

Die praktische Umsetzung von Inklusion in der Schule findet in Form von Schulbegleitung statt. Diese lässt sich in gewisser Weise als „Seismograf" für die nicht unbeträchtlichen Herausforderungen auf dem Weg zu einer „ernst gemeinten" Teilhabe an inklusiver Bildung im Sinne der Kinder und Jugendlichen mit Behinderung auffassen. Zur Realisierung inklusiver Bildung, die den Bedürfnissen der Kinder und Jugendlichen mit Behinderungen tatsächlich gerecht wird, bedarf es gleichermaßen einer weitergehenden Qualifizierung wie auch struktureller Veränderungen. Diese wurden beginnend u. a. mit Inkrafttreten des Gesetzes zur Stärkung von Kindern und Jugendlichen (**Kinder- und Jugendstärkungsgesetz,** KJSG) auf den Weg gebracht. Das Gesetz steht für Verbesserungen vor allem für diejenigen jungen Menschen, die benachteiligt sind, die unter belastenden Lebensbedingungen aufwachsen oder die Gefahr laufen, von der sozialen Teilhabe „abgehängt" zu werden. Zum 1.1.2024 werden die sogenannten Verfahrenslotsen bei den Jugendämtern eingeführt und erst zum 1.1.2028 sollen die Jugendämter für alle Kinder und Jugendlichen zuständig werden, ganz gleich ob bzw. welche Beeinträchtigung vorliegt (Gesamtzuständigkeit der Kinder- und Jugendhilfe).

Transition

Nachdem sich bis zum Alter von 14 Jahren beinahe die Hälfte aller psychiatrischen Erkrankungen erstmals manifestiert hat und bei zahlreichen Störungen (z. B. ADHS, Persönlichkeitsstörungen, Essstörungen) davon auszugehen ist, dass sie mit hoher Wahrscheinlichkeit bis ins Erwachsenenalter hinein bestehen werden, finden – ähnlich wie in der somatischen Medizin – seitens der Behandler verstärkt Bemühungen um einen geglückten und möglichst nahtlosen Übergang von einem Behandlungssystem ins andere (**Transition**) statt. Einen Ansatz zur Überbrückung stellen – nicht nur in Deutschland entstehende – psychiatrische Stationen zur Behandlung adoleszenter Patienten im Alter von 16–24 Jahren. Sie haben jedoch noch Pilotcharakter. Ergänzt werden muss, dass eine Transition zum Zeitpunkt der auslaufenden Behandlung in der Kinder- und Jugendpsychiatrie zunächst nicht von allen Betroffenen gewünscht wird und, wie aktuelle Forschungsergebnisse zeigen, auch noch bei Weitem weder systematisiert noch ausreichend finanziert oder Bestandteil der Ausbildung in den Gesundheitsberufen ist.

23.5 Spezielle kinder- und jugendpsychiatrische und psychosomatische Störungsbilder

23.5.1 Organische, einschließlich symptomatischer psychischer Störungen

Der Begriff hirnorganisches Psychosyndrom wurde von Bleuler geprägt. Im Kindes- und Jugendalter ist die Ausprägung der Symptome, z. B. beim Durchgangssyndrom nach schweren Operationen, immer auch vom Entwicklungsstand des betroffenen Kindes abhängig. Prinzipiell kann im Kindesalter jede akute Erkrankung, sei sie infektiöser, intrakraniell-raumfordernder, traumatischer oder metabolisch-toxischer Genese, ein organisches Psychosyndrom hervorrufen, weshalb auf die entsprechenden Kapitel in diesem Lehrbuch verwiesen wird. In der ICD-11 findet sich hierzu der Oberbegriff „Sekundäre psychische Syndrome oder Verhaltenssyndrome bei anderenorts klassifizierten Störungen oder Erkrankungen".

Akutes organisches Psychosyndrom

Akute organische Psychosyndrome sind durch die plötzliche quantitative und qualitative Einschränkung bzw. Veränderungen des Bewusstseinszustands charakterisiert. Sehr häufig sind sie **traumatisch bedingt.** Die Inzidenz des Schädel-Hirn-Traumas liegt im Alter von 15–25 Jahren bei 600 auf 100.000. Gerade bei kleineren Kindern kann das Erwachen nach einem Trauma im Krankenhaus mit einer massiven affektiven Belastung einhergehen. Auch bei der Behandlung entzündlicher akuter organischer Psychosyndrome ist nicht selten eine kinder- und jugendpsychiatrische konsiliarische Mitwirkung bei der Behandlung empfehlenswert. Die hier zum Einsatz gelangende pharmakopsychiatrische Behandlung ist symptomorientiert und erfolgt heutzutage vor allem mit sogenannten atypischen Antipsychotika. Akute postoperative und arzneimittelinduzierte hirnorganische Psychosyndrome sprechen auch auf eine kurzfristige milde Sedierung mit Benzodiazepinen recht gut an.

Am stärksten direkt den Kinder- und Jugendpsychiater tangierend sind **drogeninduzierte** Psychosyndrome und Intoxikationen, die in den letzten Jahren deutlich zugenommen haben, zumal das Erstkonsumalter härterer Substanzen immer weiter ins Pubertäts-, ja sogar ins Vorpubertätsalter absinkt. Leichte Intoxikationserscheinungen bei Halluzinogenen, Weckaminen, Kokain und Schnüffelstoffen lassen sich durch ein beruhigendes Setting (z. B. Entspannung mit Duftölen etc.) oder die kurzfristige Gabe von Benzodiazepinen gut beherrschen. Diese sind insbesondere bei sogenannten Horrortrip-Erlebnissen, Erregungszuständen nichtalkoholischer Natur sowie akuten Angst- und Panikzuständen indiziert.

Chronisches organisches Psychosyndrom

Chronische hirnorganische Psychosyndrome sind selten. Sie zeigen im Kindes- und Jugendalter zwar ein typisches Syndrommuster, unterscheiden sich jedoch nicht von Verläufen im Erwachsenenalter. Kinder- und Jugendpsychiater werden am häufigsten zur Beherrschung auto- und/oder fremdaggressiven Verhaltens bei chronischen Psychosyndromen hinzugezogen. Medikamente der 1. Wahl sind auch hier atypische Neuroleptika; es können jedoch auch Zuclopentixol, Pipamperon und Lithium zum Einsatz kommen.

Im Gegensatz dazu geht es in der Rehabilitation meist um den Einsatz sonder- und heilpädagogischer Maßnahmen und insbesondere der Verhaltenstherapie sowie ein gezieltes kognitives Training. Als ein Grundprinzip gilt, dass diese Maßnahmen umso effektiver sind, je eher sie einsetzen. Damit beugt man dem Einschleifen inadäquater Verhaltensmuster vor, vermittelt positive Lernerfahrungen und erzeugt sowohl bei den Eltern als auch bei den Kindern Hoffnung auf Besserung und Rehabilitation.

23.5.2 Schädlicher Gebrauch und Abhängigkeit

Der schädliche Konsum von Alkohol und weiteren, illegalen Drogen ist immer wieder Bestandteil im kinder- und jugendpsychiatrischen Behandlungsalltag, während die möglichst auf freiwilliger Basis erfolgende Therapie der Abhängigkeit überwiegend hierauf spezialisierten Fachabteilungen vorbehalten bleiben sollte.

Nicht selten kommt es zu nächtlichen Notaufnahmen, in deren Vorfeld im Rahmen einer **akuten Intoxikation** (Alkoholrausch) Suizidgedanken formuliert wurden, die einen kurzfristigen Schutz des betroffenen Jugendlichen notwendig machen. Häufig handelt es sich hier um den Höhepunkt einer vorübergehenden Krise (z. B. im Anschluss an eine Trennung), und die stationäre Behandlung kann nach kurzer Zeit in ein ambulantes Setting übergeleitet werden. Im Gegensatz hierzu spielt vor allem schädlicher Gebrauch immer wieder eine Rolle in Bezug auf eine versuchte „Selbstmedikation" im Zusammenhang mit Ängsten, depressiven Symptomen, Persönlichkeitsstörungen oder für den Jugendlichen nicht klar zuzuordnenden prodromalen Veränderungen im Vorfeld einer schizophrenen Psychose. Zudem findet sich darüber hinaus seit mehreren Jahren ein erhöhter Internetkonsum bis hin zu Abhängigkeitsentwicklungen als ernst zu nehmende Komorbidität psychiatrisch erkrankter (Kinder und) Jugendlicher und Grund heftiger, teilweise handgreiflicher familiärer Auseinandersetzungen und Hilflosigkeit auf Elternseite.

Gemäß den Leitlinien und den **Kriterien der ICD-10** kann ein „schädlicher Alkoholgebrauch" diagnostiziert werden, wenn durch Alkoholgebrauch eine nachweisliche Folgeschädigung der psychischen oder physischen Gesundheit des Konsumenten aufgetreten ist. Als wichtig in diesem Zusammenhang wird ebenfalls genannt, dass schädliches Verhalten häufig durch andere kritisiert wird und oftmals negative Folgen hat.

S3-Leitlinie Screening, Diagnose und Behandlung alkoholbezogener Störungen. AWMF-Registernummer 076-001. Stand: 1.10.2021, gültig bis 31.12.2024; https://register.awmf.org/de/leitlinien/detail/076-001

Eine **Abhängigkeit** ist in der ICD-11 allgemein definiert als *„Störung der Regulierung von Substanzgebrauch, die durch wiederholten oder kontinuierlichen Konsum entsteht"*.

Die Diagnosestellung erfordert das Bestehen von zwei oder mehr der drei zentralen Kriterien über einen Zeitraum von mindestens 12 Monaten; sie ist jedoch auch möglich, wenn die Substanz mindestens 1 Monat kontinuierlich (täglich oder fast täglich) konsumiert wird.

Als zentrale Kriterien gelten:

- Beeinträchtigte Kontrolle über den Substanzkonsum (Beginn, Menge, Umstände/Ende des Konsums; nicht zwingend begleitet von einer subjektiven Wahrnehmung eines Drangs oder Verlangens zu konsumieren)
- Physiologische Merkmale wie Toleranz, Entzugserscheinungen nach Konsumstopp oder -reduktion oder wiederholter Konsum der Substanz, um Entzugserscheinungen zu mindern oder zu verhindern. Letztere müssen dem Entzugssyndrom der Substanz entsprechen und sind nicht auf anhaltende Substanzeffekte zurückzuführen
- Substanzkonsum als fortschreitende Priorität im Leben (zunehmend zentrale Rolle, Fortführung des Konsums trotz auftretender Probleme)

Während tatsächliche Entzugssyndrome bei Jugendlichen eher selten auftreten, werden in dieser Altersgruppe häufig unspezifische Symptome aggraviert. Hier finden sich vor allem innere Unruhe und Angst, nicht selten auch in der Hoffnung, von den behandelnden Ärzten Tranquilizer zu erhalten. Demzufolge sollte der Einsatz dieser Substanzen extrem restriktiv gehandhabt werden.

Die Gründe für eine **Suchtentwicklung** sind vielfältig; belegt ist, dass sich früher Konsum besonders nachhaltig in die Erinnerungsstrukturen unseres Gehirns „eingräbt" und somit „begünstigend" wirkt. Somit liegt ein wichtiger präventiver Schwerpunkt darin, einen erstmaligen Konsum (u. a. durch umfassende gesetzliche Vorgaben) zumindest so weit wie möglich hinauszuzögern.

Repräsentativen Studien zufolge (z. B. dem durch das Bundesministerium für Gesundheit geförderten Epidemiologischen Suchtsurvey 2018 genannten) rauchen deutschlandweit 12 Mio. Menschen, während 1,6 Mio. Menschen alkohol- sowie rund 2,3 Mio. Menschen medikamentenabhängig sind. Ein problematischer Konsum von Cannabis und weiteren illegalen Drogen wird bei ca. 600.000 Menschen gesehen. Darüber hinaus wird ca. 560.000 Menschen eine Online-Abhängigkeit attestiert.

Der Konsum illegaler Suchtmittel ist heute keiner Randgruppe mehr vorbehalten; zudem zeigt eine steigende Anzahl von Personen jeden Alters ein problematisches, teilweise exzessives Konsumverhalten auch bei legalen Suchtmitteln (z. B. riskanter Alkoholkonsum bei Jugendlichen). Bis zu 2,6 Mio. Kinder und Jugendliche unter 18 Jahren wachsen in alkoholbelasteten Familien (ein oder beide Elternteile abhängig) auf; ca. 30.000 Kinder haben Eltern, die von illegalen Drogen abhängig sind. Sie stellen eine Hochrisikogruppe für die Entwicklung einer eigenen Suchterkrankung dar.

Gerade junge Menschen konsumieren dem Bericht zufolge vermehrt verschiedenartige **psychoaktive Substanzen** gleichzeitig, was mindestens zu einer extremen körperlichen Belastung führt. Hierbei potenzieren oder verstärken sich je nach Substanz die jeweiligen Effekte, oder sie beeinflussen Körper und Psyche in verschiedene Richtungen.

Weiteren Anlass zur Sorge gibt das Auftauchen immer neuer (synthetischer) psychoaktiver Substanzen, der sogenannten **Legal Highs,** deren gesundheitliche Folgen schwer abzuschätzen sind. Während in Deutschland zumindest ein Rückgang der Raucherquote unter Kindern und Jugendlichen zu verzeichnen ist, gelten Tabak und Alkohol weiterhin als zentrale Einstiegsdrogen. Jugendliche, die rauchen und Alkoholrauscherfahrungen haben, konsumieren deutlich häufiger **Cannabis** als Nichtraucher und Alkoholrausch-Unerfahrene.

Zum Störungsbild der **Online-** oder **Mediensucht** liegen mit Einführung der ICD-11 in Bezug auf die Computerspielsucht mittlerweile Diagnosekriterien vor.

Während der Anteil der 6- bis 9-Jährigen, die täglich das Internet eine Stunde und länger benutzen, laut aktuellen Erhebungen 22 % beträgt, gelten bereits 2 % der Jugendlichen als computerspielabhängig. Eine Vielzahl der Betroffenen leidet gleichzeitig unter weiteren psychiatrischen Erkrankungen, vor allem depressiven oder bipolaren Störungen und sozialen Ängsten, aber auch ADHS und Substanzabhängigkeit.

23.5.3 Schizophrene Psychosen

Die Schizophrenie ist zwar eine im Kindes- und Jugendalter recht seltene Erkrankung, kann jedoch im Falle einer Manifestation zu nachhaltigen Beeinträchtigungen in Bezug auf die weitere Entwicklung, Lebensgestaltung und Lebensqualität führen. Bis zur Diagnosestellung vergehen häufig mehrere Jahre; rückblickend haben oftmals bereits prodromale Auffälligkeiten (z. B. Entwicklungsverzögerungen bzgl. Motorik, Sprache) bestanden. Unspezifische und teilweise z. B. im Sinne von Pubertätskrisen fehlgedeutete Symptome können u. a. Konzentrationsstörungen, depressive Verstimmungen und schulische Leistungsprobleme sein. Schlafstörungen bis hin zu einer völligen Umkehr des Tag-Nacht-Rhythmus oder der Konsum von Alkohol und weiteren Drogen (im Sinne einer „Selbstmedikation") hingegen werden eher zu einem weiter fortgeschrittenen Zeitpunkt der Erkrankung beobachtet.

Klinisches Bild Der Begriff Schizophrenie wurde durch den Schweizer Psychiater Eugen Bleuler eingeführt und entspricht einer heterogenen Gruppe von Störungsbildern. Psychopathologisch imponieren zeitweilig und interindividuell variierend tiefgreifende Veränderungen hinsichtlich der Wahrnehmung, des Denkens, der Ich-Funktionen, der Affektivität, des Antriebs und der Psychomotorik. Teilweise ist ein Verlust des Realitätsbezugs aufgrund der gegebenen Beeinträchtigungen zu beobachten. Obgleich die

Forschung auch zu neurobiologischen Befunden mittlerweile umfänglich ist, beruht die Diagnostik nach wie vor nicht auf messbaren Testparametern oder biologischen Markern, sondern auf der klinisch-psychopathologischen Erfassung von Symptomclustern.
Hier bediente man sich in der deutschen Psychiatrie bis zur Einführung der ICD-11 in erster Linie der Rangordnung der Symptome nach Schneider:

- **Erstrangsymptome** umfassen Symptome wie Gedankenlautwerden, -ausbreitung, -entzug und-beeinflussung, leibliche Beeinflussungserlebnisse, Gefühle des Gemachten (bezogen auf Gedanken, Bewegungen und Empfindungen), Hören von Stimmen (in Form von Rede und Gegenrede oder kommentierende Stimmen) und Wahnwahrnehmungen.
- **Symptome zweiten Ranges** nach Schneider sind die übrigen Sinnestäuschungen, Wahneinfälle, Ratlosigkeit, depressive oder euphorische Verstimmung und erlebte Gefühlsverarmung.

Hilfreich auch für die medikamentöse Behandlung der Schizophrenie hingegen ist eine Einteilung in Positiv- und Negativsymptome. Die **Positivsymptome** (im Sinne einer „übersteigerten Funktion") stellen wesentliche Elemente der akuten Erkrankung dar:

- Wahn (eine unverrückbare persönliche Überzeugung), z. B. Verfolgungswahn
- Ich-Störungen (Aufhebung der verlässlichen Grenzen zwischen Ich und Umwelt)
- Halluzinationen (vor allem akustisch, jedoch alle Sinnesempfindungen betreffend)
- Formale Denkstörungen (inkohärentes, zerfahrenes Denken, Gedankenabreißen etc.)

Im Einzelnen zeigen sich Störungen des Ich-Erlebens als Derealisations- und Depersonalisationserlebnisse. Bei der **Derealisation** erscheint die Umwelt dem Patienten unwirklich und fremdartig, während er sich bei der **Depersonalisation** selbst als verändert bzw. fremdartig vorkommt.

In Abgrenzung hierzu spiegeln die **Negativsymptome** eine Einschränkung bzw. einen Verlust vormals intakter Funktionen wider. Dies betrifft z. B. Antrieb, Affektivität, Selbstpflege sowie soziale und sprachliche Kommunikation. Im Kindes- und Jugendalter beginnen viele psychotische Störungen mit einer primär durch die Negativsymptomatik gekennzeichneten Phase von Leistungsabfall und sozialem Rückzug.

Epidemiologie Die **Inzidenz** der kindlichen (oder EOS = „early onset"; davor VEOS = „very early onset") Schizophrenie (vor dem 12. Lebensjahr) wird mit weniger als 0,04 % angegeben. Die **Lebenszeitprävalenz** der Schizophrenie beträgt ca. 1 %. Die vergleichsweise hohe Prävalenz ist durch die häufig chronischen und rezidivierenden Verläufe bedingt. Während bei rund einem Viertel der Betroffenen bei rechtzeitig einsetzender und erfolgreicher Behandlung (Medikation, ➤ Tab. 23.4) tatsächlich eine Genesung bzw. Wiedererlangung des vorhergehenden Funktionsniveaus erwartet werden kann, muss aktuell noch bei 10–30 % der Patienten von einem chronisch-progredienten Verlauf mit einer entsprechend deutlichen Teilhabebeeinträchtigung ausgegangen werden. Das genannte Verlaufskontinuum enthält darüber hinaus unterschiedliche Abstufungen der Remission. Letztere kann Monate bis Jahre andauern.

Die Schizophrenie ist in erster Linie eine Erkrankung des jungen Erwachsenenalters mit einer leichten anteilsmäßigen Überlegenheit des i. d. R. jünger erkrankten männlichen Geschlechts, die sich mit späterem Lebensalter umkehrt.

Unterformen In der ICD-11 liegt eine Unterteilung in primäre psychotische Erkrankungen und sekundäre psychotische Störungen vor, die bisherige Unterteilung in Subtypen entfällt.

Die häufigste Form der Schizophrenie ist die **paranoid-halluzinatorische** mit im Vordergrund stehenden Wahnideen und vor allem akustischen Halluzinationen. Bei der **katatonen** Schizophrenie-Form (mittlerweile separat zusätzlich zu kodieren) hingegen stehen psychomotorische Phänomene wie Manierismen, Haltungsstereotypien (bis hin zur katatonen Starre, bei denen Betroffene durchaus mitbekommen, was um sie herum vor sich geht, sich jedoch nicht äußern können) und motorische Hyperaktivität („Bewegungssturm") im Vordergrund. Die **Hebephrenie,** i. d. R. im Jugendalter beginnend, wird mit ihren im Vordergrund stehenden verflachten oder inadäquaten Affekten (bis hin zu läppischem Verhalten) und formalen Denkstörungen häufig lange z. B. in Sinne einer pubertären Krise fehlinterpretiert.

Tab. 23.4 Atypische Neuroleptika zur Behandlung schizophrener Psychosen (mod. nach Mehler-Wex und Schriml 2013)

Wirkstoff	Dosis [mg]	Empfohlener Plasmaspiegel [ng/ml]	Bemerkungen
Aripiprazol	2–5–10 mg	150–500	Zugelassen ab 15 Jahren
Clozapin	Tag 1: 1–2 × 12,5 mg Tag 2: 1–2 × 25 mg bis 300–400–600 mg; Tagesdosis auf 2–4 × verteilt	350–600	Medikament der 3. Wahl, i. d. R. gut wirksam, auch bei Negativsymptomatik Schrittweise Erhöhung um 25–50 mg/Tag bei guter Verträglichkeit
Olanzapin	5–10 mg bis max. 20 mg	20–80	„Hochpotent" wirksam, Stoffwechsel!
Quetiapin	Tag 1: 50 mg Tag 2: 100 mg Tag 3: 200 mg Ab Tag 4: 300 mg Empfohlene Tagesdosis (Erwachsene): 600 mg	100–500	Ggf. wirksam bei emotionalen Begleitsymptomen

Sowohl der undifferenzierte Typ wie die **Schizophrenia simplex** in der ICD-10 als auch der residuale Typ bilden undifferenzierte Restkategorien, die als Diagnose vergeben werden, wenn nicht alle Kriterien zutreffen oder wenn nach längerem Verlauf ein stabilisiertes Zustandsbild eingetreten ist (residualer Typus).

Therapie Im Falle einer Erstmanifestation sollte die Behandlung mit Neuroleptika 2 Jahre betragen, bei einem Rezidiv 5 Jahre. Hierbei stellen atypische Antipsychotika (möglichst Monotherapie, ggf. vorübergehend zusätzlicher Einsatz von Benzodiazepinen bei entsprechender Indikation) aufgrund der zu erwartenden geringeren Nebenwirkungen Medikamente der 1. Wahl dar (➤ Tab. 23.4). Absetzversuche sollten immer kleinschrittig – alle 2–4 Wochen über mindestens 3–6 Monate verteilt – unter fachärztlicher Kontrolle erfolgen.

Prognose(faktoren) Die Prognose bei im Jugendalter erkrankten Patienten gilt insgesamt als eher ungünstig. Dabei ist vor allem die soziale Wiedereingliederung bzw. die Eingliederung ins Berufsleben oftmals schwierig (**Rehabilitation,** ➤ Kap. 23.4.2). Prognostisch günstig sind Studien zufolge u. a. eine gute prämorbide psychosoziale Anpassung, weibliches Geschlecht, Erstmanifestation jenseits des 14. Lebensjahres, fehlende Affektverflachung, wenige Erkrankungsepisoden im Kindes- und Jugendalter sowie höhere Intelligenz.

23.5.4 Affektive Psychosen

Epidemiologie Gegenwärtig erkranken ca. 3–10 % aller Jugendlichen zwischen 12 und 17 Jahren an einer Depression. Auch vor diesem Alter sind depressive Entwicklungen nicht selten. In jüngerer Vergangenheit wurde in der Altersgruppe der 15- bis 24-Jährigen ein ca. 7-facher Anstieg hierdurch bedingter vollstationärer Behandlungen beobachtet.

Symptome Je jünger die Kinder, desto weniger „typisch" sind, abgesehen von Schlafstörungen, teilweise die Symptome:

- Spielunlust
- Überhöhte Anhänglichkeit
- Vermindertes Interesse an motorischen Aktivitäten

Spätestens im **Grundschulalter** kann die Traurigkeit jedoch artikuliert werden, und es setzen Konzentrationsstörungen ein, die im Verbund mit weiteren somatischen Symptomen zu einem Leistungsabfall in der Schule führen können. Als im Weiteren wegweisend für die Diagnose einer depressiven Störung können **bei älteren Kindern und Jugendlichen** u. a. auftreten:

- Selbstzweifel
- Selbstwertprobleme
- Stimmungsschwankungen
- Nihilistischer Denkstil
- Sozialer Rückzug
- Beziehungsprobleme
- Vermehrte psychosomatische Beschwerden
- Verschiebung des Tag-Nacht-Rhythmus
- Selbstverletzendes Verhalten
- Suizidgedanken

In der ICD-11 wird wie zuvor in der ICD-10 zwischen Depression als Vollbild (inkl. Schweregrad, mit oder ohne psychotische Symptome bei schwerer Ausprägung) und den dysthymen Störungen, die wir im Kindes- und Jugendalter häufiger beobachten, unterschieden. Letztere sind schwächer ausgeprägt und zeigen nicht alle Symptome einer depressiven Episode.

Komorbidität Neben einem Chronifizierungsrisiko mit entsprechenden Auswirkungen auf die Bewältigung von Entwicklungsaufgaben und einem geglückten Übergang in die Welt der Erwachsenen spielt das hohe Ausmaß an komorbiden Störungen eine wichtige Rolle: Depressionen können z. B. parallel zu Angst- oder Zwangsstörungen, Essstörungen, ADHS, im Rahmen von (Borderline-)Persönlichkeitsstörungen und begleitend zu einer Schizophrenie oder Abhängigkeitserkrankung auftreten, was jeweils ein erhöhtes Suizidrisiko wahrscheinlich macht.

Ätiologie Als ätiologisch relevant können neben einer genetischen Belastung und familiären Häufung zahlreiche mögliche Faktoren wie multikontextuelle Gewalterfahrungen, kritische Lebensereignisse, Armut, Migration, Schlafstörungen, Krebserkrankungen (auch nach Überleben) und weitere schwere pädiatrische Vorerkrankungen als Beispiele genannt werden.

Therapie Zur Behandlung der Depression bei Kindern und Jugendlichen liegt derzeit eine in Überarbeitung befindliche S3-Leitlinie der Fachgesellschaften vor (siehe Kasten). Für Kinder unter 8 Jahren werden hier aufgrund mangelnder empirischer Evidenz keine Empfehlungen vorgelegt.

S3-Leitlinie Behandlung von depressiven Störungen bei Kindern und Jugendlichen. AWMF-Registernummer 028-043. Stand: 1.7.2018 (in Überarbeitung); https://register.awmf.org/de/leitlinien/detail/028-043

Auszug

- Kinder und Jugendliche mit depressiven Störungen können unter der Voraussetzung eines angemessenen allgemeinen psychosozialen Funktionsniveaus (gemäß Achse VI des MAS) im Regelfall ambulant behandelt werden.
- Hingegen sollte bei Suizidalität und nicht vorhandener Absprachefähigkeit, im Falle erheblicher Belastungen und Funktionseinschränkungen sowie mangelnder Ressourcen eine stationäre Behandlung erfolgen.
- Ältere Kinder und Jugendliche sollten eine kognitiv-verhaltenstherapeutische oder interpersonelle Psychotherapie oder das Medikament Fluoxetin[1] (oder Letzteres in Kombination mit kognitiver Verhaltenstherapie[2]) erhalten.
- Hierbei ist jedoch aufgrund einer zu befürchtenden Verstärkung von Suizidgedanken und weiteren unerwünschten Nebenwirkungen der Psychotherapie der Vorrang zu geben (jeweils Empfehlungsgrad A).

1 Empfohlene Alternativen sind eine Medikation mit Escitalopram, Citalopram oder Sertralin (Empfehlungsgrad B).
2 In Erwägung zu ziehen im Falle einer schweren Depression (klinischer Konsenspunkt).

Selbstverletzendes Verhalten

Der Begriff „selbstverletzendes Verhalten" umspannt ein Kontinuum von Verhaltensweisen, das von Selbstverletzungen in nichtsuizidaler Absicht (NSSV = nichtsuizidales selbstverletzendes Verhalten: Schneiden, Kopf-Anschlagen, Aufkratzen von Wunden, Sich-selbst-Schlagen …) über suizidale Handlungen (mit der Intention zu sterben) bis hin zum vollendeten Suizid reicht.

NSSV ist ein weltweit auftretendes Phänomen mit einem deutlichen Häufigkeitsgipfel zwischen dem 13. und 15. Lebensjahr. In der ICD-10 kann es als nicht eigenständiges klinisch-psychiatrisches Syndrom auf der vierten Achse der MAS, z. B. im Sinne einer vorsätzlichen Selbstschädigung mit einem scharfen Gegenstand, klassifiziert werden.

NSSV betrifft in der Überzahl das weibliche Geschlecht und muss nicht zwangsläufig im Rahmen einer psychiatrischen Erkrankung auftreten. Es ist definiert als *„freiwillige, direkte Zerstörung oder Veränderung des Körpergewebes ohne suizidale Absicht, die sozial nicht akzeptiert, direkt und repetitiv ist sowie meist zu kleinen oder moderaten Schädigungen führt"* (S2k-Leitlinie) und kann in unterschiedlichen Schweregraden (z. B. Ausmaß der Gewebeschädigung, Frequenz) auftreten. In Abgrenzung hierzu wird darauf verwiesen, dass Tätowierungen und Piercings sowie andere Formen von Körperveränderungen („body modification") nicht im Sinne von NSSV klassifiziert werden sollen.

Die häufigsten Selbstverletzungen finden sich im Bereich der Unterarme (➤ Abb. 23.1), Handgelenke und Oberschenkel. Während der „Ansteckungsgrad" unter Jugendlichen nicht niedrig zu sein scheint, dient NSSV häufig zur Regulation innerer Stresszustände und dem Versuch, negative Gefühle (z. B. Angst, Depression, Traumafolgesymptome) „aufzulösen".

Nach Nitkowski und Petermann kann NSSV vor allem im Rahmen folgender Störungsbilder auftreten:

- Affektive Störungen
- Emotional instabile Persönlichkeitsstörung vom Borderline-Typ

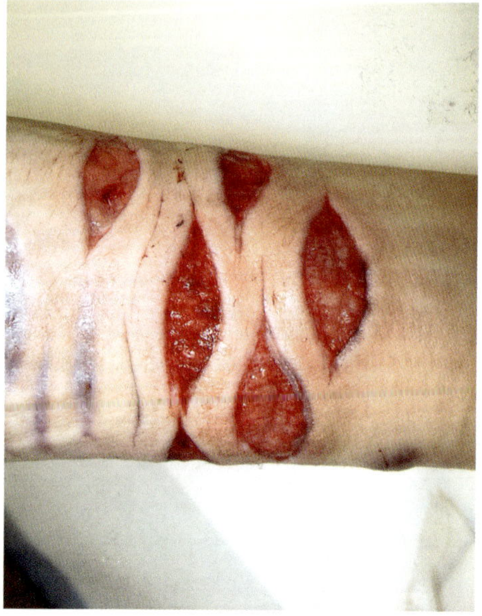

Abb. 23.1 Unterarm einer jugendlichen Patientin mit selbstverletzendem Verhalten [P519]

- Substanzmissbrauch und Abhängigkeitsstörungen
- Externalisierende Störungen (ADHS, Störung des Sozialverhaltens)
- Angststörungen (vor allem generalisierte Angststörung und soziale Phobie)
- Posttraumatische Belastungsstörung
- Ängstliche (vermeidende) Persönlichkeitsstörung

Ätiologisch werden neben möglichen biologischen Faktoren vor allem eine belastete Eltern-Kind-Interaktion bzw. eine unzureichende Fürsorglichkeit im Sinne der Vernachlässigung diskutiert. Die Abgrenzung zur Suizidalität ist nicht immer einfach: Teilweise berichten Patienten darüber, sich Selbstverletzungen zuzufügen, um damit Suizidgedanken abzuwenden. Auch können NSSV und Suizidalität gleichzeitig bestehen. Letztere ist im Zweifel immer abzuklären.

Praxistipp

Zur chirurgischen Versorgung von NSSV

- Es soll das funktionell und kosmetisch bestmögliche Ergebnis angestrebt werden.
- Die Intervention soll so schmerzfrei wie möglich erfolgen.
- Emotionale Reaktionen und wertende Äußerungen sollen unterlassen werden.
- Der Patient sollte […] so lange beaufsichtigt werden, bis das Gefährdungspotenzial sicher eingeschätzt worden ist.
- Ein kinder- und jugendpsychiatrisches Konsil soll schnellstmöglich angefordert werden.

Selbstverletzendes Verhalten per se stellt keine Aufnahmeindikation in ein stationäres kinder- und jugendpsychiatrisches Setting dar. Vielmehr sind eher die Beeinträchtigung des allgemeinen Funktionsniveaus, der Schweregrad der Symptomatik, möglicherweise vorhandene komorbide Diagnosen und vor allem das gleichzeitige Vorhandensein einer akuten Suizidalität richtungweisend für eine diesbezügliche Entscheidung.

Suizidalität

MERKE

Der Begriff Suizidalität umfasst den gesamten Bereich Suizidgedanken, Suizidankündigungen, Suizidpläne und Suizidversuche.

Terminologie Suizidalität bzw. ihre Abklärung ist einer der häufigsten Gründe für akute Aufnahmen in einer kinder- und jugendpsychiatrischen Klinik. Während Suizidversuche im multiaxialen Klassifikationsschema (MAS) auf der vierten Achse als vorsätzliche Selbstbeschädigung kodiert werden können, wird in der kinder- und jugendpsychiatrischen S2k-Leitlinie (siehe Kasten) hervorgehoben, dass es sich hier im Gegensatz zum DSM-5 (APA 2013: „Suicidal Behavior Disorder"; klinisches Erscheinungsbild mit weiterem Forschungsbedarf) im aktuellen Klassifikationssystem der ICD-10 um ein Symptom, nicht aber um eine Diagnose handelt.

S2k-Leitlinie Suizidalität im Kindes- und Jugendalter. AWMF-Registernummer 028-031. Stand: 31.5.2016 (in Überarbeitung); https://register.awmf.org/de/leitlinien/detail/028-031

Nachfolgend einige aus der – aktuell in Überarbeitung befindlichen – Leitlinie entnommenen Begriffsdefinitionen:

- **Suizid:** die von einer Person willentlich und im Bewusstsein der Irreversibilität des Todes selbst herbeigeführte Beendigung des eigenen Lebens
- **Suizidversuch:** alle Handlungen, die mit dem Ziel unternommen werden, damit aus dem Leben zu scheiden, und die nicht tödlich enden
- **Suizidgedanken:** Gedanken, das eigene Leben durch eigenes Handeln zu beenden
- **Suizidplan:** Formulieren einer konkreten Methode, mittels derer ein Mensch plant, aus dem Leben zu treten (erhöht das Risiko für einen Suizidversuch um das Dreifache)

CAVE

Die Einschätzung und Entscheidung, ob eine suizidale Intention vorliegt, erfolgen klinisch auf der Grundlage der Exploration des betroffenen Kindes oder Jugendlichen (Leitlinien)!

Indikatoren Mögliche Hinweise für eine akute Suizidgefahr bestehen, wenn z. B.

- eine konkrete Suizidabsicht geäußert wird,
- eine Suizidhandlung geplant und bereits vorbereitet ist, evtl. auch abgebrochen wurde,
- ein ausgeprägter Leidensdruck („seelischer Schmerz“) besteht und nicht mehr ertragbar erscheint (und damit hoher suizidaler Handlungsdruck gegeben ist),
- Autoaggressivität (selbstaggressives Verhalten) vorliegt und das Kind/der Jugendliche nicht mehr steuerungsfähig und damit nicht absprachefähig ist,
- Gründe für ein Weiterleben bzw. gegen einen Suizidversuch nicht benannt werden können.

Epidemiologie Suizide und Suizidversuche bei unter 10-jährigen Kindern sind selten, während die Häufigkeit von Suiziden in der Altersgruppe der 10- bis 14-Jährigen zunimmt. Dies hat offenbar auch mit der erst in der späteren Kindheit vorhandenen Vorstellung von einer unausweichlichen Endgültigkeit des Todes zu tun. Das höchste Risiko für Wiederholungen von Suizidversuchen besteht während der ersten 12 Monate nach einem Suizidversuch.

Methoden Während man früher zwischen „weichen“ (z. B. Suizidversuch durch Tabletteningestion) und „harten“ Methoden (z. B. Tod durch Erhängen) unterschieden und Erstere eher dem weiblichen Geschlecht zugeschrieben hat, wird diese Trennung aktuell nicht mehr vorgenommen. Es wird davon ausgegangen, dass sich die Wahl der Methode z. B. an kulturellen Faktoren und Verfügbarkeiten (z. B. von Schusswaffen) orientiert.

Seit vielen Jahren zeigt sich, dass männliche Jugendliche häufiger vollendete Suizide begehen als weibliche.

CAVE

Vor allem im Kindes- und Jugendalter sollte nicht vorschnell von der Methode eines Suizidversuchs auf die Ernsthaftigkeit bzw. den Schweregrad der Suizidalität geschlossen werden (insbesondere bei jüngeren bzw. unterdurchschnittlich begabten Jugendlichen).

Abklärung Suizidalität sollte **immer gezielt exploriert** werden (Warnzeichen siehe Leitlinie). Neben chronischen körperlichen Erkrankungen kann im Verlauf zahlreicher psychischer Störungen Suizidalität zum Thema werden. Als besonders gefährdet gelten Jugendliche mit depressiven Erkrankungen, Angsterkrankungen, ADHS, Persönlichkeitsstörungen, Suchterkrankungen und sexuellen Identitätsstörungen. Auch akuter überhöhter „Genuss“ von Alkohol oder illegalen Drogen ist nachweislich mit einem möglichen Anstieg des Risikos assoziiert. Klinisch beobachtbar ist darüber hinaus eine mögliche Suizidalität bei an sich ungefährdeten Kindern und Jugendlichen im Rahmen unerwünschter Arzneimittelwirkungen.

Therapeutisches Vorgehen Nach einer suizidalen Handlung sollte die Kontaktaufnahme durch z. B. einen Facharzt für Kinder- und Jugendpsychiatrie und -psychotherapie möglichst früh erfolgen, da zu diesem Zeitpunkt das Mitteilungsbedürfnis und die Zugänglichkeit für gewöhnlich vergleichsweise hoch sind. Bei nicht gegebener Absprachefähigkeit bzw. nicht ausreichend sicherer Distanzierung von akuter Suizidalität sollte im Konsens mit den Sorgeberechtigten die Aufnahme bzw. Verlegung in eine kinder- und jugendpsychiatrische Abteilung initiiert werden.

23.5.5 Angststörungen

Physiologische vs. pathologische Ängste Angst ist eine lebensnotwendige Reaktion und Erfahrung; sie wird als ein unangenehmes Gefühl der Bedrohung erlebt, ergreift grundsätzlich den gesamten Menschen und erstreckt sich auf all seine Wahrnehmungs-, Vorstellungs- und Verhaltensbereiche. Nicht jede Form von Angst bedarf der therapeutischen Intervention. Angst kann durchaus auch motivierenden, leistungssteigernden Charakter haben oder ein wesentliches Element der Problemlösung darstellen (Angst als Bewältigungsfaktor).

Krankhafte Angst unterscheidet sich von normaler Angst durch Intensität, Dauer und „Unangemessenheit“ zum situativen Kontext, bisweilen auch von der Angstform als solcher (z. B. Panikattacke).

Typische **Angstthemen** des Kindes- und Jugendalters sind reifungsabhängig (➤ Tab. 23.5). Während Ängste im Jugendalter primär eine innere Auseinandersetzung mit der altersgemäßen Autonomieentwicklung (z. B. Beziehung zu Peers) widerspiegeln, beziehen sich kindliche Angstsymptome i. d. R. auf äußere Objekte (Tiere, Gegenstände) und Situationen (→ **emotionale Störung des Kindesalters mit Trennungsangst**) – hier spricht man auch von gerichteten

Tab. 23.5 Physiologische vs. pathologische Ängste im Entwicklungsverlauf (mod. nach Scarr und Salapatek 1970)

Alter [Jahre]	Physiologische Ängste	Pathologische Ängste
2–4	Fantasiekreaturen, potenzielle Einbrecher, Dunkelheit	**Trennungsangst**
5–7	Naturkatastrophen (Feuer, Überschwemmung), Verletzungen, Tiere, medienbasierte Ängste	**Tierphobie, Blutphobie**
8–11	Schlechte schulische und sportliche Leistungen	**Schulangst**
12–18	Ablehnung durch Gleichaltrige	**Soziale Angststörung, Agoraphobie, Panikstörung**

Ängsten (Phobien) – da Kindern gemäß Piaget zumindest in den ersten Jahren noch keine internale Attribuierung ihrer typischen körperlichen Empfindungen gelingen kann.

Eine Sonderform der pathologischen Angst im Kindesalter stellt der **elektive Mutismus** dar: Hier besteht eine prognostisch ungünstige emotional bedingte Störung der sprachlichen Kommunikation, wobei gemäß ICD-11-Kriterien die „*Sprachstörung [...] nicht darauf zurückzuführen [ist], dass das Kind die in der sozialen Situation erforderliche Sprache nicht kennt oder nicht beherrscht (z. B. weil in der Schule eine andere Sprache gesprochen wird als zu Hause)*". Dies bedeutet, dass die Kinder häufig im häuslichen Rahmen sprechen, jedoch nicht im weiteren sozialen Kontext (Kindergarten, Schule). Differenzialdiagnostisch ausgeschlossen werden sollten eine schizophrene Störung oder eine tiefgreifende Entwicklungsstörung. Psychotherapeutische Interventionen (meist im tagesklinischen oder stationären Setting) erfordern ein hohes Maß an Geduld und gelingender Zusammenarbeit zwischen allen Beteiligten.

Im Hinblick auf das Jugendalter wird die Angst im Falle einer Generalisierung meist frei flottierend bzw. nicht als solche, sondern häufig eher als ein Gefühl der inneren Anspannung wahrgenommen. Es bestehen ein hohes Bedürfnis nach Rückversicherung, Vermeidungsverhalten sowie ein geringes Selbstvertrauen und eine ängstliche Erwartungshaltung. Betroffene machen sich übermäßig viele Sorgen, meist um weitere Familienmitglieder (Eltern) oder die eigene Zukunft. Die Diagnosestellung einer **generalisierten Angststörung** erfordert eine Fülle anhaltender unkontrollierbarer und übermäßiger Sorgen und Ängste, in mindestens zwei Situationen auftretend und über mindestens 6 Monate andauernd.

MERKE

Im Hinblick auf anstehende Entwicklungsaufgaben sollte der **sozialen Angststörung** im Jugendalter besondere Beachtung geschenkt werden: Sie ist die dritthäufigste aller psychiatrischen Diagnosen und kann einen chronischen Verlauf nehmen.

Prävalenz Die Häufigkeitsraten von Angststörungen im Kindes- und Jugendalter liegen mehreren internationalen Studien zufolge zwischen 5 und 19 %.

Therapie Therapeutisch sollte in erster Linie an die Verhaltenstherapie gedacht werden. Hier kann dem Kind über den Einsatz von Reizkonfrontationsverfahren die Erfahrung vermittelt werden, dass angstauslösende Situationen ertragen werden können, ohne dass die befürchteten katastrophalen Folgen eintreten. Wichtig ist es gerade bei kleineren Kindern, die Familie einzubeziehen, sodass nicht entsprechendes ängstliches Verhalten erneut permanent verstärkt wird. Psychopharmakologisch bietet sich im Falle eines Scheiterns der genannten Methoden bzw. einer entsprechenden Symptomausprägung der zusätzliche Einsatz von SSRIs (z. B. Fluoxetin im Off-Label-Use) zumindest über einen begrenzten Zeitraum an. Auch wenn bei Kindern und Jugendlichen nur etwa 10 % der Ängste, welche die Charakteristika einer Angststörung erfüllen, chronifizieren, birgt die Persistenz von Angststörungen während der Adoleszenz das erhöhte Risiko für weitere psychische Störungen im Erwachsenenalter sowie eine Substanzabhängigkeit.

23.5.6 Zwangsstörungen

Terminologie Der Neurologe Carl Westphal beschrieb im Jahre 1877 (Sitzung vom 5. März, S. 734–750) Zwangssymptome äußerst treffend:

„Unter Zwangsvorstellungen verstehe ich solche, welche bei übrigens intacter Intelligenz und ohne durch einen Gefühls- oder affectartigen Zustand bedingt zu sein, gegen und wider den Willen des betreffenden Menschen in den Vordergrund des Bewusstseins treten, sich nicht verscheuchen lassen, den normalen Ablauf der Vorstellungen hindern und durchkreuzen, welche der Befallene stets als abnorm, ihm fremdartige anerkennt und denen er mit seinem gesunden Bewusstsein gegenübersteht".

Diese Beschreibung lässt schon vermuten, wie sehr das Bestehen einer Zwangssymptomatik bereits Kinder und Jugendliche in ihrer Lebensführung beeinträchtigen und welchen Leidensdruck sie erzeugen kann.

Grundsätzlich unterscheidet man Zwangsgedanken (zwanghafte Ideen, bildhafte Vorstellungen, Zwangsimpulse) und Zwangshandlungen (Rituale als symbolischer Versuch, Gefahr abzuwenden; meist bezogen auf Reinlichkeit, übertriebene Ordnung, Sauberkeit, wiederholte Kontrollen). Während **Zwangsgedanken** bzgl. ihrer Inhalte häufig schambesetzt sind, werden sich plötzlich aufdrängende Impulse handlungsnah erlebt, ihre aggressiven (z. B. einem nahestehenden Menschen etwas antun) oder sexuellen Inhalte (ich-dyston) erzeugen Anspannung und Angst vor Kontrollverlust. **Zwangshandlungen** hingegen erzeugen aufgrund der häufigen Einbeziehung von Angehörigen oft ausgeprägte innerfamiliäre Spannungen. Klinisch ist häufig eine gemischte Symptomatik beobachtbar.

In den ICD-11-Klassifikationskriterien wird nicht mehr zwischen Gedanken und Handlungen unterschieden, jedoch u. a. eine Graduierung der vorhandenen (mittelmäßigen bis guten) bzw. nicht vorhandenen (schlechten bis fehlenden) Krankheitseinsicht vorgenommen.

Epidemiologie Die Lebenszeitprävalenz beträgt Studien zufolge 1–3 %. Ein Überwiegen des männlichen Geschlechts unter den Erkrankten – männliche Patienten leiden im früheren Alter auch unter stärkeren Symptomen und einer höheren komorbiden Belastung – gleicht sich mit zunehmendem Alter aus, wobei ein Großteil der Betroffenen erstmals vor dem 18. Lebensjahr erkrankt.

Diagnose, Differenzialdiagnose und Komorbidität Die Diagnosestellung umfasst neben einem ausführlichen klinischen Interview den Einsatz standardisierter Erhebungsinstrumente. Differenzialdiagnostisch abzugrenzen ist u. a. das Bestehen einer Schizophrenie oder wahnhaften Störung: Hier werden die Symptome als ich-synton erlebt, und ein Abgleich mit der Realität ist nicht mehr vorhanden. Komorbide Störungen (z. B. Angststörungen, Ticstörungen, ADHS, mit zunehmendem Alter auch Persönlichkeitsstörungen) sind eher die Regel und sollten mitbedacht werden.

Therapie Im Falle einer niedrigen bis mittelgradigen Symptomausprägung der Zwangssymptome sollte unter Einbeziehung der Familienangehörigen kognitiv-verhaltenstherapeutisch (Exposition mit Reaktionsverhinderung) behandelt werden. Bei entsprechender Symptomschwere wird zunehmend eine Kombinationstherapie (vor allem mit den für das Kindes- und Jugendalter zugelassenen Substanzen Fluvoxamin oder Sertralin; ggf. Augmentierung mit zweitem SSRI oder atypischem Neuroleptikum) als Therapieform der Wahl angesehen.

Prognose Insbesondere ein mit hoher Symptompersistenz verbundener früher Erkrankungsbeginn beinhaltet erhebliche Schwierigkeiten hinsichtlich einer altersangemessenen Autonomieentwicklung und Beziehungsgestaltung. Auch deshalb sind im Hinblick auf die weitere Prognose eine früh einsetzende und konsequent durchgeführte Therapie mit dem Ziel einer weitgehenden Symptomfreiheit anzustreben.

23.5.7 Ticstörungen

Tics treten häufig auf. Motorische Tics (plötzliche, schnelle Bewegungen, einzeln oder in Serie, nicht rhythmisch auftretend) wie auch vokale Tics (Lautäußerungen) dienen keinem erkennbaren Zweck und werden als bedeutungslos wahrgenommen. Um als Ticstörung diagnostiziert zu werden, müssen die Tics seit mindestens 1 Jahr vorhanden sein, auch wenn sie sich nicht ständig manifestieren.

Epidemiologie Schätzungsweise 10–15 % aller Grundschulkinder entwickeln (vorübergehende) Tics, z. B. im Rahmen einer schleichend beginnenden vorübergehenden (motorischen) Ticstörung (ICD-11: 8A05.03; Dauer < 12 Monate), während vom Tourette-Syndrom (ICD-11: 8A05.00), einer komplexen chronischen Ticstörung (Zusammentreffen von mindestens zwei motorischen Tics und einem vokalen Tic), nur 1 % betroffen ist. Mit dem Auftreten einer Koprolalie ist hier lediglich in bis zu 30 % der Fälle zu rechnen. Insgesamt ist das männliche Geschlecht bis zu 4-mal häufiger von einer Ticstörung betroffen. Eine hohe Komorbidität besteht zur ADHS.

Ätiologie Eine genetische Komponente gilt als sicher. Hinsichtlich möglicher Entstehungsursachen werden Auffälligkeiten der motorischen und somatosensorischen Anteile der kortikostriatalen-thalamokortikalen Schaltkreise und eine Beteiligung des limbischen sowie des dopaminergen Systems vorausgesetzt.

Komorbidität Die Rate komorbider psychiatrischer Belastungen (wie ADHS, Zwangs-, Angst- sowie depressive oder Autismus-Spektrum-Störungen) unter den Betroffenen ist sehr hoch.

Differenzialdiagnose Differenzialdiagnostisch eher schwierig abzugrenzen sind Tics z. B. von Zwangshandlungen, Manierismen oder auch Stereotypien. Ticsymptome werden in selteneren Fällen auch sekundär, z. B. im Rahmen bestimmter Erkrankungen (z. B. Morbus Wilson, Fragiles-X-Syndrom), durch Schädel-Hirn-Trauma oder bestimmte Medikamente (z. B. Carbamazepin, Lamotrigin) hervorgerufen.

Symptome ➤ Tab. 23.6.

Tab. 23.6 Ticsymptome (nach Ludolph et al. 2012)

Art	Motorisch	vokal
Einfach	• **Meist im Gesicht und am Kopf auftretend:** – Blinzeln, Zwinkern – Augenbrauen hochziehen, Nase rümpfen, Gesicht verziehen • Arm- oder Handbewegungen • Bauchbewegungen • Rumpfbewegungen	• Räuspern • Nase hochziehen • Schniefen, Schnäuzen • Husten, Hüsteln, Niesen • Quieken, Grunzen • Pfeifen, Summen • Ausstoßen von Schreien/Silben • Prusten, Spucken
Komplex	• **Beteiligung verschiedener Muskelgruppen:** scheinbar absichtsvolle Bewegungen im Gesicht, an Kopf, Hand, Fuß, Rumpf, Beinen • Hüpfen, Springen	**Aussprechen von Wörtern oder ganzen Sätzen**
Sonderformen	• **Echopraxie:** nicht zweckgebundene Imitation von Bewegungen anderer • **Kopropraxie:** Zeigen obszöner Gesten (z. B. des Mittelfingers) • **Palipraxie** (selten): Wiederholung eigener Bewegungen (Autoaggression)	• **Echolalie:** nicht der Kommunikation dienendes Wiederholen von gehörten Sätzen, Wörtern, Silben oder Geräuschen • **Koprolalie:** Ausrufen obszöner Wörter • **Palilalie:** unwillkürliches Wiederholen von selbst gesprochenen Wörtern

Tab. 23.7 Medikamentöse Behandlung der Ticstörungen (nach Ludolph et al. 2012)*

Substanz (Anwendungshäufigkeit)	Dosis zu Behandlungsbeginn [mg]	Empfohlene Höchstdosis [mg]	Ergänzende Bemerkungen
Tiaprid (2–3 ×/Tag)	50–100	600(– 800)	Medikament der 1. Wahl im Kindesalter
Sulpirid (2 ×/Tag)	50–100	800–1.200	Auch im Hinblick auf komorbide Symptome (depressive Symptome, teilweise Zwänge) wirksam
Risperidon (2 ×/Tag)	0,5–1	4–8	Auch im Fall von Aggressionen wirksam
Aripiprazol (1 ×/Tag)	2,5	10–30(– 45)	Häufig besser verträglich als andere Neuroleptika
Tetrahydrocannabinol (2–3 ×/Tag)	2,5	20(– 30)	Nicht bei Psychose, nicht im Kindesalter

* Methylphenidat als Medikament der 1. Wahl bei komorbider ADHS

Therapie Therapeutisch steht zur Abwendung einer Stigmatisierung die entlastende Aufklärung (Psychoedukation des Patienten sowie seines gesamten Umfelds) an erster Stelle vor verhaltenstherapeutischen Interventionen und/oder einer symptomgeleiteten Pharmakotherapie (➤ Tab. 23.7). Für die beiden letztgenannten Ansätze liegt derzeit noch keine befriedigende Evidenz vor. Komorbide mit einer ADHS auftretende Ticstörungen lassen sich den Empfehlungen aktueller internationaler Leitlinien zufolge z. B. mit Clonidin, Clonidin plus Methylphenidat oder Guanfacin behandeln. Auch Atomoxetin trägt hier nicht zu einer Verschlechterung der Ticsymptomatik bei.

Verlauf und Prognose Bei überwiegend gutartigem Verlauf remittieren oder bessern sich Ticstörungen während der Adoleszenz zu ca. 90 % spontan.

23.5.8 Traumatisierung im Kindes- und Jugendalter

Traumatisierung im Kindes- und Jugendalter ereignet sich häufig in einem Umfeld, in dem verschiedene psychosoziale Belastungen zusammentreffen (z. B. psychische Erkrankung der Eltern, Armut, soziale Isolation), und geht mit einem Risiko der Retraumatisierung im weiteren Leben einher; hier ist von einer negativen Korrelation zwischen Alter und Symptomschweregrad auszugehen.

Die – insbesondere auch biologische – Forschung zu früher Traumatisierung wächst zunehmend und liefert einerseits Erklärungsansätze für die Nachhaltigkeit der Folgen, gibt jedoch andererseits auch Anlass zur Hoffnung dahingehend, mithilfe spezifischer therapeutischer Interventionen und einer verstehenden pädagogischen Herangehensweise im Umgang mit den Betroffenen längerfristig positive Veränderungen erzielen zu können.

Traumafolgestörungen: mögliche Symptome im Kindesalter

Die Auswirkungen von Traumatisierung im Kindesalter können sehr vielfältig sein und weichen oftmals deutlich von der in den Diagnosekriterien für eine posttraumatische Belastungsstörung (PTBS) ab. Letztere sind deutlich auf das Erwachsenenalter zugeschnitten.

Nach einer eingängigen Kategorisierung durch Terr (1991) können Traumata zwei Typen zugeordnet werden:

- Das **Typ-I-Trauma** bezieht sich auf einmalige Ereignisse, die – überwiegend durch äußere Einflüsse (Unfälle, Krieg, Naturkatastrophen) hervorgerufen – in eine typische PTBS münden können.
- Ein **Typ-II-Trauma** findet dagegen mehrmals (sequenziell) über einen längeren Zeitraum statt und ist durch eine näherstehende Person (z. B. Vernachlässigung, Misshandlung, sexueller Missbrauch) herbeigeführt. In der Folge ist von einer Störung der gesamten Persönlichkeitsentwicklung und der möglichen Ausbildung vielfältiger psychopathologischer Symptome mit schwersten Langzeitfolgen auszugehen. Diese können sich im Sinne einer Traumafolgestörung auf unterschiedlichen Ebenen äußern, z. B.:
  - Emotionsregulationsstörung,
  - selbstverletzendes Verhalten,
  - Hochrisikoverhalten,
  - Probleme hinsichtlich einer angemessenen Regulation des Selbstwerts,
  - Probleme in der Beziehungsgestaltung,

und im Falle einer Symptompersistenz zu einer Beeinträchtigung der Teilhabe – auch in Form möglicher körperlicher, nicht ausschließlich somatisch begründbarer oder aber auch dissozialer Symptome – führen.

In der aktuellen PTBS-Leitlinie wird insbesondere betont, dass die PTBS differenzialdiagnostisch von anderen Störungen abgegrenzt werden muss, die in der Folge schwerer Belastungen auftreten können und im Kapitel „Trauma- und Stressstörungen" der ICD-11 zusammengefasst sind.

Genannt werden hier u. a. die komplexe posttraumatische Belastungsstörung, die reaktive Bindungsstörung sowie die Bindungsstörung mit Enthemmung bzw. Störung der sozialen Bindung mit enthemmtem Verhalten.

Mögliche psychiatrische Störungsbilder infolge einer kindlichen Traumatisierung sind – offenbar im Sinne möglicher entwicklungsassoziierter Folgen einer beeinträchtigten Emotionsregulation, einer geringen Selbstwirksamkeit und von Dissoziationstendenzen – nach Schmid et al. (2013) zudem:

- Frühkindliche Regulationsstörungen
- Hyperkinetische Störungen des Sozialverhaltens
- Störungen des Sozialverhaltens und der Emotionen

Darüber hinaus kann es in der weiteren Entwicklung zur Ausprägung von Persönlichkeitsstörungen mit Substanzmissbrauch, selbstverletzendem Verhalten und affektiven Störungen kommen.

Praxistipp

Für die kinderärztliche Praxis erscheint es wichtig, dass Eltern im Umgang mit Traumafolgen und Belastungsreaktionen nicht zu einer übergroßen Schonhaltung der Kinder geraten wird. Eine Beibehaltung des üblichen Rahmens und der üblichen Erziehungshaltung stärkt die Anpassungsleistung von Kindern.

Traumafolgestörungen im Jugendalter: Anpassungsstörungen und posttraumatische Belastungsstörungen

Auf geringfügigere Belastungen (z. B. Verlust der Peergroup bei einem Umzug etc.) können Kinder mit **Anpassungsstörungen** reagieren. Charakteristisch für eine **posttraumatische Belastungsstörung** sind wiederkehrende und eindringlich belastende Erinnerungen an Ereignisse, die Bilder, Gedanken oder Wahrnehmungen umfassen können (Flashbacks), wiederkehrende, belastende Träume, intensive psychische Belastungen oder auch körperliche Reaktionen bei Konfrontation mit entsprechenden Hinweisreizen, die an das Trauma erinnern. Hieraus resultieren:

- ein starkes Vermeidungsverhalten,
- häufig eine starke vegetative Übererregtheit,
- Schwierigkeiten beim Ein- und Durchschlafen,
- Reizbarkeit oder Wutausbrüche,
- Konzentrationsschwierigkeiten,
- übermäßige Wachsamkeit und
- übertriebene Schreckreaktionen.

Bewährt haben sich verhaltenstherapeutische, störungsspezifische Ansätze, die eine Auseinandersetzung mit den traumatischen Ereignissen im Rahmen einer relativ kurzzeitigen Intervention umfassen.

Spezifische Traumatherapie-Formen wie EMDR („Eye Movement Desensitization and Reprocessing") werden mittlerweile auch häufig im Kindes- und Jugendalter eingesetzt. Auch Mitarbeiter in Jugendhilfeeinrichtungen qualifizieren sich zunehmend, um mit vertieftem Verständnis im „alltäglichen Umgang" mit den betroffenen Kindern und Jugendlichen gezielter zu einer positiven Entwicklung beitragen zu können.

Der Einsatz von Medikamenten erfolgt bisher überwiegend symptomgeleitet, zumal für Patienten in dieser Altersgruppe noch keine ausreichenden Daten vorliegen.

23.5.9 Dissoziative Störungen

Dissoziative Störungen sind laut ICD-11 definiert als eine unwillkürliche Unterbrechung oder Diskontinuität der normalen Integration eines oder mehrerer der folgenden Bereiche: Identität, Empfindungen, Wahrnehmungen, Affekte, Gedanken, Erinnerungen, Kontrolle über Körperbewegungen oder Verhalten.

Es handelt sich also um Erkrankungsformen, die neurologischen Krankheitsbildern gleichen, jedoch eine psychische Ursache aufweisen und von Charcot und später Freud im 19. Jahrhundert als Hysterie beschrieben wurden. Der erstkonsultierte Arzt ist häufig der Kinderarzt, da ja nicht eine psychische Ursache vermutet wird, sondern die Patienten und das Umfeld häufig auf eine körperliche Genese und somit umfassende diagnostische Abklärung bestehen.

Zu den **dissoziativen Bewusstseinsstörungen** wird die dissoziative Amnesie gerechnet. Sehr viel seltener sind die dissoziative Fugue, der dissoziative Stupor oder entsprechende Trancezustände.

In der Klinik von Bedeutung sind **dissoziative Bewegungsstörungen, Krampfanfälle** und/oder **Sensibilitäts- und Empfindungsstörungen.** Wie schon zu Zeiten Charcots beeindruckt den Kliniker häufig die sogenannte *belle indifférence* bei der Präsentation der Symptomatik, d. h. der auffallende Kontrast zwischen der Schwere des Zustandsbildes (z. B. körperliche Lähmung) und der subjektiven (vergleichsweise erstaunlich geringen) Betroffenheit der Patienten.

Dissoziative Störungen treten ab der Vorpubertät auf und betreffen im Kindes- und Jugendalter primär Mädchen (Verhältnis 5 : 1). Häufig lässt sich anamnestisch ein familiäres Modell (schwere Erkrankung bei einem Familienmitglied und damit verbundene Zuwendung) erheben. Viele der betroffenen Patienten sind erstaunlicherweise bereit, alle differenzialdiagnostischen Maßnahmen über sich ergehen zu lassen. Die Einbeziehung eines Kinder- und Jugendpsychiaters oder -psychotherapeuten hingegen ruft häufig tiefe Empörung hervor.

Praxistipp

Wichtig ist es also in der Klinik, sowohl bei der körperlichen Differenzialdiagnostik ein Maß zu finden und nicht übertrieben zu reagieren als auch die psychogene Verursachung nicht herabwürdigend oder geringschätzig (z. B. im Sinne einer Simulation) anzusprechen.

Für die betroffenen Kinder ist dieser Vorgang bewusstseinsfern. Es handelt sich nicht um eine „vorgespielte" Erkrankung. Die Remissionschancen unter Psychotherapie sind gut.

23.5.10 Somatoforme Störungen

Hierzu zählen nach der **ICD-10** die Somatisierungsstörung, die hypochondrische Störung, die somatoforme autonome Funktionsstörung und die anhaltende somatoforme Schmerzstörung. Im Kindesalter kommen vor allem Kopf- und Bauchschmerzen, Übelkeit sowie unklare Muskel- und Gliederschmerzen, die häufig als „Wachstumsbeschwerden" interpretiert werden, vor. Nicht selten sind solche Zustände passager und sollten diagnostisch nicht überbewertet werden.

In der **ICD-11** werden die hier aufgeführten Störungen unterschiedlichen Entitäten (z. B. Hypochondrie als eine den Zwangsstörungen verwandte Störung, die somatoforme Störung als nicht näher bezeichnete Körperstressstörung) zugeordnet.

Beruhigende Maßnahmen und aktivierende Anwendungen, Bäder, Yoga etc. können hier hilfreich sein. Treten rezidivierend immer wieder Beschwerden auf, so sind eine Psychotherapie und Überweisung zum Facharzt dringend anzuraten.

23.5.11 Essstörungen

Während Fütterstörungen wie Schrei-, Gedeih- oder Schlafstörungen zu den frühkindlichen Regulationsstörungen gezählt werden, kann sich gestörtes Essverhalten im Laufe der Zeit verselbstständigen und sich im fließenden Übergang vom Gesunden hin zur krankheitswertigen Essstörung wandeln.

Epidemiologie Die Prävalenz der Anorexia nervosa liegt zwischen 0,5 und 3 %, die der meist später einsetzenden Bulimia nervosa leicht höher. Insgesamt ist bei einer absoluten Überzahl von weiblichen Betroffenen bei beiden Geschlechtern ein Zuwachs unter den atypischen Formen beider Essstörungen sowie eine Zunahme besonders jung Erkrankter zu beobachten. Hierbei geraten Jungen im Gegensatz zum weiblichen Geschlecht eher über den Wunsch nach einem perfekten Körper über eine Spirale von diätetischer Ernährung und exzessivem Training in eine Essstörung. Im Falle einer anorektischen Erkrankung im Kindesalter sind über einen schnelleren Gewichtsverlust und vermehrte somatische Komplikationen hinaus aufgrund eines weniger ausgereiften Abstraktionsvermögens seltener eine Gewichtsangst oder Körperschemastörung vorhanden.

ICD-10-Diagnosekriterien Die Klassifikationskriterien der **ICD-10** (F50.0) fordern im Hinblick auf die Diagnosestellung einer **Anorexia nervosa** einen absichtlich herbeigeführten, nicht organisch bedingten Gewichtsverlust, der überwiegend durch den Verzicht auf hochkalorische Speisen, jedoch auch durch den Einsatz sogenannter gegensteuernder Maßnahmen (selbstinduziertes Erbrechen, Abführen, übertriebene körperliche Aktivität, Gebrauch von Appetitzüglern und/oder Diuretika) induziert wird. Gepaart mit der ebenfalls charakteristischen Körperschemastörung besteht eine überwertige Angst, zu dick zu werden (➤ Abb. 23.2). Die **ICD-11**-Kriterien nehmen für Kinder und Jugendliche eine Unterteilung in Untergruppen vor: signifikant niedriger BMI (zwischen 5. und 0,3-ter Perzentile), gefährlich niedriger BMI (unterhalb der 0,3-ten Perzentile) und in Heilung begriffene Anorexia nervosa mit normalem Körpergewicht.

Darüber hinaus besteht eine Störung der Hypothalamus-Hypophysen-Gonaden-Achse, die sich bei Mädchen als Amenorrhö (im DSM-5 nicht mehr als Kriterium gefordert) und bei Jungen in Form eines Libido- oder Potenzverlusts äußert.

CAVE
Die mit dem Gewichtsverlust einhergehende Depression spricht im Kindes- und Jugendalter nicht auf eine antidepressive psychopharmakologische Therapie an.

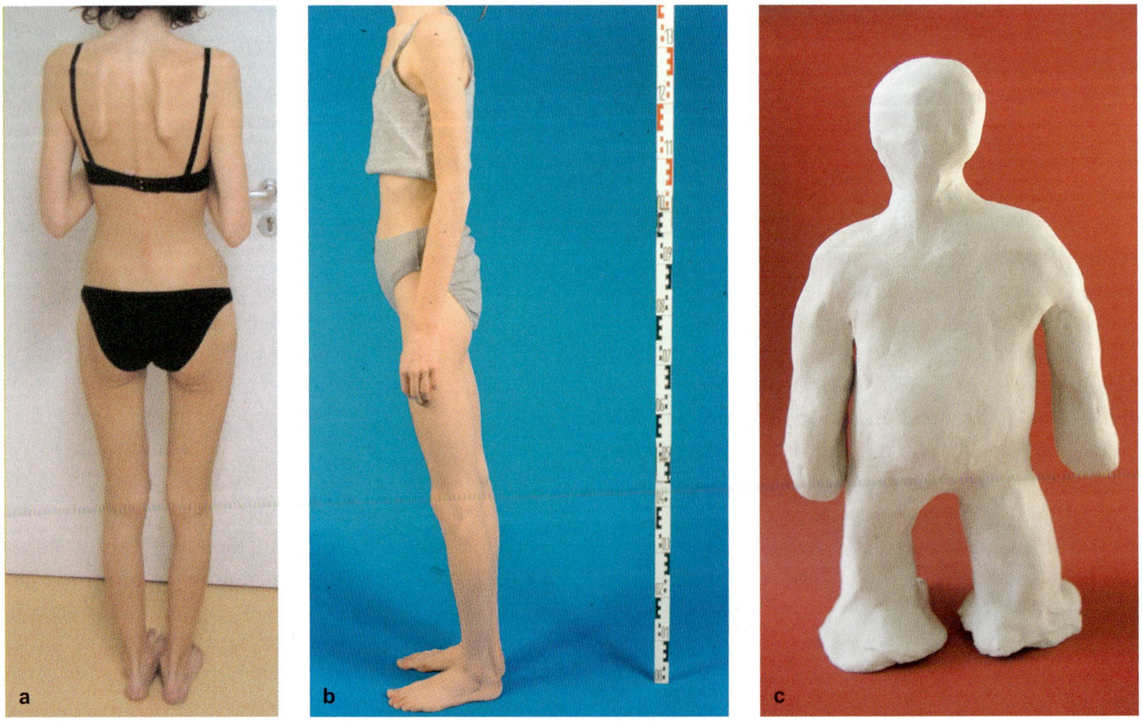

Abb. 23.2 Anorexia nervosa: **a** Patientin von hinten, **b** Patientin von der Seite. **c** Die von einer 14-jährigen Patientin als Selbstbildnis hergestellte Skulptur demonstriert eindrücklich deren Körperwahrnehmungsstörung. [R232]

Die **Bulimia nervosa** (F50.1) ist definiert durch das Auftreten häufiger Episoden von Essattacken (in einem Zeitraum von 3 Monaten mindestens zweimal wöchentlich; ICD-11: einmal wöchentlich oder mehr über einen Zeitraum von mindestens 1 Monat ausreichend), bei denen in sehr kurzer Zeit eine große Menge Nahrung konsumiert wird. Weitere Diagnosekriterien sind eine andauernde Beschäftigung mit dem Essen, eine unwiderstehliche Gier oder ein Zwang zu essen, der Einsatz gegensteuernder Verhaltensweisen inkl. einer möglichen Vernachlässigung der Insulinbehandlung bei Diabetikern und zeitweiliger Hungerperioden sowie eine den anorektischen Patienten ähnliche Selbstwahrnehmung als „zu fett" mit einer sich aufdrängenden Furcht, zu dick zu werden (was meist zu Untergewicht führt). Neu aufgenommen in die Klassifikationskriterien wurde die Binge-Eating-Störung (Heißhungerattacken ohne gegensteuernde Maßnahmen).

Therapie Wesentliches Behandlungsziel ist zunächst während der akuten Phase der anorektischen Essstörung die körperliche Stabilisierung in Form eines gesunden bzw. zumindest mit dem Leben zu vereinbarenden Körpergewichts (➤ Abb. 23.3a, b).

MERKE
Schwer erkrankte Patienten sind unbedingt stationär in einem spezialisierten Setting zu behandeln.

Neben begleitenden psychotherapeutischen Gesprächen und einer intensiven Einbeziehung der Eltern – und, wenn möglich, auch der Geschwister – sollten zunächst verhaltenstherapeutische Kontingenzpläne eingesetzt werden, um einen Anreiz für eine Gewichtssteigerung zu schaffen. Auf Sondenernährung oder gar parenterale Ernährung sollte, wann immer möglich, verzichtet werden.

Komplikationen Die Anorexia nervosa ist die psychiatrische Erkrankung mit der höchsten Sterblichkeit: Haupttodesursache ist neben direkten körperlichen Folgen der Erkrankung der Suizid. Die Rate komorbider psychischer Störungen – insbesondere von Angst- und depressiven oder Persönlichkeitsstörungen – ist hoch. Hinzu kommen häufig bereits vorbestehende zwanghaft-perfektionistische Persönlichkeitszüge. Hierdurch wird oftmals nicht nur der therapeutische Zugang während der akuten Behandlung, sondern auch der längerfristige Heilungsverlauf im Falle einer Stabilisierung der Essstörungssymptomatik erschwert.

23.5.12 Persönlichkeitsstörungen

Definition In der **ICD-10** sind spezifische Persönlichkeitsstörungen beschrieben als *„schwere Störungen der Persönlichkeit und des Verhaltens der betroffenen Person, die nicht direkt auf eine Hirnschädigung oder -krankheit oder auf eine andere psychiatrische Störung zurückzuführen sind. Sie erfassen verschiedene Persönlichkeitsbereiche und gehen beinahe immer mit persönlichen und sozialen Beeinträchtigungen einher. Persönlichkeitsstörungen treten meist in der Kindheit oder in der Adoleszenz in Erscheinung und bestehen während des Erwachsenenalters weiter."* In der **ICD-11** findet sich eine Einteilung, die sich jeweils am Ausmaß der durch die Persönlichkeitsstörung resultierenden Beeinträchtigung (leicht, mittelgradig,

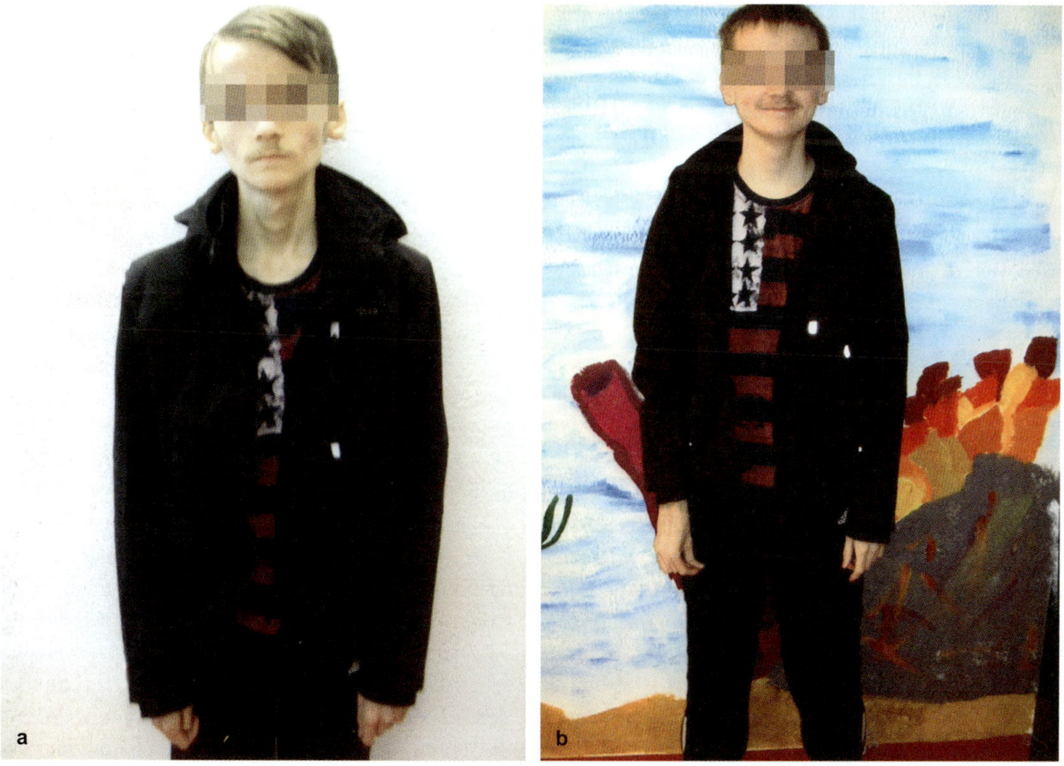

Abb. 23.3 13-jähriger Junge mit Anorexia nervosa: **a** zu Beginn der stationären Behandlung, **b** nach Gewichtsstabilisierung im Rahmen einer mehrmonatigen Therapie [P519]

schwer) unterschiedlicher Bereiche der Persönlichkeitsfunktion (z. B. Fähigkeit zur Impulskontrolle) orientiert.

Diagnostik Auch wenn hier deutlich wird, dass Persönlichkeitsstörungen nicht ein unvermittelt auftretendes Phänomen sind, ist eine entsprechende Diagnosestellung im Kindes- und Jugendalter nach wie vor umstritten. Dennoch wächst – nicht zuletzt nach langer fachlicher Diskussion – der Mut, „das Kind beim Namen zu nennen".

Dies wurde mittlerweile in der neuen Leitlinie zur Borderline-Persönlichkeitsstörung umgesetzt, sodass eine Diagnosestellung ab dem Alter von 12 Jahren möglich ist.

S3-Leitlinie Borderline-Persönlichkeitsstörung. AWMF-Registernummer 038-015. Stand: 14.11.2022, gültig bis 31.5.2026; https://register.awmf.org/de/leitlinien/detail/038-015

MERKE
Persönlichkeitsstörungen sind zu verstehen als mangelhafte Entwicklung von Selbstidentität und interpersoneller Funktionsfähigkeit, die adaptiv im Kontext der kulturellen Normen und Erwartungen des Individuums sind (DSM-5; Schmeck et al. 2012).

Eine Zuschreibung von Symptomen bereits vor dem 16. Lebensjahr vorzunehmen, hat für Betroffene durchaus entlastenden Charakter, zumal sich gerade im Fall einer frühzeitigen Diagnose, einer spezifischen Therapie und adäquaten Hilfestellung die Prognose möglicherweise günstig beeinflussen lässt.

In klinischen jugendpsychiatrischen Stichproben beträgt gerade der Anteil der Patienten mit **Borderline-Persönlichkeitsstörung** bis zu 30 %. Grundlage jeder sicheren Diagnosestellung ist die Anwendung ausführlicher Interviews (z. B. SKID-II) durch entsprechend geschulte Interviewer bzw. erfahrene Kliniker. Darüber hinaus wurden in den vergangenen Jahren weitere störungsspezifische Inventare entwickelt bzw. für das Jugendalter adaptiert.

Ätiologie Ätiologisch sind neben einer biologisch begründeten Vulnerabilität offenbar häufig multiple Traumatisierungen sowie psychosoziale Belastungsfaktoren von Bedeutung.

Therapie Die Therapie, insbesondere der Borderline-Persönlichkeitsstörung, findet häufig im ambulanten Rahmen statt und bedient sich überwiegend erprobter manualisierter psychotherapeutischer Verfahren. Eine stationäre Behandlung sollte grundsätzlich mit einer klaren Zieldefinition verbunden und ihre zeitliche Ausdehnung wohlüberlegt sein.

Zur störungsspezifischen Behandlung adoleszenter Patienten in Deutschland existieren mittlerweile vereinzelt (teil-)stationäre Behandlungsangebote über die Grenzen der Versorgungssysteme hinweg. Wesentliche Behandlungsziele sind auch hier eine Verbesserung von Stresstoleranz, Emotionsregulation, Selbstakzeptanz und zwischenmenschlichen Fertigkeiten.

23.5.13 Ausscheidungsstörungen

Terminologie Die Klassifikation der Ausscheidungsstörungen im Kindes- und Jugendalter ist in den vergangenen Jahren überarbeitet worden. Während man früher prinzipiell von einer primären oder sekundären Enuresis diurna oder nocturna und einer Enkopresis sprach, um ein dem Alter und Entwicklungsstand unangemessenes Absetzen von Urin oder Stuhl zu beschreiben, ist die Klassifikation hier differenzierter geworden und erweitert die noch in der ICD-10 gegebenen Definitionen.

MERKE
Die Diagnose einer Enuresis diurna gilt als obsolet; nach der Definition der International Continence Society (ICCS) spricht man heute von einer **nichtorganischen (funktionellen) Harninkontinenz.** Diese Blasenspeicher- oder Blasenentleerungsstörung beinhaltet einen unwillkürlichen Urinverlust nach Ausschluss struktureller Anomalien des Harntrakts, epileptischer Anfälle, neurologischer oder anderer nichtpsychiatrischer Erkrankungen bei einem Kind ab 5 Jahren.

Nach wie vor wird eine intermittierende Harninkontinenz bis zum Alter von 5 Jahren (nach Ausschluss organischer Ursachen) als überwiegend physiologisches Phänomen im Rahmen des individuellen Reifungsprozesses interpretiert (20–25 % der 4-jährigen Kinder nässen nachts und 8–10 % tagsüber noch regelmäßig ein).

S2k-Leitlinie Enuresis und nicht-organische (funktionelle) Harninkontinenz bei Kindern und Jugendlichen. AWMF-Registernummer 028-026. Stand: 31.5.2021, gültig bis 30.5.2026; https://register.awmf.org/de/leitlinien/detail/028-026

Klassifikation und Diagnosekriterien Erforderlich für eine Diagnosestellung ist mindestens ein Einnässereignis pro Monat über eine Dauer von 3 Monaten. Als „häufig" wird hierbei eine Einnässfrequenz von ≥ 4 Tagen/Nächten pro Woche, als „selten" eine Frequenz von < 4 ×/Woche (aber > 1 ×/Monat) bezeichnet.

Die Verwendung des Begriffs der **Inkontinenz im Schlaf** (nachts und tags, z. B. beim Mittagsschlaf) erfolgt gemäß der ICCS-Terminologie deskriptiv und synonym mit den Begriffen „Enuresis" und „Enuresis nocturna", also unabhängig von der möglichen zugrunde liegenden Pathogenese.

Nässt ein Kind im Schlaf und tags ein, soll neben der Diagnose einer nicht monosymptomatischen Enuresis nocturna (NMEN) eine Diagnose für die Form der tagsüber bestehenden nichtorganischen (funktionellen) Harninkontinenz gestellt werden.

Darüber hinaus unterscheidet die deutschsprachige Leitlinie zwischen der **monosymptomatischen Enuresis nocturna** (MEN) ohne Zeichen einer Blasendysfunktion und der NMEN mit einer nachweisbaren Blasendysfunktion tagsüber (mit oder ohne Inkontinenz) oder anderen Komorbiditäten. Bei Ersterer wird die Schlafarchitektur der Kinder als unauffällig beschrieben; das Einnässen, das in jedem

Non-REM-Stadium eintreten kann, erfolgt meist im ersten Drittel der Nacht. Eine familiäre Belastung (Genetik) wird beschrieben, als häufigste komorbide Störung wird die einfache Aktivitäts- und Aufmerksamkeitsstörung (Reifungsdefizit?) genannt. Depressive Symptome werden eher im Sinne einer Folge und weniger als Ursache der Ausscheidungsstörung gesehen.

Die Lebensqualität der betroffenen Kinder und Jugendlichen (und auch ihrer Eltern) kann ähnlich derjenigen von chronisch körperlich kranken Gleichaltrigen deutlich beeinträchtigt sein.

Therapie Mittel der 1. Wahl bei Bestehen einer klassischen **Enuresis nocturna** ist die **apparative Verhaltenstherapie.** Bei Nichtansprechen oder Noncompliance in Bezug auf diese oder auch im Rahmen von Klassenfahrten wird nach wie vor eine vorübergehende Behandlung mit Desmopressin als therapeutische Möglichkeit gesehen.

Bei einem Einnässen tagsüber bieten sich neben einer kindgerechten Aufklärung und Übungen für die frühzeitige Wahrnehmung der Blasenfüllung und des Harndrangs einfache verhaltenstherapeutische Methoden wie das Führen eines Kalenders (z. B. mit Sonne und Wolken) an.

Die Rate komorbider psychischer, insbesondere internalisierender Störungen bei Bestehen einer **Enkopresis** ist hoch (30–50 %). Auch hier wird in Bezug auf die Ausscheidungsstörung neben einer erklärenden Darstellung der Zusammenhänge (Psychoedukation) und abführenden Maßnahmen im Falle einer Obstipation ein verhaltenstherapeutischer Behandlungsansatz empfohlen.

Bei **gleichzeitigem Bestehen von Enkopresis und Enuresis** sollten grundsätzlich Stuhlinkontinenz und/oder Obstipation zuerst behandelt werden. Die Behandlung psychischer komorbider Störungen ist zeitlich vorzuziehen, wenn diese sehr ausgeprägt sind.

23.5.14 Umschriebene Entwicklungsstörungen schulischer Fertigkeiten

Terminologie Bei den umschriebenen Entwicklungsstörungen schulischer Fertigkeiten handelt es sich in erster Linie um die Lese-Rechtschreib-Störung (Legasthenie), die isolierte Rechtschreib- oder Lesestörung sowie die Rechenstörung (Dyskalkulie).

In der Kinder- und Jugendpsychiatrie werden betroffene Kinder und Jugendliche vor allem dann vorstellig, wenn eine genaue Diagnosestellung der Teilleistungsstörung und, im Falle einer Bestätigung, die Ausstellung eines entsprechenden Attests für die Schule notwendig sind und/oder die bestehenden Entwicklungsstörungen zu sekundären emotionalen Beeinträchtigungen oder weiteren Verhaltensauffälligkeiten geführt haben.

Klassifikation Bei Bestehen einer **Legasthenie** können gemäß den Definitionskriterien der ICD-10 das Leseverständnis, die Fähigkeit, gelesene Worte wiederzuerkennen, die Fähigkeit vorzulesen sowie Leistungen, für die Lesefähigkeit nötig ist, sämtlich betroffen sein. Häufig auftretende Fehler sind hier sogenannte Reversionen, d. h. das Verdrehen von Buchstaben, Reihenfolgefehler, Auslassungen von Buchstaben, das Einfügen falscher Buchstaben, Wahrnehmungsfehler,

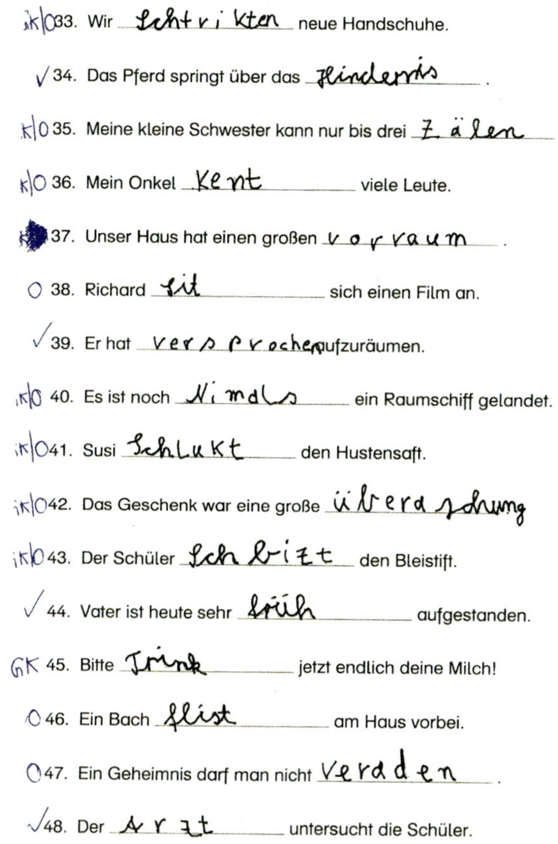

Abb. 23.4 Schriftprobe (Testbogen) eines 8-jährigen Grundschülers mit Legasthenie [P519]

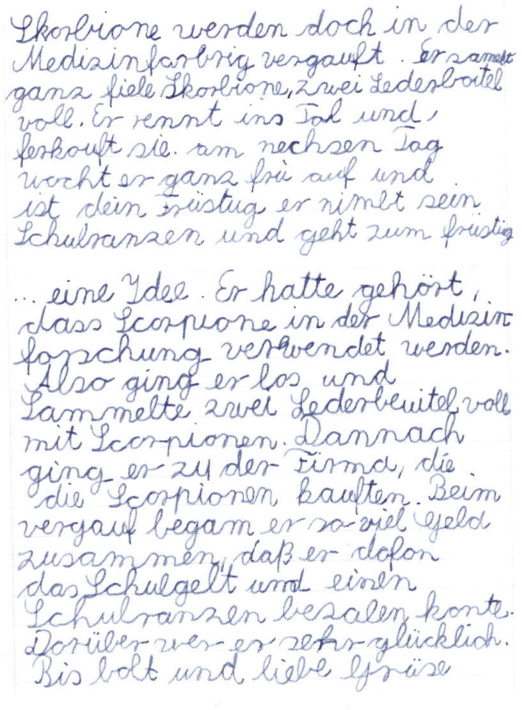

Abb. 23.5 Schriftprobe (Aufsatz) eines 11-jährigen Realschülers mit Legasthenie [P519]

Fehlerinkonstanz, Startschwierigkeiten beim Vorlesen, ein langes Zögern und Verlieren der Zeilen im Text und ungenaues Phrasieren (➤ Abb. 23.4, ➤ Abb. 23.5). Der Legasthenie gehen Entwicklungsstörungen des Sprechens oder der Sprache voraus. Die Prävalenz der Lese- und/oder Rechtschreibstörung wird mit 3–8 % angegeben.

Bei der **isolierten Rechtschreibstörung** hingegen handelt es sich um eine Störung, deren Hauptmerkmal in einer umschriebenen und bedeutsamen Beeinträchtigung der Entwicklung von Rechtschreibfertigkeiten besteht; hier sind die Fähigkeiten, mündlich zu buchstabieren und Wörter korrekt zu schreiben, beide betroffen.

Der Begriff **Dyskalkulie** umschreibt das Vorhandensein ausgeprägter Defizite vor allem bzgl. der Beherrschung grundlegender Rechenfertigkeiten wie Addition, Subtraktion, Multiplikation und Division. Betroffene Kinder zeigen deutliche Probleme in folgenden Bereichen: Größenvergleich verschiedener Zahlen, Einschätzung von Mengen, Zuordnung von Zahlen auf einem Zahlenstrahl, Lösen von Kopfrechenaufgaben oder Textaufgaben sowie alle Rechenoperationen in den Grundrechenarten.

Diagnostik

MERKE

Bei der Diagnostik der Lese-Rechtschreib-Störung, der isolierten Rechtschreibstörung oder der isolierten Lesestörung ist gemäß Leitlinie auszuschließen, dass die Symptome eine Folge von intellektuellen Einschränkungen, einer allgemeinen Entwicklungsverzögerung, unkorrigierten Seh- oder Hörstörungen, unzureichender Beschulung sowie psychischen, neurologischen oder motorischen Störungen sind.

Gemäß der deutschsprachigen S3-Leitlinie (s. u.) sollen im Falle der Lese-Rechtschreib-Störung bzw. der isolierten Lese- bzw. Rechtschreibstörung psychometrische Leistungstests angewandt werden, welche die Lesegeschwindigkeit, Lesefehler und das Leseverständnis sowie Fehler in der Rechtschreibung beim Wort- und/oder Textschreiben erfassen und die ermittelten Fähigkeiten in eine definierte Relation zum allgemeinen Leistungsniveau und Entwicklungsstand setzen. Ermittelt wird also die Diskrepanz zwischen dem Lese- und/oder Rechtschreibniveau und der Alters- oder der Klassennorm oder der Intelligenz.

S3-Leitlinie Diagnostik und Behandlung bei der Lese- und/oder Rechtschreibstörung. AWMF-Registernummer 028-044. Stand: 23.4.2015 (in Überarbeitung); https://register.awmf.org/de/leitlinien/detail/028-044

Differenzialdiagnostik Im Rahmen der Differenzialdiagnostik der Legasthenie sollte den Leitlinien zufolge das zusätzliche Bestehen einer Dyskalkulie, einer einfachen Aktivitäts- und Aufmerksamkeitsstörung und/oder Angststörung überprüft werden. Darüber hinaus gilt das Bestehen einer expressiven und/oder rezeptiven Sprachstörung bzw. ggf. einer auditiven Wahrnehmungs- und Verarbeitungsstörung als mögliche komorbide Belastung. Ähnlich verhält es sich mit der Diagnostik der Rechenfertigkeiten.

Therapie Differenzierte Empfehlungen zur Therapie finden sich in den Leitlinien. Die Wirksamkeit spezifischer Trainings, die o. g. Vorgaben berücksichtigen, gilt als bestätigt. Fördermaßnahmen (in Einzelsitzungen oder Kleingruppen) sollten unter Berücksichtigung interdisziplinärer Zusammenarbeit bereits im 1. Schuljahr begonnen werden.

23.5.15 Tiefgreifende Entwicklungsstörungen

Während gemäß ICD-10-Kriterien u. a. zwischen frühkindlichem Autismus (Kanner-Autismus), atypischem Autismus, Rett-Syndrom und Asperger-Autismus unterschieden wird, findet sich im DSM-5 und auch in der ICD-11 nur noch der übergeordnete Begriff der **Autismus-Spektrum-Störungen** mit unterschiedlicher Schweregradausprägung. Letztere unterscheidet in der ICD-11 zwischen den zusätzlichen Hauptmerkmalen „Störung der Intelligenzentwicklung" (vorhanden/nicht vorhanden) und einer möglichen (leichtgradigen bis nicht vorhandenen bzw. vorhandenen) „Beeinträchtigung der funktionellen Sprache".

Insgesamt ist das den neuronalen Entwicklungsstörungen zugeordnete Störungsbild gekennzeichnet durch anhaltende Defizite in der Fähigkeit, wechselseitige soziale Interaktionen und soziale Kommunikation zu initiieren und aufrechtzuerhalten, sowie durch eine Reihe von eingeschränkten, sich wiederholenden und unflexiblen Verhaltensmustern, Interessen oder Aktivitäten, die für das Alter und den soziokulturellen Kontext der Person eindeutig untypisch oder exzessiv sind.

Im DSM-5 bezieht sich die Schweregradeinteilung auf die Domänen A und B und beschreibt das Ausmaß des Unterstützungsbedarfs. Die Diagnosekriterien sind hier folgendermaßen aufgeschlüsselt und erlauben eine Spezifität über die Konstellation der Symptome:

- **Domäne A:** betrifft die **soziale Kommunikation** (qualitative Einschränkungen der sozialen Interaktion und Kommunikation) **mit Defiziten der sozial-emotionalen Reziprozität** (z. B. ungewöhnliche soziale Annäherung; keine normale geregelte, wechselseitige Konversation; verringertes Teilen von Interessen, Emotionen und Affekt; Initiierung oder Erwiderung sozialer Interaktionen können fehlschlagen), der nonverbalen Kommunikation (weniger oder kein(e) Augenkontakt bzw. Körpersprache; Einschränkungen beim Verstehen und Einsetzen von Gestik und Mimik; Fehlen von Gesichtsausdruck und nonverbaler Kommunikation) sowie Defizite bzgl. Aufbau, Erhalt und Verständnis von Freundschaften
- **Domäne B:** umfasst **restriktive, repetitive Verhaltensweisen, Interessen und Aktivitäten** mit stereotypen Verhaltensweisen auf motorischer, sprachlicher und spielerischer Ebene, dem Bestehen auf Routinen, eingeschränkten/intensiven Interessen, einer Hyper- bzw. Hyporeaktivität gegenüber sensorischen Reizen sowie eigenen sensorischen Interessen

Die Symptome müssen in der frühen Kindheit vorhanden (gewesen) sein, können sich aber erst dann voll manifestieren, wenn die sozialen

Anforderungen entsprechend hoch sind. Sie führen zu einer klinisch bedeutsamen Behinderung im Alltag (z. B. im familiären/schulischen Kontext) und lassen sich nicht durch eine intellektuelle Behinderung oder eine globale Entwicklungsstörung erklären.

Neben einer hohen psychiatrischen Komorbiditätsrate (z. B. Hyperaktivität, Ängste, depressive Störungen) **können gemäß DSM-5 auch zusätzliche Spezifizierungen** (z. B. mit/ohne intellektuelle Behinderung, mit/ohne Sprachentwicklungsverzögerung) vorliegen.

Die Häufigkeit von Autismus-Spektrum-Störungen beträgt insgesamt 6–7 pro 1.000; der frühkindliche Autismus weist eine Häufigkeit von1,3–2,2 pro 1.000 und der Asperger-Autismus von 1–3 pro 1.000 auf.

Jungen sind 3- bis 4-mal häufiger vom Kanner-Autismus betroffen, je nach Untersuchung besteht bei einem Drittel bis 60 % der betroffenen Kinder eine geistige Behinderung.

Ätiologisch spielen genetische Faktoren eine Schlüsselrolle. Das Risiko für Geschwister, an Autismus zu erkranken, ist im Vergleich zur Allgemeinbevölkerung um mindestens das 50-Fache erhöht.

Autismus ist nicht durch Psychotherapie heilbar; es gibt keine kausale Behandlung. Der frühkindliche Autismus ist eine Erkrankung, bei der die Betroffenen ihr Leben lang unter massiven Teilhabedefiziten leiden und deshalb lebenslang Unterstützung und Integrationshilfen benötigen. Verhaltenstherapeutische Programme zielen darauf ab, die Fähigkeiten zur sozialen Interaktion zu verbessern und verschiedene konkrete Fertigkeiten im sprachlichen und kommunikativen Bereich zu steigern bzw. bestimmte Stereotypien zu minimieren (➤ Abb. 23.6). **Pharmakotherapie** kommt immer dann zum Einsatz, wenn es darum geht, motorische Unruhe, Aggressivität, Automutilationen etc. zu behandeln. Hier kommen symptomgeleitet vor allem atypische Neuroleptika, aber auch Stimulanzien zur Anwendung.

Kanner-Syndrom

Der Begriff Autismus wurde 1943 von Leo Kanner als *„autistische Störungen des affektiven Kontakts“* in die Literatur eingeführt, weshalb diese Störung auch als „Kanner-Autismus“ bezeichnet wird. Die Entwicklung hiervon betroffener Kinder ist vor dem vollendeten 3. Lebensjahr auffällig bzw. beeinträchtigt:

- **in der gegenseitigen sozialen Interaktion** durch die Unfähigkeit, nichtverbales Verhalten zur Regulation sozialer Interaktion einzusetzen, durch den Mangel an direktem Blickkontakt und sozialem Lächeln, die eingeschränkte Mimik sowie die Unfähigkeit, Beziehungen zu Gleichaltrigen aufzunehmen, die deutlich eingeschränkte Fähigkeit, Freude mit anderen zu teilen, und durch einen Mangel an sozioemotionaler Gegenseitigkeit;
- **in der Kommunikation und der Sprache** durch den Mangel an gesprochener Sprache oder aber die deutliche Verzögerung der Sprachentwicklung, die fehlende Kompensation durch Gestik und Mimik, einen Mangel an variierendem und spontanem „So-tun-als-ob“-Spiel oder sozialem Imitationsspiel, durch die relative Unfähigkeit, einen sprachlichen Austausch zu beginnen und aufrechtzuerhalten, sowie den stereotypen und repetitiven Einsatz der Sprache;
- **durch generelles repetitives, restriktives und stereotypes Verhalten:** Im Gegensatz zur Zwangserkrankung, wo die Zwänge als ich-dyston, also als wesensfremd und unsinnig erlebt werden, scheinen autistische Kinder nicht unter diesem repetitiven Verhalten zu leiden.

Asperger-Autismus

Hans Asperger beschrieb fast gleichzeitig mit Leo Kanner 1944 die *„autistischen Psychopathen im Kindesalter“*. Bei diesem Störungsbild findet sich keine schwerwiegende Verzögerung der gesprochenen oder rezeptiven Sprache und i. d. R. zeigt sich eine vergleichsweise gute bis überdurchschnittlich gute kognitive Entwicklung. Asperger hat den zur damaligen Zeit wohl typischen deutschen Hochschullehrer als Verdünnungsform des von ihm beschriebenen Syndroms skizziert: ein Spezialist in seinem Interessengebiet, der sich im Alltag in der Interaktion schwer beeinträchtigt zeigt und im Lebenspraktischen nicht einmal in der Lage sein mag, sich ein Butterbrot zu schmieren.

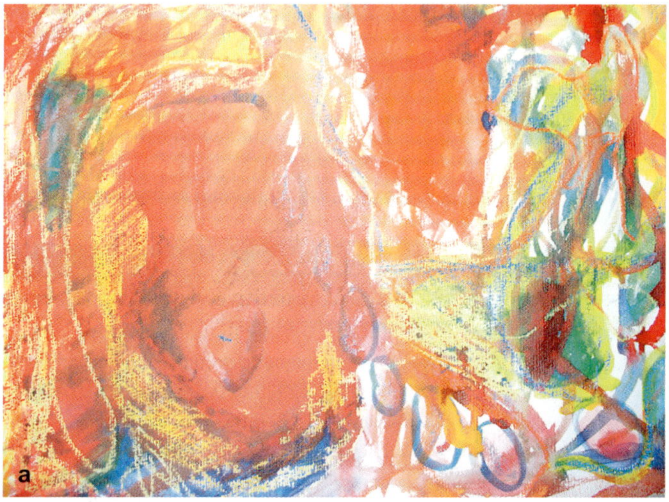

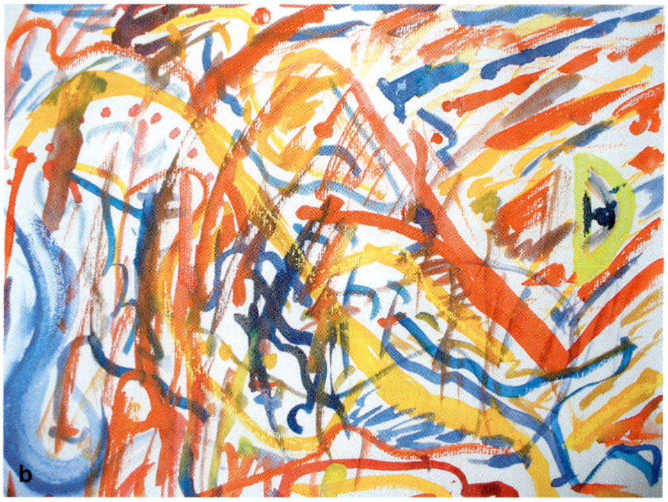

Abb. 23.6 Maldialog mit einem 12-jährigen autistischen Patienten [P519]

Ob diese Charakterisierung auch noch auf die heutigen Professoren zutrifft, mag dahingestellt sein. Tatsache ist, dass diese Kinder mit ihren Sonderinteressen von Gleichaltrigen häufig als „Professor" geneckt werden.

Rett-Syndrom

Während beim frühkindlichen Autismus und beim Asperger-Autismus männliche Betroffene überwiegen, kommt das Rett-Syndrom (ICD-11: LD90.4; Intelligenzminderung als relevantes klinisches Merkmal) nur bei Mädchen vor. Charakteristisch sind neben einer Abnahme des Kopfwachstums in den ersten Lebensjahren vor allem die Sprachstörung und die stereotypen, waschenden Handbewegungen vor dem Körper. In der ICD-11 wird eine gehemmte soziale und spielerische Entwicklung bei erhalten bleibendem sozialem Interesse beschrieben. Daneben beginnen sich im Alter von 4 Jahren eine Rumpfataxie und Apraxie zu entwickeln, oftmals gefolgt von choreoathetoiden Bewegungen.

23.5.16 Bindungsstörungen

Frühkindliche Bindungsstörungen sind massive Beeinträchtigungen der frühen Beziehungsentwicklung und in ihrer Begrifflichkeit nach ICD-10 nicht mit der in der Bindungstheorie üblichen Klassifikation von Bindungstypen zu verwechseln. Bei den frühkindlichen Bindungsstörungen im Sinne der ICD-10 werden reaktive Bindungsstörungen und Bindungsstörungen mit Enthemmung unterschieden. In der ICD-11 werden beide Störungsbilder als „spezifisch stressassoziiert" aufgeführt; die „enthemmte Form" wird als unterschiedsloses Verhalten gegenüber unbekannten Erwachsenen definiert, also die Art der sozialen Kontaktaufnahme in den Vordergrund gestellt:

- **Reaktive Bindungsstörungen** sind gekennzeichnet durch widersprüchliche oder ambivalente Reaktionen in unterschiedlichen sozialen Situationen, durch verminderte Ansprechbarkeit, Rückzugsverhalten sowie aggressives Verhalten gegenüber sich selbst und anderen. Häufig wird die Ambivalenz gegenüber Bindungspersonen durch den Wechsel zwischen dem Suchen von Nähe und der Vermeidung von Körperkontakt oder Distanzlosigkeit wahrgenommen.
- Bei **Bindungsstörungen mit Enthemmung** stehen die Distanzlosigkeit und die wenig modulierten Interaktionen mit unvertrauten Personen sowie ein anklammerndes Verhalten oder die Suche nach Aufmerksamkeit ganz im Vordergrund. Die betroffenen Kinder zeigen auch häufig eingeschränkte Interaktionen mit Gleichaltrigen und deutlich verminderte soziale Spielfertigkeiten. Ursächlich sind i. d. R. wiederholte frühe Trennungs- und Vernachlässigungserfahrungen, z. B. bei Drogenkonsum der Eltern.

Zentrale Maßnahmen stellen die Schaffung eines stabilen Versorgungsmilieus und eine Beratung bzw. Unterstützung z. B. der Pflegeeltern dar. Festhaltetherapie zur Erzwingung des Bindungsaufbaus und andere ähnliche Maßnahmen sind als obsolet zu betrachten.

23.5.17 Aufmerksamkeit, Impulsivität und aggressives Verhalten

Aufmerksamkeitsdefizit-Hyperaktivitätsstörung

Die Aufmerksamkeits-Hyperaktivitätsstörung (ADHS) wird in der ICD-11 den neuronalen Entwicklungsstörungen zugeordnet und zählt zu den häufigsten kinder- und jugendpsychiatrischen Störungsbildern.

Klinisches Bild Das Störungsbild ist gekennzeichnet durch ein anhaltendes Muster von Unaufmerksamkeit und/oder Hyperaktivität-Impulsivität, das sich unmittelbar negativ auf die schulischen, beruflichen oder sozialen Leistungen auswirkt und dessen Ausmaß außerhalb der normalen, für das Alter und die intellektuelle Leistungsfähigkeit erwarteten Schwankungsbreite liegt. Auch wenn einige Personen mitunter erst später klinisch auffallen, bestehen Anzeichen für die signifikanten Kernsymptome typischerweise bereits in der frühen bis mittleren Kindheit (➤ Tab. 23.8).

Betroffene Kinder und Jugendliche leiden unter einer „Filterschwäche", d. h., es gelingt ihnen häufig nicht, von außen auf sie einströmende Eindrücke zu priorisieren. Werden sie in ihrer Besonderheit nicht frühzeitig erkannt, konsequent unterstützt und behandelt (Medikation, ➤ Tab. 23.9), ist es ihnen häufig nicht möglich, ihr vorhandenes Potenzial umzusetzen. Dies führt oftmals zu Beziehungsproblemen, schulischen Misserfolgen und insgesamt erschwerten Bedingungen beim Eintritt ins Studium oder ins Berufsleben.

Der **Schweregrad** der Störung (und damit auch eine mögliche Symptombesserung bzw. Remission im weiteren Verlauf) ist abhängig von der Intensität der Symptomatik, ihrem Grad der Generalisierung in verschiedenen Lebensbereichen (z. B. Familie, Kindergarten/Schule/Beruf, Freundeskreis), der Einschränkung des Funktionsniveaus in Letzteren und der Ausprägung, in der die Symptomatik nicht nur in fremdbestimmten (z. B. Schule, Hausaufgaben), sondern auch in selbstbestimmten Situationen (z. B. Spiel) auftritt.

Anzumerken ist, dass es sich beim ADHS um eine Spektrum-Erkrankung handelt, da sich Verhalten auf einem Kontinuum bewegt und auch immer in Wechselwirkung mit den Reaktionen der Umwelt steht.

Diagnosestellung

CAVE
Die Diagnosestellung ADHS erfordert in erster Linie eine ausführliche und differenzierte Anamnese.

Tab. 23.8 Symptome der einfachen Aktivitäts- und Aufmerksamkeitsstörung (ADHS)

Kardinalsymptome	Wesentliche Ausdrucksformen
Unaufmerksamkeit	Aufmerksamkeitsstörung, Ablenkbarkeit, Mangel an zielgerichteter Aktivität
Überaktivität	Hyperaktivität, fein- und grobmotorische Unruhe, Kraft und Tempo schlecht dosiert, Verhalten nicht situationsgerecht
Impulsivität	Probleme bei der Selbstkontrolle, Mangel an vorausschauender Planung, geringe Frustrationstoleranz, schnelle Stimmungswechsel

Daneben sind die Verhaltensbeobachtung (z. B. auch mittels Beantwortung standardisierter Fragebögen durch Eltern, Erzieher, Lehrer), eine gründliche körperlich-neurologische sowie eine testpsychologische Untersuchung wesentlich. Die Symptome müssen situationsübergreifend gegeben sein und in Bezug auf den aktuellen Entwicklungsstand ein abnormes Ausmaß annehmen; sie sollten erstmals vor dem 12. Lebensjahr aufgetreten und von mindestens 6-monatiger Dauer sein.

Wie bereits im DSM-5 aufgeführt, werden in der ICD-11 Untergruppen definiert, die – abgesehen von zwei nicht näher bezeichneten Unterformen – zwischen einem vorwiegend unkonzentrierten, vorwiegend hyperaktiv-impulsiven sowie einem kombinierten Subtyp des Störungsbildes unterscheiden. Das parallele Diagnostizieren einer Autismus-Spektrum-Störung ist ebenfalls möglich.

Epidemiologie Ein deutlich gehäuftes Auftreten beim männlichen Geschlecht gilt als gesichert, jedoch ist die Inzidenz des Störungsbildes – insbesondere auch in Bezug auf das weibliche Geschlecht, Jugendliche und Erwachsene – insgesamt weiter ansteigend. Zudem ist während der vergangenen Jahre immer deutlicher geworden, dass es im Verlauf der Entwicklung zwar zu Veränderungen im Symptombild (z. B. weniger Hyperaktivität, dafür mehr innere Unruhe und Unausgeglichenheit) kommen kann, dass sich bei rund der Hälfte der Betroffenen das Störungsbild jedoch bis ins Erwachsenenalter hinein zumindest nicht vollständig verliert und auch das Ausmaß komorbider Belastungen bis hin zur erhöhten Suizidalität gerade während der Adoleszenz beide Geschlechter gleichermaßen betrifft.

Medikamentöse Therapie Zusätzlich zur Psychotherapie des Kindes bzw. Jugendlichen sowie zur Möglichkeit von z. B. verhaltenstherapeutischen Interventionen für Eltern („Elterntraining“) in Ergänzung der Psychoedukation stellt die medikamentöse Behandlung einen wichtigen Therapiebaustein dar (➤ Tab. 23.9).

Tab. 23.9 Medikamentöse Behandlungsmöglichkeiten

Substanz	Dosierung
Methylphenidat	0,3–1,0 mg/kg KG/Tag
Amphetamin	0,5–1,0 mg/kg KG/Tag
Atomoxetin (selektiver Noradrenalin-Wiederaufnahmehemmer)	0,5–1,2 mg/kg KG/Tag
Guanfacin (selektiver α_{2A}-Rezeptor-Agonist, retardiert)*	**1 bis max. 4 mg (Kinder, 6–12 Jahre)** **1 bis max. 6 mg (Jugendliche, 13–17 Jahre)** **1 bis max. 7 mg (Jugendliche mit ≥ 58,5 kg KG)****

* Zugelassen, wenn eine Behandlung mit Stimulanzien nicht infrage kommt
** Jeweils wöchentliche Aufdosierung in 1-mg-Schritten, bei Jugendlichen abhängig vom Körpergewicht

Disruptives Verhalten oder dissoziale Störungen: dissoziales Verhalten und Aggression im Kontext

Disruptives Verhalten oder dissoziale Störungen gemäß ICD-11 beginnen überwiegend in der Kindheit und sind durch anhaltende Verhaltensprobleme gekennzeichnet, die von ausgeprägtem und anhaltendem trotzigem, ungehorsamem, provozierendem oder gehässigem (d. h. störendem) Verhalten bis hin zu Verhaltensweisen reichen, die anhaltend die Grundrechte anderer oder wichtige altersgemäße gesellschaftliche Normen, Regeln oder Gesetze verletzen (d. h. dissozial sind). Ihre Häufigkeit wird in verschiedenen Studien zwischen 6 und 8 % angegeben. Im Allgemeinen sind Jungen 2- bis 4-mal häufiger betroffen.

Kinder oder Jugendliche, auf die die vorgegebenen Diagnosekriterien zutreffen, verhalten sich aggressiv oder tyrannisch gegenüber anderen Menschen (ggf. auch mit Waffen) oder Tieren (Tierquälerei), zerstören fremdes Eigentum (z. B. vorsätzliche Brandstiftung), stehlen, betrügen, laufen weg, schwänzen häufig die Schule oder bleiben wiederholt ohne elterliche Erlaubnis über Nacht weg (beides vor dem 13. Lebensjahr).

Während in der ICD-10 auch im Hinblick auf die Prognose zwischen vorhandenen oder nicht vorhandenen sozialen Bindungen unterschieden wurde, liegen in der Definition der jeweiligen Subtypen in der ICD-11 jeweils Unterscheidungen zwischen dem Zeitpunkt der Erstmanifestation (Kindes-/Jugendalter) sowie dem Vorhandensein bzw. dem nur eingeschränkten Vorhandensein prosozialer Emotionen vor. Patienten, die der zweiten Gruppe zugeordnet werden, erscheinen manchmal als „gefühllos und emotionslos“. Zudem findet sich eine – im weiteren Sinne mit der „disruptive mood dysregulation disorder“ im DSM-5 vergleichbare – Sonderform oppositionell-aufsässigen Verhaltens mit chronischer Reizbarkeit und chronischem Ärger.

Als mangelhaft beschrieben sind das Einfühlungsvermögen oder eine Sensibilität für die Gefühle anderer sowie die Fähigkeit zur Sorge um die Notlage anderer; zudem liegen ein Mangel an Reue, Scham oder Schuldgefühlen über das eigene Verhalten (es sei denn, es wird durch eine Festnahme ausgelöst) und eine relative Gleichgültigkeit gegenüber der Wahrscheinlichkeit einer Bestrafung vor. Auch die jeweilige Sorge um schlechte Leistungen in der Schule oder bei der Arbeit, ein begrenzter Ausdruck von Emotionen, insbesondere von positiven oder liebevollen Gefühlen gegenüber anderen, oder nur in einer Weise, die oberflächlich, unaufrichtig oder instrumentell erscheint, werden als Definitionskriterien beschrieben.

Komorbide findet sich oftmals eine Kombination mit einer Aufmerksamkeitsdefizit-Hyperaktivitätsstörung oder eine emotionale Belastung (z. B. depressive oder Angststörung).

23.5.18 Schlafstörungen: Diagnostik und Therapie

Schlaf ist für eine normale Hirnfunktion, Vitalität und die Aufrechterhaltung der Immunfunktionen notwendig; ein über 4 Tage hinausgehender Schlafentzug gilt als unethisch und medizinisch bedenklich.

Klassifikation Während die ICD-11 künftig von Schlaf-Wach-Störungen spricht, unterscheidet die ICD-10 organische (G47) und die dem Kapitel „Psychische und Verhaltensstörungen“ zugeordneten nicht organisch bedingten Schlafstörungen (F51):

- Nichtorganische Insomnie (F51.0)
- Nichtorganische Hypersomnie (F51.1)

- Nichtorganische Störungen des Schlaf-Wach-Rhythmus (F51.2)
- Somnambulismus (F51.3)
- Pavor nocturnus (F51.4)
- Albträume (F51.5)
- Andere nichtorganische Schlafstörungen (F51.8)
- Nicht näher bezeichnete nichtorganische Schlafstörungen (F51.9)

Diagnostik Der diagnostische Prozess verlangt eine gründliche Abklärung im Hinblick auf mögliche Zusammenhänge zwischen Schlafstörungen, psychiatrischen Auffälligkeiten und organischen Erkrankungen. Oftmals unterscheiden sich hierbei die Angaben von Eltern und Kindern (vor allem im Jugendalter) in Bezug auf die Häufigkeit und Ausprägung der Schlafstörung.

Wichtig ist zunächst die Frage nach der zeitlichen Dauer der bestehenden Schlafstörung. Im Weiteren sind die Zubettgehzeit und Einschlafsituation zu erfragen, das Anwenden kindgerechter Einschlafrituale, der Gebrauch von Übergangsobjekten, zirkadiane Gewohnheiten der Eltern, die Schlaflatenz, das Interaktionsverhalten (ggf. konditionierte Fehlverhaltensweisen), mögliche somatische Ursachen (z. B. Obstruktion der oberen Atemwege), einschlafhemmende äußere Umgebungsverhältnisse, eine mögliche Störung der Schlafkontinuität sowie die morgendliche Aufwachzeit und Tagesvigilanz. Darüber hinaus sollten die Familienanamnese einschließlich möglicher psychosozialer Belastungen sowie die mögliche regelmäßige bzw. aktuelle Einnahme von Medikamenten erfragt werden. Abschließend ist das Erfassen möglicher psychischer Störungen wie z. B. ADHS oder Angststörungen beim Kind wichtig.

Als nächster Schritt bietet sich das **Führen eines Schlaftagebuchs** bzw. eines 24-h-Protokolls an, das mögliche Zusammenhänge zwischen den Aktivitäten und dem Schlaf-Wach-Rhythmus des Kindes herzustellen hilft. Der zusätzliche Einsatz standardisierter psychodiagnostischer Verfahren gilt noch nicht als ausreichend empirisch abgesichert. Ebenso gelten Schlaflaboruntersuchungen bei Kindern als sehr aufwendig, sodass die Indikationsstellung hier äußerst streng erfolgen sollte.

Therapie Nichtorganische Schlafstörungen sind im Kindesalter häufig und i. d. R. gut behandelbar (Schlafedukation, Vermittlung von Schlafhygiene). Die Einnahme ein- oder durchschlaffördernder Medikamente (z. B. Melatonin, hier liegen jedoch noch keine ausreichenden Daten zu Langzeitfolgen bei Dauermedikation vor) sollte – bei unzureichender Wirkung verhaltenstherapeutischer Maßnahmen – die „Ultima Ratio" darstellen und die Dauer der Behandlung so kurz wie möglich sein. Zur Behandlung von Ein- und Durchschlafstörungen wird eine multimodale Vorgehensweise (z. B. mithilfe manualisierter Programme) empfohlen.

Organische Schlafstörungen werden u. a. im Zusammenhang mit Blindheit (gestörter Tag-Nacht-Rhythmus) und bei mentaler Retardierung (beeinträchtigte Schlaf-Wach-Regulation), jedoch auch im Zusammenhang mit körperlichen (z. B. Asthma bronchiale, Diabetes mellitus) oder neurologischen Erkrankungen (z. B. Epilepsie) beschrieben.

MERKE

Das Häufigkeitsmaximum der Insomnien liegt im Kleinkindalter, das der Hypersomnien in der Adoleszenz (siehe auch Leitlinie).

S1-Leitlinie Nichtorganische Schlafstörungen (F51). AWMF-Registernummer 028-012. Stand: 1.7.2018, gültig bis 30.6.2023; https://register.awmf.org/de/leitlinien/detail/028-012

Störungsbilder

- **Hypersomnien:** Kennzeichen sind ein Leiden mit Tagesschläfrigkeit, das nicht auf eine andere Schlaf-Wach-Störung zurückzuführen ist, also entweder ein Zustand exzessiver Schläfrigkeit während des Tages und Schlafattacken (die nicht durch eine inadäquate Schlafdauer erklärbar sind) oder verlängerte Übergangszeiten bis zum Wachzustand nach dem Aufwachen. Eine differenzierte Diagnostik sollte im Schlaflabor durchgeführt werden. Daneben sollten Laboruntersuchungen (HLA-Diagnostik) und eine Psychodiagnostik erfolgen.
- **Parasomnien:** umfassen gemäß den Klassifikationskriterien der ICD-11 problematische Verhaltensweisen oder physiologische Ereignisse, die beim Einschlafen, während des Schlafs oder beim Aufwachen aus dem Schlaf auftreten. Sie umfassen abnorme schlafbezogene komplexe Bewegungen, Verhaltensweisen, Emotionen, Wahrnehmungen, Träume und die Aktivität des autonomen Nervensystems.
- **Narkolepsie** (Jugendalter): Tagesschläfrigkeit über mindestens 3 Monate (ICSD-2), häufig aggressives Verhalten (verbale Aggressionen) als Ausdrucksform der Müdigkeit, imperativ erlebter Schlafdrang („Einschlafattacken"), häufig nächtliche Schlafstörungen, „automatisches Handeln" (ausgeführt im Zustand reduzierten Wachseins), evtl. Konzentrations- und Aufmerksamkeitsprobleme. Therapeutisch wird der Einsatz von Stimulanzien (z. B. Koffein, Methylphenidat, Modafinil) empfohlen.
- **Kataplexie:** plötzliches Erschlaffen der Haltemuskulatur (in unterschiedlichem Ausmaß), ausgelöst durch Lachen oder andere Emotionen; Patienten sind bei Bewusstsein, können jedoch nicht auf Äußerungen der Umgebung reagieren.
- **Hypnagoge Halluzinationen:** z. T. sehr lebensnahe und realistische, jedoch eher unscharfe Bilder oder Geräusche, bevorzugt beim Einschlafen oder Erwachen auftretend, teilweise mit Schlaflähmungen.
- **Insomnie:** ein Zustandsbild mit einer ungenügenden Dauer und Qualität des Schlafs, das über einen beträchtlichen Zeitraum besteht und Einschlafstörungen, Durchschlafstörungen und frühmorgendliches Erwachen einschließt.
- **Somnambulismus** (6–12 Jahre): Schlafwandeln ist ein Zustand veränderter Bewusstseinslage, in dem Phänomene von Schlaf und Wachsein kombiniert sind. Während einer schlafwandlerischen Episode verlässt die betreffende Person das Bett, häufig im ersten Drittel des Nachtschlafs, geht umher, zeigt ein herab-

gesetztes Bewusstsein, verminderte Reaktivität und Geschicklichkeit. Nach dem Erwachen besteht meist keine Erinnerung an das Schlafwandeln.

- **Pavor nocturnus** (3–8 Jahre): nächtliche Episoden äußerster Furcht und Panik mit heftigem Schreien, Bewegungen und starker autonomer Erregung. Die betroffene Person setzt sich oder steht mit einem Panikschrei auf, gewöhnlich im ersten Drittel des Nachtschlafs. Häufig stürzt sie zur Tür, wie um zu entfliehen, meist aber ohne den Raum zu verlassen. Nach dem Erwachen fehlt die Erinnerung an das Geschehen oder ist auf ein oder zwei bruchstückhafte bildhafte Vorstellungen beschränkt. Sowohl der Somnambulismus als auch der Pavor nocturnus stellen i. d. R. Entwicklungsphänomene dar. Die Eltern sollten hierüber aufgeklärt und ihnen sollte empfohlen werden, das Kind nicht zu wecken, sondern ins Bett zurückzubringen, damit es weiterschlafen kann. Darüber hinaus ist es meist hilfreich, die Anwendung von Entspannungsverfahren und einen Mittagsschlaf zur Reduktion des Tiefschlafdrucks einzuführen. Im Falle sehr häufiger und selbstgefährdender nächtlicher Episoden kann auch der Einsatz autosuggestiver Verfahren hilfreich sein.
- **Albträume:** Traumerleben voller Angst oder Furcht, mit sehr detaillierter Erinnerung an den Trauminhalt. Themen dieses sehr lebhaften Traumerlebens sind die Bedrohung des Lebens, der Sicherheit oder der Selbstachtung. Oft besteht eine Wiederholung gleicher oder ähnlicher erschreckender Albtraumthemen. Während einer typischen Episode besteht eine autonome Stimulation, aber kein wahrnehmbares Schreien oder Körperbewegungen. Nach dem Aufwachen wird der Patient rasch lebhaft und orientiert.

LITERATUR

Fegert JM. Hilfen zur Teilhabe bei drohender seelischer Behinderung von Kindern und Jugendlichen – Anregungen für eine neue Gestaltung des heilberuflichen Beitrags zur Planung der Hilfen zur Teilhabe nach § 35 a SGB VIII bzw. den §§ 90 ff. SGB IX. Z Kinder Jugendpsychiatr Psychother 2022; 50(3): 1–7.

Gerlach M, Mehler-Wex C, Walitza S, Warnke A, Wewetzer C (Hrsg.). Neuro-/Psychopharmaka im Kindes – und Jugendalter. Grundlagen und Therapie. 3. A. Heidelberg: Springer 2016.

Henn K, Himmel H, Fegert JM, Ziegenhain U. Umsetzung des Teilhabeanspruchs auf inklusive Beschulung am Beispiel der Schulbegleitung. Nervenheilkunde 2017; 3: 119–126.

Ludolph AG, Roessner V, Münchau A, Müller-Vahl K. Tourette syndrome and other tic disorders in childhood, adolescence and adulthood. Dtsch Arztebl Int 2012; 109(48): 821–828.

Mehler-Wex C, Schriml S. Jugend- und Adoleszentenpsychiatrie: Schizophrenie. Erste Symptome bei Kindern und Jugendlichen oft verkannt. Neurotransmitter 2013; 1: 34–47.

Nitkowski D, Petermann F (2011). Selbstverletzendes Verhalten und komorbide Störungen: ein Überblick. Fortschr Neurol Psychiatr 79: 9–20.

Scarr S, Salapatek P. Patterns of fear development during infancy. Merrill-Palmer Quarterly (Wayne State University Press) 1970; 16(1): 53–90.

Schmeck K, Schlüter-Müller S, Resch F. Persönlichkeitsstörungen. In: Fegert JM, Eggers C, Resch F (Hrsg.): Psychiatrie und Psychotherapie des Kindes- und Jugendalters. 2. A. Heidelberg: Springer 2012; 717–734.

Schmid M, Petermann F, Fegert JM. Developmental trauma disorder: Pros and cons of including formal criteria in the psychiatric diagnostic systems. BMC Psychiatry 2013; 13: 3; www.biomedcentral.com/1471-244X/13/3 (letzter Zugriff: 15.4.2023).

te Wildt BT. Diagnostik und Therapie der Internetabhängigkeit. PSYCHup2date 2017; 11: 19–30.

Terr LC. Childhood traumas: An outline and overview. Am J Psychiatry 1991; 148(1): 10–20.

Thomasius R, Paschke K, Arnaud N. Substance-use disorders in children and adolescents. Dtsch Arztebl Int 2022; 119: 440–450.

Wiater A, Lehmkuhl G. Handbuch Kinderschlaf. Grundlagen, Diagnostik und Therapie organischer und nichtorganischer Schlafstörungen. Stuttgart: Schattauer 2011.

Wirtz MA. Dorsch Lexikon der Psychologie. Göttingen: Hogrefe 2017.

KAPITEL

24

Knut Brockmann

Sozialpädiatrie

24.1 Was ist Sozialpädiatrie?

Der Begriff „Sozialpädiatrie" ist im Deutschen mit einer Reihe unterschiedlicher Bedeutungen und Assoziationen verknüpft. Zunächst stellt Sozialpädiatrie eine Subdisziplin der Kinder- und Jugendmedizin im Sinne eines Querschnittfachs dar. Schlack et al. (2009: 2) formulieren in der Einleitung ihres Lehrbuchs folgende Definition:

„Sozialpädiatrie ist die Wissenschaft von den äußeren Einflüssen auf Gesundheit und Entwicklung im Kindes- und Jugendalter. Zu ihren Aufgaben gehört auch die praktische Umsetzung dieses Wissens in Prävention, Kuration und Rehabilitation mit besonderer Berücksichtigung von Lebensbewältigung und ge sellschaftlicher Teilhabe. Sozialpädiatrie ist somit eine Querschnittwissenschaft in der Kinder- und Jugendmedizin."

Insofern bestehen Verbindungen zu und Überlappungen mit den Disziplinen Sozialmedizin, Public Health und Gesundheitswissenschaften. Auch international bezeichnet der Terminus „Social Pediatrics" das Fach, das sich mit den sozialen, gesellschaftlichen und umweltbedingten Determinanten von Gesundheit und Krankheit im Kindes- und Jugendalter befasst. In der globalen Perspektive stellen Armut, Hunger, mangelnde Hygiene, Infektionen sowie physische und psychische Gewalt die mit Abstand größten Bedrohungen für Gesundheit und Entwicklung im Kindes- und Jugendalter dar, mit der Folge überwiegend biologischer, somatischer Gesundheitsstörungen.

In Deutschland wie in den meisten entwickelten Staaten haben in den letzten ca. 60 Jahren vielfältige Maßnahmen zu einer eindrucksvollen Besserung der Lebensbedingungen für Kinder und Jugendliche geführt. Im Rahmen einer jahrzehntelangen Friedenszeit und auf der Basis anhaltender wirtschaftlicher Stabilität konnte die Umwelt für alle Menschen wesentlich lebensfreundlicher gestaltet werden. Diese Maßnahmen umfassen ein breites Spektrum an Verbesserungen der Umwelteinflüsse und sind teils im Rahmen gesamtgesellschaftlicher Entwicklungsprozesse, teils infolge des medizinischen Fortschritts möglich geworden: angefangen bei der Sicherung der Grundver-

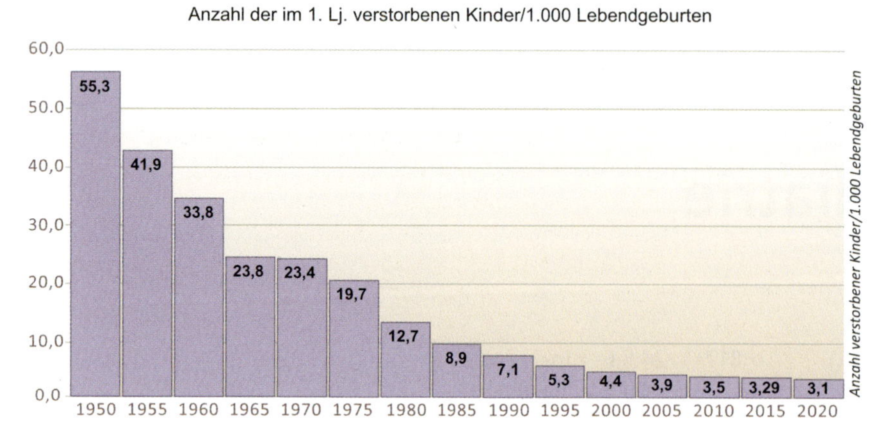

Abb. 24.1 Entwicklung der Säuglingssterblichkeit in Deutschland zwischen 1950 und 2020 nach den Daten des Statistischen Bundesamtes, Wiesbaden [L255/W193]

sorgung (ausreichende Nahrung, warme Kleidung, stabile Behausung) über Verbesserungen der Hygiene (sauberes Trinkwasser) bis hin zu effektiverer Vorbeugung und Therapie von Infektionskrankheiten (Impfungen, Antibiotika).

Exemplarisch kann man die Effekte all dieser Maßnahmen auf die Kinder- und Jugendgesundheit an dem erheblichen Rückgang der Säuglingssterblichkeit in Deutschland seit den 1950er-Jahren ablesen (➤ Abb. 24.1).

Dieser eindrucksvolle Rückgang der Mortalität im 1. Lebensjahr ist auf die kumulative Wirkung der genannten zahlreichen unterschiedlichen Verbesserungen von Lebensumwelt und Hygiene zurückzuführen, er ist aber auch die Folge spezieller pädiatrischer und im engeren Sinne sozialpädiatrischer Präventionsmaßnahmen. So hat die seit Anfang der 1990er-Jahre von Kinderärzten nachhaltig ausgesprochene Empfehlung, Säuglinge im Schlaf stets auf den Rücken, aber nicht auf den Bauch zu legen, zu einem massiven Rückgang der Häufigkeit des plötzlichen Kindstodes (Sudden Infant Death Syndrome, SIDS) geführt. Allein diese Maßnahme hat den Zahlen des Statistischen Bundesamtes zufolge jährlich ca. 800 Säuglinge vor einem SIDS bewahrt.

Auch andere spezielle pädiatrische Präventionsmaßnahmen wie die Vitamin-K-Prophylaxe oder die Einführung neuer Impfungen gegen *Haemophilus influenzae* Typ B (HiB), Meningokokken, Pneumokokken mit resultierender erheblicher Abnahme der Todesfälle durch eitrige Meningitis, Sepsis und Epiglottitis haben zum Rückgang der Mortalität im Kindes- und Jugendalter beigetragen. Gemeinsames Merkmal all dieser Maßnahmen ist, dass sie an „äußeren Einflüssen auf Gesundheit und Entwicklung im Kindes- und Jugendalter" ansetzen.

Heute bilden in den westlichen und zunehmend auch in anderen Industrienationen spezielle psychosoziale Lebensbedingungen die wesentlichen Risikofaktoren für die unter dem Begriff der „neuen Morbidität" („new epidemics") subsumierten Verhaltensstörungen, funktionellen umschriebenen Entwicklungsstörungen und verhaltensabhängigen körperlichen Störungsbilder, die dort seit wenigen Jahrzehnten mit immer weiter steigender Prävalenz registriert werden.

Der Begriff Sozialpädiatrie ist speziell in Deutschland daneben aber auch mit dem Konzept einer **multidisziplinären Betreuung chronisch komplex kranker Kinder** verknüpft, weil dieses Behandlungskonzept – zumal für Kinder und Jugendliche mit Entwicklungsstörungen und chronischen komplexen Krankheiten des Nervensystems – hierzulande vor allem in den „Sozialpädiatrischen Zentren" (SPZs) zur Anwendung kommt. In diesen im SGB V gesetzlich verankerten Spezialambulanzen werden unter ärztlicher (meist kinderärztlicher) Leitung Patienten von einem multidisziplinären Team versorgt, das nicht nur den somatisch-biologischen, sondern auch den psychosozialen Aspekten ihrer chronischen Gesundheitsstörung in besonderem Maße gerecht werden kann. Vor dem Hintergrund der eingangs skizzierten Definition des Begriffs Sozialpädiatrie ist der Terminus Sozialpädiatrisches Zentrum aber nach Ansicht des Verfassers dieses Textes nicht ganz glücklich gewählt. Es hat historische Gründe, dass diese Institutionen als ausdrücklich „sozialpädiatrisch" apostrophiert und nicht einfach „Spezialisierte Pädiatrische Zentren" genannt werden. Denn im Grunde sind bei der ambulanten oder stationären Betreuung von kranken Kindern und Jugendlichen in den Praxen niedergelassener Pädiater oder in den Kliniken für Kinder- und Jugendmedizin nicht weniger sozialpädiatrische Aspekte von Bedeutung als in einem SPZ.

Der ehemalige Direktor der Düsseldorfer Universitätskinderklinik G.-A. von Harnack schrieb dazu:

„Sozialpädiatrie als Beschäftigung mit dem einzelnen Kind ist integrierender Bestandteil der pädiatrischen Tätigkeit schlechthin. Sozialpädiatrie befasst sich darüber hinaus mit den Auswirkungen der Umweltverhältnisse auf die Gesamtheit aller Kinder oder von Kindergruppen. Sozialpädiatrie versucht also, die Umwelt möglichst so zu gestalten, dass Kinder in optimaler Weise gefördert werden."

zitiert nach Bode et al. (2009: 15)

24.2 Biopsychosoziales Modell von Krankheit und Gesundheit

Der Begriff des biopsychosozialen Modells geht auf George L. Engel zurück, der 1977 in einem Artikel in *Science* die Notwendigkeit eines neuen medizinischen Modells hervorhob, das über eine rein biomedizinische Auffassung von Gesundheit und Krankheit hinausgeht. Tatsächlich ist aber das Wissen um die erhebliche Relevanz sozialer und psychischer Faktoren für Gesundheit und Krankheit viel älter, auch älter als die 1948 von der WHO formulierte Definition von Gesundheit als einem Zustand des völligen körperlichen, geistigen und sozialen Wohlbefindens und nicht nur der Abwesenheit von Krankheit und Gebrechen.

MERKE

Diese Perspektive hat zwei wichtige Entwicklungen vorangebracht, und zwar einerseits das Konzept der Gesundheitsförderung, also der Gesunderhaltung auch bei Abwesenheit von Krankheit, und andererseits das Verständnis des Zusammenwirkens von somatischen, psychischen und sozialen Prozessen.

Von Bedeutung ist in diesem Zusammenhang die Unterscheidung zwischen **Krankheit** als objektiv nachweisbarem körperlich oder seelisch abweichendem Zustand und **Kranksein** als subjektiver Wahrnehmung einer Beeinträchtigung des Befindens. Zwar werden aus der Perspektive einer vorwiegend somatisch orientierten Medizin Gesundheitsstörungen, die nicht eindeutig morphologisch oder biochemisch objektivierbar sind, als eher zweitrangig angesehen, jedoch werden die Krankheitslast und auch die Inanspruchnahme von Leistungen des Gesundheitssystems in erster Linie durch die subjektive Bewertung durch den Patienten oder seine Bezugspersonen bestimmt.

Parallel zur Internationalen Klassifikation der Krankheiten (ICD) hat die WHO erstmals 2001 die **Internationale Klassifikation der Funktionsfähigkeit, Behinderung und Gesundheit (ICF)** herausgegeben. Hier wird Gesundheit als funktionale Norm daran gemessen, ob eine Person fähig ist, die durch ihre sozialen Rollen vorgegebenen Aufgaben zu bewältigen. Damit sind für Kinder und Jugendliche das zeitgerechte Erreichen der Meilensteine der Entwicklung und die Bewältigung von alterstypischen Entwicklungsaufgaben essenzielle Teile der Gesundheit. Der Gesundheitsbegriff wird in den Sozial- und Gesundheitswissenschaften als ein mehrdimensionales Konstrukt angesehen, zu dem neben körperlichem und psychischem Wohlbefinden sowie sozialer Rollenerfüllung auch Lebensfreude, Selbstverwirklichung, spirituelle Orientierung und Sinnfindung gehören.

24.3 Soziale Bedingungen von Gesundheit und Krankheit

Ein höheres Erkrankungsrisiko bei niedrigerem Sozialstatus, also ein sog. **sozialer Gradient,** ist bei fast allen Krankheitsbildern – bemerkenswerterweise auch in Staaten mit weit entwickeltem und sozial ausgleichendem Gesundheitssystem – zu beobachten. Auch in westlichen Industrienationen haben Untersuchungen gezeigt, dass die Säuglings- und Kindersterblichkeit sowie die Morbidität an vielen somatischen Krankheiten bei Kindern der untersten Sozialschicht deutlich höher sind als in der obersten Sozialschicht.

Noch ausgeprägter ist dieser Gradient für die verhaltensabhängigen körperlichen Erkrankungen und die funktionellen Entwicklungsstörungen, die unter dem Begriff **Neue Morbidität** zusammengefasst werden. Die Daten des deutschen Kinder- und Jugend-Gesundheitssurvey (**KiGGS**) zeigen, dass die Risk Ratio sowohl für Verhaltensauffälligkeiten als auch für Adipositas über 3 liegt, dass also das Erkrankungsrisiko bei Kindern der untersten gegenüber der obersten Sozialschicht um mehr als das 3-Fache erhöht ist. Offensichtlich gibt es also einen Zusammenhang zwischen Krankheiten und Lebensweltbedingungen, die in der unteren Sozialschicht gehäuft anzutreffen sind.

Die sozioökonomische Situation der Familie ist aber auch in anderen Zusammenhängen von Bedeutung, so z. B. beim Risiko der Kindeswohlgefährdung und bei der kognitiven und sprachlichen Entwicklung von Kindern. Für die Charakterisierung der sozioökonomischen Lage kann der sog. **sozioökonomische Status** („socio-economic status", SES) herangezogen werden, ein semiquantitativer Score, der sich aus Merkmalen der schulischen sowie beruflichen Bildung der Eltern und des Familieneinkommens zusammensetzt. In vielen Untersuchungen hat sich gezeigt, dass ein niedriger SES mit einer Häufung psychischer Probleme und mit einem erhöhten Risiko negativer Einflüsse auf Familienklima, Erziehungsverhalten und familiäre Interaktion assoziiert ist. Der SES stellt damit unter den biologischen und psychosozialen Einflussfaktoren auf die Kindesentwicklung eine besonders wichtige Variable dar.

Sozialer Stress, niedriges Bildungsniveau und begrenzte Möglichkeiten der Meisterung kritischer Lebenslagen stellen ungünstige elterliche Faktoren für eine normale seelische Entwicklung von Kindern dar. Dies wurde in Deutschland schon vor Jahrzehnten beispielhaft in der **Mannheimer Risikokinder-Studie** gezeigt, die auf empirischer Grundlage 11 Merkmale zur Einschätzung des psychosozialen Risikos ermittelt hat (➤ Box 24.1).

Box 24.1

Merkmale zur Einschätzung des psychosozialen Risikos

1. Niedriges Bildungsniveau der Eltern
2. Beengte Wohnverhältnisse
3. Psychische Störung der Eltern (gemäß ICD-10/DSM-III-R)
4. Kriminalität bzw. Herkunft aus zerrütteten familiären Verhältnissen
5. Eheliche Disharmonie
6. Frühe Elternschaft
7. Ein-Eltern-Familie
8. Unerwünschte Schwangerschaft
9. Mangelnde soziale Integration und Unterstützung
10. Ausgeprägte chronische Schwierigkeiten (z. B. Arbeitslosigkeit, Krankheit)
11. Mangelnde Bewältigungsfähigkeiten im Umgang mit den Lebensereignissen des letzten Jahres (z. B. Verleugnung, Resignation, Rückzug, Dramatisierung)

Waren in einer Familie mehr als zwei dieser Merkmale vorhanden, bestand für das betroffene Kind ein hohes Risiko für Vernachlässigung und Entwicklungsstörungen. Diese genannten Kriterien sind zwar nicht spezifisch für die soziale Unterschicht, sie sind aber besonders häufig in Familien mit niedrigem Bildungsniveau und niedrigem Familieneinkommen zu finden, und dies eher in Kombination mit anderen Risikomerkmalen als isoliert.

24.3.1 Die „neue Morbidität"

Der Begriff „neue Morbidität" bezeichnet eine Gruppe von komplexen chronischen Gesundheitsstörungen im Kindes- und Jugendalter, die in den letzten Jahrzehnten zunehmend häufig aufgetreten sind. Dazu werden gezählt:

- Emotionale Störungen
- Störungen des Sozialverhaltens
- Isolierte oder kombinierte umschriebene Entwicklungsstörungen insbesondere der sprachlichen und motorischen Fähigkeiten
- Adipositas und Essstörungen
- Substanzmissbrauch und Sucht (insbesondere Alkohol und illegale Drogen)
- Psychosomatische Erkrankungen

Diese Störungsbilder als solche sind allerdings nicht neu, wie der Begriff suggeriert; neu ist vielmehr die besondere „epidemische" Häufung ihres Auftretens. Der angloamerikanische Terminus „new epidemics" ist daher treffender. Im Vergleich zu dem bis etwa in die 1960er-Jahre dominierenden Krankheitsspektrum in der Pädiatrie ist mit der „neuen Morbidität" eine Verlagerung einerseits von den primär organischen Krankheiten zu Störungen der funktionellen und psychischen Entwicklung sowie zu verhaltensabhängigen körperlichen Störungen und andererseits von den akuten zu den chronischen Krankheiten verbunden.

Für die Entstehung dieser Störungsbilder sind immer mehrere Faktoren, auch konstitutionelle Veranlagungen von Bedeutung, sie sind aber in besonderem Maße von Umständen der sozialen Lebenswelt, in der ein Kind aufwächst, abhängig. Die genannten Krankheitsbilder beeinträchtigen bei vielen betroffenen Kindern den Schulerfolg, die berufliche Qualifikation, die soziale Eingliederung und den späteren sozialen Status. Damit entstehen hohe Folgekosten im Gesundheitssystem, in der Jugendhilfe und auf dem Arbeitsmarkt.

24.3.2 Auswirkungen der COVID-19-Pandemie auf die Gesundheit von Kindern und Jugendlichen

Ein bedrückendes Beispiel für die gravierenden Folgen äußerer Einflüsse auf die Gesundheit und Entwicklung von Kindern und Jugendlichen stellen die vielfältigen, vor allem **psychosozialen Gesundheitsstörungen** infolge der COVID-19-Pandemie seit dem Frühjahr 2020 dar. Um die Ausbreitung der Infektion mit SARS-CoV-2 einzudämmen, wurden in zahlreichen Ländern innerhalb kürzester Zeit Maßnahmen zur sozialen Distanzierung angeordnet, zu denen die oft mehrmonatige Schließung von Kindergärten, Schulen und Freizeiteinrichtungen zählten. Während Kinder und Jugendliche nur ein geringes Risiko für schwere COVID-19-Krankheitsverläufe und daraus folgende Krankenhausaufnahmen hatten, wurden sie durch diese sozialen Einschränkungen besonders stark belastet. Dies trifft vor allem für jene jungen Menschen zu, die schon vor der Pandemie unter schwierigen Bedingungen aufwuchsen.

Der Ersatz von Präsenzunterricht durch virtuellen Unterricht, der Verlust sozialer Interaktion mit Lehrern, Freunden und Gleichaltrigen sowie die Beendigung außerschulischer Aktivitäten haben Kinder und Jugendliche in ungewöhnlich hohem Maße sozial isoliert. Bei einer großen Zahl von Kindern und Jugendlichen haben diese dramatischen Veränderungen des Lebensalltags zu vielfältigen Beeinträchtigungen ihrer körperlichen und seelischen Gesundheit geführt, wie in zahlreichen nationalen und internationalen Studien nachgewiesen wurde. Zwar weisen diese Untersuchungen unterschiedliche methodische Qualität auf; manche erfassen nur die erste Welle der Pandemie, Langzeitbeobachtungen und Vergleiche mit der Prä-COVID-19-Phase wurden nicht immer durchgeführt. Die Datenlage spricht aber insgesamt zweifelsfrei für eine **Verschlechterung der Lebensqualität,** eine **deutliche Abnahme der körperlichen Aktivität,** eine **Zunahme ungesünderer Ernährung,** eine **reduzierte Schlafeffizienz** bei gesteigerter Schlafdauer und insbesondere eine **Häufung psychischer Störungen** in Form von Ängsten, Depressionen und psychosomatischen Beschwerden.

Es überrascht nicht, dass die Pandemie zu einem erheblichen Rückgang der körperlichen Aktivität von Kindern und Jugendlichen geführt hat, mit nun überwiegend sitzender Lebensweise. Einige Studien zeigten, dass diese Bewegungseinschränkung insbesondere Mädchen (mehr als Jungen), Jugendliche (mehr als Kinder) sowie schon vor dem Lockdown wenig bewegungsfreudige und adipöse Kinder und Jugendliche betraf.

Für Deutschland liegen dazu differenzierte Daten vor, die auch einen Vergleich mit der Situation vor der Pandemie ermöglichen: Erwartungsgemäß nahm im ersten Lockdown die organisierte körperlich-sportliche Aktivität ab, jedoch nahmen der unorganisierte Sport und das Spielen im Freien zu, abgesehen von vulnerablen und benachteiligten Gruppen. Im zweiten Lockdown während der Wintermonate sank dann jedoch das zuvor noch relativ hohe Aktivitätsniveau, vor allem infolge der Sperrung des organisierten Sports.

In diesem Kontext ist eine allgemeine **Gewichtszunahme** zu erwarten, tatsächlich liegen dazu aber unterschiedliche Studienergebnisse vor: Während einerseits z. B. aus Kanada eine Zunahme der Adipositas vor allem bei männlichen Jugendlichen berichtet wurde, war in Korea eine Abflachung des Trends seit Jahren steigender BMI-Werte bei Kindern und Jugendlichen zu verzeichnen. Für Deutschland liegen bisher keine ganz belastbaren Daten zu dieser Frage vor. Eine Untersuchung mit Eltern-Interviews sprach für eine überwiegende BMI-Zunahme der Kinder und Jugendlichen.

In den USA wurden Schulspeisungsprogramme, die für ca. 35 Mio. Schüler eine regelmäßige Versorgung gewährleisteten, im Rahmen des Lockdowns unterbrochen. Da in den USA auch die Arbeitslosenquote während der Pandemie dramatisch anstieg und das soziale Sicherungsnetz dort lückenhaft ist, wurde vermutet, dass nicht wenige Kinder und Jugendliche bzgl. ihrer täglichen Nahrung unterversorgt sein könnten. In zahlreichen Ländern war eine **Veränderung des Ernährungsverhaltens** junger Menschen zu beobachten, mit vermehrt ungesunder Ernährung.

Im Kontext der Umstellung des Schulunterrichts von Präsenz- zu Online-Unterricht wurde aus mehreren Ländern ein bemerkenswerter **Rückgang der täglichen Schul- und Lernzeiten** berichtet. Die Mediennutzung hingegen nahm erheblich zu.

Besonders ausgeprägt sind die Folgen der Pandemie für die **psychische Gesundheit** von Kindern und Jugendlichen. Für Deutschland wurde gezeigt, dass die gesundheitsbezogene Lebensqualität von

Kindern und Jugendlichen während der Pandemie abgenommen hat. Emotionale Probleme, psychische Probleme im Zusammenhang mit Gleichaltrigen, Angstzustände, depressive und psychosomatische Symptome traten deutlich häufiger auf. Es fand sich keine signifikante Veränderung der psychischen Gesundheitsprobleme insgesamt von Welle 1 zu Welle 2. Psychische Probleme traten seltener bei höherem Alter und bei Mädchen auf.

In einer Studie aus China zeigten sich bei 3- bis 18-Jährigen Unaufmerksamkeit, Anhänglichkeit, Ablenkbarkeit und Angst, Fragen zur COVID-19-Pandemie zu stellen, als häufigste psychosoziale Probleme. Ängste und Beunruhigung wurden häufiger bei in stark endemischen Gebieten lebenden Kindern beobachtet.

Diese psychosozialen Folgen der COVID-19-Pandemie, von US-amerikanischen Autoren auch als „parallele Pandemie" bezeichnet, betreffen in besonderem Maße Kinder und Jugendliche mit vorbestehenden chronischen komplexen Gesundheitsstörungen, aus Familien mit niedrigem sozioökonomischem Status, Kinder psychisch belasteter Eltern sowie Kinder mit Migrationshintergrund. So wurde bei Kindern mit Autismus-Spektrum-Störungen oder mit ADHS während der Pandemie eine Zuspitzung der vorbestehenden jeweiligen charakteristischen Verhaltensbesonderheiten beobachtet.

Ein positives Familienklima und soziale Unterstützung erwiesen sich als protektive Faktoren. Jedoch ist während der Pandemie ein Anstieg der Häufigkeit innerfamiliärer Gewalt, von der überwiegend Frauen und Kinder betroffen sind, zu verzeichnen, mit erheblichen Unterschieden von Land zu Land. Auch in Deutschland zeigen sowohl die Statistik des Bundeskriminalamtes als auch die Erfahrungen von Krisenzentren und anderen Anlaufstellen für Betroffene einen **Anstieg häuslicher Gewalt.**

24.4 Prävention und Früherkennung von Krankheiten

Die Prävention von Krankheiten stellt immer schon eine der Hauptaufgaben der Kinder- und Jugendmedizin insgesamt dar. Da viele der pädiatrischen präventiven Maßnahmen im Kontext der äußeren Einflüsse auf die Gesundheit und Entwicklung bei Kindern und Jugendlichen stehen, bildet Prävention insbesondere eines der Kernthemen der Sozialpädiatrie. Es werden drei Formen der Prävention unterschieden:

- **Primäre Prävention** dient der Verhinderung des Auftretens von Krankheiten (Beispiele: Impfungen, Fluoridsupplementierung, Vitamin-D-, Vitamin-K-Prophylaxe).
- Als **sekundäre Prävention** bezeichnet man die Früherkennung von Krankheiten, oft im Rahmen eines Screenings (Beispiele: Neugeborenenscreening, angeborene Hörstörungen, Hüftdysplasie).
- **Tertiäre Prävention** zielt auf die Verhinderung von Komplikationen bereits bestehender Krankheiten und die möglichst optimale Therapie chronischer Krankheiten (Beispiel: Prophylaxe der Retinopathie und Nephropathie bei Diabetes mellitus).

Die **Vorsorgeuntersuchungen** (➤ Kap. 2) sollen der Gesundheitsberatung zur primären Prävention und zur Früherkennung von Krankheiten dienen. Die 1971 eingeführten Vorsorgeuntersuchungen zielten zunächst nur auf die Früherkennung ab. Mit dem Beschluss des Gemeinsamen Bundesausschusses (G-BA) von 2016 wurde die **Gesundheitsberatung** ausdrücklich in den Zielkatalog der Vorsorgeuntersuchungen aufgenommen. Die gesetzlichen Krankenkassen sind verpflichtet, alle vom G-BA empfohlenen Vorsorgeuntersuchungen zu bezahlen; zusätzlich bieten manche Krankenkassen weitere U-Untersuchungen an. Im Rahmen individueller Gesundheitsleistungen (IGeL) offerieren zudem einige Ärzte Vorsorgeuntersuchungen, die von den Eltern selbst zu bezahlen sind.

Gesundheitsberatung ist prinzipiell der **Verhaltensprävention** zuzurechnen. Der Arzt rät den Eltern bzw. Kindern, sich in bestimmter Weise zu verhalten, z. B. den Säugling stets nur in Rückenlage schlafen zu lassen, D-Fluoretten zu verabreichen, die empfohlenen Impfungen durchführen zu lassen, die Ernährung umzustellen, mehr Sport zu treiben. Eltern bzw. (ältere) Kinder sind in ihrer Entscheidung frei, ob sie diesen Ratschlägen folgen wollen oder nicht.

MERKE

In der neuen **Kinder-Richtlinie** des G-BA sind einzelne Themen der Gesundheitsberatung ausdrücklich und spezifisch für die jeweilige Vorsorgeuntersuchung benannt. Für viele dieser Beratungsinhalte ist die Effektivität gesichert, allerdings auf unterschiedlichem Evidenzniveau: www.g-ba.de/informationen/richtlinien/15/

Früherkennungsuntersuchungen im Rahmen eines Screenings sind prinzipiell dann sinnvoll, wenn die Prognose der Erkrankung bei früher Erkennung besser ist als bei Manifestation des Vollbilds der Erkrankung. Der G-BA hat auch Richtlinien zu den Früherkennungsuntersuchungen vorgegeben, die detaillierte Anweisungen zur körperlichen Untersuchung und zur Erfassung des Entwicklungsstands ebenso wie Standards zur Erfassung von psychischen Auffälligkeiten und der Eltern-Kind-Interaktion beinhalten.

Bei jeder Untersuchung können falsch positive und falsch negative Ergebnisse vorkommen und den Wert des gesamten Screenings beeinträchtigen. Wilson und Jungner haben in einem WHO-Bericht bereits 1968 Entscheidungskriterien bzgl. der Angemessenheit eines Screening-/Präventionsprogramms formuliert (➤ Box 24.2).

Box 24.2

Kriterien zur Angemessenheit von Screening- bzw. Präventionsprogrammen

- Die Erkrankung soll ein bedeutsames Gesundheitsproblem sein.
- Die Biologie – der natürliche Verlauf der Erkrankung von der latenten Phase bis zur manifesten Erkrankung – muss weitgehend verstanden sein.
- Die Erkrankung muss eine identifizierbare Frühphase haben.
- Die Behandlung im Frühstadium muss wirksamer sein als im Spätstadium.

- Es muss einen geeigneten Test für die Entdeckung der Frühphase der Erkrankung geben.
- Der Test muss für die Bevölkerung akzeptabel sein.
- Die Untersuchungsintervalle des Screeningtests müssen von vornherein bekannt sein.
- Einrichtungen (Ressourcen) müssen bereits verfügbar sein, die den erhöhten Versorgungsbedarf, der durch bevölkerungsbasierte Screeningprogramme anfällt (wie z. B. definitive diagnostische Untersuchung, Folgebehandlungen), abdecken.
- Das Risiko eines mit den Screeningmaßnahmen assoziierten physischen und psychischen Schadens muss bewiesenermaßen geringer sein als der Nutzen (substanzieller/moderater Nettonutzen).
- Die Kosten müssen in einem annehmbaren Verhältnis zum Gesundheitsnutzen des Programms stehen.

In Abgrenzung von der Verhaltensprävention versteht man unter **Verhältnisprävention** die gesundheitsfördernden Maßnahmen im Lebensumfeld des Menschen. Derartige Maßnahmen haben sich insbesondere als sehr effektiv in der Unfallprävention erwiesen (Gurtanschnallpflicht beim Autofahren, Verbot gefärbter paraffinhaltiger Lampenöle, verpflichtende Einführung kindersicherer Verschlüsse von Medikamentenflaschen). Aber auch für die Vorbeugung der Adipositas ergeben sich vielversprechende Ansätze einer Verhältnisprävention, z. B. flächendeckende Installation von Trinkwasserspendern in Schulen, Besteuerung gesüßter Getränke, täglich 1 h Sportunterricht.

24.5 Chronische Gesundheitsstörungen

24.5.1 Besonderer Versorgungsbedarf

Im deutschen Sozialrecht werden Krankheiten mit einer Dauer von mehr als 6 Monaten als **chronische Gesundheitsstörungen** bezeichnet. Wenn die körperliche Funktion, die geistige Fähigkeit oder die seelische Gesundheit länger als 6 Monate von dem für das Lebensalter typischen Zustand abweichen und daher die Teilhabe am Leben in der Gesellschaft beeinträchtigt ist, wird von **Behinderung** gesprochen (§ 2 SGB IX). Daraus ergibt sich, dass keine scharfe Grenze zwischen „chronischer Krankheit“ und „Behinderung“ gezogen werden kann. Als gemeinsamer Oberbegriff für diese beiden Termini hat sich „chronische Gesundheitsstörung“ etabliert. Stetige medizinische oder pflegerische Versorgung kann Funktionsstörungen und subjektive Krankheitslast infolge einer chronischen Gesundheitsstörung weitgehend ausgleichen; dies wird als „besonderer Versorgungsbedarf“ bezeichnet.

Die seit 2003 durchgeführte Langzeitstudie des Robert Koch-Instituts zur gesundheitlichen Lage von Kindern und Jugendlichen in Deutschland (KiGGS) hat mithilfe der deutschen Version des Fragebogens „Children with Special Health Care Needs“ (CSHCN) die Prävalenz eines „besonderen Versorgungsbedarfs“ ermittelt. Dieser Fragebogen teilte die Fragen in fünf Kategorien auf: „Einnahme verschreibungspflichtiger Medikamente“, „Notwendigkeit psychosozialer oder pädagogischer Unterstützung aufgrund von Gesundheitsstörungen“, „Funktionelle Einschränkungen“, „Spezieller Therapiebedarf“ und „Emotionale, Entwicklungs- oder Verhaltensprobleme“. Definitionsgemäß wurde ein erhöhter Versorgungsbedarf festgestellt, wenn die Eltern mindestens eines dieser fünf Hauptkriterien als zutreffend angaben und dieses über einen Zeitraum von mindestens 12 Monaten anhielt oder absehbar bestehen wird. Zum Zeitpunkt der Erhebung lag im Durchschnitt aller Kinder und Jugendlichen unter 18 Jahren ein solchermaßen definierter besonderer Versorgungsbedarf bei 16,0 % der Jungen und bei 11,4 % der Mädchen vor. Hier sind chronische Gesundheitsstörungen unterschiedlicher Art und Ausprägung zusammengefasst; diese Daten erlauben also Rückschlüsse auf die Prävalenz chronischer Gesundheitsstörungen im Kindes- und Jugendalter insgesamt.

24.5.2 Besondere Versorgungstrukturen

Die Versorgung solcher Kinder soll auf dem biopsychosozialen Konzept von Gesundheit und Krankheit basieren und damit alle Facetten der Gesundheitsstörung berücksichtigen, die zu einer Beeinträchtigung der sozialen Teilhabe führen. In Deutschland übernehmen die **Sozialpädiatrischen Zentren** (SPZs) für Kinder und Jugendliche mit Entwicklungsgefährdungen und -störungen, chronischen Krankheiten des Nervensystems sowie körperlichen und geistigen Behinderungen einen wichtigen Teil der ambulanten medizinischen Versorgung. Die derzeit bundesweit etwa 160 SPZs bilden eine institutionelle Sonderform multidisziplinärer ambulanter Krankenversorgung und sind gesetzlich im SGB V (§ 119) verankert. Unter kinderärztlicher Leitung arbeitet dort ein multidisziplinäres Team aus Psychologen, Physiotherapeuten, Logopäden, Ergotherapeuten, Sozial- und Heilpädagogen sowie weiteren Funktionskräften. Untersuchung und Behandlung erfolgen unter besonderer Berücksichtigung des familiären und sonstigen sozialen Umfelds der Kinder und Jugendlichen. Eltern und andere Bezugspersonen werden in besonderem Maße in die Beratung und Anleitung einbezogen. Die Kooperation verschiedener Berufsgruppen mit Integration unterschiedlicher Perspektiven zu einem Gesamtbild ermöglicht optimale Entwicklungsdiagnostik und die gemeinsame Erarbeitung eines Behandlungsplans, der allen Aspekten eines entwicklungsgestörten Kindes gerecht wird. Die SPZs bilden so eine Schnittstelle zwischen klinischer Pädiatrie, pädiatrischer Rehabilitation und öffentlichem Gesundheitsdienst.

Aber auch Kinder und Jugendliche mit chronischen Erkrankungen anderer Organsysteme profitieren von einer multidisziplinären, sowohl organmedizinisch als auch psychosozial sachverständigen Betreuung nach sozialpädiatrischem Vorbild. Dies gilt insbesondere für Patienten, die im Alltagsleben zu Hause, im Kindergarten und in der Schule medizintechnologische Unterstützung benötigen.

Im ambulanten Bereich stehen in Deutschland für **Kinder und Jugendliche mit besonderem Betreuungsbedarf** folgende spezielle Versorgungsstrukturen zur Verfügung:

- Kinder- und jugendmedizinische Schwerpunktpraxen
- Universitätspolikliniken/Hochschulambulanzen

- Zentren für Seltene Erkrankungen (ZSE)
- Sozialpädiatrische Zentren (SPZs)
- Sozialmedizinische Nachsorge
- Spezialisierte ambulante Palliativversorgung (SAPV)

Sofern Kinder und Jugendliche mit besonderem Versorgungsbedarf stationäre Diagnostik und Therapie benötigen, stehen neben den jeweils wohnortnahen Pädiatrie-Abteilungen bzw. -Kliniken die Universitätskliniken für Kinder- und Jugendmedizin, Spezialkliniken für besondere Krankheitsbilder oder pädiatrische Subspezialitäten sowie spezialisierte Rehabilitationskliniken zur Verfügung.

24.5.3 Familienorientierte Versorgung

Kinder- und Jugendärzte haben immer schon familienorientiert gearbeitet; in dieser Hinsicht besteht eine Überschneidung mit der Allgemeinmedizin. In den letzten Jahren ist das Konzept der familienorientierten Versorgung aber ausdrücklich artikuliert und als „family-centred care" der „child-centred care" gegenübergestellt worden.

MERKE
Familienorientierte Versorgung setzt auf partnerschaftliche Zusammenarbeit mit der gesamten Familie und involviert die Eltern bei allen Entscheidungen über die Gesundheitsfürsorge ihres Kindes.

Manche der heute als selbstverständlich angesehenen Rahmenbedingungen der ambulanten und stationären Behandlung von kranken Kindern und Jugendlichen (z. B. Rooming-in oder Angebote für kliniknahe Unterbringung der Eltern und Geschwister bei längerer Krankenhausbehandlung eines Kindes) wurden in den vergangenen Jahrzehnten erst nach und nach aus früheren starren Vorschriften zum Eltern-Kind-Kontakt in Kinderkrankenhäusern erarbeitet.

Zu den wesentlichen Elementen einer familiengerechten Versorgung im ambulanten wie im stationären Bereich, insbesondere aber durch den in der Praxis tätigen Pädiater zählen:

- Beachtung der Kommunikation zwischen Kind und begleitendem Elternteil bei Routineuntersuchungen ebenso wie in Notfallsituationen
- Wahrnehmung von Verhaltens- und Entwicklungsbesonderheiten des Kindes
- Bedarfsgerechte Kommunikation mit Kindergarten oder Schule
- Vermittlung der psychosozialen Hilfen der Solidargemeinschaft im Falle eines chronisch kranken Kindes

Mit der Komplexität der Behandlungs- und Versorgungsbedürfnisse im Einzelfall steigt meist die Zahl der beteiligten Experten und Institutionen, und damit steigt das Risiko einer unzureichenden Koordination der Versorgungsmaßnahmen. In den USA formulierte die American Academy of Pediatrics (AAP) daher vor allem für Kinder mit chronischen Gesundheitsstörungen die Forderung nach einem **„medizinischen Heimatort"** („medical home"). Dort werden alle Informationen gesammelt und integriert und sowohl den Eltern als auch den beteiligten Fachkräften zugänglich gemacht. Niedergelassene Kinder- und Jugendärzte sollten vorrangig die Funktion des „medizinischen Heimatorts" übernehmen. Sie können so einer Zersplitterung der Versorgung, einer Unter- und Überversorgung sowie unzureichender Kooperation vorbeugen, die Versorgungsqualität verbessern und die Belastung der Familien vermindern.

24.5.4 Psychosoziale Auswirkungen chronischer Gesundheitsstörungen

Von chronischen Gesundheitsstörungen betroffene Kinder und Jugendliche sowie ihre Familien sind besonderen Belastungen ausgesetzt: Die Bewältigung der Routineabläufe im Alltag ist auf vielfältige Weise erschwert, die Lebensführung ist eingeschränkt. Die Einhaltung von Diäten, die strenge Taktung des Tagesablaufs durch fixe Zeiten für die Medikamentenverabreichung, die Begrenzung alterstypischer Aktivitäten, Nebenwirkungen von Behandlungsmaßnahmen, Schmerzen, häufige Krankenhausaufenthalte oder die Sonderrolle im Freundeskreis zählen zu den vielen belastenden Aspekten chronischer Krankheiten. Selbstbild und Selbstbewusstsein werden durch äußerlich sichtbare Symptome oder die Verzögerung von Wachstum und Sexualentwicklung beeinträchtigt. Viele Kinder und Jugendliche mit chronischen Gesundheitsstörungen zeigen im jahrelangen Verlauf eine erhöhte Rate psychischer Auffälligkeiten, eingeschränkte soziale Kontakte und eine geringere schulische bzw. berufliche Qualifikation.

Zudem sind oft auch die Familien der betroffenen Kinder durch derartige nachteilige Auswirkungen beeinträchtigt. Geburt und Wachstum eines Kindes sind zunächst einmal in jeder Familie mit der Erwartung verknüpft, dass das Kind im Wesentlichen gesund ist und bleibt, dass die Entwicklung in körperlicher, motorischer, geistiger und emotionaler Hinsicht normal verläuft und dass überwiegend Zufriedenheit und Freude die Beziehung zum Kind prägen. Bringt nun aber ein Kind eine Fehlbildung oder eine schwere chronische Erkrankung mit auf die Welt oder manifestiert sich im Laufe der Kindheit eine solche schwerwiegende chronische Gesundheitsstörung, so stellt dies für die gesamte Familie, das Kind sowie seine Eltern und gesunden Geschwister, eine außerordentliche Herausforderung dar. Diese Familien müssen ihren Lebensplan oft weitgehend neu schreiben, und viele Eltern empfinden ein solches Schicksal zunächst als Kränkung. Die Erziehungshaltung der Eltern wird dann häufig durch Ängste hinsichtlich der weiteren Entwicklung des Kindes in Richtung vermehrter Behütung und Reglementierung beeinflusst.

24.5.5 Krankheitsbewältigung

Die Belastungen für solche Kinder und ihre Familien sind insgesamt sehr ähnlich und weitgehend unabhängig von der Art der chronischen Erkrankung sowie von den betroffenen Organsystemen und Körperfunktionen.

MERKE
Eine chronische Gesundheitsstörung führt zu anhaltendem Stress, der Strategien für eine wirksame Krankheitsbewältigung (Coping) erfordert.

Günstige Faktoren für eine erfolgreiche Bewältigung sind vor allem die Einbindung der Familien in ein tragfähiges soziales Netzwerk, Beachtung problemorientierter Lösungsstrategien und Zugang zu institutionellen sowie technischen Ressourcen. Von großer Bedeutung sind auch Gesundheit, Lebensanschauung und Wertesystem in der Familie. Sofern dieser Bewältigungsprozess erfolgreich verläuft, kommt es dann zu einem gewissen Maß an Anpassung („adjustment").

Betroffene Familien bewältigen eine chronische Erkrankung bei einem Kind meist in einem langwierigen Prozess, im dem sich verschiedene, aufeinander folgende und von unterschiedlichen Emotionen geprägte **Phasen** abgrenzen lassen:

- Wird einer Familie mitgeteilt, dass bei ihrem Kind eine bedeutsame chronische Gesundheitsstörung vorliegt, so löst dies oft eine **Krise** aus: Die Eltern fühlen sich hilflos und ausgeliefert. Hier ist für die Familien oft psychologisch-therapeutische Unterstützung notwendig. Sofern dies von der Familie gewünscht wird, kann es in einer solchen Situation auch sinnvoll sein, weitere Familienangehörige oder Freunde in die Informations- und Beratungsgespräche zu involvieren. Viele Eltern empfinden nach der ersten Mitteilung der Diagnose Wut und Enttäuschung. Gelegentlich wenden sich Eltern mit Aggressionen und Vorwürfen von den Überbringern der schlechten Nachricht, den anfänglich betreuenden Ärzten, ab. Hier sind auf ärztlicher Seite konstruktive Verhandlungsbereitschaft und professionelle Geduld erforderlich, damit das kranke Kind bestmöglich weiterbetreut werden kann. Ein Kreislauf gegenseitiger Schuldzuweisungen und Vorwürfe sollte unbedingt vermieden werden.
- In einer späteren **Phase der Trauer** werden die meisten Eltern Abschied von ihren Erwartungen an ein gesundes Kind und Abschied von vielen eigenen Hoffnungen und Plänen nehmen. Auch in dieser Situation kann psychologisch-therapeutische Unterstützung wieder von großer Bedeutung sein. Eine wichtige Ergänzung der ärztlichen und psychologischen Betreuung wird durch professionelle sozialpädagogisch-sozialrechtliche Beratung mit Hinweisen auf praktische, für die Bewältigung des Lebensalltags wichtige Hilfen gebildet.
- Zu hoffen ist, dass dieser Bewältigungsprozess in eine **Phase der Anpassung** übergeht, in der die Herausforderung und die neue Lebenssituation konstruktiv angenommen werden. Nicht wenigen Familien gelingt es, in dieser Situation allmählich ein Gefüge zu entwickeln, in dem das chronisch kranke Kind im sozialen Mittelpunkt der familiären Gemeinschaft steht und, so schwer die Alltagsbelastung auch ist, dem Lebensmiteinander für Eltern ebenso wie für gesunde Geschwister besondere Tiefe und Substanz verleiht.

Derart erfolgreiche Prozesse der Krankheitsbewältigung resultieren in Ehe- und Partnerbeziehungen oft in einer **Neufindung der innerfamiliären Rollenverteilung.** Während die Mütter, oft für den größten Anteil an der Pflege und Betreuung des kranken Kindes zuständig, mehr und mehr Managementkompetenzen entwickeln, lockern die Väter, meist im Zwiespalt zwischen familiären und beruflichen Beanspruchungen, ihre Leistungsorientierung und aktivieren ihre emotionalen Persönlichkeitsanteile. Trotz allem sind Eltern chronisch kranker Kinder meist erschöpft und erheblich überlastet und in ihren sozialen sowie beruflichen Möglichkeiten eingeschränkt.

Gesunde **Geschwister** chronisch kranker und behinderter Kinder nehmen in der Familie oft eine schwierige Position ein. Meist besteht eine enge Verbundenheit zwischen der Mutter und dem behinderten Kind. Das gesunde Geschwisterkind empfindet sich subjektiv oft als unterlegen, sieht das behinderte Kind in einer Machtposition. Gesunde Geschwister fühlen sich oft zurückgesetzt und benachteiligt. Sie können aber in ihrer emotionalen und sozialen Entwicklung vom Zusammenleben mit einem behinderten Kind profitieren (z. B. in der Entwicklung sozialer Kompetenzen). Wichtig dafür ist, dass die überdurchschnittlichen Verpflichtungen in Haushalt und Betreuung ein gewisses Maß nicht überschreiten. Es muss Platz für persönliche Interessen und Kontakte und insbesondere für das Erleben elterlicher Zuneigung und Wertschätzung bleiben. Feingefühl und Erziehungskompetenz der Eltern sind erforderlich, um zu verhindern, dass sich bei ihren gesunden Kindern ungünstige Verhaltensbesonderheiten entwickeln. Es zählt zu den Aufgaben des Kinderarztes, solche nachteiligen Entwicklungen zu erkennen, mit den Eltern darüber zu sprechen und ggf. Hilfsangebote zu vermitteln.

Für gesunde Geschwister und vor allem für die Eltern ist es belastend und kränkend, wegen des chronisch kranken Kindes stigmatisiert und sozial diskriminiert zu werden. Die Einbindung der Familie in ein funktionierendes **soziales Netzwerk** von Verwandten, Freunden, Nachbarn usw. stellt bei der Bewältigung einer chronischen Gesundheitsstörung ihres Kindes eine sehr wertvolle Hilfe dar. Einerseits bieten Gespräche mit solchen „Netzwerkpartnern" über Sorgen und Nöte wichtige psychologische Unterstützung, andererseits können hier oft auch Ressourcen und praktische Hilfen zur Alltagsbewältigung in Anspruch genommen werden.

MERKE

Chronische Gesundheitsstörungen bei Kindern und Jugendlichen beeinträchtigen den Alltag und die Lebensgestaltung der betroffenen Familien in vielfältiger Weise. Sie bringen aber auch bedeutsame Risiken für die Entwicklung der kranken Kinder mit sich. Die Art dieser Gefährdungen ist wesentlich davon abhängig, in welchem Lebensalter eine chronische Gesundheitsstörung manifest wird.

Bei angeborenen oder im Säuglingsalter auftretenden chronischen komplexen Krankheiten können infolge wiederholter, längerer Krankenhausaufenthalte die grundlegenden frühen Prozesse der **Eltern-Kind-Bindung** einschneidend gestört werden. Auch Enttäuschungen, Ängste und Depressionen der Eltern können sich in qualitativer und quantitativer Hinsicht ungünstig auf die Interaktion zwischen Eltern und Kind auswirken.

Die im frühen Kleinkindesalter wichtigen Bestrebungen nach altersentsprechender Autonomie und Exploration werden oft durch krankheitsimmanente Restriktionen, aber ebenso durch angemessene oder gelegentlich auch überzogene Vorsichtsmaßnahmen beeinträchtigt. Kommunikationsmöglichkeiten und die Erfahrung von Selbstwirksamkeit werden dadurch erheblich erschwert.

Praxistipp

Für die pädagogischen Fachkräfte in Institutionen wie Kindergarten und Schule stellt es eine wichtige Aufgabe dar, Stigmatisierung, Ausgrenzung und Überforderung chronisch kranker Kinder zu vermeiden. Sachliche medizinische Aufklärung und Information über das jeweilige Krankheitsbild durch den betreuenden Arzt können hier eine wesentliche Hilfe bilden.

Die altersphysiologischen **Emanzipationsprozesse der Adoleszenz und Pubertät** bieten einiges Konfliktpotenzial bzgl. der meist langjährig üblichen, oft sachlich gerechtfertigten, gelegentlich aber auch nur eingeschliffenen Beaufsichtigung und Überwachung durch die Eltern. In dieser Entwicklungsphase ist mangelnde Therapieadhärenz mit der Folge einer oft massiven Verschlechterung des Krankheitsbildes (z. B. einer diabetischen Stoffwechsellage) außerordentlich häufig. Die allmähliche, schrittweise Übertragung der Verantwortung für die eigene Gesundheit und Krankheit von den Eltern auf den jugendlichen Patienten kann derartigen Entgleisungen vorbeugen. Dieser Übergang muss rechtzeitig erfolgen und dem jeweiligen Alter und Entwicklungsstand des bzw. der Jugendlichen angepasst sein.

24.5.6 Inklusion

Spätestens seit Ratifizierung der UN-Behindertenrechtskonvention durch Deutschland im Februar 2009 gibt es einen breiten Konsens, dass Menschen mit Behinderung mitten in unsere Gesellschaft gehören. Das Konzept der Inklusion, also der Einbeziehung aller Menschen in die Gesellschaft, hat im Kindes- und Jugendalter besondere Tragweite in der Pädagogik. In Bildungseinrichtungen wie Kindergärten und Schulen wird in Deutschland erst allmählich der weite Vorsprung mancher unserer europäischen Nachbarländer hinsichtlich Anerkennung und Wertschätzung von Diversität wettgemacht.

Auf welchem Wege Inklusion in der Pädagogik am besten erreicht werden kann, ist Gegenstand bildungspolitischer Diskussion. In den einzelnen Bundesländern, die ja über bildungspolitische Hoheit verfügen, werden dazu durchaus unterschiedliche Strategien verfolgt. Oft ist es erklärtes Ziel, die Förderschulen aufzulösen und die Kinder und Jugendlichen mit besonderen Bedürfnissen in den bisherigen Regelschulen zu unterrichten, wo freilich zunächst sehr häufig weder die räumlichen noch die personellen Ressourcen in ausreichendem Maße vorhanden sind, vielmehr erst im Laufe der Jahre entstehen müssen. Auch die Unterstützung durch sonderpädagogisches Fachpersonal ist in seltensten Fällen ausreichend gewährleistet.

Viele Eltern von Schülern mit chronischen komplexen Gesundheitsstörungen bzw. Behinderungen sind besorgt bzw. haben bereits die Erfahrung gemacht, dass ihre Kinder auf diesem Wege zur Inklusion nicht gleichermaßen adäquat gefördert und ihren Bedürfnissen entsprechend betreut werden können wie bisher in der kompetenten Förderschule. Das differenzierte Angebot von Förderschulen (Sonderschulen) ist in Deutschland einmalig, da hier bei meist deutlich verminderter Schülerzahl pro Klasse auf die Bildungsbedürfnisse von Kindern und Jugendlichen mit komplexen Entwicklungsstörungen sehr individuell mit ausreichend Zeit und Kompetenz eingegangen werden kann. Auch bedürfen Kinder und Jugendliche mit solchen Behinderungen eines umfassenden pädagogischen Spezialwissens, das in Regelschulen bislang in diesem Umfang oft nicht angeboten werden kann. Hochschulen und Universitäten mit pädagogischen Fakultäten sind derzeitig nicht immer in der Lage, den Studierenden sonderpädagogische Fähigkeiten den tatsächlichen Bedarfen entsprechend zu vermitteln.

Aber natürlich widerspricht die Betreuung chronisch kranker und behinderter Kinder und Jugendlicher in derartigen Spezialschulen dem unabdingbaren Anspruch, dass gesunde Kinder und Kinder mit besonderen Bedürfnissen soweit irgend möglich gemeinsam aufwachsen und gemeinsam in Kinderkrippen, Kindergärten und Schulen für alle, gesunde Kinder wie auch Kinder mit einer Behinderung, mit entsprechenden Nachteilsausgleichen betreut werden sollen.

Als alternativer Weg zur Inklusion ist daher vorgeschlagen worden, Förderschulen zu bewahren und diese auch für „normale" Schüler zu öffnen. Mit dieser als **„reverse Inklusion"** bezeichneten Strategie, die in einzelnen Modellschulen bereits erfolgreich umgesetzt wird, ist sichergestellt, dass die Inklusion für die Schwächsten in unserer Gesellschaft mehr Vorteile als Nachteile bringt. Und möglicherweise ist dieser Weg auch der ökonomisch sinnvollere, denn der Aufbau adäquater räumlicher und personeller Voraussetzungen für die Betreuung von Kindern und Jugendlichen mit ganz unterschiedlichen Förderschwerpunkten in Regelschulen dürfte die Länder vor erhebliche personelle und finanzielle Herausforderungen stellen.

Die Wahl des Weges zur Inklusion wird auch von regionalen und lokalen Besonderheiten abhängen und nicht in jeder Schule gleich sein können. Die „reverse Inklusion" stellt aber einen relevanten alternativen Weg zu einer besseren sozialen Teilhabe von Kindern und Jugendlichen mit Behinderung im schulischen Bereich dar.

24.5.7 Transition

DEFINITION

Der Begriff **Transition** bezeichnet im medizinischen Sinne den zielgerichteten und geordneten Übergang von Adoleszenten und jungen Erwachsenen mit chronischen Gesundheitsstörungen von einer pädiatrischen in eine erwachsenenorientierte medizinische Versorgung.

Für chronisch kranke Jugendliche ist es oft besonders schwierig, während dieses Wechsels den in der Erwachsenenmedizin üblichen eigenverantwortlichen Umgang mit ihrer Gesundheitsstörung zu entwickeln. Nicht selten kommt es dann zu Betreuungslücken und vermeidbaren Komplikationen. In den vergangenen Jahren ist die Transition stärker sowohl in der Patientenversorgung als auch in der Forschung in den Fokus des Interesses gerückt. Es wird versucht, möglichst strukturierte Programme und Pfade zu erarbeiten und umzusetzen – mit dem Ziel, diesen Prozess zu optimieren. Dies erfolgt mit erheblicher Variabilität, abhängig auch von der jeweiligen pädiatrischen Subdisziplin sowie von regionalen und nationalen Gegebenheiten. Als besonders gelungenes Transitionskonzept sei hier beispielhaft das „Berliner Transitions Programm" (BTP) genannt, das von Krankenkassen finanziert und vom Innovationsfonds gefördert wird und von Berlin aus auch in anderen Bundesländern etabliert wurde.

Die Erfahrung zeigt, dass z. B. für jugendliche Patienten mit chronischen komplexen neurologischen Erkrankungen im Sinne einer schweren Mehrfachbehinderung die Transition in die Erwachsenenmedizin deutlich schlechter gelingt als für geringer beeinträchtigte Patienten. Für eine qualifizierte kostenneutrale Ambulante Betreuung von Erwachsenen mit einer schweren Mehrfachbehinderung bieten in Deutschland weder das Regelwerk der kassenärztlichen Versorgung noch die Vergütungskonzepte für Spezialambulanzen in Universitätskliniken oder anderen Krankenhäusern in organisatorischer und ökonomischer Hinsicht optimale Rahmenbedingungen. Es fehlt ein „medical home" für Erwachsene mit chronischen komplexen neurologischen Krankheiten. Die Einrichtung von „Medizinischen Behandlungszentren für Erwachsene mit Behinderung" (MZEB) auf der Grundlage der 2015 gesetzeskräftig gewordenen Ergänzung des § 119 SGB V um Absatz c soll diese Versorgungslücke schließen.

24.6 Kindeswohlgefährdung: Vernachlässigung, Misshandlung, sexueller Missbrauch

24.6.1 Definition

DEFINITION

Der Begriff **Kindeswohlgefährdung** bezeichnet zusammenfassend alle Formen von Vernachlässigung, Misshandlung und Missbrauch von Kindern und Jugendlichen durch Erwachsene.

Definitionsgemäß handelt es sich dabei um eine bewusste oder unbewusste, jedenfalls nicht zufällige, gewaltsame körperliche und/oder seelische Schädigung, die meist wiederholt erfolgt und zu einer Beeinträchtigung des physischen oder psychischen Wohlergehens, ggf. zu körperlichen und seelischen Verletzungen, oft zu chronischen Gesundheits- und Entwicklungsstörungen und nicht so selten sogar zum Tod führt. Die Spannbreite reicht dabei von Beeinträchtigungen und passiver Unterlassung bis hin zu aktiver Gewalteinwirkung. Schauplatz der Kindeswohlgefährdung sind besonders häufig die Familien (Verursacher sind dann meist die Eltern, gelegentlich auch Geschwister, andere Verwandte oder Vertrauenspersonen der Familie), aber auch Institutionen wie Kindergärten, Schulen und Heime. Weltweit ist Gewaltanwendung gegen Kinder außerhalb der Familie im Rahmen z. B. kriegerischer oder krimineller Konflikte zwar viel häufiger, dies soll hier aber nicht erörtert werden.

MERKE

Merksätze zur Kindeswohlgefährdung

1. Verursacher von Kindesmisshandlung und anderen Formen der Kindeswohlgefährdung sind meistens die Eltern oder andere nahe Verwandte.
2. Unregelmäßige Inanspruchnahme der Vorsorgeuntersuchungen, häufiger Wechsel des betreuenden Arztes oder wiederkehrende unklare Unfälle und Verletzungen können auf Misshandlung und Vernachlässigung hinweisen.
3. Auch Störungen von Kommunikation und Bindung in der Familie (z. B. aggressives Verhalten der Eltern, mangelnde Zuwendung zum Kind), psychosoziale Symptome wie auffällige Verhaltensänderung oder Entwicklungsknick oder somatische Zeichen wie Gedeihstörung und Hinweise auf mangelnde Pflege sollten an die Möglichkeit einer Kindeswohlgefährdung denken lassen.
4. Bei nichtakzidentellen körperlichen Verletzungen ist der von den Eltern berichtete Unfallhergang im Hinblick auf Muster und Schwere der vorliegenden Traumafolgen oft unplausibel.
5. Ergeben sich nach Anamnese und körperlichem Befund Anhaltspunkte für eine Kindesmisshandlung, können oftmals gezielte apparative Zusatzuntersuchungen zunächst nicht wahrnehmbare ältere Verletzungen nachweisen.
6. Die Differenzialdiagnose von Verletzungsfolgen nach Kindesmisshandlung ist außerordentlich komplex. Die Zusammenarbeit in einem multiprofessionellen Team aus Pädiatrie, Rechtsmedizin, Ophthalmologie, Radiologie/Neuroradiologie, Chirurgie/Neurochirurgie u. a. m. ist erforderlich.
7. In Kliniken für Kinder- und Jugendmedizin bilden Kinderschutzgruppen multidisziplinäre Instanzen, die Diagnostik und Management bei Verdacht auf Kindeswohlgefährdung steuern.
8. Kommunikation und Zusammenarbeit mit den Eltern sind erheblich beeinträchtigt, sodass ein gemeinsames Arbeitsbündnis zum Wohle des Kindes meist erst im Laufe der Zeit, manchmal leider auch überhaupt nicht zustande kommt.
9. Eine enge Kooperation mit Jugendamt und Vormundschaftsgericht ist unabdingbar, um ein optimales Vorgehen zu finden und weitere Kindeswohlgefährdung abzuwenden.

24.6.2 Epidemiologie

In historischer und gegenwärtiger globaler Hinsicht stellen Misshandlung und Vernachlässigung von Kindern und Jugendlichen ein weitverbreitetes Problem dar. Da in Deutschland keine Meldepflicht für Kindesmisshandlung existiert, fehlen hier verlässliche Zahlen zur Häufigkeit. In den USA gibt es seit den 1960er-Jahren ein Pflichtmeldesystem. Die dort ermittelten Zahlen sprechen für eine Prävalenz von 1–2 % bestätigter Fälle von Misshandlung, davon ca. 2.000 Todesfälle pro Jahr. Eine bedeutsame Dunkelziffer ist anzunehmen. Demnach bildet Gewalt gegen Kinder und Jugendliche durch Erwachsene eine der absolut häufigsten Ursachen akuter und chronischer Gesundheitsstörungen im Kindes- und Jugendalter.

Es ist zu vermuten, dass auch in Deutschland mehr Kinder an den Folgen körperlicher Misshandlung und Vernachlässigung sterben als an allen Krebserkrankungen in dieser Altersspanne zusammengenommen. Todesfälle infolge von Kindeswohlgefährdung sind bei Kindern unter 4 Jahren, vor allem im 1. Lebensjahr, besonders häufig und öfter auf Vernachlässigung als auf aktive Gewalteinwirkung zurückzuführen.

24.6.3 Risikofaktoren

Misshandlung und Vernachlässigung sind in allen sozialen Schichten zu beobachten. Als eindeutige Risikofaktoren haben sich Armut, soziale Isolation, elterliche Inkompetenz und psychische bzw. psychiatrische Erkrankungen der Eltern erwiesen. Kinder von Eltern mit gestörter Persönlichkeitsentwicklung, die ihr eigenes Leben nicht organisieren können, weisen ein erheblich erhöhtes Risiko auf, misshandelt und vernachlässigt zu werden. Das Spektrum reicht dabei von mangelndem Interesse der Eltern an einer Förderung der körperlichen und emotionalen Entwicklung ihres Kindes bis zu definitiver seelischer und/oder körperlicher Vernachlässigung und Misshandlung. Nicht selten sind misshandelnde Eltern in ihrer Kindheit selbst Opfer elterlicher Gewalt geworden. Oft sind die psychischen Störungen misshandelnder Eltern bis dahin nicht psychiatrisch erkannt und behandelt worden, oder die Eltern entziehen sich der psychiatrischen

Behandlung ihrer Erkrankung, wie dies z. B. häufig bei Suchterkrankungen, aber auch bei Psychosen der Fall ist.

24.6.4 Typische Symptome körperlicher Misshandlung

Im Einzelfall kann es dem Pädiater und auch dem multidisziplinären Team einer Kinderschutzgruppe erhebliche Schwierigkeiten bereiten, zwischen einer akzidentellen und einer nichtakzidentellen Verletzung (Misshandlungsverletzung) zu unterscheiden. Die Anamnese liefert oft Anhaltspunkte für eine körperliche Misshandlung als Ursache einer Verletzung. Ungenaue, wechselnde oder widersprüchliche Angaben der Eltern zum Unfallhergang bzw. unterschiedliche Schilderungen durch verschiedene Bezugspersonen sollten an eine nichtakzidentelle Verletzung denken lassen. Häufig geben misshandelnde Eltern auch an, dass ernste Verletzungen durch Geschwister oder das betroffene Kind selbst (im Sinne einer Autoaggression) verursacht wurden. Als Kardinalhinweis auf eine Misshandlung aber gilt **mangelnde Plausibilität** des von den Eltern bzw. Sorgeberechtigten geschilderten Ablaufs des vermeintlichen Unfalls hinsichtlich des Musters und der Schwere der vorliegenden Verletzung.

Wann immer möglich, sollte das verletzte Kind selbst befragt werden, dessen Angaben oft wegweisend sein können. Von großer Bedeutung ist es auch, im Verdachtsfall Kontakt mit dem niedergelassenen Kinder- oder Hausarzt, dem Kindergarten, der Schule oder dem Jugendamt aufzunehmen, um ggf. entscheidend wichtige Informationen über die Vorgeschichte des verletzten Kindes zu erhalten. So können frühere wiederholte, unklare „Unfälle" oder gar eindeutige nichtakzidentelle Verletzungen, eine psychosozial schwierige Lebenssituation der Familie, Informationen über Gewalt im Elternhaus oder frühere Jugendamtkontakte auf eine Misshandlung hinweisen. Verzögerte Inanspruchnahme ärztlicher Hilfe oder fehlende Kontinuität in der ärztlichen Betreuung mit immer wieder wechselnder Konsultation unterschiedlicher Ärzte sind typisch für Eltern misshandelter oder vernachlässigter Kinder und Jugendlicher. Wegen der juristischen Tragweite dieser Vorgänge ist es unbedingt erforderlich, solche Informationen detailgetreu und sorgfältig in der Krankenakte des Kindes zu dokumentieren.

Die vollständige und sorgfältige körperliche Untersuchung des Patienten ist von großer Bedeutung. Das Kind muss bei der Untersuchung entkleidet sein. Der körperliche und der neurologische Status sind vollständig zu erheben und genau zu dokumentieren. Eine anogenitale Untersuchung soll unbedingt so erfolgen, dass eine Retraumatisierung vermieden wird. Gewicht, Länge und Kopfumfang sind zu messen und in Perzentilenkurven einzutragen.

Spezielle Verletzungsmuster, geformte Verletzungen oder Verletzungen unterschiedlichen Alters sind typisch für körperliche Misshandlung. Die typischen **Lokalisationen** von akzidentellen und nichtakzidentellen Verletzungen unterscheiden sich: Akzidentelle Verletzungen betreffen charakteristischerweise Stirn, Nase, Kinn, Hinterkopf, Ellenbogen, Handballen, Knie und Schienbeine. Demgegenüber zeigen sich nichtakzidentelle Verletzungen typischerweise an Rücken, Gesäß, den Streckseiten der Arme und Hände, am Oberkopf, an Augen, Wangen und Mundschleimhaut.

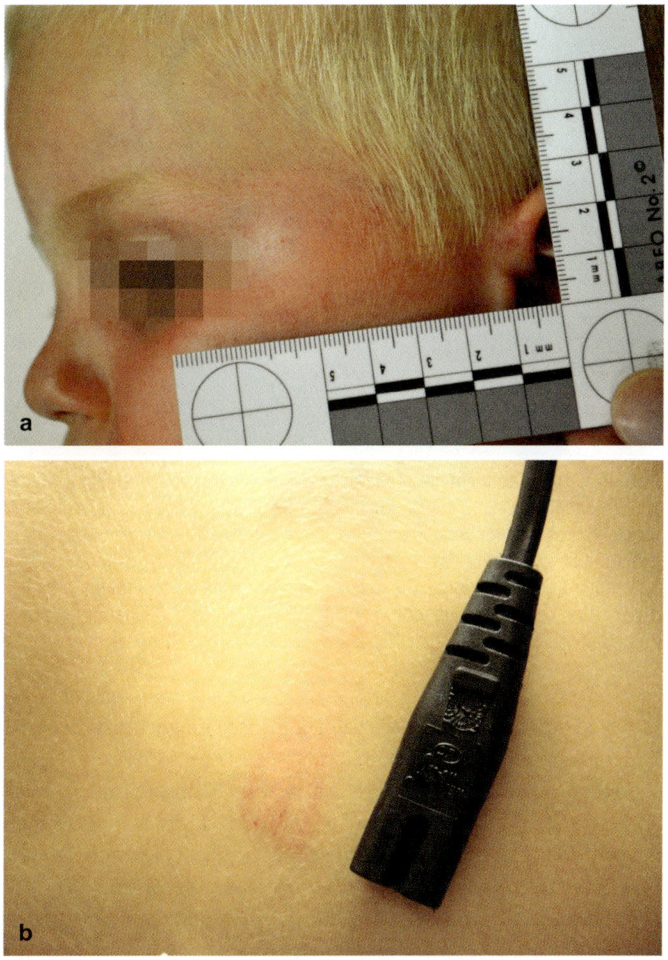

Abb. 24.2 **a** Stauungspetechien im Gesicht eines 3-jährigen Jungen nach strangulierender Gewalt durch Würgen; **b** geformtes Hämatom im Sinne eines Werkzeugabdrucks auf der Rückenhaut eines 14-jährigen Mädchens, das von seinem Vater mit einem Kabel geschlagen worden war (mit freundlicher Genehmigung von Herrn Prof. Dr. Grellner, Abteilung Rechtsmedizin, Universitätsmedizin Göttingen) [T1007]

Typisch für eine nichtakzidentelle Verursachung sind **geformte Verletzungen** wie hand- oder fingerabdruckförmige Blutergüsse, Bissmarken oder Doppelkonturierung durch Stockschläge (➤ Abb. 24.2). Verbrühungen durch Immersion bei einer Misshandlung zeigen ein typisches Verteilungsmuster. Derartige körperliche Befunde sind präzise und sorgfältig zu beschreiben und unbedingt fotografisch zu dokumentieren, möglichst im Rahmen eines rechtsmedizinischen Konsils. Bei Verdacht auf **Schütteltrauma** wird eine augenärztliche Untersuchung mit Funduskopie (Retinablutungen?) erforderlich.

Neben den somatischen Befunden sind aber auch das Verhalten des Kindes oder Jugendlichen in der Untersuchungssituation und die Kommunikation zwischen Kind und Eltern bzw. Sorgeberechtigten von Bedeutung. Hier ergeben sich oft wesentliche Anhaltspunkte für eine schwerwiegende **Störung der familiären Interaktion.**

Sofern Vorgeschichte, aktuelle Anamnese, körperlicher Befund und insbesondere das Verletzungsmuster an eine Misshandlungsverletzung denken lassen, sind **technische Zusatzuntersuchungen** hilfreich, um nach älteren, klinisch nicht wahrnehmbaren Trauma-

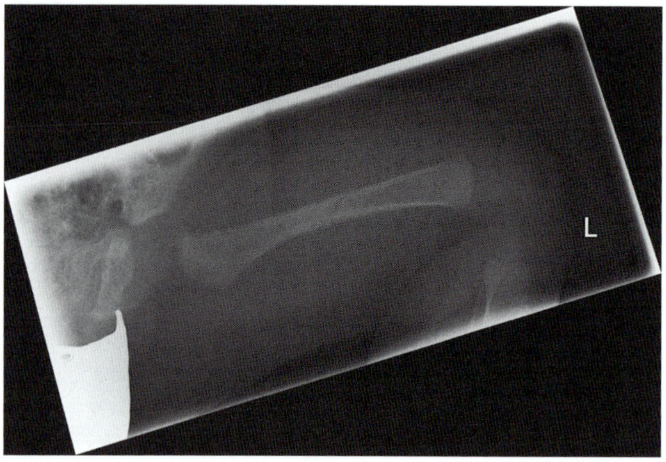

Abb. 24.3 Nichtakzidentelle Spiralfraktur des linken Femurs bei einem 3 Monate alten Säugling. Das Kind war von den Eltern zunächst wegen Schreiattacken vorgestellt worden. Im Verlauf fielen Berührungsempfindlichkeit, Minderbewegung und Schonhaltung des linken Beins auf, das im Hüftgelenk gebeugt und außenrotiert gehalten wurde. Die radiologisch dargestellte Spiralfraktur kann in diesem Alter nicht durch Eigenbewegungen des Säuglings herbeigeführt werden, sondern muss nichtakzidenteller Genese sein. [M772]

folgen zu fahnden und differenzialdiagnostisch mögliche Krankheitsbilder abzugrenzen.

Nichtakzidentelle Frakturen lassen sich am häufigsten am Schädel, an den langen Röhrenknochen (➤ Abb. 24.3) und an den Rippen nachweisen. Um länger zurückliegende oder auch weitere frische Frakturen aufzudecken, ist ein **Röntgen-Skelettscreening** erforderlich. Besonders charakteristisch für nichtakzidentelle Verletzungen sind meta- und epiphysäre Frakturen.

Finden sich Verletzungen des Kopfes, Einblutungen der Retina, neurologische Herdbefunde oder zerebrale Anfälle, muss ohne Verzug eine zerebrale Bildgebung durchgeführt werden. Bei noch offener Fontanelle im Säuglingsalter kann die Schädelsonografie eine erste Orientierung bieten. Sofern eine kranielle MRT (**cMRT**), die meist in Analgosedierung erforderlich ist, kurzfristig nicht zu organisieren ist, kann ersatzweise eine kranielle Computertomografie (**cCT**) die Frage nach intrakraniellen Hämatomen beantworten – jedoch ist die cMRT als wesentlich sensitivere Methode zum Nachweis insbesondere intrazerebraler Verletzungsfolgen i. d. R. unverzichtbar.

Anzuraten sind zudem die Bestimmung des Blutbildes, der Leber- und Pankreasenzyme, von Parametern des Knochenstoffwechsels sowie Gerinnung und Urinstatus. Im Einzelfall kann, abhängig von der individuellen Befundkonstellation, weitere gezielte laborchemische oder bildgebende Diagnostik erforderlich werden.

24.6.5 Schütteltrauma

Als spezielle Form der körperlichen Kindesmisshandlung ist das Schütteltrauma wegen der Häufigkeit und der oft katastrophalen neurologischen Langzeitschäden von herausragender Bedeutung. Betroffen sind i. d. R. junge Säuglinge. Vermutlich in einer emotional aufgeladenen Situation bildet meist anhaltendes, heftiges Schreien den Auslöser, der überforderte und gestresste Eltern oder andere Betreuungspersonen dazu verleitet, das Kind massiv zu schütteln. Der Säugling wird dann i. d. R. am Rumpf oder an den Oberarmen gehalten und gewaltsam und länger andauernd hin- und hergeschüttelt, sodass der in diesem Alter relativ große Kopf peitschenschlagartig vor- und zurückpendelt, da er von der altersentsprechend schwachen Hals- und Nackenmuskulatur nicht stabilisiert werden kann. Daraus resultiert eine Reihe **typischer intrakranieller Verletzungen:** Der Einriss von Brückenvenen führt zu Subduralhämatomen (die sich später in Subduralhygrome wandeln), intrazerebrale Scherverletzungen kleiner Parenchymgefäße und axonaler Leitungsbahnen führen zu massiven diffusen Gewebsläsionen. Nach heutigem Kenntnisstand tragen Hirnödem, Ischämie, diffuses axonales Trauma, Hypoxie durch Apnoe und sekundäre inflammatorische Prozesse zu den nicht selten letalen Folgeschäden bei.

Klinik Meist unmittelbar nach dem Trauma treten die ersten klinischen Symptome auf, die allerdings uncharakteristisch sind und fehlgedeutet werden können. Äußere Verletzungszeichen am Kopf sind meist nur diskret nachweisbar, oft fehlen sie ganz. Der Allgemeinzustand des Säuglings ist unspezifisch beeinträchtigt; es kommt zu Trinkschwierigkeiten, Lethargie, Irritabilität mit schrillem Schreien, Erbrechen, Muskelhypotonie oder Opisthotonus sowie vegetativen Dysregulationen mit Apnoen oder Tachypnoe und Bradykardie, auch Temperaturregulationsstörungen. Treten Bewusstseinsstörung von Somnolenz bis Koma und zerebrale Anfälle hinzu, ist die Hirnschädigung offensichtlich. Uni- oder bilaterale Netzhauteinblutungen sind hochgradig charakteristisch, aber nicht pathognomonisch für ein Schütteltrauma. Bestehen jedoch zusätzlich **Glaskörperblutungen,** so kommt praktisch nur ein nichtakzidentelles Schädel-Hirn-Trauma als Ursache infrage. Bei Verdacht auf Schütteltrauma ist daher eine fachaugenärztliche Funduskopie unabdingbar.

Bildgebung Weisen Anamnese und klinische Befunde auf ein Schütteltrauma hin, so stellt die unverzügliche MRT des Kopfes die wichtigste Zusatzuntersuchung zur Erfassung der typischen intrakraniellen und insbesondere intrazerebralen Verletzungsfolgen und damit zur Sicherung der Diagnose dar. Andere bildgebende Verfahren wie Schädelsonografie und cCT sind zwar einfacher durchführbar, aber bei Weitem nicht so sensitiv in der Aufdeckung der typischen zerebralen Läsionen wie die MRT. Meist zeigen sich subdurale Hämatome und Hygrome in Kombination mit diskreten feinfleckigen Hämorrhagien und ödematösen Kontusionsherden im Hirnparenchym. Wurde das Kind wiederholt zu verschiedenen Zeitpunkten geschüttelt, so ist im MRT oft erkennbar, dass sowohl die Subduralhämatome und -hygrome als auch die Mikroblutungen im Hirnparenchym ein unterschiedliches Alter aufweisen – dies lässt sich neuroradiologisch sicher bestimmen (➤ Abb. 24.4).

Langzeitfolgen Das Schütteltrauma als nichtakzidentelle Hirnverletzung stellt eine der schwersten Formen der Kindesmisshandlung dar. Die Mortalität liegt bei 20–25 %. Bei ca. zwei Dritteln der Überlebenden bleiben schwere neurologische Residualsyndrome mit lebenslanger Behinderung bestehen. In der Akutphase wird meist intensivmedizinische Überwachung mit neurologisch-pädiatrischer und neurochirurgischer symptomorientierter Therapie erforderlich sein. Das Ausmaß der Hirnparenchymläsionen ist oft erst im Verlauf

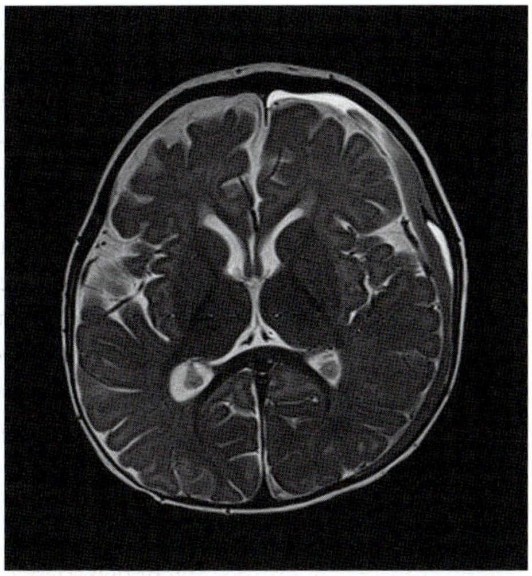

Abb. 24.4 Axiale T2-gewichtete cMRT eines 6-monatigen Säuglings, der mit rezidivierendem Erbrechen, einem zerebralen Anfall und in der Folge mit Apathie und Irritabilität symptomatisch geworden war. Das cMRT zeigt in der T2-Wichtung eine gemischte Signalintensität des Hämatoms im Sinne eines in Teilen älteren und in Teilen subakuten Blutergusses. Augenärztlich fanden sich am Fundus links frische Retinaeinblutungen. Bei dringendem Verdacht auf Schütteltrauma wurde das Kind in eine Bereitschaftspflegefamilie gegeben. [P513]

bei späteren MRT-Untersuchungen erkennbar und ausschlaggebend für die Erfolgsaussichten von Rehabilitationsmaßnahmen.

Prävention Die Vorbeugung des Schütteltraumas ist daher von größter Bedeutung. Zu den wichtigen Präventionsmaßnahmen zählen die Aufklärung junger Eltern im Rahmen der Vorsorgeuntersuchungen, die Beratung und Begleitung von Risikofamilien und die Betreuung von Familien mit „Schreibabys" in Spezialsprechstunden (z. B. in SPZs). In anderen Ländern wurden mit Erfolg öffentliche Kampagnen (z. B. kurze „Werbespots" im Fernsehen) über die Gefahren des Schüttelns durchgeführt.

24.6.6 Sexueller Kindesmissbrauch

DEFINITION

Werden Kinder und Jugendliche von Erwachsenen oder (seltener) älteren Jugendlichen in sexuelle Aktivitäten einbezogen, denen sie aufgrund ihres Entwicklungsstands nicht bewusst und verantwortlich zustimmen können oder zu denen sie genötigt werden, so spricht man von **sexuellem Kindesmissbrauch (sexueller Misshandlung).**

Die Prävalenz sexuellen Missbrauchs mit Körperkontakt im Kindes- und Jugendalter dürfte enorm hoch sein. Schätzungen gehen von 10–15 % bei Mädchen und 5–10 % bei Jungen aus. Im Jahr 2020 berichtete die Polizeiliche Kriminalstatistik (PKS) von einem weiteren Anstieg auf mehr als 14.500 Fälle sexuellen Missbrauchs von Kindern in Deutschland. In diesem Deliktsbereich müsse nach wie vor von einem hohen Dunkelfeld ausgegangen werden.

Dabei werden unterschiedliche Formen sexueller Aktivitäten als sexueller Missbrauch bezeichnet: vom Zeigen pornografischen Materials bis zu Vergewaltigung (gewaltsame Penetration). Typischerweise kommt es im Rahmen einer Beziehung des abhängigen Kindes zu einer Autoritätsperson, meist aus der Familie oder dem Bekanntenkreis, zum sexuellen Missbrauch, der sich oft über viele Jahre hinzieht.

Viele der betroffenen Kinder und Jugendlichen wachsen in belasteten Familien unter ungünstigen psychosozialen Bedingungen auf, und häufig steht sexueller Missbrauch im Zusammenhang mit anderen Formen von Misshandlung oder Vernachlässigung.

Ein unauffälliger körperlicher, insbesondere anogenitaler Befund schließt eine zurückliegende sexuelle Misshandlung keineswegs aus. Bei Opfern sexueller Misshandlung ist der körperliche Untersuchungsbefund sehr häufig (in ca. 80–90 %) normal. Dies ist so, weil einerseits Missbrauch an Kindern im präpubertären Alter häufig keine penetrierende Gewalt beinhaltet und weil andererseits anogenitale Verletzungen bei Kindern und Jugendlichen innerhalb von wenigen Tagen komplett ausheilen können. Daher ist die **Aussage des Kindes** von besonderer Relevanz für die Diagnose.

Praxistipp

- Bei jedem (Verdachts-)Fall eines sexuellen Kindesmissbrauchs ist zu prüfen, ob die Indikation zu einer sofortigen forensischen kinder-/jugendgynäkologischen Notfalluntersuchung mit professioneller Spurensicherung vorliegt. Mehrfachuntersuchungen sind zu vermeiden!
- Gegebenenfalls muss Diagnostik bzgl. sexuell übertragbarer Krankheiten (Serologie, Abstriche zur infektiologischen Untersuchung) und bzgl. einer Schwangerschaft erfolgen.
- Zudem ist unbedingt zu prüfen, ob eine Postexpositionsprophylaxe bzgl. sexuell übertragbarer Krankheiten (Gonokokken, Chlamydien, Trichomonaden, Lues, Hepatitis, HIV) indiziert ist.
- Bei Mädchen ist auch zu klären, ob eine Notfallkontrazeption (aktueller Standard: 30 mg Ulipristalacetat (ellaOne®) p. o., Zulassung bis 120 h postkoital) erforderlich ist. Seit März 2015 ist die Verschreibungspflicht für Notfallkontrazeptiva in Deutschland aufgehoben; diese Präparate sind also bei Bedarf ohne Rezept in Apotheken erhältlich.
- Zu Einzelheiten des empfohlenen Vorgehens s. Leitlinien-Kasten in ➤ Kap. 24.6.9.

Zu den Befunden, die als beweisend für sexuellen Missbrauch angesehen werden, zählen der Nachweis von Sperma am Körper des Kindes, ausgeprägte, typische vaginale oder anale Verletzungen, der Nachweis sexuell übertragbarer Erkrankungen jenseits des Neugeborenenalters, eine Schwangerschaft bei einem Mädchen unter 16 Jahren und der glaubwürdige Augenzeugenbericht oder die Dokumentation eines Missbrauchs durch Foto oder Video.

Praxistipp

Es ist enorm wichtig, bei der körperlichen Untersuchung fraglich sexuell missbrauchter Kinder und Jugendlicher mit Einfühlungsvermögen und Sensibilität vorzugehen und auf Zwang oder Druck zu verzichten, um eine sekundäre Traumatisierung durch die medizinische Untersuchung zu vermeiden.

Sexualisiertes Verhalten kann auf erlittenen sexuellen Missbrauch deuten, stellt aber keinen Beweis dar, denn es wird auch gelegentlich bei nicht missbrauchten Kindern beobachtet. Bei den Opfern sexuellen Kindesmissbrauchs muss mit schwerwiegenden, oft lebenslangen psychischen Störungen gerechnet werden, ganz abgesehen von den körperlichen Folgen wie sexuell übertragbaren Erkrankungen oder Schwangerschaft.

24.6.7 Vernachlässigung

DEFINITION

Unter **Kindesvernachlässigung** versteht man eine ausgeprägte andauernde Beeinträchtigung oder Schädigung der Gesundheit und Entwicklung von Kindern durch die Sorgeberechtigten in Form von mangelnder Ernährung und gesundheitlicher Fürsorge, unzureichender Pflege und Kleidung, mangelhafter Zuwendung und Beaufsichtigung, unzureichendem Schutz vor Gefahren sowie unzulänglicher Förderung der motorischen, kognitiven, emotionalen und sozialen Entwicklung des Kindes.

Vernachlässigung stellt also eine besondere Form der körperlichen und seelischen Kindesmisshandlung durch Missachtung der grundlegenden körperlichen und seelischen Bedürfnisse eines Kindes dar. Körperliche Vernachlässigung umfasst mütterlichen Alkohol-, Drogen- oder Nikotinkonsum in der Schwangerschaft, Missachtung körperlicher Grunderfordernisse (z. B. ausreichende Ernährung und Kleidung), aber auch unzulängliche Inanspruchnahme medizinischer Versorgung (Impfungen, Wahrnehmung von Vorsorgeuntersuchungen, zahnärztliche Versorgung kariöser Zähne).

Vor allem in den ersten Lebensjahren bildet eine kalorisch ausreichende und in ihrer Zusammensetzung ausgewogene Ernährung eine Grundvoraussetzung für die normale körperliche und seelische Entwicklung des Kindes. Protrahierte **Mangelernährung** führt zunächst zu einer Verlangsamung des somatischen Wachstums mit Dystrophie und sekundärem Kleinwuchs, im weiteren Verlauf dann zu sekundärer Mikrozephalie. Immer wieder auch gibt es erschreckende Medienberichte über das Verhungern eines vernachlässigten Kindes.

Von **emotionaler Vernachlässigung** spricht man, wenn die seelischen Bedürfnisse des Kindes nach emotionaler Zuwendung, Anregung, sozialer Bindung, Geborgenheit und Liebe missachtet werden. Emotionale Vernachlässigung wird besonders häufig in Institutionen wie Heimen beobachtet, kommt aber auch in Familien mit psychosozial inkompetenten Eltern vor.

24.6.8 Münchhausen-by-proxy-Syndrom

DEFINITION

Das **Münchhausen-by-proxy-Syndrom (Münchhausen-Stellvertreter-Syndrom)** ist gekennzeichnet durch die elterliche (meist mütterliche) Herbeiführung körperlicher Symptome oder die Simulation bzw. Erfindung von Krankheitssymptomen beim Kind, um eine Krankheit vorzutäuschen.

Dies stellt eine relativ seltene, aber wegen der besonderen differenzialdiagnostischen Schwierigkeiten für den Pädiater wichtige Sonderform des Kindesmissbrauchs einerseits und eines psychiatrischen Krankheitsbildes bei Erwachsenen mit Selbstverletzung zwecks medizinischer Zuwendung andererseits dar. Oft sind Mütter mit medizinischer Ausbildung betroffen, die wohl einen psychischen Gewinn durch die ärztlich-pflegerische Betreuung und Zuwendung erhalten. Die Manipulationen und Schädigungen der betroffenen Kinder können die Fälschung von Laborwerten, aber auch Intoxikationen, Insulininjektionen, Beinahe-Ersticken, bakterielle Infektion durch i. v. Injektion von Fäzes u. a. m. umfassen. Nicht selten kann der Verdacht auf ein Münchhausen-by-proxy-Syndrom nur im Rahmen einer stationären Behandlung durch verdeckte Videoüberwachung des Krankenzimmers bestätigt werden. Liegen Beweise vor, ist eine Fremdunterbringung des Kindes i. d. R. unausweichlich.

24.6.9 Intervention

Für den Kinderarzt in Praxis und Klinik stellen Konfrontationen mit evtl. misshandelten oder vernachlässigten Kindern und Jugendlichen sowie ihren Familien eine enorme Herausforderung dar: Diese Situationen sind für den Pädiater differenzialdiagnostisch besonders schwierig und emotional außerordentlich belastend. Der Schutz des Kindes muss stets im Vordergrund stehen, und der Kinderarzt sollte sich vor Augen halten, dass Misshandlung und Vernachlässigung fast immer auf eine massive Überforderung der Eltern hinweisen.

Praxistipp

Für den Arzt sind also primär nicht so sehr die Suche nach dem Täter und seine Bestrafung wichtig, sondern es sollte ihm darum gehen, wie die Diagnose gesichert, weiterer Schaden vom Kind abgewendet und der Familie geholfen werden kann.

Im Kontakt mit Kind und Sorgeberechtigten ist es von besonderer Bedeutung, Ruhe zu bewahren und eine Eskalation zu vermeiden. Spontane und gezielt erfragte Aussagen des Kindes ebenso wie der Eltern müssen sorgfältig protokolliert werden; eine gewissenhafte **Dokumentation** des körperlichen und psychopathologischen Befunds ist auch wegen der möglichen juristischen Folgen unabdingbar.

Bei diagnostisch unklarer Situation oder akuter Kindeswohlgefährdung wird die stationäre Einweisung des Kindes in eine Klinik für Kinder- und Jugendmedizin erforderlich sein. In Abhängigkeit von Anamnese und klinischer Symptomatik sind dort Kollegen aus benachbarten Fachdisziplinen konsiliarisch hinzuzuziehen. In Zweifelsfällen ist es oft hilfreich, in zunächst anonymisierter Form Mitarbeiter des Jugendamtes oder juristischer Behörden (Staatsanwaltschaft, Vormundschaftsgericht) um Rat zu fragen.

Die früher für den Kinderarzt oft problematische Güterabwägung zwischen **Datenschutz und Kinderschutz** wurde mit dem Bundeskinderschutzgesetz von 2012 deutlich vereinfacht. Als fallfederführende Behörde steht das Jugendamt weiterhin im Zentrum des Kinderschutzes. Der Arzt hat jetzt eine gesetzlich eingeräumte Befugnis, die Daten des Kindes vollständig an das Jugendamt zu übermitteln, auch ohne die Betroffenen zuvor darüber zu informieren, wenn eine solche Information den Schutz des Kindes gefährdet. Die Anwendung des „Schweigepflichtparagrafen" (§ 203 StGB) wird hier ausgeschlossen. Der Pädiater bleibt in der zentralen Position des behandelnden Arztes des Kindes, der die Entscheidungs- und Gestaltungskompetenz über das weitere Vorgehen hat, das Arzt-Patient-Verhältnis bleibt dabei vorrangig. Und der Arzt hat einen Rechtsanspruch auf Beratung gegenüber dem Jugendamt. Sofern ggf. unverzüglich Spuren oder andere Beweismittel gesichert werden müssen oder wenn Hinweise auf eine Gefährdung anderer Kinder in der Familie vorliegen, ist umgehend die Polizei einzuschalten.

In jeder Kinderklinik sollte eine sog. **Kinderschutzgruppe** etabliert sein: ein multidisziplinäres Team mit Mitarbeitern aus Pädiatrie, Rechtsmedizin, Dermatologie, Ophthalmologie, Chirurgie, Radiologie, Kinder- und Jugendpsychiatrie/Psychologie, Sozialdienst u. a., je nach örtlichen Gegebenheiten. Dieses Team steuert die Untersuchung und Behandlung von Kindern und Jugendlichen mit fraglicher Misshandlung oder Vernachlässigung anhand möglichst standardisierter, dem Einzelfall anzupassender Protokolle und koordiniert die Kooperation mit Jugendamt und juristischen Behörden.

S3-Leitlinie Kindesmisshandlung, -missbrauch, -vernachlässigung unter Einbindung der Jugendhilfe und Pädagogik (Kinderschutzleitlinie). AWMF-Registernummer 027-069. Stand: 5.2.2019 (in Überarbeitung), gültig bis 31.1.2024; https://register.awmf.org/de/leitlinien/detail/027-069

24.7 Sozialpädiatrische Versorgungssysteme

Pädiatrie vor dem Hintergrund des biopsychosozialen Modells und unter Beachtung der äußeren Einflüsse auf die Gesundheit und Entwicklung von Kindern und Jugendlichen findet in zahlreichen unterschiedlichen Institutionen und Versorgungssystemen statt:

- Niedergelassene Kinder- und Jugendärzte
- Kliniken für Kinder- und Jugendmedizin
- Öffentlicher Kinder- und Jugendgesundheitsdienst
- Sozialpädiatrische Zentren
- Kinder- und jugendpsychiatrische Einrichtungen
- Frühförderstellen
- Jugendämter
- Psychosoziale Dienste

Die **niedergelassenen Kinderärzte** übernehmen einen besonders großen Anteil an sozialpädiatrischer Arbeit. Dies reicht von vorausschauender Beratung junger Eltern über Impfungen bis zu den Vorsorgeuntersuchungen, um nur einige wichtige Elemente aus der alltäglichen kinderärztlichen Praxis zu nennen.

In den **Kliniken und Abteilungen für Kinder- und Jugendmedizin** sind psychosoziale Aspekte schwerer akuter und chronischer Krankheiten in vielfältiger Weise zu berücksichtigen, so z. B. bei der Entlassung eines ehemals sehr unreifen Frühgeborenen aus mehrmonatiger Intensivtherapie in eine prekäre häusliche Betreuung zu Eltern mit schwerwiegenden psychischen Störungen oder zu einer alleinerziehenden Mutter, die möglicherweise über nur wenige persönliche Ressourcen für die anspruchsvolle Pflege ihres Kindes verfügt.

Die **Kinder- und Jugendgesundheitsdienste** als Abteilungen der Gesundheitsämter im Bereich Öffentlicher Gesundheitsdienst übernehmen auf der Grundlage landesspezifischer gesetzlicher Regelungen wichtige Aufgaben an der Schnittstelle zwischen Jugend- bzw. Sozialhilfe und Gesundheitssystem. Dazu zählen insbesondere Vorschul- und Schuleingangsuntersuchungen sowie betriebsmedizinische Aufgaben in Gemeinschaftseinrichtungen für Kinder und Jugendliche. Hygiene, Unfallprävention, Einhaltung der Vorschriften des Infektionsschutzgesetzes und aufsuchende Gesundheitsfürsorge für Kinder in ungünstiger sozialer Lebenslage sind wesentliche Aspekte dieser Arbeit.

Strukturen und Arbeitsweise der **Sozialpädiatrischen Zentren** wurden bereits in ➤ Kap. 24.5.2 dargestellt worden.

24.8 Selbsthilfe

In den vergangenen etwa 50 Jahren hat sich ein allmählicher Wandel der Arzt-Patient-Beziehung weg vom klassischen paternalistisch-direktiven Verhältnis hin zu einer eher symmetrischen Interaktion vollzogen, die von gegenseitigem Respekt und gleichberechtigter Verantwortung unter Wahrung der fachlichen Kompetenz geprägt ist. In diesem Zuge hat die Selbsthilfebewegung und in der Pädiatrie speziell die **Elternselbsthilfe** erheblich an Bedeutung gewonnen. Insbesondere für Eltern eines Kindes mit einer seltenen Erkrankung stellen Selbsthilfegruppen außerordentlich hilfreiche Ansprechpartner dar. Die in gleicher Form betroffenen anderen Eltern sind oft exzellent über vielfältige medizinische Details informiert und können Antworten geben, die der vor Ort behandelnde Kinderarzt wegen der Seltenheit des Krankheitsbildes oft nicht ad hoc parat hat. Selbsthilfegruppen können auch enorm zur Krankheitsbewältigung beitragen, da hier der Erfahrungsaustausch über spezielle Krankheitsaspekte oder allgemeine soziale Fragen mit ebenfalls Betroffenen „auf Augenhöhe" möglich ist.

Die 1993 gegründete bundesweite Organisation „Kindernetzwerk e. V. – für Kinder, Jugendliche und (junge) Erwachsene mit chronischen Krankheiten und Behinderungen" mit Geschäftsstellen in Mainaschaff bei Aschaffenburg und Berlin fungiert als Dachverband der Elternselbsthilfegruppen (www.kindernetzwerk.de/de). Das Kindernetzwerk e. V. vermittelt Kontakte zu anderen Familien, aber auch zu medizinischen Experten für spezielle seltene Erkrankungen. Zudem übernimmt das Kindernetzwerk auch zunehmend politische Aufgaben in der Interessenvertretung der Gesamtheit der ca. 250 Mitgliedsorganisationen (Eltern-Selbsthilfeinitiativen, Beratungsstellen, Bundesverbände) mit rund 200.000 angeschlossenen Mitgliedern.

24.9 Rechtliche Rahmenbedingungen

Die Solidargemeinschaft gewährleistet in Deutschland für Menschen mit akuten und chronischen Gesundheitsstörungen ein breites Spektrum an Leistungen, Nachteilsausgleichen und Unterstützungen. Das deutsche Sozialrecht (das Recht der sozialen Sicherung) besteht aus einem insgesamt – zumal für Laien – unübersichtlichen Gefüge unterschiedlicher Gesetze. Im Einzelfall kann es erfahrungsgemäß schwierig sein, die Gewährung der gesetzlich verankerten Leistungen durch den Kostenträger auch durchzusetzen.

Familien mit behinderten Kindern können Leistungen vor allem aus folgenden Bereichen erhalten:

- Krankenversicherung nach SGB V
- Soziale Pflegeversicherung nach SGB XI
- Nachteilsausgleiche nach SGB IX
- Eingliederungshilfe nach SGB XII, Hilfe zur Teilhabe nach SGB IX
- Kindergeld (Einkommensteuergesetz [EstG])
- Steuererleichterungen
- Leistungen zum Lebensunterhalt (Arbeitslosengeld II nach SGB II, Sozialhilfe nach SGB XII)

Leistungen der **Krankenversicherung** sind im Sozialgesetzbuch (SGB) V festgelegt und umfassen u. a.:

- Heil- und Hilfsmittel (§§ 32, 33)
- Fahrkostenerstattung (§ 60)
- Haushaltshilfe (§ 38)
- Häusliche Krankenpflege (§ 37)
- Ambulante und stationäre Rehabilitationen (§ 11 Abs. 2 in Verbindung mit §§ 40,41)
- Krankengeld bei Erkrankung des Kindes (§ 45)
- Mitaufnahme als Begleitperson/Arbeitsfreistellung (§ 11 Abs. 3)
- Ambulante und stationäre Hospizleistungen (§ 30a)
- Sozialmedizinische Nachsorge (§ 43 Abs. 2)

Im Rahmen der **Pflegeversicherung** können bei erhöhter Pflegebedürftigkeit Sachleistungen (Einsatz von Pflegefachkräften) oder Pflegegeld oder eine Kombination aus beiden in Anspruch genommen werden. Entscheidend für die Zuordnung zu einem bestimmten Pflegegrad ist der über den Hilfebedarf eines gleichaltrigen gesunden Kindes hinausgehende zusätzliche Hilfebedarf (z. B. häufigere Mahlzeiten, zusätzliche Körperpflege).

Auf der Grundlage des Pflegestärkungsgesetzes 2 erfolgte im Januar 2017 die Umstellung der bisherigen Pflegestufen 1–3 auf die Pflegegrade 1–5. Diese Pflegegrade skalieren das Ausmaß der Pflegebedürftigkeit von geringer Beeinträchtigung der Selbstständigkeit (Grad 1) bis zu schwerster Beeinträchtigung der Selbstständigkeit mit besonderen Anforderungen an die pflegerische Versorgung (Grad 5). Die Zuordnung zu einem Pflegegrad erfolgt durch Gutachter des Medizinischen Dienstes der Krankenversicherung (MDK) oder anderer Prüforganisationen persönlich anhand eines Fragenkatalogs mithilfe eines Punktesystems. Hierbei wird die Selbstständigkeit des Kindes in den Lebensbereichen Mobilität, kognitive und kommunikative Fähigkeiten, Verhaltensbesonderheiten und psychische Problemlagen, Unterstützungsbedarf bei den Mahlzeiten oder der Körperpflege sowie der Gestaltung des Alltagslebens und bei der Bewältigung der vorherrschenden Beeinträchtigungen bzw. beim Umgang damit bewertet.

Bei Verhinderung der Pflegeperson wird Verhinderungspflege zur Finanzierung der Leistungen der familienunterstützenden und -entlastenden Dienste zumeist von den Wohlfahrtsverbänden angeboten. Darüber hinaus besteht die Möglichkeit einer Kurzzeitpflege in anerkannten Pflegeeinrichtungen oder zur Inanspruchnahme behindertengerechter Ferienfreizeiten. Schließlich kann Anspruch auf Pflegehilfsmittel, eine Verbesserung des Wohnumfelds und soziale Sicherung der Pflegeperson bestehen.

Praxistipp

Von Bedeutung ist, dass die Leistungen der Pflegeversicherung nicht rückwirkend, sondern frühestens ab dem Datum der Antragstellung gewährt werden. Daher sollen betroffene Familien früh auf diese sozialrechtlichen Ansprüche hingewiesen werden.

Nachteilsausgleiche, also Ausgleich behinderungsbedingter Nachteile oder finanzieller Mehraufwendungen, sind im SGB IX, den Steuergesetzen sowie einer Reihe weiterer Gesetze geregelt. Die Anerkennung des Schwerbehindertenstatus vereinfacht die Inanspruchnahme dieser Leistungen meist erheblich.

Je nach Bundesland kann der Antrag auf Anerkennung des Schwerbehindertenstatus bei Versorgungsämtern oder bei den Kommunen gestellt werden. Auf der Grundlage der amtlichen „Anhaltspunkte für die ärztliche Gutachtertätigkeit im sozialen Entschädigungsrecht und nach dem Schwerbehindertengesetz“ wird der **Grad der Behinderung (GdB)** nach der Schwere der Funktionsbeeinträchtigungen festgesetzt. Dies erfolgt in aller Regel ohne persönliche Untersuchung des behinderten Kindes allein aufgrund der eingereichten ärztlichen und sonstigen Unterlagen und Befunde. Eine Schwerbehinderung liegt bei einem GdB von mindestens 50 vor. Es wird dann ein Schwerbehindertenausweis ausgefertigt, in dem die Höhe des GdB vermerkt ist.

In diesem Zuge wird zudem geprüft, ob Funktionsbeeinträchtigungen vorliegen, die mit bestimmten Merkzeichen im Schwerbehindertenausweis eingetragen werden (➤ Tab. 24.1) und zur Inanspruchnahme spezieller Nachteilsausgleiche berechtigen.

Aufgrund eines Schwerbehindertenausweises können folgende wichtige Nachteilsausgleiche in Anspruch genommen werden:

- Steuerliche Vergünstigungen
- Unentgeltliche Beförderung im öffentlichen Nahverkehr bzw. in Zügen der Deutschen Bahn
- Unentgeltliche Beförderung einer Begleitperson
- Parkerleichterung

Im SGB XII in Verbindung mit dem SGB IX (Rehabilitation und Teilhabe behinderter Menschen) sind als Leistungen der Sozialhilfe die Hilfen zur Eingliederung in die Gesellschaft verankert. Diese **Eingliederungshilfe** soll eine Behinderung oder deren Folgen be-

Tab. 24.1 Merkzeichen im Schwerbehindertenausweis

Merkzeichen	Bedeutung
G	Erhebliche Beeinträchtigung der Bewegungsfähigkeit im Straßenverkehr
aG	Außergewöhnliche Gehbehinderung
B	Berechtigung für eine ständige Begleitung
H	Hilflosigkeit
Bl	Blindheit
Gl	Gehörlosigkeit
RF	Befreiung von der Rundfunkgebührenpflicht aus gesundheitlichen Gründen

seitigen oder mindern und den behinderten Menschen in die Gesellschaft eingliedern. Die Leistungen der Eingliederungshilfe lassen sich folgendermaßen einteilen:

- Entwicklungsfördernde Leistungen (z. B. medizinisch-therapeutische und heilpädagogische Maßnahmen)
- Allgemeingesellschaftliche Hilfen (Förderung der Kommunikation und Bewältigung von Alltagssituationen)
- Berufsfördernde Leistungen (schulische und berufliche Förderungen und Unterstützungen)

Ein Anspruch auf Eingliederungshilfe besteht nur nachrangig, also nur, wenn der vorrangig verpflichtete Leistungsträger (Kranken- und Pflegeversicherung) die Hilfe nicht gewährt. Zu den kostenfreien Leistungen der Eingliederungshilfe zählt z. B. die **Frühförderung.** Manche anderen Leistungen der Eingliederungshilfe werden vom Sozialamt nur z. T. übernommen; die betroffenen Familien mit einem behinderten Kind müssen sich nach Maßgabe ihrer Einkommens- und Vermögensverhältnisse meist an den Kosten beteiligen.

Alle Sozialleistungen können nur auf Antrag gewährt werden. Da die meisten Leistungen nicht im Nachhinein eingefordert werden können, sollten sie frühzeitig beantragt werden. Der Antrag sollte möglichst schriftlich gestellt werden, um bei strittigen Entscheidungen das Widerspruchsverfahren zu vereinfachen. Alle Leistungsträger, ihre Verbände und die sonstigen in diesem Gesetzbuch genannten Vereinigungen sind verpflichtet, im Rahmen ihrer Zuständigkeit über die Rechte und Pflichten aufzuklären.

Praxistipp

Eine ausführliche Darstellung der Rechte und finanziellen Leistungen für Familien mit behinderten Kindern findet sich in der Broschüre „Mein Kind ist behindert – diese Hilfen gibt es“ von Katja Kruse. Diese Schrift ist auf der Webseite des Bundesverbandes für körper- und mehrfachbehinderte Menschen e. V. (bvkm.de) als Download verfügbar.

LITERATUR

Bode H, Straßburg H-M, Hollmann H (Hrsg.). Sozialpädiatrie in der Praxis. München: Elsevier Urban & Fischer 2009.

Gemeinsamer Bundesausschuss. Kinder-Richtlinie. Richtlinie über die Früherkennung von Krankheiten bei Kindern. In Kraft getreten: 15.12.2022; www.g-ba.de/informationen/richtlinien/15/ (letzter Zugriff: 14.4.2023).

Herrmann B, Dettmeyer R, Banaschak S, Thyen U. Kindesmisshandlung. Medizinische Diagnostik, Intervention und rechtliche Grundlagen. 3. A. Heidelberg: Springer 2016.

Ravens-Sieberer U, Kaman A, Erhart M, Otto C, Devine J, Löffler C, et al. Quality of life and mental health in children and adolescents during the first year of the COVID-19 pandemic: Results of a two-wave nationwide population-based study. Eur Child Adolesc Psychiatry 2021 Oct 12; 1–14. doi:10.1007/s00787-021-01889-1.

Schlack H, Thyen U, von Kries R (Hrsg.). Sozialpädiatrie – Gesundheitswissenschaft und pädiatrischer Alltag. Heidelberg: Springer 2009.

Schmidt SCE, Burchartz A, Kolb S, Niessner C, Oriwol D, Hanssen-Doose A et al. Zur Situation der körperlich-sportlichen Aktivität von Kindern und Jugendlichen während der COVID-19-Pandemie in Deutschland: Die Motorik-Modul Studie (MoMo). KIT Scientific Working Papers 165. Karlsruhe: KIT 2021; www.sport.kit.edu/rd_download/1. Startseite/Aktuelles/Schmidt et al MoMo Corona 2 SR 2021.pdf (letzter Zugriff: 14.4.2023).

Register

D

J

K

N

Q

R

T

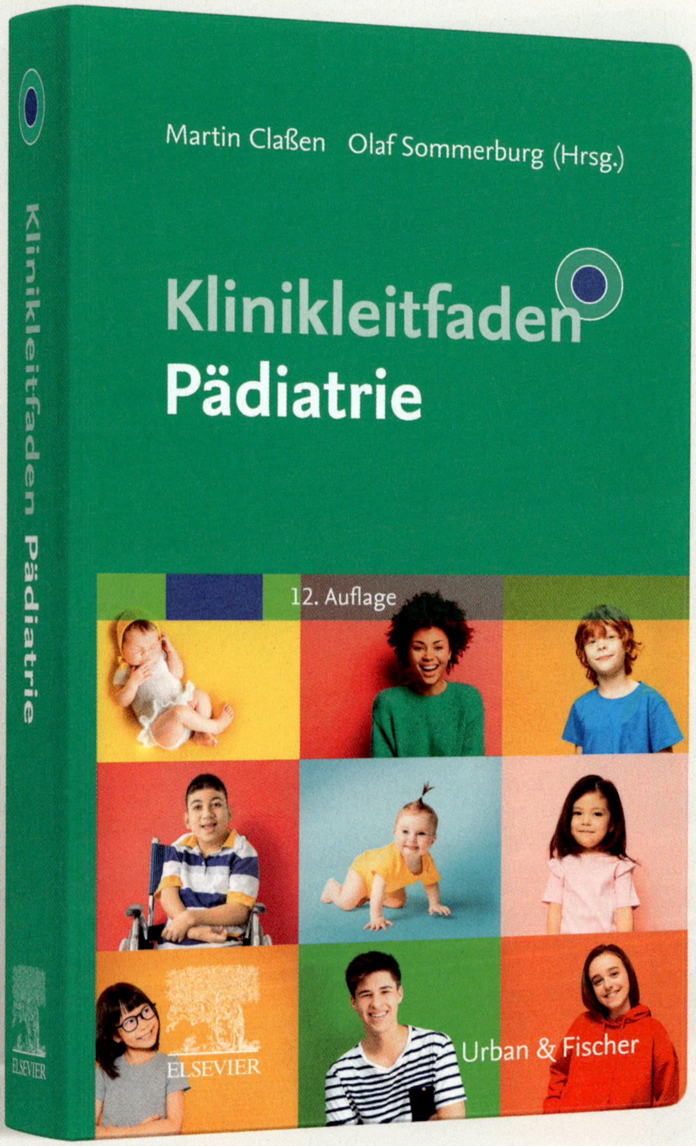
Martin Claßen Olaf Sommerburg (Hrsg.)
Klinikleitfaden
Pädiatrie
12. Auflage
Urban & Fischer
ELSEVIER
Klinikleitfaden Pädiatrie